SÉRIE MANUAL DO MÉDICO-RESIDENTE

NEUROLOGIA

SÉRIE MANUAL DO MÉDICO-RESIDENTE

Coordenadores da Série
José Otávio Costa Auler Junior
Luis Yu

- Acupuntura e Medicina Tradicional Chinesa
- Alergia e Imunologia
- Anestesiologia
- Cardiologia
- Cirurgia
- Cirurgia de Cabeça e Pescoço
- Cirurgia de Mão
- Cirurgia do Aparelho Digestivo
- Cirurgia Geral
- Cirurgia Pediátrica
- Cirurgia Plástica
- Cirurgia Torácica
- Dermatologia
- Endocrinologia
- Endoscopia
- Gastroenterologia e Hepatologia
- Genética Médica
- Geriatria
- Ginecologia e Obstetrícia
- Medicina de Família e Comunidade
- Medicina Legal e Perícia Médica
- Neurocirurgia
- Neurologia
- Neurologia Infantil
- Nutrologia
- Ortopedia
- Otorrinolaringologia
- Patologia
- Pediatria
- Pneumologia
- Radiologia e Diagnóstico por Imagem
- Radioterapia
- Reumatologia
- Transplante
- Urologia

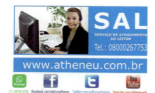

Série Manual do Médico-Residente do Hospital das Clínicas
da Faculdade de Medicina da Universidade de São Paulo

SMMR

Coordenadores da Série
JOSÉ OTÁVIO COSTA AULER JUNIOR
LUIS YU

VOLUME
NEUROLOGIA

Editores do Volume
ADALBERTO STUDART NETO
HERVAL RIBEIRO SOARES NETO
MARCELO CALDERARO
ADRIANA BASTOS CONFORTO
EGBERTO REIS BARBOSA
LUIZ HENRIQUE MARTINS CASTRO
RICARDO NITRINI

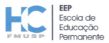
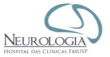
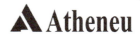

EDITORA ATHENEU

São Paulo — Rua Maria Paula, 123, 18º andar
Tel.: (11) 2858-8750
E-mail: atheneu@atheneu.com.br

Rio de Janeiro — Rua Bambina, 74
Tel.: (21)3094-1295
E-mail: atheneu@atheneu.com.br

CAPA: Equipe Atheneu
PRODUÇÃO EDITORIAL: EFE-PÊ Editoração

CIP-BRASIL. CATALOGAÇÃO NA PUBLICAÇÃO
SINDICATO NACIONAL DOS EDITORES DE LIVROS, RJ

N414

Neurologia / coordenadores da série José Otávio Costa Auler Junior, Luis Yu ; editores do volume Adalberto Studart Neto ... [et al.]. - 1. ed. - Rio de Janeiro : Atheneu, 2021.
    1.450 p. : il. ; 24 cm.   (Manual do médico-residente do Hospital das Clínicas da Faculdade de Medicina da Universidade de São Paulo)

    Inclui bibliografia e índice
    ISBN 978-65-5586-296-6

    1. Neurologia. 2. Residentes (Medicina). I. Auler Junior, José Otávio Costa. II. Yu, Luis. III. Studart Neto, Adalberto. IV. Série.

21-71952   CDD: 616.8
                                  CDU: 616.8

Camila Donis Hartmann - Bibliotecária - CRB-7/6472

09/07/2021   09/07/2021

STUDART NETO, A.; SOARES NETO, H. B.; CALDERARO, M.; CONFORTO, A. B.; BARBOSA, E. R.; CASTRO, L. H. M.; NITRINI, R.
Série Manual do Médico-Residente do Hospital das Clínicas da Faculdade de Medicina da Universidade de São Paulo – Volume Neurologia

© Direitos reservados à EDITORA ATHENEU – Rio de Janeiro, São Paulo, 2021.

Coordenadores da Série

José Otávio Costa Auler Junior
Professor Titular da Disciplina de Anestesiologia da Faculdade de Medicina da Universidade de São Paulo (FMUSP).
Diretor da FMUSP (2014–2018).

Luis Yu
Professor-Associado de Nefrologia da Faculdade de Medicina da Universidade de São Paulo (FMUSP). Ex-Coordenador-Geral da Comissão de Residência Médica (COREME) da FMUSP.

Editores do Volume

Adalberto Studart Neto
Médico Assistente da Clínica Neurológica do Hospital das Clínicas da Faculdade de Medicina da Universidade de São Paulo – HCFMUSP. Chefe do Ambulatório de Neurologia Geral. Membro do Grupo de Neurologia Cognitiva e do Comportamento. Membro do Grupo de Estudos em Emergências Neurológicas.

Herval Ribeiro Soares Neto
Neurologista Colaborador do Grupo de Neuroimunologia e Doenças Desmielinizantes da Clínica Neurológica do Hospital das Clínicas da Faculdade de Medicina da Universidade de São Paulo – HCFMUSP. Ex-Preceptor da Residência Médica de Neurologia do HCFMUSP.

Marcelo Calderaro
Médico do Grupo de Estudo em Emergências Neurológicas da Clínica Neurológica do Hospital das Clínicas da Faculdade de Medicina da Universidade de São Paulo – HCFMUSP.

Adriana Bastos Conforto
Livre-Docente da Disciplina de Neurologia Clínica do Departamento de Neurologia da Faculdade de Medicina da Universidade de São Paulo – FMUSP. Chefe do Grupo de Doenças Cerebrovasculares da Clínica Neurológica do Hospital das Clínicas da FMUSP.

Egberto Reis Barbosa
Livre-Docente da Disciplina de Neurologia Clínica do Departamento de Neurologia da Faculdade de Medicina da Universidade de São Paulo – FMUSP. Chefe do Grupo de Distúrbios do Movimento da Clínica Neurológica do Hospital das Clínicas da FMUSP.

Luiz Henrique Martins Castro
Professor-Associado do Departamento de Neurologia da Faculdade de Medicina da Universidade de São Paulo – FMUSP. Livre-Docente da Disciplina de Neurologia Clínica do Departamento de Neurologia da FMUSP. Chefe do Grupo de Epilepsia da Clínica Neurológica do Hospital das Clínicas da FMUSP. Chefe da Enfermaria da Clínica Neurológica.

Ricardo Nitrini
Professor Titular de Neurologia da FMUSP. Chefe do Grupo de Neurologia Cognitiva e do Comportamento da Clínica Neurológica do Hospital das Clínicas da Faculdade de Medicina da Universidade de São Paulo – HCFMUSP. Coordenador do Centro de Referência em Distúrbios Cognitivos (CEREDIC). Diretor da Clínica Neurológica do HCFMUSP.

Colaboradores

Alexandre Coelho Marques
Neurologista Colaborador do Grupo de Neuroimunologia e Doenças Desmielinizantes da Clínica Neurológica do Hospital das Clínicas da Faculdade de Medicina da Universidade de São Paulo – HCFMUSP.

Álvaro Pentagna
Médico Responsável pelo Ambulatório de Sono no Adulto da Clínica Neurológica do Hospital das Clínicas da Faculdade de Medicina da Universidade de São Paulo – HCFMUSP. Coordenador da equipe de Neurologia do Hospital e Maternidade Rede D'Or São Luiz – Unidade Itaim.

Ana Beatriz Ayroza Galvão Ribeiro Gomes
Neurologista Formada pelo Hospital das Clínicas da Faculdade de Medicina da Universidade de São Paulo – HCFMUSP. Especialista em Neuroimunologia e Esclerose Múltipla pelo HCFMUSP.

Anderson Rodrigues Brandão Paiva
Neurologista Formado pelo Hospital das Clínicas da Faculdade de Medicina da Universidade de São Paulo – HCFMUSP. Especialista em Neurogenética pelo HCFMUSP. Doutor em Ciências (Neurologia) pela USP.

André Macedo Serafim da Silva
Neurologista, Médico Assistente do Grupo de Miopatias e do Ambulatório de Investigação Neuromuscular do Hospital das Clínicas da Faculdade de Medicina da Universidade de São Paulo – HCFMUSP. Doutorando em Neurologia pela FMUSP.

Angelina Maria Martins Lino
Neurologista da Clínica Neurológica do Hospital das Clínicas da Faculdade de Medicina da Universidade de São Paulo – HCFMUSP. Chefe do Ambulatório de Neuropatias Periféricas. Doutora em Patologia pela USP.

Antonio Cezar Ribeiro Galvão
Médico Assistente da Clínica Neurológica do Hospital das Clínicas da Faculdade de Medicina da Universidade de São Paulo – HCFMUSP. Membro dos Grupos de Cefaleia e de Emergências Neurológicas.

Arthur Martins Novaes Coutinho
Médico Nuclear. Médico Assistente do Hospital Sírio-Libanês e do Hospital das Clínicas da Faculdade de Medicina da Universidade de São Paulo – HCFMUSP. Doutorado em Radiologia e Residência Médica em Medicina Nuclear pela FMUSP.

Breno José Alencar Pires Barbosa
Médico Neurologista. Mestrado e Residência Médica em Neurologia pelo Hospital das Clínicas da Faculdade de Medicina da Universidade de São Paulo – HCFMUSP. Preceptor da Residência Médica e Colaborador do Grupo de Neurologia Cognitiva e do Comportamento do HCFMUSP.

Bruna Bartorelli
Médica Assistente do Instituto de Psiquiatria – IPq – do Hospital das Clínicas da Faculdade de Medicina da Universidade de São Paulo – HCFMUSP. Coordenadora do Ambulatório de Transtornos Somatoformes (SOMA) do IPq do HCFMUSP.

Bruno Batitucci Castrillo
Neurologista Formado pelo Hospital das Clínicas da Faculdade de Medicina da Universidade de São Paulo – HCFMUSP. Especialista em Neuroimunologia e Esclerose Múltipla pelo HCFMUSP. Ex-Preceptor da Residência Médica de Neurologia do HCFMUSP.

Bruno Della Ripa Rodrigues Assis
Neurologista Colaborador do Grupo de Neurogenética da Clínica Neurológica do Hospital das Clínicas da Faculdade de Medicina da Universidade de São Paulo – HCFMUSP.

Bruno Fukelmann Guedes
Médico Assistente da Clínica Neurológica do Hospital das Clínicas da Faculdade de Medicina da Universidade de São Paulo – HCFMUSP. Membro do Grupo de Neuroinfectologia. Membro do Grupo de Estudos em Emergências Neurológicas.

Caio Vinicius de Meira Grava Simioni
Neurologista Colaborador do Grupo de Cefaleia da Clínica Neurológica do Hospital das Clínicas da Faculdade de Medicina da Universidade de São Paulo – HCFMUSP.

Carina Cura França
Médica pela Universidade Federal do Rio de Janeiro – UFRJ. Neurologista pelo Hospital das Clínicas da Faculdade de Medicina da Universidade de São Paulo – HCFMUSP. Especialista em Distúrbios do Movimento pelo HCFMUSP.

Carlos Otto Heise
Neurologista e Neurofisiologista Clínico pela Associação Médica Brasileira – AMB. Mestre e Doutor em Neurologia pela Faculdade de Medicina da Universidade de São Paulo – FMUSP. Coordenador dos Serviços de Eletroneuromiografia da Clínica Neurológica do Hospital das Clínicas da FMUSP e do Fleury Medicina e Saúde.

Carmen Lisa Jorge
Neurologista e Neurofisiologista Clínica. Mestrado e Doutorado em Neurologia pela Universidade de São Paulo – USP. Médica do Grupo de Epilepsia e Responsável pela Unidade de Video EEG da Clínica Neurológica do Hospital das Clínicas da Faculdade de Medicina da Universidade de São Paulo – HCFMUSP.

Carolina de Medeiros Rimkus
Neurorradiologista. Doutora em Radiologia na Faculdade de Medicina da Universidade de São Paulo (FMUSP). pesquisadora e médica assistente do Departamento de Radiologia e Oncologia da FMUSP. Atua como supervisora dos médicos residentes do Instituto de Radiologia (InRad-FMUSP)

Christian Henrique de Andrade Freitas
Neurologista pelo Hospital das Clínicas da Faculdade de Medicina da Universidade de São Paulo – HCFMUSP. Especialista em Transtornos do Movimento pela FMUSP.

Clarice Listik
Médica pela Faculdade de Medicina da Universidade de São Paulo – FMUSP. Neurologista com Residência Médica pelo Hospital das Clínicas do FMUSP. *Fellow* em Distúrbios do Movimento.

Claudia da Costa Leite
Professora-Associada do Departamento de Radiologia e Oncologia da Faculdade de Medicina da Universidade de São Paulo – FMUSP. Coordenadora do Ensino e Pesquisa do Instituto de Radiologia do Hospital das Clínicas da FMUSP. Neurorradiologista do Grupo Fleury. Coordenadora de Pesquisa do Serviço de Diagnóstico por Imagem do Hospital Sírio-Libanês.

Cristiana Borges Pereira
Médica Assistente do Departamento de Neurologia Hospital das Clínicas da Faculdade de Medicina da Universidade de São Paulo – HCFMUSP. Doutora em Ciêncais pela FMUSP. Membro Titular da Academia Brasileira de Neurologia – ABN.

Dagoberto Callegaro
Doutor em Neurologia pela Faculdade de Medicina da Universidade de São Paulo – FMUSP. Chefe do Grupo de Neuroimunologia e Doenças Desmielinizantes da Clínica Neurológica do Hospital das Clínicas da FMUSP.

Daniel Ciampi Araújo de Andrade
Livre-Docente do Departamento de Neurologia da Universidade de São Paulo – USP. Coordenador do Centro de Dor e Supervisor da Residência Médica em Neurologia – Área de Atuação em Dor do Hospital das Clínicas da Faculdade de Medicina da Universidade de São Paulo – HCFMUSP. Médico Assistente do Instituto do Câncer do Estado de São Paulo – ICESP. Membro do Núcleo de Medicina Avançada de Distúrbio do Movimento e Dor do Hospital Sírio-Libanês. Membro Titular da Academia Brasileira de Neurologia – ABN.

Daniel Silva de Azevedo
Laboratório de Neurossonologia e Hemodinâmica Cerebral – Divisão de Neurologia, Departamento de Neurologia, Hospital das Clínicas da Faculdade de Medicina da Universidade de São Paulo – HCFMUSP.

Diego de Castro dos Santos
Neurologista Formado pelo Hospital das Clínicas da Faculdade de Medicina da Universidade de São Paulo – HCFMUSP. Especialista em Neurogenética e Transtornos do Movimento pelo HCFMUSP. Especialização em Eletroneuromiografia.

Edmar Zanoteli
Professor-Associado do Departamento de Neurologia da Faculdade de Medicina da Universidade de São Paulo – FMUSP. Coordenador do Grupo de Miopatias do Hospital das Clínicas da FMUSP.

Edson Bor-Seng-Shu
Laboratório de Neurossonologia e Hemodinâmica Cerebral – Divisão de Neurocirurgia, Departamento de Neurologia, Hospital das Clínicas da Faculdade de Medicina da Universidade de São Paulo – HCFMUSP.

Eduardo de Paula Estephan
Graduação em Medicina pela Faculdade de Ciências Médicas da Santa Casa de São Paulo – FCMSCSP. Pós-Graduação (Residência Médica) em Neurologia pela Faculdade de Medicina da Universidade de São Paulo – FMUSP. Coordenador do Ambulatório de Doenças Neuromusculares do Hospital Santa Marcelina e Colaborador dos Ambulatórios de Miopatias e de Miastenia do Hospital das Clínicas da FMUSP. Médico Neurologista do Ambulatório de Cefaleias do Hospital das Clínicas da FMUSP.

Eduardo Genaro Mutarelli
Professor do Departamento de Neurologia da Faculdade de Medicina da Universidade de São Paulo – FMUSP. Neurologista da Clínica DFVNEURO e do Hospital Sírio-Libanês. Colaborador do Ambulatório de Distúrbios Somatoformes do Instituto de Psiquiatria – IPq – do Hospital das Clínicas da FMUSP. *Fellow* da *American Academy of Neurology*.

Eduardo Sturzeneker Tres
Neurologista, Especializado em Neurologia Cognitiva e do Comportamento.

Eliana Garzon
Médica Coordenadora da Seção de Eletroencefalografia do Hospital das Clínicas da Faculdade de Medicina da Universidade de São Paulo – HCFMUSP. Doutora em Neurologia pela Faculdade de Medicina de Ribeirão Preto da USP.

Emanuelle Roberta da Silva Aquino
Médica pela Faculdade de Medicina da Universidade de São Paulo – FMUSP. Residência em Neurologia no Hospital das Clínicas da FMUSP. Membro Titular da Academia Brasileira de Neurologia – ABN. Complementação Especializada em Distúrbios Vestibulares e do Equilíbrio.

Fábio Iuji Yamamoto
Neurologista do Grupo de Doenças Cerebrovasculares. Clínica Neurológica do Hospital das Clínicas da Faculdade de Medicina da Universidade de São Paulo – HCFMUSP.

Fernando Freua
Médico Especialista em Neurologia pelo Hospital das Clínicas da Faculdade de Medicina da Universidade de São Paulo – HCFMUSP. Neurologista do Ambulatório de Neurogenética do HCFMUSP. Doutorando em Neurologia pela USP. Chefe de Equipe Neurológica no Hospital Beneficência Portuguesa de São Paulo (BP) e BP Mirante.

Fernando Kok
Professor-Associado da Disciplina de Neurologia Infantil do Departamento de Neurologia da Faculdade de Medicina da Universidade de São Paulo – FMUSP. Livre-Docente do Departamento de Neurologia da FMUSP. Chefe do Grupo de Neurogenética.

Frederico Mennucci de Haidar Jorge
Doutor em Neurologia pela Faculdade de Medicina da Universidade de São Paulo – FMUSP. Chefe do Ambulatório de Doenças do Neurônio Motor da Divisão de Clínica Neurológica do Hospital das Clínicas da FMUSP.

Gabriel Taricani Kubota
Médico Formado pela Faculdade de Medicina da Universidade de São Paulo – FMUSP. Residência Médica em Neurologia no Hospital das Clínicas da FMUSP. Residência em Dor no Departamento de Neurologia da FMUSP.

Gabriela Pantaleão Moreira
Complementação Especializada em Epilepsia – Módulo II: Videoeletroencefalograma no Hospital das Clínicas da Faculdade de Medicina da Universidade de São Paulo – HCFMUSP. Residência Médica em Neurofisiologia Clínica – Área de Atuação Eletroencefalograma no HCFMUSP. Residência Médica em Neurologia no HCFMUSP. Graduação em Medicina pela Faculdade de Medicina na Universidade Federal do Rio de Janeiro – UFRJ.

Gerson Chadi
Professor Titular da Disciplina de Neurologia Translacional do Departamento de Neurologia da Faculdade de Medicina da Universidade de São Paulo – FMUSP.

Gisela Tinone
Neurologista. Médica Assistente do Grupo de Doenças Cerebrovasculares da Clínica Neurológica do Hospital das Clínicas da Faculdade de Medicina da Universidade de São Paulo – HCFMUSP. Doutora em Neurologia pela FMUSP.

Gustavo Mercenas dos Santos
Neurologista. Neurofisiologista Clínico.

Gustavo Sousa Noleto
Neurocirurgião. Divisão de Neurocirurgia do Departamento de Neurologia do Hospital das Clínicas da Faculdade de Medicina da Universidade de São Paulo – HCFMUSP.

Helena Yacoub Gushi
Graduação pela Faculdade de Medicina de Marília – FAMEMA. Residência em Neurologia pelo Hospital das Clínicas da Faculdade de Medicina da Universidade de São Paulo – HCFMUSP.

Hélio Rodrigues Gomes
Doutor em Medicina pela Faculdade de Medicina da Universidade de São Paulo – FMUSP. Responsável pelo Laboratório de Líquido Cefalorraquidiano da Divisão de Laboratório Central do Hospital das Clínicas da FMUSP. Médico do Centro de Investigações em Neurologia (LIM 15) da FMUSP.

Hugo Sterman Neto
Neurocirurgião do Instituto do Câncer do Estado de São Paulo – ICESP – do Hospital das Clínicas da Faculdade de Medicina da Universidade de São Paulo – HCFMUSP.

Ida Fortini
Doutora em Neurologia pela Faculdade de Medicina da Universidade de São Paulo – FMUSP. Chefe do Grupo de Cefaleia e Médica Assistente da Enfermaria Geral do Departamento de Neurologia do Hospital das Clínicas da FMUSP.

Iuri Santana Neville
Neurocirurgião do Instituto do Câncer do Estado de São Paulo – ICESP – do Hospital das Clínicas da Faculdade de Medicina da Universidade de São Paulo – HCFMUSP.

Jacy Bezerra Parmera
Neurologista Assistente do Hospital das Clínicas da Faculdade de Medicina da Universidade de São Paulo – HCFMUSP. Membra do Grupo de Distúrbios do Movimento do HCFMUSP. Doutoranda pelo Departamento de Neurologia da FMUSP. Membra Titular da Academia Brasileira de Neurologia – ABN.

Jerusa Smid
Neurologista do Grupo de Neurologia Cognitiva e do Comportamento do Hospital das Clínicas da Faculdade de Medicina da Universidade de São Paulo – HCFMUSP. Neurologista do Instituto de Infectologia Emílio Ribas. Neurologista do Grupo Médico Assistencial de Memória do Hospital Israelita Albert Einstein – HIAE.

João Carlos Papaterra Limongi
Doutor em Neurologia pela Universidade de São Paulo, Neurologista do Grupo de Distúrbios do Movimento do Departamento de Neurologia da Faculdade de Medicina da Universidade de São Paulo – FMUSP. Membro Titular da Academia Brasileira de Neurologia – ABN.

João Gustavo Rocha Peixoto dos Santos
Médico pela Universidade Federal de Alagoas – UFAL. Neurocirurgião pela Faculdade de Medicina da Universidade de São Paulo – FMUSP. Doutorando em Neurotraumatologia pela USP.

João Paulo Souza de Castro
Residente de Neurocirurgia do Hospital das Clínicas da Faculdade de Medicina da Universidade de São Paulo – HCFMUSP.

José Antonio Livramento
Professor. Doutor Livre-Docente Neurologia da Faculdade de Medicina da Universidade de São Paulo – FMUSP. Coordenador do LIM 15 da FMUSP. Sócio Diretor Laboratório de LCR Spina França.

José Ernesto Vidal Bermudez
Infectologista. Médico Assistente do Grupo de Neuroinfectologia da Clínica Neurológica do Hospital das Clínicas da Faculdade de Medicina da Universidade de São Paulo – HCFMUSP.

Laís Maria Gomes de Brito Ventura
Médica Colaboradora do Grupo de Doenças Desmielinizantes e Neuroimunologia da Clínica Neurológica do Hospital das Clínicas da Faculdade de Medicina da Universidade de São Paulo – HCFMUSP.

Laura Cardia Gomes Lopes
Médica Neurologista. Formação em Cuidados Paliativos pelo Hospital das Clínicas da Faculdade de Medicina da Universidade de São Paulo – HCFMUSP. Médica Assistente da Neurologia e dos Cuidados Paliativos do Hospital das Clínicas da Universidade Estadual Paulista – UNESP de Botucatu. Doutora pelo Departamento de Neurologia da FMUSP.

Leandro Tavares Lucato
Livre-Docente pelo Departamento de Radiologia e Oncologia da Faculdade de Medicina da Universidade de São Paulo – FMUSP. Coordenador do Grupo de Neurorradiologia Diagnóstica e Chefe do Setor de Ressonância Magnética do Instituto de Radiologia do Hospital das Clínicas da Universidade de São Paulo – InRad/HCFMUSP. Coordenador da Neurorradiologia do Centro de Diagnósticos Brasil.

Lécio Figueira Pinto
Neurologista do Grupo de Emergências Neurológicas e do Grupo de Epilepsia do Hospital das Clínicas da Faculdade de Medicina da Universidade de São Paulo – HCFMUSP. Coordenador do Ambulatório de Epilepsia Adultos do HCFMUSP.

Leonel Tadao Takada
Neurologista – Grupo de Neurologia Cognitiva e do Comportamento – GNCC – do Departamento de Neurologia do Hospital das Clínicas da Faculdade de Medicina da Universidade de São Paulo – HCFMUSP – e Neurologista do Centro de Referência em Distúrbios Cognitivos – CEREDIC – do HCFMUSP.

Letícia Prandi Barbarioli Grativvol
Médica Neurologista Pediátrica do Hospital das Clínicas da Faculdade de Medicina da Universidade de São Paulo Paulo – HCFMUSP.

Luiz Roberto Comerlartti
Neurologista Chefe do Grupo de Emergências Neurológicas da Clínica Neurológica do Hospital das Clínicas da Faculdade de Medicina da Universidade de São Paulo – HCFMUSP.

Manoel Jacobsen Teixeira
Professor Titular da Disciplina de Neurocirugia do Departamento de Neurologia da Faculdade de Medicina da Universidade de São Paulo – FMUSP.

Márcia Rúbia Rodrigues Gonçalves
Mestre em Neurologia pela Faculdade de Medicina da Universidade de São Paulo – FMUSP. Médica Assistente do Grupo de Distúrbios do Movimento e Enfermaria Geral do Departamento de Neurologia do Hospital das Clínicas da FMUSP.

Márcio Nattan Portes Souza
Neurologista Formado pelo Hospital das Clínicas da Faculdade de Medicina da Universidade de São Paulo – HCFMUSP. Médico Colaborador do Grupo de Cefaleia da Clínica Neurológica do HCFMUSP.

Marcos Castello Barbosa de Oliveira
Graduação em Medicina pela Faculdade de Medicina da Universidade de São Paulo – FMUSP. Residência Médica em Neurologia no Hospital das Clínicas da FMUSP. Especialização em Distúrbios do Movimento no HCFMUSP. *Fellow* em Distúrbios do Movimento no *Queen Square Brain Bank* e *National Hospital for Neurology and Neurosurgery, University College London*, Reino Unido.

Maria Fernanda Mendes
Neurologista Colaboradora do Grupo de Neuroimunologia e Doenças Desmielinizantes da Clínica Neurológica do Hospital das Clínicas da Faculdade de Medicina da Universidade de São Paulo – HCFMUSP.

Maria Luisa Giraldes Manreza
Médica Supervisora do Serviço de Neurologia Infantil da Clínica Neurológica do Hospital das Clínicas da Faculdade de Medicina da Universidade de São Paulo – HCFMUSP. Doutora em Neurologia.

Mariana Ribeiro Marcondes da Silveira
Neurologia Infantil e Neurofisiologia, Médica Assistente da Seção de Eletroencefalografia da Clínica Neurológica do Hospital das Clínicas da Faculdade de Medicina da Universidade de São Paulo – HCFMUSP.

Mateus Boaventura de Oliveira
Graduação em Medicina pela Universidade Federal da Bahia – UFBA. Neurologista Formado pelo Hospital das Clínicas da Faculdade de Medicina da Universidade de São Paulo – HCFMUSP. Especialista em Neuroimunologia e Esclerose Múltipla pelo HCFMUSP. *Fellow* em Esclerose Múltipla no Hospital Vall d'Hebron – Barcelona. Título de Especialista em Neurologia pela Academia Brasileira de Neurologia – ABN. Membro da American Academy of Neurology – AAN.

Mateus Mistieri Simabukuro
Médico Assistente da Divisão de Clínica Neurológica do Hospital das Clínicas da Faculdade de Medicina da Universidade de São Paulo – HCFMUSP. Chefe do Ambulatório de Encefalopatias Imunomediadas. Membro do Grupo de Estudos em Emergências Neurológicas.

Maurício Lima Lobato
Médico Neurologista e Neurofisiologista Clínico pelo Hospital das Clínicas da Faculdade de Medicina da Universidade de São Paulo – HCFMUSP. Ex-Preceptor da Residência Médica de Neurologia do HCFMUSP. Membro Titular da Academia Brasile.

Milena Sales Pitombeira
Médica pela Universidade Federal do Ceará – UFC – e Neurologista pelo Hospital Geral de Fortaleza. Especialização em Neuroimunologia pelo Hospital das Clínicas da Faculdade de Medicina de São Paulo – HCFMUSP. Pós-Graduanda do Programa de Doutorado em Neurologia da FMUSP.

Mônica Santoro Haddad
Mestre em Neurologia pela Faculdade de Medicina da Universidade de São Paulo – FMUSP. Médica Assistente do Grupo de Distúrbios do Movimento da Clínica Neurológica do Hospital das Clínicas da FMUSP. Chefe do Grupo de Interconsulta da Clínica Neurológica.

Murillo Dório Queiroz
Reumatologista pelo Hospital das Clínicas da Faculdade de Medicina da Universidade de São Paulo (FMUSP). Doutorando em Reumatologia pela FMUSP.

Rafael Bernhart Carra
Neurologista pelo Hospital das Clínicas da Faculdade de Medicina da Universidade de São Paulo – HCFMUSP. Médico Colaborador do Grupo de Distúrbios do Movimento da Clínica Neurológica do HCFMUSP.

Rafael Pires de Sá Valeriano
Residência Médica em Neurologia e Neurofisiologia Clínica pelo Hospital das Clínicas da Faculdade de Medicina da Universidade de São Paulo – HCFMUSP. Membro Titular da Academia Brasileira de Neurologia – ABN – e da Sociedade Brasileira de Neurofisiologia Clínica – SBNC.

Rafaela Almeida Alquéres
Neurologista com Especialização em Doenças Cerebrovasculares pela Clínica Neurológica do Hospital das Clínicas da Faculdade de Medicina da Universidade de São Paulo – HCFMUSP.

Raphael Ribeiro Spera
Neurologista pelo Hospital das Clínicas da Faculdade de Medicina da Universidade de São Paulo – HCFMUSP. Médico Assistente do Grupo de Neurologia Cognitiva e do Comportamento da Clínica Neurológica do HCFMUSP.

Raphael de Luca e Tuma
Neurologista pelo Hospital das Clínicas da Faculdade de Medicina da Universidade de São Paulo – HCFMUSP. Médico Colaborador do Grupo de Neurologia Cognitiva e do Comportamento da Clínica Neurológica do HCFMUSP.

Raquel Moreno
Radiologista com Especialização em Neurorradiologia pelo Instituto de Radiologia do Hospital das Clínicas da Faculdade de Medicina da Universidade de São Paulo – HCFMUSP.

Renan Seikitsi Gushi
Neurologista pelo Hospital das Clínicas da Faculdade de Medicina da Universidade de São Paulo – HCFMUSP. Especialização em Eletroneuromiografia pelo Departamento de Neurologia da FMUSP.

Renann Nunes Pirola
Neurologista pelo Hospital das Clínicas da Faculdade de Medicina da Universidade de São Paulo – HCFMUSP. Especialização em Eletroneuromiografia pelo Departamento de Neurologia da FMUSP. Ex-Preceptor da Residência Médica em Neurologia.

Renata Faria Simm
Neurologista colaborador do Grupo de Neuroimunologia e Doenças Desmielinizantes da Divisão de Clínica Neurológica do Hospital das Clínicas da Faculdade de Medicina da Universidade de São Paulo – HCFMUSP.

Ricardo de Carvalho Nogueira
Laboratório de Neurossonologia e Hemodinâmica Cerebral – Divisão de Neurologia, Departamento de Neurologia, Hospital das Clínicas da Faculdade de Medicina da Universidade de São Paulo – HCFMUSP.

Rodrigo de Holanda Mendonça
Médico Assistente da Divisão de Clínica Neurológica do Hospital das Clínicas da Faculdade de Medicina da Universidade de São Paulo – HCFMUSP. Membro do Grupo de Doenças Neuromusculares da Clínica Neurológica do HCFMUSP. Membro do Grupo de Estudos em Emergências Neurológicas.

Ronnyson Susano Grativvol
Médico Neurologista e Neurofisiologista Clínico pelo Hospital das Clínicas da Faculdade de Medicina da Universidade de São Paulo – HCFMUSP). Ex-Preceptor da Residência Médica de Neurologia do HCFMUSP. Membro Titular da Academia Brasileira de Neurologia – ABN.

Rosa Maria Figueiredo Valério
Neurofisiologista Infantil e Neurofisiologista Clínica. Médica Assistente do Grupo de Epilepsia, Departamento de Neurologia do Hospital das Clínicas da Faculdade de Medicina da Universidade de São Paulo – HCFMUSP.

Rubens Gisbert Cury
Doutor em Neurologia da Faculdade de Medicina da Universidade de São Paulo – FMUSP. Médico Assistente do Grupo de Distúrbios do Movimento da Clínica Neurológica do Hospital das Clínicas da FMUSP. Chefe do Ambulatório de Estimulação Elétrica Cerebral em Distúrbios do Movimento da Clínica Neurológica do HCFMUSP.

Samira Luisa dos Apóstolos Pereira
Doutora em Neurologia. Médica Assistente do Grupo de Neuroimunologia e Doenças Desmielinizantes da Clínica Neurológica do Hospital das Clínicas da Faculdade de Medicina da Universidade de São Paulo – HCFMUSP.

Sara Carvalho Barbosa Casagrande
Neurologista Colaboradora do Grupo de Distúrbios do Movimento do Departamento de Neurologia da Faculdade de Medicina da Universidade de São Paulo – FMUSP.

Sérgio Brasil
Laboratório de Neurossonologia e Hemodinâmica Cerebral – Divisão de Neurologia, Departamento de Neurologia do Hospital das Clínicas da Faculdade de Medicina da Universidade de São Paulo – HCFMUSP.

Sergio Seiki
Médico com Especialização em Cuidados Paliativos.

Silvia Stahl Merlin
Médica Neurologista e Psiquiatra Formada pela Universidade Estadual de Campinas – UNICAMP. Especializada em Psiquiatria, Geriatria e Neurologia Cognitiva. Colaboradora do Grupo de Neurologia Cognitiva e do Comportamento da Faculdade de Medicina da Universidade de São Paulo – GNCC/FMUSP. Aluna da Pós-Graduação em Neurologia pela FMUSP.

Sônia Maria Dozzi Brucki
Livre-Docente do Departamento de Neurologia da Universidade de São Paulo – USP. Cochefe do Grupo de Neurologia Cognitiva e do Comportamento da Divisão de Clínica Neurológica do Hospital das Clínicas da Faculdade de Medicina da Universidade de São Paulo – HCFMUSP. Cocoordenador do Centro de Referência em Distúrbios Cognitivos – CEREDIC. Chefe do Ambulatório de Neurologia Cognitiva do Hospital Santa Marcelina.

Tarcila Marinho Cippiciani
Neurologista pelo Hospital das Clínicas da Faculdade de Medicina da Universidade de São Paulo – HCFMUSP. Especialização em Neurologia Cognitiva e do Comportamento da Clínica Neurológica do HCFMUSP.

Tarso Adoni
Doutor em Neurologia pela Faculdade de Medicina da Universidade de São Paulo – FMUSP. Médico Assistente do Ambulatório de Encefalopatias Imunomediadas e Neuroimunologia e do Grupo de Interconsulta da Clínicas Neurológica do Hospital das Clínicas da FMUSP. Coordenador do Centro de Referência no Tratamento da Esclerose Múltipla e Doenças Relacionadas do Hospital Sírio-Libanês.

Umbertina Conti Reed
Professora Titular da Disciplina de Neurologia Infantil do Departamento de Neurologia da Universidade de São Paulo – USP. Diretor Técnico do Serviço de Neurologia Infantil da Clínica Neurológica do Hospital das Clínicas da Faculdade de Medicina da Universidade de São Paulo – HCFMUSP. Chefe do Ambulatório de Doenças Neuromusculares em Crianças do HCFMUSP.

Valéria Santoro Bahia
Doutora em Neurologia pelo Hospital das Clínicas da Faculdade de Medicina da Universidade de São Paulo – HCFMUSP. Neurologista Pesquisadora do Grupo de Neurologia Cognitiva e do Comportamento do HCFMUSP. Docente da Universidade Cidade de São Paulo. Coordenadora da Neurologia do Hospital Heliópolis.

Valmir de Oliveira Passarelli
Neurologista. Médico Assistente do Grupo de Epilepsia da Clínica Neurológica do Hospital das Clínicas da Faculdade de Medicina da Universidade de São Paulo – HCFMUSP.

Vitor Marques Caldas
Médico Formado pela Universidade de Brasília – UnB. Neurologista Graduado pela Universidade de São Paulo – USP. Neurofisiologista Clínico Graduado pela USP. Membro Titular da Academia Brasileira de Neurologia – ABN. Membro Titular da Sociedade Brasileira de Neurofisiologia Clínica – SBNC. Pós-Graduando pelo Departamento de Neurologia da USP.

Wagner Cid Palmeira Cavalcante
Médico Neurologista e Neurossiologista Clínico pelo do Hospital das Clínicas da Faculdade de Medicina da Universidade de São Paulo – HCFMUSP. Ex-Preceptor da Residência Médica de Neurologia do HCFMUSP. Membro Titular da Academia Brasileira de Neurologia – ABN.

Wellingson Silva Paiva
Neurocirurgião. Médico Supervisor do Setor de Emergências Neurocirúrgicas.

Agradecimentos

Agradecemos a todos os colegas neurologistas e colaboradores da Clínica Neurológica do Hospital das Clínicas da Faculdade de Medicina da Universidade de São Paulo (HCFMUSP), que redigiram esta obra dedicando sua qualidade individual e experiência em cada capítulo.

Os Editores

Apresentação da Série

A *Série Manual do Médico-Residente do Hospital das Clínicas da Faculdade de Medicina da Universidade de São Paulo (HCFMUSP)*, em parceria com a conceituada editora médica Atheneu, foi criada como uma das celebrações ao centenário da Faculdade de Medicina. Trata-se de uma justa homenagem à instituição e ao hospital onde a residência médica foi criada, em 1944. Desde então, a residência médica do HCFMUSP vem se ampliando e aprimorando, tornando-se um dos maiores e melhores programas de residência médica do país. Atualmente, os programas de residência médica dessa instituição abrangem quase todas as especialidades e áreas de atuação, totalizando cerca de 1.600 médicos-residentes em treinamento.

A despeito da grandeza dos programas de residência médica, há uma preocupação permanente da instituição com a qualidade do ensino, da pesquisa e da assistência prestada por nossos residentes. O HCFMUSP, o maior complexo hospitalar da América Latina, oferece um centro médico-hospitalar amplo, bem estruturado e moderno, com todos os recursos diagnósticos e terapêuticos para o treinamento adequado dos residentes. Além disso, os residentes contam permanentemente com médicos preceptores exclusivos, médicos-assistentes e docentes altamente capacitados para o ensino da prática médica.

Esta Série visa à difusão dos conhecimentos gerados na prática médica cotidiana e na assistência médica qualificada praticada pelos professores e assistentes nas diversas áreas do HCFMUSP.

Este Manual do Médico-Residente de *Neurologia*, editado pelo Prof. Dr. Ricardo Nitrini – Professor Titular de Neurologia da FMUSP e vários editores-associados, contempla o novo currículo do programa de residência em Neurologia. O manual é bastante abrangente, partindo da Semiologia Neurológica, diagnósticos sindrômicos e topográficos e exames complementares, passando por todas as patologias e doenças neurológicas que os residentes de Neurologia devem aprender. Os capítulos foram escritos por docentes e médicos assistentes do Serviço de Neurologia do HCFMUSP, que possuem grande conhecimento e experiência sobre os temas abordados. Este Manual do Médico-Residente de *Neurologia* do HCFMUSP vem completar uma longa tradição dessa clínica na elaboração e no lançamento de livros e tratados de Neurologia.

Este Manual será de grande utilidade aos médicos-residentes de Neurologia e todos aqueles interessados nessa fascinante área médica. Certamente, se constituirá em mais um êxito editorial, complementando esta bem-sucedida *Série Manual do Médico-Residente do Hospital das Clínicas da Faculdade de Medicina da Universidade de São Paulo (HCFMUSP)*.

José Otávio Costa Auler Jr.
Luis Yu
Coordenadores da Série

Apresentação do Volume

O presente livro foi cuidadosamente escrito pelos Docentes e Médicos Assistentes da Clínica Neurológica do Hospital da Clínicas da Faculdade de Medicina da Universidade de São Paulo (HCFMUSP), com a missão de ser um instrumento indispensável para o aprendizado dos Médicos Residentes em Neurologia. Não obstante, a obra também será de grande utilidade para Neurologistas e Médicos não especialistas que busquem uma revisão atualizada, bem como para estudantes de Medicina desejosos em aprofundar os seus estudos na especialidade.

Nas duas últimas décadas, a Neurologia vem apresentando uma expansão de suas áreas de conhecimento e de atuação (ambulatorial, hospitalar, interconsulta, emergências, neurointensivismo), com incorporação de novas tecnologias diagnósticas. Conhecida pelos "belos diagnósticos", a Neurologia hoje cada vez mais dispõe de intervenções terapêuticas que permitem mudar a história natural de várias moléstias do Sistema Nervoso. E isso tudo sem perder a sua essência: a correlação entre a semiologia e a localização anatômica da lesão ou disfunção.

Diante desses avanços, em 2017 foi aprovado pela Academia Brasileira de Neurologia (ABN) um novo programa de residência, incorporando um quarto ano (R4) que está sendo gradativamente implementado nos mais diversos hospitais-escolas, dos quais HCFMUSP é um dos pioneiros. Portanto, este livro foi elaborado seguindo as diretrizes do novo currículo e organizado em 16 Partes: Parte 1 – Semiologia Neurológica e Diagnósticos Sindrômico e Topográfico; Parte 2 – Exames Complementares em Neurologia; Parte 3 – Neurologia de Emergência; Parte 4 – Neurologia Vascular; Parte 5 – Cefaleia; Parte 6 – Epilepsia; Parte 7 – Neuroimunologia; Parte 8 – Distúrbios do Movimento; Parte 9 – Neurologia Cognitiva e do Comportamento; Parte 10 – Neuroinfectologia; Parte 11 – Doenças Neuromusculares; Parte 12 – Neurogenética; Parte 13 – Sono; Parte 14 – Neuro-Oncologia; Parte 15 – Dor; Parte 16 – Miscelâneas.

Esperamos que esse grande esforço resulte em benefícios aos que buscam informação e atualização nesse campo da Neurologia, que, como tantos outros, está em contínua e veloz evolução.

Boa leitura!

Os Editores

Prefácio

A publicação deste Manual é extremamente bem-vinda para que venha a servir de instrumento de apoio à formação equilibrada dos residentes da Clínica Neurológica do Hospital das Clínicas da Faculdade de Medicina da Universidade de São Paulo (HCFMUSP) e, por que não dizer, dos residentes de outras clínicas similares em todo o Brasil.

O livro tem 16 partes e inicia-se com um capítulo sobre a Semiologia Neurológica, item essencial para a que a partir dos dados obtidos no exame neurológico se estabeleça a correlação entre a clínica e a localização anatômica da lesão ou alteração funcional. O modo de apresentação segue o modelo utilizado e aprovado pelos professores e residentes da Clínica Neurológica há alguns anos e no qual a semiologia é subdividida em diversas partes que se estendem desde a avaliação da cognição e do comportamento até os métodos do exame neuromuscular e das disfunções esfincterianas. E que são apresentadas como capítulos redigidos por professores que ministram essas mesmas aulas aos residentes.

Depois de um capítulo sobre os exames complementares em Neurologia, seguem-se aqueles sobre os principais temas da Neurologia, compreendendo praticamente todas as subáreas da especialidade.

O campo de estudo da Neurologia é muito extenso e o risco de que o conhecimento de alguns tópicos seja insuficiente enquanto o conhecimento de outros seja mais aprofundado é considerável. Faltava até então um livro como este, em que os conhecimentos básicos estão todos reunidos e apresentados na linguagem adequada para aqueles que estão se iniciando na especialidade.

O Departamento de Neurologia da FMUSP tem sido prolífico em publicações relevantes. Com o auxílio da sra. Alair Mariana dos Santos, responsável pela Biblioteca de Neurologia Prof. Enjolras Vampré, pudemos catalogar em poucos dias exatamente 111 livros publicados pelos membros de nosso Departamento, que cobrem um vasto campo de conhecimentos de Clínica Neurológica, Clínica Neurocirúrgica e Neurologia Infantil. Destaco que o primeiro compêndio, intitulado *Tumores Cerebrais: Considerações Clínicas e Terapêuticas*, foi publicado em 1935, pelo Prof. Enjolras Vampré em associação com o neurocirurgião Dr. Carlos Gama. O Prof. Vampré foi nosso primeiro professor e fundador da Clínica Neurológica da Faculdade de Medicina de São Paulo. Desde então, muito livros importantes foram publicados e não poderia deixar de também destacar os livros do Prof. Antonio Frederico Branco Lefèvre, que marcaram o nascimento da Neurologia Infantil no Brasil, a partir de sua tese, em 1950, sobre o exame neurológico do recém-nascido normal. Outro compêndio que teve grande impacto na formação dos neurologistas brasileiros foi *Propedêutica Neurológica*, dos professores Adherbal Pinheiro Machado Tolosa e Horácio Martins Canelas, lançado em 1971.

Item à parte foi a criação pelo Prof. Oswaldo Lange, em 1943, de *Arquivos de Neuro-Psiquiatria*, o periódico que é atualmente o mais importante da área de Neurologia do Brasil e de toda a América Latina. O Prof. Lange foi editor de *Arquivos de Neuro-Psiquiatria* até 1986, quando foi substituído pelo Prof. Antonio Spina França Netto, que dirigiu o periódico de 1987 a 2010, com grande competência.

Mas apesar desse grande número de compêndios publicados, não tínhamos ainda um livro como este, voltado principalmente ao Residente de Neurologia. Muitos de seus organizadores e autores/colaboradores são jovens, que passaram recentemente pela Residência Médica de Neurologia do HCFMUSP, mas que já têm a experiência necessária para saber como aprimorar a formação do residente.

Este livro chega ao mesmo tempo em que a Neurologia brasileira conquistou a possibilidade da Residência de Neurologia em quatro anos, com o que a formação do neurologista brasileiro será ainda melhor. E este livro certamente contribuirá para isso.

Prof. Dr. Ricardo Nitrini
Professor Titular da Disciplina de Neurologia
da Faculdade de Medicina da Universidade de São Paulo

Sumário

》 Parte 1 – Semiologia neurológica e diagnósticos sindrômico e topográfico

1. O diagnóstico em neurologia, *3*
   Adalberto Studart Neto

2. Cognição e comportamento, *15*
   Adalberto Studart Neto
   Ricardo Nitrini

3. Motricidade, *85*
   Adalberto Studart Neto

4. Reflexos, *111*
   Adalberto Studart Neto

5. Fenomenologia dos movimentos anormais, *129*
   Jacy Bezerra Parmera
   Mônica Santoro Haddad

6. Sensibilidade, *141*
   Gabriel Taricani Kubota

7. Coordenação, *159*
   Emanuelle Roberta da Silva Aquino
   Cristiana Borges Pereira

8. Equilíbrio e marcha, *167*
   Emanuelle Roberta da Silva Aquino
   Cristiana Borges Pereira

9. Nervo óptico e vias visuais, *173*
   Breno José Alencar Pires Barbosa

10. Motricidade ocular, *181*
    Cristiana Borges Pereira
    Emanuelle Roberta da Silva Aquino

11. Nervos trigêmeo e facial, *201*
    Bruno Batitucci Castrillo
    Renann Nunes Pirola

12. Nervo vestibular, *211*
    Cristiana Borges Pereira
    Emanuelle Roberta da Silva Aquino

13. Nervos coclear e bulbares, *223*
    Raphael de Luca e Tuma
    Rafael Bernhart Carra

14. Síndromes de múltiplos nervos cranianos, *239*
    Raphael de Luca e Tuma

15. Síndromes neurovasculares, *251*
    Wagner Cid Palmeira Cavalcante
    Ronnyson Susano Grativvol

16. Bexiga neurogênica, *273*
    Adalberto Studart Neto

» Parte 2 – Exames complementares em Neurologia

17. Métodos de imagem em neurologia, *285*
    Claudia da Costa Leite
    Raquel Moreno
    Arthur Martins Novaes Coutinho
    Leandro Tavares Lucato

18. O exame do líquido cefalorraquidiano, *307*
    Hélio Rodrigues Gomes
    José Antonio Livramento

19. Eletroencefalograma, *317*
    Gabriela Pantaleão Moreira
    Eliana Garzon

20. Eletroneuromiografia, *343*
    Carlos Otto Heise

21. Doppler transcraniano, *357*
    Ricardo de Carvalho Nogueira
    Daniel Silva de Azevedo
    Sérgio Brasil
    Edson Bor-Seng-Shu

❯❯ Parte 3 – Neurologia de emergência

22. Coma e outras alterações da consciência, 373
Adalberto Studart Neto
Marcelo Calderaro
Luiz Roberto Comerlartti
Luiz Henrique Martins Castro

23. Acidente vascular cerebral: abordagem na fase aguda, 405
Rafaela Almeida Alquéres
Ricardo de Carvalho Nogueira
Marcelo Calderaro

24. Interface neurocirúrgica nas emergências neurovasculares, 425
João Gustavo Rocha Peixoto dos Santos
Wellingson Silva Paiva

25. Hipertensão intracraniana, 433
João Gustavo Rocha Peixoto dos Santos
Gustavo Sousa Noleto

26. Meningites agudas, 445
Bruno Fukelmann Guedes

27. Crise epiléptica na emergência e estado de mal epiléptico, 453
Rafael Pires de Sá Valeriano
Valmir de Oliveira Passarelli
Lécio Figueira Pinto

28. Cefaleia no pronto-socorro, 471
Márcio Nattan Portes Souza
Luiz Roberto Comerlatti
Marcelo Calderaro

29. Vertigem na emergência, 483
Cristiana Borges Pereira

30. Emergências em distúrbios do movimento, 495
Rubens Gisbert Cury

31. Polirradiculoneurite inflamatória aguda (Síndrome de Guilain-Barré), 507
Rodrigo de Holanda Mendonça

32. Neuroftalmologia no pronto-socorro, 523
Laís Maria Gomes de Brito Ventura
Herval Ribeiro Soares Neto

33. Mielopatias no pronto-socorro, *537*
    Ana Beatriz Ayroza Galvão Ribeiro Gomes
    Herval Ribeiro Soares Neto

❯❯ Parte 4 – Neurologia vascular

34. Ataque isquêmico transitório, *549*
    Gisela Tinone

35. Acidente vascular cerebral isquêmico, *567*
    Adriano Bastos Conforto

36. Acidente vascular cerebral hemorrágico, *589*
    Fábio Iuji Yamamoto

37. Hemorragia subaracnoide, *599*
    João Gustavo Rocha Peixoto dos Santos
    João Paulo Souza de Castro
    Wellingson Silva Paiva

38. Trombose venosa cerebral, *613*
    Adriano Bastos Conforto

❯❯ Parte 5 – Cefaleia

39. Enxaqueca, *625*
    Ida Fortini

40. Cefaleia tipo tensão (ou tensional), *641*
    Antonio Cezar Ribeiro Galvão

41. Cefaleias trigêmino-autonômicas, *647*
    Ida Fortini
    Helena Yacoub Gushi

42. Neuralgias cranianas, *657*
    Gabriel Taricani Kubota
    Ida Fortini

43. Hipertensão intracraniana idiopática, *675*
    Caio Vinicius de Meira Grava Simioni
    Eduardo de Paula Estephan

44. Cefaleia crônica diária e cefaleia por abuso de medicações, *685*
    Márcio Nattan Portes Souza
    Ida Fortini

» Parte 6 – Epilepsia

45. Classificação de crises e síndromes epilépticas, *697*
  Gabriela Pantaleão Moreira
  Lécio Figueira Pinto

46. Epilepsias generalizadas primárias, *715*
  Rosa Maria Figueiredo Valério
  Maurício Lima Lobato

47. Epilepsias da infância, *727*
  Mariana Ribeiro Marcondes da Silveira
  Maria Luisa Giraldes Manreza

48. Epilepsias focais, *739*
  Gustavo Mercenas dos Santos
  Carmen Lisa Jorge

49. Tratamento medicamentoso e cirúrgico em epilepsia, *751*
  Luiz Henrique Martins Castro

» Parte 7 – Neuroimunologia

50. Esclerose múltipla: apresentação clínica e critérios diagnósticos, *767*
  Maria Fernanda Mendes
  Dagoberto Callegaro

51. Esclerose múltipla: tratamento, *775*
  Alexandre Coelho Marques
  Herval Ribeiro Soares Neto

52. ADEM e lesões desmielinizantes atípicas, *795*
  Mateus Boaventura de Oliveira
  Renata Faria Simm
  Carolina de Medeiros Rimkus
  Dagoberto Callegaro

53. Espectro da neuromielite óptica (doença de Devic), *805*
  Samira Luisa dos Apóstolos Pereira
  Milena Sales Pitombeira
  Dagoberto Callegaro

54. Encefalites imunomediadas e síndromes neurológicas paraneoplásicas, *819*
  Mateus Mistieri Simabukuro

55. Vasculite primária do sistema nervoso central, *837*
  Gisela Tinone

56. Manifestações neurológicas de doenças inflamatórias sistêmicas, *851*
  Tarso Adoni

➤➤ Parte 8 – Distúrbios do movimento

57. Doença de Parkinson: aspectos diagnósticos, *867*
  Egberto Reis Barbosa
  Clarice Listik

58. Doença de Parkinson: tratamento, *879*
  Rubens Gisbert Cury
  Carina Cura França

59. Parkinsonismos atípicos, *889*
  Marcos Castello Barbosa de Oliveira
  Jacy Bezerra Parmera

60. Tremor, *907*
  Márcia Rúbia Rodrigues Gonçalves

61. Coreias, *919*
  Jacy Bezerra Parmera
  Mônica Santoro Haddad

62. Distonias, *929*
  João Carlos Papaterra Limongi
  Sara Carvalho Barbosa Casagrande

63. Mioclonias, *941*
  Christian Henrique de Andrade Freitas

64. Ataxias, *947*
  Diego de Castro dos Santos

➤➤ Parte 9 – Neurologia cognitiva e do comportamento

65. Comprometimento cognitivo leve, *969*
  Breno José Alencar Pires Barbosa
  Sônia Maria Dozzi Brucki

66. Doença de Alzheimer, *977*
  Leonel Tadao Takada
  Jerusa Smid
  Adalberto Studart Neto
  Ricardo Nitrini

67. Demência com corpos de Lewy e demência da doença de Parkinson, *1005*
  Adalberto Studart Neto
  Jacy Bezerra Parmera

68. Demência frontotemporal variante comportamental, *1021*
   Valéria Santoro Bahia

69. Afasias progressivas primárias, *1033*
   Leonel Tadao Takada

70. Comprometimento cognitivo vascular, *1043*
   Eduardo Sturzeneker Tres
   Raphael Ribeiro Spera

71. Doenças priônicas, *1061*
   Jerusa Smid

72. Hidrocefalia de pressão normal, *1071*
   Raphael Ribeiro Spera
   Tarcila Marinho Cippiciani

73. Psicofarmacologia e tratamento de sintomas neuropsiquiátricos em demência, *1087*
   Silvia Stahl Merlin

›› Parte 10 – Neuroinfectologia

74. Manifestações neurológicas na infecção pelo HIV, *1097*
   Hélio Rodrigues Gomes

75. Meningites crônicas, *1105*
   Bruno Fukelmann Guedes
   Hélio Rodrigues Gomes

76. Abscesso cerebral, *1115*
   Bruno Fukelmann Guedes

77. Encefalites virais, *1123*
   Bruno Fukelmann Guedes

78. Neurossífilis, *1133*
   Ricardo Nitrini

79. Neuroesquistossomose, *1141*
   Hélio Rodrigues Gomes
   José Ernesto Vidal Bermudez

80. Neurocisticercose, *1149*
   Hélio Rodrigues Gomes
   José Ernesto Vidal Bermudez

❯❯ Parte 11 – Doenças neuromusculares

81. Esclerose lateral amiotrófica e doenças do neurônio motor, *1161*
Frederico Mennucci de Haidar Jorge
Gerson Chadi

82. Síndromes miastênicas, *1173*
Eduardo de Paula Estephan

83. Polirradiculoneurites crônicas, *1193*
Angelina Maria Martins Lino

84. Neuropatias infecciosas e inflamatórias, *1209*
André Macedo Serafim da Silva
Murilo Dorio Queiroz

85. Neuropatias carenciais e metabólicas, *1225*
Vitor Marques Caldas

86. Neuropatias hereditárias, *1239*
Ronnyson Susano Grativvol
Letícia Prandi Barbarioli Grativvol
Carlos Otto Heise

87. Afecções das raízes, plexos e nervos, *1251*
Renan Seikitsi Gushi
Carlos Otto Heise

88. Distrofias musculares e miopatias congênitas, *1271*
Edmar Zanoteli
Umbertina Conti Reed

89. Miopatias metabólicas e miopatias inflamatórias, *1281*
Edmar Zanoteli
Rodrigo de Holanda Mendonça

❯❯ Parte 12 – Neurogenética

90. Ataxias de origem genética, *1295*
Bruno Della Ripa Rodrigues Assis
Fernando Kok

91. Paraparesias espásticas hereditárias, *1321*
Fernando Freua
Fernando Kok

92. Leucodistrofias no adulto, *1331*
Anderson Rodrigues Brandão Paiva
Fernando Kok

Parte 13 – Sono

93. Transtornos do sono, *1349*
    Álvaro Pentagna

Parte 14 – Neuro-Oncologia

94. Neoplasias do sistema nervoso central: aspectos diagnósticos e terapêuticos, *1369*
    Hugo Sterman Neto
    Iuri Neville
    Mateus Mistieri Simabukuro

95. Neoplasias benignas e malignas do sistema nervoso central, *1391*
    Hugo Sterman Neto
    Iuri Santana Neville
    Mateus Mistieri Simabukuro

Parte 15 – Dor

96. Avaliação e tratamento do paciente com dor, *1415*
    Gabriel Taricani Kubota
    Manoel Jacobsen Teixeira
    Daniel Ciampi Araújo de Andrade

Parte 16 – Miscelânea

97. Cuidados paliativos em neurologia, *1429*
    Laura Cardia Gomes Lopes
    Sergio Seiki

98. Transtorno neurológico funcional (transtorno conversivo), *1441*
    Eduardo Genaro Mutarelli
    Bruna Bartorelli

Índice remissivo, *1451*

Parte 1

Semiologia Neurológica e Diagnósticos Sindrômico e Topográfico

Capítulo 1
O diagnóstico em Neurologia

Adalberto Studart Neto

O raciocínio diagnóstico em neurologia

A neurologia provavelmente representa a especialidade médica cujo diagnóstico mais depende da capacidade do médico em conectar os seus conhecimentos básicos, em especial de Neuroanatomia, com os sinais e sintomas que o paciente apresenta. Não à toa, o raciocínio diagnóstico em Neurologia segue em linhas gerais um roteiro (Figura 1.1) que se inicia pelo estabelecimento das síndromes neurológicas (diagnóstico sindrômico), depois da sua correlação com possíveis localizações da lesão ou disfunção dentro do sistema nervoso (diagnóstico topográfico ou anatômico), seguido pelo estabelecimento de hipóteses baseadas em grupo de enfermidades (diagnóstico nosológico), até chegar à determinação da doença propriamente dita (diagnóstico etiológico).[1]

O diagnóstico sindrômico constrói-se a partir das informações obtidas pela história clínica e pelos exames físico geral e neurológico. A anamnese é uma etapa *sine qua non*, pois é a partir das principais queixas do paciente que o médico poderá direcionar a sua avaliação. Além disso, muitas enfermidades neurológicas somente são diagnosticadas a partir da anamnese, uma vez que não apresentam sinais objetivos ao exame, muito menos alterações em métodos complementares. É o caso das cefaleias primárias. O exame neurológico é outra ferramenta fundamental para estabelecer o diagnóstico sindrômico e será comentado mais à frente.

Uma vez determinadas as síndromes neurológicas, o passo seguinte é estabelecer o diagnóstico topográfico, ou seja, tentar localizar onde está a lesão (ou disfunção) dentro do sistema nervoso. São quatro os padrões básicos de acometimento anatômico: focal, multifocal, sistemas e difuso. Patologia focal significa uma única lesão no sistema nervoso responsável pelas síndromes que o paciente apresenta (p. ex.: um tumor no lobo frontal direito ou um AVC em território de artéria cerebral média esquerda). Nas patologias multifocais, observam-se diversas lesões, em várias localizações (p. ex.: a esclerose múltipla tipicamente apresenta diversas lesões desmielinizantes em substância branca encefálica). Já doenças de sistemas significa que o processo patológico (em geral degenerativo) acomete seletivamente alguns sistemas neurológicos, como sistema cerebelar (nas ataxias espinocerebelares), circuitaria dos núcleos da base (na doença de Parkinson), circuito de Papez (na doença de Alzheimer) e rede perisilviana de linguagem (nas afasias progressivas primárias).

Somente a partir desse binômio síndrome-topografia, é que o neurologista passa a estabelecer hipóteses de diagnósticos nosológicos e etiológicos. Aos residentes e estudantes em início de aprendizado na Neurologia, sugerimos o mnemônico VITAMINDEC como forma de ajudar a lembrar de diversos grupos nosológicos (Figura 1.1). Para grupo de doenças, o neurologista então enumera as principais etiologias que possam justificar o quadro clínico, os achados do exame neurológico e a topografia possível da patologia. Observe um exemplo de diagnósticos etiológicos diferenciais, organizados pelo mnemônico VITAMINDEC, de paciente com uma síndrome cerebelar:

» **V**ascular: AVC de cerebelo.
» **I**nfeccioso: cerebelite viral ou pós-infecciosa.
» **T**rauma.
» **A**utoimune: degeneração cerebelar subaguda paraneoplásica.
» **M**etabólico: degeneração alcoólica, deficiência de tiamina.
» **I**atrogênico: intoxicação por fenitoína.
» **N**eoplásica: tumor secundário em cerebelo.
» **D**egenerativa: atrofia de múltiplos sistemas (AMS).
» **E**piléptico
» **C**ongênito/hereditário: ataxias espinocerebelares (SCA).

Note que na lista de diagnósticos diferenciais, temos doenças totalmente díspares, como, por exemplo, algumas de início agudo (AVC) ou subagudo (cerebelite), outras crônicas progressivas (AMS, SCA). Além disso, cada enfermidade tem suas características próprias,

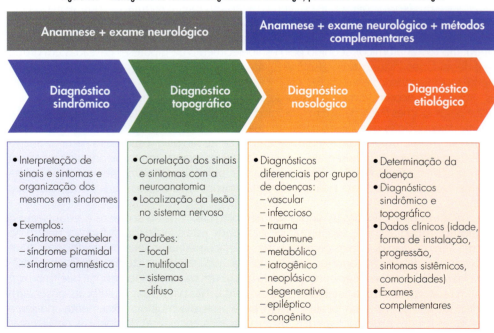

Figura 1.1 – Fluxograma do raciocínio diagnóstico em Neurologia, partindo da síndrome até a etiologia.

muitas com acometimento de outros sistemas (p. ex.: na AMS, tem-se acometimento do sistema nervoso autônomo e pode apresentar uma síndrome parkinsoniana). Então, vários dados da história clínica (idade, forma de instalação, progressão, outros sintomas neurológicos e sistêmicos, comorbidades) e do exame neurológico (outras síndromes neurológicas) permitem já excluir vários desses diferenciais e afunilar as hipóteses. Entretanto, apesar de muitas informações clínicas ajudarem, nessa etapa do diagnóstico, faz-se necessário o uso de métodos complementares (neuroimagem, exame de liquor, eletroencefalograma, eletroneuromiografia, pesquisa sérica de autoanticorpos, dentre outros exames). Alguns exames são necessários para fechar o diagnóstico, outros importantes para exclusão de diagnósticos alternativos. Vale ressaltar que, apesar de todos métodos diagnósticos a nossa disposição, não é incomum que em alguns casos não conseguimos definir o diagnóstico etiológico, sendo necessário um seguimento longitudinal, quando então a moléstia se revela de forma mais clara.

O estado d'arte do exame neurológico

A propedêutica neurológica constitui-se um capítulo à parte na semiologia médica, dada as suas peculiaridades.[2,3] Algumas delas são a sua extensão quando realizado de forma "completa", presença de diversas manobras e sinais, bem como a capacidade de se atentar aos detalhes. Isso remonta desde os tempos iniciais da Neurologia com Charcot e depois com seus discípulos, em especial Babinski.[4] Interessante que esses dois pilares da Neurologia determinaram as duas principais características da avaliação neurológica: a observação e a busca de sinais que sugiram patologias neurológicas. Enquanto Charcot, considerado o "pai da Neurologia", privilegiava uma atenta observação do paciente, Babinski examinava minuciosamente seus doentes na busca de sinais que possibilitassem distinguir uma enfermidade neurológica de uma psiquiátrica. Por isso, a Babinski deu-se o título de pai da Semiologia Neurológica. Ao longo de mais de um século de Neurologia, diversas manobras e descobertas de sinais patológicos foram somando-se, muitos sendo batizados com epônimos dos seus descobridores, tornando a propedêutica neurológica complexa.

Ao longo dos séculos XIX e XX, um exame neurológico detalhado era a principal arma do neurologista para o diagnóstico. Entretanto, o avanço dos métodos complementares experimentado nas últimas três décadas, em especial dos exames de neuroimagem, vem ampliando de forma extraordinária a acurácia dos diagnósticos em neurologia, bem como permitindo a descrição de novas doenças e o melhor entendimento de outras velhas conhecidas. Isso vem colocando em xeque a importância da propedêutica neurológica.

De fato, o neurologista do século XXI dispõe de muito mais recursos tecnológicos, o que permite não depender de tantas manobras no exame neurológico para se chegar ao diagnóstico. Entretanto, a semiologia neurológica ainda tem o seu lugar e a sua importância, e há alguns motivos para enumerar.[5] Primeiro, um bom exame neurológico, mesmo que não minucioso, permite ao examinador solicitar os exames complementares adequados baseados em sua hipótese diagnóstica. É muito comum o paciente ser submetido a diversos exames desnecessários, alguns inclusive com riscos. Segundo, uma boa propedêutica ajuda a interpretar os resultados dos métodos complementares e não cair nas armadilhas de "alterações nos exames" que não justificam o quadro clínico. Um exemplo é encontrar uma hidrocefalia no exame de ressonância magnética, com características de hidrocefalia de pressão normal (HPN), mas o paciente não tem um quadro clínico de HPN e sim de uma moléstia neurodegenerativa, como a doença de Alzheimer. Terceiro, a despeito de todo o avanço tecnológico, ainda há patologias cujo diagnóstico é basicamente clínico e cujos exames pouco podem revelar. É o caso, por exemplo, da doença de Parkinson.

No entanto, do mesmo jeito que o exame neurológico é crucial para um bom diagnóstico, ele também pode oferecer "cascas de bananas". Como referido, a semiologia do sistema nervoso é complexa e detalhista, podendo levar ao examinador a se perder no fio condutor da sua avaliação. Apesar do neurologista apreciar uma minuciosa observação e buscar detalhar manobras, deve-se ter cuidado com "achados" do exame que estão fora do contexto da queixa do paciente e que podem induzir ao erro ("microssemiologia, macroerro").

Assim, o melhor é sempre direcionar e aprofundar o seu exame a partir dos sintomas referidos na anamnese. Se as queixas são cognitivas, aprofunda-se no exame do estado mental, enquanto o exame da sensibilidade torna-se secundário e desnecessário. Por outro lado, se o paciente apresenta um quadro de fraqueza ascendente, detalhar o exame da motricidade e da sensibilidade passa a ser mais importante. Uma baixa acuidade visual leva ao detalhamento do exame do II nervo craniano e uma diplopia concentra as atenções para a semiologia da motricidade ocular. Também não é incomum, em um exame neurológico sumário, achados inesperados, o que leva ao examinador executar outras manobras para melhor caracterizar as alterações encontradas.

Naturalmente, o jovem residente, em fase de formação, deverá fazer um exame neurológico completo, mesmo que demorado, com o objetivo de sistematizar e tornar "automático" a sua execução. Mas fazer uma avaliação direcionada também faz parte do seu aprendizado, o que se torna possível à medida que se vai amadurecendo.

No Anexo 1.1, temos uma sugestão de roteiro do exame neurológico completo. Aqui vale uma observação que cada escola ensina uma sequência própria de exame neurológico. Por exemplo, algumas preferem iniciar pela avaliação dos nervos cranianos, enquanto em outras o equilíbrio e a marcha constituem-se na primeira etapa. Já o Anexo 1.2 apresenta uma versão mais resumida que pode servir de um exame de "rastreio". Ao longo dos próximos capítulos dessa seção, iremos aprofundar as discussões semiológicas sempre que possível, correlacionando com os princípios básicos de neuroanatomia e neurofisiologia.

Referências

1. Nitrini R, Bacheschi LA. A Neurologia que todo médico deve saber. 3. ed. São Paulo: Atheneu, 2015. Cap. 1, p.3-51.
2. Campbell WW. De Jong, o exame neurológico. 6. ed. Rio de Janeiro: Guanabara Koogan, 2007.
3. Maranhão-Filho P, Silva MM. O exame neurológico. In: Brasil Neto JP, Takayanagui OM. Tratado de Neurologia da Academia Brasileira de Neurologia. 1.ed. Rio de Janeiro: Elsevier, 2013. Cap. 4, p. 21-63.
4. Maranhão-Filho P. Doze sinais de Babinski: história da Neurologia e Neurossemiologia.Rev. Bras Neurol, 46 (4): 29-34, 2010.
5. Aminoff MJ. The Future of the Neurologic Examination. JAMA Neurol. 2017 Nov 1;74(11):1291-1292.

ANEXO 1.1
Roteiro de Exame Neurológico

Nível de Consciência

Avaliação da resposta a estímulos verbais e físicos
- A. Abertura ocular
- B. Resposta motora
- C. Resposta verbal

Exame Cognitivo

1. Avaliação cognitiva global
- A. Miniexame do estado mental (MEEM)
- B. Avaliação cognitiva de Montreal (MoCA)

2. Atenção e funções executivas
- A. Atenção básica
    - a. *Digit span*
- B. Atenção sustentada e memória operacional
    - a. *Digit span* indireto
    - b. Meses do ano inverso
    - c. Subtrações seriadas (100 -7)
    - d. Soletrar palavras ao contrário (MUNDO)
    - e. Vigilância (Levantar a mão quando falar a letra A)
- C. Seleção/inibição de resposta
    - a. *Go no go*
- D. Flexibilidade mental e movimentos alternados
    - a. Teste de Luria (punho - borda - palma)
    - b. Teste do aplauso
    - c. Ozeretski (abrir e fechar as mãos)
- E. Planejamento
    - a. Teste do desenho do relógio (fazer na Bateria Breve)
- F. Fluências verbais (estratégia e automonitoramento)
    - a. Fluência verbal fonêmica
    - b. Fluência verbal semântica (fazer na Bateria Breve)
- G. Abstração
    - a. Provérbios
    - b. Semelhanças e diferenças

3. Memória
- A. Memória episódica
    - a. Testes de figuras da Bateria Breve de Rastreio Cognitivo
- B. Memória semântica
    - a. Fluência verbal semântica
    - b. Conhecimento semântico de palavras e objetos

4. Linguagem
- A. Fala espontânea
- B. Nomeação
- C. Compreensão de palavras e sentenças
- D. Repetição
- E. Leitura
- F. Escrita
- G. Cálculo

5. Praxias
- A. Ideomotora (atos simples)
    - a. Mono × bimanuais
    - b. Gestos transitivos
    - c. Gesto intransitivos
- B. Ideatória
- C. Orobucolingual
- D. Apraxia do vestir-se

6. Funções visuoespaciais
- A. Atenção espacial (heminegligência)
    - a. Componente perceptivo: extinção visual-tátil-auditiva
    - b. Componente motor (exploratório): cancelamento de linhas
    - c. Esquema corporal: hemiassomatognosia
- B. Praxia construtiva (desenho)
    - a. Cubo
    - b. Pentágonos
- C. Pesquisa da Síndrome de Balint
    - a. Simultaneagnosia
    - b. Apraxia óptica
    - c. Ataxia óptica

7. Funções visuoperceptivas
- A. Agnosia visual para objetos
- B. Prosopoagnosia
- C. Visão de cores (agnosia visual para cores e acromatopsia)

Motricidade

1. Motricidade voluntária
- A. Velocidade e amplitude de movimentos: *finger tap*, rolamento indicadores
- B. Manobras deficitárias
    - a. Desvio pronador
    - b. Braços estendidos
    - c. Mingazzini
- C. Força muscular: manobras de oposição (escala de força).
    - a. Membros superiores: adução e abdução do ombro, flexão e extensão do cotovelo, punho e dedos e preensão palmar
    - b. Membros inferiores: flexão e extensão do quadril, joelho, tornozelo e hálux

2. Motricidade passiva
- A. Trofismo
- B. Tônus
    - a. Movimento passivo da articulação (balanço passivo).
    - b. Hipertonia plástica (sinal da roda dentada) × elástica (sinal do canivete)
    - c. Hipotonia
    - d. Paratonia

3. Motricidade involuntária: movimentos anormais
- A. Tremor
- B. Distonia
- C. Mioclonias
- D. Coreia
- E. Balismo
- F. Asterixis
- G. Tiques

Reflexos

1. Profundos (miotáticos)
   A. Axiais da face
   B. Membros superiores: bicipital, tricipital, estilorradial, flexores dos dedos
   C. Pesquisa de Hoffmann e Tromner
   D. Membros inferiores: adutor, patelar, aquileu

2. Superficiais
   A. Cutaneoplantar
   B. Cutâneo-abdominais (superior, médio, inferior)
   C. Cremastérico superficial
   D. Bulbocavernoso

3. Reflexos patológicos
   A. Sinal de Babinski e sucedâneos
   B. Reflexos primitivos (*grasping*, *snout*, palmomentoneano)

Sensibilidade

1. Superficial: tátil protopático, dolorosa, térmica

2. Profunda: artrestesia e palestesia

3. Cortical: estereognosia, grafestesia, discriminação de dois pontos

Coordenação

1. Axial: Manobras de Babinski (discinesia tronco-membro)

2. Apendicular
   A. Índex–nariz/índex–index/índex–índex do examinador
   B. Calcanhar–joelho/hálux–índex
   C. Manobra de Barany
   D. Pesquisa de diadococinesia (movimentos alternados)
   E. Teste do rechaço de Holmes
   F. Escrita
   G. Espiral de Arquimedes

Equilíbrio e marcha

1. Equilíbrio estático
   A. Ortostase com olhos abertos e fechados
   B. Pesquisa do Sinal de Romberg
   C. Tandem, ponta dos pés, calcanhares

2. Marcha
   A. Avaliação do padrão de marchas patológicas
   B. Marcha com olhos fechados
   C. Marcha em tandem, andar para trás
   D. Marcha em estrela de Babinski-Weil
   E. Manobra de Fukuda (marcha do soldado prussiano)

Nervos cranianos

I. Olfatório
　Checar queixas de olfato. Exame com aromas

II. Óptico
　Acuidade visual
　Visão de cores
　Campo visual por confrontação
　Fundo de olho
　Pesquisa de defeito aferente pupilar

III, IV, VI. Motricidade Ocular
　Inspeção
　Reflexo de Hirschberg
　As nove posições do olhar
　Vergência
　Seguimento
　Sacada
　Teste de cobertura (pesquisas de desalinhamento ocular)
　NOC (nistagmo optocinético)
　VOR (reflexo vestíbulo-ocular)
　Exame das pupilas (tamanho, reflexos fotomotor)

V. Trigêmeo
　Sensibilidade da face
　Sensibilidade geral dos 2/3 anteriores da língua
　Músculos da mastigação
　Reflexo corneopalpebral
　Reflexos orbicular dos lábios e mandibular (massetérico)

VII. Facial
　Motricidade da mímica facial
　Sensibilidade especial dos 2/3 anteriores da língua
　Reflexo corneopalpebral
　Reflexos orbicular glabelar, orbicular dos lábios

XI. Acessório
　Motricidade do trapézio e esternocleidomastóideo

XII. Hipoglosso
　Trofismo
　Pesquisa de fasciculações e fenômeno miotônico
　Posição da língua protraída e na boca
　Força e movimentação da língua

VIII. Coclear
　Teste de Schwabach
　Teste de Rinne
　Teste de Weber
　Reflexo cocleopalpebral

VIII. Vestibular
　Pesquisa de nistagmo
　Reflexo vestíbulo-ocular (VOR)
　Provas calóricas
　Manobras posicionais (Dix-Hallpike, posicionamento lateral)

IX, X. Glossofaríngeo e vago
 Exame da voz (repetição de fonemas – pá ta cá)
 Exame da deglutição
 Elevação do palato e posição da úvula
 Reflexo nauseoso

Diagnósticos

1. Sindrômico

2. Topográfico

3. Nosológico

4. Etiológico

ANEXO 1.2
Roteiro de Exame Neurológico reduzido

Cognitivo

1. **Miniexame do estado mental (MEEM)**
2. *Digit span* (ordem direta e inversa)
3. **Bateria breve de rastreio cognitivo (BBRC)**
   A. Teste de memória das figuras
   B. Teste do desenho do relógio
   C. Fluência verbal semântica (animais)
4. **Fluência verbal fonêmica**
5. **Linguagem**

Observação: aplicar testes se houver queixas ou se notadas alterações durante anamnese

Paciente sentado no leito

1. **Motricidade dos membros superiores**
   A. Velocidade e amplitude de movimentos: *"finger tap"*
   B. Força muscular: adução e abdução do ombro, flexão e extensão do cotovelo, punho e dedos e preensão palmar.
   C. Manobras deficitárias: desvio pronador
   D. Tônus: movimento passivo da articulação (balanço passivo).
2. **Reflexos dos membros superiores:**
   A. Miotáticos: bicipital, tricipital, estilorradial. Hoffmann e Tromner.
3. **Movimentos anormais**
4. **Coordenação dos membros superiores**
   A. índex – índex do examinador
   B. Diadococinesia
5. **Nervos cranianos**

II. **Óptico**
   1. Acuidade visual
   2. Campo visual por confrontação
   3. Fundo de olho

III, IV, VI. **Motricidade ocular**
   1. Inspeção
   2. As nove posições do olhar
   3. Seguimento e sacada
   4. Exame das pupilas (tamanho, reflexos fotomotor).

V. **Trigêmeo**
   1. Sensibilidade da face

VII. **Facial**
   1. Motricidade da mímica facial

IX, X. **Glossofaríngeo e vago**
   1. Exame da fala (repetição de fonemas – pá ta cá)
   2. Reflexo nauseoso

Paciente deitado no leito

1. **Motricidade dos membros inferiores**
   A. Força muscular: flexão e extensão do quadril, joelho, tornozelo e hálux.
   B. Manobras deficitárias: Migazzini
   C. Trofismo
   D. Tônus: movimento passivo da articulação (balanço passivo).

2. **Reflexos dos membros superiores**
   A. Miotáticos: patelar e aquileu
   B. Superficial: reflexo cutaneoplantar

3. **Coordenação dos membros inferiores**
   A. Calcanhar–joelho

4. **Sensibilidade dos quatro membros e do tronco**
   A. Superficial: dolorosa
   B. Profunda: artrestesia e palestesia.

Paciente em ortostase

1. **Equilíbrio:** ortostase com olhos abertos e fechados. *Tandem*
2. **Marcha**

Diagnósticos

1. **Sindrômico**
2. **Topográfico**
3. **Nosológico**
4. **Etiológico**

Capítulo 2

Cognição e comportamento

Adalberto Studart Neto
Ricardo Nitrini

A avaliação cognitiva faz parte do exame neurológico e segue, portanto, a mesma sistematização baseada na neuroanatomia, no caso, das funções corticais superiores. Essa estruturação permite ao examinador identificar as síndromes cognitivas (diagnóstico sindrômico) e assim estabelecer quais estruturas anatômicas foram acometidas (diagnóstico topográfico). Saber "onde está a lesão" é fundamental no diagnóstico diferencial nosológico e etiológico dos transtornos cognitivos. Este capítulo propõe-se, pois, a discutir a semiologia cognitiva, correlacionando cada domínio com o seu respectivo substrato neuroanatômico (Anexo 2.1).

Neuroanatomia da cognição e do comportamento

A cognição pode ser entendida, em última análise, como resultante do processamento dos estímulos do meio externo (percepção) e da integração dessas informações entre si e com o meio interno necessária para a homeostase, que levam a uma ação em resposta a esses estímulos (Figura 2.1). O córtex cerebral, desse modo, apresenta uma organização que segue uma hierarquia funcional entre diferentes áreas (Figuras 2.1 e 2.2)[1]:

» **Áreas corticais primárias:** responsáveis pela percepção do estímulo externo (somatossensorial, visual ou auditivo) e pela execução final da ação (córtex motor primário).
» **Córtex de associação unimodal:** áreas de integração dos estímulos de uma única modalidade sensorial (somatossensorial, visual ou auditivo) ou de planejamento do ato motor (córtex pré-motor e área motora suplementar).
» **Córtex de associação heteromodal:** áreas corticais que integram e processam todas as informações sensoriais (encruzilhada temporoparietal, córtex pré-frontal) e que direcionam o nosso comportamento para uma ação em resposta aos diversos estímulos (córtex pré-frontal).
» **Sistema límbico:** formado pela amígdala, prosencéfalo basal e córtices límbicos (hipocampos e olfatório) e paralímbicos. São as áreas corticais que recebem informações do meio interno (cujo epicentro é o hipotálamo), integrando-as com a percepção do mundo externo para a manutenção da homeostase. Tem um papel relevante de ativar e manter comportamentos necessários para sobrevivência do indivíduo. A memória e a regulação das emoções são duas funções essenciais desse sistema.

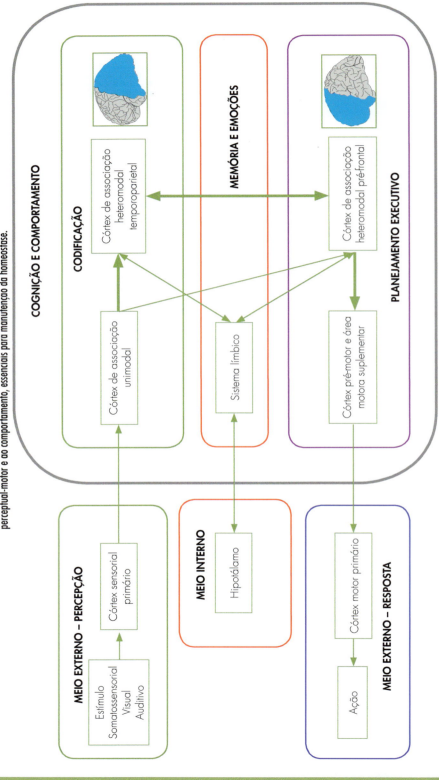

Figura 2.1 – Esquema da organização e hierarquia funcional do córtex cerebral e as conexões entre as diferentes áreas corticais. As percepções dos estímulos inicialmente se dão nos córtices sensoriais primários e em seguida são processados nas áreas de associação unimodal. A integração entre essas diversas informações sensoriais ocorre no córtex de associação heteromodal temporoparietal (perceptual) e no córtex pré-frontal (executivo), que, por sua vez, também tem o papel de direcionar o comportamento, em resposta aos diversos estímulos, para uma ação, cujo planejamento motor ocorre no córtex pré-motor e na área motora suplementar. Por fim, essa ação é então executada pelo córtex motor primário. O sistema límbico, por sua vez, agrega as informações do meio interno e das emoções ao processamento perceptual-motor e ao comportamento, essenciais para manutenção da homeostase.

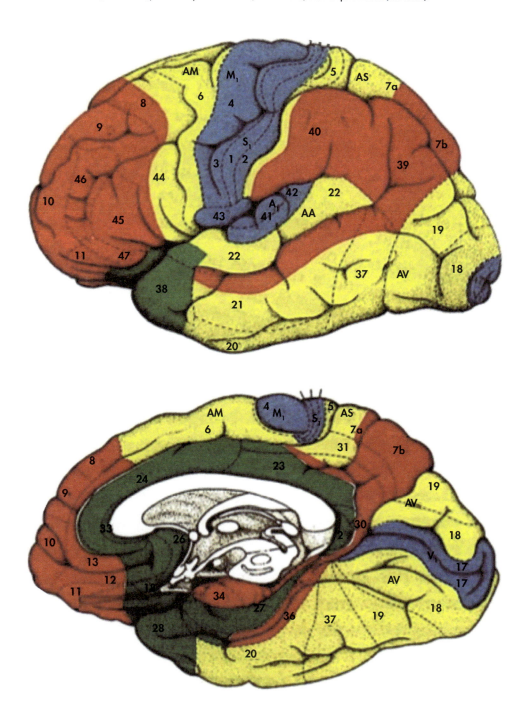

Figura 2.2 – Anatomia funcional do córtex cerebral demonstrando áreas corticais primárias (em azul), de associação unimodal (em amarelo), de associação multimodal (em vermelho) e córtex paralímbico (em verde).

Tradicionalmente, a neurologia sempre interpretou o papel de cada área cortical baseado na perda de sua função por uma lesão focal (como, por exemplo, as funções dos lobos frontais no caso Phineas Gage e dos hipocampos no caso H.M.). Entretanto, cada vez mais tem-se a noção de que essas áreas não desempenham uma função isoladamente, mas sim em redes interconectadas com outras regiões corticais e também com estruturas subcorticais (em especial, tálamos e núcleos da base). Um sintoma cognitivo pode ser resultado de lesões (ou disfunção) em diferentes topografias dentro de uma mesma rede neural. A concepção atual da neuroanatomia da cognição é que todo o processamento e integração de informações se dá por grandes redes neurais interconectadas entre epicentros que desempenham determinadas funções cognitivas[1,2]:

» Rede pré-frontal (funções executivas e comportamento): córtices pré-frontal dorsolateral e ventromedial, orbitofrontal e parietal posterior.
» Rede límbica (memória e emoções): amígdalas e o circuito de Papez (hipocampos, fórnix, corpos mamilares, tálamo, giro cíngulo, córtex entorrinal e giro para-hipocampal).
» Rede perisilviana (linguagem): situada no hemisfério esquerdo na maioria das pessoas e constituída pelo giro frontal inferior e por áreas que se estendem do giro temporal superior, pelos giros angular e supramarginal no lobo parietal até regiões polares do lobo temporal.
» Rede dorsal parietofrontal (atenção espacial): córtex parietal dorsal posterior, campos oculares frontais e giro do cíngulo.
» Rede ventral occipitotemporal (reconhecimento de objetos e de faces): córtex temporal ventrolateral e polos temporais.

Mais recentemente, outras redes têm sido descritas, sobretudo a partir de estudos de ressonância magnética funcional (RMf) e outras técnicas[3]. Relevância especial tem sido dado a três redes (Figura 2.3): rede modo padrão (do inglês, *default mode network*), central executiva e a rede de saliência (do inglês, *salience network*). A rede modo padrão (ou frontoparietal medial) foi descrita a partir da observação de áreas que são ativadas quando o indivíduo não está engajado em uma tarefa (estado de introspecção). Os epicentros dessa rede são: córtex pré-frontal medial anterior, giro do cíngulo posterior e pré-cúneo. A exata função dessa rede ainda não está bem esclarecida, mas parece está envolvida na consolidação e recuperação de novas memórias e conhecimentos. O interesse por essa rede se deve por ser precocemente acometida na doença de Alzheimer.

Por outro lado, a Rede Central Executiva (ou frontoparietal dorsolateral) é recrutada quando o sujeito direciona a sua atenção, motivação e comportamento para estímulos externos relevantes para executar uma tarefa. Essa rede seria nada mais do que a circuitaria pré-frontal de funções executivas. Já a Rede de Saliência (ou frontoinsular), formada pela ínsula anterior, giro do cíngulo anterior, amígdala e *striatum* ventral (*accumbens*), desempenha papel crucial de fazer o intercambio (*switching*) entre as redes Central Executiva e Modo Padrão. Quando surgem estímulos externos (visuais, auditivos ou somatossensoriais) e há motivação comportamental (mediado pelo sistema límbico) para o sujeito direcionar a sua atenção a esses estímulos, a rede de Saliência inibe a rede Modo Padrão e ativa a rede Central Executiva. Na demência frontotemporal, o processo neurodegenerativo parece se iniciar rede de Saliência.

Abordagem inicial ao paciente com queixas cognitivas

Quando avaliamos um indivíduo com queixas cognitivas (autorrelatadas ou referidas por um acompanhante), a primeira pergunta que devemos fazer é se esse paciente apresenta uma síndrome demencial. Demência pode ser definida como uma síndrome caracterizada por um declínio cognitivo e/ou comportamental, cujos sintomas interferem nas atividades de vida diária levando a um prejuízo funcional em relação a níveis prévios e não explicáveis por *delirium* ou transtorno psiquiátrico maior[4,5]. O diagnóstico da síndrome demencial

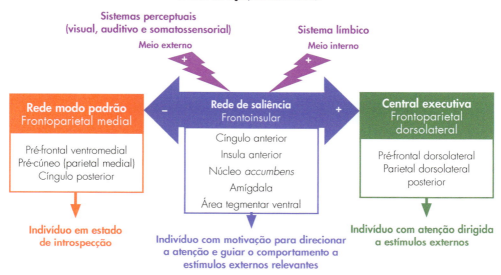

Figura 2.3 – Esquema da organização funcional das redes modo padrão (do inglês, *default mode network*), central executiva e de saliência (do inglês, *salience network*).

é essencialmente clínico e deve ser realizado por meio da anamnese e de uma avaliação cognitiva que demonstre declínio em pelo menos dois domínios cognitivos (ou um domínio cognitivo e um comportamental). Por outro lado, chama-se de comprometimento cognitivo leve (CCL) quando o indivíduo tem um transtorno cognitivo, mas que não prejudica a sua autonomia em exercer as atividades de vida diária. Pode haver problemas leves para executar tarefas complexas anteriormente habituais; no entanto, o sujeito ainda é capaz de manter sua independência com mínima assistência[4,5]. Mais recentemente, tem se dado importância para os indivíduos que apresentam queixas cognitivas (mais notadamente de memória), mas que ainda apresentam um desempenho normal em testes neuropsicológicos[6]. A esse grupo, deu-se o nome de declínio cognitivo subjetivo (DCS).

Na história clínica, é fundamental a cronologia dos sintomas cognitivos, saber se há declínio funcional e se são esses sintomas que estão levando ao prejuízo nas atividades de vida diária. Comumente, o paciente não reconhece seus déficits cognitivos (anosognosia). Por isso, toda a anamnese deve ser conduzida também com um acompanhante que tenha uma convivência suficiente para relatar as alterações cognitivas e funcionais.

Saber quais foram as primeiras manifestações cognitivas permite inferir quais redes neurais foram mais precocemente acometidas pela patologia. Isso é particularmente muito útil em situações em que o paciente chega em um estágio já moderado a grave de demência, apresentando comprometimento de diversas funções cognitivas ao exame ou mesmo sendo incapaz de realizar qualquer teste. Daí ser recomendável organizar a anamnese também pelos domínios cognitivos para melhor identificar qual deles foi inicialmente comprometido (Tabela 2.1). Cuidado que frequentemente o paciente e/ou o acompanhante tendem a reduzir todas as queixas cognitivas como "perda de memória". Isso reforça a necessidade de perguntar especificamente sintomas relacionados a cada função cognitiva. Também lembrar que síndromes demenciais comumente apresentam algumas manifestações neuropsiquiátricas (como, por exemplo, alterações comportamentais, transtornos de humor ou ansiedade e sintomas psicóticos), que inclusive podem anteceder as alterações cognitivas. Por isso, deve-se sempre fazer um inventário de sintomas neuropsiquiátricos (Tabela 2.1).

Tabela 2.1 – Sistematização da anamnese de pacientes com queixas cognitivas e comportamentais

Identificação	Idade	• Demência pré-senil (< 65 anos) vs. senil (≥ 65 anos)
	Escolaridade	• Essencial para interpretação dos resultados nos testes cognitivos
	Profissão	• Permite entender melhor a funcionalidade basal prévia
Início e progressão da doença	Instalação da demência	• Súbito vs. progressivo
	Progressão da demência	• Demência lentamente vs. rapidamente progressiva
Sintomas cognitivos	Atenção	• Tem momentos que fica mais confuso ou desorientado? • Facilmente se distrai? • Tem dificuldades em acompanhar uma conversa ou um programa de TV? • Não sabe onde deixou objetos?
	Memória	• Mais dificuldade em se lembrar de fatos recentes do que os mais antigos? • Tem se confundido na ordem cronológica dos fatos? • Tem apresentado desorientação temporal? • Mais repetitivo nas conversas ou pergunta várias vezes a mesma coisa? • Necessita de mais anotações para se lembrar? • Tem esquecido compromissos? • Não é capaz de se manter em dia com notícias? • Frequentemente, quando se distrai, esquece o que estava fazendo? • Não se lembra de tomar medicações? • Esquece nomes de pessoas? • Tem perdido objetos frequentemente?
	Linguagem	• Tem dificuldade de encontrar palavras? • Não sabe nomear objetos? • Comete erros fonêmicos ou troca palavras ao falar? • A fala está distorcida ou dificuldades na articulação das palavras? • Tem dificuldade de compreender o que lhe é falado? • O vocabulário está mais empobrecido?
	Praxias e funções visuoespaciais	• Tem se perdido em caminhos previamente conhecidos? • Tem dificuldade em aprender novos caminhos? • Tem dificuldade de se localizar dentro de casa? • Está com dificuldades na direção de carros? • Não reconhece familiares ou amigos próximos? • Não reconhece objetos? • Fica tateando ao tentar pegar objetos, como se não os estive vendo? • Não sabe como se usa ferramentas ou objetos? • Dificuldades em se vestir?

Continua >>

Continuação >>

Sintomas cognitivos	Funções executivas	• Está com dificuldades de planejar ou organizar o dia ou tarefas futuras? • Tem dificuldade em realizar tarefas com diversas etapas (como preparar uma refeição)? • Tem dificuldade de resolver os problemas que aparecem no dia a dia? • Tem tomado decisões equivocadas ou não consegue tomar decisões? • Dificuldades em fazer julgamentos? • Está mais inflexível?
Funcionalidade	Atividades instrumentais de vida diária (AIVDs)	• Sempre comparar com funcionalidade basal e com ocupação prévia do paciente. • Tem dificuldades em manusear o próprio dinheiro, erra pagamentos? • Dificuldades em fazer compras? • O rendimento no trabalho diminuiu ou precisou ser afastado? • Tem tido erros na preparação de refeições? • Tem tido dificuldades na execução de atividades domésticas?

	Atividades básicas de vida diária (ABVDs)	• É capaz de realizar de forma independente e autônoma alguma das seguintes atividades:
		  – Vestir-se
		  – Banho
		  – Higiene
		  – Alimentar-se
		  – Transferência
		  – Continência

Sintomas comportamentais e neuropsiquiátricos	Humor	• Parece triste ou desanimado? • Chora facilmente ou passa horas se lamentando? • Não vê prazer na vida ou diz não ter mais futuro? • Está mais irritado ou impaciente? • Está se isolando, não convivendo com os outros?
	Ansiedade	• Fica preocupado sobre eventos planejados? • É incapaz de relaxar ou é excessivamente tenso? • Preocupa-se excessivamente mesmo com coisas triviais?
	Apatia	• Não tem interesse pelo mundo à volta? • Não tem motivação para dar início às atividades cotidianas? • Tem sido mais difícil engajá-lo em conversas ou afazeres cotidianos? • Está mais indiferente?
	Desinibição	• Age impulsivamente, sem pensar? • Tem feito ou dito coisas que não devem ser feitas ou faladas em público? • Tem feito coisas constrangedoras para você ou para os outros? • Mudou a personalidade? Está menos "social"?

Continua >>

Continuação >>

Sintomas comportamentais e neuropsiquiátricos	Agitação	• O paciente é pouco cooperativo? • Não permite ser ajudado? • O paciente é agressivo verbal ou fisicamente? • Perambula a esmo pela casa? • Fica mexendo em objetos as coisas à sua volta repetidamente? • Tem tido comportamento ritualístico ou compulsivo?
	Delírios	• Acredita em coisas que não são reais? • Acha que alguém está tentando fazer-lhe mal ou roubá-lo? • Afirma que seus parentes não são quem dizem ser? • Afirma que a casa onde mora não é sua?
	Alucinações	• Relata ouvir vozes ou age como se ouvisse vozes? • Conversa sozinho? • Vê coisas, pessoas ou animais que não são vistas pelos outros? • Comporta-se como se visse coisas que os outros não vêem?
Sintomas neurovegetativos	Sono	• Tem dificuldade de iniciar ou manter o sono? • Perambula à noite? • Fala ou faz movimentos durante o sono como se estivesse acordado? • Tem sonhos vívidos ou pesadelos frequentemente? • Tem roncos? Acorda fadigado? Tem sonolência diurna?
	Apetite	• Tem tido menos ou mais apetite? • Apresentou alguma mudança no comportamento alimentar? • Mudou a preferência alimentar (p. ex.: passou a ter preferência por doces)?
	Controle de esfíncteres	• Tem tido urgência e/ou incontinência urinária?

Já a avaliação funcional consiste em questionar sobre as atividades instrumentais e básicas de vida diária (AIVDs e ABVDs, respectivamente). Sempre atentar que o declínio funcional se refere a uma comparação ao grau prévio de funcionalidade basal do próprio paciente. Por isso, é sempre necessário conhecer como era a rotina antes do declínio, por exemplo, como ele desempenhava suas atividades laborais, como lidava com finanças, como executava as atividades domésticas, etc. Questionar sobre a escolaridade e a profissão também permite entender o quanto o declínio funcional se dá por um comprometimento cognitivo. Uma vez que haja dependência para AIVDs, parte-se para perguntar sobre as ABVDs (banho, higiene, capacidade de se alimentar, continência e transferência). Essa avaliação das AIVDs e ABVDs pode ser feito também por meio de escalas padronizadas, como, por exemplo, o Questionário de Atividades Funcionais (QAF) de Pfeffer (vide Anexo 2.2)[7].

Outros dados fundamentais da história clínica são a idade de início (demência pré-senil *vs.* senil), como se deu a instalação dos sintomas (insidioso *vs.* súbito) e a velocidade do comprometimento cognitivo (demência lentamente *vs.* rapidamente progressiva). Essas três informações podem levar a diferentes hipóteses diagnósticas para uma mesma síndrome cognitiva. Por exemplo, casos de demência pré-senil (< 65 anos) ou rapidamente progressiva (evolução em demência moderada a grave em menos de um ou dois anos) têm diagnósticos diferenciais mais diversos, incluindo etiologias potencialmente reversíveis (p. ex.: encefalites imunomediadas) e, portanto, requerem uma investigação mais ampla.

O exame cognitivo, por sua vez, já se inicia durante a própria anamnese, observando-se os níveis de consciência e de atenção, o humor, o comportamento durante a entrevista, o juízo crítico, a organização do pensamento, a linguagem espontânea e a capacidade de evocar fatos recentes ou remotos. Após a entrevista, aplicam-se então testes capazes de avaliar os grandes domínios cognitivos: atenção, funções executivas, memória, linguagem, praxias, habilidades visuoespaciais e funções visuoperceptivas. Recomenda-se iniciar o exame por um instrumento de avaliação global da cognição, partindo depois para testes "domínio-específicos". Assim como o restante do exame neurológico, a avaliação cognitiva pode ser muito extensa e, por isso, é recomendável fazer testes de "triagem" para cada função cognitiva e aprofundar naquelas cujas triagens iniciais demonstraram comprometimento. Vale ressaltar também que mesmo um teste "específico" pode sofrer interferência de outras funções cognitivas (por exemplo, o teste do desenho do relógio "depende" tanto de funções executivas como de habilidades visuoespaciais). Além disso, transtornos na atenção ou na linguagem podem prejudicar toda a avaliação cognitiva.

Testes neuropsicológicos são requeridos quando o exame cognitivo à beira do leito não for suficientemente sensível para detectar o prejuízo, o que pode ocorrer em indivíduos com comprometimento cognitivo leve (sobretudo se alta escolaridade). Essas baterias neuropsicológicas nada mais são do que uma avaliação cognitiva mais extensa, com testes padronizados por idade e escolaridade, cujos resultados são comparados a uma média populacional em uma curva gaussiana e fornecidos em desvio-padrão ou z-escore.

Na abordagem de um paciente com demência, além da avaliação cognitiva, outros sinais e sintomas neurológicos devem ser observados tanto na história como na parte somática do exame neurológico. Em especial, alguns achados podem ter particular relevância, como sinais de parkinsonismo, alterações na marcha e na motricidade ocular. Os reflexos primitivos são frequentemente observados em pacientes com comprometimento na circuitaria córtico-subcortical frontal. Daí o termo sinais de "frontalização". No entanto, trata-se de uma expressão reducionista, pois não são exclusivos de lesões do lobo frontal. Quaisquer desconexões da circuitaria e, portanto, lesões subcorticais e mesmo comprometimento cortical difuso (encefalopatias), podem levar ao surgimento desses sinais. Os reflexos primitivos em geral aparecem quando há lesões em conexões com área pré-motora ou motora suplementar e dentre eles estão os reflexos de preensão ("*grasp*"), de busca ("*group*"), de protrusão labial ("*snout*"), de sucção e palmomentoneano. Além desses reflexos primitivos, os reflexos axiais da face, como o glabelar, podem se tornar inesgotáveis e comumente há presença de paratonias, caracterizadas pela resistência irregular do tônus que aumenta (inibitória) ou diminui (facilitatória) de acordo com o aumento da velocidade do movimento passivo do membro.

Assim, por meio da anamnese e do exame cognitivo (ou da avaliação neuropsicológica), é possível "topografar" as redes mais acometidas por uma enfermidade e levantar as hipóteses diagnósticas etiológicas baseadas nas síndromes cognitivas, sobretudo em doenças neurodegenerativas, nas quais o processo patológico inicia-se por uma determinada rede neural (Figura 2.4). Por exemplo, uma demência de predomínio amnéstico sugere uma doença de Alzheimer (cuja neurodegeneração mais frequentemente se inicia na rede límbica), enquanto alterações comportamentais proeminentes podem indicar uma demência frontotemporal (cuja primeira rede acometida é a pré-frontal). Naturalmente, conforme ocorre a evolução da doença, mais redes são acometidas e de forma mais grave, de tal forma que, em estágios avançados, o paciente apresenta-se com um comprometimento global (ou de vários domínios). Por essas razões, as informações sobre os sintomas e as alterações iniciais são fundamentais para o diagnóstico preciso. Os tópicos seguintes propõem-se a elaborar um roteiro de avaliação cognitiva à beira do leito de fácil e rápida aplicação que ajude o examinador no diagnóstico da síndrome demencial, na definição da gravidade, na topografia das redes neurais comprometidas e na determinação das hipóteses etiológicas mais prováveis (Anexo 2.1). As etiologias das demências serão focadas em diversos outros capítulos ao longo deste livro, em especial na Parte 9 – Neurologia Cognitiva e do Comportamento.

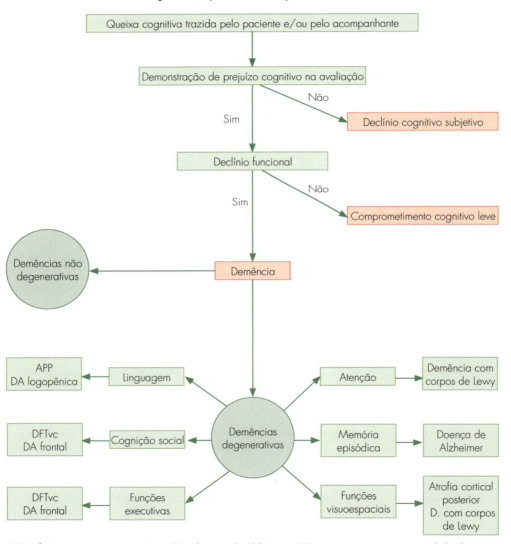

Figura 2.4 – Fluxograma da abordagem ao paciente com queixas cognitivas, bem como da formulação das hipóteses diagnósticas de demências neurodegenerativas a partir do domínio cognitivo mais acometido inicialmente.

APP: afasias progressivas primárias; DA: doença de Alzheimer; DFTvc: variante comportamental da demência frontotemporal.

Instrumentos de avaliação global da cognição

Testes cognitivos de rastreio consistem em instrumentos estruturados de aplicação breve que permitem uma avaliação global da cognição do indivíduo. Há vários instrumentos padronizados, sendo o Miniexame do Estado Mental (MEEM) o mais conhecido. O teste foi originalmente concebido como instrumento para o diagnóstico diferencial de pacientes psiquiátricos hospitalizados, mas se tornou rotineiramente utilizado na avaliação das funções cognitivas[8]. O MEEM pode ser aplicado em menos de 10 minutos e os itens avaliados são (Anexo 2.1): orientação, memória imediata e evocação (aprendizagem e memorização de três palavras), atenção e memória operacional (subtrações seriadas ou soletração da palavra *mundo* na ordem inversa), linguagem (nomeação, repetição, comando verbal em três etapas, leitura e escrita) e habilidades visuoconstrutivas (cópia dos pentágonos). As instruções de aplicação do MEEM encontram-se no Anexo 2.3[9]. O escore total da escala é de 30 pontos. Como qualquer teste cognitivo, o desempenho no MEEM sofre influência da escolaridade. Vários estudos de validação do teste na população brasileira definiram diferentes notas de corte por escolaridade (Tabela 2.2)[10].

As vantagens do MEEM são a sua fácil aplicação, a familiaridade de médicos gerais com o teste e a possibilidade de estadiamento da progressão da doença. Idosos saudáveis permanecem estáveis na pontuação do MEEM ao longo do tempo, enquanto pacientes com doença de Alzheimer perdem em média 2 a 3 pontos por ano[11]. Além disso, alguns padrões de desempenho em itens do MEEM podem ajudar a distinguir demências com diferentes etiologias. Por exemplo, pacientes com demência com corpos de Lewy têm maiores dificuldades nos itens de atenção e funções visuoconstrutivas, enquanto pacientes com Alzheimer apresentam uma *performance* inferior na evocação das três palavras e na orientação temporal. No entanto, é importante destacar que o MEEM é mais útil para quantificar a gravidade da demência e não para diagnóstico diferencial. Por outro lado, o MEEM apresenta uma

Tabela 2.2 – Notas de cortes para o Miniexame do Estado Mental (MEEM) por escolaridade nos principais estudos brasileiros[10]

Estudo	Notas de corte por escolaridade
Bertolucci e cols., 1994	Analfabetos: 13 <8 anos: 18 ≥8 anos: 26
Almeida, 1998	Analfabetos: 19 Escolarizados: 23
Caramelli e cols., 1999	Estratificado por percentis (p10, p25 e p50, respectivamente) Analfabetos: 15 – 18 – 20 1-3 anos: 21 – 23 – 25 4-7 anos: 22 – 25 – 26 >7 anos: 25 – 26 – 28
Brucki e cols., 2003	Analfabetos: 20 1-4 anos: 25 5-8 anos: 27 9-11 anos: 28 >11 anos: 29
Kochhann e cols., 2010	Analfabetos: 21 Escolaridade baixa: 22 Escolaridade média: 23 Escolaridade alta: 24

sensibilidade muito baixa para detecção de CCL. Assim, a força do teste não está no diagnóstico e sim como instrumento para avaliações sequenciais e para permitir uma ideia geral da cognição do paciente.

A principal crítica ao MEEM consiste na falta de itens que melhor avaliem funções executivas, sendo a prova de atenção e cálculo o único item desse domínio. Outra crítica ao MEEM é ao item de evocação das três palavras como prova de memória, devido ao curto tempo de interferência (as subtrações seriadas) entre o aprendizado das palavras (memória imediata) e a sua evocação. O paciente pode não evocar as três palavras por um comprometimento na memória operacional (de curto prazo) e não na memória episódica. Todavia, o MEEM torna-se mais específico para uma síndrome amnéstica quando o paciente também apresenta, além da dificuldade na evocação das palavras, uma desorientação temporal.

Embora o MEEM esteja amplamente sedimentado na prática clínica, outros testes de rastreio cognitivo vêm sendo desenvolvidos, como, por exemplo, o exame cognitivo de Addenbrooke (*Addenbrooke's Cognitive Examination* – ACE). Aqui queremos destacar a Avaliação Cognitiva de Montreal (*Montreal Cognitive Assessment*, MoCA)[3,12]. Esse instrumento tem itens de funções executivas (teste de trilhas e relógio), habilidades visuoconstrutivas (cópia de um cubo e relógio), memória (evocação de cinco palavras), atenção (dígitos na ordem direta e inversa, vigilância e subtrações seriadas), linguagem (nomeação, repetição e fluência verbal fonêmica), abstração e orientação (Anexo 2.1). O escore máximo é também de 30 pontos (veja instruções do MoCA no Anexo 2.4). O MoCA apresenta, portanto, maior número de domínios cognitivos, sobretudo atenção e funções executivas. A lista de cinco palavras do MoCA é uma prova de memória também mais difícil do que o teste de três palavras do MEEM. No entanto, a aprendizagem dessa lista de palavras se dá por apenas duas repetições, diferentemente de outros testes de memória com lista de palavras, em que o paciente é exposto três ou até a cinco vezes às palavras. Além disso, o tempo da interferência é mais longo. Por conta disso, não é incomum idosos normais terem baixo desempenho na evocação tardia das cinco palavras.

A sensibilidade do MoCA é superior à do MEEM, o que o tornaria um teste de rastreio mais adequado em indivíduos com CCL ou com doenças cujos domínios mais acometidos sejam atenção e funções executivas como na doença de Parkinson ou em demência vascular. Entretanto, um dos principais problemas é a falta de notas de cortes bem definidas por escolaridade, em especial em nossa população. O estudo original de validação do MoCA mostrou uma nota de corte de 26 para indicar um CCL ou demência leve, o que leva a uma alta taxa de falsos-positivos entre pacientes pouco escolarizados[12]. Mesmo o estudo que validou a escala no Brasil apontou um corte de 25[13]. Mais recentemente, outros estudos brasileiros foram publicados apresentando dados normativos por idade e escolaridade para nossa população[14,15]. Em um desses trabalhos, as notas de corte para diagnóstico de demência foram: 9 pontos para analfabetos, 16 pontos para pessoas de 1 a 4 anos de escolaridade; 17 pontos para aqueles com 5 a 8 anos de escolaridade, 20 pontos para os sujeitos com 9 a 11 anos de escolaridade e 20 pontos quando escolaridade de 12 anos ou mais[15]. A Tabela 2.3 resume as vantagens e desvantagens dos dois instrumentos.

Pensando nessa dificuldade de um instrumento que avalie populações com menor escolaridade, foi então desenvolvido por Nitrini e cols. a Bateria Breve de Rastreio Cognitivo (BBRC), que consiste em um teste de memória com 10 figuras e uma interferência com fluência verbal semântica (animais) e o teste do desenho do relógio (Anexo 2.5)[16]. No item de Memória, iremos discutir mais sobre a BBRC. Independentemente do instrumento de rastreio a ser aplicado, o examinador deve prosseguir com testes que avaliem mais especificamente cada função cognitiva. A seguir, passaremos a focar cada domínio (atenção,

Tabela 2.3 – Diferenças entre Miniexame do Estado Mental (MEEM) e Avaliação Cognitiva de Montreal (MoCA)

Instrumento	Vantagens	Desvantagens
MEEM	• Maior familiaridade entre examinadores. • Fácil e rápida aplicação. • Amplamente consolidado no estadiamento da progressão de demências. • Teste mais usado em estudos e ensaios clínicos. • Pontuação validada por escolaridade na população brasileira.	• Baixa sensibilidade para comprometimento cognitivo leve. • Não avalia funções executivas. • Teste de memória considerado fácil.
MoCA	• Maior sensibilidade para comprometimento cognitivo leve. • Apresenta testes para funções executivas. • Teste de memória menos fácil. • Bem estabelecido em demências de predomínio disexecutivo (p. ex.: demência da doença de Parkinson e demência vascular).	• Escassez de estudos validando a pontuação por escolaridade na população brasileira. • Limitado conhecimento no estadiamento da progressão de demências. • Menos usado em estudos e ensaios clínicos, sobretudo em doença de Alzheimer.

funções executivas, memória, linguagem, praxias, habilidades visuoespaciais e funções visuoperceptivas), com ênfase em testes que possam ser realizados de forma breve e prática em uma consulta.

Atenção

A atenção pode ser definida como a habilidade de manter o foco em uma determinada tarefa, sem se distrair com estímulos externos e internos. Consequentemente, deve ser o primeiro domínio cognitivo a ser avaliado, uma vez que um paciente desatento pode comprometer toda avaliação cognitiva subsequente. Por outro lado, denomina-se atenção complexa como a capacidade de sustentar, selecionar, dividir e alternar o foco atencional, permitindo manipular diversas informações e executar tarefas de múltiplos passos[17]. Como se verá adiante, a atenção complexa (atenção dividida, atenção seletiva e atenção sustentada) envolve também algumas funções executivas (como a memória operacional) e, por isso, será abordada no próximo item. A matriz atencional depende da integridade de estruturas subcorticais (o sistema ativador reticular ascendente mesopontino, os núcleos intralaminares e medianos dos tálamos e o prosencéfalo basal, em especial o núcleo basal de Meynert) e estruturas corticais. Ao córtex frontoparietal dorsal cabe o papel central na modulação da atenção complexa[18]. Cabe salientar que há uma assimetria nessa rede de atenção complexa, sendo que o hemisfério direito é o dominante. Daí, lesões à direita levarem a transtornos atencionais, como a síndrome de heminegligência (ou de heminatenção visuoespacial) ou mesmo estados confusionais agudos (simulando encefalopatias difusas). No Capítulo 22, há uma descrição mais detalhada da matriz atencional.

A avaliação da atenção inicia-se na anamnese, em que o examinador deve observar a capacidade do paciente em se concentrar na entrevista ou se é facilmente distraído por estímulos externos. Testes da extensão de dígitos na ordem direta e de vigilância são duas fáceis avaliações de atenção básica que podem ser feitos à beira do leito. Na extensão de dígitos (ou *digit span*) na ordem direta, o examinador deve enunciar dígitos de 0 a 9 de forma aleatória, pausadamente, um dígito por segundo, sem ritmo e em seguida o paciente deve repeti-los na mesma sequência. Inicia-se com dois dígitos (por exemplo, 2-9). Se o paciente acertar, passa-se para três e assim sequencialmente. Por exemplo, se o paciente errar ao repetir quatro dígitos, o examinador deve enunciar outros quatro dígitos. A tarefa termina quando o paciente apresenta dois erros seguidos e o resultado obtido pelo paciente corresponde ao último número de dígitos que foi capaz de repetir corretamente. Considera-se normal (ou seja, indivíduo atento) o acerto de 7 ± 2 dígitos[1]. Já no teste de vigilância (ou atenção sustentada), é solicitado ao indivíduo elevar a mão quando ouvir uma determinada letra em uma sequência aleatória de letras (por exemplo, a letra A na sequência AHBATGAAARUAFBSTA), enunciadas também pausadamente uma por segundo. Quanto mais desatento, maior número de erros executados. Além da atenção, esse teste permite avaliar um pouco da capacidade de controle inibitório. Outra avaliação de atenção classicamente realizada em baterias neuropsicológicas é o teste de trilhas parte A (*trail making* A), que consiste em ligar sequencialmente os números em ordem crescente. Nesse teste, também se observa o tempo em que o paciente leva para unir os números, o que dá uma ideia da velocidade de processamento mental.

Funções executivas

Denominam-se funções executivas um conjunto de habilidades cognitivas que permitem ao indivíduo planejar, executar e monitorar um comportamento dirigido a uma finalidade[19,20]. Essas funções incluem a capacidade de criar estratégias, a organização do pensamento, a manipulação mental de informações, a flexibilidade cognitiva, a inibição de respostas inapropriadas e impulsivas, a tomada de decisões e o monitoramento de comportamentos apropriados. Portanto, as funções executivas permitem ao ser humano adaptar-se ao meio externo e desempenhar adequadamente suas atividades de vida diária. E para essa capacidade executiva, o sujeito não apenas deve estar atento, mas ser apto a sustentar, dividir e alternar o foco atencional durante a execução de uma tarefa de múltiplos passos. Por conseguinte, testes de funções executivas também avaliam atenção complexa, conforme mencionamos no tópico de anterior.

Todas essas habilidades cognitivas são dependentes de circuitos córtico-subcorticais entre o córtex pré-frontal e estruturas subcorticais como núcleos da base (em especial o *striatum*) e núcleos talâmicos (Figura 2.5). A região dorsolateral do córtex pré-frontal está associada às funções executivas, enquanto as regiões frontais mesiais (incluindo cíngulo anterior) e orbitofrontais exercem papéis na motivação e na cognição social, respectivamente. Classicamente, essas três síndromes são denominadas "síndromes frontais"[21]. Todavia, são amplas as estruturas que, quando comprometidas, levam a síndromes "frontais" e envolvem não apenas os lobos frontais, mas também as suas conexões com núcleos da base, tálamos e com outras áreas corticais, como sistema límbico e região parietal dorsal. A seguir, discutiremos os testes que avaliam cada uma dessas funções executivas (Tabela 2.4). Vale salientar que essas funções não são isoladas, e sim integradas. Por isso, um mesmo teste possibilita a avaliação de diversas funções (por exemplo, o teste de trilhas B permite examinar o controle inibitório, a atenção dividida, a velocidade de processamento e a flexibilidade mental).

Memória operacional

A memória operacional ou memória de trabalho (*working memory*) é a habilidade cognitiva de registrar, processar e manipular mentalmente uma informação por um curto período[20].

Figura 2.5 – Esquema de organização das redes (ou circuitarias) pré-frontal dorsolateral (funções executivas), orbitofrontal (comportamento/cognição social) e pré-frontal medial (comportamento/motivação).

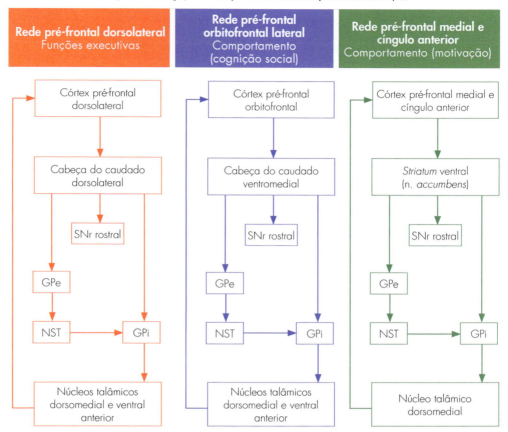

GPe: globo pálido externo; GPi: globo pálido interno; NST: núcleo subtalâmico; SNr: substância negra reticulada.

É uma memória de curto prazo, na qual a informação não é consolidada, ou seja, depois de usada por um breve intervalo, não pode ser evocada livremente após alguns minutos. Outra característica é a sua capacidade limitada de conteúdo que pode ser mentalmente operada. Dentre os exemplos estão registrar um número de telefone para fazer uma ligação ou "ter em mente" uma lista de supermercado enquanto são feitas as compras. Apesar do termo "memória", trata-se de uma função executiva por depender da rede pré-frontal dorsolateral e não de circuitarias de sistemas de memória de longo prazo, como discutiremos adiante.

Em geral, a avaliação de memória operacional envolve manipular em ordem inversa uma informação enunciada pelo examinador. Um dos testes mais amplamente utilizados é a extensão de dígitos (*digit span*) na ordem inversa[20]. As orientações são semelhantes às mencionadas anteriormente para a ordem direta. Um indivíduo normal é capaz de repetir 2 dígitos a menos na ordem inversa do que consegue na ordem direta (ou seja: dígitos na ordem direta - 2). Outro teste de fácil aplicação consiste em solicitar ao paciente que repita os meses do ano na ordem inversa. As subtrações seriadas e a soletração da palavra MUNDO na ordem inversa do MEEM são outras formas de se examinar a memória de trabalho. Por necessitar

Tabela 2.4 – Testes para avaliação da atenção e de funções executivas

Atenção	• Dígitos (*digit span*) na ordem direta** • Teste de vigilância** • Teste de trilhas parte A (*trail making* A)*
Memória operacional e atenção sustentada	• Falar os meses do ano na ordem inversa • Dígitos (*digit span*) na ordem inversa ** • Substrações seriadas** • Soletrar a palavra MUNDO na ordem inversa
Controle inibitório	• Teste "*Go no Go*" • Antissacadas • Teste de *Stroop** • Teste de trilhas parte B (*trail making* B)*, **
Atos motores alternados e flexibilidade mental	• Teste de Luria (punho-borda-palma) • Teste de Ozeretski • Teste do aplauso • Teste de diadococinesia • *Wisconsin Card Sorting Test**
Panejamento	Teste do desenho do relógio**, ***
Estratégia, organização e auto monitoramento	• Fluências verbais fonêmica** e semântica***
Abstração	• Semelhanças** • Interpretação de provérbios
Julgamento	• Resolução de problemas

* *Testes comumente usados em baterias neuropsicológicas e não em avaliações à beira do leito.*
** *Testes que fazem parte do MoCA*
*** *Testes que fazem parte da Bateria Breve de Rastreio Cognitivo*

que o paciente sustente o foco atencional durante a manipulação da informação, esses testes também permitem avaliar atenção sustentada.

Controle inibitório

O controle inibitório consiste na capacidade de um indivíduo de suprimir uma resposta automática ou impulsiva, a um estímulo, que pode ser inapropriada ou irrelevante ao contexto[22]. Duas provas práticas que podem ser feitas durante a consulta são o "*go – no go*" ("vai – não vai") e antissacadas. No primeiro, o examinador instrui o paciente que deverá levantar a mão quando o examinador bater a mão uma vez na mesa ("*go*") e não levantar a mão quando o examinador bater a mão duas vezes ("*no go*"). Uma série inicial de tentativas deve ser feita para o paciente aprender as instruções. Observa-se a perda do controle inibitório quando o paciente não consegue suprir a resposta automática (erguer o braço) no contexto inapropriado ("*no go*"). No teste de antissacada, instrui-se o indivíduo a fazer uma sacada do olhar no sentido contralateral ao alvo visual (p. ex.: o dedo do examinador). Outros testes de controle inibitório são os testes Stroop e trilhas B (*trail making* B), geralmente aplicados em baterias neuropsicológicas[17,20]. No teste de Stroop, solicita-se ao indivíduo dizer a cor com que foram escritos os nomes das cores e não o que está escrito. Já na parte B do teste das trilhas, deve-se unir em ordem crescente números e letras em ordem alfabética, alternando-os. Esse teste também permite avaliar atenção dividida e flexibilidade mental.

Atos motores alternados e flexibilidade mental

Flexibilidade mental reflete a habilidade de modificar o pensamento e o comportamento para se ajustar a novos contextos. Consequentemente, pacientes com disfunção executiva apresentam comportamentos perseverativos. A realização de atos motores alternados é útil para pesquisar a presença de perseveração, observando-se se o paciente persiste no mesmo ato motor, sem passar para o movimento conseguinte. Teste de Luria é a mais célebre prova no qual o examinador realiza com sua mão uma série de movimentos punho-borda-palma com o paciente e depois este deve fazê-los sozinho. Essas manobras motoras sequencias também propicia avaliar o controle inibitório. Outro teste clássico de Luria é desenhar alternadamente quadrados e triângulos conectados. O teste do aplauso é outra manobra importante. Aqui, o examinador orienta o paciente a observá-lo a bater as palmas (faz-se três batidas) e em seguida repetir o mesmo número de aplausos. A perseveração dá-se quando o paciente ultrapassa o número de aplausos, muitas vezes, indefinidamente. Há o teste de Ozeretski, cujo ato motor é alternar com as mãos uma aberta e outra fechada. O teste de diadococinesia é outra forma de se identificar perseveração. Nas baterias neuropsicológicas, classicamente emprega-se o *Wisconsin Card Sorting Test* (WCST) como teste de flexibilidade cognitiva.

Planejamento

Planejamento é a função cognitiva que permite ao indivíduo identificar, eleger e organizar as etapas necessárias para alcançar uma meta de forma eficiente e adaptar-se conforme mudanças ao longo do caminho[22]. O teste do desenho do relógio (TDR) é uma tarefa de múltiplos passos e exige do paciente planejamento e monitoramento dos passos durante sua execução e é de fácil aplicação à beira do leito[10]. Fornece-se uma folha de papel e solicita-se que desenhe um relógio com todos os números e coloque os ponteiros marcando 2 horas e 45 minutos (Figura 2.6). Existem diversas notas de corte para quantificar o desempenho[23]. A despeito da importância de registrar uma pontuação para avaliação longitudinal, o examinador deve estar atento a *como* o paciente executa a tarefa, se há uma estratégia ou se o faz de forma desorganizada, se há monitoramento ou se persevera (por exemplo, escrever os números além de doze, até preencher todo espaço da circunferência). Adicionalmente, o TDR permite uma avaliação de habilidades visuoespaciais, conforme discutiremos adiante. A principal limitação refere-se à relevante influência da escolaridade no desempenho final.

Fluências verbais

Fluência verbal consiste na capacidade de expressar o maior número de palavras em um período de tempo determinado[10]. Denomina-se fluência verbal fonêmica (FVF) quando se solicita para falar palavras iniciadas por uma determinada letra (p. ex.: a letra "p"), excluindo-se os nomes de pessoas e lugares ou variantes gramaticais (p. ex.: pedra, pedregulho, pedreira), em um período de um minuto. Por outro lado, na fluência verbal semântica (FVS) pede-se para enunciar palavras em uma categoria definida (p. ex.: animais ou frutas).

Em um primeiro momento, imaginar-se-ia se esses testes de fluência verbal como avaliações de linguagem. Logicamente, indivíduos com afasia apresentam maior dificuldade de realizar a tarefa. Todavia, para um bom desempenho, o paciente necessita estratégia e organização para recuperação do maior número possível de palavras do léxico em pouco tempo. Além disso, faz-se necessário monitorizar se a estratégia está funcionando e ter a flexibilidade de mudá-la no caso de "esgotamento" de palavras. Isso tudo durante o breve período de um minuto, durante o qual todas essas funções são manipuladas mentalmente. Diante disso, as provas de fluências verbais são excelentes avaliações de funções executivas (estratégia, organização, monitoramento, flexibilidade)[20].

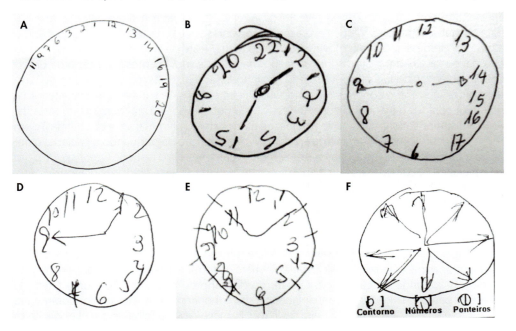

Figura 2.6 – Teste do desenho do relógio (TDR). A-C: desenhos de diferentes pacientes com síndrome disexecutiva, demonstrando diversas formas de desorganização e mau planejamento na execução da tarefa, bem como perda do controle inibitório. D-F: Evolução do TDR de um mesmo paciente com seis (D), dez (E) e quinze meses (F) do início dos sintomas de uma demência frontotemporal.

No entanto, há diferenças entre os tipos de fluência verbal. Na FVS, já há uma categorização, o que facilita a estratégia de recuperação das palavras. Naturalmente, mesmo dentro de uma mesma categoria (p. ex.: animais), quanto mais organizado, dividindo-se em subcategorias (p. ex.: animais domésticos, de savana, de fazenda), melhor o desempenho. Adicionalmente, essa prova ativa a rede de memória semântica cujo epicentro encontra-se no neocórtex da região anterior do lobo temporal e está associado com a aquisição do conhecimento geral. Consequentemente, um baixo desempenho isolado na FVS pode sugerir não uma disfunção executiva e sim um comprometimento na memória semântica. Em contrapartida, a fluência verbal fonêmica é mais sensível para diagnosticar síndromes disexecutivas, pois exige mais estratégia e organização já que não há uma única categoria semântica. De um ponto de vista prático, escore baixo no teste de FVS é mais sugestivo de comprometimento do lobo temporal enquanto escore baixo no de FVF é mais sugestivo de comprometimento frontal ou frontal-subcortical.

As fluências verbais sofrem muita interferência da escolaridade. Por exemplo, em estudo na população brasileira, as notas de corte para FVS para animais foram < 10 para analfabetos, < 13 para pessoas com 1 a 7 anos de escolaridade e < 14 para aqueles com 8 ou mais de escolaridade[24].

Julgamento e resolução de problemas

Nesse quesito, o examinador propõe algumas situações que exijam do paciente a capacidade de julgamento e de tomada de decisões. Exemplos de problemas que podem ser propostos: "Chegando a uma cidade desconhecida, como você faria para localizar um amigo que você gostaria de ver?"; "o que faria se visse fumaça saindo da janela de seu vizinho?". Pacientes com síndromes disexecutivas demonstram respostas pobres e inapropriadas e dificuldades para explorar soluções alternativas para o problema.

Abstração

A avaliação do pensamento abstrato pode-se dar por meio da interpretação de provérbios e o teste de "semelhanças". No primeiro, são propostos alguns provérbios e solicita-se ao indivíduo interpretá-los. São exemplos: "casa de ferreiro, espeto de pau"; "a cavalo dado não se olha os dentes" e "água mole em pedra dura, tanto bate até que fura". Sujeitos com disfunção executiva apresentam respostas concretas, incapazes de abstrair um princípio geral a partir do provérbio.

No teste de "semelhanças", pede-se ao paciente quais as similaridades entre duas palavras[17]. Por exemplo, "banana e maçã" ou "cadeira e mesa". A resposta adequada consiste em falar suas categorias semânticas (p. ex., frutas ou móveis). No entanto, quando há comprometimento cognitivo, o paciente responde apenas as diferenças (p. ex.: "banana é comprida e laranja é redonda") ou semelhanças concretas (p. ex.: "cadeira e mesa têm quatro pernas" ou "trem e bicicleta têm rodas"). Vale ressaltar que esses testes de abstração sofrem forte influência da escolaridade, o que pode interferir na avaliação. Além disso, transtornos na memória semântica também podem prejudicar esse teste.

Transtornos da cognição social e do comportamento

Enquanto lesões da circuitaria pré-frontal dorsolateral levam a uma síndrome disexecutiva, sintomas comportamentais são decorrentes do comprometimento das redes neurais relacionadas à cognição social, cujos epicentros são as regiões frontais mesiais e orbitofrontal[1,21]. Essas alterações comportamentais devem ser tanto questionadas na história clínica como observadas durante toda avaliação cognitiva.

A região pré-frontal dorsomedial, incluindo o giro do cíngulo anterior, e suas conexões desempenham um papel na motivação comportamental e injúrias nessa circuitaria levam a uma síndrome apática. Define-se apatia como perda da motivação cognitiva e comportamental para iniciar uma resposta a um estímulo externo. O paciente apático caracteriza-se pela indiferença ao mundo e aos outros, por não interagir e não tomar iniciativa motora para fazer algo. Difere-se de depressão, pois nessa última há um conteúdo de tristeza, anedonia, falta de energia, enquanto na apatia não há sintomas de humor. Além disso, pacientes deprimidos comumente têm sintomas autonômicos (p. ex.: insônia, alterações do apetite), que são ausentes na apatia. Alguns autores usam abulia como sinônimo de apatia, embora haja controversas. Lesões graves e bilaterais dessa rede pré-frontal mesial levam a um quadro de mutismo acinético, que pode ser interpretado com uma apatia grave, em que o paciente está vígil e alerta, mas não vocaliza e nem executa movimentos.

Já o córtex orbitofrontal (ou pré-frontal ventrolateral) está associado a cognição social e a regulação emocional e comportamental. Lesões orbitofrontais, portanto, levam a alterações comportamentais, como alterações de personalidade, desinibição, inapropriação social, impulsividade, hiperfagia e hipersexualidade, perda do "*insight*", julgamento pobre e comportamento de utilização (no qual o paciente sente-se compelido a usar objetos que encontram mesmo quando o contexto é inadequado). Esse conjunto de sintomas é definido como uma síndrome de desinibição ou orbitofrontal. Uma outra característica que pode acompanhar esses pacientes é a perda da empatia, definida como capacidade de se colocar na perspectiva do outro e entender o que o outro sente ou pensa (também conceituada como teoria da mente). Um teste clássico para avaliar a empatia são as faces de Ekman, um conjunto de faces com expressões faciais demonstrando diferentes estados emocionais (tristeza, alegria, raiva, surpresa etc.), em que se solicita ao paciente que identifique cada uma dessas emoções.

Memória

Memória representa a habilidade cognitiva que permite aprender e consolidar novas informações para potencial uso depois de um intervalo tempo variável, de minutos a anos. E de acordo com a natureza dessas informações, consciente ou inconsciente, diferentes redes neurais estão associadas (Figura 2.7)[25]. Memórias declarativas ou explícitas são aquelas cujo conteúdo pode ser conscientemente acessado. Se o conteúdo for o de experiências autobiográficas, denomina-se memória episódica. Se a informação adquirida for sobre conceitos e conhecimentos gerais de fatos, objetos ou palavras, chama-se de memória semântica. Em resumo, enquanto a memória episódica nos permite lembrar de algum acontecimento, a memória semântica nos proporciona saber sobre algo. Por outro lado, nas memórias não declarativas ou implícitas o conteúdo é inconsciente. Memória de procedimento e a memória *"priming"* são exemplos. Todos esses sistemas de memória são de longo prazo, diferenciando-se da memória de curto prazo, representada pela memória operacional, considerada uma função executiva, pois a informação não é consolidada, apenas manipulada mentalmente durante segundos a poucos minutos para um uso imediato. Para fins de exame cognitivo, dentre as memórias de longo prazo, avaliamos apenas as memórias declarativas (semântica e, principalmente, a episódica), que são as mais comumente afetadas por doenças neurológicas.

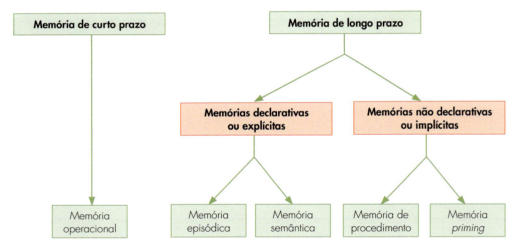

Figura 2.7 – Esquema de classificação dos sistemas de memória de acordo com o tempo de evocação da nova informação (curto prazo *vs.* longo prazo) e da consciência do conteúdo dessa informação (declarativa *vs.* não declarativa).

Memória episódica

O processo de aquisição de novas informações na memória episódica envolve quatro etapas: codificação, armazenamento, consolidação e recuperação[26,27]. O circuito de Papez (ou sistema temporolímbico) exerce um papel central em todo esse processo, integrando informações de várias regiões corticais e retendo-as por um longo período (Figura 2.8)[25,26]. Essa circuitaria compõe-se das regiões mesiais dos lobos temporais (hipocampos, córtices entorrinal e perirrinal e giro para-hipocampal), do giro do cíngulo (em especial, o cíngulo posterior), do diencéfalo (corpos mamilares e núcleos anteriores dos tálamos) e de tratos que interligam essas estruturas (fórnix e trato mamilotalâmico). Os hipocampos representam o epicentro dessa rede.

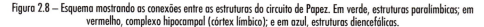

Figura 2.8 – Esquema mostrando as conexões entre as estruturas do circuito de Papez. Em verde, estruturas paralímbicas; em vermelho, complexo hipocampal (córtex límbico); e em azul, estruturas diencefálicas.

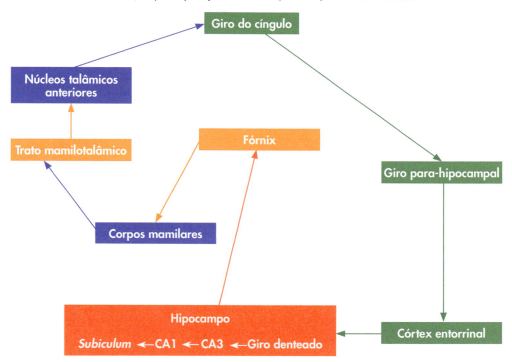

A formação de "novas memórias" inicia-se na etapa de codificação (ou aprendizado), que depende de uma integração entre a rede pré-frontal dorsolateral e o circuito de Papez. A circuitaria pré-frontal córtico-subcortical direciona o nosso foco atencional, organiza as novas informações e cria estratégias de aprendizado durante o processo de codificação. O sistema de processamento da memória semântica também é ativado nessa etapa quando um novo conhecimento é aprendido.

Já o armazenamento, desempenhado primordialmente pelo circuito de Papez, consiste no processo de retenção e estocagem dessas "novas memórias" para que possam ser usadas após um longo prazo. São nos hipocampos onde ocorre a integração entre o conteúdo da informação e o contexto de onde ela foi adquirida[27]. Além disso, o circuito de Papez nos dá a dimensão temporal dos acontecimentos consolidados. Interessante notar que há uma especialização hemisférica, sendo a memória verbal lateralizada no hemisfério esquerdo e a memória não verbal (ou visual) à direita.

A etapa de armazenamento é seguida pelo processo de consolidação, no qual a nova memória estocada deixa de ser lábil para se tornar estável. A consolidação ocorre no momento em que há expressão de genes e síntese proteica permitindo formação de novas sinapses entre as regiões hipocampais, os córtices de associação e o sistema límbico. Esse processo inicia-se no circuito de Papez, mas ao longo do tempo a informação vai cada vez menos dependendo das regiões temporais mesiais e ficando difusamente consolidada nas diversas áreas do neocórtex de associação e em outras regiões límbicas, sobretudo quando o conteúdo é multimodal. Essa memória passa, então, a ser denominada remota. E, por fim, a última etapa é a recuperação da informação recém-consolidada que passa a depender novamente da ligação entre os sistemas pré-frontal e temporolímbico.

Recentemente, atenção especial tem sido dada ao papel da rede Modo Padrão (*Default Mode Network* ou DMN) na memória episódica. Alguns estudos de RMf mostraram ativação de estruturas dessa rede como pré-cúneo, cíngulo posterior e córtex pré-frontal ventromedial durante o processo recuperação de informações autobiográficas[26]. Estudos de neuroimagem avançada mostram também fortes conexões entre a DMN e as regiões temporais mediais. Além disso, a DMN é precocemente acometida na doença de Alzheimer, que se caracteriza pelo prejuízo no armazenamento e na consolidação de novas informações.

Amnésia é o sintoma cardinal dos transtornos da memória episódica e pode ser classificada como anterógrada ou retrógrada (Figura 2.9)[28]. A amnésia anterógrada caracteriza-se pela incapacidade de reter novas informações adquiridas após um comprometimento nas regiões mesiais temporais ou diencefálicas do circuito de Papez. Tipicamente, os pacientes se queixam que conseguem se lembrar de fatos antigos (memória remota), mas não conseguem se recordar de eventos recentes, pois são incapazes de reter esses novos fatos. Por outro lado, na amnésia retrógrada o déficit se dá na recuperação de informações consolidadas antes da injúria neurológica. Eventos e conhecimentos recentemente consolidados ainda dependem do circuito de Papez e por isso pacientes mesmo com amnésia anterógrada podem ter algum grau de perda retrógrada de memória. Já o déficit de memória mais remota só se dá quando há um dano difuso do neocórtex de associação. Esse gradiente temporal em que as memórias mais recentemente adquiridas são as primeiras a serem perdidas é definida como Lei de Ribot[25]. A doença de Alzheimer exemplifica bem esse padrão temporal de amnésia. Inicialmente, o déficit de memória é anterógrado, pois o processo neurodegenerativo se inicia

Figura 2.9 – Esquema mostrando a classificação das amnésias segundo o gradiente temporal.

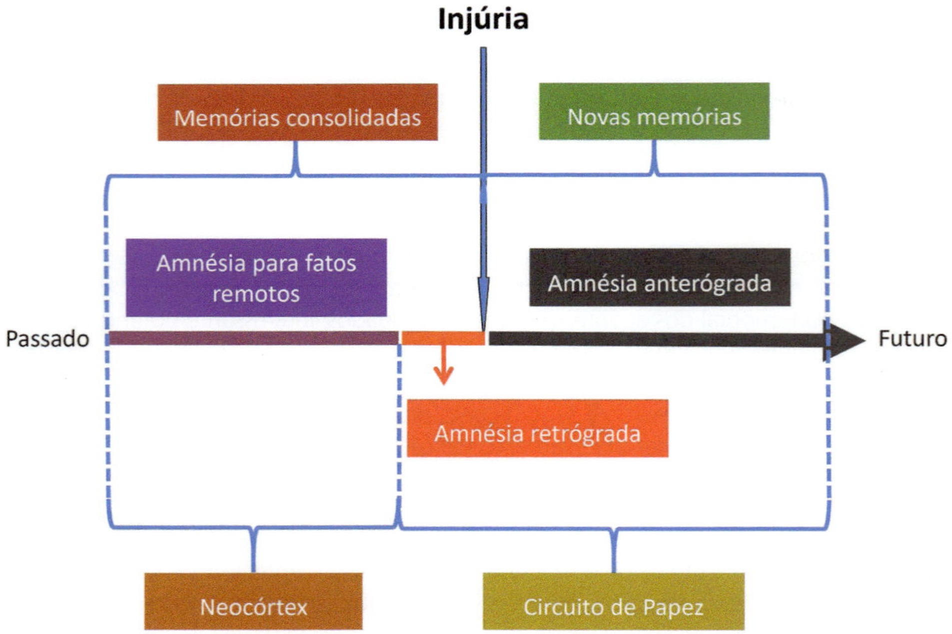

nas formações hipocampais. Mas à medida que a doença progride, o paciente passa a ter uma amnésia retrógrada, primeiro para fatos mais recentes, até que em estágios avançados há um acometimento da memória remota, quando então o processo neurodegenerativo encontra-se alastrado por todo neocórtex de associação.

Uma outra classificação das amnésias consiste em dividi-las em hipocampal, frontal e diencefálica (Tabela 2.5)[27]. Chama-se a amnésia hipocampal quando o paciente não consolida a nova informação e, portanto, não é capaz de recuperá-la mesmo com pistas. Já na "amnésia" frontal, o déficit se dá na recuperação da informação que foi consolidada. O paciente não consegue se recordar espontaneamente, mas se beneficia quando há uma "ajuda". A "amnésia" frontal pode ser considerada uma disfunção executiva, uma vez que o substrato anatômico é um comprometimento nas conexões entre os sistemas pré-frontal e temporolímbico. Uma outra característica dos indivíduos com amnésia frontal é a presença de confabulações, definidas como distorções ou falsas memórias secundárias ao déficit de recuperação. Lesões diencefálicas (núcleos anteriores dos tálamos e corpos mamilares) também podem levar a confabulações. Entretanto, diferentemente da "amnésia frontal", aqui a dificuldade está na consolidação. Por conta disso, esses pacientes são ditos ter uma amnésia diencefálica.

Assim como outros domínios cognitivos, a avaliação da memória episódica já se inicia a partir da anamnese, observando-se se o paciente apresenta dificuldades de contar sua própria história, se não é capaz de expor em sequência temporal os fatos, se é repetitivo, se há confabulações. Sempre pedir ao paciente que conte como foi sua rotina nos últimos dias e fale sobre eventos autobiográficos mais antigos. Comumente, o prejuízo em se lembrar do cotidiano atual é mais evidente e precoce que do para fatos tardios. Perguntar sobre notícias atuais é uma forma interessante de se avaliar a memória para fatos recentes. Desorientação temporal é outro importante sinal de síndromes amnésticas.

Os testes de memória de modo geral pretendem avaliar as quatro etapas do processo de aquisição de novas informações (codificação, armazenamento, consolidação e recuperação) e integridade dos respectivos sistemas neurais (Tabela 2.6). Um dos métodos mais comuns de se avaliar a memória é por meio de lista de palavras e em geral envolve uma fase de aprendizagem, outra de evocação (ou recordação) tardia (*free delayed recall*) e, por fim, uma de reconhecimento ou evocação com pistas (*cued delayed recall*). A lista de palavras mais comumente usadas é a da *Consortium to Establish a Registry for Alzheimer's Disease* (CERAD). Durante o aprendizado, são apresentadas, dez palavras (uma de cada vez) para serem lidas em voz alta pelo paciente. Imediatamente após a leitura de todas as palavras, é solicitado evocá-las.

Tabela 2.5 – Diferenças entre amnésias hipocampal, frontal e diencefálica

Característica	Amnésia hipocampal	Amnésia frontal (disexecutiva)	Amnésia diencefálica
Memória imediata	Normal ou pouco comprometida	Comprometida	Normal ou pouco comprometida
Aprendizado	Normal ou pouco comprometida	Comprometida	Normal ou pouco comprometida
Evocação espontânea ou sem pistas (*free delayed recall*)	Comprometida	Comprometida	Comprometida
Evocação com pistas ou reconhecimento (*cued delayed recall*)	Comprometida	Normal	Comprometida
Confabulações	Ausentes	Presentes	Presentes

O procedimento é repetido, com as palavras em outra ordem, mais duas vezes. A pontuação é obtida pela soma das palavras evocadas nas três tentativas, com um escore máximo de 30 pontos. Em seguida, é feita uma interferência (no caso do CERAD, cópia de desenhos) e após pergunta-se quais as palavras da lista apresentada previamente o paciente recorda-se (fase de evocação tardia espontânea). O escore máximo é de dez pontos. Por fim, na fase de reconhecimento as dez palavras são apresentadas misturadas a outras dez distratoras. A fase de reconhecimento representa, portanto, uma recordação com pista. Há diversos outros testes de lista palavras que são padronizados e comumente aplicados em baterias neuropsicológicas (Tabela 2.6).

Tabela 2.6 – Testes padronizados para avaliação de memórias declarativas

Memória episódica verbal	• Evocação das 3 palavras e orientação temporal no MEEM • Evocação das 5 palavras e orientação temporal no MoCA • Lista de 10 palavras do CERAD (*Consortium to Establish a Registry for Alzheimer's Disease*) • Nome e endereço do CDR (*Clinical Dementia Rating*) • Lista de 15 palavras do Teste de Aprendizagem Verbal Auditiva de Rey (RAVLT)* • Lista de palavras do Teste de Aprendizagem Verbal Califórnia (CVLT)* • Memória Lógica I e II de *Wechsler Memory Scale* (WMS)*
Memória episódica visual	• 10 figuras da Bateria Breve de Rastreio Cognitivo • Evocação após 30 minutos da Figura Complexa de Rey* • Reprodução Visual I e II de *Wechsler Memory Scale* (WMS)* • Teste de memória livre e com pistas (Buschke e cols.)*
Memória semântica	• Fluência verbal semântica • Teste de "semelhanças" • Teste de Nomeação de Boston* • Vocabulário da Escala de Inteligência de Wechsler para Adultos (WAIS)*

*Testes comumente usados em baterias neuropsicológicas e não em avaliações à beira do leito.

Em nosso grupo, para aumentar a acurácia da avaliação cognitiva e em razão da grande heterogeneidade educacional de nossa população, em vez de usarmos uma lista de palavras, aplicamos um teste de memória com dez figuras apresentadas como desenhos simples em uma folha de papel (Figura 2.10A). Esse teste de memória está incluído na Bateria Breve de Rastreio Cognitivo (BBRC)[16]. Essa minibateria tem se mostrado útil para diagnóstico e, principalmente, para acompanhamento evolutivo (Anexo 2.5).

O examinando deve reconhecer e nomear as dez figuras (Figura 2.10A). Em seguida, a folha é retirada e se solicita que diga quais figuras havia visto (*memória incidental*). Pede-se, então, que olhe atentamente para as figuras e tente memorizá-las por até 30 segundos. Retirada a folha, solicita-se que diga de quais se lembra (*memória imediata*). Novamente, repete-se o procedimento para obter o escore de *aprendizado*. São aplicadas, então, duas tarefas de interferência: a FVS (animais) e o TDR. Terminada a interferência, solicita-se ao paciente para enunciar quais figuras foram vistas há alguns minutos (*memória tardia*). Se o examinando não tiver sido capaz de se lembrar das dez figuras, pede-se que as identifique em folha em que as dez estão entremeadas com outras dez figuras distratoras (Figura 2.10B). Para corrigir um efeito de respostas ao acaso, o escore é calculado pela subtração das intrusões (respostas erradas) do total de respostas certas. As notas de corte para o diagnóstico de demência são: ≤ 6 para aprendizado, ≤ 5 para memória tardia e ≤ 7 para o reconhecimento[29]. Essa bateria é aplicada num período que varia de 7 a 8 minutos e tem se revelado interessante tanto na atividade clínica como em estudos epidemiológicos.

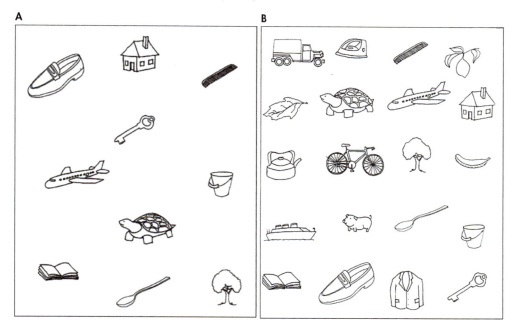

Figura 2.10 – Figuras do teste de memória da Bateria Breve de Rastreio Cognitivo.
A) Fases de nomeação/percepção e aprendizado. B) Fase de reconhecimento.

Independentemente se a lista é de palavras ou de figuras, a interpretação desses testes guarda semelhanças. Inicialmente, observa-se se o indivíduo é capaz de fazer uma curva de aprendizagem. Pacientes desatentos e com prejuízo em funções executivas (ou seja, incapazes de criar uma estratégia e/ou de se engajar) apresentam pior desempenho nessa fase do teste. Por outro lado, o escore de recordação tardia espontânea (*free delayed recall*) é o indicador mais sensível de transtornos amnésticos. Se o indivíduo se recordar de um número inferior de palavras ou figuras ao que aprendeu e não melhora no reconhecimento, isso significa que ele não foi capaz de consolidar essas novas informações e, portanto, há um dano no sistema de consolidação de memória (circuito de Papez). No reconhecimento, dá-se uma recordação com pistas, tratando-se de uma prova mais fácil, mas importante para avaliar se há um prejuízo na recuperação de informações, que depende não apenas da integridade do circuito de Papez como também da rede frontal córtico-subcortical. Portanto, pacientes com amnésia hipocampal têm um desempenho razoável no aprendizado e dificuldade na memória tardia (evocação), com pouca melhora com reconhecimento, enquanto indivíduos com disfunção executiva (ou amnésia frontal) não têm curva de aprendizado, mas conseguem reter o que aprenderam e se beneficiam mais de pistas (Tabela 2.5).

Outro teste de simples aplicação e que não necessita de material é o nome e endereço do CDR (*Clinical Dementia Rating*). O examinador enuncia "João Silva, rua Central, 43, São Paulo" e solicita que seja repetido três vezes. Em seguida, são feitas perguntas relativas à memória remota do indivíduo (quando e onde nasceu, a última escola que frequentou, sua ocupação principal, último emprego e quando se aposentou) e então se pede para evocar o nome e o endereço inicialmente enunciados. Outras provas mais informais de memória também podem ser aplicadas durante a consulta. Por exemplo, o examinador pode enunciar uma frase ou três palavras (ou esconder objetos pelo consultório) antes do exame neurológico e solicita que sejam lembradas ao final. Teste informais são úteis em situações cuja avaliação deve ser rápida como no pronto-socorro, entretanto, sempre é recomendável depois usar um teste padronizado (como as dez figuras da BBRC) para ter um seguimento prospectivo e/ou uma comparação interexaminador.

Memória semântica

A memória semântica refere-se ao conhecimento geral do mundo, conceitos adquiridos sobre objetos, pessoas, acontecimentos históricos e significados das palavras[25,26]. Diferentemente da memória episódica (ou autobiográfica), o conhecimento semântico não é associado a um contexto temporal e topográfico bem definido. Por exemplo, lembrar de um evento marcante como um assassinato de um presidente (onde você estava, o que fazia quando recebeu a notícia) é memória episódica, enquanto saber quem foi o presidente passa a ser uma memória semântica.

O epicentro da rede de memória semântica encontra-se nas regiões anteriores e ínfero-laterais do lobo temporal, especialmente o polo temporal[26]. O processo de aprendizagem e de consolidação de um novo conhecimento requer a ativação do circuito de Papez. No entanto, uma vez já adquirido esse conceito, ele passa a não depender do sistema temporolímbico e fica estocado no de modo amplo em diversas áreas de associação no neocórtex, embora as atividades das regiões polares e ínfero-laterais dos lobos temporais são essenciais para a consolidação e recuperação dessas informações semânticas.

Diversas conexões dessa circuitaria são estabelecidas para outras estruturas corticais, sendo as de maior robustez para a rede perisilviana de linguagem. Não é à toa que anomia é o principal sintoma de uma injúria desse sistema de memória. Para que se possa nomear visualmente um objeto, faz-se necessário a interação de diversas áreas corticais: o córtex occipitotemporal integra a percepção visual com o conhecimento já adquirido sobre aquele objeto (memória semântica), levando ao reconhecimento visual (gnosia visual). Uma vez feito o reconhecimento visual, esse conceito semântico (léxico) é então codificado em fonemas (rede de linguagem ou perisilviana). Além da anomia, outra característica de transtornos da memória semântica é a incapacidade de conceituar palavras ou objetos.

Portanto, a avaliação da memória semântica inclui perguntar sobre o conhecimento geral ("quem é a rainha da Inglaterra?"), sobre o significado semântico de objetos ("o que é uma mesa?", "o que é uma banana?") e de palavras ("o que é empatia?"). De certa forma, essa avaliação sobrepõe-se com o exame da linguagem (nomeação e compreensão de palavras) conforme iremos ver mais adiante. Um teste muito útil na avaliação à beiro do leito é a fluência verbal semântica. Conforme discutido anteriormente, os testes de fluências verbais são comumente usados para avaliação de funções executivas (estratégia, organização e auto monitoramento), mas a fluência verbal para uma categoria (animais, frutas, itens de supermercado) requer o conhecimento semântico dessa categoria, o que torna o teste muito sensível para detecção de transtornos da memória semântica. Outra avaliação que pode demonstrar prejuízo semântico é o teste de "semelhanças", uma vez que a resposta requer não apenas abstração como saber as categorias semânticas (p. ex.: couve-flor e beterraba são vegetais). Em baterias neuropsicológicas padronizadas, o teste mais usado é o Vocabulário da Escala de Inteligência de Wechsler para Adultos (WAIS).

Memória de procedimento e *priming*

Em comum a esses dois tipos de memória é que são acessadas de forma inconsciente (memórias implícitas ou não declarativas). A memória de procedimento se refere ao aprendizado de habilidades motoras que serão posteriormente executadas de forma automática[25]. Uma vez aprendido, não se faz necessário "parar para lembrar" de como se desempenha aquele ato motor. São exemplos, andar de bicicleta, dirigir um carro ou nadar. Essa memória é dependente da integração de vários sistemas: área motora suplementar, circuitaria dos núcleos da base e cerebelo. Por ser muito ampla, essa rede comumente não é acometida em lesões focais ou mesmo multifocais.

Já a memória *priming* pode ser definida como uma memória induzida por dicas[28]. São as lembranças que emergem em uma reação em cadeia inconscientemente após uma exposição prévia (p. ex., lembrar-se inconscientemente de uma música previamente conhecida após ouvir as primeiras notas ou lembrar-se da infância ao sentir o cheiro de uma comida). Não há uma topografia conhecida, mas parece haver ativação de áreas corticais de associação relacionado à natureza do estímulo (se visual, auditivo ou tátil). Na prática, essas formas de memória implícita não são testadas nas avaliações cognitivas de rotina.

Linguagem

Linguagem consiste na capacidade única do ser humano de elaboração e comunicação de experiências e pensamentos por meio de símbolos conhecidos como palavras, por meio da fala (fonemas), da escrita (grafemas) ou de gestos motores. E denomina-se afasia qualquer transtorno que comprometa esse processo.

A rede perisilviana, no hemisfério dominante (usualmente o esquerdo), é o principal substrato anatomofuncional da linguagem e compõe-se de dois polos (Figura 2.11)[30]: um anterior (ou via dorsal), articulatório-sintático (área de Broca), e um posterior (ou via ventral), léxico-semântico-fonológico (área de Wernicke). A área de Broca localiza-se na região posterior do giro frontal inferior esquerdo ou opérculo frontal (áreas de Brodmann 44 e 45). A área de Wernicke, por sua vez, é tradicionalmente referida como a região posterior do giro temporal superior esquerdo (área de Brodmann 22). E conectando essas duas áreas corticais, tem-se um feixe de fibras brancas denominado fascículo arqueado.

Todavia, a partir do estudo das afasias progressivas primárias (APP), hoje se admite a participação das regiões anteriores e ínfero-laterais do lobo temporal, bem como do lóbulo parietal inferior (Figura 2.11)[31,32]. Destaca-se o papel do polo temporal, cujo conhecimento sobre sua função na linguagem era até então pouco conhecido nos estudos clássicos de afasias baseados em patologias vasculares (o polo temporal comumente é "poupado" em acidentes vasculares cerebrais isquêmicos).

Atualmente, acredita-se que a compressão da linguagem envolva uma integração entre percepção e reconhecimento auditivo do fonema (área auditiva secundária na região anterior do giro temporal superior) com o conhecimento semântico e o significado das palavras no polo temporal e giros temporais médio e inferior (memória semântica). O papel do giro temporal superior (a área de Wernicke propriamente dita) e do lóbulo parietal inferior seria converter o significado das palavras em fonemas (recuperação léxico-fonológica). Na área de Broca, por sua vez, ocorrem a organização sintática e a programação motora da articulação desses fonemas em palavras e sentenças. Além da codificação fonológica das palavras, a encruzilhada temporoparietal esquerda também participa da alça fonológica da memória operacional, necessária para manter mentalmente as palavras enquanto se repete uma frase ou se produz a fala espontaneamente.

O estudo da linguagem deve ser estruturado, portanto, para avaliarmos a integridade desses dois polos. Os itens a serem analisados são: a fala espontânea, nomeação, compreensão auditiva, repetição, leitura e escrita[33].

Fala espontânea

O primeiro passo na avaliação consiste em ouvir o paciente. Durante a coleta da história o examinador deve estar atento para diversos aspectos da linguagem. Observa-se a fluência que corresponde ao número de palavras expressas por um intervalo de tempo. A fala normal contém em média 140 palavras por minuto. Naturalmente, não é necessário contar quantas

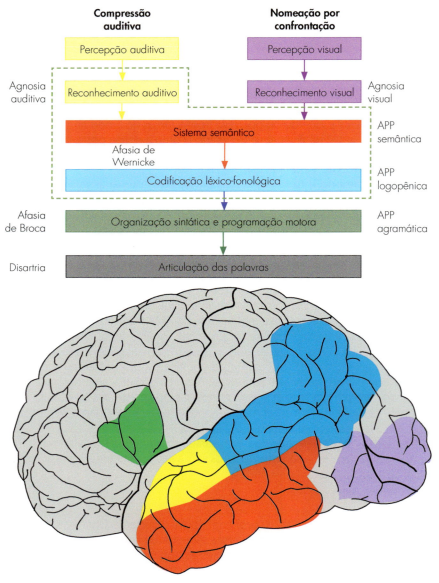

Figura 2.11 – Neuroanatomia da rede de linguagem e as respectivas síndromes decorrentes de lesões nos componentes da rede. Na porção anterior do giro temporal superior (em amarelo), nos dois hemisférios, encontra-se a área de associação auditiva, onde ocorre o processamento da percepção auditiva do fonema. Nos giros temporais médio e inferior e no polo temporal anterior do hemisfério esquerdo (em vermelho), tem-se o sistema de representação semântica (ou significado) das palavras (isto é, a memória semântica). Já a porção posterior do giro temporal superior esquerdo (classicamente conhecida como área de Wernicke) e parte do lóbulo parietal inferior (em azul) têm o papel da recuperação pré-articulatória dos fonemas: converter o conhecimento semântico e o conceito das palavras (léxico) em fonemas (fonologia). Todo esse sistema léxico-semântico-fonológico constitui-se na via ventral ou polo posterior da linguagem. Uma vez feita a codificação fonológica pela área de Wernicke, essas informações são passadas, via fascículo arqueado, à área de Broca (em verde), via dorsal (ou polo anterior da linguagem), onde ocorre a organização sintática e programação motora para articulação das palavras e frases que serão pronunciadas. Observe que para o paciente apresentar afasia de Wernicke, a lesão deve ser mais extensa que a área de Wernicke (em azul) e deve englobar outras regiões corticais (correspondente às áreas em azul, amarela e vermelha).

palavras são ditas pelo examinando, pois ao ouvirmos uma fala não fluente de imediato notamos sua diminuição. Outro aspecto de uma linguagem não fluente é a presença de erros sintáticos nas frases e a pobreza de elementos gramaticais de ligação (como conjunções e preposições), o que confere um aspecto telegráfico à fala. A diminuição da fluência e o agramatismo são sinais de lesões no polo articulatório-sintático da rede de linguagem.

Adicionalmente, esses pacientes podem apresentar apraxia de fala, transtorno na programação motora da articulação dos fonemas (na ausência de déficit de força ou coordenação). Caracteriza-se por dificuldades para iniciar a fala, com presença de agramatismo, disprosódia, distorções e irregularidades nos fonemas, levando a um aspecto gaguejante ou esforçado na articulação das palavras. Ao contrário da disartria, em que o erro é sempre nos mesmos fonemas (p. ex., lesões do IX e X nervos cranianos levam a dificuldades em sons palatais), na apraxia de fala, os erros são inconsistentes (paciente pode ora cometer distorções, ora não, para um mesmo fonema). Uma forma de avaliação da apraxia de fala é o teste de disdiadocinesia oral com os fonemas /pa-ta-ka/. O paciente com disartria vai ter dificuldades quando se fala um determinado fonema (p. ex., em fraquezas labiais, a dificuldade é na pronúncia do fonema *pa*, em fraquezas linguais, o *ta*, e em fraquezas palatais, o *ka*). Já no paciente apráxico, o comprometimento está em falar alternadamente os três fonemas.

Por outro lado, a fala em lesões perisilvianas posteriores é fluente, mas desprovida de significado e podem ser notados circunlóquios (substituição de uma palavra por uma descrição da mesma. Por exemplo, "aquele bicho de quatro patas que tem chifres" em vez de "touro"). Já alterações frontais córtico-subcorticais podem levar a perseverações na fala, como ecolalia (reverberação de palavras ouvidas) e palilalia (repetição da própria fala).

O examinador também deve observar se há erros durante a fala espontânea. A esses erros chamamos de parafasias e podem ser uma substituição de palavras fora do contexto (parafasia semântica) ou de fonemas ainda se mantendo com algum significado (parafasia fonêmica). Pacientes com afasias não fluentes usualmente cometem erros fonêmicos, enquanto parafasias semânticas estão presentes em lesões posteriores da rede perisilviana. Outro sinal sutil de transtorno de linguagem, comumente observado na doença de Alzheimer, é a dificuldade de "achar palavras" durante a fala espontânea, normalmente referido como fenômeno de "ponta de língua" ou *word finding*. Trata-se de um déficit de recuperação de nomes do léxico, em que se caracteriza por uma fala pausada e uso frequente de palavras genéricas como "coisa" ou "aquilo" em substituição às palavras "não encontradas". Por fim, analisa-se a prosódia, isto é, o ritmo e a entonação da fala, necessários para a expressão emocional da linguagem. A prosódia é mediada por estruturas no hemisfério não dominante e lesões na região perisilviana direita levam a uma fala monótona, sem melodia e entonação (aprosodia).

Um bom instrumento para avaliação da fala espontânea é a prancha do roubo de biscoitos (Figura 2.12). Nela, o examinador solicita ao paciente que descreva o que está vendo.

Nomeação

Virtualmente, todos os tipos de afasia cursam com prejuízos da nomeação (anomia), com graus variáveis de dificuldade. A avaliação pode ser feita pela confrontação de objetos simples, como chave, moeda ou papel. Nomeação de partes de objetos (como a tampa da caneta ou pulseira de um relógio) e partes do corpo (como cotovelo ou polegar) aumenta a sensibilidade para detecção de uma anomia sutil. Outro método é apresentar uma prancha com desenhos de objetos de baixa, média e alta frequência na língua (por exemplo; gaita, camelo e árvore, respectivamente). Paciente com anomia sutil pode ter dificuldades apenas nos desenhos de baixa frequência. O teste de nomeação de Boston é um exemplo de uma prancha com 60 figuras distribuídas nas três frequências (há uma versão reduzida de 15 figuras, útil em avaliações mais breves). As figuras da bateria do Addenbrooke são muito úteis para avaliação à beira do leito (Figura 2.13). Quando há uma possível anomia, devemos testar

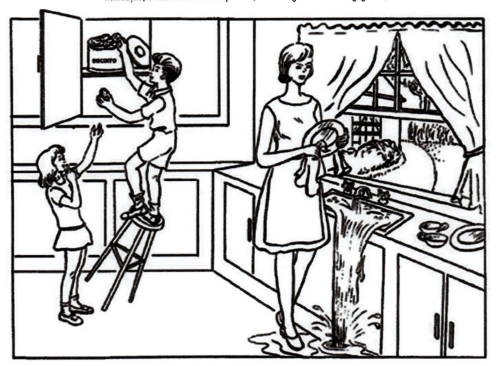

Figura 2.12 – Figura do roubo de biscoitos: instrumento que pode ser usado para avaliação de linguagem (fala espontânea e nomeação) e habilidades visuoespaciais (simultanagnosia e heminegligência).

a nomeação por outra via que não a visão (p. ex.: tato ou audição) para diferenciarmos de agnosia visual. Também é importante verificar se a anomia está associada a perda do conhecimento semântico (ou significado) das palavras. Nesse caso, o examinador pode solicitar ao paciente que aponte ou mostre o seu cotovelo ou o seu polegar ou objetos ou parte deles; ou que explique o que é um canguru ou um morango, por exemplo.

Compreensão auditiva

Quando solicitamos ao examinando a execução de algum teste cognitivo, já estamos analisando a capacidade de compreensão. Na apreciação formal, recomenda-se iniciar por perguntas simples cujas respostas sejam "sim" ou "não". Exemplos: "o cachorro voa?" ou "Se eu jogo uma rolha na água, ela afunda?". A seguir, parte-se para questões mais elaboradas como envolvendo voz passiva ("o leão foi morto pelo tigre; quem morreu?") ou possessivas ("a filha de minha mãe é o que minha?"). A solicitação de comandos motores simples (como levantar uma mão) ou complexos (pegue o papel, rasgue-o em quatro partes e devolva-os à mesa) pode ser útil; no entanto, dificuldades nessas ordens podem ser decorrentes de uma apraxia e não por uma afasia. Vale salientar que afasias não fluentes podem ter dificuldades na compreensão de frases gramaticalmente complexas (como no caso da voz passiva).

Além do entendimento de sentenças e comandos, deve-se avaliar a compreensão de palavras, por meio de perguntas conceituais como "o que é um caramujo?", "o que é uma semente?", "o que é um guarda-chuva?". Dificuldades de conceituação de palavras estão associadas a uma perda do conhecimento semântico, o que se observa em doenças degenerativas que preferencialmente acometem as regiões anteriores e ínfero-mediais do lobo temporal

Figura 2.13 – Figuras da bateria do Addenbrooke para teste de nomeação à beira do leito. Além da nomeação, pode ser solicitado para o paciente reconhecer e associar figuras a partir de conceitos semânticos (p. ex.: "aponte as figuras que são instrumentos musicais" ou "mostre o objeto que o rei usa na cabeça"), como forma de avaliar a rede de memória semântica.

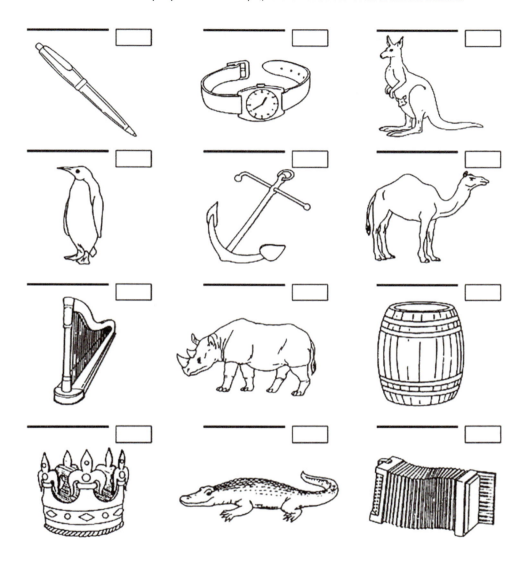

esquerdo (como a variante semântica das afasias progressivas primárias)[13,14]. E, como já mencionado, injúrias na rede de memória semântica manifestam-se sobretudo com anomia.

Repetição

No exame de repetição, inicia-se com palavras simples e segue com frases curtas ("o céu é azul") até frases mais longas ("o trem chegou à estação com uma hora de atraso") ou sem sentido ("sem mais, nem menos"), variando a complexidade gramatical. Na língua inglesa, uma frase muito usada é *"no ifs, ands, or buts"*, adaptada ao português para "nem aqui, nem ali, nem lá" no MEEM. Entretanto, dificuldades em repetir frases muito longas podem representar apenas um comprometimento da alça fonológico da memória operacional e não de linguagem propriamente dito. É o caso das frases do MoCA ("eu somente sei que João é quem será ajudado hoje" e "o gato sempre se esconde debaixo do sofá quando o cachorro está na sala").

Leitura e escrita

Se até aqui discutimos o exame da linguagem pela comunicação oral, a leitura e a escrita representam a avaliação por meio de grafemas, símbolos gráficos que representam visualmente um determinado fonema. Comprometimentos na leitura (alexia) e na escrita (agrafia) usualmente acompanham síndromes afásicas, embora possam ocorrer isoladamente.

O exame de leitura consiste em ler e interpretar frases e textos. O processo de leitura envolve duas vias: uma "via lexical" (ou semântica) e uma outra "não lexical" (ou fonológica)[33]. Na primeira via, a percepção e o reconhecimento da palavra (pelos córtices visuais primário e secundário) são associados a um significado por meio de conexões com o polo léxico-semântico da rede de linguagem (giros temporais médio e inferior esquerdos). Já na via "não lexical", há a conversão dos grafemas em fonemas, que se dá na região parietal inferior, em especial no giro angular esquerdo.

Existem várias maneiras de se classificar as alexias. Aqui comentaremos os três tipos de alexia de maior significância na prática clínica: alexia sem agrafia (ou alexia pura), alexia com agrafia e alexia afásica[33]. Lesões envolvendo o córtex occipitotemporal esquerdo com extensão para o esplênio do corpo caloso (ou suas radiações) levam a uma síndrome de desconexão visuoverbal. A injúria no córtex occipital esquerdo acarreta em uma hemianopsia direita (e com isso a impossibilidade de leitura no hemicampo direito) e o acometimento do esplênio do corpo caloso não permite que a informação visual do hemicampo esquerdo, codificada pelo córtex estriado direito, chegue aos centros da linguagem no hemisfério esquerdo. Entretanto, como a rede perisilviana não é acometida, o paciente não se encontra afásico. Consequentemente, o paciente não é capaz de ler, mas apresenta outras funções de linguagem normais, incluindo a escrita (alexia sem agrafia ou alexia pura ou cegueira pura para palavras). Além dessa topografia clássica, alexia pura também pode aparecer em lesões isoladas do giro fusiforme esquerdo, o que faz pensar que deve existir uma área de reconhecimento visual das letras. Em casos leves, o paciente pode até ser capaz de "ler" letra por letra, mas não é capaz de identificar a palavra escrita. Outro sinal que pode ser observado na síndrome de desconexão visuoverbal é afasia óptica, descrita como a incapacidade do paciente de nomear objetos apresentados visualmente, embora possa ser capaz de fazê-lo pelo tato ou pela audição[34]. Já lesões no giro angular esquerdo levam a uma alexia com agrafia, comumente acompanhada de anomia e de elementos da síndrome de Gerstmann (que será descrita adiante). E, por fim, no acometimento da região perisilviana temos uma alexia afásica (ou seja, uma dificuldade de leitura dentro de um contexto de afasia).

Na avaliação da escrita, por sua vez, pede-se ao paciente para escrever espontaneamente, por ditado e por cópia. Agrafia comumente está associada a síndromes afásicas. Pacientes com afasia não fluente, por exemplo, cometem os mesmos erros da fala oral na escrita (agramatismo, sentenças telegráficas, pobreza de léxico, paragrafias fonêmicas). Patologias no giro angular esquerdo, conforme já comentado, podem levar a uma agrafia (comumente no contexto da síndrome de Gerstmann), associada ou não a uma alexia. Uma descrição clássica (mas rara) de agrafia pura é nas lesões do giro frontal médio esquerdo (área de Exner). O papel exato da área de Exner ainda é incerto, mas parece ser um epicentro de ligação entre a ortografia e a programação motora da escrita[35]. Lembrar que aspectos motores da escrita também devem ser observados como macrografias (visto em síndromes cerebelares), micrografias (como nos parkinsonismos) e apraxias durante o ato de escrever (agrafia apráxica).

Síndromes afásicas

O estudo das afasias historicamente está associado aos déficits de linguagem secundários a lesões neurovasculares. Dentro dessa classificação clássica, as afasias podem ser divididas em dois grandes grupos: não fluentes e fluentes (Figura 2.14). A Tabela 2.7 resume as características das síndromes afásicas[30,33,37].

As afasias não fluentes são definidas pela diminuição da fluência da fala e ocorrem quando há um acometimento do polo articulatório-sintático da linguagem no córtex frontal inferior esquerdo ou de suas conexões. Dentro desse grupo, estão as afasias de Broca, transcortical motora, subcortical motora e afasia global. A afasia de Broca (ou afasia motora ou de expressão) caracteriza-se por uma fala de aspecto telegráfico, com agramatismos, parafasias fonêmicas e apráxica, associada a uma dificuldade na repetição. Apesar da compreensão auditiva preservada, pode haver algumas dificuldades de compreender frases sintaticamente complexas (como, p. ex., voz passiva). Os pacientes comumente são conscientes do déficit e por isso ficam muito frustrados pela dificuldade de se expressar. A afasia motora é decorrente de lesões na região opercular frontal (área de Broca), que se constitui território da divisão superior da artéria cerebral média (ACM) esquerda. Já afasia transcortical motora diferencia-se por ser uma afasia não fluente com repetição preservada ("um Broca que repete"). Essa afasia ocorre quando há uma lesão que poupa a área de Broca, mas a desconecta do restante da rede de linguagem. Comumente, surge em isquemias na fronteira entre ACM e artéria cerebral

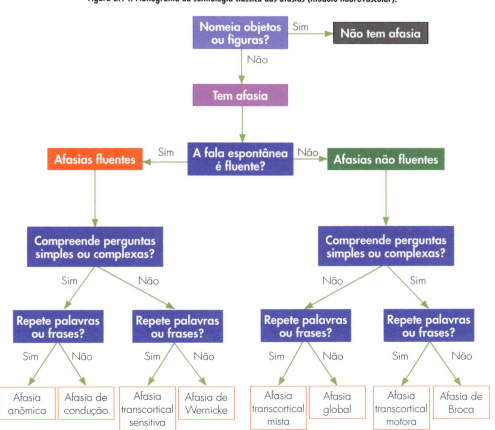

Figura 2.14. Fluxograma da semiologia clássica das afasias (modelo neurovascular).

Tabela 2.7. Classificação das afasias "vasculares" e afasias primariamente progressivas (APP).

Tipo de afasia	Localização clássica	Nomeação	Fluência	Compreensão auditiva	Repetição	Leitura	Escrita
Afasia de Broca	Parte posterior do giro frontal inferior esquerdo. Território da divisão superior da artéria cerebral média (ACM).	Comprometida	Diminuída com agramatismos e parafasias fonêmicas	Normal, podendo haver alguma dificuldade para sentenças gramaticalmente complexas	Comprometida	Comprometida	Comprometida
Afasia transcortical motora	Córtex frontal inferior esquerdo e substância branca adjacente (poupando a área de Broca). Território de fronteira entre ACM e artéria cerebral anterior (ACA).	Comprometida	Diminuída com agramatismos e parafasias fonêmicas	Normal, podendo haver alguma dificuldade para sentenças gramaticalmente complexas	Normal	Normal	Comprometida
Afasia subcortical motora	Striatum ou nucleocapsular esquerdo	Comprometida	Diminuída com agramatismos e parafasias fonêmicas	Normal	Normal	Normal	Comprometida
Afasia de Wernicke	Parte posterior dos giros temporal superior e médio e lóbulo parietal inferior. Território da divisão inferior da ACM esquerda	Comprometida	Normal, mas contém parafasias semânticas	Comprometida	Comprometida	Comprometida	Pouco comprometida, contém parafasias
Afasia transcortical sensitiva	Giros temporal médio e angular. Fronteira vascular entre ACM e artéria cerebral posterior	Comprometida	Normal, mas contém parafasias semânticas	Comprometida	Normal	Comprometida	Pouco comprometida, contém parafasias

Tipo	Localização	Col 3	Fluência	Compreensão	Col 6	Leitura	Escrita
Afasia subcortical sensitiva	Tálamo esquerdo	Comprometida	Normal, mas contém parafasias semânticas	Comprometida	Normal	Comprometida	Pouco comprometida, contém paragrafias
Afasia global	Região perisilviana esquerda Território da ACM	Comprometida	Diminuída ou mutismo	Comprometida	Comprometida	Comprometida	Comprometida
Afasia de condução	Fascículo arqueado Lóbulo parietal inferior (giro supramarginal)	Pouco comprometida	Pouco comprometida	Normal	Comprometida	Pouco comprometida	Normal
Afasia anômica	Giro angular esquerdo ou Porção posterior do giro temporal inferior. Tálamo esquerdo.	Comprometida	Pouco comprometida, com pausas para encontrar palavras	Normal	Normal	Normal	Normal
APP variante agramática	Córtex frontoinsular esquerdo	Comprometida	Diminuída com agramatismos	Normal, exceto para sentenças gramaticalmente complexas	Normal	Comprometida	Comprometida
APP variante semântica	Polo temporal e córtex temporal ventrolateral esquerdo	Muito comprometida	Normal	Comprometida, sobretudo para o significado das palavras	Normal	Comprometida (dislexia de superfície)	Comprometida (disgrafia de superfície)
APP variante logopênica	Córtex temporal superior posterior e lóbulo parietal inferior (junção temporoparietal)	Comprometida	Um pouco diminuída, com pausas para encontrar palavras	Normal	Comprometida	Normal	Normal

anterior. A afasia subcortical motora, por sua vez, é semiologicamente idêntica à transcortical, mas decorre de patologias envolvendo o *stritatum* esquerdo e conexões núcleocapsulares. Por fim, denomina-se afasia global quando há uma fala não fluente, com comprometimento da compreensão e da repetição. Em geral, o paciente afásico global apresenta-se em mutismo na fase aguda da injúria, mas com a evolução há uma melhora e o paciente pode inclusive ter um aspecto de afasia de Broca. Patologias que envolvem toda região perisilviana esquerda (como AVC de todo território de ACM) são responsáveis pela afasia global.

Por outro lado, nas afasias fluentes, a produção espontânea da fala é normal. Esse grupo é constituído pelas afasias de Wernicke, transcortical sensitiva, subcortical sensitiva, de condução e anômica. A afasia de Wernicke (ou afasia sensitiva ou de compreensão) é definida pelo prejuízo na compreensão auditiva, associado a uma incapacidade de repetição. Importante observar que mesmo sendo fluente, notam-se alterações na fala espôntanea, como parafasias semânticas, neologismos e circunlóquios, além de uma fala com conteúdo ininteligível e muitas vezes logorreica (excessivamente fluente). Outra característica interessante dos pacientes com afasia de Wernicke é a frequente anosognosia do déficit (*insight* pobre), diferentemente dos afásicos de Broca. Consoante ao que já foi discutido, para haver um agravo na compreensão, faz-se necessário um acometimento mais extenso que do que a área de Wernicke propriamente dita (região posterior do giro temporal superior esquerdo), e que se estenda para região parietal inferior e parte dos giros temporais médio e inferior. Essa área cortical corresponde ao território da divisão inferior da ACM esquerda. Diferentemente, na afasia transcortical sensitiva, o paciente tem uma fala fluente, com dificuldades de compreensão, mas capaz de fazer repetições ("um Wernicke que repete"). Tipicamente aparece em infartos em fronteira vascular entre ACM e artéria cerebral posterior, mas quaisquer lesões nos giros temporal médio e angular também podem levar a uma afasia transcortical sensitiva. A afasia subcortical sensitiva tem as mesmas características clínicas da afasia transcortical sensitiva e podem surgir em patologias talâmicas à esquerda (há descrição em lesões em núcleos anterior, paramediano e pulvinar esquerdos).

Já a afasia de condução é uma afasia fluente com compreensão preservada e a marca registrada é a dificuldade na repetição. Classicamente, é descrita como uma síndrome de desconexão, pois é secundária a um acometimento do fascículo arqueado, feixe de fibras brancas que interligam as áreas de Broca e de Wernicke. Entretanto, mais recentemente a afasia de condução vem sendo entendida como um transtorno da alça fonológica da memória operacional, implicado no lóbulo parietal inferior (giro supramarginal). Afasia anômica, por sua vez, é caracterizada pela dificuldade de nomeação, com demais elementos da linguagem normais. Apesar de ser considerada uma afasia fluente, paciente pode apresentar pausas para encontrar palavras. A topografia da afasia anômica é menos precisa, mas é mais frequentemente descrita em patologias no giro temporal inferior, giro angular e tálamo esquerdo.

Conforme nós já comentamos, o conhecimento das afasias veio a partir de lesões secundárias a insultos neurovasculares. Todavia, desde os anos 1980, formas de afasias de etiologia neurodegenerativa vêm sendo descritas, denominadas APPs (Figura 2.15)[36]. Três variantes de APP foram descritas: a agramática (ou não fluente), a semântica e a logopênica. A variante agramática das APPs caracteriza-se pelo agramatismo na elaboração de sentenças e pela apraxia de fala, o que leva a uma fala telegráfica e pouco fluente. A variante semântica, por sua vez, decorre de um prejuízo na memória semântica, o que leva a uma perda do significado de palavras e objetos, manifestando-se por uma importante anomia. Já a variante logopênica é definida pela dificuldade de recuperar palavras (*word-finding*), resultando em também em anomia, mas com conhecimento semântico preservado. Trata-se de um comprometimento na conversão do léxico em fonemas. Devido ao fenômeno de *word-finding*, os pacientes com a variante logopênica também têm uma fluência reduzida (mas menos que na forma agramática). Outra característica marcante é uma grande dificuldade em repetir frases, devido ao comprometimento na alça fonológica da memória operacional. Em um capítulo à parte, as APP serão discutidas em mais detalhes.

O estudo dessas patologias trouxe novos conhecimentos da neuroanatomia da rede de linguagem, como os papéis do polo temporal na compreensão de palavras e na memória semântica e da encruzilhada temporoparietal na alça fonológica e recuperação do léxico. Como já discutido, hoje se sabe para que haja uma afasia com prejuízo de compreensão, a lesão deve ser mais extensa que a área de Wernicke propriamente dita e deve englobar também regiões anteriores e inferiores do lobo temporal, bem como partes do lóbulo parietal inferior, como os giros angular e supramarginal (Figura 2.11).

Por fim, vale destacar a surdez pura para palavras, definida como a inabilidade de reconhecer palavras pela audição (mas não pela escrita), na ausência de uma afasia ou de uma hipoacusia de origem periférica. Difere de afasia, pois não há dificuldades na expressão da linguagem nem um prejuízo na compreensão pela escrita. É considerada uma agnosia auditiva verbal, pois diferentemente da agnosia auditiva aperceptiva, na surdez pura para palavras, os sons não verbais são reconhecidos (como, p. ex., o som de uma buzina ou de tocar de sinos). Comumente, é decorrente de lesões no segmento anterior do giro temporal superior esquerdo (ou bilateral), que levam a uma desconexão entre os córtices auditivos primário e secundário e a área de Wernicke. Por isso, é também considerada uma síndrome de desconexão.

Figura 2.15 – Fluxograma de classificação semiológica das afasias progressivas primárias (modelo neurodegenerativo).

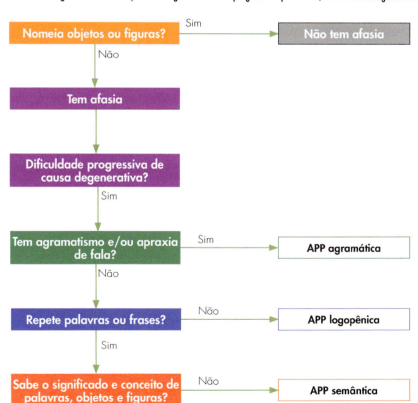

Cálculo

Podemos definir a capacidade de interpretar os números e de realizar cálculos como um tipo peculiar de linguagem, no caso matemática, que nos permite expressar uma quantidade, medida ou ordem. A perda da capacidade de manipular os números e de realizar operações matemáticas, decorrente de lesões neurológicas, é denominada acalculia. O lóbulo parietal inferior esquerdo, em especial o giro angular e o sulco intraparietal, constitui-se no epicentro da linguagem matemática.

A avaliação consiste em reconhecer os números e realizar operações aritméticas que devem ser escritas no papel. Fazer cálculos mentalmente (como nas subtrações seriadas do MEEM) não é uma forma adequada de se testar capacidade de fazer cálculos, pois o paciente pode ter dificuldades por causa de prejuízos na atenção e na memória operacional, e não por uma acalculia. Deve-se também ter o cuidado de iniciar com operações simples e depois vai aumentando as dificuldades (como subtrações e multiplicações envolvendo números com dois ou mais dígitos). Vale salientar que dificuldades em realizar cálculos escritos no papel podem ser decorrentes de uma dificuldade visuoespacial de posicionamento dos números mais do que fazer a operação matemática propriamente dita.

Síndrome de Gerstmann

A síndrome de Gerstmann foi descrita a partir de lesões do giro angular esquerdo e caracteriza-se por quatro sinais: agrafia, acalculia, agnosia digital e a confusão direita-esquerda. Além da síndrome de Gerstmann (completa ou com apenas alguns dos seus sinais), patologias envolvendo o giro angular esquerdo também podem levar a outros achados, como anomia, alexia com agrafia e até mesmo uma afasia sensitiva. Esses sinais, portanto, ilustram o papel da encruzilhada temporoparietal do hemisfério esquerdo como ponto de conexão e integração entre as diversas informações multimodais (visuais, táteis e auditivas) e semânticas que são convertidas em símbolos (grafemas, fonemas, números), em contraposição ao hemisfério direito, mais associado à atenção visuoespacial e às habilidades visuoconstrutivas (como será discutido mais adiante)[37].

Além disso, a agnosia digital e as dificuldades com direita-esquerda mostram a importância do giro angular esquerdo (e, de forma mais abrangente, do lobo parietal) na representatividade cognitiva do esquema corporal e não apenas na linguagem. Ademais, o conhecimento dos dedos está ligado a noções de números e cálculos, como, por exemplo, fazer contas com os dedos (só lembrar que *digitus*, do latim, refere-se tanto a dedos como a números). Testa-se agnosia digital solicitando-se ao paciente para designar os seus próprios dedos ou apontar os do examinador (p. ex.: "mostre para mim qual o seu polegar?" ou "qual é esse dedo?"). Para avaliar a confusão direita-esquerda, o examinador pode pedir ao paciente que levante o braço de um determinado lado ("'levante o braço direito") ou que faça um ato motor que cruze a linha média do corpo ("toque a orelha direita com a mão esquerda"). Pode também se solicitar ordens mais complexas como "aproxime o seu indicador direito no meu polegar esquerdo".

Apraxias

O termo praxias (do grego "praxis", ação) refere-se à habilidade cognitiva de elaboração de um ato motor intencional, organizado e previamente aprendido, com uma determinada finalidade[38]. Por conseguinte, apraxia é definida como o comprometimento na execução correta de movimentos propositais na ausência de fraqueza muscular, movimentos involuntários, incoordenação ou alterações sensoriais[15]. As apraxias podem ser divididas em dois grandes grupos: apraxias de membros (dificuldades em movimentos genéricos) e "tarefa-específicas" (Tabela 2.8)[39].

Tabela 2.8. Classificação das apraxias

Tipo de apraxia	Topografia	Características
Apraxia de membros		
Apraxia ideatória	Lóbulo parietal inferior esquerdo	Dificuldade de realizar atos motores em sequência.
Apraxia dissociativa	Desconexões entre o córtex parietal inferior e **as áreas de linguagem ou de associação visual**	Não reconhece um gesto ou uma ferramenta por uma determina via de percepção: visual (apraxia dissociativa visual), verbal (apraxia dissociativa verbal)
Apraxia conceitual	Desconexões entre o córtex parietal inferior e a região temporal anterior no hemisfério dominante	Perda da memória semântica para uso de ferramentas e para o significado de gestos.
Apraxia idemotora (variante parietal)	Lóbulo parietal inferior esquerdo	Inabilidade de executar gestos com a mão (gestos intransitivos) ou usar uma ferramenta (gestos transitivos) Não é capaz de reconhecer o ato motor feito por outro.
Apraxia idemotora (variante frontal)	Área motora suplementar	Inabilidade de executar gestos com a mão (gestos intransitivos) ou usar uma ferramenta (gestos transitivos) É capaz de reconhecer o ato motor feito por outro.
Apraxia calosa	Corpo caloso	Mesmas características de uma apraxia ideomotora, mas restrita ao membro superior esquerdo.
Apraxia melocinética	Córtex motor primário	Dificuldade de realizar atos motores finos com as mãos.
Apraxias "tarefa-específicas"		
Apraxia orobucolingual	Córtex opercular frontal a esquerda ou bilateral *Striatum*	Incapacidade de fazer gestos com a boca e com língua sob comando.
Apraxia de fala	Área de Broca Área motora suplementar esquerda	Perda da programação motora da fala.
Apraxia do vestir-se	Córtex parietal direito	Dificuldade em alinhar o eixo corporal com a vestimenta.
Apraxia de construção	Córtex parietal (dominância à direita)	Dificuldade em fazer e copiar desenhos e figuras geométricas.
Apraxia de marcha	Área motora suplementar bilateral	Marcha hesitante, de passos curtos e com fenômeno da imantação e com maior dificuldade para iniciar o movimento.

Apraxias de membros

A execução de movimentos, previamente aprendidos, com as mãos depende de uma complexa rede de processamento perceptual-motor, cujo epicentro encontra-se no córtex parietal posterior esquerdo[39,40]. O lóbulo parietal inferior do hemisfério dominante tem um papel central na representação cognitiva dos movimentos aprendidos (léxico motor), denominados "*praxicons*", "engramas do movimento" ou "fórmulas do movimento". O córtex parietal esquerdo exerce um papel de centro multimodal, integrando informações semânticas (do significado das ferramentas e dos gestos), visuomotoras (de reconhecimento visual e atenção visuoespacial) e proprioceptivas (do membro que fará o movimento). A área motora suplementar, por sua vez, atua no planejamento e na elaboração dos atos motores, que serão executados pelo córtex motor primário. Já o papel córtex pré-motor no planejamento motor é mais incerto, pois lesões nessa área levam menos frequentemente a apraxias. Vale destacar que algumas estruturas subcorticais também participam dessa circuitaria (pulvinar do tálamo esquerdo e núcleos da base). As apraxias de membros, portanto, podem ser agrupadas segundo o tipo de erro na execução do ato motor e a topografia dentro dessa rede: apraxias ideomotora, ideatória, conceitual, dissociativa, calosa e melocinética (Figura 2.16).

A apraxia ideomotora resulta da dificuldade na execução de gestos com as mãos (apraxia ideomotora para gestos intransitivos) ou do uso de uma ferramenta (apraxia ideomotora para gestos transitivos)[39]. Gestos intransitivos podem ser testados solicitando-se

Figura 2.16 – Modelo do sistema perceptual-motor para formulação e execução de atos motores com as mãos (práxis).

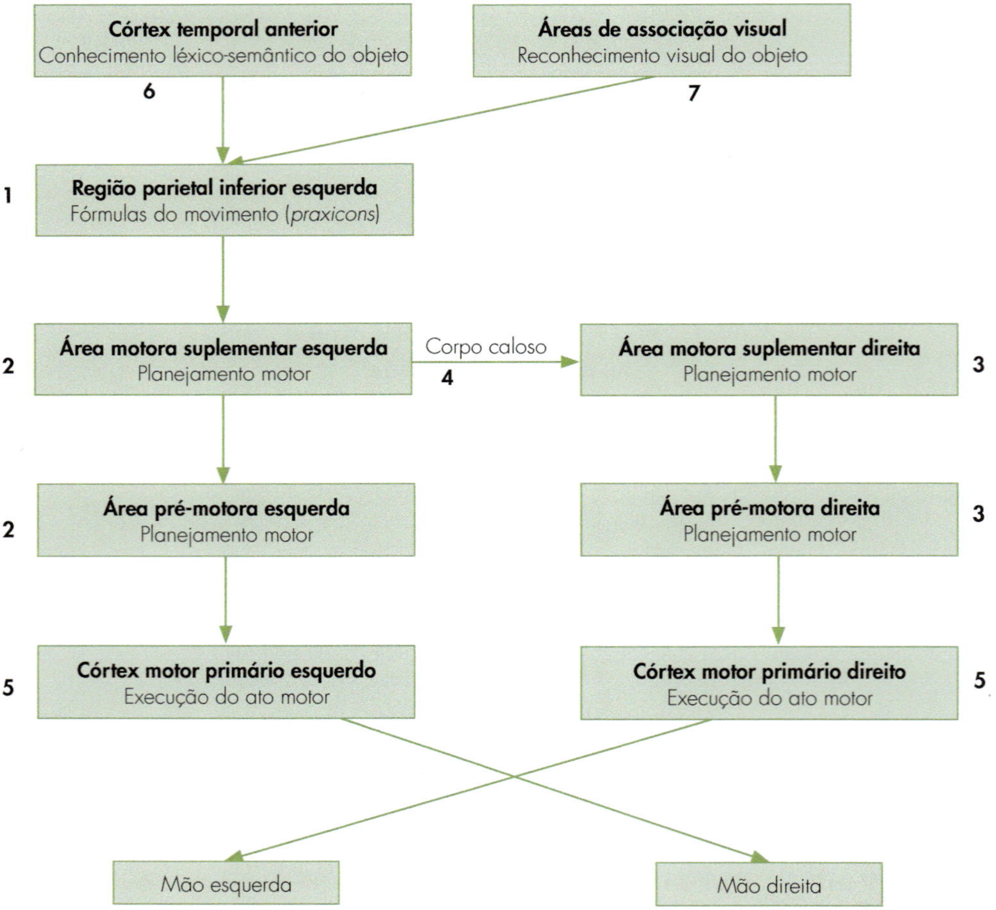

Apraxias decorrem de lesões em algum ponto dessa rede: 1) apraxia ideomotora parietal; 2) apraxia ideomotora frontal bimanual; 3) apraxia ideomotora frontal monomanual à esquerda; 4) apraxia calosa; 5) apraxia melocinética; 6) apraxia dissociativa verbal/apraxia conceitual; 7) apraxia dissociativa visual.

a realização e/ou imitação de gestos simbólicos (como dar adeus ou prestar continência) ou sem propósito. Esses gestos devem ser feitos usando cada uma das mãos separadamente (monomanual) e depois gestos bimanuais (como, p. ex., a mão direita aberta na horizontal com a ponta dos dedos encostados na palma da mão esquerda na vertical). Quanto aos gestos transitivos, pede-se para imitar o uso de uma ferramenta, como, por exemplo, uma tesoura ou uma chave. Mesmo indivíduos sem apraxia podem, inicialmente, tentar usar a sua mão como parte da ferramenta. No entanto, quando orientadas a não as usar, elas são capazes de corrigir, o que não ocorre com os apráxicos. Apraxias ideomotoras podem ser bilaterais (quando resultam de lesões do córtex parietal dominante ou da área motora suplementar esquerda) ou unilaterais no membro esquerdo (quando decorrente de danos no corpo caloso ou da área motora suplementar direita). Além disso, há diferenças semiológicas de apraxia resultante de lesão parietal e de lesão frontal. Na apraxia idemotora variante parietal, o indivíduo não apenas não consegue executar o ato motor, como não é capaz de reconhecê-lo como correto ou não, pois há um dano na fórmula do movimento. Por outro lado, na apraxia ideomotora variante frontal, há apenas dificuldade na execução, mas a identificação do gesto está preservada. Lesões anteriores do corpo caloso levam a uma desconexão entre o hemisfério esquerdo (que contém as fórmulas do movimento) e o direito e como consequência tem-se uma apraxia apenas na mão esquerda (apraxia calosa). O termo apraxia simpatética (ou simpática) é tradicionalmente referido quando há uma apraxia idemotora da mão esquerda associada a uma paresia do membro superior direito, embora alguns autores usem como sinônimo de apraxia calosa ou desconectiva.

A apraxia ideatória ocorre quando há erros na sequência de ações em uma tarefa de múltiplos passos, embora possa executar cada um dos atos motores isoladamente. Testa-se solicitando ao paciente para demonstrar como realizar uma tarefa complexa como preparar um sanduíche ou colocar um café na xícara e tomá-lo. Apraxia ideatória é resultado do mesmo modo de lesões do lóbulo parietal inferior esquerdo[39]. É válido ressaltar que síndromes disexecutivas também comprometem a capacidade de realizar tarefas de múltiplas etapas, por dificuldades de planejamento e estratégia.

Já as apraxias conceitual e dissociativa são decorrentes de desconexões entre outras redes corticais e o lóbulo parietal inferior. A apraxia conceitual caracteriza-se pela perda do conhecimento semântico das ferramentas e dos significados de movimentos gestuais[40]. Ocorre quando não há um acesso da memória semântica (no córtex temporal anterior) pelo lobo parietal. O paciente, por exemplo, não sabe a função de uma tesoura como instrumento de corte ou a acepção do movimento de "dar tchau". Por outro lado, nas apraxias dissociativas há uma desconexão do córtex parietal com as áreas de associação unimodal visual (apraxia dissociativa visual) ou de linguagem (apraxia dissociativa verbal). Por exemplo, lesões que desconectem as áreas visuais levam a uma apraxia em que o paciente não reconhece os gestos pela visão e por isso não são capazes de imitar, mas seriam capazes de fazê-lo por comando verbal.

E, por fim, a apraxia melocinética pode ser definida como perda da destreza na execução de movimentos finos. Na prática, trata-se de uma definição que fica no limite entre a elaboração do movimento (apraxia) e a sua execução propriamente dita (fraqueza muscular sutil). A topografia é decorrente de lesões nos córtices pré-motor e motor primário. Testa-se pedindo ao paciente fazer movimentos finos como de "contar dinheiro".

Apraxias "tarefa-específicas"

Esse grupo de apraxias caracteriza-se por dificuldades em atos motores específicos, como se vestir (apraxia do vestir-se), desenhar (apraxia de construção), falar (apraxia da fala), fazer gestos com a boca e a língua (apraxia orobucolingual), abrir os olhos (apraxia da abertura ocular) ou andar (apraxia de marcha)[39]. Essas apraxias diferenciam-se das apraxias de membros por envolver outras redes neurais. Algumas dessas apraxias "tarefa-específicas" serão discutidas em outros tópicos deste ou de outros capítulos. Aqui, abordaremos as apraxias do vestir-se e a orobucolingual.

Apraxia do vestir-se resulta da perda da referência do eixo corporal em relação à vestimenta. O paciente não é capaz, por exemplo, de vestir uma camisa ou calça. Está associada ao comprometimento do córtex parietal direito, dominante em relação ao nosso esquema corporal.

Apraxia orobucolingual consiste na incapacidade de fazer movimentos propositais com a boca e a língua. Por exemplo, o paciente não consegue assobiar, mostrar os dentes, assoprar uma vela, protrair a língua ou levar a ponta da língua ao nariz. Entretanto, movimentos automáticos estão presentes. Essa apraxia aparece em lesões unilaterais à esquerda ou bilaterais da região opercular frontal. Nos casos de acometimentos bilaterais, pode está associada à síndrome opercular frontal (ou síndrome de Foix-Chavany-Marie).

Funções visuoespaciais

O processamento da informação visual dá-se por duas vias divergentes que partem do córtex estriado, uma dorsal (também conhecida como via do "onde" ou do "*where*") dirigida para córtex parietal posterior, e uma ventral (conhecido como via do "o quê" ou do "*what*") dirigida para áreas de associação visual occipitotemporal (Figura 2.17)[1,41]. Essas duas redes constituem-se nas áreas de associação visual unimodal (áreas de Brodmann 18 e 19) que se conectam com os córtices heteromodais temporal (via do "*what*") e parietal (via do "*where*"). A rede dorsal occipitoparietal permite a integração de informações visuoespaciais com a posição dos olhos por meio do campo ocular parietal e, portanto, desempenha um papel central na atenção espacial. Ou seja, a percepção de um alvo visual é enviada pela via dorsal aos campos oculares parietais que então direcionam o olhar para esse alvo, possibilitando a exploração visual e o alcance das mãos ao objeto.

Síndrome de Balint

Danos bilaterais à via occipitoparietal dorsolateral levam ao surgimento da síndrome de Balint, cujas manifestações são ataxia óptica, apraxia oculomotora e simultanagnosia[41,42].

A ataxia óptica consiste na incapacidade de alcançar com as mãos um alvo guiado pela visão. Muitas vezes, o paciente fica tateando em busca dos objetos que deseja alcançar, o que leva a um aspecto que lembra alguém com uma deficiência visual. Não é incomum esses pacientes serem levados inicialmente a um oftalmologista e não a um neurologista. A ataxia óptica pode ser interpretada como resultante de um erro na análise da posição e orientação dos objetos no espaço. Outra dificuldade consiste na avaliação da orientação dos objetos. Por exemplo, o paciente pode ter dificuldade em segurar uma caneta por não conseguir identificar o seu maior eixo. No exame neurológico, é solicitado ao paciente para pegar um objeto (por exemplo, um molho de chaves), no entanto ele não é capaz alcançá-lo. Por outro lado, se um estímulo auditivo for feito com o objeto (por exemplo, balançando-se as chaves), ele consegue apanhá-lo. Importante testar nos quatro quadrantes do campo visual. Uma manobra também muito útil é o "índex do examinador-nariz". O paciente não consegue alcançar o dedo do examinador, mas é capaz de acertar o seu próprio nariz, o que diferencia de um erro de uma ataxia cerebelar ou sensitiva. Interessante notar que embora a síndrome de Balint requeira um comprometimento bilateral, danos unilaterais do lóbulo de parietal inferior podem levar a um ataxia óptica apenas do membro superior contralateral ou pelo menos dos alvos visuais no hemicampo contralateral.

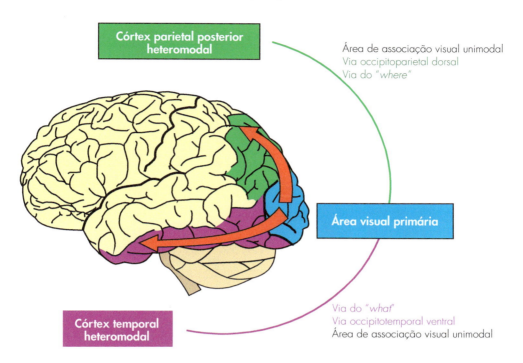

Figura 2.17 – Neuroanatomia do processamento visual pelas áreas visuais primária (em azul) e secundária (em verde e roxo). A informação visuoespacial ("onde") é processada pela via occipitoparietal dorsal (ou via do "*where*"), enquanto o reconhecimento visual ("o quê") se dá pela via occipitotemporal ventral (ou via do "*what*").

A apraxia oculomotora (ou "paralisia psíquica do olhar"), por sua vez, é a incapacidade de gerar sacadas voluntárias guiadas por um alvo visual. Portanto, trata-se de uma falha no sistema de exploração visual. Durante o exame, o indivíduo não consegue direcionar o olhar para um alvo estabelecido como o dedo do examinador. No entanto, sacadas reflexas estão preservadas como aqueles presentes no nistagmo optocinético ou geradas a partir de um alvo que aparece inesperadamente no campo visual periférico. Em casos leves, o paciente pode apresentar apenas uma latência para iniciar a sacada. Assim como na ataxia óptica, lesões occipitoparietais unilaterais podem levar a uma apraxia oculomotora apenas para sacadas que se movem para o lado da lesão.

Por fim, a simultanagnosia refere-se à incapacidade de integrar os detalhes visuais em um todo coerente. Em outras palavras, o sujeito ao ver uma cena ou um objeto, tem a percepção dos detalhes, mas é inábil de ver e interpretar uma cena (ou um objeto) como um todo. Trata-se, portanto, de uma inatenção visuoespacial, em que o paciente não é capaz de focar a atenção em múltiplos alvos visuais simultaneamente em uma cena complexa, embora a percepção de cada item isoladamente está preservada. À beira do leito, alguns testes podem ser feitos. Por exemplo, pode se solicitar ao paciente para descrever a prancha do "roubo de biscoito" (Figura 2.12). O sujeito com simultanagnosia consegue "ver" detalhes como os pratos ou a água no chão, mas é incapaz de descrever toda a cena. O examinador pode escrever uma única letra, preenchendo toda folha, constituída por outra letra de tamanho menor, como, por exemplo, uma grande letra H formada por pequenas letras T (Figura 2.18). Outro método é escrever em uma folha de papel várias letras em tamanhos diferentes e solicita-se para o paciente apontar uma determinada letra. Pacientes com simultanagnosia conseguem visualizar

Figura 2.18 – Letra H formada por pequenas letras T (letra Navon) usada para avaliação de simultanagnosia.

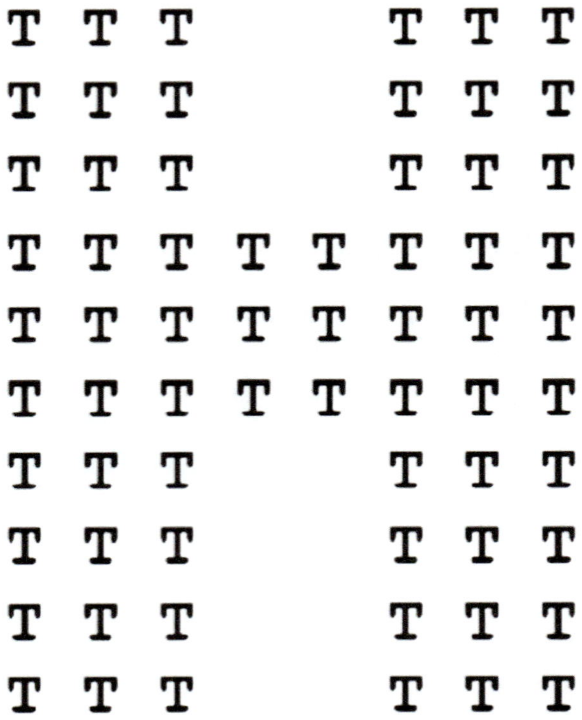

apenas as letras pequenas nas duas tarefas acima. Lesões da junção occipitoparietal medial, cúneo e sulco intraparietal também são descritas como associadas à simultanagnosia.

Atenção espacial e síndrome de heminegligência

O córtex de associação heteromodal do lobo parietal direito exerce um papel dominante na rede de atenção espacial por meio da integração das informações espaciais do ambiente extrapessoal com as diversas modalidades sensoriais, permitindo direcionar o foco atencional[43,44]. O hemisfério direito é capaz de dirigir a atenção para ambos os hemiespaços, enquanto o hemisfério esquerdo foca a atenção apenas para o espaço contralateral. Assim, lesões no córtex parietal direito levam a uma síndrome de heminatenção espacial, conhecida como heminegligência à esquerda. Há uma negligência na percepção de informações sensoriais e, consequentemente, o indivíduo não se sente compelido a explorar esse hemiespaço. A síndrome de heminegligência, portanto, apresenta um componente perceptivo e outro motor exploratório. Vale lembrar que outras estruturas corticais (como o campo ocular frontal no giro frontal médio e o giro do cíngulo) e subcorticais (núcleo caudado e pulvinar do tálamo) e os tratos que conectam essas regiões participam da rede de atenção espacial e assim a heminegligência não é exclusividade de lesões parietais à direita (Figura 2.19)[1,43].

O principal sinal do componente perceptivo é o fenômeno de extinção. Nele, quando o indivíduo recebe simultaneamente dois estímulos (visuais, táteis ou auditivos), um em cada hemiespaço, não há uma percepção do estímulo no hemiespaço contralateral ao da lesão, isto na ausência de déficits sensoriais primários. Por exemplo, o examinador movimenta um dedo em cada hemicampo e o paciente tem a percepção em cada lado. Mas, quando ele

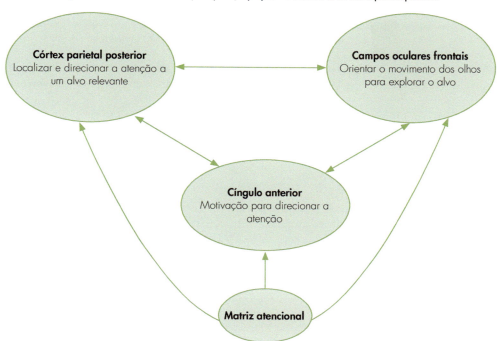

Figura 2.19 – Rede neural de atenção espacial, cujo epicentro encontra-se no córtex parietal posterior.

movimenta simultaneamente os dedos nos dois lados, o paciente refere "ver" apenas o dedo no hemicampo direito. Uma dúvida muito comum se dá em como diferenciar uma extinção visual de uma hemianopsia homônima. Por definição, na extinção visual só pode ser definida quando não há um estímulo bilateral, já na hemianopsia o indivíduo não tem a percepção mesmo quando o alvo visual é apresentado de forma isolada em cada hemicampo.

O componente motor exploratório é observado quando o paciente adota a postura de desvio do olhar conjugado para direita e explora apenas o lado direito do ambiente. Por exemplo, ao se alimentar, o sujeito come apenas o que há no lado direito do prato ou o paciente não direciona o olhar e a cabeça ao examinador quando esse se encontra no seu lado esquerdo. O desvio do olhar conjugado comumente reflete um dano nos campos oculares frontal e parietal. Alguns testes úteis para avaliação do componente motor exploratório são a bissecção de uma linha e o cancelamento de linhas. No primeiro, desenha-se uma única linha na direção horizontal e solicita-se que trace outra dividindo-a ao meio. O paciente heminegligente desloca esse traço para a direita. No segundo teste, diversas linhas são desenhadas em uma folha de papel e pede-se para fazer um traço em cada uma delas. Novamente, apenas as linhas à direita são marcadas. Interessante notar que os erros nos dois testes também demonstram o componente perceptivo visual da heminatenção. Outra maneira de se avaliar a heminegligência se dá em provas de habilidades visuoconstrutivas, como no teste do desenho do relógio ou a cópia de um cubo. Aqui, nota-se que além de usar apenas o lado direito da folha de papel, o desenho apresenta omissões ou distorções de detalhes do lado esquerdo da figura.

Além dos componentes descritos, paciente com heminegligência pode não reconhecer partes corporais do hemicorpo esquerdo como sendo seu, ou mesmo ignorá-lo como um todo. A esse sintoma dá-se o nome de hemiassomatognosia. Quando há um conteúdo de delírio associado (por exemplo, acreditar que aquele braço pertence a outra pessoa), denomina-se somatoparafrenia[43]. Conforme já havia sido relatado, os lobos parietais contêm a representação cognitiva do nosso esquema corporal. Lesões à esquerda podem levar a dificuldades direita-esquerda e agnosia digital, mas injúrias à direita acometem de forma mais grave o esquema corporal.

Outro sinal muito frequente é a anosognosia, caracterizada como a incapacidade de o indivíduo ter consciência do seu próprio déficit neurológico. Por exemplo, a heminegligência comumente é acompanhada de hemiparesia esquerda quando é decorrente de um infarto em território da artéria cerebral média direita. O paciente nesses casos pode não reconhecer que está hemiparético e acreditar estar com a força muscular normal. Tanto a hemiassomatognosia como a anosognosia são mais comumente observadas na fase aguda de injúrias no lobo parietal direito.

Apraxia de construção

A integração das informações visuoespaciais pelo córtex parietal tem um papel crítico nas habilidades visuoconstrutivas, exigidas em tarefas, como desenho, montagem de quebra-cabeças e na construção de modelos de blocos. Lesões parietais, portanto, levam a uma apraxia de construção. Do mesmo modo que a atenção, aqui também há uma dominância do hemisfério direito, embora lesões parietais à esquerda menos frequentemente possam causar apraxia de construção[22].

Testes de cópia de desenhos como reproduzir figuras geométricas (p. ex., um cubo no MoCA ou os pentágonos do MEEM) são úteis para detecção de uma apraxia de construção. O teste do desenho do relógio, embora muito usado para avaliar funções executivas, depende de habilidades visuoconstrutivas (presente no MoCA e na BBRC). A clássica figura complexa de Rey-Osterrieth comumente é aplicada em baterias neuropsicológicas formais (Figura 2.20)[10]. Recomenda-se sempre a aplicação de alguma prova visuoconstrutiva em todo exame cognitivo pela praticidade e sensibilidade. Cabe ressaltar que pacientes com síndrome disexecutiva podem similarmente apresentar dificuldades nas provas de cópias de desenhos, sobretudo em figuras mais complexas, por um comprometimento na capacidade de planejar, organizar e monitorar todas as etapas da tarefa[17].

Figura 2.20 – Figura complexa de Rey-Osterrieth. A cópia dessa figura permite avaliar habilidades visuoconstrutivas e planejamento (funções executivas). Pode-se solicitar para o paciente redesenhar, após 30 minutos, como forma de avaliação da memória episódica visual.

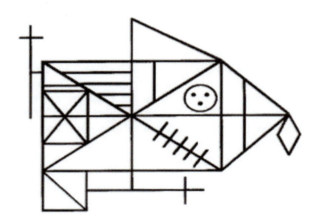

Funções visuoperceptivas

O processamento das informações visuais da forma e da cor, necessários para o reconhecimento de objetos e de faces, dá-se pela rede occipitotemporal ventromedial (via do "*what*"). Essa rede permite a integração da percepção visual pelo córtex estriado com o conhecimento semântico nas regiões anteriores e ínfero-mediais do lobo temporal esquerdo[41,42]. Os giros fusiforme e lingual exercem um papel central nessa conexão. Portanto, lesões nessa via levam a falhas no reconhecimento visual ou agnosias (do grego a + *gnosis*, não conhecimento) sejam de objetos (agnosia visual para objetos), faces familiares (prosopagnosia), cores (acromatopsia e agnosia para cores) e de ambientes conhecidos (topografagnosia).

Agnosia visual para objetos

Agnosia visual para objetos refere-se à incapacidade de identificação visual de objetos sem um déficit sensorial primário. A agnosia visual aperceptiva caracteriza-se pelo prejuízo na percepção propriamente, no qual o indivíduo tanto não reconhece qual é o objeto, como não é capaz de discernir as suas formas (o percepto). Ocorre quando as lesões são nos giros linguais e fusiforme bilateralmente e mais posteriores, próximas do córtex visual primário[42,45]. Por outro lado, quando as lesões são mais anteriores no córtex occipitotemporal (giro fusiforme) e unilaterais à esquerda, há um prejuízo no acesso da informação visual ao seu significado semântico, o que se define como uma agnosia visual associativa. Nessa situação, há uma percepção da forma, mas não se reconhece o que é o objeto.

No exame à beira do leito, suspeita-se de uma agnosia visual quando o paciente não consegue identificar um objeto apresentado pela via visual, porém o distingue pela audição ou pelo tato. Naturalmente, as habilidades visuais primárias, como acuidade visual e campos visuais, devem estar preservadas. Anomia deve ser diferenciada por meio de testes de nomeação por outras modalidades sensoriais ou pela descrição verbal de objetos. O paciente com déficit de linguagem reconhece visualmente o objeto (muitas vezes indicando com gestos o seu uso ou fazendo circunlóquios na tentativa de nomear), mas não tem a capacidade de nomeá-lo, mesmo que pelo tato ou pela audição. Já na agnosia visual, a pessoa não apenas é incapaz de nomear, como também não consegue descrever a função do objeto ou fazer associações semânticas e quando apresentado por outra modalidade sensitiva, ele nomeia e reconhece. Um fenômeno intrigante é o "desbloqueio da agnosia", em que o sujeito com agnosia visual pode reconhecer o objeto após este ser movimentado, pois essa mobilização pode levar a informação da percepção visual a ser processada pela via occipitoparietal dorsal[41].

Uma prova útil para discriminar uma agnosia aperceptiva de uma associativa é solicitar ao paciente que reproduza o objeto em desenho. Se o sujeito faz um desenho a partir do que ele vê, mesmo sem reconhecê-lo, trata-se de uma agnosia associativa. Além disso, na agnosia aperceptiva, o examinando não se mostra apto para copiar figuras geométricas simples. Interessantemente, indivíduos com agnosia aperceptiva quando solicitados a desenhar um objeto a partir de sua memória (no caso semântica), eles são capazes de fazê-lo sem dificuldades, o que também permite diferenciar de apraxia de construção. Outro teste clássico de agnosia visual é solicitar ao paciente que identifique os objetos dentro de um grupo de desenhos superpostos (Figura 2.21). Aqui, enquanto indivíduos com agnosia visual aperceptiva não têm a percepção que há diversas figuras superpostas, aqueles com agnosia visual associativa conseguem identificá-las, mas não reconhece quais são.

Outro diferencial de agnosias visuais é a afasia óptica[34]. Conforme já discutido no item de "linguagem", a afasia óptica representa um dos sinais da síndrome de desconexão visuo-verbal e se caracteriza pela dificuldade de nomear objetos pela visão. Mas diferentemente da anomia, o paciente é capaz de nomear por vias não visuais. E, por outro lado, distingue-se de agnosia, pois ele é capaz de reconhecer visualmente o objeto e as suas formas, sendo capaz de descrever por pantomima ou descrevendo o seu uso (Tabela 2.9). Outro sinal da síndrome de desconexão visuoverbal, a alexia pura é considerada por alguns autores uma "agnosia visual para letras".

Prosopagnosia

Prosopagnosia (do grego *prosopon*, face) é a inabilidade no reconhecimento de faces familiares[42,45]. Todavia, o indivíduo pode identificar por outras pistas como pela voz, por maneirismos, pela vestimenta ou por sinais particulares (como uma cicatriz). Ademais, o sujeito com prosopagnosia é hábil em identificar as características da face (por exemplo, cor da pele,

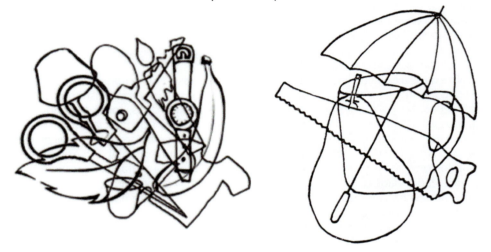

Figura 2.21 – Figuras de objetos sobrepostos para avaliação de agnosia visual. Solicita-se ao examinando que identifique os objetos desenhados nas figuras. Pacientes com agnosia visual aperceptiva não reconhecem que há vários objetos sobrepostos. Já aqueles com agnosia visual associativa conseguem identificar que há vários objetos desenhados e sobrepostos, mas não são capazes de reconhecer quais são cada objeto.

Tabela 2.9 – Diferenças entre anomia, agnosia visual e afasia óptica

	Nomeação do objeto pela visão	Nomeação do objeto por vias não visuais	Reconhecimento do objeto pela visão	Reconhecimento do objeto por vias não visuais	Capacidade de desenhar ou reconhecer as formas pela visão
Anomia (afasia)	Não	Não	Sim	Sim	Sim
Afasia óptica	Não	Sim	Sim	Sim	Sim
Agnosia visual aperceptiva	Não	Sim	Não	Sim	Não
Agnosia visual associativa	Não	Sim	Não	Sim	Sim

gênero) e expressões emocionais (tristeza, alegria). O que ele não consegue é saber a quem pertence aquele rosto. Classicamente, são decorrentes de lesões nos giros fusiformes bilaterais ou unilaterais à direita. Assim como na agnosia visual para objetos, a prosopagnosia também pode ser aperceptiva (não consegue processar a forma da face) ou associativa (tem a percepção da forma do rosto, mas não consegue associar essa face com sua memória semântica). Para o diagnóstico, o examinador pode mostrar fotografias de familiares ou pessoas públicas e solicitar para identificá-las. Importante ter o cuidado que o paciente tenha conhecimento prévio das pessoas que são apresentadas pelas fotos.

Dentre os diagnósticos diferenciais, estão as síndromes de falsa identificação delirante (Tabela 2.10)[46,47]. Essas síndromes caracterizam-se por um conteúdo delirante que leva a erros na identificação de si e/ou de outras pessoas ou de lugares. Na síndrome de Capgras, por exemplo, o paciente tem um delírio em que uma pessoa que lhe é familiar foi substituída por um impostor de aparência idêntica à original. Ou seja, não é uma simples dificuldade de reconhecimento visual de faces. Diferentemente da prosopagnosia, o substrato anatômico dessas síndromes de falsa identificação não é a via occipitotemporal ventral, mas sim patologias que levam a hiper- ou hipofunção das conexões entre o sistema límbico (memória afetiva) e o neocórtex temporal (memória e reconhecimento visuais)[48]. Essas síndromes podem resultar tanto de enfermidades neurológicas, como de transtornos psiquiátricos, notadamente a esquizofrenia[46].

Tabela 2.10 – Síndromes de Falsa Identificação Delirante (Delusional Misidentification Syndromes)[47]

Síndrome	Características
Síndrome de Capgras	Crença de que uma pessoa familiar foi substituída por um impostor com aparência idêntica. Também chamado de delírio dos sósias.
Paramnésia reduplicativa	O sujeito acredita um determinado lugar foi duplicado e que o original e a cópia existem simultaneamente.
Síndrome de Frégoli	O paciente acredita que vários estranhos são, na verdade, uma mesma pessoa familiar disfarçada (delírio de hiperfamiliaridade).
Síndrome de intermetamorfose	O paciente tem a convicção de que o perseguidor passou por uma metamorfose, transformando-se física e mentalmente em outra pessoa.

Visão de cores

Assim como na identificação de objetos e faces, a percepção e o reconhecimento das cores também se dão pela via ventral occipitotemporal. Os transtornos mais comuns são a acromatopsia e a agnosia para cores[42].

Acromatopsia (ou cegueira cortical para cores) corresponde a não percepção das cores em um quadrante, um hemicampo ou em todo o campo visual. Por consequência, as cores passam a ser apenas em preto e branco ou em tons de cinza. Por outro lado, chama-se de agnosia para cores o não reconhecimento das cores, embora a capacidade de distinguir tonalidades esteja preservada. Ou seja, acromatopsia consiste em um distúrbio aperceptivo e a agnosia para cores, um transtorno associativo. Acromatopsia aparece em lesões nos giros fusiforme e lingual bilateralmente (no caso de danos unilaterais, tem-se uma hemiacromatopsia), enquanto agnosia para cores decorre de danos occipitotemporais mais anteriores no hemisfério esquerdo[42].

Uma forma de diferenciar os dois distúrbios é apresentando vários objetos de cores diferentes e pedindo-se que os agrupe por cores. O indivíduo com acromatopsia não consegue, pois vê apenas objetos acinzentados. Já o paciente com agnosia para cores, não consegue identificar as cores, todavia, é capaz de separar os objetos pela tonalidade. Apesar disso, sujeitos com agnosia para cores não conseguem apontar uma cor designada pelo examinador. Por exemplo, ao ser solicitado entre dois objetos de cores diferentes, como azul e vermelho, que indique qual o de cor azul, o paciente é inábil em fazê-lo. Um teste também muito útil consiste em se solicitar para que se leia um cartão de Ishihara. Na cegueira cortical para cores, não é possível ler os números no cartão (pois tudo se encontra em tons de cinza), enquanto na agnosia para cores isso é possível. Eventualmente, pacientes com acromatopsia podem ser ter um defeito parcial na percepção de cores, o que permite diferenciar aquelas com tonalidades mais opostas como vermelho/verde e azul/amarelo.

Já a anomia para cores é definida pela dificuldade apenas na nomeação. Diferencia-se de agnosia visual para cores, pois o paciente seria capaz de apontar um objeto com a cor determinada pelo examinador (indicando que a função de reconhecimento está preservada). A anomia para cores é mais um sinal que pode estar presente na síndrome de desconexão visuoverbal (além da afasia óptica e da alexia pura).

Outros distúrbios visuais corticais

Além de agnosias visuais e transtornos correlatos, outras síndromes podem se manifestar em pacientes com danos nas áreas visuais primárias e secundárias (ou de associação unimodal) ou em suas conexões. Aqui, citaremos algumas de maior relevância clínica[45,48].

Síndrome de Anton-Babinski é descrita em lesões occipitais bilaterais e caracteriza-se por uma cegueira cortical em que o indivíduo apresenta uma anosognosia para o déficit visual. Os pacientes agem como se pudessem ver e comumente descrevem objetos, ambientes e cenas como se fossem reais (confabulações ou falsas memórias de experiências perceptivas visuais). Embora não haja percepção de forma, cor e profundidade, eles podem eventualmente reagir a estímulos visuais mais elementares, como brilho, tamanho e movimento, bem como podem apresentar nistagmo optocinético.

A Síndrome de Charles-Bonnet, por sua vez, consiste em alucinações visuais simples ou complexas que se manifestam em indivíduos com déficits visuais graves por patologia ocular ou das vias visuais. Mais comumente, é vista em idosos com baixa acuidade visual por doenças oculares, como catarata, glaucoma ou degeneração macular. Diferentemente da Síndrome de Anton, o indivíduo com Síndrome de Charles-Bonnet comumente tem alguma consciência que as alucinações não são reais. Vale tomar nota que para o seu diagnóstico, faz-se necessário que o sujeito não apresente comprometimento cognitivo ou psiquiátrico que justifiquem as alucinações. Acredita-se que a desaferentação visual leve a um estado de hiperfunção das áreas visuais que, por sua vez, geraria as alucinações.

Orientação topográfica

A orientação topográfica trata-se de uma função cognitiva bastante complexa e envolve uma ampla rede, integrando outros domínios cognitivos, como a memória episódica, habilidades visuoespaciais e funções visuoperceptivas. Denomina-se topografagnosia a incapacidade de reconhecimento de ambientes familiares ou de aprender novos caminhos. Clinicamente, manifesta-se pela desorientação topográfica[42].

A orientação topográfica pode ser dividida em alôcentrica e egocêntrica. A orientação alocêntrica pode ser definida como a percepção da distribuição espacial de marcos que levam à formação de mapas topográficos. Um exemplo de orientação alocêntrica é saber que o prédio da prefeitura fica em uma determinada rua e encontra-se ao lado de uma praça e a cem metros de um teatro. Por outro lado, a orientação egocêntrica consiste na relação espacial do indivíduo com o ambiente. Esse sistema permite que saibamos se estamos próximos ou distantes de um destino final ou se um determinado prédio se encontra à sua frente ou à sua esquerda ou direita. É também por meio dessa orientação egocêntrica que conseguimos percorrer a uma rota desconhecida e chegar ao nosso destino final, após sermos instruídos por alguém ("ande mais três quarteirões, vire à direita e o prédio que você busca está a duzentos metros).

Os giros para-hipocampal e fusiforme adjacente apresentam um papel crítico na orientação topográfica alôcentrica, por meio do reconhecimento de pontos de referência no ambiente que nos permite traçar as rotas. Danos nesses dois giros, sobretudo à direita, podem levar a uma agnosia de marcos. Por outro lado, a porção posterior (cauda) do hipocampo e o giro para-hipocampal são fundamentais para o aprendizado de novas rotas (o que envolve nosso sistema de memória episódica) e estabelecer um "mapa topográfico cognitivo". Já o córtex parietal medial, em especial a região do pré-cúneo, participa dessa rede integrando as informações topográficas com o esquema corporal e, portanto, permitindo a orientação egocêntrica. E, por fim, o córtex retroesplênico se insere como um ponto de conexão que integra os dois tipos de orientação em um único "sistema de neuronavegação"[49]. Podemos afirmar que essa complexa rede atua como se fosse o nosso "GPS cerebral".

Síndromes de desconexão

As Síndromes de Desconexão constituem-se de transtornos neurológicos resultantes de lesões nos tratos de fibras inter-hemisféricas (p. ex.: corpo caloso) ou intra-hemisférica (p. ex.: fascículo arqueado) que interligam determinadas áreas corticais de uma mesma rede ou de diferentes redes neurais. Hoje, sabe-se que danos em córtices de associação podem também levar a síndromes de desconexão. O conhecimento dessas síndromes vem sendo construído desde as primeiras descrições com Dejerine, Wernicke e Liepmann na transição dos séculos XIX e XX, passando pela publicação da clássica monografia *Disconnexion Syndromes in Animals and Man* de Norman Geschwind (1965) e chegando até os estudos mais recentes com técnicas modernas de neuroimagem. Vale mencionar que esse trabalho de Geschwind é considerado uma das pedras angulares da Neurologia Cognitiva moderna, sendo um dos alicerces para o entendimento de redes neurais, em oposição ao modelo "localizacionista"[50,51].

Os exemplos mais clássicos são a alexia pura (inicialmente descrita por Dejerine) e a afasia de condução (descrita por Wernicke). Ao longo deste capítulo, diversas síndromes de desconexão foram descritas e encontram-se resumidas na Tabela 2.11. Aqui, destacaremos a síndrome da mão alienígena, decorrente de danos do corpo caloso ou do córtex frontal medial (área motora suplementar, cíngulo anterior ou pré-frontal mesial) que levam a uma perda do controle coordenado de movimentos bimanuais. Clinicamente, manifesta-se com uma mão que "age" de forma autônoma, involuntária e independente da outra, com movimentos "propositais" e "direcionados", podendo haver inclusive conflito intermanual (nas formas associadas a lesões calosas). A mão alienígena é mais comumente observada no membro superior esquerdo. Patologias parietais podem levar ao fenômeno de levitação, que pode ser interpretado como uma forma mais sutil de mão alienígena.

Tabela 2.11. Síndromes clássicas de desconexão

Síndrome de desconexão	Topografia	Áreas desconectadas
Agnosia visual associativa	Giro fusiforme esquerdo	Áreas visuais e neocórtex temporal esquerdo (memória semântica)
Prosopagnosia	Giro fusiforme direito	Áreas visuais e neocórtex temporal direito (memória semântica para faces)
Afasia de condução	Fascículo arqueado Lóbulo parietal inferior esquerdo (giro supramarginal)	Áreas de Broca e Wernicke
Afasia transcortical motora	Giro frontal médio esquerdo Região de fronteira vascular (artérias cerebrais média e anterior) à esquerda	Área de Broca
Afasia transcortical sensitiva	Giros temporal médio e angular esquerdos Região de fronteira vascular (artérias cerebrais média e posterior) à esquerda	Área de Wernicke
Surdez pura para palavras	Porção anterior dos giros temporais superiores bilateralmente	Áreas auditivas primárias e área de Wernicke
Alexia pura	Córtex temporo-occipital esquerdo e esplênio do corpo caloso. Giro fusiforme esquerdo	Áreas visuais e rede de linguagem Desconexão visuoverbal
Afasia óptica	Córtex temporo-occipital esquerdo e esplênio do corpo caloso. Giro fusiforme esquerdo	Áreas visuais e rede de linguagem Desconexão visuoverbal
Anomia para cores	Córtex temporo-occipital esquerdo e esplênio do corpo caloso. Giro fusiforme esquerdo	Áreas visuais e rede de linguagem Desconexão visuoverbal
Apraxia calosa (ou simpatética)	Porção anterior do corpo caloso	Córtex parietal inferior esquerdo e áreas motoras suplementar esquerda e direita
Apraxia ideomotora frontal	Área motora suplementar esquerda	Córtex parietal inferior esquerdo e áreas motoras à esquerda
Apraxia dissociativa	Conexões entre o córtex parietal inferior e as áreas de linguagem ou de associação visual	Córtex parietal inferior e as áreas de linguagem ou de associação visual
Mão alienígena	Porção anterior do corpo caloso ou área motora suplementar/córtex frontal medial	Áreas motoras suplementar esquerda e direita
Assimbolia para dor	Ínsula anterior	Córtex parietal e sistema límbico

ANEXO 2.1
Roteiro de Exame Cognitivo do Grupo de Neurologia Cognitiva e do Comportamento (GNCC) do Hospital das Clínicas da FMUSP

Miniexame do estado mental

Orientação	Linguagem
Dia da semana ( )	Nomear um relógio ( ) e uma caneta ( )
Dia do mês ( )	Repetir "nem aqui, nem ali, nem lá" ( )
Mês ( )	Comando: "pegue este papel com a sua mão direita ( ), dobre ao meio ( ) e coloque no chão" ( )
Ano ( )	
Hora aproximada ( )	Ler e obedecer: "Feche os olhos" ( )
Local específico ( )	Escrever uma frase ( )
Instituição ( )	
Bairro ou rua próxima ( )	
Cidade ( )	
Estado ( )	
Memória imediata	**Habilidades visuoespaciais**
vaso ( ) carro ( ) tijolo ( )	Copiar um desenho ( )
Atenção e cálculo	**Escore total**
93 ( ) 86 ( ) 79 ( ) 72 ( ) 65 ( )	
Evocação	**Memória operacional**
vaso ( ) carro ( ) tijolo ( )	O ( ) D ( ) N ( ) U ( ) M ( )

Feche os olhos

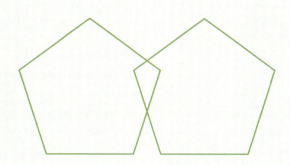

Bateria breve de rastreio cognitivo

	Nomeação	Memória incidental	Memória imediata	Aprendizado	Memória tardia	Reconhecimento
Sapato						
Casa						
Pente						
Chave						
Avião						
Balde						
Tartaruga						
Livro						
Colher						
Árvore						
Resultados						
Corretas						
Intrusões						

Fluência verbal semântica (animais)

Total =

Teste do desenho do relógio (ponteiros mostrando 2h 45min)

10	Hora certa
09	Leve distúrbio nos ponteiros
08	Distúrbio mais intenso nos ponteiros
07	Ponteiros completamente errados
06	Uso inapropriado (código digital ou círculos envolvendo números)
05	Números em ordem inversa ou concentrados em alguma parte do relógio
04	Números faltando ou situados fora dos limites do relógio
03	Números e relógio não mais conectados. Ausência de ponteiros
02	Alguma evidência de ter entendido as instruções, mas com vaga semelhança com um relógio
01	Não tentou ou não conseguiu representar um relógio

Avaliação cognitiva de Montreal (MoCA)

VISUOESPACIAL / EXECUTIVA		Copiar o cubo	Desenhar um RELÓGIO (onze horas e dez minutos) (3 pontos)			Pontos
(trilha: 1-A-2-B-3-C-4-D-5-E Fim / Início) [ ]		[ ]	[ ] Contorno	[ ] Números	[ ] Ponteiros	__/5

NOMEAÇÃO			
(leão) [ ]	(rinoceronte) [ ]	(camelo) [ ]	__/3

MEMÓRIA	Leia a lista de palavras, O sujeito de repeti-la, faça duas tentativas Evocar após 5 minutos		Rosto	Veludo	Igreja	Margarida	Vermelho	Sem Pontuação
		1ª tentativa						
		2ª tentativa						

ATENÇÃO	Leia a seqüência de números (1 número por segundo)	O sujeito deve repetir a seqüência em ordem direta [ ] 2 1 8 5 4	__/2
		O sujeito deve repetir a seqüência em ordem indireta [ ] 7 4 2	

Leia a série de letras. O sujeito deve bater com a mão (na mesa) cada vez que ouvir a letra "A". Não se atribuem pontos se ≥ 2 erros.   __/1
[ ] F B A C M N A A J K L B A F A K D E A A A J A M O F A A B

Subtração de 7 começando pelo 100 [ ] 93 [ ] 86 [ ] 79 [ ] 72 [ ] 65 __/3
4 ou 5 subtrações corretas: 3 pontos; 2 ou 3 corretas 2 pontos; 1 correta 1 ponto; 0 correta 0 ponto

LINGUAGEM	Repetir: Eu somente sei que é João quem será ajudado hoje. [ ]	O gato sempre se esconde embaixo do Sofá quando o cachorro está na sala. [ ]	__/2

Fluência verbal: dizer o maior número possível de palavras que comecem pela letra F (1 minuto). [ ]_____ (N ≥ 11 palavras)   __/1

ABSTRAÇÃO	Semelhança p. ex. entre banana e laranja = fruta [ ] trem - bicicleta [ ] relógio - régua	__/2

EVOCAÇÃO TARDIA	Deve recordar as palavras SEM PISTAS	Rosto [ ]	Veludo [ ]	Igreja [ ]	Margarida [ ]	Vermelho [ ]	Pontuação apenas para evocação SEM PISTAS	__/5
OPCIONAL	Pista de categoria							
	Pista de múltipla escolha							

ORIENTAÇÃO	[ ] Dia do mês [ ] Mês [ ] Ano [ ] Dia da semana [ ] Lugar [ ] Cidade	__/6

TOTAL Adicionar 1 pt se ≤ 12 anos de escolaridade   __/30

Observações:
1. Fazer o Teste do Relógio na Bateria Breve e depois pontuar no MoCA.
2. Fazer se MEEM > 15 pontos e se > 4 anos de escolaridade.

Atenção e funções executivas

Atenção
Dígitos ordem direta
16
95
283
419
5273
6917
26158
49327
715294
681495
8472936
6185348
Total:

Memória operacional
Dígitos ordem inversa
15
29
742
518
3948
6274
95631
47352
835291
294171
5927163
8362517
Total:

Controle inibitório	
Go no go	☐ Nenhum erro ☐ 1 erro ☐ 2 erros ☐ ≥3 erros

Atos motores alternados e flexibilidade mental	
Sinal do aplauso	Perseveração? ☐ Não ☐ Sim
Teste de Luria (punho – borda – palma)	Consegue fazer? ☐ Não ☐ Sim
Teste de Ozeretski	Consegue fazer? ☐ Não ☐ Sim

Fluência verbal fonêmica (fazer a letra p, se o MoCA não for aplicado)
Total =

Abstração (se o MoCA não for aplicado)	
Qual a semelhança entre:	Banana – laranja? ☐ Não ☐ Sim (frutas)
	Trem – bicicleta? ☐ Não ☐ Sim (meios de transportes)
	Relógio – régua? ☐ Não ☐ Sim (instrumentos de medida)

Linguagem

Fala espontânea	**Sugestão: usar a prancha do roubo de biscoitos** Fluência: ( ) Normal ( ) Diminuída Agramatismo: ( ) Não ( ) Sim Pausas para encontrar palavras: ( ) Não ( ) Sim Circunlóquios: ( ) Não ( ) Sim Parafasias: ( ) Não ( ) Fonêmicas ( ) Semânticas Apraxia de fala: ( ) Não ( ) Sim **Para avaliação de apraxia de falar, fazer o teste de disdiadocinesia oral usando /pa – ta – ka/**
Nomeação	**Sugestão: nomeação das 12 figuras do Addenbrooken** ( ) Caneta ( ) Relógio ( ) Canguru ( ) Pinguim ( ) Âncora ( ) Dromedário (ou camelo) ( ) Harpa ( ) Rinoceronte ( ) Barril ( ) Coroa ( ) Relógio Jacaré (ou crocodilo) ( ) Acordeon (ou sanfona)
Compreensão	**Conhecimento semântico de palavras:** ( ) "O que é um guarda-chuva?" ( ) "O que é uma semente?" ( ) "O que é um caramujo?" **Compreensão auditiva de sentenças:** ( ) "Se eu jogo uma rolha na água, ela afunda?" ( ) "O leão foi morto pelo tigre. Quem morreu?"
Repetição	**Dificuldade de repetição?** ( ) "O céu é azul" ( ) "Tive que mudar o trajeto por causa do trânsito" ( ) "Vou comprar um lindo presente para minha vizinha"
Leitura	**Dificuldade de leitura (alexia)?** ( ) Luta ( ) Mufer ( ) Saxofone ( ) "Amanhã, vamos ao estádio ver o jogo" ( ) "Eu vou pegar um taxi para chegar ao médico a tempo"
Escrita	**Dificuldade de escrita (agrafia)?** Escrita espontânea (frase do MEEM) ( ) Não ( ) Sim Escrita copiada: ( ) "O ônibus quebrou e cheguei atrasado no trabalho" Escrita sob ditado: ( ) "Os vidros do quarto não têm sido bem limpos"

Praxias

1. Apraxia ideomotora com gestos intransitivos (monomanual)
A. Dar tchau. B. Bater continência.
2. Apraxia ideomotora com gestos intransitivos (bimanual)
A. Anel duplo encadeado (imitação). B. Mão direita aberta com ponta dos dedos na palma da mão esquerda (imitação).
3. Apraxia ideomotora com gestos transitivos
A. Demonstrar como se segura um copo e se leva a boca. B. Demonstrar como se usa uma tesoura e se corta um papel. C. Demonstrar como segura uma chave.
4. Apraxia ideatória
A. Demonstrar como se prepara um sanduíche de queijo.
5. Apraxia oro-buco-lingual
A. Peça ao paciente para assoprar B. Peça ao paciente para protrair da língua e movimentá-la para os lados

Funções visuoespaciais

Apraxia construtiva	Cópia de um cubo (MoCA)	☐ Não ☐ Sim
	Pentágonos (MEEM)	☐ Não ☐ Sim
Apraxia do vestir-se	☐ Não ☐ Sim	
Síndrome de Balint	Simultanagnosia	☐ Não ☐ Sim
	Ataxia óptica	☐ Não ☐ Sim
	Apraxia oculomotora	☐ Não ☐ Sim
Atenção espacial (heminegligência)	Componente motor-exploratório	☐ Cancelamento de linhas ☐ Bissecção de uma linha ☐ Figura do roubo de biscoito ☐ Teste do relógio
	Extinção	☐ Visual ☐ Tátil ☐ Auditiva
	Hemiassomatognosia	☐ Não ☐ Sim
	Anosognosia	☐ Não ☐ Sim

Funções visuoperceptivas

Agnosia visual para objetos	☐ Não ☐ Sim (aperceptiva) ☐ Sim (associativa)
Prosopoagnosia	☐ Não ☐ Sim
Agnosia visual de cores	☐ Não ☐ Sim

ANEXO 2.2
Questionário de atividades funcionais (QAF) de Pfeffer[7]

1. Ele (ela) manuseia o seu próprio dinheiro?
   - 0 – Normal
   - 1 – Faz com dificuldade
   - 2 – Necessita de ajuda
   - 3 – Não é capaz
   - 0 – Nunca o fez, mas poderia fazê-lo agora
   - 1 – Nunca o fez e agora teria dificuldade

2. Ele (ela) é capaz de comprar roupas, comida, coisas para casa sozinho(a)?
   - 0 – Normal
   - 1 – Faz com dificuldade
   - 2 – Necessita de ajuda
   - 3 – Não é capaz
   - 0 – Nunca o fez, mas poderia fazê-lo agora
   - 1 – Nunca o fez e agora teria dificuldade

3. Ele (ela) é capaz de esquentar a água para o café e apagar o fogo?
   - 0 – Normal
   - 1 – Faz com dificuldade
   - 2 – Necessita de ajuda
   - 3 – Não é capaz
   - 0 – Nunca o fez, mas poderia fazê-lo agora
   - 1 – Nunca o fez e agora teria dificuldade

4. Ele (ela) é capaz de preparar uma comida?
   - 0 – Normal
   - 1 – Faz com dificuldade
   - 2 – Necessita de ajuda
   - 3 – Não é capaz
   - 0 – Nunca o fez, mas poderia fazê-lo agora
   - 1 – Nunca o fez e agora teria dificuldade

5. Ele (ela) é capaz de manter-se em dia com as atualidades, com os acontecimentos da comunidade ou da vizinhança?
   - 0 – Normal
   - 1 – Faz com dificuldade
   - 2 – Necessita de ajuda
   - 3 – Não é capaz
   - 0 – Nunca o fez, mas poderia fazê-lo agora
   - 1 – Nunca o fez e agora teria dificuldade

6. Ele (ela) é capaz de prestar atenção, entender e discutir um programa de rádio ou televisão, um jornal ou uma revista?
   - 0 – Normal
   - 1 – Faz com dificuldade
   - 2 – Necessita de ajuda
   - 3 – Não é capaz
   - 0 – Nunca o fez, mas poderia fazê-lo agora
   - 1 – Nunca o fez e agora teria dificuldade

7. Ele (ela) é capaz de lembrar-se de compromissos, acontecimentos familiares, feriados?
   - 0 – Normal
   - 1 – Faz com dificuldade
   - 2 – Necessita de ajuda
   - 3 – Não é capaz
   - 0 – Nunca o fez, mas poderia fazê-lo agora
   - 1 – Nunca o fez e agora teria dificuldade

8. Ele (ela) é capaz de manusear seus próprios remédios?
   - 0 – Normal
   - 1 – Faz com dificuldade
   - 2 – Necessita de ajuda
   - 3 – Não é capaz
   - 0 – Nunca o fez, mas poderia fazê-lo agora
   - 1 – Nunca o fez e agora teria dificuldade

9. Ele (ela) é capaz de passear pela vizinhança e encontrar o caminho de volta para casa?
   - 0 – Normal
   - 1 – Faz com dificuldade
   - 2 – Necessita de ajuda
   - 3 – Não é capaz
   - 0 – Nunca o fez, mas poderia fazê-lo agora
   - 1 – Nunca o fez e agora teria dificuldade

10. Ele (ela) pode ser deixado (a) em casa sozinho (a) de forma segura?
    - 0 – Normal
    - 1 – Sim, com precauções
    - 2 – Sim, por curtos períodos
    - 3 – Não poderia
    - 0 – Nunca ficou, mas poderia ficar agora
    - 1 – Nunca ficou e teria dificuldade

ANEXO 2.3
Instruções para uso do Miniexame do Estado Mental (MEEM)[9]

Orientação temporal (dê um ponto para cada resposta correta)
- Que dia é hoje?
- Em que mês estamos?
- Em que ano estamos?
- Em que dia da semana estamos?
- Qual a hora aproximada? (Considere a variação de mais ou menos uma hora)

Orientação espacial (dê um ponto para cada resposta correta)
- Em que local nós estamos (consultório, dormitório, sala)? Aponte para o chão do local.
- Que local é este aqui (hospital, casa de repouso, própria casa)? Apontando ao redor num sentido mais amplo.
- Em que bairro nós estamos ou qual o nome de uma rua próxima?
- Em que cidade nós estamos?
- Em que estado nós estamos?

Memória imediata
- Fale ao paciente que você está testando a memória.
- Fale que irá dizer três palavras e que ele deverá repeti-las a seguir: carro, vaso, tijolo
- Dê 1 ponto para cada palavra repetida acertadamente na 1ª vez.
- Pode repeti-las até três vezes para o aprendizado, se houver erros.

Atenção e cálculo
- Subtração de setes seriados (100-7, 93-7, 86-7, 79-7, 72-7).
- Peça ao paciente que subtraia sete a partir de 100, e então siga subtraindo sete da sua resposta até lhe diga para parar.
- Considere 1 ponto para cada resultado correto.
- Se houver erro, corrija-o e prossiga.
- Mesmo paciente errando, deve-se prosseguir até o fim.
- Considere correto se o examinando espontaneamente se autocorrigir.
- Se o paciente não for capaz de fazer as subtrações, peça para soletrar a palavra MUNDO na ordem inversa.
- Obs.: Na adaptação brasileira do MEEM, foi optado pelo uso exclusivo dos sete seriados, uma vez que se considerou a soletração invertida da palavra MUNDO mais difícil para os indivíduos de menor escolaridade (por exemplo, vários analfabetos conseguem fazer cálculos, mas não sabem soletrar).

Evocação das palavras
- Pergunte quais as palavras que o sujeito acabara de repetir (1 ponto para cada).

Nomeação
- Peça para o sujeito nomear os objetos mostrados (relógio, caneta)
- Dê 1 ponto para cada.

Repetição
- Vou lhe dizer uma frase e quero que você repita depois de mim: *Nem aqui, nem ali, nem lá*.
- Considere somente se a repetição for perfeita (1 ponto).

Comando verbal
- Pegue este papel com a mão direita (1 ponto), dobre-o ao meio (1 ponto) e coloque-o no chão (1 ponto).
- Total de 3 pontos. Se o sujeito pedir ajuda no meio da tarefa **não** dê dicas.

Leitura
- Mostre a frase escrita FECHE OS OLHOS e peça para o indivíduo fazer o que está sendo mandado. Não auxilie se pedir ajuda ou se só ler a frase sem realizar o comando.

Escrita
- Peça ao indivíduo que escreva uma frase.
- Se não compreender o comando, pode orientar das seguintes formas: alguma frase que tenha começo, meio e fim; alguma coisa que aconteceu hoje; alguma coisa que queira dizer.
- Deve conter sujeito e verbo e ter lógica. Não são considerados erros gramaticais ou ortográficos (1 ponto).

Desenho
- Peça ao indivíduo para copiar os pentágonos da melhor forma possível.
- Considere apenas se houver 2 pentágonos interseccionados em um ponto, formando uma figura de quatro lados ou com dois ângulos (1 ponto).

ANEXO 2.4
Instruções para pontuação da Avaliação Cognitiva de Montreal (MoCA)[12]

1. Alternância de trilha B (*trail making* B)
- O examinador instrui o sujeito: "Por favor, desenhe uma linha indo de um número para uma letra em ordem ascendente. Comece aqui {aponte para (1)} e desenhe uma linha de 1 para A, daí para 2 e assim por diante. Termine aqui (aponte para a letra E)".
- Pontuação: Atribua 1 ponto se o sujeito desenhar satisfatoriamente o seguinte padrão 1- A-2-B-3-C-4-D-5-E, sem desenhar nenhuma linha que ultrapasse o alvo. Qualquer erro que não for imediatamente autocorrigido, recebe 0 de pontuação.

2. Habilidades visoconstrutivas (cubo)
- O examinador dá as seguintes instruções, apontando para o cubo: "Copie este desenho o mais precisamente que você puder".
- Pontuação: Um ponto é atribuído para a execução correta do desenho.
  - O desenho deve ser tridimensional
  - Todas as linhas são desenhadas
  - Nenhuma linha é adicionada
  - As linhas são relativamente paralelas e o seu comprimento é semelhante (prismas retangulares são aceitos).

3. Habilidades visoconstrutivas e planejamento (relógio)
- Dê as seguintes instruções: "Desenhe um relógio. Coloque todos os números e marque a hora 11:10".
- Pontuação: Um ponto é atribuído para cada um dos três critérios a seguir:
  - Contorno (1 ponto): o mostrador do relógio deve ser um círculo somente com uma mínima distorção aceitável.
  - Números (1 ponto): todos os números do relógio devem estar na ordem correta e localizados em quadrantes aproximados no mostrador do relógio; números romanos são aceitos; os números podem ser colocados do lado de fora do contorno do círculo.
  - Ponteiros (1 ponto): deve haver 2 ponteiros indicando a hora correta; o ponteiro das horas deve ser claramente menor do que o ponteiro dos minutos; os ponteiros devem estar centralizados no mostrador do relógio com sua junção no centro do relógio.

4. Nomeação
- Aponte para cada figura e diga: "Me diga o nome desse animal".
- Cada ponto é dado para as seguintes respostas: (1) camelo ou dromedário, (2) leão, (3) rinoceronte.

5. Memória
- O examinador lê uma lista de palavras no intervalo de uma por segundo dando as seguintes instruções: "Este é um teste de memória. Eu lerei uma lista de palavras que você deverá lembrar-se agora e mais tarde. Ouça com atenção. Quando eu terminar, me diga todas as palavras que você puder lembrar. Não importa a ordem que você as diga".
- Marque no espaço reservado para cada palavra o desempenho do sujeito na primeira tentativa. Quando o sujeito indicar que terminou (lembrou-se de todas as palavras), ou que não se lembra de mais nenhuma palavra, leia a lista pela segunda vez com as seguintes instruções: "Eu lerei a mesma lista pela segunda vez. Tente se lembrar e me diga todas as palavras que você puder, incluindo palavras ditas da primeira vez".
- Marque no espaço reservado para cada palavra o desempenho do sujeito na segunda tentativa. Ao final da segunda tentativa, informe o sujeito que lhe será pedido para resgatar essas palavras novamente, dizendo: "Eu lhe pedirei para resgatar essas palavras novamente no final do teste".

6. Atenção

Extensão de dígitos na ordem direta
- Dê as seguintes instruções: "Eu lhe direi alguns números e quando eu terminar, me repita na ordem exata que eu os disse". Leia a sequência de cinco números no intervalo de um dígito por segundo.

Extensão de dígitos na ordem inversa
- Dê as seguintes instruções: "Agora eu lhe direi mais alguns números, porém quando eu terminar você deverá repeti-los para mim na ordem inversa". Leia a sequência de 3 números no intervalo de um dígito por segundo.

Vigilância
- O examinador lê a lista de letras no intervalo de uma por segundo, após dar as seguintes instruções: "Eu lerei uma sequência de letras. Toda vez que eu disser a letra A, bata a mão uma vez. Se eu disser uma letra diferente, não bata a sua mão".
- Dê um ponto se houver de zero a um erro (um erro é uma batida na letra errada ou uma falha na batida da letra A).

Sete seriado
- O examinador dá as seguintes instruções: "Agora eu lhe pedirei para que você subtraia 7 a partir de 100, e então siga subtraindo sete da sua resposta até eu lhe disser que pare".
- Pontuação: Este item é pontuado com 3 pontos. Não atribua ponto (0) para uma subtração incorreta, 1 ponto para uma subtração correta, 2 pontos para duas a três subtrações corretas e 3 pontos se o participante fizer com sucesso quatro ou cinco subtrações corretas. Conte cada subtração correta de 7, começando de 100.
- Cada subtração é avaliada independentemente; ou seja, se o participante responde com número incorreto mas continua a subtrair corretamente 7 daquele número, dê um ponto para cada subtração correta. Por exemplo, o participante pode responder "92-85-78-71- 64" quando o 92 é incorreto, mas todos os números subsequentes são subtraídos corretamente. Este é um erro e o item deve receber a pontuação de 3.

7. Repetição de sentença
- O examinador dá as seguintes instruções: "Eu vou ler uma sentença para você. Repita depois de mim, exatamente como eu disser".
- Após a resposta, diga: "Agora eu vou ler outra sentença. Repita-a depois de mim, exatamente como eu disser".
- Pontuação: Atribua 1 ponto para cada sentença repetida corretamente. A repetição deve ser exata.
- Esteja atento para erros que são omissões (omitir "somente", "sempre") e substituições/adições ("João é quem ajudou hoje").

8. Fluência verbal
- O examinador dá a seguinte instrução: "Diga-me quantas palavras você puder pensar que comecem com uma certa letra do alfabeto que eu lhe direi em um minuto. Você pode dizer qualquer tipo de palavra que quiser, exceto nomes próprios (como Beto ou Bauru), números, ou palavras que começam com os mesmos sons porém com diferente sufixo, por exemplo, amor, amante, amando. Eu direi para parar após 1 minuto. Você está pronto? Agora, me diga quantas palavras você pode pensar que começam com a letra F".
- Pontuação: Atribua 1 ponto se o sujeito gerar 11 palavras ou mais em 60 segundos.

9. Abstração
- O examinador pede ao sujeito que explique o que cada par de palavras tem em comum, começando com o exemplo: "Diga-me em que uma laranja e uma banana são parecidas".
- Se o sujeito responde de maneira concreta, então somente diga uma vez adicional: "Me diga de outra forma em que estes 2 itens são parecidos".
- Se o sujeito não der a resposta apropriada (fruta), diga, "sim, e elas são ambas frutas" e não dê nenhuma outra instrução ou esclarecimento.

- Após o ensaio, diga: "Agora me diga em que um trem e uma bicicleta são parecidos". Após a resposta, aplique a segunda tentativa dizendo: "Agora me diga em que uma régua e um relógio são parecidos".
- Não dê nenhuma instrução adicional ou dica.
- Pontuação: Somente os últimos pares de itens são pontuados. Dê 1 ponto para cada par de itens corretamente respondido.
- As seguintes respostas são aceitas:
  - Trem-bicicleta = meios de transporte, meios de viajar, você viaja em ambos.
  - Régua-relógio = instrumentos de medida, usados para medir.
- As seguintes respostas não são aceitas:
  - Trem-bicicleta = eles têm rodas
  - Régua-relógio = eles têm números.

10. Evocação tardia
- O examinador dá as seguintes instruções: "Anteriormente eu li algumas palavras para você, as quais eu pedi que você se lembrasse. Me diga quantas dessas palavras você pode lembrar".
- Faça uma marca para cada uma das palavras lembradas corretamente espontaneamente sem nenhuma pista, no espaço alocado.
- Pontuação: Atribua 1 ponto para cada palavra lembrada livremente sem nenhuma pista.
- Opcional
  - Após a tentativa de evocação livre, dê dicas para o sujeito com a lista de categoria semântica abaixo para qualquer palavra não lembrada.
  - Faça uma marca no espaço alocado.
  - Se o sujeito lembrar da palavra com a ajuda da categoria ou da pista de múltipla escolha, dê uma dica para todas as palavras não lembradas dessa maneira.
  - Se o sujeito não lembrar da palavra após a pista da categoria, dê a ele a tentativa de múltipla escolha, usando a seguinte instrução como exemplo, "Qual das seguintes palavras você acha que era, nariz, rosto ou mão?".
  - ROSTO pista de categoria: parte do corpo. Múltipla escolha: nariz, rosto, mão.
  - VELUDO pista de categoria: tipo de tecido. Múltipla escolha: jeans, algodão, veludo.
  - IGREJA pista de categoria: tipo de construção. Múltipla escolha: igreja, escola, hospital.
  - MARGARIDA pista de categoria: tipo de flor. Múltipla escolha: rosa, margarida, tulipa.
  - VERMELHO pista de categoria: uma cor. Múltipla escolha: vermelho, azul, verde.
- Pontuação: Não são atribuídos pontos para palavras lembradas com pista. A pista é usada somente como proposta para informação clínica e pode dar ao avaliador do teste informação adicional sobre o tipo de distúrbio de memória. Para déficits de memória com falha de resgate, o desempenho pode ser melhorado com a pista. Para déficits de memória com falha de registro, o desempenho não melhora com a pista.

11. Orientação
- O examinador dá as seguintes instruções: "Diga-me a data de hoje".
- Se o sujeito não der a resposta correta, então diga imediatamente: "Me diga o ano, mês, data exata e o dia da semana".
- Então diga: "Agora me diga o nome deste lugar e em que cidade fica".
- Pontuação: Atribua 1 ponto para cada item corretamente respondido. O sujeito deve dizer a data e local exatos (nome do hospital, setor, consultório).

Resultado total
- Somatório de todos os resultados listados. Adicione 1 ponto para o indivíduo que possui 12 anos de escolaridade formal ou menos para um máximo possível de 30 pontos.

ANEXO 2.5
Instruções para aplicação da Bateria Breve de Rastreio Cognitivo[16]

Identificação e nomeação de 10 figuras
- Apresente a folha de papel com as figuras desenhadas e pergunte: que figuras são estas?
- Nomeação correta (0 a 10).
- Se não for capaz de perceber adequadamente um ou dois itens ou de nomeá-los, não corrija.
- Aceite o nome que o paciente deu e considere-os corretos na avaliação da memória.

Memória incidental
- Terminada a nomeação, esconda a folha e pergunte: que figuras eu acabei de lhe mostrar?
- O número de itens evocados fornece o escore de Memória Incidental.

Memória imediata
- Ao terminar, entregue novamente a folha ao examinando e diga: olhe bem e procure memorizar estas figuras.
- O tempo máximo permitido é de 30 segundos.
- Esconda a folha e pergunte: que figuras eu acabei de lhe mostrar?
- O número de itens evocados fornece o escore de Memória Imediata.
- Resultados abaixo de 5 indicam comprometimento da atenção.

Aprendizado
- Ao terminar, entregue novamente a folha ao examinando e diga: olhe bem e procure memorizar estas figuras.
- O tempo máximo permitido é de 30 segundos.
- Novamente, esconda a folha e pergunte: que figuras eu acabei de lhe mostrar?
- O número de itens evocados fornece o escore do Aprendizado.
- Espera-se que um indivíduo normal obtenha pelo menos 7.

Interferências: fluência verbal semântica e teste do desenho do relógio
- Dois testes são utilizados para avaliar funções executivas, linguagem e habilidades visuais-construtivas.

Teste de fluência verbal semântica
- No teste de fluência verbal, solicita-se ao examinando: você deve falar todos os nomes de animais (qualquer bicho) que se lembrar, no menor tempo possível. Anote o número de animais lembrados em 1 minuto.

Teste do desenho do relógio
- Dê uma folha de papel em branco e diga: desenhe um relógio com todos os números. Coloque ponteiros marcando 2h45.

Memória tardia (5 minutos)
- Ao terminar o desenho, pergunte: que figuras eu lhe mostrei há alguns minutos? Se necessário, reforce, dizendo figuras desenhadas numa folha de papel plastificada.

- O examinando tem até 60 segundos para responder.
- O número de itens evocados fornece o escore de memória tardia.
- Espera-se que um indivíduo normal obtenha pelo menos 6.

Reconhecimento
- Mostre a folha contendo 20 figuras e diga: aqui estão as figuras que eu lhe mostrei hoje e outras figuras novas. Quero que você me diga quais você já tinha visto há alguns minutos.
- O escore se dá pela subtração do número de acertos – o número de intrusões.
- Indivíduos normais devem obter pelo menos 9 pontos.

Referências

1. Mesulam MM. Principles of behavioral and cognitive neurology. 2 ed. New York: Oxford University Press, 2000.
2. Catani M, Dell'Acqua F, Bizzi A et al. Beyond cortical localization in clinico-anatomical correlation. Cortex 48 (2012) 1262-1287.
3. Barret F, Satpute AB. Large-scale brain networks in affective and social neuroscience: towards an integrative functional architecture of the brain. Current Opinion in Neurobiology 2013, 23:361-372.
4. McKhann GM, Knopman DS, Chertkow H et al. The diagnosis of dementia due to Alzheimer's disease: Recommendations from the National Institute on Aging-Alzheimer's Association workgroups on diagnostic guidelines for Alzheimer's disease. Alzheimer's & Dementia, 2011,7; 263-269.
5. Frota NAF, Nitrini R, Damasceno BP et al. Critérios para o diagnóstico de doença de Alzheimer. Dement Neuropsychol 2011;5(Suppl 1):5-10.
6. Studart A, Nitrini R. Subjective cognitive decline: The first clinical manifestation of Alzheimer's disease? Dement Neuropsychol 2016 September;10(3):170-177.
7. Pfeffer RI, Kusosaki TT, Harrah Jr CH et al. Measurement of functional activities in older adults in the community. J Gerontol 1982;37:323-329.
8. Folstein MF, Folstein SE, McHugh PR. Mini-mental state: a practical guide for grading the mental state of patients for the clinician. J Psychiatr Res 1975; 12: 189-98.
9. Brucki SMD, Nitrini R, Caramelli P, Bertolucci PHF, Okamoto IH. Sugestões para o uso do mini-exame do estado mental no Brasil. Arq Neuropsiquiatr. 2003; 61:777-81.
10. Chaves MLF, Godinho CC, Porto CS et al. Doença de Alzheimer. Avaliação cognitiva, comportamental e funcional. Dement Neuropsychol 2011 June;5(Suppl 1): 21-33.
11. Barocco F, Spallazzi M, Concari L et al. The Progression of Alzheimer's Disease: Are Fast Decliners Really Fast? A Four-Year Follow-Up. Journal of Alzheimer's Disease 57 (2017) 775-786.
12. Nasreddine ZS, Phillips NA, Bédirian V, Charbonneau S, Whitehead V, Collin I et al. The Montreal Cognitive Assessment, MoCA: a brief screening tool for mild cognitive impairment. J Am Geriatr Soc 2005;53(4):695-9.
13. Memória CM, Yassuda MS, Nakano, EY, Forlenza OV. Brief screening for mild cognitive impairment: validation of brazilian version of the Montreal Cognitive Assessment. Int J Geriatr Psychiatry. 2012.
14. Apolinario D, Santos MF, Sassaki E. Normative data for the Montreal Cognitive Assessment (MoCA) and the Memory Index Score (MoCA-MIS) in Brazil: Adjusting the nonlinear effects of education with fractional polynomials. Int J Geriatr Psychiatry. 2018;1-7.
15. César KG, Yassuda MS, Porto FHG, Brucki SMD, Nitrini R. MoCA Test: normative and diagnostic accuracy data for seniors with heterogeneous educational levels in Brazil. Arq Neuropsiquiatr. 2019 Nov;77(11):775-781.
16. Nitrini R, Caramelli P, Porto CS et al. Brief cognitive battery in the diagnosis of mild Alzheimer's disease in subjects with medium and high levels of education. Dementia & Neuropsychologia 2007; 1:32-6.
17. Daffner KR, Gale AS, Barrett AM, Boeve BF, Chatterjee A, Coslett HB et al. Improving clinical cognitive testing. Neurology 2015; 85:910-918.
18. Mesulam MM. Attentional and Confusional states. Continuum Lifelong Learning Neurol 2010;16(4):128-139.
19. Daffner KR, Searl MM The dysexecutive syndromes. Chapter 12. In: Goldenberg G, Miller BL (Eds). Handbook of Clinical Neurology, Vol. 88 (3rd series). Neuropsychology and behavioral neurology, New York: Elsevier, 2008: 249-267.
20. Rabinovici GD, Stephens ML, Possin KL. Executive dysfunction. Continuum (Minneap Minn) 2015;21(3): 646-659.
21. Henri-Bhargava A, Stuss DT, Freedman M. Clinical Assessment of Prefrontal Lobe Functions. Continuum (minneap minn) 2018;24(3, behavioral neurology and psychiatry):704-726.

22. Schnider A. Neuropsychological testing: bedside approaches. Chapter 6. In: Goldenberg G, Miller BL (Eds). Handbook of Clinical Neurology, Vol. 88 (3rd series). Neuropsychology and behavioral neurology, New York: Elsevier, 2008: 137-154.
23. Mendes-Santos LC, Mograbi D, Spenciere B et al. Specific algorithm method of scoring the Clock Drawing Test applied in cognitively normal elderly. Dement Neuropsychol 2015 June;9(2):128-135.
24. Caramelli P, Carthery-Goulart MT, Porto CS, Charchat-Fichman H, Nitrini R. Category fluency as a screening test for Alzheimer disease in illiterate and literate patients. Alzheimer Dis Assoc Disord. 2007;21(1):65–7.
25. Budson AE, Price BH. Memory Dysfunction. N Engl J Med 2005;352:692-9.
26. Gliebus GP. Memory Dysfunction. Continuum (Minneap Minn) 2018;24(3, Behavioral Neurology and Psychiatry):727-744.
27. Schacter DL, Wagner AD. Learning and memory. In: Kandel ER, Schwartz JR, Jessell TM Principles of neural science (5th Ed.). New York: McGraw-Hill. 2012.
28. Markowitsch HJ. Anterograde amnesia. Chapter 7. In: Goldenberg G, Miller BL (Eds). Handbook of Clinical Neurology, Vol. 88 (3rd series). Neuropsychology and behavioral neurology, New York: Elsevier, 2008: 155-183.
29. Nitrini R, Brucki SMD, Yassuda MS, Fichman HC, Caramelli P. The Figure Memory Test diagnosis of memory impairment in populations with heterogeneous educational background. Dement Neuropsychol 2021 June;15(2):173-185.
30. Gill DJ, Damann KM. Language Dysfunction. Continuum (Minneap Minn) 2015;21(3):627-645.
31. Binder, J. The Wernicke area. Modern evidence and a reinterpretation. Neurology 2015. 85; 2170 - 75.
32. Binder JR. Current Controversies on Wernicke's Area and its Role in Language Curr Neurol Neurosci Rep (2017) 17:58.
33. Kirshner HS. Aphasia and aphasic syndromes. Chapter 13. In: Daroff RB, Jankovi J, Mazziotta JC, Pomeroy S (Eds). Bradley`s Neurology in Clinical Practice, 7th ed. Philadelphia, PA, Elsevier/Saunders, 2015: 128-144.
34. Kwon M, Lee JH. Optic Aphasia: A Case Study. J Clin Neurol 2(4):258-261, 2006.
35. Roux FE, Dufor O, Giussani C. The Graphemic/Motor Frontal Area Exner's Area Revisited. Ann Neurol 2009;66:537-545.
36. Grossman M, Irwin DJ. Primary Progressive Aphasia and Stroke Aphasia. Continuum (Minneap Minn) 2018;24(3, Behavioral Neurology and Psychiatry):745-767.
37. Ardila A. A Proposed Reinterpretation of Gerstmann's Syndrome. Arch Clin Neuropsychol. 29 (2014) 828-833.
38. Heilman KM. Apraxia. Continuum (Minneap Minn) 2010; 16(4):86-98.
39. Parmera JB. Apraxias. Capítulo 25. In: Nitrini R, Fortini I, Castro LHM et al. Condutas em Neurologia. 12ed. Barueri, Manole, 2017: 321-335.
40. Mendez MF, Deutsch MB. Limb apraxias and related disorders. Chapter 11. In: Daroff RB, Jankovi J, Mazziotta JC, Pomeroy S (Eds). Bradley`s Neurology in Clinical Practice, 7th ed. Philadelphia, PA, Elsevier/Saunders, 2015: 115-121.
41. Barton JJ. Disorders of higher visual processing. Chapter 9. In: Kennard C, Leigh RJ (Eds). Handbook of Clinical Neurology, Vol. 102 (3rd series) Neuro-ophthalmology. New York: Elsevier, 2011: 223-261.
42. Barton JJ. Disorder of higher visual function. Curr Opin Neurol. 2011;24(1):1-5.
43. Li K, Malhotra PA. Spatial neglect. Pract Neurol. 2015;15(5):333-9.
44. Vincent Verdon V, Schwartz S, Lovblad KO et al. Neuroanatomy of hemispatial neglect and its functional components: a study using voxel-based lesion-symptom mapping. Brain 2010: 133; 880-894.
45. Kirshner HS. Agnosias. Chapter 12. In: Daroff RB, Jankovi J, Mazziotta JC, Pomeroy S (Eds). Bradley`s Neurology in Clinical Practice, 7th ed. Philadelphia, PA, Elsevier/Saunders, 2015: 122 - 127.
46. Soares Neto HR, Cavalcante WCP, Martins Filho SN et al. Capgras syndrome associated with limbic encephalitis in a patient with diffuse large B-cell lymphoma. Dement Neuropsychol 2016 March;10(1):63-69.
47. Cipriani G, Vedovello M, Ulivi M et al. Delusional misidentication syndromes and dementia: a border zone between neurology and psychiatry. Am J Alzheimers Dis Other Demen 2013; 28(7):671-678.
48. Ffytche DH, Blom JD, M Catani M. Disorders of visual perception. J Neurol Neurosurg Psychiatry 2010;81:1280-1287.

49. Vann SD, Aggleton JP, Maguire EA. What does the retrosplenial cortex do? Nat Rev Neurosci. 2009 Nov;10(11):792-802.
50. Mesulam MM. Fifty years of disconnexion syndromes and the Geschwind legacy. Brain. 2015 Sep;138(Pt 9):2791-9.
51. Catani M, Mesulam MM. What is disconnexion syndromes? Cortex 2008: 911-913.

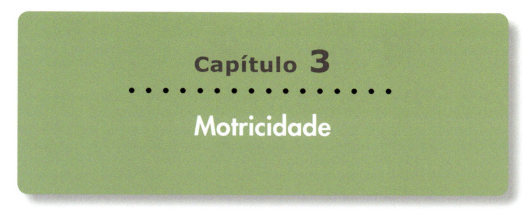

Adalberto Studart Neto

O sistema motor somático regula toda e qualquer movimentação, seja volitiva, tônica, reflexa ou postural, mediada pela contração dos músculos esqueléticos estriados. Esse sistema organiza-se basicamente em dois níveis: o segmentar ou motor inferior, constituído pela unidade motora, e o suprassegmentar ou motor superior, formado pelo córtex motor, centros subcorticais e por suas vias motoras descendentes[1]. Já o cerebelo e os núcleos da base atuam modulando e ajustando o sistema motor suprassegmentar. Lesões em cada um desses níveis levam a síndromes motoras específicas, cuja identificação torna-se imprescindível para o diagnóstico topográfico. No exame neurológico, a avaliação da motricidade consiste em quatro etapas[2]:

» Motricidade voluntária: força muscular.
» Motricidade passiva: tônus e trofismo muscular.
» Motricidade involuntária: espontânea (movimentos anormais) e reflexa (reflexos).
» Motricidade automática: marcha e sincinesias (movimentos associados).

Neste capítulo, iremos discutir sobre a neuroanatomia do sistema motor somático e a propedêutica das motricidades voluntária e passiva. Em outras partes do livro serão discutidos os demais aspectos da motricidade (reflexos, movimentos anormais e marcha). Lembrando também que o exame da coordenação, embora focado nas funções cerebelares, é também uma forma de avaliação do sistema motor.

Neuroanatomia do sistema motor

Unidade motora e neurorregulação da contração muscular

A unidade motora constitui-se na via final de toda a atividade motora, seja voluntária ou involuntária. Ela é formada pelo neurônio motor alfa (ou neurônio motor inferior) localizado no corno anterior da medula espinhal ou nos núcleos motores do tronco encefálico, seu axônio (presente no nervo espinhal ou craniano), a junção neuromuscular e as fibras musculares por ele inervadas[1,3].

O motoneurônio alfa supre as chamadas fibras extrafusais, determinantes para a contração muscular propriamente dita. Toda essa ação do neurônio alfa, por seu turno, é modulada pelas vias descendentes originárias do sistema suprassegmentar (córtex motor e centros subcorticais no tronco encefálico). Músculos responsáveis por movimentos finos e precisos (como os das mãos) são inervados por um maior número de neurônios motores, com cada um sendo responsável por poucas fibras musculares. Já músculos axiais e apendiculares proximais, cuja ação é menos precisa, são providos de poucas unidades motoras.

Os motoneurônios espinhais apresentam uma organização somatotópica: aqueles que suprem as musculaturas axial e proximal dos membros localizam-se medialmente, enquanto os responsáveis pela musculatura distal, na porção lateral. Além dos neurônios alfa, no corno anterior da medula também se encontra um outro grupo de motoneurônios, de menor tamanho, denominados neurônios motores gamas, que inervam as fibras dos fusos musculares.

Os fusos musculares são receptores de estiramento e tensão muscular, encapsulados por tecido conjuntivo, que se dispõe paralelamente entre fibras musculares extrafusais[3,4]. Eles são formados por três a dez pequenas fibras musculares (intrafusais), cujas extremidades são contráteis e inervadas por fibras eferentes dos neurônios motores gama. Já a região equatorial é não contrátil e recebe fibras nervosas sensitivas, chamadas de terminações anuloespirais. Existem dois grupos de fibras intrafusais: saco nuclear (tipos 1 e 2) e cadeia nuclear. Enquanto receptores das fibras de saco nuclear tipo 1 fornecem informações sobre mudanças no comprimento muscular, as fibras de saco nuclear tipo 2 e as de cadeia nuclear transmitem apenas dados sobre o comprimento estático e o grau de tensão.

Os fusos participam da regulação do tônus e do controle da força muscular por meio de um mecanismo chamado coativação alfa-gama (Figura 3.1)[3,4]. Quando um músculo é distendido (seja por ação da gravidade, seja artificialmente pela percussão do tendão com um martelo de reflexos), as fibras intrafusais também são estiradas. Essa mudança no comprimento das fibras intrafusais gera potenciais de ação a partir das terminações sensitivas anuloespirais. Esses impulsos seguem, então, por fibras aferentes do tipo Ia até a medula, onde fazem sinapse com o neurônio motor alfa no corno anterior. A excitação do motoneurônio, por sua vez, gera potenciais de ação que são propagas por fibras eferentes Aα até a junção neuromuscular. O resultado final é a contração das fibras musculares extrafusais. Essa contração em resposta ao estiramento muscular é o denominado reflexo monossináptico de estiramento muscular, sendo um importante mecanismo de manutenção do comprimento muscular.

Como consequência da contração reflexa, haveria um encurtamento das fibras intrafusais, o que as tornariam incapazes de sentir novas mudanças no comprimento muscular. Entretanto, impulsos de neurônios motores gama induzem uma contração tônica das fibras intrafusais, mantendo-as em permanente estado de tensão. Isso permite que o fuso possa disparar novos potenciais de ação mesmo após o encurtamento muscular durante uma contração. Assim, o sistema motor gama permite manter um estado de tensão muscular basal, mesmo no repouso (o que denominamos tônus muscular), bem como possibilita ajustes finos no controle das contrações musculares durante o movimento volitivo.

Além dos fusos musculares, outro importante receptor presente nos músculos é o órgão tendinoso de Golgi (OTG)[3,4]. Localizado na junção do músculo com o seu tendão, ele se dispõe em série em relação às fibras extrafusais. Portanto, quando há contração muscular, o OTG é ativado e um impulso disparado, levando a informação a cerca do grau de tensão muscular. Esse mecanismo protege o músculo e o seu tendão da contração excessiva, pois a partir de um determinado grau de tensão, potenciais de ação por fibras aferentes do tipo Ib levam a um relaxamento do músculo agonista e contração do antagonista. Diferentemente dos fusos musculares, não há inervação gama no OTG.

Figura 3.1 – Mecanismo de coativação alfa-gama.

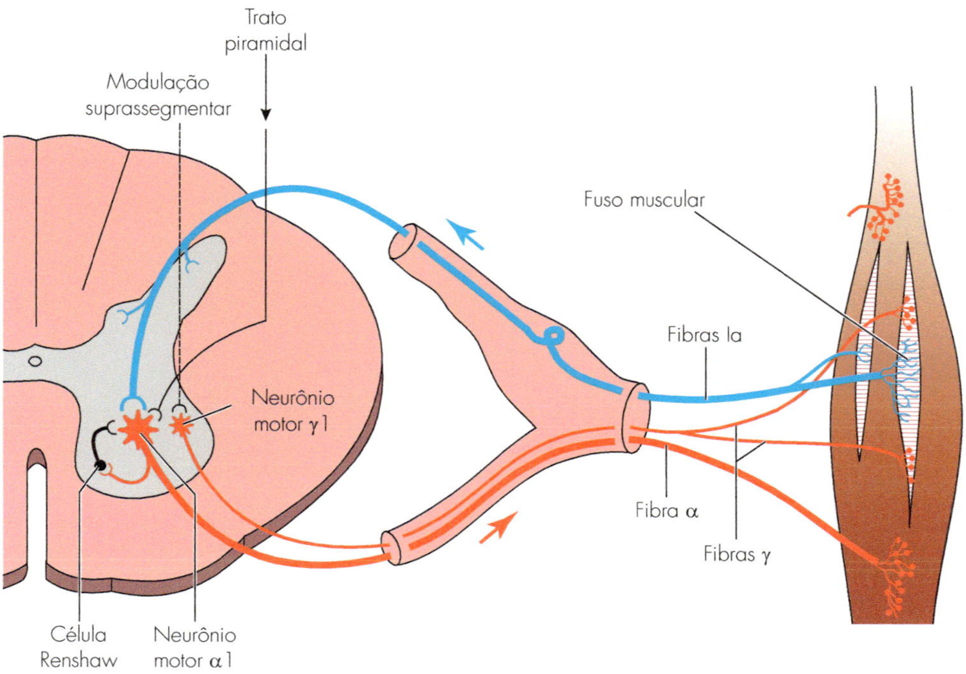

Sistema motor suprassegmentar

O sistema motor suprassegmentar é formado pelas áreas corticais motoras (córtex motor primário, córtex pré-motor e área motora suplementar), estruturas do tronco encefálico (núcleos rubros e vestibulares, colículos superiores e formação reticular bulbopontina) e suas projeções descendentes. Além dessas estruturas, os núcleos da base (sistema extrapiramidal) e o cerebelo também participam do controle suprassegmentar, sendo que indiretamente, uma vez que não há vias diretas para o neurônio motor inferior, e suas conexões se dão apenas com os centros corticais e subcorticais.

O sistema motor suprassegmentar, por seu turno, organiza-se em dois grandes grupos: o sistema piramidal (ou corticoespinhal) e o "não piramidal" (constituído pelos tratos rubroespinhal, tectoespinal, vestibuloespinhal e reticuloespinhal)[1,5].

O sistema piramidal ou corticoespinhal é a principal via motora para execução de atos motores voluntários, sobretudo da musculatura distal, responsável pelos movimentos finos e precisos (Figura 3.2). Classicamente, o trato corticoespinhal tem sua origem descrita a partir dos neurônios piramidais gigantes (células de Betz) do córtex motor primário no giro pré-central. Hoje, sabe-se que os axônios desses neurônios compõem uma minoria das fibras do trato piramidal, sendo a maior parte originária de outros neurônios do giro pré-central, bem como do córtex pré-motor, da área motora suplementar e até do lobo parietal[1,3]. Esses prolongamentos axonais seguem então pela coroa radiada, perna posterior da cápsula interna, pedúnculo cerebral no mesencéfalo, base da ponte, pirâmide bulbar, onde então ocorre a decussação das fibras. Depois de decussado, o trato continua pelo funículo lateral da medula espinhal e suas terminações fazem sinapse diretamente com o neurônio motor inferior ou por meio de interneurônios medulares. Cerca de 10% das fibras não decussam nas pirâmides

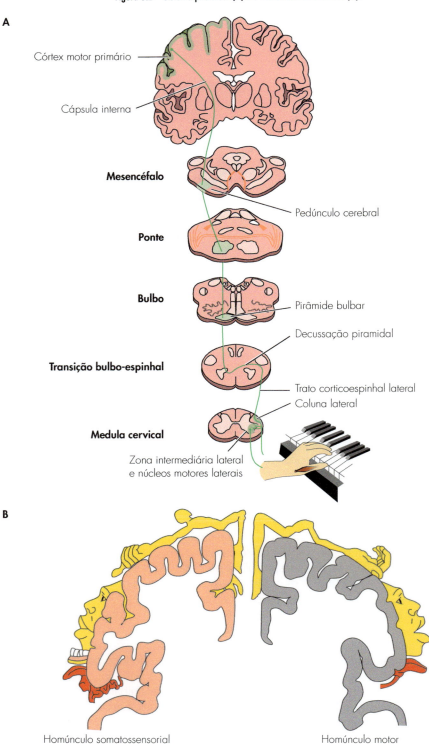

Figura 3.2 – Sistema piramidal (A) e o homúnculo de Penfield (B).

bulbares e descem ipsilateralmente pelo funículo anterior, cruzando a nível medular na comissura branca (trato corticoespinhal anterior)[5]. Uma parte das fibras do trato piramidal faz sinapse com núcleos motores de nervos cranianos no tronco encefálico (p. ex.: núcleo do facial, motor do trigêmeo) e por isso são denominadas trato corticonuclear.

Como dito, o trato corticoespinhal direciona-se principalmente para a musculatura distal, em especial os extensores e supinadores nos membros superiores e os flexores nos membros inferiores. O trato rubroespinhal, formado pelos axônios de neurônios do núcleo rubro no mesencéfalo, também tem uma participação (menor) na execução de movimentos distais, inervando sobretudo os músculos flexores dos membros superiores. Esses dois tratos projetam-se pelo funículo lateral da medula espinhal e por isso são chamados de grupo lateral (Tabela 3.1)[3,5].

Por outro lado, os tratos tectoespinhal, vestibuloespinhal e reticuloespinhal, localizados no funículo anterior, formam o grupo medial[3,5]. Esses tratos modulam a musculatura axial e extensora proximal dos membros, importantes para ajustes posturais e para motricidade automática, como no caso da marcha (Tabela 3.1). Em comum, eles originam-se de estruturas do tronco encefálico (colículo superior, núcleos vestibulares e formação reticular bulbopontina,

Tabela 3.1 – Tratos motores somáticos descendentes[1,4]

Trato	Grupo	Origem	Função
Corticoespinhal lateral	Lateral	• Córtex motor primário • Córtex pré-motor • Área motora suplementar • Córtex parietal	• Motricidade voluntária. • Movimentos finos e precisos. • Inervação preferencial dos músculos extensores distais nos membros superiores e flexores nos membros inferiores.
Rubroespinhal	Lateral	• Núcleo rubro (mesencéfalo)	• Motricidade voluntária. • Movimentos finos e precisos (papel secundário). • Inervação preferencial dos músculos flexores distais nos membros superiores.
Corticoespinhal anterior	Medial	• Córtex motor primário • Córtex pré-motor • Área motora suplementar • Córtex parietal	• Motricidade axial e proximal dos membros. • Controle postural e na marcha.
Vestibuloespinhal lateral	Medial	• Núcleo vestibular lateral	• Motricidade axial e proximal dos membros. • Controle postural e na marcha.
Vestibuloespinhal medial	Medial	• Núcleo vestibular medial	• Motricidade axial e proximal dos membros. • Controle e ajustes posturais da cabeça e do tronco.
Reticuloespinhal pontino (medial)	Medial	• Formação reticular pontina	• Excitatório sobre musculatura extensora (antigravitacional) dos membros inferiores. • Controle postural.
Reticuloespinhal bulbar (lateral)	Medial	• Formação reticular bulbar	• Inibitório sobre musculatura extensora (antigravitacional) dos membros inferiores. • Controle postural.
Tectoespinhal	Medial	• Colículo superior	• Integração da estímulo visual, motricidade ocular e músculos cervicais.

respectivamente) e descem ipsilateralmente (ou seja, não decussam), sendo alguns com inervação bilateral. O trato corticoespinhal anterior também participa do controle postural.

Os centros motores corticais são constituídos pelo córtex motor primário no giro pré-central (área de Brodmann 4), córtex pré-motor (face dorsolateral da área de Brodmann 6) e área motora suplementar (face medial da área de Brodmann 6)[5,6]. O papel do córtex motor primário é a execução do ato motor. Nele, há uma organização somatotópica, chamado de homúnculo de Penfield, cuja representação da face e das mãos apresenta uma maior representação cortical (Figura 3.2). Essa organização somatotópica persiste por todo o trajeto do trato piramidal. Por exemplo, no funículo lateral da medula espinhal, as fibras que se direcionam aos membros superiores são mais mediais, enquanto as envolvidas com os membros inferiores, mais laterais. Isso explica por que lesões compressivas cervicais podem se manifestar primeiro com fraquezas nos membros inferiores antes dos membros superiores.

Já o córtex pré-motor e a área motora suplementar são córtices de associação unimodal e participam do planejamento e da preparação do ato motor. Importante ressaltar que os núcleos da base e o cerebelo apresentam robustas conexões com áreas motoras corticais participando do ajuste fino da elaboração e execução (mais detalhes nos capítulos "Fenomenologia dos movimentos anormais" e "Coordenação"). Outro papel da área pré-motora é o controle cortical sobre os mecanismos posturais. As musculaturas axial e proximal dos membros recebem mais influência moduladora do córtex pré-motor que do córtex motor primário. Área motora suplementar, por sua vez, é importante para a integração dos movimentos bilaterais. A Figura 3.3 resume todos os componentes do sistema motor suprassegmentar, as suas conexões entre si, e os tratos que se dirigem para a unidade motora[5,6].

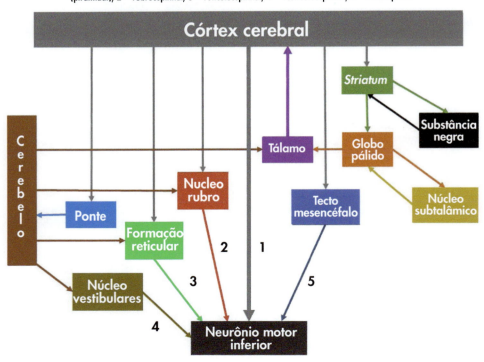

Figura 3.3 – Visão geral de todos os sistemas motores suprassegmentares. Tratos descendentes (ou motores): 1 – corticoespinhal (piramidal); 2 – rubroespinhal; 3 – reticuloespinhal; 4 – vestibuloespinhal; 5 – tectoespinal.

Síndromes motoras

Fraqueza muscular é a principal manifestação de qualquer enfermidade que acomета o sistema motor, a exceção de doenças cerebelares e dos núcleos da base (Tabela 3.2)[1]. Chamamos paresia (do grego *páresis*, "enfraquecimento") quando a fraqueza é parcial e plegia (do grego *plegês*, "golpe") quando há perda total da força. Aqui vale uma curiosidade: apesar do termo paresia está muito associado à diminuição de força muscular, ele significa diminuição de função e, portanto, pode ser aplicado também para redução de funções sensitivas[7].

Tabela 3.2 — Síndromes motoras

Síndrome	Força	Tônus	Trofismo	Reflexos miotáticos	Movimentos anormais
Unidade motora (miopatia)	Em geral, fraqueza difusa com acometimento proximal > distal	Normal (pode ter hipotonia)	Normal, atrofia ou pseudo-hipertrofia	Normais	Ausentes
Unidade motora (placa neuromuscular)	Em geral, fraqueza difusa com acometimento proximal > distal. Acometimento de nervos cranianos motores	Normal	Normal	Normais	Ausentes
Unidade motora (neuropatias, plexopatias e radiculopatias)	Fraqueza focal ou segmentar. Nas neuropatias, em geral é comprimento dependente	Hipotonia (ou flácido)	Atrofia moderada em geral	Hipoativos ou abolidos	Pode ter algumas fasciculações
Unidade motora (neurônio motor inferior ou corno anterior da medula)	Fraqueza focal ou segmentar. Geralmente assimétrico	Hipotonia (ou flácido)	Atrofia acentuada	Hipoativos ou abolidos	Fasciculações frequentes
Piramidal (neurônio motor superior)	Monoparesia, hemiparesia, paraparesia, tetraparesia.	Hipertonia elástica (ou espasticidade)	Normal ou pouca atrofia (por desuso)	Hiperativos ou exaltados	Ausentes
Extrapiramidal	Normal	Hipertonia plástica (ou rigidez) nas síndromes hipocinéticas ou parkinsonianas.	Normal	Normais	Presente
Cerebelar	Normal	Hipotonia	Normal	Pendulares	Pode ter tremor de intenção

Quando a fraqueza é decorrente de lesões a nível suprassegmentar (córtices motores e suas projeções descendentes), tem-se uma síndrome piramidal (ou do primeiro neurônio motor ou do neurônio motor superior). Por outro lado, patologias do sistema motor inferior levam à síndrome da unidade motora (ou do segundo neurônio motor ou do neurônio motor inferior). Além da fraqueza, síndromes motoras podem levar a outros sinais e sintomas como alterações da motricidade passiva (tônus e trofismo), involuntária (reflexos e movimentos anormais) e automática (marcha), bem como dificuldades na coordenação dos movimentos.

As manifestações da síndrome piramidal podem ser divididas em dois grupos: deficitárias e de liberação[6,7]. A síndrome "deficitária" consiste basicamente na fraqueza muscular, enquanto a "liberação piramidal" compreende aos sinais decorrentes da perda da ação moduladora das vias motoras descendentes sobre os neurônios motores alfa e gama do corno anterior da medula. Uma vez "liberados" da influência inibitória suprassegmentar, há uma hiperatividade alfa e, principalmente, gama. Esse aumento da ação do neurônio motor gama leva a uma maior tensão das fibras intrafusais, tornando-se mais sensíveis ao estiramento muscular. Como consequência, há um aumento da atividade motora reflexa (hiper-reflexia) e da contração muscular basal de repouso (hipertonia). Além da hiper-reflexia e da hipertonia, na síndrome piramidal de liberação, os reflexos superficiais são abolidos e há o aparecimento de reflexos patológicos, como a extensão do hálux no estímulo cutaneoplantar (também mais conhecido como sinal de Babinski). Importante pontuar que, a despeito do termo "piramidal", hoje se sabe que a "síndrome de liberação" está mais associada a lesões nas vias "não piramidais" que do trato corticoespinhal propriamente dito (em especial, os tratos reticuloespinhal bulbar e vestibuloespinhal).

Interessante notar que na fase aguda de injúrias do sistema suprassegmentar o paciente pode apresentar uma fraqueza flácida (hipotônica) e arreflexa e apenas alguns dias a semanas depois começam a aparecer os primeiros sinais de liberação. A esse fenômeno dá-se o nome de "choque medular", pois foi inicialmente descrito em mielopatias vasculares e traumáticas, embora possa ser observado em outras topografias, em especial em patologias que acometam o córtex cerebral.

Enquanto os sinais de liberação piramidal ajudam a diferenciar de uma síndrome da unidade motora, o padrão de fraqueza é importante para topodiagnóstico dentro do sistema piramidal (Tabela 3.3): córtex, coroa radiada, cápsula interna, pedúnculos cerebrais, base da ponte, pirâmides bulbares e funículo lateral da medula espinhal. Os principais padrões de fraqueza (paresia ou plegia) possíveis são: mono-, hemi-, para-, tetraparesia (-plegia). Quando temos uma fraqueza que acomete igualmente membros superiores e inferiores, falamos em proporcional (p. ex.: hemiparesia proporcional). O contrário, quando há um predomínio, referimos como desproporcional (p. ex.: hemiparesia desproporcional de predomínio braquial). De modo geral, topografias cujas fibras piramidais encontram-se compactadas (cápsula interna, pedúnculos cerebrais, pirâmides bulbares e medula), tem-se uma hemiparesia proporcional, enquanto lesões no córtex, coroa radiada e base da ponte tendem a ser desproporcionadas devido a maior dispersão do trato. No caso das hemiparesias, quando há fraqueza dos músculos faciais, além dos membros, designamos como hemiparesia completa. Por outro lado, se a face estiver poupada, falamos em hemiparesia incompleta. De modo geral, paresia facial de padrão central sugere patologia acima do nível do núcleo do facial. Mas, cuidado, pois hemiparesias incompletas podem ser manifestação de lesões corticais que não acometam a área da face.

A síndrome da unidade motora, por sua vez, caracteriza-se por uma fraqueza associada à hipotonia e diminuição dos reflexos miotáticos (paralisia flácida arreflexa)[6,7]. Entretanto, essas características são mais evidentes nas patologias do neurônio motor do corno (ou ponta) anterior da medula ou dos seus prolongamentos axonais, cujo trajeto percorre raízes, plexos e nervos (radiculopatias, plexopatias e neuropatias, respectivamente). A flacidez e a arreflexia podem ser explicadas pelo acometimento da via eferente da alça do reflexo de estiramento

Tabela 3.3 – Padrões de fraqueza e o topodiagnóstico no sistema piramidal

Topografia	Padrão de fraqueza
Córtex	• Hemiparesia desproporcionada contralateral à lesão. • Predomínio braquial ou faciobraquial se lesão acometer principalmente a face dorsolateral. • Mão é mais acometida. • Predomínio crural se lesão acometer principalmente a face medial. • Pode ser incompleta se poupar a área da face.
Coroa radiada	• Hemiparesia desproporcionada contralateral à lesão. • Pode ser incompleta se poupar fibras da face.
Cápsula interna	• Hemiparesia completa e proporcionada contralateral à lesão.
Pedúnculo cerebral (mesencéfalo)	• Hemiparesia completa e proporcionada contralateral à lesão.
Base da ponte	• Hemiparesia desproporcionada contralateral à lesão. • Se acima do núcleo do facial: completa. • Se a nível do núcleo do facial: hemiparesia alterna com paresia facial de padrão periférico ipsilateral à lesão. • Se abaixo do núcleo do facial: incompleta.
Pirâmides bulbares	• Hemiparesia incompleta proporcionada contralateral à lesão.
Medula (funículo lateral)	• Se lesão hemimedular cervical: hemiparesia incompleta proporcionada ipsilateral. • Se lesão hemimedular toracolombar: paresia crural ipsilateral. • Se lesão medular transversa cervical: tetraparesia incompleta proporcionada. • Se lesão medular transversa toracolombar: paraparesia incompleta proporcionada.

muscular, bem como a interrupção da atividade do neurônio motor gama sobre as fibras intrafusais (ou seja, perda do mecanismo de coativação alfa-gama). Diferentemente, tônus e reflexos não se alteram nas miopatias e nas doenças da junção neuromuscular.

Outra característica marcante das doenças do neurônio motor e das neuropatias é a atrofia muscular (ou amiotrofia), decorrente da interrupção do fluxo axoplasmático de substâncias tróficas necessárias para as fibras musculares. Por outro lado, o trofismo nas miopatias comporta-se de outra forma variável, a depender do mecanismo fisiopatológico, podendo ser normal, ter uma atrofia (pouco intensa) e até mesmo pseudo-hipertrofia (nesses casos, por substituição de fibras musculares por tecido adiposo). Já as patologias da placa mioneural não cursam com atrofia.

Fasciculações, contrações involuntárias de fibras musculares de uma unidade motora, são outro sinal muito frequente nas doenças do neurônio motor inferior, bem como em neuropatias e radiculopatias. Essas contrações caracterizam-se por serem visíveis, mas incapazes de movimentar um membro ou deslocar uma articulação (exceto pelos dedos). São descritas como vermiculares, irregulares e fugazes. Podem ser induzidas com leves batidas no ventre muscular. Frio e fadiga inibem o seu aparecimento e o paciente tem que estar aquecido e relaxado. Apesar de indicarem desnervação das fibras musculares, fasciculações raras e ocasionais podem se apresentar em indivíduos sem qualquer patologia (fasciculações benignas). Quando as contrações levam a movimentos ondulantes mais lentos, prolongados e quem atingem uma área maior do músculo, passamos então a chamar de mioquimias. Assim como as fasciculações, mioquimias não levam ao deslocamento de articulações e, também, podem aparecer tanto em contexto de doenças da unidade motora, com ser benigna, sem significado patológico.

Exame da força muscular

A avaliação da força muscular consiste em uma das partes mais importantes do exame neurológico, pois é nesse momento em que o examinador irá definir se o paciente apresenta ou não uma fraqueza muscular. As principais etapas do exame da motricidade voluntária são: manobras de oposição, deficitárias e de velocidade e amplitude de movimento[7,8].

Manobras de oposição

As manobras de oposição consistem em solicitar ao paciente que movimente um determinado segmento corporal, enquanto o examinador opõe-se a esse movimento, usando a sua própria força como resistência[8]. A avaliação da força nesse caso é basicamente uma comparação entre a força do examinador e a do paciente. Para tornar esse julgamento mais objetivo, deve-se usar uma escala para graduar a força muscular. A mais importante é a do *Medical Research Concil* (MRC), cuja pontuação (Tabela 3.4) baseia-se na capacidade de vencer a resistência do examinador (grau 4), a gravidade (grau 3) ou se há contração apenas quando eliminado qualquer força opositora (graus 2 e 1). Vale destacar algumas observações gerais da semiotécnica:

» As manobras de oposição devem ser sempre executadas comparando-se um dimídio com outro. Por exemplo, examinou-se a força do bíceps braquial esquerdo, em seguida deve ser avaliado o equivalente à direita, e assim por diante.
» Apesar da comparação entre dimídios, deve-se também atentar por diferenças entre membros superiores e inferiores, bem como entre músculos proximais e distais de um mesmo membro.
» Sistematize a sequência de músculos examinados. Mais comumente, opta-se pelo sentido craniocaudal: segmentos cervical, braquial e, por fim, crural. E em cada membro, no sentido proximal para distal.
» O paciente pode ser examinado tanto sentado como em decúbito dorsal. Todavia, melhores resultados são obtidos quando os membros superiores são examinados com o paciente sentado e os inferiores em decúbito dorsal.
» É fundamental o posicionamento do segmento a ser examinado. A articulação, cujo músculo será examinado, deverá ser posicionada a meio caminho da amplitude do movimento antes de iniciar a manobra. Isso se dá para evitar que haja vantagem do paciente (quando músculo está encurtado) ou do examinador (quando músculo está estirado).

Tabela 3.4 – Escala de graduação de força muscular do *Medical Research Concil* (MRC)

Grau da força	Descrição
0	Ausência de contração muscular.
1	Contração muscular sutil visível, mas incapaz de deslocar uma articulação.
2	Contração muscular capaz de movimentar uma articulação com a gravidade eliminada (no plano horizontal).
3	Contração muscular capaz de vencer a gravidade (plano vertical), mas não a resistência do examinador.
4 -	Contração muscular capaz de vencer uma pequena resistência do examinador.
4	Contração muscular capaz de vencer uma moderada resistência do examinador.
4 +	Contração muscular capaz de vencer uma grande resistência do examinador.
5	Força muscular normal.

» Também, sempre que possível, o examinador deve tentar palpar o ventre do músculo que está sendo testado para se sentir a contração do mesmo (útil quando há dúvida se o paciente está engajado no exame).

Diversos músculos podem ter sua ação examinada, conforme descritos nas Tabelas 3.5 a 3.10. Entretanto, assim como o restante do exame neurológico, não é necessário avaliar todos os grupamentos em todos os pacientes. A sugestão é seguir um roteiro básico e depois aprofundar a avaliação no caso de se detectar alguma fraqueza:

» Pescoço: rotação, flexão e extensão.
» Membros superiores: adução e abdução do ombro, flexão e extensão do cotovelo, punho e dedos e preensão palmar.
» Membros inferiores: flexão e extensão do quadril, joelho, tornozelo e hálux.

Exame da motricidade cervical

Os principais movimentos executados pelo pescoço são a flexão, extensão, rotação e inclinação (ou flexão) lateral[1]. A flexão cervical tem como principal agonista os dois músculos esternocleidomastoide (nervo acessório, C2-C4) e pode ser testada opondo-se a tentativa do paciente de aproximar o queixo no tórax. Já a extensão cervical é realizada basicamente pelo trapézio (nervo acessório, C2-C4), músculos paravertebrais e os escalenos.

A rotação do pescoço é a principal ação dos esternocleidomastoides. Aqui, o examinador deve opor o movimento de rotação colocando a sua mão no queixo do paciente, testando-se o esternocleidomastoide contralateral ao sentido da rotação. Por fim, a inclinação lateral é testada instruindo o paciente a tentar aproximar a orelha do ombro, contra a resistência da mão do examinador. Aqui, os principais músculos são o trapézio e os escalenos.

Exame da motricidade dos membros superiores

Movimentos da cintura escapular

A escápula realiza basicamente quatro movimentos: elevação, depressão, retração e protração[1]. A elevação das escápulas, cujo movimento consiste em elevar os ombros contra as mãos do examinador, é executada basicamente pelos músculos trapézio (nervo acessório, C2-C4) e levantador da escápula (C3-C4). A depressão da escápula, também realizada por fibras do trapézio, é mais difícil de se fazer oposição no exame neurológico.

A retração das escápulas, por sua vez, ocorre principalmente a partir da ação dos músculos romboides. Solicita-se ao paciente que pressione suas mãos na cintura pélvica e retraia os ombros contra a investida do examinador de puxar o cotovelo para frente. Outra forma de se examinar é pedir ao paciente que coloque uma das mãos nas costas, com o dorso da mão voltada para a região lombar e então empurre a mão do examinador. Os romboides são inervados pelas raízes C4-C5 (nervo escapular dorsal), antes da formação dos plexos braquiais. Assim, a retração das escápulas é útil para se distinguir radiculopatia C5 de acometimento do tronco superior do plexo braquial.

Já a protração das escápulas consiste em fazer o movimento de aproximar as escápulas da parede torácica. O principal agonista desse movimento é o músculo serrátil anterior, inervado pelo nervo torácico longo (C5-C7). A melhor forma de se examinar o serrátil anterior é pedir ao paciente que empurre uma parede com os braços estendidos para frente. Quando há fraqueza, observa-se o fenômeno da escápula "alada", que consiste em um afastamento das escápulas da caixa torácica (retração), quando na realidade elas deveriam estar se aproximando (protração). A escápula alada também pode aparecer em fraqueza do trapézio. Nesse caso, fica mais evidente quando o paciente inclina o tronco para a frente e abduz os ombros a 90° contrarresistência do examinador. Assim como o nervo escapular dorsal, o torácico longo também não faz parte do plexo braquial.

Tabela 3.5 – Manobras de oposição dos membros superiores: músculos, raízes e nervos

Movimento	Músculos	Raízes	Nervos
Cintura escapular			
Elevação	Trapézio Levantador da escápula	C2 - C3 - C4 C3 - C4	N. espinhal acessório Nervos para o levantador da escápula
Depressão	Trapézio	C2 - C3 - C4	N. espinhal acessório
Retração	Romboides	C4 - C5	N. escapular dorsal
Protração	Serrátil anterior	C5 - C6 - C7	N. torácico longo
Ombro			
Abdução	Supraespinhoso (<15°) Deltoide (<90°) Trapézio (>90°)	C5 - C6 C5 - C6 C2 - C3 - C4	N. supraescapular N. axilar N. espinhal acessório
Adução	Peitoral maior Grande dorsal	C5 - T1 C6 - C8	Nervos peitorais lateral e medial Nervo toracodorsal
Rotação externa	Infraespinhoso	C5 - C6	N. supraescapular
Rotação interna	Subescapular	C5 - C6 - C7	N. subescapular
Flexão	Deltoide	C5 - C6	N. axilar
Extensão	Deltoide	C5 - C6	N. axilar
Cotovelo			
Flexão	Bíceps braquial (supinação) Braquiorradial (semipronação)	C5 - C6 C5 - C6	N. musculocutâneo N. radial
Extensão	Tríceps	C6 - C7 - C8	N. radial
Supinação	Supinador	C6 - C7	N. radial
Pronação	Pronador redondo Pronador quadrado	C6 - C7 C7 - C8	N. mediano N. mediano
Punho			
Flexão	Flexor radial do carpo Flexor ulnar do carpo	C6 - C7 C7 - C8 - T1	N. mediano N. ulnar
Extensão	Extensor radial longo do carpo Extensor radial curto do carpo Extensor radial ulnar do carpo	C6 - C7 C7 - C8 C7 - C8	N. radial N. radial N. radial
Mãos e dedos			
Flexão IFD	Flexor profundo dos dedos	C8 - T1	N. mediano (2°/3°) N. ulnar (4°/5°)
Flexão IFP	Flexor superficial dos dedos	C8 - T1	N. mediano
Extensão IFP e IFD	Interósseos Lumbricais	C8 - T1 C8 - T1	N. ulnar N. mediano (2°/3°) N. ulnar (4°/5°)
Flexão MCF	Interósseos Lumbricais	C8 - T1 C8 - T1	N. ulnar N. mediano (2°/3°) N. ulnar (4°/5°)
Extensão MCF	Extensor comum dos dedos	C7 - C8	N. radial
Abdução	Interósseos dorsais	C8 - T1	N. ulnar
Adução	Interósseos palmares	C8 - T1	N. ulnar

Continua >>>

(continuação) Tabela 3.5 – Manobras de oposição dos membros superiores: músculos, raízes e nervos

Movimento	Músculos	Raízes	Nervos
Polegar			
Extensão IF	Extensor longo do polegar	C7 - C8	N. radial
Extensão MCF	Extensor curto do polegar	C7 - C8	N. radial
Flexão IF	Flexor longo do polegar	C8 - T1	N. mediano
Flexão MCF	Flexor curto do polegar	C8 - T1	N. mediano (n. ulnar)
Abdução radial	Abdutor longo do polegar	C7 - C8	N. radial
Abdução palmar	Abdutor curto do polegar	C8 - T1	N. mediano
Adução	Adutor	C8 - T1	N. ulnar
Oposição	Opositor do polegar	C8 - T1	N. mediano

* IF: interfalangeana; IFD: Interfalangeana distal; IFP: interfalangeana proximal; MCF: metacarpofalangiana.

Tabela 3.6 – Raízes que inervam os membros superiores

Raízes	Movimentos	Músculos	Nervos
C2 – C3 – C4	Elevação do ombro	Trapézio	N. acessório
C4 – C5	Retração da escápula	Romboides	
C5 – C6 – C7	Protração da escápula	Serrátil anterior	N. torácico longo
C5 – C6	Abdução do ombro Abdução do ombro Rotação externa Rotação interna Flexão do cotovelo Flexão do cotovelo	Supraespinhoso Deltoide Infraespinhoso Subescapular Bíceps Braquiorradial	N. axilar N. musculocutâneo N. radial
C6 – C7 – C8	Extensão do cotovelo	Tríceps	N. radial
C6 – C7	Supinação Pronação Flexão radial do punho Extensão radial do punho	Supinador Pronador redondo Flexor radial do carpo Extensor radial longo do carpo	N. radial N. mediano N. mediano N. radial
C7 – C8	Flexão ulnar do punho Extensão ulnar do punho Extensão dos dedos Extensão do polegar Abdução radial do polegar	Pronador quadrado Flexor ulnar do carpo Extensor radial curto do carpo Extensor ulnar do carpo Extensor comum dos dedos Extensores do polegar Abdutor longo do polegar	N. mediano N. ulnar N. radial N. radial N. radial N. radial N. radial
C8 – T1	Flexão IFD Flexão IFP Flexão MCF Abdução dos dedos Adução dos dedos Flexão do polegar Abdução palmar do polegar Oposição do polegar Adução do polegar	Flexor profundo dos dedos Flexor superficial dos dedos Lumbricais Interósseos dorsais Interósseos palmares Flexores do polegar Abdutor curto do polegar Opositor do polegar Adutor do polegar	N. mediano/ulnar N. mediano N. mediano/ulnar N. ulnar N. ulnar N. mediano N. mediano N. mediano N. ulnar

Tabela 3.7 – Nervos periféricos dos membros superiores

Nervo	Raízes	Movimento	Músculo
N. axilar	C5 – C6	Abdução do ombro	Deltoide
N. musculocutâneo	C5 – C6	Flexão do cotovelo	Bíceps
N. radial	C5 – C6	Flexão do cotovelo	Braquiorradial
	C6 – C7 – C8	Extensão do cotovelo	Tríceps
	C6 – C7	Supinação Extensão radial do punho	Supinador Extensor radial do carpo
	C7 – C8	Extensão ulnar do punho Extensão dos dedos Extensão do polegar Abdução radial do polegar	Extensor ulnar do carpo Extensor comum dos dedos Extensores do polegar Abdutor longo do polegar
N. mediano	C6 – C7	Pronação Flexão radial do punho	Supinador Pronador redondo
	C7 – C8	Pronação	Pronador quadrado
	C8 – T1	Flexão IFD (2º/3º) Flexão IFP Flexão MCF (2º/3º) Flexão do polegar Abdução palmar do polegar Oposição do polegar	Flexor profundo dos dedos Flexor superficial dos dedos Lumbricais Flexores do polegar Abdutor curto do polegar Opositor do polegar
N. ulnar	C8 – T1	Flexão IFD (4º/5º) Flexão MCF (4º/5º) Abdução dos dedos Adução dos dedos Adução do polegar	Flexor profundo dos dedos Lumbricais Interósseos dorsais Interósseos palmares Adutor do polegar

Tabela 3.8 – Manobras de oposição dos membros inferiores: músculos, raízes e nervos

Movimento	Músculos	Raízes	Nervos
Quadril			
Flexão	Psoas Ilíaco	L1 - L2 - L3 - L4 L2 - L3 - L4	N. femoral
Extensão	Glúteo máximo	L5 - S1 - S2	N. glúteo inferior
Abdução	Glúteo médio Glúteo mínimo Tensor da fáscia lata	L4 - L5 - S1	N. glúteo superior
Adução	Adutor magno Adutor longo Adutor curto	L2 - L3 - L4	N. obturador
Rotação interna	Glúteo médio Glúteo mínimo Tensor da fáscia lata	L4 - L5 - S1	N. glúteo superior
Rotação externa	Glúteo máximo Obturador externo Obturador interno	L5 - S1 - S2 L3 - L4 L5 - S1	N. glúteo inferior N. obturador

Continua>>

(continuação) **Tabela 3.8** – Manobras de oposição dos membros inferiores: músculos, raízes e nervos

Movimento	Músculos	Raízes	Nervos
Joelho			
Flexão	Bíceps femoral Semimembranoso Semitendinoso	L5 - S1 (S2) L5 - S1 L5 - S2	Nervo ciático
Extensão	Quadríceps femoral • Reto femoral • Vasto intermédio • Vasto medial • Vasto lateral	L2 - L3 - L4	N. femoral
Tornozelo			
Dorsiflexão	Tibial anterior	L4 - L5	N. fibular profundo
Flexão plantar	Tríceps sural	S1 - S2	N. tibial
Inversão	Tibial posterior	L5 - S1	N. tibial
Eversão	Fibular longo Fibular curto Fibular terceiro	L5 - S1	N. fibular superficial N. fibular profundo
Pés e artelhos			
Flexão IFD	Flexores longos dos artelhos	L5 - S1	N. tibial
Flexão IFP/MTF	Flexores curtos dos artelhos	S1 - S2	N. tibial
Flexão do hálux	Flexor longo do hálux Flexor curto do hálux	L5 - S1 S1 - S2	N. tibial
Extensão IF/MTF	Extensor longo dos artelhos Extensor curto dos artelhos	L5 - S1	N. fibular profundo
Extensão do hálux	Extensor longo do hálux Extensor curto do hálux	L5	N. fibular profundo

* IFD: Interfalangeanas distais; IFP: Interfalangeanas proximais; MTF: metatarsofalangiana.

Tabela 3.9 – Raízes que inervam os membros inferiores

Raízes	Movimentos	Músculos	Nervos
L2 - L3 - L4	Flexão do quadril Adução do quadril Extensão do joelho	Iliopsoas Adutores Quadríceps	N. femoral N. obturador N. femoral
L4 - L5 - S1	Abdução do quadril	Glúteos médio/mínimo Tensor da fáscia lata	N. glúteo superior
L5 - S1 - S2	Flexão do joelho	Bíceps femoral Semimembranoso Semitendinoso (S2)	N. tibial
	Extensão do quadril	Glúteo máximo	N. glúteo inferior
L4 - L5	Dorsiflexão do tornozelo	Tibial anterior	N. fibular profundo
L5 - S1	Inversão do tornozelo	Tibial posterior	N. tibial
	Eversão do tornozelo	Fibular longo Fibular curto Fibular terceiro	N. fibular superficial N. fibular profundo
S1 - S2	Flexão do tornozelo	Tríceps sural	N. tibial
L5 - S1	Flexão dos artelhos Extensão dos artelhos	Flexores longos artelhos Extensores dos artelhos	N. tibial N. fibular profundo

Tabela 3.10 – Nervos periféricos dos membros inferiores

Nervo	Raízes	Movimentos	Músculos
N. femoral	L2 - L4	Flexão do quadril	Iliopsoas
	L2 - L4	Extensão do joelho	Quadríceps
N. obturador	L2 - L4	Adução do quadril	Adutores
N. tibial	L5 - S1 - S2	Flexão do joelho	Bíceps femoral Semimembranoso Semitendinoso (S2)
	L5 - S1	Inversão do tornozelo	Tibial posterior
	L5 - S1	Flexão dos artelhos	Flexores longos artelhos
	S1 - S2	Flexão do tornozelo	Tríceps sural
N. fibular profundo	L4 - L5	Dorsiflexão do tornozelo	Tibial anterior
	L5 - S1	Eversão do tornozelo Extensão dos artelhos	Fibular terceiro Extensores dos artelhos
N. fibular superficial	L5 - S1	Eversão do tornozelo	Fibular longo Fibular curto

Movimentos do ombro e do braço

A articulação do ombro permite ao indivíduo a fazer abdução, adução, extensão, flexão e rotação interna e externa do braço[1].

A adução do ombro é feita basicamente por dois grandes músculos: o peitoral maior (anterior ou ventral) e latíssimo do dorso (posterior ou dorsal). São dois músculos potentes que costumam ser menos acometidos. O peitoral maior é suprido pelos nervos peitorais medial e lateral (C5 – T1), enquanto o latíssimo do dorso, pelo nervo toracodorsal (C6 – C8), todos com origem no plexo braquial.

A avaliação da abdução do ombro deve ser feita em duas etapas: abdução a 15° e depois entre 15 e 90°. Isso se dá porque a abdução dos primeiros 15° é feita pelos músculos supraespinhal (nervo supraescapular, C5-C6) e deltoide (nervo axilar, C5-C6), enquanto entre 15 e 90°, o movimento passa a ser exclusivamente do deltoide. As fibras anteriores e posteriores do deltoide também auxiliam, respectivamente, na flexão e extensão do ombro.

A rotação interna (ou medial) do ombro é resultante da ação do músculo subescapular (nervo subescapular, C5-C7), com sinergismo do redondo maior. Já a rotação externa (ou lateral) tem o músculo infraespinhoso (nervo supraescapular, C5-C6) como principal agonista e o redondo menor, como sinergista. Para se examinar os dois movimentos, o paciente deve manter os braços colados ao tronco, cotovelos fletidos a 90° com as mãos fechadas e voltadas para a frente. O paciente deve então aproximar (rotação interna) e depois afastar (rotação externa) a mão do tronco, sem descolar o braço do tronco e mantendo os cotovelos a 90°, sempre contrarresistência do examinador.

Movimentos do cotovelo e do antebraço

O cotovelo apresenta dois movimentos, de flexão e de extensão, enquanto no antebraço a articulação radioulnar faz a pronação e supinação[1].

A flexão do cotovelo pode ser feita de duas maneiras: com o antebraço em supinação ou em semipronação (com polegar voltado para cima). No primeiro caso, o principal agonista é o músculo bíceps braquial, suprido pelo nervo musculocutâneo (C5-C6). Já a flexão em semipronação é feita pelo músculo braquiorradial, cuja inervação se dá pelo nervo radial (C5-C6). Os dois músculos também têm ação supinadora, o braquiorradial quando o cotovelo está em extensão e o bíceps quando o cotovelo está fletido. A extensão do cotovelo, por sua vez, é executada a partir da contração do músculo tríceps braquial, inervado pelo nervo radial (C6 - C8).

A pronação do antebraço é resultado da ação dos músculos pronadores quadrado e redondo. O pronador quadrado é mais potente quando o cotovelo fica em extensão, enquanto o pronador redondo exerce maior força com o cotovelo fletido. Ambos são inervados pelas raízes C6-C7, através dos nervos mediano (pronador redondo) e do seu ramo interósseo anterior (pronador quadrado). Já a supinação é feita a partir da contração do músculo supinador, inervado pelo nervo interósseo posterior, ramo do radial (C6-C7). Como já dito, o bíceps e o braquiorradial também são supinadores do antebraço.

Movimentos do punho

Os principais movimentos do punho a serem examinados são a flexão e a extensão, embora também possa fazer adução (flexão ulnar) e abdução (flexão radial)[1].

A flexão do punho resulta da contração dos músculos flexores radial e ulnar do carpo, inervados respectivamente pelos nervos ulnar (C7-T1) e mediano (C6-C7). Outros músculos agem como sinergistas: flexores superficial e profundo dos dedos, flexor longo do polegar, abdutor longo do polegar e palmar longo.

Já a extensão do punho é feita pelos extensor radial longo do carpo, extensor radial curto do carpo e extensor ulnar do carpo, sendo o primeiro suprido pelo nervo radial (C6-C7) e os demais pelo seu ramo interósseo posterior (C7-C8). Fraqueza desses extensores por lesão do nervo radial leva tipicamente à mão caída.

Movimentos das mãos e dos dedos

Sem dúvida, o exame da motricidade da mão é o mais complexo dados os vários músculos envolvidos, necessários para permitir uma maior precisão de movimentos[1]. De modo geral, os músculos dividem-se em intrínsecos e extrínsecos e os movimentos possíveis do 2º ao 5º dedo são flexão e extensão das articulações metacarpofalangianas (MCF), interfalangeanas proximais (IFP) e distais (IFD), adução e abdução dos dedos e oposição do 5º dedo. A motricidade do polegar é autônoma em relação aos demais dedos e por isso deve ser estudado à parte. Também é importante salientar que, de modo geral, a mão é inervada pelos nervos ulnar, mediano e radial, sendo os dois primeiros primordialmente flexores e o último extensor. No capítulo do neuropatias focais, será discutido detalhes dos sinais das afecções dos três nervos.

Os músculos interósseos dorsais, interósseos palmares e os lumbricais são os músculos intrínsecos da mão envolvidos com a motricidade do 2º ao 5º dedo. Eles são responsáveis pela flexão das MCF e extensão das IFP. Os interósseos dorsais também agem na abdução dos dedos, enquanto os interósseos palmares fazem a adução. No exame neurológico, recomenda-se avaliar especialmente a abdução do 2º dedo, pois é possível palpar o 2º interósseo dorsal. A inervação se dá pelas raízes C8-T1, sendo todos os interósseos supridos pelo nervo ulnar, enquanto os 4º e 5º lumbricais são pelo nervo ulnar e os 2º e 3º são pelo nervo mediano. Lesões do mediano e, sobretudo do ulnar, levam à fraqueza desses músculos intrínsecos. Como resultado, há extensão das MCF e flexão das IFP, levando a um aspecto de mão em garra.

Os músculos extrínsecos da mão, por outro lado, são aqueles cujo ventre muscular encontra-se no antebraço e são os principais flexores e extensores dos dedos. A flexão dos dedos envolve as articulações metacarpofalangianas (MCF), interfalangeanas proximais (IFP) e distais (IFD). O músculo flexor superficial dos dedos (FSD) faz a flexão das IFP e o flexor profundo dos dedos (FPD), das IFD. A inervação dos flexores dos dedos se dá pelas raízes C8 e T1, sendo o FSD suprido pelo nervo mediano e o FPD pelo ramo interósseo anterior do mediano (2º e 3º dedos) e pelo nervo ulnar (4º e 5º dedos). Vale lembrar que os flexores atuam também na flexão de outras articulações: o FSD na flexão das MCF e do carpo, enquanto o FPD, na flexão das IFP, MCF e do carpo.

A extensão das MCF ocorre a partir da contração do músculo extensor comum dos dedos (ECD), com auxílio do extensor do indicador e do extensor do dedo mínimo. O ECD também exerce uma ação secundária sobre a extensão das IFD, IFP e do carpo. Os extensores são supridos pelas raízes C7 e C8, através do ramo interósseo posterior do nervo radial. A extensão das IFP, por sua vez, tem os lumbricais e o interósseos como músculos principais.

O dedo mínimo, além de estar sob a ação dos músculos já citados, apresenta mais outros três músculos envolvidos com seus movimentos: flexor curto do dedo mínimo, abdutor do dedo mínimo e opositor do dedo mínimo. Todos são inervados pelas raízes C8-T1, através do nervo ulnar.

Movimentos do polegar

A motricidade do polegar indubitavelmente representa uma das vantagens evolutivas adquiridas pelos primatas, permitindo maior destreza para manipular ferramentas, contribuindo pelo maior desenvolvimento encefálico[1]. O polegar é capaz de executar vários movimentos e de forma autônoma em relação aos demais dedos. Os movimentos possíveis são: flexão e extensão da interfalangeana (IF) e MCF, abdução e adução radial, abdução e adução palmar e oposição. Os músculos do polegar também podem ser divididos em extrínsecos (presentes no antebraço) e intrínsecos (localizados na eminência tenar).

A flexão do polegar resulta da ação dos músculos flexores longo e curto do polegar, inervados pelo nervo mediano (C8-T1). O primeiro flete a IF e o segundo faz a flexão do MCF. Já a extensão das IF e da MCF do polegar é feita, respectivamente, pelos músculos extensores longo e curto do polegar, que são supridos pelas raízes C7-C8 através do ramo interósseo posterior do nervo radial.

Os movimentos abdução do polegar têm duas direções: palmar (no plano da face palmar) e radial (perpendicular a palma da mão). A abdução palmar decorre da ação do músculo abdutor curto do polegar (nervo mediano, C8-T1) e a abdução radial é feita principalmente pelo músculo abdutor longo do polegar (nervo radial, C7-C8).

Os movimentos de adução do polegar também se dão nos mesmo dois planos e são feitos pelo músculo adutor do polegar, suprido pelo nervo ulnar (C8-T1). É o único movimento do polegar inervado pelo ulnar. A forma mais clássica de avaliar o adutor do polegar é solicitar ao paciente que segure uma folha de papel, entre o polegar e a borda radial da mão, enquanto o examinador tenta puxar. Pacientes com fraqueza do adutor para segurar o papel usam os flexores do polegar, inervados pelo mediano. Esse achado típico de neuropatia do ulnar é chamado de sinal de Froment.

Por fim, testa-se o movimento de oposição do polegar solicitando ao paciente que faça uma pinça com o polegar e o dedo mínimo, enquanto o examinador tenta abrir essa pinça. Esse movimento é executado pelo músculo opositor do polegar, inervado pelo nervo mediano (C8-T1). Nessa mesma pinça, também se testa o opositor do dedo mínimo.

Exame da motricidade dos membros inferiores
Movimentos do quadril e da cintura pélvica

Os principais movimentos do quadril são flexão, extensão, abdução e adução. Como já referido, o paciente pode ser examinado sentado ou decúbito dorsal, exceto na avaliação da extensão, quando se posiciona o paciente em decúbito ventral[1].

A flexão resulta principalmente da contração do músculo iliopsoas, composto por dois músculos: psoas (L1–L4) e ilíaco (nervo femoral, L2–L4). Outros músculos que participam como sinergistas são o reto femoral, sartório e o tensor da fáscia lata. O iliopsoas, em conjunto com outros músculos da pelve (obturadores, piriforme, quadrado femoral, pectíneo), é fundamental para estabilizar a cintura pélvica e a coluna lombar, permitindo manter a postura ereta.

Já a extensão do quadril tem o músculo glúteo máximo (nervo glúteo inferior, L5-S2) como seu agonista e os músculos glúteos médio e mínimo e os posteriores da coxa como acessórios. O glúteo máximo também faz a rotação externa ou lateral da perna, em associação com os músculos obturadores externo e interno.

A adução do quadril é feita por um grupo de músculos localizados na face medial da coxa: adutores magno, longo e curto. Todos os três supridos pelas raízes L2 a L4, por meio do nervo obturador. A abdução da coxa, por sua vez, é executada pelos glúteos médio, mínimo e tensor da fáscia lata, inervados pelas raízes L4 a S1. Os músculos abdutores também são responsáveis pela rotação interna ou medial da perna.

Movimentos do joelho

O joelho basicamente apresenta dois movimentos: flexão e extensão[1]. O quadríceps femoral é o grande músculo extensor do joelho. Ele é constituído por quatro músculos (reto femoral, vasto femoral, vasto medial e vasto intermédio) unidos por um tendão comum que se insere na patela. O reto femoral, além de extensor no joelho, age como flexor do quadril. A inervação do quadríceps femoral se dá pelo nervo femoral (L2-L4).

Já os flexores do joelho constituem-se de um grupo de músculos localizados na face posterior da coxa: bíceps femoral, semimembranoso e semitendinoso. Esses músculos são também extensores do quadril. O nervo ciático (L5-S2) é o responsável pela inervação desses músculos. Curioso que a cabeça longa do bíceps femoral é de inervação pelo nervo tibial, enquanto a cabeça curta pelo nervo fibular, ambas divisões do nervo ciático.

Movimentos do tornozelo e do pé

O tornozelo permite que o pé faça quatro movimentos: flexão plantar, dorsiflexão (ou extensão plantar), inversão e eversão[1]. Já a inervação dos músculos que agem sobre o tornozelo e os artelhos se dá pelo nervos tibial e fibulares (profundo e superficial), sendo que o primeiro atua primordialmente sobre grupamentos flexores e inversores e o segundo sobre extensores e eversores.

A flexão plantar é executada pelo tríceps sural, formado pelos músculos gastrocnêmio e sóleo, inervados pelo nervo tibial (S1-S2). Além da manobra de oposição, a força desse músculo pode ser testada solicitando-se ao paciente que fique na ponta dos pés.

O músculo tibial anterior é o principal responsável pela dorsiflexão do pé, com auxílio dos músculos extensor longo dos artelhos e do extensor longo do hálux. Ele é suprido pelo nervo fibular profundo (L5-S1). A sua fraqueza leva ao pé caído e uma marcha do tipo escarvante, e pode ser decorrente tanto de uma radiculopatia L5 como de uma neuropatia do fibular. Para diferenciar um pé caído por radiculopatia ou neuropatia, deve-se testar a inversão do pé, cujo músculo agonista, tibial posterior, é suprido pelo nervo tibial (L5-S1). Fraqueza na dorsiflexão e na inversão sugere radiculopatia L5, enquanto pé caído com inversão preservada indica uma neuropatia do fibular profundo.

Já a eversão do tornozelo decorre da ação dos músculos fibulares longo, curto e terceiro. Todos são supridos pelas raízes L5 a S1, sendo os dois primeiros inervados pelo nervo fibular superficial e o último pelo nervo fibular profundo.

Movimentos dos artelhos

Diferentemente dos dedos das mãos, os artelhos têm uma menor variedade de movimentos, sendo basicamente a flexão e extensão (ou dorsiflexão)[1]. O hálux é o único que apresenta movimento independe, mas mesmo assim como mais limitações se comparado ao polegar.

A extensão é feita pelos músculos extensores longo e curto dos artelhos e os extensores longo e curto do hálux, todos inervados pelo fibular profundo (L5-S1). Já a flexão é resultado da ação dos músculos flexores longo e curto dos artelhos e flexores longo e curto do hálux, supridos pelo nervo tibial (L5 a S2).

Manobras deficitárias

Há situações em que a fraqueza é tão sutil que o examinador tem dúvidas nas manobras de oposição se há realmente um déficit motor. Nesses casos, pode-se valer das manobras deficitárias (Figura 3.4)[8]. São testes que avaliam a capacidade de um membro de manter uma postura contra a gravidade por um determinado período de tempo (em geral de 30 segundos a 2 minutos). Trata-se, portanto, de um método mais sensível para o diagnóstico de fraqueza muscular. Durante essas manobras, o examinador deve observar se há queda (sobretudo se assimétrica) de um ou mais membros, bem como se há diferença de queda entre os segmentos proximais e distais de um mesmo membro.

Nos membros superiores, as três manobras deficitárias usadas são: a dos braços estendidos, a de Raimiste e a pesquisa do desvio-pronador[7,8]. Na manobra dos braços estendidos, posiciona-se o paciente sentado, de olhos fechados, com os membros superiores em extensão para frente. Esse teste é útil quando se quer comparar a força dos músculos distais em relação aos proximais. A manobra de Raimiste, por sua vez, é executada com o examinando

Figura 3.4 – Manobras de deficitárias: braços estendidos (A), Raimiste (B), Mingazzini (C) e Barré (D).

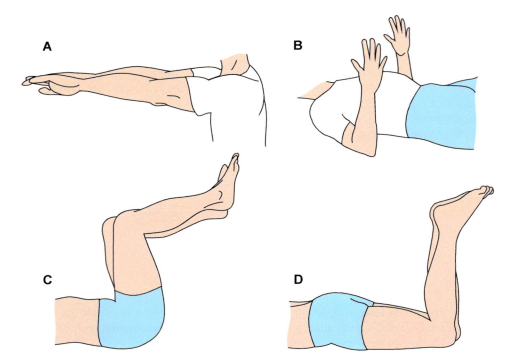

em decúbito dorsal com os seus braços apoiados no leito e os antebraços voltados para cima com cotovelo fletido a 90°. Essa manobra é útil para avaliar a fraqueza distal.

Entretanto, a manobra deficitária mais executada em membros superiores é a pesquisa do desvio-pronador, por ser sensível para se detectar fraqueza de "padrão piramidal"[1]. Nela, solicita-se que o paciente sentado e de olhos fechados estenda para frente os membros superiores em posição supina, isto é, com as palmas das mãos para cima. Indivíduos com síndrome deficitária piramidal tendem a ter um padrão de queda, no qual há uma pronação da mão e flexão do cotovelo (sinal de Barré). Isso ocorre porque o trato corticoespinal tem inervação preferencial sobre extensores e supinadores nos membros superiores e assim leves déficits piramidais levam aos antagonistas (pronadores e flexores) a prevalecerem. Deve-se atentar que o braço dominante pode ter uma discreta pronação, sem queda do membro. Interessante também que lesões parietais podem levar que o membro contralateral "levite" para cima, em decorrência da perda da propriocepção.

Já nos membros inferiores, podem ser empregadas as manobras de Mingazzini e de Barré[8]. Na primeira, o paciente em decúbito dorsal tem seus membros inferiores colocados em flexão do quadril, do joelho e do tornozelo, todos a 90°, enquanto na segunda manobra, posiciona-se o examinando em decúbito ventral com joelhos e tornozelos fletidos a 90°. Em pacientes com rebaixamento do nível de consciência, pode-se fazer a prova da queda do membro inferior em abdução. Nela, o examinador posiciona as pernas do paciente em flexão do quadril e do joelho, mas com a superfície plantar apoiada sobre o leito. Observa-se, então, que há uma queda assimétrica em abdução dos membros inferiores[8].

Manobras de velocidade e amplitude do movimento

Por vezes, o déficit motor não é evidente às manobras deficitárias e de oposição. Nesses casos, o paciente apresenta apenas uma diminuição da velocidade e da amplitude da contração muscular e não uma perda de força propriamente dita[8]. Como os músculos distais das mãos são os que apresentam maior inervação piramidal, em geral o que se tem é somente uma perda da destreza dos movimentos dos dedos. Um exemplo de avaliação da destreza é pedir ao examinando que toque rapidamente a ponta do polegar com cada um dos outros dedos da mesma mão. Outro movimento que pode ser requisitado é fazer o gesto como estivesse tocando um piano.

Uma das manobras mais usadas consiste em solicitar ao paciente que bata os dedos indicador e polegar de forma mais rápida e ampla possível (*finger tapping test*)[8]. Sujeitos com leve déficits motores apresentarão diminuição da velocidade e da amplitude do movimento. Esse teste também é muito útil para avaliar se há uma bradicinesia na hipótese de uma síndrome parkinsoniana. A bradicinesia pode ser graduada de 1 a 4+ com base na Escala Unificada de Avaliação da Doença de Parkinson da Sociedade de Distúrbios do Movimento (*Movement Disorder Society – Unified. Parkinson's Disease Rating Scale, MDS-UPDRS*), conforme descrito na Tabela 3.11.

Outro teste sensível para avaliar déficit motor muito leve é a manobra de movimento de rolamento dos dedos indicadores. Testa-se solicitando ao paciente posicione os dedos indicadores estendidos a frente do tronco e paralelos ao solo e os demais dedos fletidos. O paciente, então, deve executar o movimento de rolar um dedo sobre o outro. O lado não parético tende a rodar sobre o dedo mais fraco que não é capaz de rolar da mesma forma. Esse mesmo teste pode ser feito com os antebraços ou com o quinto dedo.

O sinal do quinto dedo é outra indicação de fraqueza sutil. Esse sinal aparece quando na manobra dos braços estendidos observa-se uma abdução do quinto dedo no lado parético. Uma variação desse sinal surge quando se pede ao paciente que coloque as mãos nos bolsos da calça e o quinto dedo fica de fora em abdução (também chamado de sinal de Wartenberg, classicamente descrito em neuropatias do ulnar).

Tabela 3.11 – Graduação da bradicinesia baseada na Escala Unificada de Avaliação da Doença de Parkinson da Sociedade de Distúrbios do Movimento (*Movement Disorder Society – Unified. Parkinson's Disease Rating Scale*, MDS-UPDRS)

Grau de bradicinesia	Descrição
1+ (discreta)	Qualquer dos seguintes: a) O ritmo regular é interrompido com uma ou duas interrupções ou hesitações nos movimentos; b) Lentidão mínima; c) A amplitude diminui perto do fim das 10 repetições.
2+ (leve)	Qualquer um dos seguintes: a) 3 a 5 interrupções durante os movimentos; b) Lentidão ligeira; c) A amplitude diminui no meio da sequência das 10 repetições
3+ (moderada)	Qualquer um dos seguintes: a) Mais de 5 interrupções durante os movimentos ou pelo menos uma pausa mais longa (bloqueio); b) Lentidão moderada; c) A amplitude diminui após o primeiro movimento.
4+ (grave)	Não consegue ou quase não consegue executar a tarefa devido a lentidão, interrupções ou decrementos.

Tônus muscular

Tônus (ou tono) muscular pode ser definido como a tensão basal e permanente de um músculo mesmo que relaxado e no repouso[1,8]. Também pode ser caracterizado com o grau de resistência a movimentação passiva na ausência de contração voluntária. Conforme já discutido, o mecanismo de coativação alfa-gama é fundamental para regular e manter essa tensão muscular permanente, enquanto os tratos descendentes não piramidais (sistema medial) atuam modulando os motoneurônios alfa e gama e, portanto, o tônus muscular. O papel primordial do tônus muscular é permitir ajustes posturais, sobretudo dos músculos extensores antigravitacionais[1,8].

O exame do tônus pode ser dividido em três etapas: inspeção, palpação muscular e movimentação passiva[8]. Durante todas essas etapas, o examinador deve orientar o paciente a permanecer relaxado, sem contrações voluntárias. Muitas vezes, faz-se necessário distrair o paciente com conversas informais enquanto se examina. O tônus dos membros superiores deve ser examinado preferencialmente com paciente sentado, enquanto membros inferiores, em decúbito dorsal. Vale salientar que fora situações extremas, é comum haver divergências interexaminadores na conclusão do exame do tônus, pois se trata de uma avaliação subjetiva, dependente do julgamento e da experiência clínica de quem está examinando.

A primeira etapa da avaliação do tônus é observar a atitude e postura do paciente. Por exemplo, pacientes hemiparéticos com síndrome piramidal de liberação podem apresentar uma postura caracterizada por uma hipertonia dos flexores nos membros superiores e dos extensores nos membros inferiores. Em seguida, parte-se para palpação dos grupamentos musculares. O examinador deve ficar atento à elasticidade e consistência dos músculos palpados. Em geral, músculo hipotônicos são flácidos e os hipertônicos são firmes.

A terceira etapa é a mais importante: a movimentação passiva dos membros[1,8]. Aqui o examinador deve observar a resistência à mobilização passiva, bem como a amplitude e a flexibilidade do movimento. O esperado é ter mínima resistência à manipulação passiva. Se houver aumento da resistência e diminuição da amplitude e da flexibilidade, considera-se então um aumento do tônus (hipertonia). Por outro lado, a ausência de qualquer resistência e o aumento da mobilidade caracterizam uma diminuição do tônus (hipotonia).

A manobra mais simples consiste em executar movimentos alternados de extensão e flexão de alguns segmentos corporais a partir de suas articulações: pescoço, cotovelo, punho, joelhos e tornozelos. Esses movimentos primeiramente devem ser executados lentamente, depois com maior velocidade. Muito importante é que o exame seja sempre comparativo entre os dois dimídios. Outra forma de se examinar é fazer um balanço passivo dos membros: sacudir rapidamente as mãos e os pés, segurar o braço em abdução e fazer movimento de pêndulo com o antebraço ou com o paciente sentado e também balançar as pernas pendentes do leito (teste do pêndulo de Wartenberg). Outra forma de se examinar o tônus dos membros inferiores é puxar bruscamente a coxa para cima e observar se os calcanhares arrastam-se na cama. Nesse teste, quando há hipertonia, os calcanhares se desgarram do leito.

A hipotonia (ou flacidez) aparece quando as patologias que acometam o mecanismo de coativação alfa-gama, seja por lesões no corno anterior da medula (doença do neurônio motor), seja seus prolongamentos axonais (neuropatias)[1]. Ou seja, a desnervação de uma unidade motora torna o músculo flácido. Patologias cerebelares e algumas síndromes hipercinéticas (como nas coreias), embora não afetem a unidade motora, invariavelmente também levam a uma hipotonia, mas sem fraqueza muscular associada[1].

Já a hipertonia é decorrente da perda da modulação do sistema suprassegmentar sobre os neurônios motores inferiores, o que leva a uma hiperatividade alfa e, sobretudo, gama[1]. Esse aumento da ação dos neurônios gama acarreta uma maior tensão das fibras intrafusais e, portanto, torna-as mais sensíveis a qualquer estiramento. Isso explica o aumento da resistência à mobilização passiva. Dois tipos de hipertonia podem ser notados ao exame neurológico: elástica e plástica.

A hipertonia elástica (ou espasticidade) decorre de patologias que acometam o trato corticoespinhal e, assim, faz parte da constelação de uma síndrome de liberação piramidal[8]. A espasticidade caracteriza-se por não ser uniforme em toda amplitude do movimento, sendo maior a resistência no início, e varia conforme a velocidade da mobilização. Quanto mais rápido o examinador executa o movimento, maior a resistência inicial. Entretanto, após o início do movimento, a resistência cede, tornando a mobilização mais fácil. Isso dá uma impressão semelhante à abertura da lâmina de um canivete (sinal do canivete). Em geral, a espasticidade é maior nos flexores dos membros superiores e extensores nos membros inferiores, músculos antagonistas aos miótomos, preferencialmente os inervados pelo sistema piramidal (extensores e supinadores dos membros superiores e flexores dos inferiores). Quando muito intenso, essa hipertonia leva à postura fixa em adução do braço, flexão e pronação do antebraço e flexão do punho e dos dedos, além de extensão e adução do quadril, extensão joelho e flexão plantar, com inversão do pé. A essa atitude, denomina-se postura de Wernicke-Mann.

Por outro lado, a hipertonia plástica (ou rigidez) surge em síndromes extrapiramidais do tipo hipocinética ou, simplesmente, síndromes parkinsonianas[8]. A rigidez define-se a partir de uma resistência durante toda amplitude do movimento e não muda conforme a velocidade da mobilização. Em geral, a mobilização passiva de um membro superior com hipertonia plástica apresenta-se com alternância entre resistência e facilitação, lembrando uma roda-dentada (sinal de Negro). Quando a rigidez é leve, para se sentir o sinal da roda-dentada, o paciente precisa fazer um movimento de subir e descer com outro braço ou abrir e fechar a mão contralateral (manobra de Noika-Froment). Já a hipertonia plástica nos membros inferiores pode ter um aspecto de "cano de chumbo". Diferentemente da espasticidade, não há grupamentos musculares preferencialmente hipertônicos (extensores ou flexores). Assim como a bradicinesia, a rigidez nas síndromes parkinsonianas pode ser graduada de 1 a 4+ pelos critérios da escala MDS-UPDRS (Tabela 3.12).

Por fim, além da hipertonia e da hipotonia, outro tipo de alteração do tônus possível chama-se paratonia. Nela, observa-se uma resistência à mobilização passiva variável e não

Tabela 3.12 – Graduação da rigidez ou hipertonia plástica baseada na Escala Unificada de Avaliação da Doença de Parkinson da Sociedade de Distúrbios do Movimento (*Movement Disorder Society – Unified. Parkinson's Disease Rating Scale*, MDS-UPDRS)

Grau de rigidez	Descrição
1+ (discreta)	Rigidez detectada apenas com uma manobra de ativação (p. ex.: Noika-Froment)
2+ (leve)	Rigidez detectada sem a manobra de ativação, mas a amplitude total de movimento é facilmente alcançada
3+ (moderada)	Rigidez detectada sem a manobra de ativação; amplitude total alcançada com esforço
4+ (grave)	Rigidez detectada sem a manobra de ativação e amplitude total de movimento não alcançada

um aumento ou diminuição permanente do tônus. Em alguns pacientes, quanto mais força é colocada pelo examinador, maior a resistência ao movimento (paratonia inibitória ou *gegenhalten*). Já em outros pacientes, há uma "cooperação" involuntariamente excessiva, tornando o movimento muito amplo e fácil de ser executado (paratonia facilitatória ou *mitgehen*). Essas alterações do tônus são decorrentes não de lesões nas vias motoras primárias, mas sim de patologias que acometem os lobos frontais e as suas conexões córtico-subcorticais. Também é muito comum manifestar-se em casos de encefalopatias difusas.

Trofismo muscular

Trofismo muscular consiste em avaliar o volume e o contorno dos músculos[1]. O examinador deve ficar atento se há diminuição (atrofia) ou aumento do volume muscular (hipertrofia). O exame do trofismo muscular consiste basicamente na inspeção dos segmentos corporais. Em geral, o examinador deve estar atento a alguns grupamentos específicos, como músculos intrínsecos das mãos, eminências tenar e hipotenar e as cinturas escapular e pélvica. No caso de músculos volumosos proximais dos braços e das coxas, o examinador pode medir com uma fita métrica o diâmetro do membro e comparar um lado com o outro.

A atrofia muscular ou amiotrofia é característica de patologias da unidade motora, em especial nas doenças do neurônio motor (ou do corno anterior) e nas neuropatias periféricas[1]. Nesses casos, chamamos de atrofia neurogênica, em contraposição à atrofia observada em miopatias (atrofia miogênica). A atrofia neurogênica ocorre devido à diminuição do fluxo de fatores tróficos do neurônio motor em direção às fibras musculares. Em geral, a atrofia muscular não se manifesta em doenças agudas, sendo um sinal que aparece progressivamente em patologias crônicas ou em sequelas de enfermidades agudas. Em geral a amiotrofia tende a se delimitar aos miótomos desnervados (Figura 3.5). Por exemplo, neuropatias do ulnar e do mediano levam à atrofia dos músculos intrínsecos da mão. Ou seja, a depender da patologia, atrofia neurogênica tende a ser não uniforme ou assimétrica, diferentemente da perda de volume muscular por caquexia ou síndrome consumptiva, cuja atrofia é global. Já na síndrome piramidal, não se observa amiotrofia significativa, uma vez que a unidade motora está intacta. Nesses casos, pode-se ter apenas um pouco de atrofia muscular por desuso.

Por outro lado, nas miopatias podemos observar dois padrões de acometimento do trofismo: atrofia miogênica e a pseudo-hipertrofia[1]. A atrofia miogênica é mais comumente observada nas distrofinopatias e em geral acomete preferencialmente grupamentos proximais (cinturas escapular e pélvica), em contraposição à amiotrofia neurogênica, que tende a ser mais evidente em músculos distais (em especial, das mãos). Músculos da face também podem apresentar atrofia, como se observa na distrofia miotônica de Steinert. Nela, o paciente apresenta uma fácies típica chamada de fácies em machadinha, caracterizada pela atrofia dos músculos temporais e masseteres, além de ptose palpebral bilateral e calvície frontal. Em algumas miopatias, o tecido muscular é substituído por tecidos adiposo e conjuntivo, o que leva a um aumento do volume, mas em aumento das fibras musculares, chamado de pseudohipertrofia. Por exemplo, na distrofia de Duchenne, é comum se ver uma pseudo-hipertrofia dos gastrocnêmicos.

Figura 3.5 – Paciente com amiotrofia neurogênica. A) Mãos em garra por fraqueza dos músculos interósseos. B) Pé cavo por atrofia da musculatura intrínseca dos pés. C) Atrofia dos músculos da perna (tibial anterior, tríceps sural, fibulares).

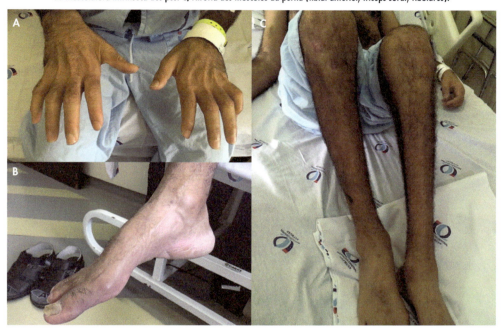

Referências

1. Campbell WW. De Jong, o exame neurológico. 6. ed. Rio de Janeiro: Guanabara Koogan, 2007.
2. Tolosa APM, Canelas HM. Propedêutica neurológica: temas especiais. 2.. ed. São Paulo: Sarvier, 1975.
3. Baher M, Frotsher M. Duss, Diagnóstico topográfico em Neurologia. 4. ed. Rio de Janeiro: Guanabara Koogan, 2008.
4. Kandel ER, Schwartz JH, Jessel TM, Siegelbaum SA, Hudspeth. Princípios de Neurociências. 5. ed. Porto Alegre: AMGH, 2014. Cap. 35, p. 685-703.
5. Machado A, Haertel LM. Neuroanatomia funcional. 3. ed. São Paulo: Atheneu, 2014.
6. Brazis PW, Masdeu JC, Biller JB. Localização em Neurologia Clínica. 6. Ed. Rio de Janeiro: DiLivros, 2013.
7. Mutarelli EG. Propedêutica neurológica: do sintoma ao diagnóstico. 1. ed. São Paulo: Sarvier, 2000.
8. Maranhão-Filho P, Silva MM. O exame neurológico. In: Brasil Neto JP, Takayanagui OM. Tratado de Neurologia da Academia Brasileira de Neurologia. 1.ed. Rio de Janeiro: Elsevier, 2013. Cap. 4, p. 21-63.

Capítulo 4

Reflexos

Adalberto Studart Neto

Um reflexo pode ser definido como uma ação motora automática, involuntária e estereotipada em resposta a um estímulo sensitivo[1]. Trata-se, portanto, da parte mais objetiva do exame neurológico, que independe dos estados de atenção e de consciência, bem como da vontade do paciente.

Qualquer estímulo é capaz de desencadear um reflexo: nociceptivo, estiramento muscular, luminosidade, dentre outros. A estimulação de receptores sensoriais provoca um impulso que é transmitido por fibras aferentes em direção ao sistema nervoso central (medula espinhal ou tronco encefálico), onde ocorrem sinapses com neurônios motores. Do motoneurônio, partem as fibras eferentes que irão estimular o órgão efetor a executar a resposta reflexa. Todo esse processo de "estímulo – receptor – fibra aferente – integração segmentar – neurônio motor – fibra eferente – órgão efetor – ação" é denominado arco reflexo e constitui-se na porção segmentar do sistema nervoso[2].

Os reflexos foram historicamente classificados, de acordo com o tipo de receptor sensorial, em exteroceptivos e interoceptivos[3]. Os reflexos exteroceptivos são aqueles cujos receptores encontram-se na pele ou em mucosas externas (p. ex.: corneana, nasal, faríngea). São, por isso, também denominados reflexos superficiais ou cutaneomucosos. Já os interoceptivos subdividem-se entre víscero e proprioceptivos. Os visceroceptivos são desencadeados a partir de estímulos sobre receptores viscerais e mediados pelo sistema nervoso autônomo. Por outro lado, os proprioceptivos estão relacionados com receptores localizados nos labirintos (reflexos vestibulares) e nos músculos (reflexos miotáticos), cujas respostas são obtidas a partir de informações geradas pelos movimentos oculocefálicos e dos membros, respectivamente.

Neste capítulo, estudaremos os reflexos espinais miotáticos e superficiais de maior significância na prática clínica, além de reflexos que podem surgir em situações patológicas. Reflexos miotáticos mediados por nervos cranianos também serão abordados aqui, enquanto os demais reflexos cranianos serão discutidos em outros capítulos.

Reflexos miotáticos (ou profundos)

O reflexo miotático (do grego *mio* = músculo; *tatós* = que se estica) pode ser conceituado como uma contração reflexa fásica de um músculo em resposta ao seu estiramento súbito[4].

Aqui, vale um parêntese para mencionar que existe uma certa confusão nas terminologias para designar os reflexos de estiramento muscular. Além da expressão reflexo miotático fásico, também são admitidos como sinônimos: reflexos profundos (em contraposição aos superficiais) e reflexos extensores musculares. Por outro lado, popularizou-se os termos reflexo osteotendinoso ou tendinoso profundo. Entretanto, esses dois últimos termos são criticados e desencorajados, pois os receptores sensoriais encontram-se no músculo e não em seus tendões. Afinal, trata-se de reflexos musculares e não tendinosos.

Fisiopatologia dos reflexos miotáticos

Os reflexos miotáticos caracterizam-se por serem monossinápticos (Figura 4.1). Quando um músculo é estirado, as terminações anuloespirais do fuso muscular reconhecem a mudança de comprimento e disparam impulsos por fibras do tipo Ia (cujo corpo celular encontra-se nos gânglios da raiz dorsal) para medula espinal. No nível segmentar, os axônios aferentes fazem sinapses excitatórias diretamente com motoneurônios alfa localizados no corno anterior. Os prolongamentos axonais desses neurônios motores alfa, por sua vez, levam à sinalização para contração do músculo agonista previamente estirado[1].

Essas mesmas fibras aferentes também emitem terminações colaterais que estimulam outros neurônios alfas, cujos axônios direcionam-se para músculos sinérgicos. Além disso, outros ramos colaterais fazem sinapses com interneurônios que inibem os motoneurônios destinados aos músculos antagonistas, levando ao seu relaxamento. Esse fenômeno de inibição do músculo antagonista simultânea à ativação do agonista é chamado de inervação recíproca de Sherrington[1,2].

O reflexo extensor muscular pode ser entendido, portanto, como um mecanismo de proteção do músculo contra um alongamento excessivo ou súbito. Quando o músculo é estirado, o reflexo leva a sua contração com finalidade de manter o comprimento e, assim, a mesma posição articular. Um exemplo disso é a motricidade reflexa dos músculos antigravitacionais (ou extensores proximais) que nos permite manter a nossa postura ereta.

Além de motoneurônios alfas, no corno anterior da medula, encontram-se os neurônios motores gama (ver Figura 3.1, Capítulo 3 – Motricidade). Os axônios desses neurônios são também mielinizados, mas de menor diâmetro. Os motoneurônios gama inervam as fibras musculares intrafusais, localizadas nas extremidades dos fusos. A excitação desses neurônios leva à contração das fibras intrafusais. Com isso, mantém-se uma tensão nos fusos musculares mesmo durante a contração muscular e, assim, é garantida uma responsividade ao estiramento em diferentes comprimentos do músculo. Esse mecanismo de ajuste da sensibilidade dos fusos musculares é denominado de coativação alfa-gama[1,5].

Os motoneurônios alfa e gama, por sua vez, são modulados pelo sistema nervoso suprassegmentar por meio de vias motoras descendentes que permitem mudanças voluntárias e adaptativas dos movimentos reflexos. Esse controle suprassegmentar é exercido por dois sistemas: o piramidal (ou corticoespinal) e o extrapiramidal (formado pelos tratos rubroespinal, tectoespinal, vestibuloespinal e reticuloespinal). De modo geral, essas vias descendentes têm um efeito inibitório sobre os neurônios motores alfa e gama, sendo os tratos corticoespinal e rubroespinal mais envolvidos com a musculatura distal (em especial, das mãos) e os demais com os grupamentos musculares proximais e posturais. Lesões nessas vias levam, portanto, a uma hiperatividade gama. Como consequência, os fusos musculares tornam-se mais tensos e sensíveis ao estiramento[2,4]. Por isso, a hiper-reflexia é descrita como um dos sinais da síndrome de "liberação piramidal". Convêm nesse momento duas

Figura 4.1 – Ilustração de um arco reflexo monossináptico provocado pelo estiramento de um músculo. Também é ilustrado a inervação recíproca do antagonista.

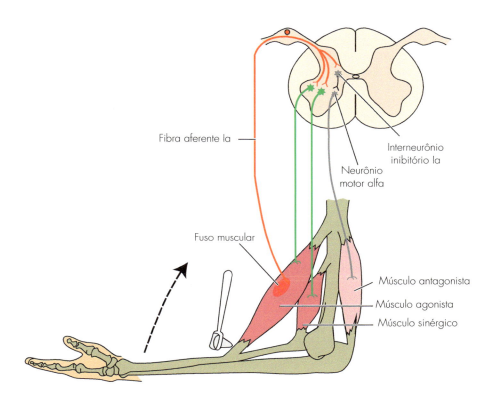

importantes observações. Primeiro, atualmente acredita-se que uma significativa parte dos sinais de "liberação piramidal" seja decorrente de lesões dos tratos extrapiramidais e não do corticoespinal propriamente dito[2,5,6]. Segundo, a hiperatividade dos neurônios gama como explicação da hiper-reflexia e da espasticidade não foi suficientemente comprovada, embora ainda seja a hipótese mais aceita[1].

Por outro lado, lesões em pelo menos uma das vias (aferente ou eferente) do arco reflexo ou no motoneurônio alfa acarretam uma diminuição ou mesmo abolição dos reflexos profundos. Arreflexia é um dos componentes da síndrome da unidade motora. Mais detalhes encontram-se no Capítulo 3.

Semiologia dos reflexos miotáticos

A pesquisa de reflexos miotáticos talvez seja a etapa mais clássica da avaliação neurológica. Não há nada que identifique mais um neurologista do que o mesmo segurando um martelo de reflexos.

No exame, um reflexo de estiramento muscular pode ser obtido a partir da percussão do tendão ou da fáscia do músculo examinado usando um martelo de borracha. Vale ressaltar a importância de uma técnica rigorosa na avaliação dos reflexos. Examinar reflexos de forma desleixada pode levar à obtenção de respostas subótimas, induzindo o examinador a falsas conclusões.

O primeiro passo é ter um martelo adequado. Diversos martelos de reflexos já foram desenvolvidos ao longo da história da Neurologia. Cada escola tem o seu martelo de preferência (na nossa, por exemplo, há uma certa predileção pelo martelo de Babinski). Entretanto, o mais importante é ter um martelo de boa qualidade, com uma borracha macia (para não causar contusões), uma cabeça com um peso adequado (não muito leve) e, o mais importante, o examinador deve ter familiaridade com o instrumento[2].

A etapa seguinte é manter o paciente relaxado, confortável e bem posicionado. Pacientes tensos ou agitados podem contrair excessivamente os seus músculos, o que "bloqueia" o reflexo. Às vezes, faz-se necessário realizar manobras distratórias, como pedir para contar de 1 a 20 na ordem inversa. O membro precisa ser colocado a uma posição a "meio-caminho" da amplitude do movimento do músculo a ser estirado, nem muito flexionado, nem muito estendido.

O martelo deve ser segurado próximo de sua extremidade, de tal forma que o peso da sua cabeça seja a única força necessária para percussão do tendão. A batida deve ser seca e rápida. Um dos erros mais comuns é o examinador usar o movimento do seu cotovelo para impulsionar a batida do martelo. Jamais segurar e bater um martelo de reflexos como um marceneiro ou um pedreiro. No final de contas, o que se quer é obter um reflexo e não martelar um prego. Outro equívoco é percutir o ventre muscular, o que leva a um fenômeno chamado de reflexo idiomuscular de Barraquer. Trata-se de uma contração breve e fraca do músculo, decorrente da excitabilidade da membrana miotática e não envolve o arco reflexo espinal[2,6].

Ao evocar um reflexo, o examinador precisa ficar atento à latência da resposta e à amplitude do movimento. Esses dois parâmetros são fundamentais para classificar os reflexos profundos em abolidos (ou ausentes ou arreflexia), hipoativos (ou diminuídos), normoativos, hiperativos (ou vivos) e exaltados (ou hiper-reflexia)[2,6,7]. Outra forma usada para descrever os reflexos é quantificar em cruzes de 0 a 4 (Tabela 4.1). De modo geral, quanto menor a latência da resposta e maior a amplitude do movimento, mais hiperativo o reflexo. É muito frequente a variação da intensidade dos reflexos entre pessoas, de tal forma que reflexos hipoativos ou hiperativos podem ser padrões normais de um determinado indivíduo. Entretanto, respostas assimétricas e desproporcionais sempre indicam alterações patológicas (p. ex., reflexos mais vivos em um hemicorpo). Deve-se sempre comparar os reflexos entre dimídios esquerdo e direito, bem como entre membros superiores *versus* inferiores. Reflexos abolidos e exaltados também são invariavelmente decorrentes de lesão, seja na unidade motora, seja nas vias descendentes, respectivamente.

Arreflexia define-se pela ausência de reflexos e significa injúria de algum dos componentes do arco reflexo. Entretanto, o emprego de técnicas inadequadas pode "tornar" reflexos hipoativos falsamente em abolidos, levando a interpretações erradas. Mas também lembrar que reflexos hipoativos focais têm o mesmo valor semiológico de arreflexia. Métodos de reforço podem ser úteis para se obter reflexos quando diminuídos. Um exemplo é a manobra de Jendrassik que consiste em pedir ao paciente que entrelace os dedos das mãos, enquanto o examinador pesquisa os reflexos dos membros inferiores. Além disso, quando o movimento reflexo é pouco amplo, palpar de leve o músculo durante a percussão também é válido para sentir se houve de fato uma contração.

Por outro lado, reflexos exaltados são em geral mais fáceis de serem identificados por serem bruscos e amplos e indicam síndrome de liberação piramidal[2]. São outras características de hiper-reflexia, além da resposta rápida e da maior amplitude: o aumento da área reflexógena, presença de pontos de exaltação, a sinreflexia, os reflexos policinéticos e a presença de clônus[6]. Pontos de exaltação consistem em evocar um reflexo quando se estimula uma outra região que não o tendão do músculo agonista (p. ex.: obter a contração reflexa do bíceps braquial ao percutir o processo coracoide da escápula ou os processos espinhosos da coluna

Tabela 4.1 – Classificação da intensidade dos reflexos miotáticos

Classificação do reflexo	Características
Abolido ou ausente ou arreflexia (0)	Ausência de reflexos, mesmo com o emprego adequado da técnica e com manobras de reforço.
Hipoativo ou diminuído (1+)	Reflexos obtidos com dificuldades, com movimento pouco amplo. Às vezes, a contração do músculo só é perceptível pela sua palpação. Métodos de reforço podem ser necessários.
Normoativo (2+)	Reflexos com latência de resposta e amplitude de movimento normais.
Hiperativo ou vivo (3+)	Reflexos amplos e bruscos, facilmente obtidos, mas sem outros achados de exaltação.
Exaltado ou hiper-reflexia (4+)	Reflexos amplos, bruscos, com aumento da área reflexógena, pontos de exaltação e presença de sinreflexia, reflexos policinéticos e clônus. Não é necessário ter todas essas características para ser definida a hiper-reflexia.

cervical). Sinreflexia são reflexos que se acompanham de contrações de contrações reflexas de outros músculos (p. ex.: obter uma extensão do quadríceps femoral ao percutir o tendão dos adutores). Em algumas situações de extrema liberação piramidal, pode-se ter sinreflexia em membros diferentes (p. ex.: ao estimular o tríceps braquial de um membro, obtém-se também a contração do tríceps contralateral). Já reflexos policinéticos são várias contrações repetidas do mesmo grupo muscular após um único estímulo.

O clônus (ou clono), por sua vez, é uma série de contrações rítmicas e involuntárias desencadeadas pela distensão brusca e passiva de um tendão[6]. O clônus é dito esgotável quando não se consegue mais evocá-lo após sucessivos estiramentos musculares ou quando cessa rapidamente, mesmo mantendo o alongamento (em geral até três batidas). Por outro lado, chamamos de clônus inesgotável ou prolongado quando as contrações persistem por várias batidas enquanto se mantém um ligeiro estiramento muscular. Clônus esgotável e simétrico pode ser fisiológico, mas assimetria ou clônus inesgotável (mesmo que simétrico) são indicativos de síndrome de liberação piramidal e, portanto, patológicos. Por vezes, quando muito exaltados, o paciente pode apresentar clônus espontâneos, como o clônus de aquileu, induzido após o estiramento do tríceps sural ao se pisar no chão durante a marcha. Outro sinal de exaltação são as trepidações epileptoides, movimentos clônicos tão intensos que levam à movimentação de todo um membro e podem levar a uma falsa conclusão de serem crises epilépticas para um examinador inexperiente. Os clônus mais comuns de se obter são o de patela, de aquileu, de punho e o de mento, que serão discutidos mais adiante.

A seguir, descreveremos os principais reflexos profundos de interesse na clínica para um diagnóstico topográfico (Tabela 4.2)[2,6,7]. Para cada reflexo, será discutido o arco reflexo (nervo, centro de integração e músculo) e a semiotécnica de obtenção, bem como eventuais pontos de exaltação e manobras de reforço caso existam.

Reflexos dos membros superiores

Reflexo bicipital

Reflexo do músculo bíceps braquial, inervado pelo nervo musculocutâneo e com nível de integração em C5-C6. É pesquisado colocando-se o antebraço em semiflexão e em leve supinação, apoiado sobre o braço do examinador ou sobre o colo do próprio paciente. É, então, percutido o tendão distal do bíceps, com interposição do dedo do examinador (Figura 4.2). A resposta esperada é a flexão do bíceps com leve supinação. Os pontos de exaltação são: processo coracoide, clavícula e processos espinhosos cervicais (pontos de Tolosa).

Reflexo tricipital

Reflexo obtido a partir do estiramento do músculo tríceps braquial, mediado pelo nervo radial e integrado a nível C6 a C8. O braço deve ser mantido a meio caminho entre a abdução e adução, apoiado pelo examinador e com o antebraço relaxado. Uma outra forma é o examinador segurar o antebraço do paciente, com o braço semiabduzido. A percussão é feita logo acima da inserção do tendão no olécrano e a resposta obtida é a extensão do antebraço (Figura 4.3). Não há pontos de exaltação.

Um achado semiológico interessante é o fenômeno do reflexo tricipital invertido. Ao se estimular o tendão do tríceps, obtém-se uma flexão do antebraço (por contração do bíceps), em vez de sua extensão. Isso se dá por lesões a nível medular C7-C8. Ao estender o tríceps, a integração ocorre em C6, mesmo nível segmentar do reflexo bicipital, o que leva à resposta efetora ao bíceps braquial.

Tabela 4.2 – Principais reflexos miotáticos de interesse na prática clínica

Reflexos	Nervos	Nível de integração	Músculos
Membros superiores			
Bicipital	Musculocutâneo	C5-C6	Bíceps braquial
Tricipital	Radial	C6-C8	Tríceps braquial
Estilorradial	Radial	C5-C6	Braquiorradial
Cubitopronador e radiopronador	Mediano	C6-T1	Pronadores quadrado e redondo
Flexores dos dedos	Mediano e ulnar	C8-T1	Flexores superficial e profundo dos dedos
Membros inferiores			
Adutores da coxa	Obturador	L2-L4	Adutores magno, longo e curto
Patelar	Femoral	L2-L4	Quadríceps femoral
Aquileu	Tibial	L5-S2	Tríceps sural
Axiais do tronco			
Abdominais profundos	Intercostais Ilioinguinal Íleo-hipogástrico	T5-T12	Transverso do abdome Oblíquos interno e externo do abdome
Axiais de face			
Orbicular dos olhos (glabelar)	Trigêmeo (aferência) e facial (eferência)	Ponte	Orbicular dos olhos
Orbicular da boca	Trigêmeo (aferência) e facial (eferência)	Ponte	Orbicular da boca
Mentoniano ou mandibular	Trigêmeo	Ponte	Masseteres

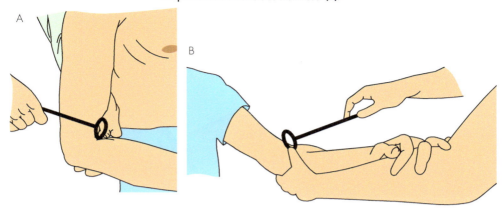

Figura 4.2 – Pesquisa do reflexo bicipital com o braço do paciente repousado sobre o seu colo (A) ou apoiado sobre o membro do examinador (B).

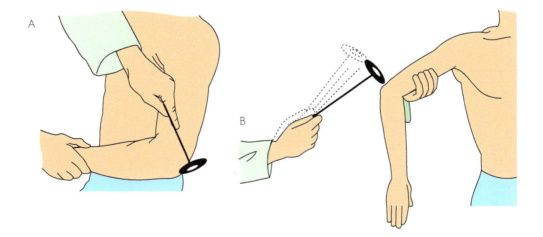

Figura 4.3 – Pesquisa do reflexo tricipital com o examinador segurando o antebraço (A) ou o braço do paciente (B).

Reflexo estilorradial

Reflexo induzido pela percussão do tendão distal do músculo braquiorradial, inervado pelo radial (C5-C6). Assim como no bicipital, o antebraço também é posicionado semifletido, mas em semipronação, apoiado pela mão do examinador. O martelo é, então, batido no processo estiloide do rádio ou na sua extremidade distal (Figura 4.4). O resultado é uma flexão com pronação do antebraço. O principal ponto de exaltação é o epicôndilo lateral do úmero. Quando há liberação piramidal, uma sinreflexia comum é obter o flexor dos dedos na pesquisa do estilorradial. Já a flexão dos dedos sem a contração do braquiorradial é sinal de lesão no nível C5-C6.

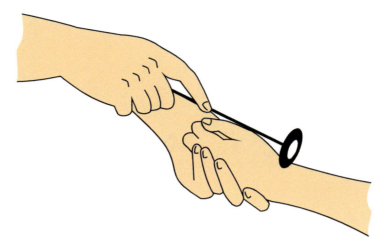

Figura 4.4 – Pesquisa do reflexo estilorradial.

Reflexos rádio- e cubitopronador

Também denominados reflexos dos pronadores, consistem em estimular os músculos pronadores redondo e quadrado. A inervação é pelo mediano e o centro segmentar C6-T1. Na mesma postura para se obter o estilorradial, percute-se ou a face dorsal do processo estiloide da ulna (cubitopronador) ou a superfície palmar do processo estiloide do rádio (radiopronador). A resposta é a pronação do antebraço. A curiosidade desse reflexo é que pode ser um dos precocemente exaltados em uma síndrome de liberação piramidal.

Reflexo dos flexores dos dedos

Reflexo dos músculos flexores dos dedos, inervado pelo mediano e pelo ulnar e cuja integração se dá no nível C8-T1. Existem vários métodos de evocação desse reflexo, sendo o sinal de Wartenberg o mais clássico. Nele, as mãos são postas em supinação e com os dedos semifletidos. O examinador, então, interpõe o seu indicador e dedo médio sobre as falanges distais, onde é percutido com o martelo (Figura 4.5). A resposta consiste em uma discreta flexão do 2º ao 5º dedo e da falange distal do polegar. Outros pontos de percussão para obtenção do reflexo já foram descritos (e que naturalmente ganharam seus epônimos, como quase tudo em Neurologia): face palmar da mão (Rossolimo), tendão dos flexores no punho (Bing) e superfície palmar do antebraço (Foerster).

Sinais de Hoffmann e de Trömner

Consistem em dois métodos alternativos de pesquisa do reflexo dos flexores dos dedos sem o uso de um martelo (Figura 4.6). No sinal de Hoffman, segura-se a mão do paciente, relaxada e em dorsiflexão, e os dedos semifletidos. O examinador, então, posiciona passivamente o 3º dedo do paciente em extensão na articulação metacarpofalangiana, comprime a unha desse mesmo dedo de modo que flexione a falange distal, que depois é liberada subitamente para a sua posição inicial. O sinal é dito presente quando se observa a flexão das falanges distais dos demais dedos, incluindo o polegar.

Já no sinal de Trömner, a mão é mantida na mesma postura, mas o estímulo é dado por um solavanco súbito, de baixo para cima, na polpa do dedo médio. A resposta esperada é a mesma: flexão dos outros dedos. É importante frisar que esses dois sinais não são patognomônicos de lesão de vias descendentes. Indicam apenas uma hiperatividade do reflexo

Figura 4.5 – Pesquisa do reflexo dos flexores dos dedos pelo método de Wartenberg.

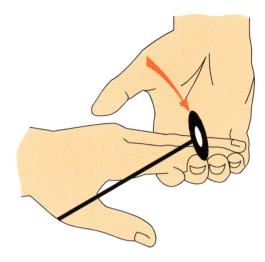

Figura 4.6 – Pesquisa dos sinais de Hoffmann (A) e de Trömner (B).

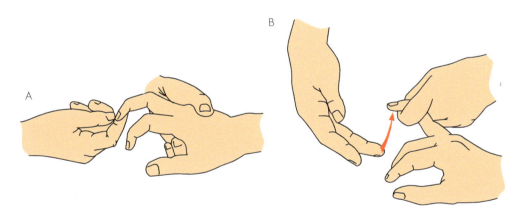

dos flexores dos dedos, podendo ser normais em alguns indivíduos. O valor diagnóstico está quando assimétricos, sendo indicativo de liberação piramidal no hemicorpo onde foram obtidos.

Diferentemente, o clônus de punho quase invariavelmente é patológico, sobretudo se inesgotável. Para se evocar esse clônus, deve-se fazer uma extensão passiva súbita do punho e o resultado são movimentos rítmicos de flexão e extensão da articulação.

Reflexos dos membros inferiores

Reflexos dos adutores da coxa

Reflexo de estiramento dos músculos adutores da coxa (magno, longo e curto), mediado pelo nervo obturador e integrado no nível L2-L4. O paciente sentado ou em decúbito dorsal deve ser posicionado com suas pernas em leve abdução e os joelhos fletidos.

O examinador deve, então, bater o martelo, com interposição do seu dedo, no côndilo medial do fêmur (Figura 4.7). A resposta esperada é o movimento de adução das duas coxas simultaneamente (reflexo adutor cruzado). Trata-se, portanto, de uma sinreflexia fisiológica. Por outro lado, se uma adução das coxas for obtida durante a pesquisa do reflexo patelar ipsilateral ou contralateral, aí temos uma sinreflexia patológica (sinal de Pierre-Marie)[3]. Interessante notar que a presença de um reflexo patelar com o adutor das coxas ipsilateral ausente é indicativo de lesão do nervo obturador, uma vez que os dois reflexos apresentam o mesmo nível de integração L2-L4 (sinal de Hannington-Kiff). Outro ponto de obtenção do reflexo é a sínfise púbica. Já os pontos de exaltação são as cristas ilíacas e os processos espinhosos toracolombares (pontos de Tolosa).

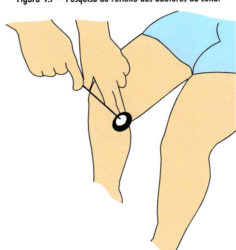

Figura 4.7 – Pesquisa do reflexo dos adutores da coxa.

Reflexo patelar

Sem dúvida, é o reflexo mais conhecido, mesmo entre leigos. Trata-se do reflexo obtido a partir do estiramento passivo do músculo quadríceps femoral, cuja inervação se dá pelo nervo femoral e a integração encontra-se no nível L2-L4. Para sua pesquisa, o paciente pode estar sentado com as pernas pendentes ou em decúbito dorsal, os joelhos em semiflexão e apoiados no braço do examinador (Figura 4.8). Deve-se, então, percutir o ligamento patelar, puxando a patela e consequentemente estirando o tendão do quadríceps e espera-se com isso a extensão da perna. Outro ponto de obtenção possível é a região suprapatelar, onde o tendão se insere.

Em caso de liberação piramidal, pode-se obter o reflexo também percutindo a tuberosidade da tíbia ou os pontos de Tolosa toracolombares. Outros sinais de exaltação são a contração concomitante dos adutores ipsilaterais e contralaterais ou do quadríceps contralateral (sinreflexias), bem como o clônus de patela. Pode-se evocar o clônus de patela, segurando a patela entre os dedos indicador e polegar do examinador e fazendo um movimento brusco para baixo. O resultado é um movimento rítmico da patela para cima e para baixo.

Por outro lado, caso o reflexo esteja diminuído ou aparentemente ausente, deve-se fazer um método de reforço, como a manobra de Jendrassik, ou solicitando-se ao paciente que faça ativamente uma leve extensão da perna contra uma resistência da mão do examinador. Arreflexia do patelar também tem um epônimo: sinal de Westphal. Já reflexos patelares pendulares são indicativos de hipotonia e são classicamente observados em síndromes cerebelares.

Figura 4.8 – Pesquisa do reflexo patelar com paciente posicionado sentado (A) e em decúbito dorsal (B).

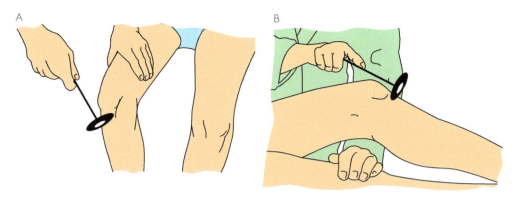

Reflexo aquileu

Reflexo do músculo tríceps sural, mediado pelo nervo tibial e integrado no nível L5-S2. Para evocá-lo, o examinador deverá percutir o tendão de Aquiles, acima da sua inserção no calcâneo e a resposta obtida é a flexão plantar. O paciente pode ser posicionado em uma das seguintes posturas: 1) sentado com o examinador fazendo uma ligeira dorsiflexão do pé; 2) em decúbito dorsal com perna a ser examinada fletida e em rotação externa sobre o outro membro e o pé também em dorsiflexão passiva ou 3) paciente ajoelhado, com os pés a 90° para fora do leito (Figura 4.9). Essa terceira postura comumente é a melhor para se obter o reflexo, porém é muito mais trabalhosa, sendo reservada em situações duvidosas. Outro local de obtenção do reflexo é a região plantar média do pé. Já os pontos de exaltação são os maléolos e a face anterior do pé. E quando diminuídos, um método de reforço útil é pedir ao examinado que faça uma leve flexão plantar.

O clônus de aquileu certamente é o mais pesquisado pelos neurologistas. É mais comum obtê-lo com paciente em decúbito dorsal, com o quadril e os joelhos em flexão. O examinador com uma mão faz um apoio sob a panturrilha e com a outra faz uma dorsiflexão brusca do pé e mantendo nessa posição (Figura 4.10). Tem-se como resultado movimentos rítmicos de flexão plantar e extensão do pé.

Figura 4.9 – Pesquisa do reflexo aquileu com paciente em decúbito dorsal (A), sentado (B) e de joelhos sobre a maca (C).

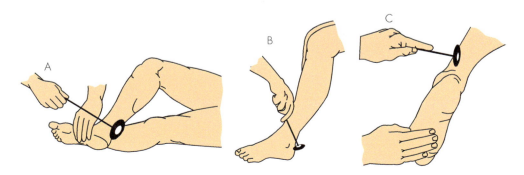

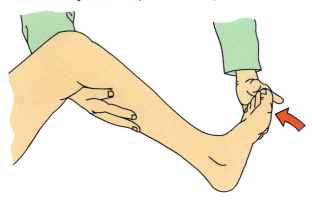
Figura 4.10 – Pesquisa do clônus de aquileu.

Reflexos axiais do tronco
Reflexos abdominais profundos
Trata-se dos reflexos de estiramento dos músculos abdominais (transverso do abdome e oblíquos interno e externo do abdome), essenciais para a manutenção da postura ereta. Mediado por diversos nervos (intercostais, ilioinguinal e íleo-hipogástrico), o nível de integração estende-se de T5 a T12. Por serem vários músculos, existem vários pontos de obtenção (sempre com interposição dos dedos do examinador): rebordo costal na linha mamilar, sínfise púbica, espinhas ilíacas anterossuperiores ou até mesmo o próprio músculo. A resposta habitual é a contração da parede abdominal com deslocamento da cicatriz umbilical.

Normalmente, esse reflexo costuma ser discreto ou até mesmo ausente. Um método para melhorar a resposta reflexa é alongar ligeiramente os músculos pressionando-os para baixo com um indicador. Outra forma é bater um martelo sobre um dedo do examinador inserido no umbigo. Em pacientes com lesões acima de T5, observa-se uma dissociação dos reflexos abdominais: hiperatividade dos profundos e uma abolição dos superficiais abdominais (que serão discutidos mais adiante).

Reflexos axiais da face
Os reflexos miotáticos da face são mediados basicamente por dois nervos cranianos, trigêmeo (V) e facial (VII), com o nível de integração sendo na ponte. Em indivíduos normais, esses reflexos costumam ser hipoativos e esgotáveis (ou seja, após alguns estímulos, não se conseguiria mais obtê-los). Entretanto, quando há lesões das vias corticonucleares bilaterais, esses reflexos passam a ser hiperativos e inesgotáveis. Isso ocorre dentro do contexto da síndrome pseudobulbar (mais detalhes no Capítulo 13). Um exemplo clássico de patologia com acometimento bilateral das vias corticonucleares é a esclerose lateral amiotrófica. Distúrbios frontais bilaterais (de onde se originam as vias corticonucleares) também levam a reflexos axiais da face inesgotáveis. Por isso, axiais da face exaltados são designados como um dos "sinais de "frontalização", que serão melhores discutidos mais adiante.

Reflexo orbicular dos olhos (ou glabelar)
O arco reflexo é composto pelo ramo oftálmico do trigêmeo (aferência) e pelo ramo zigomático do nervo facial (eferência). Para evocá-lo, o examinador deverá percutir o martelo na glabela e a resposta esperada é o fechamento das duas pálpebras por ação dos orbiculares dos olhos (Figura 4.11). Para evitar o piscamento do reflexo de ameaça (devido à aproximação do martelo), sugere-se pedir ao paciente que olhe para baixo ou fixe os seus olhos no nariz do examinador.

Figura 4.11 – Pesquisa dos reflexos axiais da face: glabelar ou orbicular da boca (A), orbicular da boca (B) e mentoniano ou mandibular (C).

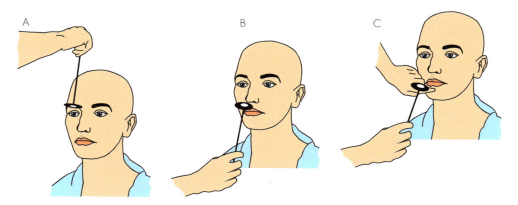

Como já referido, esse reflexo facilmente se esgota após uma sequência de poucos estímulos. Denomina-se sinal de Myerson quando se torna inesgotável. Além de transtornos frontais e das vias corticonucleares bilaterais, o sinal de Myerson é também observado na doença de Parkinson. Já a assimetria na resposta sugere acometimento infranuclear do nervo facial (paralisia facial periférica) no lado mais hipoativo.

Reflexo orbicular da boca

Reflexo também mediado pelos nervos trigêmeo (aferência) e facial (eferência). O examinador deve estimular com martelo a região acima do lábio superior e a reação observada é a contração do orbicular da boca, levando à elevação e protrusão do lábio. Em casos de síndrome pseudobulbar ou de "frontalização", esse reflexo pode está tão exacerbado que uma simples pressão sobre o seu ponto de obtenção pode desencadear uma protrusão labial proeminente (também chamado de *snout*, do inglês).

Reflexo mentoniano (ou mandibular)

Trata-se do único reflexo axial da face mediado apenas pelo nervo trigêmeo, no caso pelo seu ramo mandibular (V3). A integração se dá entre o núcleo do trato mesencefálico e o núcleo motor do trigêmeo. Aqui, o examinador percute o mento com interposição do seu indicador e com a boca do paciente entreaberta. O que se espera é o fechamento da boca por contração dos músculos da mastigação (em especial, os masseteres). Assim como os demais axiais da face, indivíduos normais apresentam esse reflexo diminuído ou mesmo ausente. Uma contração mais vigorosa indica patologias supranucleares bilaterais.

Reflexos superficiais (ou exteroceptivos)

Os reflexos superficiais são aqueles desencadeados a partir do estímulo de receptores cutâneos ou em mucosas. Diferentemente dos reflexos monossinápticos de estiramento muscular, os reflexos superficiais são polissinápticos[2,7]. As funções também são diferentes: se por um lado os miotáticos relacionam-se com a propriocepção e a regulação do movimento e da postura, por outro, os superficiais são associados à nocicepção e aos mecanismos de defesa e proteção.

Importante notar que, em lesões das vias motoras descendentes, ocorre uma dissociação dos reflexos. Enquanto se observa uma exaltação dos reflexos profundos, os superficiais são abolidos nas síndromes de liberação piramidal. Já nas síndromes parkinsonianas, pode-se observar uma hiperatividade[2]. Outras características dos reflexos exteroceptivos são a latência mais prolongada, a resposta mais lenta e a tendência à fatigabilidade (esgotáveis). Iremos discutir a seguir os reflexos superficiais de maior utilidade para avaliação neurológica (Tabela 4.3).

Tabela 4.3 – Principais reflexos superficiais de interesse na prática clínica

Reflexos	Nervos	Nível de integração	Músculos
Membros superiores			
Palmar	Mediano e ulnar	C6 - T1	Flexores dos dedos
Membros inferiores			
Cremastérico	Ilioinguinal Genitofemoral	L1 - L2	Cremaster
Cutaneoplantar	Tibial	L5 - S2	Flexores dos artelhos
Axiais do tronco			
Cutâneos abdominais	Intercostais	T6 - T9 T9 - T10 T11 - T12	Transverso do abdome Retoabdominais Oblíquos interno e externo do abdome
Cone medular			
Bulbocavernoso	Pudendo	S2 - S4	Esfíncter anal externo
Superficial anal	Hemorroidário inferior	S2 - S5	Esfíncter anal externo

Reflexos superficiais dos membros superiores

Reflexo palmar

Esse reflexo pode ser evocado estimulando-se suavemente a região palmar. A resposta, quando presente, é a flexão dos dedos. Na primeira infância, esse reflexo é vigoroso e é chamado de preensão palmar (*grasping*). Mas, depois ele é fisiologicamente suprimido. A presença de *grasping* em adultos é sempre patológico. A inervação desse reflexo se dá pelos nervos mediano e ulnar e o seu centro de integração localiza-se entre C6 e T1.

Reflexos superficiais dos membros inferiores

Reflexo cremastérico

Para pesquisar esse reflexo, o examinador deve fazer um leve estímulo com uma espátula em sentido descendente na face medial da coxa. A resposta esperada é uma elevação rápida do testículo ipsilateral devido à contração do músculo cresmater. Em mulheres, o que se observa é a contração dos grandes lábios. Esse reflexo é mediado pelos nervos ilioinguinal e genitofemoral e integrado a nível L1-L2.

Se o examinador fizer uma compressão na coxa, em vez de estimular a pele, ele estará evocando o reflexo cremastérico profundo (ou miotático). Pacientes com lesões acima de L1 podem, portanto, apresentar uma dissociação do reflexo cremastérico (sinal de Tolosa).

Vale atentar que estímulos frios na região perineal não levam ao reflexo cremastérico. O que se tem é uma contração lenta e vermiforme da pele escrotal (reflexo escrotal ou dartóico).

Reflexo cutaneoplantar

Sem dúvida, é o reflexo superficial mais relevante do exame neurológico. O reflexo é obtido a partir de um estímulo não doloroso aplicado sobre a borda externa da face plantar, do calcanhar em direção às articulações metatarsofalangeanas. A partir dos 12 a 18 meses de vida, a resposta normal é uma flexão de todos os artelhos, incluindo o hálux. Antes disso, tem-se uma resposta extensora. Por outro lado, a extensão do hálux e dos demais artelhos na pesquisa do reflexo cutaneoplantar indica sempre uma lesão das vias motoras descendentes após o primeiro ano e meio de vida. Essa resposta extensora patológica consiste no mais famoso sinal da Neurologia: o de Babinski.

Para melhor obter a resposta, posiciona-se o paciente em decúbito dorsal e deve-se usar um objeto de ponta romba, como uma espátula, para evocação do reflexo. Se o estímulo for aplicado sobre a borda medial (em vez da lateral) por vezes se consegue evocar uma resposta flexora com mais intensidade. Também é preciso ter cuidado na intensidade do estímulo para não provocar dor ou cócegas, o que leva ao uma flexão em retida. E, por fim, não há nada mais deselegante do que riscar o pé do paciente com uma caneta. O reflexo é mediado pelo nervo tibial e integrado em L5-S2.

Reflexos superficiais do tronco
Reflexos cutâneos abdominais

A evocação desses reflexos se dá por suaves estímulos não dolorosos sobre a parede abdominal em direção centrípeta ou centrífuga à cicatriz umbilical. Espera-se com isso obter uma contração visível da musculatura abdominal com desvio do umbigo. O estímulo deve ser realizado em três níveis de integração: supra- (T6-T9), infra- (T11-T12) e umbilical (T9-T10). A inervação ocorre pelos nervos intercostais.

Como os demais reflexos superficiais, os cutâneos abdominais são rapidamente esgotáveis e podem ser difícil obtenção (sobretudo quando abdômen globoso ou flácido). Por isso, o maior valor diagnóstico está na presença desses reflexos, que indicam integridade do nível medular torácico de T6 a T12. Outro achado importante é a dissociação dos reflexos abdominais superficiais e profundos que, assim como em outras dissociações já citadas, indica uma síndrome de liberação piramidal no nível do centro de integração.

Reflexos superficiais integrados no cone medular
Reflexo bulbocavernoso

Esse reflexo é especialmente útil quando se suspeita de uma síndrome de cone ou de cauda equina, quando então não se consegue obtê-lo. A sua integração ocorre a nível do S2-S4 e é mediado pelo nervo pudendo. O examinador deve palpar a glande peniana enquanto se faz um toque retal para sentir se há contração do tônus anal externo.

Reflexo superficial anal

Também chamado de "piscadela (ou *blinking*) anal", consiste na contração do esfíncter anal externo após um estímulo tátil levemente doloroso na região anal. A inervação se dá pelo nervo hemorroidário inferior e a integração ocorre em S2-S5, o que o torna também importante na avaliação do cone medular e suas raízes.

Reflexos patológicos

Nesta seção, discutiremos sobre reflexos que comumente não se manifestam em indivíduos normais e cujo aparecimento tem significado patológico, em geral associado a lesões no sistema piramidal ou dos lobos frontais[2]. Alguns desses reflexos podem até ser encontrados sem associação com alguma doença, mas são de difícil obtenção em pessoas normais.

Outros podem aparecer durante a primeira infância, mas desaparecem após os 18 meses de vida, quando se tem a mielinização do sistema nervoso central, e cujo ressurgimento indica comprometimento do sistema motor suprassegmentar.

Sinal de Babinski

Desde a sua descrição em 1896 por Joseph Félix François Babinski (1857-1932), a extensão dos artelhos (*phénomène des orteils*) em resposta a um estímulo cutaneoplantar tem sido o mais importante sinal da Neurologia[8]. Embora observado e relatado por outros anteriormente, foi ele que reconheceu o significado clínico do sinal. Considerado o Pai da Semiologia Neurológica, Babinski era descrito como um exímio examinador, preocupado em buscar sinais clínicos que permitissem distinguir doenças orgânicas de quadros psiquiátricos histéricos. Na realidade, a extensão patológica do hálux é apenas um dos vários sinais atribuídos a Babinski[8].

Para evocar o sinal de Babinski, deve-se proceder com a mesma técnica do reflexo cutaneoplantar: fazer um estímulo não doloroso na borda lateral da face plantar, no sentido do calcanhar para o coxim metatársico. O paciente idealmente deve estar em decúbito dorsal ou, se sentado, com a perna apoiada sobre o joelho do examinador. O estímulo, inicialmente suave, precisa ter a sua intensidade aumentada enquanto não se obtém uma resposta. Considera-se que o sinal de Babinski está presente quando há a extensão do hálux, podendo ser acompanhado (ou não) pela abertura em leque dos demais artelhos. O movimento de extensão é mais lento que na resposta flexora normal (descrito como "elevação majestosa do hálux"). Relevante lembrar que a resposta extensora é considerada patológica somente a partir do primeiro ano e meio de vida.

O sinal de Babinski resulta de patologias no trato corticoespinal. Diferentemente dos reflexos miotáticos exaltados que parecem ser decorrentes mais de lesões das vias descedentes extrapiramidais, o sinal de Babinski está relacionado com lesões nas dos tratos piramidais propriamente ditos. A extensão do hálux, na realidade, faz parte de um grande reflexo flexor de retirada, que se encontra liberado da influência inibitória do sistema piramidal (será discutido mais adiante)[2,3].

Vale ressaltar que não apenas uma lesão estrutural acarreta o aparecimento do sinal de Babinski. Situações que levam a uma disfunção não lesional do trato piramidal também podem manifestar uma resposta extensora patológica. Hipoglicemia, comas metabólicos, encefalopatia hepática, pós-ictal, pós-anóxia e narcose são exemplos. A correção desses distúrbios por vezes acarreta a reversão do sinal[7].

Depois que Babinski descreveu o sinal da extensão patológica do hálux, diversos outros neurologistas procuraram técnicas diferentes para a evocação do reflexo. Essas variações do método de Babinski existem em profusão e são chamadas de sucedâneos, cada um com o seu respectivo epônimo (Tabela 4.4)[2,7]. Sobre isso, Wartenberg uma vez comentou em artigo: "O número de modificações do reflexo do hálux que se seguiu foi uma legião! Uma verdadeira inflação se seguiu. Algumas dessas modificações completamente insignificantes foram passadas para a posteridade sob os nomes dos próprios modificadores. Esses nomes adornam os livros didáticos, a literatura, os prontuários hospitalares em número cada vez maior e causam confusão desastrosa nas mentes dos estudantes"[9]. Ele ainda completou: "Apesar do infindável número de 'modificações' (...), minha experiência tem sido a de que o método antigo de Babinski, cuidadosamente aplicado, é de longe o melhor e mais confiável"[9].

Dentre os sucedâneos, os mais úteis na prática são os métodos de Chaddock e de Oppenheim. No sinal de Chaddock, obtém-se a extensão do hálux a partir de um estímulo na face dorsolateral do pé, partindo sob o maléolo lateral em direção ao quinto artelho. Talvez seja o único sucedâneo cuja sensibilidade seja equiparável à técnica de Babinski. Já no sinal do Oppenheim, o estímulo é feito por meio de uma pressão com os dedos do examinador sobre a crista pré-tibial, iniciando-se abaixo do joelho e direcionando-se ao pé.

Tabela 4.4 – Sucedâneos do sinal de Babinski

Sinal	Descrição
Austregésilo e Esposel	Compressão da coxa
Bechterew	Flexão forçada do pé e artelhos
Bing	Fazer um estímulo levemente doloroso com um alfinete no dorso do pé
Chaddock	Estímulo não doloroso na face lateral do pé, iniciando-se abaixo do maléolo lateral em direção ao 5º dedo.
Gonda	Flexão passiva e vigorosa do 2º, 3º ou 4º artelhos, mantida por alguns segundos.
Gordon	Compressão da panturrilha
Moniz	Flexão plantar passiva e vigorosa
Oppenheim	Compressão sobre a crista pré-tibial em sentido descendente
Schaefer	Pressão sobre o tendão de Aquiles
Stransky	Abdução firme do 5º artelho
Szapiro	Flexão firme do 2º ao 5º artelho enquanto se faz um estímulo plantar
Trömner	Massagem da panturrilha (direcionando-se ou não para baixo)

Reflexos de automatismo medular

Fisiologicamente, existem dois reflexos espinhais de defesa contra estímulos nocivos que fazem parte do funcionamento normal do sistema nervoso segmentar: o flexor de retirada e o extensor cruzado[5].

O reflexo flexor de retirada é uma resposta de proteção, no qual um estímulo nociceptivo sobre um membro excita os motoneurônios alfas que inervam os músculos flexores desse membro para que ele seja retirado do agente nocivo[5]. Já o reflexo extensor cruzado é desencadeado quando se tem um reflexo de retirada em um dos membros inferiores. Para manter a postura ereta enquanto se faz a retida do membro estimulado, neurônios motores que se direcionam aos extensores da perna contralateral são estimulados e os seus flexores inibidos por meio de sinapses que cruzam a linha média da medula espinhal[5].

Em indivíduos normais, esses dois reflexos são parcialmente suprimidos pelo sistema motor suprassegmentar e somente desencadeados por estímulos nociceptivos que ultrapassem um determinado limiar[2]. Por isso, se você pisa em um prego enquanto anda, os dois reflexos são desencadeados. Por outro lado, pisar em uma superfície regular (estímulo tátil) não provoca uma retirada reflexa.

Todavia, quando há lesões nos tratos corticoespinais, esses reflexos segmentares tornam-se exacerbados (reflexos de automatismo medular). No caso de um estímulo cutâneo no terço inferior da perna, o resultado é a retirada do membro por meio de uma flexão do quadril, do joelho, dorsiflexão do pé e a extensão dos artelhos. Como envolve três movimentos de flexão, ele também é chamado de reflexo de tríplice retirada. Mesmo em pacientes paraplégicos é possível se obter uma resposta flexora em tríplice retirada.

Diversos estímulos podem evocar o reflexo flexor de retirada e não precisam ser dolorosos, o que diferencia da resposta de retirada em pessoas sem lesão. Um simples estímulo tátil, mesmo que leve, pode evocar uma resposta em tríplice retirada vigorosa quando há liberação piramidal. O mais usado na propedêutica é o estímulo cutaneoplantar. Como já referido, o sinal de Babinski pode ser considerado como um dos componentes do reflexo de tríplice retirada. Outro método classicamente empregado consiste em fazer uma flexão passiva e forçada de um pé e seus artelhos (sinal de Marie-Foix).

Reflexos primitivos e sinais de "frontalização"

Entende-se por reflexos primitivos como respostas da motricidade involuntária observadas fisiologicamente em lactentes no primeiro ano de vida e que depois desaparecem, como resultado da maturação do sistema nervoso[2].

Entretanto, esses reflexos podem reemergir no adulto em contextos patológicos e geralmente indicam disfunção das circuitarias frontais córtico-subcorticais[2,7]. Daí serem chamados de sinais de "frontalização". Com mais frequência são vistos em quadros de encefalopatia difusa do que em lesões focais propriamente ditas, o que torna o seu valor localizatório de certo modo limitado e incerto. Os principais reflexos primitivos são o palmomentoneano, o de sucção, o de protrusão labial (*snout*), o de preensão palmar (*grasping*) e o de busca (*groping*). Além dos reflexos primitivos, é comum se notar em pacientes com "frontalização" alterações no tônus (paratonias) e reflexos axiais da face inesgotáveis. Vale lembrar que alguns reflexos primitivos podem ser obtidos em indivíduos idosos normais, mas que diferentemente de síndromes "frontais" costumam ser pouco exuberantes e esgotáveis.

O reflexo de protrusão labial (*snout*) pode ser interpretado como uma resposta exagerada do orbicular da boca. Ele pode ser evocado a partir de uma leve pressão que o examinador faz na região acima ao lábio superior do paciente.

Já o reflexo de preensão palmar (*grasping*) consiste em uma flexão involuntária dos dedos após um leve toque tátil na superfície palmar. Muitas vezes, essa resposta flexora é tão intensa, que o paciente pode fazer uma preensão firme, que só aumenta quando examinador tenta se soltar. Se um objeto é colocado na frente do paciente e o mesmo faz um movimento involuntário de procura (mesmo sendo informado que não deve pegar o objeto), tem-se, então, o reflexo de busca ou tateio (*groping*). Comumente, esses dois reflexos são bilaterais e como quase todos os sinais de frontalização são pouco úteis para diagnóstico topográfico focal. No entanto, se assimétricos, pode indicar lesão focal contralateral frontal ou parietal.

O reflexo palmomentoneano (sinal de Marinesco-Radovici), por sua vez, constitui-se em um contração involuntária dos músculos mental e orbicular da boca em resposta a um leve estímulo tátil na eminência tenar, na direção do polegar. É um dos reflexos primitivos que podem ser evocados em pessoas saudáveis, em especial idosos. Entretanto, se assimétricos ou se houver resposta muito exagerada e inesgotável, passa a ser indicativo de patologia. Interessante que em paralisias faciais centrais, ele também pode estar exaltado, enquanto nas periféricas, ausente, o que torna útil quando há dúvidas.

Referências

1. Pearson KG, Gordon JE. Reflexos espinais. In: Kandel ER, Schwartz JH, Jessel TM, Siegelbaum SA, Hudspeth. Princípios de Neurociências. 5. ed. Porto Alegre: AMGH, 2014. Cap. 35, p. 685-703.
2. Campbell WW. De Jong, o exame neurológico. 6. ed. Rio de Janeiro: Guanabara Koogan, 2007.
3. Tolosa APM, Canelas HM. Propedêutica neurológica: temas especiais. 2. ed. São Paulo: Sarvier, 1975.
4. Nitrini R. Princípios fundamentais. In: Nitrini R, Bacheschi LA. A Neurologia que todo médico deve saber. 3. ed. São Paulo: Atheneu, 2015. Cap. 1, p. 3-51.
5. Baher M, Frotsher M. Duss, Diagnóstico topográfico em Neurologia. 4. ed. Rio de Janeiro: Guanabara Koogan, 2008.
6. Mutarelli EG. Propedêutica neurológica: do sintoma ao diagnóstico. 1. ed. São Paulo: Sarvier, 2000.
7. Maranhão-Filho P, Silva MM. O exame neurológico. In: Brasil Neto JP, Takayanagui OM. Tratado de Neurologia da Academia Brasileira de Neurologia. 1.ed. Rio de Janeiro: Elsevier, 2013. Cap. 4, p. 21-63.
8. Maranhão-Filho P. Doze sinais de Babinski: história da Neurologia e Neurossemiologia. Rev. Bras Neurol, 2010. 46(4): 29-34.
9. Wartenberg R. The Babinski reflex after fifty years. JAMA 1947, 135:763-767.

Capítulo 5

Fenomenologia dos movimentos anormais

Jacy Bezerra Parmera
Monica Santoro Haddad

Introdução

Em 1968, o termo distúrbios do movimento foi cunhado para se referir a um grupo de doenças neurológicas não relacionado com uma topografia anatômica nem fisiopatologia específica[1], porém, que se assemelhavam por possuir a característica de cursar com movimentos anormais. Desde então, progressivamente o termo "síndromes extrapiramidais" inicialmente adotado por Wilson[2] foi sendo abandonado por este supracitado. Por definição, os distúrbios ou transtornos dos movimentos são síndromes neurológicas nas quais há tanto excesso de movimento quanto diminuição de movimentos voluntários ou automáticos, não relacionados com fraqueza motora ou espasticidade.

Quando em excesso, os transtornos podem ser denominados hipercinesias ou discinesias. Com relação à diminuição de movimentos, nomeia-se hipocinesia (diminuição da amplitude), bradicinesia (lentidão) e acinesia (perda de movimentação), que também podem ser termos intercambiáveis. Os transtornos dos movimentos hipocinéticos acompanham-se habitualmente de estados anormais de tônus muscular aumentado.

Ainda hoje, apesar dos atuais avanços tecnológicos capazes de auxiliar no diagnóstico diferencial, este depende primariamente da observação dos aspectos clínicos, ou seja, de reconhecer a fenomenologia dos movimentos anormais e de buscar outros achados, como alterações posturais e do tono muscular. Portanto, o exame clínico e a semiologia acurados são imprescindíveis para o reconhecimento da fenomenologia e, consequentemente, para realizar o diagnóstico apropriado desse grupo de doenças.

Neuroanatomia funcional dos núcleos da base

O termo sistema extrapiramidal foi inicialmente utilizado para o sistema funcional composto por estruturas de substância cinzenta interconectadas, os núcleos ou gânglios da base, considerados responsáveis pelo processamento motor paralelo ao sistema piramidal. Tal denominação foi elaborada por observações de que lesões estruturais nessas áreas produziam diversos transtornos à motricidade.[3,4] Atualmente, contudo, é sabido que esses núcleos se conectam sobretudo com o córtex e, desta feita, o termo "extrapiramidal" seria equivocado. Além disso, eles possuem diversas outras funções e é sabido que diversas estruturas podem participar do controle dos movimentos involuntários.

Os núcleos da base (NB) anatomicamente representam uma coleção de estruturas de substância cinzenta profundas no encéfalo e primariamente exercem influência sobre a função motora, embora também estejam associados a papéis na cognição, comportamento e relacionados ao sistema límbico. As principais estruturas que formam os NB são:

- Núcleo caudado e putâmen (formando o estriado ou neoestriado).
- Globo pálido (GP), dividido em parte interna – globo pálido interno (GPi) – e parte externa – globo pálido externo (GPe).
- Substância negra (SN), dividida em *pars compacta* e *pars reticulata*.
- Núcleo subtalâmico (NST).

O putâmen e o globo pálido juntos eventualmente são denominados núcleo lenticular. Outros núcleos também contribuem para tal circuitaria, como o núcleo do pedúnculo pontino (PPN) e o núcleo *accumbens*.

Com relação ao papel do estriado, as diferentes partes dele exercem funções distintas: o putâmen relaciona-se com a motricidade, o caudado prioritariamente com a cognição e ainda é descrito o estriado ventral (núcleo *accumbens*) que se relaciona com aspectos límbicos[3]. A maior parte das células do estriado – chamadas neurônios espinhosos – é gabaérgica, projeta-se para o GP, e por outro lado recebem aferências dopaminérgicas e glutamatérgicas do córtex e do tálamo. Os neurônios espinhosos com receptor dopaminérgico D1 projetam-se diretamente para o GPi (*via direta*), enquanto os neurônios espinhosos com receptor dopaminérgico D2 projetam-se primeiro para o GPe, iniciando a circuitaria da chamada *via indireta*.

O GP está dividido em partes externa (GPe) e interna (GPi) pela lâmina medular medial, e recebe aferências de todas as partes do estriado, tendo a sua parte motora localizada dorsolateralmente. O NST igualmente possui sua parte motora localizada mais posterolateralmente com a parte medial possuindo conexões límbicas.

As duas partes acima referidas da SN são diferentes entre si, a maior parte da SN compacta é dopaminérgica e origina as chamadas projeções nigroestriatais. A parte *reticulata* é similar ao GPi em histologia e conectividade, distinguindo-se deste apenas pela separação anatômica.

Circuitaria dos núcleos da base

A fisiologia da circuitaria dos núcleos da base é extremamente complexa. As ricas conexões entre os NB em si e com outros sistemas motores, assim como os numerosos neurotransmissores envolvidos, tornam variadas as manifestações clínicas. O modelo simplificado apresentando adiante, embora hoje se saiba não contemplar toda sua complexidade, é útil e didático para o aprendizado das relações funcionais e conexões.[4]

Nesse modelo, há duas vias ou alças paralelas que vêm do córtex e retornam a ele: a *via direta* e a *via indireta*; na via direta, contendo duas sinapses inibitórias, ocorre indução do movimento, enquanto na via indireta, contendo três sinapses inibitórias, há inibição deste. Hoje, é reconhecido que existe outra via chamada *via hiperdireta*, que vai diretamente do córtex ao NST (Figura 5.1).

Na *via direta*, o estímulo excitatório glutamatérgico vai do córtex ao estriado e é modulado pela SNc por receptores dopaminérgicos D1, o estriado conecta-se diretamente com o GPi/SNr por sinapse inibitória gabaérgica e este também por inibição gabaérgica deixa de inibir (liberando) o tálamo (mais especificamente, os núcleos ventrais anterior e ventral lateral) para estimular por via glutamatérgica o córtex, formando uma alça excitatória. Na *via indireta*, o estriado após estimulação cortical, como ocorre na via direta, é modulado por receptores dopaminérgicos D2 (inibitórios) e faz sinapse inibitória gabaérgica com o GPe, e deste

Figura 5.1 – Circuitaria dos núcleos da base.

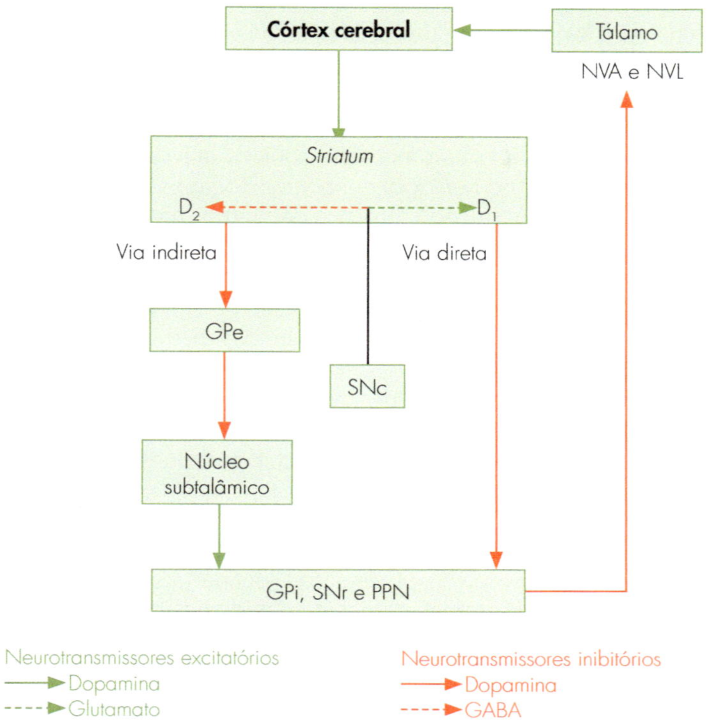

GPe: Globo pálido externo; GPi: Globo pálido interno; NVA: núcleo ventral anterior; NVL: ventral lateral; PPN: núcleo do pêndulo pontino; SNc: substância negra pars compacta; SNr: substância negra pars reticulata.

também parte uma sinapse inibitória gabaérgica com o NST que estimula o GPi, o qual inibe o tálamo (núcleos VA/VL) por sinapse gabaérgica e este deixa de estimular o córtex, portanto formando uma alça inibitória.

A SNc, portanto, como é possível de se observar, representa um modulador de ambas as vias, através de sinapses dopaminérgicas em receptores D1 e D2, estimula a via facilitatória por receptores D1 e inibe a via inibitória por receptores D2. Compreende-se através disso por que lesão ou degeneração dos neurônios dopaminérgicos da SNc geram alterações como a bradicinesia.

Fenomenologia dos transtornos hipocinéticos

Parkinsonismo

Vários métodos já foram utilizados como formas de classificação dos distúrbios do movimentos, incluindo localização anatômica e fisiopatologia. A forma mais atual divide esses distúrbios em transtornos hipercinéticos e hipocinéticos, baseando-se, portanto, na fenomenologia, e foi proposto por Fahn, Marsden e Jankovic[5].

Acinesia, bradicinesia e hipocinesia definem a ocorrência dos transtornos hipocinéticos e significam, respectivamente, ausência, lentificação e diminuição da amplitude de movimentos. Os três termos são utilizados em conjunto mais comumente como bradicinesia, sendo esse fenômeno um aspecto indispensável para a ocorrência de parkinsonismo.[6]

O parkinsonismo é uma síndrome neurológica caracterizada pela presença de bradicinesia, tremor de repouso, rigidez plástica e reflexos posturais comprometidos, com postura fletida e marcha com fenômeno de congelamento (*freezing*). Ao menos 2 desses achados devem estar presentes, sendo pelo menos 1 deles bradicinesia.

Existem várias causas de parkinsonismo, as quais podem ser divididas em 4 categorias principais: parkinsonismo primário – mais propriamente a Doença de Parkinson (DP) idiopática, parkinsonismo secundário, síndrome parkinsoniana atípica (previamente denominada Parkinson *plus*) e parkinsonismo heredodegenerativo. Todas essas categorias serão exploradas em capítulos seguintes; neste, portanto, nos deteremos na fenomenologia, ou seja, nos aspectos semiológicos do parkinsonismo.

Classicamente, a DP idiopática é insidiosa, evolui gradualmente de forma assimétrica com achados iniciais de tremor de repouso, lentificação de movimentos, rigidez plástica, alteração da marcha ou outras queixas, como dor em um dos membros superiores, muitas vezes em ombros.

O tremor parkinsoniano é tipicamente de repouso, localizado nas extremidades distais dos membros e, também, no mento, podendo envolver mãos, pés, maxilares, língua, lábios, e é um tremor grosseiro, com frequência de 3-6 Hz, com característico movimento designado como em "enrolar pílulas". Ele é interrompido durante a ação, porém pode reemergir quando os membros permanecem durante um período contra a gravidade, o chamado tremor reemergente.

Bradicinesia manifesta-se como escassez ou lentidão de movimentos voluntários e automáticos e tem uma base fisiopatológica independente da rigidez. Antes, creditava-se unicamente ao aumento do tônus a diminuição na amplitude e velocidade dos atos motores; entretanto, com o avanço no conhecimento fisiopatológico e com a observação de que tratamentos específicos como lesões cirúrgicas estereotáxicas poderiam melhorar de forma mais eficaz a rigidez do que a bradicinesia, foi observado que são aspectos diversos da mesma síndrome.

A diminuição da amplitude e da velocidade dos movimentos sucessivos é sua característica, em qualquer forma de parkinsonismo. Observa-se cranialmente hipomimia, com face em máscara, sorrir e piscar pouco frequentes (5 a 10 por minuto, menos que os 12-20 normais), hipofonia, comprometimento da convergência ocular. Nos membros superiores, há diminuição do balanço passivo (na DP, usualmente assimétrico) e nas extremidades há diminuição da amplitude – achado precoce – em movimentos repetidos de abrir e fechar as mãos, tocar os dedos (*finger tapping*) e pronação-supinação, como também os dedos dos pés ou a sola no chão (*toe/foot tapping*), posteriormente evoluindo esses movimentos com também diminuição da velocidade. Classicamente, na DP ocorre diminuição da amplitude de movimentos (hipocinesia) em conjunto com diminuição da velocidade (bradicinesia), mas eventualmente em outras síndromes parkinsonianas, não. Na prática, esses termos são todos utilizados dentro do espectro da bradicinesia. Vale a pena mencionar que sob algumas situações específicas, como um estresse emocional agudo ou numa situação de perigo iminente, a bradicinesia pode ser sobrepujada temporariamente, evento denominado cinesia paradoxal.

A rigidez plástica, outro elemento cardinal da síndrome parkinsoniana, está presente em todo movimento, igualmente em músculos flexores e extensores, sem o refluxo dos extremos do movimento observado na espasticidade. Evidencia-se ao mover passivamente as articulações, como punho ou cotovelo, sendo designada rigidez em roda dentada. Sinais precoces de parkinsonismo podem ser encontrados nesse contexto, como rigidez axial com sinal de roda dentada, por meio de movimentos gentis de flexão/extensão cervical; ou por meio do sinal de rigidez no membro contralateral quando se solicita que o paciente movimente voluntariamente um membro (manobra de Noika-Froment); através também de atraso no lado afetado quando se solicita que o paciente eleve e relaxe os ombros; e também com a redução dos movimentos (balanço) da perna no lado afetado quando ambas são estendidas e deixa-se que caiam passivamente, estando o paciente sentado na beira da mesa de exame (sinal de Wartenberg).[7] A rigidez das articulações proximais é facilmente observada estando o examinador e o examinado na mesma posição, e o primeiro sacode o segundo segurando-o pelos ombros, enquanto compara a amplitude do movimento produzido nos membros superiores. É um outro teste utilizado para averiguar a assimetria do tônus muscular nos membros superiores (outro sinal de Wartenberg)[7].

Com a evolução, os pacientes com DP passam a ter o equilíbrio deficiente, tendência a quedas e dificuldade para deambular, assim como perda dos reflexos posturais, em estágios mais tardios. O teste do empurrão/teste do puxar (*pull test*) é útil para avaliar instabilidade postural. Ele consiste no examinador ficar de pé e atrás do paciente e puxá-lo bruscamente pelos ombros. Uma pessoa normal recupera a postura ereta com no máximo dois passos.

A marcha é característica: lenta, arrastando os pés com extensão reduzida dos passos (por isso, chamada de marcha em pequenos passos), a postura flexionada e encurvada do corpo e membros, redução da oscilação dos braços e tendência a virar o corpo em bloco. A marcha festinante ocorre quando o paciente aumenta a velocidade da marcha – para alcançar o seu centro de gravidade – com passos curtos e rápidos. Quando a flexão do tronco se torna extrema, surgem de forma frequente deformidades posturais e articulares graves, como camptocormia ou pronunciada cifoescoliose e síndrome de Pisa. Camptocormia (do grego *Kamptos* = curvatura e *Kormos* = tronco) é definida por uma postura anormal gerada por flexão exacerbada toracolombar de, no mínimo, 45 graus. A síndrome de Pisa, por sua vez, caracteriza-se como uma flexão lateral do tronco de no mínimo 10 graus, associada ou não à rotação, a qual pode ser corrigida com mobilização passiva ou postura supina.

O fenômeno de congelamento (*freezing* da marcha) é comum e acontece quando o paciente interrompe subitamente a marcha onde está e não se move por curto período, devido à ativação simultânea de agonistas e antagonistas, podendo ocorrer no início do movimento ou ao encontrar um obstáculo.

Outras manifestações encontradas na DP são hiperidrose, seborreia gordurosa, micrografia e o sinal de Myerson (reflexo da pancada glabelar ou reflexo de piscar inesgotável), que corresponde à percussão da região da glabela com estímulos repetidos. Em pacientes com DP, não há inibição e ele continuará a piscar repetidamente, enquanto indivíduos normais suprimem tal resposta na segunda ou terceira percussão. Nas fases avançadas da doença, também pode ser observada uma "deformidade estriatal" das mãos, com flexão das articulações metacarpofalangianas, extensão das interfalangeanas e eventual desvio ulnar ou também deformidade dos pés, com artelho estendido (artelho estriado/distônico), inversão do tornozelo, arqueamento da sola do pé e flexão dos outros artelhos.

Alguns aspectos semiológicos ajudam a distinguir o parkinsonismo da DP de outras causas de parkinsonismo, são os denominados sinais de alarme (*red flags*), e embora tal assunto seja esmiuçado em capítulo adiante, citemos resumidamente: quedas desde o princípio do quadro, alucinações visuais, demência precoce e sinais bulbares; discreta ou nenhuma resposta sustentada à levodopa; progressão rápida; disautonomia clinicamente significativa e precoce; sinais fora do eixo nigroestriatal (p. ex.: apraxia, afasia, ataxia cerebelar, sinais parietais, sinais piramidais); oftalmoplegia vertical, principalmente inicialmente na mirada para baixo e outras alterações da motricidade ocular, como nistagmo em ondas quadradas (*square wave jerks*), estes mais encontrados na paralisia supranuclear progressiva (PSP).

Outras hipocinesias

Outras patologias podem causar transtornos hipocinéticos além do parkinsonismo, a clássica causa de hipocinesia. Alguns tiques motores (*Blocking tics*) podem cursar como um fenômeno de bloqueio ou perda de contato, sem perda de consciência, às vezes no contexto de um tique distônico, *status* de tique ou como um evento isolado, tornando-se importante a diferenciação com crises epilépticas ou outros eventos paroxísticos de perda de consciência.

A catatonia, por sua vez, consiste numa síndrome caracterizada por catalepsia – manutenção anormal de uma postura ou atitude física – flexibilidade cérea – retenção dos membros por um período indefinido nas posições em que são locados – além de negativismo, mutismo e, eventualmente, maneirismos bizarros.[3] Pacientes com catatonia tipicamente permanecem na mesma posição por horas e se movem de forma excessivamente lenta, requerendo usualmente que o examinador o mova de lugar ou posição. Diferencia-se de parkinsonismo por não cursar com rigidez plástica com roda dentada, tremor ou perda de reflexos posturais; além disso, dependendo do estímulo, são capazes de se mover rapidamente. Ocorrem em quadros de esquizofrenia, depressão severa ou, mais raramente, em lesões neurológicas orgânicas, como encefalites.

Alterações no espectro da síndrome do homem rígido (*stiff-person syndrome/stiff-muscle syndromes*) são desordens nas quais há ativação muscular contínua sem miopatia específica, espasticidade ou rigidez, e podem lentificar a marcha e os movimentos e serem consideradas no âmbito dos distúrbios hipocinéticos. Os grupos musculares contraem-se isometricamente e de forma contínua, são dolorosos e podem envolver a musculatura de tronco e região cervical.

A lentificação do hipotireoidismo igualmente pode ser considerada uma forma de hipocinesia, mas deve ser diferenciada de parkinsonismo ou outros transtornos do movimento a partir da ausência de achados característicos destes e pela presença de sinais clínicos típicos de doença tireoidiana.

Fenomenologia dos transtornos hipercinéticos

Ao se observar um movimento hipercinético, o qual conforme dito anteriormente significa movimentos anormais aumentados, a primeira pergunta a ser feita é qual a fenomenologia observada. Desta forma, o raciocínio neurológico que envolve os distúrbios do movimento difere das outras subespecialidades neurológicas clássicas, quando a primeira questão a ser respondida é a localização topográfica da lesão, seguida pela causa desta e como tratar. No caso das desordens envolvendo transtornos dos movimentos, devemos questionar se o que observamos é de fato um movimento involuntário anormal, depois qual é a natureza do evento, ou seja, a fenomenologia do movimento e, em seguida, procurar a causa e o tratamento. Algumas vezes, os movimentos anormais podem ser voluntários, com gestos exagerados, complexos ou bizarros, compulsivos e com aumento voluntário do tônus.[3]

Deve ser recordado que, como regra geral, os movimentos involuntários anormais pioram com situações de estresse e com ansiedade, e a maioria diminui ou desaparece durante o sono.

Para avaliar os movimentos hipercinéticos, em geral espontâneos, é necessário atentar para aspectos como ritmicidade, velocidade, duração, padrão de acometimento (se é repetitivo, migratório, contínuo, paroxístico), qual parte do corpo está envolvida, como ele é induzido (por estímulo, pela ação, em repouso), sua complexidade, se existe supressibilidade voluntária ou por truques sensitivos e se é antecedido por sensação de urgência em realizá-lo. Adicionalmente, é necessário examinar e buscar por outros achados associados, como alterações do tônus muscular, alterações posturais, impersistência motora e outras características do exame neurológico ou clínico geral.

Por fim, após classificar o movimento anormal avaliado, devemos pesquisar a sua etiologia, se hereditário, esporádico, e o seu tratamento.

Tremor

Tremores são movimentos oscilatórios involuntários, relativamente rítmicos, podendo envolver apenas um ou vários grupos musculares, e se relacionam não apenas com grupos musculares agonistas e antagonistas, mas também músculos de fixação e sinergistas. Embora o tremor possa ser considerado rítmico ou relativamente não rítmico, sempre se considera um grau de ritmicidade no tremor, e quando diferente disso consideramos que o fenômeno se deve a mioclonias.

Eles podem ser classificados de diversas maneiras: por localização, frequência, amplitude, ritmicidade, relação com o repouso e movimento, com a etiologia e com a patologia relacionada. Deve-se questionar relação com situações de estresse, fadiga, uso de medicações, álcool e drogas ilícitas.

Com relação à localização do corpo, eles são classificados em unilaterais ou bilaterais, envolvem comumente extremidades distais dos membros, mas também afetam braços, pernas, língua, pálpebras, mento e região cervical e cefálica. Com relação à frequência, são classificados em lentos (3-5Hz), rápidos (10-20Hz) ou com média frequência no valor intermediário. A amplitude é denominada fina, grosseira ou média.

Com relação à atividade, existem dois tipos primários de tremor, o de repouso e o de ação. O tremor de repouso, exemplo clássico é o tremor parkinsoniano, ocorre no relaxamento, por exemplo com as mãos sobre o colo. Esse tremor é lento, com frequência média de 3-6 Hz e grosseiro. Ocorrem contrações alternadas de agonista com antagonista, e vê-se um movimento repetitivo do polegar sobre os dois primeiros dedos, e com o movimento do punho produz o tremor clássico "em enrolar pílulas". Pode desaparecer temporariamente quando se realiza uma atividade voluntária e durante o sono, e ser exacerbado por estresse emocional e ansiedade.

Tremores de ação ocorrem ao executar alguma atividade e são divididos em postural, cinético, de intenção e de tarefa específica. O tremor postural evidencia-se quando o membro é deixado numa postura antigravitacional, como se posicionando de braços estendidos, e os exemplos principais são o tremor fisiológico exacerbado e o tremor essencial. Este último é considerado o mais comum dentre os transtornos dos movimentos e apresenta-se com frequência mais alta e amplitude mais baixa do que o tremor parkinsoniano. É geralmente familiar, bilateral, aumenta de prevalência com a idade e afeta principalmente as mãos, a cabeça e a voz. Um paciente com tremor essencial terá dificuldade para realizar tarefas, como beber água num copo ou usar uma xícara, e esse movimento melhora com álcool e com o uso de betabloqueadores.

Por sua vez, o tremor cinético pode ocorrer no início, no decorrer ou no fim do movimento, como o tremor intencional, seu exemplo mais típico, que ocorre no fim do movimento e é observado em doenças cerebelares. Esse tremor aparece em situações em que é preciso alcançar um alvo, como na manobra do índex-nariz, agrava-se durante o movimento e quando próximo ao alvo há aumento da amplitude do tremor com eixo perpendicular à trajetória.

O tremor fisiológico pode ser percebido em pessoas normais, sua frequência varia de 8-12 Hz e são acentuados por excitação emocional, fadiga e estresse. Um notório tremor fisiológico exacerbado consiste no visto em casos de hipertireoidismo. Esse tipo de tremor pode ser bem percebido colocando-se uma folha de papel sobre os dedos, pois a agitação do papel irá evidenciá-lo.

O tremor de Holmes (tremor rubral) representa um tipo grave de tremor, com grande amplitude (2-5 Hz) e lenta frequência, presente no repouso e agravado na ação. Em geral, é unilateral e se deve a lesões nas vias nigroestriatais e nas vias de saída cerebelares que partem do mesencéfalo, em geral por causa isquêmica ou traumática.

O tremor ortostático envolve as pernas, torna-se mais perceptível ao ficar de pé, na posição ortostática, e remite ao caminhar. É o tipo de tremor com mais alta frequência e uma causa comum de quedas em idosos. Nesse caso, muitas vezes a queixa de desequilíbrio é mais comum do que propriamente a de tremor. A história de um paciente com tremor ortostático é característica: dificuldade de ficar de pé, parado, mas não ao caminhar, quando sentado ou deitado. Caracteristicamente, apresenta-se com baixa amplitude e alta frequência (13 a 18 Hz). Por vezes, é difícil ser observado, mas pode ser apreciado indiretamente por palpação da perna, observando-se pelo trepidar da bainha do vestido ou do tecido da perna da calça, ou ainda auscultando-se as contrações musculares com o estetoscópio.[7]

O tremor distônico é irregular, mais grosseiro e assimétrico, ocorrendo em conjunto (mas não obrigatoriamente) com distonias. Tipicamente, aparece na região cefálica em pacientes com distonia cervical – neste caso, se agravando quando se assume uma postura oposta à posição da distonia – e, também, é visto em mãos de pacientes com distonia tarefa-específica, como câimbra do escrivão.

Coreia

Do grego *dança*, a coreia se caracteriza por um movimento hipercinético involuntário não rítmico, ao acaso, com padrão abrupto e breve. Ocorre de forma irregular e caótica, parecendo fluir de uma parte do corpo para outra, ou seja, com caráter migratório. Pode existir temporariamente capacidade de supressão voluntária e há remissão durante o sono.

Caracteristicamente, observa-se nas partes distais das extremidades superiores, mas pode envolver tronco, face, língua, membros inferiores, e pode se limitar a um membro, um dimídio ou, como é mais típico, ser generalizada. Envolvimento das cordas vocais pode causar vocalizações anormais.

Solicitando-se ao paciente que realize a manobra dos braços estendidos, há movimentos constantes nas extremidades, sobretudos nos dedos, e quando se pede que o paciente segure os dedos do examinador com as mãos observa-se o sinal da ordenha. Comumente, se observam paracinesias ou maneirismos, ou seja, o paciente incorpora um gesto intencional com um movimento involuntário espontâneo para mascarar a coreia. A impersistência motora, incapacidade de sustentar uma contração, está também presente. O paciente, por exemplo, apresenta dificuldade de manter a língua protrusa, de forma que ela é exposta e logo depois volta rapidamente – a denominada língua de cobra ou língua pegadora de moscas. Ao exame do tônus muscular se observa hipotonia e podem existir reflexos profundos pendulares. A resposta ao reflexo patelar alterada com relaxamento prolongado é um sinal encontrado na doença de Huntington e se chama *Hung up reflex*[8]. Quando pronunciada, a coreia generalizada por gerar uma marcha bizarra, saltitante.

Causas associadas à coreia são a doença de Huntington, doença autossômica dominante causada por repetição de trinucleotídeo CAG no cromossomo 4, com coreia grave associada à demência e alterações neuropsiquiátricas, além da coreia de Sydenham, que ocorre em relação com a infecção estreptocócica, coreia gravídica, neurossífilis, lúpus e outras doenças reumatológicas, hiperglicemia não cetótica, entidades paraneoplásicas, medicações, entre outras. Essas entidades serão mais bem abordadas em capítulo específico adiante.

Hemibalismo

São movimentos balísticos geralmente unilaterais, hipercinéticos, bruscos e violentos, provenientes de articulações proximais. Assemelham-se à coreia, mas são mais rápidos e pronunciados. Normalmente, envolvem uma metade do corpo, poupando face e tronco, porém em raras ocasiões são bilaterais (bibalismo) ou de uma extremidade (monobalismo).

Muitas vezes, o termo mais adequado a ser usado é hemicoreia-hemibalismo, posto que ambas as entidades pertencem ao mesmo espectro e comumente surgem juntas, como após eventos vasculares isquêmicos agudos. De fato, esse é o distúrbio do movimento após AVC mais reportado.

Classicamente atribuída a lesões vasculares na região do núcleo subtalâmico (NST) contralateral, hoje se sabe que podem decorrer de lesões em outras localidades, como córtex, caudado, putâmen, tálamo e tronco encefálico. Um estudo recente utilizando neuroimagem funcional demonstrou que a topografia de hemicoreia-hemibalismo perfazia apenas uma minoria de 10-30% dos casos e a maior parte desses possuía uma rede neural comum envolvendo o putâmen posterolateral[9]. Tal fenomenologia tende a remitir com o tempo e evoluir para movimentos mais discretos.

Atetose

Nesta hipercinesia, dentro do espectro das coreias e hoje muitas vezes denominada coreoatetose, os movimentos são mais lentos, mais prolongados e com amplitude maior do que nas coreias, sendo também involuntários, grosseiros e de característica mais sinuosa ou serpenteante. Acometem frequentemente as extremidades, os dedos das mãos e os artelhos, causando hiperextensão destes, assim como do punho e supinação do antebraço.

A forma de atetose mais comum é a observada na paralisia cerebral, por lesão perinatal dos núcleos da base. A pseudoatetose é um termo utilizado para descrever os movimentos ondulantes das extremidades ocasionados por perda sensorial profunda (proprioceptiva), com nítida piora ao fechar olhos, devido a lesões corticais no lobo parietal ou deaferentação periférica por lesões no funículo posterior ou gânglios dorsais.

Distonia

A distonia corresponde a contrações musculares involuntárias e prolongadas, determinando movimentos e posturas anormais, geralmente por cocontração de músculos agonistas e antagonistas. Na classificação e definição atual[10], é descrita como um distúrbio do movimento caracterizado por contrações musculares sustentadas ou intermitentes, causando movimentos e posturas anormais e em geral repetitivas. Os movimentos distônicos são tipicamente padronizados e torcionais, podendo ser tremulantes, e em geral se iniciam ou se agravam por ação voluntária, estando associados com transbordamento da ativação muscular.

Classificamos atualmente as distonias ao longo de dois eixos:
» Características clínicas, como idade de início, distribuição corporal, padrão temporal de acometimento, e aspectos associados (como outros transtornos dos movimentos ou outras alterações clínicas gerais);
» Etiologia, que inclui a patologia específica do sistema nervoso e sua herança genética.

Tipicamente, as contrações musculares podem ser contínuas, com posturas sustentadas, ou descontínuas e irregulares, como vistas no blefarospasmo. Algumas contrações distônicas podem ser rítmicas e intermitentes, denominadas tremor distônico. As alterações posturais já referidas podem ser espasmódicas, tônicas, dinâmicas, fixas ou em qualquer combinação.

Os movimentos distônicos em geral são padronizados, tendem a ocorrer no mesmo local, diferindo assim da coreia. A distribuição do corpo afetada é clinicamente importante porque tem implicações diagnósticas e terapêuticas, podendo ocorrer em regiões cranianas, faciais, cervicais, na laringe, no tronco, nos membros superiores e inferiores. Há possibilidade de que essas regiões mudem ao longo do tempo, tipicamente por progressão para locais ainda não acometidos.

Na nova classificação já citada, a distribuição corporal proposta separa as distonias em:
» *focais*, quando apenas uma região do corpo é afetada, como ocorre no blefarospasmo, na distonia oromandibular, laríngea, cervical, e em distonias de ação como a câimbra do escrivão;
» *segmentares*, quando duas ou mais regiões contíguas são afetadas, exemplo da síndrome de Meige, na qual ocorre blefarospasmo e distonia oromandibular;
» *multifocais*, quando duas regiões ou mais do corpo não contíguas são envolvidas;

- » *hemidistonia*, quando mais regiões corpóreas restritas a um dimídio estão envolvidas;
- » *generalizada*, quando o tronco e pelo menos dois outros locais estão envolvidos. A distonia generalizada pode inicialmente acometer o pé, e posteriormente se disseminar para o lado oposto, membros superiores, tronco e face, pode causar torção axial da coluna, com constante hipertonia muscular, gerando dores intensas. As posturas acabam por se tornar fixas e causam deformidades articulares permanentes.

Dentre as distonias focais, as quais são as mais frequentes nos adultos, a mais comum é a distonia cervical, a qual afeta músculos do pescoço e, às vezes, os ombros. Destas, a mais típica é o torcicolo espasmódico, no qual há o movimento de torção, porém existem outras variantes como anterocolo (movimento de flexão), retrocolo (movimento de extensão), e o laterocolo. O blefaroespasmo também é frequente causa entre adultos de distonia focal.

Ainda com relação às características clínicas das distonias, consideramos uma distonia combinada quando há outros transtornos dos movimentos observados, como mioclonias, ataxia, parkinsonismo; e chamamos de isolada quando há apenas distonia ou distonia associada com tremor distônico.

O tremor distônico, por sua vez, constitui um movimento oscilatório, relativamente rítmico, produzidos por contrações dos músculos distônicos, que em geral se exacerba quando há tentativa de retornar à postura primária ou normal. Pode ser um difícil diagnóstico diferencial com tremor essencial, sobretudo se localizado em membros superiores e/ou região cervical, sem clara postura distônica aparente.[12]

Outras características semiológicas das distonias são o fenômeno de transbordamento – *overflow* –, o qual é causado por contrações de músculos distintos anatomicamente do movimento distônico primário, mas que são envolvidos tipicamente no pico das contrações musculares, e a distonia em espelho – *mirror dystonia* –, que consiste numa postura ou movimento unilateral com aspecto distônico gerado pela ação voluntária efetuada contralateralmente[13]. Muitos pacientes percebem que um toque proporcionando estimulação sensorial ou pressão suave na região sintomática ou próximo dela (em geral, em casos de distonia cervical) temporariamente abole o movimento distônico (gesto antagonista ou truque sensitivo). Além disso, e curiosamente, pacientes com disfonia espasmódica podem sussurrar e cantar melhor do que falar.[7]

Existem múltiplas causas de distonia, e sua etiologia atualmente é utilizada na classificação para separar três grupos distintos: distonia hereditária – proveniente de herança genética, distonia adquirida – ocasionada por um fator específico reconhecido, e distonia idiopática – cuja etiologia é desconhecida, porém poderá ser genética ou adquirida. Esse aspecto será mais bem discutido em capítulo específico adiante.

Mioclonias

Movimentos mioclônicos são descritos como abalos breves, súbitos, como "um choque", causados por contração muscular involuntária, no caso das mioclonias positivas, ou por uma inibição na musculatura postural ativa, no caso das mioclonias negativas. Um exemplo de mioclonia negativa é o asterixis, presente em encefalopatias metabólicas, como a hepática ou urêmica. São na maior parte das vezes arrítmicas, embora raramente existam mioclonias com certa ritmicidade, sobretudo em lesões do tronco encefálico, medula espinhal (mioclonia segmentar espinhal) e em alguns tipos de epilepsias mioclônicas focais. Nessas situações, eventualmente, há impressão de que o movimento involuntário poderia se tratar de tremor.

Um aspecto relativamente específico das mioclonias é que elas ocorrem de forma sincrônica em diferentes partes do corpo. Às vezes, os abalos são deflagrados após estímulos sonoros, visuais ou táteis, e neste caso chamamos de mioclonias estímulo-sensitivas ou reflexas.[3]

As mioclonias são manifestações proeminentes de diferentes tipos de desordens. A eletroneuromiografia auxilia o diagnóstico, sendo elas habitualmente divididas em corticais, subcorticais e de origem espinhal. As corticais usualmente se apresentam como mioclonias focais ou mioclonias corticais generalizadas, com correlato eletroencefalográfico, e estas últimas comumente se associam a síndromes epilépticas, a exemplo das epilepsias mioclônicas progressivas. Um aspecto interessante a ser observado é que as mioclonias rítmicas são ocasionadas por contrações de músculos agonistas, diferentemente das contrações alternadas de músculos agonistas e antagonistas do tremor, algo útil para diferenciá-las deste outro movimento hipercinético. Tremores, tiques e coreia são os principais movimentos que podem mimetizar mioclonias.

Do ponto de vista da sequência temporal, são classificadas em isoladas ou repetitivas, e, quando repetitivas, podem ser rítmicas, cujos exemplos já foram expostos antes, ou arrítmicas, mais bem exemplificadas por poliminimioclônus, o qual consiste em abalos distais, sobretudo nos dedos, vistos quando o paciente efetua a manobra dos braços estendidos, ocorrendo em várias desordens neurodegenerativas, como na síndrome corticobasal e na atrofia de múltiplos sistemas.[13]

As mioclonias distribuem-se em localização como focais, multifocais, segmentares e generalizadas. Podem ocorrer espontaneamente (de repouso) ou durante ação, ou através de estímulos sonoros ou sensitivos. Mioclonias corticais tendem a ser mais evidentes em mãos e face, já as mioclonias reflexas de tronco (reticulares) tendem a afetar membros superiores e serem mais proximais, enquanto as mioclonias espinhais ocorrem em membros unilateralmente. Denominamos proprioespinhais as mioclonias bilaterais no tronco/abdome. A hiperecplexia (*startle*) é uma hipercinesia também estímulo-sensitiva que se assemelha às mioclonias reflexas de tronco, caracterizadas por movimentos bilaterais sincrônicos em caráter de "choque" como resposta a um *trigger* sonoro ou tátil. São encontradas na doença de Creutzfeld-Jakob e na síndrome da pessoa rígida (*Stiff-person syndrome*).

Dentre as mioclonias consideradas como periféricas, a mais comum é o espasmo hemifacial (EHF), que são contrações clônicas unilaterais localizadas na topografia dos músculos inervados pelo nervo facial. Em geral, é ocasionada por algum vaso aberrante, como a artéria cerebelar póstero-inferior ou artéria cerebelar superior que acometa ramos do VII nervo craniano e gere algum grau de desmielinização. Curiosamente, é descrito um outro sinal de Babinski relacionado ao EHF, que ocorre durante a elevação da sobrancelha por contração do músculo frontal durante a contração do orbicular dos olhos. Isso pode ajudar a diferenciar de blefarospasmo, que não cursa com tal achado. O tratamento mais efetivo para esses quadros é a aplicação de toxina botulínica.

Dentre as várias causas de mioclonias, algumas são fisiológicas, como a mioclonia hipnagógica, e há também o grupo das essenciais (idiopática), epilépticas e relacionadas a outras alterações (sintomáticas). Este tema também será mais bem abordado em capítulo adiante.

Miorritmia

Tal fenômeno designa movimentos rítmicos lentos semelhantes a tremor, que podem ser intermitentes ou contínuos e podem envolver múltiplas partes do corpo.

O seu tipo mais reconhecido é a miorritmia oculomastigatória, na qual ocorrem movimentos de vergências dos olhos em sincronia com contrações dos músculos da mastigação, e parece estar bastante ligado à doença de Whipple.

Tiques

Neste tipo de anormalidade, o distúrbio do movimento mais comum na infância, o paciente possui algum grau de consciência do fenômeno, mas realiza o ato em resposta a uma espécie de estímulo interno irresistível. A execução do movimento, portanto, alivia a tensão e inquietação. O tique é mais comumente encontrado em crianças do que adultos e é definido como um ato relativamente involuntário, estereotipados, dirigido a uma finalidade, coordenado e muitas vezes repetitivo, envolvendo músculos em suas relações sinergísticas normais.[6]

Os pacientes podem conseguir suprimir temporariamente os movimentos caso se concentrem, porém logo retornam quando perdem o foco. Os tiques são exacerbados por tensão emocional e cessam durante o sono.

Eles podem envolver qualquer parte do corpo, sendo motores simples ou complexos, e, também, vocais. Os tiques motores acometem face, ombros e cabeça, mais comumente. Os atos mais comuns motores são o de piscar, contorções faciais, realizar movimentos alternantes cervicais, enquanto os tiques vocais mais comuns são vocalizações bizarras, como latidos e grunhidos.

O tique é classificado como transitório ou crônico se sua durabilidade é menor ou maior do que 12 meses, respectivamente. A maioria deles é benigno e remite em algum tempo, sem necessária intervenção terapêutica. Contudo, na Síndrome de Gilles de La Tourette, os tiques motores são multifocais, complexos, os tiques vocais são explosivos e pode haver coprolalia (verbalização de palavras obscenas), assim como copropraxia (atos motores obscenos). Muitas vezes, nesses casos há dificuldades sociais e o tratamento cognitivo-comportamental, assim como o medicamentoso, é requerido.

Referências

1. Fahn S. The history of dopamine and levodopa in the treatment of Parkinson's disease. Mov Disord 2008;23(Suppl 3): S497-S508.
2. Wilson SAK. The Croonian Lectures on some disorders of motility and of muscle tone, with special reference to the corpus striatum. Lecture I. Lancet 1925; 206:2:1-10.
3. Fahn S, Jankovic J, Hallett M. Principles and Practice of Movement Disorders. 2nd ed. Philadelphia: Elsevier; 2011.
4. Marsden CD. Basal ganglia disease. Lancet 1982;2: 1141-7.
5. Fahn S. Classification of Movement Disorders. Movement Disorders, Vol. 26, No. 6, 2011
6. DeJong's the neurologic examination, 6th ed. Lippincott Williams&Wilkins;2005.
7. Péricles Maranhão-Filho, Marcos Martins, Cristiana Góes. Desordens do movimento: 40 aspectos e muitas dicas – Neurossemiologia. Rev Bras Neurol. 49(1):3-12, 2013
8. Jankovic J. Video Atlas of Movement Disorders. 2nd ed. San Diego:MedLink Corp; 2004.
9. Laganier S, Boes A, Fox M. Network localization of hemichorea-hemiballismus. Neurology 2016;86:2187-95.
10. Albanese A, Bhatia K, Bressman SB, Delong MR, Fahn S, Fung VS, Hallett M, Jankovic J, Jinnah HA, Klein C, Lang AE, Mink JW, Teller JK. Phenomenology and Classification of Dystonia: A Consensus Update. Mov Disord. 2013 Jun 15;28(7):863-73.
11. Lalli S, Albanese A. The diagnostic challenge of primary dystonia: evidence from misdiagnosis. Mov Disord 2010; 25:1619-1626.
12. Sitburana O, Wu LJ, Sheffield JK, Davidson A, Jankovic J. Motor overflow and mirror dystonia. Parkinsonism Relat Disord 2009; 15:758-761.
13. Espay AJ, Chen R. Myoclonus. Continuum (Minneap Minn). 2013 Oct;19(5 Movement Disorders):1264-86.
14. Ganos C, Martino D. Tics and tourette syndrome. Neurol Clin 2015;33(1):115Y136.

Capítulo 6
Sensibilidade

Gabriel Taricani Kubota

Apesar de a avaliação de sensibilidade ser conceitualmente simples, ela é possivelmente uma das partes mais complexas do exame neurológico somático. Isso se dá porque o exame de sensibilidade depende, em grande parte, da percepção subjetiva do estímulo apresentado pelo paciente. Assim, quando executado de forma inadequada ou precipitada, os dados obtidos podem dificultar o raciocínio localizatório e levar a conclusões errôneas. Por outro lado, quando realizado por um examinador experiente, ele pode prover informações valiosas e apurar a precisão localizatória do exame físico.

Classificação das modalidades sensitivas

A depender da fonte bibliográfica utilizada, as modalidades sensitivas podem ser organizadas de diferentes formas. Na Figura 6.1, apresentamos a classificação mais comumente utilizada.

Conceitos principais da neurofisiologia das vias sensitivas aplicados à semiologia

Para serem processados pelo sistema nervoso, os estímulos sensitivos devem ser transformados em atividade elétrica neuronal. Para tanto, esses estímulos são transduzidos por receptores sensitivos em despolarização da membrana neuronal (potencial de ação).

Vários receptores estão associados a um neurônio sensitivo. A área da superfície corpórea onde se encontram os receptores relacionados a um neurônio é denominada campo receptivo. Pode haver sobreposição entre campos receptivos adjacentes. Isso permite que, mediante a lesão da estrutura nervosa que provê a sensibilidade de uma região, haja perda apenas parcial da sensibilidade em tal, devido à contribuição de inervação de nervos adjacentes. Entretanto, a sobreposição de campos receptivos compromete a precisão discriminativa de estímulos sensitivos.

Figura 6.1 – Fluxograma da classificação das modalidades sensitivas. As modalidades sensitivas podem ser divididas em primárias e secundárias. As primárias são aquelas que permitem a percepção inicial do estímulo. Já as secundárias (ou corticais) são resultantes do processamento e interpretação das informações obtidas pelas modalidades primárias por meio de redes neurais complexas, que permitem, por exemplo, o reconhecimento e a localização da fonte do estímulo. As modalidades primárias podem ser ainda classificadas em somáticas e viscerais. As somáticas carreiam informações sobre o meio externo (exteroceptivas) e sobre a posição dos membros no espaço (proprioceptivas). Já as viscerais (ou interoceptivas) trazem dados sobre estruturas viscerais, permitindo, entre outras coisas, a regulação da homeostase. Ademais, elas podem ser categorizadas quanto à natureza do estímulo percebido. São denominadas gerais, quando associadas a estímulos mecânicos, dolorosos ou térmicos. Entretanto, quando associadas a estímulos de outras naturezas, são chamadas de especiais. Por fim, as modalidades sensitivas podem ser percebidas conscientemente pelo indivíduo (conscientes) ou não (inconscientes).

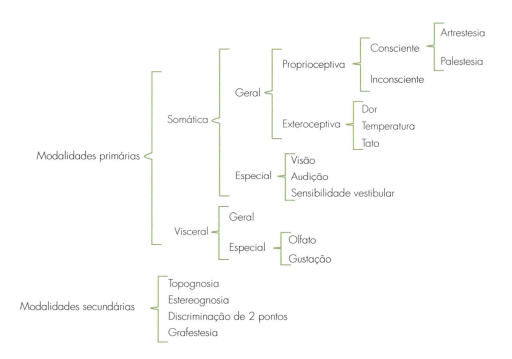

Quanto menor o tamanho e menor a sobreposição entre campos receptivos adjacentes, maior a precisão sensitiva da superfície corpórea em questão. Os campos receptivos também são diferentes para cada modalidade sensitiva. No caso, a sensibilidade cutânea tátil tem campos menores e menos sobrepostos que a dolorosa e térmica, e, portanto, goza de maior precisão.

No sistema nervoso periférico, estímulos exteroceptivos gerais são carreados por fibras de características diferentes a depender de sua natureza. Há dois sistemas de classificação das fibras nervosas periféricas (Tabela 6.1). O sistema ABC pode ser utilizado tanto para fibras motoras como sensitivas, e o sistema I a IV é empregado apenas para fibras sensitivas. De modo geral, dor e temperatura são associadas a fibras menores e menos mielinizadas, com velocidade de transmissão menor. Já o tato e a propriocepção são associados a fibras maiores e mais mielinizadas, com velocidade maior.

Tabela 6.1 – Classificação das fibras periféricas

Sistema ABC	Sistema I a IV	Informação transmitida	Diâmetro (mm)	Velocidade de condução (m/s)
Aα	Ia	Propriocepção e motor	12-20	70-120
	Ib	Propriocepção	12-20	70-120
Aβ	II	Toque e pressão	5-12	30-70
Aγ	–	Motor	3-6	15-30
Aδ	III	Dor, frio e toque	2-5	12-30
B	–	Fibras autonômicas pré-ganglionares	< 3	3-15
C	IV	Dor, calor e fibras autonômicas pós-ganglionares	0,4-1,2	0,5-2

Conceitos da neuroanatomia das vias sensitivas importantes para a semiologia

Dor e temperatura

Estímulos álgicos de natureza mecânica, química ou térmica são transduzidos por terminações nervosas livres, localizadas na epiderme, fáscias, ligamentos, tendões, vísceras, meninges e vasos. Os potenciais de ação gerados são transmitidos por fibras nervosas tipo III (Aδ) e IV (C). Os corpos dos neurônios de 1ª ordem da via, cujos axônios compõem essas fibras, estão localizados na zona lateral do gânglio espinhal. Esses neurônios enviam projeções centrais que penetram pelo sulco posterolateral da medula espinhal. Essas fazem sinapse com os neurônios de 2ª ordem, localizados no corno posterior da substância cinzenta da medula. Esses neurônios projetam axônios que cruzam a linha média pela comissura anterior, ascendendo cerca de 2 segmentos medulares no processo, e então seguem pela via anterolateral, localizada no funículo lateral da medula (Figura 6.2A).

Parte das fibras da via anterolateral constituirá o trato espinotalâmico lateral e farão sinapse no neurônio de 3ª ordem, localizado núcleo ventral posterolateral (VPL) e ventral posteromedial (VPM). Esses neurônios então projetam axônios para o córtex somestésico primário (S1), no giro pós-central. Esse trato está associado com a percepção e localização da dor. Algumas das fibras formarão o trato espinorreticular, que se projeta para a formação reticular bulbopontina. Esse trato participa da ativação do sistema reticular ativador ascendente, e, portanto, da promoção de um estado de hipervigilância pela dor. Ainda, há fibras que se projetam para a substância cinzenta periaquedutal, constituindo o trato espinomesencefálico, que está associado ao sistema modulatório da dor. Por fim, outras fibras projetam-se para o hipotálamo, formando o trato espino-hipotalâmico, que está associado à resposta autonômica a dor.

A temperatura apresenta via sensitiva comum à da dor, de modo que a dissociação entre os achados do exame de sensibilidade dolorosa e térmica é muito infrequente em patologias orgânicas.

Tato

Os estímulos mecânicos que levam à sensibilidade tátil são transduzidos por uma variedade de receptores periféricos com características próprias, a saber, os discos de Merkel, corpúsculos de Meissner, corpúsculos de Vater-Paccini e corpúsculos de Ruffini. Essa informação é transmitida por meio de fibras do tipo II (Aβ) e III (Aδ). Os corpos dos neurônios de 1ª ordem da via, cujos axônios compõem essas fibras, estão localizados na zona medial do gânglio espinhal. Esses neurônios emitem projeções que penetram pelo sulco posterolateral da medula espinhal e, a partir desse ponto, podem seguir 3 vias possíveis, descritas a seguir.

Via anterolateral (Figura 6.2A)

Associada ao tato grosseiro (protopático). As fibras fazem sinapse com o neurônio de segunda ordem no corno posterior, e então fibras provenientes desses neurônios cruzam a linha média pela comissura anterior e constituem o trato espinotalâmico anterior. Esse trato ascende junto à via anterolateral, e projeta-se para os núcleos talâmicos VPL e VPM.

Via colunas posteriores – lemnisco medial (Figura 6.2B)

Associada ao tato fino (epicrítico). As fibras seguem pelos fascículos grácil e cuneiforme ipsilaterais, localizados no funículo posterior da medula. Essas projeções fazem sinapse com neurônios de 2ª ordem localizados nos núcleos grácil e cuneiforme. Por sua vez, esses últimos neurônios projetam axônios que cruzam a linha média e após constituem o lemnisco medial. Esse lemnisco vai em direção aos núcleos VPL e VPM do tálamo, onde ocorre a sinapse com o neurônio de 3ª ordem. Esses neurônios projetam seus axônios para o córtex S1, no giro pós-central.

Via espinocervicotalâmica

Por fim, algumas fibras táteis, logo após entrar na medula, ascendem pela porção dorsal do funículo lateral ipsilateral até o núcleo cervical lateral, localizado nos segmentos C1-C2, onde fazem sinapse. As fibras provenientes desse núcleo cruzam a linha média e unem-se ao lemnisco medial, seguindo em direção aos núcleos talâmicos VPL e VPM.

Nota-se que a sensibilidade tátil pode percorrer diferentes trajetos na medula espinhal e tronco encefálico. Dessa forma, ela é menos útil na delimitação topográfica de lesões nessas estruturas.

Propriocepção consciente

A propriocepção consciente pode ser avaliada clinicamente através da palestesia (sensibilidade vibratória) e da artrestesia (percepção da posição dos membros no espaço). A transdução da primeira depende de receptores comuns ao tato, a saber, os corpúsculos de Vater-Paccini, os corpúsculos de Meissner e os discos de Merkel. Já a transdução da segunda é realizada por meio dos órgãos tendinosos de Golgi e fusos neuromusculares. Essas informações são transmitidas através de fibras Ia e Ib (Aα). Os corpos dos neurônios que constituem essas fibras estão localizados na zona medial do gânglio espinhal. Esses neurônios emitem projeções que penetram na medula espinhal pelo sulco posterolateral. A partir daí as informações podem seguir pela via colunas posteriores – lemnisco medial ou pela via espinocervicotalâmica (Figura 6.2B). A artrestesia tem preferência pela primeira via e a palestesia pela segunda. Outra diferença entre essas modalidades sensitivas é que a palestesia é percebida já no nível talâmico, enquanto a artrestesia apenas no nível cortical.

Pode-se perceber que a artrestesia e a palestesia têm vias comuns no sistema nervoso, e, portanto, em geral elas são acometidas concomitantemente em patologias neurológicas. No entanto, há 3 situações clínicas em que pode haver dissociação entre essas modalidades. A

Figura 6.2 – Principais vias sensitivas do sistema nervoso. A) Via colunas posteriores – lemnisco medial. B) Via anterolateral (trato espinotalâmico). C) Corte transversal da medula espinhal mostrando a distribuição dos tratos ascendentes e do trato espinhal.

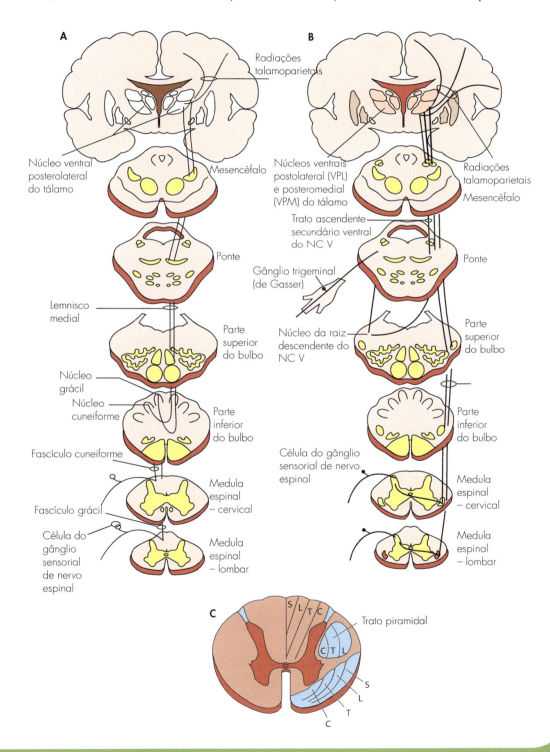

primeira são as lesões corticais que poupam o tálamo. Nesse caso, a artrestesia (percebida no nível cortical) é comprometida, mas a palestesia (percebida no nível talâmico) pode estar ao menos parcialmente preservada. A segunda são as lesões medulares. Lesões dessa topografia que comprometem predominantemente o funículo posterior tendem a afetar a via colunas posteriores – lemnisco medial e, por conseguinte, principalmente a artrestesia. Já lesões no funículo lateral tendem a lesionar a via espinocervicotalâmica, e assim comprometer a palestesia em maior proporção. A terceira situação são lesões de natureza desmielinizante, as quais tendem a prejudicar mais a palestesia do que a artrestesia.

Modalidades sensoriais secundárias

Enquanto as modalidades sensitivas primárias dependem do córtex somestésico primário, localizado no giro pós-central, as modalidades secundárias são processadas por uma rede neural que tem como epicentro o córtex somestésico secundário, localizado no lobo parietal posterior ao giro pós-central.

Semiotécnica

Aspectos gerais

O exame sensitivo é muito dependente da colaboração do doente, comunicação adequada entre médico e paciente, e experiência do examinador. Dessa forma, antes de iniciar a avaliação, é interessante atentar a alguns cuidados, descritos a seguir.

Momento adequado

Alguns argumentam que o melhor momento para o exame sensitivo seja ao final do exame neurológico, uma vez que, como a avaliação sensitiva é em grande parte sujeita à subjetividade da percepção do estímulo pelo paciente, as alterações do exame poderiam ser interpretadas pelo examinador à luz de achados mais objetivos do restante do exame neurológico. Já, outros sugerem que a avaliação deva ser realizada no início, pois nesse momento pode-se contar com a melhor atenção e colaboração do doente. Há ainda quem sugira realizar o exame sensitivo num segundo momento, por exemplo, numa outra consulta ou no dia seguinte. Nesse caso, já se teria à disposição as informações obtidas do restante do exame e o paciente encontrar-se-ia descansado e mais colaborativo. Na prática, o momento da avaliação deve ser selecionado caso a caso, levando em consideração a disponibilidade de tempo, atenção e cooperação do doente. Sintomas desconfortáveis, como dor e náuseas, prejudicam a cooperação do paciente e devem ser controlados antes do exame. Da mesma forma, se possível, deve-se evitar avaliar o doente durante estados confusionais transitórios, como sob efeito de álcool e medicações sedativas, ou em pós-ictal de uma crise epiléptica. É interessante repetir ao menos uma vez o exame para avaliar a consistência das alterações encontradas.

Ambiente

Idealmente o exame deve ser realizado com o doente despido. Assim, o ambiente deve ser confortável, propiciar privacidade ao paciente e ter temperatura agradável.

Comunicação

Como o exame depende fundamentalmente do que é informado pelo paciente, a comunicação deve ser clara e direta para evitar com que erros de comunicação prejudiquem a interpretação da avaliação. Antes de realizar o exame, cada procedimento deve ser explicado de forma clara e em linguagem acessível. Durante a avaliação, é interessante questionar não apenas sintomas negativos (perda de sensibilidade), mas também os positivos (ex.: parestesias, hiperalgesia, alodínea). Pequenas diferenças na percepção do estímulo podem ocorrer em função da variação da densidade da inervação sensitiva de diferentes regiões do corpo e da forma com que o estímulo é aplicado. No entanto, alguns doentes podem hipervalorizar essas pequenas assimetrias. Assim, uma forma de se quantificar o grau de disparidade da sensibilidade entre as regiões testadas é solicitar ao doente que utilize uma escala de 1 a 10. Por exemplo, se a sensação da região normal é 10, pergunta-se ao doente qual nota ele daria para a região em que informa sentir menos.

Inspecionar a pele antes

Diferenças de sensibilidade podem ser resultantes de cicatrizes, hematomas, calosidades, traumas, queimaduras e patologias dermatológicas locais.

Estratégia de avaliação

Em essência, o exame sensitivo é baseado na comparação de uma superfície corpórea com outra. Para tanto, é preciso primeiro apresentar o estímulo que se deseja testar ao paciente, em uma área que se acredita ter sensibilidade preservada (ex.: pele do meio da fronte). A partir daí, compara-se a percepção do estímulo dessa com outras regiões do corpo. A estratégia de comparação varia conforme a hipótese diagnóstica depreendida da história e do restante do exame neurológico. Assim, caso esteja-se cogitando a hipótese de uma polineuropatia, deve-se comparar porções distais dos membros com áreas proximais desses ou com o tronco. Já se a hipótese é uma lesão de tronco encefálico ou córtex cerebral, compara-se um dimídio com o outro. Ainda, se é mais provável uma mielopatia, compara-se áreas mais cefálicas do corpo com áreas mais caudais, à procura de um nível sensitivo. Durante o exame, o doente deve ser instruído a manter os olhos fechados.

Atenção a sinais indiretos

Isso é particularmente interessante em indivíduos não colaborativos, como aqueles com alteração do estado mental. Assimetrias na latência da resposta do doente ao estímulo podem sugerir comprometimento sensitivo. Do mesmo modo, durante a avaliação da dor, a assimetria da reação de retirada, resposta autonômica ao estímulo (ex.: taquicardia, taquipneia, sudorese) e de gemidos podem sinalizar alterações sensitivas, desde que consistentes.

Dor

A avaliação da sensibilidade dolorosa deve ser realizada aplicando-se um estímulo doloroso suportável sem provocar lesões ao paciente. Para tanto, prefere-se utilizar instrumentos pontiagudos não perfurantes, como agulhas de costura, clipes abertos ou espátulas quebradas. As agulhas de seringa não são adequadas, pois têm ponta biselada e podem perfurar facilmente a pele. Esses instrumentos devem ser ainda descartáveis, para evitar a transmissão de doenças entre pacientes.

O estímulo é aplicado apenas uma vez em cada região, a intervalos irregulares (de modo que não sejam previsíveis ao indivíduo) e não muito rápidos (para permitir com que o doente os perceba).

Temperatura

Como já mencionado, a sensibilidade térmica é transmitida pela mesma via que a dolorosa de modo que raramente há dissociação entre essas modalidades. No entanto, a avaliação da temperatura ainda é útil quando há dúvida quanto à consistência dos achados da avaliação da dor, quando o paciente não tolera estímulos dolorosos e quando quer se definir melhor a área do déficit sensitivo.

Idealmente, a avaliação é realizada com 2 tubos de ensaio: um contendo água a 10°C e outro a 40°C. Porém, alternativa mais prática é o uso de objetos metálicos, como um diapasão resfriado e outro aquecido. Nesse último caso, o objeto frio deve ser resfriado a cada aplicação, colocando-o sob água fria e depois o secando; e o quente aquecido a cada aplicação, por exemplo pelo atrito com a mão. Não é recomendável o uso de objetos a temperaturas menores que 10°C ou maiores que 45°C, pois eles podem levar à sensação de dor. Também não é interessante o uso e objetos úmidos, como a comparação de gazes e algodões secos com molhados, pois o indivíduo pode perceber a diferença pelo tato e não apenas pela temperatura.

Durante o exame, o médico aplica de forma aleatória ora o objeto frio e ora o quente, e o paciente é solicitado a identificar qual estímulo foi aplicado. A aplicação não deve ser excessivamente rápida, pois a latência para sensibilidade térmica é maior. Insuficiência venosa, edema ou vasoconstrição podem alterar a percepção térmica.

Tato

Como já mencionado, o tato apresenta múltiplas vias sensoriais na medula e no tronco encefálico, portanto, quando comparado com outras modalidades sensoriais, a sua avaliação contribui menos para a localização de uma lesão nessas estruturas. No entanto, como já explicado, a sensibilidade tátil cutânea goza de grande precisão discriminativa. Portanto, é uma modalidade interessante de se avaliar quando se procura delimitar uma área de déficit sensitivo por lesão de estruturas do sistema nervoso periférico.

Existem instrumentos formais criados para a avaliação tátil, a saber, os filamentos de Semmes-Weinsten e os de Von Frey. Esses monofilamentos permitem a avaliação mais precisa do limiar de sensibilidade tátil da pele. Porém, são caros e pouco utilizados na prática clínica. Como alternativa, sugere-se o uso de algodão, papel higiênico ou toque leve do dedo do examinador.

O instrumento de avaliação é aplicado sobre a pele levemente, com menor pressão possível. O paciente é solicitado a apontar a parte do corpo estimulado e avaliar a intensidade do estímulo em relação a um estímulo de referência.

Palestesia

A palestesia, ou sensibilidade vibratória, é uma forma sensível de avaliar a propriocepção consciente. Para examiná-la, é recomendado o uso de diapasão de 128 Hz. Diapasões com frequência maior aplicam estímulos de menor intensidade e com adaptação sensitiva mais rápida.

Inicialmente, deve-se apresentar ao paciente o toque do diapasão quando inerte e quando em vibração, para que reconheça a diferença. Então, o doente fecha os olhos e aplica-se o diapasão vibrando em extremidades ósseas, por exemplo: articulações metatarsofalangianas, maléolos, crista da tíbia, processos espinhosos das vértebras, espinha ilíaca anterossuperior, articulações interfalangianas e metacarpofalangianas, olécrano, cabeça do úmero, esterno e clavícula. O paciente é solicitado a informar quando deixa de sentir a vibração. Nesse momento, o examinador aplica o diapasão em sua própria extremidade óssea equivalente. Se a vibração pode ainda ser percebida por mais que 3 a 5 s, caracteriza-se o comprometimento da palestesia. Formas mais objetivas de avaliação da palestesia existem, como o diapasão de Rydel-Seiffer ou o uso de palestesímetros, mas são menos utilizados do dia a dia.

Quando examinamos a palestesia, devemos atentar a alguns detalhes. Deve-se tentar vibrar o diapasão sempre com a mesma intensidade para permitir a comparação. Idosos saudáveis podem apresentar comprometimento da palestesia no hálux. É possível que o doente perceba a vibração quando o diapasão é aplicado em local onde a palestesia está comprometida, pela vibração de estruturas ósseas contíguas. Nesse caso, o doente pode localizar a vibração em local diferente de onde o diapasão foi aplicado.

Artrestesia e outras formas de avaliação da propriocepção

Para a avaliação da artrestesia, deve-se instruir o paciente a permanecer de olhos fechados e com o corpo relaxado. Então, movimenta-se passivamente uma articulação e questiona-se ao indivíduo qual a posição final dela. Para tanto, é fundamental que o procedimento seja demonstrado para o doente de olhos abertos, para que compreenda e colabore com a avaliação. Recomenda-se iniciar por articulações menores (como a interfalangiana distal do 5º quirodáctilo) e progredir para maiores (como o tornozelo e o carpo) caso o indivíduo não acerte a posição.

Outra forma de avaliação da propriocepção é através da cópia parietal. Nesse caso, solicita-se que o doente feche os olhos e fique completamente relaxado. Então, se posiciona passivamente uma das mãos do doente em uma posição aleatória (ex.: fazendo um joia, sinal de paz e amor etc.). Solicita-se, então, que o indivíduo imite o sinal com a outra mão. Outra forma de avaliação pode ser realizada posicionando passivamente um dos membros do doente de olhos fechados no espaço. O paciente, então, mantendo os olhos fechados, tenta tocar ou apontar para o membro com a mão livre.

Sinais indiretos de perda de propriocepção devem também ser levados em consideração. A ataxia sensitiva, caracteristicamente pior ao fechar os olhos, é sinal de perda de propriocepção. Também são a marcha talonante, sinal de Romberg e queixas de dificuldade de marcha em ambientes escuros. Ademais, alguns doentes podem apresentar movimentos involuntários sinuosos, lentos e semirrítmicos ao fechar os olhos (denominado pseudoatetose), ou ainda apresentar desvio para cima (*updrift*) de um membro durante a manobra do desvio pronador.

Modalidades sensoriais secundárias

São modalidades sensitivas que resultam da síntese e interpretação da informação obtida pelas modalidades primárias, e possibilitam entre outras coisas o reconhecimento e a localização da fonte do estímulo. Portanto, elas só podem ser avaliadas se as modalidades primárias estiverem suficientemente íntegras. Portanto, o primeiro passo na avaliação da sensibilidade secundária é a avaliação da integridade das sensibilidades primárias de que depende. As modalidades sensoriais secundárias mais relevantes clinicamente são: estereognosia, discriminação de 2 pontos, topognosia, grafestesia e extinção. Todas elas são processadas pelo córtex parietal de associação contralateral, com exceção da topognosia. Lesões do córtex parietal esquerdo prejudicam a topognosia do hemicorpo direito, já lesões do córtex parietal direito comprometem a topognosia de todo o corpo.

A estereognosia é a capacidade de reconhecimento da forma e natureza de objetos pelo toque. Para avaliá-la, solicita-se que o doente feche os olhos e entrega-se um objeto simples (ex.: caneta, moeda, chaves) em uma de suas mãos. O paciente deverá, então, identificar a forma, o material que constitui o objeto e, por fim, reconhecê-lo. O teste é realizado com cada uma das mãos separadamente. Ocasionalmente, pode ser difícil diferenciar a anomia (déficit de linguagem) da estereognosia. Em ambas as situações, o doente será incapaz de nomear o objeto. Porém, na anomia, o doente ainda reconhece o objeto e é capaz de informar sua função (ex.: um lápis serve para escrever), já na estereognosia não.

A discriminação de 2 pontos (ou discriminação espacial) é a distância mínima entre 2 estímulos cutâneos simultâneos a partir da qual o indivíduo é capaz de reconhecê-los como estímulos em 2 pontos separados e não como um estímulo em 1 ponto. Para tanto, pode-se utilizar de um compasso ou um clipe aberto. Primeiramente, apresenta-se ao paciente um estímulo em 1 ponto, 2 estímulos concomitantes próximos parecendo 1 único estímulo e 2 estímulos simultâneos distantes, para que compreenda o procedimento. Então, aplica-se inicialmente 2 estímulos separados distantes entre si. Em seguida, repete-se a aplicação, aproximando sucessivamente os estímulos até que o indivíduo reconheça os 2 estímulos como um único. A distância mínima para a discriminação de 2 pontos varia conforme a região do corpo, como é descrito na Tabela 6.2.

Tabela 6.2 – Distância mínima normal para capacidade de discriminação de 2 pontos

Local do corpo	Distância mínima
Ponta da língua	1 mm
Lábios	3 mm
Polpa digital	4 mm
Dorso dos dedos	6 mm
Palma da mão	12 mm
Dorso da mão	30 mm
Dorso do pé	40 mm

A topognosia é a habilidade de o indivíduo localizar um estímulo no corpo. Para testá-la, instrui-se o paciente a fechar os olhos e apontar precisamente para o local do corpo que o examinador o tocar. Então, o examinador toca brevemente com o seu indicador uma parte do corpo do paciente. O erro aceitável depende da região do corpo, e é semelhante à distância mínima para o reconhecimento de 2 pontos.

A grafestesia é a habilidade de reconhecer letras ou números escritos na pele. Ela é testada nas polpas digitais, palma da mão e/ou dorso do pé. O examinador deve desenhar com objeto rombo (ex.: espátula) números e/ou letras de 1 cm de diâmetro nessas regiões. O paciente deve ser capaz de reconhecê-los de olhos fechados. Recomenda-se evitar elementos parecidos (ex.: 3 e 8) e apresentar cada elemento testado para o indivíduo de olhos abertos antes de prosseguir para o teste. Em indivíduos analfabetos, pode-se utilizar de formas (ex.: círculo, triângulo, quadriláteros).

Por fim, a extinção é um fenômeno sensitivo que ocorre mediante o prejuízo da capacidade de o indivíduo em direcionar a atenção no espaço. Quando comprometida, ela indica uma síndrome de heminegligência. A semiotécnica da avaliação de extinção é descrita no capítulo de cognição.

Terminologia dos achados do exame neurológico sensitivo

A terminologia preconizada para a descrição das alterações do exame sensitivo é apresentada na Tabela 6.3.

Localização neurológica das alterações sensitivas

Para identificar a topografia de uma lesão que justifique as alterações de sensibilidade de um indivíduo, devemos levar em consideração as modalidades sensitivas comprometidas, distribuição dessas alterações, e presença de dor ou outros sintomas positivos. Os principais parâmetros clínicos utilizados no raciocínio topográfico dos déficits sensitivos são descritos na Tabela 6.4.

Tabela 6.3 – Terminologia das alterações do exame de sensibilidade

Sintomas negativos	
Anestesia/hipostesia	Ausência/diminuição de todas as modalidades sensitivas
Analgesia/hipoalgesia	Ausência/diminuição da dor
Termoanestesia/termo-hipostesia	Ausência/diminuição da sensibilidade térmica
Topoagnosia	Dificuldade de localização de estímulo sensitivo
Isotermoagnosia	Percepção de estímulos frios e quentes como quentes
Anartrestesia	Perda da artrestesia
Apalestesia/hipopalestesia	Ausência/diminuição da palestesia
Estereoagnosia	Incapacidade de reconhecer um objeto por tato
Sintomas positivos	
Alodínea	Percepção de estímulo habitualmente não doloroso como doloroso
Hiperalgesia	Aumento da percepção/resposta de estímulo habitualmente doloroso
Disestesia	Perversão da percepção de um estímulo sensitivo, com conotação desagradável
Parestesia	Sensação anormal espontânea. Pode adquirir diferentes aspectos, como em formigamento, queimação, cócegas, aperto, dormência, entre outros.

Tabela 6.4 – Características dos déficits de sensibilidade de acordo com a topografia

Topografia		Modalidades acometidas	Distribuição do déficit	Presença de dor e outros sinais positivos
Neuropatia focal		Primárias	Zona autônoma do nervo	+
Polineuropatia	Fibras finas	Primárias, principalmente dor/temperatura	Gradiente distal-proximal	+++
	Fibras grossas	Primárias, principalmente propriocepção		+
Radiculopatia		Primárias	Zona autônoma da raiz	++++
Medula espinhal	Lateral	Primárias, principalmente dor/temperatura	Nível sensitivo	++
	Posterior	Primárias, principalmente propriocepção		+
Tronco encefálico	Lateral	Primárias, principalmente dor/temperatura	Hemicorpo contralateral ou Síndrome alterna	+
	Medial	Primárias, principalmente propriocepção		+
Tálamo		Primárias	Hemicorpo contralateral, com predomínio cheiro-oral	++++
Projeções talamocorticais		Primárias	Hemicorpo contralateral	+
Córtex parietal		Primárias e secundárias	Hemicorpo contralateral, com predomínio cheiro-pedo-oral	+

Figura 6.3 – Zonas de inervação dos principais nervos sensitivos.

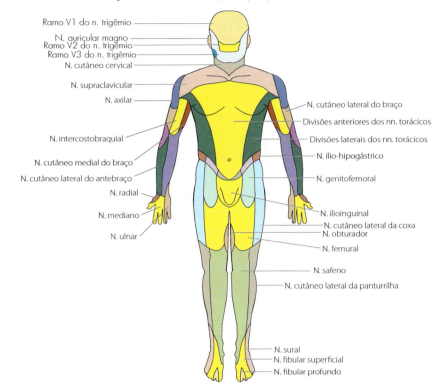

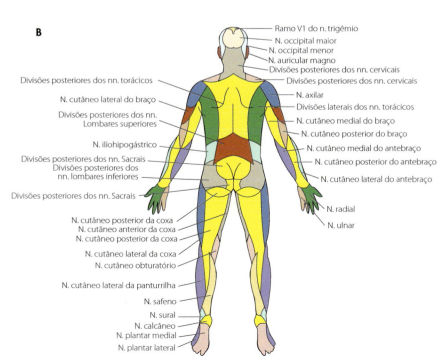

Figura 6.4 – Distribuição dos dermátomos.

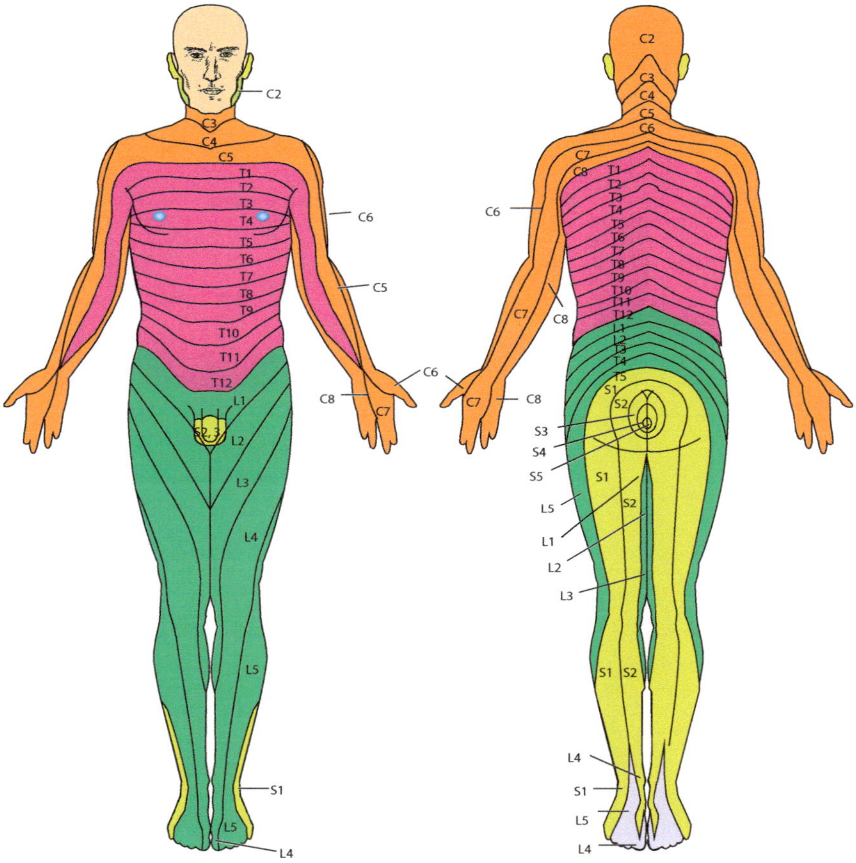

Sistema nervoso periférico

A característica do déficit sensitivo por lesão do sistema nervoso periférico depende da estrutura lesionada.

Mononeuropatias resultam na perda das modalidades sensitivas primárias na distribuição da inervação sensitiva do nervo. Essa região pode ser maior ou menor a depender do grau de sobreposição de campos receptivos de nervos adjacentes. A área da superfície corpórea inervada apenas por um nervo, sem contribuição dos adjacentes, é denominada zona autônoma do nervo em questão. As zonas de inervação dos principais nervos sensitivos são apresentadas na Figura 6.3. Nas mononeuropatias múltiplas, as zonas autônomas de vários nervos estão comprometidas.

As radiculopatias são caracterizadas pela perda de sensibilidade na distribuição da inervação sensitiva da raiz lesionada. Da mesma forma que para as mononeuropatias, a zona autônoma da raiz pode variar entre os indivíduos. As áreas de inervação sensitiva das raízes nervosas (denominadas dermátomos) são apresentadas na Figura 6.4. Há perda das modalidades sensitivas primárias e sintomas positivos são frequentemente presentes. A dor é muito comum e intensa, em choque ou queimação, na distribuição da área deaferentada. Manobras de pesquisa de irritação radicular, como o sinal de Lasègue para membros inferiores e o sinal de Bikele para membros superiores, podem desencadear ou exacerbar a dor.

Figura 6.5 – Distribuição do déficit sensitivo nas diferentes síndromes medulares.

A) Secção completa da medula

- Perda de sensibilidade superficial e profunda abaixo de nível

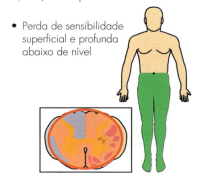

B) Síndrome da medula central

- An/hipoalgesia em xale
- Sensibilidade profunda preservada
- Preservação sacral

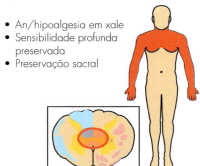

C) Hemisecção da medular

- Sensibilidade superficial comprometida contralateral
- Sensibilidade profunda comprometida ipsilateral
- Presença de nível medular

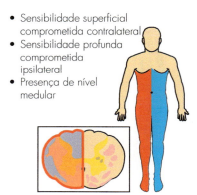

D) Síndrome do funículo posterior

- Ataxia sensitiva

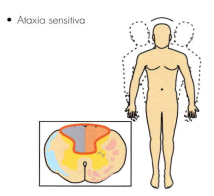

E) Síndrome do funículo anterolateral

- Perda da sensibilidade superficial abaixo do nível medular
- Sensibilidade profunda preservada

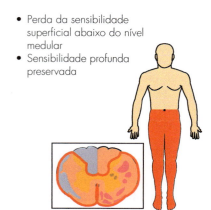

F) Síndrome do cone medular

- Perda de sensibilidade superficial e profunda em sela

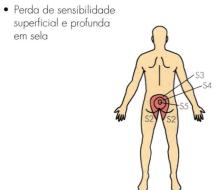

Nas polineuropatias, o déficit sensitivo tem distribuição simétrica e com gradiente distal-proximal. Isto é, as regiões inervadas por nervos mais longos e pela porção mais distal dos nervos são comprometidas primeiramente. Assim, o déficit sensitivo predomina na porção distal dos membros, numa distribuição comumente denominada em bota-e-luva. Em casos mais graves, surge déficit sensitivo na região central do tronco anterior (porção distal dos nn. torácicos, ílio-hipogástrico e ilioinguinal) e perioral (porção distal dos ramos dos nn. trigêmeos). De modo geral, as polineuropatias podem ser classificadas em de fibra grossa ou de fibra fina. As de fibra grossa tendem a levar ao comprometimento predominante da propriocepção, além de déficit de força motora, amiotrofia e comprometimento precoce dos reflexos tendinosos profundos. Já as polineuropatias de fibra fina comprometem principalmente a sensibilidade de dor e temperatura e sintomas positivos são frequentes (incluindo dor). Alterações tróficas também são comuns em neuropatias de fibra fina, como: xerodermia, espessamento cutâneo, perda da pilificação e úlceras cutâneas.

Por fim, nas ganglionopatias sensitivas há comprometimento predominante da propriocepção tanto distal quanto proximal, levando a ataxia sensitiva importante. Pode haver déficit sensitivo de dor e temperatura em distribuição de bota-e-luva. A evolução clínica é assimétrica (diferentemente das polineuropatias) e os reflexos tendinosos profundos são precocemente comprometidos.

Medula espinhal

A apresentação do déficit sensitivo de mielopatias varia de acordo com a localização da lesão (Figura 6.5). No entanto, um nível sensitivo em geral é encontrado. Ou seja, há uma distribuição altidudinal do déficit, e o dermátomo mais inferior preservado define o nível sensitivo do doente. Essa delimitação às vezes é marcante em lesões focais, mas pode ser menos evidente em mielopatias extensas, com transição gradual ou faixas de hiperestesia entre a zona sensitiva normal e a acometida. É importante notar que, como as fibras que formam a via anterolateral ascendem 2 segmentos medulares quando cruzam pela comissura anterior, o nível sensitivo encontrado no exame físico corresponde a 2 níveis medulares inferior ao nível onde está a lesão. Outra observação importante é que, devido à organização somatotópica das vias sensitivas medulares, lesões cervicais altas podem gerar um falso nível sensitivo muito abaixo do nível real da lesão.

Em certas situações, pode haver dúvida quanto à presença de um nível sensitivo em pacientes com polineuropatias graves. Isso ocorre, pois, a área de perda sensitiva na porção distal da inervação dos nn. torácicos, ílio-hipogástrico e ilioinguinal formam uma área de hipostesia no ventral no tronco. Em caso de dúvida, sugerimos examinar a sensibilidade no dorso do tronco do doente. Essa região é inervada pela porção proximal de nervos sensitivos, e, portanto, tende a ser poupada nas polineuropatias. No entanto, um nível sensitivo medular pode ser identificado tanto no ventre quanto no dorso.

A dissociação entre modalidades sensitivas pode estar presente. Lesões do funículo lateral comprometem a via anterolateral e, portanto, principalmente dor e temperatura. Já lesões de predomínio posterior tendem a comprometer a via colunas dorsais – lemnisco medial e, assim, mais a artrestesia.

Tronco encefálico

Lesões de tronco encefálico podem levar a déficit de sensibilidade no hemicorpo contralateral. A sensibilidade da hemiface contralateral pode ou não estar prejudicada. Lesões bulbares e/ou pontinas que acometem a via anterolateral em conjunto com o núcleo do trato espinhal do trigêmeo e/ou o núcleo sensitivo principal do trigêmeo podem levar à síndrome alterna, na qual a hemiface ipsilateral e o hemicorpo contralateral são comprometidos. Da mesma forma que para as mielopatias, pode haver dissociação entre as modalidades sensitivas. Lesões mediais tendem a acometer o lemnisco medial e, portanto, a propriocepção, enquanto lesões laterais tendem a comprometer a via anterolateral e, assim, dor e temperatura.

Tálamo

As lesões talâmicas provocam déficit de todas as modalidades sensitivas primárias no hemicorpo contralateral. A distribuição do déficit respeita bem a linha média (*midline split*), o que não acontece em lesões de outras topografias, onde o limite do déficit sensitivo termina pouco antes ou vai pouco além dessa. Ademais, o déficit tem predomínio distal em membros superiores e na região perioral (distribuição *cheiro-oral*). Como o núcleo VPM (onde está a representação somatotópica da face) é medial e recebe grande irrigação colateral, não infrequentemente a sensibilidade da face é poupada.

Outra característica típica das lesões talâmicas é a associação com sintomas positivos proeminentes, em particular a dor (nesse caso, denominada "dor talâmica"). Pode ocorrer anestesia dolorosa, ou seja, a perda da sensibilidade (inclusive para a dor) em parte do corpo associada a dor neuropática espontânea local. A dor neuropática central proeminente também pode ocorrer em lesões de outras topografias, como o opérculo parietal. Em raras lesões restritas ao núcleo VPL, pode haver apenas parestesias, sem déficit sensitivo objetivo.

Projeções talamocorticais

Lesões das projeções talamocorticais (ex.: perna posterior da cápsula interna) levam ao comprometimento das modalidades sensitivas primárias e não secundárias. O déficit sensitivo é distribuído no hemicorpo e na hemiface contralaterais.

Córtex parietal

Lesões do córtex parietal provocam comprometimento tanto de modalidades sensitivas primárias quanto secundárias. O déficit sensitivo tem distribuição no hemicorpo e hemiface contralaterais, tendo predomínio distal nos membros e em região perioral (distribuição *cheiro-pedo-oral*).

Transtorno conversivo

Como já mencionado, uma das dificuldades do exame de sensibilidade é que ele depende em grande parte do que o paciente informa. Dessa forma, alterações sensitivas de natureza funcional ou conversiva são muito frequentes. Infelizmente, não há sinais patognormônicos dos transtornos funcionais, de modo que o diagnóstico depende do conjunto de achados semiológicos encontrados. Há de se ressaltar também que é comum a ocorrência de transtornos funcionais em conjunto com patologias orgânicas. Ou seja, o diagnóstico de um transtorno funcional não exclui o diagnóstico de uma patologia orgânica, e vice-versa.

O principal achado sugestivo de transtorno conversivo é a inconsistência. Ela pode ser observada quanto à distribuição do déficit. Os limites dessa distribuição tendem ser abruptos (o que é raro em lesões neurológicas) e podem variar no tempo de forma aleatória. Ainda, eles podem não respeitar os territórios de nervos e dermátomos, mas sim de limites anatômicos (linha de cabelo, dobra da axila, gola da camisa, dorso *versus* palma da mão). Quando há nível sensitivo, ele tende a ser horizontal nos transtornos conversivos, e não seguir a angulação natural dos dermátomos. Ainda, nos déficits de hemicorpo há clara delimitação respeitando precisamente a linha média. Devido à sobreposição de dermátomos de um dimídio com o seu homólogo do dimídio contralateral, isso é pouco frequente em transtornos orgânicos (com exceção de lesões talâmicas e déficits sensitivos na face).

Inconsistências quanto às modalidades sensitivas comprometidas também podem ocorrer. Por exemplo, pode haver dissociação entre a sensibilidade térmica e dolorosa, incomum em transtornos orgânicos. Ainda, pode haver comprometimento importante da artrestesia, sem sinais de ataxia sensitiva. Ou então déficit importante do tato epicrítico, com preservação da grafestesia.

Por fim, inconsistências quanto à evolução temporal também são sugestivas. Por exemplo, nas polineuropatias comprimento-dependentes, a alteração de sensibilidade em bota-e-luva acomete membros superiores após atingir os membros inferiores no nível dos joelhos. Se o déficit de membros superiores ocorrer muito antes, sugere-se que os sintomas sejam funcionais.

Bibliografia

- Baehr M, Frotscher M. Topical Diagnosis in Neurology: Anatomy, Physiology, Signs, Symptoms. 4a Edição. Thieme; 2005. 517 p.
- Blumenfeld H. Neuroanatomy Through Clinical Cases. 1a Edição. Sinauer Associates; 2000. 951 p.
- Brazis PW, Masdeu JC, Biller J. Localization in Clinical Neurology. 6a Edição. Lippincott Williams & Wilkins; 2011. 665 p.
- Campbell WW. De Jong's The Neurologic Examination. 7a Edição. Philadelphia, USA: Lippincott Williams & Wilkins; 2013.

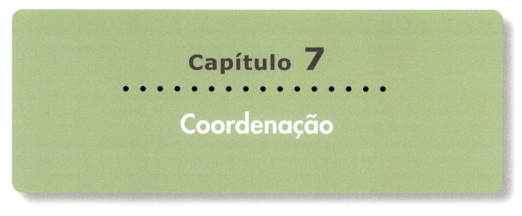

Capítulo 7
Coordenação

Emanuelle Roberta da Silva Aquino
Cristiana Borges Pereira

Neuroanatomia do cerebelo

O cerebelo é um órgão essencial para a função motora, pois é responsável pela organização e pelo refinamento dos movimentos. Ele está envolvido desde o planejamento até a correção do ato motor, coordenando a contração dos agonistas e antagonistas, controlando o tônus muscular e organizando não somente os movimentos dos membros, mas também de toda a musculatura axial, atuando nas motricidades ocular e faríngea e regulando a postura e o equilíbrio. Mais recentemente, reconhece-se também a participação do cerebelo em funções cognitivas.

Esse órgão constitui somente 10% do volume total do encéfalo, porém possui mais de 50% da quantidade total de seus neurônios. Localiza-se na fossa posterior, repousando sobre a fossa cerebelar do osso occipital. É separado do cérebro pela tenda do cerebelo, prega de dura-máter. Forma o teto do quarto ventrículo, cujo assoalho é formado pela superfície dorsal da ponte e do bulbo. Conecta-se ao tronco cerebral através de três pedúnculos cerebelares: pedúnculo cerebelar superior relacionando-se com o mesencéfalo, médio com a ponte, inferior com o bulbo. Por esses pedúnculos passam fibras aferentes para o cerebelo (principalmente pelos pedúnculos médio e inferior) e eferentes partindo dos núcleos cerebelares para outros locais do sistema nervoso central (pelo pedúnculo cerebelar superior).

Macroscopicamente, podemos identificar no cerebelo três partes:
a) *Hemisférios cerebelares:* partes laterais do cerebelo, maior volume cerebelar. Longitudinalmente, podem ser divididos em zona intermediária (a mais medial) e zona lateral.
b) *Vérmis cerebelar:* parte mediana, estreita, une os hemisférios cerebelares, lembra um verme ou minhoca.
c) *Lobo flóculo nodular:* estrutura anterior, quando o cerebelo é visualizado por baixo. O nódulo localiza-se na linha média e há um flóculo de cada lado.

Utilizam-se ainda três formas de divisão do cerebelo: anatômica, filogenética e funcional, sendo esta última a mais relevante para a compreensão da semiologia neurológica.

Anatomicamente, o dividimos em *lobo anterior, posterior* **e** *flóculo nodular*. A superfície cerebelar apresenta folhas, que são circunvoluções separadas entre si por fissuras. A fissura primária é a que divide o lobo anterior do posterior e a fissura póstero-lateral separa o lobo posterior do flóculo nodular.

A divisão filogenética divide o cerebelo em: arqui, paleo e neocerebelo (Figura 7.1). O *arquicerebelo* é a parte mais antiga filogeneticamente, tendo surgido nos vertebrados primitivos (como a lampreia). Corresponde ao lobo flóculo nodular. O **paleocerebelo** surgiu nos peixes, com o surgimento das nadadeiras. No ser humano, ele corresponde anatomicamente ao lobo anterior, à parte inferior do vérmis (úvula, pirâmide) e ao paraflóculo. O **neocerebelo** é a parte mais recente do órgão, tendo surgido com os mamíferos, juntamente com a expansão do cérebro e com a tendência à postura ereta. Corresponde aproximadamente ao lobo posterior.

A divisão funcional é próxima à filogenética, porém não idêntica, e divide o órgão em: vestíbulo, espino e cérebro cerebelo (Figura 7.2). Cada uma dessas partes possui papéis distintos, pois recebe diferentes informações e envia conexões a outras partes do sistema nervoso central a partir de núcleos específicos (Figura 7.2).

O lobo flóculo nodular tem conexões (aferentes e eferentes) com os núcleos vestibulares, sendo por isso chamado funcionalmente de vestibulocerebelo. Suas principais funções estão relacionadas com o equilíbrio e com a motricidade ocular extrínseca.

O espinocerebelo corresponde ao vérmis e à zona intermediária dos hemisférios cerebelares. As principais informações aferentes vêm dos tratos espinocerebelares anterior e posterior. Do núcleo fastigial partem informações para a musculatura axial, ajustando a postura e o equilíbrio. Do núcleo interpósito (união dos núcleos emboliforme e globoso) partem informações para o núcleo rubro e o tálamo, e este projeta-se ao córtex motor. Assim, o espinocerebelo consegue enviar ao córtex motor informações sobre o grau de atividade do trato corticoespinal e informações proprioceptivas inconscientes, o que o permite corrigir o movimento continuamente, sendo, então, essencial para a harmonização do ato motor da musculatura apendicular.

Figura 7.1 – Divisão filogenética: arquicerebelo (azul), paleocerebelo (amarelo) e neocerebelo (vermelho).

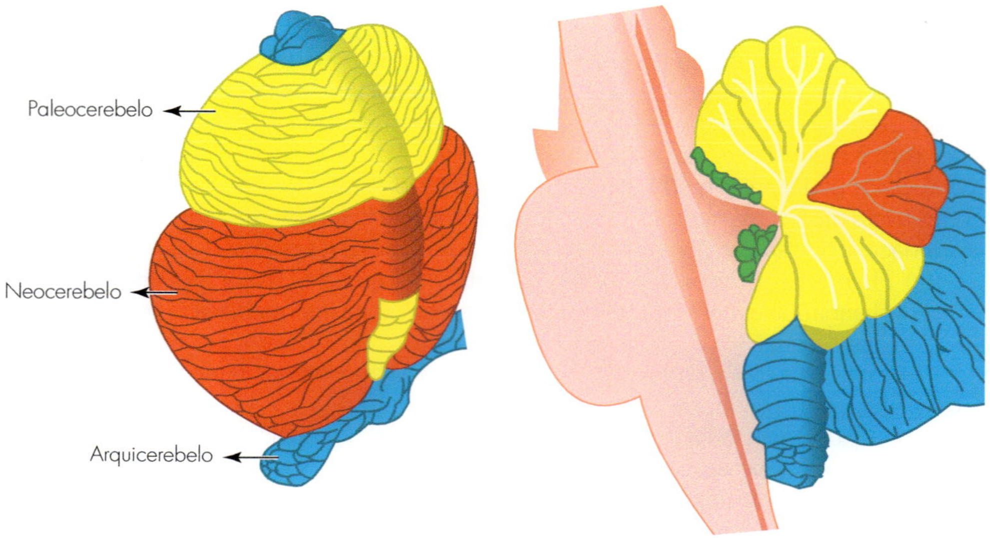

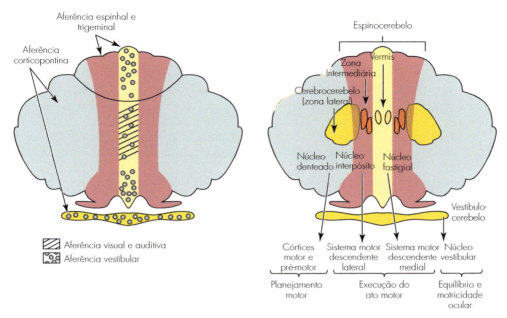

Figura 7.2 – Divisão funcional com as vias aferentes (A) e eferentes (B).

As zonas laterais dos hemisférios cerebelares são chamadas de cerebrocerebelo. Como o nome sugere, suas conexões aferentes e eferentes, através do núcleo denteado, envolvem o córtex cerebral. Sua principal função é participar do planejamento do movimento, porém outros déficits cognitivos, como disfunção executiva, já foram descritos em suas lesões.

Tabela 7.1 – Divisão funcional do cerebelo – principais aferências, eferências e funções

Divisão funcional	Local	Aferência	Núcleos	Eferência	Função
Vestibulocerebelo	Lobo flóculo nodular	Labirinto, núcleos vestibulares, áreas visuais (colículo superior, área pré-tectal, córtex visual).	Vestibulares (no tronco)	Medula (trato vestíbulo-espinhal) e motricidade ocular	Equilíbrio e motricidade ocular
Espinocerebelo	Vérmis	Lobo flóculo nodular	Fastigial	Núcleos vestibulares e formação reticular. (tratos vestíbulo-espinhal e retículo-espinhal)	Postura e equilíbrio
Espinocerebelo	Zona intermediária	Medula (trato espino-cerebelar anterior e posterior)	Interpósito (globoso e emboliforme)	Núcleo rubro (trato interpósito-rubro-espinhal) e tálamo (trato tálamo-espinhal)	Correção do ato motor
Cerebrocerebelo	Zona lateral	Córtex cerebral (trato córtico-ponto-cerebelar)	Denteado	Núcleo rubro e tálamo (trato dento-tálamo-cortical)	Planejamento motor e outras funções cognitivas

Pacientes com lesões cerebelares podem apresentar incoordenação, desequilíbrio, disartria, nistagmo, entre outras disfunções, e neste capítulo estudaremos as manobras para avaliação desses elementos e suas principais alterações.

Semiologia da coordenação

Apendicular

Uma das diversas funções do cerebelo é o planejamento e a correção do ato motor, realizando o ajuste fino do movimento. Tal função é realizada principalmente pelos hemisférios cerebelares (região paravermiana), e a chamamos de coordenação apendicular.

Apresentaremos aqui os principais testes para avaliação da coordenação apendicular. A lesão de um dos hemisférios cerebelares levará à alteração da coordenação dos membros do mesmo lado da lesão (ipsilateral).

Índex – nariz

Este teste pode ser realizado com o paciente sentado, deitado ou de pé. Deve-se instruir o paciente a tocar a ponta de seu próprio nariz com o dedo indicador e posteriormente estender completamente o membro superior, repetindo tal movimento, inicialmente de forma lenta, acelerando conforme orientado.

Durante o exame, deve-se avaliar a presença de três alterações:
» *Dismetria:* erro do alvo, no caso a ponta do nariz. Na hipometria, o paciente não atinge o alvo, parando antes e tendo de completar o movimento. Já na hipermetria, o paciente "ultrapassa" o alvo, o que pode ser notado quando o dedo chega ao nariz com velocidade e força excessivas.
» *Decomposição do movimento:* o movimento do membro não é harmônico e uniforme, o caminho a ser percorrido pelo dedo até o nariz não é o mais curto possível.
» *Tremor de intenção:* tremor que não ocorre em repouso e surge ao movimento, normalmente em direção perpendicular à linha do trajeto, tornando-se mais grosseiro próximo ao alvo.

Após a avaliação do movimento realizado com os olhos abertos, solicita-se que o paciente o repita de olhos fechados e observa-se se há piora das alterações evidentes (dismetria, decomposição de movimento, tremor).

Variação comum desse exame é o índex-nariz-índex do examinador, em que o paciente é orientado a tocar a ponta de seu próprio nariz e posteriormente a ponta do dedo do examinador, sempre de olhos abertos. O examinador pode sensibilizar o exame e movimentar o seu dedo deixando o alvo móvel ao longo da avaliação.

Para a avaliação da coordenação apendicular de membros inferiores, orienta-se o *calcanhar-joelhos*, exame em que o paciente deve tocar com o calcanhar do membro que está sendo avaliado o joelho do membro oposto, e escorregar o seu calcanhar pela tíbia até o hálux, e então trazê-lo de volta.

Escrita e espiral de Arquimedes

A hipermetria resultante de lesão cerebelar pode ser notada também na letra do paciente, a qual tende a ficar maior (macrografia). A cópia da espiral de Arquimedes tende também a ficar maior que a original, além de ser um bom exame para a demonstração do tremor intencional.

Movimentos alternados rápidos

No teste mais comumente realizado para tal avaliação, solicitamos que o paciente bata alternadamente com o dorso e a palma da mão sobre a coxa, uma mesa, ou sobre a palma da outra mão, da forma mais rápida possível.

A alteração encontrada é chamada de *disdiadococinesia* e caracteriza-se pela dificuldade de alternar os movimentos com perda do ritmo, lentidão e movimentos imprecisos. A lesão cerebelar compromete a capacidade de alternância de contração de agonistas e relaxamento de antagonistas na sequência de movimentos opostos.

Teste do rechaço (Stewart-Holmes)

Como é função cerebelar, a coordenação da relação entre músculos agonistas e antagonistas e a parada do movimento depende de rápido relaxamento do agonista e contração do antagonista, podendo haver comprometimento da parada na disfunção cerebelar.

Para a avaliação dessa função, realiza-se o teste do rebote de Stewart-Holmes. O paciente mantém adução do ombro, flexão do cotovelo, antebraço supinado e punho cerrado. O examinador, então, empurra o punho do paciente para baixo, na tentativa de estender o cotovelo, e o paciente deve resistir. Subitamente, o examinador deve cessar a força realizada. Na pessoa normal, cessa a contração dos flexores e ocorre a contração dos extensores do cotovelo, impedindo que o paciente bata a mão em si mesmo. Se há lesão cerebelar, pode haver atraso nessa resposta e o paciente atingir o seu rosto com a mão. Por esse motivo, o outro braço do examinador deve ficar entre o punho e a face do paciente, para evitar que ele se machuque com o possível golpe.

O fenômeno de rebote pode também ser testado com ambos os membros superiores estendidos e o examinador pressionando para baixo ou para cima enquanto o paciente resiste, e nos membros inferiores com a flexão ou extensão do joelho, quadril ou tornozelo, sempre com a cessação súbita da pressão pelo examinador.

Teste de Barany

Nesta manobra, o paciente deve ficar de frente para o examinador, sentado ou de pé e ambos devem estender os membros superiores, deixando-os na posição horizontal, de forma que o paciente toque com os seus indicadores os indicadores do examinador. O paciente deve, então, repetir diversas vezes o movimento de elevação dos membros superiores e retorno à posição original. Após a realização de olhos abertos, deve fechar os olhos e manter o movimento. Deve-se, então, observar se há desvio lateral dos membros.

Nas lesões de hemisfério cerebelar, o membro ipsilateral à lesão tenderá a passar o alvo, desviando-se para fora, para o lado da lesão, enquanto nas lesões vestibulares unilaterais, ambos os membros superiores serão desviados para o lado lesado.

Tônus muscular

Para a avaliação do tônus muscular deve-se movimentar o membro do paciente passivamente, inicialmente devagar, e após, alterando a velocidade. Assim, avalia-se a resistência dos músculos relaxados. Essa avaliação é qualitativa e subjetiva, dependente da experiência do examinador, e pode ser difícil em diversas situações, como quando o paciente está tenso.

A lesão cerebelar pode levar à **hipotonia**. A diminuição do tônus resulta provavelmente da menor função dos núcleos cerebelares, principalmente o denteado, diminuindo a facilitação cerebelar ao córtex motor.

Pela hipotonia, os reflexos tendinosos profundos podem tornar-se *pendulares*, ou seja, uma única percussão leva à oscilação do membro diversas vezes, como um pêndulo, antes do retorno ao repouso.

Axial

A coordenação da contração dos grupos musculares responsáveis pela postura e marcha é função principalmente do vérmis cerebelar. Na lesão vermiana, há desorganização da contração da musculatura axial, além de alterações no equilíbrio estático e dinâmico.

Dissinergia tronco-membros

A região do vérmis cerebelar e a parte medial dos hemisférios estão mais relacionadas ao equilíbrio, à postura e à coordenação axial. Algumas manobras avaliam a presença de dissinergia entre o tronco e os membros, são conhecidas como *manobras de Babinski*.

O indivíduo normal, quando deitado em decúbito dorsal horizontal, consegue levantar o tronco sem auxílio dos braços. Quando sentado numa cadeira, puxada para trás subitamente pelo examinador, responde jogando o corpo para frente. E quando, em posição ereta, é solicitado que incline o seu corpo para trás, a resposta normal é a anteriorização do quadril e flexão de joelhos.

No paciente com lesão cerebelar axial ou global, as respostas posturais são anormais e há dificuldade ou impossibilidade de realização dessas manobras.

Disartria cerebelar

Dissinergia e hipotonia ocorrem também nos músculos fonatórios, levando a alterações importantes na articulação da fala e na prosódia. A fala cerebelar é chamada de escandida e caracteriza-se por ser uma fala explosiva, arrastada, entrecortada, com acentuação anormal das sílabas. Pode-se notar prolongamento de algumas sílabas ou intervalo excessivo entre cada sílaba. Além da análise durante a fala espontânea do paciente, pode-se solicitar que ele emita um A prolongado e, também, repita frases longas, para complementar esta avaliação.

Mutismo pode ocorrer em decorrência de lesão cerebelar, o que é mais comum em crianças no pós-operatório de tumores de fossa posterior, porém já foi descrito em adultos com lesões vasculares do cerebelo. A fisiopatologia desta alteração não está bem esclarecida, mas acredita-se haver relação com uma desconexão cerebelo – frontal (provavelmente fibras denteado-tálamo-corticais).

Síndromes cerebelares

As condições que afetam o cerebelo podem afetá-lo como um todo, de forma uniforme, ou apenas parte específica dele. Assim, o paciente pode apresentar diferentes síndromes:
» Síndrome vestibulocerebelar
» Síndrome da linha média ou do vérmis
» Síndrome lateral ou hemisférica
» Síndrome cerebelar global

Síndrome vestibulocerebelar

O lobo flóculo nodular é importante na manutenção do equilíbrio e influencia a motricidade ocular. Consequentemente, o paciente com lesão do vestibulocerebelo apresentará alteração no equilíbrio estático e dinâmico (ver Capítulo 8).

Poderá haver alteração na motricidade ocular extrínseca, como o surgimento de movimentos microssacádicos ao acompanhar um objeto em movimento (seguimento). Nistagmo e outros movimentos oculares complexos, como *flutter* e opsoclônus, podem surgir (ver Capítulos 10 e 12).

Assim, é preciso atenção, pois a lesão do vestibulocerebelo pode ter sinais e sintomas muito próximos a uma lesão vestibular periférica, mimetizando-a, o que pode levar a erros diagnósticos (para melhor compreensão do tema, ver Capítulo 29). A malformação de Arnold-Chiari é um exemplo importante de etiologia para a síndrome vestíbulo cerebelar.

Síndrome da linha média

Chamada de síndrome cerebelar axial, a lesão do vérmis cerebelar também se caracteriza por importante desequilíbrio estático e dinâmico (ataxia), podendo o paciente apresentar dança dos tendões e marcha ebriosa.

É comum também a presença de nistagmo, incluindo nistagmo com batidas ascendentes, além de alterações no seguimento ocular e hipermetria de sacadas. Dissinergia tronco-membros, disartria e disfagia fazem parte do quadro.

Exemplos de causas comuns de síndrome cerebelar axial são: degeneração cerebelar alcoólica e tumores (meduloblastoma).

Síndrome hemisférica

Quando há lesão do hemisfério cerebelar (zona intermediária), a incoordenação é sempre ipsilateral à lesão. O paciente apresentará dismetria, decomposição de movimentos, tremor, sinal do rechaço, hipotonia nos membros do mesmo lado da lesão. Pode haver também disdiadococinesia. Em alguns pacientes, podemos notar nistagmo evocado pelo olhar.

A parte lateral dos hemisférios cerebelares tem importantes funções cognitivas e sua lesão levará também a déficits de função executiva e alterações de comportamento.

Ao conjunto dessas alterações chamamos de síndrome cerebelar apendicular. Causas comuns são acidente vascular cerebral isquêmico ou hemorrágico no cerebelo, esclerose múltiplas, tumores (astrocitoma).

Síndrome cerebelar global

Algumas etiologias afetam o cerebelo como um todo, causando diversos sintomas citados acima. Causas comuns são toxicidade de drogas (exemplo: fenitoína, carbamazepina), degeneração cerebelar paraneoplásica (câncer de ovário, mama, pulmão, linfoma), ataxias hereditárias (ataxias espinocerebelares, ataxia por deficiência de vitamina E, ataxia de Friedreich), dentre outras.

É útil e necessário, após história e exame físico cuidadosos, reconhecer a síndrome cerebelar e suas subdivisões, pois as repercussões de cada uma delas são diferentes, assim como suas causas.

Bibliografia

- Baehr M, Frotscher M. Duus Diagnóstico Topográfico em Neurologia. 5ª edição. 2015.
- Campbell W. DeJong. O Exame Neurológico. 7ª edição, 2014.
- Kandel E, Schwartz J, Jessell T, Siegelbaum S, Hudspeth A. Princípios de Neurociências. 5ª edição, 2014.
- Koziol LF, Budding D, Andreasen N et al. Consensus paper: the cerebellum's role in movement and cognition. Cerebellum. 2014 Feb;13(1):151-77.
- Lee S, Na YH, Moon HI, Tae WS, Pyun SB. Neuroanatomical Mechanism of Cerebellar Mutism After Stroke. Ann Rehabil Med. 2017, Dec;41(6):1076-1081.
- Machado A, Haertel L. Neuroanatomia Funcional. 3ª edição, 2013.
- Tolosa A, Canelas H. Propedêutica Neurológicas – Temas Essenciais. 2ª edição, 1971.
- Yang Y, Kim JE, Lee JS, Kim S. Akinetic Mutism and Cognitive-Affective Syndrome Caused by Unilateral PICA Infarction. J Clin Neurol. 2007 Dec;3(4):192-6.
- Ye BS, Kim YD, Nam HS, Lee HS, Nam CM, Heo JH. Clinical manifestations of cerebellar infarction according to specific lobular involvement. Cerebellum. 2010 Dec;9(4):571-9.
- Yildiz O, Kabatas S, Yilmaz C, Agaoglu B. Cerebellar mutism syndrome and its relation to cerebellar cognitive and affective function: Review of the literature. Ann Indian Acad Neurol. 2010 Jan;13(1):23.

Capítulo 8
Equilíbrio e marcha

Emanuelle Roberta da Silva Aquino
Cristiana Borges Pereira

Equilíbrio

O controle do equilíbrio resulta da interação entre funções cerebelares, vestibulares, visuais e somatossensoriais, mas também de condições biomecânicas, estratégias de movimento (ajustes antecipatórios e reativos) e funções cognitivas (atenção, funções executivas, memória, habilidades visuoespaciais). Sendo assim, o equilíbrio depende da coordenação de vários sistemas e estratégias sensório-motoras para estabilizar o centro de massa corporal.

As estratégias sensório-motoras dependem do conhecimento do indivíduo sobre a real posição de seu corpo no ambiente, havendo para isso uma complexa interação entre diferentes aferências. Em uma superfície de apoio estável, num ambiente bem iluminado e sem conflitos visuais, considera-se que o indivíduo saudável utilize 70% de informação somatossensorial, 20% de informações vestibulares e 10% de informações procedentes de aferências visuais para manutenção do equilíbrio. Quando há alteração dessa condição (por exemplo, ambiente escuro, superfície instável), o indivíduo normal é capaz de realizar a repesagem sensorial, utilizando mais ou menos informações aferentes de cada um desses sistemas. Essa capacidade é essencial para a manutenção do equilíbrio no dia a dia e depende da integridade das vias aferentes e de áreas multissensoriais no SNC.

Essas informações são interpretadas no SNC, que detecta e prevê situações de instabilidade, gerando respostas motoras adequadas para a manutenção do centro de massa na base de suporte, evitando o desequilíbrio. Essas respostas são chamadas de estratégias de movimento e envolvem movimentos de quadril, tornozelo e passos. Ocorrem frente a perturbações inesperadas (ajuste reativo) ou durante a preparação de movimentos já conhecidos (ajuste antecipatório). O cerebelo desempenha papel importante no controle do equilíbrio, pois modula a resposta motora e ativação muscular, além de ser essencial para o aprendizado motor, promovendo mecanismos de adaptação às tarefas já conhecidas.

A incapacidade de manter-se de pé é chamada de astasia. Pacientes com lesões talâmicas, mesmo unilaterais, podem apresentar dificuldade de ficar de pé (ou até mesmo de sentar-se) desproporcional a seu déficit sensitivo ou motor, com tendência a cair para trás ou para o lado oposto à lesão. Abasia é o nome dado à incapacidade de caminhar, o que pode ter muitas causas.

Semiologia do equilíbrio estático

Inicialmente avaliamos o equilíbrio estático. Para tal, solicitamos que o paciente fique de pé e observamos. Devemos notar se o mesmo precisa de apoio para levantar-se e se ao assumir a ortostase o faz com a base estreita e sem cambalear. Neste momento, no paciente com lesão cerebelar podemos notar a chamada **dança dos tendões**, caracterizada por oscilação irregular dos tendões de Aquiles, dos músculos tibiais anteriores e dos músculos dos dedos dos pés.

Então, com o paciente de pé, em uma superfície estável, avaliamos o equilíbrio estático de olhos fechados. O indivíduo normal, ao fechar os olhos, mantém-se na posição sem cambalear. Pacientes com lesões sensitivas, que comprometam a propriocepção dos membros inferiores, podem apresentar o **sinal de Romberg**. Este sinal é caracterizado pela piora muito evidente do equilíbrio, imediatamente ao fechar os olhos, com queda sem lado preferencial. Já pacientes com lesões vestibulares unilaterais, ao fechar os olhos, apresentam tendência à queda sempre para o lado lesado, o que é chamado por alguns de **pseudo-Romberg** ou **Romberg vestibular.**

O teste clínico de integração sensorial (Clinical Test of Sensory-Interaction and Balance – CTSIB) é composto por 4 etapas de avaliação do equilíbrio estático:

- » Superfície firme e olhos abertos – 30 segundos
- » Superfície firme e olhos fechados – 30 segundos
- » Superfície instável (espuma) e olhos abertos – 30 segundos
- » Superfície instável (espuma) e olhos fechados – 30 segundos

Segundo o conceito de repesagem sensorial, numa superfície instável a aferência vestibular é responsável por cerca de 60% da informação aferente para manutenção do equilíbrio, enquanto a visual compõe 30% e a somatossensitiva somente 10%. Dessa forma, quando o paciente fecha os olhos, a necessidade de uma função vestibular preservada para manutenção do equilíbrio é ainda mais evidente. Esse teste pode então sensibilizar a avaliação do equilíbrio estático no que diz respeito à avaliação vestibular (Figura 8.1).

A estabilidade postural depende da percepção adequada da verticalidade corporal com relação ao ambiente. O exame da vertical visual subjetiva (VVS) avalia a capacidade do indivíduo em reconhecer a vertical sem outras referências no ambiente (Figura 8.2). Utiliza-se um bastão portátil com feixe luminoso posicionado na frente do indivíduo, sentado na posição vertical e utilizando óculos com filtro de luz que impossibilita outras aferências visuais. O bastão é inclinado no sentido horário e anti-horário e o indivíduo deve comunicar o avaliador sempre que o feixe de luz estiver exatamente na vertical. Os desvios são medidos em graus (positivo para o lado direito do paciente e negativo para o lado esquerdo). Repete-se 5 vezes para cada sentido e ao final, calcula-se a média dos valores. Para a população brasileira foi definido como normal a média dos desvios de até 0,2 grau.

Semiologia do equilíbrio dinâmico (marcha)

A avaliação do equilíbrio dinâmico se dá pelo estudo da marcha. Inicialmente observamos o paciente caminhar espontaneamente. Se o fizer com facilidade e sem alterações, podemos sensibilizar o exame, solicitando que caminhe com um pé na frente do outro (andar em fila indiana, marcha em tandem) e também que caminhe de olhos fechados.

Deve-se observar se há desvios na direção da marcha, o que pode ser indicativo de lesão vestibular do lado para o qual o paciente apresenta o desvio. A marcha em estrela ou de Babinski-Weill é um sinal clássico, que apesar de não ser patognomônico é sugestivo de lesão vestibular unilateral. A marcha em estrela é obtida da seguinte maneira: o paciente é orientado a dar de 8 a 10 passos para frente e para trás, de olhos fechados, por 5 vezes consecutivas. Aqueles com lesão vestibular unilateral apresentam desvio para o lado da lesão ao

Figura 8.1 – Organização e repesagem sensorial (%).

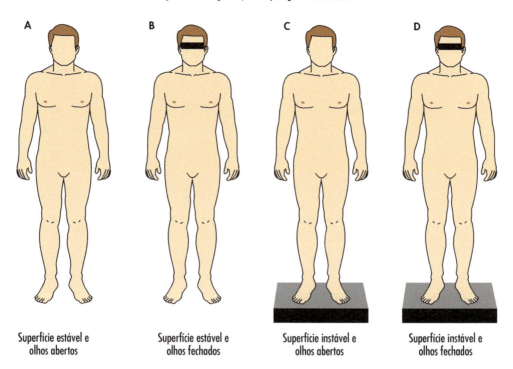

A — Superfície estável e olhos abertos
B — Superfície estável e olhos fechados
C — Superfície instável e olhos abertos
D — Superfície instável e olhos fechados

Figura 8.2 – Dispositivo para medida da VVS: A, B e C mostram a visão do examinador, enquanto C, D e E mostram o que observa o paciente que está sendo examinado.

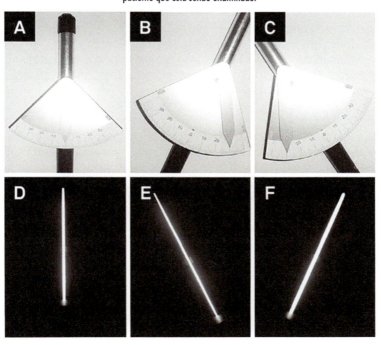

andar para frente e para o lado oposto ao andar para trás, o que leva a um desenho de estrela no chão. Se, no entanto, o paciente apresentar uma nítida lateropulsão, o resultado da marcha para frente e para trás pode ser um ziguezague, pois o desvio se mantém para o mesmo lado, independente do fato de o paciente andar para frente ou para trás.

Pode-se solicitar também que o paciente marche no lugar de olhos fechados (marcha de Fukuda ou *soldado prussiano*). No caso de lesões vestibulares unilaterais, o paciente apresenta desvio para o lado lesado.

Para avaliar a influência das funções cognitivas no equilíbrio, são realizados testes com "dupla tarefa". Geralmente, uma tarefa cognitiva é associada a um teste cronometrado, como o teste *Timed Up and Go* (TUG). Essa avaliação é valiosa, pois reproduz a situação real de vida diária, quando o indivíduo é sempre requisitado a desempenhar mais de uma tarefa ao mesmo tempo. Assim, o resultado é mais fidedigno no que diz respeito ao risco de quedas no dia a dia.

No teste *Timed Up and Go* (TUG), o indivíduo é orientado a levantar-se de uma cadeira, caminhar em linha reta por 3 metros, virar, caminhar de volta e sentar-se na cadeira. Deve-se executar o teste da forma mais rápida possível, desde que com segurança, e o tempo total será cronometrado. Pode-se manter seu calçado e, se for o caso, o apoio habitual para caminhar (bengala, andador). Embora haja alguma variação na literatura, considera-se que tempo acima de 10 segundos é preditivo de queda e a partir de 30 segundos o risco é alto. Ao TUG convencional, acrescenta-se uma tarefa cognitiva (contagem regressiva ou fluência verbal) e, se houver erros na tarefa ou aumento no tempo cronometrado em mais de 10%, o teste é considerado alterado.

Marchas patológicas

Durante a observação do caminhar espontâneo do paciente, podemos identificar alguns padrões de alterações de marcha. Destacam-se as seguintes:

Marcha ceifante

Essa alteração é vista em pacientes com lesão do trato piramidal (corticoespinhal). O paciente caracteristicamente move o membro inferior em torno de um semicírculo, fazendo a circundução do quadril, arrastando o pé e raspando os dedos no chão.

Se a lesão piramidal envolver também o membro superior, o paciente apresentará a postura de Wernicke-Mann, ficando com o ombro em rotação interna, braço aduzido, cotovelo fletido e pronado e punho e dedos fletidos.

Marcha ebriosa

O paciente com marcha ebriosa possui ataxia de origem cerebelar. Ele caminha com base alargada e passos erráticos, de diferentes tamanhos, cambaleando para ambos os lados e é incapaz de executar a marcha em tandem.

Marcha escarvante

Pacientes com fraqueza na dorsiflexão do pé apresentam o pé caído e para compensar levantam o membro alto durante seus passos, flexionando o quadril e o joelho. Os dedos atingem o solo antes do calcanhar e é possível ouvir a pancada dupla. Tal marcha é comum nas neuropatias periféricas.

Marcha miopática

A fraqueza da musculatura pélvica leva a um caminhar com bamboleio acentuado, graças a oscilação da bacia e inclinação do tronco para os lados, base alargada, lordose lombar acentuada, ombros deslocados para trás e pelve para frente. Havendo retrações dos músculos gastrocnêmio e sóleo, o paciente caminha se apoiando nas pontas dos pés. Essa alteração de marcha costuma ocorrer nas distrofias musculares e é também chamada de *marcha anserina.*

Pode haver o *sinal de Trendelenburg*, caracterizado pela queda anormal do quadril para o lado da perna suspensa, quando o indivíduo está apoiado numa perna só. Ele indica fraqueza na musculatura abdutora do quadril (do lado apoiado), principalmente do glúteo médio.

Marcha parkinsoniana

O paciente com parkinsonismo caminha com passos curtos, breves, arrastando os pés. Apresenta postura encurvada, a chamada camptocormia. O comprometimento dos reflexos posturais leva a uma tendência de queda para frente e o paciente pode acelerar os passos, que se mantêm muito curtos, fenômeno chamado de festinação.

Marcha em pequenos passos (*petits pars*)

Esta se assemelha a parkinsoniana, porém sem os outros sinais de parkinsonismo. Como o nome já diz, os passos são muito curtos e os pés se arrastam no chão. É vista comumente em indivíduos com disfunções cerebrais difusas, com envolvimento particular do lobo frontal. Pode ocorrer na presença de hidrocefalia de pressão normal e em demências em geral.

Marcha talonante

Marcha típica de pacientes com déficit proprioceptivo, na qual o indivíduo bate o calcanhar forte no solo, tentando dessa forma aumentar o *feedback* sensitivo.

Marcha em tesoura

Ocorre em indivíduos com espasticidade importante em ambos os membros inferiores. A hipertonia dos adutores bilateralmente gera uma base anormalmente estreita e os joelhos podem cruzar-se um a frente do outro a cada passo. Os passos são arrastados e curtos e há sensação de estar arrastando os dois pés no chão.

Apraxia da marcha

Nesta situação, o paciente perde a capacidade de executar movimentos dirigidos a uma finalidade com as pernas e os pés, por exemplo, chutar uma bola imaginária, pedalar e mesmo imitar o caminhar quando deitado ou sentado. O indivíduo fica de pé e tem grande dificuldade em iniciar o movimento, pois a sequência automática de movimentos para caminhar foi perdida. Pode parecer praticamente impossível levantar os pés do solo, como se eles estivessem colados no chão, ou o paciente pode levantá-los no lugar e não conseguir avançar (*marcha magnética*). Os passos começam então muito lentos, hesitantes, curtos, com pés arrastados, e, após alguns passos, a marcha pode até apresentar alguma melhora. A apraxia da marcha é vista principalmente em pacientes com lesões frontais bilaterais extensas.

Ataxias

A palavra ataxia vem do grego desordem e em neurologia é sinônimo de incoordenação e desequilíbrio. Após a realização de história e exame neurológico do paciente com ataxia, o examinador deve ser capaz de classificá-lo quanto a causa do problema. Na Tabela 8.1, temos as principais informações úteis para distinguir as principais causas de ataxia (cerebelar, vestibular, sensitiva e frontal).

Tabela 8.1 – Características dos tipos de ataxias

Exame	Cerebelar	Vestibular	Sensitiva	Frontal
Equilíbrio estático	Dança dos tendões	Lateropulsão (pseudo-Romberg)	Sinal de Romberg	Pouco alterado, tendência à retropulsão
Marcha	Ebriosa	Com lateralização (marcha em estrela ou ziguezague)	Talonante	Pequenos passos ou apraxia da marcha
Coordenação apendicular	Comprometida de olhos abertos, sem piora ao fechar os olhos	Normal	Piora muito evidente ao fechar os olhos	Normal
Nistagmo	Características variáveis	Bate na direção do lado bom	Ausente	Ausente
Outras características	Tremor, disdiadococinesia, disartria, outros achados cerebelares	Alteração do reflexo vestíbulo-ocular, alterações na audição	Hipoestesia profunda	Disfunção executiva

Bibliografia

- Baehr M, Frotscher M. Duus Diagnóstico Topográfico em Neurologia. 5ª edição, 2015.
- Cohen H, Blatchly CA, Gombash LL. A study of the clinical test of sensory interaction and balance. Phys Ther. 1993 Jun; 73(6):346-51.
- Baier B, Suchan J, Karnath HO, Dieterich M. Neural correlates of disturbed perception of verticality. Neurology. 2012 Mar 6;78(10):728-35.
- Kanashiro AM, Pereira CB, Maia FM, Scaff M, Barbosa ER. Subjective visual vertical evaluation in normal Brazilian subjects. Arq Neuropsiquiatr. 2007 Jun;65(2B):472-5.
- Campbell W. DeJong – O Exame Neurológico. 7ª edição, 2014.
- Horak FB. Postural orientation and equilibrium: what do we need to know about neural control of balance to prevent falls? Age Ageing. 2006 Sep;35 Suppl 2:ii7-ii11.
- Kandel E, Schwartz J, Jessell T, Siegelbaum S, Hudspeth A. Princípios de Neurociências. 5ª edição, 2014.
- Mancini M, Horak FB. The relevance of clinical balance assessment tools to differentiate balance deficits. Eur J Phys Rehabil Med. 2010 Jun;46(2):239-48.
- Nonnekes J, Goselink RJM, Růžička E, Fasano A, Nutt JG, Bloem BR. Neurological disorders of gait, balance and posture: a sign-based approach. Nat Rev Neurol. 2018 Mar;14(3):183-189.
- Snijders AH, van de Warrenburg BP, Giladi N, Bloem BR. Neurological gait disorders in elderly people: clinical approach and classification. Lancet Neurol. 2007 Jan;6(1):63-74.
- Tolosa A, Canelas H. Propedêutica Neurológicas – Temas Essenciais. 2ª edição, 1971.

Capítulo 9
Nervo óptico e vias visuais

Breno José Alencar Pires Barbosa

Anatomia e fisiologia das vias visuais

O nervo óptico ou II nervo craniano (II NC) é composto por fibras que conectam a retina a estruturas do cérebro responsáveis pelo processamento da visão. O entendimento da anatomia e fisiologia das vias visuais é de fundamental importância ao neurologista, tendo em vista a sua implicação no diagnóstico topográfico e etiológico das perdas visuais.

A luz passa pelas camadas do globo ocular (córnea, humor aquoso, pupila, cristalino e humor vítreo) antes de atingir os fotorreceptores da retina. O olho funciona como uma câmera escura, portanto as imagens chegam à retina de forma invertida (superior *vs.* inferior, temporal *vs.* nasal). As fibras da hemirretina nasal decussam no quiasma óptico, de forma que todas as informações de um hemicampo visual são processadas pelo hemisfério cerebral contralateral (Figura 9.1)[1]. As principais estruturas anatômicas responsáveis pela visão são resumidas na Tabela 9.1.

Do ponto de vista neurofisiológico, existem dois reflexos da maior importância na avaliação das vias visuais. O reflexo fotomotor (RFM) é obtido a partir da incidência da luz em células retinianas específicas, que conduzem estímulo via nervos ópticos, quiasma óptico, trato óptico e – diferentemente das fibras que conduzem informações visuais – não fazem sinapse no CGL. Estas fibras deixam os tratos ópticos via braço do colículo superior no mesencéfalo e fazem sinapse nos núcleos pré-tectais no nível do tecto mesencefálico. Destes núcleos saem interneurônios que ativam os núcleos autonômicos do complexo nuclear oculomotor ipsi e contralaterais (núcleos de Edinger-Westphal), que promovem a miose via III NC. A resposta de contração pupilar é observada tanto ipsi quanto contralateralmente ao estímulo luminoso, pois trata-se de uma via cruzada em vários pontos.

O reflexo de piscamento por ameaça (*blinking*) ocorre mediante estímulos súbitos e inesperados nos campos visuais, o que promove o piscamento palpebral de forma reflexa. A informação visual chega às regiões pericalcarinas, de onde são ativados neurônios nos colículos superiores via trato corticotectal. Do colículo superior saem vias descendentes que ativam o núcleo motor do nervo facial (VII NC), ocorrendo a contração dos orbiculares dos olhos bilateralmente.

Figura 9.1 – Neuroanatomia das vias visuais e os principais padrões de perda visual e sua topografia.

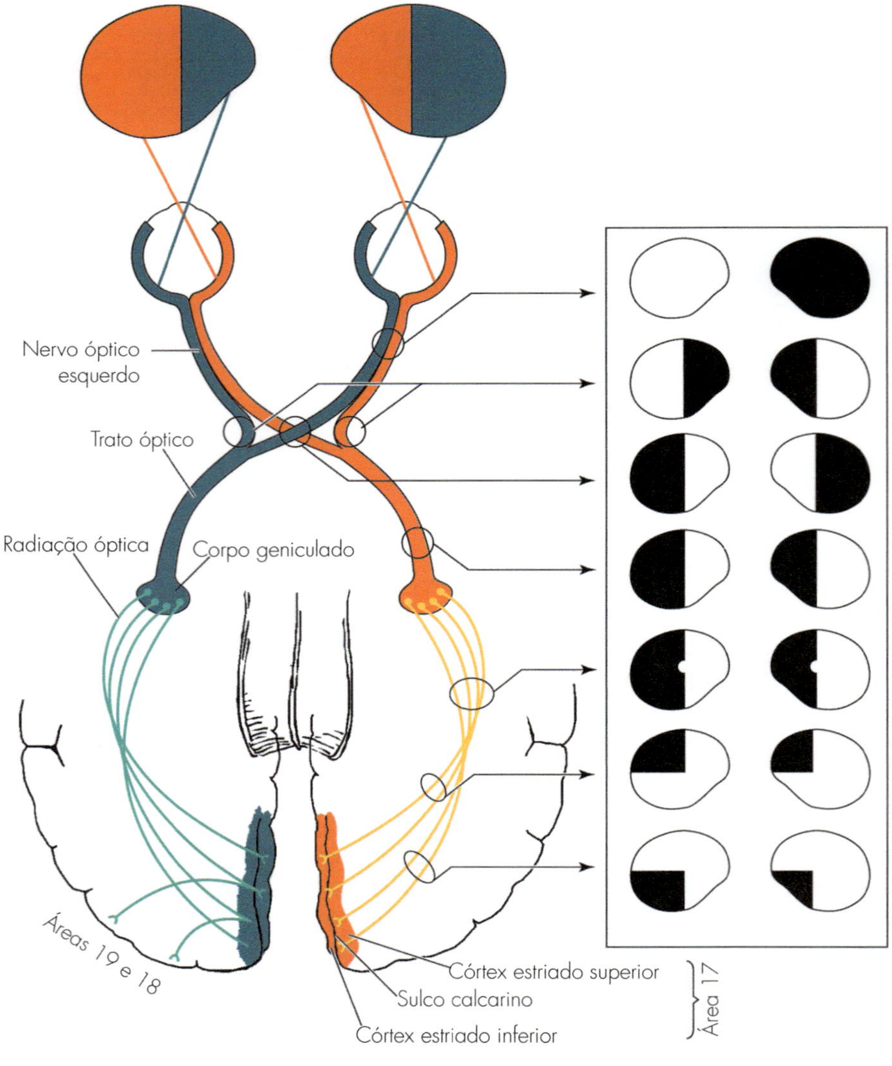

Semiologia das vias visuais

A primeira etapa mediante um paciente com queixa de baixa acuidade visual (BAV) deve ser a realização de uma anamnese dirigida, de forma a se caracterizar a natureza da perda visual. As seguintes informações podem ser obtidas: 1) perdas visuais monoculares devem ser diferenciadas das binoculares (ex.: muitas vezes o paciente com perda do hemicampo esquerdo poderá erroneamente referir perda visual monocular do olho esquerdo); 2) o tempo de instalação da perda visual (segundos, minutos, horas, dias); 3) se a perda foi transitória ou permanente; 4) padrão de evolução (flutuante, progressivo, sustentado); 5) presença de sintomas associados (dor ocular, diplopia, oscilopsia e queixas sistêmicas); 6) se houve fenômenos visuais positivos associados (fosfenas, fotopsias, escotomas cintilantes) ou alteração da visão de cores.

Tabela 9.1 – Comentários sobre a neuroanatomia das vias visuais[1]

Estrutura	Comentário
Retina	• A mácula está no centro da retina e contém a fóvea, área de maior densidade de receptores. Visão macular determina os 15 graus centrais da visão, visão de cores e detalhes visuais. • A papila óptica localiza-se nasal à mácula e corresponde ao ponto de saída do II NC e de entrada dos vasos retinianos. Não contém receptores e determina a mancha cega fisiológica.
Nervo óptico	• Porção intraocular (1 mm) corresponde à papila óptica. • Porção intraorbitária (25 mm) posterior ao globo ocular, dentro da órbita. • Porção intracanalicular (9 mm) no canal do nervo óptico. • Porção intracraniana (9-16 mm) entre o canal óptico e o quiasma. • A bainha do nervo óptico é uma continuação das meninges e envolve o nervo, transmitindo a pressão intracraniana à papila via espaço subaracnóideo. • Irrigado por ramos da a. oftálmica (porção distal) e da a. carótida interna/cerebral anterior (porção proximal).
Quiasma óptico	• Tem formato de X (do grego: *chi*), com inserção dos nervos a 45 graus. • Relação lateral com seio cavernoso, inferior com a hipófise e superior com hipotálamo. • Fibras da hemirretina nasal (55%) decussam. • Joelho de Wilbrand: fibras da hemirretina nasal inferior fazem alça no II NC contralateral antes de decussar. Sua lesão pode determinar escotoma do tipo juncional; • Variações anatômicas (pré- ou pós-fixado em relação à haste hipofisária) podem determinar perdas visuais atípicas por lesão do quiasma.
Trato óptico	• Fibras visuais (80%) se direcionam ao corpo geniculado lateral (CGL). • Fibras pupilares (20%) se direcionam à área pré-tectal para mediar o reflexo fotomotor.
Radiações ópticas	• Origem no CGL, destino ao córtex calcarino. • Alça superior contém informações da retina superior; cursa na substância branca profunda dos lobos parietais lateralmente aos átrios dos ventrículos laterais (VL). • Alça inferior contém informações da retina inferior, cursa na substância branca profunda dos lobos temporais superior aos cornos inferiores do VL.
Córtex visual primário (V1)	• Também chamado de estriado pelo espessamento da camada granular externa (estrias de Genari) na histologia. • Lábio superior do sulco calcarino pertence ao cúneos e processa campo visual (CV) inferior. • Lábio inferior do sulco calcarino pertence ao giro lingual e processa CV superior. • Irrigado por ramos das a. cerebrais posteriores.

O exame neurológico das vias visuais deve ser realizado em ambiente devidamente iluminado, com uso de lente corretiva quando necessário, comparando olho direito e esquerdo. As cinco etapas principais da avaliação são detalhadas no fluxograma na Figura 9.2[1,2].

A fundoscopia deve ser realizada em todos os pacientes com queixa visual, porém pode ser a etapa mais difícil do exame. Obstáculos comuns ao exame do fundo de olho são pupilas muito pequenas, uso inadequado do oftalmoscópio e opacidade de meios (que pode ser a causa da própria BAV). A dilatação pupilar farmacológica deve ser reservada aos casos em que o tamanho pupilar não permite a observação do fundo de olho, desde que não se trate de pacientes neurocríticos ou com flutuação do nível de consciência – nestes casos, a pesquisa do reflexo fotomotor é essencial e pode ficar prejudicada. Na avaliação da papila óptica (Figura

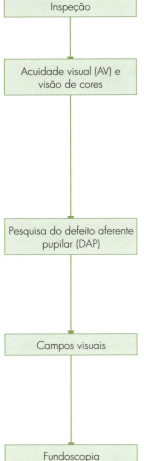

Figura 9.2 – Fluxograma de avaliação das vias visuais em cinco etapas.

9.3A), o edema de papila é caracterizado na presença de borramento das bordas, elevação da papila e obliteração de vasos adjacentes, por vezes com exsudatos algodonosos e hemorragias peripapilares quando de grau intenso (Figura 9.3B). Quando bilateral e decorrente de hipertensão intracraniana, o edema de papila é chamado de papiledema. Em fase mais tardia, o edema de papila pode evoluir com atrofia da papila óptica, caracterizado por redução do tamanho, cor pálida, bordos mais demarcados e escavação aumentada. Existem vários atlas de fundo de olho acessíveis gratuitamente na internet (listamos alguns nas referências bibliográficas)[3,4].

A perda visual completa de causa orgânica é denominada amaurose, geralmente associada a causas não oftalmológicas. Chama-se escotoma a área de perda visual monocular circundada por visão normal, vista em lesões da retina ou do nervo óptico – portanto, pré-quiasmáticas. O escotoma tende a ser central nas neuropatias ópticas e pode envolver a mancha cega (escotoma cecocentral). A mancha cega é um escotoma fisiológico que corresponde à entrada de fibras retinianas na papila do nervo óptico.

Figura 9.3 – Exame do fundo de olho revelando (A) papila óptica e vasos retinianos de aspecto normal e (B) edema de papila importante com hemorragias peripapilares e exsudatos algodonosos.

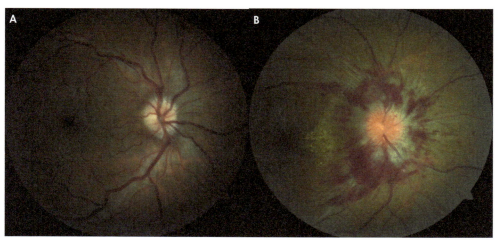

Imagens são cortesia do Dr. Adalberto Studart Neto.

A dessaturação do vermelho é um achado precoce e pode estar desproporcionalmente pior que a BAV nas lesões do nervo óptico (ex.: neurites ópticas), sendo o sinal mais importante a ser pesquisado para avaliar se há comprometimento da visão de cores. Outro sinal importante a ser pesquisado em pacientes com BAV é a pesquisa do defeito aferente pupilar (DAP). Em neuropatias ópticas, há diminuição da intensidade da resposta pupilomotora do reflexo fotomotor (a pupila contrai-se fracamente ou não há contração). Em situações de acometimento sutil do nervo óptico, o reflexo fotomotor direto pode estar normal. Nesses casos, testa-se o DAP relativo (DAR) através do teste da luz alternante (*swinging flashlight test*), alternando o foco luminoso entre as pupilas a cada 1-3 s e observando se há leve dilatação pupilar quando a luz incide no nervo óptico lesado, porque o reflexo direto à luz é mais fraco que a resposta consensual que a estava contraindo (Figura 9.4). Vale salientar que o DAR só é observado quando há assimetria das vias aferentes do RFM. A essa pupila que se dilata na manobra de luz alternante, dá-se o nome de pupila de Marcus Gunn.

Os defeitos visuais altitudinais são perdas visuais geralmente monoculares que obedecem a um padrão superior ou inferior ao meridiano horizontal. Este padrão é mais comumente visto em lesões vasculares que envolvem a artéria central da retina e seus ramos. A constrição de campo visual consiste em afunilamento da visão por perda das regiões periféricas da visão, podendo ser regular ou irregular, concêntrico ou excêntrico. Geralmente decorre de processos que cursam com aumento da pressão sob o nervo óptico, seja de causa ocular (ex.: glaucoma) ou por papiledema (ex.: síndrome de hipertensão intracraniana).

As hemianopsias são perdas visuais sempre binoculares que respeitam o meridiano vertical, associadas à lesão das vias quiasmáticas ou retroquiasmáticas. Podem ser homônimas ou heterônimas (campos não correspondentes), completas ou incompletas, congruentes ou incongruentes (defeito assimétrico em cada olho). Lesões do quiasma óptico (ex.: tumores hipofisários) produzem hemianopsias heterônimas bitemporais. Lesões dos tratos ópticos tendem a causar hemianopsias homônimas incongruentes. Lesões das radiações ópticas (ex.: acidentes vasculares cerebrais ou tumores encefálicos) podem causar hemianopsias homônimas e incompletas, às vezes assumindo caráter em quadrante (quadrantanopsias).

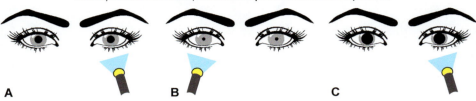

Figura 9.4 – Semiotécnica da pesquisa do defeito aferente relativo (DAR) através do teste da luz alternante (*swinging flashlight test*). Nessa figura, observa-se que ao se estimular o olho esquerdo, as pupilas contraem-se fracamente (A). Ao alternar o estímulo luminoso para o olho direito, obtém-se uma miose mais vigorosa (B). No momento que se retorna a luz ao olho esquerdo, a pupila dilata-se, ao invés de se contrair, demonstrando que há um DAR no olho esquerdo (C).

Quando mais posterior a lesão, mais congruente tende a ser o defeito de campo visual. Desta forma, nas lesões do lobo occipital (ex.: AVC da artéria cerebral posterior), a hemianopsia será homônima, completa e congruente. Interessantemente, as lesões mais posteriores no lobo occipital tendem a preservar a visão macular, possivelmente pela importância desta região visual do ponto de vista evolutivo. Supõe-se que as áreas que processam a visão macular tenham maior representatividade cortical e irrigação arterial peculiar com mecanismos protetores. A Figura 9.1 sintetiza os principais tipos de perda visual e sua topografia nas vias visuais.

Neuropatias ópticas

O paciente que se apresenta com BAV monocular persistente deverá ser avaliado pelo neurologista quando a suspeita for de uma patologia do nervo óptico (neuropatia óptica). Nestes casos, o principal diferencial é com lesões da retina, particularmente da mácula, que podem produzir quadro semelhante na medida em que determinam BAV e escotomas centrais. Algumas pistas diagnósticas: 1) comprometimento da visão de cores é mais pronunciado nas neuropatias do que nas maculopatias, com dessaturação do vermelho precoce; 2) raramente ocorre dor nas retinopatias, sendo este um achado relativamente frequente nas neurites ópticas; 3) as lesões maculares causam distorções visuais (metamorfopsias) e quando expostas à luz, levam a piora visual mais prolongada; 4) alteração da mácula na fundoscopia (ex.: estrela macular nas coriorretinites) permite o diferencial com boa acurácia, mas a fundoscopia direta nem sempre é sensível para lesões mais sutis da retina; 5) a ausência do defeito aferente pupilar relativo tem valor preditivo negativo razoável para neuropatias ópticas.

Quando a história e o exame clínico direcionam o diagnóstico topográfico da BAV para o nervo óptico, a próxima etapa consiste em investigar as possíveis etiologias de neuropatia óptica. As neuropatias ópticas unilaterais mais frequentes são de etiologia inflamatória, isquêmica e compressiva. As inflamatórias compreendem as neurites ópticas e tipicamente se manifestam como perda visual aguda ou subaguda associada a dor piorada pela movimentação ocular. As neuropatias ópticas isquêmicas determinam BAV central ou altitudinal, geralmente indolor. Quadros compressivos ou infiltrativos causam BAV lentamente progressiva. A Tabela 9.2 resume as principais características das neuropatias ópticas.

Tabela 9.2 – Características clínicas das principais neuropatias ópticas

	Neurite óptica típica	Neuropatia óptica isquêmica	Compressiva/ infiltrativa	Papiledema	Outras
Idade	Jovem	> 50 anos	30-40 anos: meningioma/ Infância: glioma	Qualquer idade	Jovem nas hereditárias/ variável nas metabólicas
Perda visual	Unilateral, subaguda, BAV	Unilateral, aguda, AV variável	Unilateral, progressiva	Bilateral, AV preservada inicialmente	Bilateral e progressiva nas metabólicas
Dor	Presente, piora ao movimento ocular	Ausente, exceto nas arteríticas	Ausente	Cefaleia na síndrome de hipertensão intracraniana	Ausente nas hereditárias e nutricionais
Visão de cores	Alterada, dessaturação do vermelho	Variável	Alterada	Preservada inicialmente	Alterada nas hereditárias e metabólicas
Campimetria	Escotoma central	Escotoma altitudinal	Variável	Constrição visual	Escotomas cecocentrais
Fundo de olho	Papila normal (2/3) ou edema (1/3) Atrofia óptica tardiamente	Edema em um segmento da papila Atrofia óptica tardiamente	Variável	Edema bilateral (papiledema)	Pseudoedema na LHON*
Doença sistêmica	Esclerose múltipla nas neurites típicas	Descartar arterite de células gigantes	Neurofibromatose, descartar metástase/linfoma	Síndrome de hipertensão intracraniana	Mitocondriopatias e déficits nutricionais

*Leber hereditary optic neuropathy – neuropatia óptica hereditária de Leber.
Adaptado de Newman; Biousse, 2014[2].

Referências

1. DeJong's The Neurologic Examination, 7th ed. William W. Campbell (ed.), Philadelphia: Wolters Kluwer/Lippincott Williams & Wilkins, 2013.
2. Newman N, Biousse V. Diagnostic approach to vision loss. Continuum (Minneapolis, Minn.), v. 20, n. 4 Neuro-ophthalmology, p. 785-815, ago. 2014.
3. http://torontonotes.ca/category/coloured-atlas/ophthalmology/fundoscopy/. Acessado em 14/05/2018.
4. https://stanfordmedicine25.stanford.edu/the25/fundoscopic.html. Acessado em 14/05/2018.

Capítulo 10

Motricidade ocular

Cristiana Borges Pereira
Emanuelle Roberta da Silva Aquino

Nervos motores oculares

Diplopia (visão dupla) é a queixa típica do paciente com alteração na motricidade ocular extrínseca, e ocorre quando a imagem cai em diferentes pontos da retina em cada olho.

Três são os nervos cranianos envolvidos na movimentação dos olhos: oculomotor (III), troclear (IV) e abducente (VI). Os núcleos dos dois primeiros localizam-se no mesencéfalo e do abducente, na ponte.

A Tabela 10.1 resume quais os músculos inervados por cada um dos nervos cranianos aqui estudados e quais suas funções (Figura 10.1).

O primeiro passo do exame da motricidade ocular extrínseca deve ser a observação do olhar em posição primária, ou seja, com o paciente olhando para o horizonte. É possível neste momento observar a existência de estrabismo (desvio do olhar), podendo ser convergente (para dentro) ou divergente (para fora). O desvio medial do olho é chamado de esotropia, o desvio lateral é chamado exotropia. Ao olho desviado para cima chamamos de hipertrópico, e para baixo, hipotrópico.

Para observação de estrabismos mais sutis, pode-se checar o reflexo nas córneas de uma luz colocada equidistante dos olhos, avaliando o grau de deslocamento do reflexo com relação ao centro da pupila, o que é chamado de teste de Hirschberg (Figura 10.2).

Tabela 10.1 – Nervos motores oculares, músculos correspondentes e principal função

Nervo	Músculo	Função principal	Ação secundária
Oculomotor (III)	m. reto medial	Adução do olho	-
Oculomotor (III)	m. reto superior	Elevação do olho	Inciclodução
Oculomotor (III)	m. reto inferior	Depressão do olho	Exciclodução
Oculomotor (III)	m. oblíquo inferior	Rotação externa (exciclodução)	Elevação
Troclear (IV)	m. oblíquo superior	Rotação interna (inciclodução)	Depressão
Abducente (VI)	m. reto lateral	Abdução do olho	-

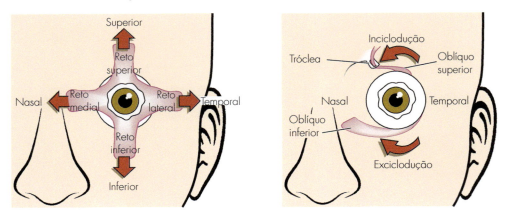

Figura 10.1 – Músculos extraoculares e suas respectivas ações principais.

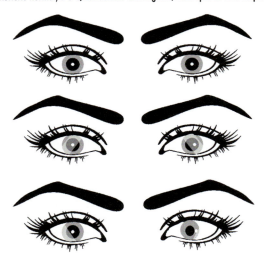

Figura 10.2 – Teste de Hirschberg (observar o reflexo da luz na córnea):
A) Reflexo normal; B e C) Estrabismo convergente/esotropia do olho esquerdo.

Em seguida, devemos testar a movimentação dos olhos, o que chamamos de estudo das 9 posições do olhar (Figura 10.3). A primeira posição é a posição central ou primária. O paciente então deve acompanhar o alvo (dedo, caneta), visando à observação das outras 8 posições, e em todas elas deve informar se há diplopia. Testa-se a movimentação horizontal, vertical e oblíqua, sempre retornando ao centro e deixando uma distância de 1 a 2 metros entre o alvo e os olhos.

Quando o paciente relata diplopia em uma ou mais posições do olhar, é necessário avaliar qual dos músculos da motricidade ocular foi afetado, sendo "culpado" pelo comprometimento visual. Para tal identificação, é necessário considerar as três regras da diplopia: (1) a separação das imagens aumenta na direção da função do músculo afetado, (2) a imagem falsa sempre vem do músculo parético e (3) é mais periférica. Por exemplo: um paciente com acometimento do músculo reto lateral esquerdo, por lesão do nervo abducente esquerdo, apresentará diplopia horizontal que piora sempre que ele olha para esquerda (as imagens se separam), sendo a imagem proveniente do olho esquerdo menos nítida e mais periférica.

Figura 10.3 – Avaliação da motricidade ocular extrínseca nas 9 posições do olhar e a ação de cada músculo.

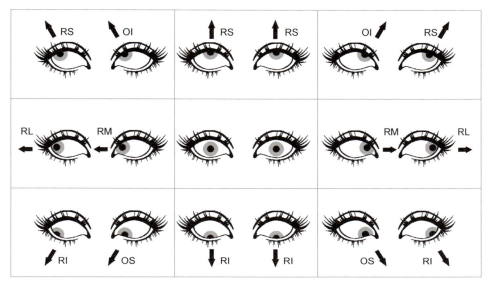

OI: oblíquo inferior; OS: oblíquo superior; RI: reto inferior; RL: reto lateral; RM: reto medial; RS: reto superior.

Quando a diplopia é discreta e há dificuldade no diagnóstico do músculo parético pela detecção da imagem falsa, podemos utilizar o bastão de Maddox (Figura 10.4). O bastão contém um arranjo de cilindros numa caixa acrílica vermelha que cria uma linha, que pode ser orientada vertical ou horizontalmente, conforme a direção que o paciente segurar o bastão. O paciente deve colocar o bastão sobre o olho direito, dessa forma, ao examinarmos com uma fonte luminosa, saberemos que a linha vermelha é a imagem proveniente deste olho, enquanto a luz branca vem do olho esquerdo. A pessoa sem estrabismo vê a luz branca sobre a linha vermelha em todas as direções do olhar, enquanto o estrábico vê as imagens separadas em determinadas direções, de acordo com o músculo parético. Considere um paciente com diplopia horizontal ao olhar para direita: se enxergar a luz branca mais periférica, tem uma paresia de reto medial esquerdo, já se a linha vermelha estiver mais periférica, a paresia é do reto medial lateral.

Os testes de cobertura ocular também são úteis para avaliação de diplopias discretas, pois nos permitem detectar desvios latentes, chamados de forias (Figura 10.5). Quando ocluímos um olho, ele se desvia, enquanto o olho descoberto fixa-se no objeto. Devemos então observar o movimento do olho que estava ocluído no momento em que for descoberto: se ele se desviar medialmente, é porque estava abduzido quando coberto e o paciente então possui uma exoforia deste olho; se desviar-se lateralmente, é porque estava aduzido, e o paciente tem uma esoforia. O bastão de Maddox e os testes de cobertura ocular podem ser utilizados da mesma forma para avaliação de diplopia vertical (Figura 10.6).

Durante esta avaliação da motricidade ocular extrínseca também devemos observar se há presença de nistagmo no olhar primário ou ao atingir as posições, o que é chamado de nistagmo evocado pelo olhar.

Após a avaliação das 9 posições do olhar, avaliamos os diferentes sistemas responsáveis por movimentos oculares como seguimento, sacada, vergência, nistagmo optocinético e reflexo vestíbulo-ocular (ver também o Capítulo 12).

Figura 10.4 – A) Bastão de Maddox para testar o olhar horizontal em paciente com esotropia do olho direito (paresia do nervo abducente). B) Visão do paciente no olhar para direita. O olho esquerdo (OE) vê a luz branca no meio, mas o olho direito (OD) vê a linha vermelha desviada para a direita. C) O desalinhamento é pior no olhar para direita (direção do olhar parético).

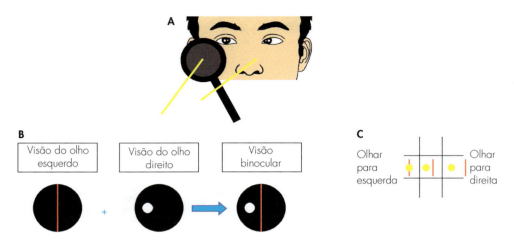

Lesões dos nervos motores oculares e topografias das lesões

Lesão do nervo oculomotor

Como é o responsável pela maioria dos movimentos oculares, pode ocorrer a preservação apenas da abdução e da inciclodução. É possível que já no olhar primário o olho repouse em posição para fora e para baixo, pela preservação das funções dos músculos reto lateral e oblíquo superior, respectivamente. Por possuir também fibras parassimpáticas que levariam a constrição pupilar, a lesão do III nervo leva também a midríase (dilatação pupilar). Ptose palpebral também ocorre, pois este nervo também inerva o músculo elevador da pálpebra. Quando há paralisia de todos os músculos da motricidade ocular extrínseca inervados pelo nervo oculomotor, dizemos que a lesão do III nervo é não parcelar. Quando há envolvimento da pupila, chamamos de paralisia completa e, quando a pupila é poupada, chamamos de incompleta.

Figura 10.5 – Testes de cobertura ocular (diplopia horizontal): A) Esoforia: ao ser descoberto, o olho desvia-se lateralmente; B) Exoforia: ao ser descoberto, o olho desvia-se medialmente.

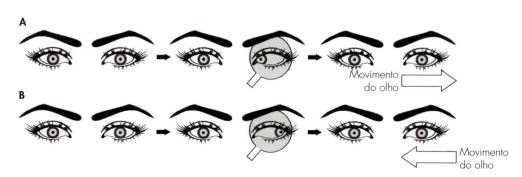

Figura 10.6 – Testes de cobertura ocular (diplopia vertical): olho hipertrópico: ao ser descoberto, desvia-se para baixo; olho hipotrópico: ao ser descoberto, desvia-se para cima.

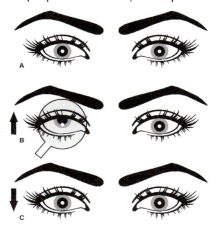

Lesão do nervo troclear

Leva a deficiência da rotação interna do olho. É comum o paciente, de forma inconscientemente, compensar essa deficiência inclinando a cabeça para o lado oposto ao músculo deficiente, o que muitas vezes é confundido com torcicolo. O teste de Bielschowsky consiste em inclinar a cabeça do paciente para ambos os lados. O lado lesado é o lado para o qual o paciente tem piora da diplopia com inclinação da cabeça (forçar o olho a realizar a rotação interna piora a visão dupla).

Lesão do nervo abducente

Leva a limitação da abdução do olho ipsilateral, levando a estrabismo convergente e diplopia horizontal que piora ao olhar para o lado do músculo lesado. A Tabela 10.2 resume as principais topografias de acometimento infranuclear dos nervos da motricidade ocular extrínseca.

Olhar conjugado horizontal

Os movimentos oculares normais são sempre conjugados. Quando desejamos olhar para o lado direito, precisamos da contração coordenada dos músculos reto lateral do olho direito e reto medial do esquerdo. Para executarmos essa ação, o comando parte do córtex cerebral para a formação reticular paramediana pontina (FRPP), localizada na ponte, junto ao núcleo do nervo abducente (Figura 10.7). Este núcleo contém os corpos dos neurônios que farão a contração do músculo reto lateral ipsilateral pelo nervo abducente e também envia fibras para o núcleo do nervo oculomotor contralateral, localizado no mesencéfalo, pelo chamado fascículo longitudinal medial (FLM).

Assim, uma lesão na ponte, acometendo o núcleo do nervo abducente, levará não somente a déficit de abdução do olho do mesmo lado, mas também déficit de adução do olho contralateral, levando então a paresia do olhar conjugado horizontal para o lado da lesão pontina, o que é chamado de Foville inferior.

Já o campo ocular frontal direciona o olhar para o lado contralateral. Assim, a lesão frontal de um lado faz com que o paciente seja incapaz de direcionar o olhar para o lado contralateral, o que é chamado de Foville superior. Como o outro hemisfério cerebral se mantém funcionante, pode haver desvio tônico do olhar para o lado ipsilateral à lesão (paciente "olha" para a lesão cerebral). No caso de atividade irritativa no lobo frontal, a lesão é excitatória, e os

Tabela 10.2 – Topografias possíveis de lesões dos nervos da motricidade ocular extrínseca e principais características clínicas que podem auxiliar no diagnóstico topográfico.

Nervo	Topografia da lesão		Características clínicas	Etiologias – exemplos
III – n. oculomotor	Núcleo (mesencéfalo)		Paralisia do m. reto superior e semiptose bilaterais	AVC, TCE, tumor
	Fascículo (mesencéfalo)		Alteração unilateral da MOE. Paresia, ataxia, tremor contralaterais podem estar associados	AVC, TCE, tumor, lesão desmielinizante, rombencefalite
	Lesão do nervo	Extrínseca	Acometimento pupilar precoce (midríase)	Compressão por aneurisma, herniação uncal
		Intrínseca	Acometimento apenas da MOE, pupila poupada	Microangiopática (diabetes, hipertensão arterial)
IV – n. troclear	Núcleo e fascículo (mesencéfalo)		Paralisia do oblíquo superior. Pode haver outros sinais de tronco	AVC, TCE, tumor, lesão desmielinizante
	Porção subaracnóidea		Paralisia do oblíquo superior	TCE
VI – n. abducente	Núcleo (ponte)		Paralisia do olhar conjugado horizontal	AVC, TCE, tumor, Wernicke
	Fascículo (ponte)		Paralisia do reto lateral unilateral. Hemiparesia, paralisia facial padrão periférico, podem estar associadas.	AVC, TCE, tumor, lesão desmielinizante, rombencefalite
	Porção subaracnóidea		Paralisia apenas do reto lateral. Em algumas situações é bilateral.	Hipertensão intracraniana, meningites, tumores
	Ápice petroso		Acometimento de V	Petrosite do ápice, tumor
III + IV + VI	Seio cavernoso (Figura 10.9)		Acometimento possível de V1, V2 e síndrome de Horner	Oftalmoparesia dolorosa, fístula carotídeo-cavernosa, tumor, infecções, aneurismas
	Fissura orbitária superior		Acometimento de V1	Tumor, aneurisma carotídeo, causas inflamatórias e infecciosas
	Ápice orbitário		Acometimento de II nervo	Tumor, aneurisma carotídeo, causas inflamatórias e infecciosas
	Intraorbitária		Pode haver proptose. Lesão de nervo ou direta do músculo.	Oftalmopatia de Graves, trauma, pseudotumor orbital
	Polirradiculoneuropatias		Associado a arreflexia, ataxia, fraqueza ascendente.	Síndrome de Guillain-Barrè, Miller Fisher
	Junção neuromuscular		Sintomas e sinais de caráter flutuante na miastenia	Miastenia *gravis*, Botulismo
	Músculo		Alteração de músculos extraoculares, quadro progressivo	Miopatias mitocondriais, distrofia oculofaríngea, miopatia miotubular, miosites

Figura 10.7 – A) Esquema das conexões entre as estruturas corticais e subcorticais envolvidas na geração de sacadas.
B) Mais detalhes das áreas corticais envolvidas na geração de sacadas. C) Alterações do olhar conjugado horizontal por causar lesões irritativas ou destrutivas corticais (COF), pontinas (FRPP e núcleo do VI) ou no Fascículo Longitudinal Medial (FLM). Lesão destrutiva em 1 (COF) leva a um desvio do olhar conjugado ipsilateral a lesão ("não olhando" para a hemiparesia). Lesão irritativa (crise epiléptica) em 1 (COF) leva a um desvio do olhar conjugado contralateral à lesão. Lesão destrutiva em 2 (FRPP e núcleo do VI NC) leva a um desvio do olhar conjugado contralateral à lesão ("olhando" para a hemiparesia). Lesão destrutiva em 3 (FLM) leva a uma oftalmoplegia internuclear (OIN).

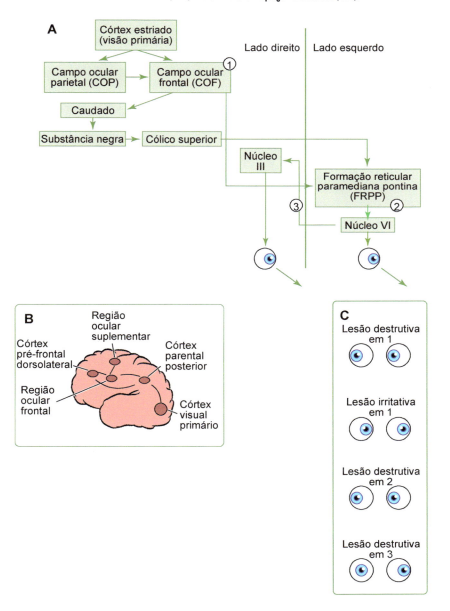

olhos desviam-se para o lado oposto ao foco epiléptico. Um desvio ocular prolongado pode ser até sinal de estado de mal.

A lesão acometendo o fascículo longitudinal medial é chamada de oftalmoplegia internuclear (OIN) e leva a diplopia, por déficit de adução, e nistagmo do olho abduzido, por falta de informação proveniente do núcleo do abducente (Figura 10.7). Na OIN, diferentemente do que ocorre na paralisia do músculo reto medial por lesão do nervo oculomotor, a convergência está preservada (exceto em lesões mesencefálicas rostrais, quando o FLM se aproxima do núcleo do III).

Se a lesão comprometer o núcleo do abducente e o fascículo longitudinal medial do mesmo lado, o paciente apresentará tanto a paralisia do olhar conjugado horizontal pela lesão do núcleo do abducente e da FRPP, como também o déficit de adução daquele mesmo lado pela OIN. A essa alteração chamamos de síndrome do um e meio, pois há paralisia completa do olhar horizontal para um lado e paralisia de "metade" do olhar para o outro lado, restando apenas a abdução do olho contralateral à lesão. Quando há uma lesão bilateral nos dois FLM, o paciente apresenta uma OIN bilateral, em que o paciente tem um estrabismo divergente chamado de WEBINO (*Wall-Eyed Bilateral INternuclear Ophthalmoplegia*).

Sistema motor ocular: vias supranucleares

Os nervos motores oculares – oculomotor, troclear e abducente – e os seis músculos oculares extrínsecos são os responsáveis por qualquer tipo de movimentação ocular. Os neurônios do III, IV e VI nervos participam igualmente de todos os movimentos, lentos ou rápidos, com diferentes latências, mas não são capazes, por si só, sem informações pré-nucleares (ou supranucleares), de gerar estes movimentos. Para tanto, existem diferentes sistemas com a função de deflagrar e organizar tipos diferentes de movimentos oculares, que têm como objetivo manter a imagem estável. Esta estabilização é atingida (1) impedindo que haja um deslocamento da imagem em toda a retina, e (2) mantendo a imagem na fóvea, uma área retiniana central, responsável pela visão mais nítida.

Para que isto seja possível existem seis sistemas motores oculares capazes de gerar desde movimentos extremamente rápidos a outros mais lentos e precisos. Dois sistemas – vestibular e optocinético -- têm o objetivo de manter a imagem estável na retina, enquanto os outros – sacadas, seguimento, vergência e fixação – visam manter a imagem na fóvea.

Nistagmo optocinético

O nistagmo optocinético é a resposta oculomotora desencadeada por movimento de grandes alvos visuais ou por movimento relativo do ambiente secundário à movimento de si mesmo. Este movimento ocular é composto de duas fases: a fase lenta, que ocorre na direção do estímulo, e a fase rápida, levando os olhos na direção oposta.

O sistema optocinético é importante para informar a respeito de movimento com velocidade constante em uma fase em que o sistema vestibular deixa de responder ao estímulo. O sistema vestibular responde a estímulos de aceleração, mas durante uma velocidade constante perde a capacidade de informar sobre o movimento em poucos segundos. Por outro lado, uma vez que o indivíduo permaneça de olhos abertos, o sistema optocinético informa sobre todo o movimento, desde o início, quando ainda há aceleração e na fase de velocidade constante (Figura 10.8).

Clinicamente e de maneira prática, o nistagmo optocinético é avaliado usando-se um tambor ou uma fita, ou qualquer outro objeto com figuras ou listras, e pedindo-se ao paciente que siga as listras ou que tente manter os olhos fixos para frente (Figura 10.9).

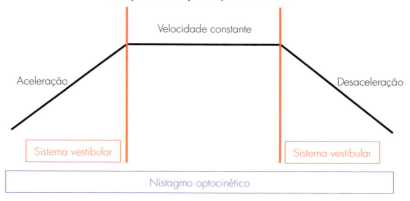

Figura 10.8 – Esquema mostrando as fases de atuação dos sistemas vestibular e optocinético. Enquanto o sistema vestibular é ativado apenas nas fases de aceleração e desaceleração, o sistema optocinético é ativado durante todo o movimento, desde que o indivíduo permaneça de olhos abertos.

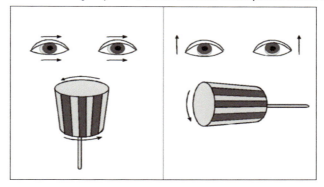

Figura 10.9 – Exame do nistagmo optocinético com uso de tambor. Também pode ser utilizada uma fita.

Alterações clínicas

Na avaliação clínica do nistagmo optocinético podem ser identificadas assimetrias, ou seja, diminuição na intensidade do nistagmo em uma das direções de movimento do estímulo visual. Assim, o nistagmo optocinético pode estar alterado nas seguintes situações:

» Lesões vestibulares periféricas: podem provocar um nistagmo optocinético assimétrico, com diminuição do nistagmo na direção da lesão e aumento na direção do lado bom;
» Lesões de ponte que acometem os núcleos pontinos dorsolaterais podem comprometer o nistagmo optocinético com estímulo visual para o lado da lesão;
» Lesões mesencefálicas pré-tectais diminuem o nistagmo optocinético com estímulo visual para o lado da lesão;
» Lesões cerebelares difusas ou globais podem levar a alteração do nistagmo optocinético em todas as direções, lesões unilaterais de flóculo comprometem o nistagmo optocinético bilateral, embora mais acentuado com movimento do estímulo visual ipsilateral, lesões bilaterais levam a diminuição do optocinético também bilateral, porém mais acentuado que nas lesões unilaterais e lesões de núcleo fastigial diminuem o optocinético para movimentos contralaterais;
» Lesões corticais hemisféricas extensas: diminuem o optocinético para estímulos na direção da lesão;

» Lesões occipitais unilaterais não alteram o optocinético, desde que o estímulo ocorra apenas no campo visual preservado, e lesões occipitais bilaterais, nas quais há cegueira cortical, abolem o optocinético em todas as direções.
» Lesões parietais e frontais (acometendo a área ocular frontal) diminuem o optocinético com estímulos na direção da lesão.

Seguimento

Sabe-se que o movimento ocular de seguimento tem a função de manter estável na fóvea a imagem de objetos que se movimentam em velocidades relativamente baixas de até 100°/s. No entanto, há autores que sugerem que o sistema de seguimento ocular se desenvolveu com o objetivo de manter a imagem de objetos fixos na fóvea durante o movimento do indivíduo. Durante o nosso movimento, é induzido um fluxo óptico (*optic flow*) de imagens na retina, e o fluxo óptico promove importantes informações espaciais do ambiente. Mas esse mesmo fluxo óptico leva a deslocamento da imagem na retina, o que prejudica a visão. Um dos objetivos do sistema de seguimento é, então, estabilizar a imagem de interesse na fóvea, durante o nosso movimento, enquanto o fluxo óptico permanece em outras partes da retina mantendo a informação espacial.

Ao contrário dos movimentos de sacada que podem ocorrer com estímulos auditivos, visuais, ou de maneira reflexa, para que o seguimento ocorra de forma harmônica é imprescindível que haja um estímulo visual.

Existem várias estruturas envolvidas, desde o córtex até os neurônios dos nervos motores oculares, como mostrado na Figura 10.10. Os centros corticais do seguimento são os campos oculares frontais (área 8 de Brodmann no giro frontal médio) e a junção temporoparietoccipital (JTPO) formada pelos córtex temporal médio, temporal médio-superior e parietal posterior. Para o seguimento horizontal, os centros subcorticais no tronco encefálico são os núcleos pontino dorsolateral, prepósito do hipoglosso e vestibular medial. Já para o seguimento vertical, o núcleo intersticial de Cajal, localizado na área pré-tectal do mesencéfalo, é o principal centro subcortical.

O exame de seguimento ocular é realizado solicitando-se ao paciente que mantenha a cabeça parada e siga apenas com os olhos um objeto que se move lentamente. O objeto pode ser o dedo do examinador, ou uma caneta, a uma distância aproximada de 1 metro (Figura 10.11). Um movimento de seguimento ocular que tem velocidade diferente da velocidade do alvo necessita de sacadas de correção e, portanto, se torna fragmentado, ou como é frequentemente denominado: seguimento sacádico.

O exame do seguimento tem, no entanto, algumas particularidades. O paciente precisa estar alerta e atento. Não é bem desenvolvido em crianças e depende da idade, pois o desempenho do indivíduo diminui com o avançar da idade. Algumas vezes, o seguimento é pior do sentido vertical que no horizontal, e para baixo é pior que para cima. Em qualquer idade, é bastante influenciado por medicações.

Alterações clínicas

Alteração no seguimento é um sinal frequente, mas de pouco valor localizatório, dada a extensão da via e a quantidade de estruturas envolvidas. Clinicamente pode-se identificar uma assimetria no seguimento horizontal, em lesões unilaterais. As principais alterações são descritas a seguir:
» Lesão occipital bilateral: abole o seguimento ocular;
» Lesão temporoparietal: altera a percepção de movimento no campo visual contralateral à lesão e leva a alteração no seguimento para o lado da lesão cortical, e este mesmo

Figura 10.10 – A) Esquema das conexões entre as estruturas corticais e subcorticais envolvidas na geração do movimento de seguimento; B) Maiores detalhes das áreas corticais envolvidas na geração de sacadas. Destaque para JTPO formada por córtex temporal médio, temporal médio-superior e parietal posterior.

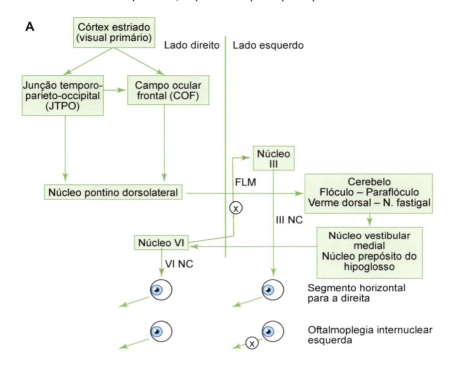

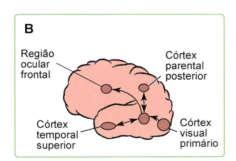

padrão de alteração também é observado nas lesões da área ocular frontal e da área ocular suplementar;
» Assimetria do seguimento horizontal também pode ser observada em lesões da via descendente, ou seja de tálamo, mesencéfalo e núcleo pontino dorsolateral;
» Lesões de núcleo vestibular e das projeções vestíbulo-cerebelares podem cursar com alterações de seguimento ipsi- ou contralateral, uma vez que a via descendente é duplamente cruzada;
» Lesões globais e acentuadas de cerebelo podem levar a abolição do seguimento ocular;
» Lesões de flóculo levam a alteração ipsi- e contralateral, com predomínio ipsilateral;
» Lesões de vérmis dorsal, alteração de seguimento ipsilateral;
» Lesões de núcleo fastigial: alteração de seguimento contralateral.

Figura 10.11 – Exame do seguimento ocular na horizontal e vertical.

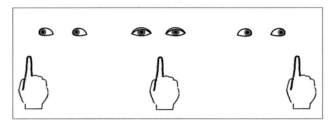

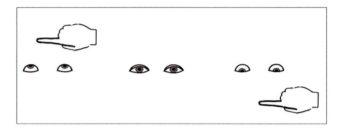

Sacada

Sacadas são movimentos oculares bastante rápidos, que têm o objetivo de trazer para a fóvea novos estímulos visuais, como por exemplo ao se explorar um novo ambiente, ao se olhar uma fotografia ou ao ler este texto. As principais características são as seguintes: têm uma curta latência (de 180 a 220 ms), são muito rápidas (até 600°/s), são breves (30-100 ms), são precisas e tem um final abrupto. São reconhecidos dois principais tipos de neurônios pré-motores (fazem conexões com os neurônios motores oculares) relacionados às sacadas (Figura 10.12): neurônios *burst* (responsáveis por iniciar o movimento sacádico) e os de pausa (importantes para impedir sacadas fora de contexto).

Várias áreas corticais e subcorticais estão envolvidas na geração e velocidade das sacadas (Figuras 10.7 e 10.13). Assim como no seguimento, os campos oculares frontal e parietal são os centros corticais, sendo o primeiro importante para gerar sacadas intencionais e o segundo, para geração de sacadas reflexas e de exploração visual. O núcleo caudado, a substância negra e o colículo superior participam da modulação subcortical dos centros do tronco encefálico. Os neurônios *burst* estão presentes principalmente na FRPP na ponte (sacadas horizontais) e nos núcleos intersticial rostral do FLM (riFLM) e da comissura posterior (ou núcleo de Darkshenvich), ambos na área pré-tectal do mesencéfalo (sacadas verticais). Já os neurônicos de pausa estão localizados no núcleo interpósito da rafe. O cerebelo, por meio do vérmis dorsal e do núcleo fastigial, participa de ajustes, modulando a trajetória e amplitude das sacadas.

O exame clínico das sacadas é realizado solicitando ao paciente que olhe para alvos em diferentes direções. Pode-se solicitar que o paciente olhe para a ponta do dedo do examinador e de volta para a posição primária, fixando o nariz do examinador. Nesse caso, deve-se garantir que sejam avaliados os movimentos em todas as direções: para esquerda, para direita, para cima e para baixo. Outra forma semelhante de avaliar é solicitando ao paciente que olhe de maneira alternada e sob comando para direita e para esquerda, e para cima e para baixo, sempre fixando a ponta do dedo do examinador (Figura 10.14).

Ao avaliar as sacadas o examinador deve estar atento principalmente a três seguintes aspectos: a velocidade, a latência para o início do movimento e a sua acurácia. Pode-se observar também se os olhos se movem simultaneamente.

Figura 10.12 – Os neurônios pausa mantêm uma inibição constante sobre os neurônios *burst* (de salva ou explosão). Durante a sacada, essa inibição é interrompida, o que possibilita aos neurônios *burst* um disparo sincronizado, com consequente ativação dos neurônios motores e a realização do movimento ocular.

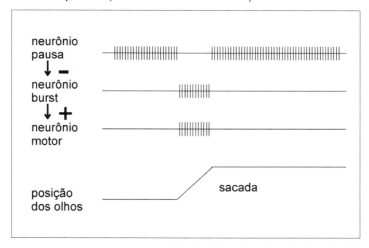

Figura 10.13 – Centro do olhar conjugado vertical na região pré-tectal do mesencéfalo envolvido na geração de sácades e seguimentos verticais, bem como para manutenção da fixação do olhar.

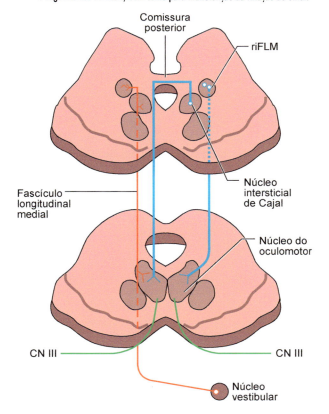

riFLM: núcleo intersticial rostral do fascículo longitudinal medial.

Figura 10.14 – Exame das sacadas horizontais e verticais.

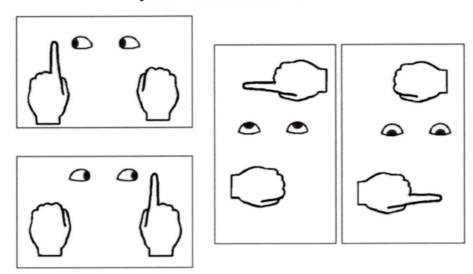

Em laboratório, estes parâmetros podem ser examinados com maior precisão devido a possibilidade de medição do tempo exato de latência, da velocidade e do ganho (uma medida da acurácia). O paciente é monitorado por eletrodos ou por vídeo e também é solicitado que olhe para pontos luminosos em diferentes posições.

Alterações clínicas

As alterações de sacadas são discutidas de acordo com o aspecto que se encontra fora da normalidade: velocidade, acurácia e latência.

Sacadas lentas e de pequena amplitude podem ocorrer nas lesões dos músculos ou dos nervos motores oculares. Sacadas lentas nos pacientes sem oftalmoparesia ocorrem por comprometimento neurológico central. Lentificação das sacadas horizontais sugere lesão da FRPP e das sacadas verticais do riFLM. Lesões dos hemisférios cerebrais e do colículo superior também podem levar a diminuição na velocidade das sacadas. Pacientes com comprometimento da atenção, do nível de consciência e com intoxicação por medicamentos ou drogas podem apresentar sacadas lentificadas.

As seguintes doenças e condições clínicas podem cursar com lentificação de sacadas: ataxias espinocerebelares, doença de Huntington, paralisia supranuclear progressiva, doença de Parkinson, doença de Whipple, doença de Wilson, intoxicação por benzodiazepínicos e anticonvulsivantes, doença de Alzheimer, doenças de depósito de lipídeos, e raramente esclerose lateral amiotrófica.

Raramente as sacadas podem ser ou parecer mais rápidas que o normal. As sacadas podem parecer muito rápidas quando são interrompidas antes que os olhos atinjam o alvo, como por exemplo na miastenia *gravis* e em comprometimentos de órbita que restringem a movimentação ocular. Sacadas também podem ser mais rápidas que o normal em casos de flutter ocular e opsoclonus.

A alteração na acurácia das sacadas, ou seja, a dismetria, em especial a hipermetria de sacadas é característico das lesões cerebelares. Um exemplo é a síndrome de Wallenberg (isquemia da região dorso lateral do bulbo), em que há ipsipulsão, com hipermetria das sacadas ipsilaterais e hipometria das sacadas contralaterais. Isto ocorre por lesão das fibras trepadeiras no pedúnculo cerebelar inferior, o que por sua vez diminui a inibição das células de Purkinje que atuam inibindo o núcleo fastigial. Ou seja, a ipsipulsão ocorre por aumento na inibição do núcleo fastigial. A hipometria de sacadas pode ocorrer em diferentes lesões de cerebelo, tronco encefálico e de maneira menos característica nas lesões de córtex. Pacientes com hemianopsia, heminegligência, lesões hemisféricas extensas, e lesões do córtex têmporo-parietal posterior podem apresentar hipometria de sacadas.

A alteração na latência de sacadas pode ser bastante variável, desde bem sutil e difícil de identificar no exame clínico, a bem longa de vários segundos. Pacientes com doença de Huntington, com lesões corticais difusas ou focais, especialmente as que acometem a área ocular frontal ou com alterações visuais, podem apresentar aumento na latência das sacadas.

Fixação ocular

Após cada um dos movimentos oculares discutidos – seguimento, sacada, reflexo vestíbulo-ocular (ver Capítulo 12) – é necessário que os olhos sejam mantidos na nova posição atingida. Acreditava-se que esta capacidade de manter os olhos fixos não dependia de um sistema específico, mas era possível apenas com a ausência de qualquer movimento. Atualmente sabe-se que estruturas bulbopontinas e mesencefálicas estão relacionadas com a função de transformar informações a respeito da velocidade do movimento, codificadas pelos sistemas de sacada, seguimento e pelo VOR, em informações sobre a posição ocular.

Neurônios no núcleo vestibular medial e no núcleo prepósito do hipoglosso são responsáveis pela fixação após movimentos horizontais (Figura 10.10), enquanto o núcleo intersticial de Cajal está envolvido na estabilização dos olhos após movimentos rotatórios e verticais (Figura 10.13). O cerebelo, em especial o lóbulo flóculo-nodular, através de conexões com os núcleos vestibulares participa de todo o processo, tanto para movimentos horizontais como verticais.

Deve-se solicitar ao paciente que olhe para frente, e observar se ocorre nistagmo, desvios ou intrusões sacádicas. Pode-se cobrir um dos olhos e observar se surge alguma alteração, em particular nistagmo latente no outro olho.

Em seguida deve ser solicitado ao paciente que olhe (e mantenha o olhar) para direita, para esquerda, para cima e para baixo e por fim nas 4 posicionais diagonais. O uso de uma lanterna neste exame traz a vantagem de proporcionar o reflexo da luz nas pupilas (Figura 10.15). Facilita assim a detecção de desalinhamentos e permite ao examinador saber se o paciente tem uma fixação uni ou binocular no olhar lateral.

Alteração na fixação ocular

Na posição primária podem ocorrer *square-wave jerks*. Estes movimentos são descritos da seguinte maneira: uma pequena sacada desvia os olhos do ponto de fixação e depois de um curto intervalo nova sacada leva o olho de volta ao ponto inicial, e este ciclo se repete ao longo do tempo. Isto pode ocorrer de maneira comum em idosos, e em algumas doenças neurológicas, como paralisia supranuclear progressiva, lesões cerebelares ou lesões cerebrais focais. Comprometimento visual, uni e principalmente bilateral pode comprometer a fixação ocular, determinando o aparecimento de movimentos verticais e horizontais.

Lesões envolvidas no sistema de fixação ocular (núcleo vestibular medial, núcleo prepósito do hipoglosso, núcleo intersticial de Cajal e lóbulo flóculo-nodular) cursam com nistagmo evocado pelo olhar. Devido a uma incapacidade de se manter os olhos distantes da posição primária, ao se olhar para os lados, para cima ou para baixo surge um nistagmo que bate na direção do olhar. Nistagmo evocado pelo olhar deve ser diferenciado do nistagmo da posição extrema. Na posição extrema o paciente mantém a fixação apenas com o olho abduzido e surge um nistagmo fisiológico. O nistagmo evocado pelo olhar pode estar presente em uma

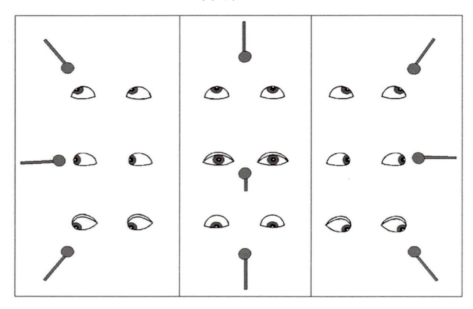

Figura 10.15 – Exame das 9 posições do olhar com o auxílio de uma lanterna, para se ter certeza, através do reflexo da luz na pupila, que ambos os olhos estão fixando o alvo.

ou em diferentes posições, tem caráter patológico e representa um déficit no sistema de fixação.

Clinicamente, a etiologia mais comum é medicamentosa, em especial os anticonvulsivantes, sedativos e tranquilizantes. Nistagmo evocado pelo olhar horizontal pode ocorrer nas lesões de tronco acometendo o núcleo vestibular, núcleo prepósito do hipoglosso ou nas lesões cerebelares, enquanto nistagmo evocado pelo olhar vertical ocorre nas lesões mesencefálicas envolvendo o núcleo intersticial de Cajal, do fascículo longitudinal medial e da comissura posterior. Nistagmo evocado dissociado é encontrado nos casos de oftalmoparesia internuclear, onde o nistagmo é mais evidente no olho abduzido. Nistagmo rebote, indicativo de lesão cerebelar, é observado quando o paciente retorna o olhar da posição excêntrica para a primária e surge um nistagmo que bate na direção deste último movimento realizado.

Vergência

O alinhamento dos eixos visuais proporciona a fixação da imagem em ambas as fóveas e a estereopsia (visão tridimensional). De acordo com a distância do objeto é necessário que haja convergência dos olhos. Os estímulos para a vergência são a disparidade de imagem em ambas as retinas e o borramento da imagem, isto é, perda de foco. A vergência é um dos aspectos da tríade de visão para perto: vergência, acomodação (mudança da forma da lente, que se torna mais esférica para a visão de objetos próximos) e constrição pupilar.

Do ponto de vista anatômico o mecanismo de vergência está relacionado às sacadas, pois se admite que os mesmos neurônios pontinos – células pausa, que participam no disparo das sacadas estão envolvidos no início da vergência.

A vergência é examinada solicitando-se ao paciente que acompanhe visualmente um objeto que se aproxima na direção da ponta do nariz. Outra maneira é solicitar que o paciente mantenha o olhar distante e em seguida olhe para um objeto próximo.

Alteração na vergência

Alterações discretas da convergência podem ser observadas em jovens com grande carga de trabalho visual e em idosos. Algumas doenças neurológicas causam alterações de convergência, geralmente associadas a alterações do olhar vertical. Em pacientes com paralisia supranuclear progressiva ou doença de Parkinson a convergência pode estar bastante comprometida ou mesmo ausente. Em outro extremo, tumores de pineal, hidrocefalia obstrutiva ou infartos de mesencéfalo rostral e tálamo podem levar a excesso de movimentos desconjugados com nistagmo de convergência-retração e/ou espasmo de convergência.

Nistagmo de convergência-retração é um distúrbio das sacadas e ocorre na síndrome do mesencéfalo dorsal (síndrome de Parinaud). Em alguns pacientes se nota uma diminuição na velocidade das sacadas no olho que faz a abdução, enquanto a adução é normal. Esta situação é denominada paralisia pseudoabducente. Outras características da síndrome de Parinaud incluem: paralisia do olhar vertical para cima, retração palpebral (sinal do sol poente ou de Collier) e dissociação do reflexo fotomotor, respondendo melhor à proximidade que à luz.

Espasmo de convergência pode ser raramente um sinal de lesão neurológica, da região tálamo-mesencefálica, ou mais comumente um distúrbio funcional. Nos casos de espasmo de convergência por etiologia funcional há acomodação e constrição pupilar associadas.

A existência da função de divergência é discutível para alguns autores. Para aqueles que admitem essa possibilidade, um diagnóstico diferencial para a diplopia da paralisia de nervo abducente bilateral é a paralisia da divergência. Nesta condição, o paciente possui estrabismo convergente e diplopia horizontal, que diminui no olhar para perto e para cima. A velocidade e amplitude das sacadas horizontais são normais, a acomodação está inalterada e a diplopia não se modifica ou desaparece no olhar lateral. Tal condição pode ocorrer na hipertensão intracraniana e em lesões mesencefálicas. Já foi descrita em outras diversas lesões de tronco encefálico e como sinal inicial na síndrome de Miller Fisher ou em casos de hipotensão liquórica.

Pupilas e o reflexo fotomotor

O reflexo pupilar modula a quantidade de luz que incide na retina, protegendo os fotorreceptores da iluminação excessiva e mantendo as imagens com o melhor foco possível (Figura 10.16). A aferência ocorre pelo nervo óptico, as fibras acompanham as fibras visuais do nervo e do trato óptico, porém não entram no corpo geniculado lateral, desviando-se na direção dos colículos superiores e terminando na área pré-tectal, no mesencéfalo. Os interneurônios existentes nessa área projetam-se ao núcleo de Edinger-Westphal bilateralmente, por isso a iluminação de uma pupila leva a constrição pupilar bilateral (reflexo fotomotor direto e consensual). As fibras originárias no núcleo de Edinger-Westphal são parassimpáticas e caminham pelo nervo oculomotor até a órbita. Na órbita, essas fibras pré-ganglionares chegam ao gânglio ciliar, de onde partem as fibras pós-ganglionares, que inervam o músculo esfíncter da pupila, causando miose (constrição pupilar), e o músculo ciliar, responsável pela acomodação. A Figura 10.17 ilustra o controle parassimpático das pupilas.

A inervação simpática da pupila leva a midríase (dilatação pupilar). A via simpática central parte do diencéfalo (núcleo supraquiasmático do hipotálamo), cruza a linha mediana no nível do mesencéfalo, desce por todo o tronco encefálico e medula cervical até chegar ao centro cilioespinhal, localizado entre C8 e T2, no corno lateral da medula espinhal. Do centro cilioespinhal partem as fibras pré-ganglionares simpáticas, que saem da medula e chegam ao gânglio cervical superior, de onde partem as fibras pós-ganglionares, que entram no crânio acompanhando a artéria carótida interna e na órbita o ramo oftálmico do nervo trigêmeo. Tais fibras inervam os músculos dilatador da pupila, levando a midríase, além dos músculos tarsal superior e inferior e orbital, que participam da abertura ocular. O esquema a seguir representa o controle pupilar pela via simpática (Figura 10.18).

Figura 10.16 – Esquema demonstrando o reflexo fotomotor.

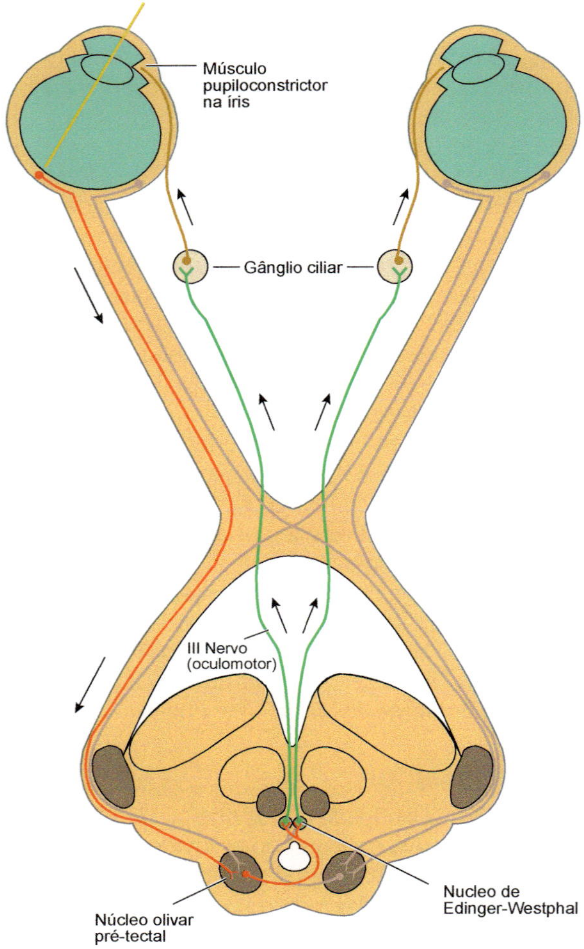

Alterações pupilares

Anisocoria é o termo utilizado para descrever pupilas de tamanhos diferentes. Pode ser fisiológica, principalmente se for discreta (até 1 mm de diferença) e se mantiver a mesma assimetria independentemente da quantidade de luz no ambiente. Pode ser também farmacológica, portanto tal hipótese deve ser investigada na condução dos casos. Excluindo-se essa situação, deve-se considerar as alterações nas vias simpáticas ou parassimpáticas.

Lesões no nervo oculomotor ou no núcleo de Edinger-Westphal levam a prejuízo na via parassimpática, portanto o paciente apresenta midríase ipsilateral à lesão.

Lesões na via simpática são chamadas de síndrome de Horner. São sintomas da síndrome: miose (perda de função do músculo dilatador da pupila), ptose (músculo tarsal), enoftalmia (músculo orbital) e anidrose da hemiface ipsilateral (quando a lesão ocorre antes da bifurcação carotídea).

No paciente anisocórico, pode ser difícil discernir qual a pupila doente, se a menor estaria miótica, causada por uma síndrome de Horner, ou a maior estaria midriática, causada

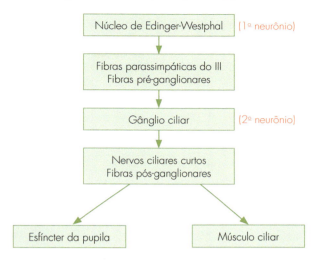

Figura 10.17 – Controle parassimpático das pupilas.

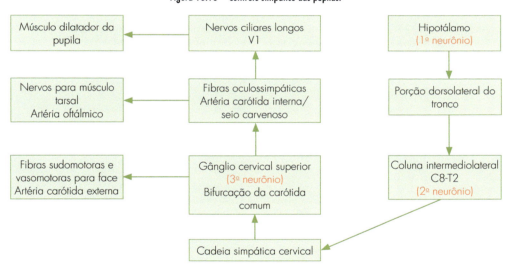

Figura 10.18 – Controle simpático das pupilas.

por uma lesão do oculomotor. Assim, recomenda-se variar a iluminação do ambiente. Na anisocoria causada pela síndrome de Horner, há piora da anisocoria no escuro, pois a pupila normal dilata-se e a pupila miótica não. Já na anisocoria causada por lesão de terceiro nervo, há melhora no escuro, pois a pupila normal dilata-se, ficando com tamanho mais próximo ao da pupila anormal, que se encontra midriática.

    A pupila tônica de Adie, outra causa de anisocoria, é mais comum em mulheres jovens e ocorre por alteração do gânglio ciliar ou das fibras pós-ganglionares, porém a fisiopatologia não é bem esclarecida. Consiste numa pupila dilatada, sem outros sintomas. A reação à luz pode parecer ausente, entretanto, iluminação prolongada demonstra alguma constrição pupilar. A reação à aproximação costuma estar mais evidente. **Síndrome de Adie** consiste na anormalidade pupilar associada a diminuição ou ausência de reflexos tendinosos profundos.

Outra anormalidade pupilar que merece ser lembrada nesta seção é a dissociação luz-perto. Conforme discutido anteriormente, a tríade do olhar para perto consiste em vergência, acomodação e constrição pupilar. A dissociação luz-perto ocorre quando as pupilas se contraem com a aproximação do objeto, porém não respondem ou respondem fracamente à luz. Tal alteração pode ocorrer em lesões do mesencéfalo dorsal, na área pré-tectal e periaquedutal. Pupilas de Argyll Robertson são típicas de neurossífilis, e são pupilas pequenas, irregulares, bilaterais, simétricas e com dissociação luz-perto. A discussão de defeito aferente pupilar encontra-se no Capítulo 9.

Bibliografia

- Baehr M, Frotscher M. Duus Diagnóstico Topográfico em Neurologia. 5ª edição, 2015.
- Campbell W. DeJong. O Exame Neurológico. 7ª edição, 2014.
- Dantas A, Monteiro M. Neuro-oftalmologia. 2ª edição, 2010.
- Eggenberger ER. Supranuclear eye movement abnormalities. Continuum (Minneap Minn). 2014 Aug;20(4 Neuro-ophthalmology):981-92.
- Kandel E, Schwartz J, Jessell T, Siegelbaum S, Hudspeth A. Princípios de Neurociências. 5ª edição, 2014.
- Leigh R, Zee D. The Neurology of Eye Movements. 3a ed., 1999.
- Posner JB, Saper CB, Schiff ND, Plum F. Plum and Posner's Diagnosis of Stupor and Coma. 4a ed., 2007.
- Tilikete C1, Pélisson D. Ocular motor syndromes of the brainstem and cerebellum. Curr Opin Neurol. 2008. Feb;21(1):22-8.
- Tolosa A, Canelas H. Propedêutica Neurológica – Temas Essenciais. 2ª edição, 1971.
- Wiwatwongwana A1, Lyons CJ. Eye movement control and its disorders. Handb Clin Neurol. 2013;113:1505-13.

Capítulo 11

Nervos trigêmeo e facial

Bruno Batitucci Castrillo
Renann Nunes Pirola

Neste capítulo, abordaremos o quinto e sétimo nervos cranianos de maneira similar, expondo suas funções, anatomia, semiologia de exame e comentando sobra algumas condições e doenças que os envolvam.

Nervo trigêmeo (V)

Funções

As funções do nervo trigêmeo são a sensibilidade da face e couro cabeludo até o vértex, cavidade oral e nasal, dura e vasos intracranianos e a musculatura mastigatória e outros músculos derivados do 1° arco branquial.

Com relação à sensibilidade o trigêmeo apresenta 3 ramos denominados oftálmico (V1), maxilar (V2) e mandibular (V3) que inervam a face conforme pode ser visto na Figura 11.1. Quanto à musculatura mastigatória são inervados quatro músculos principais, responsáveis pelas seguintes ações sobra a mandíbula:

- » Temporais: fecham e retraem
- » Masseteres: fecham e protraem
- » Pterigóideos mediais: fecham e protraem
- » Pterigóideos laterais: abrem e protraem

Além da musculatura mastigatória, outros músculos inervados pelo trigêmeo são o milo-hióideo, ventre anterior do digástrico, tensor do tímpano e tensor do véu palatino.

Anatomia

Há quatro núcleos principais no tronco encefálico relacionados ao nervo trigêmeo, sendo três deles sensitivos e um motor:

- » Núcleo do trato espinhal: relacionado à sensibilidade térmico-dolorosa e localizado em transição bulbo-cervical.
- » Núcleo principal: relacionado à sensibilidade tátil e localizado na ponte.

Figura 11.1. Territórios de inervação da sensibilidade geral da face. Observa-se aqui a distribuição dos ramos periféricos do nervo trigêmeo (oftálmico V1, maxilar V2 e mandibular V3). Mapa de distribuição somatotópica do núcleo espinhal do nervo trigêmeo (em "casca de cebola"). Regiões mais próximas da região perioral correspondem a segmentos mais rostrais do núcleo espinhal do nervo trigêmeo (a-b), enquanto a regiões mais distantes da boca, são inervados por segmentos mais caudais.

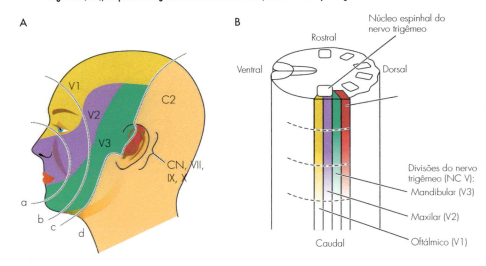

» Núcleo mesencefálico: relacionado à sensibilidade profunda (apenas via V3) e localizado no mesencéfalo.
» Núcleo motor: responsável pela motricidade e localizado na ponte.

Um fato interessante que deve ser conhecido é a representação da face no núcleo do trato espinhal do trigêmeo, com a região mais anterior (perioral) representada nas porções mais superiores deste núcleo e as regiões mais posteriores representadas em porções mais inferiores. Essa distribuição é chamada "em casca de cebola" (Figura 11.1).

Os três ramos V1, V2 e V3 entram no crânio, respectivamente, pelos seguintes forames: fissura orbital superior, forame redondo e forame oval, indo em direção ao gânglio trigeminal na fossa média, lateralmente ao seio cavernoso. O trigêmeo sai do tronco encefálico na porção média e anterior da ponte.

Exame clínico

Podemos organizar o exame do nervo trigêmeo de maneira didática em três etapas: sensibilidade, motricidade e reflexos.

Sensibilidade

O exame da sensibilidade térmico-dolorosa da face a rigor semiológico deveria ser realizado com uma agulha de ponta romba, mas tornou-se comum na prática clínica a utilização de espátulas quebradas com o intuito de formar uma ponta para este exame.

Devemos examinar a sensibilidade pesquisando sempre no território dos três ramos do trigêmeo, etapa essa em que podemos encontrar principalmente, mas não exclusivamente, alterações em decorrência do acometimento periférico dos ramos terminais. A avaliação da sensibilidade também deve ter em conta a distribuição em casca de cebola, pesquisando a partir de regiões mais periorais e progredindo em direção posterior. Podemos encontrar nessa pesquisa um padrão clássico de perda sensitiva denominada perda em "balaclava" (gorro justo em forma de elmo que cobre a cabeça de alpinistas, esquiadores ou pilotos de corrida) com preservação de regiões mais periorais e acometimento de porções mais posteriores. Esse tipo de acometimento localiza a lesão em porções mais inferiores do núcleo sensitivo principal, localizado na medula cervical.

Sempre devemos realizar também a pesquisa da sensibilidade tátil com algodão. Um achado bastante característico de lesões do núcleo do trato espinhal em junção cérvico-medular é a dissociação dolorosa-tátil, com perda de sensibilidade térmico-dolorosa, mas preservação de sensibilidade tátil. Esse achado é bastante comum na síndrome de Wallenberg.

Motricidade

Com relação à motricidade podemos já observar se o paciente tem atrofia ou assimetria de musculatura mastigatória, ou mesmo se ele apresenta desvios mandibulares. Deve-se ter particular atenção para não confundir paralisias faciais com desvios mandibulares, o que pode ser facilmente diferenciado com o próprio examinador corrigindo o desvio de rima labial (chamado por alguns de sinal de Camelo-Costa).

Devemos palpar os músculos masseter e temporal com o paciente realizando fechamento mandibular forçado, com atenta avaliação e comparando simetria. Além da inspeção devemos observar a movimentação mandibular ativa sem e com oposição interposta pelo examinador. Os movimentos que devemos observar são abertura e fechamento, prostração e retração e lateralização.

Um outro teste interessante para avaliação do nervo trigêmeo é o uso de duas espátulas interpostas entre os molares superiores e inferiores (uma de cada lado), solicitando ao paciente que faça preensão forçada das espátulas com a mandíbula enquanto o examinador tenta retirá-las.

Reflexos

Sem dúvida nenhuma o reflexo de maior importância relacionado ao nervo trigêmeo é o córneo-palpebral. Este deve ser pesquisado com o uso de um algodão. O examinador faz um estímulo na córnea lateral do paciente aproximando o algodão a partir de uma posição lateral, para que não haja piscamento reflexo por estímulo visual. A via aferente deste reflexo é o ramo V1 do trigêmeo e a via aferente é o nervo facial bilateralmente, por isso a resposta de piscamento.

Outro reflexo que deve ser mencionado é o reflexo mentoniano, pesquisado com a boca semiaberta com o examinador fazendo a percussão do mento do paciente (com interposição do dedo do examinador). Esse reflexo tem aferência e eferência pelo ramo V3 do trigêmeo e, também, pode ser útil na pesquisa de liberação piramidal supra medular.

Patologias

Podemos encontrar alterações ao exame do nervo trigêmeo pelas mais diversas condições nosológicas: vasculares, desmielinizantes, infecciosos, etc.

Uma condição que merecer ser citada é a neuralgia do trigêmeo. Os pacientes portadores desta neuralgia apresentam episódios paroxísticos de intensa dor descrita habitualmente como "choque" em territórios de ramos periféricos, principalmente V2/V3. Essa dor classicamente é desencadeada por *triggers*, como escovar os dentes, toque em região maxilar, barbear-se, dentre outros. Os episódios de dor em geral são de curta duração (geralmente segundos) e apresentam período refratário. Esta condição tem excelente resposta à carbamazepina. A causa mais clássica desta condição é o contato entre uma alça vascular (comumente AICA) e o nervo, mas sempre devemos estar atentos à possibilidade de esclerose múltipla em pacientes jovens.

Ainda com relação às funções sensitivas, existem síndromes de significado ominoso como a síndrome do queixo dormente e a da bochecha dormente[1], classicamente relacionada à infiltração neoplásica metastática com comprometimento de sub-ramos dos troncos principais do trigêmeo.

Outra condição que merece ser citada é a síndrome da "mandíbula caída" que ocorre por fraqueza de musculatura mastigatória, tendo como principais causas doenças do neurônio motor, miastenia *gravis* e miopatias inflamatórias. Há ainda inúmeras outras condições patológicas por acometimento deste nervo, mas que fogem do escopo deste capítulo.

Nervo facial (VII)
Funções

Dentre as principais funções do nervo facial encontramos:
1. Mímica facial e outros músculos derivados do 2º arco branquial.
2. Sensibilidade geral de tímpano e MAE.
3. Paladar dos 2/3 anteriores da língua.
4. Parassimpático para glândulas lacrimal, sublingual e submandibular.

Com relação à musculatura da mímica facial, são vários os músculos inervados, destacando-se os seguintes: frontal, corrugador do supercílio, orbicular dos olhos, bucinador, levantador do ângulo da boca, orbicular da boca, mentoniano e platisma. Com relação à sensibilidade, o nervo facial é pouco expressivo, excetuando-se pela gustação.

Anatomia

O nervo facial é de anatomia complexa e tem seu núcleo principal (núcleo motor do facial) localizado em tegmento da ponte mais inferior, mas com participação de outros núcleos para as funções não motoras (Figura 11.2).

A saída do nervo facial do tronco se dá em região de ângulo pontocerebelar, ânteromedialmente ao nervo vestibulococlear. Na sua saída do tronco há 2 nervos: facial (motor) e intermédio de Wirsberg (sensitivo e autonômico) que vão se unir. O facial é dividido nas seguintes porções do ponto de vista anatômico:
- » fascicular: dentro do tronco;
- » cisternal: da saída do tronco à entrada do MAI;
- » meatal: da entrada do MAI à entrada no canal do facial;
- » labiríntico: entrada do MA ao gânglio geniculado;
- » timpânico: gânglio geniculado à eminência piramidal;
- » mastóideo: da eminência piramidal à saída pelo forame estilomastóideo;
- » extratemporal: após forame estilomastóideo.

Alguns ramos do nervo facial são importantes para localização topográfica das lesões e merecem ser mencionados (Figura 11.3)[2]:
- » petroso maior → sai do gânglio geniculado, indo para glândula lacrimal;
- » ramo para o estapédio → sai próximo a transição entre as partes horizontal e vertical, inervando o músculo estapédio;
- » corda do tímpano → pouco antes do forame estilomastóideo, responsável pela sensibilidade gustativa e geral de tímpano e MAE, além de fibras para glândula submandibular.

Após sua saída pelo forame estilomastóideo o facial corta a glândula parótida (sem inervá-la!) e divide-se em seus 5 ramos terminais:
- » temporal;
- » zigomático;
- » bucal;
- » marginal da mandíbula;
- » cervical.

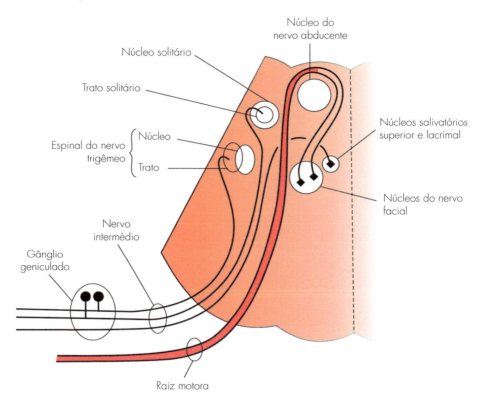

Figura 11.2. Distribuição anatômica dos núcleos envolvidos com o nervo facial (VII).

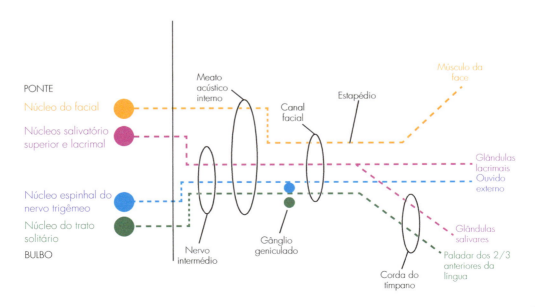

Figura 11.3. Divisões periféricas do nervo facial.

Com relação ao nervo facial é de suma importância o entendimento de suas vias supranucleares. A porção do núcleo do facial responsável pela musculatura do 1/3 superior da face recebe inervação supranuclear bilateral, enquanto a porção responsável pelos 2/3 inferiores recebe inervação exclusivamente contralateral (Figura 11.4). A representação cortical da musculatura facial se dá no córtex pré-central em sua porção dorsolateral, conforme o homúnculo de Penfield.

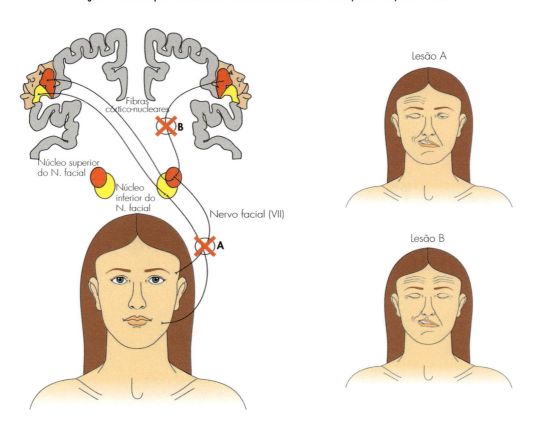

Figura 11.4. Vias supranucleares e infranucleares da motricidade facial e padrões de paralisia facial.

Exame clínico

Podemos organizar didaticamente o exame do nervo facial em 4 etapas:
1. Motricidade.
2. Sensibilidade.
3. Autonômico.
4. Reflexos.

Motricidade

Já à inspeção do paciente, tanto estática quanto dinâmica, podemos observar assimetrias que possam indicar fraqueza de musculatura da mímica facial. É de suma importância a observação do paciente quando este realiza movimentos faciais ditos automáticos/emocionais (rir, sorrir, chorar) durante a fala espontânea, pois podemos encontrar preservação destes movimentos automáticos com acometimento de movimentos que são feitos sob comando. Após a inspeção devemos instruir ao paciente para que realize determinados movimento: enrugar a testa, franzir o cenho, fechar os olhos, sorrir, encher a "boca de ar", fazer "bico", contrair o platisma.

Ao encontrarmos uma paralisia facial devemos tentar determinar seu padrão diferenciando os padrões central e periférico (Figura 11.5). Classicamente a paralisia periférica acomete toda a face enquanto a central acomete de metade aos 2/3 inferiores, mas em alguns momentos essa diferenciação pode ser difícil. Algumas pistas podem ser utilizadas:

Figura 11.5. Paciente com diparesia facial de padrão periférico, mais evidente à direita. Em A, foi solicitado que fechasse os olhos e o que se observa é a elevação reflexa do olho associado a fraqueza do orbicular do olho (fenômeno de Bell). Em B, o examinador pede ao paciente que mostre os dentes, o que se apresenta uma tarefa de maior dificuldade devido a fraqueza bilateral do orbicular da boca e elevador da boca.

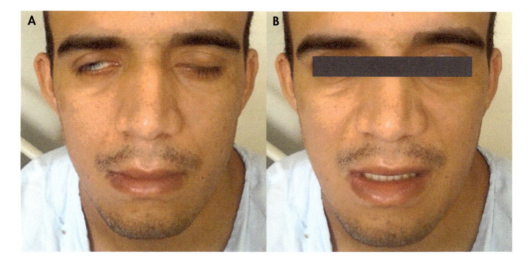

1. Uma paralisia de padrão central não vai impedir o paciente de ocluir completamente os olhos;
2. Na fraqueza do orbicular do olho na paralisa facial periférica, o paciente pode exibir uma fissura palpebral mais aberta, sobretudo a inferior (lagoftalmo);
3. O fenômeno de Bell, elevação reflexa do globo ocular na tentativa de fechar os olhos, só é visível nas paralisias periféricas;
4. O sinal de Bergara-Wartenberg (diminuição das vibrações palpebrais ao fechar os olhos contrarresistência) também pode ser observado também nas paresias de padrão nuclear/infranuclear;
5. O acometimento do músculo frontal, principalmente se proeminente, aposta mais para uma paralisia periférica (distinguindo de um central "estendido");
6. O reflexo palmomentoneano (contração do mento com estímulo em eminência tenar) é abolido em paralisias periféricas e está presente ou mesmo aumentado em paralisias centrais;

7. A contração assimétrica do platisma (sinal de Babinski) é útil quando se tem dúvida de paresias faciais funcionais (conversivas), onde normalmente o paciente com suposta assimetria do orbicular da boca apresenta simetria no platisma.

Quando estamos diante de um paciente com paralisa facial periférica, é importante tentar fazer um diagnóstico topográfico da lesão dentro do trajeto do nervo periférico, baseado não apenas nas funções motoras, mas também nas sensitivas (paladar) e autonômicas (Tabela 11.1).

Tabela 11.1 – Topodiagnóstico de paralisias faciais periféricas (consultar Figura 11.3)

Topografia da lesão no nervo facial	Diminuição da lacrimação	Hiperacusia	Hipogeusia	Diminuição da salivação	Fraqueza dos músculos da face
Entre entrada do meato acústico interno e o gânglio geniculado	Sim	Sim	Sim	Sim	Sim
No gânglio geniculado	Sim	Sim	Sim	Sim	Sim
Entre o gânglio geniculado e a saído do n. para o estapédio	Não	Sim	Sim	Sim	Sim
Entre a saído do n. para o estapédio e o n. corda do tímpano	Não	Não	Sim	Sim	Sim
No canal facial após saída do n. corda do tímpano	Não	Não	Não	Não	Sim
Após forame estilomastóideo	Não	Não	Não	Não	Sim

Já nas paralisias faciais centrais, pode-se observar o fenômeno da dissociação entre a motricidade automática e a voluntária. A paresia facial é dita volitiva quando a fraqueza facial é observada em movimentos propositais como ao se solicitar ao paciente que mostre os dentes, mas pouco notável na motricidade espontânea como durante a fala. Por outro lado, quando a paresia é mais nítida durante movimentos automáticos (p. ex., em uma risada ou uma gargalhada), tem-se a paresia facial central do tipo emocional. Enquanto a paralisia do tipo volitiva sugere lesões na área motora primária da face e suas projeções descendentes (corticonucleares), o tipo emotivo está mais a patologias talâmicas e de núcleos da base. Vale lembrar que na maioria dos casos de paralisia facial central não há essa dissociação.

Ainda com relação à motricidade, podemos encontrar movimentos involuntários que envolvam a musculatura facial: espasmo hemifacial, miorritmia oculomastigatória, blefarospasmo e síndrome de Meige. Essa motricidade facial involuntária será discutida no Capítulo 5. Outros fenômenos involuntários que podem ser observados na face são sincinesias (movimentos associados) decorrentes de reinervação anômala na recuperação de uma paralisia facial periférica. Exemplos: ao sorrir, os olhos fecham (sinal de Marin-Amat) ou ao piscar, apresentam contração perioral.

Sensibilidade

A sensibilidade geral mediada pelo facial é inconstante, por isso não examinada clinicamente. Avaliamos a sensibilidade gustativa nos 2/3 anteriores da língua:
1. Podemos examinar as diversas modalidades gustativas – de maneira prática pode-se utilizar glicose 50% e NaCl 20% como "doce" e "salgado"
2. Orientamos o paciente sobre como identificar o sabor apresentado
3. O paciente protrai a língua e o examinador a segura com auxílio de gaze
4. Molha-se outra gaze (ou algodão) com glicose ou salina e estimula-se cada hemilíngua separadamente
5. Deve-se evitar estimular 1/3 posterior ou regiões extensas da língua

No teste acima descrito vale a pena iniciar pelo lado que se espera estar acometido, passando depois ao lado provavelmente sadio. Devemos valorizar não apenas a incapacidade total de reconhecer o sabor (ageusia), mas também a maior dificuldade que pode ser percebida com a demora ou mesmo dúvida do paciente com relação ao sabor apresentado.

O acometimento da gustação tem valor de localização para o padrão de paralisia periférica e para pontos de acometimento do nervo antes da saída do ramo corda do tímpano (Tabela 11.1).

Autonômicas

A principal função autonômica do facial que pode ser avaliada é a lacrimação, por meio do teste de Schirmer. Esse teste é realizado com a colocação de papel-filtro em recesso palpebral inferior e observação do "molhar" do papel que ocorre por capilaridade. Medidas menores que 10 mm já são consideradas alteradas, estando muito alterada se menor que 5 mm.

Reflexos

Um dos principais reflexos que envolve o facial é o orbicular dos olhos (glabelar), pesquisado com percussão com martelo em glabela, fugindo do campo visual do paciente. O normal é que o paciente pisque inicialmente, mas pare depois de no máximo quatro piscamentos. O achado de um "glabelar inesgotável" aponta para lesões em circuitaria frontal ou tratos corticonucleares bilateralmente. Outro reflexo que envolve o nervo facial é o córneo-palpebral, sobre o qual já comentamos na discussão sobre nervo trigêmeo.

Patologias

Podemos encontrar paralisias faciais de padrão central pelas mais diversas causas[3], sendo a mais comum os acidentes vasculares encefálicos de etiologia isquêmica ou hemorrágica. Para localização topográfica de uma paralisia facial central observam-se principalmente sinais de projeção como hemiparesia (e onde predomina), alterações sensitivas ou de coordenação.

Uma paralisia facial de padrão periférico na imensa maioria das vezes recebe o diagnóstico de paralisia de Bell quando avaliada por incautos, o que pode ser perigoso. Diante de uma paralisia de padrão periférico se escondem condições potencialmente graves.

Podemos encontrar esse padrão associadamente a sinais de projeção de tronco encefálico (hemiparesia contralateral), condição que necessita de rápido reconhecimento na fase aguda para permitir tratamento adequado.

A paralisia de padrão periférico pode ser encontrada associadamente a outros sintomas, como hipoacusia, ataxia ou mesmo déficit sensitivo em face, constelação que topografa a lesão em ângulo pontocerebelar, tendo o neurinoma de acústico como sua causa mais clássica.

Sempre que encontramos esse padrão devemos pesquisar ativamente vesículas e crostas em meato auditivo externo e região de palato superior (territórios sensitivos dos quais o facial participa). Diante da positividade desses achados fica diagnosticada a síndrome de Ramsay-Hunt, causada pelo vírus varicela-zóster.

Já a síndrome de Melkersson-Rosenthal deve ser pensada quando se tem episódios recorrentes de paralisia facial associada a edema na hemiface acometida. Para fechar a tríade, o paciente deve apresentar uma língua pregueada com aspecto escrotal.

Com as devidas atenções e excluídas causas secundárias, fica diagnosticada a paralisia de Bell, condição tratada com corticoterapia. São características importantes:
- Início em até 2 dias e pico em até 3 semanas
- Recuperação parcial/total em até 6 meses
- Dor retroauricular e sintomas sensitivos (25%) associados muito comuns
- Muito comum ao acordar em diabéticos e em grávidas

Situação particular é o achado de paralisia facial de padrão periférico bilateral, condição denominada diparesia facial e que obriga a investigação de causas clássicas: Guillain-Barré, miastenia, sarcoidose, doença de Lyme e infiltrações neoplásicas, dentre outras causas.

Referências

1. Campbell WW Jr, DeJong RN. DeJong's the neurologic examination. 7th edition, 2019.
2. Netter FH. Atlas of Human Anatomy. Philadelphia, PA: Saunders/Elsevier, 2011. Print.
3. Brazis PW, Masdeu JC, Biller J. Localization in clinical neurology. 6th edition, 2016.

Capítulo 12

Nervo vestibular

Cristiana Borges Pereira
Emanuelle Roberta da Silva Aquino

Introdução

O sistema vestibular tem algumas particularidades em relação aos outros sistemas. Em primeiro lugar, seu receptor, o labirinto, fornece uma informação da qual não estamos conscientes o tempo todo. O labirinto é nosso acelerômetro, e que fornece a informação sobre a posição da cabeça no espaço e sobre aceleração linear e angular. Enquanto estamos sempre conscientes da visão, da audição etc., nem sempre estamos conscientes da nossa orientação gravitacional, ou da nossa aceleração. Em segundo lugar, o sistema vestibular não tem uma função única, ao contrário do sistema visual, auditivo, etc. A informação gerada no labirinto é transmitida para os núcleos vestibulares e a partir daí segue por diferentes vias, e cada uma destas vias está envolvida em uma das funções do sistema vestibular. Desta maneira, a via que segue para os núcleos motores oculares é responsável pela estabilização da imagem na retina, através do reflexo vestíbulo-ocular, a via para medula espinhal está envolvida no controle postural, e a via que segue para o tálamo e córtex se relaciona à orientação espacial (Figura 12.1). E, por fim, em todas essas funções o sistema vestibular é auxiliado por algum outro sistema – motor ocular, visual e proprioceptivo – formando assim uma complexa rede.

Anamnese

A avaliação do paciente com queixa de vertigem é diferente em uma consulta ambulatorial, na qual o paciente provavelmente relata crises frequentes ou crônicas, e em uma visita ao pronto-socorro, quando o paciente procura auxílio médico por uma crise repentina de vertigem. A avaliação no pronto-socorro será abordada em capítulo específico, e aqui será descrita a avaliação em um contexto ambulatorial.

Na anamnese de um paciente com queixas de vertigem alguns aspectos são importantes, como por exemplo o tipo de vertigem, sua duração, sintomas associados e desencadeantes.

O tipo de vertigem é um aspecto importante no início de um raciocínio clínico (Tabela 12.1). A diferenciação entre rotação e oscilação é mais bem feita solicitando-se ao paciente que estabeleça uma comparação: a sensação é de estar no meio de um redemoinho, de um furacão, de um carrossel, ou se parece mais com a sensação de estar em um barco, ou pisando em falso?

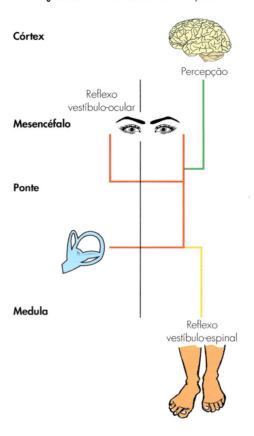

Figura 12.1 – Vias vestibulares e suas funções.

Tabela 12.1 – Tipo de vertigem e principais doenças

Tipo de vertigem	Principais doenças
Rotatória	• VPPB • Neurite vestibular • Doença de Ménière • Lesões centrais unilaterais • Vertigem associada a enxaqueca
Oscilatória	• Vertigem fóbica • Nistagmo vertical e outras lesões centrais • Vestibulopatia bilateral • Causas não vestibulares

A vertigem rotatória surge nas lesões vestibulares unilaterais, sejam elas centrais ou periféricas. Nas lesões unilaterais ocorre um desbalanço do tônus vestibular, com uma assimetria entre direita e esquerda, o que é responsável pela sensação de vertigem, assim como nistagmo e tendência à queda. Tentar definir a direção da vertigem não faz muito sentido e pode ser muito difícil, pois o paciente pode estar se referindo à vertigem propriamente dita, à alteração visual (tem oscilopsia e vê o ambiente rodar) ou ao lado para o qual preferencialmente desequilibra.

A sensação de estar oscilando em várias direções pode traduzir um comprometimento não vestibular como nas neuropatias periféricas e nas lesões cerebelares difusas. É frequentemente encontrada nos casos de vertigem fóbica, que apesar de não se tratar de um distúrbio vestibular propriamente dito, é o segundo diagnóstico mais comum em ambulatórios especializados.

Lesões vestibulares periféricas bilaterais ou lesões centrais que acometem estruturas dos dois lados podem levar a oscilação no sentido anteroposterior. Neste caso como as estruturas estão comprometidas bilateralmente não há um desbalanço direita-esquerda, e o paciente não se queixa de vertigem rotatória.

Escurecimento visual e sensação de pré-síncope e síncope são também referidos como tontura, e ocupam um importante lugar no diagnóstico diferencial deste tipo de queixa, mas por fugirem do âmbito deste texto não serão discutidos.

Uma vez definido o tipo de vertigem, o passo seguinte é caracterizar a duração da crise, e aí tem de se diferenciar entre ataques de curta duração e uma queixa constante. Os ataques podem durar de segundos a minutos nos casos de vertigem de posicionamento paroxística benigna (VPPB), paroxismia vestibular, fístula perilinfática; ou minutos a horas na doença de Ménière, vertigem associada a enxaqueca e episódios isquêmicos transitórios. Uma queixa mais prolongada de vertigem rotatória de até dias pode ser encontrada nas lesões periféricas, como na neurite vestibular, ou nas lesões centrais, como infartos unilaterais de tronco. Alguns pacientes podem relatar queixas mais duradouras, de semanas a meses, mas nestes casos é referida uma tontura oscilatória ou apenas um desequilíbrio (Tabela 12.2).

Tabela 12.2 – Principais doenças e duração da vertigem

	Duração	Principais doenças
Episódios recorrentes	Segundos a minutos	• VPPB • Paroxismia vestibular • Fístula perilinfática
	Minutos a horas	• Doença de Ménière • Vertigem associada a enxaqueca • Vertigem fóbica • Ataque isquêmico transitório
Episódio único	Dias	• Neurite vestibular • Lesões de tronco e cerebelo
	Semanas a meses	• Lesões de tronco e cerebelo • Psicogênica

O terceiro aspecto fundamental na anamnese do paciente com queixa de vertigem é o reconhecimento dos fatores desencadeantes. A VPPB, por exemplo, é tipicamente desencadeada por movimentos rápidos da cabeça, enquanto outras formas de nistagmo/vertigem posicionais centrais ocorrem em determinadas posições, independentemente do movimento realizado, daí a denominação e diferenciação entre vertigem de posicionamento (dependente do movimento) e posicional (dependente da posição). Pacientes com vertigem fóbica têm muitas vezes um forte componente de agorafobia e relatam uma piora acentuada da tontura e do desequilíbrio em lugares fechados e com multidão, associados ou não a distúrbios autonômicos, como sudorese e taquicardia. Fístula perilinfática é um diagnóstico raro, mas deve ser lembrado, principalmente naqueles casos em que o ataque de vertigem ou desequilíbrio de curta duração é desencadeado por algum tipo de manobra de Valsalva (Tabela 12.3).

Tabela 12.3 – Algumas doenças e seus principais fatores desencadeantes

Fator desencadeante	Principais doenças
Movimentos rápidos da cabeça (virar a cabeça para os lados e para cima)	• VPPB • Paroxismia vestibular
Posições específicas (decúbito dorsal ou lateral)	• Vertigem posicional central • Compressão/contato com VIII nervo
Situações específicas (lugares com multidão, pontes, locais abertos, supermercados)	• Vertigem fóbica
Manobras de Valsalva	• Fístula perilinfática

Por fim, deve-se identificar possíveis sintomas associados. Zumbido e hipoacusia se acompanhados de pressão no ouvido sugerem comprometimento de labirinto, como na doença de Ménière. Sintomas de tronco encefálico auxiliam, mas não estão obrigatoriamente presentes no distúrbio vestibular central. Atenção deve ser dada à presença de cefaleia, mas devido à alta frequência da queixa de dor de cabeça, deve-se ter cautela ao se fazer uma associação entre cefaleia e vertigem. Náuseas e vômitos estão presentes em diferentes doenças vestibulares periféricas e centrais, mas também não são sintomas obrigatórios, e, portanto, não auxiliam no diagnóstico diferencial.

Exame neurológico

O exame neurológico específico de um paciente com queixa de vertigem inclui a avaliação do equilíbrio estático e dinâmico, da coordenação, da motricidade ocular e a verificação de diferentes formas de nistagmo. Neste capítulo serão abordados os testes de nistagmo e reflexo vestíbulo-ocular. Avaliação do equilíbrio e da motricidade ocular são abordados em capítulos específicos.

Pesquisa de nistagmo

Nistagmo é um movimento ocular involuntário, oscilatório, rápido, com pelo menos uma fase lenta.

A presença de nistagmo deve ser pesquisada na posição primária e no olhar lateral e vertical durante a pesquisa das 9 posições do olhar. O significado clínico é diferente de acordo com a direção do nistagmo e em que situação ele ocorre. Também deve ser pesquisado nistagmo de provocação e nistagmo posicional, como discutiremos a seguir. As principais alterações que podem ser observadas são descritas na Tabela 12.4.

Nistagmo espontâneo

O nistagmo horizonto-rotatório espontâneo traduz um desbalanço do tônus vestibular central ou periférico e neste último pode ser completamente suprimido pela fixação visual, daí a importância de se usar os óculos de Frenzel (Figura 12.2), que têm lentes que impedem esta fixação (+16 dioptrias). Outra maneira de se pesquisar o nistagmo espontâneo é com o uso de oftalmoscópio: enquanto se faz a fundoscopia em um dos olhos, cobre-se o outro. Uma vez que a retina está atrás do centro de rotação do olho os movimentos observados no exame de fundo de olho são opostos aos do nistagmo, ou seja, um nistagmo para esquerda é visto na fundoscopia com a fase rápida para direita.

O nistagmo horizonto-rotatório, presente na lesão periférica, obedece à lei de Alexander, isto é, se torna mais intenso ao olhar na direção da fase rápida, e menos intenso, podendo desaparecer ao olhar na direção oposta. É importante notar que na lesão periférica o nistagmo

Tabela 12.4 – Formas de nistagmo e outros movimentos oculares anormais, suas características e significado

Tipo de movimento ocular	Característica clínica	Significado patológico
Nistagmo horizonto-rotatório (inibido pela fixação visual)	O nistagmo é mais acentuado se examinado com óculos de Frenzel ou com oftalmoscópio, e diminui com a fixação visual	Lesão periférica do lado oposto à direção do nistagmo
Nistagmo vertical para cima	Presente na posição piora ao olhar para cima, diminui ao olhar para baixo, não modifica no olhar lateral	Lesão bilateral de estruturas de tronco encefálico: núcleo prepósito do hipoglosso, fascículo longitudinal medial, pedúnculo cerebelar superior
Nistagmo vertical para baixo	Presente na posição primária piora ao olhar para baixo, no olhar lateral é associado a nistagmo evocado pelo olhar e adquire aspecto oblíquo	Lesão bilateral de região flóculo-nodular
Square-wave-jerks	Séries de pequenas sacadas < 2° que fazem os olhos se afastarem do alvo e depois de 200 μs retornarem à posição original	Doenças degenerativas, como a paralisia supranuclear progressiva e doenças cerebelares
Opsoclonus e *flutter* ocular	Sequências intermitentes de pequenas sacadas horizontais, verticais e rotatórias (*opsoclonus*), ou exclusivamente horizontais (*flutter* ocular), sem intervalo entre as oscilações	Controverso, ocorre no comprometimento cerebelar difuso

Figura 12.2 – Exame do nistagmo espontâneo inibido pela fixação visual. Ao se solicitar que o paciente olhe para frente não se nota o nistagmo, que se torna evidente com o uso dos óculos de Frenzel.

não inverte de direção, e quando o paciente olha na direção oposta à fase rápida o nistagmo pode desaparecer, ou se tornar menos intenso, mas se estiver presente continua batendo na direção inicial. Por exemplo, em uma lesão à direita, o nistagmo espontâneo bate para esquerda, piora ao olhar para esquerda, e ao olhar para direita ou desaparece ou bate com menor intensidade, mas sempre para esquerda.

Nistagmo evocado pelo olhar

Às vezes, não se observa nistagmo espontâneo, mas o paciente apresenta nistagmo evocado. Em primeiro lugar o nistagmo evocado deve ser diferenciado do nistagmo da posição extrema do olhar. Na posição extrema o paciente mantém a fixação apenas com o olho abduzido e surge um nistagmo fisiológico. Este nistagmo, de posição extrema do olhar, tem baixa amplitude, baixa frequência e é esgotável.

O nistagmo evocado, por sua vez, pode ser decorrente de um desbalanço do tônus vestibular pouco intenso, por exemplo, em uma fase de resolução de uma neurite vestibular o paciente não tem mais nistagmo espontâneo, mas pode ainda apresentar nistagmo evocado ao olhar na direção oposta à lesão. Outro mecanismo do nistagmo evocado é um déficit do sistema de fixação ocular. Para manter os olhos em uma posição excêntrica (lateral ou para cima) é necessário que haja uma contração tônica da musculatura ocular extrínseca, o que é desencadeado pelo sistema de fixação visual. Se estas vias estiverem comprometidas, a cada tentativa de manter os olhos em uma posição excêntrica, os tecidos da órbita exercem uma força elástica que levam os olhos de volta à posição central (movimento lento), e um movimento rápido leva os olhos novamente para posição desejada. Estruturas importantes para manter os olhos nas posições laterais são o núcleo prepósito do hipoglosso e o núcleo vestibular medial, e no olhar vertical o núcleo intersticial de Cajal. Além destas estruturas, o cerebelo participa também desta função.

Pesquisa de nistagmo de provocação

Enquanto o nistagmo espontâneo traduz um déficit estático de desbalanço vestibular, o nistagmo de provocação corresponde a um déficit dinâmico, e ocorre tanto nas lesões periféricas como centrais. Também pode estar presente se houver alguma estrutura (geralmente uma alça vascular) em contato com o VIII nervo. Em primeiro lugar se verifica se há nistagmo espontâneo, em seguida pede-se ao paciente que vire rapidamente a cabeça de um lado para outro de 10 a 20 vezes e por último se verifica novamente a presença de nistagmo, de preferência com óculos de Frenzel.

Nistagmo vertical (downbeat e upbeat)

Sabe-se que os nistagmos puramente verticais são de origem central, mas além disto, dois outros conceitos são importantes: eles são decorrentes de lesões das vias vestibulares bilaterais de maneira relativamente simétrica, e os nistagmos verticais têm significados fisiopatológicos e clínicos diferentes se forem para cima (**upbeat**) ou para baixo (**downbeat**).

O nistagmo *downbeat* pode ser ausente na posição primária e presente apenas ao se solicitar que o paciente olhe para os lados ou para baixo, e pode aumentar ou inverter quando o paciente é colocado em decúbito dorsal. É causado por comprometimento flóculo nodular bilateral ou por lesões no assoalho do IV ventrículo. As principais etiologias são: malformação de Arnold-Chiari (25%), degenerações cerebelares (20%), idiopáticos (30%); e com menor frequência: tóxica (drogas antiepilépticas, lítio), inflamatória, infecciosa, neoplásica, ataxia episódica tipo II, paraneoplásica e deficiência de vitamina B12.

O nistagmo *upbeat* é bem mais raro que o nistagmo *downbeat*, comumente está presente na posição primária, e pode estar associado a oftalmoparesia internuclear. As lesões, sempre bilaterais, podem compreender o pedúnculo cerebelar superior, o fascículo longitudinal medial e o núcleo prepósito do hipoglosso. As principais etiologias encontradas na literatura são: encefalopatia de Wernicke, atrofia e degeneração cerebelar, lesões desmielinizantes, processos expansivos, lesões vasculares, intoxicação, efeito transitório da nicotina e neurocisticercose.

Nistagmo torsional e desvio skew

O nistagmo puramente torsional também é decorrente de lesões centrais, e sua topografia se relaciona com a do desvio *skew*, pois o nistagmo é considerado a "correção" do desvio *skew*.

Desvio *skew* é um desalinhamento vertical dos olhos (um olho fica mais elevado que o outro), e é decorrente de um desbalanço do tônus vestibular e não de uma oftalmoparesia. Nos casos de oftalmoparesia, o desalinhamento ocular piora se o paciente olha na direção do músculo paralisado e melhora se olha na direção oposta. Pacientes com desvio *skew*, por sua vez, mantêm o mesmo desalinhamento, independentemente da direção do olhar.

A lesão é nas vias vestibulares, que levam informações provenientes dos canais semicirculares verticais e otolíticas relacionadas com a orientação gravitacional até os núcleos do n. oculomotor, n. troclear e núcleo intersticial de Cajal. A lesão pode ser bulbopontina, no núcleo vestibular do lado do olho hipotrópico (mais baixo), e uma vez que a via cruza na ponte, pode ser mesencefálica, no núcleo intersticial de Cajal contralateral ao olho hipotrópico. Há algumas descrições também de lesões do fascículo longitudinal medial depois do cruzamento da via, ou seja, contralateral ao olho hipotrópico (Figura 12.3). Como dito anteriormente, o nistagmo torsional relaciona-se com o desvio *skew*, e se o olho direito é hipotrópico, o polo cefálico dos olhos baterá em direção à orelha esquerda, e, se o olho esquerdo é hipotrópico, o nistagmo torsional baterá em direção à orelha direita.

Figura 12.3 – Topografia do desvio *skew* (desalinhamento vertical comitante).

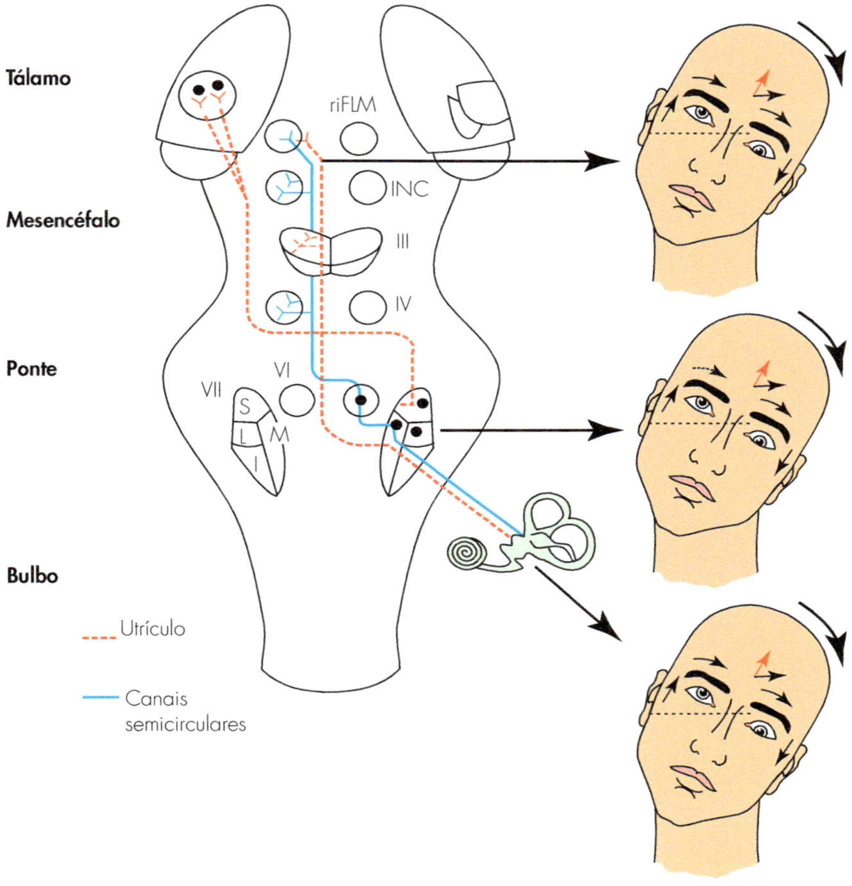

INC: Núcleo intersticial de cajal; riFLM: núcleo rostral intersticial do fascículo longitudinal medial.

Outras alterações

Na posição primária deve-se observar se há outros movimentos oculares anormais como nistagmo congênito, *square-wave jerks*, *opsoclonus* ou *flutter* ocular. Nistagmo congênito é habitualmente horizontal, tem amplitudes e frequência variáveis e aumenta com a fixação. *Square-wave jerks* são pequenas sacadas de 0,5 a 5° que fazem os olhos se moverem a partir da posição primária, e com intervalo entre as sacadas, podendo ocorrer na paralisia supranuclear progressiva e em doenças cerebelares. *Opsoclonus* se caracteriza por sequências intermitentes de sacadas horizontais, verticais e rotatórias, sem intervalo entre as sacadas, enquanto o *flutter* ocular é caracterizado pelo mesmo tipo de alteração no sentido horizontal, e ambos têm diferentes etiologias como tumores, encefalite, intoxicações.

Exame do reflexo vestíbulo-ocular (sinal de Halmagyi)

Halmagyi e Curthoys descreveram em 1988 um teste para o reflexo vestíbulo-ocular (VOR) para ser realizado à beira do leito. A manobra se assemelha a dos olhos de boneca, mas é realizada no paciente consciente. Pede-se ao paciente que mantenha os olhos fixos no nariz do examinador e rapidamente vira-se a cabeça do paciente primeiro para um lado e depois para outro. No indivíduo normal, este movimento rápido da cabeça gera um movimento ocular na mesma velocidade e direção oposta. Por exemplo, ao se virar a cabeça do paciente para direita se observa um único movimento ocular para o lado esquerdo, e vice-versa. Neste exemplo se diz que o VOR é normal bilateralmente.

Em um paciente com lesão vestibular periférica, ao se virar a cabeça para o lado da lesão, o movimento ocular desencadeado pelo VOR é lento e de pequena amplitude. Para que a imagem do objeto de interesse se mantenha fixa, é necessária uma sacada de correção, ou seja, ao se movimentar a cabeça para o lado da lesão surgem dois movimentos na direção oposta, o primeiro é o VOR patológico e o seguido uma pequena sacada de correção. Por exemplo, ao se virar a cabeça do paciente com uma lesão à direita para a direita notam-se dois movimentos oculares para esquerda, um VOR curto e lento e uma sacada de correção. E ao se virar a cabeça deste mesmo paciente para a esquerda se obtém um único movimento ocular para direita – VOR normal. Ao se descrever esta situação se diz que o VOR é alterado a direita e normal a esquerda. Dito de outra maneira, o VOR é descrito pelo lado estimulado, ou seja, pelo lado para o qual se vira a cabeça do paciente (Figura 12.4).

Essa mesma via reflexa pode ser testada através da prova calórica. Neste exame, água é instilada no conduto auditivo, visando alterar o tônus labiríntico e desencadear nistagmo. A cabeça deve ser posicionada de modo a manter o canal semicircular horizontal numa posição em que seja evocada sua resposta máxima, por isso sugere-se o decúbito dorsal com flexão de 30° do pescoço. A água fria diminui o tônus labiríntico do lado irrigado, dessa forma há desvio tônico do olhar para este lado e, quando o córtex funciona normalmente, produz sacadas de correção, surgindo então nistagmo que bate para o lado não irrigado. A água quente, entretanto, tem efeitos opostos. Por aumentar o tônus vestibular do lado irrigado, o desvio do olhar será para o lado contrário e o nistagmo baterá em direção à orelha irrigada. Cronometra-se a latência do início do nistagmo e sua duração e uma diferença maior que 20% entre lado direito e esquerdo sugere lesão do lado da resposta diminuída. Para existência da sacada de correção é necessária função cortical adequada, assim, no paciente comatoso com tronco íntegro há desvio do olhar, porém não há nistagmo desencadeado pela prova calórica. Quando injetada bilateralmente e de forma simultânea, água fria levará a desvio do olhar para baixo e água quente a desvio para cima.

Manobra Dix-Hallpike e manobra de posicionamento lateral

As manobras posicionais, tanto a manobra de Dix-Hallpike (Figura 12.5), como a de posicionamento lateral (Figura 12.6), são realizadas com intuito de pesquisar nistagmo posicional, em especial na VPPB.

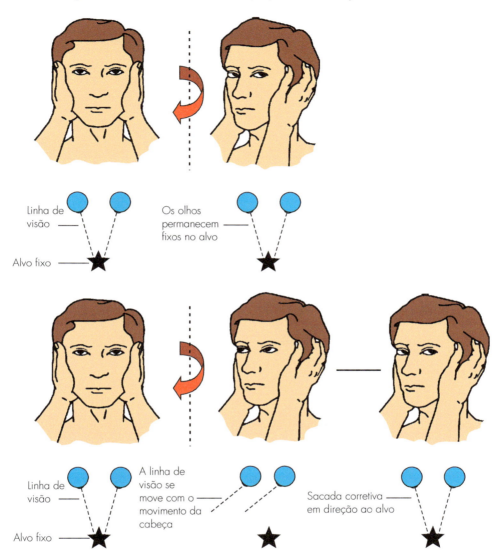

Figura 12.4 – Exame do reflexo vestíbulo-ocular (VOR) normal e com lesão periférica a direita.

Na manobra de Dix-Hallpike o paciente sentado tem a cabeça rodada 45° para o *lado que se deseja examinar* e em seguida é deitado para trás. Ao final da manobra a cabeça fica levemente pendurada e rodada para o lado examinado.

Na manobra de posicionamento lateral o paciente sentado tem a cabeça rodada 45° para o lado *oposto àquele que e deseja examinar.* Em seguida é deitado para o lado examinado. Ao final da manobra o paciente está em decúbito lateral com a cabeça rodada, olhando na direção do examinador

Ambas as manobras devem ser realizadas rapidamente, uma vez que movimentos lentos não desencadeiam o ataque de VPPB, e se possível deve-se usar óculos de Frenzel. O objetivo de cada uma delas é realizar um movimento com a cabeça no plano do canal semicircular posterior, aumentando assim a eficácia da manobra em deslocar o cálculo e provocar o nistagmo e vertigem típicos. Independentemente da manobra utilizada, quando positiva, o que se observa é um nistagmo com componente vertical para cima e outro componente torsional batendo no sentido da "orelha de baixo". Na VPPB do canal posterior direito o componente torsional é então no sentido anti-horário (visto pelo examinador), e no posterior esquerdo é horário. Outras características típicas do nistagmo na VPPB são: (1) a latência de poucos segundos até seu aparecimento; (2) duração curta, de até 40 segundos; (3) inversão da direção quando o paciente é colocado novamente sentado; (4) diminuição na intensidade e eventual desaparecimento com manobras repetidas, isto é, fatigabilidade.

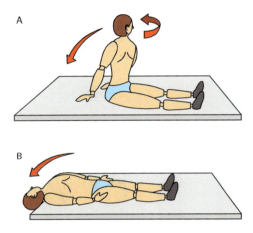

Figura 12.5 — Manobra de Dix-Hallpike. A. A cabeça é rodada 45° para o lado que se quer examinar. B. O paciente é rapidamente colocado em decúbito dorsal, e ao final da manobra a cabeça fica levemente pendurada e rodada para o lado examinado.

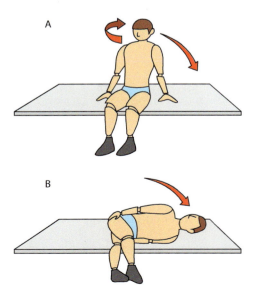

Figura 12.6— Manobra de posicionamento lateral. A. A cabeça do paciente é rodada 45° para o lado oposto ao que se pretende examinar. B. O paciente é rapidamente colocado em decúbito lateral, mantendo a posição da cabeça em relação ao tronco.

Bibliografia

1. Baehr M, Frotscher M. Duus Diagnóstico Topográfico em Neurologia. 5ª edição, 2015.
2. Brandt T. Vertigo – Its Multisensory Syndromes. 2a Edition, 2003.
3. Brodsky MC, Donahue SP, Vaphiades M, Brandt T. Skew deviation revisited. Surv Ophthalmol. 2006;51(2):105-128.
4. Bronstein A, Lempert T. Tonturas – Diagnóstico e Tratamento, uma abordagem prática. 2010.
5. Campbell W. DeJong. Exame Neurológico. 7ª edição, 2014.
6. Eggers SDZ, Bisdorff A, von Brevern M et al. Classification of vestibular signs and examination techniques: Nystagmus and nystagmus-like movements. J Vestib Res. 2019;29(2-3):57-87.
7. Halmagyi GM, Curthoys IS. A clinical sign of canal paresis. Arch Neurol. 1988 Jul;45(7):737-9.
8. Kandel E, Schwartz J, Jessell T, Siegelbaum S, Hudspeth A. Princípios de Neurociências. 5ª edição, 2014.
9. Kim JS, Zee DS. Clinical practice. Benign paroxysmal positional vertigo. N Engl J Med. 2014 Mar 20;370(12):1138-47.
10. Leigh R, Zee D. The Neurology of Eye Movements. 3a Edition, 1999.
11. Newman-Toker DE. Symptoms and signs of neuro-otologic disorders. Continuum (Minneap Minn). 2012 Oct;18(5 Neuro-otology):1016-40.
12. Wagner JN, Glaser M, Brandt T, Strupp M. Downbeat nystagmus: aetiology and comorbidity in 117 patients. J Neurol Neurosurg Psychiatry. 2008 Jun;79(6):672-7.
13. Tolosa A, Canelas H. Propedêutica Neurológicas – Temas Essenciais. 2ª edição, 1971.

Capítulo 13
Nervos coclear e bulbares

Raphael de Luca e Tuma
Rafael Bernhart Carra

Neste capítulo, iremos abordar a porção coclear do VIII nervo craniano (responsável pela audição), bem como os nervos que emergem do bulbo: glossofaríngeo (IX), vago (X), acessório (IX) e hipoglosso (XII).

Nervo coclear (VIII)

Anatomia

O som que entra pelo conduto auditivo externo é captado pela membrana timpânica, segue pelos ossículos (martelo, bigorna e estribo) que amplificam o som e o transmitem pela janela do vestíbulo (ou janela oval) à perilinfa e a cóclea (que junto ao vestíbulo e canais semicirculares formam o labirinto). As vibrações estimulam células ciliadas neuroepiteliais do chamado órgão de Corti. Estas células ciliadas formam sinapses com neurônios de primeira ordem, cujos corpos celulares formam o gânglio espiral da cóclea (localizado no canal de Rosenthal) e os axônios formam o nervo coclear. Filamentos do nervo coclear deixam a cóclea por pequenas aberturas e seguem ao meato acústico. As partes coclear e vestibular são unidas em um só tronco, seguindo pelo meato acústico interno, de forma lateral e inferior ao nervo facial.

O nervo acústico passa ao redor do pedúnculo cerebelar inferior e entra no tronco próximo à junção do bulbo com a ponte, próximo ao recesso lateral do quarto ventrículo, terminando nos núcleos cocleares que adotam posição póstero-lateral na transição bulbopontina. Neurônios de segunda ordem deixam os núcleos em direção ao lemnisco lateral na ponte. Essas fibras podem ascender ao lemnisco lateral ipsilateral, podem cruzar para o lemnisco contralateral cruzando pela ponte posteriormente ou podem cruzar anteriormente pelo corpo trapezoide.

Dos lemniscos laterais, as fibras fazem sinapse no nível do mesencéfalo no núcleo central do colículo inferior. Axônios dos neurônios de terceira ordem então atravessam o braço do colículo inferior e terminam no corpo geniculado medial, no nível do tálamo. Neurônios de quarta ordem formam então a radiação acústica (ou trato geniculotemporal), atravessando o ramo posterior da cápsula interna e o putâmen terminando no córtex do giro temporal transverso superior, no giro de Heschl. O córtex auditivo primário e secundário (áreas de Brodmann 41 e 42) estão nos giros temporais transversos[1-4].

É importante notar que vários pontos ao longo da via auditiva cruzam e formam vias redundantes, além de terem um trato os ligando pelo corpo caloso. Isso gera uma representação bi-hemisférica para cada ouvido e, portanto, lesões unilaterais centrais das vias auditivas raramente trazem alterações clínicas perceptíveis. A Figura 13.1 resume as vias auditivas centrais.

As fibras do sistema auditivo têm uma distribuição respeitando as frequências por elas captadas e transmitidas (tonotopia). Sons de frequência mais baixa estimulam células ciliadas mais próximas ao ápice e sons de frequência mais alta estimulam células ciliadas da base da

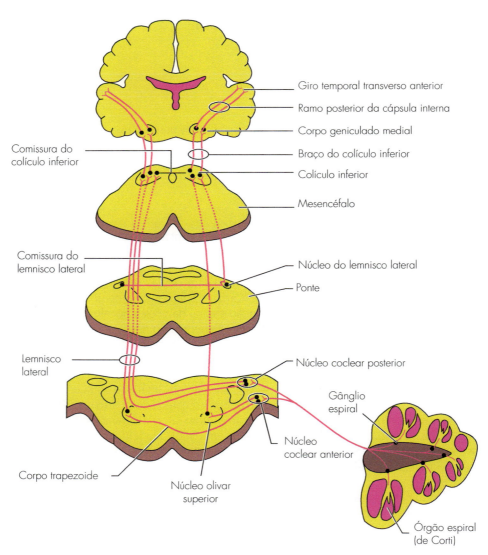

Figura 13.1 – Vias auditivas no sistema nervoso central.

cóclea. Estas células ciliadas na base são mais suscetíveis aos insultos e, portanto, a perda auditiva neurossensorial geralmente começa pelas frequências mais altas. A Tabela 13.1 detalha a distribuição tonotópica ao longo do restante do sistema auditivo[1].

Tabela 13.1 – Distribuição tonotópica do sistema auditivo

Tonotopia	Alta frequência	Baixa frequência
Células ciliadas	Base coclear	Ápice coclear
Núcleos cocleares	Dorsais	Ventrais
Corpo geniculado	Medial	Apical-lateral
Córtex auditivo	Medial	Lateral

Semiotécnica e diagnósticos sindrômico e topográfico

O audiograma formal pode obter informações mais detalhadas, mas o exame neurológico à beira do leito auxilia a detectar a assimetria entre os dois lados e diferenciar uma perda auditiva de condução (PAC), em que a lesão se encontra em estruturas periféricas a janela do vestíbulo (como o meato acústico externo, a orelha média ou os ossículos), de uma perda auditiva neurossensorial (PAN), em que o acometimento é central à janela do vestíbulo (como a cóclea ou o nervo coclear). A Tabela 13.2 resume essas duas síndromes clínicas.

A avaliação de uma queixa auditiva se inicia pelo ouvido, sendo importante a realização da otoscopia para avaliar obstruções ou outras lesões no conduto auditivo externo e na membrana timpânica. Podemos também inspecionar e palpar a região mastóidea[1].

Tabela 13.2 – Diferenças entre perda auditiva por condução (PAC) e neurossensorial (PAN)

	Condução (PAC)	Neurossensorial (PAN)
Topografias	Conduto auditivo, membrana timpânica, ossículos	Cóclea e oitavo par craniano
Causas	Obstruções do MAE (cerúmen, corpos estranhos), lesões da membrana timpânica, otite média, otosclerose	Doença de Ménière, tumores, presbiacusia, traumatismo acústico, ototóxicos, vascular
Frequências afetadas	Baixas sons não sustenidos (m, n, l, o, u)	Altas, sons sustenidos e sibilantes (e, i, a, o, u)
Melhora da percepção	Melhora a percepção da fala em ambientes ruidosos	Sons baixos bem enunciados são melhores que sons altos. Dificuldade de discriminação da fala precocemente
Rinne	Relação inversa Óssea>aérea	Relação normal Aérea>óssea
Weber	Som mais alto no lado acometido	Som mais alto no lado normal

Formas mais grosseiras de realizar a avaliação incluem a voz sussurrada ou o som criado com a fricção do indicador sobre o polegar do examinador que pode ser aplicada a cada ouvido do paciente separadamente, ocluindo-se o outro ouvido e avaliando a que distância o paciente consegue discernir o som ou comparando-se cada ouvido à mesma distância. A obtenção de informações mais precisas, entretanto, requer o uso de diapasão (tipicamente de 512 Hz, podendo também usar o de 256 Hz) para realizar os seguintes testes:

» *Teste de Schwabach* – o examinador compara a sua audição ao do paciente. Geralmente pela condução aérea, instrui o paciente a informar quando deixou de ouvir o diapasão, e então o examinador averigua se ele mesmo ainda ouve o diapasão vibrando à mesma distância. Um examinador com audição normal pode então constatar se há perda auditiva no paciente. Pode-se também comparar a audição pela condução óssea, colocando o cabo do diapasão vibrando no processo mastoide do paciente e depois na do examinador[3].

» *Teste de Rinne* – compara a condução aérea à óssea de um mesmo ouvido. Começamos avaliando a condução óssea, encostando o cabo do diapasão vibrando no processo mastoide e orientamos o paciente a informar quando deixar de ouvir o som (e não quando deixa de sentir a vibração sobre a pele). Imediatamente então transferimos para ao lado da orelha, 1 a 2 cm do meato auditivo externo, avaliado assim a condução aérea, e perguntamos se voltou a ouvir o diapasão. Em um teste normal, a condução aérea é superior à óssea, e se ouve o estímulo auditivo por mais tempo que o estímulo ósseo (geralmente por duas vezes mais tempo). Em um distúrbio de condução, por exemplo, por obstrução do canal auditivo, a condução aérea está comprometida, mas a óssea preservada, e a relação da aérea ser superior à óssea se inverte, com a óssea passando a ser mais alto. Na lesão neurossensorial, a audição fica prejudicada como um todo, afetando tanto a óssea quanto a auditiva, e a relação da aérea ser superior à óssea permanece normal (Tabela 13.3)[3].

» *Teste de Weber* – encostamos o cabo do diapasão vibrando no vértice craniano, na linha mediana. A vibração gera um som audível bilateralmente sem lateralização, ou seja, igual dos dois lados (Tabela 13.3). Na perda auditiva de condução, o ouvido interno pode se tornar uma câmara de ressonância, o que aumenta o som do lado acometido (o som fica lateralizado para o lado afetado). Na perda auditiva neurossensorial, o som fica reduzido do lado acometido (o som fica lateralizado para o lado normal)[3,4].

Pacientes pouco colaborativos, com alteração do estado mental ou crianças, ainda podem ser avaliados quanto aos reflexos auditivos. Ao gerar um som súbito e intenso, como bater as palmas, podemos avaliar a resposta de piscamento (reflexo auditivo-palpebral), de dilatação pupilar (cocleopupilar), de desvio dos olhos em direção ao som (reflexo auditivo-oculogírico) e de contração geral do corpo (reflexo acústico geral).

Como já descrito, pela representação bi-hemisférica de cada ouvido, lesões do SNC raramente levam a distúrbios de audição. Quando as estruturas auditivas do SNC estão acometidas levando a queixas clínicas, estão geralmente associadas a outros sintomas relacionados ao tronco encefálico.

Afecções do nervo coclear levam a hipoacusia (principalmente para altas frequências) e pode estar associado a zumbido e vertigem. O acometimento concomitante de outros pares cranianos próximos ao ângulo pontocerebelar e ao bulbo (V, VI, VII, IX, X e XI) sugere esta topografia.

Na presença de hipoacusia, o paciente pode, paradoxalmente, escutar sons mais altos de forma mais intensa, o que se denomina recrutamento. A redução de células ciliadas em

Tabela 13.3 – Testes de Rinne e Weber

	Teste de Rinne	Teste de Weber
Normal	Condução aérea>óssea	Não lateraliza
Anormal	Condução óssea>aérea	Lateraliza PAC*: lateraliza para lado afetado PAN*: lateraliza para lado não afetado

* Perda auditiva por condução (PAC) e neurossensorial (PAN)

doenças da cóclea leva a um recrutamento exagerado de fibras nervosas mesmo com aumentos pequenos da intensidade do som[1].

Zumbido é a denominação do ruído espontâneo originado dentro da cabeça, ausente no ambiente externo. Tende a ser mais perceptível em ambientes silenciosos (como durante a noite), causado pela excitação anormal geralmente da cóclea e do VIII par. Pode ocorrer nas diversas causas de perda auditiva. A mais comum é a exposição excessiva ao som, mas sugere também presbiacusia, otosclerose, e outras causas de PAN. Podem ser classificados como:

» *Zumbido subjetivo* – mais comum, contínuo ou intermitente, escutado apenas pelo paciente.
» *Zumbido objetivo* – consegue ser escutado pelo examinador também, como na estenose carotídea.

Descrevemos como zumbido pulsátil aquele segue o pulso arterial, sugerindo a presença de um sopro vascular, e pode ser afetado pela compressão da artéria carótida. A pressão no espaço subaracnóideo pode ser transmitida a perilinfa coclear pela região do forame jugular. Ocorre na estenose carotídea, pseudotumor cerebral MAV e hipertensão.

Na mioclonia palatina, pode ser descrito um zumbido rítmico, mas sem relação com o pulso arterial.

Já hiperacusia geralmente não tem relação com a cóclea e o nervo coclear, sendo mais frequentemente causada pela perda de tônus do músculo estapédio. Este músculo estabiliza o ossículo chamado estribo e evita vibrações excessivas. Ele é inervado pelo nervo do estapédio, ramo do nervo facial, e lesões periféricas do VII par craniano levam a esta perda de tônus e a percepção aumentada dos sons.

Diagnósticos etiológicos
Causas de perda auditiva de condução

São secundárias a disfunção do canal auditivo externo, membrana timpânica e ouvido médio:

» *Canal auditivo externo* – detectáveis pela otoscopia, inclui impactação de cerume, corpos estranhos, estenoses congênitas, e edema secundário a otite externa.
» *Membrana timpânica* – pode sofrer de perfurações, assim como espessamento secundário a infecção ou trauma. Na timpanosclerose, ocorre depósito hialino e eventual calcificação na membrana após injúrias crônicas ou repetidas.
» *Ouvido médio* – a afecção mais comum é a efusão geralmente no contexto de uma IVAS. Os ossículos também podem ser danificados por infecções crônicas, colesteatoma ou por trauma.

Uma PAC progressiva em adultos sem história de trauma ou infecção sugere otosclerose em que há um crescimento ósseo anormal que eventualmente limita o movimento dos ossículos. Na otosclerose é descrito a paracusia de Willis, em que a percepção dos sons melhora na presença de ruídos intensos[1,3].

Causas de PAN progressiva bilateral

As causas bilaterais geralmente estão relacionadas a doenças sistêmicas, metabólicas, genéticas ou relacionadas a idade. São mais frequentemente causadas pelas disfunções cocleares que pelas do nervo coclear[1]:

» *Presbiacusia* – pode ser tanto sensorial quanto neural. A sensorial é devida à degeneração do órgão espiral de Corti, e a neural pelos próprios neurônios cocleares.
» *Fármacos ototóxicos* – aminoglicosídeos (gentamicina, estreptomicina, neomicina), em especial em populações asiáticas, podem causar danos de forma não dose dependente. No contexto de uma insuficiência renal, a gabapentina também pode levar a uma hipo-

acusia que pode ser reversível. Outros fármacos ototóxicos incluem: diuréticos de alça, quinina, cisplatina, salicílicos e AINEs.
» *Exposição* – seja ocupacional ou relacionado ao lazer, exposição prolongada a sons altos leva à perda auditiva progressiva.
» *Hipotireoidismo* – a hipoacusia geralmente ocorre no contexto de outras manifestações clínicas mais evidentes, como cretinismo ou mixedema.
» *Síndrome de Cogan* – doença autoimune levando a perda auditiva associado a ceratite intersticial não infecciosa.
» *Síndrome de Susac* – caracterizado pela perda auditiva associada a infarto de múltiplos ramos arteriais retinianos e encefalopatia (microangiopatia cerebral e retiniana).
» *Outras causas* – siderose superficial SNC, Síndrome de Refsum, Doença de Fabry, Doença de Paget, carcinomatose meníngea, irradiação (ainda mais na presença de cisplatina)
» *PAN na infância* – hiperbilirrubinemia congênita, prematuridade, hipóxia neonatal, infecções bacterianas e virais (rubéola, sarampo, herpes, CMV), displasia de Mondini e outras malformações.

Causas de PAN progressiva unilateral
» *Doença de Ménière* – o aumento da pressão da endolinfa leva a um quadro progressivo de episódios agudos que duram de minutos a horas de vertigem, hipoacusia e zumbido (tipicamente não pulsátil, contínuo, de baixa frequência), geralmente associado a sensação de plenitude auricular. Entre os episódios há poucos ou nenhum sintoma. Se inicia por acometimento de frequências mais baixas e eventualmente evoluiu para frequências mais altas (a maioria das PANs se inicia por frequências mais altas). Mais frequentemente é unilateral, mas pode se manifestar em ambos os lados de forma assíncrona.
» *Neoplasia no ângulo pontocerebelar* – tende a ser progressivo, mas pode ter manifestações súbitas devido a sangramentos ou isquemias causadas pelo tumor, podendo acometer também outros pares cranianos próximos. O neuroma acústico (schwannoma acústico) é o mais comum, mas podem ocorrer também neurofibroma, meningioma, schwannoma do nervo facial, colesteatoma, cisto epidermoide, entre outros. O schwannoma vestibular é um dos tumores intracranianos mais frequentes. Seu crescimento leva a perda auditiva progressiva, com zumbido e perda da discriminação para fala, associado a uma queixa de marcha instável ou desequilíbrio (e não de vertigem propriamente dita). Eventualmente há acometimento de outros nervos cranianos. O acometimento pontocerebelar também pode ser por contato neurovascular com a AICA ou PICA, assim como aneurismas.

Causas de PAN agudas
Geralmente são unilaterais e tem prognóstico de recuperação mais reservado[5]:
» *Infecções* – as virais incluem herpes, assim como CMV, sarampo e rubéola (em especial na infância ou quando congênitas). Infecções por sífilis e Lyme também afetam o VIII par. As bacterianas podem levar a fibrose pós-inflamatória na meningite.
» *Vascular* – a artéria labiríntica geralmente origina da AICA, e em alguns casos diretamente da artéria basilar, irrigando não apenas o ouvido interno, como também os próprios nervos passando pelo canal auditivo interno. Infartos da AICA ou de seus ramos, portanto, podem levar a alterações do VIII par craniano associado ou não ao nervo facial periférico e ao cerebelo[6].
» *Trauma* – a perda auditiva pode ser secundária, ainda mais se há presença de fraturas de base de crânio ou do osso temporal.

Lesões de SNC

Tipicamente não causam queixas auditivas. Lesões do mesencéfalo ou no terceiro ventrículo, próximo aos corpos geniculados mediais, podem causar perda auditiva bilateral, e existem relatos de caso de perda auditiva contralateral a lesões temporais unilaterais.

» *Surdez verbal pura (agnosia verbal auditiva ou surdez pura para palavras)* – uma lesão bilateral dos lobos temporais superiores e posteriores tipicamente preserva a longo prazo a acuidade auditiva, mas pode levar a perda de compreensão da fala. O paciente consegue escutar sons sem prejuízo importante, assim como escrever, ler e nomear, mas não consegue interpretar as conotações linguísticas dos sons.

» *Hipoacusia psicogênica* – geralmente presente de forma concomitante a uma perda auditiva orgânica cujos sintomas o paciente exagera. Em uma perda auditiva orgânica, o indivíduo tenta realizar leitura labial, prestando atenção nos lábios, algo que é evitado na simulação. Surdos verdadeiros também tendem a levantar a voz durante a conversa. Pode-se colocar um estetoscópio com a oliva ocluída no ouvido bom e com a oliva aberta no supostamente surdo, mas demonstrar que está conseguindo ouvir. Similar ao teste realizado em hipoestesia dimidiada psicogênica, podemos também instruir o paciente a dizer "sim" se ouvir e "não" se não ouvir, testando então o ouvido "surdo". Ao responder "não" ele demonstra ter recebido algum estímulo sonoro. O melhor teste a ser realizado é a audiometria, no qual é constatada a discrepância. O teste de potencial auditivo evocado, BAER, é normal[1].

Nervos glossofaríngeo (IX) e vago (X)

Os nervos glossofaríngeo e vago compartilham seus núcleos e a maior parte de suas funções, sendo do ponto de vista semiológico e clínico de difícil distinção individual. O glossofaríngeo, como o próprio nome sugere, é predominantemente voltado à inervação da língua e faringe, enquanto o vago, o mais extenso nervo craniano, se estende à laringe e além, até vísceras torácicas e abdominais (Tabela 13.4).

O glossofaríngeo é composto por quase todas as colunas, recebendo fibras da coluna eferente visceral especial, ou branquial, partindo da porção superior do núcleo ambíguo para quase toda musculatura do plano faríngeo, fibras eferentes viscerais gerais, do núcleo salivatório inferior (e poucas do núcleo dorsal do vago) para a parótida, fibras aferentes somáticas gerais da faringe e região das tonsilas, além de parte do tímpano e discreta área do pavilhão auditivo para o núcleo espinal do trigêmeo, fibras aferentes viscerais gerais levando aferência autonômica à porção caudal do núcleo do trato solitário, e por fim fibras aferentes viscerais especiais levando a gustação do terço posterior da língua à porção rostral do núcleo do trato solitário.

As fibras do nervo glossofaríngeo deixam o bulbo diretamente posteriores à oliva, na porção mais rostral do bulbo, alinhadas com as fibras do nervo vago imediatamente abaixo. O nervo progride inferiormente e atravessa o forame por sua própria bainha, lateral e anterior ao X e XI também presentes no forame, e encontra seus dois gânglios na bainha carotídea: o superior ou jugular e o inferior ou petroso.

O vago é o maior dos nervos cranianos em extensão. É um nervo misto, composto por 65 a 80% de fibras sensitivas, que por sua vez correspondem a 80 a 90% da aferência visceral de todo o organismo. Recebe suas fibras eferentes viscerais gerais do núcleo dorsal do vago e provê inervação parassimpática ao coração, pulmão, estômago, esôfago, pâncreas, fígado, intestinos e outras vísceras, excetuando-se pupilas, glândulas salivares e lacrimais, e esfíncteres e bexiga. Como o nervo glossofaríngeo, tem fibras aferentes viscerais gerais recebendo sensibilidade autonômica e algumas fibras gustativas com aferência visceral especial para o núcleo do trato solitário, mas também se estende às vísceras recebendo delas sensibilidade visceral. Recebe fibras eferentes viscerais especiais de todo núcleo ambíguo e as direciona não só à faringe como o IX, mas também à laringe.

Tabela 13.4 – Colunas, núcleos e funções gerais dos nervos glossofaríngeo e vago

Coluna e núcleo	Nervo	Ramo e ação
Eferente visceral geral – núcleo dorsal do vago	IX	• Ramo timpânico: pequena inervação parassimpática de parótidas
	X	• Ramos cardíacos, esofágicos, pulmonares e gastrintestinais: Inervação parassimpática de vísceras torácicas e abdominais
Eferente visceral geral – núcleo salivatório inferior	IX	• Ramo timpânico (nervo de Jacobson): maior parte da inervação parassimpática de parótidas
Eferente visceral especial – núcleo ambíguo	IX	• Ramo muscular: músculo estilofaríngeo • Ramos faríngeos: restante da musculatura faríngea
	X	• Ramo faríngeo: motricidade musculatura faringe (exceto estilofaríngeo) • Ramo laríngeo superior e laríngeo recorrente: motricidade da musculatura da laringe
Aferente visceral geral – núcleo do trato solitário	IX	• Ramo para seio carotídeo (ramo de Hering): aferência de quimioceptores e baroceptores do glomo e seio carotídeo, sensibilidade visceral da faringe
	X	• Ramo carótideo: aferência de quimioceptores e baroceptores do corpo carotídeo • Ramos cardíacos, esofágicos, pulmonares e gastrintestinais: sensibilidade visceral de vísceras torácicas e abdominais
Aferente visceral especial – núcleo do trato solitário	IX	• Ramo faríngeo: sensibilidade gustativa de faringe • Ramo tonsilar: sensibilidade geral de tonsilas • Ramo lingual: sensibilidade gustativa de terço posterior da língua
	X	• Ramo faríngeo: alguma sensibilidade gustativa de faringe
Aferente somático geral – núcleo espinal do trigêmeo	IX	• Ramo faríngeo: sensibilidade geral de faringe • Ramo tonsilar: sensibilidade geral de tonsilas • Ramo lingual: sensibilidade geral de terço posterior da língua • Ramo timpânico: sensibilidade canal auditivo, cavidade timpânica e células mastoideas
	X	• Ramo laríngeo superior: sensibilidade geral da laringe acima de cordas vocais • Ramo laríngeo recorrente: sensibilidade de laringe abaixo de cordas vocais • Ramo auricular: sensibilidade do meato acústico, tímpano • Ramo meníngeo: sensibilidade das meninges da fossa posterior

O controle supranuclear motor do vago e glossofaríngeo é totalmente bilateral. Lesões supranucleares unilaterais frequentemente levam a disfagia ou disartria leve a moderada, porém não há assimetria no território de tais nervos ao exame. Uma lesão extensa bilateral, no entanto, leva a paralisia pseudobulbar, frequentemente com disfagia grave e completa anartria.

O ramo interno do nervo acessório também participa das funções do nervo vago. Tal ramo se une ao vago em sua passagem pelo forame jugular, levando fibras eferentes viscerais especiais de origem no núcleo ambíguo para o controle da musculatura branquial laríngea e faríngea, sobretudo a inervada pelo nervo laríngeo recorrente, e também fibras do núcleo dorsal do vago para ramos cardíacos.[7,8]

Funções e semiotécnica

O exame neurológico dos nervos IX e X é bastante limitada considerando a importância e dimensão do nervo vago, concentrando-se no território que é alcançável pela cavidade oral.

A inspeção já pode mostrar assimetrias de palato, causada por fraqueza unilateral da musculatura faríngea controlada por ambos. Em repouso, pode-se observar uma queda de palato do lado fraco, porém mesmo em lesões completas do IX e X a queda raramente é muito pronunciada, cabendo aqui lembrar que o tensor do véu palatino, inervado pelo trigêmeo, ainda mantém o palato tensionado. O déficit se torna mesmo evidente ao observar a musculatura em ação, pedindo por exemplo para que o paciente vocalize a vogal "A" de forma prolongada, ou se elícita o reflexo palatal ou faríngeo descritos a seguir, podendo se observar uma imobilidade do lado acometido frente à elevação do palato do lado sadio, com desvio da úvula também para o lado bom.

Alterações da fala também são frequentes. A disfonia, a dificuldade de fonação, ou seja, da produção do som, e a disartria, a dificuldade de articular mecanicamente os sons, ocorrem frequentemente em lesões de pares bulbares.

A disfonia é sobretudo evidente em lesões que afetem a laringe impedindo a adução e tensão adequada das cordas vocais, levando a alteração de volume e tom, produzindo voz rouca. Pode ser decorrente de lesões desde o núcleo ambíguo até o nervo laríngeo recorrente, e em qualquer ponto intermediário do nervo vago ou mesmo raízes craniais do nervo acessório. No entanto, qualquer lesão supranuclear unilateral será compensada pela inervação bilateral e não provocará disfonia, enquanto lesões bilaterais serão provavelmente notadas como disartria grave ou anartria, sem componente evidente de prejuízo de fonação. Lesões na própria laringe como tumores ou edema que interfiram com as cordas vocais evidentemente também culminarão em disfonia.

Outras anormalidades envolvendo o controle de cordas vocais também podem ocorrer, sendo digno de nota a disfonia abdutora, que leva a voz soprosa e rouca similar a lesão do vago por conta de dificuldade de adução das cordas vocais por contração espasmódica prolongada do músculo cricoaritenóideo posterior; e a disfonia espasmódica, onde o oposto ocorre por distonia focal, levando a adução das cordas vocais, resultando em uma voz aguda e produzida com esforço.

Para teste mais preciso das cordas vocais, pode-se solicitar que o paciente mantenha fonação prolongada de vocais (solicita-se um "aaa" longo). Tal teste pode demonstrar, além de disfonia, outros achados como fala escandida, na qual um paciente com lesão cerebelar é incapaz de sustentar um tom harmônico e constante.

A adequada adução das pregas vocais pelo ramo laríngeo recorrente também é verificada solicitando que o paciente force a tosse, verificando-se então se ocorre. A tosse pode ser também inefetiva, no entanto tal achado é menos localizatório, podendo inclusive ser relacionada a doença sistêmica ou mesmo idade avançada.

Disartria é um achado muito mais inespecífico e pouco localizatório, podendo ocorrer em lesões envolvendo qualquer elemento central ou periférico envolvido com a motricidade de face, língua, orofaringe e laringe, incluindo sistema cerebelar e de núcleos da base. Considerando apenas os nervos cranianos, disartrias são mais frequentemente observadas em lesões do glossofaríngeo, vago e acessório no controle da orofaringe, palato e laringe, facial no controle labial, hipoglosso no controle da língua e mesmo trigêmeo no controle da musculatura mandibular.

Cada localização de lesão levará a um padrão de disartria diferente: Alterações do nervo facial dificultam sons labiais; alterações do hipoglosso prejudicarão sons linguais; e alterações da faringe, por fraqueza do IX e X, levarão a voz anasalada, que limita sons palatais. Tais sons podem ser facilmente testados na fala espontânea, ou solicitando fonemas específicos, em especial "pá" (labial), "tá" (lingual), e "cá".

Existem adicionalmente padrões de disartria de acordo com a disfunção predominante, classificados pela característica da fala, sendo eles flácido, espástico, atáxico, hipocinético, hipercinético, e misto, respectivamente envolvendo neurônios motores inferiores, neurônios motores superiores, vias cerebelares, doenças extrapiramidais hipocinéticas e hipercinéticas e por fim neurônios motores tanto superiores quanto inferiores[9]. Há, no entanto, ampla literatura demonstrando que o reconhecimento auditivo de tais padrões é pouco confiável, sendo a caracterização acurada dependente do conhecimento do quadro global do paciente[10,11], é limitada a utilidade clínica de tais classificações adicionais.

Por fim, o vago e glossofaríngeo integram reflexos de fácil avaliação clínica, sendo eles o palatino e faríngeo, e o reflexo de tosse.

O reflexo palatino consiste no estímulo do palato mole ou úvula através do toque de uma espátula ou objeto similar, enquanto o faríngeo consiste no toque da parede posterior da faringe, em pontos de ambos os lados.

Em ambos os reflexos, observa-se uma elevação do palato e retração da úvula, além de reação de náusea. A aferência de ambos os reflexos é mediada pelo glossofaríngeo com componentes do trigêmeo, enquanto a eferência motora feita por tanto o glossofaríngeo quanto o vago. Pelo significado clínico e anatômico semelhante e semiotécnica similar, é comum considerar tais reflexos um só, geralmente chamado então de reflexo nauseoso.

Enquanto alguns pacientes são excessivamente sensíveis a tais estímulos, podendo inclusive apresentar êmese, estima-se que cerca de 20% da população geral não tenha nenhum reflexo observado, com tal número aumentando com a idade, de forma que só é possível valorizar uma alteração quando assimétrica. Lesões supranucleares tornam o reflexo hiperativo, porém de forma simétrica e não distinguível isoladamente de uma hipersensibilidade constitucional ocasional.

Em lesões unilaterais, o reflexo nauseoso pode não ser obtido do lado afetado, sem desconforto algum ao toque, ou observar uma retração assimétrica com desvio do palato e úvula para o lado ainda forte.

O reflexo de tosse envolve sobretudo o vago e envolve a sensibilidade laríngea com eferência gerando tosse, sendo especialmente útil para avaliação de pacientes sob intubação orotraqueal que já apresentam então um objeto pronto a estimular a laringe. O tubo é tracionado minimamente, ou uma sonda de aspiração é utilizada, dessa forma estimulando a laringe e provocando tosse.

O exame do glossofaríngeo isolado

- Avaliar isoladamente o nervo glossofaríngeo é praticamente impossível clinicamente, por conta de suas funções serem todas compartilhadas com outros nervos. O controle do músculo estilofaríngeo, sua única função motora exclusiva, pode ser apenas avaliado por eletromiografia, sendo a fraqueza de tal músculo manifesta por uma discreta assimetria de palato com queda do lado acometido, porém clinicamente tal achado é pouco específico, podendo ser observado em lesões envolvendo o restante da musculatura faríngea controlada também pelo nervo vago. Da mesma forma, apesar da sensibilidade faríngea ser quase predominantemente feita pelo glossofaríngeo, há inervação abundante do trigêmeo de forma que nenhum déficit sensitivo objetivo é detectado. A parótida é inervada exclusivamente pelo glossofaríngeo, mas sua disfunção isolada é mascarada pela contralateral e pelas outras glândulas salivares sob controle do nervo facial. Por fim, a gustação do terço posterior da língua e orofaringe é de difícil acesso de forma que seu teste é difícil e pouco confiável.
- Tamanha é a sobreposição de funções que em séries longas de pacientes submetidos a secção ou lesão do nervo isoladamente é extremamente raro observar-se qualquer déficit, e quando presente frequentemente transitório.

Controle respiratório

- O controle respiratório também envolve o vago. Aferentes vagais levando sensibilidade dos quimioceptores carotídeos e aórticos e da distensão pulmonar se direcionam aos três principais centros de controle respiratório: O grupo respiratório dorsal, localizado no núcleo do trato solitário, que controla a inspiração e realiza o processamento mais inicial dos estímulos viscerais envolvidos na respiração, o grupo respiratório ventral, que se estende desde C1 até a base da ponte, dividido funcionalmente em porções rostrais, intermedia e caudal, com relação importante com o núcleo ambíguo, é sobretudo envolvido na expiração e geração do ritmo respiratório básico, destaque para situações que requerem um aumento de volume/minuto como atividade física; Grupo respiratório pontino, por fim, ou centro pneumotáxico, é localizado na porção rostral dorsolateral da ponte, utilizando também aferentes vagais e regulando e estabilizando a função dos núcleos bulbares já descritos. Este ultimo não é essencial ao ritmo respiratório, mas garante uma operação síncrona, sua lesão leva a um padrão apnêustico respiratório. Mesmo existindo sensibilidade direta dos centros respiratórios ao CO_2 do sangue circulante, lesões do nervo vago levam a perda de controle respiratório com um ritmo irregular e lento, causando uma hipoventilação hipercapnia. Lesões completas bilaterais levam não só a disautonomia intensa, mas perda da capacidade de gerar ritmo respiratório minimamente eficaz.[12,13]
- Na avaliação clínica, a maior parte dos pacientes com lesões que afetem tais centros respiratórios de forma a afetar o ritmo respiratório estará também em coma ou em grave insuficiência respiratória e deverá ser submetido o quanto antes à ventilação mecânica, de forma que a semiologia respiratória de tais lesões tão exploradas antigamente raramente é explorada com segurança na atualidade. A avaliação respiratória é mais bem descrita na avaliação do coma, para esses casos. Lesões focais ou doenças neurodegenerativas que afetem tal circuitaria podem levar a distúrbios respiratórios, tal como Maldição de Ondine (hipoventilação alveolar central), porém tal discussão foge do escopo do capítulo por se dever a lesões bulbares e não aos nervos vago ou glossofaríngeo especificamente.

Disfagia

- Disfagia é uma complicação frequente não só de lesões de tanto o glossofaríngeo quanto o vago e seus núcleos, como de toda a via corticobulbar até o córtex de origem. Pela alta prevalência em pacientes neurológicos agudos, a adequada investigação é essencial antes de decisões aparentemente simples como a liberação de alimentação oral, envolvendo sobretudo o teste completo do glossofaríngeo e vago, incluindo avaliação de motricidade de palato, tosse e reflexo nauseoso. Qualquer assimetria ou anormalidade indicará a necessidade de suspensão de qualquer alimentação oral até recuperação ou avaliação mais detalhada, preferencialmente por profissional da fonoaudiologia.
- A disfagia neurológica manifesta-se sobretudo com dificuldade com líquidos, em contraponto à disfagia por lesões de esôfago onde a dificuldade predomina com sólidos. Com isso, frequentemente é feito o "teste do copo d'agua" após uma avaliação inicial normal para finalizar o *screening* para disfagias, envolvendo a deglutição de 90 mL de água e cautelosa observação de qualquer engasgo, tosse ou alteração de voz que possa sugerir uma alteração subclínica.

Nervo acessório (XI)

O nervo acessório, o XI par craniano, é particular em sua constituição, anatomicamente dividido em porção craniana, com raízes deixando o bulbo, e espinal, com raízes cervicais, este último controlando motricidade cervical. Como a avaliação da porção craniana do acessório é similar à do vago e glossofaríngeo, inclusive não sendo possível distinguir clinicamente uma lesão isolada de raízes craniais de XI de lesões do X, nesta seção será abordado apenas o exame da raiz espinal, voltado à função do trapézio e esternocleidomastóideo.

Suas fibras cranianas têm origem no núcleo ambíguo, em sua parte posterior, e em menor grau do motor dorsal do vago, transmitindo eferência visceral especial aos músculos laríngeos do sexto arco branquial, através do laríngeo recorrente, poupando assim como o vago o músculo cricotiróideo. Provém ainda alguma eferência visceral geral para ramos cardíacos. As fibras saem ântero-lateralmente do bulbo formando o componente cranial, que desce ao longo do bulbo e se une brevemente ao componente cervical para por pouco milímetros formar o tronco principal do nervo acessório e atravessar o forame jugular, então se separando novamente em ramos externo e interno. Apesar da junção das raízes, as fibras espinais seguem no ramo externo em um trajeto descendente para esternocleidomastóideo e trapézio, enquanto as fibras craniais seguem no ramo interno para o gânglio inferior do vago e se fundem ao vago, com pouca ou nenhuma troca de fibras entra as raízes[14].

A raiz espinal se estende desde o ápice da medula cervical até C5 a C6, com seu núcleo situado na substância cinzenta medular em situação análoga ao núcleo ambíguo, na substância cinzenta medular posterolateral. Suas fibras fazem uma alça posterolateral antes de sair lateralmente da medula, não fazendo parte das raízes anteriores ou posteriores, unindo-se num componente espinal para então ascender pelo forame magno progredindo pelo clivo até a união com a raiz cranial como descrito acima. O ramo externo, ou propriamente o nervo espinal acessório, desce próximo à veia jugular interna alcançando e inervando o músculo esternocleidomastóideo, sobretudo por fibras de origem cervical mais alta, C2 e C3 principalmente.

O controle cortical do acessório espinal carece de consenso claro quanto ao esternocleidomastóideo, mas a maior parte das evidências aponta para um controle bilateral assimétrico. Cada hemisfério tem maior controle do esternocleidomastóideo ipsilateral e de forma mais completa do trapézio contralateral. Dessa forma, o córtex movimenta melhor o ombro oposto através do trapézio e rotaciona melhor a cabeça em direção ao lado oposto, nesse caso através do esternocleidomastóideo ipsilateral[15].

Há ainda integração a nível de tronco com os neurônios das raízes espinais, integrando reflexos das vias tectoespinal e vestibulares a fim de adequar movimentos rápidos do polo cervical frente a estímulos visuais, auditivos e vestibulares.

Apesar de ser considerado um nervo motor, não tendo funções sensitivas clinicamente evidentes, à microscopia são vistos corpos neuronais em suas raízes, especialmente nas raízes cervicais mais altas de C2 e C3, implicando algum grau de aferência proprioceptiva.

Semiotécnica do nervo espinal acessório

A avaliação clínica de função do XI espinal se limita à avaliação motora do esternocleidomastóideo e trapézio. Outros músculos participam da motricidade cervical, devendo então o exame direcionado ao XI focar nos movimentos mais puros destes.

O músculo esternocleidomastóideo realiza a rotação da cabeça para o lado oposto e a inclina sobre o ombro ipsilateral; sua contração isolada move o polo occipital inferiormente e lateralmente em direção ao ombro ipsilateral. A atuação combinada bilateral do músculo resulta em flexão cervical e anteriorização da cabeça. Com o restante da musculatura fixando o polo cefálico, os ECM em ação combinada também auxiliam na elevação torácica da inspiração forçada.

O trapézio tem ação sobre a escápula, a elevando junto com o levantador da escapula, girando e retraindo com os romboides, e sobre o braço, atuando na abdução do úmero acima de 90º, além de retrair e inclinar em direção ao ombro o polo cefálico. A ação conjunta de ambos estende o pescoço.

O exame motor inicia-se pela inspeção em repouso, procurando-se atrofia e fasciculações ou alguma assimetria de posicionamento ou rotação de cabeça, ombros, escápulas ou braços. Durante a abdução lateral do braço a 90º pode ser evidenciada a escápula alada, que indica sobretudo fraqueza da porção transversa do trapézio e pode evidenciar uma lesão do acessório. É importante observar que a escápula alada também pode ser vista por fraqueza do serrátil anterior, porém esta será vista na elevação anterior do braço e não na abdução.

A fraqueza do esternocleidomastóideo é parcialmente compensada pelo restante da musculatura cervical, de forma que alterações evidentes de posicionamento de cabeça à inspeção são raras, quando presentes manifestas em uma rotação leve para o lado do músculo parético. Por conta do padrão de inervação cortical bilateral é raro observar desvio ou fraqueza evidentes em lesões supranucleares, porém quando presente a dominância ipsilateral faz com que ocorra em direção ao lado da lesão cortical, com fraqueza para rotação de cabeça ao lado oposto. Quando ocorre fraqueza bilateral, pode-se manter uma posição da cabeça mais estendida ou retrovertida, porém mesmo nesse caso também há compensação do restante da musculatura cervical e o desvio geralmente é pequeno.

Na fraqueza unilateral do trapézio pode se observar o ombro e braço afetados mais baixos que o lado sadio. Diferentemente da fraqueza do esternocleidomastóideo, a dominância cortical menos bilateral faz com que a fraqueza seja mais evidente mesmo em lesões centrais, e do mesmo lado do restante do hemicorpo parético. A fraqueza de trapézio bilateral é principalmente notada por uma postura de cabeça caída, decorrente da fraqueza de extensão da cabeça.

O exame de força testa justamente esses movimentos: Para examinar o esternocleidomastóideo, testa-se a rotação cervical enquanto palpa-se o ventre do músculo, sendo mais adequada a realização com a cabeça já rodada para um lado e fazendo oposição contra o movimento de retorno à posição primária. Testa-se o ECM bilateralmente pedindo que o paciente flexione o pescoço enquanto se realiza oposição contra o movimento, com pressão sobre a fronte.

Para a oposição do trapézio, mais especificamente para sua porção superior, solicita-se que o paciente eleve os ombros contrarresistência, podendo ser feito bilateralmente, e de forma mais específica para sua porção descendente a abdução dos braços acima de 90º. Por fim, na abdução a 90º do braço, a ação do trapézio sobre a articulação glenoumeral é oposta à anteriorização do braço. Para testar o trapézio nessa ação, posiciona-se o braço lateralmente a 90º dorso da mão para baixo e tenta-se anteriorizá-lo, devendo o paciente resistir.

Testam-se ambos os músculos na oposição da aproximação da cabeça ao ombro ipsilateral, também devendo-se palpar os ventres musculares.

Por fim, é possível elicitar o reflexo do estenocleidomastóideo através da percussão do músculo próximo de sua origem clavicular, observando contração do mesmo, porém é pouco utilizado clinicamente.

Nervo hipoglosso (XII)

O décimo segundo e ultimo nervo craniano é o hipoglosso, composto por raízes motoras que levam eferência somática do núcleo do nervo hipoglosso à musculatura da língua, a mesma coluna dos motoneurônios da medula. Há discreta aferência proprioceptiva apenas. Apesar da relação exclusiva de seu núcleo com a musculatura da língua, ramos espinais de C1 a C3 se unem ao trajeto do nervo para seus alvos cervicais.

Seu núcleo é localizado próximo à linha média na região dorsomedial da porção superior do bulbo, visível por uma saliência no dorso do bulbo chamada de eminência do hipoglosso. Puramente motor, apresenta organização somatotópica por músculo inervado, com sua ponta rostral dedicada à musculatura intrínseca da língua, seguindo caudalmente para o genioglosso, hioglosso e por fim estiloglosso. O núcleo é bilateralmente suprido pela região frontal cortical ínfero-lateral do giro pré-motor, excetuando-se apenas o genioglosso com inervação unilateral do lado oposto.

Suas fibras trafegam diretamente através do tegumento do bulbo na direção ântero-lateral deixando o bulbo lateralmente ao trato piramidal e medial às olivas inferiores, progredindo como dois ramos separados e se unindo completamente apenas após a passagem do canal do nervo hipoglosso.

O primeiro dos quatro ramos do hipoglosso, o ramo meníngeo, sai logo após o nervo deixar o forame carregando fibras oriundas de ramos comunicantes do gânglio inferior do vago e plexo faríngeo, e da raiz de C1. O segundo ramo é o muscular, direcionado à língua. Os últimos se dividem ao final da descida pela bainha carotídea, com os ramos tíreo-hióideo que supre o músculo tíreo-hióideo, e o descendente que supre os músculos omo-hióideo, esterno-hióideo e esternotireóideo, este último formando a alça do hipoglosso se comunicando diretamente com as raízes de C2 e C3 via plexo cervical[7,14,16,17].

Semiotécnica do nervo hipoglosso

A avaliação do nervo hipoglosso se concentra na avaliação da motricidade da língua. A inspeção da língua é a maior fonte de informações úteis. Lesões periféricas levam a hipotonia e atrofia aceleradas, com marcada assimetria de aspecto de língua do lado acometido, inicialmente ao longo das bordas (com aparência como recortada), e posteriormente atingindo regiões centrais próximas da linha média (Figura 13.2). Mesmo em lesões agudas, antes da atrofia, pode-se notar alguma assimetria, geralmente com o lado acometido mais volumoso por fraqueza da musculatura intrínseca. Um ultimo detalhe importante é a presença de movimentos anormais, em especial a de fasciculação, podendo apontar uma doença de neurônio motor acometendo nível bulbar. Tremores de língua podem ser de difícil distinção de fasciculação e levar a interpretações errôneas, sendo interessante a observação de que estes geralmente são piores com a língua protruída e melhores com a mesma em repouso, enquanto a fasciculação persiste em qualquer posição.

Inspeciona-se a língua também em protrusão e repouso em procura de desvios; considerando-se a inervação cortical unilateral apenas para o músculo genioglosso no caso de uma lesão supranuclear, dita central, vemos um desvio da língua protruída em direção ao lado fraco e nenhum desvio em repouso; por outro lado numa lesão do núcleo ou nervo, dita periférica, observamos o mesmo desvio em direção ao lado fraco na protrusão, porém também um desvio em direção ao lado forte quando em repouso ou retraída na boca. A incapacidade de protruir ou movimentar a língua pode apontar para uma lesão bilateral periférica ou central, ou mesmo apraxia orobucolingual.

A oposição pode ser também executada, seja com abaixador de língua ou através da bochecha do paciente, observando-se fraqueza ou assimetria. O músculo testado ainda é predominantemente o genioglosso, de forma que o paciente terá dificuldade em forçar sua

Figura 13.2 – Foto de uma língua atrófica.

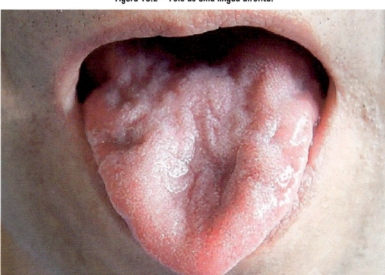

Cortesia do Dr. Ronnyson Susano Grativvol.

língua em direção ao lado do genioglosso forte, conseguindo fazer força maior em direção ao lado para qual a língua já se desviava na protusão.

Múltiplas etiologias causam lesão bilateral das vias supranucleares dos nervos bulbares, seja no córtex motor, cápsula interna ou mesencéfalo. Lesões vasculares lacunares múltiplas na cápsula interna são etiologia comum, sendo frequente a síndrome pseudobulbar na doença de Biswanger, assim como lesões operculares bilaterais, chamada síndrome de Foix-Chavany-Marie. A síndrome é frequente em doenças degenerativas, marcante na paralisia supranuclear progressiva, mas presente em especial em doenças do neurônio motor (esclerose lateral primária causa isoladamente síndrome pseudobulbar, enquanto esclerose lateral amiotrófica frequentemente leva a quadro misto com características bulbares e pseudobulbares). Outras etiologias frequentes são as inflamatórias, como esclerose múltipla e vasculites, trauma e neoplasias afetando tronco alto ou pedúnculos.

Síndrome pseudobulbar

- Considerando o padrão de inervação cortical dos pares cranianos bulbares, diferenciar uma lesão nuclear ou periférica de uma lesão supranuclear é consideravelmente simples, pois cada uma gera um padrão de déficit bastante distinto graças à dominância cortical bilateral de boa parte da musculatura, levando a preservação de parte da musculatura do lado parético em lesões supranucleares contra uma paralisia de toda musculatura unilateral. O que pode parecer um pouco menos intuitivo inicialmente é diferenciar lesões bilaterais de núcleos e nervos cranianos de lesões bilaterais do trato corticonuclear. Pela semelhança clínica, a lesão da via supranuclear recebe o nome de síndrome pseudobulbar.
- Um paciente com síndrome ou paralisia pseudobulbar apresenta em geral dificuldade ou incapacidade de deglutição, disartria grave à completa anartria, com fraqueza de língua, assim como um paciente com paralisia de fato bulbar, porém outras características dominam o quadro.
- O afeto pseudobulbar, caracterizado por exibição inapropriada de intensa emoção como choro ou riso involuntária ou exagerada e incondizente com o estado psíquico interno, é frequente em lesões do trato corticonuclear, sendo o termo inclusive cunhado por Oppenheim e Siemerling ao identificá-lo como discriminador de lesões do neurônio motor inferior[18].
- As maiores diferenças clínicas são decorrentes do simples fato da síndrome pseudobulbar afetar o neurônio motor superior, enquanto lesões bulbares ou periféricas afetam o neurônio motor inferior. Dessa forma, reflexos que estão abolidos numa lesão inferior estarão hiperativos, a atrofia e a fasciculação de lesão inferior não estarão presentes e o tônus estará aumentado. Se o paciente não estiver totalmente anártrico, a disartria da lesão bulbar costuma ser "flácida", com voz anasalada, fraca e sem modulação, enquanto da lesão supranuclear é "espástica", com esforço para produzir uma voz estrangulada. A Tabela 13.5 resume as principais características comparativamente.

Tabela 13.5 – Paralisias bulbar e pseudobulbar

	Paralisia bulbar	Síndrome pseudobulbar
Clínica	• Disfagia grave, disartria ou anartria, incapacidade de mover língua. Lesões maiores podem afetar motricidade de face e musculatura mastigatória	• Disfagia grave, disartria ou anartria, incapacidade de mover língua. Lesões maiores podem afetar a motricidade de face e musculatura mastigatória • Apresenta afeto pseudobulbar
Reflexos	• Reflexos nauseoso, mentoniano e orbicular da boca hipoativos ou abolidos	• Reflexo nauseoso normal à exaltado (pode levar a vômito). Reflexos axiais de face hiperativos
Língua	• Flácida, atrofia importante, pode apresentar fasciculações	• Espástica, pequena, mas trófica, retraída
Disartria	• Flácida	• Espástica

Referências

1. Campbell WW. De Jong's The Neurologic Examination. 7 a Edição. Philadelphia, USA: Lippincott Williams & Wilkins; 2013.
2. Machado A, Haertel LM. Neuroanatomia Funcional. 3a edição, Atheneu 2013.
3. Brazis PW, Masdeu JC, Biller. Localization in Clinical Neurology, 6th Edition. Lippincott Williams & Wilkins, 2011.
4. Landau ME, Barner KC. Vestibulocochlear nerve. Semin Neurol. 2009 Feb;29(1):66-73.
5. Leung MA, Flaherty A, Zhang JA. Sudden Sensorineural Hearing Loss: Primary Care Update. Hawaii. J Med Public Health. 2016 Jun;75(6):172-4.
6. Ogawa K, Suzuki Y, Takahashi K. Clinical Study of Seven Patients with Infarction in Territories of the Anterior Inferior Cerebellar Artery. Journal of Stroke, 2017.
7. Netter FH. The CIBA collection of medical illustrations vol. I. Nervous System. 1974.42-43, 60-61, 84-97.
8. Kitamura S, Nishiguchi T, Ogatu K, Sakai A. Neurons of origin of the internal ramus of the rabbit accessory nerve: Localization in the dorsal nucleus of the vagus nerve and the nucleus retroambigularis. Anat Rec 1989.
9. Enderby P. Disorders of communication: dysarthria. Capitulo 22 de Handbook of clinical neurology vol 110, 2013. 273-281.
10. Zyski BJ, Weisiger BE. Identification of dysarthria types based on perceptual analysis. J. Commun Disord. 1987.
11. Fonville S, van der Worp HB, Maat P, Aldenhoven M, Algra A, van Gijin J. Accuracy and inter-observer variation in the classification of dysarthria from speech recordings. J Neurol. 2008.
12. Nogués MA, Roncoroni AJ, Benarroch E. Breathing control in neurological diseases. Clin Auton Res. 2002.
13. Dutschmann M, Bautista TG, Mörschel M, Dick TE. Learning to breathe: Habituation of Hering-Breuer inflation reflex emerges with postnatal brainstem maturation. Respiratory Physiology & Neurobiology. 2014.
14. Brodal A. Anatomia Neurológica com correlações Clínicas, 3a edição. Editora Roca ltda. 1984. 361-379.
15. De Toledo JC1, Dow R. Sternomastoid function during hemispheric suppression by amytal: insights into the inputs to the spinal accessory nerve nucleus. Mov Disord. 1998.
16. Martin JH. Neuroataomia texto e atals, segunda edição, editora artes médicas, 1998. 224-232, 353-418.
17. Yigit E, Dursun E, Omeroglu E, Sunter AV, Edizer DT, Terzi S, Coskun ZO, Demirci M. The course of lower cranial nerves within the neck: a cadaveric dissection study. Eur Arch Otorhinolaryngol. 2018.
18. Sauvé WM. Recognizing and treating pseudobulbar affect. CNS Spectr. 2016.

Capítulo 14

Síndromes de múltiplos nervos cranianos

Raphael de Luca e Tuma

Os trajetos extramedulares dos pares cranianos passam pelo espaço subaracnoide, o crânio e as partes moles até seus respectivos órgãos. Afecções fora do tronco cerebral podem infiltrar as meninges, gerar compressões e incapacitar de diversas formas mais de um nervo simultaneamente. Quando isso acontece, nos deparamos com uma síndrome de múltiplos nervos cranianos.

Os sintomas de cada nervo craniano já foram descritos nos últimos capítulos, assim como as doenças que atingem cada um individualmente. Uma imensa variedade de patologias acomete estruturas comuns aos nervos causando apresentações focais ou difusas. Algumas destas estruturas incluem locais onde os trajetos variados dos nervos se intersectam, e certas neuropatias cranianas em conjunto podem ter valor localizatório. Elas caracterizam assim síndromes anatômicas clássicas, e são discutidas em mais detalhe neste capítulo. Em seguida serão discutidos algumas das etiologias possíveis em geral, muitas das quais podem se apresentar de forma não localizatória, sem respeitar as síndromes clássicas.

Uma série de casos publicada por Keane[1] analisou as etiologias e sítios anatômicos mais frequentes em 979 pacientes que apresentavam disfunção de dois ou mais pares cranianos. O local mais comum de acometimento foi o seio cavernoso, seguido de tronco encefálico e por neuropatias não localizatórias (em especial Guillain-Barré e Miller Fisher). Tumores foram a causa mais prevalente em geral (a etiologia vascular foi a mais comum no tronco encefálico), englobando schwannomas, metástases e meningiomas.

Diferente das lesões no tronco encefálico, que também trarão sintomas relacionados aos pares cranianos, afecções de múltiplos nervos fora do sistema nervoso central tipicamente não terão sinais de projeção causados pelo acometimento de tratos longos, como déficits piramidais ou sensitivos no restante do corpo. A investigação necessária com ressonância magnética revela a grande maioria das lesões no tronco ou tumores na base do crânio, mas o restante das causas de síndromes de múltiplos nervos cranianos pode não ser tão evidentes ao exame de imagem. O uso do gadolínio é indispensável, podendo revelar realce meníngeo, e a sequência FIESTA na ressonância pode auxiliar na visualização dos nervos. A coleta de liquor, assim como uma investigação sistêmica com exames gerais de sangue, sorologias e provas inflamatórias e reumatológicas, também faz parte da investigação inicial na maioria dos casos[2].

O conhecimento topográfico de cada nervo, começando do seu núcleo até suas terminações, também é importante na diferenciação entre lesões centrais ou periféricas. O sétimo e sexto par, por exemplo, têm posição íntima dentro da ponte, mas seguem em diferentes direções pouco após deixá-la. Uma lesão combinada destes dois aponta, portanto, mais para uma lesão central. Por outro lado, o núcleo do nervo oculomotor se encontra no mesencéfalo, e do abducente na ponte. Uma lesão única, acometendo ambos os núcleos, dificilmente não lesaria também os tratos longos, resultando num déficit motor ou sensitivo somático, e outros nervos. Nos seus trajetos periféricos, porém, ambos passam pelo seio cavernoso a caminho da musculatura ocular extrínseca, e uma lesão única nessa topografia poderia acometer ambos sem apresentar os sinais de projeção.

Síndromes anatômicas

Em uma paralisia de múltiplos nervos cranianos não podemos dispensar o raciocínio topográfico, visto a grande variedade de etiologias implicadas. Discutiremos as síndromes clássicas primeiro, que caracterizam sintomas de nervos cranianos acometidos de forma contígua, direcionando a investigação para sítios anatômicos específicos. Cada síndrome tem um número restrito de nervos que podem ser acometidos, mas nem todos precisam estar disfuncionais para aventarmos a sua topografia[2,3].

As síndromes clássicas e seus epônimos foram cunhados em uma era em que tumores eram bem descritos e patologias como a goma sifilítica eram mais comuns. Doenças de caráter mais difuso não eram tão bem compreendidas[4]. As etiologias em geral serão descritas em seguida, podendo ter apresentação tanto focal quanto difusa. Etiologias que são específicas a uma topografia são descritas junto à síndrome, mas não são as únicas causas atribuíveis.

Ao nos referirmos às síndromes, para alguns utilizamos mais comumente seus epônimos, e para outros nos referimos por sua topografia. As mais frequentes e importantes são a síndrome do seio cavernoso, do ângulo pontocerebelar e do forame jugular, mas outras também serão comentadas sucintamente.

Síndrome do seio cavernoso

De cada lado do osso esfenoide e da sela túrcica se situa um canal venoso complexo chamado seio cavernoso. Ele se estende desde a fissura orbital superior até o ápice da porção petrosa do osso temporal. Este par de estruturas é ligada por um seio intercavernoso anterior e um posterior. A cápsula hipofisária, que é uma camada delgada de dura-máter, forma a parede medial do seio cavernoso. A carótida atravessa por dentro do seio na porção mais medial, próximo à hipófise, enquanto os NNCC III, IV, VI, as fibras simpáticas e o ramo V1 e V2 do nervo trigêmeo são mais mediais. O sexto par encontra-se livre no lúmen do seio[3,5].

Na série de Keane[1] o seio cavernoso foi o local mais acometido, e a etiologia mais frequente foi a tumoral. Isso pode ocorrer por infiltração contígua de carcinomas nasofaríngeos, adenomas pituitários e craniofaringiomas, assim como por tumores primários, como meningioma e linfoma ou metástases. Um adenoma pituitário pode, além de acometer o seio cavernoso, levar a alterações endócrinas e a hemianopsia heterônima bitemporal[6].

Patologias nesta topografia levam à oftalmoplegia, congestão e hiperemia ocular, alteração sensitiva facial e síndrome de Horner. O acometimento deles é variável. Podem ser afetados isoladamente ou em conjunto (em particular o sexto nervo). A lesão do nervo abducente associado a uma síndrome de Horner é altamente sugestivo desta região.

Além dos tumores, que já comentamos, essa região é sujeita a doenças inflamatórias granulomatosas, como sarcoidose, granulomatose de Wegener e poliarterite nodosa. Em particular temos a síndrome de Tolosa-Hunt nesta topografia.

Infecções são menos frequentes que tumores ou doenças inflamatórias, mas devem ser incluídas no diferencial, como tuberculose ou infecções por contiguidade com a rinofaringe, como mucormicose ou aspergilose (mais frequente em diabéticos).

Etiologias vasculares são relativamente infrequentes, mas incluem: fístula carotídeo-cavernosa, aneurismas carotídeos e trombose venosa do seio cavernoso.

Síndrome de Tolosa-Hunt

Uma inflamação granulomatosa, idiopática e lenta do seio cavernoso, levando a oftalmoplegia tipicamente associada a dor peri- ou retro-orbitária que pode ser intensa e preceder a alteração de motricidade ocular. O quadro evolui ao longo de dias a semanas, podendo ter até uma apresentação episódica com alguns períodos de remissão espontânea. Pode haver acometimento de outros NNCC intracavernosos. Caracteristicamente é muito responsiva a corticoide, constituindo critério diagnóstico. Deve-se lembrar que outras etiologias também são corticorresponsivas, como tumores, infecções a até aneurismas, e devem ser excluídas antes. Na ressonância, há realce com gadolínio[5,6].

Esta síndrome parece ter sobreposição com outra entidade chamada polineuropatia craniana idiopática. Ambos remitem com uso de corticoide e apresentam componente doloroso. Pode acometer, além dos nervos intracavernosos, os NNCC VII, IX e XII.

Fístula carotídeo-cavernosa

Comunica a carótida com o seio cavernoso. As fístulas diretas, em que há continuidade direta entre as duas estruturas vasculares, podem ser traumáticas ou espontâneas, frequentemente por ruptura de um aneurisma carotídeo intracavernoso. Classicamente leva a quemose, proptose pulsátil e sopro audível à ausculta ocular. Requerem correção cirúrgica.

Nas fístulas indiretas a comunicação é por um *shunt* de ramos meníngeos do sistema carotídeo. A evolução deles é mais insidiosa, os vasos conjuntivais e episclerais ficam mais arteriolizados e dilatados, de formato espiralado e tortuoso, e um sopro ocular também é audível. Podem ter resolução espontânea.

Aneurisma carotídeo

Se grande o bastante, pode ter efeito compressivo. Não trazem grande risco de hemorragia subaracnoide, pois, ao romperem, o sangramento geralmente é local e restrito, formando-se uma fístula carotídea-cavernosa.

Trombose venosa do seio cavernoso

Em geral, é secundária a infecção local de partes moles, como infecção dos seios paranasais, celulite periorbitária ou dermatológicas da face[2,5,6].

Síndrome do ápice orbitário

Processos envolvendo o ápice orbitário podem acometer os nervos responsáveis pela motricidade ocular extrínseca, o ramo oftálmico do nervo trigêmeo e, o que não acontece no seio cavernoso, o nervo óptico. Ou seja, como o seio cavernoso, a síndrome do ápice orbitário envolve os NNCC III, IV, VI e V1, mas perde V2 e ganha o NC II. Etiologias por efeito de massa podem levar a proptose, edema palpebral e quemose.

Diversas etiologias, detalhadas mais adiante neste capítulo, podem lesar os nervos que passam por esta topografia. Específico a esta região, o pseudotumor orbitário é um quadro inflamatório idiopático, restrita a esta topografia. O diagnóstico é estabelecido por exclusão.

A fissura orbitária superior se situa entre a asa maior e menor do osso esfenoide atrás da órbita, contendo os mesmos nervos que o ápice orbitário, com exceção do nervo óptico. Posterior a fissura, os nervos continuam ao seio cavernoso, que também contém os NNCC III, IV, VI e V1. Lesões no seio cavernoso são mais prevalentes, mas, muitas vezes, só diferenciamos os dois topograficamente por meio de exames de imagem[5,6].

Síndrome do ângulo pontocerebelar

Essa síndrome descreve o acometimento por tumores da região que engloba os NNCC V ao X. O neuroma acústico é de longe o mais frequente, começando no meato acústico interno e eventualmente preenchendo o ângulo pontocerebelar. Outros tumores incluem meningiomas, tumores epidermoides e raramente metástases ou colesteatomas. O crescimento lento leva à perda auditiva progressiva sem sintomas vertiginosos muito proeminentes. Um quadro de desequilíbrio inespecífico é mais comum que a vertigem franca. Eventualmente há progressão para o nervo facial seguido do trigêmeo. De forma menos frequente, os NNCC VI, IX e X podem ser acometidos também, assim como o pedúnculo cerebelar. Quando muito avançado, pode levar ao aumento da pressão intracraniana[3,6].

Nistagmo de Bruns

Achado semiológico altamente sugestivo de uma massa com efeito compressivo sobre o ângulo pontocerebelar. A compressão da ponte leva a uma dificuldade de sustentar o olhar conjugado horizontal ao olhar para o lado da lesão, resultando num nistagmo parético que é lento e grosseiro. Ao mesmo tempo, o comprometimento do lobo flóculo-nodular e da rede vestibular leva a um nistagmo fino e rápido ao olhar para o lado não acometido, típico das lesões vestibulares periféricas. O resultado final da afecção destes dois sistemas diferentes é um nistagmo horizontal bidirecional, mas com características diferentes ao olhar para cada lado (parético ao olhar para o lado ipsilateral da lesão e vestibular periférico ao olhar para o lado contralateral)[7].

Síndromes de nervos cranianos inferiores

Os NNCC IX, X e XI deixam o crânio pelo forame jugular junto à veia jugular, e o nervo hipoglosso sai pelo canal do hipoglosso, todos logo acima do forame magno. Diversas patologias na base do crânio e próximo a estes podem levar ao acometimento em conjunto do IX ao XII par craniano ipsilaterais.

Além dos diversos tumores que podem afetar a base do crânio uma patologia particular a e comum nesta região é o tumor do glomo jugular, um paraganglioma[8]. Raramente abscessos retroparotídeos ou trombose do bulbo jugular também podem se apresentar como síndrome de múltiplos nervos cranianos.

Alguns autores englobam a disfunção conjunta dos pares cranianos IX ao XII na síndrome do forame jugular (síndrome de Vernet), enquanto outros a dividem em síndrome de Vernet (IX ao XI), síndrome de Collet-Sicard (IX ao XII) e síndrome de Villaret (IX ao XII associado a síndrome de Horner) conforme descrito na Tabela 14.1. Alguns autores descrevem acometimento ocasional do VII par na síndrome de Villaret. O raciocínio etiológico é o mesmo para as três síndromes, então do ponto de vista prático a abordagem é a mesma.

Um efeito de massa na fossa craniana posterior próximo ao forame magno também pode acometer os nervos cranianos inferiores, além de levar cefaleia que piora ao tossir e rigidez de nuca. Com a progressão do quadro, sinais de lesão do tronco (incluindo um déficit piramidal cruzado) e da obstrução do fluxo liquórico se tornam mais aparentes. Uma malformação de Chiari também pode cursar dessa forma[2,3,5].

Tabela 14.1 – Síndromes clássicas de múltiplos nervos cranianos

Síndrome	Apresentação	Causas
Seio cavernoso	NNCC III, IV, VI, V1, V2 Horner e congestão ocular	Inflamação (Tolosa-Hunt, Wegener), tumor (carcinoma local, metástases) e vasculares (fístula, aneurisma)
Fissura orbital superior	NNCC III, IV, VI, V1, proptose e quemose	Causas tumorais e vasculares comuns ao seio cavernoso
Ápice orbitário	NNCC III, IV, VI, V1, II, proptose e quemose	Inflamação (pseudotumor orbitário), tumor e vasculares
Ângulo pontocerebelar	VIII, VII, V, hemicerebelo, nistagmo de Bruns	Neuroma acústico, outras lesões expansivas (meningioma)
Forame Jugular (Vernet)	NNCC IX, X e XI	Neoplasia da base do crânio (tumor do glomo jugular e outros), aneurisma/dissecção carotídea e trauma
Collet-Sicard (espaço intercondilar)	NNCC IX, X, XI e XII	
Villaret (espaço retrofaríngeo)	NNCC IX, X, XI, XII e síndrome de Horner	
Garcin (hemibase do crânio)	III ao XII geralmente unilateral	Tumor da base do crânio ou rinofaringe, doenças inflamatórias e infecciosas
Ápice petroso (Gradenigo)	NNCC V (dor facial) e VI	Otite média supurativa, inflamação (petrosite do ápice) e tumores do osso petroso
Tumor de Clivus	NNCC VI e XII	Cordoma e condrossarcoma

Síndrome de Garcin

A síndrome de Garcin geralmente se refere ao acometimento de todos, os quase todos (ao mínimo 7) pares cranianos de um lado, geralmente por lesões da base do crânio, excluindo-se os NNCC I e II e outros sintomas de tratos longos. É importante atentar para causas neoplásicas, em especial o carcinoma nasofaríngeo, assim como doenças inflamatórias e paquimeningite[9].

Síndrome do ápice petroso (Gradenigo)

Caracterizado por paralisia dos NNCC VI e V, levando a dor facial e limitação da abdução ocular. Tipicamente é causado por otite média supurativa, que pode evoluir para o restante da base do crânio e um a síndrome de forame jugular. Metástases também são descritas nesta topografia[2,10].

Tumores do clivo

O clivo é uma estrutura mais posterior na base do crânio e está sujeito a tumores desta região, em especial cordomas e condrossarcomas. O sexto par craniano é suscetível ao acometimento tumoral do clivo devido ao seu longo e tortuoso trajeto pela base do crânio. Além do sexto par, o hipoglosso também pode ser afetado, e a apresentação dos NNCC VI e XII juntos sem outros nervos cranianos sugere fortemente essa topografia e etiologia[8,11].

Síndrome paratrigeminal de Raeder (oculossimpática paratrigeminal)

Ao longo do seu caminho na fossa craniana média, o nervo trigêmeo tem, por um curto trajeto, relação com as fibras simpáticas que inervam o dilatador da pupila e o músculo de Müller, mas não as fibras sudomotoras simpáticas. Nesta síndrome rara, o paciente apresenta alterações sensitivas relacionados ao trigêmeo (tipicamente dor facial e neuralgia) associado a miose e semiptose, mas sem anidrose[3,12].

Etiologias

Etiologia neoplásica

Na série de Keane[1], 22 tipos de tumor foram descritos nos 305 casos de paralisia de múltiplos nervos causados por esta etiologia. A lesão pode ocorrer por uma massa gerando compressão ou por infiltração direta, não podendo se esquecer de uma entidade chamada meningite neoplásica. Schwannomas foram mais frequentes que metástases e meningiomas, seguido de linfoma, carcinoma nasofaríngeo, apoplexia hipofisária e uma miscelânea de outros. A seguir, detalharemos algumas entidades que, embora raras, são específicas a esta região e podem se apresentar como uma síndrome de múltiplos cranianos. Outros tumores incluem linfoma, mieloma, neurinoma, tumor de células gigantes, hemangioblastoma, fibrosarcoma, rabdomiosarcoma, tumores ectodérmicos primitivos, leucemias e colesteatomas[1,3,8].

Carcinoma nasofaríngeo

É o tumor nasofaríngeo mais comum, englobando vários tipos de carcinomas espinocelulares que nascem nessa topografia, chamado por alguns autores de linfoepitelioma ou tumor de Schmincke. Seu pico de incidência é entre os 40 e 60 anos, tendo associação com a infecção por EBV e exposição a agentes carcinogênicos como o tabagismo e dietas específicas. Geralmente começam na fossa de Rosenmuller e disseminam lateralmente até o espaço parafaríngeo e em seguida a base do crânio. Podem causar destruição óssea e infiltrar a fossa pterigopalatina e o nervo maxilar, disseminando e acometendo o seio cavernoso. O NC VI é o mais frequentemente acometido no início, seguido do II e V. O VII é menos comum, e o XII é acometido em estágios mais avançados. Eventualmente pode acometer o clivo[8,13].

Cordoma

São neoplasias que se desenvolvem de células primitivas remanescentes da notocorda, gerando lesões progressivas e lentamente infiltrativas tipicamente em homens após a terceira década de vida. Podem acometer a base do crânio, em particular o clivo e a sela túrcica assim como a região sacrococcígea. Sua sintomatologia depende da topografia, podendo levar a cefaleia ou cervicalgia associada a alterações de pares cranianos[5,8].

Glomo jugular

O glomo jugular é composto por células paraganlionares situadas no bulbo jugular e inervados por um ramo do nervo glossofaríngeo. O glomo jugular é um paraganglioma que nasce das células da crista neural e quimiorreceptores vasculares do bulbo jugular, mas pode originar no ouvido médio ou no gânglio nodoso do nervo vago. Cresce lentamente, levando a erosão óssea e paralisia dos nervos cranianos inferiores. Geralmente se inicia com perda auditiva ou zumbido, por acometimento do ângulo pontocerebelar e o ouvido interno. Com sua progressão leva a uma síndrome de forame jugular. Raramente, pode levar a paralisia dos NNCC VII e XII, assim como síndrome de Horner[5,8].

Tumores do osso temporal

Tumores primários no ouvido médio, canal auditivo externo e na região do osso temporal são menos frequentes que invasões por neoplasias da parótida ou da pele periauricular. Dos primários, CEC e CBC são os mais comuns, seguido de carcinoma adenoide cístico. Outra doença que afeta os ossos, em particular o temporal e frontal, é a histiocitose de Langerhans (histiocitose X). Estes tumores geralmente acometem o nervo facial e depois podem se estender para nervos cranianos mais baixos[14].

Meningite neoplásica

Também chamada de carcinomatose meníngea (ou linfomatose meníngea, no contexto de linfoma). Metástases leptomeníngeas sólidas tendem a acometer a medula espinhal ou as raízes nervosas, mas a meningite neoplásica se apresenta como um acometimento mais difuso pela infiltração metastática de células neoplásicas nas meninges, podendo levar a paralisia de múltiplos nervos cranianos. As neoplasias mais comuns são carcinoma de pequenas células do pulmão, o melanoma e a leucemia mieloblástica. A neoplasia de mama raramente se dissemina para as meninges, mas visto que é um câncer frequente, passa a ser um diagnóstico diferencial mais comum. Com aumento da sobrevida dos pacientes com estas doenças, em parte devido ao uso de quimioterápicos que não cruzam a barreira hematoencefálica, a incidência da meningite neoplásica tem crescido.

Apresentam cefaleia, sinais meníngeos e elevação da pressão intracraniana, além do acometimento de pares cranianos. O diagnóstico é feito pela constatação de células neoplásicas no exame citológico do LCR, mas é um método pouco sensível, e se necessário deve ser coletada mais de uma amostra, de preferência volumosa. Deve-se atentar para marcadores bioquímicos, como consumo importante da glicose no liquor e o aumento da pressão de abertura. A ressonância magnética com uso do gadolínio é o exame de imagem de escolha, podendo revelar realce pial focal ou difuso.

Outros sítios primários menos comuns são linfomas, tumores gastrointestinais, outras neoplasias de pulmão e outros tumores cerebrais[15].

Infecção

Na série de Keane, a infecção meníngea mais comum levando a alterações múltiplos nervos cranianos foi a bacteriana aguda, seguido de tuberculose, criptococose, agente desconhecido e herpes-zóster. Também foram descritos na série de casos botulismo, mucormicose, cisticercose, encefalites virais, sífilis, osteomielite, sinusite bacteriana do seio esfenoide, hepatites virais, otite, aspergilose de seio cavernoso, abscesso bacteriano, tuberculoma, zóster geniculado e a mononucleose.[1] Outras patologias relatadas são: CMV, HTLV, herpes simples, doença de Lyme, listeria, HIV, *Mycoplasma* e *Pseudomonas aeruginosa*[2,4,5].

Pacientes com AIDS podem ter paralisia de múltiplos nervos secundário a linfoma, assim como infecções oportunistas, sendo a criptococose a mais frequente.

Tuberculose

Em 2017, o Ministério da Saúde registrou 69.569 novos casos de tuberculose no Brasil[16]. Cefaleia, febre e eventualmente encefalopatia são sintomas mais sugestivos de neurotuberculose, mas até 19% podem apresentar alterações de nervos cranianos, sendo o mais frequente o sexto par.

Neurossífilis

Até um terço cursa com alterações de pares cranianos. Visto a prevalência desta infecção, é importante incluir sua sorologia na investigação inicial e eventualmente prosseguir a investigação com uma coleta de liquor.

Fungos

Tem importância maior em populações imunossuprimidas, mas pode ocorrer em imunocompetentes também. A mais frequente é a infecção pelo *Cryptococcus neoformans*, mas também são implicados *Coccidioides immitis*, histoplasmose e blastomicose. *Aspergillus* sp., mucormicose e *Candida* podem começar nos seios sinusais e atingir as órbitas por contiguidade, sendo a diabetes um fator de risco.

Vírus

O próprio vírus do HIV, junto com os vírus Epstein-Barr, herpes-zóster e citomegalovírus são causas descritas de paralisia de nervos cranianos, tipicamente afetando os dois lados.

Parasitário

Keane descreveu 6 casos de síndrome de múltiplos nervos cranianos por cisticercose, embora infecções parasitárias em geral sejam uma causa rara.

Lyme

Até 15% dos indivíduos apresentam alguma alteração neurológica algumas semanas após a inoculação e o eritema crônico migratório clássico. Pode levar a uma meningite asséptica, a radiculite dolorosa e classicamente o acometimento do nervo facial, embora os NNCC II, V e VIII também são descritos.

Doenças inflamatórias

Processos inflamatórios granulomatosos ou vasculíticos podem acometer as meninges e os nervos cranianos nessa porção do seu trajeto. Granulomatose de Wegener e sarcoidose são etiologias possíveis. Outras patologias descritas são: Behçet, amiloidose, poliarterite nodosa, arterite de células gigantes e granulomatose linfomatoide[4,6].

Granulomatose com poliangeíte (de Wegener)

É a vasculite sistêmica com maior tendência para cometimento de múltiplos nervos cranianos ainda mais no contexto de uma mononeuropatia múltipla. Quadros neurológicos geralmente ocorrem junto ao acometimento renal.

Sarcoidose

Sintomas neurológicos ocorrem entre 5 e 15% dos pacientes, mas destes até 50% têm como primeira manifestação uma queixa neurológica. Paresia facial bilateral é uma apresentam clássica, mas a paralisia de múltiplos nervos cranianos, incluindo os NNCC II, IX, X e VIII, também é possível, embora não seja comum.

Behçet

Além de lesões no tronco encefálico, pode ocorrer um processo meníngeo acometendo os nervos, associado aos sintomas clássicos de lesões em mucosa oral, lesões genitais e uveíte. O II e VIII par craniano são os mais comumente afetados.

Doenças do tecido conjuntivo

Artrite reumatoide, síndrome de Sjögren, esclerodermia e lúpus eritematoso sistêmico raramente podem acometer múltiplos nervos cranianos.

Paquimeningite hipertrófica idiopática

A paquimeningite hipertrófica consiste no espessamento difuso ou focal da dura-máter, podendo ou não corresponder a um processo inflamatório. Várias etiologias podem levar a esse processo e já foram discutidas, como tumores, infecção, trauma, doenças granulomatosas e relacionada ao IgG4. A investigação etiológica é realizada por meio da ressonância magnética com gadolínio, liquor, a investigação sistêmica e, em alguns casos, uma biópsia. Se nenhuma patologia se torna evidente durante a investigação, muitos casos são classificados como portadores de paquimeningite hipertrófica idiopática. A biópsia nesses casos revela um infiltrado linfocitário inflamatório crônico, sem células neoplásicas e com culturas negativas.

O sintoma mais comum é a cefaleia, e o sintoma focal mais comum é relacionado aos nervos cranianos. As alterações da dura-máter ao redor do nervo óptico e do seio cavernoso levam a alterações de motricidade ocular e perda de acuidade visual. Quando há espessamento da paquimeninge na base do crânio, pode haver acometimento de nervos cranianos inferiores. O nervo facial também pode ser envolvido. Pode haver também aumento da pressão intracraniana que pode levar a papiledema. Além de alterações de pares cranianos, o paciente pode apresentar também queixas cerebelares e crises epilepticas[17].

Doença relacionada ao IgG4

A doença relacionada ao IgG4 é uma patologia fibroinflamatória imunomediada rara, que leva a infiltração de tecidos por plasmócitos IgG4 positivos. Descrita em 2001, a sua epidemiologia e o espectro total da sua apresentação clínica não são inteiramente conhecidos.

Tem uma tendência a formar lesões tumefativas e pode ter comportamento infiltrativo. Quase qualquer tecido do corpo é potencialmente acometido, sendo mais frequente no pâncreas e nas glândulas salivares, seguido de rim, glândulas lacrimais e a aorta. Mais de um órgão pode apresentar sintomas ao mesmo tempo, tendo uma apresentação muito variável. É uma causa descrita para paquimeningite hipertrófica. O osso temporal e a base do crânio também são descritos como sítios possíveis, assim como a região periorbitária[18, 19].

Vascular

Etiologias vasculares afetam mais frequentemente o tronco, mas algumas, além das descritas para o seio cavernoso, podem levar ao acometimento dos pares cranianos[3,4].

Dissecção carotídea

Raramente a paralisia de múltiplos nervos cranianos é a única manifestação. Leva a cefaleia ipsilateral, síndrome de Horner, isquemias no seu território e eventualmente pode acometer NNCC inferiores, sobretudo o hipoglosso. Isso ocorre por compressão ou estiramento devido à dilatação aneurismática causada pela dissecção, assim como isquemia da *vasa nervorum*.

Infarto de AICA

O nervo facial, vestibulococlear e o ouvido interno são nutridos pela artéria labiríntica. Essa artéria é ramo da AICA, e infartos deste território podem levar a paralisia facial periférica e acometimento auditivo assim como vestibular, sem necessariamente apresentar sintomas cerebelares evidentes[20].

Dolicoectasia vertebrobasilar

Pode acometer os NNCC III, VI e V por compressão ou isquemia.

Doenças do nervo periférico

A síndrome de Guillain-Barré e suas variantes, em particular a síndrome de Miller Fisher, podem acometer um ou mais pares cranianos, em alguns casos antes dos membros ou tronco. Foram a terceira etiologia mais prevalente na série de Keane[1], mas são discutidas em mais detalhes em outro capítulo. Doenças da junção neuromuscular não foram incluídas por Keane. Também acometem os pares cranianos, mas são facilmente detectáveis durante a anamnese.

Polineurite craniana (variante oculofaríngea do Guillain-Barré)

Essa entidade leva a alterações dos nervos cranianos e tem características clínicas consistentes com Guillain-Barré, mas que não fecham critério para ele nem para Miller Fisher.

Leva a alterações de motricidade ocular (geralmente são o primeiro sintoma) e sintomas bulbares. Tontura e paresia facial também são descritas. Não há acometimento do nervo óptico. Tem caráter monofásico, progressivo, com eventual melhora clínica. Pode ser precedida por sintomas infecciosos respiratórios ou gastrointestinais. O liquor pode apresentar dissociação quimiocitológica. Entretanto, o paciente não apresenta perda de força em membros nem ataxia[21].

Estenose foraminal

Na infância ou vida adulta, doenças do tecido ósseo podem levar a estreitamento dos forames cranianos e compressão dos pares cranianos e vasos que os atravessam. Esse estreitamento pode ocorrer na osteopetrose e hiperostose e em doenças mais difusas no corpo, como a displasia fibrosa e doença de Paget.

Osteopetrose (doença de Albers-Schonberg ou dos ossos de mármore)

A disfunção ou ausência congênita de osteoclastos de causa genética aumenta a densidade óssea e tem como sintoma proeminente a compressão dos nervos cranianos pelo estreitamento dos seus forames[2].

Hiperostose

Uma doença genética com mais de uma forma, leva à deposição excessiva de cálcio no tecido ósseo pelo aumento da diferenciação de osteoblastos. Pode se apresentar com sintomas mais graves desde a infância até sintomas mais leves na vida adulta levando ao estreitamento dos forames[22].

Outras causas

Trauma

Em especial, o traumatismo da base de crânio, sendo traumas contusos mais frequentes que penetrantes[1].

Complicações cirúrgicas

Alterações de nervos cranianos são descritas após ressecções tumorais e abordagens vasculares como de aneurismas, endarterectomia de carótida e reparo por balão de fistula carotídea-cavernosa. São uma complicação estabelecida de biópsia de linfonodo do triângulo posterior e outras abordagens da cabeça e pescoço (particularmente dissecções radicais)[2,4].

Diabetes mellitus

Embora seja uma doença prevalente na população, foi uma causa incomum na série de Keane. Tipicamente, causa neuropatias isoladas e raramente afeta mais de um par craniano por vez[1].

Radioterapia

Utilizada, por exemplo, no carcinoma nasofaríngeo, acomete sobretudo o NC XII, podendo ser confundido com a patologia de base.

Referências

1. Keane JR. Multiple cranial nerve palsies. Arch Neurol 2005; 62:1714-1717.
2. Carroll CG, Campbell WW. Multiple cranial neuropathies. Semin Neurol. 2009 Feb;29(1):53-65.
3. Campbell WW. De Jong's The Neurologic Examination. 7 a Edição. Philadelphia, USA: Lippincott Williams & Wilkins; 2013.
4. Beal MF. Multiple cranial-nerve palsies: a diagnostic challenge. N Engl J Med. 1990 Feb 15;322(7):461-3.
5. Ropper A, Samuels M, Klein J. Adams and Victor's Principles of Neurology 10a edição Edition; 2016.
6. Bone I1, Hadley DM. Syndromes of the orbital fissure, cavernous sinus, cerebello- pontine angle, and skull base. J Neurol Neurosurg Psychiatry. 2005 Sep;76 Suppl 3:iii29-iii38.
7. Biswas SN, Ray S, Ball S et al. Bruns nystagmus: an important clinical clue for cerebellopontine angle tumours. Case Reports 2018;2018:bcr-2017-223378.
8. Kishore Kumar, Rafeeq Ahmed, Bharat Bajantri et al. Tumors presenting as multiple cranial nerve palsies. Case Rep Neurol. 2017 Jan-Apr; 9(1): 54-61.
9. Xia NG, Chen YY, Wang XS, Xu HQ et al. Garcin syndrome caused by parotid gland adenoid cystic carcinoma: A case report. Medicine (Baltimore). 2017 Nov;96(45):e8508.
10. Valles JM, Fekete R. Gradenigo syndrome: unusual consequence of otitis media. Case Rep Neurol. 2014 Jul 30;6(2):197-201.
11. Erazo IS, Galvis CF, Aguirre LE et al. Clival Chondroid Chordoma: A Case Report and Review of the Literature. Cureus. 2018 Sep 28;10(9):e3381.
12. Goadsby PJ. "Paratrigeminal" paralysis of the oculupupillary sympathetic system. Journal of Neurology, Neurosurgery & Psychiatry 2002;72:297-299.
13. Thompson LDR. Update on Nasopharyngeal Carcinoma. Head Neck Pathol. 2007 Sep; 1(1): 81-86.
14. Gidley PW, DeMonte F. Temporal bone malignancies. Neurosurg Clin N Am. 2013 Jan;24(1):97-110.
15. Le Rhun E, Taillibert S, Chamberlain MC. Neoplastic Meningitis Due to Lung, Breast, and Melanoma Metastases. Cancer Control. 2017 Jan;24(1):22-32.
16. Boletim Epidemiológico 11 – Ministério da Saúde.
17. Kupersmith MJ, Heller G, Shah A et al. Idiopathic hypertrophic pachymeningitis. Neurology March 09, 2004; 62 (5).
18. Lang D, Zwerina J, Pieringer H. IgG4-related disease: current challenges and future prospects. Ther Clin Risk Manag. 2016; 12: 189-199.
19. Wick CC, Zachariah J, Manjila S et al. IgG4-related disease causing facial nerve and optic nerve palsies: Case report and literature review. Am J Otolaryngol. 2016 Nov-Dec;37(6):567-571.
20. Ogawa K, Suzuki Y, Takahashi K. Clinical Study of Seven Patients with Infarction in Territories of the Anterior Inferior Cerebellar Artery. Journal of Stroke, 2017.
21. Wakerley BR, Yuki N. Polyneuritis cranialis: oculopharyngeal subtype of Guillain-Barré syndrome. J Neurol. 2015 Sep;262(9):2001-12.
22. McGonnell IM, Akbareian SE. Like a hole in the head: Development, evolutionary implications and diseases of the cranialforamina. Semin Cell Dev Biol. 2018 Oct 30. pii: S1084-9521(17)30515-3.

Capítulo 15
Síndromes neurovasculares

Wagner Cid Palmeira Cavalcante
Ronnyson Susano Grativvol

Introdução

O Acidente Vascular Cerebral (AVC) representa uma das principais causas de morbimortalidade na população adulta brasileira e mundial. Com relação à fisiopatologia, o AVC representa um dano ou lesão de uma parte do tecido cerebral secundário a comprometimento da circulação encefálica, sendo classicamente dividido em isquêmico e hemorrágico. O AVC isquêmico (AVCi) é o subtipo mais comum, resultando de acometimento oclusivo de alguma artéria, habitualmente por mecanismo de trombose ou embolia. A via final desse tipo de AVC é o sofrimento isquêmico e posterior infarto do parênquima cerebral irrigado por aquele vaso em função da ausência de suprimento sanguíneo para a região. Por outro lado, o AVC hemorrágico (AVCH) resulta da ruptura de um vaso arterial com posterior extravasamento de sangue para o parênquima cerebral[1].

O conhecimento do conjunto de sinais e sintomas que compõe as síndromes vasculares ou cerebrovasculares é de extrema importância para a suspeita diagnóstica do AVC, assim como para a determinação da topografia precisa da lesão no encéfalo. As síndromes vasculares são classicamente descritas para AVC isquêmico de acordo com as artérias afetadas. Por essa razão, organizamos o capítulo de acordo com as principais artérias encefálicas, descrevendo em detalhes os sinais e sintomas resultantes do acometimento de cada um desses vasos[2].

Os suprimentos sanguíneos arteriais para o encéfalo provêm de quatro grandes troncos arteriais: duas artérias carótidas anteriormente no pescoço e duas artérias vertebrais na região cervical posterior. As artérias carótidas terminam irrigando a parte mais anterior das estruturas encefálicas, sendo responsáveis, portanto, por fornecer a circulação anterior cerebral. Por outro lado, a circulação posterior do encéfalo se origina das artérias vertebrais (Figura 15.1)[3].

Síndromes da circulação anterior

As artérias carótidas se originam diretamente da aorta ou do tronco braquiocefálico, o qual também é um ramo da aorta. No pescoço antes de adentrar no crânio, as artérias carótidas se bifurcam dando origem às artérias carótidas interna e externa. As carótidas internas são aquelas que vão propriamente irrigar o encéfalo, estando as carótidas externas mais responsáveis pelo suprimento de estruturas da face e do pescoço. As carótidas internas após entrar no crânio vão formar em conjunto com os vasos da circulação posterior uma estrutura anastomosada, conhecida como círculo ou polígono de Willis (Figura 15.2). As carótidas internas finalmente emitem os seus principais ramos intracranianos nessa sequência: artéria oftálmica, artéria comunicante anterior, artéria comunicante posterior, artéria coróidea anterior, artéria cerebral anterior e artéria cerebral média (Figura 15.3)[3].

Tabela 15.1 – Síndromes vasculares da circulação anterior

Artéria	Manifestações clínicas
Central da Retina	Perda visual monocular ipsilateral súbita, indolor, achados oftalmológicos no fundo de olho como palidez retiniana e manchas do tipo "*cherry red spot*"
Ciliares	Perda visual súbita monocular indolor que pode ser altitudinal associada em muitos casos a defeito aferente pupilar e edema de papila (Neuropatia Óptica Isquêmica)
Coroideia Anterior	Hemiparesia completa proporcionada contralateral, ataxia cerebelar contralateral e hemi-hipoestesia contralateral
Cerebral Anterior	Hemiparesia de predomínio no membro inferior contralateral, hipoestesia no membro inferior contralateral, disfunção executiva, afasia, desinibição, sinais de liberação frontal, afasia motora ou heminegligência
Cerebral Média (Lenticuloestriadas)	Hemiparesia completa proporcionada contralateral, ataxia cerebelar contralateral, hemi-hipoestesia contralateral, hemibalismo contralateral à lesão
Cerebral Média (Ramo Superior)	Hemiparesia de predomínio braquifacial contralateral a lesão, disfunção da sensibilidade cortical contralateral a lesão, desvio ou paresia do olhar conjugado horizontal, afasia de Broca ou heminegligência
Cerebral Média (Ramo Inferior)	Afasia de Wernicke ou heminegligência, hemianopsia homônima contralateral
Cerebral Média (Tronco Proximal)	Combinação de achados das síndromes dos ramos superior e inferior da artéria cerebral média

Síndromes da artéria oftálmica

O primeiro ramo da artéria carótida interna é a artéria oftálmica, a qual supre principalmente estruturas oftalmológicas, como a retina (artéria central da retina) e o nervo óptico (artérias ciliares) (Figura 15.4).

O comprometimento vaso-oclusivo da artéria central da retina ou seus ramos menores, seja por doença aterosclerótica ou embólica, resulta em instalação aguda e indolor de perda visual monocular ipsilateral à lesão, associada a achados oftalmológicos no fundo de olho, como palidez retiniana e manchas do tipo "*cherry red spot*"[4].

Por outro lado, a afecção vascular das artérias ciliares resulta em um quadro conhecido como neuropatia óptica isquêmica, caracterizada também por perda visual súbita monocular que pode ser altitudinal associada a achados de comprometimento do nervo óptico no exame neurológico, como defeito aferente pupilar e edema de papila. Nesses casos, deve ser sempre considerada a possibilidade de a arterite temporal ser a causadora de lesão inflamatória dos vasos ciliares (vasculite), resultando também em neuropatia óptica isquêmica[5].

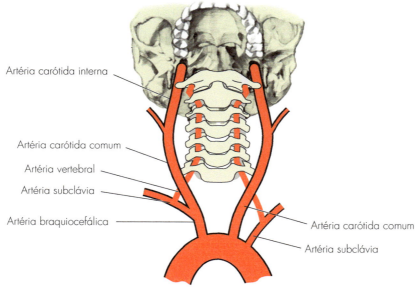

Figura 15.1 – Visão geral das artérias carótidas e vertebrais.

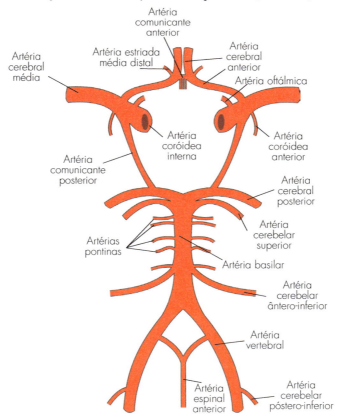

Figura 15.2 – Desenho esquemático do Polígono de Willis (visão inferior).

Figura 15.3 – Segmentos da artéria carótida interna e seus ramos.

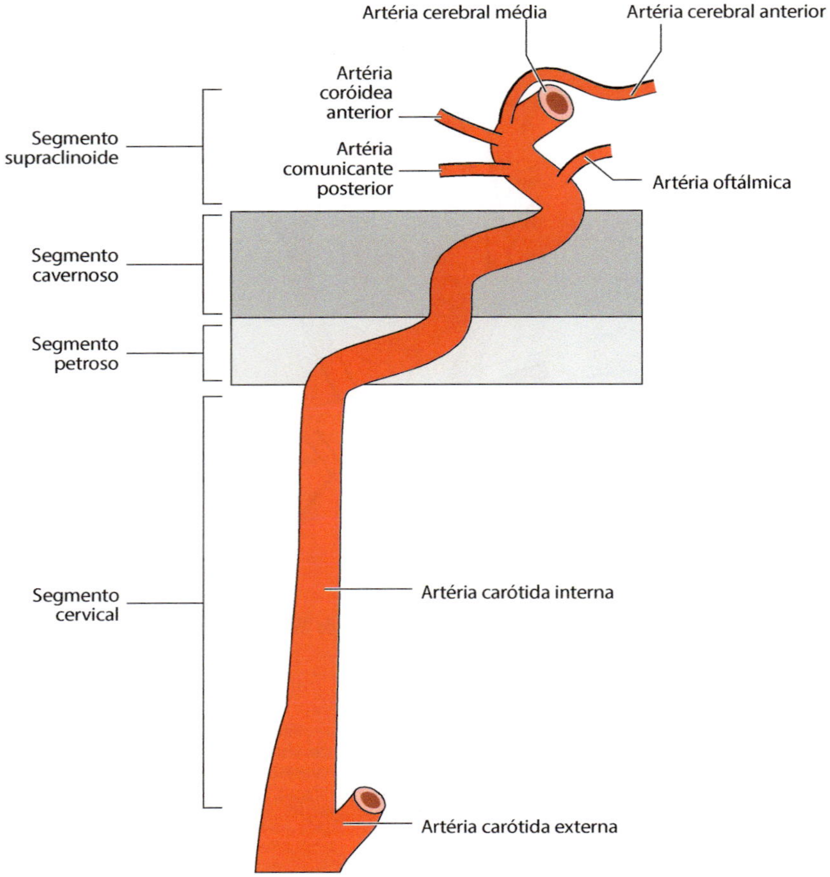

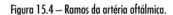

Figura 15.4 – Ramos da artéria oftálmica.

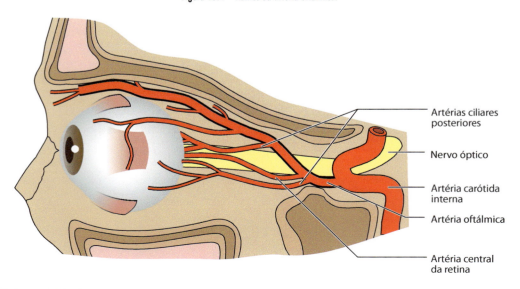

Síndrome da artéria coróidea anterior

A artéria coróidea anterior irriga principalmente a parte posterior da cápsula interna, a qual possui de forma compactada as diversas fibras motoras provenientes do córtex (Figura 15.5). O resultado clínico do comprometimento circulatório da artéria coróidea anterior é uma *hemiparesia completa proporcionada contralateral* à lesão por infarto da região mencionada da capsula interna. Ela é completa (acomete face) e proporcionada (fraqueza simultânea no membro superior e membro inferior) em função das fibras motoras provenientes de diferentes áreas funcionais do córtex estarem compactadas na região da cápsula interna. A paresia é contralateral, pois as fibras motoras vindas do córtex cruzam de lado mais inferiormente no bulbo. Como a cápsula interna também é via para fibras de integração entre o córtex cerebral e o cerebelo, uma lesão dessa estrutura pode estar relacionada com desenvolvimento de *ataxia cerebelar associada* (hemiparesia atáxica). Como o tálamo se encontra intimamente relacionado com a cápsula interna, o sofrimento da artéria coroideia anterior pode resultar em *hemi-hipoestesia contralateral* à lesão, pois o tálamo é um grande centro de modulação sensitiva no sistema nervoso central. Essa perda sensitiva geralmente se dá para modalidades superficiais, como dor e temperatura. De forma semelhante, em função da proximidade com fibras do trato óptico, é possível haver acometimento dessa estrutura resultando em perda de metade do campo visual contralateral à lesão (*hemianopsia homônima*)[6,7].

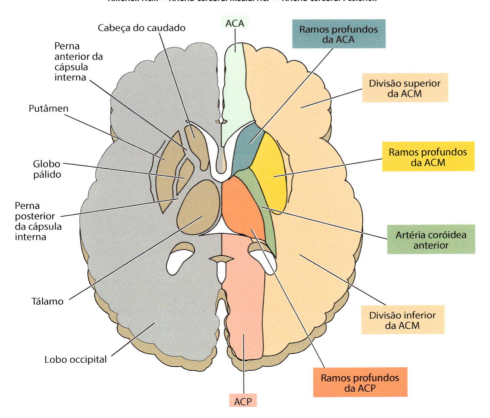

Figura 15.5 – Corte axial do cérebro com territórios irrigados pelas principais artérias da circulação anterior. ACA = Artéria Cerebral Anterior. ACM = Artéria Cerebral Média. ACP = Artéria Cerebral Posterior.

Síndrome da artéria cerebral anterior

As artérias cerebrais anteriores, através de seus principais ramos pericaloso e calosomarginal, suprem a parte anterior e medial do córtex cerebral frontal e parietal (Figura 15.6). Funcionalmente, o território suprido pela artéria cerebral anterior inclui a representação cortical sensitivo-motora dos membros inferiores bilateralmente, área motora da linguagem à esquerda, região do processamento espacial e atenção dirigida à direita, e outras funções cognitivas do lobo frontal bilateralmente. Dessa forma, doença vaso-oclusiva da artéria cerebral anterior pode causar manifestações clínicas variadas das funções listadas anteriormente[3].

A apresentação mais marcada do comprometimento da artéria cerebral anterior é um início súbito de paresia ou plegia do membro inferior contralateral à lesão, podendo estar também associado a disfunção sensitiva na mesma perna. Esse é um tipo de hemiparesia chamada incompleta (poupa a face) e desproporcionada (acomete o membro inferior de forma muito mais intensa)[8].

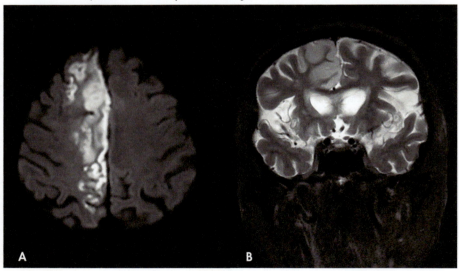

Figura 15.6 – Duas imagens de ressonância magnética de encéfalo, uma axial em sequência ponderada em difusão (A) e outra coronal em T2 (B), mostrando um AVC isquêmico na fase aguda em território de artéria cerebral anterior direita.

No caso de acometimento frontal esquerdo da área motora relacionada à linguagem, o paciente pode apresentar de forma associada um transtorno linguístico em que predomina o comprometimento da expressão, conhecido como afasia de Broca. Essa condição é caracterizada por dificuldade de nomeação, diminuição da fluência, dificuldade de repetição, e compreensão preservada.

Uma porção da área frontal direita está associada ao processamento espacial ou atenção dirigida, a qual está relacionada à percepção visuoespacial consciente do ambiente que o indivíduo está exposto. Em caso de disfunção dessa região por afecção da artéria cerebral anterior, o paciente pode apresentar um quadro conhecido como heminegligência, caracterizado por extrema dificuldade em reconhecer estímulos advindos do lado esquerdo do corpo (extinção sensitiva, auditiva ou visual). Casos mais acentuados podem também incluir o componente motor-exploratório relacionado à interação do indivíduo com o meio, estando o paciente direcionado para o lado direito a maior parte do tempo, com suas ações motoras também preferencialmente envolvendo alvos do lado direito. A manifestação extrema dessa condição seria a incapacidade de reconhecer os membros do lado esquerdo como sendo seus (hemisomatoagnosia), assim como inabilidade de perceber que há um claro déficit nos membros do lado esquerdo (anosognosia).

O lobo frontal é sede de algumas habilidades cognitivas, como funções executivas, iniciativa e controle do impulso. A depender da extensão do comprometimento cortical em território suprido pela artéria cerebral anterior, pode haver sinais de afecção dessas áreas, como disfunção executiva, apatia e desinibição, podendo estar acompanhados dos sinais de liberação frontal (reflexo palmomentoniano presente, reflexo glabelar inesgotável, reflexo de *grasping* presente, reflexo de *grouping* presente, reflexo do *snout*)[6].

Síndromes da artéria cerebral média

A artéria cerebral média após se originar da artéria carótida interna se dirige até a fissura lateral de Sylvius, onde se bifurca nas suas divisões superior e inferior (Figura 15.7). A divisão superior irriga o córtex acima da fissura lateral, incluindo uma grande parte da face lateral dos lobos frontal e parietal. Por outro lado, a divisão inferior supre a área cortical abaixo da fissura de Sylvius, incluindo de forma majoritária a face lateral do lobo temporal e parte do lobo parietal. É importante salientar que antes de originar os ramos superior e inferior, a artéria cerebral média emite ramos conhecidos como artérias lenticuloestriadas, que vão irrigar áreas extensas profundas dos núcleos da base e cápsula interna[3].

Figura 15.7 – Ramos da artéria cerebral média em vista coronal.

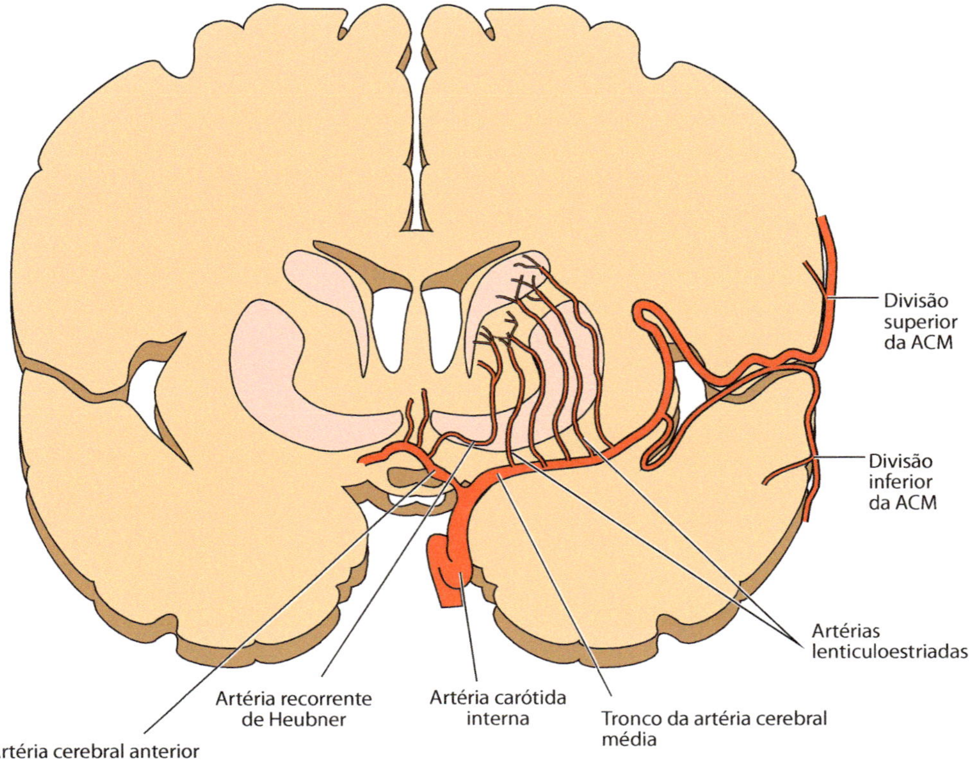

ACM = artéria cerebral média.

Dessa forma, síndromes clínicas distintas podem advir de doença vaso-oclusiva em diferentes locais das artérias cerebrais médias, como as artérias lenticuloestriadas, ramo superior, ramo inferior e tronco da artéria cerebral média. Adicionalmente, é relevante salientar que o lado afetado pela doença vascular pode mudar drasticamente a sintomatologia apresentada pelo paciente em função da distribuição da anatomia funcional encefálica. Nas seções seguintes, abordaremos as particularidades associadas a patologias das artérias cerebrais médias.

Síndrome das artérias lenticuloestriadas

Como visto anteriormente, as artérias lenticuloestriadas são ramos profundos emitidos proximalmente pela artéria cerebral média, sendo essas artérias particularmente suscetíveis a efeitos de longo prazo da hipertensão arterial sistêmica. Comprometimento no fluxo de ramos das artérias lenticuloestriadas podem resultar em pequenos acidentes vasculares cerebrais isquêmicos profundos, conhecidos como síndromes lacunares quando menores que 15 mm. Os sintomas são resultantes de disfunção em estruturas supridas por esses vasos. Caso haja comprometimento da cápsula interna, o indivíduo pode se apresentar com uma hemiparesia completa proporcionada contralateral à lesão; com fraqueza no braço, perna e face de modo simultâneo em função de praticamente todas as fibras motoras advindas do córtex convergirem na cápsula interna para se direcionar as partes mais inferiores do sistema nervoso central. Na possibilidade de afecção de fibras de conexão cerebelares que passam pela cápsula interna, pode se associar ataxia cerebelar contralateral ao lado da lesão (hemiparesia atáxica). Como o tálamo é o principal relé sensitivo do sistema nervoso central e está muito próximo da cápsula interna, também é possível haver comprometimento associado dessa estrutura, resultando em hemi-hipoestesia proporcionada contralateralmente à lesão. No caso de acometimento da coroa radiada, também pode haver hemiparesia contralateral à lesão, porém habitualmente mais desproporcionada em função das fibras motoras vindas do córtex estarem mais dispersas. De forma menos comum, é possível haver desenvolvimento de movimentos involuntários, como hemibalismo contralateral a infartos profundos da região dos núcleos da base. Vale salientar que dificuldade na articulação das palavras manifesta como disartria pode acompanhar as síndromes lacunares em função de comprometimento das fibras motoras destinadas à musculatura relacionada com a expressão da fala. Infartos lacunares também podem ocorrer em territórios supridos pela circulação posterior, como visto mais adiante[9].

Síndrome do ramo superior da artéria cerebral média

O ramo superior da artéria cerebral média irriga as áreas corticais sensitivo-motoras para o membro superior e face, motricidade ocular conjugada horizontal, região funcional associada à expressão motora da linguagem no hemisfério esquerdo, assim como o território associado à percepção visuoespacial consciente no hemisfério direito. Portanto, em caso de doença vaso-oclusiva do ramo superior da artéria cerebral média ocorre uma combinação variável de achados relacionados a dano nessas topografias, dependendo do lado afetado[3].

O infarto da região lateral do giro pré-central funcionalmente associado a motricidade da face e braço resulta em uma hemiparesia completa (com comprometimento da face), desproporcionada (com acometimento muito mais importante do membro superior) e contralateral à lesão (as fibras motoras vindas do córtex cruzam de lado mais abaixo no bulbo). De forma semelhante, o comprometimento vascular da região associada a percepção sensitiva no giro pós-central pode levar a desenvolvimento de comprometimento sensitivo cortical no membro superior e face contralateral a lesão (agrafestesia, prejuízo no tato epicrítico).

Na parte anterior do giro frontal superior está localizado o centro supranuclear do olhar conjugado horizontal, responsável por coordenar a harmônica movimentação ocular bilateral para os lados. Em caso de acometimento isquêmico dessa área por doença vaso-oclusiva do ramo superior da artéria cerebral média, o indivíduo evolui com desvio ou paresia do olhar conjugado horizontal.

No lado esquerdo do cérebro nas imediações do giro frontal inferior está localizada a área motora ou de expressão da linguagem, a qual é irrigada predominantemente pelo ramo superior da artéria cerebral média. Nos casos de infarto dessa região, o paciente se apresenta com um transtorno da linguagem conhecido como afasia de Broca ou de expressão ou motora, caracterizado por dificuldade de nomeação, diminuição da fluência, dificuldade de repetição, e compreensão preservada[10].

Por outro lado, à direita no lobo parietal está localizada a área associada ao processamento espacial ou à atenção lateralizada, a qual esta relacionada à percepção visuoespacial consciente do ambiente, a qual o indivíduo está exposto. Em caso de disfunção dessa região por afecção do ramo superior da artéria cerebral média direita, o paciente pode apresentar um quadro conhecido como heminegligência, já descrita previamente na síndrome vascular da artéria cerebral anterior (uma porção do lobo frontal também tem relação funcional com o processamento espacial)[6].

Síndrome do ramo inferior da artéria cerebral média

O ramo inferior da artéria cerebral média irriga as áreas associadas a vias e radiações ópticas, territórios relacionados ao processamento e compreensão da linguagem no hemisfério esquerdo, assim como também regiões correlacionadas à percepção visuoespacial consciente no hemisfério direito[3].

O sofrimento isquêmico da região temporal superior esquerda resulta em um transtorno da linguagem conhecido como afasia de Wernicke ou de compreensão ou sensitiva, caracterizada por dificuldade de nomeação, fluência preservada, parafasias semânticas, déficit de repetição (Figura 15.8)[10].

Figura 15.8 – Imagens axiais em sequências ponderadas em difusão (A e B) e em FLAIR (C e D) mostrando um AVC isquêmico na fase aguda em território do ramo inferior da artéria cerebral média esquerda. O paciente apresentou uma afasia de Wernicke.

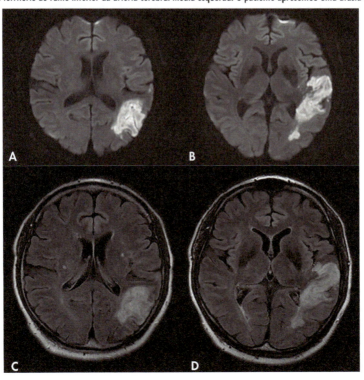

Como pelo lobo temporal passam as fibras das radiações ópticas vindas dos tratos ópticos e que se encaminham em direção ao lobo occipital, lesão por isquemia dessas estruturas pode levar a perda do campo visual contralateral à lesão, o que é conhecido como hemianopsia homônima contralateral.

Em função da extensão da área cortical relacionada à percepção visual no hemisfério direito, acometimento vascular do ramo inferior da artéria cerebral média também pode levar a um profundo quadro de heminegligência conforme já descrito[6].

Síndrome do tronco da artéria cerebral média (maligna)

Na eventualidade de uma doença vaso-oclusiva acomete a porção inicial da artéria cerebral média em seu tronco, o paciente habitualmente apresenta uma combinação dos sintomas apresentados acima para descrever as síndromes dos ramos superior e inferior da artéria cerebral média (Figura 15.9). Essa é uma condição potencialmente muito grave em função da extensão de tecido cerebral sob sofrimento isquêmico, com possível evolução para edema da área lesada assim como hipertensão intracraniana, o que agrava sobremaneira o prognóstico desses pacientes[11].

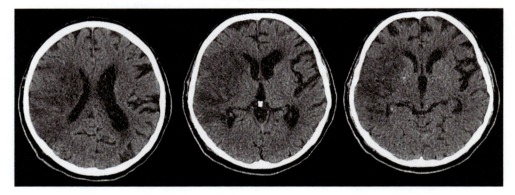

Figura 15.9 – Imagens axiais de tomografia computadorizada de crânio mostrando um AVC isquêmico em território de artéria cerebral média direita.

Circulação posterior

O suprimento sanguíneo para o tronco encefálico, o cerebelo, o tálamo e os lobos occipitais provém das artérias vertebrais e seus ramos (Figura 15.2). As artérias vertebrais se originam das artérias subclávias na base do pescoço e ascendem através dos forames vertebrais cervicais até penetrarem no crânio pelo forame magno (Figura 15.10). Aproximadamente na altura da transição bulbopontina, essas artérias se unem para formar a artéria basilar. A artéria basilar, por sua vez, origina três diferentes tipos de vasos: 1) artérias perfurantes paramedianas; 2) artérias circunferências curtas; 3) artérias circunferenciais longas.

As artérias perfurantes paramedianas consistem em pequenos vasos que se originam do tronco principal da artéria basilar e mergulham profundamente no tronco cerebral para suprir as estruturas da linha média. As artérias circunferenciais curtas compreendem os vasos que se responsabilizam pelo suprimento vascular das áreas um pouco mais laterais do tronco encefálico. Já as artérias circunferenciais longas consistem em vasos maiores que suprem as porções mais laterais do tronco encefálico e todo o cerebelo (Figura 15.11). Essas artérias circunferenciais longas recebem denominações específicas: artéria cerebelar posterior inferior (ACPI), artéria cerebelar anterior inferior (ACAI) e artéria cerebelar superior (ACS). Vale lembrar

Figura 15.10 – Segmentos (V1-V4) das artérias vertebrais.

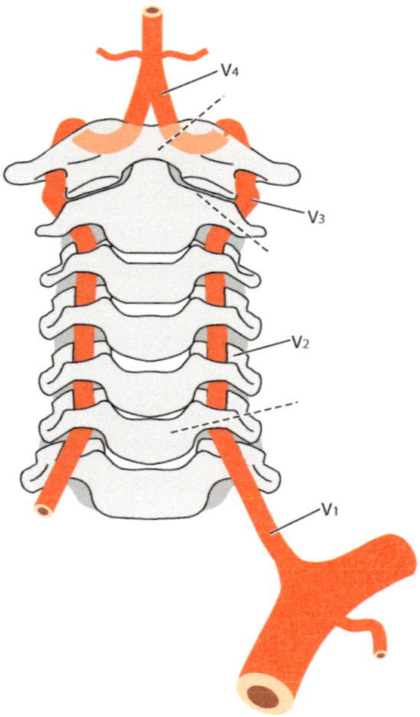

que, na maioria das vezes, a ACPI se origina diretamente das artérias vertebrais e que outras variações anatômicas podem ocorrer relacionadas à origem dessa ou das demais artérias discutidas neste tópico.

Após a emissão dos seus principais ramos, a artéria basilar termina no nível da junção pontomesencefálica, dividindo-se nas duas artérias cerebrais posteriores (ACP), responsáveis pela vascularização dos lobos occipitais, da parte medial dos lobos temporais e do tálamo. A seguir, discutiremos as manifestações clínicas causadas pelas principais artérias do sistema vertebrobasilar (circulação posterior).

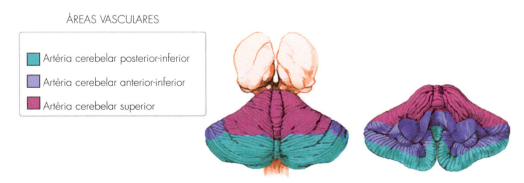

Figura 15.11 – Territórios vasculares das artérias cerebelares.

ÁREAS VASCULARES

- Artéria cerebelar posterior-inferior
- Artéria cerebelar anterior-inferior
- Artéria cerebelar superior

Síndrome da artéria cerebelar posterior inferior (ACPI)

A síndrome da ACPI, também conhecida com síndrome de Wallenberg (ou síndrome bulbar dorsolateral), representa a mais comum das formas de acidente vascular cerebral (AVC) do tronco encefálico e decorre do infarto da região dorsolateral do bulbo e da parte inferior do cerebelo (Figuras 15.12 e 15.13). Os achados clínicos podem ser muito variáveis, a depender da extensão do infarto, e incluem: vertigem, náuseas, vômitos, nistagmo, disfonia, disfagia, disartria, síndrome de Horner, disautonomia, hemiataxia ipsilateral e hipoestesia térmico-dolorosa alterna (face ipsilateral e corpo contralateral). Essa diversidade de sintomas clínicos ocorre pela presença de inúmeras estruturas importantes na região dorsolateral do bulbo (Tabela 15.2). O acometimento dessa artéria geralmente se deve a uma oclusão por aterosclerose ou a uma dissecção da artéria vertebral. Mais raramente, pode ser causada por comprometimento isolado da ACPI[6].

Outra síndrome bulbar importante consiste na síndrome de Dejerine (ou síndrome bulbar medial), causada por oclusão dos ramos paramedianos da artéria espinhal anterior ou da artéria vertebral. Os achados clássicos dessa síndrome incluem uma hemiparesia incompleta (poupa face) e proporcionada contralateral e uma fraqueza de metade da língua ipsilateral decorrente do comprometimento do trato piramidal (rostral à decussação das pirâmides) e do núcleo e fibras do nervo hipoglosso, respectivamente (Tabela 15.3). Podemos também encontrar uma alteração da sensibilidade profunda contralateral por envolvimento do lemnisco medial.

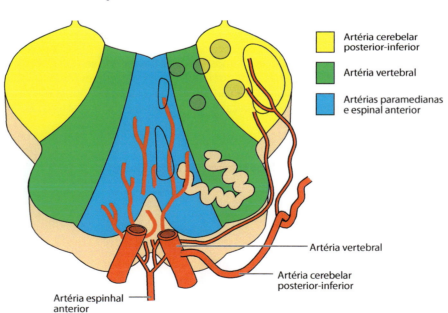

Figura 15.12 – Territórios vasculares do bulbo em um corte axial.

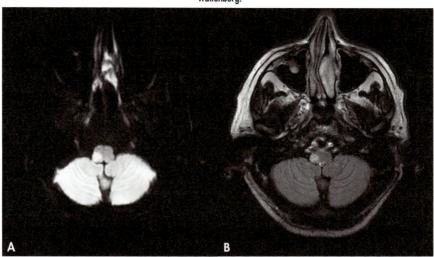

Figura 15.13 – Imagens axiais em sequências ponderadas em difusão (A) e em FLAIR (B) mostrando um AVC isquêmico na fase aguda em território do artéria cerebelar póstero-inferior/artéria vertebral direita. O paciente apresentou uma síndrome de Wallenberg.

Tabela 15.2 – Estruturas envolvidas na síndrome de Wallenberg

Estrutura acometida	Quadro clínico
Núcleo dorsal do vago	Disautonomia
Núcleo do tracto solitário	Hipogeusia ipsilateral
Núcleo ambíguo	Disfagia, disfonia e disartria
Núcleo e tracto espinhal do trigêmeo	Hipoestesia na hemiface ipsilateral
Núcleos vestibulares	Vertigem, náuseas e nistagmo
Pedúnculo cerebelar inferior e cerebelo	Hemiataxia ipsilateral
Tracto espinotalâmico lateral	Hipoestesia no hemicorpo contralateral
Fibras simpáticas descendentes	Síndrome de Horner

Tabela 15.3 – Estruturas envolvidas na síndrome de Dejerine

Estrutura acometida	Quadro clínico
Trato piramidal	Hemiparesia incompleta contralateral
Núcleo e fibras do nervo hipoglosso	Fraqueza de metade da língua ipsilateral
Lemnisco medial	Diminuição da sensibilidade profunda contralateral

Síndrome da artéria cerebelar anterior inferior (ACAI)

A ACAI é responsável principalmente pela vascularização da porção lateral da ponte inferior e do pedúnculo cerebelar médio. Os achados clínicos do infarto dessas regiões podem ser semelhantes àqueles encontrados na síndrome de Wallenberg: hemiataxia ipsilateral, vertigem, náuseas, vômitos, nistagmo, hipoestesia térmico-dolorosa alternada e síndrome de Horner. No entanto, algumas características clínicas podem ajudar na diferenciação dessas duas síndromes. A redução da acuidade auditiva, por envolvimento da artéria labiríntica (geralmente ramo direto da ACAI), não deve ser encontrada no acometimento do bulbo dorsolateral. Por outro lado, a presença de disfagia e disfonia por prejuízo do funcionamento do núcleo ambíguo não é esperado na síndrome da ACAI. O mecanismo mais provável do acometimento da ACAI se dá por oclusão aterosclerótica[10].

Síndrome da artéria cerebelar superior (ACS)

As ACS se originam do topo da artéria basilar e vascularizam a maior parte da metade superior dos hemisférios cerebelares (incluindo os núcleos profundos do cerebelo) e os pedúnculos cerebelares superiores na porção lateral da ponte superior (Figura 15.14). O envolvimento do aspecto dorsal do mesencéfalo é raro, mas também pode ocorrer em algumas situações. As manifestações clínicas mais proeminentes decorrem do acometimento das vias cerebelares e vestibulares e se caracterizam por ataxia apendicular ipsilateral, ataxia de marcha, náuseas, vômitos, nistagmo e disartria. Todas as séries de casos enfatizam que a embolia cardíaca é a causa mais comum de AVC no território da ACS. No entanto, embolias artério-arteriais também podem ocorrer secundárias a doenças ateroscleróticas ou dissecções das artérias vertebrais. Oclusão aterosclerótica da ACS ocorre em apenas 15-30% dos casos[10].

Síndromes vasculares pontinas clássicas

As principais síndromes vasculares da ponte estão listadas na Tabela 15.4 e algumas delas já foram descritas anteriormente devido ao envolvimento das artérias circunferenciais longas responsáveis pela vascularização de algumas regiões pontinas. No entanto, as síndromes vasculares pontinas medianas são mais frequentes e também muito importantes de serem reconhecidas na prática neurológica. Esses infartos geralmente são lacunares e frequentemente causados por doença aterosclerótica de pequenos vasos secundária a diversos fatores de riscos cerebrovasculares bem estabelecidos (hipertensão arterial sistêmica, dislipidemia, diabetes *mellitus*, sedentarismo e tabagismo). Vale lembrar que os infartos lacunares comumente manifestam as síndromes lacunares clássicas: hemiparesia pura, hemi-hipoestesia pura, hemiparesia-hemi-hipoestesia, hemiparesia-hemiataxia e disartria-*clumsy hand*[6].

O território pontino mais comumente envolvido consiste na região paramediana da base da ponte unilateral (Figura 15.15). O envolvimento dos tratos corticoespinhais causa uma síndrome lacunar clássica caracterizada por uma hemiparesia incompleta (ou completa a depender da altura da lesão) e proporcionada contralateral à lesão – hemiparesia pura. Vale

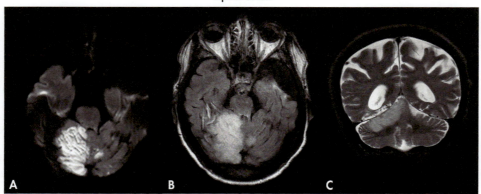

Figura 15.14 – Três imagens de ressonância magnética de encéfalo, uma axial em sequência ponderada em difusão (A), uma axial em FLAIR (B) e outra coronal em T2 (C), mostrando um AVC isquêmico na fase aguda em território de artéria cerebelar superior direita.

Tabela 15.4 – Síndromes vasculares pontinas clássicas

Região	Síndrome	Vascularização	Estruturas	Quadro clínico
Região paramediana da base da ponte	Hemiparesia pura	Ramos paramedianos da artéria basilar	Tratos corticoespinhais e corticobulbares	Hemiparesia contralateral (geralmente com disartria)
	Hemiparesia-hemiataxia	Ramos paramedianos da artéria basilar	Tratos corticoespinhais, corticobulbares, núcleos pontinos e fibras pontocerebelares	Hemiparesia e hemiataxia contralateral
Região paramediana da base e do tegmento da ponte	Síndrome de Foville	Ramos paramedianos da artéria basilar	Tratos corticoespinhais, corticobulbares, núcleo ou fibras do nervo facial e FRPP ou núcleo do nervo abducente	Hemiparesia contralateral, fraqueza facial ipsilateral e paralisia do olhar conjugado horizontal ipsilateral
	Síndrome de Millard-Glubler	Ramos paramedianos da artéria basilar	Tratos corticoespinhais, corticobulbares e núcleo ou fibras do nervo facial	Hemiparesia contralateral e fraqueza facial ipsilateral
Região lateral e inferior da ponte	Síndrome da ACAI	ACAI	Pedúnculo cerebelar médio, núcleos vestibulares, núcleo e tracto trigeminal, tracto espinotalâmico, fibras simpáticas descendentes e ouvido interno	Ataxia ipsilateral, vertigem, náuseas, nistagmo, hipoestesia térmico-dolorosa alternada, síndrome de Horner e redução da acuidade auditiva.
Região lateral e superior da ponte	Síndrome da ACS	ACS	Pedúnculo cerebelar superior e cerebelo	Ataxia ipsilateral, disartria e nistagmo

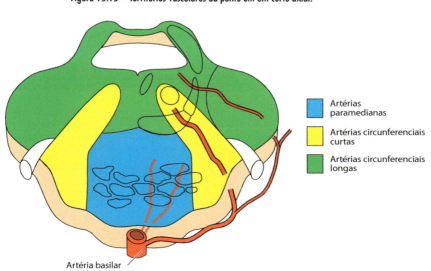

Figura 15.15 – Territórios vasculares da ponte em um corte axial.

lembrar que essa apresentação clínica não é específica dos infartos pontinos e pode também ser evidenciada no acometimento da perna posterior da cápsula interna (síndrome da artéria coróidea anterior). O envolvimento dos núcleos pontinos e das fibras córtico-pontocerebelares pode resultar no aparecimento de ataxia no mesmo lado da fraqueza, promovendo outra síndrome lacunar clássica: hemiparesia-hemiataxia. Uma outra variante dessa condição compreende a disartria-*clumsy hand* caracterizada pela presença de disartria associada com distúrbios motores que afetam o hemicorpo contralateral (principalmente o membro superior).

Alguns infartos pontinos podem se estender além da base e atingir o tegmento da ponte. Nesses casos, podemos verificar o acometimento de outras estruturas importantes. Por exemplo, caso exista o envolvimento do núcleo ou das fibras do nervo facial e da formação reticular pontina paramediana (FRPP – centro do olhar conjugado horizontal), encontraremos um paciente com fraqueza facial ipsilateral, hemiparesia contralateral e paralisia do olhar conjugado horizontal ipsilateral (síndrome de Foville). Nos casos em que exista preservação da FRPP, os achados clínicos serão de fraqueza facial ipsilateral e hemiparesia contralateral (síndrome de Millard-Glubler). Outras regiões que podem estar acometidas no tegmento pontino compreendem o lemnisco medial (alteração da sensibilidade profunda contralateral) e o fascículo longitudinal medial (oftalmoplegia internuclear).

Síndromes vasculares mesencefálicas clássicas

As síndromes vasculares mesencefálicas clássicas estão listadas na Tabela 15.5. Os infartos do mesencéfalo geralmente resultam da oclusão dos vasos penetrantes que se originam do topo da artéria basilar ou do segmento proximal da ACP (Figura 15.16). As manifestações clínicas variam de acordo com a região mesencefálica acometida (Figura 15.17). O comprometimento dos pedúnculos cerebrais resulta em hemiparesia contralateral. O envolvimento do núcleo ou das fibras do nervo oculomotor ocasiona paralisia do terceiro par craniano ipsilateral. Já o insulto do núcleo rubro ou das fibras do pedúnculo cerebelar superior (braço conjuntivo) podem se manifestar com tremor rubral e ataxia cerebelar contralateral, respectivamente.

Tabela 15.5 – Síndromes vasculares mesencefálicas clássicas

Região	Síndrome	Vascularização	Estruturas	Quadro clínico
Base do mesencéfalo	Síndrome de Weber	Ramos da ACP e do topo da artéria basilar	Pedúnculo cerebral e fibras do nervo oculomotor	Hemiparesia contralateral e paralisia do nervo oculomotor ipsilateral
Tegmento do mesencéfalo	Síndrome de Claude	Ramos da ACP e do topo da artéria basilar	Fibras do nervo oculomotor, núcleo rubro e braço conjuntivo	Paralisia do nervo oculomotor ipsilateral, ataxia cerebelar e tremor rubral contralateral
Base e tegmento do mesencéfalo	Síndrome de Benedikt	Ramos da ACP e do topo da artéria basilar	Pedúnculo cerebral, fibras do nervo oculomotor, núcleo rubro, substância negra e braço conjuntivo	Hemiparesia contralateral, paralisia do nervo oculomotor ipsilateral, ataxia cerebelar e tremor rubral contralateral

Figura 15.16 – Territórios vasculares do mesencéfalo em um corte axial.

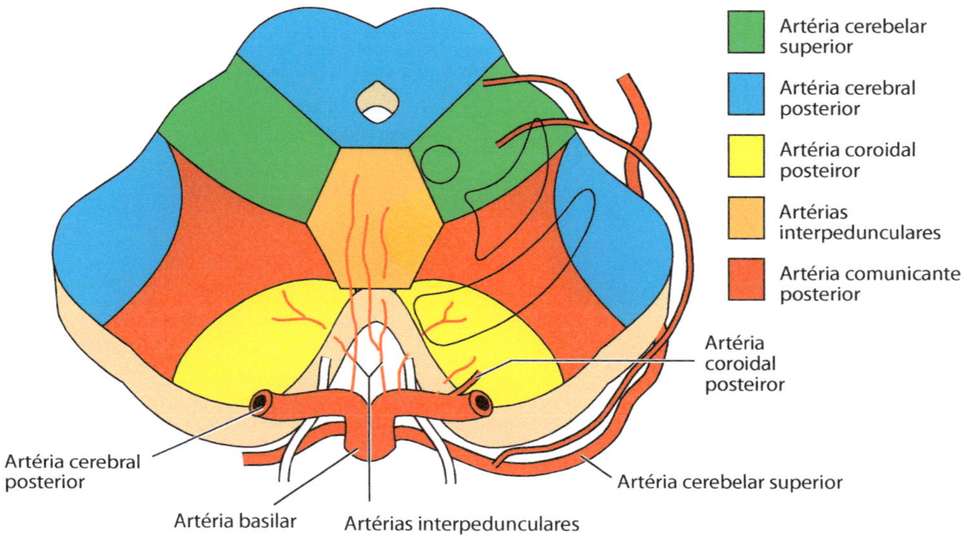

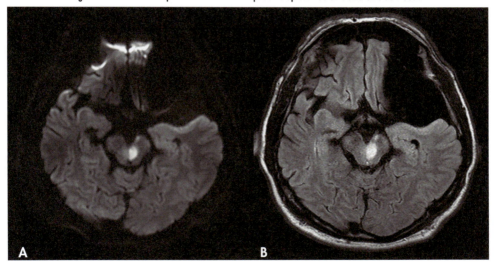

- Artéria cerebelar superior
- Artéria cerebral posterior
- Artéria coroidal posteiror
- Artérias interpedunculares
- Artéria comunicante posterior

Figura 15.17 – Imagens axiais em sequências ponderadas em difusão (A) e em FLAIR (B) mostrando um AVC isquêmico na fase aguda em território do topo da artéria basilar. O paciente apresentou uma síndrome de Weber.

Síndrome da artéria cerebral posterior (ACP)

O quadro clínico de um infarto no território da ACP varia de acordo com o local de oclusão e a existência de vasos colaterais. A oclusão do segmento P1 (antes da artéria comunicante posterior), por exemplo, pode causar uma isquemia concomitante do mesencéfalo, do tálamo e do lobo occipital. No entanto, as manifestações clínicas decorrentes do acometimento mesencefálico ou talâmico já foram ou serão discutidas em outros tópicos deste capítulo. Assim, o quadro clínico mais típico de um infarto da artéria cerebral posterior, em seu segmento distal, compreende uma hemianopsia homônima contralateral (ou defeitos de campo menores) em consequência da isquemia do córtex estriado, das radiações ópticas ou do corpo geniculado lateral. Podemos encontrar também agnosias visuais (para cores ou objetos) e prosopoagnosia devido ao envolvimento de estruturas relacionadas à via do "*what*" (giros occipito-temporal medial e lateral)[6].

Quando existe um acometimento do córtex occipital esquerdo associado a um comprometimento do esplênio do corpo caloso (Figura 15.18), podemos notar a presença de algumas síndromes de desconexão (alexia sem agrafia, afasia óptica e anomia para cores). Infartos que comprometem ambas as ACP podem causar hemianopsia homônima bilateral e, frequentemente, esses pacientes negam ou não percebem esses déficits (síndrome de Anton).

Síndromes vasculares talâmicas

O principal suprimento sanguíneo talâmico origina-se da artéria comunicante posterior e do segmento perimesencefálico da ACP. Os infartos talâmicos envolvem, tipicamente, uma das quatro regiões vasculares principais: anterior, póstero-lateral, paramediana e dorsal (Figura 15.19).

O infarto talâmico anterior se deve à oclusão da artéria polar (também denominada artéria tuberotalâmica) – ramo da artéria comunicante posterior. As manifestações clínicas principais consistem em flutuação do nível de consciência, abulia, apatia, desorientação, falta de juízo crítico e alterações de personalidade. Infartos do lado esquerdo podem associar-se a

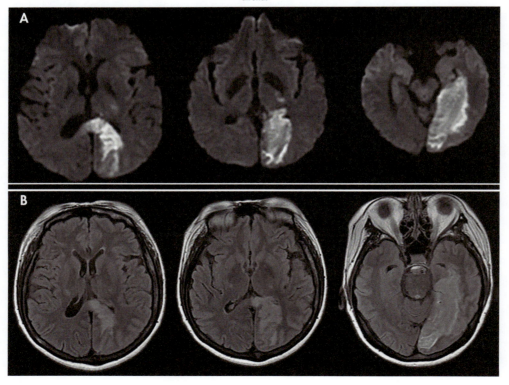

Figura 15.18 – Imagens axiais em sequências ponderadas em difusão (A) e em FLAIR (B) mostrando um AVC isquêmico na fase aguda em território de artéria cerebral posterior. O paciente apresentou uma alexia sem agrafia com hemianopsia homônima à direita.

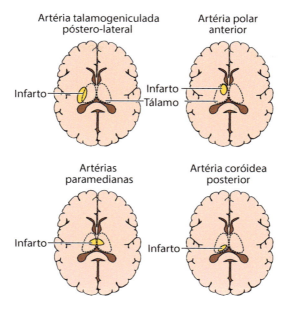

Figura 15.19 – Padrões de infartos talâmicos.

déficits de linguagem (afasia talâmica) ou alterações de memória. Já os infartos do lado direito podem apresentar prejuízo das funções visuoespaciais.

Os infartos talâmicos póstero-laterais decorrem da oclusão de ramos talamogeniculados que se originam do segmento P2 (depois da artéria comunicante posterior) da ACP. Podem ocorrer três síndromes clínicas comuns: síndrome sensitiva pura, síndrome sensitiva-motora pura; síndrome talâmica de Dejerine-Roussy. Nesta última síndrome, o paciente apresenta perda de sensibilidade contralateral em todas as modalidades, disestesias graves (dores talâmicas) e movimentos coreoatetoides ou balísticos leves. As manifestações dolorosas e os movimentos involuntários costumam se manifestar semanas ou meses depois do infarto.

Os infartos talâmicos paramedianos ocorrem em consequência da oclusão da artéria paramediana que se origina do segmento P1 da ACP (Figura 15.20). As manifestações clínicas principais incluem sonolência ou perda transitória do nível de consciência, alterações de memória ou distúrbios do humor. Infartos talâmicos paramedianos bilaterais são raros, mas podem ocorrer principalmente na presença de uma variante anatômica rara: artéria de Percheron. Essa artéria consiste em um tronco solitário que se origina de um dos segmentos proximais da ACP e supre os tálamos paramedianos e o mesencéfalo rostral bilateralmente.

Os infartos talâmicos dorsais são decorrentes da oclusão das artérias coróideas posteriores que se originam do segmento P2 da ACP. Esses infartos se caracterizam pela presença de quadrantanopsia homônima contralateral devido ao acometimento do corpo geniculado lateral. O acometimento dessas artérias pode também comprometer a função do pulvinar e ocasionar afasia talâmica (esquerda) ou síndrome de heminegligência (direita).

Síndrome da artéria basilar

Além dos territórios específicos discutidos anteriormente, infartos da circulação posterior podem algumas vezes acometer múltiplos territórios. Na trombose da artéria basilar, frequentemente causada por doença aterosclerótica prévia, podem existir infartos bilaterais catastróficos que afetam múltiplas regiões (ponte, mesencéfalo, cerebelo, tálamo e lobos

Figura 15.20 – Duas imagens de ressonância magnética de encéfalo, uma axial em sequência ponderada em difusão (A) e outra coronal em T2 (B), mostrando um AVC isquêmico na fase aguda em território de artéria paramediana, ramo de artéria cerebral posterior esquerda.

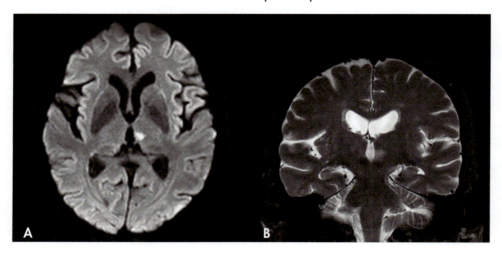

occipito-temporais). A síndrome do encarceramento (ou síndrome de *locked-in*) consiste em uma apresentação clínica da doença da artéria basilar que resulta da destruição bilateral da base da ponte com interrupção dos tratos descendentes corticobulbares e corticoespinhais, causando tetraplegia, afonia, anartria e alteração dos movimentos oculares horizontais. Nesses casos, o nível de consciência é mantido pela preservação da formação reticular ativadora ascendente. Ou seja, o paciente pode movimentar os seus olhos verticalmente e piscar, porém apresenta ausência das funções motoras com preservação da sensibilidade e do nível e do conteúdo da consciência[6].

Agradecimento ao Dr. Adalberto Studart Neto pelas imagens de ressonância magnética e tomografia computadorizada que estão apresentadas no capítulo.

Referências

1. Rodgers H. Stroke. Handb Clin Neurol. 2013;110:427-33.
2. Kim JS, Caplan LR. Clinical Stroke Syndromes. Front Neurol Neurosci. 2016;40:72-92.
3. Machado ABM, Haertel LM. Neuroanatomia funcional. 3.ed. São Paulo: Atheneu, 2006.
4. Varma DD, Cugati S, Lee AW, Chen CS. A review of central retinal artery occlusion: clinical presentation and management. Eye (Lond). 2013 Jun;27(6):688-97.
5. Biousse V, Newman NJ. Ischemic Optic Neuropathies. N Engl J Med. 2015 Jun 18;372(25):2428-36.
6. Blumenfeld, Hal. Neuroanatomy Through Clinical Cases. Sunderland, Mass.: Sinauer Associates, 2010.
7. Pezzella FR, Vadalà R. Anterior choroidal artery territory infarction. Front Neurol Neurosci. 2012;30:123-7.
8. Toyoda K. Anterior cerebral artery and Heubner's artery territory infarction. Front Neurol Neurosci. 2012;30:120-2.

9. Micheli S, Corea F. Lacunar versus non-lacunar syndromes. Front Neurol Neurosci. 2012;30:94-8.
10. Brazis, Joseph C. Masdeu, José Biller. Localization in Clinical Neurology. Lippincott Williams & Wilkins, 2011.
11. Huttner HB, Schwab S. Malignant middle cerebral artery infarction: clinical characteristics, treatment strategies, and future perspectives. Lancet Neurol. 2009 Oct;8(10):949-58.

Capítulo 16
Bexiga neurogênica

Adalberto Studart Neto

Sintomas urinários são frequentes em pacientes com doenças neurológicas e isso se dá pelo acometimento do controle neural sobre o trato urinário inferior (também chamada de "bexiga neurogênica"). Esses sintomas têm um importante impacto na vida dos pacientes, o que por si só justifica o seu conhecimento pelos neurologistas. Além disso, entender a neuroanatomia e neurofisiologia da bexiga ajuda nos diagnósticos sindrômico, topográfico, nosológico e etiológico de diversas enfermidades do sistema nervoso central e periférico.

Controle neural da bexiga

A função normal da bexiga envolve uma fase de estocagem da urina a baixas pressões (continência) e uma outra de eliminação periódica e voluntária (micção). A etapa de continência depende do relaxamento do detrusor e da contração dos esfíncteres interno e externo da uretra. Contrariamente, para micção, faz-se necessária a contração do detrusor e o relaxamento dos esfíncteres. Essas duas funções são coordenadas a partir de uma ação equilibrada entre as vias simpáticas, parassimpáticas e somáticas, que por sua vez são reguladas por um controle suprassegmentar cortical, subcortical e do tronco encefálico (Figura 16.1)[1].

A bexiga tem uma capacidade de armazenagem de 400 a 600 mL e o seu esvaziamento em média ocorre a cada 3-4 horas[2]. Do ponto de vista anatômico, a bexiga divide-se entre o corpo (formado pelo detrusor) e a base (trígono e colo vesical) e é constituída basicamente por musculatura lisa (Figura 16.2). O detrusor apresenta receptores β3-noradrenérgicos e colinérgicos muscarínicos. Já o colo vesical, onde se encontra o esfíncter uretral interno, tem receptores α1-noradrenérgicos. O esfíncter uretral externo, por sua vez, constitui-se de musculatura estriada e contém receptores colinérgicos nicotínicos.

O sistema parassimpático é crítico para micção (contração do detrusor e relaxamento do esfíncter uretral interno). A aferência sensitiva visceral e a eferência parassimpática se dão pelo nervo pélvico e o seu centro de integração espinhal localiza-se no nível S2-S4. Já a inervação simpática faz o controle espinhal do reflexo de continência (relaxamento do detrusor e contração do colo vesical), cuja integração ocorre no nível T11-L2, sendo o nervo hipogástrico a principal via aferente e eferente. Além do sistema simpático, o sistema motor

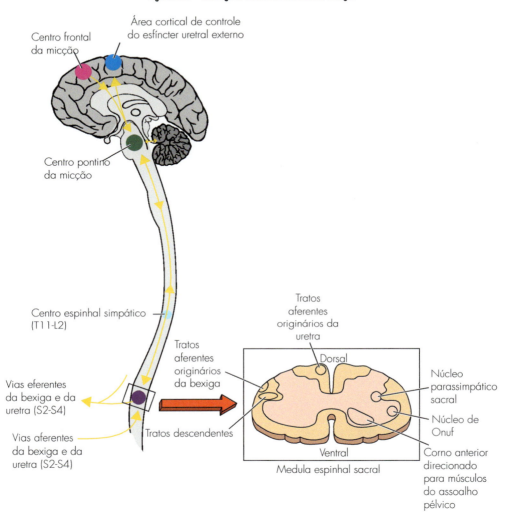

Figura 16.1 – Visão geral da neuroanatomia da bexiga.

somático também participa do reflexo de continência, por meio da contração do esfíncter uretral externo. O motoneurônio localiza-se no núcleo de Onuf situado no corno anterior da medula espinhal no nível S2-S4 e no qual se projeta para a musculatura estriada esfincteriana por meio do nervo pudendo.

No tronco encefálico encontram-se as duas estruturas envolvidas no controle e na integração supra espinal dos dois reflexos: a substância cinzenta periaquedutal ventrolateral (SCPvl) e o centro pontino da micção (CPM)[1,3]. A SCPvl, localizada no mesencéfalo, recebe as principais aferências sensitivas viscerais da bexiga, em especial informações acerca do aumento da pressão intravesical. E a partir da SCPvl, diversas conexões são formadas com estruturas corticais (pré-frontal medial e insular), subcorticais (amígdalas e hipotálamo) e, sobretudo, com o CPM. Localizado no tegmento pontino caudal, o CPM (ou núcleo de Barrington), por sua vez, é a estrutura-chave que coordena a contração do detrusor e o relaxamento dos esfíncteres para que possa haver o esvaziamento vesical.

Figura 16.2 – Desenho esquemático mostrando os receptores noradrenérgicos e colinérgicos presentes na musculatura detrusora e nos esfíncteres uretrais interno e externo.

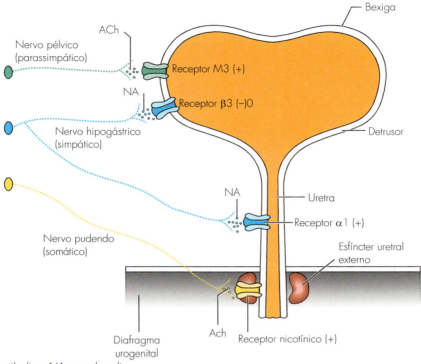

ACh: acetilcolina; NA: noradrenalina.

Todas as estruturas anteriormente descritas exercem um controle involuntário sob a micção e a continência. Entretanto, esses reflexos são modulados por uma influência comportamental por meio de estruturas corticais (Figura 16.1). A ínsula é o principal centro cortical que recebe as aferências sensitivas viscerais. Já na região frontal medial localiza-se o centro cortical da micção, cujo papel é manter uma inibição tônica sobre a SCPvl e o CPM e, portanto, exercendo um controle comportamental sobre o esvaziamento vesical. Além disso, o córtex motor primário exerce o controle suprassegmentar (via trato corticoespinhal) sobre o núcleo de Onuf e, consequentemente, sobre o esfíncter uretral externo.

Podemos assim resumir o controle neural da bexiga: durante a fase de enchimento vesical, para se manter uma estocagem de urina a baixas pressões, há uma contração do colo vesical e do esfíncter uretral interno. Esse reflexo de continência é mediado pelo sistema nervoso simpático no nível lombar (Figura 16.3)[1]. Em paralelo, o centro cortical da micção inibe a ação pró-miccional do CPM e da SCPvl, cujo resultado final é o relaxamento do detrusor. Ademais, o núcleo de Onuf mantém os tônus do esfíncter uretral externo e da musculatura estriada do assoalho pélvico, o que também ajudam a manter a continência.

Quando a bexiga se encontra repleta, o reflexo da micção é então desencadeado (Figura 16.4)[1]. O aumento da pressão intravesical leva a uma distensão da parede do detrusor, o que ativa barorreceptores. Essa informação sensitiva visceral é projetada à SCPvl que por sua vez estimula a ação do CPM. Deste partem vias descendentes glutamatérgicas, que ativam o centro sacral parassimpático em S2-S4, acarretando a contração do detrusor e, consequentemente, a eliminação da urina. Vale atentar que se trata de um reflexo espino-bulbo-espinhal e não exclusivamente espinhal. Concomitante, o CPM emite projeções inibitórias sobre o núcleo de

Onuf a fim de relaxar o esfíncter uretral externo e permitir o esvaziamento vesical. Essa ação coordenada de contração do detrusor e inibição do esfíncter, chamada de sinergismo vésico-ureteral, é fundamental para o esvaziamento completo da bexiga. Além da SCPvl, a ínsula também recebe aferências com informações do enchimento vesical. É no córtex insular onde ocorre a percepção consciente de "bexiga cheia" e de onde partem projeções para inibir o centro cortical da micção, e assim liberar o CPM para estimular a micção.

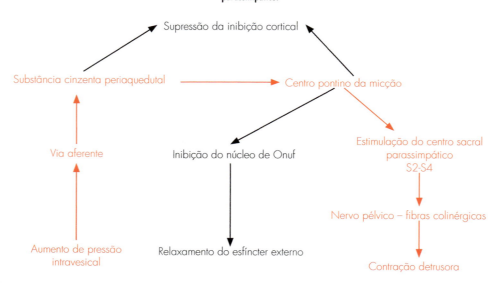

Figura 16.3 – Reflexo de continência. Em vermelho, destaca-se o reflexo espinhal simpático.

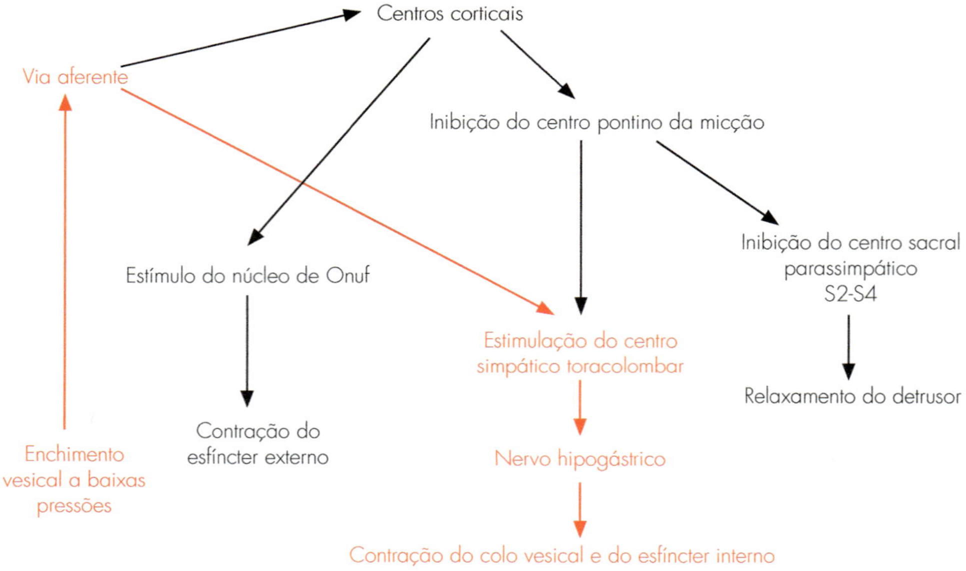

Figura 16.4 – Reflexo da micção (ou esvaziamento vesical). Em vermelho, destaca-se o reflexo espino-bulbo-espinhal parassimpático.

Classificação da bexiga neurogênica

Existem várias formas de classificação das bexigas neurogênicas. Uma das mais usadas baseia-se na reatividade da musculatura detrusora nos estudos urodinâmicos: com detrusor hiperativo e com detrusor hipoativo (Figura 16.5)[2,4].

As bexigas neurogênicas com detrusor hiperativo decorrem de lesões acima do centro sacral da micção. Caracteriza-se pela perda do controle suprassegmentar cortical e mesopontino, o que leva o detrusor a se contrair involuntariamente. Clinicamente o paciente apresenta-se com urgência e/ou incontinência urinária e baixo resíduo pós-miccional. E nos estudos urodinâmicos, observa-se uma hiperatividade detrusora. Dentro desse grupo, dois tipos de bexiga neurogênica podem ser observados: a bexiga não inibida e a bexiga reflexa[2,4].

A bexiga não inibida ocorre em injúrias neurológicas no centro cortical da micção ou em outros níveis acima do CPM. Caracterizam-se pela perda da inibição cortical sobre o reflexo da micção e, consequentemente, o detrusor passa a ter contrações coordenadas pelo CPM, sem o controle voluntário do córtex. O principal sintoma nesse tipo de bexiga é a urgência miccional e em geral a sensação de plenitude vesical é preservada.

Já a bexiga reflexa é resultante de patologias medulares situadas entre o CPM e o centro sacral parassimpático que levam a uma interrupção do reflexo espino-bulbo-espinhal da micção. O CPM passa então a não mais coordenar a contração do detrusor e a integração do reflexo de esvaziamento vesical se torna sacral. Ou seja, a medida que a bexiga vai enchendo, mesmo que a baixas pressões, o reflexo de micção já é ativado no nível sacral e a urina é eliminada. Daí a principal manifestação do paciente ser uma incontinência urinária, além da perda da percepção de enchimento vesical. Outra consequência da desconexão do CPM com o centro sacral é a perda da ação coordenada entre a contração do detrusor e do relaxamento

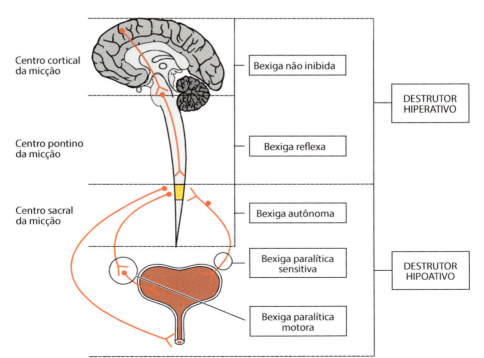

Figura 16.5 – Esquema de classificação dos tipos de bexiga neurogênica de acordo com a atividade do detrusor.

do esfíncter uretral externo (via inibição do núcleo de Onuf). O resultado é uma dissinergia vésico-ureteral: o detrusor hiperativo se contrai, mas não há o relaxamento do esfíncter uretral, o que pode levar a um esvaziamento vesical incompleto e, portanto, uma retenção urinária. Para agravar essa retenção, o esfíncter pode também apresentar uma hipertonia elástica, devido ao comprometimento do trato corticoespinhal ("liberação piramidal" do núcleo de Onuf). Vale lembrar que nas injúrias medulares agudas (como nos traumas e nos infartos), pode ocorrer o fenômeno do "choque medular", em que há uma arreflexia e flacidez na musculatura abaixo do nível da lesão, incluindo aqui uma hipoatividade do detrusor. Entretanto, passada a fase de choque medular (que varia de dias a semanas), o detrusor evolui com hiperatividade.

Por outro lado, patologias que acometem o centro sacral parassimpático e/ou as vias infranucleares viscerais levam a uma bexiga neurogênica com detrusor hipoativo. Nesses casos, o reflexo de micção é abolido, e assim esvaziamento vesical é incompleto. Os pacientes tipicamente apresentam retenção urinária, altos volumes de resíduo pós-miccional e uma hipoatividade detrusora em estudo urodinâmico. Os três tipos de bexiga desse grupo são: a bexiga autônoma, a paralítica motora e a paralítica sensitiva (ou atônica)[4].

A bexiga autônoma resulta da perda tanto da aferência e da eferência e comumente aparece em patologias do cone medular e/ou da cauda equina, bem como em neuropatias sensitivo-motoras. Trata-se de uma bexiga desnervada, cujas contrações do detrusor ocorrem erraticamente a partir de plexos neurais intramurais. Além disso, não há percepção sensitiva visceral. A bexiga paralítica motora, decorrente de lesões seletivas das fibras motoras viscerais, tem a mesmas características da autônoma, exceto pela preservação da sensibilidade. Ou seja, paciente tem retenção urinária, mas sente a "bexiga cheia". Diferentemente, na bexiga paralítica sensitiva há a perda da aferência (o que leva a abolição do reflexo miccional), mas com a preservação da via eferente. Isso permite que a bexiga continue sob o controle suprassegmentar pelas vias descendentes. Como consequência, mesmo as contrações erráticas são inibidas pelo centro cortical da micção. O saldo final é a bexiga "retencionista" com o maior resíduo urinário.

Bexiga neurogênica em alguns grupos de doenças neurológicas

Hidrocefalia de pressão normal (HPN)

A HPN constitui-se no protótipo de doença neurológica cuja bexiga é do tipo não inibida. Urgência urinária (por vezes acompanhada de incontinência) é descrita como uma das manifestações da clássica tríade da HPN e pode se manifestar em qualquer momento na evolução da doença. Ainda que a fisiopatologia da HPN não esteja plenamente esclarecida, uma das hipóteses é que a dilatação dos cornos frontais dos ventrículos laterais leve a uma distorção das fibras relacionadas aos lobos frontais. Outro mecanismo proposto seria uma isquemia crônica, em especial das regiões mesiais frontais, secundária às alterações da dinâmica liquórica local[5].

Demências e parkinsonismos

Invariavelmente, pacientes com demência evoluem para incontinência nas fases avançadas. Os motivos são vários, desde a perda do controle comportamental até o imobilismo. Entretanto, em algumas demências, essa incontinência pode aparecer em fases mais iniciais, como, por exemplo, na demência frontotemporal, quando há o acometimento precoce das regiões frontais mediais[2].

Já nas alfa-sinucleinopatias, a incontinência urinária é um sintoma muito frequente e se caracteriza pela hiperatividade detrusora. Desse grupo de doenças, destaca-se a Atrofia de Múltiplos Sistemas (AMS) cujos sintomas disautonômicos são proeminentes e podem preceder os sintomas motores e cognitivos. Na AMS, observa-se comprometimento do CPM, do centro sacral da micção e do núcleo de Onuf (com desnervação do esfíncter uretral externo). Já a fisiopatologia da incontinência urinária na doença de Parkinson é pouco entendida, mas a principal hipótese envolve a disfunção das vias dopaminérgicas nigroestriatais[1].

Doenças cerebrovasculares

Incontinência urinária pode estar presente em mais da metade dos casos de pacientes após um AVC, sobretudo quando acometem as regiões ântero-mesiais do lobo frontal, bem como o putâmen. Por outro lado, alguns pacientes apresentam retenção urinária com detrusor hipoativo, sobretudo após um AVC hemorrágico. A causa não é conhecida, mas talvez possa ser interpretado como uma fase de "choque medular". Doença de pequenos vasos com leucoaraiose também está associada a urgência urinária por mecanismo de bexiga não inibida.

Mielopatias

Como já comentado, lesões medulares acima do nível sacral levam a uma bexiga reflexa devido à interrupção do reflexo espino-bulbo-espinhal e do controle suprassegmentar. O reflexo de esvaziamento vesical passa a ser sacral, com hiperatividade detrusora e dissinergia vésico-ureteral. Entretanto, em fases agudas, paciente com mielopatia pode exibir uma fase de choque medular e, assim, uma retenção urinária devido à hipoatividade detrusora. Isso classicamente é descrito em trauma raquimedular.

Doenças desmielinizantes

Na esclerose múltipla, sintomas urinários são muito comuns, chegando a quase 100% dos pacientes após seis anos de doença. Isso torna a bexiga neurogênica um dos principais fatores de incapacidade em doenças desmielinizantes. Na maioria dos casos, a bexiga neurogênica se dá por lesões medulares, embora lesões encefálicas também possam levar a sintomas urinários.

Síndrome da cauda equina e neuropatias periféricas

Patologias envolvendo o cone medular e/ou a cauda equina quase invariavelmente levam a um quadro de bexiga autônoma, com detrusor hipoativo. Caracteristicamente, o paciente apresenta retenção urinária com alto resíduo urinário (podendo ultrapassar 1 litro), por vezes com perdas por transbordamento, além da diminuição ou perda da sensibilidade vesical e da uretra[6]. Deve-se pensar em síndrome de cone medular, quando além da retenção urinária, o paciente também manifesta hipoestesia em cela (na região do períneo), fraqueza dos extensores da coxa (músculos glúteos) e abolição dos reflexos sacrais. Já o acometimento de cauda equina deve ser suspeitado quando há lombalgia com irradiação radicular bilateral (sobretudo em territórios de L2-S3) e ausência de reflexos tanto sacrais como lombares.

Neuropatias periféricas

As neuropatias periféricas consistem em um amplo e heterogêneo grupo de patologias cujas manifestações clínicas dependem do tipo de fibra acometida. No caso, uma bexiga neurogênica somente é observada em neuropatias quando há o envolvimento de fibras finas amielínicas do tipo C, que inclui fibras sensitivas viscerais e autonômicas pós-ganglionares.

Diabetes *mellitus* (DM) é uma das principais causas de neuropatia e pode acometer diversos tipos de fibras, incluindo fibras autonômicas. Os sintomas autonômicos na DM incluem não apenas os urinários, como também hipotensão postural e disfunção erétil. A frequência de bexiga neurogênica na DM varia de 25 a 80%[7]. A instalação e a evolução são insidiosas e muitas vezes o paciente só nota em estágios avançados, quando passa a apresentar episódios de infecção urinária secundários à retenção vesical.

Sintomas de bexiga neurogênica podem também está presente em outras neuropatias autonômicas, sejam hereditárias (p. ex., doença de Fabry, porfirias, polineuropatia amiloidótica familiar), como adquiridas (p. ex., DM, HIV, neuropatia autonômica paraneoplásica). Vale aqui destacar que a síndrome de Guillain-Barré comumente apresenta manifestações autonômicas, mas a presença de uma bexiga neurogênica é menos comum (relatos de 7 a 28%)[7]. Por isso, a presença de sintomas urinários é considerada um *red flag* para polirradiculoneurites (PRN) inflamatórias agudas e que nesses casos deve-se fazer investigação de diagnósticos alternativos. Nas formas crônicas de PRN, sintomas urinários são menos frequentes ainda (cerca de 2%)[7].

Avaliação neurourológica

Todo paciente com patologia neurológica idealmente dever ser questionado sobre sintomas urinários, em especial nas situações descritas no item anterior. Em uma boa anamnese precisam constar perguntas sobre urgência, incontinência, retenção urinária e sensação de plenitude vesical ("de bexiga cheia"). Ficar atento que pacientes com retenção urinária podem apresentar perdas por transbordamento, o que leva a interpretar erroneamente como incontinência urinária. Lembrar também de perguntar sobre sintomas urinários mais associados a doenças urogenitais (como jato entrecortado e noctúria) como diagnóstico diferencial. A depender da topografia da lesão, outros sintomas disautonômicos podem estar presentes como disfunção erétil, mudanças no hábito intestinal e hipotensão postural. A história medicamentosa também é importante, pois opioides e fármacos com ação anticolinérgica (p. ex., antidepressivos tricíclicos) podem levar a retenção vesical.

O exame neurológico naturalmente deve ser realizado de forma completa, mas atenção especial deve ser dada à pesquisa dos reflexos de integração lombossacral quando se suspeita de uma síndrome de cone-cauda[2]: cremastérico (L1-L2), bulbocavernoso (S2-S4), anal superficial (S2-S5), bem como os reflexos miotáticos de membros inferiores (patelar, adutores e aquileu). O exame do tônus do esfíncter anal externo e da sensibilidade do períneo completa a avaliação direcionada do cone e da cauda equina.

Além da anamnese e do exame físico, alguns exames podem ser procedidos para completar a avaliação neurourológica: pesquisa do resíduo pós-miccional, ultrassonografia das vias urinárias, eletromiografia do assoalho pélvico e o estudo urodinâmico[2,8].

A pesquisa do resíduo pós-miccional deve ser realizada sempre e consiste em fazer uma sondagem vesical de alívio após uma micção espontânea para medir o que sobrou de urina. Em indivíduos normais, o resíduo é mínimo e volumes superiores a 100 mL indicam um detrusor hipoativo. Lembrar que resíduo pós-miccional elevado pode também ocorrer em patologias urinárias obstrutivas como na hiperplasia prostática benigna. Alternativamente a cateterização, é possível medir o resíduo pós-miccional por meio de uma ultrassonografia (US). A US tem a vantagem de não ser invasiva e também permitir avaliação da parede vesical. Por exemplo, quando há dissinergia vésico-ureteral, é frequente se notar um espessamento da parede.

Já o estudo urodinâmico é considerado o exame padrão-ouro para determinar a atividade do detrusor. O estudo completo é dividido em várias etapas: urofluxometria, cistometria, estudos miccionais de fluxo e pressão, estudos de pressão uretral, eletromiografia do esfíncter uretral externo e videourodinâmica[9].

O exame inicia-se pela urofluxometria que consiste em medir o volume e a velocidade do fluxo urinário durante a micção. Em seguida, são feitos a cistometria e o estudo a baixas pressões para avaliação da fase de enchimento vesical. Aqui é introduzido um cateter vesical para introdução de soro enquanto se mede a pressão intravesical (por coluna d`água), intra--abdominal (por meio de um cateter introduzido no reto) e a atividade muscular do assoalho pélvico (por meio de eletrodos). Durante o exame, pede-se ao paciente para referir quando estiver com a bexiga repleta e quando estiver com vontade de urinar. Também, solicita-se para fazer manobras de Valsalva. Pode-se completar o exame com a etapa da videourodinâmica com fluoroscopia, que consiste em usar contraste no enchimento vesical para obter imagens radiológicas.

Por fim, tem-se o estudo eletromiográfico do assoalho pélvico. Entretanto, é tecnicamente difícil e por isso tem valor limitado. A eletromiografia do esfíncter uretral externo, por sua vez, é útil para diferenciar AMS e doença de Parkinson, pois no primeiro há uma desnervação secundária ao acometimento do núcleo de Onuf[2].

Tratamento

O tratamento deve ser voltado de acordo com o tipo de bexiga neurogênica: com detrusor hiperativo ou hipoativo[2,8].

No caso de um paciente com urgência e/ou incontinência, a primeira linha de tratamento consiste em fármacos anticolinérgicos que atuem bloqueando receptores muscarínicos na musculatura detrusora. Assim esses antagonistas muscarínicos levam ao relaxamento do detrusor. O primeiro antimuscarínico introduzido no tratamento da incontinência urinária foi a oxibutinina. Desde então, diversos antimuscarínicos foram desenvolvidos (Tabela 16.1), alguns seletivos a receptores M3, mas sem superioridade terapêutica entre eles. A única diferença de relevância clínica reside no perfil de efeitos colaterais, sobretudo sobre o SNC. As drogas mais antigas atravessam a barreira hematoencefálica e, por isso, podem levar a alterações cognitivas, em especial nos idosos, pelo efeito anticolinérgico. Outros efeitos colaterais possíveis são boca seca, turvação visual, constipação e taquicardia.

Outra classe usada no tratamento farmacológico da incontinência urinária são os agonistas β3-adrenérgicos. O único fármaco dessa classe até o presente momento aprovado foi o mirabegron. A ação sobre receptores β3 também leva a um relaxamento do detrusor. O perfil de efeitos colaterais é semelhante aos dos antimuscarínico. A desmopressina, análogo da vasopressina, consiste em outra alternativa terapêutica. Nesse caso, o mecanismo de ação seria diminuir a produção de urina, sobretudo no período noturno, o que torna uma opção interessante em casos com noctúria. Entretanto, deve-se usar com cautela, pelos riscos de hipotensão ortostática, hiponatremia e insuficiência cardíaca.

O uso da toxina botulínica também tem se mostrado outra possibilidade no manejo da hiperatividade detrusora. Em 2011, foi aprovado pelo FDA o uso da toxina botulínica do tipo A no tratamento da incontinência urinária. Para a sua aplicação, é necessário fazer uma cistoscopia.

Tabela 16.1 – Relação de antagonistas muscarínicos usados no tratamento de incontinência urinária por bexiga com detrusor hiperativo[2]

Fármaco	Grau de passagem pela BHE	Apresentações	Posologia
Darifenacina	Alta	7,5-15 mg	7,5 a 15 mg 1x ao dia
Fesoterodina	Muito baixa	4-8 mg	4 a 8 mg 1x ao dia
Oxibutinina	Moderada a alta	5 mg	5 mg 2 a 3x ao dia
Oxibutinina liberação prolongada	Moderada a alta	10 mg	5 a 10 mg 1x ao dia
Solifenacina	Moderada	5 a 10 mg	5 a 10 mg 1x ao dia
Tolterodina	Baixa	4 mg	2 a 4 mg 1x ao dia
Trospium	Muito baixa	20 mg	20 mg 2x ao dia

BHE: barreira hematoencefálica.

Por fim, dentre as opções não farmacológicas, tem sido estudada a neuromodulação elétrica transcutânea de raízes sacrais e dos nervos tibiais, pudendo e genital dorsal. Entretanto, trata-se de uma modalidade que ainda carece de mais evidências. Além da neuromodulação, há os tratamentos cirúrgicos que aqui não serão discutidos por fugirem do escopo do capítulo.

Por outro lado, diferentemente da incontinência urinária, na bexiga com detrusor hipoativo, não há ainda alternativas farmacológicas úteis. Por conseguinte, nos pacientes com retenção vesical, o manejo terapêutico consiste apenas na cateterização intermitente. Em geral, recomenda-se fazer a sondagem vesical de 4 a 6 vezes por dia, mas o volume do resíduo urinário é o principal fator determinante para a frequência de cateterizações. Comumente, o objetivo é manter um resíduo inferior a volumes de 100-200 mL. Além disso, deve-se ficar atento a medicações que possam exacerbar a retenção urinária, como opioides, agonistas gabaérgicos e antidepressivos tricíclicos.

Vale lembrar que sondagens vesicais intermitentes também podem ser necessárias em pacientes com bexiga com detrusor hiperativo. Apesar da incontinência urinária, eles podem apresentar resíduo pós-miccional alto devido à dissinergia vésico-ureteral.

Referências

1. Benarroch EE. Neural control of the bladder Recent advances and neurologic implications. Neurology. 2010 Nov 16;75(20):1839-46.
2. Panicker JN, Fowler CJ, Kessler TM. Lower urinary tract dysfunction in the neurological patient: clinical assessment and management. Lancet Neurol 2015; 14: 720-32.
3. Vodušek DB. Lower Urinary Tract and Sexual Dysfunction in Neurological Patients. Eur Neurol 2014;72:109-115.
4. Campbell. DeJong. O exame neurológico. Guanabara Koogan. 2014.
5. William MA, Malm J. Diagnosis and Treatment of Idiopathic Normal Pressure Hydrocephalus. Continuum (Minneap Minn) 2016;22(2):579-599.
6. Tarulli AW. Disorders of the Cauda Equina. Continuum (Minneap Minn) 2015;21(1):146-158.
7. Burakgazi AZ, Alsowaity B, Burakgazi ZA et al. Bladder dysfunction in peripheral neuropathies. Muscle Nerve. 2012 Jan;45(1):2-8.
8. Dorsher PT, McIntosh PM. Neurogenic bladder. Adv Urol. 2012:816274.
9. Brushini H. Urodinâmica e Bexiga Neurogênica. Capítulo 23. In: Mutarelli, EG. Manual de Exames Complementares em Neurologia. Sarvier, 2006.

Parte 2

Exames Complementares em Neurologia

Capítulo 17
Métodos de imagem em neurologia

Claudia da Costa Leite
Raquel Moreno
Arthur Martins Novaes Coutinho
Leandro Tavares Lucato

Introdução

Atualmente, os métodos de imagem são ferramentas essenciais na investigação das doenças neurológicas. O progresso alcançado com as novas metodologias ampliou, inegavelmente, os conhecimentos, transformando o raciocínio diagnóstico na Neurologia.

Na caracterização e detecção de lesões no sistema nervoso central (SNC) as imagens seccionais de tomografia computadorizada (TC) e ressonância magnética (RM) são as mais utilizadas na prática clínica.

Neste capítulo, descreveremos os principais métodos de imagem utilizados no diagnóstico de doenças neurológicas, focando em suas principais técnicas e aplicações.

Radiografias simples (RX)

As radiografias simples (RX) de crânio têm uma indicação bastante limitada:
» Avaliação das estruturas ósseas em traumatismos com fraturas, malformações congênitas, lesões líticas ou blásticas e osteomielite da calota craniana.
» Detecção de corpos estranhos radiopacos (como projéteis de arma de fogo) (Figura 17.1).

Entretanto, mesmo nestes casos a TC pode substituir a radiografia com vantagens, uma vez que permite também o estudo do encéfalo e não apenas das estruturas ósseas.

Na coluna vertebral, o estudo radiológico simples da coluna vertebral, mesmo com o advento da TC e da RM, continua muito importante, permitindo:
» Visualização direta das estruturas ósseas e articulares, podendo mostrar alterações degenerativas muito comuns, além de lesões traumáticas e lesões líticas ou calcificadas.
» O estudo da coluna vertebral de forma estática ou dinâmica. A demonstração de desalinhamentos com a realização de manobras (flexão/extensão) é uma característica distintiva do método, já que a TC e a RM são essencialmente exames de imagem estáticos (Figura 17.2).

Figura 17.1 – Raios X em incidências ântero-posterior (A) e occipitomental (B) evidenciam diversos focos com densidade metálica (o maior deles, indicado por seta amarela em A), é compatível com fragmentos por ferimento com arma de fogo. Também são evidentes alterações pós-operatórias com tela metálica no crânio à esquerda.

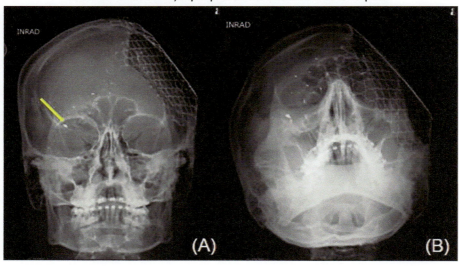

Figura 17.2 – Raios X com incidências em perfil nas posições neutra (A), em flexão (B) e extensão (C) para a avaliação de subluxação atlantoaxial. Avalia-se a distância entre o arco anterior de C1 e o processo odontoide de C2 (linha amarela) e sua variação dinâmica. Esta medida não deve ultrapassar 3 mm na flexão máxima (B) em adultos.

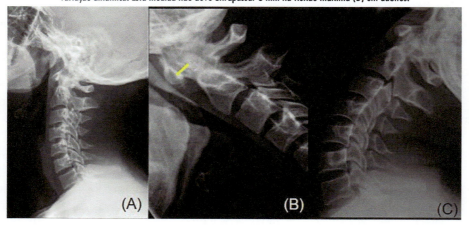

Tomografia computadorizada (TC)

A TC é na atualidade o exame diagnóstico por imagem mais utilizado em Neurologia tanto pela sua disponibilidade, mesmo em centros menores, como pela rapidez da obtenção das imagens e menor custo que a RM. A TC utiliza radiação ionizante: uma ampola de raios-X gira ao redor do paciente, sendo que a interação entre o feixe de raios-X e o paciente (chamada de atenuação) é captada através de um sistema de detectores. Os dados obtidos nos detectores são reconstruídos digitalmente e desta forma são produzidas as imagens de TC. Hoje, com os aparelhos de TC multidetectores, as imagens são obtidas muito rapidamente, com aquisições em menos de 1 minuto, em muitos casos dispensando a necessidade de qualquer tipo de sedação.

A imagem de TC é construída através de uma escala de atenuação radiológica em que os extremos são o ar (que aparece escuro e é o mínimo valor de atenuação – o mais hipoatenuante) – e o tecido ósseo (que aparece branco e é o máximo valor de atenuação – o mais hiperatenuante).

Nas hemorragias o sangue aparece precocemente como imagem hiperatenuante (branco) na TC, sendo este método o mais sensível para identificação de hemorragia intracraniana aguda, intra ou extra-axial (Figura 17.3). A caracterização de calcificações (hiperatenuantes, brancas) intracranianas também é feita de forma muito adequada através da TC (Figura 17.4), sendo que neste caso o uso de janelas ósseas também ajuda na definição do conteúdo cálcico.

É importante ter em mente que o diagnóstico de lesões na TC depende da diferença de atenuação, como nem sempre uma lesão cerebral tem coeficiente de atenuação diferente do parênquima normal, a sua identificação somente se torna possível com o uso de contraste iodado intravenoso. Por isso, geralmente a TC é realizada em dois tempos: sem e com contraste. O contraste é importante para mostrar alterações com quebra da barreira hematoencefálica (BHE), pois quando esta ocorre, aparece realce (hiperatenuação) das estruturas comprometidas (Figura 17.5).

Figura 17.3 – TC de crânio sem contraste nos planos coronal (A), axial (B) e sagital (C) evidencia coleção espontaneamente hiperatenuante intraparenquimatosa frontoparietal direita, compatível com hematoma recente. Observar que o hematoma apresenta moderado efeito expansivo local, com apagamento do ventrículo lateral direito e dos sulcos corticais de todo hemisfério deste lado.

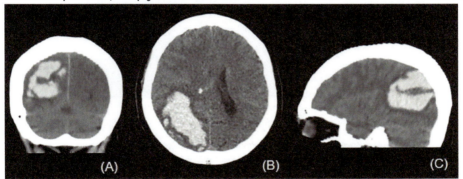

Figura 17.4 – Cortes axiais de TC de crânio sem contraste com janelas óssea (A e C) e de partes moles (B e D) em paciente com Síndrome de Sturge-Weber. Notar que as calcificações girais em trilho de trem, características desta doença, apresentam-se como imagens curvilíneas com atenuação bastante elevada e, por isso, ficam mais bem definidas quando o nível da janela é maior (setas amarelas em A e C).

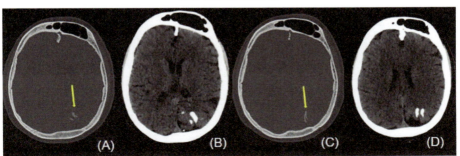

Apesar de infrequente, o contraste iodado pode ocasionar reações alérgicas graves em indivíduos especialmente sensíveis, além de poder ser contraindicado em insuficiência renal e *miastenia gravis*.

Enquanto nas doenças cerebrais a TC é amplamente utilizada, já no diagnóstico das doenças raquimedulares o impacto da TC é muito menor devido ao pequeno diâmetro do canal raquiano e à proximidade do osso, não sendo possível pela TC a visualização direta da medula e de seu eventual comprometimento. Entretanto, a TC tem boa resolução no diagnóstico dos processos ósseos e discais especialmente com a TC multidetectores (Figura 7.6).

A TC pode ainda permitir a obtenção de imagens dos vasos intracranianos e cervicais (angiografia por tomografia-angio TC) e perfusão cerebral. Nesta última são obtidas imagens durante a injeção do contraste endovenoso, que submetidas a *softwares* dedicados de

Figura 17.5 – TC pré (A) e após a injeção do meio de contraste iodado (B e C) demonstra lesão expansiva predominantemente cística na fossa posterior, com nódulo mural no seu contorno posterior (seta), o qual apresenta intenso realce pelo meio de contraste, semelhante aos vasos do Polígono de Willis (quadrado em B), sugerindo um hemangioblastoma. Notar que com a abertura da janela mais ampla (em C), torna-se mais fácil diferenciar o nódulo com contraste da calota craniana, mesmo com ambos apresentando altas densidades.

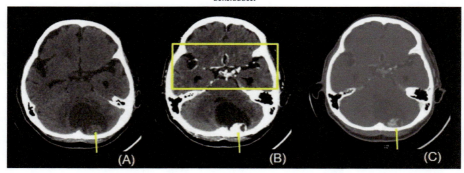

Figura 17.6 – TC pré (A) e após a injeção do meio de contraste iodado (B e C) demonstra lesão expansiva predominantemente cística na fossa posterior, com nódulo mural no seu contorno posterior (seta), o qual apresenta intenso realce pelo meio de contraste, semelhante aos vasos do Polígono de Willis (quadrado em B), sugerindo um hemangioblastoma. Notar que com a abertura da janela mais ampla (em C), torna-se mais fácil diferenciar o nódulo com contraste da calota craniana, mesmo com ambos apresentando altas densidades.

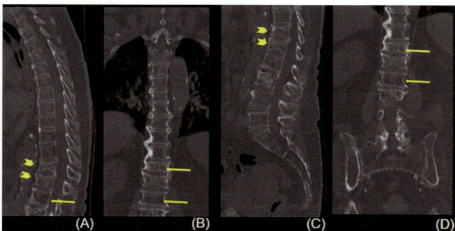

pós-processamento, permitem estimativas de fluxo/volume sanguíneo cerebrais e do tempo de trânsito do contraste pelo tecido. Este tipo de estudo tem aplicações crescentes na investigação dos infartos agudos e dos tumores cerebrais (Figura 17.7).

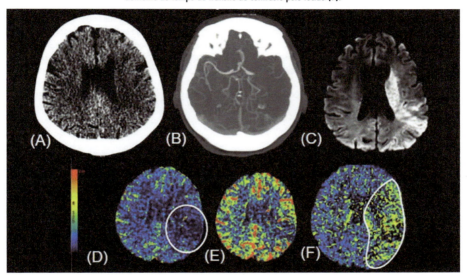

Figura 17.7 – Paciente procurou o pronto-socorro por déficit de força à direita ao acordar. TC sem contraste (A) evidenciou zona isquêmica no território da artéria cerebral média esquerda, na qual foi evidenciado, à angiotomografia (B), oclusão do segmento M1. A sequência de difusão por RM (C) demonstra área de edema citotóxico com extensão semelhante. A perfusão cerebral por TC adiciona informações, pois permite diferenciar, através de mapas de pós-processamento, a área do *core* isquêmico (círculo em D), da zona de penumbra (destacada em F), a qual apresenta pouca ou nenhuma redução do volume e fluxo sanguíneos (D e E), mas aumento do tempo de trânsito do contraste pelo tecido (F).

Ressonância magnética (RM)

A RM é método não invasivo que permite a obtenção de imagens multiplanares do encéfalo, sem a utilização de radiação ionizante (raios-X) como a TC. O aparelho é composto por ímã potente (magneto) que cria um intenso campo magnético (medido numa unidade chamada Tesla – T). Um aparelho de RM fica ligado dia e noite, ao contrário dos aparelhos de TC e RX, e desta forma seus efeitos se farão presentes mesmo quando não há um exame sendo realizado. Este fato é a causa de haver algumas precauções: há que se ter cuidado com materiais metálicos, que podem ser atraídos com grande velocidade pelo magneto em virtude do campo de grande intensidade. Além disso, alguns pacientes não podem realizar RM, portadores de:
» marcapassos não compatíveis;
» clipes de aneurisma cerebral ferromagnéticos;
» próteses otológicas metálicas.

Num aparelho de RM, as bobinas (antenas), são responsáveis pela emissão de pulsos de radiofrequência, os quais causam, em determinadas frequências conhecidas, o fenômeno de "ressonância" nos prótons de alguns núcleos atômicos, em especial do hidrogênio. O sinal produzido pelos prótons do hidrogênio após cessar o pulso de radiofrequência é captado, geralmente, pelas mesmas bobinas que emitem os pulsos, e este sinal é a base da obtenção das imagens de RM.

A RM é um excelente método para avaliar tanto o encéfalo como a medula espinhal. A manipulação de diferentes parâmetros relacionados permite explorar distintas características dos tecidos, originando as chamadas sequências, cada uma delas composta por variável número de imagens. Na RM o menor valor de sinal da ressonância é preto (hipossinal) e o maior valor é branco (hipersinal). Os sinais de RM obtidos nos vários compartimentos intracranianos como substância cinzenta, substância branca e liquor variam conforme as sequências obtidas. O osso e o ar não produzem sinal à RM e, portanto, aparecem pretos (hipossinal).

Um resumo das sequências é sua principal utilização é apresentado na Tabela 17.1 e nas Figuras 17.8 e 17.9.

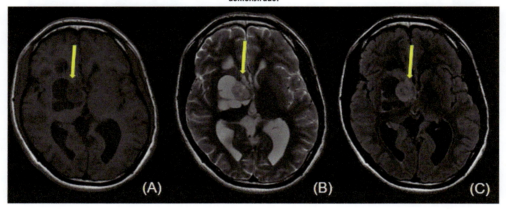

Figura 17.8 – RM do crânio no plano axial ponderada em T1 (A), T2 (B) e FLAIR (C) demonstrando lesão sólido-cística centrada no forame de Monro direito, sugestiva de neurocitoma central. Notar que o liquor apresenta baixo sinal (preto) em T1, alto sinal (branco) em T2 e baixo sinal em FLAIR, já que esta é uma sequência em que o sinal do liquor é suprimido. O conteúdo dos cistos apresenta sinal semelhante ao liquor nas diferentes sequências, já o seu componente sólido (seta) tem isossinal em T2 e hipersinal em FLAIR. Os diferentes sinais dos tecidos permitem a melhor caracterização dos diferentes componentes de uma lesão, como demonstrado.

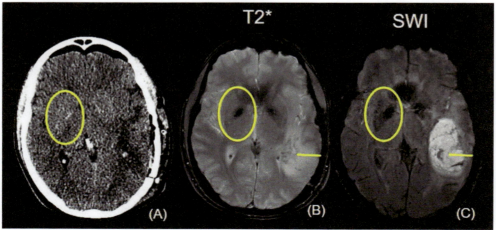

Figura 17.9 – As imagens mais utilizadas para detecção das calcificações intracranianas são a TC sem contraste (A) e as sequências de RM sensíveis aos efeitos de susceptibilidade do campo magnético, dentre as quais o T2* (B) e o SWI (C). As imagens axiais do encéfalo de um paciente com oligodendroglioma têmporo-occipital esquerdo demonstram a maior sensibilidade da RM em relação à TC e do SWI sobre o T2* para detecção de focos de calcificação intralesionais (setas) e nos globos pálidos (círculo), relacionados à senilidade.

Tabela 17.1 – Principais sequências de RM

Sequência	Característica	Sinal do LCR
T1	Boa definição anatômica. É a sequência mais utilizada para as imagens pós-contraste	Hipossinal (preto)
T2	Boa detecção de alterações teciduais que tem ↑ conteúdo de água	Hipersinal (branco)
FLAIR	Sequência T2 onde o hipersinal do liquor é suprimido. Evidencia melhor alterações parenquimatosas, periventriculares e próximas do espaço subaracnóideo	Hipossinal
T2* ou gradiente eco	Detecta fenômenos de susceptibilidade magnética, relacionados à presença de calcificações, hemorragias e depósitos de ferro que aparecem com hipossinal	Hipersinal
SWI	Detecta fenômenos de susceptibilidade magnética relacionados à presença de calcificações, hemorragias e depósitos de ferro e demonstra o sistema venoso intracraniano	Hipersinal
Difusão (DWI)	Avalia o movimento browniano (microscópico). Onde a movimentação da água é mais livre há hipossinal; enquanto o sinal é intermediário (cinza) no tecido cerebral pois há alguma restrição à movimentação da água representada por membranas celulares, organelas e bainha de mielina. Áreas de restrição difusional aparecem com hipersinal	Hipossinal (DWI)
FIESTA/CISS	Sequência T2, 3D (volumétrica), com excelente resolução, grande contraste para líquidos e pouca sensibilidade a artefatos de movimento. Utilizada para estudar lesões císticas e nervos cranianos em seus trajetos cisternais (Figura 17.10)	Hipersinal
Angio-RM (técnicas variadas)	Detecta fluxo de sangue nos vasos intracranianos e cervicais. Pode ser realizada sem ou com contraste	–
Perfusão	Detecta fluxo sanguíneo cerebral através de diversas técnicas com ou sem o uso de contraste. Avalia áreas com hipo- ou hiperperfusão. Pode ser utilizada principalmente em doenças vasculares e tumores. Permite avaliações semiquantitativas ou quantitativas	–
Imagens de tensores de difusão (DTI)	Avalia intensidade e direção do movimento browniano. Permite caracterização de tratos de substância branca. Permite também avaliações quantitativas	–
BOLD e RS-RM funcional	Sequências funcionais que permitem avaliação da atividade cerebral. O BOLD utiliza paradigmas (tarefas), enquanto o RS não utiliza. RS permite avaliar conectividade cerebral.	–
Cine-RM (estudo do fluxo liquórico): Contraste de fase (phase contrast)	Detecta a presença de fluxo de liquor no sistema ventricular e no espaço subaracnóideo periencefálico ou perimedular. Permite ainda avaliar o sentido e a intensidade do fluxo.	Hipersinal
Transferência de magnetização MTC	Detecta áreas com perda de mielina, doenças do neurônio motor superior e após o uso do gadolínio aumenta a acurácia na detecção de lesões com realce (Figura 17.11)	Depende
Espectroscopia de prótons	A imagem é um gráfico onde se identificam os metabólitos	–
Single shot fast spin echo (SS-FSE)	Sequência utilizada para RM fetal, por ser muito rápida, reduz as dificuldades inerentes causadas pela movimentação fetal	Depende

3D: tridimensional, DTI: diffusion tensor imaging; FLAIR: fluid attenuated inversion recovery; LCR: líquido cefalorraquidiano; MTC: magnetization transfer contrast; RS: resting state; SWI: imagens de susceptibilidade magnética.

Figura 17.10 – Cortes axiais de RM com sequências T1 pós-contraste (A, B e C) e FIESTA (D, E e F), em paciente com neurofibromatose tipo 2, demonstram espessamento nodular e realce de diversos nervos cranianos, dentre os quais o VII/VIII (A/D), III (B/E) e VI (C/F), compatíveis múltiplos Schwannomas. Notar que nas imagens FIESTA as bordas das lesões são mais bem definidas, devido à maior resolução de contraste com o liquor, que se apresenta com hipersinal homogêneo, com poucos artefatos.

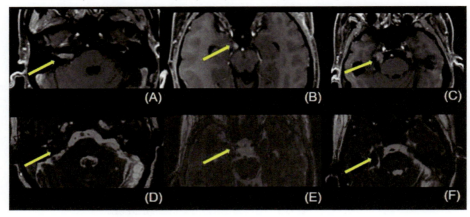

Figura 17.11 – Imagens de RM em paciente com esclerose lateral amiotrófica demonstram hipersinal dos tratos corticoespinhais nas sequências MTC (A) e T2 (B), mais evidentes nas coroas radiadas (setas em A) e na medula espinhal (círculo em B). A sequência SWI (C) corrobora o diagnóstico ao demonstrar deposição de material ferromagnético no córtex dos giros pré-centrais, relacionados à degeneração destes tratos.

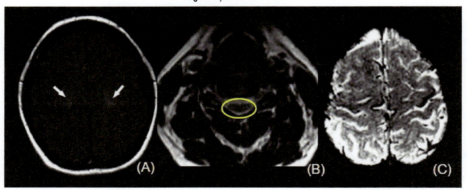

As alterações da BHE podem ser demonstradas na RM com o auxílio de um agente de contraste paramagnético, o gadolínio. Este contraste é utilizado com as sequências T1, onde pode-se observar realce das estruturas com quebra ou ausência da BHE nas imagens pós-contraste (Figura 17.12).

Há poucas reações alérgicas relacionadas ao uso do contraste paramagnético baseado no gadolínio. Porém, relacionada ao uso de repetidas injeções de contraste à base do gadolínio em pacientes com insuficiência renal aguda ou crônica moderada/grave e mesmo síndrome hepatorrenal, foi descrita a fibrose sistêmica nefrogênica, doença fibrosante com manifestação cutânea e sistêmica. Por este motivo, o uso do gadolínio nos pacientes com insuficiência renal deve ser discutido com cuidado, evitando-se o uso em pacientes com insuficiência renal e quando extremamente necessário utilizando-se a menor dose possível.

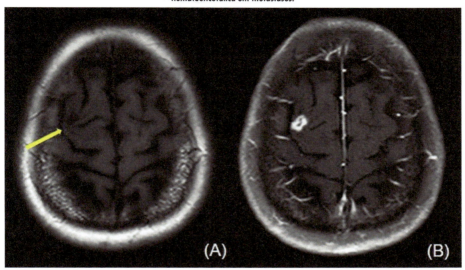

Figura 17.12 – Imagens axiais ponderadas em T1 antes (A) e após a injeção do meio de contraste paramagnético demonstram nódulo corticossubcortical no giro frontal médio direito em uma paciente com câncer de mama, compatível com metástase. Notar o aumento da sensibilidade para detecção deste achado após a injeção do gadolínio, relacionado à quebra da barreira hematoencefálica em metástases.

Mais recentemente tem havido uma tendência à aquisição de sequências volumétricas (3D), nas mais variadas aquisições, tanto em T1 como em T2 e FLAIR que permitem a aquisição em um plano e a reconstrução nos demais.

Vamos destacar algumas sequências e suas principais características e aplicações.

Difusão (DWI, do inglês *diffusion-weighted imaging*)

Estudo do movimento das moléculas de água dos tecidos (movimento browniano). Nestas imagens, onde a movimentação da água é mais livre, como no interior dos ventrículos, há hipossinal; enquanto no tecido cerebral há alguma restrição à movimentação da água representada por membranas celulares, organelas e bainha de mielina, tudo isso fazendo com que no parênquima haja um sinal intermediário (cinza).

Uma série de doenças neurológicas cursa com restrição ainda maior à movimentação da água, que se apresenta nas imagens como hipersinal (Figura 17.13). Deve-se ressaltar, no entanto, que por vezes o hipersinal nesta sequência pode estar relacionado ao fato de a lesão ter hipersinal nas sequências pesadas em T2, e não representar verdadeiramente restrição à difusão (efeito **T2 shine through**). Para esta distinção é fundamental a correlação destas imagens com o mapa dos coeficientes de difusão aparentes (ADC – **apparent diffusion coefficient**), os quais permitem ainda medidas quantitativas da difusibilidade da água nos tecidos.

As aplicações clínicas das imagens de difusão são:
» caracterização de infarto agudo que apresenta exuberante hipersinal (com hipossinal no mapa de ADC). Esta alteração ocorre minutos após o início do processo;
» identificação de abscessos cerebrais (Figura 17.14);
» diferenciação de cistos epidermoides de cistos aracnoides;
» diagnóstico de doenças priônicas (Figura 17.15);
» diferenciação entre edema vasogênico (sem restrição) e citotóxico (com restrição).

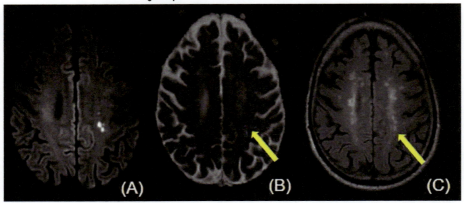

Figura 17.13 – Imagens das sequências difusão (A) com seu mapa de ADC (B) e FLAIR (C) na RM de um paciente com episódios recorrentes de fraqueza à direita demonstram focos de restrição no centro semioval esquerdo. Notar que no FLAIR há outras áreas de alteração de sinal do parênquima, porém a restrição à difusão permite inferir que há edema citotóxico, representando isquemia aguda apenas nos focos destacados (seta em C).

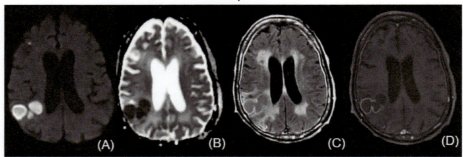

Figura 17.14 – Imagens axiais de difusão (A) com seu mapa de ADC (B), FLAIR (C) e T1 pós-contraste (D) da RM de um paciente com abscessos piogênicos no sistema nervoso central demonstram coleções com intensa restrição à difusão e realce periférico pelo meio de contraste na transição têmporo-occipital direita. Notar que as sequências de difusão destacam que o conteúdo que preenche as lesões apresenta propriedades físicas diferentes do liquor por tratar-se de material espesso (purulento), características menos evidentes nas demais sequências.

Perfusão do encéfalo

Pode ser obtida através de algumas sequências de RM. A mais utilizada clinicamente é obtida durante a injeção de um *bolus* de contraste paramagnético, acompanhando sua primeira passagem pela circulação cerebral. A partir destas imagens e o uso *softwares* dedicados para pós-processamento é possível obter estimativas do fluxo/volume sanguíneo cerebrais, e do tempo de trânsito do contraste pelo tecido, como na perfusão por TC. Outra técnica de perfusão o ASL (*arterial spin labeling*) avalia perfusão sem a necessidade do uso de contraste.

As principais indicações clínicas são:
» estudo dos infartos agudos, em que a análise combinada da difusão e da perfusão permite alguma estimativa da existência de penumbra isquêmica, tecido potencialmente salvável, o chamado *mismatch*;
» investigação dos tumores cerebrais, já que áreas de maior perfusão representam maior neoangiogênese e presumivelmente maior anaplasia ou tumores mais agressivos (primários ou secundários) (Figura 17.16).

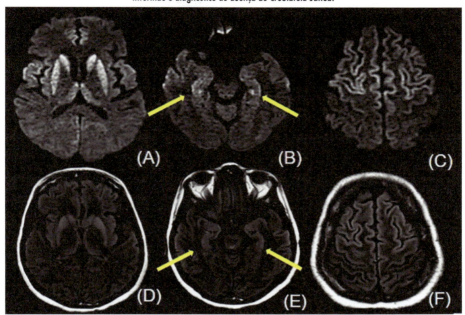

Figura 17.15 – RM de um paciente com quadro de agitação psicomotora e confusão mental rapidamente progressivas. Imagens axiais de difusão (A-C) e FLAIR (D-F) demonstram áreas com restrição à difusão e hipersinal em FLAIR nos núcleos da base (A e D), formações hipocampais (setas em B e C) e no córtex dos lobos frontais (C e F), relacionadas ao acúmulo de proteínas priônicas, inferindo o diagnóstico de doença de Creutzfeld-Jakob.

Figura 17.16 – Paciente com lesão expansiva e infiltrativa no lobo direito, predominantemente cortical, com alto sinal em FLAIR (A) e T2 (B) e baixa captação pelo meio de contraste (C), que mais provavelmente estariam relacionadas a uma lesão de baixo grau. Entretanto, o estudo de perfusão evidenciou áreas com alta perfusão, em vermelho no mapa (D), onde foram estimadas taxas de aumento do volume sanguíneo em até seis vezes comparadas com as da substância branca contralateral, demonstradas no gráfico (E) e em valores numéricos (F), que podem corresponder à área de maior grau de anaplasia.

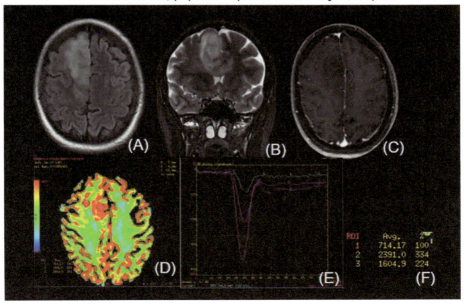

Imagens de tensores de difusão
(DTI do inglês: *diffusion tensor imaging*)

Também se baseiam no movimento browniano das moléculas de água no encéfalo, entretanto caracterizaram não só a intensidade deste movimento (o que pode ser feito através da difusão convencional e do mapa de ADC), mas também, se houver, a direção preferencial desta movimentação. Esta análise direcional é possível através de um modelo matemático de vetores e matrizes.

As imagens de tensores de difusão permitem o estudo da substância branca e seus tratos. As membranas celulares fazem com que a difusão das moléculas de água ocorra preferencialmente no mesmo eixo dos tratos da substância branca, o que se convencionou chamar de difusão anisotrópica. Assim, ao se caracterizar áreas de difusão com direção preferencial em determinado eixo, podemos através de algoritmos vislumbrar os tratos da substância branca, que podem ser mapeados em cores de forma que cada cor representa uma orientação preferencial nos três eixos ortogonais (Figura 17.17).

O uso de *softwares* dedicados a partir destas imagens permite a obtenção de tratografias, que são a representação de tratos específicos, inferida a partir da direção preferencial da difusão na substância branca (Figura 17.18). Parâmetros quantitativos podem ser também derivados destas aquisições, sendo o principal deles a FA (anisotropia fracionada).

Figura 17.17 – RM de um paciente com epilepsia de difícil controle evidenciou volumosa lesão frontotemporal e nos núcleos da base à esquerda, com características de sinal (A e B) e de perfusão (C) sugestivas de lesão primária do sistema nervoso central de baixo grau. O mapa DTI dos tratos da substância branca (D-F) demonstra a natureza expansiva da lesão sobre as fibras adjacentes.

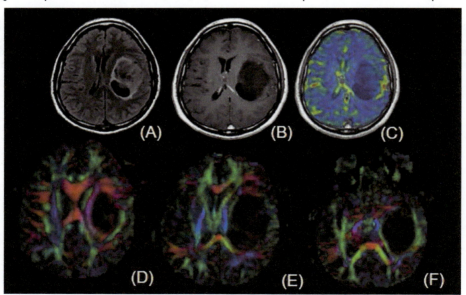

Figura 17.18 – As reconstruções do DTI com tratografia do mesmo paciente permitem estabelecer melhor a relação da lesão com o trato corticoespinhal esquerdo (A), colaborando para o planejamento de uma ressecção adequada com menos sequelas motoras. Em (B) a reconstrução demonstra morfologia adequada deste trato.

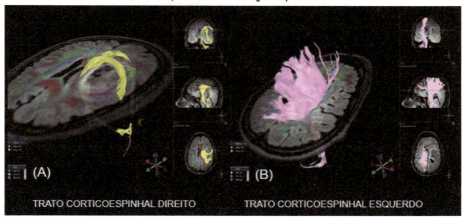

Ressonância magnética funcional (RMf)

Permite uma avaliação de localização da atividade cerebral, sendo baseada nas sequências BOLD (*blood oxigenation level dependent*). Estas sequências são sensíveis ao efeito de suscetibilidade magnética causado pela presença de desoxiemoglobina. A inferência acerca da atividade cerebral vem do fato de que onde há atividade neuronal existe aumento do aporte sanguíneo local, entretanto este acoplamento neurovascular é desproporcional, com aumento do aporte sanguíneo muito maior do que o aumento de consumo de oxigênio pelo tecido ativado. Desta forma, as áreas ativadas apresentam redução da concentração de desoxiemoglobina (e aumento da oxiemoglobina), o que causa aumento do sinal nas imagens BOLD.

As imagens de RM funcional podem ser obtidas pelas técnicas:
» BOLD durante a realização de uma determinada tarefa (paradigma), onde se vai investigar a ativação de áreas cerebrais; além de imagens em repouso, sem a realização de qualquer tarefa. A partir do processamento destas imagens são gerados mapas de ativação cerebral (Figura 17.19);
» *resting state* utilizada para avaliar atividade e conectividade cerebral, sem a necessidade de realização de paradigmas. Esta sequência avalia a conectividade cerebral.

Espectroscopia por ressonância magnética (ERM)

É uma técnica que permite obter informação sobre a composição química de materiais, com base no mesmo princípio físico das imagens por RM. O sinal gerado na ERM é utilizado para compor um espectro de determinadas substâncias presentes no tecido cerebral em concentrações relevantes. A espectroscopia mais utilizada clinicamente é a de prótons devido a sua abundância no ser humano. Na ERM além do gráfico podem ser realizadas quantificações dos metabólitos. Os picos principais do cérebro são o N-acetil aspartato (NAA), a creatina (Cr) e a colina (Cho) (Figura 17.20). Além destes, outros metabólitos relevantes são: lactato, lípides, mioinositol, glutamato/glutamina e alanina. Estes metabólitos podem apresentar-se alterados em várias doenças neurológicas.

Figura 17.19 – O mesmo paciente da Figura 17.16, com neoplasia do giro frontal superior direito, foi submetido ao estudo de RM funcional durante seu planejamento pré-operatório, para determinar quais centros de atividade cerebral poderiam ser preservados durante sua ressecção. As funções são mapeadas em cores, avaliando-se, mais frequentemente, motricidade das mãos direita (A) e esquerda (B), nomeação (C), decisão de linguagem (D) e fluência verbal, para geração espontânea de palavras (E).

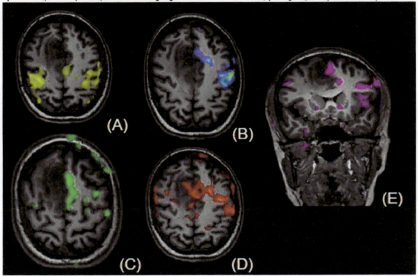

Figura 17.20 – Paciente com lesão heterogênea no lobo parietal direito, com áreas de realce na sequência T1 pós-contraste (A) e focos com discreto aumento de perfusão (B), sugestivas de neoplasia. A espectroscopia de prótons (C e D) adiciona informações ao demonstrar que o tecido tumoral apresenta pico de colina menos intenso, mas com morfologia semelhante ao normal (seta) e redução do pico de NAA (círculo), corroborando tratar-se de neoplasia, mais provavelmente de baixo grau.

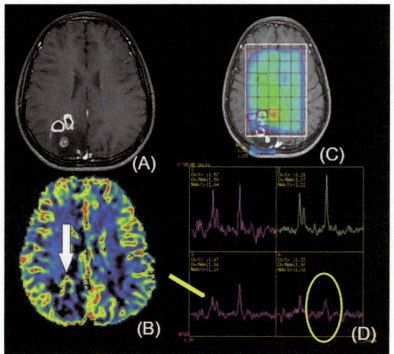

RM de coluna e medula espinal

A RM é um excelente método para avaliação da coluna e medula espinhal. Além das técnicas convencionais, destaca-se o efeito mielográfico obtido nas sequências T2, sem a utilização de contraste, que substituiu com vantagens a perimielografia. Entretanto, muitos dos avanços obtidos com a RM de crânio ainda não oferecem informações robustas quando utilizados no exame da coluna; isto é observado com a angio-RM, as sequências de difusão/perfusão e a ERM.

Angiografia

O estudo dos vasos cerebrais e cervicais é muito importante na caracterização das afecções vasculares do SNC, que constituem um importante capítulo da Neurologia.

O estudo destes vasos intracranianos pode ser feito por:
- » angiografia convencional e angiografia por subtração digital. Feita através da injeção de contraste iodado intra-arterial, geralmente por punção da artéria femoral e posterior cateterismo. O estudo radiológico pode ser feito em aparelhos convencionais ou em aparelhos especialmente destinados a procedimentos angiográficos, a chamada angiografia por subtração digital. A angiografia por subtração permite a obtenção de imagens com melhor qualidade e menores quantidades de contraste iodado, porém dependem de equipamento relativamente sofisticado e mais caro;
- » angiografia por tomografia computadorizada (angio-TC);
- » angiografia por ressonância magnética (angio-RM);
- » ultrassonografia com duplex doppler.

Com o progresso das técnicas angiográficas convencionais e por subtração digital desenvolveram-se os procedimentos intervencionistas intra-arteriais, que se tornaram um instrumento além de diagnóstico também terapêutico muito útil no manejo das doenças vasculares, como, por exemplo, nos casos de hemorragia subaracnoide (Figura 17.21).

Figura 17.21 – Paciente feminina procurou o pronto-socorro por quadro de cefaleia intensa, com sinais de alarme. A TC sem contraste de entrada (A e B) demonstrou apagamento difuso dos sulcos corticais, preenchidos por material hiperatenuante (sangue), compatível com hemorragia subaracnóidea com predomínio nas cisternas da base. À angiotomografia (C) foi possível caracterizar um aneurisma na bifurcação do segmento M1 esquerdo (seta), provavelmente roto. Os estudos angiográficos (D-F) permitem, além da melhor caracterização das dimensões e localização do aneurisma (D), seu tratamento (E), com resultados satisfatórios (F).

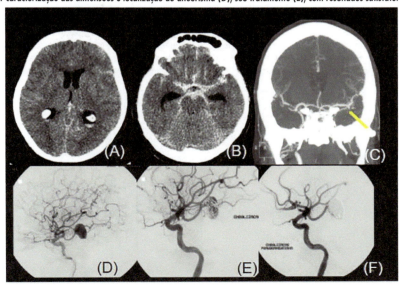

Nos últimos anos em algumas situações a angio-TC (Figura 17.22) e a angio-RM podem ser utilizadas para caracterização bastante adequada de lesões vasculares intracranianas em alguns contextos clínicos, permitindo a tomada de decisão prescindindo da angiografia convencional ou por subtração digital com função unicamente diagnóstica.

Já o estudo angiográfico convencional das artérias cervicais, muitas vezes necessário, vem sendo substituído, em muitas oportunidades por métodos não invasivos, como o ultrassom (duplex doppler), e especialmente as técnicas de angio-TC e angio-RM (Figura 17.23).

Na suspeita de dissecção arterial cervical, as imagens de angio-RM devem ser complementadas por imagens axiais usando técnica de supressão do sinal da gordura, que permitem caracterizar o hematoma mural.

Para o estudo de placas, sequências de RM chamadas de *black blood* foram desenvolvidas. Nestas sequências o sinal do fluxo é suprimido e a parede do vaso pode ser estudada com detalhes.

Figura 17.22 – TC sem contraste (A) em paciente com quadro de afasia súbita evidencia zona hipoatenuante corticossubcortical temporal posterior direita, sugestiva de isquemia recente. Deste lado, ainda é possível identificar hiperdensidade na artéria cerebral média (seta em B), compatível com trombo agudo. À angiotomografia, torna-se ainda mais evidente a oclusão do segmento M1 direito e ainda é possível avaliar a circulação colateral no restante do encéfalo.

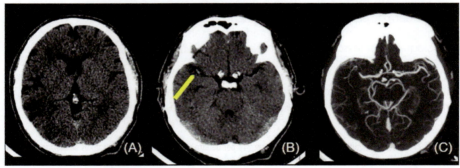

Figura 17.23 – Estudos angiográficos de paciente com exuberantes placas mistas no bulbo e emergência da artéria carótida interna à esquerda, demonstrando estenose grave destes segmentos (setas). Notar que a angio-TC e a angio-RM são complementares no estudo dos vasos cervicais, sendo a angio-TC superior para a avaliação dos componentes calcificados das placas (A) e a angio-RM melhor para a visualização rápida da gravidade das estenoses nas reconstruções 3D (B e C). A angiografia digital (D) apresenta ótima resolução espacial, porém trata-se de um método invasivo com maior potencial de complicações.

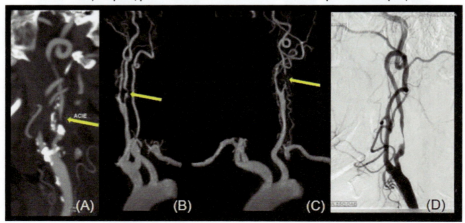

Ultrassonografia (USG)

A ultrassonografia não pode examinar estruturas envoltas por ossos, portanto, o parênquima encefálico e a medula não podem ser avaliados pela USG, exceto em recém-nascidos e intraoperatório (acesso direto após abertura da calota craniana).

Nos recém-nascidos e crianças menores enquanto as fontanelas ainda estão abertas, o ultrassom é um método seguro, não invasivo, com aparelhagem facilmente transportável, prescindindo da anestesia geral (Figura 17.24). Suas informações são muito úteis nessa faixa etária para o diagnóstico e seguimento especialmente das hemorragias perinatais.

A USG é também utilizada com o duplex doppler para o estudo de fluxo das artérias cervicais (Figura 17.25) e os segmentos iniciais das artérias intracranianas. O doppler das artérias cervicais é um método não invasivo, muito bem estabelecido, apesar de ser operador-dependente. No doppler cervical é feita inspeção visual das artérias e análise espectral com estudo

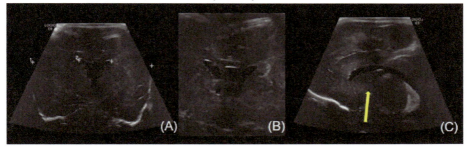

Figura 17.24 – USG transfontanela realizada à beira do leito, para avaliação de hemorragia intracraniana em recém-nascido com discrasia sanguínea. Imagens nos planos coronal (A e B) e sagital (C), obtidas com o posicionamento do transdutor na fontanela bregmática. Não há sinais de dilatação do sistema ventricular, sendo o índice ventricular adequado (A), há persistência do *cavum* do septo pelúcido (B) e ausência de sinais de hemorragia da matriz germinativa, que deveria ser observada no sulco caudotalâmico (seta em C).

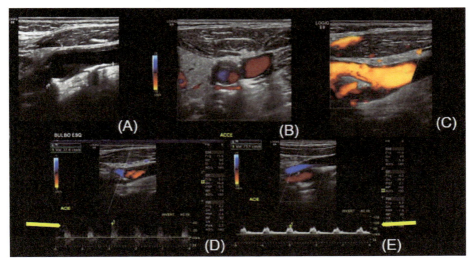

Figura 17.25 – US com estudo Doppler dos vasos cervicais: modo B (A), doppler colorido (B), doppler de amplitude (C) e doppler pulsado (D e E) evidenciam placa hipoecogênica e irregular no bulbo e emergência da artéria carótida interna esquerda, que determina aumento dos picos de velocidade sistólica (setas), compatível com estenose grave.

do fluxo nas mesmas, permitindo uma avaliação acurada de estenoses e das características morfológicas das placas ateromatosas. O doppler transcraniano mensura as variações de fluxo das artérias intracranianas, através de um aparelho que analisa as artérias intracranianas através de locais do crânio com menor espessura óssea, que permitem o acesso sonoro e por isso são chamados de "janelas ósseas". Através do doppler transcraniano avalia-se a circulação nos segmentos iniciais das artérias intracranianas, detectando estenoses e alterações hemodinâmicas.

Métodos de medicina nuclear

A cintilografia cerebral foi o primeiro método de neuroimagem a utilizar isótopos radioativos, utilizando-se radiofármacos que identificam quebra da barreira hematoencefálica e avaliam o trânsito liquórico. A baixa resolução espacial das imagens cintilográficas quando comparadas à TC e RM levou à utilização da cintilografia apenas eventualmente em estudos da dinâmica liquórica e na caracterização de fístulas liquóricas. Mesmo esta indicação tem sido substituída com vantagens pela RM.

Com o desenvolvimento de radiofármacos que atravessam livremente a BHE coincidente com o desenvolvimento de aquisição de imagens tomográficas, o uso da medicina nuclear em Neurologia voltou-se para a avaliação da perfusão cerebral em diversas doenças.

O desenvolvimento da aquisição de imagens tomográficas levantou a possibilidade de que as concentrações teciduais de isótopos radioativos pudessem também ser medidas em secções transversais do parênquima encefálico. A partir desta premissa desenvolveram-se duas técnicas: a tomografia computadorizada por emissão de fóton único (SPECT) e a tomografia por emissão de pósitrons (PET).

Tomografia computadorizada por emissão de fóton único (SPECT)

O equipamento de medicina nuclear denomina-se gama câmara, que se compõe por uma maca e um, dois ou até três detectores (geralmente dois). Estes detectores giram ao redor do órgão de interesse do paciente, no caso da Neurologia, a cabeça. Estes detectores detectam os raios gama originados dos radioisótopos que compõem os radiofármacos que são administrados por via intravenosa. A meia-vida física dos isótopos utilizados nos exames de SPECT é maior do que a dos marcadores da PET, sendo assim a logística de funcionamento é mais simples e de menor custo.

Para a avaliação do fluxo sanguíneo cerebral e cerebelar regional, o fármaco mais utilizado em nosso meio é o ECD (dímero de etilcisteinato), marcado com o isótopo radioativo tecnécio 99 metaestável: ^{99m}Tc-ECD. Trata-se de uma substância lipofílica que atravessa livremente a BHE. Uma vez concentrada nos neurônios do córtex cerebral e cerebelar, sofre uma reação química, transformando-se numa substância hidrofílica, permanecendo retida dentro da célula, permitindo a aquisição das imagens que demonstra a distribuição do fluxo sanguíneo encefálico no momento da administração do radiofármaco. As suas principais aplicações são:

» doença cerebrovascular;
» demências;
» no diagnóstico complementar de morte encefálica;
» epilepsias (especialmente para auxiliar a localização do foco epileptogênico em estudos realizados com a injeção durante crise epiléptica) (Figura 17.26).

Há outros fármacos que são marcados com o mesmo isótopo radioativo (^{99m}Tc), porém formando outros radiofármacos que apresentam biodistribuição distinta do ^{99m}Tc-ECD, portanto com outros objetivos no seu uso. Um exemplo é o radiofármaco que avalia o transportador de dopamina pré-sináptico, como o ^{99m}Tc-TRODAT, que permite a diferenciação entre as causas neurodegenerativas de parkinsonismo, nas quais tipicamente os pacientes têm estudos alterados, e as outras doenças que cursam com tremor/distúrbios de movimento, nos quais o exame costuma ser normal. Outro exemplo é o radiofármaco metoxi-isobutilisonitrila (^{99m}Tc-MIBI) que é utilizado para avaliação de viabilidade de processo tumoral, assim como o cloreto de tálio-201 (^{201}TlCl).

Figura 17.26 – Cintilografia de perfusão cerebral (SPECT cerebral) realizado com 99m Tc-ECD. Paciente fem., 20 anos, com epilepsia do lobo temporal esquerdo. Linhas a – plano axial e linhas b – plano coronal. No exame realizado no período intercrítico, observa-se padrão de concentração normal nas estruturas corticais cerebrais e cerebelares. No exame realizado no período crítico (administração do radiofármaco durante crise epiléptica), identifica-se hiperfluxo sanguíneo cerebral regional em lobo temporal esquerdo.

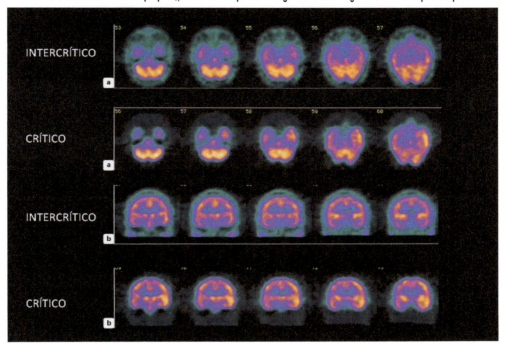

Tomografia por emissão de pósitrons (PET)

O surgimento de novos isótopos radioativos emissores de pósitrons, especialmente a ^{18}FDG (fluorodeoxiglicose marcada com flúor radioativo – ^{18}F), permitiu estudar o metabolismo glicolítico *in vivo*, com grandes impactos, especialmente na Oncologia. O princípio da PET reside na detecção de dois fótons diametralmente opostos, originados da aniquilação decorrente da interação entre um pósitron e um elétron convencional.

A principal restrição para a incorporação da PET à prática clínica é seu elevado custo. Como todos estes isótopos têm meia-vida física extremamente curta, eles devem ser produzidos no próprio local de uso ou nos arredores. Isto obriga à instalação de um cíclotron como parte do equipamento da PET, ou a existência de um cíclotron nas proximidades do aparelho.

A PET mostrou-se útil em Neurologia:
» no diagnóstico diferencial das demências;
» na localização dos focos epilépticos;
» na definição do grau de malignidade dos gliomas;
» na avaliação das isquemias cerebrais;
» em alguns estudos funcionais (Figura 17.27).

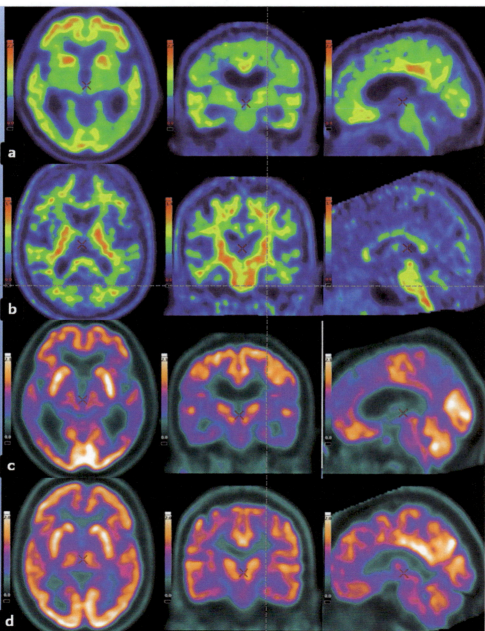

Figura 17.27 — Exame de PET/CT neurológico. Linhas (a) e (b): exame realizado com 11C-PIB. Linhas (c) e (d): exame realizado com 18FDG. Primeira coluna — plano axial, segunda coluna — plano coronal e terceira coluna — plano sagital. Linhas (a) e (c): Paciente masculino, 66 anos, com Demência de Alzheimer. Estudo realizado com 11C-PIB (a) demonstrando acúmulo anômalo do radiofármaco em córtex cerebral, considerado estudo positivo para depósito de amiloide no córtex cerebral. Estudo realizado com 18FDG (c) demonstrando déficit do metabolismo glicolítico regional em córtex temporoparietal e cíngulo posterior bilateral. Linhas (b) e (d): Paciente masculino, 77 anos, saudável. Estudo realizado com 11C-PIB (b) demonstrando distribuição normal radiofármaco em substância branca do cérebro, considerado estudo negativo para depósito de amiloide no córtex. Estudo realizado com 18FDG (c) demonstrando metabolismo glicolítico preservado em córtex cerebral, cerebelar, núcleos da base e tálamos para a faixa etária do paciente.

Além disso, novos marcadores têm ampliado as indicações clínicas, especialmente no estudo das demências, com o surgimento de marcadores dos agregados de proteína β-amiloide, como o ^{11}C Pittsburgh Compound B (^{11}C-PIB) (meia-vida física do ^{11}C é de 20 minutos) e outros baseados no ^{18}F, como o florbetapir, com meia-vida um pouco mais longa, cerca de 110 minutos. Estes parecem muito promissores no diagnóstico mais precoce da doença de Alzheimer e na eventual diferenciação desta com outras síndromes demenciais.

Considerações finais

Os métodos de neuroimagem são atualmente ferramentas imprescindíveis no diagnóstico e, às vezes, até mesmo na terapêutica de doenças neurológicas.

Bibliografia

- Atlas SW. Magnetic Resonance Imaging of the Brain and Spine. 5th ed. Wolters Kluwer, 2016.
- Barkovich AJ, Raybaud C. Pediatric Neuroimaging. 5th ed. Lippincott Williams & Wilkins, 2012.
- Cerri GG, Leite CC, Rocha MS. Tratado de Radiologia. Volume 1. Barueri: Manole, 2017.
- Hironaka FH, Ono CR, Buchpiguel CA, Sapienza MT, Lima MS. Medicina Nuclear. Princípios e Aplicações. 2ª Ed. Atheneu, 2017.
- Leite CC, Lucato LT, Amaro Jr E. Diagnóstico por imagem das alterações encefálicas. 2ª ed. Guanabara-Koogan, 2011.
- Osborn AG. Diagnostic imaging: Brain. 3Rd edition. Elsevier, 2015.

Capítulo 18

O exame do líquido cefalorraquidiano

Hélio Rodrigues Gomes
José Antonio Livramento

Introdução

O líquido cefalorraquidiano (LCR) tem como principal função a proteção do Sistema Nervoso (SN), tanto do ponto de vista mecânico quanto metabólico e imunológico. Pelo LCR circulam produtos do metabolismo e do catabolismo cerebrais, imunoglobulinas, hormônios etc. A análise do LCR é fundamental no diagnóstico e seguimento de patologias que envolvem o SN.

Aspectos anatômicos e fisiológicos

O LCR é produzido nas células dos plexos coroides presentes nos ventrículos laterais, no terceiro ventrículo e, mais raramente, no quarto ventrículo e desloca-se constantemente desde os locais de produção no sistema ventricular até o espaço subaracnóideo e então para os principais pontos de reabsorção, situados no espaço subaracnóideo periencefálico, especialmente nas granulações de Pacchioni (Figura 18.1). Bloqueios ou dificuldade no trânsito de LCR determinam o aparecimento de hidrocefalia, global ou localizada, dependendo do ponto de obstrução.

Diariamente, são sintetizados em média 500 mL de LCR, sendo a taxa de produção e absorção em torno de 0,35 mL/minuto. A toxina colérica e a estimulação adrenérgica aumentam a produção de LCR, enquanto a hipertermia, a acetazolamida, a furosemida, a vasopressina e o peptídeo natriurético atrial diminuem a produção. Para que o equilíbrio pressórico seja mantido, a taxa de absorção aumenta nas situações em que há hipertensão liquórica e diminui quando há hipotensão. Um indivíduo adulto tem em média 150 mL de LCR circulante e esse volume não está relacionado à idade. O volume de LCR aumenta de forma mais rápida que a superfície corpórea.[1]

Indicações e contraindicações

O exame do LCR está indicado em todas as situações em que há suspeita de infecções do SN, envolvimento neoplásico, doenças cerebrovasculares, doenças inflamatórias do SN e

Figura 18.1 – Esquema da anatomia da síntese, circulação e absorção do LCR

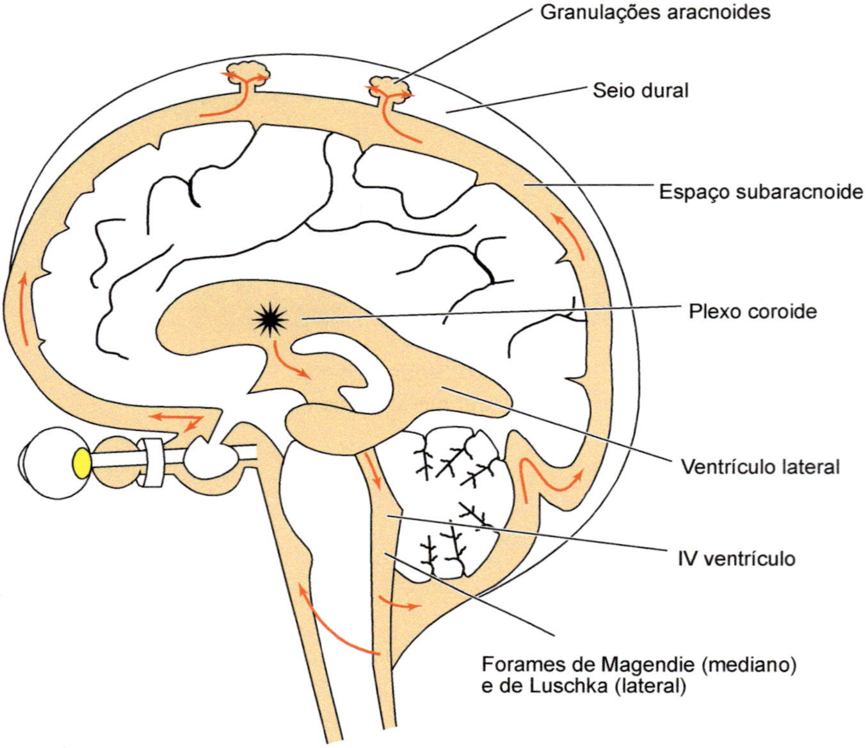

- Granulações aracnoides
- Seio dural
- Espaço subaracnoide
- Plexo coroide
- Ventrículo lateral
- IV ventrículo
- Forames de Magendie (mediano) e de Luschka (lateral)

síndromes neurodegenerativas. São contraindicações à punção liquórica a hipertensão intracraniana (HIC) não comunicante, pelo alto risco de herniação das tonsilas cerebelares, e a presença de processos infecciosos ou neoplásicos no local da punção. Algumas situações em que há HIC a punção liquórica está indicada, seja como diagnóstica, como na hipertensão intracraniana idiopática (pseudotumor), seja como adjuvante no tratamento, como na HIC da meningoencefalite criptocócica. No caso das discrasias sanguíneas, a punção do LCR deve ser bem avaliada. Pacientes com INR acima de 1,7 ou números de plaquetas abaixo de 30.000/mm³ que apresentam sinais de sangramento em cateteres ou mucosas, petéquias ou hematomas, não devem ser submetidos ao exame do LCR até que esses índices estejam normalizados. Indivíduos que estejam recebendo quimioprofilaxia anticoagulante devem ter a medicação interrompida previamente por ao menos seis horas. A fim de evitar acidentes, os pacientes agitados devem ser sedados para serem submetidos à punção liquórica.

Idealmente, todos os pacientes submetidos ao exame do LCR devem realizar previamente exame neurorradiológico, tomografia computadorizada ou ressonância magnética, para se afastar qualquer contraindicação ao procedimento. Esses exames são de indicação absoluta em pacientes imunodeprimidos e aqueles que apresentam sinais clínicos de comprometimento do parênquima cerebral, como convulsões, sinais de projeção motora, comprometimento do nível de consciência ou confusão mental, em que há a possibilidade de lesões com efeito de massa/pseudotumoral e abscessos. A Figura 18.2 apresenta algumas situações em que a punção liquórica está formalmente contraindicada.

Através da punção liquórica faz-se a injeção de quimioterápicos neoplásicos para a profilaxia e o tratamento do envolvimento do SN por tumores e de antibióticos para o tratamento de ventriculites não responsivas ao tratamento sistêmico.

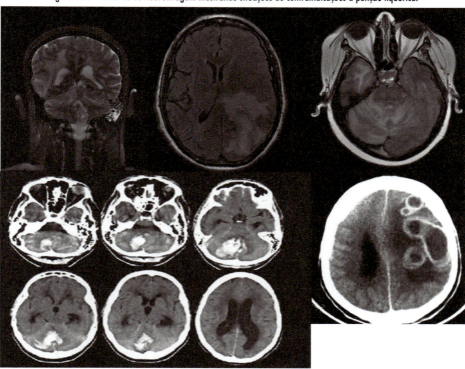

Figura 18.2 – Exames de neuroimagem mostrando situações de contraindicações à punção liquórica.

Barreira hematoencefálica (BHE)

O conceito de BHE surgiu no final do século XIX com os experimentos em animais de Paul Ehrlich em que se observou que após injeções de corantes na circulação todos os órgãos, exceto o cérebro e a medula espinhal, se coravam, levando a hipótese de dois compartimentos. Anos depois, no começo do século XX, notou o fenômeno oposto injetando um corante diretamente no fluido cérebro-espinhal de animais, o qual corou todo o SNC e nenhum dos órgãos periféricos. A partir dos anos 1960, a microscopia eletrônica passou a mostrar estruturalmente os componentes dessa barreira.

Além de uma estrutura anatômica formada por células endoteliais, astrócitos, pericitos, matriz extracelular e proteínas como a ocludina e a claudina, a BHE é um conceito, que pode ser entendido como o isolante do SN ou uma interface que limita e regula a troca de substâncias entre o sangue e o sistema nervoso central. A impermeabilidade da BHE é o resultado de uma série de características únicas, que acrescenta dificuldade a moléculas tentando penetrar nesta barreira. Esta propriedade é baseada na existência de uma permeabilidade muito restrita do endotélio, além da presença de enzimas degradantes presentes em grande número no interior do endotélio de modo que, com exceção de água, gases como oxigênio e o dióxido de carbono e determinadas moléculas lipossolúveis muito pequenas podem passar de forma íntegra. As moléculas hidrofílicas, que são essenciais para o metabolismo do cérebro, tais como íons, glicose, aminoácidos e componentes de ácido nucleico, passam pela BHE através de canais especializados. Já o transporte de moléculas hidrofílicas, tais como peptídeos e proteínas que não têm um sistema de transporte específico é muito mais lento do que as moléculas lipofílicas; no entanto, as quantidades que atravessam a BHE podem ser suficientes para causar um efeito mediado por receptores nos neurônios. Alguns tipos especiais de proteínas ou peptídeos, como, por exemplo, hormônios periféricos e peptídeos regulatórios que exercem sua ação no cérebro geralmente têm sistemas especializados de transporte saturável em toda a BHE. Assim, a BHE se torna altamente restritiva, mas de qualquer forma pode ser incapaz de impedir a passagem de alguns toxinas e agentes terapêuticos da corrente sanguínea para o cérebro. Além das funções de permeabilidade seletiva a BHE possui aspectos importantes como funções neuroimunológicas, incluindo a secreção de citocinas, prostaglandinas e óxido nítrico. A passagem de elementos através da BHE ocorre, portanto, através de vários mecanismos.

O conhecimento da integridade da BHE é fundamental para a interpretação dos achados no LCR, sobretudo proteínas e imunoglobulinas, frente a infecções e doenças inflamatórias. A presença de anticorpos no LCR não necessariamente está relacionada à síntese intratecal desses anticorpos, podendo apenas expressar anticorpos que tenham atravessado a BHE pérvia.[2,3]

Toda albumina que circula no LCR é sintetizada no fígado, portanto a relação ou quociente (Q) entre a albumina liquórica e a albumina sérica (Q_{alb}) é o principal marcador para avaliar a permeabilidade da BHE. A coleta concomitante de LCR e soro é necessária para essa avaliação e associando-se o cálculo de quocientes dos elementos a serem pesquisados, por exemplo IgG, e de albumina pode-se estabelecer uma avaliação quantitativa da integridade da barreira e se o elemento pesquisado foi sintetizado no sistema LCR, se atravessou a BHE ou ambos. O Nomograma de Reiber e Felgenhauer (Figura 18.3) permite uma correta interpretação da permeabilidade da BHE, pois relaciona o quociente de IgG (IgG liquórica/IgG sérica) e o Q_{alb}. Através desse nomograma pode-se concluir se há ou não síntese intratecal com ou sem lesão da barreira.[2]

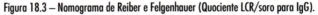

Figura 18.3 – Nomograma de Reiber e Felgenhauer (Quociente LCR/soro para IgG).

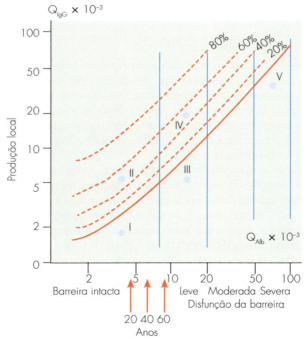

I: normal; II: Síntese intratecal de IgG (padrão encontrado na EM); III: Leve disfunção da barreira hemato-LCR (p. ex.: síndrome de Guillain-Barré); IV: Combinação de II e III (p. ex.: neuroborreliose); V: Severa disfunção da barreira hemato-LCR (p. ex.: meningite purulenta); Índice de IgG = QIgG/QAlb (VR < 0,8). QIgG = IgG LCR/Soro (QIgG: quociente de IgG). QAlb = Alb LCR/Soro (QAlb: Quociente de albumina).

Sistematização da análise do LCR

A punção liquórica deve ser feita preferencialmente com o paciente deitado e nos níveis entre L3 e L4, L4 e L5 ou L5 e S1. A posição sentada é reservada para crianças que necessitam de maior contenção ou indivíduos muito obesos ou com desvios importantes da coluna lombar. Assepsia rigorosa deve ser utilizada. A punção cisternal ou suboccipital está reservada a casos muito específicos em que a coleta do LCR é necessária e a via lombar esteja indisponível.

O exame do LCR inicia-se pela verificação da pressão de abertura ou inicial, que sempre deve ser feita com o paciente em posição deitada e com o paciente calmo. Além de determinar estados de hipertensão ou hipotensão liquórica, pode-se avaliar qualitativamente a permeabilidade do canal raquimedular e do sistema venoso intracraniano através da compressão das jugulares. Quando a compressão da jugular não modifica a pressão do LCR, tem-se um bloqueio completo do canal raquimedular. Nos bloqueios parciais, o aumento verificado é pequeno, inicia-se após curta latência, persiste após certo período cessada a compressão jugular e/ou diminui lentamente (tempo maior que 30 segundos) nem sempre retornando ao valor da PI, mantendo-se acima dele.

Verificada a pressão, passa-se a análise do aspecto e da cor da amostra, que em condições normais é límpida e incolor. O aspecto turvo decorre da presença patológica de elementos figurados (células, bactérias, fungos) e o aspecto hemorrágico da presença de hemácias. Após centrifugada, a amostra de LCR deve estar límpida. A xantocromia pode ser observada se houver presença de bilirrubina (reflexo de hiperbilirrubinemia ou hemólise no sistema LCR) ou à hiperproteinorraquia excessiva. As cores eritrocrômica e acastanhada decorrem da presença de grande quantidade de hemoglobina (hemorragia prévia).

A amostra colhida deve ser encaminhada imediatamente ao laboratório para ser analisada, sob o risco de terem alterados os seus resultados quimiocitológicos.

Com relação à análise citológica, o LCR normal tem até 4 células/mm^3 e o aumento de células no LCR está relacionado aos processos infecciosos, inflamatórios e neoplásicos que acometem o SN. A presença de hemácias revela hemorragia subaracnóidea ou acidente de punção. Em linhas gerais, a pleocitose à custa de linfócitos e monócitos indica processo inflamatório ou asséptico, enquanto quantidades moderadas ou o predomínio de PMN está relacionado aos processos exsudativos. A presença de eosinófilos ou basófilos indica a reação imunoalérgica, sobretudo quando há infecções parasitárias enquanto macrófagos hemáticos, pigmentados ou mistos, indicam hemorragia subaracnoide. O encontro de células neoplásicas no LCR permite o diagnóstico de carcinomatose meníngea. Através da imunofenotipagem por citometria de fluxo pode-se identificar e avaliar antígenos celulares através da utilização de anticorpos monoclonais, permitindo o diagnóstico de doenças onco-hematológicas e o diagnóstico diferencias destas com processos inflamatórios ou reacionais. A realização da imunofenotipagem no LCR está indicada em amostras com mais de 8 células/mm^3.

Dos analitos bioquímicos passíveis de serem analisados em medicina laboratorial, os teores de proteínas, glicose e lactato têm maior importância na análise geral do LCR. O aumento nos teores de proteínas no LCR está relacionado principalmente à quebra da BHE. Ocorre também quando há aumento da síntese intratecal de anticorpos e nos bloqueios à circulação liquórica no espaço subaracnóideo. Uma vez que a quantidade de proteínas no LCR é aproximadamente 100 vezes menor que a do soro, a metodologia analítica deve ser adaptada para que esses constituintes sejam detectados e analisados. A hipoglicorraquia ocorre quando há consumo celular importante, como nos processos infecciosos mediados por PMN ou nos processos neoplásicos. O aumento dos teores de glicose no LCR está relacionado à hiperglicemia. O aumento dos níveis de lactato ocorre nos processos infecciosos bacterianos, na carcinomatose meníngea e nas mitocondriopatias.

A eletroforese de proteínas está indicada sobretudo nos processos inflamatórios agudos em que se observa quebra da BHE através do aumento das frações albumina, alfa-1 e alfa-2.

Nos processos inflamatórios crônicos, observa-se aumento da fração gama. Por meio dessa fração, podem-se observar perfis monoclonais e policlonais de produção de anticorpos. Para a pesquisa de bandas oligoclonais, utiliza-se a isoeletrofocalização. A presença de bandas oligoclonais no LCR é fundamental no diagnóstico da esclerose múltipla e outras doenças inflamatórias do SN. É imprescindível a realização concomitante do exame no soro. O comprometimento do SN só pode ser diagnosticado se as bandas estiverem presentes exclusivamente no LCR ou então no LCR e no soro, desde que não haja quebra da BHE.

De acordo com a hipótese diagnóstica ou o quadro clínico que o paciente apresenta, podem ser pesquisadas as atividades de enzimas, como a adenosina deaminase, marcadores de atividades celulares e inflamatórias, marcadores de doenças degenerativas e neoplásicas. A Tabela 18.1 apresenta os valores de referência dos elementos mais comumente analisados no LCR.

O diagnóstico das doenças infecciosas do SN deve ser feito através de exames bacteriológico, micobacteriológico e micológicos diretos com coloração específica e semeadura em meios de cultura próprios. Uma vez que a quantidade de patógenos circulantes no LCR, mesmo nas infecções, é pequena, a sensibilidade desses métodos habitualmente é baixa.

Os exames imunológicos para a identificação de antígenos e anticorpos auxiliam na identificação dos agentes microbianos. Testes de látex para a identificação de antígenos bacterianos e criptocócicos têm boa sensibilidade e alta especificidade, dependendo do agente infeccioso. A pesquisa de anticorpos por diferentes métodos deve ser sempre realizada de forma concomitante no soro e no LCR para que seja avaliada se a presença do anticorpo no LCR é devida à síntese intratecal ou apenas a passagem passiva desse anticorpo pela BHE.

O emprego de técnicas de biologia molecular, sobretudo os exames da polimerase em cadeia (PCR), garantem, dependendo do agente infeccioso, altas sensibilidade e especificidade de forma rápida e simples, permitindo a introdução de terapia específica e evitando tratamentos desnecessários. As desvantagens da PCR estão relacionadas à impossibilidade de se traçar o perfil de sensibilidade/resistência às drogas antimicrobianas e aos falsos negativos e positivos em virtude das condições inadequadas às que as amostras são submetidas no período pré-analítico. A Tabela 18.2 apresenta as características de sensibilidade e especificidade dos exames de PCR para os agentes infecciosos mais frequentes. A Figura 18.4 aponta a dinâmica entre a sensibilidade dos exames de biologia molecular e a detecção de anticorpos no LCR nos processos infecciosos agudos do SN. A Tabela 18.3 apresenta a sensibilidade e a especificidade no diagnóstico etiológico das meningites crônicas.[1]

As análises proteômicas e genômicas aplicadas ao LCR vêm possibilitando um grande avanço no conhecimento dos mecanismos fisiopatológicos das doenças que acometem o SN e aumentam a sensibilidade e a especificidade na identificação de agentes infecciosos e no diagnóstico das doenças degenerativas, neoplásicas e inflamatórias.[4]

Biomarcadores

Na DA existem biomarcadores no LCR que determinam uma "assinatura patológica" da afecção. Esta inclui duas alterações: (1) diminuição da proteína β-amiloide 1-42, principal componente das placas neuríticas; (2) aumento das proteínas tau e tau-fosforilada, devido à degeneração neuronal associada ao acúmulo intracelular de emaranhados neurofibrilares. A diminuição da β-amiloide 1-42 e o aumento da tau e tau-fosforilada apresentam sensibilidade e especificidade ao redor de 85% a 90% para diagnóstico de DA (Tabela 18.4). Do ponto de vista temporal, nas fases pré-clínica e pré-demencial da DA já pode ser observada diminuição do teor da proteína β-amiloide 1-42 no LCR. Em uma fase posterior, porém ainda sem manifestação clínica, os marcadores de degeneração neuronal e o aumento da proteína tau e tau-fosforilada também já podem ser demonstrados. Do mesmo modo, nos pacientes com declínio cognitivo leve que evoluem para DA, estes marcadores já se encontram alterados.[8]

Tabela 18.1 – Valores de referência e metodologia empregada na análise do LCR

Exame	Metodologia	Valor de referência
Caracteres físicos – aspecto e cor	Observação visual	RN: límpido e xantocrômico Crianças e adultos: límpido e incolor
Citologia global	Microscopia óptica comum em câmara de Fuchs-Rosenthal	Até 15 dias de vida: até 25 células/mm^3 Adultos: até 4 células/mm^3 e ausência de hemácias
Citologia específica	Microscopia óptica comum e coloração por Leishman, após citocentrifugação	Presença de linfócitos, monócitos e alguns macrófagos (hemáticos nos RN)
Citologia oncótica	Microscopia óptica comum e coloração por Leishman, após citocentrifugação	Ausência de células neoplásicas
Proteínas totais	Colorimétrico automatizado	LCR ventricular: até 25 mg/dL LCR cisternal: até 30 mg/dL LCR lombar: até 40 mg/dL
Glicose	Colorimétrico automatizado	Até 2/3 da glicemia
Lactato	Colorimétrico automatizado	Até 22 mg/dL
Adenosina deaminase (ADA)	Automatizado por desanimação enzimática	Até 9 UI/L
Eletroforese de proteínas	Corrida em acetato de celulose	Pré-albumina: < 8%; albumina: 45-64%; alfa-1: 3-7%; alfa-2: 5-11%; beta (1 e 2): 13-25%; gama: 7-14%
Pesquisa de bandas oligoclonais	Isoeletrofocalização	Ausência de bandas oligoclonais
Estudo da barreira hematoencefálica (BHE)	Determinação dos teores de albumina e imunoglobulina no soro e no LCR concomitantemente através de nefelometria com a demonstração do índice de Ig (QIgG = IgG LCR/IgG soro), do quociente de albumina (Qalb = albumina LCR/Albumina soro) e da relação entre esses quocientes	Qalb < 7 × 10^3 QIg < 0,8 • Os valores obtidos são colocados em um nomograma logarítmico (de Reiber e Felgenhauer), sendo QIg no eixo da abscissa (x) e o QAlb no eixo da ordenada (y). Quatro resultados diferentes com podem ser obtidos de acordo com a localização do ponto de intersecção: 1. Sem imunoprodução intratecal e sem lesão da BHE (Normal). 2. Há imunoprodução intratecal com lesão da BHE. 3. Há imunoprodução intratecal sem lesão da BHE. 4. Não há imunoprodução intratecal, mas há lesão da BHE. 5. Ausência de significado clínico

Tabela 18.2 – Sensibilidade e especificidade da reação da polimerase em cadeia para os agentes infecciosos mais frequentes pesquisados no LCR

Agente	Sensibilidade (%)	Especificidade (%)
Herpes-vírus I e II	98	100
Pneumococo	87-93	95-98
Meningococo	92-100	95-98
Enterovírus	90	75-90
Adenovírus	80	90
Arbovírus	95	90
Micobacterium tuberculosis	56	98
CMV	95	85
JCV	76	98
EBV	62	95
Toxoplasma	< 55	80

Figura 18.4 – Esquema mostrando a positividade da reação de PCR e o aparecimento de anticorpos de classe IgG e IgM com relação ao tempo da doença.

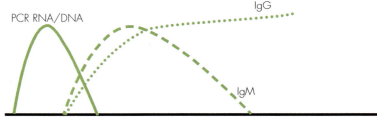

Modificado de Studahl e cols.

Com relação aos demais tipos de demências primárias com comprometimento estrutural do sistema nervoso, não há marcadores liquóricos específicos, contudo, a punção do LCR está indicada nos vários diagnósticos diferenciais.

Tap Teste

O teste tem como função principal auxiliar na confirmação diagnóstica e prognóstica da hidrocefalia de pressão normal (HPN). Consiste na realização de punção lombar, com a retirada de aproximadamente 40 ou 50 mL de liquor. Antes e depois da coleta, são feitas avaliações da marcha de andar e cognitivas (memória e atenção). Quando há melhora nesses domínios cognitivos e motor, há maior probabilidade de o paciente se beneficiar com a colocação de um sistema de derivação ventrículo-peritoneal.

Complicações

A cefaleia pós-punção é a complicação mais comumente observada. Ela ocorre em torno de 10% dos procedimentos, é mais frequente em mulheres, na terceira e quarta décadas de vida, indivíduos magros ou que tenham antecedente de cefaleia. A causa da cefaleia pode estar relacionada à manutenção do pertuito na aracnoide após a retirada da agulha e à

Tabela 18.3 – Sensibilidade e especificidade de métodos diagnósticos no LCR

Agente	Método	Sensibilidade (%)	Especificidade (%)
Criptococo	Micológico direto	51	100
	Cultura	89	100
	Látex	96	98
	LFA (lateral flow assay)	98	99
Histoplasma	Micológico direto	30-40	100
	Cultura	35-40	100
	Imunodifusão	85-90	90
	CIEF	85	93
	PCR	70-90	95
Paracoccidioides	Micológico direto	30-40	100
	Cultura	35-40	100
	Imunodifusão	75-90	90
	CIEF	85-90	93
Aspergilos	Micológico direto	30-40	100
	Cultura	35-40	100
	Imunodifusão	75-90	90
	CIEF	85-90	93
Coccidiodes	Imunodifusão	70-90	100
	PCR	85-95	100
M. tuberculosis	Micológico direto	37-80	100
	Cultura	56-83	100
	PCR	56	98
	GeneXpert	80	97
Borrelia sp.	ELISA	95	90
	PCR	20	95
T. pallidum	VDRL	30-70	100
	FTA ABS	65-90	70
	ELISA	65-95	75
	PCR	42	97
Listeria	Cultura	40	100
	PCR	70	98
Brucela	Rosa de Bengala (aglutinação)	55	75
T. whippelei	PCR	95	98
	Macrófagos com inclusões PAS+	20	90
CMV	PCR	92	94
EBV	PCR	50-60	80-85
HTLV I/II	ELISA	90-95	85
	PCR	90	95
VZV	ELISA	90-95	92 (crônicos)
	PCR	80	95

ADA: adenosina deaminase; CIEF: contraimunoeletroforese; ELISA: ensaio imunoenzimático; FTA ABS: fluorescent treponemal antibody absorption; LCR: liquor; LFA: lateral flow assay; PCR: reação da polimerase em cadeia; CMV: citomegalovírus; HIV: vírus da imunodeficiência humana; HSV II: herpes-vírus do tipo II; LES: lúpus eritematoso sistêmico; PAS+: ácido periódico de Schiff +; VDRL: venereal disease research laboratory; VZV: vírus varicela-zóster.

Tabela 18.4 – Sensibilidade, especificidade e acurácia dos biomarcadores liquóricos no diagnóstico da (adaptado de Vermuri, 2010)[3]

	Sensibilidade (%)	Especificidade (%)	Acurácia (%)
Aβ 42	93,9	80,0	90,1
Tau	56,1	88,0	64,8
p-Tau	60,6	92,0	69,2
Tau/Aβ 42	80,3	84,0	81,3
p-Tau/Aβ 42	80,3	80,0	80,2

medida que o paciente se senta ou assume a posição ortostática, há drenagem do LCR para o espaço peridural. A cefaleia pós-punção pode ser evitada com o uso de agulhas de pequeno calibre ou atraumáticas e com repouso após o procedimento. O tratamento consiste em repouso deitado e o uso de analgésicos à base de cafeína. Em casos extremos, pode-se optar pelo *blood patch*, ou seja, a injeção peridural de 40 mL de sangue do próprio paciente. Lesões radiculares, vertebrais, infecções e hemorragias são raras e estão relacionadas à não observação das técnicas adequadas. No caso da punção cisternal, as complicações podem ser mais graves, como a lesão do tronco cerebral ou da artéria cerebelar posterior, configurando uma emergência neurocirúrgica.

Referências

1. Deisenhammer F, Bartos A, Egga R, Gilhus NE, Giovannoni G, Rauer S, Sellebjerg F. Guidelines on routine cerebrospinal fluid analysis. Report from an EFNS task force. European Journal of Neurology 2006;13: 913-922.
2. Reiber H. Proteins in cerebrospinal fluid and blood: Barriers, CSF flow rate and source-related dynamics. Restorative Neurology and Neuroscience 2003:21;79-96.
3. Thanabalasundaram G, Pieper C, Lischper M, Galla HJ. Regulation of the blood-brain barrier integrity by pericytes via matrix metalloproteinases mediated activation of vascular endothelial growth factor in vitro. Brain Res. 2010;1347:1-10.
4. Guldbrandsen A, Vethe H, Farag Y, Oveland E, Garberg H, Berle M, Myhr KM, Opsahl JA, Barsnes H, Berven FS. In-depth Characterization of the Cerebrospinal Fluid (CSF) Proteome Displayed Through the CSF Proteome Resource (CSF-PR). Mol Cell Proteomics. 2014 Nov; 13(11): 3152-3163.
5. Jeppsson A, Zetterberg H, Blennow K, Wikkelsø C. Idiopathic normal-pressure hydrocephalus:Pathophysiology and diagnosis by CSF biomarkers Neurology 2013;80:1385-1392.
6. Niemantsverdriet E, Valckx S, Bjerck M, Engelborghs S. Alzheimer's disease CSF biomarkers: clinical indications and rational use. Acta Neurol Belg (2017) 117:591-602.
7. Constantinescu R, Krýsl D, Andrén K, Asztély F, Bergquist F, Zetterberg H, Andreasson U, Axelsson M, Menachem EB, Jons D, Mahamud U, Malmeström C, Rosengren L, Blennow K. Cerebrospinal fluid markers of neuronal and glial cell damage in patients with autoimmune neurologic syndromes with and without underlying malignancies. J Neuroimmunol. 2017 May 15;306:25-30.
8. Olsson B, Lautner R, Andreasson U et al. CSF and blood biomarkers for the diagnosis of Alzheimer's disease: a systematic review and meta-analysis. Lancet Neurol 2016; 15: 673-84.

Capítulo 19
Eletroencefalograma

Gabriela Pantaleão Moreira
Eliana Garzon

Introdução e técnica de registro

Eletroencefalograma (EEG) é o registro gráfico da atividade elétrica cerebral espontânea, expressa ao longo do tempo. O traçado é gerado a partir da diferença de voltagem medida entre duas regiões cerebrais distintas, que é captada por eletrodos posicionados no couro cabeludo. Essa diferença de voltagem é então amplificada, filtrada e convertida num sinal digital, que é interpretado pelo médico neurofisiologista.

Os eletrodos são colados no escalpo com pasta condutora ou gel, obedecendo ao sistema internacional 10-20, que preconiza pontos padronizados para a disposição dos eletrodos, definidos a partir de medidas realizadas em cada paciente, conforme ilustrado na Figura 19.1.

A partir das três medidas calculadas entre esses quatro pontos iniciais, cada eletrodo é fixado em uma posição, que dista de outro ponto adjacente, o equivalente a 10 ou 20% do total de cada medida, conforme representado na Figura 19.2. Assim, é um sistema que pode ser usado para todos os pacientes, independentemente do tamanho da cabeça (incluindo recém-nascidos, com adaptações), garantindo que sempre haja posicionamento simétrico dos eletrodos.

Cada eletrodo é nomeado conforme a sua posição e lado da cabeça em que se encontra, sabendo-se que: (1) a letra indica a região cerebral (sendo F = frontal; Fp = frontopolar; C = central; P = parietal; T = temporal; O = occipital); (2) números ímpares identificam eletrodos posicionados no hemisfério esquerdo; números pares no direito e a letra "z" os da linha média. Exemplo: eletrodo F3 localiza região frontal esquerda; Pz indica parietal mediana.

O EEG é interpretado organizando-se os eletrodos em canais, em que a voltagem resultante é a diferença de potencial medida entre o primeiro e o segundo contatos. A sequência de canais, com a consequente visualização gráfica do exame que ela permite, é chamada de montagem. As mais utilizadas são a longitudinal bipolar (cada canal traz um par de eletrodos imediatamente adjacentes) e a referencial com Cz (em que cada eletrodo é disposto comparativamente ao Cz).

Como deve ser o exame ideal?

É muito importante observar a qualidade técnica (Tabela 19.1) da realização do exame, pois registros feitos com menos rigor podem resultar em laudos inadequados e pouco úteis para a prática clínica.

Além de orientar privação de sono na noite anterior ao exame, o preparo inclui lavar a cabeça e chegar com ela seca, sem cremes ou loções.

Quando o paciente (principalmente bebês, crianças e encefalopatas) não é capaz de atingir sono espontâneo, ele pode ser induzido através da administração enteral de sedativos, sendo hidrato de cloral (atualmente, menos disponível na indústria farmacêutica) e hidroxizine os mais utilizados nesse contexto.

A hiperpneia consiste em incursões respiratórias profundas e rápidas, em torno de 20 por segundo, durante 5 minutos, com olhos abertos e luzes acesas; em crianças, pode-se pedir que ela sopre um cata-vento, garantindo colaboração com o método. Durante essa respiração vigorosa, é normal haver alentecimento generalizado do traçado em indivíduos sadios (surgimento de ondas mais lentas). Além dessa resposta, considerada fisiológica, podem ser ativadas crises clínicas – como ausência típica – e/ou descargas generalizadas de complexo de espícula-onda.

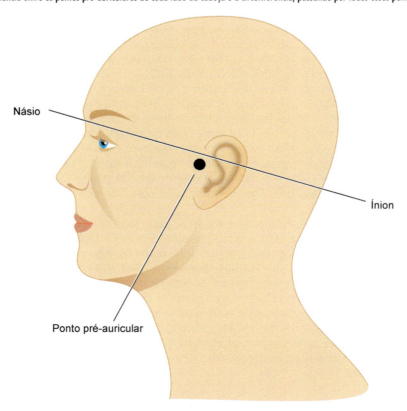

Figura 19.1 – Pontos usados para calcular as medidas da cabeça de cada paciente. As medidas são 3, a saber: diâmetro násio-ínion; distância entre os pontos pré-auriculares de cada lado da cabeça e a circunferência, passando por todos esses pontos.

Figura 19.2 – Sistema Internacional 10-20. Esquema mostrando a posição dos eletrodos com a distância entre eles. As porcentagens indicam o quanto da medida total está distanciando dois eletrodos adjacentes. Exemplo: eletrodo F3 localiza a região frontal esquerda; Pz indica a parietal mediana.

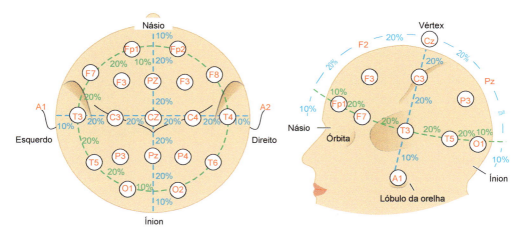

Tabela 19.1 – Condições técnicas ideais do EEG ambulatorial

Duração mínima: 20-30 minutos

Incluir registro de vigília, sonolência e sono (além de particularidades neurofisiológicas, o sono pode revelar anormalidades epileptiformes presentes apenas nessa fase)

Métodos de ativação (exceto se o paciente apresentar contraindicação), a saber: abertura e fechamento ocular; fotoestimulação intermitente (FEI); hiperpneia e privação de sono (orientada no preparo do exame).

A fotoestimulação intermitente (FEI), por sua vez, é feita com **flashes** de luz estroboscópica aplicados com frequências progressivamente maiores, durante 10 segundos com intervalos de 10 segundos entre cada frequência, a partir de uma fonte luminosa posicionada a uma distância de 30 centímetros do paciente. No serviço de EEG do ICHC-FMUSP são usadas as frequências de 1, 3, 6, 9, 12, 15, 18, 21, 24 e 27 Hz (**flashes** por segundo), podendo ser usadas frequências menores a depender da suspeita diagnóstica. O paciente deve estar de olhos fechados com luminosidade reduzida na sala de exame. Esse método é particularmente relevante para epilepsias generalizadas da infância, em especial a epilepsia mioclônica juvenil e em casos de lipofuscinose ceroidea (em que ocorre ativação de anormalidades em frequências de 0,3 Hz).

Outros métodos de ativação podem ser empregados conforme a suspeita clínica específica (exemplos: leitura, em pacientes com epilepsia reflexa da leitura; alimentação por boca em alguns tipos de epilepsia reflexa e em alguns pacientes com crises de lobo temporal; *fixation-off*, técnica em que a fixação ocular é inibida, útil para casos de síndrome de Jeavons).

Exames realizados em paciente internados (incluindo pacientes críticos) têm duração variável, de acordo com sua condição clínica e objetivos do registro. Podem ter duração de 30 minutos a diversas horas ou mesmo serem usados para monitorização contínua nos casos em que se deseja aumentar a sensibilidade do exame para captação de crises eletrográficas. Em pacientes com rebaixamento do nível de consciência, que não colaboram ativamente com os métodos de ativação supracitados, aplicam-se estímulos sonoros, táteis ou dolorosos, que permitem avaliar a reatividade do traçado eletrográfico.

Indicações do exame

» Avaliação diagnóstica de pacientes com suspeita de epilepsia.
» Seguimento de pacientes com epilepsia já conhecida.
» Investigação complementar de paciente com primeira crise epiléptica – EEG alterado aumenta o risco de recorrência de eventos e contribui para a tomada de decisão sobre introduzir medicação anticonvulsivante.
» Pacientes com patologias neurológicas agudas e suspeita de crises sintomáticas, como, por exemplo, acidente vascular cerebral, meningites e meningoencefalites infecciosas, encefalites imunomediadas etc.
» Condições neurológicas crônicas, como síndromes demenciais de etiologia degenerativa (principalmente doença de Alzheimer e doença de Creutzfeldt-Jakob).
» Estado de mal epiléptico – diagnóstico e seguimento.
» Paciente crítico em UTI com rebaixamento de nível de consciência persistente e/ou não explicado por outros fatores (suspeita de estado de mal epiléptico não convulsivo).
» Auxílio na avaliação de eventos clínicos duvidosos em relação à etiologia epiléptica × não epiléptica.
» Prognóstico pós-parada cardiorrespiratória, quando realizado após as primeiras 24 horas;
» Diagnóstico de morte encefálica (cada vez menos usado para esse fim dada a complexidade técnica do exame nesse contexto e a disponibilidade de outros métodos com mesmo valor para essa finalidade).
» Avaliação pré-operatória de pacientes com epilepsia (sob a forma de monitorização prolongada, em caráter intra-hospitalar, em unidades de videoeletroencefalografia).

Conceitos básicos de neurofisiologia

As diferenças de voltagem aferidas refletem as variações da corrente elétrica no espaço extracelular. Os potenciais são gerados majoritariamente no córtex cerebral, mas existem padrões transicionais entre vigília e sono, além de ritmos e padrões periódicos, que são gerados no tálamo e em outras estruturas subcorticais, sendo então projetados para o córtex.

As ondas cerebrais que traduzem graficamente a atividade elétrica são descritas conforme sua amplitude, frequência, morfologia e localização próprias, que são as características que permitem identificar se são fisiológicas, anormais, patológicas e a que estado de consciência podem corresponder (vigília, sonolência, sono, coma etc.).

De acordo com a frequência, definem-se, por meio de letras gregas, as seguintes faixas ou bandas: alfa, beta, teta e delta (Tabela 19.2).

EEG normal do adulto

O EEG normal de um adulto hígido é caracterizado por uma distribuição espacial dos ritmos durante a vigília, gradual desaparecimento desses ritmos e lentificação da atividade elétrica cerebral durante a sonolência e elementos fisiológicos próprios do sono.

Vigília (Figura 19.3)

» Presença do ritmo dominante posterior (Tabela 19.3).
» Presença de ritmo beta de baixa amplitude nas regiões frontocentrais ("beta de preenchimento"), podendo ocorrer raras ondas teta, esparsas, isoladas, entremeadas ao ritmo beta. Obs.: Benzodiazepínicos, barbitúricos, neurolépticos, antidepressivos, anti-histamínicos, estimulantes e hidrato de cloral produzem aumento da quantidade, da amplitude e da distribuição da atividade beta.

Tabela 19.2 – Faixas de frequência do EEG

Nomenclatura	Frequência	Representação (em trecho de 1 segundo)
Alfa	8-13 Hz	
Beta	14-30 Hz	
Teta	4-7,5 Hz	
Delta	< 3,5 Hz	

Sonolência

» A frequência alfa difunde-se para as regiões mais anteriores – ritmo alfa passa a ser visto em regiões mais centrais.
» Ocorre fragmentação do alfa – passa a ser interrompido e desaparece (Figura 19.4).
» Aumento na quantidade de ondas lentas (na frequência teta);
» Alguns elementos específicos da sonolência podem surgir, como POSTS (do inglês, *positive occipital sharp transients of sleep*, que são transientes agudizados normais, que surgem na sonolência e podem ser encontrados nas fases iniciais do sono) e ondas do vértex (abaixo);
» Artefatos de movimentação ocular lenta lateral, que aparecem como ondulações longas envolvendo os eletrodos F7 e F8, nas fases mais precoces de sonolência.

Sono

É dividido em sono não REM (NREM), que por sua vez divide-se em 4 fases (N1, N2, N3 e N4) e sono REM. O estágio N1 corresponde à sonolência, já caracterizada acima. O estágio N2 é marcado pelo surgimento de fusos de sono e complexos K, definidos conforme a Tabela 19.4, e representados nas Figuras 19.5 e 19.6.

O sono de ondas lentas (estágios III e IV) e o sono REM, em geral, não são registrados durante o EEG de rotina, sendo mais bem estudados durante a polissonografia, que registra o tempo total de sono.

Principais achados eletroencefalográficos

Variantes da normalidade

São alterações sem significado clínico ou patológico claro ou definitivamente estabelecido. Pela sua morfologia mais agudizada ou mesmo ritmada, podem ser erroneamente interpretados como anormalidades patológicas ou mesmo epileptiformes, dando lugar a erros diagnósticos indesejáveis. Alguns exemplos de variantes benignas são: teta rítmico temporal da sonolência, espículas positivas 6/14, transientes pontiagudos benignos da sonolência, espícula-onda a 6/s e **wicket spikes**. Sua caracterização pormenorizada está além dos objetivos deste capítulo.

Figura 19.3 – Época (nome dado a uma página de EEG) demonstrando vigília normal do adulto. Cada coluna delimitada pelas linhas verticais representa 1 segundo. (A) Observa-se ritmo dominante posterior com frequência de 9 Hz, predominando nas regiões occipitais (canais P3-O1; P4-O2; T5-O1 e T6-O2). (B) Atenuação do ritmo dominante posterior com abertura ocular (início do 4º segundo) e seu retorno após fechamento ocular (7º segundo). Observam-se os artefatos de abertura e fechamento dos olhos, que predominam nos canais contendo os eletrodos frontopolares (Fp).

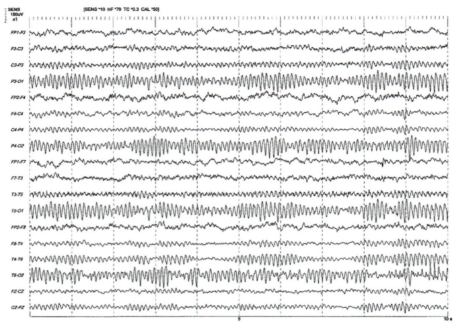

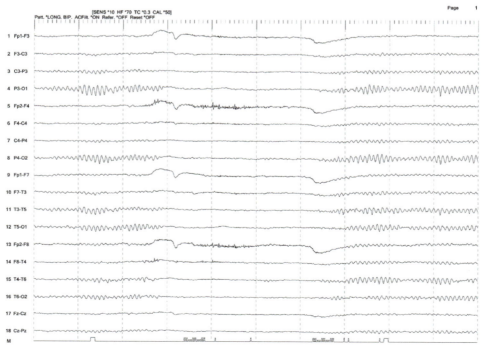

Tabela 19.3 – Definição de ritmo dominante posterior

Ritmo com frequência na faixa alfa (adulto sadio)

Regiões posteriores, com predomínio occipital, bilateral simétrico e síncrono

Presente durante a vigília, com paciente relaxado (não envolvido em tarefa física ou mental e sem estar com atenção concentrada) e de olhos fechados

Reativo à abertura e fechamento ocular – é atenuado ou desaparece quando o paciente abre os olhos

Figura 19.4 – Sonolência do adulto. Nos primeiros 5 segundos da página, observa-se ritmo com frequência alfa presente alcançando, além das regiões posteriores, as regiões centrais (canais F3-C3, F4-C4, F7-T3 e F8-T4). A partir do quinto segundo, ocorre redução da amplitude do alfa, que desaparece nos 3-4 segundos finais dessa época, quando se tornam mais frequentes ondas lentas irregulares na faixa teta, com distribuição difusa.

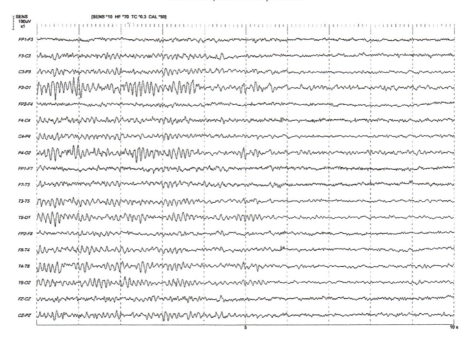

Tabela 19.4 – Caracterização dos elementos de sono

	Morfologia	Duração	Localização
Ondas do vértex	Ondas agudizadas trifásicas, sendo a segunda fase mais proeminente e negativa	80-500 ms	
Fusos de sono	Grupo de ondas rítmicas, com frequência entre 12,5-15,5 Hz e aspecto fusiforme	Em média 1s	Central ou frontocentral bilateral e mediana
Complexos K	Fase inicial pequena e aguda, seguida de fase lenta grande sobreposta a componente rápido	Até 1.000 ms	

Figura 19.5 – Representação gráfica do sono do adulto. No 3º, 5º e 10º segundos, observam-se fusos de sono, com frequência de 14 Hz e duração de aproximadamente 1 segundo, com localização central bilateral e mediana. No 7º segundo, ondas do vértex, com mesma distribuição espacial dos fusos de sono.

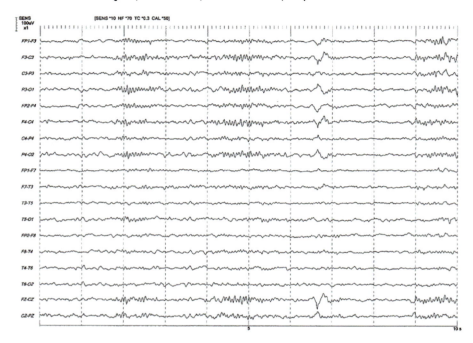

Figura 19.6 – Registro eletrográfico de sono. Ao final do quinto segundo, observa-se um complexo K.

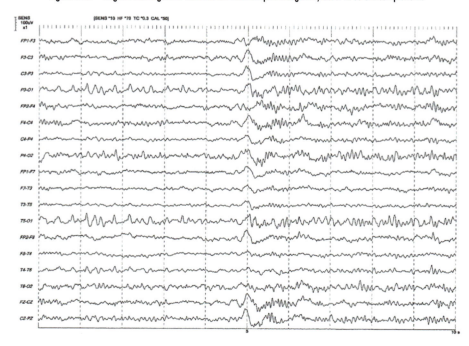

Anormalidades

Podem ser classificadas quanto à forma de ocorrência, como contínuas ou intermitentes; quanto à morfologia, como epileptiforme ou não epileptiforme, e quanto à localização, como focal, hemisférica, multifocal ou generalizada.

Anormalidades não epileptiformes

Atividade lenta contínua

Alentecimento difuso e persistente dos ritmos de base, caracterizado pela ocorrência de ondas mais lentas do que as consideradas normais para a faixa etária e estado de consciência ou pela maior incidência de ondas lentas em relação ao esperado. Uma maior quantidade de ondas lentas indica algum grau de desorganização da atividade de base, que será maior quanto menor for a frequência das ondas (predomínio de ondas delta representa um grau de desorganização maior do que ondas teta, por exemplo).

Clinicamente, indica disfunção cerebral, mais comumente cortical, mas também de estruturas subcorticais.

Se a lentificação é generalizada ou difusa, é mais provável que as causas de perturbação da atividade normal cerebral sejam de origem tóxico-metabólica ou perfusional, que acometem o córtex difusamente.

Se for localizada ou hemisférica, sempre deve-se levantar suspeita para etiologias estruturais e considerar a possibilidade de lesão neurológica aguda ou subaguda.

Atividade lenta intermitente

Pode ser localizada, hemisférica ou generalizada e se traduz por surtos de ondas lentas na faixa teta ou delta, que ocorrem com duração limitada e podem se repetir ao longo do traçado, de forma mais ou menos frequente.

Quando esses surtos apresentam morfologia regular, caráter rítmico e se repetem de forma intermitente, com localização estereotipada, temos o que se chama de IRDA (*Intermittent Rhythmic Delta Activity*).

Em adultos, esta anormalidade comumente é registrada com o máximo sobre as regiões frontais (FIRDA), e em crianças pode ser predominante nas regiões occipitais (OIRDA), ambos representados na Figura 19.7. Não apresentam valor localizatório, mesmo quando predominam na região frontal. Estão associadas comumente a disfunção cerebral difusa, ativa ou flutuante, de várias etiologias, incluindo alterações tóxicas, metabólicas, aumento da pressão intracraniana e patologias de origem inflamatória, infecciosa, degenerativa, vascular, traumática ou neoplásica e ainda têm sido referidas em lesões estruturais focais ou generalizadas. Raramente são encontradas em encefalopatias crônicas e estáveis. OIRDA é comum em crianças com epilepsia generalizada idiopática.

Quando essa atividade aparece projetada na região temporal (TIRDA), há maior valor localizatório, sendo associada a casos de epilepsia do lobo temporal.

Assimetria

Classicamente definida como diferença de amplitude da atividade elétrica cerebral entre áreas homólogas ou entre os hemisférios cerebrais (Figura 19.8). Após o último glossário de EEG publicado em 2017, o termo passa a ser aplicado também a diferenças de frequência entre os hemisférios.

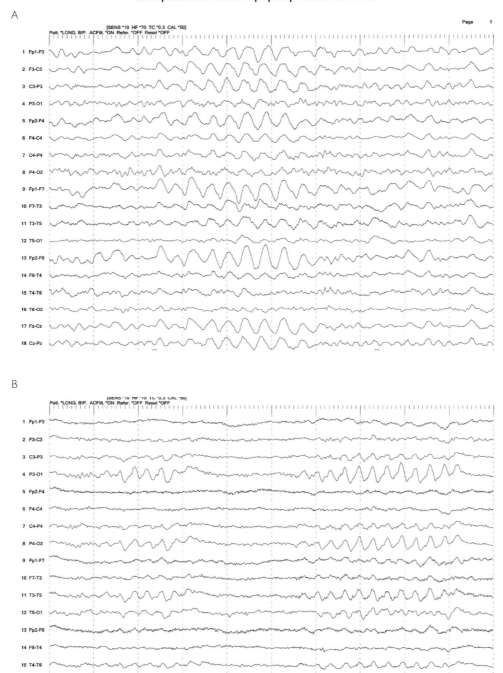

Figura 19.7 – (A) FIRDA, registrada numa paciente de 25 anos com diagnóstico de meningoencefalite e (B) OIRDA, de um paciente de 7 anos com epilepsia tipo ausência da infância.

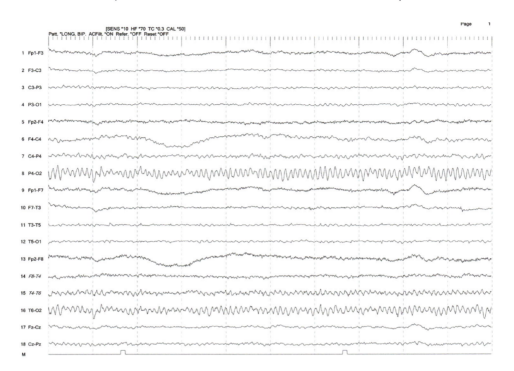

Figura 19.8 – Assimetria entre o ritmo dominante posterior do hemisfério esquerdo (de baixa amplitude) e o direito (amplitude normal), numa paciente com anemia falciforme e síndrome de Moya-Moya, com sequela de acidente vascular cerebral em território de artéria cerebral média esquerda.

Atenuação e supressão

Correspondem à redução de amplitude ou voltagem do traçado. Atenuação é definida por amplitude menor do que 20 microvolts (μV); supressão corresponde à voltagem menor do que 10 μV. Observação: supressão não é sinônimo de ausência de atividade elétrica cerebral.

Anormalidades epileptiformes

Correspondem a achados patológicos representativos de descarga elétrica anormal. Podem ocorrer em pacientes com epilepsia ou pacientes sem antecedente de crises, como traço genético, marcador de lesão estrutural ou maior risco de desenvolver crises. Isoladamente, sem história clínica que corrobore diagnóstico de epilepsia, não deve ser usado como parâmetro único ou independente para se instituir tratamento medicamentoso anticonvulsivante.

Paroxismos epileptiformes

São grafoelementos que se destacam da atividade de base pela morfologia (em geral mais agudizada, com fase ascendente rápida e descendente mais lenta) e duração diferente daquela das ondas habituais. Comumente, pode ser notada perturbação da atividade de base após sua ocorrência, caracterizada pelo surgimento de uma onda lenta subsequente ao paroxismo.

A Tabela 19.5 mostra os principais tipos de paroxismos e seus correlatos clínicos mais comuns. As Figuras 19.9 a 19.13 exemplificam alguns deles.

Tabela 19.5 – Paroxismos epileptiformes

Grafoelemento	Características	Significado clínico habitual/tipo de crise mais associada	Representação
Espícula	Morfologia agudizada Duração: 20-70 ms	Epilepsias focais/ Lesão estrutural	
Onda aguda	Morfologia agudizada Duração: 70-200 ms	Epilepsias focais/ Lesão estrutural	
Complexo de espícula-onda (CEO)	Espícula seguida de onda lenta Ocorrência ritmada Repetem-se de modo regular Espícula em geral surge na fase descendente da onda lenta anterior Projeção generalizada, predomínio bifrontal Subdivide-se em:	Epilepsias generalizadas	
	CEO a 3/s	Ausência típica da infância Quando persistem em trechos > 3 s: podem ser ictais (crises)	
	CEO rápido ou > 3/s – mais do que 3 CEO por segundo	Epilepsia ausência da juventude Crises generalizadas tônico-clônicas do despertar Epilepsia mioclônica juvenil	
	CEO lento ou < 2,5/s	Encefalopatias epilépticas crônicas Crises de ausência atípica e atônicas	
Complexo de onda aguda-onda lenta	Onda aguda seguida de onda lenta	Síndrome de Lennox-Gastaut	

Grafoelemento	Características	Significado clínico habitual/tipo de crise mais associada	Representação
Complexo de multiespículas	Conjunto de ≥ 3 espículas em sequência, uma imediatamente após a outra	Pode ou não ser um ritmo ictal (crises mioclônicas)	
Complexo de multiespícula – onda lenta	Multiespícula à qual se segue uma onda lenta	Fortemente relacionado a epilepsia, principalmente crises mioclônicas e tônicas	
Ritmo rápido	Agrupamento de espículas ou multiespícula que se prolonga em surtos, atingindo frequência ≥ 10 Hz Focal ou generalizado	Pode ser um ritmo ictal (crises tônicas) ou interictal Quando focal, pode ocorrer no registro interictal de pacientes com displasias	

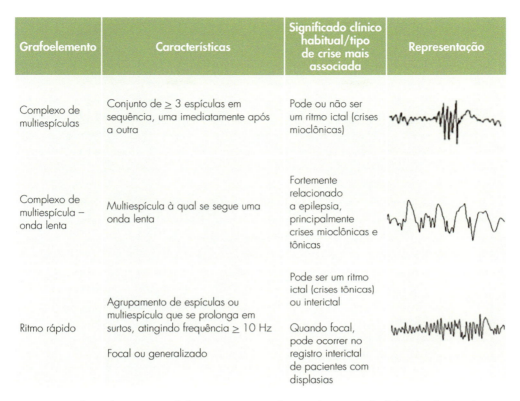

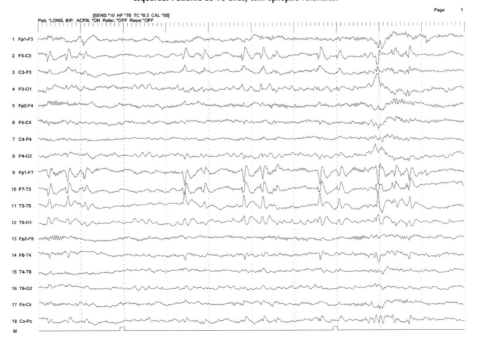

Figura 19.9 – Ondas agudas com reversão de fase (ponto em que a onda registrada inverte a polaridade, indicando a área de maior eletronegatividade da atividade) nos eletrodos C3 e T3, indicando atividade epileptiforme de projeção na região centrotemporal esquerda. Paciente de 10 anos, com epilepsia rolândica.

Figura 19.10 – Espículas de projeção na região temporal direita (reversão de fase em F8).

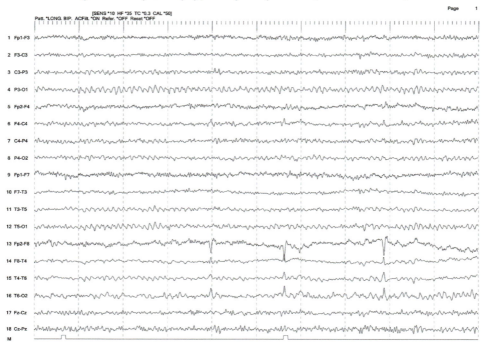

Figura 19.11 – Complexos de espícula-onda a 4,5 por segundo, de projeção generalizada (registrados em todos os canais), de uma paciente com epilepsia mioclônica juvenil.

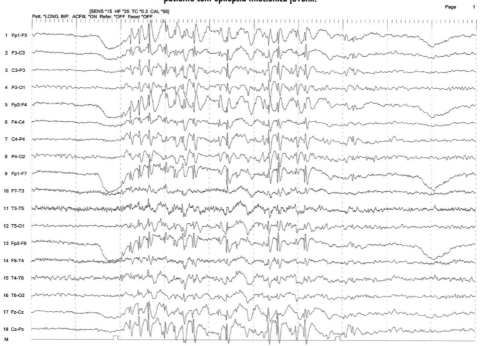

Figura 9.12 – A) Paroxismos de multiespícula de projeção generalizada; B) Complexos de multiespícula-onda generalizados. Paciente com epilepsia generalizada idiopática, com crises tônico-clônicas generalizadas ao despertar.

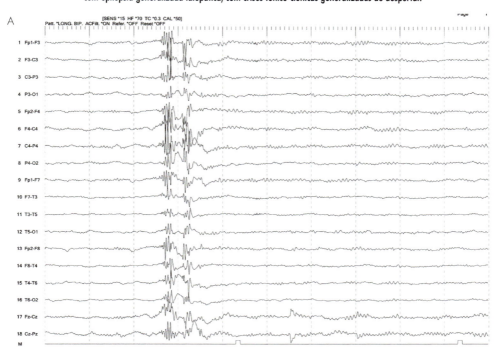

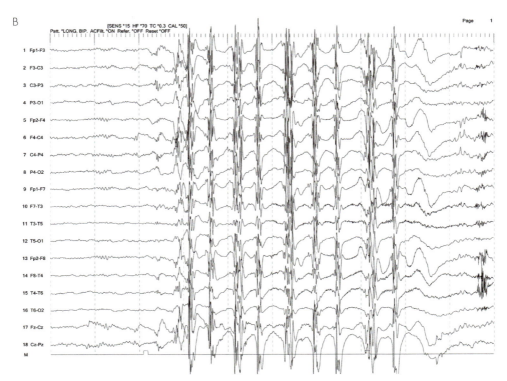

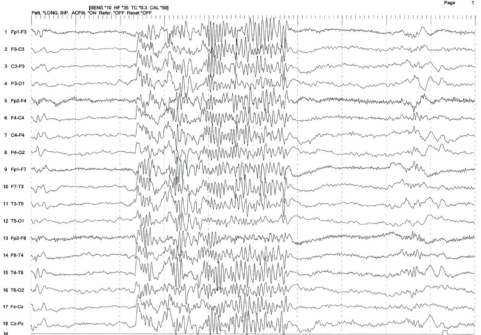

Figura 19.13 – Paroxismos de ritmo rápido com frequência de 12 Hz e duração de 4 segundos, de projeção generalizada, registrados durante o sono de um paciente de 24 anos com encefalopatia epiléptica (síndrome de Lennox-Gastaut).

Padrões eletrográficos registrados em estado de consciência alterado

Há uma diversidade de padrões eletrográficos em pacientes com diferentes níveis de alteração de sensório, cada um com significado próprio, porém raramente são específicos de uma etiologia ou lesão (Tabela 19.6). Em geral, indicam disfunção neurológica, que pode ou não ser consequência de uma condição patológica sistêmica. Alguns padrões são claramente ictais e podem diagnosticar um estado de mal epiléptico não convulsivo; os demais padrões se distribuem num *continuum* ictal-interictal, podendo estar mais ou menos associados à presença de crises epilépticas subclínicas.

Além de conhecer os padrões acima, é importante que seja avaliada a reatividade do traçado a estímulos externos. Por reatividade, entende-se qualquer mudança na atividade elétrica cerebral que se segue aos estímulos. São realizados estímulos táteis, sonoros e dolorosos, preferencialmente com o paciente em ambiente tranquilo. A reatividade é expressa por atenuação ou aumento de amplitude do traçado, em geral, com aparecimento de ondas mais lentas. A presença de reatividade significa níveis mais superficiais de coma e representa prognóstico mais favorável. As Figuras 19.14 a 19.17 ilustram alguns desses padrões.

Registro ictal nas epilepsias

O registro ictal é aquele feito durante a ocorrência de crises epilépticas. Eletrograficamente, as crises são caracterizadas por descargas repetitivas ou atividade ritmada, com início e término relativamente abruptos e evolução em frequência, amplitude e localização. Em geral, observa-se aumento de amplitude e diminuição de frequência da atividade ictal ao longo da

Tabela 19.6 – Padrões eletroencefalográficos comumente achados em pacientes críticos/comatosos e seu significado clínico

	Achados no EEG	Significado clínico
Padrões ictais inequívocos	• Crises subintrantes (cada uma ≥ 10 s) • Atividade epileptiforme (espículas, ondas agudas, ondas lentas agudizadas, > 3 s) contínua (durante 30 minutos)	• Estado de mal epiléptico
Padrões periódicos	• LPDs • GPDs • BIPDs • SIRPIDs (padrão de reatividade anormal) • Atividade lenta ritmada generalizada (GRDA) ou focal (FRDA)	• Não indicam EME; • Indicam cérebro doente afetado por condição clínica sistêmica (sepse, hiponatremia etc.) ou lesão neurológica (ex.: AVC, TCE, meningoencefalite, demências rapidamente progressivas) • Não confirmam nem descartam a possibilidade de crises em curso
	• LPD *plus* – descargas lateralizadas periódicas, com elemento adicional modificador, identificado como *plus*, geralmente um ritmo rápido sobreposto à descarga • Padrão periódico ou quase-periódico em evolução de frequência, morfologia e localização por > 10 s: pode ser considerado ictal, ou seja, crise eletrográfica	• Tais padrões estão mais correlacionados com a presença de crises. Se o paciente os apresentar, aumentar a suspeição para a presença de crises subclínicas, se possível aumentar o tempo de registro e considerar tratar com anticonvulsivante, conforme o quadro clínico
Ondas trifásicas	• Ondas agudas positivas, de elevada amplitude (> 70 μV) precedidas e seguidas por ondas agudas negativas de amplitude menor. Comumente, a projeção é generalizada	• Associadas a encefalopatias tóxico-metabólicas • (ex.: encefalopatia hepática, urêmica, intoxicação por lítio)
Atenuação	• Atividade elétrica cerebral com amplitude < 20 μV	• Indicam desorganização acentuada da atividade de base, tanto mais grave quanto menor a amplitude do traçado
Supressão	• Atividade elétrica cerebral com amplitude < 10 μV	
Surtossupressão	• Surtos com atividade elétrica geralmente lenta (ondas teta e/ou delta) entremeada a ondas mais rápidas, interrompidos por trechos de supressão	• Pode ser gerado pelo uso de drogas anestésicas e sedativas ou, na ausência delas, indica acentuada disfunção cerebral

Obs.: BIPDs = *bilateral independent periodic discharges*; GPDs = *generalized periodic discharges*; LPD = *lateralized periodic discharges*; SIRPIDs = *stimulus-induced rhythmic, periodic or ictal discharges*.

crise. Quando de início focal, restrito a uma área do cérebro, é comum haver propagação para regiões vizinhas e homólogas no decorrer do evento.

Outros padrões ictais, além de atividade ritmada, incluem: atenuação súbita da amplitude dos ritmos, de projeção generalizada ou localizada, como ocorre nos espasmos infantis; complexos de espícula-onda a 3/segundo em crises de ausência; ritmo rápido recrutante, em crises tônicas; multiespículas concomitante a mioclonias, em especial durante a fotoestimulação, dentre outros.

Figura 19.14 – Descargas periódicas lateralizadas no hemisférico esquerdo com a presença de modificador, caracterizadas por onda aguda com ritmo rápido sobreposto. Paciente com acidente vascular hemorrágico e rebaixamento do nível de consciência, apresentando discretos abalos ritmados em pododáctilos. Exemplo de LPD+ com significado ictal.

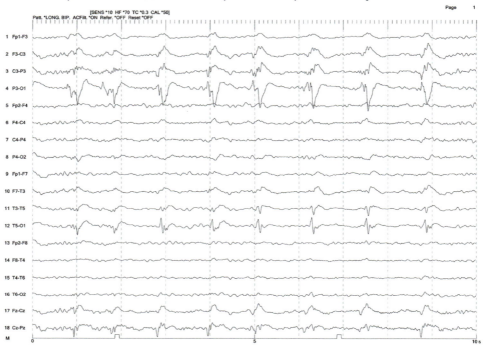

Figura 19.15 – Ondas trifásicas, de predomínio anterior, sendo a segunda fase positiva e de maior amplitude e duração. Paciente torporoso, com quadro de encefalopatia hepática.

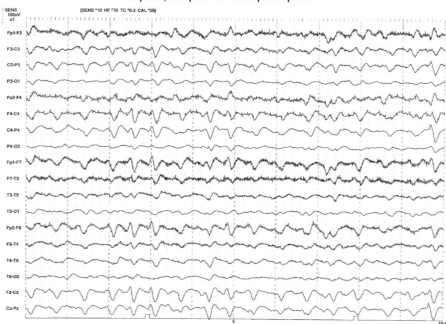

Figura 19.16 – Atenuação difusa em paciente de 62 anos, vítima de trauma cranioencefálico grave. Observam-se, nas cadeias temporais, pequenas ondas de baixa amplitude que ocorrem na mesma frequência do complexo QRS registrado no eletrocardiograma (último canal – ECG), representando artefato de ECG.

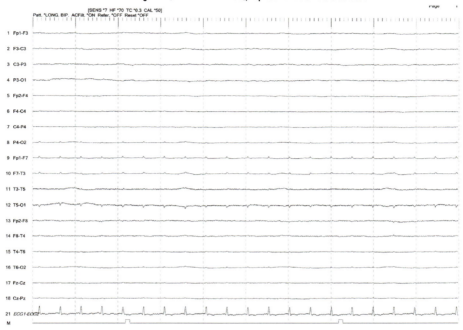

Figura 9.17 – Surtossupressão. Paciente com parada cardiorrespiratória 12 horas antes, apresentando mioclonias.

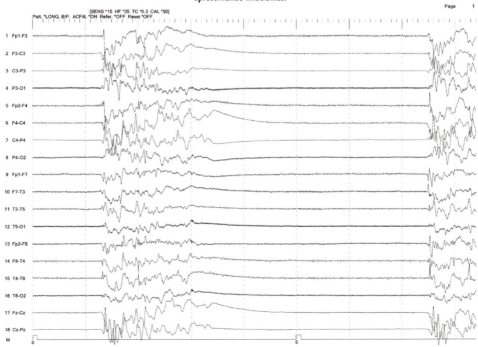

Situações especiais de relevância clínica
EEG na encefalopatia tóxica por cefepime

Estado alterado de consciência que surge principalmente em pacientes com doença renal, iniciando-se de 1 a 7 dias após a introdução da droga, com quadro de confusão mental e raramente mioclonias. No EEG, observam-se complexos periódicos, geralmente trifásicos, que se repetem a menos de 1 s, generalizados, predominando nas regiões anteriores, sem reatividade aos estímulos (Figura 19.18) e que desaparecem entre 12 e 48 horas após a suspensão do antibiótico ou após diálise.

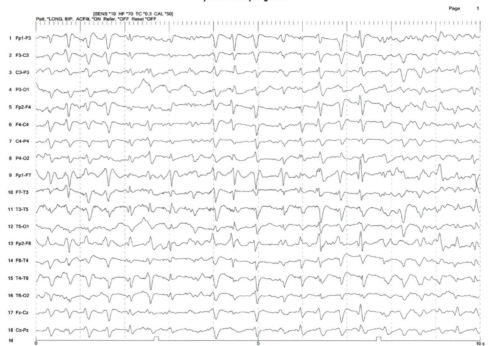

Figura 19.18 – Ondas trifásicas, com morfologia agudizada, de projeção generalizada, predominando nas regiões anteriores (canais Fp1-F3, Fp1-F7, Fp2-F4, Fp2-F8 e Fz-Cz), numa paciente de 56 anos, com insuficiência renal crônica em uso de cefepime para quadro de sepse grave.

EEG na encefalopatia tóxica por lítio

Também mais frequente em pacientes com doença renal, a intoxicação por lítio caracteriza-se por rebaixamento do nível de consciência, com ou sem agitação psicomotora, além de mioclonias. No EEG, são comuns descargas periódicas generalizadas (GPDs), com morfologia trifásica e intervalo curto (até 4 segundos entre as descargas). Padrão semelhante observa-se na doença de Creutzfeldt-Jakob.

EEG na doença de Creutzfeldt-Jakob

O padrão eletrográfico clássico é composto por ondas agudas bi- ou trifásicas, generalizadas, podendo ser assimétricas, que se sucedem de modo periódico a intervalos de aproximadamente 1 segundo (Figura 19.19). No início do quadro, é possível observar registros com atividade de base desorganizada, por vezes com ondas lentas focais. Os complexos periódicos surgem entre a 3ª e a 32ª semana após o início da doença.

Na variante de Hidenhain, em que há predomínio de sintomas visuais, os complexos periódicos podem ficar restritos às regiões occipitais.

Figura 19.19 – Paroxismos de ondas agudas com morfologia trifásica, de projeção generalizada, que se repetem a cada 1 segundo aproximadamente (GPDs "curtos"), num paciente com doença priônica.

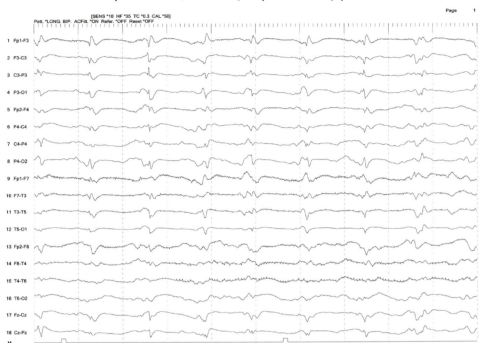

EEG na panencefalite esclerosante subaguda (PEES)

A doença tem início, em média, 7 anos após o quadro de sarampo, sendo caracterizada por demência subaguda progressiva, crises mioclônicas, hipercinesia, ataxia e progressão para coma ou estado vegetativo.

O EEG demonstra complexos periódicos generalizados, que podem ser bi, tri ou geralmente polifásicos, com morfologia complexa e amplitude entre 200 e 500 µV (Figura 19.20). Estes complexos têm caracteristicamente baixa frequência de ocorrência, se repetindo a cada 4 a 10 segundos (GPDs "longos") e são concomitantes aos abalos mioclônicos (crises).

EEG nas infecções do sistema nervoso central

Meningites

Na meningite viral, o EEG pode ser normal ou discretamente alentecido, retornando ao normal em dias ou semanas.

Encefalites agudas

O EEG é anormal, em função do envolvimento do parênquima cerebral, independente da etiologia. Na encefalite herpética, ocorre necrose hemorrágica nas porções inferior e mesial do lobo temporal e na região orbital do lobo frontal. O EEG pode mostrar desde

Figura 19.20 – Paroxismos de ondas lentas agudizadas de projeção generalizada, que se repetem a cada 5 segundos aproximadamente (GPDs "longos"), num paciente com PEES. Em (A), uma época de 10 s, em que se observam duas descargas; em (B) época de EEG com 30 s, mostrando o caráter periódico, com morfologia e intervalo estereotipados.

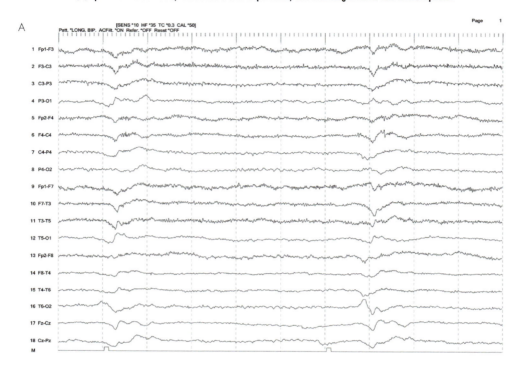

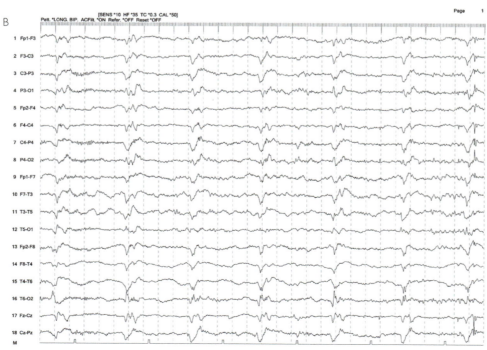

alterações mais precoces (como aumento de ondas lentas de morfologia irregular, de projeção focal ou lateralizada, com predomínio temporal) até o surgimento de ondas agudas nas regiões temporais, que rapidamente progridem para o padrão de complexos periódicos a cada 2 a 4 segundos (Figura 19.21), após poucos dias do início do quadro clínico. Esse padrão periódico pode ocorrer na forma de LPDs, GPDs ou BIPDs, habitualmente durando de 3 a 4 dias e desaparecendo em até uma semana, independentemente da melhora ou deterioração do quadro clínico.

Figura 19.21 – Paroxismos de ondas lentas agudizadas de projeção na região temporal direita (maior eletronegatividade no canal F8-T4), com difusão para a região frontal direita, num paciente de 82 anos com meningoencefalite herpética. As ondas apresentam morfologia estereotipada e se repetem a cada 1,5 segundo, configurando padrão de LPD. Observa-se morfologia em "Z", caracterizando as ondas zeta, típicas desse diagnóstico.

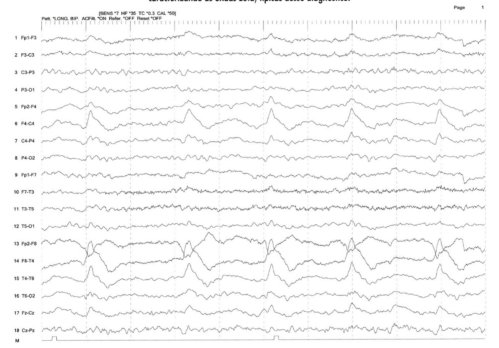

Abscessos cerebrais
Cursam com atividade delta polimorfa de voltagem elevada, comum a lesões rapidamente expansivas, predominando em foco correspondente à localização do abscesso.

Encefalopatias autoimunes
O EEG é anormal em quase todos os pacientes, complementando a avaliação diagnóstica e, eventualmente, detectando um possível EME. Os principais achados são alentecimento da atividade de base, paroxismos epileptiformes e presença de atividade delta rítmica generalizada. Um padrão peculiar, recentemente descrito e denominado *extreme delta brush*, é a combinação de atividade delta ritmada com atividade beta sobreposta (Figura 19.22). Este padrão está sendo correlacionado com o espectro mais grave da doença, apesar de não ser específico.

Figura 19.22 – Paciente de 19 anos, com encefalite anti-NMDA. (A) Desorganização acentuada da atividade elétrica cerebral, caracterizada por aumento no teor de ondas lentas irregulares na faixa delta de até 1 Hz, além de ausência de elementos fisiológicos da vigília ou do sono, que permitiriam identificar o estado do paciente. (B) *Extreme delta brush*, em que há ritmo rápido sobreposto à atividade delta de elevada amplitude.

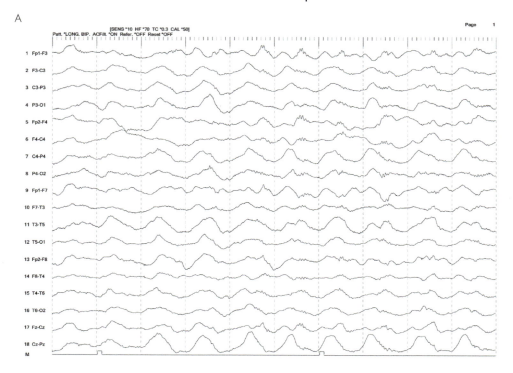

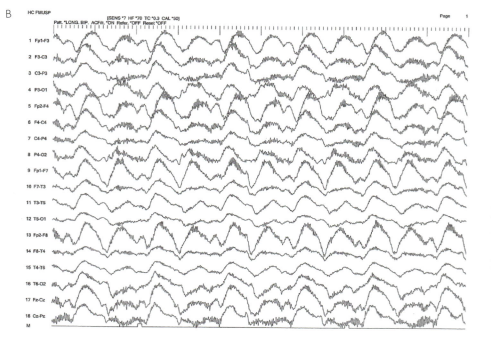

EEG nos tumores cerebrais

A anormalidade mais comum é o alentecimento focal, incluindo atividade delta polimorfa. Tumores com efeito de massa, desvio das estruturas da linha mediana, compressão talâmica, ou do tronco cerebral, causam IRDA e alentecimento focal ou bilateral de morfologia irregular. O padrão FIRDA é classicamente associado a tumores subcorticais.

Estado de mal epiléptico (EME)

O EEG é importante tanto para o diagnóstico diferencial de quadros de rebaixamento de nível de consciência sem causa definida, quanto para o seguimento clínico após instituído tratamento para EME, especialmente nos casos refratários e em uso de drogas anestésicas e sedativas de infusão contínua. É desejável que o paciente com EME disponha de monitorização prolongada de EEG, pois um maior tempo de registro tem maior sensibilidade para detectar crises subclínicas. O manejo do EME é assunto abordado no em outro capítulo deste volume.

Avaliação prognóstica

Quando realizado após as primeiras 24 horas de parada cardiorrespiratória, o EEG tem valor prognóstico na encefalopatia anóxica. Dentre os resultados possíveis, estão: atenuação ou supressão difusa; surtossupressão; padrões periódicos; estado de mal mioclônico (mioclonias clínicas concomitantes ao registro de espículas e ondas agudas repetitivas); ausência de reatividade; coma alfa, beta, teta ou constituído por fusos. Desses, a presença de supressão difusa, surtossupressão, complexos periódicos, estado de mal epiléptico e ausência de reatividade (principalmente se persiste nas primeiras 48 horas) são indicativos de mau prognóstico, sendo a supressão difusa associada a 100% de risco de evolução para óbito.

Ausência de atividade elétrica cerebral

Morte encefálica (ME) é definida como interrupção de todas as funções cerebrais corticais, incluindo o tronco cerebral, de forma mantida e irreversível. O EEG é uma das ferramentas disponíveis para avaliação complementar de ME. Entretanto, a dificuldade técnica de obtenção, já que a unidade de terapia intensiva é um ambiente repleto de equipamentos geradores de artefatos, fez com que seja cada vez menos utilizado para essa finalidade na prática clínica, havendo outros métodos mais práticos e amplamente disponíveis para o mesmo fim.

Existem diretrizes bem definidas para a obtenção do registro nessa situação e a Federação Internacional de Neurofisiologia Clínica recomenda o uso dos termos "ausência de atividade elétrica cerebral" (e não mais "silêncio elétrico"), que é definida por ausência de atividade elétrica cerebral acima de 2 µV.

Considerações finais

O EEG é um método não invasivo de análise da atividade elétrica cerebral. Na prática clínica, é indicado para complementação diagnóstica nas patologias neurológicas e em condições clínicas com sintomas neurológicos.

Nas epilepsias e síndromes epilépticas, o EEG é indicado para corroborar o diagnóstico, diferenciar entre certos tipos de crises e para o diagnóstico diferencial entre distúrbios paroxísticos epilépticos e não epilépticos.

Certos padrões eletrográficos são altamente sugestivos do diagnóstico como os complexos generalizados de periodicidade longa da panencefalite esclerosante subaguda ou os complexos de periodicidade curta da doença de Creutzfeldt-Jakob.

Nos estados alterados de consciência, o EEG é útil na diferenciação entre encefalopatias difusas e EME não convulsivo.

Nos casos de EME, o EEG é fundamental para diagnóstico e seguimento clínico.
Alterações da atividade de base, alentecimento, padrões de coma, surtossupressão, atenuação são pouco específicos, porém assumem valor prognóstico quando avaliados em EEGs seriados, indicando a evolução da encefalopatia.

Bibliografia

- American Epilepsy Society. Guidelines in electroencephalography, evoked potentials, and polysomnography. J Clin Neurophysiol 1994; 11:111-13.
- Dunand AC, Jallon P. Les activités paroxystiques pseudo-périodiques en électroencéphalographie. Neurophysiol Clin 2002; 32:2-37.
- Ebersole JS, Pedley TA (eds). Current Practice of Clinical Electroencephalography, 3.ed. Philadelphia: Lippincott Williams & Wilkins; 2003.
- Garzon E, Fernandes RM, Sakamoto AC. Serial EEG during human status epilepticus: evidence for PLED as an ictal pattern. Neurology 2001; 57:1175-83.
- Husain AM. Electroencefalographic assessment of coma. J Clin Neurophysiol 2006;23:208-220.
- International Federation of Societies for Electroencephalography and Clinical Neurophysiology. A revise glossary of terms commonly used by clinical electroencephalographers and updated proposal for the report format of the EEG findings. Revision 2017. Clin Neurophysiol Practice 2017; 2:170-185.
- Jasper HH. The ten twenty electrode system of the international federation. Electroencephalograph Clin Neurophysiol 1958; 10:370-75.
- Luccas FJC, Braga NIO, Silvado CES. Recomendações técnicas para o registro do eletrencefalograma (EEG) na suspeita da morte encefálica. Arq Neuropsiquiatr 1998;56:697-702.
- Niedermeyer E, Lopes da Silva F (eds). Electroencephalography: Basic Principles, Clinical Applications, and Related Fields, 5.ed. Philadelphia: Lippincott Williams & Wilkins; 2005.
- Young GB, Wang JT, Connolly JF. Prognostic determination in anoxic-ischemic and traumatic encephalopathies. J Clin Neurophysiol 2004;21:379-90.

Capítulo 20

Eletroneuromiografia

Carlos Otto Heise

A eletroneuromiografia é um exame funcional indicado na avaliação de lesões nervosas periféricas, na investigação de doenças neuromusculares, e eventualmente como auxílio na caracterização de distúrbios do movimento. Trata-se de uma extensão do exame neurológico e o diagnóstico é obtido pela integração dos dados clínicos com uma série de traçados de variação de diferença de potencial elétrico ao longo do tempo[1]. A eletroneuromiografia inclui o estudo da condução nervosa e a eletromiografia propriamente dita, e cada fase pode ser decomposta em vários testes. No estudo de condução nervosa, aplica-se um estímulo elétrico em um determinado nervo e registra-se a resposta obtida, geralmente com eletrodos de superfície. Na eletromiografia, registramos a atividade elétrica muscular em repouso e durante a contração, sendo habitualmente utilizados eletrodos de agulha. O protocolo de avaliação varia muito de acordo com a suspeita clínica, então é fundamental indicar a hipótese diagnóstica ou oferecer dados clínicos na solicitação do exame.

A eletroneuromiografia é um exame um pouco desconfortável, devido aos choques e picadas[2]. A tolerância dos pacientes é variável, mas geralmente o exame é bem suportado sem necessidade de sedação ou anestesia. Complicações são excepcionais e geralmente relacionadas ao uso de medicação anticoagulante. Pacientes com marca-passo podem ser submetidos à estimulação elétrica, mas evitam-se choques nas proximidades do dispositivo. A estimulação elétrica repetitiva de alta frequência pode oferecer riscos a pacientes com desfibriladores implantados, pois o aparelho teoricamente poderia interpretar o artefato elétrico como arritmia. Não devemos realizar estimulação elétrica nas proximidades de cateter venoso central, pois este funciona como uma via de baixa impedância direta ao coração. Eventualmente são descritas outras complicações, como infecções cutâneas ou pneumotórax. Este último geralmente está associado à avaliação da musculatura intercostal ou diafragma, mas já foi descrito na avaliação de músculos da cintura escapular e mesmo paravertebral cervical. Recomendamos a utilização de um termo de consentimento informado.

Estudo da condução nervosa

O estudo da condução nervosa pode ser dividido em condução motora, condução sensitiva e respostas tardias[3]. Na condução motora, o estímulo é feito no nervo e a resposta é captada no músculo-alvo. O tempo entre o estímulo e a resposta motora é conhecido como latência distal e o tamanho da resposta é conhecido como amplitude. Não é possível calcular a velocidade de condução motora com um único sítio de estímulo devido à interposição da junção neuromuscular. Se o nervo for estimulado em um segundo sítio, podemos subtrair as latências e calcular a velocidade de condução motora entre os dois pontos de estímulo. Na condução nervosa sensitiva ou mista, tanto o estímulo quanto a captação são realizados sobre o nervo estudado. Sendo assim, é possível calcular a velocidade de condução nervosa com um único ponto de estimulação. A velocidade de condução sensitiva é similar à velocidade de condução motora, mas a amplitude dos potenciais é cerca de mil vezes menor. Somente as fibras sensitivas grossas são avaliadas pela neurocondução sensitiva.

Além das respostas motoras diretas observadas na condução motora, são analisadas também respostas tardias. Estas dependem de impulsos nervosos que trafegam até a medula espinhal e depois voltam até o músculo em questão. As ondas F são respostas puramente motoras obtidas pela despolarização antidrômica dos motoneurônios e o reflexo H é o equivalente neurofisiológico do reflexo miotático. As respostas tardias são úteis na avaliação de lesões nervosas proximais (p. ex., nas plexopatias) ou em situações de comprometimento difuso ou multifocal (como na síndrome de Guillain-Barré).

As latências e a velocidade de condução refletem a rapidez do nervo e estão relacionadas às propriedades da mielina. A amplitude dos potenciais está relacionada ao contingente de axônios no nervo e está reduzida nas afecções axonais[4]. No entanto, a velocidade de condução nervosa pode estar levemente reduzida devido à perda das fibras de condução mais rápida e as amplitudes dos potenciais de ação podem estar diminuídas devido à ocorrência de bloqueio de condução ou dispersão temporal patológica[5]. No bloqueio de condução, a amplitude do potencial motor distal está preservada, mas quando o nervo é estimulado acima do sítio de bloqueio, a resposta obtida é diminuída. Na dispersão temporal patológica, também ocorre queda da amplitude de forma similar, porém esta é atribuída ao aumento na duração da resposta. Tanto o bloqueio de condução como a dispersão temporal patológica são sugestivos de neuropatia desmielinizante adquirida. Existem vários critérios para definição de neuropatia desmielinizante, dependendo da combinação dos achados, diferentes níveis de corte e quantidade de nervos acometidos[6]. De maneira geral, são necessários pelo menos dois nervos distintos acometidos, descontando-se sítios de desmielinização focal relacionados a neuropatias compressivas, como a síndrome do túnel do carpo. Os critérios mais utilizados encontram-se na Tabela 20.1. Atualmente são aceitos também mecanismos de bloqueio de condução axonais[7]: quando ainda não houve tempo para degeneração walleriana (pseudobloqueio) ou por falência reversível do nódulo de Ranvier (mecanismo habitual das neurapraxias de curta duração, como, por exemplo, ao acordar com um membro dormente).

Eletromiografia com agulha

Para realizar a eletromiografia, são utilizados normalmente dois tipos de agulha: concêntrica ou monopolar. As características de registro são um pouco diferentes, mas ambas fornecem as mesmas informações. Os sinais obtidos pelo eletrodo de agulha são dispostos na tela do computador, mas também na forma de som por um alto-falante, pois vários padrões de descarga têm sons característicos[12].

Durante o repouso não há atividade elétrica muscular, exceto nas proximidades da placa mioneural (onde podemos observar o ruído de placa ou espículas negativas devido à irritação da junção). A atividade em repouso pode ser classificada como potenciais de fibra muscular

Tabela 20.1 – Critérios para polineuropatia desmielinizante adquirida

Critério	AAN 1991[8]	Ho 1995[9] Hadden 1998[10]	EFNS/PNS 2010[11]
Situação prevista	SGB e PIDC	SGB	PIDC
Número de critérios necessários	3 de 4 critérios: (* e † fazem parte do mesmo critério)	1 critério em 2 nervos:	1 critério:
Diminuição da velocidade de condução motora	2 nervos: < 80% do LIN (se amplitude > 80% do LIN) < 70% do LIN (se amplitude < 80% do LIN)	2 nervos: < 90% do LIN (se amplitude > 50% do LIN) < 85% do LIN (se amplitude < 50% do LIN)	2 nervos: < 70% do LIN
Aumento da latência distal motora	2 nervos: > 125% do LSN (se amplitude > 80% do LIN) > 150% do LSN (se amplitude < 80% do LIN)	2 nervos: > 110% do LSN (se amplitude > 100% do LIN) > 120% do LSN (se amplitude < 100% do LIN)	2 nervos: > 150% do LSN
Aumento da latência das ondas F	† 2 nervos: > 120% do LSN (se amplitude > 80% do LIN) > 150% do LSN (se amplitude < 80% do LIN)	2 nervos: > 120% do LSN	2 nervos: > 130% do LSN (se amplitude > 80% do LIN) > 150% do LSN (se amplitude < 80% do LIN)
Ausência de ondas F	† 2 nervos ou 1 nervo + 1 nervo no critério acima		2 nervos + outro critério em outro nervo
Bloqueio de condução motor	* 1 nervo (exceto tibial): > 20% de queda da amplitude (se aumento da duração < 15%)	Hadden: 2 nervos: > 50% de queda da amplitude (se amplitude > 20% do LIN)	2 nervos: > 50% de queda da amplitude (se amplitude > 20% do LIN) Ou 1 nervo + outro critério em outro nervo
Dispersão temporal patológica	* 1 nervo (exceto tibial): > 20% de queda da amplitude (se aumento da duração > 15%)	Ho: 2 nervos: > 30% de aumento da duração	2 nervos: > 30% de aumento da duração
Aumento da duração do potencial motor			1 nervo + outro critério em outro nervo: > 6,6 (mediano); > 6,7 (ulnar); > 7,6 (fibular); > 8,8 (tibial)

AAN: American Academy of Neurology; EFNS: European Federation of Neurological Societies; PNS: Peripheral Nerve Society; SGB: Síndrome de Guillain-Barré; PIDC: polirradiculoneurite inflamatória desmielinizante crônica; LIN: limite inferior da normalidade; LSN: limite superior da normalidade.

e potenciais de unidade motora. O ruído e as espículas de placa são exemplos de potenciais de fibra muscular. A despolarização rítmica patológica de fibras musculares isoladas gera as fibrilações e ondas positivas. A diferença de morfologia deve-se apenas à presença física da agulha bloqueando a propagação do potencial de ação, no caso das ondas positivas. O significado fisiopatológico é o mesmo e não é incomum observar a conversão deste potencial em fibrilações, ou vice-versa. Esse tipo de atividade é frequente em casos de desenervação subaguda, mas pode ser observado em algumas miopatias ou trauma muscular. Frequentemente é descrita nos laudos como "sinais de desenervação no repouso", embora isso possa gerar interpretações incorretas. Os potenciais de unidade motora típicos em repouso são as fasciculações, que representam a despolarização irregular e de baixa frequência do motoneurônio e de todas as fibras musculares por ele inervadas. Este tipo de atividade pode ser visto a olho nu ou com o auxílio do ultrassom. Quando ocorrem em salvas, constituem as mioquimias e quando se apresentam de forma contínua, manifestam-se como câimbras ou descargas neuromiotônicas (esta última com frequência muito alta, gerando queda da amplitude do potencial e um som típico de carro de corrida se afastando). Os potenciais de unidade motora são neurogênicos, embora nem sempre patológicos. Outros tipos de descargas observadas em repouso são as descargas miotônicas (modulando a frequência e amplitude dos potenciais, com som característico de motocicleta acelerando e desacelerando) e as descargas complexas repetitivas (mantêm a frequência e amplitude relativamente constantes, gerando um ruído de motor de barco). As descargas miotônicas são de origem miogênica e particularmente comuns nas canalopatias e distrofias miotônicas. As descargas complexas repetitivas são geradas por circuitos de reentrada (como na taquicardia ventricular) e são anormalidades inespecíficas, podendo ocorrer em neuropatias ou miopatias.

Durante a contração muscular, analisamos a morfologia dos potenciais de unidade motora e a frequência de disparo das mesmas[13]. O potencial de unidade motora representa a somação temporoespacial da despolarização de todas as fibras musculares no raio de captação do eletrodo de agulha pertencentes àquela unidade motora. Quando ocorre comprometimento neuropático, há perda de unidades motoras e as unidades sobreviventes vão reinervar as fibras musculares desenervadas pelo processo de brotamento colateral. Consequentemente, as unidades motoras sobreviventes serão maiores, o que se reflete no aumento da amplitude e duração dos potenciais. Devido à imaturidade dos brotos axonais, ocorre assincronia da despolarização muscular, o que determina o aparecimento de potenciais polifásicos (que cruzam várias vezes a linha de base). Estas alterações morfológicas são conhecidas como sinais de reinervação. As unidades motoras sobreviventes têm que disparar numa frequência mais alta para compensar a fraqueza. No traçado, observamos poucas unidades motoras disparando com frequência aumentada, o que é conhecido como recrutamento tardio ou padrão rarefeito. Se todas as unidades motoras forem comprometidas, não observamos potenciais durante a tentativa de contração. Nas miopatias, o número de unidades motoras é normal. Contudo, há perda de fibras musculares, o que determina a diminuição funcional da unidade motora. Assim, os potenciais obtidos têm duração e amplitude reduzidas. Também ocorrem potenciais polifásicos pela diferença de calibre das fibras musculares (pois conduzem o potencial de ação com velocidades diferentes). Para compensar a fraqueza, o paciente realiza um recrutamento excessivo de unidades motoras, o que determina o chamado recrutamento precoce ou padrão paradoxal, isto é, com muitas unidades motoras ativas, embora a força gerada seja pequena.

Lesões nervosas localizadas

A eletroneuromiografia é útil na confirmação de lesões nervosas localizadas, tais como neuropatias compressivas, lesões traumáticas, radiculopatias, paralisia facial e outras. Também fornece informações quanto a localização, processo fisiopatológico (axonal ou desmielinizante), gravidade, prognóstico e avaliação evolutiva. A principal limitação diz respeito à etiologia. Por exemplo, não é possível determinar se a lesão do nervo radial foi devida à fratura de úmero ou iatrogenia durante a osteossíntese.

Nem todos os nervos são acessíveis à avaliação eletroneuromiográfica e alguns nervos são tecnicamente difíceis, particularmente em indivíduos idosos ou obesos. Os valores normais diferem de acordo com a idade e a altura do paciente e há grande variabilidade da amplitude das respostas. Considerando que grande parte das lesões focais é de natureza axonal, uma forma eficiente de avaliar as amplitudes é a comparação com a resposta contralateral, desde que este membro não esteja acometido[14]. Mesmo assim, são aceitas diferenças de até 50% sem significado clínico.

Imediatamente após uma lesão axonal, o segmento distal do nervo permanece funcionando por alguns dias[15]. A queda da amplitude do potencial motor demora de 5 a 10 dias, enquanto a queda da amplitude do potencial sensitivo demora 10 a 14 dias. Fibrilações no repouso muscular demoram cerca de 3 a 4 semanas, sendo mais precoces nos músculos proximais. Sinais de reinervação crônica demoram meses para aparecer e geralmente permanecem indefinidamente. O recrutamento guarda paralelo com a força exibida no exame clínico: observa-se comprometimento imediato e recuperação gradual com o processo de reinervação. A cronologia das alterações pode ser observada na Figura 20.1.

A localização das lesões nervosas focais depende do mecanismo fisiopatológico subjacente. No caso das lesões desmielinizantes, isso é relativamente fácil desde que haja sítios de estimulação disponíveis acima e abaixo da lesão. Podemos observar retardo de condução (diminuição da velocidade de condução nervosa) no segmento acometido. Quanto menor o segmento estudado, melhor a localização e mais sensível será o estudo de condução nervosa (embora o erro experimental aumente). O exemplo máximo é o estudo incremental com segmentos curtos (centimetragem), no qual fazemos o mapeamento do nervo com estimulação a cada um ou dois centímetros, mas isto só é possível em regiões onde o nervo tem trajeto

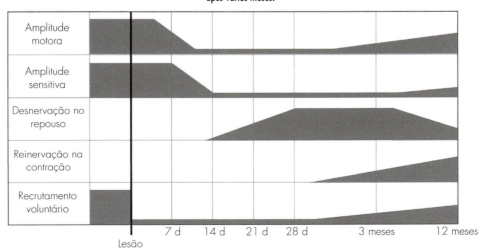

Figura 20.1 – Comportamento dos parâmetros neurofisiológicos em uma lesão nervosa parcial aguda ao longo do tempo. O recrutamento é afetado imediatamente. A amplitude motora distal cai após 5 a 10 dias e a amplitude sensitiva cai com 7 a 14 dias. Fibrilações e ondas positivas aparecem após 2 a 4 semanas. Os sinais de recuperação aparecem com poucos meses e se intensificam, levando a melhora da amplitude motora e do recrutamento. Os potenciais sensitivos recuperam-se bem mais tardiamente. Os sinais de reinervação persistem indefinidamente e as fibrilações e ondas positivas diminuem com o tempo e podem finalmente desaparecer após vários meses.

superficial. Ao utilizarmos segmentos maiores, o retardo focal de condução pode ser diluído frente a grandes porções de nervo saudável e passar despercebido. Se a lesão do nervo for muito distal e não houver estudo de condução sensitiva disponível, a alteração observada será o aumento da latência distal motora. Se por outro lado o comprometimento for muito proximal e não for possível estimular o nervo acima da lesão, devemos nos valer das latências das respostas tardias (ondas F e reflexo H). Lesões desmielinizantes também podem determinar bloqueio de condução ou dispersão temporal patológica. Estas alterações também permitem o diagnóstico topográfico da mesma forma que o retardo de condução. Quanto ao bloqueio de condução, cabe lembrar que também pode ser de natureza axonal, conforme comentado antes[7].

O mapeamento de lesões axonais é tecnicamente mais difícil, menos preciso e nem sempre viável. Após a degeneração walleriana, o nervo mostra-se comprometido de forma global e não é possível topografá-lo pelo estudo de condução nervosa. O diagnóstico topográfico baseia-se nos mesmos princípios do exame neurológico, ou seja, depende da distribuição dos achados. Na condução nervosa, observamos diminuição da amplitude dos potenciais sensitivos e motores, ou ausência total das respostas. Na eletromiografia com agulha observamos fibrilações e ondas positivas no repouso, recrutamento rarefeito ou mesmo ausência de potenciais de unidade motora. As anormalidades no repouso são particularmente importantes no mapeamento topográfico, pois são mais sensíveis para detecção de comprometimento axonal. O principal exemplo é o mapeamento de radiculopatias: raramente o comprometimento axonal é suficiente para determinar redução da amplitude do potencial de ação muscular composto[16]. O comprometimento sensitivo não é observado, pois a lesão ocorre entre o gânglio sensitivo dorsal e a medula espinhal e, portanto, não determina degeneração axonal sensitiva (dita lesão pré-ganglionar). Sendo assim, o parâmetro mais importante é a distribuição de fibrilações e ondas positivas nos músculos pertencentes ao miótomo da raiz acometida, sendo necessários pelo menos dois músculos acometidos distintos inervados por nervos diferentes, idealmente acrescidos de alterações na musculatura paravertebral. A ausência de redução da amplitude dos potenciais sensitivos correspondentes é um critério importante na diferenciação entre radiculopatias e plexopatias.

Existem algumas armadilhas no mapeamento de lesões nervosas axonais. Uma diz respeito à cronologia das alterações e já foi comentada aqui. Como a degeneração axonal sensitiva é mais tardia do que a motora, exames realizados na segunda semana de evolução podem exibir um padrão que erroneamente lembra lesões pré-ganglionares. A outra armadilha diz respeito à distribuição dos fascículos nervosos na topografia do sítio lesional, o que confunde o diagnóstico topográfico. A distribuição do comprometimento não necessariamente envolve todos os ramos distais ao sítio da lesão[14] (ou seja, "*o nervo não é um cano*"). Alguns exemplos comuns: lesão do nervo ulnar no cotovelo determina atrofia dos músculos intrínsecos da mão, mas com frequência preserva a musculatura do antebraço, induzindo o examinador a topografar a neuropatia no punho. Outro exemplo clássico é a lesão do nervo ciático na região glútea por trauma ou injeção, determinando comprometimento seletivo da divisão fibular, que pode ser erroneamente interpretada como neuropatia fibular no joelho.

A avaliação da gravidade da lesão nervosa periférica e consequente inferência prognóstica é importante na definição de eventual conduta cirúrgica. De acordo com Seddon, podemos classificar as lesões em neurapraxia, axonotmese e neurotmese. É difícil fazer a diferenciação do ponto de vista clínico, pois os sinais deficitários podem ser os mesmos. Podemos acrescentar ainda os casos de desmielinização focal sem comprometimento axonal significativo, que constituem o grau mais leve de lesão e são particularmente comuns nas neuropatias compressivas. A diferenciação neurofisiológica dos padrões de lesão encontra-se esquematizada na Tabela 20.2. Na prática, a maioria das lesões é mista, com combinação dos padrões em proporções variáveis. Como a eletroneuromiografia não avalia o componente conjuntivo dos nervos, é impossível diferenciar entre uma axonotmese total e uma neurotmese. A diferenciação pode ser feita pela ultrassonografia ou pelo seguimento neurofisiológico longitudinal, aguardando-se o aparecimento de sinais de reinervação no caso da axonotmese. O parâmetro prognóstico mais importante em neurofisiologia é a amplitude do potencial de ação muscular composto distal, mas sua utilização requer cuidados quanto à cronologia da lesão[17]. Utilizando-se o membro contralateral como controle, podemos estimar a porcentagem de degeneração axonal motora. Contudo, se o estudo for realizado antes do término da degeneração walleriana (primeira semana), a degeneração axonal será subestimada. Se por outro lado o estudo for muito tardio (mais do que 2 a 3 meses), o processo de reinervação por brotamento colateral já terá se iniciado e as unidades motoras do lado acometido serão maiores do que do lado-controle. Isso também faz com que a degeneração axonal motora seja subestimada. A eletromiografia com agulha pode identificar sinais de reinervação antes que a avaliação clínica e, portanto, pode fornecer dados prognósticos principalmente quando realizada de forma seriada. No entanto, a presença de sinais de reinervação por si só não é garantia de um bom prognóstico, pois o contingente de axônios viáveis pode ser insuficiente para isso.

Tabela 20.2 – Gravidade das lesões nervosas

Tipo	Condução Motora	Condução Sensitiva	Eletromiografia Repouso	Eletromiografia Contração
Desmielinização focal	Retardo de condução	Normal ou retardo de condução	Normal	Normal
Neurapraxia	Bloqueio de condução	Normal ou bloqueio*	Normal	Rarefação ou ausência de PAUM
Axonotmese	Redução de amplitude ou ausência do PAMC	Redução de amplitude ou ausência do PANS	Fibrilações e ondas positivas	Rarefação ou ausência de PAUM
Neurotmese	Ausência do PAMC	Ausência do PANS	Fibrilações e ondas positivas	Ausência de PAUM

* Não existem critérios definidos para bloqueio de condução sensitivo.
Legenda: PAMC: potencial de ação muscular composto; PANS: potencial de ação nervoso sensitivo; PAUM: potencial de ação de unidade motora.

Polineuropatias e mononeuropatias múltiplas

A eletroneuromiografia é um instrumento valioso na avaliação destas condições[18], pois possibilita caracterização da distribuição, tipos de fibras acometidas e fisiopatologia do comprometimento periférico. Infelizmente o exame não permite o diagnóstico etiológico por si só, mas fornece informações relevantes para investigação subsequente. O estudo neurofisiológico é mais preciso do que o exame clínico na avaliação de assimetrias ou comprometimento não homogêneo dos nervos periféricos, fundamental na distinção de polineuropatias de mononeuropatias múltiplas confluentes. Podemos determinar também se a lesão nervosa é comprimento-dependente, como na maioria das polineuropatias crônicas axonais. Padrões não comprimento-dependentes podem ser observados por exemplo nas neuropatias desmielinizantes imunomediadas e na porfiria aguda intermitente.

Quanto aos tipos de fibras nervosas envolvidos, podemos avaliar fibras motoras (tipo alfa) e fibras sensitivas grossas (tipos I e II de Lloyd). O exame não permite a avaliação de fibras sensitivas finas, responsáveis pela sensibilidade térmico-dolorosa[19]. Isto é uma limitação importante, pela frequência destes distúrbios na prática clínica. Embora a maioria das polineuropatias de fibras finas também apresente envolvimento de fibras grossas, uma eletroneuromiografia normal não descarta esse diagnóstico. Existem alguns métodos neurofisiológicos que podem ajudar nestes casos, como a avaliação da função autonômica[20], que é mediada por fibras finas, e alguns potenciais evocados corticais. A avaliação autonômica do sistema simpático e parassimpático inclui a análise da variabilidade do ritmo cardíaco em repouso ou durante situações, como respiração profunda, manobra de Valsalva e teste ortostático. Alguns testes avaliam a função sudomotora (simpática, porém colinérgica), sendo o mais conhecido o reflexo cutâneo simpático. Os potenciais evocados para fibras finas não são amplamente disponíveis, mas incluem a estimulação por *laser*, estimulação térmica por contato e potenciais evocados relacionados à dor.

A diferenciação entre afecção desmielinizante e axonal é fundamental, pois a definição de uma neuropatia primariamente desmielinizante direciona o diagnóstico para neuropatias imunomediadas, hereditárias ou hanseníase. Enquanto na maioria das polineuropatias desmielinizantes hereditárias (notadamente na doença de Charcot-Marie-Tooth tipo 1) o comprometimento é homogêneo, nas neuropatias adquiridas imunomediadas geralmente observamos um quadro multifocal, eventualmente com bloqueios de condução e dispersão temporal patológica[21] (ver Figura 20.2). Esse padrão também pode ser observado na hanseníase e na neuropatia hereditária com susceptibilidade a paralisias por compressão (HNPP). Não é qualquer redução de velocidade de condução que caracteriza a polineuropatia como desmielinizante. Por vezes, encontramos padrões intermediários, o que torna difícil estabelecer o mecanismo primário da neuropatia, sendo comum a referência a "padrões mistos" nestes casos. O exemplo mais comum é a polineuropatia diabética.

Além da limitação para avaliação de neuropatia de fibras finas já comentada, existem outras limitações técnicas do exame. O aquecimento prévio dos membros é fundamental, pois a diminuição da temperatura cutânea determina redução da velocidade de condução nervosa e pode gerar falsos diagnósticos de polineuropatia. Pacientes idosos apresentam redução fisiológica das amplitudes dos potenciais sensitivos nos membros inferiores, e mesmo sua ausência pode ser considerada normal por alguns. Além da idade, os valores de referência também dependem da altura, índice de massa corpórea e sexo. A variabilidade das amplitudes dos potenciais sensitivos é grande na população geral, e lesões axonais mais brandas podem passar despercebidas. Uma alternativa nestes casos é o uso da relação de amplitudes sensitivas sural/radial[22].

Fraqueza muscular

Fraqueza é uma queixa comum na prática clínica. Ela pode estar relacionada a condições sistêmicas (cardiopatias, distúrbios metabólicos e outros), ao comprometimento do sistema nervoso central ou do sistema nervoso periférico. Este último pode ser definido como "síndrome da unidade motora" e inclui a disfunção do motoneurônio inferior, do seu prolongamento axonal, da junção neuromuscular ou do músculo propriamente dito. A Tabela 20.3 ilustra os principais achados no diagnóstico diferencial da fraqueza de origem periférica. As lesões do axônio ou da bainha de mielina já foram discutidas nos tópicos relacionados às neuropatias. A maioria das neuropatias apresenta sintomas sensitivos associados à fraqueza.

As doenças dos motoneurônios manifestam-se como comprometimento axonal puramente motor, com padrão não comprimento-dependente e frequentemente assimétrico. A eletroneuromiografia é importante na confirmação do envolvimento do neurônio motor inferior, sendo considerada suporte laboratorial no critério da *World Federation of Neurology* (critério de El Escorial revisado ou Airlie House)[23] e equivalente ao exame neurológico no critério da *International Federation of Clinical Neurophysiology* (critério de Awaji)[24]. Para confirmar o envolvimento muscular, são necessárias anormalidades no repouso e na contração muscular. As alterações no repouso incluem fibrilações e ondas positivas, mas no critério de Awaji são

Figura 20.2 – Estudo de condução nervosa motora. O traço superior exibe a estimulação distal e o traço inferior a estimulação proximal. Do lado direito de cada traço, observamos os parâmetros de latências, amplitude, área e duração dos potenciais. Entre as linhas está calculada a velocidade de condução motora e a modificação relativa dos parâmetros em porcentagem. Em A: observamos um estudo normal do nervo mediano. Em B: desmielinização sincronizada do nervo mediano, com queda importante da velocidade, mas mantendo a morfologia dos potenciais. Em C: discreta queda da velocidade de condução motora do nervo mediano, com presença de dispersão temporal patológica. Em D: acentuada redução da velocidade de condução motora do nervo ulnar, com aumento das durações dos potenciais, dispersão temporal patológica e decomposição dos mesmos em vários componentes.

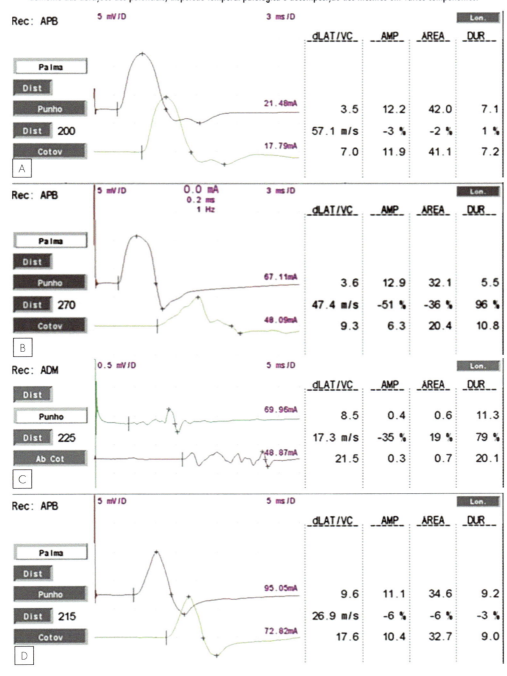

Tabela 20.3 – Avaliação diagnóstica de fraqueza de origem periférica

	Neurônio motor inferior	Neuropatia periférica	Junção Neuromuscular	Miopatia
Condução nervosa sensitiva alterada	–	+	–	–
Condução nervosa motora alterada	+	++	±	±
Fibrilações e ondas positivas no repouso	++	++	±	+
Potenciais de unidade motora na contração	↑	↑	–/↓	↓
Teste de estimulação repetitiva anormal	+	±	++	±
Jitter aumentado	+	±	++	±

permitidas também as fasciculações. Fasciculações isoladas são comuns em indivíduos normais e estas só podem ser consideradas na presença de sinais de degeneração axonal motora. As anormalidades na contração incluem sinais de reinervação e alterações do recrutamento. Devem ser avaliadas quatro regiões distintas: craniana, cervical, torácica e lombossacral. O diagnóstico é considerado "definido" quando há comprometimento do neurônio motor superior e inferior em três destas regiões, e "provável" quando há acometimento de duas, desde que não exista outra condição que justifique a degeneração axonal motora. Nas regiões cervical e lombossacral deve haver envolvimento de pelo menos dois segmentos medulares distintos, enquanto nas regiões craniana (geralmente bulbar) e toracoabdominal, basta apenas um músculo acometido. Outro papel importante da eletroneuromiografia é descartar outras condições que podem mimetizar a doença do neurônio motor, em particular a neuropatia motora multifocal com bloqueio de condução. A eletroneuromiografia só avalia o neurônio motor inferior, portanto não pode dar o diagnóstico de esclerose lateral amiotrófica isoladamente.

A avaliação de doenças da junção neuromuscular não é rotina no exame eletroneuromiográfico. Há necessidade de utilização de procedimentos específicos como o teste de estimulação repetitiva ou a eletromiografia de fibra única[25]. Sendo assim, é muito importante incluir estes testes na solicitação do exame, caso contrário este diagnóstico pode ser perdido. O exame convencional geralmente será normal, embora algumas alterações possam ser vistas. A amplitude do potencial de ação muscular composto pode ser baixa, como na síndrome de Lambert Eaton, e isto pode ser falsamente interpretado como comprometimento axonal motor. No entanto, basta realizar 10 segundos de esforço e repetir o estímulo, e observaremos aumento expressivo da amplitude do potencial motor (pelo menos o dobro da amplitude). O botulismo também exibe sinais de comprometimento axonal motor, mas não é tão fácil demonstrar o defeito pré-sináptico. Alguns distúrbios de junção por bloqueio despolarizante exibem duplo potencial motor no estudo de condução, como algumas miastenias congênitas (COLQ e síndrome dos canais lentos) e intoxicações por anticolinesterásicos ou organofosforados. Quadros graves de *miastenia gravis* podem apresentar alterações no repouso muscular e padrão "miopático" no exame com agulha. Um aspecto característico, porém, geralmente negligenciado, é a presença de potenciais de unidade motora instáveis (também conhecidos como *jiggle*), onde a morfologia desses potenciais muda em descargas sucessivas.

O teste de estimulação repetitiva é amplamente disponível, mas requer vários cuidados técnicos, como aquecimento do membro e imobilização adequada. Utilizamos a estimulação repetitiva de baixa frequência (de 2 a 5 Hz, tipicamente 3 Hz) em um nervo motor e avaliamos a estabilidade da amplitude do potencial de ação muscular composto. O decremento é definido como a porcentagem de queda da amplitude do quarto estímulo em relação ao primeiro. Em indivíduos normais, não deve haver decremento significativo, mas aceita-se até 10% de queda por questões técnicas. Se houver mais do que 10% de decremento, o teste é considerado positivo. Um bom protocolo de exame deve avaliar vários músculos, incluindo músculos proximais (trapézio ou deltoide), músculos faciais (nasal ou orbicular do olho) e músculos distais (tipicamente o abdutor do dedo mínimo). Deve ser incluído também o protocolo de esforço, pelo menos no músculo distal. Além do teste em repouso, deve ser realizado um teste após esforço (10 segundos se o repouso for positivo ou 1 minuto se for negativo). O esforço corrige o defeito da junção neuromuscular, pois aumenta a disponibilidade de cálcio no botão pré-sináptico. Após 2 a 4 minutos, o defeito da transmissão se intensifica devido à diminuição dos estoques pré-sinápticos de acetilcolina, o que eleva a positividade do teste. A sensibilidade do teste de estimulação repetitiva não é alta, sendo em torno de 80% para formas generalizadas e apenas 40% para formas oculares de *miastenia gravis*.

A análise do *jitter* é o teste neurofisiológico mais sensível para avaliação dos defeitos de junção neuromuscular. Tradicionalmente, isso era feito com um eletrodo de agulha especial conhecido como eletrodo de fibra única, mas muitos serviços atualmente utilizam agulhas concêntricas para a avaliação do *jitter*, restringindo as bandas de frequência para um registro mais seletivo[26]. Entende-se por *jitter* a variabilidade no tempo de deflagração do potencial de ação da fibra muscular, na ordem de microssegundos, o que configura um aspecto de "tremor" do potencial na tela do computador. A medida geralmente é realizada pela média da diferença consecutiva (MCD) dos intervalos entre um potencial em relação a outro da mesma unidade motora (ativação voluntária), ou entre o artefato de choque e o potencial muscular obtido através da estimulação nervosa seletiva (ativação estimulada). Os valores normativos são diferentes para estas técnicas. A avaliação do *jitter*, popularmente referida como "eletromiografia de fibra única", é um teste muito sensível para distúrbios da junção neuromuscular, pois pode ser anormal mesmo na ausência de fraqueza. No entanto, o teste não é específico e podem ser observadas anormalidades em outras doenças neuromusculares.

A eletromiografia é útil na identificação das miopatias[27], mas fornece poucos subsídios para determinar o tipo específico de miopatia. A exceção são as descargas miotônicas, particularmente proeminentes nas distrofias miotônicas e canalopatias, mas que podem ser observadas em outras miopatias mesmo sem miotonia clínica, como por exemplo na doença de Pompe. Várias miopatias podem exibir fibrilações e ondas positivas no repouso, sendo estas particularmente comuns nas miopatias inflamatórias. O diagnóstico neurofisiológico de miopatia depende fundamentalmente da redução da amplitude e duração dos potenciais de unidade motora na contração muscular[28]. No entanto, a eletromiografia normal não afasta o diagnóstico de miopatia. Algumas miopatias exibem eletromiografia normal, particularmente quando o comprometimento predomina nas fibras musculares tipo 2, como na miopatia por uso de corticoides.

Hiperatividade muscular

A hiperatividade muscular pode ser de origem central ou periférica. As causas centrais são as mais comuns e incluem distonias, tremores, espasticidade, mioclonias, tétano, síndrome da pessoa rígida e distúrbios psicogênicos. A hiperatividade central não determina descargas específicas, e a ativação é similar à atividade voluntária normal. No entanto, através da análise do padrão temporal e dos músculos envolvidos, a eletromiografia pode fornecer um refinamento semiológico que pode ser útil na diferenciação destas condições[29]. Geralmente os registros com esse propósito são realizados com eletrodos de superfície e com no mínimo dois canais (agonistas e antagonistas). Na avaliação dos tremores, por exemplo, podemos avaliar sua frequência, regularidade e padrão de ativação síncrono ou alternado. Podem ser utilizadas posturas de ativação ou de supressão do tremor, consistência em diferentes regiões, susceptibilidade a manobras de distração e modulação da frequência frente a atividades repetitivas voluntárias. No caso de mioclonias, é importante avaliar a duração dos abalos e seu padrão de propagação. Nas mioclonias corticais, por exemplo, os abalos são irregulares e síncronos, a duração dos abalos é rápida (menos do que 50 ms) e a propagação é craniocaudal. Nas distonias, observamos surtos de atividade com coativação entre agonistas e antagonistas, com duração acima de 300 ms. Na síndrome da pessoa rígida, observamos coativação tônica dos músculos envolvidos, por vezes sobreposta a espasmos. O exame de agulha pode ajudar na caracterização mais precisa dos músculos envolvidos e auxiliar no direcionamento do tratamento com toxina botulínica.

As causas periféricas são menos comuns, mas a eletromiografia é muito útil na sua caracterização. Já comentamos a respeito das descargas miotônicas, tipicamente presentes nos pacientes com miotonia. Podemos observar também hiperatividade de origem neural, como fasciculações, mioquimias, câimbras e neuromiotonia. Estas podem estar presentes na tetania, na síndrome de câimbras e fasciculações e em algumas doenças como Isaacs e Morvan. Mais raramente, podemos observar hiperatividade muscular sem atividade eletromiográfica concomitante, o que caracteriza as contraturas musculares. Outra atividade nesta categoria é o "rippling", que são ondas de contração tipicamente presentes nas miopatias por mutações da caveolina.

Bibliografia

- AAN AHSot. Research criteria for diagnosis of chronic inflammatory demyelinating polyneuropathy (CIDP). Neurology 41: 617-618, 1991.
- American Association of Electrodiagnostic Medicine Quality Assurance Committee. Practice parameter for repetitive nerve stimulation and single fiber EMG evaluation of adults with suspected myasthenia gravis or Lambert-Eaton myasthenic syndrome: summary statement. Muscle Nerve 24: 1236-1238, 2001.
- American Association of Neuromuscular and Electrodiagnostic Medicine. AANEM policy statement on electrodiagnosis for distal symmetric polyneuropathy. Muscle Nerve 57: 337-339, 2018.
- Bergquist ER, Hammert WC. Timing and appropriate use of electrodiagnostic studies. Hand Clin 29: 363-370, 2013.
- Bromberg MB. Review of the evolution of electrodiagnostic criteria for chronic inflammatory demyelinating polyradiculoneuropathy. Muscle Nerve 43: 780-794, 2011.
- Brooks BR, Miller RG, Swash M, Munsat TL for the World Federation of Neurology Research Group on Motor Neuron Diseases. El Escorial revisited: revised criteria for the diagnosis of amyotrophic lateral sclerosis. ALS 1: 293-300, 2000.
- Daube JR, Rubin DI. Needle electromyography. Muscle Nerve 39: 244-270, 2009.
- de Carvalho M, Dengler R, Eisen A, England JD et al. Electrodiagnostic criteria for ALS. Clin Neurophysiol 119: 497-503, 2008.
- EFNS/PNS. European Federation of Neurological Societies/Peripheral Nerve Society guideline on management of chronic inflammatory demyelinating polyradiculoneuropathy: report of a joint task force of the European Federation of Neurological Societies and the Peripheral Nerve Society—first revision. J Peripher Nerv Syst 15: 1-9, 2010.
- England JD, Gronseth GS, Franklin G, Carter JT, Kinsella LJ et al. Evaluation of distal symmetric polyneuropathy: the role of autonomic testing, nerve biopsy, and skin biopsy (an evidence-based review). Muscle Nerve 39: 106-115, 2009.
- England JD, Gronseth GS, Franklin G, Miller RG, Asbury AK et al. Distal symmetric polyneuropathy: a definition for clinical research. Neurology 64: 199-207, 2005.
- Fuglsang-Frederiksen A. The role of EMG methods in evaluating myopathy. Clin Neurophysiol 117: 1173-1189, 2006.

- Hadden RDM, Cornblath DR, Hughes RAC, Zielasek J, Hartung HP, Toyka KV et al. Electrophysiological classification of Guillain-Barré syndrome: clinical associations and outcome. Ann Neurol 44: 780-8, 1998.
- Ho TW, Mishu B, Li CY, Ho TW, Sheikh K, Cornblath DR et al. Guillain-Barré syndrome in northern China: relationship to Campylobacter jejuni infection and anti-glycolipid antibodies. Brain 118: 597-605, 1995.
- Kamble NL, Pal PK. Electrophysiologic evaluation of psychogenic movement disorders. Parkinsonism Relat Disord 22 (Suppl 1): S153-S158, 2016.
- Katirji B. The clinical electromyography examination: an overview. Neurol Clin N Am. 20: 191-303, 2002.
- Kinkaid JC. Neurophysiologic studies in the evaluation of polyneuropathy. Continuum (Minneap Minn) 23: 1263-1267, 2017.
- Levin KH. Electrodiagnostic approach to the patient with suspected radiculopathy. Neurol Clin N Am 20: 397-421, 2002.
- Lewis RA, Sumner AJ, Shy ME. Electrophysiological features of inherited demyelinating neuropathies: a reappraisal in the era of molecular diagnosis. Muscle Nerve 23: 1472-1487, 2000.
- London ZN. Safety and pain in electrodiagnostic studies. Muscle Nerve 55: 149-159, 2017.
- Mallik A, Weir AI: Nerve conduction studies: essentials and pitfalls in practice. J Neurol Neurosurg Psychiatry 76: 23-31, 2005.
- Overbeek BU, van Alfen N, Bor JA, Zwarts MJ. Sural/radial nerve amplitude ratio: reference values in healthy subjects. Muscle Nerve 32: 613-618, 2005.
- Preston DC, Shapiro BE. Needle electromyography: fundamentals, normal and abnormal patterns. Neurol Clin N Am. 20: 361-396, 2002.
- Pugdahal K, Johnsen B, Tankisi H, Camdessanché JP et al. Added value of electromyography in the diagnosis of myopathy: a consensus exercise. Clin Neurophysiol 128: 697-701, 2017.
- Robinson LR. How electrodiagnosis predicts clinical outcome of focal peripheral nerve lesions. Muscle Nerve 52: 321-333, 2015.
- Robinson LR. Traumatic injury to peripheral nerve. Muscle Nerve 23: 863-873, 2000.
- Stalberg E, Sanders DB, Kouyoumdijian JA. Pitfalls and errors in measuring jitter. Clin Neurophysiol 128: 2233-2241, 2017.
- Tankisi H, Pugdahl K, Fuglsang-Frederiksen A, Johnsen B, de Carvalho M, Fawcett PR, Labarre-Vila A, Liguori R, Nix WA, Schofield IS. Pathophysiology inferred from electrodiagnostic nerve tests and classification of polyneuropathies: Suggested guidelines. Clin Neurophysiol. 116: 1571-1580, 2005.
- Uncini A, Kuwabara S. Electrodiagnostic criteria for Guillain-Barré syndrome: a critical revision ant the need for an update. Clin Neurophysiol 123: 1487-1495, 2012.

Capítulo 21
Doppler Transcraniano

Ricardo de Carvalho Nogueira
Daniel Silva de Azevedo
Sérgio Brasil
Edson Bor-Seng-Shu

Introdução

O Doppler transcraniano (DTC) foi desenvolvido na Suíça em 1982 por Aaslid e cols.[1]. Trata-se de um método não invasivo que, por meio de um transdutor, emite e recebe ondas de baixa frequência ($\leq$ 2MHz) que permitem a avaliação hemodinâmica encefálica[2]. Com a introdução do DTC na Neurologia, Neurocirurgia e Terapia Intensiva, novas fronteiras abriram-se para o entendimento da fisiopatologia das diversas doenças associadas à dinâmica do fluxo sanguíneo encefálico[1]. O DTC é realizado à beira leito, tem baixo custo e pode ser repetido sempre que necessário sem necessidade de transporte do paciente, permitindo o diagnóstico e o acompanhamento evolutivo das doenças cerebrovasculares[3].

As principais aplicações do DTC para monitoração hemodinâmica encefálica em adultos e crianças são:
» avaliação funcional da circulação intracraniana através da estimativa da pressão de perfusão encefálica (PPE) e de testes de reatividades a diferentes estímulos (CO_2, pressóricos etc.)[4,5];
» monitoração na hemorragia subaracnóidea (HSA)[6], traumatismo craniano[7], e outras doenças que podem cursar com hipertensão intracraniana;
» avaliação na doença cerebrovascular isquêmica com e sem doença arterial intra e extracraniana[8,9];
» medida da repercussão hemodinâmica em doenças sistêmicas (sepse e insuficiência hepática)[10];
» diagnóstico e acompanhamento na anemia falciforme[11];
» diagnóstico complementar de morte encefálica[12,13].

Aspectos técnicos básicos do DTC

O DTC utiliza um transdutor de baixa frequência que pode transpor a barreira óssea e alcançar diferentes profundidades. As ondas refletidas, quando recebidas pelo transdutor, geram um impulso elétrico que é processado a fim de fornecer a velocidade de deslocamento das hemácias por meio de um gráfico de onda espectral que possui um pico de velocidade sistólica (PVS) e velocidade diastólica final (VDF) (Figura 21.1).

Frequências ultrassonográficas iguais ou inferiores a 2 MHz são necessárias para penetração da onda no crânio. Desta forma, o posicionamento do transdutor nas janelas do crânio permite a obtenção dos espectros de velocidade de fluxo sanguíneo de algumas artérias encefálicas em função do tempo[14]. A seguir, são descritas as janelas acústicas do crânio e as respectivas artérias por elas acessadas (Figura 21.2).

» Janelas temporais: artérias cerebrais médias, anteriores e posteriores (segmentos P1 e P2, respectivamente, porções pré- e pós-artérias comunicantes posteriores), porção distal intracraniana das artérias carótidas (na região da bifurcação intracraniana), artérias comunicante anterior e comunicantes posteriores.
» Janelas orbitárias: artérias oftálmicas, sifões carotídeos (porções parasselares, supraclinóideas e do geno) e artérias cerebrais anteriores contralaterais ao lado abordado.
» Janelas suboccipitais: segmentos distais extracranianos das artérias vertebrais, segmentos intracranianos das artérias vertebrais, artérias cerebelares póstero-inferiores e artéria basilar.
» Janelas submandibulares: segmentos retromandibulares das artérias carótidas internas cervicais e porções distais extracranianas das artérias carótidas internas (próximo à base do crânio).

As artérias podem ser avaliadas a cada 1 ou 2 mm de suas extensões[15]. A artéria é identificada por meio da janela acústica escolhida, do ângulo do transdutor em relação à superfície do crânio, da profundidade percorrida pela onda, do sentido do fluxo em relação ao transdutor e volume da amostra estudada (*sample*)[16]. A artéria também pode ser identificada por meio da velocidade do fluxo sanguíneo, da morfologia de onda e de alterações induzidas por manobras dinâmicas[17]. A Tabela 21.1 apresenta um resumo das características do estudo da vasculatura cerebral e, também, os valores de referência para as velocidades médias de fluxo.

Figura 21.1 – Gráfico de onda espectral que possui um pico de velocidade sistólica (A) e velocidade diastólica final (B).

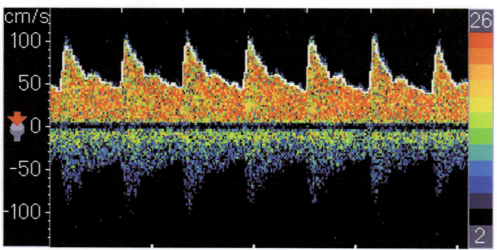

Figura 21.2 – Exemplo de posicionamento do transdutor na janela acústica temporal do crânio que permite a obtenção dos espectros de velocidade de fluxo sanguíneo das artérias cerebral média (ACM), cerebral anterior (ACA) e cerebral posterior (ACP). Os espectros de velocidade de fluxo das artérias vertebrais (AV) e da artéria basilar (AB) são obtidos quando o transdutor é posicionado na janela suboccipital. As letras A, B, C, D e E representam respectivamente exemplos dos espectros de velocidades de fluxo das artérias ACM, ACA, ACP, AV e AB.

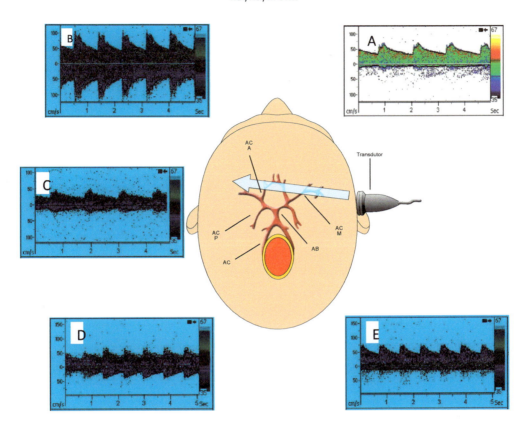

Índices hemodinâmicos encefálicos do doppler transcraniano e avaliação funcional

Os índices calculados a partir dos espectros das velocidades do fluxo sanguíneo obtidos pelo DTC permitem a caracterização dos padrões circulatórios encefálicos (Tabela 21.2). Deste modo, são analisadas as seguintes variáveis: velocidade média (Vm), velocidade sistólica (Vs), velocidade diastólica (Vd), Índice de Pulsatilidade de Gosling (IP), Índice de Resistência de Pourcelot (IR), Índice de Lindegaard (IL), Índice de Soustiel (IS) e "breath-holding index" (BHI).

A Vm é o parâmetro central de análise do espectro das velocidades do fluxo sanguíneo encefálico e é definida pela seguinte fórmula: $Vm = Vs + (Vd \times 2)/3$[16]. A Vm é uma variável muito influenciada por diferentes fatores fisiológicos e sua interpretação não pode ser realizada de forma isolada. Modificações na Vm são decorrentes da idade, sexo, temperatura, pressão parcial de CO_2 ($PaCO_2$), pressão arterial média (PAM), hematócrito, gravidez, presença de estados hipermetabólicos e da administração de fármacos anestésicos/sedativos. Em geral, ocorre uma elevação da Vm dos 6 aos 10 anos de idade e, em seguida, há uma redução ao longo da vida[18,19].

Tabela 21.1 – Principais características da vasculatura cerebral pelo Doppler transcraniano

Artéria	Janela	Profundidade (mm)	Sentido do fluxo	Resistência	VM (cm/s)
ACIE	Retromandibular	45-50	Sentido contrário ao transdutor	Baixa	21-39
ACM	Transtemporal medial	30-65	Em direção ao transdutor	Baixa	43-67
ACA	Transtemporal medial	60-75	Sentido contrário ao transdutor	Baixa	39-61
ACP-1	Transtemporal posterior	60-70	Em direção ao transdutor	Baixa	29-49
ACP-2	Transtemporal posterior	60-70	Sentido contrário ao transdutor	Baixa	30-50
AB	Suboccipital	80-120	Sentido contrário ao transdutor	Baixa	31-51
VE	Suboccipital	60-75	Sentido contrário ao transdutor	Baixa	28-48
OA	Transorbital	45-55	Em direção ao transdutor	Alta	16-26
ACI supraclinóidea	Transorbital	65-80	Sentido contrário ao transdutor	Baixa	30-52
ACI parasselar	Transorbital	65-80	Em direção ao transdutor	Baixa	33-61

Legenda: AB: artéria basilar; ACA: artéria cerebral anterior; ACI: artéria carótida interna; ACIE: artéria carótida interna extracraniana; ACM: artéria cerebral média; ACP-1: artéria cerebral posterior segmento 1; ACP-2: artéria cerebral posterior segmento 2; OA: artéria oftálmica; VE: artéria vertebral.

Tabela 21.2 – Índices hemodinâmicos encefálicos

Índice	Fórmula
Velocidade média (Vm)	Vm = Vs + (Vd × 2)/3
Índice de pulsatilidade (IP)	IP = Vs-Vd/Vm
Índice de resistência (IR)	IR = Vs-Vd/Vs
Índice de Lindegaard (IL)	IL = VmACM/VmACI extracraniana ipsilateral
Índice de Soustiel (IS)	IS = VmAB/VmAV
"Breath-holding index" (BHI)	BHI = (Vm após apneia – Vm basal)/Vm basal) × 100/30

Legenda: AB: artéria basilar; ACM: artéria cerebral média; AV: artéria vertebral; Vd: velocidade diastólica; Vm: velocidade média; Vs: velocidade sistólica.

O IP é a relação entre a sístole e a diástole do espectro das velocidades do fluxo sanguíneo encefálico. Em situações em que não há patologias cardiovasculares e onde não existe alteração do diâmetro do vaso estudado, este índice pode ser utilizado para avaliar de maneira indireta a integridade do leito vascular distal e fornecer informações sobre a resistência microvascular encefálica. É calculado pela fórmula: Vs-Vd/Vm; seu valor aceitável varia entre 0,6 e 1,19[20]. Em estenoses ou oclusões proximais, pode haver uma redução do IP devido à vasodilatação arteriolar à jusante. Por outro lado, estenoses críticas ou oclusões distais, assim como a vasoconstrição microvascular, podem estar associadas à elevação do IP nos segmentos arteriais proximais[17]. O IP inferior a 0,5 pode indicar a presença de malformação arteriovenosa intracraniana, uma vez que a resistência nos vasos proximais é reduzida devido à ausência de tecido encefálico entre arteríolas e vênulas[21]. O IP pode correlacionar-se positivamente com a pressão intracraniana (PIC); modificações de 2,4% no IP podem refletir uma variação de 1 mmHg na PIC[22]. O IR é calculado pela seguinte fórmula: Vs-Vd/Vs. Na prática, tem a mesma função do IP e valores superiores a 0,8 indicam aumento à jusante da resistência ao fluxo sanguíneo[18].

O IL é definido como a relação entre a Vm da artéria cerebral média e a Vm da carótida interna extracraniana ipsilateral. Na condição de aumento significativo das Vm nas artérias cerebrais médias, este índice permite a diferenciação entre fluxo sanguíneo hiperdinâmico e vasospasmo[23]. Um IL inferior a 3 pode sugerir hiperdinamia circulatória e um IL superior a 3 pode sugerir estreitamento de um segmento da artéria como ocorre no vasospasmo[24]. O IS consiste na relação entre a Vm da artéria basilar e da artéria vertebral extracraniana. Este índice é utilizado para o diagnóstico de vasospasmo na circulação encefálica posterior. Estes índices juntamente com a Vm nas artérias estudadas também são usados para classificar o grau/gravidade do vasospasmo, conforme mostra a Tabela 21.2.

Teste de reatividade

BHI ou Índice de Apneia Voluntária avalia a reatividade ao CO_2 e é dado pela seguinte fórmula: (Vm após apneia – Vm basal)/Vm basal × 100/30, em que 30 representa o tempo em segundos de apneia voluntária realizada pelo paciente[25]. Este índice avalia a reatividade circulatória encefálica à hipercapnia (RCE), ou seja, a capacidade vasodilatadora da circulação encefálica durante elevação do gás carbônico induzida pela apneia. BHI > 0,6 indica RCE preservada, entre 0,21 e 0,60 indica reatividade comprometida, e ≤ 0,20 reserva significativamente comprometida. O comprometimento da reserva circulatória encefálica pode estar relacionada a maior risco de isquemia cerebral causada por mecanismo hemodinâmico[26].

Estimativa não invasiva da pressão de perfusão encefálica (PPE)

Diversos estudos demonstram que a medida das velocidades de fluxo sanguíneo nas artérias cerebrais médias pelo DTC permite uma alternativa de método não invasivo de se estimar a PPE com alto valor preditivo positivo e baixo valor preditivo negativo[27]. A estimativa da PPE pelo DTC usa um método que envolve a análise de Fourier do primeiro harmônico das formas de onda tanto da pressão arterial sistêmica como da velocidade de fluxo sanguíneo na artéria cerebral média[28].

A PPE estimada usa a razão entre a (velocidade média de fluxo)/(amplitude pulsátil da velocidade de fluxo) multiplicada pela pressão sanguínea arterial[29]. Dessa forma, as análises para se estimar a PPE fundamentam-se na amplitude pulsátil da velocidade de fluxo como determinante do resultado[30].

Vários estudos demonstram uma adequada correlação entre o DTC para se estimar a PPE e a medida invasiva através do cateter de PIC[27,28,31-33]. Por isso, tem sido proposta como uma técnica segura e com potencial benefício de permitir análises intermitentes ou contínuas por meio da monitorização[27]. Pode ser utilizada em situações em que a medida invasiva não pode ser realizada ou quando a PPE parece não ser real ou questionável. É um método robusto, não invasivo e possibilita análise qualitativa do FSE e da perfusão encefálica tecidual. Portanto, pode ser usada como importante guia para o manejo clínico dos pacientes vítimas de insulto encefálico agudo.

Hemorragia subaracnoide (HSA)

Os pacientes com HSA podem cursar com modificações do fluxo sanguíneo e com alterações metabólicas do cérebro que podem culminar com aumento da pressão intracraniana e isquemia[34]. Três fases hemodinâmicas podem ser identificadas neste contexto: hiperemia, oliguemia e vasospasmo. Com o reconhecimento destas fases pelo DTC, o neurologista pode ser guiado para o tratamento ideal ao paciente[35].

Fase de oliguemia

Em geral, nas primeiras 24 horas, ocorre uma diminuição global do fluxo sanguíneo encefálico (FSE) que pode ser decorrente de dois mecanismos: aumento da pressão intracraniana associado à redução da pressão de perfusão encefálica (PPE) e intensa constrição microvascular associada a baixas concentrações de óxido nítrico (NO). Estes fenômenos podem desencadear hipoperfusão tecidual, diminuição da oferta de O_2 tecidual com consequente isquemia[36].

O DTC na fase hiperaguda da HSA pode demonstrar o estado de oliguemia encefálica. Desta forma, auxilia a tomada de decisão na conduta clínica a ser adotada nesta fase, como: 1) manejo da pressão arterial média (PAM) mais adequada; 2) evitar a hiperventilação que, por sua vez, causará hipocapnia e redução adicional do FSE; e 3) evitar estados que aumentem a demanda metabólica tecidual encefálica (p. ex.: febre, crise convulsiva etc.)[37,38].

Fase de hiperemia

A vasodilatação microcirculatória encefálica provoca elevação global de FSE. Estados de hiperemia encefálica podem sinalizar desacoplamento neurovascular e autorregulação prejudicada em decorrência da acidose tecidual encefálica ou sistêmica e, em geral, ocorre 24h após o estado de oliguemia[39].

O DTC é capaz de identificar o estado de hiperdinamia circulatória encefálica e, consequentemente, orientar o manejo da condição hemodinâmica dos pacientes a fim de evitar tumefação encefálica associada a esta condição. Nesta fase, deve-se evitar situações que piorem a condição de hiperemia encefálica, tais como hipercapnia, hipertensão arterial sistêmica, anemia e estados hipermetabólicos encefálicos (p. ex.: crise convulsiva). No estudo da autorregulação encefálica (AR) avalia-se a capacidade do encéfalo em manter constante a dinâmica do fluxo sanguíneo independente das variações da pressão arterial sistêmica. A HSA é uma das patologias em que há comprometimento da AR, o que exige níveis pressóricos sistêmicos adequados para evitar hiperemia ou oliguemia. O DTC pode identificar o comprometimento da AR por meio da relação entre oscilação da velocidade de fluxo frente a alterações (espontâneas ou provocadas) da PA; esta análise é realizada através de modelagem utilizada na análise de sinais, sendo necessária a utilização de *softwares* específicos para tal fim. Deste modo, o DTC pode auxiliar na identificação da faixa pressórica mais adequada nos estados de comprometimento da AR.

Fase de vasospasmo

O vasospasmo na HSA é uma das principais causas de isquemia cerebral tardia. Portanto, seu reconhecimento precoce é mandatório no manejo clínico do paciente neurocrítico. Antes do surgimento de sintomas, o vasospasmo pode ser detectado pelo DTC. Desta forma, o tratamento clínico do vasospasmo pode ser instituído precocemente, antes da instalação de déficits neurológicos[35].

Diversas são as razões que determinam isquemia cerebral tardia na HSA relacionadas ao vasospasmo: 1) intensidade do vasospasmo; 2) ocorrência em múltiplas artérias ou vasospasmo sequencial ou em *tandem*; 3) presença ou ausência de circulação colateral ativada;

4) hipermetabolismo tecidual associado; 5) disfunção mitocondrial tecidual; 6) presença de hipertensão intracraniana; 7) oligemia circulatória associada; 8) reserva microcirculatória encefálica prejudicada; 9) presença de estenoses intracranianas prévias[40].

O DTC é capaz de detectar vasospasmo nas artérias cerebrais médias e basilar com alta sensibilidade e especificidade[41]. Classicamente, o vasospasmo pode ocorrer entre 4 e 14 dias depois do dia do sangramento, e, em alguns casos (13% dos pacientes), pode ser detectado precocemente nas primeiras 48 horas ou tardiamente após o 17º dia. Desta forma, recomenda-se que os exames de DTC sejam periódicos nesta fase[42]. A possibilidade de monitorar a evolução da intensidade do vasospasmo pode permitir a otimização do manejo clínico do paciente. No vasospasmo grave, a conjunção dos demais fatores hemodinâmicos também observados pelo DTC determina a indicação de, além de medidas clínicas, como uso de fármacos vasoativos e/ou tratamento intervencionista endovascular. A oportunidade do acompanhamento evolutivo da resposta obtida ao tratamento adotado também é um importante benefício do DTC nesta fase. A Tabela 21.3 mostra os critérios diagnósticos e de classificação da gravidade do vasoespamo pelo DTC utilizando a Vm e o IL.

Tabela 21.3 – Critérios diagnósticos de vasospasmo pelo DTC

	Vm (cm/s)	IL
Gravidade do vasospasmo (ACM)		
Leve	120-130	3-3,9
Moderado	131-180	4-6
Grave	> 180	> 6
Gravidade do vasospasmo (AB)		
Leve	70-85	2-2,49
Moderado	> 85	2,5-2,99
Grave	> 85	> 3

Legenda: AB: artéria basilar; ACM: artéria cerebral média; IL: índice de Lindegaard; IS: índice de Soustiel; Vm: velocidade média.

Traumatismo cranioencefálico

As anormalidades circulatórias intracranianas ocorrem com frequência em doentes com TCE[43,44]. Lesões encefálicas isquêmicas podem ser identificadas em cerca de 90% dos doentes que vão a óbito após TCE grave[45], o que sugere que modificações da dinâmica do fluxo sanguíneo sistêmico e/ou encefálico sejam causas frequentes de isquemia e evolução desfavorável dos doentes. Estudos de fluxo sanguíneo e metabolismo do encéfalo sugerem que fenômenos hiperêmicos encefálicos são os mais frequentemente encontrados em doentes comatosos após TCE grave[45].

Fases hemodinâmicas encefálicas após TCE grave

Assim como na HSA, há definição de 3 fases hemodinâmicas encefálicas após TCE grave: fase I ou de oligemia, fase II ou de hiperemia e fase III ou de vasospasmo. A fase de oligemia ocorre no dia do TCE (dia 0) e é caracterizada pela redução do FSE. A fase de hiperemia geralmente ocorre nos dias 1 a 3 e caracteriza-se por aumento do FSE. A fase de vasospasmo geralmente ocorre dos dias 2 a 6 após TCE e pode haver redução do FSE.

Fase de oliguemia

As alterações circulatórias encefálicas da fase aguda do TCE moderado ou grave, caracterizadas por redução de velocidade de fluxo sanguíneo e aumento do IP nas artérias intracranianas, podem ser reveladas pelo DTC, inclusive durante as três primeiras horas após o evento traumático[46]. Nesta fase, o DTC deve ser empregado precocemente com intuito de orientar a conduta terapêutica. Quando demonstrada oliguemia, devem ser consideradas as possibilidades de insuficiência da pressão arterial sistêmica de manter a dinâmica da circulação sanguínea encefálica (PAM abaixo da faixa de autorregulação), hiperventilação com redução da pressão parcial de CO_2 arterial, resultando em vasoconstrição da microvasculatura encefálica, trombose pós-traumática das artérias carótidas e hipertensão intracraniana (especialmente se associada ao aumento do IP). A redução de velocidade de fluxo sanguíneo ao DTC nas artérias encefálicas pode também ser decorrente de hipometabolismo encefálico que pode estar associado a lesões encefálicas graves. A presença de oliguemia pode estar associada a risco maior de isquemia encefálica e de prognóstico desfavorável[2,47].

Fase de hiperemia

O padrão hemodinâmico encefálico indicativo de hiperemia pode ser detectado pelo DTC em cerca de 30% dos doentes durante as primeiras semanas após TCE grave. A ocorrência deste padrão está associada à piora da tumefação encefálica e à elevação da pressão intracraniana. O DTC pode identificar doentes com hiperemia encefálica pós-traumática antes do desenvolvimento da tumefação encefálica, o que permite instituir terapias que visam minimizar lesões do tecido neural secundárias à HIC, como, por exemplo, a determinação da melhor faixa pressórica arterial média para o paciente ou a determinação da melhor PCO_2 para um paciente em ventilação mecânica[2]. A persistência do estado de hiperemia pode estar associada a prognóstico neurológico desfavorável.

Fase de vasospasmo

Os estudos com DTC no TCE estimam a ocorrência de vasospasmo em 50% os doentes. Há uma associação importante entre o vasospasmo com repercussão hemodinâmica grave e prognóstico neurológico desfavorável, embora esta repercussão seja menor do que nos casos de HSA espontânea. É importante ressaltar que o vasospasmo pós-traumático da artéria basilar eleva ao dobro a possibilidade de prognóstico desfavorável, comparado aos doentes sem espasmo desta artéria[2]. A duração do vasospasmo nos pacientes com TCE tende a ser mais curta em decorrência da natureza não inflamatória como causa, ao contrário da hemorragia subaracnóidea. Possivelmente a origem do vasospasmo traumático esteja associada ao estiramento das artérias durante o trauma e o pico da intensidade, em muitos casos, ocorre entre o quinto e o sétimo dia após o trauma, embora seja observada uma duração semelhante a HSA em alguns casos[2].

Dentre outras aplicações do DTC no TCE grave convém destacar: 1) detectar alterações circulatórias encefálicas decorrentes da HIC; 2) avaliar o grau de comprometimento da autorregulação e da reatividade vascular encefálica, possibilitando a predição do prognóstico; 3) fornecer evidências de dissecção ou trombose pós-traumática das artérias que irrigam o encéfalo, permitindo investigação precoce e adoção de medidas para prevenir infartos encefálicos; 4) verificar mudanças relativas da dinâmica do fluxo sanguíneo encefálico em resposta aos tratamentos instituídos[2].

Hipertensão intracraniana

O DTC é importante para avaliar os efeitos da HIC na circulação encefálica. É especialmente útil em doentes em que há contraindicação de monitoração invasiva da PIC, por possibilitar a estimativa da PPE (ver item estimativa não invasiva da PPE). Adicionalmente a este estudo, as alterações na pressão intracraniana podem ser associadas a mudanças na morfologia das ondas de velocidade de fluxo sanguíneo das artérias intracranianas. Deste modo, o aumento da PIC pode levar à elevação do IP com progressiva redução das velocidades médias e diastólicas de fluxo sanguíneo. Em geral, modificações do IP ocorrem quando a pressão de perfusão encefálica (PPE) está menor que 70 mmHg[2]. No momento em que a PIC se iguala à pressão arterial sistêmica diastólica, a velocidade sanguínea de fluxo diastólico alcança o valor zero, caracterizando ausência momentânea de perfusão sanguínea encefálica durante a fase diastólica do ciclo cardíaco[22,48].

Em outras situações, mesmo com monitorização invasiva da PIC, o DTC também exerce um papel fundamental como avaliador em tempo real da eficácia das medidas terapêuticas utilizadas para o tratamento da HIC; o DTC também pode ser utilizado como método alternativo para detectar medidas errôneas dos monitores de PIC. Além disso, o DTC pode revelar que o aumento da PIC pode estar associado à hiperdinamia circulatória encefálica decorrente do comprometimento da autorregulação cerebrovascular. Nesta condição, não se pode usar a PPE como parâmetro para melhorar a perfusão cerebral na vigência de HIC.

O DTC também permite avaliar a complacência intracraniana por meio das manobras de compressão simultânea das veias jugulares internas e do aumento da PAM. Em condições normais, esta manobra causa um discreto aumento no volume sanguíneo encefálico seguido de aumento da PIC. Em pacientes com redução da complacência intracraniana, a compressão venosa provocaria a elevação do IP e redução das velocidades médias de fluxo sanguíneo encefálico[49].

Doença cerebrovascular isquêmica

O uso do DTC na doença cerebrovascular isquêmica é fundamental para investigar os mecanismos fisiopatológicos envolvidos na lesão isquêmica, para planejar as estratégias terapêuticas dirigidas que visam proteger e recuperar as zonas de penumbra e prevenir novos episódios de isquemia encefálica. Desta forma, os dados fornecidos por este exame podem beneficiar doentes com AVCi, episódio isquêmico transitório ou ainda assintomáticos com alto risco de isquemia encefálica.

O DTC pode identificar pacientes com oclusões arteriais e/ou estenoses críticas nos segmentos proximais das artérias encefálicas na fase aguda do acidente vascular encefálico, tanto nas circulações encefálicas anterior e posterior, e pode indicar tratamento intra-arterial (mecânico ou químico) e terapias de resgate de forma precoce[50-54]. Além disso, o DTC permite a detecção e avaliação da circulação colateral por meio das artérias do polígono de Willis ou das artérias leptomeníngeas durante as oclusões arteriais agudas[55,56]. Ainda na fase aguda, a detecção de êmbolos pelo DTC na região da artéria ocluída pode ser indicativo de recanalização deste segmento arterial.

Na fase subaguda da doença cerebrovascular isquêmica, o DTC avalia a repercussão hemodinâmica da doença carotídea extracraniana através dos testes de reatividade ao CO_2 e a presença e repercussão hemodinâmica das estenoses intracranianas[5,57-60]. A atividade embólica em um único sistema arterial intracraniano pode sugerir fonte embólica que se origina da artéria carótida cervical ou de artéria intracraniana ipsilateral à oclusão (embolia artério-arterial) sendo este achado sugestivo de risco aumentado de recorrência do evento isquêmico; quando a atividade embólica é detectada em múltiplos sistemas arteriais intracranianos, como carotídeos bilateralmente e vertebrobasilar, pode-se suspeitar que os êmbolos tenham origem cardíaca, da artéria aorta e/ou paradoxal.

Com a infusão de solução salina com microbolhas (pequenas partículas de gás) em veia periférica, o DTC pode detectar a passagem destas microbolhas na circulação encefálica, permitindo o diagnóstico de comunicação da circulação venosa com a arterial, como a patência do forame oval e fístula pulmonar[61-63].

Em síntese, o DTC na doença cerebrovascular isquêmica possibilita: 1) detectar estenoses e oclusões arteriais intracranianas; 2) estudar os efeitos hemodinâmicos encefálicos consequentes das doenças carotídeas oclusivas extracranianas; 3) avaliar o padrão e a efetividade da circulação colateral encefálica; 4) quantificar a reserva vascular encefálica por meio de testes de reatividade circulatória encefálica ao gás carbônico; 5) detectar a passagem de microêmbolos, em tempo real, pela circulação intracraniana; 6) monitorar a reabertura das artérias intracranianas obstruídas, seja espontânea ou consequente ao uso de medicações trombolíticas, na fase aguda do evento vascular cerebral isquêmico[2].

Morte encefálica

No Brasil e em vários outros países, a morte encefálica é definida pela cessação total e definitiva de todas as funções do encéfalo. Desde 1997, o Conselho Federal de Medicina (CFM), com a Resolução 148/97, validou o DTC como método de confirmação da ausência de circulação encefálica. O DTC é valorizado na literatura médica como exame de eleição para este fim pelas vantagens de ser não invasivo, de ser realizado à beira do leito e de permitir repetição, se necessária, sem danos ao paciente[2]. A sensibilidade do DTC para diagnóstico de morte encefálica alcança valores superiores a 95% e especificidade de 100%[12,50,64,65].

O DTC deve evidenciar ausência de fluxo sanguíneo bilateralmente nas artérias do sistema carotídeo intracraniano e do sistema vertebrobasilar em condições normais de temperatura corpórea, por, no mínimo, 30 minutos. Os critérios são: 1) presença de fluxo oscilatório (velocidade sistólica igual a velocidade diastólica reversa – fluxo final zero) ou 2) espículas sistólicas ou 3) desaparecimento de fluxo intracraniano com sinais típicos observados na circulação extracraniana[13].

Resultados falso-negativos podem ocorrer em alguns doentes submetidos à craniectomia descompressiva, derivações do liquor ventricular ou em doentes com atrofia encefálica significativa; nestes casos, a elevação máxima da pressão intracraniana para provocar o colapso circulatório está dificultada e os métodos elétricos podem diagnosticar mais precocemente o estado de morte encefálica[66].

Conclusão

Alterações circulatórias encefálicas são frequentemente encontradas na prática diária da Unidade de Terapia Intensiva e elas podem levar a lesões teciduais secundárias. Hipóxia, isquemia, hipertensão intracraniana, traumatismo cranioencefálico, acidente vascular cerebral, falência renal ou hepática e sepse podem prejudicar a autorregulação encefálica. Uma vez que os mecanismos de autorregulação foram abolidos ou prejudicados, o FSE segue passivamente às modificações na PA, que, por sua vez, podem prejudicar a PPE.

Uma série de fatores pode influenciar o FSE e sua regulação, por isso o acompanhamento e o controle destes fatores pelo DTC podem ajudar a ajustar o FSE para atender às demandas metabólicas encefálicas.

O DTC tem a vantagem de permitir à beira do leito acesso às modificações hemodinâmicas encefálicas, tanto de forma intermitente seriada quanto contínua por monitoração. A desvantagem do método é por ser operador-dependente e de necessitar de longo e intensivo treinamento para que possa ser aplicado na prática por médicos com formação clínica nas diversas doenças primárias ou sistêmicas que afetam o SNC.

Referências bibliográficas

1. Aaslid R, Markwalder TM, Nornes H. Noninvasive transcranial Doppler ultrasound recording of flow velocity in basal cerebral arteries. J Neurosurg. 1982;57(6):769-74.
2. Bor-Seng-Shu E, Figueiredo EG, Amorim RL, Teixeira MJ, Valbuza JS, de Oliveira MM et al. Decompressive craniectomy: a meta-analysis of influences on intracranial pressure and cerebral perfusion pressure in the treatment of traumatic brain injury. J Neurosurg. 2012;117(3):589-96.
3. Moppett IK, Mahajan RP. Transcranial Doppler ultrasonography in anaesthesia and intensive care. Br J Anaesth. 2004;93(5):710-24.
4. Panerai RB, Hudson V, Fan L, Mahony P, Yeoman PM, Hope T et al. Assessment of dynamic cerebral autoregulation based on spontaneous fluctuations in arterial blood pressure and intracranial pressure. Physiol Meas. 2002;23(1):59-72.
5. Muller M, Voges M, Piepgras U, Schimrigk K. Assessment of cerebral vasomotor reactivity by transcranial Doppler ultrasound and breath-holding. A comparison with acetazolamide as vasodilatory stimulus. Stroke. 1995;26(1):96-100.
6. Rigamonti A, Ackery A, Baker AJ. Transcranial Doppler monitoring in subarachnoid hemorrhage: a critical tool in critical care. Can J Anaesth. 2008;55(2):112-23.
7. Moreno JA, Mesalles E, Gener J, Tomasa A, Ley A, Roca J et al. Evaluating the outcome of severe head injury with transcranial Doppler ultrasonography. Neurosurg Focus. 2000;8(1):e8.
8. Arenillas JF, Molina CA, Montaner J, Abilleira S, Gonzalez-Sanchez MA, Alvarez-Sabin J. Progression and clinical recurrence of symptomatic middle cerebral artery stenosis: a long-term follow-up transcranial Doppler ultrasound study. Stroke. 2001;32(12):2898-904.
9. Christou I, Felberg RA, Demchuk AM, Grotta JC, Burgin WS, Malkoff M et al. A broad diagnostic battery for bedside transcranial Doppler to detect flow changes with internal carotid artery stenosis or occlusion. J Neuroimaging. 2001;11(3):236-42.
10. Pierrakos C, Attou R, Decorte L, Kolyviras A, Malinverni S, Gottignies P et al. Transcranial Doppler to assess sepsis-associated encephalopathy in critically ill patients. BMC Anesthesiol. 2014;14:45.
11. Adams RJ. TCD in sickle cell disease: an important and useful test. Pediatr Radiol. 2005;35(3):229-34.
12. Brasil S, Bor-Seng-Shu E, de-Lima-Oliveira M, Taccone FS, Gattas G, Nunes DM et al. Computed tomography angiography accuracy in brain death diagnosis. J Neurosurg. 2019:1-9.
13. Ducrocq X, Braun M, Debouverie M, Junges C, Hummer M, Vespignani H. Brain death and transcranial Doppler: experience in 130 cases of brain dead patients. J Neurol Sci. 1998;160(1):41-6.
14. McCartney JP, Thomas-Lukes KM, Gomez CR. Handbook of transcranial doppler. New York: Springer; 1997. 92 p.
15. Torbey MT, Hauser TK, Bhardwaj A, Williams MA, Ulatowski JA, Mirski MA et al. Effect of age on cerebral blood flow velocity and incidence of vasospasm after aneurysmal subarachnoid hemorrhage. Stroke. 2001;32(9):2005-11.
16. Nicoletto HA, Burkman MH. Transcranial Doppler series part II: performing a transcranial Doppler. Am J Electroneurodiagnostic Technol. 2009;49(1):14-27.
17. Nicoletto HA, Burkman MH. Transcranial Doppler series part III: interpretation. Am J Electroneurodiagnostic Technol. 2009;49(3):244-59.
18. White H, Venkatesh B. Applications of transcranial Doppler in the ICU: a review. Intensive Care Med. 2006;32(7):981-94.
19. Schatlo B, Pluta RM. Clinical applications of transcranial Doppler sonography. Rev Recent Clin Trials. 2007;2(1):49-57.
20. Gosling RG, King DH. Arterial assessment by Doppler-shift ultrasound. Proc R Soc Med. 1974;67(6 Pt 1):447-9.
21. Nicoletto HA, Burkman MH. Transcranial Doppler series part IV: case studies. Am J Electroneurodiagnostic Technol. 2009;49(4):342-60.
22. Homburg AM, Jakobsen M, Enevoldsen E. Transcranial Doppler recordings in raised intracranial pressure. Acta Neurol Scand. 1993;87(6):488-93.

23. Lindegaard KF. The role of transcranial Doppler in the management of patients with subarachnoid haemorrhage – a review. Acta Neurochir Suppl. 1999;72:59-71.
24. Aaslid R, Huber P, Nornes H. Evaluation of cerebrovascular spasm with transcranial Doppler ultrasound. J Neurosurg. 1984;60(1):37-41.
25. Markus HS, Harrison MJ. Estimation of cerebrovascular reactivity using transcranial Doppler, including the use of breath-holding as the vasodilatory stimulus. Stroke. 1992;23(5):668-73.
26. Nicoletto HA, Boland LS. Transcranial Doppler series part v: specialty applications. Am J Electroneurodiagnostic Technol. 2011;51(1):31-41.
27. Gura M, Silav G, Isik N, Elmaci I. Noninvasive estimation of cerebral perfusion pressure with transcranial Doppler ultrasonography in traumatic brain injury. Turk Neurosurg. 2012;22(4):411-5.
28. Czosnyka M, Matta BF, Smielewski P, Kirkpatrick PJ, Pickard JD. Cerebral perfusion pressure in head-injured patients: a noninvasive assessment using transcranial Doppler ultrasonography. J Neurosurg. 1998;88(5):802-8.
29. Czosnyka M, Smielewski P, Piechnik S, Al-Rawi PG, Kirkpatrick PJ, Matta BF et al. Critical closing pressure in cerebrovascular circulation. J Neurol Neurosurg Psychiatry. 1999;66(5):606-11.
30. Cardim D, Robba C, Schmidt E, Schmidt B, Donnelly J, Klinck J et al. Transcranial Doppler Non-invasive Assessment of Intracranial Pressure, Autoregulation of Cerebral Blood Flow and Critical Closing Pressure during Orthotopic Liver Transplant. Ultrasound Med Biol. 2019;45(6):1435-45.
31. Schmidt EA, Czosnyka M, Gooskens I, Piechnik SK, Matta BF, Whitfield PC et al. Preliminary experience of the estimation of cerebral perfusion pressure using transcranial Doppler ultrasonography. J Neurol Neurosurg Psychiatry. 2001;70(2):198-204.
32. Edouard AR, Vanhille E, Le Moigno S, Benhamou D, Mazoit JX. Non-invasive assessment of cerebral perfusion pressure in brain injured patients with moderate intracranial hypertension. Br J Anaesth. 2005;94(2):216-21.
33. Belfort MA, Tooke-Miller C, Varner M, Saade G, Grunewald C, Nisell H et al. Evaluation of a noninvasive transcranial Doppler and blood pressure-based method for the assessment of cerebral perfusion pressure in pregnant women. Hypertens Pregnancy. 2000;19(3):331-40.
34. de Lima Oliveira M, Paiva W, Teixeira MJ, Bor-Seng-Shu E. Brain metabolic crisis in traumatic brain injury: what does it mean? J Neurotrauma. 2014;31(20):1750-1.
35. de Lima Oliveira M, de Azevedo DS, de Azevedo MK, de Carvalho Nogueira R, Teixeira MJ, Bor-Seng-Shu E. Encephalic hemodynamic phases in subarachnoid hemorrhage: how to improve the protective effect in patient prognoses. Neural Regen Res. 2015;10(5):748-52.
36. de-Lima-Oliveira M, Salinet ASM, Nogueira RC, de Azevedo DS, Paiva WS, Teixeira MJ et al. Intracranial Hypertension and Cerebral Autoregulation: A Systematic Review and Meta-Analysis. World Neurosurg. 2018;113:110-24.
37. de Lima Oliveira M, Kairalla AC, Fonoff ET, Martinez RC, Teixeira MJ, Bor-Seng-Shu E. Cerebral microdialysis in traumatic brain injury and subarachnoid hemorrhage: state of the art. Neurocrit Care. 2014;21(1):152-62.
38. Soehle M, Chatfield DA, Czosnyka M, Kirkpatrick PJ. Predictive value of initial clinical status, intracranial pressure and transcranial Doppler pulsatility after subarachnoid haemorrhage. Acta Neurochir (Wien). 2007;149(6):575-83.
39. Bor-Seng-Shu E, Kita WS, Figueiredo EG, Paiva WS, Fonoff ET, Teixeira MJ et al. Cerebral hemodynamics: concepts of clinical importance. Arq Neuropsiquiatr. 2012;70(5):352-6.
40. Bor-Seng-Shu E, de-Lima-Oliveira M, Teixeira MJ, Panerai RB. Predicting symptomatic cerebral vasospasm after aneurysmal subarachnoid hemorrhage. Neurosurgery. 2011;69(2):E501-2.
41. Sloan MA, Alexandrov AV, Tegeler CH, Spencer MP, Caplan LR, Feldmann E et al. Assessment: transcranial Doppler ultrasonography: report of the Therapeutics and Technology Assessment Subcommittee of the American Academy of Neurology. Neurology. 2004;62(9):1468-81.
42. Kalanuria A, Nyquist PA, Armonda RA, Razumovsky A. Use of Transcranial Doppler (TCD) ultrasound in the Neurocritical Care Unit. Neurosurg Clin N Am. 2013;24(3):441-56.
43. Lee JH, Kelly DF, Oertel M, McArthur DL, Glenn TC, Vespa P et al. Carbon dioxide reactivity, pressure autoregulation, and metabolic suppression reactivity after head injury: a transcranial Doppler study. J Neurosurg. 2001;95(2):222-32.

44. Steiner LA, Coles JP, Czosnyka M, Minhas PS, Fryer TD, Aigbirhio FI et al. Cerebrovascular pressure reactivity is related to global cerebral oxygen metabolism after head injury. J Neurol Neurosurg Psychiatry. 2003;74(6):765-70.
45. Cruz J. Traumatic brain ischemia during neuro intensive care: myth rather than fact. Arq Neuropsiquiatr. 2001;59(3-A):479-82.
46. McQuire JC, Sutcliffe JC, Coats TJ. Early changes in middle cerebral artery blood flow velocity after head injury. J Neurosurg. 1998;89(4):526-32.
47. Brasil S, Paiva WS, de Carvalho Nogueira R, Macedo Salinet A, Teixeira MJ. Letter to the Editor. Decompressive craniectomy in TBI: What is beyond static evaluations in terms of prognosis? J Neurosurg. 2018;129(3):845-7.
48. Hassler W, Steinmetz H, Gawlowski J. Transcranial Doppler ultrasonography in raised intracranial pressure and in intracranial circulatory arrest. J Neurosurg. 1988;68(5):745-51.
49. Paschoal FM, Jr., Bor-Seng-Shu E, Teixeira MJ. Transcranial Doppler ultrasonography with jugular vein compression can detect impairment of intracranial compliance. Clin Neurol Neurosurg. 2013;115(7):1196-8.
50. Alexandrov AV, Sloan MA, Tegeler CH, Newell DN, Lumsden A, Garami Z et al. Practice standards for transcranial Doppler (TCD) ultrasound. Part II. Clinical indications and expected outcomes. J Neuroimaging. 2012;22(3):215-24.
51. Tsivgoulis G, Alexandrov AV, Sloan MA. Advances in transcranial Doppler ultrasonography. Curr Neurol Neurosci Rep. 2009;9(1):46-54.
52. Rha JH, Saver JL. The impact of recanalization on ischemic stroke outcome: a meta-analysis. Stroke. 2007;38(3):967-73.
53. Saqqur M, Zygun D, Demchuk A. Role of transcranial Doppler in neurocritical care. Crit Care Med. 2007;35(5 Suppl):S216-23.
54. Saqqur M, Uchino K, Demchuk AM, Molina CA, Garami Z, Calleja S et al. Site of arterial occlusion identified by transcranial Doppler predicts the response to intravenous thrombolysis for stroke. Stroke. 2007;38(3):948-54.
55. Tsivgoulis G, Sharma VK, Hoover SL, Lao AY, Ardelt AA, Malkoff MD et al. Applications and advantages of power motion-mode Doppler in acute posterior circulation cerebral ischemia. Stroke. 2008;39(4):1197-204.
56. Anzola GP, Gasparotti R, Magoni M, Prandini F. Transcranial Doppler sonography and magnetic resonance angiography in the assessment of collateral hemispheric flow in patients with carotid artery disease. Stroke. 1995;26(2):214-7.
57. Silvestrini M, Vernieri F, Pasqualetti P, Matteis M, Passarelli F, Troisi E et al. Impaired cerebral vasoreactivity and risk of stroke in patients with asymptomatic carotid artery stenosis. JAMA. 2000;283(16):2122-7.
58. Vernieri F, Pasqualetti P, Diomedi M, Giacomini P, Rossini PM, Caltagirone C et al. Cerebral hemodynamics in patients with carotid artery occlusion and contralateral moderate or severe internal carotid artery stenosis. J Neurosurg. 2001;94(4):559-64.
59. Vernieri F, Pasqualetti P, Matteis M, Passarelli F, Troisi E, Rossini PM et al. Effect of collateral blood flow and cerebral vasomotor reactivity on the outcome of carotid artery occlusion. Stroke. 2001;32(7):1552-8.
60. Apruzzese A, Silvestrini M, Floris R, Vernieri F, Bozzao A, Hagberg G et al. Cerebral hemodynamics in asymptomatic patients with internal carotid artery occlusion: a dynamic susceptibility contrast MR and transcranial Doppler study. AJNR Am J Neuroradiol. 2001;22(6):1062-7.
61. Chimowitz MI, Kokkinos J, Strong J, Brown MB, Levine SR, Silliman S et al. The Warfarin-Aspirin Symptomatic Intracranial Disease Study. Neurology. 1995;45(8):1488-93.
62. Leung TW, Kwon SU, Wong KS. Management of patients with symptomatic intracranial atherosclerosis. Int J Stroke. 2006;1(1):20-5.
63. Zaidat OO, Klucznik R, Alexander MJ, Chaloupka J, Lutsep H, Barnwell S et al. The NIH registry on use of the Wingspan stent for symptomatic 70-99% intracranial arterial stenosis. Neurology. 2008;70(17):1518-24.

64. D'Andrea A, Conte M, Scarafile R, Riegler L, Cocchia R, Pezzullo E et al. Transcranial Doppler Ultrasound: Physical Principles and Principal Applications in Neurocritical Care Unit. J Cardiovasc Echogr. 2016;26(2):28-41.
65. Chang JJ, Tsivgoulis G, Katsanos AH, Malkoff MD, Alexandrov AV. Diagnostic Accuracy of Transcranial Doppler for Brain Death Confirmation: Systematic Review and Meta-Analysis. AJNR Am J Neuroradiol. 2016;37(3):408-14.
66. Spinello IM. Brain Death Determination. J Intensive Care Med. 2015;30(6):326-37.

Parte 3

Neurologia de Emergência

Capítulo 22

Coma e outras alterações da consciência

Adalberto Studart Neto
Marcelo Calderaro
Luiz Roberto Comerlatti
Luiz Henrique Martins Castro

Conceitos

A consciência pode ser definida como um estado de pleno conhecimento e percepção de si próprio e do ambiente; e constitui-se de dois componentes: o nível e o conteúdo da consciência[1]. O nível de consciência representa o grau de alerta comportamental que fisiologicamente segue um ciclo de alternância entre os estados de vigília (indivíduo de olhos abertos e alerta) e sono (uma diminuição não patológica do nível de consciência que se caracteriza por ser facilmente revertido por estímulos externos). Por sua vez, o conteúdo da consciência constitui-se em um somatório de todas as funções cognitivas e comportamentais, como por exemplo a linguagem e a memória. A partir desses dois componentes, podemos estabelecer diferentes níveis de alterações da consciência (Figura 22.1):

» **Estado confusional agudo ou *delirium*:** alteração aguda do estado mental definida pela flutuação da atenção e do nível de consciência, tipicamente com inversões no ciclo sono-vigília, alterações na percepção (como ilusões e alucinações visuais) e pensamento desorganizado.
» **Obnubilação ou letargia:** redução leve a moderada do estado de alerta. Clinicamente o indivíduo apresenta-se sonolento, com respostas mais lentificadas aos estímulos e com menor interesse ao ambiente.
» **Torpor ou estupor:** estado intermediário de diminuição do nível de consciência em que o indivíduo é despertado apenas com estímulos vigorosos e contínuos, sem os quais ele retorna ao estado de sonolência. Em geral, quando desperto, a resposta verbal é inadequada e a resposta motora é apenas de localização a um estímulo doloroso.
» **Coma:** estado grave de não responsividade, em que o indivíduo se encontra de olhos fechados, sem respostas verbais ou motoras apropriadas a estímulos, mesmo que vigorosos. Respostas reflexas ou estereotipadas podem estar presentes e não definem responsividade consciente. Outra característica marcante no paciente comatoso é a ausência de um ciclo sono-vigília.
» **Estado vegetativo:** condição crônica de alteração da consciência, caracterizado por um sujeito não responsivo, sem sinais de percepção de si e do ambiente, mas com a re-

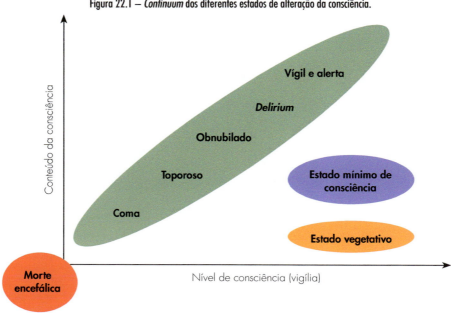

Figura 22.1 – *Continuum* dos diferentes estados de alteração da consciência.

cuperação do ciclo sono-vigília. É um estado em o indivíduo tem períodos de vigília (ou seja, olhos abertos espontaneamente) e a presença de funções autonômicas viscerais, mas sem um conteúdo de consciência e sem evidências de respostas comportamentais voluntárias.

» **Estado mínimo de consciência:** descrição de um comprometimento crônico e grave da consciência, mas com algumas evidências comportamentais mínimas e bem definidas de autoconsciência ou de consciência parcial do ambiente.

» **Morte encefálica:** perda irreversível das funções encefálicas, sendo incapaz de manter a homeostase respiratória e cardiovascular.

Neuroanatomia da consciência

O nível de consciência é determinado pela interação entre a formação reticular do tronco encefálico, o diencéfalo e os hemisférios cerebrais[2]. O conteúdo da consciência, por sua vez, é dependente das denominadas funções corticais superiores, cujos substratos anatômicos são complexas redes neurais córtico-subcorticais. Lesões restritas a uma ou mais dessas redes levam a alterações cognitivas e comportamentais específicas do conteúdo da consciência (p. ex., afasia, agnosia, amnésia). No Capítulo 1, há uma descrição mais detalhada dessas redes e das respectivas síndromes associadas. Aqui abordaremos as estruturas anatômicas capazes de manter o estado de vigília.

Sistema ativador reticular ascendente (SARA) consiste em uma rede de neurônios situados na formação reticular paramediana no tegmento do mesencéfalo e porção superior da ponte, que se projeta para núcleos talâmicos e hipotalâmicos, bem como para o prosencéfalo basal, e desses, difusamente para os hemisférios cerebrais (Figura 22.2). Este sistema tem um papel central na regulação do estado de alerta e no ciclo sono-vigília.

O SARA é composto por duas vias, uma dorsal, formada por núcleos colinérgicos que se projetam aos núcleos intralaminares e medianos dos tálamos, e outra ventral, constituída por núcleos monoaminérgicos, que se dirigem ao hipotálamo lateral e também diretamente

Figura 22.2 – Sistema ativador reticular ascendente (SARA) formado por uma rede de neurônios situados na formação reticular paramediana no tegmento do mesencéfalo e da porção superior da ponte (tegmento mesopontino), que se projeta para núcleos talâmicos e hipotalâmicos, bem como para o prosencéfalo basal, e desses, difusamente para o córtex dos hemisférios cerebrais.

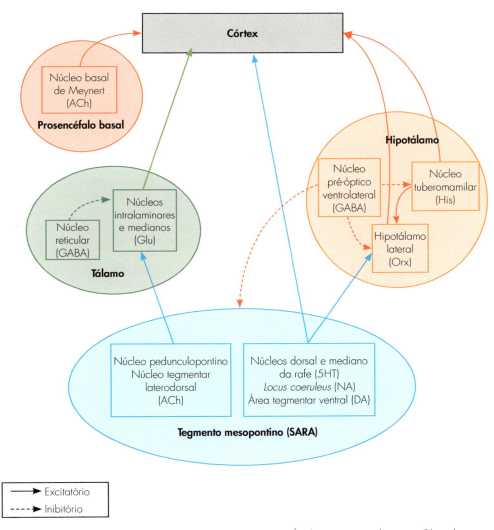

5-HT: serotonina; Ach: acetilcolina; DA: dopamina; GABA: Ácido gama-aminobutírico; Glu: glutamato; His: histamina; NA: noradrenalina; ORX: orexina.

ao córtex[2]. As vias colinérgicas dorsais são geradas pelos núcleos tegmentar laterodorsal e pedunculopontino, enquanto as vias monoaminérgicos ventrais partem do *locus coeruleus* (noradrenérgico), dos núcleos dorsal e mediano da rafe (serotoninérgicos), da área tegmentar ventral (dopaminérgico) e do núcleo tuberomamilar do hipotálamo (histaminérgico).

Além do SARA, estruturas do diencéfalo também desempenham importante função na vigília. Nos tálamos, núcleos intralaminares e medianos recebem as projeções colinérgicas, e retransmitem os impulsos excitatórios (glutamatérgicos) ao córtex difusamente. As vias colinérgicas do SARA (e seus relés talâmicos) e do prosencéfalo basal (núcleo basal de Meynert) também são fundamentais para a matriz atencional. Para modular essa ação excitatória talâmica atuam os núcleos reticulares dos tálamos com neurônios inibitórios gabaérgicos. Já o hipotálamo exerce um papel crítico na regulação do ciclo sono-vigília; por meio de diversas estruturas: núcleos tuberomamilar, pré-óptico ventrolateral e supraquiasmático, além neurônios do hipotálamo lateral. O núcleo tuberomamilar no hipotálamo posterior, por meio de projeções histaminérgicas difusas em direção ao córtex, participa das vias monoaminérgicas do SARA, conforme já referido. Por outro lado, o núcleo pré-óptico ventrolateral (NPOVL) no hipotálamo anterior, por meio de neurônios gabaérgicos (GABA), inibe as projeções monoaminérgicas, levando ao estado de sono. Assim como o córtex, o hipotálamo lateral também recebe projeções dos núcleos monoaminérgicos e nele há um grupo de neurônios secretores de orexina (ou hipocretina), neurotransmissor excitatório que promove a vigília, e neurônios secretores do peptídeo hormônio concentrador de melanina (MCH), inibitório da vigília. Portanto, o ciclo sono-vigília é o resultado da gangorra entre os neurônios inibitórios gabaérgicos do NPOVL e os neurônios excitatórios monoaminérgicos e orexinérgicos. Por fim, o núcleo supraquiasmático participa sincronizando esse ciclo ao ritmo circadiano (no Capítulo 93, haverá mais detalhes da fisiologia do ciclo sono-vigília).

Portanto, o coma e outras alterações do nível de consciência resultam de lesões ou disfunções dessa complexa rede envolvendo o SARA no tegmento mesopontino e suas projeções aos núcleos talâmicos e hipotalâmicos e ao córtex difusamente (ou seja, hemisférios cerebrais bilateralmente). Consequentemente, ao se examinar um paciente em coma o que se busca em última análise são sinais neurológicos que nos permitem em poucos minutos estabelecer um diagnóstico topográfico de "onde está a lesão" dentro dessa anatomia da consciência. E como veremos nos tópicos seguintes, muitos desses sinais não são decorrentes de lesões diretas do SARA e de suas projeções, mas de estruturas circunvizinhas.

Abordagem inicial ao paciente em coma

O coma constitui-se em uma emergência médica, e como tal, enquanto se obtém uma história e se examina o paciente, condutas imediatas devem ser tomadas a fim de se tratar precocemente possíveis causas reversíveis e assim minimizar a injúria neurológica (Figura 22.3)[3]. Inicialmente, todo paciente com rebaixamento do nível de consciência deve ser avaliado em ambiente de emergência e ter seus sinais vitais monitorizados e estabilizados (via aérea, respiração, pressão arterial, frequência cardíaca e temperatura). Assegurar uma saturação arterial de oxigênio acima de 90% e uma pressão arterial média acima de 70 mmHg são medidas críticas para manter a viabilidade do tecido nervoso. Para permitir adequada oxigenação, pacientes em coma devem ter sua via aérea assegurada por uma intubação orotraqueal.

Outra medida a ser tomada precocemente é a determinação da glicose capilar (dextro) e, se hipoglicemia (< 70 mg/dL), proceder com a reversão imediata com infusão de solução glicosada hipertônica (50 mL de glicose a 50%). Todavia, deve-se atentar ao risco de precipitação de uma encefalopatia de Wernicke em pacientes com deficiência de tiamina. Lembrar que não apenas etilistas crônicos, mas também portadores de doenças esofágicas ou gástricas (como neoplasias malignas), pós-operatório de cirurgia bariátrica (mesmo que tardios), vômitos incoercíveis (incluindo hiperêmese gravídica) e transtornos alimentares de natureza psiquiátrica (anorexia nervosa, por exemplo) são outras situações em que podem haver carência de vitamina B1. Por isso, nessas situações (ou mesmo na dúvida), é mandatório administrar 100 mg de tiamina endovenosa antes da infusão de glicose.

Após as condutas imediatas de estabilização dos sinais vitais, correção de hipoglicemia e administração de tiamina, o passo seguinte é a coleta de uma breve história e a realização de um exame neurológico rápido e objetivo. Aqui, diferentemente de outros cenários, convém primeiro a avaliação neurológica antes da anamnese. O exame neurológico do paciente em coma também deve ser direcionado e sistematizado para o diagnóstico topográfico. O principal objetivo ao final do exame é estabelecer se é um coma por encefalopatia

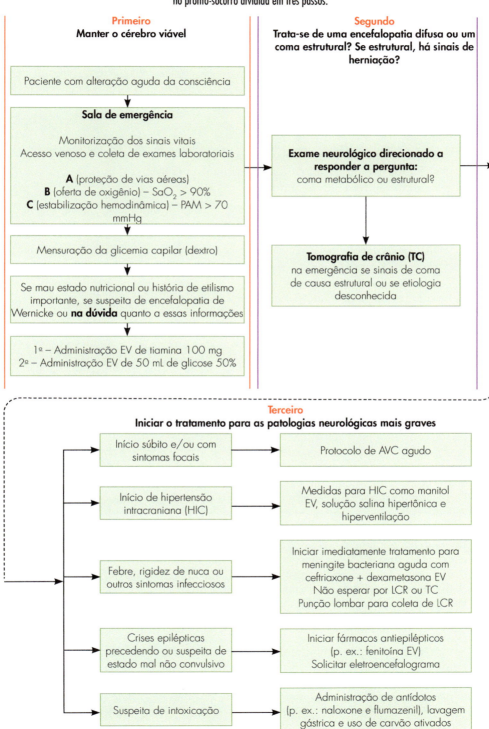

Figura 22.3 – Fluxograma da abordagem inicial do paciente com alteração aguda da consciência no pronto-socorro dividida em três passos.

tóxico-metabólica ou se se trata de um coma de causa estrutural, e, no caso desse, se é há sinais de herniação. Definir a nosologia do coma é fundamental para tomada das primeiras condutas: comas metabólicos comumente necessitam de correção e tratamento de distúrbios sistêmicos, enquanto comas estruturais requerem uma abordagem mais "neurológica", sendo que a presença de sinais de herniações quase frequentemente leva a procedimentos neurocirúrgicos. A seguir um breve roteiro do exame neurológico no coma, que será aprofundado nos tópicos subsequentes:

1. Nível de consciência
2. Motricidade:
   - Padrão de resposta motora
   - Tônus
   - Presença de movimentos involuntários
   - Reflexos miotáticos fásicos, cutâneo plantar e primitivos
3. Nervos cranianos e reflexos de tronco:
   - Pupila e reflexo fotomotor (II e III)
   - Motricidade ocular extrínseca (III, IV e VI)
   - Manobras vestibulares (III, IV e VI e VIII)
   - Reflexo corneopalpebral (V e VII)
   - Reflexo de tosse (IX e X)
4. Fundo de olho (II)
5. Pesquisa de sinais de irritação meníngea
6. Padrão respiratório

E por fim, após uma rápida avaliação neurológica que permite definir o tipo de coma (metabólico *versus* estrutural), parte-se para a coleta da história clínica. Assim como toda situação de emergência, a anamnese inicial deve ser rápida e precisa. Algumas informações podem ser fundamentais para se estabelecer hipóteses diagnósticas e instituir tratamentos mais urgentes: inicio dos sintomas (instalação súbita *versus* insidiosa), sintomas precedentes ao rebaixamento do nível de consciência (febre, cefaleia súbita, crises epilépticas, déficits neurológicos focais), história de trauma, antecedentes médicos e medicações em uso e história de abuso de drogas ilícitas. A partir dessa abordagem inicial (estabilização de sinais vitais, correção de hipoglicemia, administração de tiamina, exame neurológico e anamnese direcionados), algumas condutas podem ser tomadas no pronto-socorro visando tanto a investigação da etiologia como o tratamento das potencialmente reversíveis:

» Paciente com sinais neurológicos focais (coma de etiologia estrutural) devem ser submetidos a exame de tomografia computadorizada (TC) de crânio (pela maior facilidade, rapidez e disponibilidade, comparando-se com ressonância magnética). Considerar também neuroimagem nos casos de coma de etiologia desconhecida.
» Pacientes sem sinais focais (encefalopatia difusa), mas com fatores de risco como neoplasias, infecção pelo HIV, transplantados e usuários de imunossupressores, também devem ter um exame de neuroimagem e exame de liquor.
» História de trauma ou achados clínicos sugestivos (equimose periorbitária, edema e descoloramento retroauricular, hemotímpano, rinorreia ou otorreia), também fazer uma TC de crânio.
» Se sinais de hipertensão intracraniana (anisocoria, papiledema ou outros achados de herniação), iniciar imediatamente medidas clínicas (manitol, solução salina hipertônica, hiperventilação).
» Rebaixamento do nível de consciência de início súbito precedido ou na presença de déficits neurológicos focais, pensar em causas neurovasculares e, portanto, acionar protocolo de AVC agudo.

» Ficar atento a sinais sugestivos de meningite aguda, como febre, cefaleia, rigidez de nuca (lembrar que sinais de irritação meníngea podem estar ausentes em pacientes em coma). Nesses casos, coletar dois pares de hemoculturas e prescrever dexametasona e antibióticos EV imediatamente (não aguardar pela TC ou punção lombar). Em seguida, encaminhar para o exame de neuroimagem e depois para coleta de liquor (se não houver contraindicação).
» Se crises epilépticas precedendo o rebaixamento do nível de consciência ou presença de movimentos involuntários (mesmo que sutis), pensar em estado de mal não convulsivo. Nessa situação, considerar a administração de fármacos antiepilépticos (p. ex., fenitoína endovenosa). Eletroencefalograma deve ser sempre realizado quando exames de neuroimagem e liquor forem inconclusivos para justificar o coma.
» Na suspeita de intoxicação administrar antídotos (p. ex., naloxone para opioides e flumazenil para benzodiazepínicos) e considerar lavagem gástrica e uso de carvão ativado.
» Diante de um paciente com alterações do exame que sugiram uma encefalopatia difusa a investigação neurológica está indicada nas seguintes situações:
  – A história clínica ou os dados do exame clínico claramente apontam para uma patologia neurológica: trauma de crânio, cefaleia súbita, febre e rigidez de nuca etc.
  – Rebaixamento de nível de consciência e história de imunodepressão, neoplasias ou coagulopatias: são pacientes de alto risco para apresentar patologias intracranianas.
  – Quando não há uma causa clínica que explique o rebaixamento de consciência ou quando essa causa já foi corrigida sem a normalização do exame neurológico.
  – Ausência de história clínica: quando não há dados claros relativos à evolução da alteração de consciência é incorreto apenas inferir etiologias. Deve-se, ao contrário, contemplar todas as possibilidades etiológicas possíveis.

Exame neurológico do paciente em coma

Nível de consciência

Na prática, definimos o nível de consciência de um sujeito a partir da sua capacidade de interagir ou estabelecer algum contato (verbal ou visual) com examinador, bem como a partir da intensidade de estímulo necessário para se obter uma resposta verbal ou motora e a qualidade dessa resposta. Inicialmente, tentam-se estímulos verbais, incluindo vigorosos, e na ausência de resposta, procede-se para um estímulo doloroso. Sempre com o cuidado de não provocar lesão, os locais mais frequentes a serem estimulados são o leito ungueal, esterno, crista supraorbital e articulação temporomandibular. Vale salientar que além de estímulos em tronco e face, deve-se testar a resposta nos quatros membros, a fim de se avaliar assimetrias em respostas (o que nos dá ideia, por exemplo, de uma hemiparesia).

Considera-se um paciente sonolento quando o despertar se dá após estímulos verbais, mas que volta ao estado de sono após cessado o estímulo. Quando se obtêm respostas verbais apenas após estímulos mais intensos, o indivíduo é dito estar letárgico ou obnubilado. Por sua vez, caracterizamos o sujeito como torporoso, quando só são obtidas respostas verbais, em geral inadequadas, apenas após um estímulo doloroso e a resposta motora é de localização. Já o paciente comatoso não apresenta respostas verbais ou motoras apropriadas e conscientes a qualquer estímulo, mesmo dolorosos, exceto por respostas reflexas[2].

Entretanto, nem sempre é fácil definir o grau de alerta e esses termos nem sempre são claros ao examinador. Portanto, para diminuir a variabilidade interexaminadores na determinação do nível de consciência, várias escalas foram criadas (p. ex., o escore FOUR e a escala de coma de Jouvet). Todavia, nenhuma escala é mais amplamente divulgada como a escala de coma de Glasgow (Tabela 22.1). Publicada em 1974, ela foi desenvolvida para quantificar a gravidade da injúria neurológica pós-traumatismo cranioencefálico e, a despeito de suas limitações, rapidamente ganhou espaço nas emergências pela sua facilidade de aplicação[4].

De fato, o uso da escala de coma de Glasgow facilita uma rápida comunicação no ambiente de pronto-socorro e permite ter uma noção de profundidade do coma (pontuação ≥ 13 indica uma injúria neurológica leve, 9 a 12 um comprometimento moderado e ≤ 8 um coma grave). Todavia, não substitui uma descrição mais detalhada do nível de consciência e da qualidade da resposta, como alterações da linguagem ou a presença de uma síndrome de heminegligência, quando possíveis de examinar. A principal limitação da escala de Glasgow advém do fato que o nível de consciência é definido pelas respostas verbal e motora. Consequentemente, pode-se inferir um escore sobrestimado em indivíduos com afasia e/ou anartria com tetraplegia (como na síndrome de *locked-in*). Não é incomum, por exemplo, pacientes afásicos serem descritos como "confusos".

Tabela 22.1 – Escala de coma de Glasgow.

Parâmetro	Resposta	Pontuação
Abertura ocular	Espontânea	4
	Estímulos verbais	3
	Estímulos dolorosos	2
	Ausente	1
Melhor resposta verbal	Orientado	5
	Confuso	4
	Palavras inapropriadas	3
	Sons incompreensíveis	2
	Ausente	1
Melhor resposta motora	Obedece a comandos	6
	Localização do estímulo doloroso	5
	Retirada em flexão ao estímulo doloroso	4
	Flexão patológica (decorticação)	3
	Extensão patológica (descerebração)	2
	Ausente	1

Mais recentemente foi proposta uma escala de coma de Glasgow modificada, incorporando alterações pupilares (ECG-P), uma vez que sinais pupilares patológicos são indicativos de gravidade em coma de causa estrutural[5]. Calcula-se a pontuação da ECG-P subtraindo-se o escore de reatividade pupilar (ERP) da escala de Glasgow (ECG-P = ECG – ERP). O escore de reatividade pupilar (reflexo fotomotor) por sua vez tem as seguintes pontuações: 2 (quando ambas as pupilas são arreativas), 1 (no caso de apenas uma pupila reativa) ou 0 (se as duas pupilas são reativas). Assim, escore total da ECG-P pode variar de 1 a 15. De outras escalas de coma, vale mencionar a escala FOUR (*Full Outline of UnResponsiveness Score*). A vantagem dessa escala é a inclusão de reflexos de tronco encefálico (e não apenas a reatividade pupilar) e do padrão respiratório, mesmo se paciente intubado (Tabela 22.2)[6].

Tabela 22.2 – Escala FOUR (*Full Outline of UnResponsiveness Score*)

A – Resposta Ocular

4 = Pálpebras abertas, acompanha com o olhar, ou pisca ao comando
3 = Pálpebras abertas, mas não acompanha com o olhar
2 = Olhos fechados mas abrem com estímulo auditivo forte
1 = Olhos fechados, mas abrem apenas com dor
0 = Não há abertura ocular, mesmo à dor

B – Resposta Motora

4 = Faz sinal de afirmativo com as mãos, fecha o punho, ou "sinal de paz"
3 = Localiza a dor
2 = Resposta flexora à dor
1 = Resposta extensora à dor
0 = Sem respostas à dor ou *status* mioclônico generalizado

C – Reflexos de Tronco Cerebral

4 = Presentes reflexos pupilares e corneopalpebral
3 = Uma pupila fixa e midriática
2 = Reflexos corneopalpebral ou pupilares ausentes
1 = Ambos os reflexos corneopalpebral e pupilares ausentes
0 = Ausência de reflexos corneopalpebral, pupilares ou de tosse

D – Respiração

4 = Não intubado, com padrão respiratório regular, normal
3 = Não intubado, com padrão respiratório Cheyne-Stokes
2 = Não intubado, com padrão respiratório irregular
1 = Respira com frequência respiratória acima do ventilador
0 = Respira com a frequência respiratória do ventilador ou apneia

Ritmo respiratório

O controle neural da respiração é dado a partir da integração de diversas estruturas do tronco encefálico (formação reticular do bulbo ventrolateral, núcleos ambíguo e do trato solitário no bulbo dorsolateral e núcleo parabraquial na ponte), do hipotálamo e do córtex pré-frontal (regulação comportamental da respiração)[2]. Assim, topografias distintas de lesão podem levar a diferentes padrões respiratórios patológicos. Entretanto, é valido salientar que outros fatores podem interferir no ritmo respiratório, como patologias pulmonares ou cardíacas (p. ex., congestão pulmonar), alterações no equilíbrio ácido-base (p. ex., uma acidose metabólica) e drogas sedativas ou bloqueadores neuromusculares. Além disso, paciente que chega em coma na sala de emergência comumente é intubado para proteção de via aérea no primeiro atendimento e a avaliação neurológica muitas vezes se dá após o procedimento. Daí a limitação do rimo respiratório como valor topográfico neurológico. A Tabela 22.3 traz um resumo desses padrões respiratórios.

Motricidade

O exame do sistema motor em paciente comatoso consiste no padrão de resposta motora a estímulos, na avaliação da motricidade passiva (tônus), na observação de movimentos involuntários e, por fim, na pesquisa de reflexos (miotáticos fásicos, cutâneo plantar e reflexos primitivos)[2,8].

Conforme já discutido, na avaliação do nível de consciência, pesquisa-se a resposta motora a estímulos verbais ou dolorosos e nesse momento deve-se ficar atento a respostas assimétricas dos membros ou de careteamento facial, em busca de sinais de hemiparesia. De modo geral, o padrão de resposta motora reflete a gravidade do coma (Figura 22.4). Lesões hemisféricas ou diencefálicas bilaterais ou mesencefálicas acima do núcleo rubro podem levar

Tabela 22.3 – Padrões respiratórios em pacientes com alteração aguda da consciência.

Padrão respiratório	Topografia	Características
Apneia pós-hiperventilação	Encefalopatia difusa	• Solicita-se ao paciente que realize cinco inspirações profundas. • Indivíduos normais têm uma apneia de até 10 segundos. • Pacientes com encefalopatia têm apneia de 20 a 30 segundos. • Não se é possível testar em sujeitos em coma.
Ritmo de Cheyne-Stokes	Encefalopatia difusa Diencéfalo	• Respiração periódica com ciclos de apneia alternando regularmente com hiperpneia que se inicia com amplitudes crescentes e depois decrescentes até uma nova apneia. • Sinal de integridade dos reflexos respiratórios do tronco encefálico. • Pode ocorrer também em insuficiência cardíaca.
Hiperventilação neurogênica central	Encefalopatia difusa Mesencéfalo	• Inicialmente descrita em lesões mesencefálicas. • Hoje, acredita-se que um edema pulmonar de etiologia neurogênica é que leva a uma hiperventilação compensatória.
Respiração apnêustica	Ponte	• Caraterizada por pausas prolongadas em inspiração.
Respiração atáxica	Junção pontinobulbar	• Ritmo respiratório irregular, com alternância entre apneia e respirações superficiais e profundas.
Apneia neurogênica central	Bulbo ventrolateral	• Indica falência do centro respiratório na formação reticular bulbar

a um sinergismo postural flexor, denominado postura (ou rigidez) em decorticação. Nele, em provocação ao estímulo doloroso, há uma lenta flexão dos dedos, punhos e cotovelos, com adução dos membros superiores e uma extensão e rotação interna com dos membros inferiores, acompanhado por uma vigorosa flexão plantar. Por outro, quando a lesão se situa entre os núcleos rubros e os vestibulares, tem-se um sinergismo postural extensor conhecido como postura (ou rigidez) em descerebração (extensão tônica dos quatro membros, com adução e pronação dos membros superiores e flexão plantar). Isso se dá devido à perda da influência flexora dos tratos corticoespinais e rubroespinais sob os motoneurônios medulares, com o predomínio dos reflexos posturais extensores dos tratos vestibuloespinais e reticuloespinais. Já lesões no tegmento pontino podem levar a uma postura em extensão dos membros superiores, mas com uma leve flexão dos membros inferiores. Por fim, quando se tem uma lesão pontinobulbar, há abolição da influência de todas as vias motoras descendentes sob o neurônio motor inferior e assim não se obtém nenhuma resposta motora a dor, com flacidez dos quatro membros. Embora essas respostas motoras patológicas estejam associadas a causas estruturais de coma, indivíduos em estado pós-convulsivo ou com encefalopatia tóxica-metabólica (p. ex., coma hepático, hipoglicemia e intoxicações) também podem apresentar decorticação ou descerebração. Entretanto, mais comumente o paciente em coma metabólico "pula" essas etapas de resposta motora. À medida que o coma por encefalopatia tóxico-metabólica se aprofunda, a resposta motora passa da flexão em retirada para ausência de resposta motora sem que haja posturas em decorticação ou decerebração.

Na pesquisa do tônus, deve-se atentar para a presença de hipertonia elástica (ou espasticidade) e plástica (ou rigidez). Todavia, não é infrequente a dificuldade de se examinar o tônus

Figura 22.4 – Padrões de respostas motoras ao estímulo doloroso em pacientes em coma: sinergismo postural flexor ou postura em decorticação e sinergismo postural extensor ou postura em descerebração.

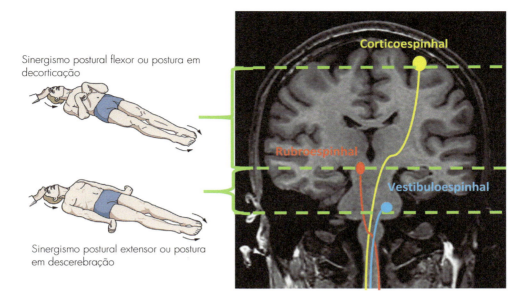

em indivíduos com encefalopatia difusa, pois normalmente eles apresentam paratonias, que se caracterizam por uma resistência irregular que aumenta (inibitória) ou diminui (facilitatória) conforme o aumento da velocidade do movimento passivo do membro. Entretanto, à medida que o paciente evolui com piora do nível de consciência, há comumente uma hipotonia gradual. Assim, como no tônus, há também uma diminuição gradual dos reflexos miotáticos fásicos, sendo frequente o paciente ter uma arreflexia global.

Em sujeitos encefalopáticos, é comum a presença de reflexos primitivos ("sinais de frontalização"): preensão palmar ("*grasp*"), de busca ("*group*"), de protrusão labial ("*snout*"), de sucção e palmomentoneano. Esses reflexos primitivos têm pouco valor localizatório, exceto se assimétricos (p. ex.: lesão na área motora suplementar pode levar a um *grasp* contralateral). E sempre pesquisar o reflexo cutaneoplantar na busca do sinal de Babinski. Vale lembrar que reflexos espinais complexos podem ser evocados quando se faz um estímulo doloroso, como reflexo de tríplice retirada ou o sinal de Lázaro (movimentos complexos lentos produzindo flexão na cintura, fazendo com que o corpo suba para uma posição sentada, o que sugere uma atividade dirigida a uma finalidade).

Ainda no exame da motricidade, atenção deve ser dada a possíveis movimentos involuntários. Mioclonias e asterixes são muito frequentes em coma de etiologia tóxica-metabólica, mas esses e outros movimentos entram no diagnóstico diferencial de crises epilépticas. Estado de mal não convulsivo, por exemplo, pode se manifestar apenas com sutis movimentos involuntários nas mãos ou na face.

Pupilas e reflexo fotomotor

O diâmetro pupilar resulta de um complexo balanço entre as ações simpática (pupilodilatador) e parassimpática (pupiloconstritor). As vias associadas a esse controle autonômico estão intimamente próximas a estruturas do SARA, daí as respostas pupilares ao estímulo luminoso terem um grande valor localizatório. Além disso, o sistema pupilomotor é comumente resistente a insultos tóxico-metabólicos (com exceções da ação de algumas drogas, bem como encefalopatia anóxica e hipotermia). Assim, alterações pupilares são um dos sinais mais sugestivos de coma de etiologia estrutural, permitindo diferenciar de encefalopatia difusa[2,8].

Primeiro passo é certificar-se que o paciente não fez uso de nenhum colírio ou substância que influencie no tamanho das pupilas. Dentre drogas com ação pupilomotora, tem-se os opiáceos (miose, com pupilas puntiformes), atropina ou outros anticolinérgicos muscarínicos (pupilas midriáticas arreativas) e barbitúricos (pupilas médio-fixas). Em seguida, procede-se à inspeção do diâmetro pupilar no claro e no escuro. Lembrar que em casos de anisocoria cuja assimetria é maior no claro, sugere um acometimento de III nervo craniano no olho em midríase. Por outro lado, se anisocoria for mais evidente no escuro, é inferida uma lesão simpática no lado do olho em miose. Nesse último caso, deve-se atentar aos outros achados de uma síndrome de Claude-Bernard-Horner (semiptose e anidrose facial). Já assimetria pupilar de até 1 mm e sem diferença claro e escuro sugere ser uma anisocoria fisiológica. E por fim, após a inspeção das pupilas, deve-se pesquisar o reflexo fotomotor direto e consensual (aferência II NC e eferência III NC). Outro reflexo que pode ser útil é o reflexo cilioespinal, que consiste em provocar uma resposta pupilar em resposta a um estímulo doloroso em face ou no pescoço. A aferência é o V NC ou uma raiz cervical, o centro de integração é no bulbo dorsolateral e a eferência são as fibras simpáticas descendentes. A resposta esperada é, portanto, uma dilatação pupilar de 1 a 2 mm bilateralmente.

De modo geral, as pupilas "patológicas" são um resultado então de um desequilíbrio entre os sistemas simpático e parassimpático (Figura 22.5). Pupilas mióticas em pacientes com coma decorrem de lesões nas vias simpáticas descendentes que se originam nos hipotálamos e descem dorsolateralmente no tronco encefálico. Comumente são pupilas com reflexo fotomotor presente:

» **Pupilas mióticas diencefálicas:** decorrente de lesões bilaterais do centro simpático hipotalâmico. Mas, no coma por encefalopatia tóxico metabólica, as pupilas também costumam ser discretamente mióticas e reativas (salvo as exceções já mencionadas). Daí ser essa a pupila com menor valor "localizatório".
» **Pupilas pontinas:** extremamente mióticas, puntiformes. São secundárias ao acometimento de fibras simpáticas descendentes no tegmento pontino (geralmente mais asso-

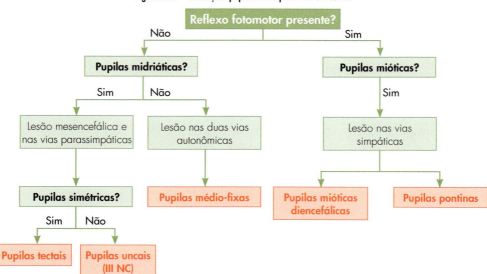

Figura 22.5 – Alterações pupilares em pacientes em coma.

ciadas a lesões "destrutivas" como hemorragias). Apesar de muito puntiformes, com uso de um oftalmoscópio, consegue-se ver que são reativas à luz.

Por outro lado, pupilas midriáticas são decorrentes de lesões mesencefálicas, envolvendo a região pré-tectal, o núcleo parassimpático de Edinger-Wesphal (no tegmento do mesencéfalo) ou as fibras infranucleares no III NC. Como há injúria do centro de integração do reflexo fotomotor no mesencéfalo, as pupilas são arreativas à luz:

» **Pupila tectal:** são pupilas em midríase (5-6 mm) decorrentes de lesões no tecto e porção dorsal do tegmento do mesencéfalo. Pode ter alguma flutuação no diâmetro (*hippus* ou atetose pupilar).
» **Pupila uncal (ou III nervo craniano):** são pupilas em extrema midríase devido ao acometimento de fibras infranucleares, comumente do segmento cisternal do III NC. Em geral, a principal causa é a compressão do *uncus* do lobo temporal que se insinua sob o mesencéfalo e o III NC em uma herniação transtentorial lateral. Nesses casos, há uma anisocoria com uma pupila em midríase.

Já lesões na região ventral do tegmento mesencefálico podem levar a pupilas médio-fixas. Nesse caso, há injúria tanto de fibras parassimpáticas do segmento fascicular do III NC, como de vias simpáticas descendentes provenientes do hipotálamo. Caracterizam-se por apresentarem um tamanho médio de 4 a 6 mm e serem arreativas ao estímulo luminoso. Entretanto, diferentemente de pacientes em morte encefálica, consegue-se obter uma midríase ao se evocar o reflexo cilioespinal.

Motricidade ocular extrínseca (MOE)

Assim como o exame das pupilas, a avaliação da MOE também tem um grande valor no diagnóstico topográfico no coma. Além dos núcleos da MOE (III, IV e VI nervos cranianos), diversas estruturas do tronco encefálico, cerebelo e córtex cerebral participam do controle suprassegmentar do olhar (detalhes dessa anatomia no Capítulo 10). Vale ressaltar o papel de destaque do sistema vestibular nesse controle do olhar. De modo geral, as alterações do sistema motor ocular podem ser divididas em dois grupos: nucleares/infranucleares e supranucleares. Nas lesões nucleares/infranucleares, há limitação específica na ação de um ou mais músculos (de um único olho, se lesão unilateral), o que leva a estrabismos e a respostas desconjugadas nas pesquisas de reflexos (exceção ao núcleo do VI NC, centro do olhar conjugado horizontal). Já nas lesões supranucleares, os desvios ou movimentos oculares são conjugados tanto espontaneamente como em resposta a evocação de reflexos[2,8].

Diferentemente do indivíduo vígil, o exame do MOE do paciente em coma depende mais da pesquisa de reflexos e da observação de movimentos oculares involuntários. Assim, podemos sistematizar o exame da motricidade ocular nos seguintes pontos:

» Inspeção dos olhos na posição primária.
» Observação de desvios do olhar ou desalinhamentos.
» Observação de movimentos oculares espontâneos.
» Manobra oculocefálica.
» Pesquisa do reflexo oculovestibular (prova calórica).

Na inspeção dos olhos, deve-se ficar atento se há algum desvio do olhar conjugado ou desconjugado (estrabismo), desalinhamento vertical ou presença de movimentos oculares anômalos. Muitas vezes, essas alterações são sutis, e por isso, o reflexo de Hirschberg pode ser útil nesse momento. Nele, joga-se um foco de luz sobre as córneas e se observa se há algum grau de deslocamento do reflexo da luz em relação ao centro da pupila. Normalmente, o paciente em coma apresenta-se com as pálpebras fechadas, exceção em lesões agudas de ponte, quando se pode ter uma retração palpebral tônica. E os olhos encontram-se em discreto estrabismo divergente. Já indivíduos torporosos por encefalopatia difusa comumente apresentam movimentos oculares conjugados erráticos ("olhar de varredura"). Mas, com o aprofundamento do rebaixamento do nível de consciência, esses movimentos tendem a desaparecer. Outros movimentos oculares espontâneos são de natureza patológica e muitos podem ter um significado topográfico. Interessante ressaltar que não se espera encontrar nistagmo em um paciente em coma. Isso se dá porque para haver nistagmo faz-se necessária a ação dos campos oculares corticais, cujo papel é geração de sacadas corretivas em situações de comprometimento dos sistemas de fixação ocular (são essas sácades que levam a fase rápida do nistagmo). Em situações de coma, todavia, os campos oculares frontal e parietal geralmente estão deprimidos ou diretamente lesionados, não havendo essas sacadas de correção. A Tabela 22.4 traz algumas alterações da MOE em um paciente em coma.

Após a inspeção dos olhos, procede-se aos reflexos que integram os sistemas vestibulares (VIII NC) e motor ocular: manobra oculocefálica e as provas calóricas[8].

Tabela 22.4 – Alterações da motricidade ocular encontradas em pacientes com coma.

Sinal	Descrição	Significado
Desvio conjugado do olhar horizontal	Ipsilateral à hemiparesia ("olhando" para hemiparesia)	Lesão na base e tegmento da ponte contralateral a hemiparesia
	Contralateral à hemiparesia (desviando o "olhar" da hemiparesia)	Lesão no córtex frontal contralateral a hemiparesia
Desvio conjugado do olhar vertical	Para cima	Encefalopatia anóxica grave
	Para baixo	Lesões destrutivas ou compressão da região pré-tectal (p. ex., por hidrocefalia)
Desalinhamento ocular vertical ou desvio oblíquo (desvio *skew*)	Um olho desviado para cima (hipertrópico) e outro olho desviado para baixo (hipotrópico). O desalinhamento é concomitante nas manobras oculocefálicas	Lesão mesencefálica ipsilateral ao olho hipertrópico ou lesão nos núcleos vestibulares pontinobulbares. Ipsilateral ao olho hipotrópico
Movimentos oculares em pingue-pongue	Desvios conjugados do olhar horizontal, alternando de um lado para o outro a cada poucos segundos	Lesão em verme cerebelar Injúrias hemisféricas bilaterais
Movimentos conjugados alternantes periódicos do olhar	Desvios conjugados do olhar horizontal, alternando de um lado para o outro a cada dois minutos	Encefalopatia hepática Lesões estruturais em tronco encefálico
Bobbing ocular	Abalos rápidos do olhar para baixo com lento retorno à posição inicial Há abolição dos movimentos horizontais	Lesão destrutiva da ponte (p. ex., hemorragias pontinas)
Bobbing ocular reverso	Abalos rápidos do olhar para cima com lento retorno à posição inicial	Pouco localizatório Encefalopatia metabólica
Dipping ocular (ou *bobbing* ocular inverso)	Desvios lentos do olhar para baixo com rápido retorno à posição inicial	Pouco localizatório Encefalopatia anóxica Encefalopatia metabólica
Dipping ocular reverso	Desvios lentos do olhar para cima com rápido retorno à posição inicial	Infartos pontinos
"Mioclonias" oculares verticais	Oscilações verticais pendulares com frequência de 2-3 Hz	Acidentes vasculares pontinos
Nistagmo de retração-convergência	Contração simultânea de todos os músculos oculares com retração dos olhos	Lesões pré-tectais

Classicamente a pesquisa do reflexo oculocefálico é chamada de manobra dos olhos de boneca, mas desencorajamos o seu uso por achá-lo impreciso e confundidor. Antes de fazer a manobra oculocefálica deve-se verificar se não há trauma cervical. Na dúvida, não se realiza o teste. A manobra consiste em realizar movimentos bruscos com a cabeça para os lados, para cima e para baixo. Em resposta a esses movimentos cefálicos, espera-se um movimento ocular conjugado na mesma velocidade em sentido oposto. Essa manobra permite averiguar se há qualquer acometimento entre os núcleos vestibulares, núcleo do VI NC, fascículo longitudinal medial e o complexo nuclear do III NC. O reflexo oculocefálico, entretanto, é facilmente diminuído ou abolido em encefalopatia difusa e por isso a sua ausência tem menor valor localizatório nessas situações.

Por outro lado, os reflexos oculovestibulares provocados por estímulos térmicos (provas calóricas) são mais resistentes a injúrias tóxico-metabólicas. Antes de fazer as provas, uma otoscopia deve ser feita para afastar lesão timpânica ou obstruções dos condutos auditivos externos. O paciente é então posicionado em decúbito dorsal com cabeceira erguida a 30°, com intuito de verticalizar o canal semicircular lateral e assim potencializar a resposta à manobra. Aplica-se então 50 a 100 mL de água destilada (ou soro) gelado (ou morno) lentamente (para evitar trauma timpânico). Após se observar a resposta ocular, aguarda-se cerca de cinco minutos para repetir na outra orelha. O princípio básico das provas calóricas é provocar um desbalanço dos tônus vestibulares, seja inibindo (com água gelada) ou hiperestimulando (água morna). Por exemplo, ao se instilar água gelada em um dos lados, as vias vestibulares ipsilaterais estão sendo inibidas, e então o sistema vestibular contralateral empurra os olhos na direção da "orelha inibida", levando a um desvio conjugado do olhar. Se o sujeito estiver vigil, o campo ocular frontal então promove uma sacada corretiva e o resultado final é um nistagmo com a fase rápida na direção contrária do local se injetou a água gelada. Caso o indivíduo esteja em coma, essa sacada não ocorrerá e, portanto, não teremos um nistagmo e sim o desvio tônico e conjugado do olhar ipsilateral. Para se obter respostas do conjugadas do olhar vertical, deve-se então instilar água nos dois ouvidos simultaneamente. Estímulo gelado bilateral leva a um desvio para baixo, enquanto o estímulo quente bilateral, a um desvio para cima (Figura 22.6). Em indivíduos em morte encefálica ou com lesão estrutural no nível pontomesencefálico, não se observa nenhum movimento ocular. Na Tabela 22.5, temos as respostas oculares possíveis nas provas calóricas.

Etiologias de coma

Diversas causas estão associadas a alterações aguda da consciência, mas podemos dividir em dois grandes grupos: etiologias difusas (encefalopatias) e estruturais (Tabela 22.6)[2,9]. No primeiro grupo, temos um comprometimento difuso dos hemisférios cerebrais, mais comumente de etiologia tóxico-metabólico. Já no segundo grupo, tem-se lesões focais destrutivas ou expansivas que levam ao coma por acometer direta ou indiretamente estruturas do diencéfalo e/ou do SARA.

As encefalopatias difusas (ou multifocais) caracterizam-se em geral por uma instalação gradual, por vezes com flutuações, passando inicialmente por um estágio de estado confusional agudo (*delirium*) e evoluindo com depressão do nível de consciência. Além disso, comumente não se apresenta com sinais lateralizados, postura de decorticação ou decerebração e alterações pupilares e da motricidade ocular extrínseca. Entretanto, essa regra não é absoluta: algumas etiologias tóxico-metabólicas podem se apresentar com sinais focais, inclusive com sinal de Babinski (p. ex., hipoglicemia e encefalopatias hepática e urêmica). Também já foi mencionado que alguns movimentos oculares podem aparecer no contexto de encefalopatias difusas, bem como alterações pupilares: pupilas média-fixas em encefalopatia anóxica e hipotermia, mióticas reativas em intoxicação ou sedação por opiáceos e midriáticas e arreativas em intoxicação por drogas anticolinérgicas. Movimentos involuntários (tais como

Figura 22.6 – Padrões possíveis de reflexo vestíbulo-ocular nas provas calóricas em paciente em coma sem alterações na motricidade ocular extrínseca.

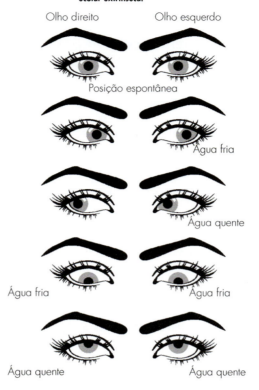

Tabela 22.5 – Respostas oculares nas provas calóricas

Resposta ocular	Significado
Nistagmo com fase rápida na direção contrária da água gelada ou na mesma direção da água morna	Paciente vígil e sem lesões nas vias oculovestibulares
Desvio tônico e conjugado do olhar	Paciente em coma, mas sem lesões nas vias oculovestibulares
Desvio tônico e desconjugado do olhar, com adução ausente	Lesão do FLM ou do III NC ipsilateral ao olho que não aduz
Desvio tônico e desconjugado do olhar, com abdução ausente	Lesão do VI NC ipsilateral ao olho que não abduz
Ausência de resposta horizontal	Lesão em tegmento pontino
Ausência de resposta vertical	Lesão da região pré-tectal do mesencéfalo
Ausência de quaisquer respostas	Extensa lesão no tronco encefálico ou morte encefálica

Tabela 22.6 – Causas de coma e outras alterações da consciência

Encefalopatias difusas	Metabólicas	• Encefalopatia urêmica • Encefalopatia hepática • Hipoglicemia • Coma hiperglicêmico não cetótico • Cetoacidose diabética • Hipo e hipernatremia • Hipercalcemia • Hipo e hipermagnesemia • Encefalopatia de Wernicke • Insuficiência adrenal aguda • Hipotireoidismo • Crise tireotóxica • Pan-hipopituitarismo agudo • Sepse e choque séptico • Porfiria
	Tóxicas	• Álcool • Anfetaminas e cocaína • Anticolinérgicos • Barbitúrico • Benzodiazepínicos • Cianeto • Lítio • Metanol • Monóxido de carbono • Opiáceos
	Infecciosas e inflamatórias	• Meningites bacterianas agudas • Encefalites virais • Encefalomielite disseminada aguda • Vasculites do SNC
	Epilépticas	• *Status epilepticus*
	Outros	• Hipo e hipertermia • Encefalopatia hipertensiva • Encefalopatia pós-anóxica
Coma de causa estrutural	Supratentoriais	• Tumores cerebrais • Abscessos cerebrais • Hidrocefalia não comunicante • Hemorragia intraparenquimatosa • Hemorragia subaracnoide • Contusão traumática • Hematoma subdural • Hematoma epidural • Infarto em território da artéria cerebral média • Infarto talâmico bilateral • Trombose venosa cerebral
	Infratentoriais	• Tumores de fossa posterior • Hemorragias de tronco • Trombose da artéria basilar • Lesões expansivas do cerebelo • Infartos e hemorragias cerebelares • Rombencefalites

tremores, mioclonias e asterixis) também são indicativos de encefalopatias difusas. É válido lembrar que embora a maioria das encefalopatias difusas seja por doenças sistêmicas (como insuficiências renal e hepática, quadros sépticos etc.), algumas enfermidades primariamente neurológicas podem se manifestar como encefalopatias. É o caso, por exemplo, de meningoencefalites (infecciosas e autoimunes).

Por outro lado, nos comas por lesões estruturais, a progressão é mais rápida e geralmente há o surgimento de sinais focais. Podemos dividir esse grupo de acordo com a localização em relação à tenda do cerebelo em lesões supra e infratentoriais. Para que lesões supratentoriais possam levar ao coma, pelo menos um de dois mecanismos é necessário: injúrias destrutivas diencefálicas bilaterais (p. ex., um infarto bitalâmico) ou lesões expansivas que levem ao deslocamento (herniação) de estruturas supratentoriais para o compartimento infratentorial e consequente compressão do diencéfalo e da formação reticular mesopontina (Figura 22.7). Três tipos de herniação estão mais associadas a alterações da consciência:

» **Herniação central:** ocorre quando processos expansivos supratentoriais levam a uma compressão direta ao diencéfalo, deslocando-o para baixo pelo forame da tenda do cerebelo. À medida que a herniação progride, há uma deterioração rostrocaudal de estruturas do tronco encefálico (Tabela 22.7).
» **Herniação lateral ou uncal:** acontece quando lesões expansivas no lobo temporal ou extra axiais insinuam o uncus entre o mesencéfalo e a borda livre da tenda do cerebelo. Inicialmente há compressão do III NC, levando primeiro a midríase da pupila ipsilateral e, em seguida, a uma ptose palpebral com oftalmoparesia. Depois, há a compressão direta do mesencéfalo, com descerebração contralateral e depressão do nível de consciência (Tabela 22.7). Interessantemente pode haver uma hemiparesia ipsilateral devido à compressão do mesencéfalo contra a borda contralateral do tentório (síndrome de Kernohan).

Figura 22.7 – Tipos de herniação de estruturas encefálicas. (A) Herniação subfalcina; (B) herniação uncal, (C) herniação central; (D) herniação tonsilar.

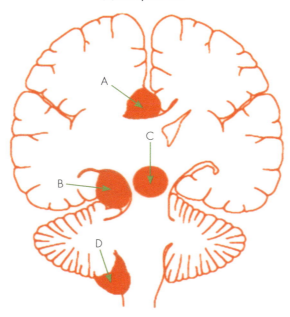

Tabela 22.7. Estágios de herniação central e uncal

Estágio	Padrão respiratório	Pupilas	Reflexo oculocefálico	Prova calórica com água gelada	Resposta motora
Herniação transtentorial central					
Diencefálico inicial	Eupneico ou Cheyne-Stokes	Mióticas e fotorreativas	Movimento conjugado no sentido oposto	Desvio do olhar conjugado no sentido da orelha injetada	Localização do estímulo doloroso. Babinski bilateral
Diencefálico tardio	Cheyne-Stokes	Mióticas e fotorreativas	Movimento conjugado no sentido oposto	Desvio do olhar conjugado no sentido da orelha injetada	Rigidez em decorticação
Mesencefálico – ponte superior	Cheyne-Stokes ou hiperventilação	Média fixas e não reativas	Movimento desconjugado no sentido oposto	Desvio do olhar desconjugado no sentido da orelha injetada	Rigidez em descerebração
Ponte inferior – bulbo superior	Eupneico ou atáxica (lenta e irregular)	Média fixas e não reativas	Ausente	Ausente	Ausente. Ocasionalmente flexão dos membros inferiores quando estímulo nos pés
Herniação uncal					
Compressão inicial do III nervo crânio	Eupneico	Midriática ipsilateral e fracamente reativa	Presente ou desconjugado	Desvio lento do olhar conjugado no sentido da orelha injetada	Localização do estímulo doloroso. Babinski contralateral
Compressão tardia do III nervo crânio	Hiperpneia (raramente do Cheyne-Stokes)	Midriática ipsilateral e não reativa	Olho ipsilateral à lesão não aduz nas manobras	Olho ipsilateral à lesão não aduz nas manobras	Resposta em decorticação ou decerebração bilateral ou contralateral. Pode haver uma hemiparesia ipsilateral devido à compressão do mesencéfalo contra a borda contralateral do tentório (síndrome de Kernohan)

» **Herniação subfalcina:** ocorre quando uma lesão expansiva comprime um dos hemisférios medialmente contra a foice cerebral. O giro do cíngulo é deslocado sob a foice e a compressão das artérias pericalosa e calosomarginal levam uma isquemia da face medial dos lobos frontal e parietal, cujo edema citotóxico aumenta ainda mais a compressão. Comumente, a herniação subfalcina é acompanhada ou progride com uma herniação central ou uncal.

Já nas lesões infratentoriais, o mecanismo do coma pode ser por um processo destrutivo direto do SARA (como em um AVC isquêmico por trombose da artéria basilar) ou por compressão direta por massas expansivas na fossa posterior (p. ex., em um hematoma cerebelar).

Aqui a evolução é variável, a depender de quais estruturas do tronco são inicialmente acometidas. Processos expansivos infratentoriais podem apresentar também com herniação:

- » **Herniação transtentorial ascendente:** caracteriza-se pelo deslocamento de estruturas do tronco encefálico para o compartimento supratentorial. Em geral, há uma compressão do mesencéfalo dorsal, com acometimento da região pré-tectal. O principal sinal é o desvio do olhar conjugado para baixo. Essa herniação pode ocorrer, por exemplo, quando são introduzidas derivações ventriculares em pacientes com processos expansivos de fossa posterior.
- » **Herniação tonsilar ou cerebelar:** decorre da compressão das tonsilas cerebelares pelo forame magno com compressão do centro respiratório bulbar, evoluindo com insuficiência respiratória, anóxia e, por fim, morte.

Avaliação de prognóstico de pacientes em coma

Uma das perguntas mais frequentes feita aos neurologistas é o prognóstico de um paciente em coma. Isso se dá porque, independentemente da causa, o coma é uma situação transitória que pode apresentar três evoluções: a recuperação, a manutenção de uma condição crônica de grave alteração da consciência (estado vegetativo ou estado mínimo de consciência) ou a morte encefálica. Comumente essa avaliação do prognóstico é levada em conta pelos intensivistas e emergencistas para algumas tomadas de decisão, como, por exemplo, adotar medidas de suporte avançado de vida ou instituir cuidados paliativos. Por outro lado, é sempre necessário advertir que estamos diante de um contexto agudo, transitório e imprevisível e, portanto, toda cautela é aconselhável antes de "fechar prognóstico". Ainda não é claro qual o melhor momento para se iniciar a avaliação do prognóstico de um paciente em coma. No caso de encefalopatia hipóxica-isquêmica, por exemplo, admite-se a possibilidade dessa avaliação somente após no mínimo 72 horas da parada cardiorrespiratória (ou 24 horas no caso de morte encefálica).

Naturalmente, a etiologia é determinante em qual das duas trajetórias o paciente em coma seguirá. Coma por lesão estrutural geralmente tem um prognóstico menos favorável que naqueles com encefalopatia tóxico-metabólica. Há, todavia, exceções como a encefalopatia hipóxico-isquêmica que pode ter uma pior evolução que em traumatismo cranioencefálico. Inclusive, essas duas situações são as causas de coma cujos marcadores de prognóstico foram melhor estudados[10-12]. Idade avançada, ausência de reflexos de tronco (sobretudo o fotomotor) e persistência de arresponsividade motora e verbal são outros fatores de pior desfecho. Classicamente referido como marcador de mau prognóstico (inclusive em *guidelines* internacionais), o *status epilepticus* mioclônico hoje é relativizado após a descrição de relatos de indivíduos com mioclonias persistentes apresentando uma boa evolução[12].

Além do exame clínico, métodos complementares podem subsidiar essa avaliação de prognóstico, demonstrando alterações sugestivas de dano neuronal grave e irreversível. Exames de neuroimagem (tomografia computadorizada e ressonância magnética) e de neurofisiologia (eletroencefalograma e potencial evocado somatossensorial) são os mais recomendados em *guidelines* (Tabela 22.8). Alguns biomarcadores séricos e liquóricos têm sido pesquisados, como, por exemplo, a enolase neurônio específica, a proteína S100, a CK-BB e a MAP2 (proteína associado a microtúbulo). Desses, destaca-se a enolase neurônio específica, após estudos demonstrarem que valores maiores que 33 mcg/dL associavam-se a um pior prognóstico. Entretanto, em pesquisas com hipotermia viu-se que sujeitos com níveis acima de 100 mcg/dL tiveram um bom desfecho, o que tornou conflituoso o real significado dessa proteína[11,12]. Na prática, esses biomarcadores ainda não são recomendados na rotina clínica.

Tabela 22.8 – Fatores de pior prognóstico nos exames complementares em coma por encefalopatia anóxico-isquêmica

Exame complementar	Achados sugestivos de pior desfecho
Tomografia computadorizada (TC) de crânio	• TC de crânio entre 48 e 72 horas da PCR • Edema difuso e apagamento dos sulcos • Perda da diferenciação córtico-subcortical
Ressonância magnética (RM)	• Achados em RM aparecem mais comumente entre 3 e 5 dias • Perda da diferenciação córtico-subcortical • Hipersinal cortical difuso e núcleos da base em sequência de difusão (DWI) e FLAIR • Diminuição do pico de NAA na espectroscopia
Eletroencefalograma (EEG)	• Não reatividade a estímulos externos • Presença de crises eletrográficas ou estado de mal não convulsivo • EEG em surto supressão com atividade epileptiforme generalizada nos surtos nas primeiras 24 horas • Presença de SIRPIDs
Potencial evocado somatossensorial	• Ausência bilateral do potencial de ação inicial do córtex sensitivo primário (resposta N20) com estimulação do nervo mediano)
Biomarcador sérico	• Enolase neurônio específica > 120 mcg/L nas primeiras 48 horas

SIRPIDs: atividade periódica rítmica induzida por estímulo (stimulus-induced rhythmic periodic); PCR: parada cardiorrespiratória; NAA: N-acetilaspatato.

Estados crônicos de alteração da consciência

Conforme já referido no tópico anterior, coma é um estado de alteração aguda e transitória da consciência. Independentemente da etiologia, se o paciente não recuperar o estado de alerta ou não evoluir para morte encefálica, após cerca de duas semanas, ele passará a voltar a ter abertura ocular espontânea e readquirir o ciclo sono-vigília[13]. Entretanto, permanecerá sem nenhuma percepção do ambiente. Ou seja, há recuperação do nível de consciência (vigília), mas sem um conteúdo (percepção). Por outro lado, as funções neurovegetativas permanecem preservadas, como, por exemplo, os ritmos cardíaco e respiratório, sem necessidade de suporte avançado de vida. Além disso, podem aparecer movimentos reflexos (como o de preensão ou sucção), reflexo de ameaça, mastigação, deglutição e até sons ininteligíveis e careteamento facial a estímulos dolorosos.

A essa situação cunhou-se o termo estado vegetativo (Tabela 22.9). Todavia, alguns autores julgando esse termo pejorativo defendem usar a expressão "síndrome de vigília não responsiva" (do inglês, *unresponsive wakefulness syndrome*)[14]. Classicamente se criaram os termos estados vegetativos persistente e permanente para definir o grau de reversibilidade de acordo com o tempo de não responsividade. O estado vegetativo é persistente quando se tem pelo menos um mês. Para comas de causas não traumáticas, define-se o estado vegetativo como permanente após 3 meses do início do coma; já nos casos pós-traumatismo cranioencefálico, esse tempo de observação é de 12 meses. No entanto, os relatos de pacientes que se recuperaram após vários anos demonstraram ser inapropriado rotular um estado vegetativo como permanente e atualmente esse termo é desencorajado.

Por outro lado, alguns indivíduos em coma podem apresentar recuperação parcial, com uma mínima percepção do ambiente. Essa situação é definida como estado de consciência mínima (Tabela 22.9). Trata-se, portanto, de uma situação intermediária entre o estado vegetativo e o de plena consciência[13]. O diagnóstico de um estado mínimo de consciência é feito a partir de evidências comportamentais de percepção e/ou linguagem, seja por respostas verbais ou motoras não reflexas direcionadas a estímulos. Entretanto, essas respostas são tipicamente inconsistentes, não sendo incomum uma discrepância entre examinadores acerca de comportamentos volitivos ou automáticos. Além disso, nas últimas décadas, estudos com ressonância magnética funcional (RMf), neuroimagem molecular (PET ou SPECT) ou eletrofisiológicos têm demonstrado que pacientes diagnosticados clinicamente como estado vegetativo apresentam evidência de alguma resposta cognitiva imperceptível ao examinador, o que torna as fronteiras entre os estados vegetativo e mínimo de consciência cada vez mais nebulosas.

Nos últimos anos, algumas estratégias terapêuticas têm sido estudas na tentativa de recuperação do nível de consciência em pacientes com estado vegetativo ou mínimo de consciência[14]. A única droga recomendada pelo *guidelines* de 2018 da Academia Americana de Neurologia (AAN) é a amantadina, um agonista dopaminérgico e antagonista NMDA. A amantadina na dose superior a 200 mg 12/12h mostrou ter benefício em um ensaio clínico randomizado (classe II) em pacientes vítimas de traumatismo cranioencefálico grave nas primeiras 4 a 16 semanas pós-evento[14]. Para o estado mínimo de consciência de causas não traumáticas, há apenas relatos de caso do uso de amantadina. Já no caso de outros fármacos com ação neuroestimulante, como bromocriptina, levodopa, metilfenidato e modafinil, não há ensaios clínicos. Vale notar que em um estudo retrospectivo em 115 pacientes com distúrbios crônicos da consciência não se observou melhora mesmo após o uso de múltiplas drogas neuroestimulantes[14]. Interessante são os casos que melhoraram após o uso do zolpidem, um agonista gabaérgico, portanto, inibitório sobre o SNC. Em alguns ensaios clínicos, cerca de 5% dos pacientes apresentaram recuperação do nível de consciência com doses de 10 a 30 mg de zolpidem.

Tabela 22.9 – Critérios diagnósticos de estado vegetativo e estado de consciência mínima

Estado vegetativo	Estado de consciência mínima
• Inconsciência de si e do ambiente • Incapacidade de interagir com outros • Ausência de comportamento voluntário, sustentado, reprodutível ou proposital em resposta a estímulos visuais, auditivos, táteis ou dolorosos • Ausência de compreensão ou expressão da linguagem • Presença do ciclo sono-vigília • Presença de funções autonômicas e hipotalâmicas para sobrevivência a longo prazo desde que com cuidados médicos e de enfermagem • Incontinência urinária e fecal • Presença variável de reflexos de nervos cranianos e espinais	• Comprometimento global da responsividade a estímulos • Evidência limitada, mas claramente demonstrável, de consciência de si e do ambiente, indicada pela presença de um ou mais dos seguintes comportamentos: – Seguir simples comandos – Respostas verbais ou gestuais a perguntas sim/não – Verbalização ininteligível – Comportamentos propositais, incluindo movimentos ou comportamentos afetivos, que ocorrem em resposta a estímulos ambientais relevantes e que não são movimentos reflexos

Estado confusional agudo (*delirium*)

Conceito

O *delirium* representa um transtorno da atenção e da consciência caracterizado pela instalação aguda e pelo curso flutuante[15]. Também denominado estado confusional agudo, encefalopatia, psicose orgânica ou transtorno mental orgânico, o *delirium* classicamente é entendido como uma via final de vários mecanismos que levam a um distúrbio da homeostase cerebral (alguns autores até denominam "insuficiência cerebral aguda"). Atualmente, compreende-se o *delirium* como o resultado de um comprometimento funcional da matriz atencional (formada pelo SARA e suas projeções tálamo-corticais) e da rede frontoparietal dorsolateral (que modula a atenção complexa).

Além da flutuação da atenção e da consciência, o estado confusional agudo também se caracteriza por alterações na percepção (sobretudo visuais, como ilusões e alucinações), pensamento desorganizado, presença de delírios mal estruturados, inversões do ciclo sono-vigília e outras alterações comportamentais. Muitas vezes o quadro pode ser tão leve, que o paciente é apenas rotulado de "não cooperativo", quando na realidade ele já apresenta uma leve encefalopatia.

Diagnóstico

De acordo com o grau de agitação psicomotora, pode-se classificar um *delirium* em hiperativo (paciente agitado ou inquieto) ou hipoativo (apático, letárgico ou sonolento). O *delirium* hiperativo, que comumente chama mais atenção dos familiares e dos profissionais da saúde, representa apenas 25% dos casos, o que explica por que um transtorno tão comum é ainda subdiagnosticado (apenas 12 a 35% são reconhecidos)[16]. A Tabela 22.10 traz os critérios diagnósticos de *delirium* pelo DSM V (5ª edição do Manual Diagnóstico de Transtornos Mentais). Um outro critério amplamente usado, sobretudo por emergencistas e intensivistas, é o CAM (*confusion assessment method* – Figura 22.8). Mas independentemente de algoritmo e critérios, o diagnóstico clínico de *delirium* deve ser balizado a partir desses quatro pilares:

» Instalação aguda e curso flutuante
» Inatenção
» Alteração da consciência
» Pensamento desorganizado

Uma vez diagnosticado o *delirium*, o passo seguinte deve ser a busca da etiologia e dos fatores de risco, que podem ser divididos em predisponentes (idoso, demência prévia, transtornos psiquiátricos, presença de diversas comorbidades clínicas) e em precipitantes (uso de fármacos hipnótico-sedativos, uso de medicamentos anticolinérgicos, cirurgias, internação hospitalar, dor não controlada, infecção, anemia, exacerbação aguda de doenças crônicas)[16]. Mais comumente, o paciente apresenta múltiplos fatores concomitantes e quanto mais condições predisponentes, menor número de fatores precipitantes são necessários para levar a um *delirium* (Figura 22.9). Idosos e sujeitos com demência são justamente os mais susceptíveis a esses insultos por apresentarem menor reserva cognitiva.

Importante ressaltar que doenças neurológicas agudas sempre precisam ser excluídas. Meningoencefalites (p. ex., herpética) e mesmo AVC podem se manifestar apenas com estado confusional agudo (p. ex., AVC na encruzilhada temporoparietal direita ou talâmico). Alguns dados na história ou no exame neurológico podem levantar a suspeita de estado confusional agudo de causa primariamente neurológica: presença de crises epilépticas, presença de afasia ou sinais de heminegligência, alterações neurológicas focais (como sinal de Babinski) e sinais

Tabela 22.10 – Critérios diagnósticos de *delirium* pelo DSM V

A	• Transtorno da atenção e da consciência.
B	• O transtorno se desenvolve agudamente, representa uma mudança da atenção e da consciência basais e tende a flutuar quanto à gravidade ao longo do dia.
C	• Comprometimento de pelo menos um outro domínio cognitivo.
D	• Esse distúrbio da atenção e da cognição não é mais bem explicado por demência preexistente e também não ocorre no contexto de um coma.
E	• Há evidências de que o transtorno é uma consequência direta de outra condição clínica, intoxicação ou abstinência de substância, de exposição a uma toxina ou de que ela se deva a múltiplas etiologias.

Fonte: *Manual Diagnóstico de Transtornos Mentais, 5ª edição.*

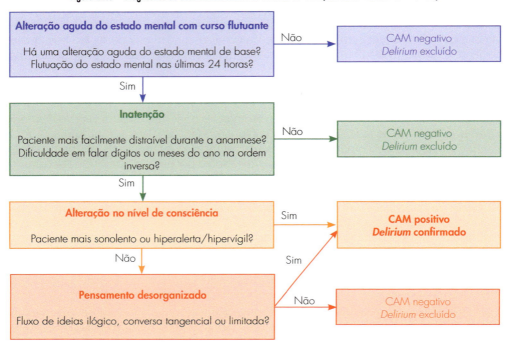

Figura 22.8 – Diagnóstico de *delirium* baseado nos critérios do CAM (*Confusion Assessment Method*).

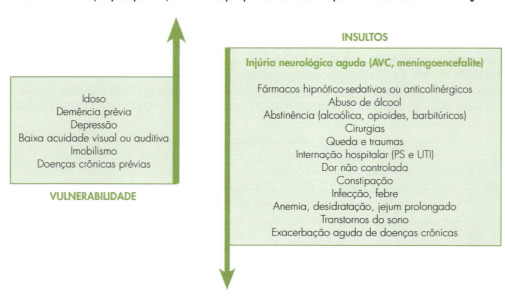

Figura 22.9 – Lista de fatores de risco para *delirium* divididos em predisponentes (vulnerabilidade) e em precipitantes (insultos). Quanto mais condições predisponentes, menos fatores precipitantes são necessários para levar a um estado confusional agudo.

de irritação meníngea. Na mínima suspeita de etiologia neurológica, uma investigação deve ser feita com exames de neuroimagem, punção lombar de liquor e eletroencefalograma.

Tratamento

O tratamento do *delirium* requer principalmente reconhecer esses fatores e intervir sob os fatores precipitantes potencialmente reversíveis. Isso envolve medidas farmacológicas (p. ex., suspender fármacos inapropriados, manejo de sintomas como dor e febre, tratar infecções, intervir em constipação prolongada ou retenção urinária, corrigir distúrbios hidreletrolíticos) e não farmacológicas (abrir janela, evitar manipulação noturna, evitar internações hospitalares prolongadas, evitar restrição física, orientação de cuidadores). Além de intervir sob os fatores etiológicos, em casos de *delirium* hiperativo (com agitação) e/ou na presença de alucinações e delírios, muitas vezes se faz necessário tratamento farmacológico sintomático. Benzodiazepínicos devem ser evitados, pois podem levar a uma sedação excessiva. A exceção seria em duas situações específicas: *delirium tremens* (por abstinência alcoólica) e *delirium* em paciente em fase terminal de vida (para sedação paliativa). Nessas duas situações, há estudos que suportam o uso de benzodiazepínicos em *delirium*.

Já os antipsicóticos são consideradas as drogas de eleição (Tabela 22.11)[16]. Todavia, o seu uso para controle comportamental em *delirium* não foi liberado pelo FDA devido ao aumento do risco de morbimortalidade cardiovascular. Além disso, outras duas complicações que emergem no uso de neurolépticos são a sedação e os efeitos extrapiramidais. Uma metanálise de 12 ensaios clínicos não demonstrou benefício na redução da duração e gravidade do *delirium*. Portanto, o potencial de risco *versus* benefício deve ser sempre pesado na decisão de se prescrever um antipsicótico, em especial quando são pacientes com quadros neurológicos agudos, porque são mais susceptíveis à sedação. Oportuno lembrar que sempre se deve iniciar com a menor dose e aguardar pelo menos 30 a 60 minutos para repeti-la no caso de persistência dos sintomas. E nos casos de *delirium* prolongado, manter antipsicóticos prescritos (sobretudo nos horários mais críticos, como final da tarde e à noite). Quanto ao uso de inibidores de acetilcolinesterase, não há evidências suficientes que sustentem seu uso na prevenção e no tratamento de *delirium* em idosos e não são recomendados para esses fins[17,18]. A Figura 22.10 apresenta um fluxograma de abordagem diagnóstica e terapêutica ao paciente com *delirium*.

Diagnósticos diferencias de coma

Há situações em que nem sempre fica estabelecido se o paciente se encontra em coma ou mesmo se há alguma alteração da consciência. A seguir, listamos alguns diagnósticos diferenciais de coma[2,8]:

» **Mutismo acinético:** Estado de alerta em que há uma incapacidade de se engajar em comportamentos direcionados e propositais. O paciente apresenta-se vígil, alerta, explora o ambiente com os olhos, mas não executa movimentos volitivos e nem emite vocalizações. Trata-se de um estado grave de apatia (ou abulia). Os substratos anatômicos são lesões bilaterais do giro do cíngulo anterior e suas conexões com área septal, núcleo *accumbens* e área tegmentar ventral. Para alguns autores é considerado um estado mínimo de consciência.

» **Síndrome afetiva cognitiva cerebelar:** Estado de alerta e mutismo (embora possa também se apresentar com sonolência) associado a lesões cerebelares, sobretudo do verme e do lobo posterior. Por isso, também é chamado de mutismo cerebelar. Descrita inicialmente em crianças em pós-operatórios de fossa posterior. Superada a fase aguda, esses pacientes evoluem com disfunção executiva, distúrbios de linguagem e alterações afetivas e comportamentais.

Tabela 22.11 – Tratamento farmacológico em *delirium* hiperativo

Fármaco	Classe	Dose inicial	Dose máxima	Comentários
Haloperidol	Antipsicótico típico	0,25-0,5 mg	3 mg	• Alto risco de efeitos extrapiramidais • Em baixas doses, menor risco de sedação • Evitar endovenoso pelo risco de hipotensão
Risperidona	Antipsicótico atípico	0,25 mg	3 mg	• Alto risco de efeitos extrapiramidais • Em baixas doses, menor risco de sedação
Olanzapina	Antipsicótico atípico	2,5-5 mg	20 mg	• Moderado risco de sedação e efeitos extrapiramidais
Quetiapina	Antipsicótico atípico	12,5-25 mg	50 mg	• Alto risco de efeitos extrapiramidais • Mesmo em baixas doses, maior risco de sedação • Risco de hipotensão
Lorazepam	Benzodiazepínico	0,25-0,5 mg	2 mg	• Reservado apenas quando abstinência alcoólica e síndrome neuroléptica maligna
Trazodona	Antidepressivo hipnótico	25 mg	150 mg	• Risco de hipotensão e sedação

» **Estado de deferentação (síndrome do cativeiro ou de *locked in*):** Trata-se de um paciente vigil, com plena consciência, mas tetraplégico, anártrico e com perda da motricidade ocular horizontal, estando preservado apenas o olhar conjugado vertical. Aqui, há uma lesão da base da ponte (porção ventral) com acometimento dos tratos corticoespinal e corticonucleares bilateralmente com preservação da formação reticular pontina. Outras situações que podem levar a um estado "locked-in" são paralisias flácidas agudas (como síndrome de Guillain-Barré e crise miastênica).
» **Catatonia:** Síndrome comportamental complexa caracterizada por imobilismo e/ou excitabilidade, mutismo, negativismo, olhar fixo, estereotipias, maneirismo, automatismos, perseveração, ecolalia, ecopraxia, distúrbios posturais (como rigidez cérea), paratonias e reflexos primitivos. Classicamente atribuído a distúrbios psiquiátricos (como esquizofrenia e depressão grave), sabe-se atualmente que diversas condições neurológicas (p. ex., encefalites imunomediadas) e encefalopatias tóxico-metabólicas podem levar a um estado catatônico.

Morte encefálica

A morte encefálica (ME) representa a mais catastrófica injúria neurológica com falência irreversível de todas as funções encefálicas. Aqui se incluem as perdas das funções neurovegetativas e do tronco encefálico, o que a diferencia do estado vegetativo. Historicamente, definia-se a morte de um indivíduo a partir da falência cardiorrespiratória. Entretanto, com advento de métodos de suporte avançado de vida, pacientes com lesões neurológicas graves e irrecuperáveis passaram a ter suas funções vitais mantidas artificialmente. Portanto, a partir dos anos 1960 iniciaram-se as discussões científicas e ético-legais sobre quais os limites para

Figura 22.10 – Fluxograma de abordagem diagnóstica e terapêutica ao paciente com *delirium*.

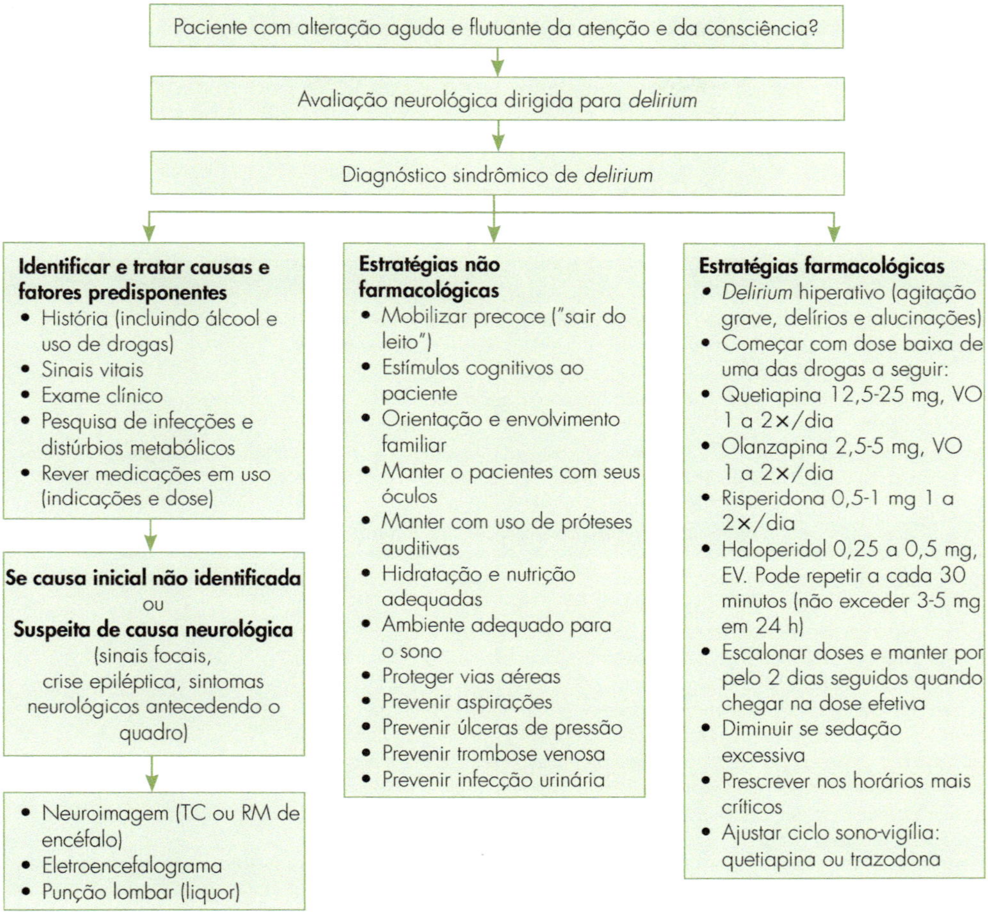

```
Paciente com alteração aguda e flutuante da atenção e da consciência?
                            ↓
         Avaliação neurológica dirigida para delirium
                            ↓
              Diagnóstico sindrômico de delirium
```

Identificar e tratar causas e fatores predisponentes
- História (incluindo álcool e uso de drogas)
- Sinais vitais
- Exame clínico
- Pesquisa de infecções e distúrbios metabólicos
- Rever medicações em uso (indicações e dose)

Se causa inicial não identificada
ou
Suspeita de causa neurológica
(sinais focais, crise epiléptica, sintomas neurológicos antecedendo o quadro)

- Neuroimagem (TC ou RM de encéfalo)
- Eletroencefalograma
- Punção lombar (liquor)

Estratégias não farmacológicas
- Mobilizar precoce ("sair do leito")
- Estímulos cognitivos ao paciente
- Orientação e envolvimento familiar
- Manter o pacientes com seus óculos
- Manter com uso de próteses auditivas
- Hidratação e nutrição adequadas
- Ambiente adequado para o sono
- Proteger vias aéreas
- Prevenir aspirações
- Prevenir úlceras de pressão
- Prevenir trombose venosa
- Prevenir infecção urinária

Estratégias farmacológicas
- *Delirium* hiperativo (agitação grave, delírios e alucinações)
- Começar com dose baixa de uma das drogas a seguir:
- Quetiapina 12,5-25 mg, VO 1 a 2×/dia
- Olanzapina 2,5-5 mg, VO 1 a 2×/dia
- Risperidona 0,5-1 mg 1 a 2×/dia
- Haloperidol 0,25 a 0,5 mg, EV. Pode repetir a cada 30 minutos (não exceder 3-5 mg em 24 h)
- Escalonar doses e manter por pelo 2 dias seguidos quando chegar na dose efetiva
- Diminuir se sedação excessiva
- Prescrever nos horários mais críticos
- Ajustar ciclo sono-vigília: quetiapina ou trazodona

se definir o óbito nesses contextos. Os primeiros textos definindo os critérios de ME foram publicados em 1968, 1976 e 1981. O Conselho Federal de Medicina (CFM) publicou a primeira resolução brasileira a respeito do tema em 1997, sendo atualizada em 2017 (Tabela 22.12)[19]. Por determinação legal, deve-se seguir rigorosamente todos os critérios, mesmo que haja diferenças em relação às diretrizes internacionais (há países que, por exemplo, dispensam o exame complementar).

Os critérios de ME baseiam-se em quatro princípios: reconhecimento de uma causa conhecida e irreversível para o coma, a demonstração de um coma não perceptivo e com ausência de reflexos do tronco encefálico, evidência de falência do centro respiratório pelo teste da apneia e a confirmação da ausência de perfusão sanguínea, de atividade elétrica ou metabólica encefálica por meio de exames complementares[20]. Vale salientar que a determinação de ME é independente da condição de ser doador ou não de órgãos e tecidos, sendo necessário apenas a suspeita clínica para se iniciar o protocolo, conforme definido pela resolução do CFM[19]. Na determinação da causa do coma, alguns pré-requisitos devem ser observados antes de se iniciar a prova de ME (vide Tabelas 22.12 e 22.13).

O primeiro passo é ter o diagnóstico bem-definido de uma etiologia irreversível do coma. A resolução do CFM também exige um tempo mínimo de observação hospitalar de seis horas, exceto, nos comas por encefalopatia anóxico-isquêmica, nos quais esse tempo de observação deve ser pelo menos 24 horas. Adicionalmente, situações que podem simular uma ME devem ser excluídas e, se presentes, revertidas quando possíveis[19-21]:

» **Distúrbio hidroeletrolítico, ácido-básico/endócrino e intoxicação exógena grave:** caberá à equipe responsável definir se essas condições podem mimetizar uma ME. A hipernatremia grave refratária ao tratamento não contraindica a prova de ME, exceto se for a única etiologia possível do coma.

Tabela 22.12 – Critérios de Morte Encefálica (ME) definidos pela resolução do Conselho Federal de Medicina (CFM) no. 2.173 de 15/12/2017[19]

A. Pré-requisitos
1. Presença de lesão encefálica de causa conhecida, irreversível e capaz de causar a ME
2. Ausência de fatores tratáveis que possam confundir o diagnóstico de ME
3. Tratamento e observação em ambiente hospitalar pelo período mínimo de seis horas. Quando a causa primária do quadro for encefalopatia hipóxico-isquêmica, esse período de tratamento e observação deverá ser de, no mínimo, 24 horas
4. Temperatura corporal > 35 °C, saturação arterial de oxigênio > 94% e pressão arterial sistólica ≥ 100 mmHg ou pressão arterial média ≥ 65 mmHg para adultos (ou conforme a faixa etária para menores de 16 anos – consultar Tabela 22.13)
B. Dois exames clínicos (com intervalo mínimo conforme faixa etária – consultar Tabela 22.15)
1. Coma não perceptivo
2. Ausência de reflexos de tronco cerebral:
a. Ausência do reflexo fotomotor
b. Ausência de reflexo corneopalpebral
c. Ausência do reflexo oculocefálico
d. Ausência do reflexo vestibulocalórico
e. Ausência do reflexo de tosse
Obs.: Na presença de alterações anatômicas que impossibilitam a avaliação bilateral dos reflexos, sendo possível exame em um dos lados, e constatada ausência de reflexos do lado sem alterações, dar-se-á prosseguimento às demais etapas para determinação de ME. A causa dessa impossibilidade deverá ser registrada em prontuário
C. Teste da apneia
1. O teste deverá ser realizado uma única vez por um dos médicos responsáveis pelo exame clínico (Tabela 22.17)
2. A apneia é definida pela ausência de movimentos respiratórios espontâneos, após a estimulação máxima do centro respiratório pela hipercapnia ($PaCO_2$ > 55 mmHg)
3. Interpretação dos resultados:
a. Teste positivo (presença de apneia): $PaCO_2$ > 55 mmHg, sem movimentos respiratórios, mesmo que o teste tenha sido interrompido antes dos dez minutos previstos.
b. Teste inconclusivo: $PaCO_2$ < 55 mmHg, sem movimentos respiratórios.
c. Teste negativo (ausência de apneia) – presença de movimentos respiratórios, mesmo débeis, com qualquer valor de $PaCO_2$. Atentar para o fato de que em pacientes magros ou crianças os batimentos cardíacos podem mimetizar movimentos respiratórios débeis.
D. Exames complementares
Demonstrar, de forma inequívoca, a ausência de perfusão sanguínea, de atividade elétrica ou metabólica encefálica. Um exame complementar compatível com ME e prévio ao exame clínico poderá utilizado no diagnóstico:
1. Angiografia cerebral: ausência de fluxo intracraniano, definida por ausência de opacificação das artérias carótidas internas, no mínimo, acima da artéria oftálmica e da artéria basilar.
2. Eletroencefalograma: presença de inatividade elétrica ou silêncio elétrico cerebral.
3. Doppler transcraniano: ausência de fluxo sanguíneo intracraniano pela presença de fluxo diastólico reverberante e pequenos picos sistólicos na fase inicial da sístole.
4. Cintilografia cerebral: ausência de perfusão ou metabolismo encefálico.

Tabela 22.13 – Pré-requisito de pressão arterial por faixa etária para determinação de morte encefálica[19]

Idade	Pressão Arterial	
	Sistólica (mmHg)	PAM (mmHg)
Até 5 meses incompletos	60	43
De 5 meses a 2 anos incompletos	80	60
De 2 anos a 7 anos incompletos	85	62
De 7 a 15 anos	90	65
A partir dos 16 anos	100	65

» **Hipotermia:** temperatura retal, vesical ou esofagiana < 35°C. Deve ser corrigida antes de se iniciar a determinação de ME.
» **Fármacos depressores do sistema nervoso central e bloqueadores neuromusculares:** se administrado em infusão contínua em pacientes com função renal e hepática normais e que não foram submetidos à hipotermia terapêutica, será necessário aguardar um intervalo mínimo de quatro a cinco meias-vidas após a suspensão dos fármacos, antes de iniciar a prova de ME (Tabela 22.14). Se insuficiência hepática ou renal, hipotermia terapêutica ou quando há suspeita de intoxicação por uso em doses maiores que as usuais, deve-se aguardar tempo maior que cinco meias-vidas do fármaco. Nessas condições anteriormente citadas é recomendável se evitar o EEG, pois há significativa influência desses agentes na atividade elétrica cerebral.
» **Choque hemodinâmico:** a pressão arterial sistólica deverá ser maior ou igual a 100 mmHg ou a pressão arterial média maior ou igual a 65mmHg. Se necessário deve-se ligar droga vasoativa para chegar nesse alvo.
» **Lesões de tronco encefálico:** pacientes em coma estrutural por lesão no tronco encefálico (p. ex.: tumores de fossa posterior, AVC isquêmico ou hemorrágico, encefalites de tronco) podem apresentar atividade cortical, mesmo com ausência dos reflexos de tronco. Nesses casos, o exame complementar (em particular o EEG) pode ajudar a estabelecer a inviabilidade cortical.
» **Traumatismo facial múltiplo:** pode comprometer a avaliação dos reflexos de tronco.
» **Alterações pupilares prévias:** utilização de drogas locais ou sistêmicas, cirurgia ou traumatismo prejudicam a avaliação do reflexo fotomotor.

Tabela 22.14 – Tempo de meia-vida de fármacos com ação depressora do sistema nervoso central e bloqueadores neuromusculares e o intervalo de suspensão para se iniciar a determinação de morte encefálica[21]

Medicamento	Meia-vida	Intervalo Dose única ou intermitente	Intervalo Infusão contínua
Midazolam	2 horas	6 horas	10 horas
Fentanil	2 horas	6 horas	10 horas
Propofol	2 horas	6 horas	10 horas
Succinilcolina	10 minutos	30 minutos	50 minutos
Pancurônio	2 horas	6 horas	10 horas
Rocurônio	1 hora	3 horas	5 horas
Etomidato	3 horas	9 horas	15 horas
Cetamina	2h30	7h30	12h30

Quanto ao teste clínico, ele deve ser executado por dois médicos em um intervalo de acordo com a faixa etária do paciente (Tabela 22.15). A atual resolução determina alguns critérios para ser examinador: ser capacitado e ter experiência (ter acompanhado ou realizado pelo menos dez provas), um dos médicos ser especialista em neurologia, neurocirurgia, neurologia infantil, medicina intensiva ou medicina de emergência; nenhum deles pode fazer parte da equipe de transplante. A avaliação clínica em si consiste em um exame de coma direcionado. Deve-se atentar para presença de reflexos espinhais que podem estar presentes (inclusive o sinal de Lázaro). Já posturas de decorticação e descerebração invalidam o diagnóstico, pois indicam integridade dos tratos descendentes do tronco encefálico (rubroespinal, reticuloespinal e vestibuloespinal). Após a constatação do coma aperceptivo, parte-se para a pesquisa dos reflexos de tronco encefálico (Tabela 22.16).

Já o teste da apneia deve ser realizado em apenas um dos exames clínicos e consiste em determinar a ausência de movimentos respiratórios espontâneos sob hipercapnia ($PaCO_2 \geq 55$ mmHg), mas sem hipóxia (Tabelas 22.12 e 22.17). Diferentemente de algumas diretrizes de outros países, a resolução brasileira não determina a diferença de $PaCO_2$ antes e depois do teste de apneia. Por fim, a confirmação da ausência de atividade elétrica cerebral ou de perfusão encefálica por meio de um método complementar, que poderá ser feito mesmo antes do exame clínico.

Tabela 22.15 – Intervalo de avaliação entre os dois exames clínicos por faixa etária para determinação de morte encefálica[19]

Faixa etária	Intervalo
De 7 dias (recém-nato a termo) até 2 meses incompletos	24 horas
De 2 a 24 meses incompletos	12 horas
Acima de 2 anos	1 hora

Tabela 22.16 – Reflexos de tronco encefálico examinados na determinação de morte encefálica

Reflexo	Nervos cranianos	Nível de integração	Técnica
Reflexo fotomotor	Aferência: II Eferência: III	Mesencéfalo	• Estímulo luminoso direto sobre as pupilas
Reflexo corneopalpebral	Aferência: V Eferência: VII	Ponte	• Estimular o limbo da córnea com algodão ou com uma gota de soro fisiológico
Reflexo oculocefálico	Aferência: VIII Eferência: III e VI	Mesencéfalo e ponte	• Movimentos bruscos de rotação horizontal e vertical da cabeça • Não fazer se suspeita ou confirmação de trauma cervical
Reflexo oculovestibular	Aferência: VIII Eferência: III e VI	Mesencéfalo e ponte	• Prova calórica com água fria ou morna • Fazer otoscopia antes • Cabeceira a 30° • Usar 50 a 100 mL de água fria ou morna • Esperar três minutos de um ouvido a outro
Reflexo de tosse	Aferência: IX e X Eferência: IX e X	Bulbo	• Estimular a traqueia com cânula de aspiração no tubo orotraqueal

Tabela 22.17 – Procedimentos do teste da apneia[19]

1	Ventilação com FiO_2 de 100% por dez minutos para atingir idealmente $PaO_2 \geq 200$ mmHg e $PaCO_2$ entre 35 e 45 mmHg
2	Monitorizar a oximetria e colher gasometria arterial inicial
3	Desconectar ventilação mecânica
4	Estabelecer fluxo contínuo de 6 L/min de O_2 por um cateter intratraqueal ao nível da carina ou tubo T (12 L/min) ou CPAP (até 12 L/min + até 10 cm H_2O)
5	Observar se há a presença de qualquer movimento respiratório por oito a dez minutos
6	Colher gasometria arterial final
7	Reconectar ventilação mecânica

- Interrupção do teste em uma das seguintes situações:
  - PA sistólica < 100 mmHg ou PA média < que 65 mmHg
  - Hipoxemia significativa
  - Arritmia cardíaca
- Colher uma gasometria arterial e reconectar o ventilador
- Se $PaCO_2$ final < 55 mmHg, deve-se refazer o teste

A abertura do protocolo (ou seja, a suspeita de ME) já deve ser comunicada aos familiares (ou responsáveis legais) e notificada obrigatoriamente às centrais de captação e distribuição de órgãos dos estados. Cabe a essas centrais a abordagem aos responsáveis sobre a autorização da doação de órgãos. No caso de negativa ou de contraindicação, é permitida a suspensão das medidas de suporte avançado de vida, desde que a família já esteja esclarecida do diagnóstico de ME.

Referências

1. Christopher Robinson, Eelco Wijdicks. The Hospital Neurology Book. Chapter 36: Coma and Other States of Altered Consciousnes.
2. Posner JB, Saper CB, Schiff ND, Plum F. Plum and Posner's diagnosis of stupor and coma, 4th Ed. New York: Oxford University Press, 2007.
3. Emergency Neurological Life Support. Coma. Version: 2.0, 2016.
4. Rabelo GD. Coma. In Nitrini, R. A Neurologia que todo medico deve saber. 3a ed. Atheneu. 2015.
5. Teasdale G, Maas A, Lecky F et al. The Glasgow Coma Scale at 40 years: standing the test of time. Lancet Neurol 2014; 13: 844-54.
6. Brennan PM, Murray GD, Teasdale GM. Simplifying the use of prognostic information in traumatic brain injury. Part 1: The GCS-Pupils score: an extended index of clinical severity. J Neurosurg. 2018 Jun;128(6):1612-1620.
7. Wijdicks EF, Bamlet WR, Maramattom BV et al. Validation of a new coma scale: The FOUR score. Ann Neurol. 2005;58(4):585-93.
8. Giacino JT, Fins JJ, Laureys S et al. Schiff Disorders of consciousness after acquired brain injury: the state of the science. Nat. Rev. Neurol. 2014,10, 99-114.
9. Edlow JA, Rabinstein A, Traub SJ. Diagnosis of reversible causes of coma. Lancet 2014; 384: 2064-76.
10. Rossetti AO, Rabinstein AA, Oddo M. Neurological prognostication of outcome in patients in coma after cardiac arrest. Lancet Neurol 2016; 15: 597-609.
11. Greer DM. Cardiac Arrest and Postanoxic Encephalopathy. Continuum (Minneap Minn) 2015;21(5):1384-1396.
12. Young GB, Adrian M. Owen AM. Evaluating the Potential for Recovery of Consciousness in the Intensive Care Unit. Continuum (Minneap Minn) 2015;21(5):1397-1410.

13. Bernat JL. Chronic disorders of consciousness Lancet 2006; 367: 1181-92.
14. Thibaut A, Schiff N, Giacino J et al. Therapeutic interventions in patients with prolonged disorders of consciousness. Lancet Neurol. 2019 Apr 16. pii: S1474-4422(19)30031-6.
15. Wilber ST, Ondrejka JE. Altered Mental Status and Delirium. Emerg Med Clin N Am 34 (2016) 649-665.
16. Marcantonio ER. Delirium in Hospitalized Older Adults. N Engl J Med 2017;377:1456-66.
17. Tampi RR, Tampi DJ, Ghori AK. Acetylcholinesterase Inhibitors for Delirium in Older Adults. Am J Alzheimers Dis Other Demen. 2016 Jun;31(4):305-10.
18. Yu A, Wu S, Zhang Z et al. Cholinesterase inhibitors for the treatment of delirium in non-ICU settings. Cochrane Database Syst Rev. 2018 Jun 28;6:CD012494.
19. Resolução CFM No 2.173/2017. Publicado no D.O.U. de 15 de dezembro de 2017, Seção I, p. 274-6.
20. Wijdicks, EFM Determining Brain Death. Continuum (Minneap Minn) 2015;21(5):1411-1424.
21. Busl DKM, Greer DM. Pitfalls in the Diagnosis of Brain. Neurocrit Care (2009) 11:276-287.
22. Westphal, GA et al. Diretrizes para avaliação e validação do potencial doador de órgãos em morte encefálica. Revista Brasileira de Terapia Intensiva, 2016; 28 (3): 220-55.

Capítulo 23

Acidente vascular cerebral: abordagem na fase aguda

Rafaela Almeida Alquéres
Ricardo de Carvalho Nogueira
Marcelo Calderaro

Introdução

O acidente vascular cerebral (AVC) é a segunda causa mais comum de morte e a terceira principal causa de incapacidade no mundo. Estima-se que uma em cada 4 pessoas terá um AVC ao longo da vida[1,2].

Atualmente, existem duas terapias de reperfusão principais e não excludentes para o tratamento do AVCi agudo: a trombólise endovenosa e a trombectomia mecânica. O objetivo dessas terapias é a reperfusão da área de penumbra (tecido encefálico ainda viável) para diminuir incapacidade funcional, garantindo melhor qualidade de vida para esses pacientes.

Perde-se quase 2 milhões de neurônios a cada minuto que se segue após evento um isquêmico[3]. Portanto, otimização do tempo no atendimento inicial desses pacientes é fundamental. Quanto mais precoce o tratamento, melhor o prognóstico.

Desde os primeiros estudos de trombólise endovenosa em 1995 até os dias atuais, o tratamento do AVCi agudo sofreu mudanças importantes e tem possibilitado o tratamento de um número cada vez maior de pacientes. Anos de experiência com o trombolítico endovenoso tornaram os critérios de elegibilidade mais flexíveis para esse tipo de tratamento. Além disso, exames de neuroimagem avançada têm proporcionado uma melhor avaliação do tecido cerebral potencialmente viável, possibilitando também o tratamento de pacientes com início dos sintomas mais tardio[4-16].

Definições

A síndrome neurovascular aguda (SNA) é definida como presença de déficit neurológico súbito (distúrbios de fala ou linguagem, fraqueza facial ou de membros, negligência, distúrbios de campo visual e ataxia) e é considerada uma emergência médica[17]. Considera-se os possíveis diagnósticos na SNA:
- » Acidente vascular cerebral isquêmico (AVCi).
- » Ataque isquêmico transitório (AIT).
- » Acidente vascular hemorrágico (hemorragia subaracnoide e hemorragia intraparenquimatosa).

Após a realização de tomografia computadorizada de crânio (TC de crânio), que deve ser realizada dentro de 20 minutos da admissão, exclui-se a presença de hemorragia e faz-se o diagnóstico de AVCi/AIT (Figura 23.1). O AVCi é definido como disfunção neurológica causada por infarto cerebral, espinhal ou retiniano. Em contrapartida, o AIT é definido como déficit neurológico com duração < 24h e apresenta sintomas breves, na maioria das vezes, com duração < 20 minutos[3,4].

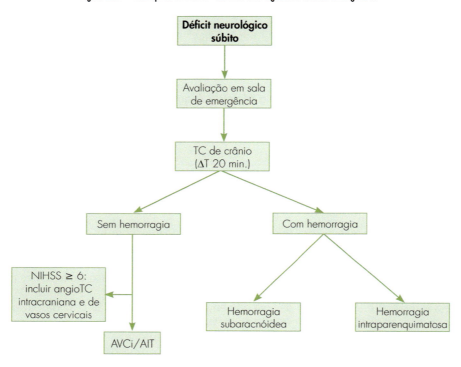

Figura 23.1 – Manejo da síndrome neurovascular aguda na sala de emergência.

Três principais escalas são usadas rotineiramente no atendimento inicial do AVCi/AIT e auxiliam no manejo desses pacientes:

- » **Escala do NIHSS** (*National Institute of Health Stroke Scale*): varia de 0-42 pontos e classifica a gravidade do AVC; quanto maior o número de pontos, maior a gravidade (Anexo 23.1).
- » **Escala ASPECTS** (*Alberta Stroke Program Early CT score*): varia de 0-10 pontos, quantifica alterações isquêmicas precoces na TC de crânio (Anexo 23.2). Quanto menor a pontuação, maior o número de áreas acometidas no território da artéria cerebral média.
- » **Escala de Rankin modificada**: varia de 0-6, avalia incapacidade neurológica; quanto maior o Rankin, maior a incapacidade (Anexo 23.3).

Este capítulo tem por objetivo abordar o manejo da fase aguda do AVCi/AIT.

Manejo inicial e trombólise endovenosa

Todo paciente com déficit neurológico súbito em sala de emergência deve realizar, além da TC de crânio para excluir hemorragia, a glicemia capilar, pois as alterações glicêmicas (principalmente hipoglicemia) podem mimetizar déficits neurológicos. Demais exames laboratoriais (hemograma, função renal, eletrólitos, troponina, coagulograma, perfil glicêmico e lipídico) e eletrocardiograma devem ser realizados em sala de emergência, mas não podem atrasar o tratamento, salvo em casos específicos (p. ex., pacientes em tratamento com anticoagulante)[12,13].

A angiotomografia (intra- e extracraniana), caso indicada, pode ser realizada sem exame de função renal prévio em pacientes que não apresentem antecedente de disfunção renal[13].

As seguintes recomendações são aplicadas no manejo agudo de todos os pacientes com AVCi[12,13]:

- » manter SaO_2 > 94%;
- » evitar hipotensão e hipovolemia (hemodiluição através da expansão volêmica não é indicado);
- » não há obrigatoriedade quanto ao decúbito elevado ou cabeceira a zero graus (o estudo Head Post não mostrou diferença entre os dois grupos), porém é imprescindível avaliar se ocorre piora neurológica do paciente ao decúbito; nesses casos o decúbito zero pode ser indicado[20];
- » monitorização cardíaca deve ser realizada pelo menos nas primeiras 24 horas;
- » manter glicemia entre 140-180 mg/dL, tratar hipoglicemia se < 60 mg/dL;
- » tratamento de hipertermia;
- » estatina deve ser mantida se uso prévio e iniciada se houver indicação;
- » avaliação precoce da fonoaudióloga (*screenig* de disfagia antes da primeira ingesta oral é fundamental).

Pacientes com TC de crânio sem hemorragia e que se apresentem com déficit neurológico agudo incapacitante dentro das primeiras 4,5h podem ser submetidos à trombólise endovenosa desde que não apresentem contraindicações ao procedimento (Tabela 23.1). Aqui vale uma observação: o *guideline* atual tem recomendado não fazer a trombólise quando o déficit é leve, com NIHSS < 5. Embora a recomendação seja ancorada pelo estudo PRISMS, essa contraindicação é passível de debate e controvérsia, de forma que se deve discutir caso a caso. Por exemplo, o NIHSS de 1 por um déficit discreto em membro superior pode ser incapacitante para um pianista. Além disso, o NIHSS pode não ser sensível para alguns déficits, sobretudo de circulação posterior (uma ataxia de marcha pode ser muito limitante, e não pontua no NIHSS).

O trombolítico utilizado é a alteplase que deve ser administrada na dose de 0,9 mg/kg (10% em bolus em 1 minuto e o restante da dose em 1 hora). O tempo porta-agulha (tempo entre a admissão e o início da droga) ideal é de até 45 a 60 minutos[12,13]. Deve-se objetivar o menor tempo com a maior segurança possíveis durante o atendimento do AVCi agudo (Figura 23.2).

Como outra opção de trombolítico, a tenecteplase pode ser considerada como alternativa à alteplase em pacientes com déficits neurológicos menores e sem oclusão intracraniana de grandes vasos. A tenecteplase é uma variante da alteplase com maior tempo de meia-vida, maior especificidade a fibrina e maior resistência a ação do inibidor do ativador de plasminogênio tecidual tipo 1. Deve ser administrada em bolus, sem necessidade de infusão contínua. A dose ideal ainda está em discussão. No estudo NOR-TEST foi usada a dose de 0,4 mg/kg de tenecteplase (máximo de 40 mg)[14]. Já o *guideline* atual sugere dar preferência à tenecteplase na dose de 0,25 mg/kg em bolus (dose máxima 25 mg) de acordo com os resultados do estudo *EXTEND IA TNK*[13-15]. Trata-se de uma droga promissora, com algumas vantagens em relação à alteplase, mas é importante esclarecer que até o presente momento da escrita deste capítulo a tenecteplase ainda não foi liberada para trombólise em AVCi no Brasil.

Em 2018, o *trial WAKE UP* mostrou benefício do uso do trombolítico também em pacientes com tempo indeterminado do início dos sintomas do AVCi (aqueles que acordaram com déficits neurológicos ou que haviam sido vistos assintomáticos há mais de 4,5h). Os pacientes foram selecionados por exame de ressonância magnética de crânio (RM). Foram incluídos aqueles que apresentavam lesão na sequência de difusão, porém com *flair* normal (*mismatch* difusão/*flair*), o que prediz tempo de início de sintomas dentro de 4,5h (Figura 23.3)[16].

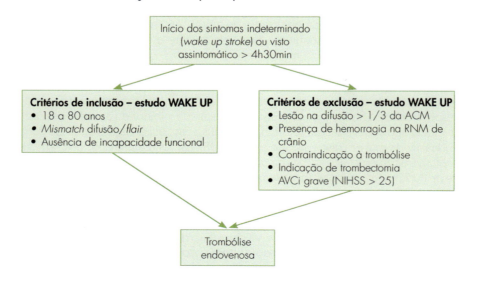

Figura 23.2 – Manejo da fase aguda do AVCi.

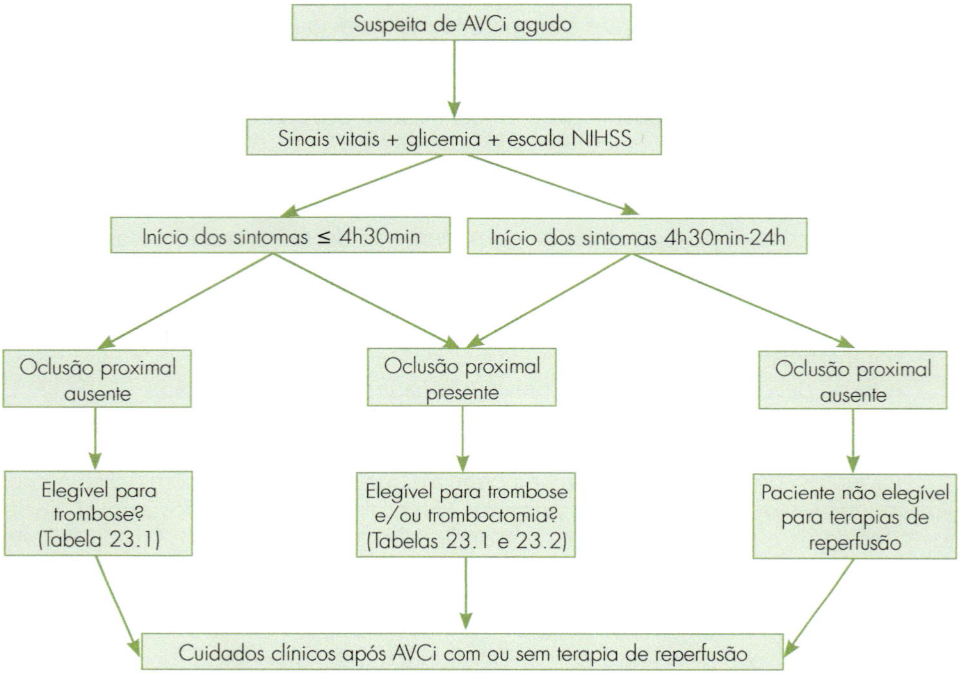

Figura 23.3. Manejo se tempo incerto do início dos sintomas.

Tabela 23.1 – Critérios de elegibilidade para a trombólise endovenosa

Indicações

1) Idade ≥ 18 anos
2) Diagnóstico clínico de AVCI, *déficit* neurológico incapacitante
3) Início dos sintomas (ou último horário visto sem sintomas) < 4 h30 min. antes do início do tratamento; se NIHSS > 25, e o início dos sintomas ocorreu entre 3 h e 4 h30 min. antes do tratamento, o benefício é incerto

Contraindicações absolutas (procedimento contraindicado/não deve ser realizado)

1) Trauma cranioencefálico grave nos últimos 3 meses
2) Suspeita de hemorragia meníngea, mesmo com tomografia normal
3) Pressão arterial sistólica > 185 ou pressão arterial diastólica > 110 mmHg no momento de início do tratamento
4) Glicemia < 50 mg/dL antes do início do tratamento. A trombólise pode ser considerada se for feita correção de glicemia < 50 ou > 400 mg/dL antes do procedimento
5) Plaquetas < 100.000/mm^3; RNI > 1,7; TTPA > 40 s ou TP >15 s
6) Uso de inibidores diretos de trombina ou de fator Xa nas últimas 48 h. Caso apresente testes de coagulação (TTPA, INR, contagem de plaquetas, tempo de trombina, tempo de ecarina, atividade de Xa) normais ou caso não tenha feito uso dessas medicações nas últimas 48 h (assumindo função renal normal), a trombólise pode ser realizada, se não apresentar outras contraindicações
7) Dose terapêutica de heparina de baixo peso molecular nas últimas 24 h
8) Endocardite bacteriana
9) Dissecção de arco aórtico
10) Hemorragia interna ativa

O procedimento é potencialmente prejudicial

1) Antecedente de hemorragia intracraniana
2) AVCI nos últimos 3 meses
3) Cirurgia intracraniana ou espinhal nos últimos 3 meses
4) Neoplasia estrutural do trato gastrointestinal diagnosticada recentemente ou hemorragia nas últimas 3 semanas
5) Neoplasia intracraniana intra-axial
6) Área hipoatenuante extensa na tomografia sem contraste. Não há um limite arbitrário de extensão de hipoatenuação a partir do qual o procedimento seja contraindicado, mas a hipoatenuação representa uma área de tecido irreversivelmente lesado

O procedimento pode ser considerado, devendo a decisão ser individualizada nos seguintes casos

Benefício incerto/não bem estabelecido

1) Antecedente de diátese hemorrágica ou coagulopatia
2) Punção arterial em sítio não compressível nos últimos 7 dias
3) Menorragia ativa ou recente com anemia ou hipotensão clinicamente significativas – solicitar avaliação de emergência da ginecologia
4) Dissecção arterial intracraniana
5) Aneurisma intracraniano gigante não tratado
6) Malformação arteriovenosa intracraniana não tratada
7) > 10 micro-hemorragias cerebrais detectadas por ressonância magnética encefálica. O tratamento pode ser razoável se a expectativa de benefício for grande, apesar do risco aumentado de transformação hemorrágica sintomática
8) Pericardite aguda, trombo em átrio esquerdo ou ventrículo esquerdo
   – Se incapacidade grave: pode ser razoável
   – Se incapacidade leve: benefício líquido incerto
9) Neoplasia sistêmica (pode ser razoável em pacientes com expectativa de vida > 6 meses e sem outras contraindicações)
10) Puerpério < 14 dias

Continua >>

Tabela 23.1 – Critérios de elegibilidade para a trombólise endovenosa (continuação)

É razoável/pode ser razoável
1) Melhora rápida, com déficit incapacitante mantido
2) Crise epiléptica, caso considere-se que o déficit neurológico seja mais provavelmente causado por isquemia e não, um fenômeno pós-ictal
3) Punção lombar nos últimos 7 dias
4) Trauma (não TCE) ou cirurgia de grande porte nos últimos 14 dias – em pacientes bem selecionados (bom risco/benefício)
5) Antecedente de hemorragia de trato urinário ou gastrointestinal (porém, o procedimento é potencialmente prejudicial se houver antecedente hemorragia gastrointestinal nos últimos 21 dias)
6) Menorragia recente ou ativa, sem anemia ou hipotensão clinicamente significativas
7) 1-10 micro-hemorragias cerebrais detectadas por ressonância magnética encefálica
8) IAM e AVCI concomitantes (razoável trombólise em dose para AVC + angioplastia coronária se necessário)
9) IAM nos últimos 3 meses
   - Sem elevação do segmento ST: razoável
   - Com elevação do segmento ST envolvendo parede direita ou inferior: razoável
   - Com elevação de segmento ST envolvendo parede esquerda anterior: pode ser razoável
10) Pericardite aguda, trombo em átrio esquerdo ou ventrículo esquerdo
    - Se incapacidade grave: pode ser razoável
    - Se incapacidade leve: benefício líquido incerto
11) Mixoma cardíaco ou fibroelastoma papilar, se incapacidade grave: pode ser razoável
12) AVCI durante angiografia coronária ou cerebral
13) Gravidez: pode ser considerado se gravidade do AVC e benefício esperado superarem risco de sangramento uterino
14) Retinopatia hemorrágica ou outras condições hemorrágicas oculares – pesar benefício da trombólise contra o risco de perda visual
15) Uso de drogas ilícitas.

Provavelmente recomendado
1) Dissecção arterial cervical extracraniana
2) Anemia falciforme
3) Dúvida quanto a diagnóstico de AVCI, desde que AVC hemorrágico tenha sido excluído – "stroke mimics"
4) Neoplasia intracraniana extra-axial
5) Menstruação, sem antecedente de menorragia
6) Aneurisma não tratado, não roto, < 10 mm

AVCi: acidente vascular cerebral isquêmico; IAM: infarto agudo do miocárdio; NIHSS: National Institute of Health Stroke Scale; TCE: trauma cranioencefálico.

Manejo durante e após a trombólise endovenosa

Após decidido pelo tratamento com trombólise endovenosa, deve-se realizar monitorização neurológica e hemodinâmica intensiva durante o tratamento e até 24 horas após da seguinte maneira:

» PA e NIHSS (*National Institute of Health Stroke Scale*) devem ser realizados a cada 15 minutos durante e após trombólise por 2 horas, depois a cada 30 minutos por 6 horas e, por fim, a cada 1 horas até 24 horas;

» manter PA ≤ 180 × 105 mmHg durante e 24 horas após a trombólise (iniciar anti-hipertensivo endovenoso, se necessário); no Brasil, a medicação mais utilizada é o nitroprussiato de sódio devido ao fácil acesso na maioria dos hospitais, outra opção é o esmolol, ainda pouco disponível no país;

» evitar o uso de antiagregantes, anticoagulantes, sondagem e pressão arterial invasiva (PAI) nas primeiras 24 horas.

A infusão do trombolítico deve ser suspensa imediatamente, seguida por nova TC de crânio, se houver[12,13]:
- » piora neurológica;
- » cefaleia importante;
- » hipertensão aguda;
- » náuseas/vômitos.

Caso o paciente não apresente complicações, recomenda-se nova TC de crânio após 24 horas da trombólise[12,13].

Tratamento endovascular

Pacientes com oclusões proximais de grandes vasos, de forma geral, não respondem bem à trombólise endovenosa[18]. Esse subgrupo pode se beneficiar da trombectomia mecânica quando elegível (Tabela 23.2 e Figura 23.2). Esses pacientes são admitidos em sala de emergência com NIHSS mais altos (≥ 6) e, nesses casos, é imprescindível o exame de imagem vascular (angiotomografia, angiorressonância ou angiografia digital). Utiliza-se a regra dos 6 para se indicar o tratamento endovascular no caso de oclusões proximais (artéria carótida interna intracraniana e segmento M1 da artéria cerebral média). São elegíveis os pacientes com: NIHSS ≥ 6, ASPECTS ≥ 6, delta T entre início dos sintomas e punção arterial de até 6h (vide Tabela 23.2). A maioria dos estudos que comprovaram a efetividade da trombectomia no AVCi iniciou com a trombólise endovenosa antes do tratamento endovascular. Por isso, a atual diretriz para o manejo do AVCi agudo recomenda que, se indicado, o trombolítico seja iniciado e continuado até que seja disponível o tratamento endovascular[12,3]. Ainda com relação ao tratamento endovascular, novos estudos demonstraram que ele é eficaz, em pacientes selecionados, que se apresentem com 16 a 24 horas do início dos sintomas[10,11]. Para este tipo de tratamento deve-se considerar os critérios de inclusão e exclusão utilizados nos estudos DAWN e DEFUSE 3 (Tabela 23.3)[10,11].

Além da questão tempo, tem-se aprendido até o momento que a presença/qualidade da circulação colateral é também um fator importante no prognóstico desses pacientes.

Com relação ao controle de pressão arterial nos pacientes submetidos à trombectomia mecânica, é recomendado manter os mesmos níveis orientados para a terapia endovenosa e, caso haja reperfusão, pode ser razoável PA < 180 × 105 mmHg[12,13]. Porém, estudos recentes têm demonstrado que um controle mais rigoroso da PA até 24h após o tratamento endovascular está associado a melhores desfechos.[19] Alguns centros tem tolerado pressão arterial sistólica em até 140 mmHg.

Manejo de pacientes não submetidos a terapias de recanalização (ou reperfusão)

Pacientes não submetidos às terapias de recanalização disponíveis devem manter PA ≤ 220 × 120 mmHg. Utiliza-se droga anti-hipertensiva endovenosa (o manejo medicamentoso é o mesmo descrito previamente neste capítulo), sendo razoável diminuição em 15% nas primeiras 24h do AVCi.

Com relação à terapia antitrombótica, o uso de antiagregante plaquetário, como o ácido acetilsalicílico (AAS 100-300 mg), está indicado e deve ser administrado dentro das primeiras 24h da admissão[12,13]. Em pacientes com AVCI *minor* não cardioembólico (NIHSS < 4) ou AIT de alto risco (escala ABCD2 ≥ 4) que não receberam alteplase é recomendado o uso de dupla antiagregação (ácido acetilsalicílico e clopidogrel) dentro das primeiras 24 h do AVCi por um período de 21 dias[13]. Dose de ataque do clopidogrel pode ser realizada na fase aguda (estudo CHANCE e POINT). Porém, os estudos usaram doses diferentes dessa medicação[21,22].

Tabela 23.2 – Critérios de inclusão para trombectomia mecânica até 6 h

A trombectomia mecânica deve ser feita se todos os itens abaixo estiverem presentes
Escala de Rankin modificada de 0-1 antes do AVCi
Oclusão da ACI intracraniana ou de M1 da ACM
Idade ≥ 18 anos
NIHSS ≥ 6
ASPECTS ≥ 6
Tratamento pode ser iniciado até 6 h do início do AVCi

- **Nota 1:** apesar de não ser mais critério obrigatório para a trombectomia, o mesmo *guideline* sugere que a trombólise endovenosa seja realizada em pacientes elegíveis mesmo se a trombectomia for considerada.
- **Nota 2:** a trombectomia pode ser razoável em pacientes cuidadosamente selecionados com oclusão de M2/M3 da ACM, ACA, vertebral, basilar e ACP, apesar do benefício desse tratamento ser considerado incerto até o momento.
- **Nota 3:** a trombectomia pode ser razoável em pacientes com início dos sintomas até 6 h e com escala de Rankin prévia > 1, ASPECTS < 6, NIHSS < 6, se oclusão de ACI ou M1, apesar do benefício desse tratamento ser considerado incerto até o momento.
- **Nota 4:** a trombectomia mecânica pode ser realizada com anestesia local ou geral, a escolha deve levar em consideração fatores de risco, *performance* técnica do procedimento e outras condições clínicas do paciente. Ambos os métodos de sedação são razoáveis.
- **Nota 5:** para pacientes com início dos sintomas entre 6-24h seguir critérios de inclusão/exclusão do estudo DAWN e DEFUSE 3 (consultar Tabela 23.3).

ACI: artéria carótida interna; ACM: artéria cerebral média; ACP: artéria cerebral posterior; ASPECTS: the Alberta Stroke Programme Early CT Score; AVCi: acidente vascular cerebral isquêmico; NIHSS: National Institute of Health Stroke Scale.

Tabela 23.3 – Critérios de trombectomia com janela estendida (> 6h) segundo os estudos DAWN e DEFUSE 3

DAWN	DEFUSE 3
Mismatch clínico-radiológico	**Mismatch radiológico**
1) Trombectomia entre 6-24 h 2) Idade ≥ 18 anos 3) NIHSS ≥ 10 e mRS ≤ 1 4) Infarto < 1/3 do território de ACM evidenciado em TC ou RM de crânio 5) Oclusão de ACI intracraniana e/ou M1 de ACM evidenciado em angioRM ou angioTC 6) Core isquêmico (DWI em RM ou perfusão em TC) • Idade ≥ 80 anos com NIHSS ≥ 10 e core isquêmico < 21mL • Idade < 80 anos com NIHSS ≥ 10 e core isquêmico < 31mL • Idade < 80 anos com NIHSS ≥ 20 e core isquêmico < 51mL	1) Trombectomia entre 6-16 h 2) Idade entre 18 e 90 anos 3) NIHSS ≥ 6 e mRS ≤ 2 4) Oclusão de ACI (intracraniana ou cervical) ou M1 de ACM evidenciado em angioRM ou angioTC 5) Core isquêmico (DWI em RM ou perfusão em TC). Preencher os três critérios: • Core isquêmico < 70 mL • Volume da penumbra ≥ 15 mL • Tamanho da penumbra estimada pelo volume de tecido para o qual houve retardo na chegada do contraste (Tmáx > 6 segundos) • Razão do *Mismatch* (penumbra/core isquêmico) > 1,8

DAWN: DWI or CTP Assessment with Clinical Mismatch in the Triage of Wake-Up and Late Presenting Strokes Undergoing Neurointervention with Trevo; DEFUSE 3: Endovascular Therapy Following Imaging Evaluation for Ischemic Stroke; ACM: artéria cerebral média; ACI: artéria carótida interna; RM: ressonância magnética; TC: tomografia computadorizada; mRS: Escala modificada de Rankin. DWI: *diffusion weighted imaging*.

Complicações

O manejo da fase aguda do AVCi descrito aqui, assim como o seguimento de protocolos e a admissão em unidades de AVC, visa diminuir a chance de complicações. Entretanto, mesmo com todo cuidado realizado, alguns pacientes podem evoluir de maneira desfavorável. Portanto, conhecer as principais complicações e condutas médicas em cada caso é fundamental (Tabela 23.4).

Tabela 23.4 – Complicações no AVCi agudo

Hemorragia intracraniana sintomática dentro de 24 h da administração do trombololítico	• Parar infusão do trombolítico • Solicitar: hemograma, TP/TTPA, fibrinogênio, TC de crânio sem contraste • Crioprecipitado: 10 U em 10-30 min (início de ação de 1h, pico em 12h), dose adicional se fibrinogênio < 200 mg/dL • Ácido tranexâmico 100 mg EV em 10 min OU ácido aminocaproico 4-5 g em 1h seguido por 1 g EV até controle do sangramento • Avaliação da neurocirurgia
Angioedema orolingual associado a alteplase	• Manutenção de via aérea • Suspender infusão do trombolítico • Evitar inibidores da ECA • Administrar metilprednisolona 125 mg EV • Administrar difenidramina 50 mg EV • Administrar ranitidina 50 mg EV OU famotidina 20 mg EV • Caso aumento do angioedema: epinefrina 0,1% 0,3 mL SC • Angioedema hereditário: icatibanto
Crise convulsiva	• O uso profilático de anticonvulsivante não é recomendado • As crises sintomáticas devem ser tratadas como em outras doenças neurológicas
Hidrocefalia e edema cerebelar	• Ventriculostomia: recomendada como tratamento da hidrocefalia obstrutiva após AVCi cerebelar • Craniectomia descompressiva suboccipital com expansão dural: deve ser realizada em pacientes com AVCi cerebelar causando deterioração neurológica por compressão de tronco encefálico apesar de terapia medicamentosa otimizada. A hidrocefalia obstrutiva deve ser tratada concomitantemente (com ventriculostomia) se indicada
Edema cerebral	• Transferência precoce de pacientes com risco de edema maligno para hospital com neurocirurgião deve ser considerada • A craniectomia descompressiva com expansão dural é razoável em AVCi de ACM unilateral com idade ≤ 60 anos que evolui com deterioração neurológica (NIHSS 1a ≥ 1) dentro de 48h apesar de terapia medicamentosa • Em pacientes > 60 anos, a cirurgia pode ser considerada embora esses pacientes apresentem desfechos mais desfavoráveis • O uso de terapia osmótica para pacientes com deterioração clínica devido ao edema cerebral é razoável • Hiperventilação breve e moderada (pCO$_2$ 30-34 mmHg) é razoável com ponte de tratamento para uma terapia mais definitiva • Hipotermia ou barbitúricos não são recomendados • Corticoides não devem ser usados para o tratamento do edema cerebral e hipertensão intracraniana

Conclusão

Início precoce do tratamento no AVCi agudo é fundamental e se correlaciona com melhores resultados funcionais. A avaliação entre o tamanho da área de penumbra e a área já infartada tem permitido o tratamento de certos subgrupos de pacientes em tempos mais tardios devido à eficiente rede de circulação colateral que é capaz de manter viável, por mais tempo, a área de tecido cerebral potencialmente salvável.

Nos últimos anos, mudanças cruciais ocorreram no manejo da fase aguda do AVCi, porém apenas as medidas de intervenção apresentas abaixo apresentam nível de evidência 1A[12,13]:

- » uso de aspirina como prevenção de recorrência precoce do AVCi dentro das primeiras quatro semanas;
- » uso de dupla antiagregação (ácido acectilsalicílico e clopidogrel) como prevenção de recorrência se AVCi *minor* não cardioembólico dentro das primeiras 24 horas até 21 dias nos pacientes que não receberam trombólise endovenosa;
- » iniciar ou manter uso de estatina de alta potência em pacientes ≤ 75 anos com doença cardiovascular aterosclerótica com objetivo de reduzir ≥ 50% os níveis de LDL;
- » trombólise endovenosa dentro das primeiras 4h30min do AVCi;
- » trombectomia mecânica na oclusão de vaso proximal até 16 horas do AVCi;
- » craniectomia descompressiva precoce para pacientes com AVCi maligno de artéria cerebral média;
- » admissão em unidades de AVC.

Referências

1. Feigin VL, Norrving B, Mensah GA. Global Burden of Stroke. Circ Res. 2017;120(3):439-48.
2. Feigin VL, Nguyen G, Cercy K, Johnson CO, Alam T, Parmar PG et al. Global, Regional, and Country-Specific Lifetime Risks of Stroke, 1990 and 2016. N Engl J Med. 2018;379(25):2429-37.
3. Saver JL. Time is brain--quantified. Stroke. 2006;37(1):263-6.
4. Group NIoNDaSr-PSS. Tissue plasminogen activator for acute ischemic stroke. N Engl J Med. 1995;333(24):1581-7.
5. Kwiatkowski TG, Libman RB, Frankel M, Tilley BC, Morgenstern LB, Lu M et al. Effects of tissue plasminogen activator for acute ischemic stroke at one year. National Institute of Neurological Disorders and Stroke Recombinant Tissue Plasminogen Activator Stroke Study Group. N Engl J Med. 1999;340(23):1781-7.
6. Hacke W, Kaste M, Bluhmki E, Brozman M, Dávalos A, Guidetti D et al. Thrombolysis with alteplase 3 to 4.5 hours after acute ischemic stroke. N Engl J Med. 2008;359(13):1317-29.
7. Powers WJ, Derdeyn CP, Biller J, Coffey CS, Hoh BL, Jauch EC et al. 2015 American Heart Association/American Stroke Association Focused Update of the 2013 Guidelines for the Early Management of Patients With Acute Ischemic Stroke Regarding Endovascular Treatment: A Guideline for Healthcare Professionals From the American Heart Association/American Stroke Association. Stroke. 2015;46(10):3020-35.
8. Demaerschalk BM, Kleindorfer DO, Adeoye OM, Demchuk AM, Fugate JE, Grotta JC et al. Scientific Rationale for the Inclusion and Exclusion Criteria for Intravenous Alteplase in Acute Ischemic Stroke: A Statement for Healthcare Professionals From the American Heart Association/American Stroke Association. Stroke. 2016;47(2):581-641.
9. Alquéres RA, Calderaro M. Controvérsias na trombólise no acidente vascular isquêmico. In: Nitrini R, Fortini I, Castro LHM, Calderaro M, Simabukuro MM, Haddad M et al. Condutas em Neurologia. 12ª. ed. Barueri: Manole; 2017. p. 277-90.

10. Nogueira RG, Jadhav AP, Haussen DC, Bonafe A, Budzik RF, Bhuva P et al. Thrombectomy 6 to 24 Hours after Stroke with a Mismatch between Deficit and Infarct. N Engl J Med. 2018;378(1):11-21.
11. Albers GW, Marks MP, Kemp S, Christensen S, Tsai JP, Ortega-Gutierrez S et al. Thrombectomy for Stroke at 6 to 16 Hours with Selection by Perfusion Imaging. N Engl J Med. 2018;378(8):708-18.
12. Powers WJ, Rabinstein AA, Ackerson T, Adeoye OM, Bambakidis NC, Becker K et al. 2018 Guidelines for the Early Management of Patients With Acute Ischemic Stroke: A Guideline for Healthcare Professionals From the American Heart Association/American Stroke Association. Stroke. 2018;49(3):e46-e110.
13. Powers WJ, Rabinstein AA, Ackerson T, Adeoye OM, Bambakidis NC, Becker K et al. Guidelines for the Early Management of Patients With Acute Ischemic Stroke: 2019 Update to the 2018 Guidelines for the Early Management of Acute Ischemic Stroke: A Guideline for Healthcare Professionals From the American Heart Association/American Stroke Association. Stroke. 2019;50(12):e344-e418.
14. Logallo N, Novotny V, Assmus J, Kvistad CE, Alteheld L, Rønning OM et al. Tenecteplase versus alteplase for management of acute ischaemic stroke (NOR-TEST): a phase 3, randomised, open-label, blinded endpoint trial. Lancet Neurol. 2017;16(10):781-8.
15. Campbell BCV, Mitchell PJ, Churilov L, Yassi N, Kleinig TJ, Dowling RJ et al. Tenecteplase versus Alteplase before Thrombectomy for Ischemic Stroke. N Engl J Med. 2018;378(17):1573-82.
16. Thomalla G, Simonsen CZ, Boutitie F, Andersen G, Berthezene Y, Cheng B et al. MRI-Guided Thrombolysis for Stroke with Unknown Time of Onset. N Engl J Med. 2018;379(7):611-22.
17. http://www.neurocriticalcare.org/enls.
18. Saqqur M, Uchino K, Demchuk AM, Molina CA, Garami Z, Calleja S et al. Site of arterial occlusion identified by transcranial Doppler predicts the response to intravenous thrombolysis for stroke. Stroke. 2007;38(3):948-54.
19. Maier IL, Tsogkas I, Behme D, Bähr M, Knauth M, Psychogios MN et al. High Systolic Blood Pressure after Successful Endovascular Treatment Affects Early Functional Outcome in Acute Ischemic Stroke. Cerebrovasc Dis. 2018;45(1-2):18-25.
20. Anderson CS, Arima H, Lavados P, Billot L, Hackett ML, Olavarría VV et al. Cluster-Randomized, Crossover Trial of Head Positioning in Acute Stroke. N Engl J Med. 2017;376(25):2437-47.
21. Wang Y, Zhao X, Liu L, Wang D, Wang C, Li H et al. Clopidogrel with aspirin in acute minor stroke or transient ischemic attack. N Engl J Med. 2013;369(1):11-9.
22. Johnston SC, Easton JD, Farrant M, Barsan W, Conwit RA, Elm JJ et al. Clopidogrel and Aspirin in Acute Ischemic Stroke and High-Risk TIA. N Engl J Med. 2018;379(3):215-25.

ANEXO 23.1
Escala NIHSS

Instrução	Definição da escala
1a. Nível de consciência O investigador deve escolher uma resposta mesmo se uma avaliação completa é prejudicada por obstáculos como um tubo orotraqueal, barreiras de linguagem, trauma ou curativo orotraqueal. Um 3 é dado apenas se o paciente não faz nenhum movimento (outro além de postura reflexa) em resposta à estimulação dolorosa	0 = Alerta; reponde com entusiasmo. 1 = Não alerta, mas ao ser acordado por mínima estimulação obedece, responde ou reage. 2 = Não alerta, requer repetida estimulação ou estimulação dolorosa para realizar movimentos (não estereotipados). 3 = Responde somente com reflexo motor ou reações autonômicas, ou totalmente irresponsivo, flácido e arreflexo.
1b. Perguntas de nível de consciência O paciente é questionado sobre o mês e sua idade. A resposta deve ser correta – não há nota parcial por chegar perto. Pacientes com afasia ou estupor que não compreendem as perguntas irão receber 2. Pacientes incapacitados de falar devido a intubação orotraqueal, trauma orotraqueal, disartria grave de qualquer causa, barreiras de linguagem ou qualquer outro problema não secundário a afasia receberão um 1. É importante que somente a resposta inicial seja considerada e que o examinador não "ajude" o paciente com dicas verbais ou não verbais	0 = Responde ambas as questões corretamente. 1 = Responde uma questão corretamente. 2 = Não responde nenhuma questão corretamente.
1c. Comandos de nível de consciência O paciente é solicitado a abrir e fechar os olhos e então abrir e fechar a mão não parética. Substitua por outro comando de um único passo se as mãos não podem ser utilizadas. É dado credito se uma tentativa inequívoca é feita, mas não completada devido à fraqueza. Se o paciente não responde ao comando, a tarefa deve ser demonstrada a ele (pantomima) e o resultado registrado (i.e., segue um, nenhum ou ambos os comandos). Aos pacientes com trauma, amputação ou outro impedimento físico devem ser dados comandos únicos compatíveis. Somente a primeira tentativa é registrada	0 = Realiza ambas as tarefas corretamente. 1 = Realiza uma tarefa corretamente. 2 = Não realiza nenhuma tarefa corretamente.

2. Melhor olhar conjugado Somente os movimentos oculares horizontais são testados. Movimentos oculares voluntários ou reflexos (oculocefálico) recebem nota, mas a prova calórica não é usada. Se o paciente tem um desvio conjugado do olhar, que pode ser sobreposto por atividade voluntária ou reflexa, o escore será 1. Se o paciente tem uma paresia de nervo periférica isolada (NC III, IV ou VI), marque 1. O olhar é testado em todos os pacientes afásicos. Os pacientes com trauma ocular, curativos, cegueira preexistente ou outro distúrbio de acuidade ou campo visual devem ser testados com movimentos reflexos e a escolha feita pelo investigador. Estabelecer contato visual e, então, mover-se perto do paciente de um lado para outro, pode esclarecer a presença de paralisia do olhar.	0 = Normal. 1 = Paralisia parcial do olhar. Este escore é dado quando o olhar é anormal em um ou ambos os olhos, mas não há desvio forçado ou paresia total do olhar. 2 = Desvio forçado ou paralisia total do olhar que não podem ser vencidos pela manobra oculocefálica.
3. Visual Os campos visuais (quadrantes superiores e inferiores) são testados por confrontação, utilizando contagem de dedos ou ameaça visual, conforme apropriado. O paciente deve ser encorajado, mas se olha para o lado do movimento dos dedos, deve ser considerado como normal. Se houver cegueira unilateral ou enucleação, os campos visuais no olho restante são avaliados. Marque 1 somente se uma clara assimetria, incluindo quadrantanopsia, for encontrada. Se o paciente é cego por qualquer causa, marque 3. Estimulação dupla simultânea é realizada neste momento. Se houver uma extinção, o paciente recebe 1 e os resultados são usados para responder à questão 11.	0 = Sem perda visual. 1 = Hemianopsia parcial. 2 = Hemianopsia completa. 3 = Hemianopsia bilateral (cego, incluindo cegueira cortical).
4. Paralisia facial Pergunte ou use pantomima para encorajar o paciente a mostrar os dentes ou sorrir e fechar os olhos. Considere a simetria de contração facial em resposta a estímulo doloroso em paciente pouco responsivo ou incapaz de compreender. Na presença de trauma /curativo facial, tubo orotraqueal, esparadrapo ou outra barreira física que obscureça a face, estes devem ser removidos, tanto quanto possível.	0 = Movimentos normais simétricos. 1 = Paralisia facial leve (apagamento de prega nasolabial, assimetria no sorriso). 2 = Paralisia facial central evidente (paralisia facial total ou quase total da região inferior da face). 3 = Paralisia facial completa (ausência de movimentos faciais das regiões superior e inferior da face).

5.	**Motor para braços** O braço é colocado na posição apropriada: extensão dos braços (palmas para baixo) a 90° (se sentado) ou a 45° (se deitado). É valorizada queda do braço se esta ocorre antes de 10 segundos. O paciente afásico é encorajado através de firmeza na voz e de pantomima, mas não com estimulação dolorosa. Cada membro é testado isoladamente, iniciando pelo braço não parético. Somente em caso de amputação ou de fusão de articulação no ombro, o item deve ser considerado não testável (NT), e uma explicação deve ser escrita para esta escolha	0 = Sem queda; mantém o braço 90° (ou 45°) por 10 segundos completos 1 = Queda; mantém o braço a 90° (ou 45°), porém este apresenta queda antes dos 10 segundos completos; não toca a cama ou outro suporte 2 = Algum esforço contra a gravidade; o braço não atinge ou não mantém 90° (ou 45°), cai na cama, mas tem alguma força contra a gravidade 3 = Nenhum esforço contra a gravidade; braço despenca 4 = Nenhum movimento NT = Amputação ou fusão articular, explique:_____ 5a. Braço esquerdo 5b. Braço direito
6.	**Motor para pernas** A perna é colocada na posição apropriada: extensão a 30° (sempre na posição supina). É valorizada queda do braço se esta ocorre antes de 5 segundos. O paciente afásico é encorajado através de firmeza na voz e de pantomima, mas não com estimulação dolorosa. Cada membro é testado isoladamente, iniciando pela perna não parética. Somente em caso de amputação ou de fusão de articulação no quadril, o item deve ser considerado não testável (NT), e uma explicação deve ser escrita para esta escolha.	0 = Sem queda; mantém a perna a 30° por 5 segundos completos. 1 = Queda; mantém a perna a 30°, porém esta apresenta queda antes dos 5 segundos completos; não toca a cama ou outro suporte. 2 = Algum esforço contra a gravidade; a perna não atinge ou não mantém 30°, cai na cama, mas tem alguma força contra a gravidade. 3 = Nenhum esforço contra a gravidade; perna despenca. 4 = Nenhum movimento. NT = Amputação ou fusão articular, explique:_____ 6a. Perna esquerda 6b. Perna direita
7.	**Ataxia de membros** Este item é avalia se existe evidência de uma lesão cerebelar unilateral. Teste com os olhos abertos. Em caso de defeito visual, assegure-se que o teste é feito no campo visual intacto. Os testes índex-nariz e calcanhar-joelho são realizados em ambos os lados e a ataxia é valorizada, somente, se for desproporcional à fraqueza. A ataxia é considerada ausente no paciente que não pode entender ou está hemiplégico. Somente em caso de amputação ou de fusão de articulações, o item deve ser considerado não testável (NT), e uma explicação deve ser escrita para esta escolha. Em caso de cegueira, teste tocando o nariz, a partir de uma posição com os braços estendidos.	0 = Ausente. 1 = Presente em 1 membro. 2 = Presente em dois membros. NT = Amputação ou fusão articular, explique:_____

8. **Sensibilidade** Avalie sensibilidade ou mímica facial ao beliscar ou retirada do estímulo doloroso em paciente torporoso ou afásico. Somente a perda de sensibilidade atribuída ao AVC é registrada como anormal e o examinador deve testar tantas áreas do corpo (braços [exceto mãos], pernas, tronco e face) quantas forem necessárias para checar acuradamente uma perda hemissensitiva. Um escore de 2, "grave ou total", deve ser dado somente quando uma perda grave ou total da sensibilidade pode ser claramente demonstrada. Portanto, pacientes em estupor e afásicos irão receber provavelmente 1 ou 0. O paciente com AVC de tronco que tem perda de sensibilidade bilateral recebe 2. Se o paciente não responde e está quadriplégico, marque 2. Pacientes em coma (item 1a = 3) recebem arbitrariamente 2 neste item.	0 = Normal; nenhuma perda. 1 = Perda sensitiva leve a moderada; a sensibilidade ao beliscar é menos aguda ou diminuída do lado afetado, ou há uma perda da dor superficial ao beliscar, mas o paciente está ciente de que está sendo tocado. 2 = Perda da sensibilidade grave ou total; o paciente não sente que está sendo tocado.
9. **Melhor linguagem** Uma grande quantidade de informações acerca da compreensão pode obtida durante a aplicação dos itens precedentes do exame. O paciente é solicitado a descrever o que está acontecendo no quadro em anexo, a nomear os itens na lista de identificação anexa e a ler da lista de sentença anexa. A compreensão é julgada a partir destas respostas assim como das de todos os comandos no exame neurológico geral precedente. Se a perda visual interfere com os testes, peça ao paciente que identifique objetos colocados em sua mão, repita e produza falas. O paciente intubado deve ser incentivado a escrever. O paciente em coma (Item 1a = 3) receberá automaticamente 3 neste item. O examinador deve escolher um escore para pacientes em estupor ou pouco cooperativos, mas a pontuação 3 deve ser reservada ao paciente que está mudo e que não segue nenhum comando simples.	0 = Sem afasia; normal. 1 = Afasia leve a moderada; alguma perda óbvia da fluência ou dificuldade de compreensão, sem limitação significativa das ideias expressas ou forma de expressão. A redução do discurso e/ou compreensão, entretanto, dificultam ou impossibilitam a conversação sobre o material fornecido. Por exemplo, na conversa sobre o material fornecido, o examinador pode identificar figuras ou item da lista de nomeação a partir da resposta do paciente. 2 = Afasia grave; toda a comunicação é feita através de expressões fragmentadas; grande necessidade de interferência, questionamento e adivinhação por parte do ouvinte. A quantidade de informação que pode ser trocada é limitada; o ouvinte carrega o fardo da comunicação. O examinador não consegue identificar itens do material fornecido a partir da resposta do paciente. 3 = Mudo, afasia global; nenhuma fala útil ou compreensão auditiva.

10. Disartria Se acredita que o paciente é normal, uma avaliação mais adequada é obtida, pedindo-se ao paciente que leia ou repita palavras da lista anexa. Se o paciente tem afasia grave, a clareza da articulação da fala espontânea pode ser graduada. Somente se o paciente estiver intubado ou tiver outras barreiras físicas a produção da fala, este item deverá ser considerado não testável (NT). Não diga ao paciente por que ele está sendo testado.	0 = Normal. 1 = Disartria leve a moderada; paciente arrasta pelo menos algumas palavras, e na pior das hipóteses, pode ser entendido, com alguma dificuldade. 2 = Disartria grave; fala do paciente é tão empastada que chega a ser ininteligível, na ausência de disfasia ou com disfasia desproporcional, ou é mudo/anártrico. NT = Intubado ou outra barreira física; explique:_____
11. Extinção ou desatenção (antiga negligência) Informação suficiente para a identificação de negligência pode ter sido obtida durante os testes anteriores. Se o paciente tem perda visual grave, que impede o teste da estimulação visual dupla simultânea, e os estímulos cutâneos são normais, o escore é normal. Se o paciente tem afasia, mas parece atentar para ambos os lados, o escore é normal. A presença de negligência espacial visual ou anosagnosia pode também ser considerada como evidência de negligência. Como a anormalidade só é pontuada se presente, o item nunca é considerado não testável.	0 = Nenhuma anormalidade. 1 = Desatenção visual, tátil, auditiva, espacial ou pessoal, ou extinção à estimulação simultânea em uma das modalidades sensoriais. 2 = Profunda hemidesatenção ou hemidesatenção para mais de uma modalidade; não reconhece a própria mão e se orienta somente para um lado do espaço.

Sentenças para leitura no item 9 do NIHSS

- Você sabe como fazer.
- De volta para casa.
- Eu cheguei em casa do trabalho.
- Próximo da mesa, na sala de jantar.
- Eles ouviram o Pelé falar no rádio.

Lista de leitura para no item 10 do NIHSS

- Mamãe
- Tic-Tac
- Paralelo
- Obrigado
- Estrada de ferro
- Jogador de futebol

Lista para nomeação no item 9 do NIHSS

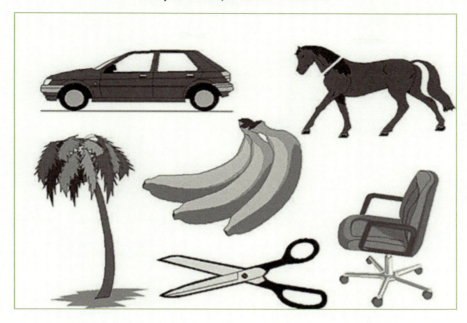

Figura para o item 9 do NIHSS

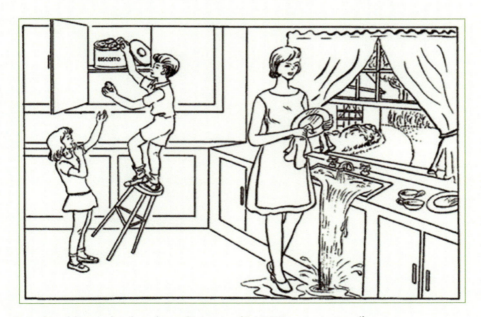

Fonte: http://www.nihstrokescale.org/Portuguese/2_NIHSS-português-site.pdf.

ANEXO 23.2
Escala ASPECT

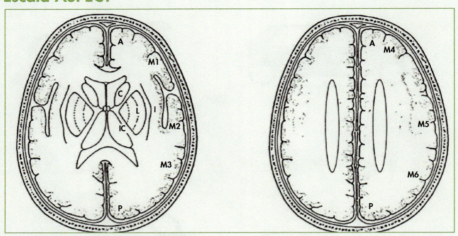

Regiões analisadas (total de 10 regiões):
C: Caudado
L: Lentiforme
I: Ínsula
IC: Cápsula interna
M1 a 6: Território de artéria cerebral média
ASPECTS = 10 − [nº de regiões hipodensas na TC de crânio]

ANEXO 23.3
Escala de Rankin modificada

Grau	Descrição
0	Sem sintomas.
1	Nenhuma incapacidade significativa, a despeito dos sintomas; capaz de conduzir todos os deveres e as atividades habituais.
2	Leve incapacidade; incapaz de realizar todas as atividades prévias, porém é independente para os cuidados pessoais.
3	Incapacidade moderada; requer alguma ajuda, mas é capaz de caminhar sem assistência (pode usar bengala ou andador).
4	Incapacidade moderadamente severa; incapaz de caminhar sem assistência e incapaz de atender às próprias necessidades fisiológicas sem assistência.
5	Deficiência grave; confinado à cama, incontinente, requerendo cuidados e atenção constante de enfermagem.
6	Óbito.

Fonte: Stroke, 2002, v. 33, p. 2243-2246.

Capítulo 24

Interface neurocirúrgica nas emergências neurovasculares

João Gustavo Rocha Peixoto dos Santos
Wellingson Silva Paiva

Doença cerebrovascular isquêmica
Infarto da artéria cerebral média
Contexto

Paciente que apresentam áreas extensas de infarto no território da artéria cerebral média habitualmente evoluem com deterioração neurológica dentro de 48 horas do íctus devido ao desenvolvimento de edema cerebral, levando a efeito expansivo e herniação progressiva.[1] A craniectomia descompressiva (também conhecida na literatura médica de língua inglesa como *hemicraniectomy*) pode levar a uma redução da mortalidade de 32% em infartos de hemisférios não dominantes (até 37% de todos os casos).[2] Três principais ensaios clínicos randomizados abordaram a questão da mortalidade e prognóstico neurológico dos pacientes submetidos à craniectomia descompressiva.

O primeiro deles publicado em 2007 foi o DECIMAL (*decompressive craniectomy in malignant MCA infarction*)[3] que randomizou 38 pacientes mais jovens que 55 anos e que apresentavam infarto de mais 50% do território da artéria cerebral média e maior que 145 mL na sequência difusão da ressonância magnética e que tinham um NIHSS ≥16. O braço de pacientes com tratamento clínico recebia medidas para controle da hipertensão intracraniana. Os que eram randomizados para o grupo cirúrgico recebiam craniectomia descompressiva ipsilateral com duroplastia em até 30 horas do início dos sintomas. O estudo teve que ser interrompido pelo lento recrutamento, mas uma significativa redução da mortalidade foi observada (52,8% redução absoluta). Com relação ao prognóstico neurológico, o desfecho funcional em 1 ano mostrou um aumento não estatisticamente significativo de pacientes com escore modificado de Rankin de 3 ou menos (50% × 22%), assim como um aumento não significativo de escores de 4 ou maiores (25% × 0%). Os dados sugerem que a cirurgia aumenta a sobrevida, mas não leva necessariamente a um melhor prognóstico neurológico.

O estudo DESTINY (*decompressive surgery for the treatment of malignant infarction of the middle cerebral artery*)[4] incluiu pacientes com idade inferior a 60 anos com infarto ≥ 2/3 do território de irrigação da artéria cerebral média e escore de NIHSS > 18 para hemisfério não dominante e > 20 para hemisfério dominante. Os resultados foram semelhantes aos do DECIMAL com significante redução da mortalidade (53% × 18%), porém sem significante aumento de sobrevida com uma escala de Rankin modificada de 3 ou menos (47% × 27%). O DESTINY II fez análise de paciente com idade acima de 60 anos e a cirurgia aumentou a percentual de paciente que sobreviveram sem incapacidade severa (38% × 18%), definido como escore de Rankin modificado de 0-4. Houve também uma baixa mortalidade no grupo cirúrgico (33% × 70%).

O HAMLET (*hemicraniectomy after middle cerebral artery infarction with life threatening edema*)[5], outro ensaio clínico abordando os mesmos aspectos publicado em 2009, incluiu pacientes até 4 dias do íctus. Houve também uma redução do risco absoluto de 38% nos pacientes operados, porém sem uma redução de um prognóstico neurológico pobre nos sobreviventes.

Indicações e técnica cirúrgica

As indicações cirúrgicas são derivadas dos conceitos obtidos dos estudos previamente citados[1-3] e podem-se resumir em[2]:
1) pacientes com idade < 60 anos;
2) infarto ≥ 50% do território da artéria cerebral média;
3) NIHSS ≥ 16;
4) rebaixamento do nível de consciência (desde sonolência até coma, se sugerirem ser secundários à hipertensão intracraniana);
5) deterioração neurológica nas primeiras 48 horas do íctus.

A cirurgia realizada como previamente comentado é a craniectomia descompressiva, também chamada de hemicraniectomia. Existem variações técnicas de serviço para serviço desde a incisão da pele, abertura do músculo temporal e craniectomia em si. Apesar disso, a técnica cirúrgica pode ser dividida didaticamente em dois momentos principais que independem das técnicas adotadas nos serviços de neurocirurgia:
1) craniectomia (que consiste na retirada do osso – diferente de craniotomia, em que o osso é reposto no fim da cirurgia);
2) duroplastia (abertura da dura-máter com interposição de enxerto que é suturado nas bordas da dura-máter incisada a fim de expandir o espaço intradural).

A craniectomia engloba as regiões fronto-têmporo-parietais ipsilateral e deve ter dimensões de pelo menos 13 × 8 cm em seus maiores diâmetros. A abertura dural (durotomia) é realizada seguindo a curvatura da craniectomia, em formato de "C", cujas as bordas passam aproximadamente no giro frontal médio e giro temporal médio e a concavidade do "C" se curva em torno do fim da fissura silviana.

Após abertura dural (durotomia), um enxerto sintético ou de pericrânio (autólogo) é interposto nas bordas da dura-máter e suturado, aumentando assim o espaço intradural (duroplastia).

Infarto cerebelar

Contexto

É um evento relativamente raro, visto em 0,6% de todas as tomografias de crânio realizadas pelos mais diversos motivos. Os territórios vasculares mais frequentemente acometidos são os da artéria cerebelar póstero-inferior, artéria vertebral e artéria cerebelar superior, podendo ainda acometer outros territórios com menor frequência.[2] Diante da alta mortalidade do infarto cerebelar com compressão de tronco (80% morreram, se não operados) poucos trabalhos objetivaram comparar a conduta não cirúrgica para esses casos.[1]

Comparativamente com os infartos supratentoriais, pacientes com infarto cerebelar evoluem melhor, tendo 40 a 50% dos sobreviventes com incapacidade leve ou melhor prognóstico.

Indicações e técnica cirúrgica

Dentre os sinais clínicos e radiológicos aqueles decorrentes da compressão do tronco principalmente quando associados a rebaixamento do nível de consciência são os grandes marcadores da necessidade da intervenção cirúrgica. O rebaixamento do sensório pode ocorrer secundariamente à compressão do tronco e/ou à hidrocefalia pela oclusão do IV ventrículo, causado pelo infarto cerebelar que obstrui o fluxo liquórico normal. Quando secundário à compressão de tronco o rebaixamento é um evento tardio que num paciente não operado aparecerá após os seguintes achados em ordem cronológica:
1) Paralisia do VI nervo.
2) Perda do olhar conjugado lateral (compressão do núcleo IV).
3) Paralisia facial periférica (compressão do colículo facial).
4) Confusão e sonolência (compressão da substância reticular ativadora ascendente no tronco, podendo-se associado hidrocefalia).

É importante salientar que o infarto da artéria vertebral e da artéria cerebelar póstero-inferior sabidamente pode causar uma síndrome lateral pontinha (Marie-Foxx) ou bulbar lateral (Wallenberg) que causam sinais parecidos com os da compressão de tronco com o diferencial da ausência do rebaixamento do sensório. Pacientes com quadro clínico decorrente dessas síndromes, portanto, não têm indicação cirúrgica.

Com relação à cirurgia, a técnica preconizada é a da craniectomia suboccipital. Esta sem tanta variação entre os serviços neurocirúrgicos. Também pode ser dividida didaticamente em dois momentos:
1) Craniectomia suboccipital – que consiste na retirada do osso da occipital abaixo do ínio (ponto craniométrico no osso occipital que projeta a altura do seio transverso) com abertura lateral até identificação da face lateral cerebelar e retirada do arco posterior de C1.
2) Durotomia com duroplastia – abertura dural em formato de "Y" e duroplastia com enxerto.

Hemorragia intracerebral

Relação etiológico-topográfica

A doença cerebrovascular hemorrágica compõe 10-15% de todos os acidentes vasculares. Inclui etiologias primárias e secundárias. Dentre as primárias, destacam-se a hemorragia intracerebral espontânea associada à hipertensão e a angiopatia amiloide. Quanto às hemorragias secundárias, temos os sangramentos decorrentes de tumores, malformações arteriovenosas, cavernomas, os infartos venosos e outros. Devido à sua localização típica nucleocapsular/pontina/cerebelar, os hematomas hipertensivos apresentam sangramento parenquimal com potencial de extensão para os ventrículos, gerando uma outra entidade cirúrgica que é a hidrocefalia secundária ao hemoventrículo.[1]

Outra característica importante desses hematomas é a sua localização, pois além de influenciarem no tipo de acesso cirúrgico sugerem a provável etiologia. Os hematomas hipertensivos se encontram nas seguintes topografias[2]:
a) Na região nucleocapsular (50%)
b) Tálamo (15%)
c) Ponte (10%)

d) Cerebelo (10%)
e) Tronco cerebral (5%)
f) Substância branca (10%)

Os hematomas hipertensivos da região putaminal possuem como base fisiopatológica os microaneurismas da Charcot-Bouchard que ocorrem nos ramos lenticuloestriados laterais da artéria cerebral média. Os hematomas hipertensivos pontinos e cerebelares decorrem de microdilatações que ocorrem nos ramos paramedianos da artéria basilar. Já os hematomas talâmicos ocorrem por ruptura de ramos talamoperfurantes.

A angiopatia amiloide e as hematomas intracerebrais de etiologia secundária se apresentam habitualmente como sangramentos lobares. Nos sangramentos cerebelares e nucleocapsulares (às vezes com hemoventrículo) em pacientes jovens deve-se lembrar da possibilidade da presença de uma malformação arteriovenosa no leque do diagnóstico diferencial.

Os aneurismas cerebrais, quando rotos, costumam se apresentar com hemorragia subaracnoide. Entretanto pode também apresentar hematomas intracerebrais. Dois aneurismas rotos possuem hematomas clássicos: o hematoma da fissura silviana do aneurisma roto da artéria cerebral média que produz a denominada imagem em chama de vela e o hematoma de giro reto dos aneurismas do complexo comunicante anterior, destacando-se o aneurisma da artéria comunicante anterior.

Hematomas supratentoriais

Contexto

Ainda há muita controvérsia quanto à conduta cirúrgica nos hematomas intracerebrais. Os defensores da conduta cirúrgica têm como objetivo reduzir o efeito expansivo e o edema destrutivo que produziriam à lesão secundária no tecido perilesional. A questão é que apesar da drenagem do hematoma levar à redução do efeito expansivo e da pressão intracraniana, a fisiopatologia do edema perilesional e da lesão secundária permanecem como tópico de investigação. A teoria mais aceita vem de estudos em animais e acredita num contexto multifatorial que envolve efeitos citotóxicos dos produtos de degradação da hemoglobina, quebra da barreira hematoencefálica e as alterações perilesionais do fluxo sanguíneo cerebral. O edema das primeiras horas está associado ao aumento da pressão hidrostática e da retração do coágulo, o edema tardio está relacionado aos efeitos da trombina e cascata de coagulação.

A controvérsia da conduta cirúrgica começou em 1961 quando McKissock e cols.[6] publicaram um ensaio clínico randomizado de 180 casos comparando o tratamento clínico e cirúrgico e não observou diferença. Por mais que o estudo tentasse prezar pelo rigor metodológico havia dificuldades técnicas do método de seleção dos pacientes numa época em que não havia tomografia computadorizada e os diagnósticos eram dados baseados em achados liquóricos e desvio dos vasos na angiografia. Dois outros ensaios clínicos randomizados publicados em 1989, comparando drenagem endoscópica com o tratamento conservador, mostraram algum benefício da intervenção minimamente invasiva. O primeiro de Juvela e cols.[7] randomizou 52 pacientes com hematoma intracerebrais espontâneos e não observou diferença de prognóstico ou mortalidade em 6 meses comparando com o tratamento clínico. Entretanto, observou uma importante redução da mortalidade nos pacientes torporosos (escala de coma de Glasgow 7-10) que eram operados, mesmo que o desfecho funcional ainda fosse pobre. Auer e cols.[8] randomizaram 100 pacientes com hemorragias intracerebrais espontâneas (HIE) comparando abordagem endoscópica com tratamento conservador e observaram benefícios prognósticos quanto de sobrevida. Um subgrupo de análise demostrou que o tamanho de hematoma e sua localização eram importantes fatores prognósticos. Paciente operados com hematomas menores de 50 mL subcorticais têm um desfecho funcional significantemente melhor em 6 meses, mas sem diferenças na mortalidade. Aqueles que tinha hematomas maiores que 50 mL não demostraram melhores desfechos funcionais, mas tinham uma mortalidade menor quando comparado com o grupo de tratamento clínico.

Quando se parte para analisar a abordagem com craniotomia para tratamento das HIE, a controvérsia aumenta. Meta-análises que colocaram juntos ensaios clínicos randomizados pré e pós-tomografia (pós-TC) mostraram resultados destoantes com uma menor mortalidade naqueles na era pós-TC. Diante da discussão o ensaio clínico Surgical Trial in Intracerebral Hemorrhage (STICH)[9] randomizou mais de 1.000 pacientes com HIE supratentorial em mais de 80 centros internacionais comparando tratamento cirúrgico e clínico. Paciente submetidos à cirurgia precoce não demostraram um melhor prognóstico em 6 meses, nem apresentaram mortalidade significantemente menor. Os desfechos dos pacientes foram analisados numa maneira de intenção de tratar (*intention-to-treat*), mas o cruzamento (*crossover*) de grupos acontecem em 26% randomizados para o tratamento clínico. Aí se encontra a grande crítica do estudo. Paciente com hematomas maiores e possível pior prognóstico funcional e de mortalidade foram cruzados de grupo.

Indicações e técnicas cirúrgicas

As indicações de tratamento cirúrgico são seguidas na maioria dos serviços de Neurocirurgia por saber desse efeito teórico de redução da mortalidade e da pressão intracraniana, auxiliando no manejo intensivo.

As indicações de cirurgia são:
1) hematomas lobares > 30 mL, situados até 1 cm da superfície cortical e associados à rebaixamento do nível de consciência.
2) Desvio das estruturas linha mediana ≥ 5 mm.

Hematomas cerebelares

Contexto

Pelo risco de herniação e morte precoce a comparação entre tratamento cirúrgico e clínico em pacientes com hematomas na fossa posterior e rebaixamento do nível de consciência não foi motivo de investigação. Kirollos e cols.[10] mostraram que em pacientes despertos com bom *status* neurológico, sem compressão de tronco, fechamento do 4º ventrículo ou hidrocefalia, o tratamento clínico mostra bons resultados.

Indicações e técnicas cirúrgicas

O quadro clínico do paciente vai ser o maior norteador da conduta. Não existe consenso sobre a técnica. A maioria dos cirurgiões opta por uma craniotomia pequena e drenagem do hematoma, colocando-se antes da abordagem do hematoma, uma derivação ventricular externa para drenagem de liquor. Isso diminui o inchaço na fossa posterior, ajudando na drenagem do hematoma. Há neurocirurgiões que a depender da quantidade do edema associado vão optar por uma craniectomia descompressiva semelhante à técnica descrita para a doença cerebrovascular isquêmica.

As indicações formais de cirurgia são:
1) Paciente com hematomas com compressão de tronco.
2) Hematomas com fechamento do IV ventrículo.
3) Hematomas com hidrocefalia.
4) Hematomas na fossa posterior e paciente torporosos.
5) Hematomas maiores que 3 cm em diâmetro ou 13 cm^3.

Hemoventrículo
Contexto
O hemoventrículo secundário à HIE ocorre em 40% dos casos. É também um fator independente de mau prognóstico. Apesar da necessidade do controle da hidrocefalia com a colocação da derivação ventricular externa, os poucos estudos que analisaram esses pacientes mostram um prognóstico pobre. É um dos itens do *ICH score*[11] e quando presente o hemoventrículo soma 1 ponto, aumento a mortalidade.

Indicações e técnicas cirúrgicas
Sempre que o hemoventrículo repercutir em hidrocefalia (diagnóstico clínico/radiológico) está indicada a colocação da derivação ventricular externa (DVE). As técnicas de colocação da derivação são simples, optando-se por um dos pontos craniométricos clássicos e puncionando-se o ventrículo lateral. Há serviços que instilam agente trombolíticos pela DVE para dissolução do coágulo. O ensaio clínico randomizado CLEAR III avaliou a eficácia desse método e mostrou que a técnica é segura, apesar de não ter observado uma melhora no prognóstico neurológico. Há ainda serviços de neurocirurgia que optam pela abordagem endoscópica com lavagem dos ventrículos com o objetivo de diminuir a obstrução da derivação ventricular externa e encurtar o tempo de sua permanência. Os resultados em termos funcionais e prognósticos dessa conduta não foram mérito ainda de grandes ensaios clínicos randomizados.

Hemorragias de tronco
Contexto
A grande maioria das hemorragias intracerebrais espontâneas, ou seja, aquelas associadas à hipertensão ocorrem na ponte. Tanto na ponte como em outras localizações a abordagem cirúrgica é mórbida, de modo que o tratamento escolhido é não cirúrgico com controle da pressão arterial. Por obstruir o fluxo liquórico, eventualmente há a necessidade de colocação de uma derivação ventriculoperitoneal nos casos que apresentam hidrocefalia.

Indicações e técnicas cirúrgicas
Como já mencionado, só há indicação cirúrgica nos casos de hidrocefalia e o procedimento indicado e a derivação ventriculoperitoneal.

ICH score
O escore da hemorragia intracerebral (em inglês, *ICH score*) foi desenvolvido como uma maneira prática de definir a mortalidade dos pacientes com hemorragia intracerebral. Esse escore possui alguns itens com pontuação específica e o número final do somatório determina a mortalidade do paciente (Tabela 24.1)[11]. O estudo[11] não teve pacientes com pontuação de 6, mas acredita que pela mortalidade do grupo com pontuação 5, a mortalidade também deva ser alta.

Tabela 24.1 – Determinando o escore ICH

Componente	Pontuação
Escala de Coma de Glasgow	
3-4	2
5-12	1
13-15	0
Volume do hematoma (mL)	
≥ 30	1
< 30	0
Hematoma infratentorial	
Sim	1
Não	0
Hemoventrículo	
Sim	1
Não	0
Idade	
≥ 80 anos	1
< 80 anos	0

As mortalidades em 30 dias de acordo com a pontuação final
1 = 13%
2 = 26%
3 = 72%
4 = 97%
5 = 100%

Referências

1. Lee YM, Magarik JA, Mocco J. Acute Medical Management of Ischemic and Hemorrhagic Stroke In: Youmans & Winn HR (eds): Youmans Neurological Surgery, 7º ed. Philadelphia, Elsevier, 2017, pp 3040-3045.
2. Greenberg MS. Handbook of Neurosurgery. 8º ed. Thieme, 2016. pp. 1264-1352.
3. Vahedi K, Vicaut E, Mateo J et al. Sequential-design, multicenter, randomized, controlled trial of early decompressive craniectomy in malignant middle cerebral artery infarction (DECIMAL Trial). Stroke. 2007;38:2506-17.
4. Jüttler E, Schwab S, Schmiedek P et al. Decompressive Surgery for the Treatment of Malignant Infarction of the Middle Cerebral Artery (DESTINY): a randomized, controlled trial. Stroke. 2007;38:2518-25.
5. Hofmeijer J, Kappelle LJ, Algra A et al. Surgical decompression for space-occupying cerebral infarction (the Hemicraniectomy After Middle Cerebral Artery infarction with Life-threatening Edema Trial [HAMLET]): a multicentre, open, randomised trial. Lancet Neurol. 2009;8:326-33.
6. McKissock W. Primary intracerebral hæmorrhage: a controlled trial of surgical and conservative treatment in 180 unselected cases. The Lancet. 1961:221-6 (Jul 29).
7. Juvela S et al. The treatment of spontaneous intracerebral hemorrhage. A prospective randomized trial of surgical and conservative treatment. J Neurosurg. 1989;70:755-758.

8. Auer LM et al. Endoscopic surgery versus medical treatment for spontaneous intracerebral hematoma: a randomized study. J Neurosurg. 1989;70:530-535.
9. Mendelow AD et al. Early surgery versus initial conservative treatment in patients with spontaneous supratentorial intracerebral haematomas in the International Surgical Trial in Intracerebral Haemorrhage (STICH): a randomised trial. Lancet. 2005;365: 387-397.
10. Kirollos RW, Tyagi AK, Ross SA et al. Management of spontaneous cerebellar hematomas: a prospective treatment protocol. Neurosurgery. 2001;49:1378-1386, discussion 1386-1387.
11. Hemphill JC,3rd, Bonovich DC, Besmert is L, Manley GT, Johnston SC. The ICH score: a simple, reliable grading scale for intracerebral hemorrhage. Stroke. 2001; 32:891-897.
12. Hanley, D et al. Thrombolytic removal of intraventricular haemorrhage in treatment of severe stroke: results of the randomised, multicentre, multiregion, placebo-controlled CLEAR III trial. Lancet. 2017;389:603-611.

Capítulo 25
Hipertensão intracraniana

João Gustavo Rocha Peixoto dos Santos
Gustavo Sousa Noleto

Conceitos sobre pressão e hipertensão intracraniana

Conceito

A pressão intracraniana pode ser definida como a pressão exercida pelas paredes da caixa craniana sobre o tecido cerebral, líquido cefalorraquidiano e volume sanguíneo circulante; seu valor decorre das alterações dos volumes desses conteúdos num determinado espaço de tempo. Os valores considerados normais variam de acordo com fatores constitucionais como a idade e sexo, mas ficam de torno de 5-15 mmHg, sendo toleráveis níveis até 20 mmHg.[2]

Há definição de hipertensão intracraniana quando ocorre a manutenção da pressão intracraniana acima de 20 mmHg por mais de 5 minutos.[2] Essa hipertensão pode ainda ser didaticamente dividida em leve (21-29 mmHg), moderada (30-40 mmHg) e grave (> 40 mmHg).[9]

De acordo com o teorema de Pascal, qualquer aumento de pressão num sistema comunicante contendo um fluido ideal se distribui de forma igual a todos os pontos desse fluido e às paredes do recipiente que o contém.[7] Dessa forma, é possível compreender a possibilidade de aferição da pressão intracraniana através de diferentes métodos e regiões.

Fluxo sanguíneo cerebral (FSC), pressão de perfusão cerebral (PPC) e autorregulação cerebral

Cerca de 20% do débito cardíaco é direcionado para o encéfalo. O fluxo sanguíneo cerebral (FSC) pode apresentar alterações fisiológicas, dependendo de fatores como a taxa metabólica, pressão parcial do CO_2 (fatores metabólicos) e a resistência vascular periférica, também conhecida como reatividade pressórica cerebrovascular, que é a capacidade da musculatura lisa vascular em reagir as variações da pressão transmural.

Entretanto, esse valor costuma ser constante, em torno de 50 mL/100 g/min. Essa habilidade do encéfalo de manter o FSC relativamente constante em um certo intervalo de pressão arterial média é o que denominamos autorregulação cerebral. É possível expressar o FSC através da seguinte equação:

$$FSC = PPC/RVP$$

PPC = Pressão de Perfusão Cerebral
RVP = Resistencia Vascular Periférica

A pressão de perfusão cerebral é calculada através da diferença da Pressão Arterial Média (PAM) pela Pressão Intracraniana (PIC). Podendo ser ilustrada pela seguinte forma:

$$PPC = PAM - PIC$$

O FSC tende a se manter preservado diante de variações da PPC dentro do intervalo entre 50 mmHg e 150 mmHg (limite máximo da autorregulação). Devido à autorregulação, valores baixos de PPC costumam ser compensados por diminuição da RVP, de forma a manter o FSC constante. Porém, valores muito baixos de PPC podem ultrapassar o limite da compensação, levando a dano secundário por hipóxia tecidual com penumbra isquêmica (> 20 mL/100 g/min) e até morte neuronal (< 10 mL/100 g/min). Da mesma maneira, valores altos de PPC (> 150 mmHg) podem passar a capacidade de compensação do FSC, gerando hiperemia com edema cerebral e encefalopatia hipertensiva.[8]

Valores normais da PIC para idade

Apesar da dificuldade de padronização dos valores nas crianças, lactentes e neonatos, há um consenso na literatura de que os valores de normalidade se situam nos seguintes intervalos (Tabela 25.1):[5]

Tabela 25.1 – Variação da PIC em faixas etárias

Faixa etária	Variação normal (mmHg)
Adultos e crianças mais velhas	<10-15
Crianças jovens	3-7
Infantes a termo	1,5-6

Fisiologia

Doutrina de Monro-Kellie sobre a dinâmica da PIC

Segundo esta doutrina, o encéfalo, o liquor e o sangue estão contidos em um compartimento não expansível, o crânio. O aumento de um dos componentes ou o surgimento de um componente adicional (tumor, edema, etc.) deverá ocorrer à custa da redução compensatória no volume dos demais componentes. Liquor e sangue venoso têm o seu conteúdo gradativamente reduzido, de modo que o volume total permaneça constante, do contrário, haverá elevação da PIC.[1]

Uma vez esgotados os mecanismos compensatórios, a PIC se eleva de forma exponencial, conforme observado na curva de Langfit (curva pressão × volume) (Figura 25.1).

A homeostasia pressórica intracraniana depende do equilíbrio entre os diferentes compartimentos, conforme a doutrina de Monro-Kellie, representada pela equação que se segue:

$$\text{Volume intracraniano} = V\text{ sangue} + V\text{ encéfalo} + V\text{ liquor} + V\text{ adicional}$$

V = volume (o V adicional pode corresponder a uma massa ou lesão).

Figura 25.1 – Curva pressão/volume. A partir do ponto de compensação, o acréscimo de volume leva a um aumento exponencial da PIC.

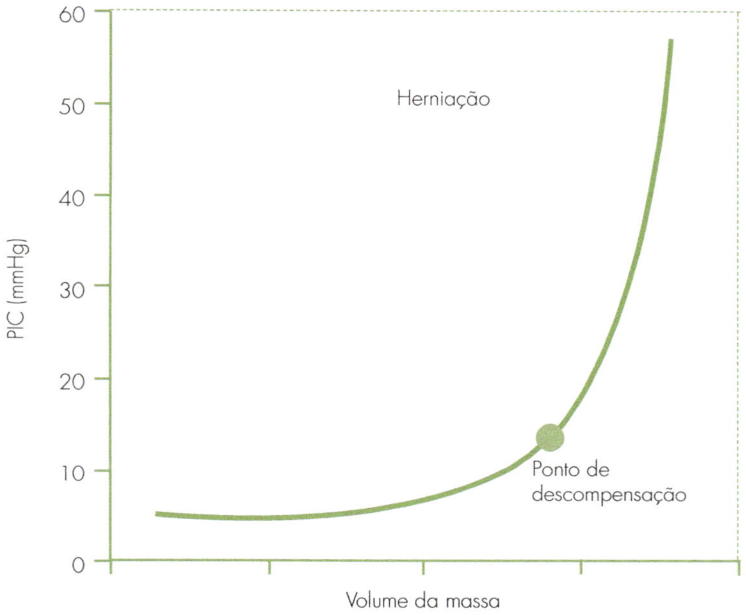

Adaptada de Guerra SD, Jannuzzi MA, Mour AD.[6]

Esse mecanismo compensatório de tamponamento dos aumentos de volume é tempo-dependente e apresenta um limite (em torno de 10% do volume intracraniano), a partir do qual a PIC começa a aumentar. Esse fenômeno é chamado de complacência intracraniana e não é uniforme.[11]

As medidas clínicas para HIC e o tratamento cirúrgico são voltados para a redução de um ou mais desses componentes da equação.

Hipertensão intracraniana

Etiologias

O aumento da pressão intracraniana pode ocorrer devido a diferentes causas: edema do parênquima encefálico, aumento do compartimento liquórico (hidrocefalias, higromas), ou do compartimento vascular (*swelling*, hiperemia) e surgimento de novos componentes (tumores, hematomas).

Na verdade, qualquer fator que interfira na homeostasia dos diferentes componentes intracranianos ou adicione um novo volume pode levar a HIC.

O valor da PIC depende diretamente do volume intracraniano e a relação entre volume e pressão pode ser chamada de complacência ($\Delta V/\Delta P$), ou elastância ($\Delta P/\Delta V$) do compartimento intracraniano.[14]

Apresentação clínica

Independente da sua etiologia, a HIC pode levar a alteração do fluxo sanguíneo encefálico e deslocamento ou torção do neuroeixo.

Os pacientes apresentam sintomas e sinais clínicos específicos a depender da(s) topografia(s) da lesão e do quadro inespecífico, independente da etiologia da HIC, a saber:[14]
» Cefaleia (clássico: pior no período matutino, com melhora ao longo do dia);
» Vômitos: podem ou não ser em jato (precedido por náuseas)
» Papiledema, diminuição índice de pulsatilidade venosa (fundoscopia)
» Distúrbios de nervos cranianos (mais comum disfunção do VI nervo)
» Crises epilépticas e convulsões
» Alterações comportamentais e do nível de consciência (agitação até coma)
» Sinais de herniação cerebral (p. ex.: anisocoria uncal)
» Alteração do nível de consciência (agitação até coma)
» Posturas patológicas (decorticação ou descerebração)
» Alterações cardiorrespiratórias (clássico: Tríade de Cushing – hipertensão arterial, bradicardia, irregularidade do ritmo respiratório), podendo haver hipotensão arterial e arritmias cardíacas

Avaliação funcional do paciente com HIC

O suprimento de oxigênio abaixo da demanda leva a alteração da função neurológica. Uma vez que esta alteração funcional ocorre antes da perda da integridade celular, ela sinaliza precocemente uma oferta inadequada de oxigênio, permitindo uma intervenção em tempo hábil.

Podemos monitorizar a função neurológica das seguintes formas:
1. **Exame neurológico**: Não requer grandes recursos técnicos e pode ser repetido de forma liberal; deve ser direcionado (nível de consciência, reflexos de tronco, repostas motoras, verbal). No entanto, no ambiente de terapia intensiva, encontra-se bastante limitado, dadas as condições clínicas dos pacientes e a capacitação heterogênea dos profissionais, dificultando um exame fidedigno.
2. **Eletroencefalograma:** Com um número variável de canais, registra a atividade elétrica cortical espontânea. A dependência do especialista para interpretá-lo é comumente uma limitação. Formas mais acessíveis surgiram recentemente, utilizando a eletroencefalografia quantitativa e facilitando sua interpretação. Permite diagnóstico de crise convulsiva subclínica, além de diagnóstico precoce de isquemia cerebral em paciente em coma. Também tem grande valia na monitorização contínua e tratamento do estado de mal epiléptico, além do diagnóstico diferencial de movimentos involuntários no paciente neurocrítico.
3. **Potencial Evocado (PE):** Registro da atividade elétrica no SNC deflagrada por um estímulo sensorial (visual, auditivo ou elétrico) ou motor. No neurointensivismo, o PE permite a avaliação da integridade das estruturas que compõem uma dada via neuronal. Ausência de potencial evocado somatossensitivo (PESS) pode indicar lesão cervical alta ou na transição craniocervical, justificando a falta de resposta aos estímulos periféricos. A avaliação conjunta de PE auditivo e PESS é de extrema utilidade no paciente em coma, pois apresenta implicação prognóstica. Por exemplo, se ambos estão ausentes, a morte encefálica é muito provável. É importante ressaltar que o coma barbitúrico não leva ao desaparecimento do PE auditivo nem das latências do PESS, mesmo na ausência de atividade cortical ao EEG.[12]

Monitorização não invasiva da PIC
Doppler transcraniano

As ondas do ultrassom permitem avaliar a velocidade do fluxo sanguíneo cerebral, seja nas artérias da base do crânio seja na porção extracraniana das carótidas internas. As janelas utilizadas são o osso temporal, a órbita e o forame magno. Em cerca de 10% dos doentes, o espessamento ósseo não permite uma insonação de boa qualidade. Basicamente, o princípio do exame consiste na reflexão, pelas células do sangue em movimento, das ondas de ultrassom em direção ao sensor com velocidade e frequência diferentes das iniciais. Essa mudança de direção e frequência se dá pelo efeito doppler e depende da direção e velocidade do fluxo sanguíneo.

O DTC serve para diagnóstico de vasospasmo e hiperemia cerebral no TCE grave, bem como para detecção da elevação da PIC, devido à alteração no padrão curva de fluxo. No entanto, não substitui a monitorização contínua da PIC invasiva, pois fatores, como o vasospasmo, a autorregulação do fluxo sanguíneo e a estenose proximal de carótida, podem mudar os parâmetros do DTC independentemente da PIC. Na HIC, há diminuição da velocidade de fluxo sanguíneo cerebral, afetando principalmente a diástole, além do aumento da resistência vascular, observada através do aumento do índice de pulsatilidade (IP).

Outros exemplos de avaliação perfusional cerebral são o SPECT (*single photon-emission computadorized tomography*), PET, tomografia computadorizada com xenônio, porém não disponíveis à beira do leito, sendo mais utilizados em centros de pesquisa.

Ultrassonografia do nervo óptico

Através da medida do diâmetro da bainha do nervo óptico (DBNO), pode-se detectar aumento da PIC. Há correlação entre os valores ecográficos do diâmetro da bainha do nervo óptico (medido 3 mm posteriormente ao globo ocular em um eixo perpendicular ao do nervo óptico) e a medida invasiva da PIC. DBNO abaixo de 5,8 mm se associa com PIC < 20 mmHg. Esse método não invasivo de monitorização indireta da PIC à beira do leito tem ganhado notória expressão.[12]

Monitorização invasiva da PIC

Indicações/contraindicações

A detecção do aumento da PIC mantém-se crucial, pois está associada a um desfecho desfavorável. O "padrão-ouro" para medida contínua e confiável da PIC são os dispositivos de monitorização intraventricular. No entanto, sua implantação torna-se desafiadora em razão de coagulopatias, infecções ou falta de disponibilidade cirúrgica.

A indicação clássica de monitorização da PIC é para pacientes viáveis com lesão traumática grave, com Escala de Coma de Glasgow (ECGla) ≤ 8 após ressuscitação cardiopulmonar e:
» Anormalidades na TC de crânio admissional* (Nível II) ou
» TC crânio normal (Marshall I), porém com dois ou mais dos seguintes fatores para de risco para HIC (Nível III):
  I. Idade acima de 40 anos
  II. Hipotensão arterial (PA < 90 × 60 mmHg)
  III. Postura em decorticação ou descerebração ao exame motor (uni ou bilateral)

Esses critérios são extrapolados para lesões cerebrais não traumáticas graves em pacientes comatosos (ECGla ≤ 8) como acidentes vasculares cerebrais; pós-operatório de ressecção de "massas" intracranianas (hematomas, tumores) em pacientes que permanecerão sedados e no manejo de doenças sistêmicas com comprometimento do nível de consciência, como insuficiência hepática fulminante associada a encefalopatia grau III ou IV.[2]

Tipos de monitorização invasiva

Os tipos de monitorização são: intraventricular, intraparenquimatoso, subdural e epidural. A monitorização intraventricular é a melhor por ser mais fidedigna e por permitir a drenagem de liquor. Entretanto, nem sempre é possível implantar o cateter no ventrículo. Além disso, esse tipo de monitorização implica maior risco de sangramento e infecção.

O cateter intraparenquimatoso fornece a melhor curva de onda da PIC, entretanto, perde a acurácia com o uso prolongado e não permite a drenagem de liquor.

Os cateteres subdural e epidural são úteis em situações específicas (pacientes com distúrbios de coagulação), pois são menos suscetíveis a provocar hemorragia ou infecção. Contudo, também não permitem a drenagem de liquor e a qualidade da curva de onda da PIC não é satisfatória.[14]

Ondas da PIC

A onda da PIC tem três picos consecutivos sobrepostos (P1, P2 e P3) relacionados com o ciclo cardíaco (Figura 25.2).

A onda P1 (onda de percussão) representa a chegada de sangue arterial no compartimento intracraniano ou o pulso arterial sistólico; costuma ser a mais alta das ondas. A P2 (*tidal wave*) reflete o estado de elastância intracraniana. O significado de P3 (onda dicrótica) é desconhecido. Início da fase diastólica cardíaca, fechamento da valva aórtica.

Normalmente, a onda P1 é maior que a P2. No entanto, com o aumento da PIC/elastância, a P2 aumenta em relação à P1 (Figura 25.3). Outro sinal de aumento da elastância é a diminuição da inclinação da curva que forma o pico de P1.

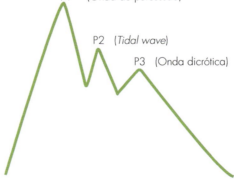

Figura 25.2 – Ondas de pressão intracraniana (P1, P2, P3) normais.

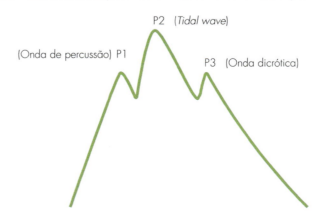

Figura 25.3 – Onda de PIC em situação de HIC (P2 > P1), elastância aumentada (complacência diminuída).

Tratamento

Objetivos

É recomendado tratar pacientes com PIC > 20 mmHg[1,13] pela maior mortalidade em pacientes com níveis de PIC acima desse (Nível II de recomendação). Sabe-se que pode haver herniação com níveis de PIC abaixo de 20 mmHg. Portanto, além de valores da PIC, a decisão sobre o tratamento deve levar em conta critérios clínicos e tomográficos (Nível III de recomendação).[2]

O alvo recomendado de valor da PPC que implica maior sobrevida e melhor desfecho é entre 60 e 70 mmHg. Porém, esse valor ainda não está claro, principalmente em casos em que há alteração da autorregulação.[2]

Tratamento da pressão intracraniana baseado na etiologia

Após estabilização clínica do paciente com suspeita de HIC, o primeiro passo no tratamento é identificar possíveis sinais de herniação através do exame neurológico e diante disso tomar condutas imediatas para redução da PIC (intubação, elevação do decúbito, hiperventilação, administração fluídos hiperosmolares). Em seguida, realiza-se o exame de neuroimagem para auxiliar na definição da etiologia e eventualmente diagnosticar lesões eminentemente cirúrgicas; nestes casos, a cirurgia é indispensável para o controle hipertensão intracraniana. Concomitantemente à realização da imagem, deve-se otimizar condições metabólicas e ventilatórias que possam piorar o controle da PIC. A monitorização invasiva da PIC deve ser considerada (conforme discutido previamente). A Tabela 25.2 resume as principais etiologias da HIC com seu respectivo tratamento.[13]

Tabela 25.2 – Causas de hipertensão intracraniana com seu possível tratamento

Etiologia	Tratamento
Causas intracranianas	
Hematoma (epidural, subdural, intracerebral, contusão)	Drenagem/craniectomia descompressiva
Hidrocefalia	Derivação
Crises epilépticas	Anticonvulsivantes
Tumores	Corticoterapia em doses altas, microcirurgia
Infarto cerebral	Craniectomia descompressiva
Edema cerebral	Fluidos hiperosmolares, craniectomia descompressiva
Vasodilatação (inchaço cerebral)	Hiperventilação moderada, barbitúricos
Causas extracranianas	
Obstrução de vias aéreas	Intubação/crico/traqueo/desobstrução
Hipoxemia	Oxigenação e ventilação
Hipercapnia	Ventilação
Hipertensão	Considerar analgesia/sedação se dor ou anti-hipertensivos
Distensão abdominal	Sonda nasogástrica
Febre	Antipiréticos
Hiposmolaridade	Fluidos hiperosmolares

"Degraus" de tratamento da hipertensão intracraniana

Sem dúvida, a hipertensão intracraniana tem sido mais estudada no contexto do **traumatismo cranioencefálico**. É nele que se baseiam grande parte das condutas e as indicações da monitorização da PIC. Nos últimos anos, o tratamento da hipertensão intracraniana tem sido feito de acordo com um modelo de "degraus", ou seja, por níveis de terapia. Esse modelo varia de acordo com o serviço. Apresentamos na Figura 25.4, o modelo adotado no pronto-socorro da Neurocirurgia e UTIs do Hospital das Clínicas da Faculdade de Medicina da USP (HCFMUSP), com base no artigo original publicado no New England Journal of Medicine.[13]

Figura 25.4 – Degraus de tratamento da hipertensão intracraniana.

Níveis de terapia	Níveis de evidência	Tratamento	Risco
8	Não relatado	Craniectomia descompressiva	Hematoma tardio, hidrocefalia
7	Nível II	Supressão metabólica (barbitúricos)	Hipotensão, aumento da taxa de infecção
6	Nível III	Hipotermia[2]	Hipotensão, aumento da taxa de infecção
5	Não relatado	Derivação ventricular externa[1]	Infecção
4	Nível II	Terapia hiperosmolar (manitol ou salina hipertônica)	Balanço hídrico negativo, hipernatremia, insuficiência renal
3	Nível III	Hipocapnia induzida	Vasoconstrição excessiva e isquemia
2	Nível III	Aumento de sedação	Hipotensão
1	Não relatado	Intubação	Tosse, assincronia durante ventilação, pneumonia associada à ventilação mecânica

O passo a passo do tratamento da hipertensão é realizado conforme descrito acima. Nos pacientes com suspeita de HIC no serviço do pronto-socorro da Neurocirurgia do Hospital das Clínicas da FMUSP. Os passos 1 a 3 são realizados, antes, durante ou depois da realização da tomografia de crânio. Após a tomografia, se não houver lesões eminentemente cirúrgicas, pacientes com indicação são submetidos à colocação de cateter de monitoração da PIC, conforme critérios previamente discutidos (passo 5).

[1] Opta-se preferencialmente por monitoração ventricular. Principalmente em pacientes com sinais de hipertensão intracraniana na tomografia com hidrocefalia e/ou hemoventrículo pela possibilidade de drenagem de liquor com redução da PIC e tratamento dessas condições de base (hidrocefalia/hemoventrículo). Em paciente com indicação de monitoração da PIC, sem hidrocefalia ou hemoventrículo e sem sinais tomográficos de hipertensão intracraniana prefere-se o cateter intraparenquimal pelo menor risco de infecção e consequentemente shunt-dependência.

[2] A hipotermia não é utilizada rotineiramente em nossa instituição pela dificuldade logística e pela baixa evidência de bons resultados. Objetivamos manter o paciente eutérmico.

Medidas gerais

Medidas universais devem ser tomadas no manejo de um paciente com suspeita/diagnóstico de hipertensão intracraniana[5]:
1. Elevar a cabeceira 30-45 graus, mantendo a cabeça sem rotação para evitar diminuição do retorno venoso por estase jugular.
2. Suporte ventilatório adequado.

3. Evitar hipotensão (PAS < 90 mmHg) bem como hipertensão arterial
4. Corrigir distúrbios metabólicos e eletrolíticos (temperatura, sódio, glicemia), além de evitar fluidos hipotônicos que possam agravar o edema cerebral.

Tratamento cirúrgico

Após a realização das medidas iniciais, seguida de intubação e sedação, se necessárias, aqueles pacientes com sinais de herniação podem pular para o quarto passo e receber soluções hiperosmolares antes, durante ou imediatamente depois da realização da TC de crânio. Após a realização da mesma, as lesões com conduta cirúrgica devem ser prontamente tratadas. Nesse momento é instalado o cateter para monitorização da pressão intracraniana. Naqueles pacientes em que haja benefício da drenagem liquórica para auxílio no tratamento da HIC, a preferência é pelo cateter ventricular. A Tabela 25.3 traz um resumo das principais indicações cirúrgicas.

Tabela 25.3 – Principais lesões na emergência e suas indicações cirúrgicas

	Hematoma		
	Epidural	**Subdural**	**Intracerebral/contusão**
Indicações	• Volume ≥ 30 mL • Espessura ≥ 15 mm • Deslocamento da linha média ≥ 5 mm • ECGla ≤ 8 • Presença de déficit focal	• Espessura ≥10 mm ou DLM ≥ 5 mm • Espessura < 10 mm ou DLM < 5 mm se: – Perda de 2 pontos do ECGla desde primeira avaliação ou ≤ 8 – Pupilas assimétricas, fixas – PIC > 20 mmHg	• HIC documentada (sem outra causa mais provável) ou sinais de efeito expansivo na TC, secundário ao hematoma • Volume ≥ 30 mL supratentorial e 16 mL infratentorial • ECGla ≤ 8 com volume > 20 mL, DLM ≥ 5 mm ou cisternas basais comprimidas

Medicações

De forma didática, podemos dividir o tratamento medicamentoso da hipertensão intracraniana em 3 fases:
1. Sedação e analgesia
2. Soluções hiperosmolares
3. Supressão metabólica (barbitúricos)

Sedação, analgesia e relaxamento muscular

É o primeiro passo do tratamento medicamentoso da hipertensão intracraniana. Baseia-se no princípio de manter uma menor taxa metabólica basal, além do controle de manobras que provoquem mecanismo de Valsava no paciente. A sedação pode incluir o bloqueio neuromuscular para alcançar tal fim. Dentre os medicamentos, podemos citar[5]:

- **Fentanil:** 1-2 mL IV a cada 1 h (ou 2-5 mcg/kg/h IV contínuo).
- **Sufentanil:** 10-30 mcg dose teste, seguido 0,05 -2 mcg/kg/h IV contínuo.
- **Midazolam:** 2 mg dose-teste, seguido 2-4 mg/h IV contínuo.
- **Propofol contínuo:** 0,5 mg/kg dose teste, seguido 20-75 mcg/kg/min IV contínuo. Evite altas doses de propofol (não exceder 83 mcg/kg/min).
- **Succinilcolina 100 mg:** diluir para 5 mL 1,5 mg/kg IV.
- **Rocurônio 50 mg/5 mL:** 0,6 mg/kg, seguido de 0,2 mg/kg IV.

Soluções hiperosmolares

Segunda medida medicamentosa a ser adotada no tratamento da hipertensão intracraniana. Pode ser usada como uma ponte em pacientes com sinais de herniação até a realização da cirurgia ou como terapêutica em casos de hipertensão intracraniana refratária às medidas iniciais:

- » **Manitol:** 0,25-1 mg/kg em bólus (menos < 20 min), seguido por 0,25 mg/kg IV (mais de 20 min) a cada 6h, se PIC > 20. Dados recentes da literatura sugerem que 1,4 mg/kg de dose inicial é mais efetivo. Se ainda houver PIC elevada, e a osmolaridade estiver < 320 mOsm/L, é possível aumentar em 1 mg/kg a dose do manitol e encurtar o intervalo das doses.
- » **Salina hipertônica 3%:** 10-20 mL em bólus. Seguido de 0,1-1 mL/kg/hora. Observar a osmolaridade (< 320 mOsm/L) e o nível sérico do sódio.

Supressão metabólica (barbitúricos)

Se ainda assim houver refratariedade às medidas, é importante considerar repetir a tomografia de crânio para avaliar a possibilidade de novas lesões potencialmente cirúrgicas. A partir do resultado negativo da imagem é possível entrar no terceiro fase no tratamento medicamentoso para manejo da HIC, que é a supressão metabólica com barbitúricos. Importante realizar EEG para exclusão de estado de mal não convulsivo. A suspensão do barbitúrico deve ser efetuada lentamente (quatro a cinco dias), após observada a normalização da PIC.

- » **Pentobarbital:** 3 a 5 mg/kg IV em bólus. Essa dose pode ser repetida após 15 minutos. Manutenção é de 100 a 200 mg/hora.
- » **Tiopental:** bólus de 2 a 4 mg/kg e infusão 3 a 6 mg/kg/h.

Bibliografia

1. Balzi APCC, Machado FS. Neurointensivismo e Pediatria. In: Siqueira, MG, editor-chefe. Tratado de neurocirurgia. Barueri: Manole; 2016: 2171-2179.
2. Bullock MR, Chesnut RM, Clifton GL. The Brain Trauma Foundation, The American Association of Neurological Surgeons, The Joint Section on Neurotrauma and Critical Care. Guidelines for the management of severe traumatic brain injury. Brain Trauma Foundation. J Neurotrauma. 2000:17:449-554.
3. Dubourg J, Javouhey E, Geeraerts T, et. al. Ultrasonography of optic nerve sheath diameter for detection of raised intracranial pressure: a systematic review and meta-analysis. Intensive Care Med 2011;37:1059-106.
4. Fluxograma de manejo da hipertensão intracraniana da Associação Médica de Medicina Intensiva (AMIB). Disponível em: http://www.amib.org.br/fileadmin/user_upload/amib/PaNCE_Hipertensa_o_intracraniana.pdf Acessado em 01 fev 2018.
5. Greenberg MS. Handbook of Neurosurgery. New York: Thieme; 2016: 856-881.
6. Guerra SD, Jannuzzi MA, Mour AD. Traumatismo cranioencefálico em pediatria. J Pediatr 1999;75(Supl.2):s279-s93.
7. Go KG. The normal and pathological physiology of brain water. In: Cohadon F, Dolenc V, Lobo Antunes J, eds. et al. Advances and Technical Standards in Neurosurgery Volume 23. Springer-Verlag Wien; 1997: 47-142.
8. Hora EC, Aguiar AFM, Sousa RM et al. O paciente com hipertensão intracraniana na UTI. In: Katia Grillo Padilha; Maria de Fátima Fernandes Vattimo; Sandra Cristine da Silva; Miako Kimura; Mirin Watanabe. (Org.). Enfermagem em UTI: cuidando do paciente crítico. Barueri: Manole; 2016: 443-467.
9. Jantzen JPAH. Prevention and treatment of intracranial hypertension. Brest Pract Res Cin Anaesthesiol 2007;21(4):517-38.

10. Kukreti V, Mohseni-Bod H, Drake J. Management of raised intracranial presure in children with traumatic brain injury. J Pediatr Neurosci 2014; 9:207-15.
11. Machado FS, Fujisao EK. Edema Encefálico em Lesão Encefálica Aguda. In: Siqueira, MG, editor-chefe. Tratado de neurocirurgia. Barueri: Manole; 2016: 2141-2149.
12. Souza AC, Machado FS. Monitorização Neurológica Multimodal. In: Siqueira, MG, editor-chefe. Tratado de neurocirurgia. Barueri: Manole; 2016: 2111-2117.
13. Stocchetti N, Maas A. Traumatic Intracranial Hypertension. N Engl J Med. 2014 May 29;370(22):2121-30.
14. Tavares WM, Amorim RLO, Paiva WS, Andrade AF. Hipertensão Intracraniana. In: Andrade AF, Figueiredo EG, Teixeira MJ, Taricco MA, Amorim RLO, Paiva WS. Neurotraumatologia. Rio de Janeiro: Guanabara Koogan; 2015: 30-37.

Capítulo 26
Meningites agudas

Bruno Fukelmann Guedes

Definições

Meningites agudas são doenças caracterizadas por inflamação do sistema nervoso central, particularmente das meninges, que se apresentam, em um curto espaço de tempo, menos de duas semanas por definição. A grande marca que caracteriza as meningites é o aumento da contagem de células no exame de liquor. Seu diagnóstico diferencial é geralmente limitado a dois grandes grupos: meningites bacterianas[1] e meningites assépticas. Este segundo grupo inclui as meningites de etiologia viral e autoimune. Há ainda alguns casos eventuais de etiologia diversa, como meningites por micobactérias ou espiroquetas de apresentação mais aguda. Por ser mais frequentemente observadas em pacientes com evolução subaguda ou crônica, estas outras etiologias são discutidas no Capítulo 75.

Introdução e síndromes clínicas

Meningites agudas são potenciais emergências clínicas. Sua caracterização precisa ser precoce e deve levar a tratamentos rápidos, frequentemente antes de sua confirmação diagnóstica, baseados apenas no diagnóstico sindrômico. O tempo para início de tratamento é o principal fator prognóstico modificável.

Os 4 sinais/sintomas clássicos de meningite aguda são cefaleia, alteração do nível de consciência, febre e sinais de rigidez de nuca. No entanto, apenas 44% dos pacientes têm a tétrade completa, e não se deve esperar encontrar todos os sinais clínicos para dar o diagnóstico. O diagnóstico precisa ser considerado sempre que houver dois ou mais sinais/sintomas clássicos, o que ocorre em 94% dos pacientes[2]. Em alguns casos selecionados, como idosos com encefalopatia aguda sem causa definida, seu diagnóstico também pode ser considerado. Sinais de irritação meníngea (cefaleia, rigidez de nuca) são comuns a todos os grupos etiológicos, mas alguns dados clínicos permitem suspeitar de meningite bacteriana. Em meningites bacterianas, a alteração meníngea se associa mais frequentemente a sinais de infecção sistêmica grave, como sepse, hipotensão, alteração em outros órgãos e encefalopatia. Meningites virais possuem um curso mais benigno, com recuperação espontânea mesmo sem tratamento. Em pacientes nos quais predominam sinais de acometimento parenquimatoso, como crises convulsivas, encefalopatia ou sinais focais, deve ser feita consideração quanto ao possível diagnóstico de encefalite, e o termo *meningoencefalite* é frequentemente utilizado para descrever casos em que há sobreposição sindrômica.

Manejo inicial na emergência

Em função da possibilidade de piora clínica rápida, todos os pacientes com suspeita de meningite ou encefalite aguda devem ser conduzidos inicialmente em UTI ou sala de emergência. Pacientes sépticos são tratados de acordo, com hidratação, uso de drogas vasoativas e outras modalidades de suporte conforme necessidade. Todos os pacientes com suspeita de meningite bacteriana devem permanecer inicialmente em isolamento respiratório.

Em meningites bacterianas, a mortalidade pode subir até 15% para cada hora de atraso na administração de antibióticos[3,4], o que coloca sua administração como maior prioridade no manejo, sendo inclusive mais importante que a investigação diagnóstica no primeiro momento. Tomografias e coleta de LCR podem demorar vários minutos – o atendimento inicial deve ser focado na coleta de hemoculturas (quando de fácil coleta) seguidas da primeira dose de antibióticos e corticoides.

Quando há sobreposição clínica de meningite e encefalite é razoável iniciar cobertura ampla com antivirais (aciclovir) e antibióticos até o resultado de exames mais detalhados como ressonância magnética e LCR. Para o manejo de encefalites agudas, ver o Capítulo 77.

Terapia empírica inicial

Os principais agentes associados a meningites bacterianas agudas são *Haemophilus influenzae*, *Neisseria meningitidis* e *Streptococcus pneumoniae*. No Brasil, todos são habitualmente responsivos a cefalosporinas de 3ª geração – Ceftriaxona, na dose de 2 g EV a cada 12h, é a droga de escolha. O uso empírico de Vancomicina não se justifica no Brasil, pela baixa incidência de infecções por pneumococo resistente a cefalosporinas[5]. Alguns pacientes podem ser mais suscetíveis a infecções por *Listeria monocytogenes* – maiores de 50 anos, neonatos e imunodeprimidos, assim como aqueles que têm sinais de envolvimento de tronco encefálico (encefalite de tronco ou romboencefalite), devem receber ampicilina para cobertura adicional para este agente, na dose habitual de 2 g EV a cada 4h. Algumas situações específicas podem guiar o tratamento com outros antimicrobianos. Para esquemas e doses de antibióticos, ver Tabela 26.1.

Na suspeita de meningoencefalite crônica, evitar terapia empírica antes da realização de exames complementares como LCR e exames de neuroimagem.

Investigação inicial

Todos os pacientes com suspeita de infecção de sistema nervoso central precisam de ampla investigação laboratorial e radiológica, incluindo exames de sangue, de LCR, e frequentemente também de neuroimagem.

Os exames se dedicam principalmente a cinco funções: caracterizar comprometimento sistêmico, como complicações de sepse (insuficiência renal, plaquetopenia etc.); verificar a imunidade do paciente e realizar diagnóstico diferencial de infecções em imunossuprimidos e imunocompetentes (sorologias para sífilis e HIV); caracterizar a extensão e o tipo de envolvimento encefálico (neuroimagem); determinar o grau e o tipo de acometimento meníngeo (liquor). Esses exames estão listados na Tabela 26.2.

Tabela 26.1 – Tratamento conforme agente etiológico

Microrganismo	Tratamento recomendado	Tratamento alternativo
Bactéria não identificada	Ceftriaxona 2 g EV, 12/12h + Ampicilina[1] 2 g, EV, 4/4 h por 10-14 dias[2]	
Streptococcus pneumoniae	Ceftriaxona 2 g EV, 12/12h por 10-14 dias[2]	Cloranfenicol 1,5 g EV, 6/6h
Neisseria meningitidis	Ceftriaxona 2 g EV, 12/12h por 7 dias	
Listeria monocytogenes	Ampicilina 2 g EV, 4/4h por 21 dias	Sulfametoxazol + Trimetoprim EV, 6/6h por 21 dias
Haemophilus influenzae	Ceftriaxona 2g EV, 12/12h por 7 dias	

[1] Cobertura empírica para Listeria em casos selecionados.
[2] Associar dexametasona 0,15 mg/kg/dose EV, 6/6 h, por 4 dias.

Tabela 26.2 – Exames necessários na abordagem de meningites agudas

Sangue	
• Pró-calcitonina (preferencialmente) ou proteína C-reativa • Hemocultura • Sorologia para sífilis • Sorologia para HIV	Para diagnóstico etiológico
• Hemograma • Provas de função renal • Coagulograma • Lactato • Provas de lesão e função hepática	Para diagnóstico de complicações sistêmicas

Liquor
• Celularidade total (contagem de leucócitos) • Contagem diferencial • Proteínas totais • Glicose • Cultura aeróbia (sempre) e para micobactérias (em casos selecionados) • Pesquisa de BAAR • PCR para enterovírus e HSV

Exame do líquido cefalorraquidiano – indicações

O exame do LCR é a principal etapa diagnóstica na investigação de meningites agudas e deve ser realizado em todos os pacientes assim que possível. Embora o atraso em sua realização não possa levar a atrasos na administração de antimicrobianos, sua coleta é indispensável para revisão de diagnóstico etiológico e ajustes na terapêutica.

O exame deve ser colhido em regime de urgência, em sala de emergência, salvo quando há contraindicações, principalmente relacionadas ao sitio de punção e a risco de herniação pós-procedimento. Quando há risco potencial de herniação, exame de imagem deve ser realizado antes da coleta (Tabela 26.3).

Tabela 26.3 – Indicações e contraindicações de tomografia antes de coleta de LCR

Indicações
Imunossuprimidos
Crises convulsivas
Sinais focais
Papiledema
Alteração de consciência
Contraindicações à coleta conforme tomografia
Hidrocefalia não comunicante (IV ventrículo normal, mas III e laterais dilatados) – absoluta
Lesão com efeito de massa – relativa, considerar caso a caso
Cisternas da base ocupadas – relativa, considerar caso a caso
Diagnóstico alternativo evidente (HSA, AVCh, tumor) – relativa, exame de LCR desnecessário
Contraindicações clínicas
Infecção de pele no local da punção
Coagulopatia (uso de anticoagulante em dose terapêutica, INR alargado, plaquetopenia importante)

Meningite aguda – viral ou bacteriana?

Passado o momento inicial, com foco no tratamento precoce e na investigação, após algumas poucas horas já há elementos clínicos e laboratoriais para se confirmar ou descartar meningite aguda, assim como para o diagnóstico etiológico mais provável.

Os dados que permitem diferenciar meningite bacteriana de asséptica (geralmente viral) são: clínica, provas de atividade inflamatória sistêmica e achados de LCR, e estão listados na Tabela 26.4. Muitas vezes, é necessário lançar mão de uma investigação complementar com TC-crânio com contraste, RM de encéfalo e pesquisas moleculares detalhadas para ajudar a esclarecer ainda mais o diagnóstico. O tratamento é então direcionado ao diagnóstico específico mais provável – meningite bacteriana, meningite asséptica ou meningite micobacteriana. Na dúvida quanto ao tipo de agente etiológico, manter a cobertura ampla para os principais agentes suspeitos.

Manejo conforme etiologia

Meningites assépticas

Os vírus são a causa mais comum de meningite aguda em países desenvolvidos. Inúmeros vírus são associados a meningite aguda, e o diagnóstico específico não é necessário, contanto que o quadro clínico e laboratorial seja compatível (Tabela 26.4). Pacientes com celularidade < 1.000 céls./mm^3 (geralmente < 500), glicorraquia normal, proteínas < 100 mg/dL, bacterioscópico negativo e provas de atividade inflamatória (PCR, pró-calcitonina) baixas têm muito baixa chance de ter meningite bacteriana. Como a maior parte das meningites virais é causada por enterovírus, sua pesquisa por RT-PCR no LCR inicial é de grande valia. PCR positivo no LCR para enterovírus exclui meningite bacteriana com grande segurança[6].

O tratamento de meningites assépticas é genérico, voltado quase exclusivamente ao controle de sintomas, principalmente cefaleia, o que geralmente é conseguido com analgésicos simples, anti-inflamatórios e eventualmente cursos breves de corticoides. Internações hospitalares geralmente são desnecessárias, limitadas a situações de dúvida diagnóstica ou refratariedade dos sintomas, e o manejo de meningites virais é ambulatorial, com melhora completa dos sintomas em poucos dias, raramente mais de 1-2 semanas.

Tabela 26.4 – Achados clínico-laboratoriais e diagnósticos etiológicos

	Meningite Viral	Meningite Bacteriana	Encefalite Herpética	Meningoencefalite Tuberculosa
Achados clínicos				
Encefalopatia	–	+	++	–
Sinais meníngeos	+	++	+	+
Sepse	–	+	–	–
Exame de LCR				
Celularidade	5-500	> 1.000	5-500	5-1.000
Glicose	normal	↓	normal	↓
Proteína	normal/↑	↑↑	normal/↑	↑↑
Bacterioscópico[3]	–	+	–	–
pBAAR[3]	–	–	–	+
Cultura de bactérias[1]	–	+	–	–
PCR para HSV[1,2]	–	–	+	–
PCR para TB[1,3]	–	–	–	+
PCR para enterovirus[1,2]	+	–	–	–
Exames de sangue				
PCR sérico	< 8 mg/dL	> 90 mg/dL	< 8 mg/dL	Incerto
Procalcitonina sérica	< 0,25 ng/dL	> 2 ng/dL	< 0,25 ng/dL	Incerto
Hemocultura[1]	–	+	–	–

Legenda: –: negativo ou não detectado; +: presente, positivo ou detectado; ↓: diminuído; ↑: aumentado; ↑↑: muito aumentado.
[1] Exames disponíveis apenas após os primeiros dias.
[2] Alta sensibilidade e especificidade.
[3] Baixa sensibilidade, mas alta especificidade.

Atenção quanto aos diagnósticos diferenciais. Em pacientes com LCR sugestivo de meningite asséptica, se há sinais de encefalite (alteração de consciência, de neuroimagem, crises convulsivas ou sinais focais), o tratamento precisa ser direcionado a essa hipótese (ver capítulo "encefalites agudas"). Em meningites agudas, mas recorrentes, o tratamento sintomático é o mesmo das meningites virais presumidas, mas deve ser considerado diferencial com causas autoimunes, como artrite reumatoide, doença de Behçet, lúpus eritematoso sistêmico e sarcoidose, assim como doença associada ao HSV-2 (meningite de Mollaret) (ver Capítulo 75, seção "autoimunes").

Meningites bacterianas

Meningites bacterianas têm grande potencial de gravidade. Encefalopatia e complicações, como neuropatias cranianas, hidrocefalia e hipertensão intracraniana, são muito mais comuns que nas meningites assépticas. Os principais agentes em adultos são: *Haemophilus influenzae*, *Neisseria meningitidis* e *Streptococcus pneumoniae*. Idosos podem ter apresentação mais insidiosa com letargia, ausência de febre e ou sinais meníngeos.

O tratamento medicamentoso consiste basicamente em duas medidas: antibióticos e corticoides. Em meningites de comunidade, o esquema com antimicrobianos deve invariavelmente incluir uma cefalosporina de 3ª geração (ceftriaxona), e outros antibióticos conforme o agente etiológico provável ou identificado. O tratamento para cada agente está descrito na Tabela 26.1.

Corticoides diminuem a morbidade associada à meningite pneumocócica, e devem ser associados sempre que o agente for pneumococo comprovado ou potencial (cultura positiva ou meningite bacteriana com agente não identificado), e deve ser mantido desde a primeira dose do antibiótico até o final do 4º dia de tratamento ou até cultura positiva para agente não pneumococo. Na prática, grande parte das meningites causadas bacterianas acaba recebendo o tratamento, porque as culturas de sangue e LCR podem demorar até 3 dias para identificar o agente infeccioso. O ideal é iniciar junto com os antibióticos, mas é razoável introduzir nas primeiras horas após o diagnóstico. O benefício de introdução tardia é incerto.

Complicações e prognóstico

Complicações agudas

Complicações neurológicas são muito comuns em meningites bacterianas, acometendo 40-75% dos pacientes (Tabela 26.5)[7,8]. Paralisias de nervos cranianos podem ocorrer e frequentemente envolvem os nervos III, IV, VI e VII. Embora paralisia do NC VIII não seja um achado preponderante em fase aguda, hipoacusia é uma das principais complicações tardias, associada a grande morbidade. As paralisias de nervos cranianos geralmente estão associadas a hipertensão intracraniana (NC VI), ou a inflamação do espaço subaracnóideo nas cisternas da base.

Tabela 26.5 – Complicações agudas de meningite bacteriana

Complicação	Incidência	Tratamento
Hidrocefalia	5-16%	Observação criteriosa; neurocirurgia
Infartos cerebrais	15-25% (> 30% em pneumococo)	Suporte clínico; +- corticoides
Edema cerebral	10-28%	Monitorização invasiva; manitol; solução salina hipertônica

Adaptada de Schut[11] e cols., Weisfelt[7] e cols. e Kastenbauer[8] e Pfister[12].

Hidrocefalia é uma complicação com maior potencial de gravidade, que acomete até 15% dos pacientes. Geralmente é do tipo comunicante, quando não há interrupção da circulação liquórica. O sistema se dilata de forma simétrica. Quando o paciente está com consciência preservada e há estabilidade da hidrocefalia, pode ser mantida abordagem conservadora. No entanto, diante de piora da hidrocefalia com rebaixamento de consciência, é fundamental consultar equipe de neurocirurgia considerando possibilidades de monitorização de pressão intraventricular ou derivação ventricular externa.

Alguns pacientes evoluem com hipertensão intracraniana sem dilatação ventricular, em função de edema cerebral difuso. Estes casos podem ser particularmente dramáticos, com deterioração muito aguda, e habitualmente não respondem a derivação ventricular. Em tais pacientes, se disponível, pode ser interessante iniciar monitorização de pressão intracraniana com cateter epidural ou preferencialmente intraparenquimatoso. A terapia deve incluir medidas hiperosmolares (solução salina ou manitol).

Infartos cerebrais são muito comuns, e podem acontecer mesmo semanas após o início do tratamento, não devendo ser interpretados como sinal de falha terapêutica. São secundários principalmente a vasculite, mas também há indícios da contribuição de coagulação intravascular restrita ao sistema nervoso central. Infartos são notadamente associados a meningite pneumocócica. Seu tratamento envolve as medidas habitualmente usadas em AVCi agudo, com monitorização em UTI e cirurgia, se necessárias. Corticoides são mantidos por mais tempo que o preconizado com frequência nesses casos, com benefício incerto.

Uma minoria dos pacientes com meningite bacteriana aguda desenvolve coleções purulentas intraparenquimatosas (abcessos). Para diagnóstico e manejo de abcessos cerebrais, ver o Capítulo 76.

Desfecho precoce

Meningites assépticas sem encefalite associada têm prognóstico geralmente bom. Meningites bacterianas têm alta mortalidade, podendo chegar a 30%. Desfechos precoces ruins, como morte ou alta com dependência funcional, estão associados à gravidade do rebaixamento de consciência (escala de coma de Glasgow na entrada), complicações neurológicas como infartos e neuropatias cranianas, e grau de pleocitose (pacientes com meningite pneumocócica e baixa celularidade no LCR podem ter pior prognostico).

Desfecho tardio/sequelas

Aproximadamente 30% dos pacientes com meningite bacteriana desenvolvem sequelas cognitivas tardias[9]. Sequelas somáticas também são comuns. Cerca de 30% dos pacientes com meningite pneumocócica evoluem com alterações, como hipoacusia (20%), neuropatias cranianas (12%) e espasticidade (9%)[10].

Após a resolução da infecção aguda, é fundamental manter seguimento com equipe multidisciplinar envolvendo otorrinolaringologista (no caso de hipoacusia), neurocirurgião (em caso de derivação ventricular ou suspeita de fístula liquórica), neurologista e fisioterapeuta.

Conclusão

Meningites agudas são doenças caracterizadas pela evolução em poucos dias de sintomas de irritação meníngea e infecção sistêmica, com graus variados de complicações neurológicas. Sua abordagem consiste em quatro etapas: manejo de emergência, com ênfase em segurança e algumas poucas medidas de alta eficácia; primeiras horas, com tratamento direcionado aos grandes grupos diagnósticos; primeiros dias, quando se tem diagnóstico etiológico específico e o foco é na adequação de antimicrobianos e tratamento de complicações; e seguimento tardio. Ver Figura 26.1 para uma proposta de abordagem sistemática às meningites agudas.

Figura 26.1 – Etapas no manejo de meningites agudas.

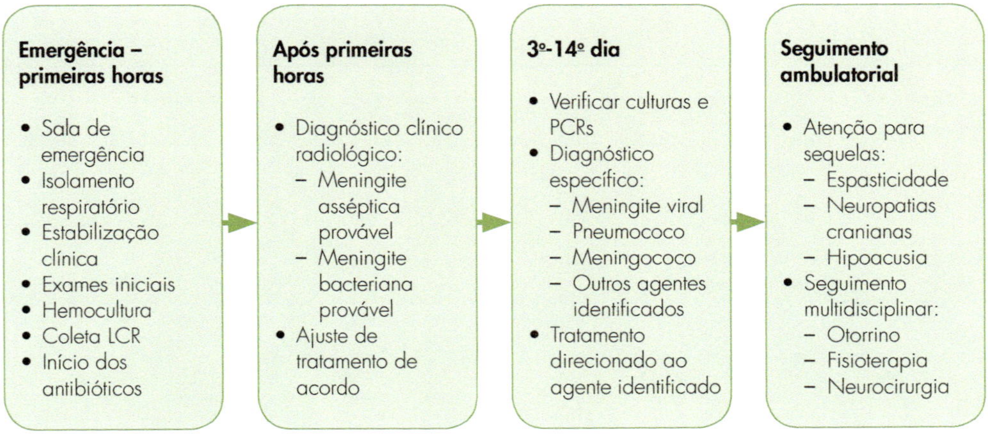

Emergência – primeiras horas
- Sala de emergência
- Isolamento respiratório
- Estabilização clínica
- Exames iniciais
- Hemocultura
- Coleta LCR
- Início dos antibióticos

Após primeiras horas
- Diagnóstico clínico radiológico:
  – Meningite asséptica provável
  – Meningite bacteriana provável
- Ajuste de tratamento de acordo

3º-14º dia
- Verificar culturas e PCRs
- Diagnóstico específico:
  – Meningite viral
  – Pneumococo
  – Meningococo
  – Outros agentes identificados
- Tratamento direcionado ao agente identificado

Seguimento ambulatorial
- Atenção para sequelas:
  – Espasticidade
  – Neuropatias cranianas
  – Hipoacusia
- Seguimento multidisciplinar:
  – Otorrino
  – Fisioterapia
  – Neurocirurgia

Referências

1. Roos KL. Bacterial Infections of the Central Nervous System. Contin Minneap Minn. 2015;21:1679-1691.
2. Attia J, Hatala R, Cook DJ, Wong JG. The rational clinical examination. Does this adult patient have acute meningitis? JAMA. 1999;282:175-181.
3. Glimåker M, Johansson B, Grindborg Ö, Bottai M, Lindquist L, Sjölin J. Adult bacterial meningitis: earlier treatment and improved outcome following guideline revision promoting prompt lumbar puncture. Clin Infect Dis Off Publ Infect Dis Soc Am. 2015;60:1162-1169.
4. Proulx N, Fréchette D, Toye B, Chan J, Kravcik S. Delays in the administration of antibiotics are associated with mortality from adult acute bacterial meningitis. QJM Int J Med. Oxford Academic; 2005;98:291-298.
5. Site: http://www.ial.sp.gov.br/resources/insituto-adolfo-lutz/publicacoes/sireva_2019.pdf.
6. Nigrovic LE, Malley R, Agrawal D, Kuppermann N, Pediatric Emergency Medicine Collaborative Research Committee of the American Academy of Pediatrics. Low risk of bacterial meningitis in children with a positive enteroviral polymerase chain reaction test result. Clin Infect Dis Off Publ Infect Dis Soc Am. 2010;51:1221-1222.
7. Weisfelt M, van de Beek D, Spanjaard L, Reitsma JB, de Gans J. Clinical features, complications, and outcome in adults with pneumococcal meningitis: a prospective case series. Lancet Neurol. 2006;5:123-129.
8. Kastenbauer S, Pfister H-W. Pneumococcal meningitis in adults: spectrum of complications and prognostic factors in a series of 87 cases. Brain J Neurol. 2003;126:1015-1025.
9. Hoogman M, van de Beek D, Weisfelt M, de Gans J, Schmand B. Cognitive outcome in adults after bacterial meningitis. J Neurol Neurosurg Psychiatry. 2007;78:1092-1096.
10. Jit M. The risk of sequelae due to pneumococcal meningitis in high-income countries: a systematic review and meta-analysis. J Infect. 2010;61:114-124.
11. Schut ES, Lucas MJ, Brouwer MC, Vergouwen MDI, van der Ende A, van de Beek D. Cerebral infarction in adults with bacterial meningitis. Neurocrit Care. 2012;16:421-427.
12. Pfister HW, Feiden W, Einhäupl KM. Spectrum of complications during bacterial meningitis in adults. Results of a prospective clinical study. Arch Neurol. 1993;50:575-581.

Capítulo 27
Crise epiléptica na emergência e estado de mal epiléptico

Rafael Pires de Sá Valeriano
Valmir de Oliveira Passarelli
Lécio Figueira Pinto

Epidemiologia e conceitos

Crises epilépticas são uma causa frequente de procura ao pronto-socorro e motivo frequente de avaliação do neurologista. No Pronto-Socorro do Hospital das Clínicas da Faculdade de Medicina da Universidade de São Paulo (HC-FMUSP), 15,6% dos atendimentos em Neurologia em 2014 foram por crises epilépticas, por exemplo. Estima-se que cerca de 10% da população apresentará ao menos uma crise epiléptica ao longo da vida, mas apenas 1 a 2% apresentarão crises de forma recorrente.

Segundo a *International League Against Epilepsy* (ILAE), crise epiléptica é a ocorrência de sinais e sintomas transitórios devido à atividade neuronal anormal, excessiva ou síncrona no cérebro. Essa alteração da atividade cerebral pode ter diversas etiologias. Investigação e classificação da crise são necessárias para o correto manejo no pronto-socorro. A primeira crise epiléptica pode ser classificada como mostrado na Tabela 27.1.

Alguns autores agrupam as crises provocadas dentro das sintomáticas agudas. No entanto, essa divisão tem importância na decisão do tratamento como será discutido adiante, pois se não existe lesão cerebral e a causa for resolvida o risco de recorrência é praticamente nulo, exceto se a situação recorrer (nova hiperglicemia, hiponatremia etc.)

Epilepsia é uma doença cerebral caracterizada por uma predisposição sustentada a gerar crises epilépticas e pelas consequências neurobiológicas, cognitivas, psicológicas e sociais. Esta definição requer a ocorrência de ao menos uma crise. Do ponto de vista prático, epilepsia pode ser definida como doença cerebral que preencha uma das três situações (Tabela 27.2). Esse conceito possibilitou o diagnóstico precoce de epilepsia, antes mesmo da recorrência de crise não provocada, a depender da situação. Isso facilitou a tomada de decisão de como conduzir casos em que houve apenas uma crise não provocada, mas os demais dados clínicos indicam alta chance de recorrência.

Avaliação inicial

Na avaliação inicial, o foco será suporte básico de vida, com monitorização de sinais vitais e glicemia, especialmente naqueles pacientes que chegam ao serviço de emergência

Tabela 27.1 – Classificação da primeira crise

Crise provocada	Crise decorrente de uma causa imediata identificada e transitória, como distúrbio metabólico (uremia, insuficiência hepática, distúrbios hidreletrolíticos graves – sódio, cálcio, fósforo, magnésio –, hipo/hiperglicemia, acidose/alcalose, intoxicação exógena, abstinência de drogas sedativas, sem evidência de lesão cerebral aguda. Essas crises tipicamente se manifestam como crises tônico-clônicas bilaterais. Raramente podem ser focais, principalmente na hipo/hiperglicemia
Crise sintomática aguda	Aquelas que têm relação temporal próxima com insulto agudo ao sistema nervoso central (SNC) que leva a lesão estrutural como acidente vascular cerebral (AVC) hemorrágico ou isquêmico, encefalite, traumatismo cranioencefálico (TCE) etc. Geralmente são consideradas crises sintomáticas agudas aquelas que ocorrerem em até 7 dias do insulto ou, em casos de infecção de SNC, enquanto ativa
Crises não provocadas	Ocorridas na ausência de lesão cerebral aguda ou alteração clínica potencialmente responsável por uma crise provocada como discutido anteriormente. Apresentam risco de recorrência maior quando comparadas às crises sintomáticas agudas. Quando associadas a lesões estruturais cerebrais prévias, são chamadas de crises sintomáticas remotas
Crises reflexas	Crises provocadas por estímulos aferentes específicos ou por determinada atividade do paciente, demonstradas de forma objetiva e consistente. Exemplos: crises induzidas pela leitura, micção, alimentação, estímulos luminosos, contato com água quente, escovar os dentes etc.

Tabela 27.2 – Epilepsia: definição prática/operacional

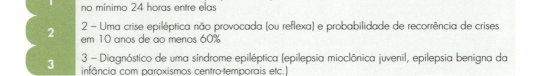

1	1 – Ao menos duas crises epilépticas não provocadas (ou reflexas) ocorridas com intervalo de no mínimo 24 horas entre elas
2	2 – Uma crise epiléptica não provocada (ou reflexa) e probabilidade de recorrência de crises em 10 anos de ao menos 60%
3	3 – Diagnóstico de uma síndrome epiléptica (epilepsia mioclônica juvenil, epilepsia benigna da infância com paroxismos centro-temporais etc.)

ainda em crise epiléptica ou com rebaixamento de nível de consciência em suposto pós-ictal. O paciente deve ser mantido em decúbito lateral para evitar aspiração, ter oferta de oxigênio suplementar e, se necessário, realizar aspiração das vias aéreas.

A história clínica adequada será imprescindível para caracterizar o evento como de fato uma crise epiléptica ou seus diagnósticos diferenciais, assim como pode dar pistas para possíveis etiologias e determinar se é a primeira vez ou uma recorrência. Caracterizar o evento quanto a abertura ocular, desvio dos olhos ou segmento cefálico, posturas, abalos musculares, sialorreia, cianose, palidez, liberação esfincteriana, mordedura de língua, báscula de quadril, tempo até a recuperação de consciência (curto ou longo), presença de confusão e ou sonolência após.

Na avaliação do paciente com história de primeira crise epiléptica, é importante questionar ativamente sobre eventos sugestivos de outras crises epilépticas previamente, como mioclonias, ausências ou crises focais. É comum que os pacientes e familiares reconheçam apenas crises tônico-clônicas bilaterais, como crises epilépticas. Estudos mostram que até 50% dos pacientes, em avaliação como primeira crise epiléptica, já haviam apresentado eventos não diagnosticados previamente. Em grande parte dos atendimentos, o paciente está impossibilitado de fornecer informações e será necessário colher a história com os acompanhantes. Atualmente, com a disponibilidade de câmeras de vídeo com boa resolução nos *smartphones*, em alguns casos, os próprios familiares conseguem registrar os eventos e auxiliar na elucidação dos episódios.

É importante questionar possíveis fatores precipitantes, como privação de sono, ingestão de álcool, exposição a luzes estroboscópicas, assim como rever os antecedentes do paciente, como história de etilismo ou uso de substâncias ilícitas, o que poderia levar a pensar em síndrome de abstinência, assim como a história médica pregressa, insultos prévios ao SNC, presença de crises febris na infância e história familiar de epilepsia.

Alguns dados da história clínica de sintomas ou sinais iniciais ajudam a caracterizar a crise como de início focal:

» **Crises do lobo temporal:** fenômeno sensitivo consciente (sensação epigástrica ascendente, taquicardia, medo, sensação de *déjà vu* ou *jamais vu*, despersonalização etc.) seguido de olhar fixo, parada comportamental com automatismos orais e manuais.
» **Crises do lobo frontal:** clonias focais unilaterais (com ou sem marcha jacksoniana), postura tônica assimétrica, automatismos motores complexos, rápida evolução para crise tônico-clônica bilateral.
» **Crises do lobo parietal:** parestesias dimidiadas, assomatognosia (perda da sensação de uma parte do corpo) e perda da orientação espacial.
» **Crises do lobo occipital:** manifestações visuais positivas (alucinações simples) ou negativas (escotomas, hemianopsia, amaurose), desvio ocular tônico ou clônico.

Por outro lado, há dados que permitem caracterizar como crise de início generalizado:

» **Crises mioclônicas:** abalos musculares rápidos, geralmente bilaterais, podendo ser assimétricas, como um "susto" ou "choque", que predominam no despertar.
» **Crises de ausência:** episódios geralmente iniciados na infância, de breve perda da consciência, com duração de segundos e início e término abruptos, e que podem ser precipitadas pela hiperpneia.

A caracterização dos tipos de crise epiléptica será abordada em outro capítulo deste livro.

A ocorrência da primeira crise epiléptica demanda investigação de possíveis etiologias idealmente ainda durante a avaliação no pronto-socorro (Tabelas 27.3 e 27.4). Isso é importante visto que a crise epiléptica pode ser o primeiro sinal de insulto agudo ao SNC, para descartar causas potencialmente reversíveis e estimar o risco de recorrência de crises.

Tabela 21.3 – Principais causas clínicas de crises provocadas

- Crise febril na infância – não vale para adultos!
- Alterações eletrolíticas (Na, Ca, P e Mg)
- Hipoglicemia, hiperglicemia não cetótica
- Alterações metabólicas: uremia, síndrome desequilíbrio na diálise, insuficiência hepática
- Sepse ou infecções de focos não neurológicos
- Abstinência a álcool e drogas (benzodiazepínicos e barbitúricos)
- Abuso de drogas lícitas e ilícitas (anfetaminas, cocaína)
- Medicações que potencialmente podem reduzir limiar convulsivo:
    - Analgésicos: tramadol, fentanil
    - Antibióticos: carbapenêmicos, cefalosporinas, isoniazida, penicilina
    - Antidepressivos: amitriptilina, bupropiona
    - Antipsicóticos: haloperidol, clorpromazina, olanzapina, clozapina
    - Quimioterápicos: metotrexate, clorambucil, vincristina
    - Broncodilatadores: aminofilina, teofilina
    - Simpatomiméticos: efedrina, terbutalina
    - Anestésicos locais: lidocaína, bupivacaína

Tabela 27.4 – Principais causas neurológicas de crise sintomática aguda

Hemorragia cerebral (hematoma intraparenquimatoso ou hemorragia subaracnóidea)
Traumatismo cranioencefálico
Isquemia cerebral
Meningoencefalite
Abscessos cerebrais
Infecções parasitárias (ex.: cisticercose, toxoplasmose)
Trombose venosa cerebral (TVC) – pode causar infartos venosos e hemorragias subaracnóideas
Síndrome da encefalopatia posterior reversível (do inglês, PRES)
Encefalites inflamatórias ou imunomediadas
Anóxia cerebral

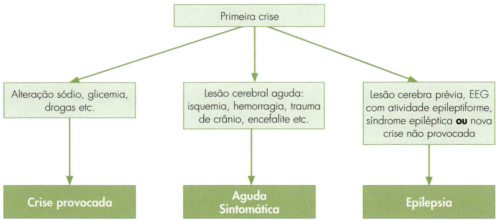

Figura 27.1 – Primeira crise: conceitos básicos.

O exame físico deve ser o primeiro passo da investigação, incluindo o exame físico geral e o exame neurológico. Do exame neurológico, é importante avaliar o nível e o conteúdo da consciência, avaliação da linguagem, de possíveis déficits motores, avaliar fundoscopia, pupilas (pesquisa de *hippus*) e alterações de demais nervos cranianos, e pesquisa de sinais meníngeos.

Exames complementares

Investigação de uma primeira crise é muito importante pois alterações muito graves e potencialmente tratáveis (encefalites, hipoglicemia etc.) devem ser prontamente reconhecidas.

Exames laboratoriais fazem parte da avaliação inicial para investigar causas, conforme mostra a Figura 27.2. Alguns exames, como beta-hCG, sorologias (HIV e outras), amônia, urina tipo 1, urocultura e hemoculturas, devem ser solicitados a depender do contexto. Se houver suspeita de intoxicação exógena ou pobreza de dados, o perfil toxicológico é recomendado. Em pacientes que faziam uso prévio de medicações anticrise (MACs), é importante dosar o nível sérico para avaliar aderência medicamentosa e descartar intoxicação. A dosagem de prolactina pode estar elevada após crises tônico-clônicas bilaterais, porém, como tem baixa sensibilidade e baixo valor preditivo negativo, não sendo recomendado uso como ferramenta para diagnóstico diferencial de forma rotineira.

A realização de exames de imagem ainda no pronto-socorro se faz necessária para avaliar presença de lesões cerebrais agudas (impacto do tratamento) ou antigas (risco de recorrência de crises). A tomografia computadorizada (TC) de crânio costuma ser o exame inicial por ser mais facilmente acessível e de realização rápida. Detecta alterações como hemorragias ou neoplasias de sistema nervoso central. Em casos específicos, pode ser necessária a obtenção de angiotomografia cerebral para descartar trombose venosa cerebral, vasculites etc.

A ressonância magnética (RM) de crânio é o exame mais adequado para investigação de crises epilépticas, pois frequentemente as lesões são sutis ou não detectadas pela TC, como displasias corticais, neoplasias de baixo grau, esclerose mesial temporal, entre outras. O uso de um protocolo específico para epilepsia é recomendado (cortes finos para hipocampo, sequências volumétricas que permitam reconstrução, técnicas mais específicas etc.).

Apesar de não existirem diretrizes bem estabelecidas quanto à indicação do exame do liquor, é fortemente recomendada a sua realização. Quando houver história de neoplasia, febre ou comprometimento do nível de consciência, assim como história de cefaleia súbita precedendo o evento, a realização é necessária para descartar meningite/meningoencefalite, infiltração meníngea por neoplasia e hemorragia subaracnóidea não detectada pela TC. Antes da punção, deve-se checar se não há contraindicação para tal procedimento (coagulopatia, lesão com efeito de massa – no contexto de crise epiléptica, é mandatório realizar exame de imagem antes). Podem ocorrer anormalidades sutis no liquor atribuídas à quebra transitória da barreira hematoencefálica pela crise epiléptica, como pleocitose e hiperproteinorraquia, contudo esse deve ser um diagnóstico de exclusão.

O eletroencefalograma (EEG) faz parte da avaliação após uma primeira crise epiléptica. Ele auxilia desde a detecção de paroxismos epileptiformes (marcador de maior chance de recorrência), classificar se a crise é focal ou generalizada (implicações para escolha de tratamento), detecção de estado de mal não convulsivo em pacientes confusos ou com rebaixamento de nível de consciência prolongado após crise epiléptica. A sensibilidade do EEG de rotina para detecção de paroxismos epileptiformes é de cerca de 25 a 50%, sendo mais sensível quanto mais precocemente realizado, preferencialmente em até 24 a 48 horas do evento. Quando o exame é repetido, até 3 vezes, pode-se aumentar a sensibilidade para até 70%.

Figura 27.2 – Primeira crise: avaliação inicial.

Estabilização clínica
- Oximetria, decúbito lateral
- Aspiração, O_2 suplementar
- Monitorização de sinais vitais (PA, FC, glicemia capilar)
- Acesso venoso
- Tiamina 300 mg + G50% 50 mL IV (se etilismo/desnutrição)

Exames laboratoriais:
- Glicemia, PCR, Na, Ca, MG, P, ureia, creatinina, gasometria arterial, hemograma, enzimas hepáticas, CPK troponina

Eletrocardiograma
Beta-HCG

Investigação:
- CT crânio, RM crânio
- EEG
- Toxicologia
- Liquor
- Nível sérico antiepilépticos

História e exame físico geral
Atenção: fundoscopia, sinais focais, rigidez de nuca
História de epilepsia – questionar crises sutis (mioclonias/perda contato/auras)

Diagnóstico diferencial

Para o médico que avalia um indivíduo após um evento de suposta crise epiléptica, o primeiro passo é tentar caracterizar bem o evento e tentar descartar outras causas. Algumas condições que podem ser confundidas com crises epilépticas são: síncope neurogênica ou

Tabela 27.5 – Características que ajudam na diferenciação entre crises epilépticas, síncope e crises não epilépticas de origem psicogênica

Características sugestivas de	Antes do evento	Durante o evento	Após o evento
Crises epilépticas	• Privação de sono • Abstinência de substâncias • Exposição a estímulo visual • Fenômeno sensorial (visual, auditivo, olfatório, gustativo) • Sensação epigástrica ascendente	• Estereotipado • Ausência de resposta aos estímulos • Olhos geralmente abertos, mas, se fechados, sem resistência à abertura passiva • Sialorreia • Incontinência esfincteriana • Duração curta (< 1 minuto) • Vocalização de sons simples	• Período prolongado de comprometimento da consciência até retorno ao basal • Lesões traumáticas relativamente frequentes • Mordedura de língua frequentemente de sua porção lateral • Amnésia em relação ao período peri-ictal • Incursões respiratórias lentas e profundas
Síncope	• Ortostase prolongada • Desidratação • Fome • Sede • Dor • Compressão carotídea • Aumento da pressão intratorácica (micção, tosse)	• Palidez • Sudorese • Quando há movimentos repetitivos, costumam ocorrer já no solo e não antes de cair • Perda de consciência breve • Pode haver incontinência esfincteriana	• Confusão pós-ictal é incomum • Retorno rápido e completo ao estado basal • Lesões traumáticas pouco frequentes • Mordedura de língua na ponta da língua ou região mediana • Lembrança do período durante o episódio
Crises não epilépticas de origem psicogênica	• Ocorrência em contextos específicos (apenas quando testemunhado, com pessoas específicas, emoções) • Estado semelhante a transe • Início gradual • Suscetível a sugestão	• Atividade motora fora de fase • Vocalização de palavras complexas e propositadas • Resistência à abertura passiva dos olhos • Curso flutuante • Movimentos violentos • Longa duração (> 1 minuto) • Movimentos em báscula de quadril • Movimentos semipropositados • Resposta a estímulos	• Estado de consciência inconsistente (confusão, sonolência) • Incursões respiratórias rápidas e superficiais • Lembrança do episódio

cardiogênica, crises não epilépticas de origem psicogênica (CNEP), enxaqueca, ataques de pânico, distúrbios do sono, acidente vascular cerebral, narcolepsia, entre outros. O diagnóstico diferencial se dá com a combinação de dados da história clínica, exame físico e exames complementares. A Tabela 27.5 mostra alguns achados que auxiliam o diagnóstico diferencial com as principais condições confundidoras, porém nenhum é totalmente específico.

Avaliação do risco de recorrência

A primeira crise epiléptica tem impacto físico e psicológico nos pacientes e é sabido que o diagnóstico de epilepsia traz diversas implicações, como o estigma social, algumas limitações profissionais e condução de veículos. Após a primeira crise epiléptica é necessário estimar o risco de recorrência de crises e a necessidade de tratamento (Tabela 27.6). A maior chance de recorrência acontece no primeiro ano após a crise.

As crises sintomáticas agudas cursam com risco de recorrência de crises 80% menor quando comparadas a crises sintomáticas remotas. Estima-se que os riscos sejam de aproximadamente 13% quando ocorridas no contexto de TCE e de 33% quando secundárias a AVC agudo.

Após a primeira crise epiléptica não provocada, o risco de recorrência é de cerca de 25-46% em 1 ano. Sabe-se que a incidência de mais de uma crise no intervalo de 24 horas não aumenta a chance de recorrência quando se compara aos indivíduos com crise única. Os principais fatores associados à recorrência de crises são história de insulto cerebral prévio, atividade epileptiforme, alteração significativa de imagem (julgada como causa da crise) e crises ocorridas durante o sono. Outros fatores associados a maior risco de recorrência de crises epilépticas: crise febril na infância, exame neurológico anormal, história familiar de epilepsia, crises de início focal e paralisia de Todd.

Segundo a *American Academy of Neurology*, o achado de paroxismos epileptiformes no EEG tem nível de evidência A para predizer aumento do risco de recorrência de crises em 2 anos. O percentual de recorrência é semelhante ao daqueles indivíduos que tiveram duas crises não provocadas com intervalo maior que 24 horas. Alentecimento focal no EEG também aumenta a chance de recorrência de crises.

O achado de lesões potencialmente epileptogênicas no estudo de imagem, como sequela de AVC (especialmente em território de circulação anterior, com envolvimento cortical e hemorrágicos), infecção de SNC, neoplasias de SNC, esclerose mesial temporal, gliose pós-traumática e cavernomas, está associado a alto risco de recorrência de crises (> 60%). Alguns autores associam a presença de lesões sugestivas de microangiopatia como potencialmente epileptogênicas, especialmente em pacientes mais idosos, quando a extensão é moderada a grave e a topografia é justacortical. Após o segundo episódio de crise epiléptica, a chance de recorrência é de aproximadamente 70%.

Tabela 27.6 – Fatores associados à recorrência de crises epilépticas após a primeira crise não provocada

Principais (maior evidência)	Secundários
História de insulto prévio ao SNC	Crise de início focal
Achado de lesão presumivelmente epileptogênica em exame de imagem	Exame neurológico anormal
Presença de paroxismos epileptiformes no EEG	História familiar de epilepsia
Crise ocorrida durante o sono	Presença de paralisia de Todd

Tratamento

Crise provocada e crise sintomática aguda

O principal foco é o tratamento da causa de base. A indicação de MACs deve ser feita de forma individualizada, especialmente quando existe lesão encefálica. Em geral, o tratamento deve ser mantido por curto período (sugere-se 12 semanas com base nos estudos de trauma cranioencefálico), com posterior reavaliação do risco de recorrência e definição quanto à necessidade de manutenção.

Escape de crise em paciente com diagnóstico prévio de epilepsia

Pacientes que já possuem diagnóstico de epilepsia devem ser avaliados quanto aos possíveis fatores desencadeantes do escape de crise. O principal fator a ser questionado é o uso regular da medicação ou mudança recente na mesma (redução de dose, mudança de marca, interação com outras medicações). Deve ser vista a possibilidade de fatores que possam reduzir o limiar epiléptico, como alterações metabólicas, infecciosas ou medicações. Outra situação possível é de se tratar de escape de crise epiléptica no contexto de paciente com epilepsia sabidamente farmacorresistente (refratária) e ser o padrão habitual. A depender do contexto, realizar dosagem dos níveis séricos das MACs em uso e exames laboratoriais. Considerar caso a caso ajustar o esquema terapêutico prévio.

Primeira crise não provocada

Após a investigação de crise epiléptica não provocada única, é possível estimar a chance de recorrência e então definir junto com o paciente a necessidade de iniciar MAC para prevenir novas crises. Após uma primeira crise e presença de fatores de risco principais (Tabela 27.6) ou após uma segunda crise não provocada é possível fazer diagnóstico de epilepsia e estaria indicado o uso de MAC.

Estudos mostram que o uso de MAC reduz a chance de recorrência de crises em cerca de 35 %, mas não há evidência de que tratar após a primeira crise reduz a chance de evolução para epilepsia refratária ou afeta a chance de remissão a longo prazo. Essa conduta parece também não ter impacto na qualidade de vida.

A decisão de iniciar MAC é complexa e deve levar em conta diversos fatores: idade, impacto socioeconômico de uma nova crise na vida do paciente, comorbidades médicas, estigma associado a epilepsia, função desempenhada no emprego, necessidade de conduzir automóveis, preferência pessoal do paciente, potenciais efeitos colaterais dos antiepilépticos. É fato que aproximadamente 30% dos pacientes descontinuam o primeiro MAC prescrito por efeitos adversos.

Uma vez que se optou por iniciar MAC, deve-se tentar caracterizar a crise ocorrida como de início focal, de início generalizado ou início desconhecido, conforme dados clínicos e eletroencefalográficos. Para crises de início focal, pode-se optar por carbamazepina, oxcarbazepina, fenitoína, gabapentina, pregabalina ou lacosamida. As MACs de amplo espectro são preferidas para crises de início generalizado ou desconhecido, mas também podem ser utilizados nas crises de início focal. Alguns exemplos são: valproato de sódio, lamotrigina, levetiracetam, fenobarbital, topiramato e benzodiazepínicos. Esses fármacos serão mais bem abordados em capítulo específico.

Antes da alta hospitalar, os pacientes e acompanhantes devem ser orientados quanto aos riscos em pacientes que tiveram crise epiléptica. Pacientes devem ser orientados a não dirigir, evitar piscina ou banho de mar em profundidade e sem acompanhantes, assim como diversas situações, especialmente no trabalho que possam representar risco maior para si e para outras pessoas em caso de recorrência. Os acompanhantes devem ser orientados também quanto a como agir se houver recorrência da crise: deitar o paciente em decúbito lateral, tentar afastar objetos que possam machucar o paciente e não tentar segurar a língua ou colocar qualquer objeto dentro da boca, assim como orientar retorno ao pronto-socorro em caso de crise prolongada ou escapes frequentes. A Figura 27.3 apresenta uma sugestão de algoritmo de conduta terapêutica de pacientes após primeira crise epiléptica.

Estado de mal epiléptico

Estima-se a incidência de estado de mal epiléptico de 9,9 a 41/100.000 pessoas por ano. Os picos de incidência ocorrem em crianças menores que 10 anos e em adultos com idade

Figura 27.3 – Algoritmo de manejo da primeira crise epiléptica*

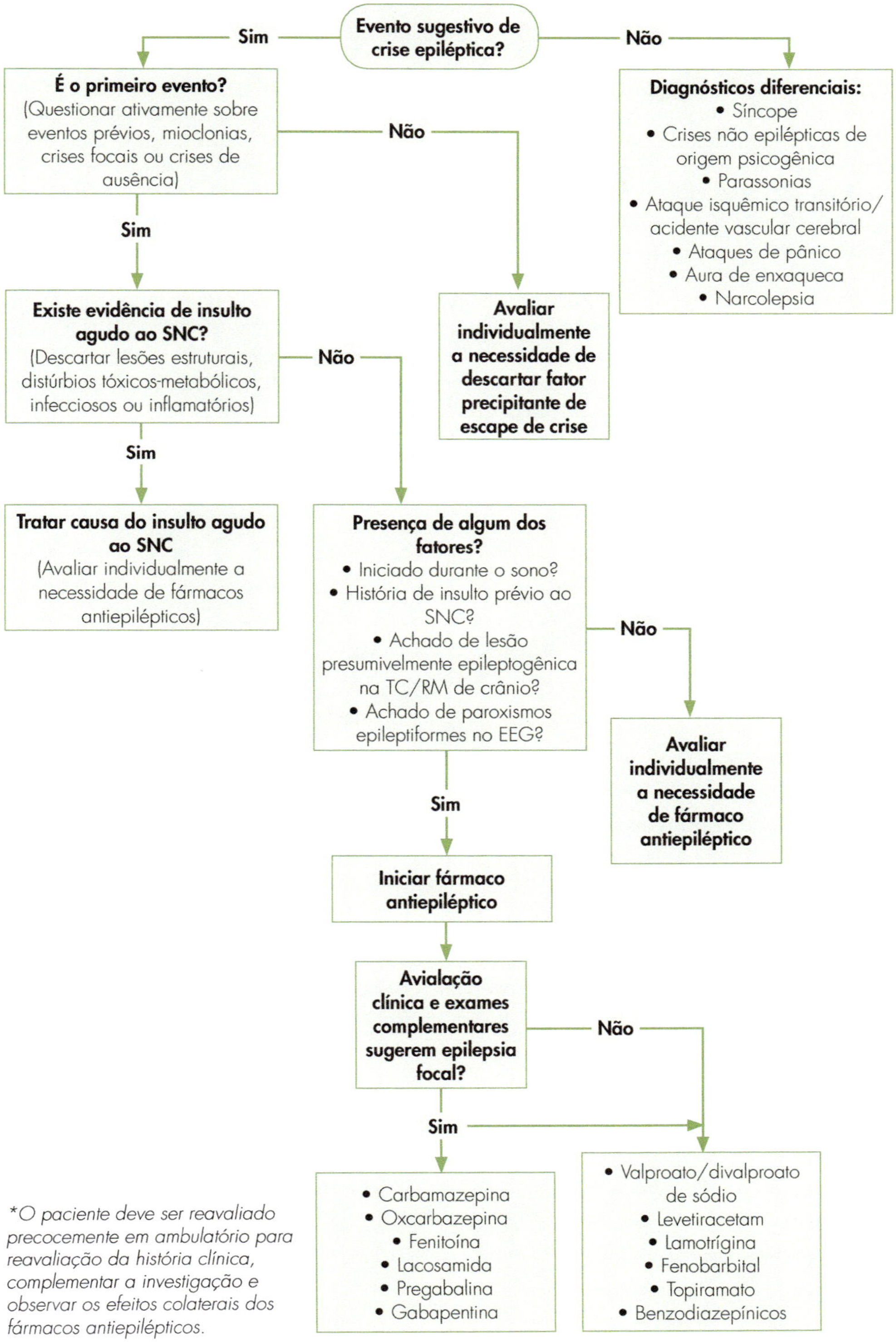

```
                    Evento sugestivo de
        Sim ─────── crise epiléptica? ─────── Não
         │                                     │
         ▼                                     ▼
  É o primeiro evento?              Diagnósticos diferenciais:
  (Questionar ativamente sobre          • Síncope
  eventos prévios, mioclonias,          • Crises não epilépticas de
  crises focais ou crises de              origem psicogênica
  ausência)                             • Parassonias
         │                              • Ataque isquêmico transitório/
         │ Sim      Não ──┐               acidente vascular cerebral
         ▼                │              • Ataques de pânico
  Existe evidência de    │              • Aura de enxaqueca
  insulto agudo ao SNC?  │              • Narcolepsia
  (Descartar lesões       │
  estruturais, distúrbios │      Avaliar
  tóxico-metabólicos,     └──▶ individualmente
  infecciosos ou               a necessidade de
  inflamatórios)               descartar fator
         │                     precipitante de
    Não ─┤                     escape de crise
         │ Sim
         ▼
  Tratar causa do insulto      Presença de algum dos
  agudo ao SNC                 fatores?
  (Avaliar individualmente     • Iniciado durante o sono?
  a necessidade de             • História de insulto prévio
  fármacos antiepilépticos)      ao SNC?
                               • Achado de lesão
                                 presumivelmente epileptogênica
                                 na TC/RM de crânio?      Não ──┐
                               • Achado de paroxismos           │
                                 epileptiformes no EEG?         ▼
                                       │ Sim              Avaliar
                                       ▼                  individualmente
                               Iniciar fármaco            a necessidade
                               antiepiléptico             de fármaco
                                       │                  antiepiléptico
                                       ▼
                               Avialação clínica e
                               exames complementares ──── Não ──┐
                               sugerem epilepsia focal?         │
                                       │ Sim                    │
                                       ▼                        ▼
                               • Carbamazepina          • Valproato/divalproato
                               • Oxcarbazepina            de sódio
                               • Fenitoína              • Levetiracetam
                               • Lacosamida             • Lamotrígina
                               • Pregabalina            • Fenobarbital
                               • Gabapentina            • Topiramato
                                                        • Benzodiazepínicos
```

*O paciente deve ser reavaliado precocemente em ambulatório para reavaliação da história clínica, complementar a investigação e observar os efeitos colaterais dos fármacos antiepilépticos.

461

acima dos 50 anos. A mortalidade do estado de mal epiléptico é de 19%, podendo aumentar conforme duração e idade, chegando a ultrapassar 50% em algumas situações.

O estado de mal epiléptico (EME), segundo força-tarefa da ILAE, é uma condição resultante da falência dos mecanismos de cessação de crises ou de alterações nos mecanismos que iniciam as crises fazendo com que ocorram de forma anormal e prolongada (após o tempo 1 – t_1), conforme apresentado na Figura 27.4. Pode levar a consequências a longo prazo (tempo 2 – t_2), incluindo dano e morte neuronal, além de alteração das redes neurais a depender da duração das crises. O foco excitatório pode vir de um circuito epileptogênico previamente estabelecido em pacientes já com epilepsia, excitação ao redor de lesão estrutural aguda ou por excitação difusa/redução do limiar epiléptico em distúrbio tóxico-metabólico. Nessas situações, surge circuito reverberante, que se amplifica e perpetua o EME. Sabe-se ainda que o EME convulsivo quando prolongado pode gerar descompensação dos mecanismos homeostáticos. Há aumento do metabolismo cerebral, necessitando de compensação com aumento do fluxo sanguíneo cerebral, oxigenação e níveis de glicose, podendo cursar inclusive com perda da autorregulação cerebral. Diversas consequências sistêmicas também podem ocorrer, como embolia pulmonar, pneumonia aspirativa, disfunção cardíaca, hipertermia e que podem culminar com disfunção de múltiplos órgãos.

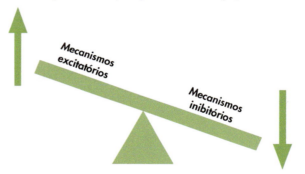

Figura 27.4 – Fisiopatologia do estado de mal epiléptico.

A partir de estudos experimentais, sabe-se que a partir de 30 minutos de EME convulsivo há dano neuronal irreversível (t_2). Sabe-se que o prognóstico do EME piora quanto maior duração. Por isso foi elaborada uma definição operacional, para que as medidas de controle do EME fossem iniciadas precocemente, não necessitando esperar o t_2 para tratamento específico. Então, foi criado o conceito de t_1, tempo a partir do qual a crise é considerada prolongada e com baixas chances de cessar espontaneamente. Portanto, a partir do t_1, deve ser iniciado tratamento específico. Esses tempos diferem a depender do tipo de EME, sendo mais claro o risco no EME convulsivo, conforme apresentado na Tabela 27.7.

Tabela 27.7 – Definição operacional de estado de mal epiléptico: tipos e tempos

Tipo de EME	T1	T2
EME convulsivo (EMEC)	5 min (EME iminente)	30 min (EME estabelecido)
EME focal com comprometimento da consciência	10 min	> 60 min
Estado de mal de ausência	10-15 min	Desconhecido

A ILAE classifica o EME de acordo com quatro parâmetros: semiologia, etiologia, correlato eletroencefalográfico e idade do paciente. De forma prática, o principal fator que vai definir a conduta inicial na emergência é a semiologia, sendo dividido em dois grandes grupos (Tabela 27.8):

» EME com sintomas motores proeminentes: são aqueles que cursam com fenômenos motores como principal manifestação. Os principais exemplos são o convulsivo, o mioclônico e o focal motor.

» EME sem sintomas motores proeminentes: é o chamado EME não convulsivo. Pode se apresentar com ou sem comprometimento da consciência.

Tabela 27.8 – Classificação do EME quanto à semiologia

(A) Com sintomas motores proeminentes
    A.1 EME convulsivo (EMEC, sinônimo de EME tônico-clônico)
        A.1.a. Convulsivo generalizado
        A.1.b. Início focal evoluindo para EMEC
        A.1.c. Desconhecido quanto a início focal ou generalizado
    A.2 EME mioclônico (com abalos mioclônicos proeminentes)
        A.2.a. Em coma
        A.2.b. Sem coma
    A.3 Focal motor
        A.3.a. Crises focais motoras repetidas (Jacksoniana)
        A.3.b. *Epilepsia partialis continua* (EPC)
        A.3.c. *Status* versivo
        A.3.d. *Status* oculoclônico
        A.3.e. Paresia ictal (EME focal inibitório)
    A.4 EME tônico
    A.5 EME hipercinético
(B) Sem sintomas motores proeminentes (EME não convulsivo, EMENC)
    B.1 EMENC com coma (incluindo o chamado EME sutil)
    B.2 EMENC sem coma
        B.2.a. Generalizado
            B.2.a.a EME de ausência típica
            B.2.a.b EME de ausência atípica
            B.2.a.c. EME de ausência mioclônica
        B.2.b Focal
            B.2.b.a Sem comprometimento da consciência (aura contínua, com sintomas autonômicos, sensitivos, visuais, olfatórios, gustativos, emocionais/psíquicos/experienciais ou auditivos)
            B.2.b.b EME afásico
            B.2.b.c Com comprometimento da consciência
        B.2.c Desconhecido se focal ou generalizado
            B.2.c.a EME autonômico

Adaptado de Trinka e cols., 2015.

Estado de mal epiléptico convulsivo

O estado de mal convulsivo (EMEC) é uma emergência neurológica. Apesar de classicamente ser definido por crise com duração maior que 30 minutos (a partir de quando há dano neuronal irreversível – t_2), do ponto de vista operacional qualquer crise tônico-clônica bilateral com duração maior que 5 minutos (t_1) têm baixa probabilidade de remissão espontânea e deve ser conduzida como EMEC. Ainda, ocorrência de duas crises sem retorno ao basal entre elas também deve ser interpretado como EME. Sabe-se que quanto maior o tempo de duração, pior o prognóstico, visto que com a persistência do EME, surgem alterações sinápticas que tornam a condição progressivamente menos responsiva aos tratamentos habituais. Portanto, o tratamento deve ser agressivo visando à cessação clínica e eletroencefalográfica da forma mais rápida e segura possível.

O manejo do EMEC deve contemplar três aspectos: estabilização do paciente, tratamento das crises e investigação etiológica (Figura 27.5).

Figura 27.5 – Protocolo de atendimento ao paciente com estado de mal epiléptico

Estado de mal epiléptico
Estabilização clínica*

Convulsivo	**Não convulsivo**
Crise com abalos bilaterais, hipertonia duração > 5 minutos. Afastar possibilidade de evento não epiléptico	Alteração da consciência ou de comportamento, abalos localizados, duração > 10 minutos
Monitorização dos sinais vitais Acesso venoso + coleta de exames laboratoriais**	**Diagnóstico requer eletroencefalograma para confirmação** Suspeita pode ser maior em pacientes com epilepsia prévia ou quando não ocorre recuperação da consciência 30 minutos após crise
Iniciar medicação de primeira linha Midazolam IM 10 mg (5 mg se peso de 13 a 40 kg), dose única ou Diazepam EV 10 mg em 1 minuto, repetir 5 minutos se necessário (0,15 a 0,2 mg/kg/dose)	Abordagem medicamentosa inicial semelhante, evitar benzodiazepínicos se alteração de consciência; podem ser utilizadas medicações orais/sonda (p. ex.: topiramato, levetiracetam) Evitar tratamento agressivo e uso de anestésicos
Medicação de sgunda linha Fenitoína EV 20 mg/kg diluído SF 250 mL infusão velocidade 50 mg/minuto (reduzir 20 mg/min. se cardiopatia) Opção: fenobarbital 20 mg/kg (cuidado: risco de depressão respiratória)	
Considerar: avaliação neurológica, internação, UTI Complementar investigação: tomografia de crânio, liquor, toxicologia Se mantiver crises: midazolam IV (ataque: 0,2-0,4 mg/kg até cessar crises, infusão contínua 0,1-2 mg/kg/hora) Opções: propofol, tiopental	

* *Seguir protocolos de estabilização, incluindo: decúbito lateral, proteção de vias aéreas, oximetria e O_2 suplementar se necessário, monitorização de sinais vitais (PA, FC, glicemia capilar), administrar tiamina 500 mg IV + Glc50% 50 mL (se etilismo/desnutrição/suspeita deficiência).*

** *Exames: glicemia, PCR, Na, Ca, Mg, P, ureia, creatinina, hemograma e enzimas hepáticas. Considerar: CPK, troponina, gasometria arterial e beta-HCG.*

Estabilização

Assim como no atendimento às demais emergências médicas, a prioridade inicial é a realização das medidas de suporte básico de vida, que devem ser tomadas já no atendimento pré-hospitalar.

Tratamento das crises

O tratamento das crises deve ser iniciado o mais precoce possível, ainda durante a estabilização. A primeira medicação a ser administrada deve ser um benzodiazepínico, que deve, se possível, também ser iniciado no atendimento pré-hospitalar. Caso não haja acesso venoso imediato, a primeira opção é pelo midazolam intramuscular. Quando o paciente já dispõe de acesso venoso, a opção passa a ser o Diazepam intravenoso (visto que não há disponibilidade

Tabela 27.9. Medicações anticrise de segunda linha para tratamento de EMEC

Droga	Dose inicial adulto	Apresentação/ diluição	Administração	Efeitos colaterais e considerações
Fenitoína	20 mg/kg	250 mg/5 mL Diluir em SF0,9%, incompatível com soro glicosado. Recomenda-se uso de filtro de linha	Velocidade máxima infusão 50 mg/min Idosos e cardiopatas reduzir para 20 mg/min	Hipotensão e bradicardia se infusão rápida. Monitorar ECG e PA Extravasamento pode causar necrose
Fenobarbital	15 a 20 mg/kg	200 mg/2 mL	50-100 mg/min	Pode causar depressão sedação e respiratória. Recomendado apenas para casos mais complexos. Considerar no contexto de abstinência alcoólica ou ao próprio fenobarbital.
Lacosamida	200 a 400 mg	200 mg/20 mL Diluição em SF 0,9%, SG5% ou Ringer	5 a 15 min	Pode causar aumento do intervalo PR e bloqueio atrioventricular. Fazer com cautela em pacientes com alteração intervalo PR ou uso de medicações que causem bradicardia. Recomendado ECG antes e depois
Brivaracetam	50 a 400 mg	50 mg/5 mL	2 a 15 min	Relato de sonolência, sem descrição de efeitos cardiovasculares

de lorazepam intravenoso no Brasil), cuja dose pode ser repetida. Como opção, pode-se considerar o uso de diazepam via retal, midazolam intranasal ou bucal (nenhum desses tem apresentação comercial no Brasil).

Em seguida, deve-se iniciar medicação de segunda linha. Estudo recente mostrou que a fosfenitoína, levetiracetam e ácido valproico endovenosos são alternativas igualmente eficazes e seguras. Contudo, nenhum desses fármacos está disponível no Brasil em formulação endovenosa.

Em nossa realidade, as opções disponíveis são a fenitoína, fenobarbital, lacosamida e brivaracetam.

A fenitoína pode ser utilizada em substituição à fosfenitoína sem prejuízos. A diferença entre elas é que a fosfenitoína é uma pró-droga que pode ser infundida mais rapidamente, mas o tempo que leva para conversão em fenitoína faz com que a vantagem da velocidade de infusão não reflita em menor tempo para concentração no tecido neural, o que é o ponto relevante. Ainda, o custo elevado e a ausência de estudos que apontem de forma definitiva a superioridade suportam o uso da fenitoína em nossa realidade.

O fenobarbital é uma alternativa eficaz, mas com pior perfil de efeitos adversos, destaque para efeitos sedativos – alto risco de insuficiência respiratória com as doses preconizadas e geralmente necessárias para controle do estado de mal. Pode ser preferido em situações de abstinência alcoólica ou ao próprio medicamento (pacientes que descontinuaram o uso de forma abrupta).

A lacosamida é uma opção emergente pela facilidade de uso, maior velocidade de infusão e baixa interação medicamentosa. As evidências para seu uso são crescentes, inclusive com estudo randomizado mostrando eficácia semelhante à da fosfenitoína para controle de crises e estado de mal não convulsivo na terapia intensiva.

A fenitoína e a lacosamida, por atuarem bloqueando canais de sódio, podem causar arritmias, em especial bloqueios atrioventriculares, especialmente se a dose for elevada ou se infusão rápida. Recomenda-se precaução no uso de lacosamida em pacientes que apresentem bloqueios atrioventriculares ou estejam em uso de medicações que interfiram na condução, com obtenção de eletrocardiograma pré- e pós-infusão. Para a fenitoína, deve-se ter cautela em pacientes com doença cardíaca e a infusão deve ser feita mais lenta e sob monitorização cardíaca.

O brivaracetam é o fármaco mais recente para uso endovenoso no Brasil, é uma modificação do levetiracetam que apresenta maior velocidade de entrada no sistema nervoso central e maior ligação ao alvo de ação (estima-se que seja 20 vezes mais potente que o levetiracetam). O uso no contexto das emergências relacionadas a crises e estado de mal é promissor, mas as evidências ainda são limitadas.

Os casos que permanecem com crises apesar do uso de medicações de primeira (benzodiazepínicos) e segunda linha (fenitoína, ácido valproico, fenobarbital, brivaracetam) são considerados EME refratário. Nesse ponto, devem ser iniciadas medicações anestésicas (ver Tabela 27.10) para coma induzido, após intubação orotraqueal. Na unidade de terapia intensiva, esse paciente necessitará de monitorização eletroencefalográfica (idealmente contínua), pois mesmo que a manifestação cínica cesse, frequentemente é observado EME não convulsivo ao EEG.

Tabela 27.10 – Fármacos de infusão contínua para tratamento de terceira linha do EMEC

Droga	Dose inicial em bolus	Apresentações	Manutenção (infusão contínua)	Considerações/Padrão EEG
Midazolam	0,2 mg/kg. Pode ser repetido bolus	15 mg/3 mL 5 mg/mL 50 mg/10 mL	0,1-2 mg/kg/h	Pode causar hipotensão e depressão cardiorrespiratória, em menor grau que tiopental
Propofol	2 a 3 mg/kg. Pode ser repetido bolus	Frasco ampola 10 mg/mL ou 20 mg/mL	4-10 mg/kg/h	Pode causar síndrome de infusão do propofol (efeito tóxico raro levando a acidose metabólica e rabdomiólise)
Tiopental	3 a 5 mg/kg bolus, pode ser repetido a cada 2 a 3 minutos	Frascos 0,5 a 1 g. Diluir em SF 0,9%	3 a 7 mg/kg/h	Causa hipotensão e depressão cardiorrespiratória, frequente necessidade de uso de vasopressores. Aumento do risco de infecção
Ketamina	1,5 mg/kg repetido a cada 5 min até 4,5 mg/kg	Frasco ampola 500 mg/10 mL	2 a 5 mg/kg/h	Pode causar confusão, *delirium* e agitação, uso em geral associado a midazolam ou propofol. Menor risco de hipotensão

O midazolam é a droga anestésica de primeira escolha na maioria dos casos por ter melhor evidência sobre perfil de eficácia e segurança. O propofol é uma alternativa e tiopental em geral é reservado para casos mais graves. Comumente, essas medicações são suficientes para interromper o EME. Deve-se manter o paciente em uso da medicação anestésica por 24 horas, objetivando o padrão de surtossupressão eletroencefalográfico, porém alguns autores sugerem que apenas a cessação de crises eletrográficas é suficiente (não há evidência sobre qual é a melhor escolha).

Em paralelo, devem ser administrados ao menos duas MACs que deverão estar em nível terapêutico durante as 24 horas iniciais. O uso deve ser preferencialmente endovenoso para garantir rápida e eficazmente níveis séricos adequados. Fenitoína, lacosamida e fenobarbital são as únicas opções endovenosas disponíveis no Brasil no momento. O topiramato por sonda pode utilizado, com séries apontando eficácia no estado de mal. O levetiracetam por não estar disponível para uso endovenoso também poderia ser empregado dessa maneira dentro da realidade brasileira. Outras opções com possibilidade rápida titulação por sonda seriam ácido valproico, carbamazepina, gabapentina e vigabatrina. Lamotrigina não deve ser utilizada nesse contexto pelo risco aumentado de *rash*, se titulado rapidamente.

Após as 24 horas de sedação contínua, deve-se reduzir a infusão em 25% a cada 6 horas, com controle eletroencefalográfico.

Os casos mais raros em que as crises persistem apesar de medicação sedativa são chamados de EME super-refratário. Neste ponto, a evidência de trabalhos científicos é limitada e as propostas terapêuticas variam desde associação de medicações de segunda e terceira linha, uso de ketamina, anestésicos inalatórios, imunoterapia, dentre outras. Há ainda diversas tentativas de tratamentos não medicamentosos, como dieta cetogênica, hipotermia, drenagem liquórica e procedimentos neurocirúrgicos de emergência, que fogem ao objetivo deste capítulo.

Estado de mal epiléptico mioclônico

Nessa condição, assim como nas demais formas de EME, o prognóstico depende bastante da etiologia. Os pacientes com epilepsias generalizadas idiopáticas ou genéticas, como epilepsia mioclônica juvenil, que entram em EME mioclônico, geralmente apresentam resolução rápida e fácil, sem morbidade adicional, geralmente com uso de benzodiazepínicos endovenosos. Também pode ser utilizado ácido valproico e/ou levetiracetam.

Contudo, nos casos associados a encefalopatia, especialmente naqueles secundários a encefalopatia anóxica, o prognóstico é geralmente ruim, com alguns relatos na literatura de casos que sobreviveram com boa funcionalidade. Existe grande discussão na literatura se esta é uma condição tratável ou apenas um marcador de gravidade. O uso da hipotermia é mais um fator a ser considerado e estudos para avaliar a resposta ao tratamento estão em curso. No momento, a recomendação é o tratamento com drogas antiepilépticas para controle das mioclonias e padrão eletroencefalográfico e rever resposta clínica e outros sinais prognósticos associados a encefalopatia para definir os objetivos e o impacto do tratamento de forma individualizada.

Estado de mal epiléptico não convulsivo

Estado de mal epiléptico não convulsivo (EMENC) é definido pelo EEG que apresenta padrão compatível com duração maior que 30 minutos ou múltiplas crises ocupando mais que 50% do registro. A discussão sobre esses padrões é complexa e foge ao objetivo deste capítulo, contudo um ponto importante é a resposta clínica (melhora de nível consciência, desaparecimento de manifestações clínica sutis) e eletrográfica (existem critérios objetivos de resposta) a MACs, pois isto é confirmatório em padrões duvidosos e faz parte dos critérios diagnósticos. Os benzodiazepínicos são os fármacos mais recomendados, mas outras medicações não sedativas podem ser utilizadas (fenitoína, lacosamida, levetiracetam por sonda seriam algumas opções interessantes em nossa realidade). A resposta nem sempre é rápida, devendo ser reavaliada.

No EMENC, pode não existir nenhuma manifestação clínica ou sinais podem ser pouco evidentes, como comprometimento cognitivo, automatismos, abalos musculares sutis na face ou nos membros, bloqueio afásico, alterações comportamentais e alterações autonômicas.

Alguns estudos sugerem que em pacientes em Unidades de Terapia Intensiva até 8% dos indivíduos com rebaixamento de nível de consciência sem clara explicação ou evidência clínica de crises estavam em EMENC. Estudos nesse contexto têm mostrado que a maioria das crises são puramente eletrográficas, apenas detectadas com uso do EEG.

Quanto à etiologia, o EMENC pode ocorrer em pacientes com história prévia de epilepsia ou associada a insultos agudos (neurológicos ou mesmo metabólicos/tóxicos). A mortalidade parece ser maior naqueles que são associados a doenças agudas. A investigação deve ser semelhante àquela da primeira crise.

Estudos e *guidelines* de sociedades recomendam a monitorização contínua por EEG para diagnóstico e acompanhamento do tratamento. Ao menos um estudo apontou redução da mortalidade sem aumento dos custos.

O tratamento inicial do EMENC se assemelha ao do EMEC com uso inicial de um benzodiazepínico seguido de outro fármaco não sedativo. Contudo, deve ser menos agressivo, devendo ser evitados tratamentos de terceira linha, com indução de coma, visto que, especialmente em idosos, dados apontam aumento da mortalidade e custos sem claro impacto no prognóstico. Após o uso de um fármaco de segunda linha, recomenda-se associação de outro.

O enfoque no tratamento da causa de base é importante, tendo em vista que a etiologia é o principal fator prognóstico (Figura 27.5).

Bibliografia

- Beghi E, Carpio A, Forsgren L et al. Recommendation for a definition of acute symptomatic seizure. Epilepsia 2010;51(4):671-5.
- Bergey GK. Management of a First Seizure. Continuum (Minneap Minn) 2016;22(1):38-50.
- Boggs JG. Mortality Associated with Status Epilepticus. Epilepsy Currents 2004. 4(1):25-27.
- Brigo F, Lattanzi S, Nardone F, Trinka E. Intravenous Brivaracetam in the Treatment of Status Epilepticus: A Systematic Review. CNS Drugs 2019; 33(8):771-81.
- Crocker CE, Pohlmann-Eden B, Schmidt MH. Role of neuroimaging in first seizure diagnosis. Seizure 2017; 49: 74-78.
- Fisher RS, Acevedo C, Arzimanoglou A et al. A practical clinical definition of epilepsy. Epilepsia 2014. 55(4):475-482.
- Fisher RS, Acevedo C, Arzimanoglou A et al. ILAE official report: a practical clinical definition of epilepsy. Epilepsia 2014;55 (4):475-82.
- Fisher RS, van Emde Boas W, Blume W et al. Epileptic seizures and epilepsy: definitions proposed by the International League Against Epilepsy (ILAE) and the International Bureau for Epilepsy (IBE). Epilepsia 2005;46:470-2.
- Glauser T, Shinnar S, Gloss D et al. Evidence-based guideline: treatment of convulsive status epilepticus in children and adults: report of the Guideline Committee of the American Epilepsy Society. Epilepsy Currents 2016; 16(1): 48-61.
- Hantus S. Epilepsy Emergencies. Continuum (Minneap Minn) 2016;22(1):173-190.
- Husain AM, Lee JW, Kolls BJ et al. Randomized trial of lacosamide vs fosphenytoin for nonconvulsive seizures. Ann Neurol 2018; 83:1174-1185.

- Illingworth JL, Ring H. Conceptual distinctions between reflex and nonreflex precipitated seizures in the epilepsies: A systematic review of definitions employed in the research literature. Epilepsia 2013; 54 (12): 2036-2047.
- Kapur J, Elm J, Chamberlain JM et al. Randomized trial of three anticonvulsant medications for status epilepticus. N Engl J Med 2019;381:2103-13.
- Krumholz A, Wiebe S, Gronseth GS et al. Evidence-based guideline: Management of an unprovoked first seizure in adults. Neurology 2015; 84: 1705-1713.
- Ney JP,van der Goes DN,Nuwer MR, Nelson L,Eccher MA. Continuous and routine EEG in intensive care: utilization and outcomes, United States 2005-2009. Neurology.2013 Dec 3;81(23):2002-8.
- Rizvi S, Ladino LD, Hernandez-Ronquillo L et al. Epidemiology of early stages of epilepsy: Risk of seizure recurrence after a first seizure. Seizure 2017; 49: 46-53.
- St. Louis EK, Cascino GD. Diagnosis of epilepsy and related episodic disorders. Continuum (Minneap Minn) 2016; 22 (1): 15-37.
- Trinka E, Cock H, Hesdorffer D et al. A definition and classification of status epilepticus – Report of the ILAE Task Force on Classification of Status Epilepticus. Epilepsia 2015;56(10): 1515-1523.
- VanHaerents S & Gerard EE. Epilepsy Emergencies: Status Epilepticus, Acute Repetitive Seizures, and Autoimmune Encephalitis. Continuum (Minneap Minn) 2019;25(2, Epilepsy):454-476.

Capítulo 28
Cefaleia no pronto-socorro

Marcio Nattan Portes Souza
Luiz Roberto Comerlatti
Marcelo Calderaro

Introdução

Mais de 90% da população será acometida por um episódio de cefaleia em algum momento da vida. Pacientes com cefaleias primárias recorrentes podem desenvolver crises altamente incapacitantes, que frequentemente motivam a procurar ao Pronto Atendimento (PA). A maioria dos pacientes avaliados por cefaleia no PA apresenta uma doença benigna. Entretanto, a cefaleia também pode ser o único sintoma de doenças graves e ameaçadoras à vida.

O atendimento inicial do paciente com cefaleia deve visar à identificação de causas secundárias, e para isso a avaliação clínica é o passo mais importante. O excesso de exames desnecessários gera altos custos à sociedade, e expõe o paciente a efeitos colaterais prescindíveis. O desafio do neurologista na avaliação do paciente com cefaleia aguda é identificar os casos de maior risco, realizar a investigação adequada, conduzir o tratamento sintomático para todos os casos, direcionar o tratamento das cefaleias secundárias e encaminhar os pacientes com cefaleia primária para acompanhamento. Anamnese e exame neurológico são as ferramentas mais importantes na avaliação desses pacientes. A comunicação efetiva entre o profissional de saúde e o paciente é a chave do sucesso diagnóstico. Devemos buscar os sinais de alarme mais importantes na história clínica, realizar o exame neurológico identificando os sinais mais comuns às cefaleias secundárias e saber quando realizar exames subsidiários[1] tanto na população como no sistema de saúde. A prevalência da cefaleia ao longo da vida é elevada (94% dos homens e 99% das mulheres).

Epidemiologia

Quarta principal causa de visita ao Pronto Atendimento, a cefaleia é a principal queixa em 4,5% dos pacientes atendidos nesse contexto. Nos ambulatórios de clínica médica é a terceira queixa mais frequente (10,3%)[1] tanto na população como no sistema de saúde. A prevalência da cefaleia ao longo da vida é elevada (94% dos homens e 99% das mulheres).

As causas primárias são de longe as mais prevalentes em qualquer contexto. Dentre elas, a mais frequente no PA é a enxaqueca, que tem prevalência anual no Brasil de 15,8%, acometendo 22% das mulheres e 9% dos homens. Em torno de 6% da população apresenta enxaqueca crônica. O pico de prevalência acontece entre 30-40 anos.

Cefaleia do Tipo Tensão é a etiologia mais prevalente na população geral. Contudo, o quadro se caracteriza por dor leve a moderada, e a maioria dos pacientes apresenta a forma episódica infrequente, não sendo uma demanda frequente no PA. É mais comum em mulheres, com discreto pico de prevalência por volta dos 40 anos.[2]

Entre as cefaleias trigêmino autonômicas, a mais comum é a Cefaleia em Salvas, que tem prevalência estimada no Brasil de 0,4 por 1.000 indivíduos, sendo mais prevalente do gênero masculino. O pico de prevalência se dá entre a terceira e a quinta década de vida.[3]

Estudo brasileiro evidenciou causas secundárias em 39% dos pacientes que procuraram o serviço médico por queixa de cefaleia, com 5% dos pacientes apresentando uma etiologia neurológica para o quadro.[4]

Classificação das cefaleias em relação à etiologia

Primárias

Quando a causa da dor é um transtorno primário do sistema sensitivo, não havendo outra patologia subjacente que acione tal sistema. Compreendem até 95% dos casos no PA. Apesar de não haver letalidade, cefaleias primárias podem impor grande impacto à qualidade de vida dos pacientes.

Cefaleias secundárias

A dor é desencadeada por outra patologia subjacente, cuja gravidade é muito variável, desde causas benignas, como infecção das vias aéreas superiores, a causas graves, como hemorragias intracranianas.

Abordagem inicial

O não reconhecimento de uma cefaleia secundária pode ter consequências desastrosas. Contudo, doenças graves como causa da cefaleia são pouco frequentes. Assim, é necessário manter um alto grau de vigilância quanto aos riscos de uma cefaleia secundária, principalmente com os pacientes que apresentam um histórico de cefaleia preexistente. Até 90% dos pacientes com cefaleia secundária também apresentam algum distúrbio primário associado.[5]

Um conceito fundamental na avaliação do paciente com cefaleia é que os sintomas, isoladamente, são maus preditores de causas secundárias. A intensidade da dor, assim como a presença de sintomas típicos de cefaleias primárias (como fotofobia e fonofobia), têm pouco valor na diferenciação entre causas benignas e causas graves. O contexto da dor, a forma de evolução e a presença ou ausência de alterações neurológicas são parâmetros mais confiáveis na determinação dos pacientes que merecem uma investigação complementar. Os objetivos no atendimento ao paciente com cefaleia na emergência são:

1. Reconhecer na história e no exame clínico os sinais de alarme para causas secundárias (Tabela 28.1).
2. Encaminhar a adequada investigação dos casos com sinais de alarme.
3. Iniciar medidas de suporte e encaminhar para o tratamento específico os pacientes com cefaleias secundárias diagnosticadas.
4. Realizar o tratamento sintomático adequado para todos os pacientes.
5. Explicar ao paciente sobre o quadro apresentado e orientar os pacientes com cefaleia primária recorrente quanto às medidas a serem tomadas após a alta.

Tabela 28.1 – Sinais de alarme para cefaleias secundárias[1] tanto na população como no sistema de saúde. A prevalência da cefaleia ao longo da vida é elevada (94% dos homens e 99% das mulheres)

Padrão	Mudança evidente no padrão de uma cefaleia preexistente, cefaleia em piora progressiva ou refratária ao tratamento
Início	Súbito, pico de intensidade em segundos, primeiro episódio de cefaleia intensa
Sistêmicos	Febre, toxemia, *rash* cutâneo, rigidez nucal, emagrecimento, doenças reumatológicas, imunossupressão, neoplasia
Idade	Início após os 40 anos
Neurológicos	Déficit focal, papiledema, rebaixamento do nível de consciência, convulsão

O primeiro passo no atendimento de urgência ao paciente com cefaleia é garantir a estabilidade clínica, e então prosseguir com anamnese e investigação subsidiária quando necessária. Idealmente, pacientes com suspeita de AVC agudo devem ser admitido em protocolo específico para o AVC, com fluxo assistencial diferente daquele para a cefaleia.

Em alguns casos, o tratamento sintomático pode ser precedido do detalhamento da anamnese, especialmente nos pacientes muito sintomáticos, mas sem sinais de instabilidade. Além de não haver razão plausível para tolerar a dor aguda, após o alívio inicial da dor o paciente pode conseguir relatar melhor os aspectos fundamentais do episódio. Nos casos de cefaleias primárias, deve-se identificar qual o padrão fenotípico mais provável, para realizar o adequado encaminhamento do tratamento.

Tabela 28.2 – Exame clínico do paciente com cefaleia

Exame clínico geral	Sinais de toxemia, sinais de sepse, hipertensão grave, estado consumptivo, lesões de pele, gestação e obesidade
Estado mental	Rebaixamento do nível de consciência ou sinais de encefalopatia como agitação ou um quadro confusional
Alterações neurológicas focais	Déficit motor, sensitivo, de coordenação, de pares cranianos ou ao exame neuro-oftalmológico
Sinais meníngeos	Rigidez de nuca, sinais de Kernig e Brudzinski
Inspeção e palpação craniana	Sinais autonômicos (semiptose, lacrimejamento, eritema ocular, rinorreia unilateral), presença de lesões dermatológicas, artéria temporal palpável, enrijecida e dolorosa
Cavidade oral	Alinhamento mandibular, palpação da articulação temporomandibular, sinais de infecção dentária

Deve-se enfatizar a importância da realização do Fundo de Olho na avaliação clínica do paciente com cefaleia no Pronto Atendimento. Estudo realizado com 497 pacientes consecutivos, que se apresentaram ao serviço de emergência com a queixa principal sendo cefaleia e sem outros sinais de alarme, evidenciou alterações à fundoscopia direta não midriática em 8.5% dos pacientes. A presença de alteração mostrou-se importante preditor de alterações ao exame de imagem (41%), e internação hospitalar (21% *vs.* 10%, p = 0,04). Os achados mais comuns foram papiledema, palidez papilar, retinopatia hipertensiva e hemorragia retiniana.[6]

Para pacientes de baixo risco, investigação com exames complementar como exames de imagem na urgência é desnecessária, além de elevar os custos de saúde e expor o paciente à radiação. Uma metanálise avaliou a utilização de Tomografia Computadorizada e

Ressonância Magnética de crânio e revelou que em pacientes com exame neurológico normal o achado de alterações ao exame complementar se restringe a 2,4%. Quando considerados os pacientes com sintomas sugestivos de enxaqueca a incidência cai para 0,4%.[7]

Tabela 28.3 – Critérios para cefaleia de baixo risco no pronto atendimento

1	Sem mudanças significativas no padrão de cefaleia recorrente
2	História clínica sem sinais de alarme (*thunderclap*, crise convulsiva, relação com exercício etc.)
3	Ausência de sinais neurológicos focais e fundo de olho sem alterações
4	Sem comorbidades de alto risco ou uso de drogas imunossupressoras

Além do controle de sintomas, o fundamental para pacientes de baixo risco é a educação sobre a condição de cefaleia primária e a necessidade de um acompanhamento médico ambulatorial para controle das crises, melhora da qualidade de vida e redução da necessidade de visitas ao Pronto Atendimento.

Classificação da cefaleia conforme a evolução temporal

Ao realizar anamnese, uma maneira particularmente útil de iniciar a abordagem é determinar um padrão de evolução temporal da cefaleia, possibilitando a classificação em quatro grupos: cefaleia aguda recorrente, cefaleia crônica não progressiva, cefaleia crônica progressiva e cefaleia aguda emergente (Figura 28.1).

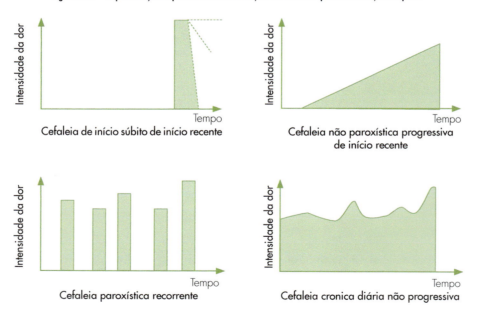

Figura 28.1 – Representação esquemática da classificação das cefaleias quanto à evolução temporal.

Cefaleia aguda recorrente

Pacientes com episódios recorrentes que se apresentam de maneira semelhante ao longo do tempo. Observa-se um padrão das crises. Embora possam estar presentes nas cefaleias secundárias, o padrão agudo recorrente é comum na cefaleia primária benigna. Assim, é importante entender o que levou o paciente a procurar o serviço de Pronto Atendimento, e identificar se há uma falha da terapêutica habitual utilizada no contexto extra-hospitalar, ou algum fator de novidade no evento avaliado. Frequentemente as crises são muito sintomáticas e sintomas como náuseas e vômitos podem dificultar a resposta a medicamentos orais, sendo necessária terapia parenteral.

Entre as cefaleias secundárias que se apresentam na forma aguda recorrente estão a hipertensão intracraniana benigna e a hipotensão liquórica espontânea. A hipertensão intracraniana benigna, ou pseudotumor cerebral, geralmente piora em decúbito e melhora em ortostase, pode se acompanhar de outros sintomas como turvação visual, diplopia horizontal e tinitus pulsátil. O exame neurológico comumente evidencia papiledema bilateral e eventualmente paresia do VI par. Investigação com exames de imagem é fundamental para excluir outras causas de hipertensão intracraniana como a trombose venosa cerebral. O tratamento inicial é feito com Acetazolamida.

A hipotensão liquórica espontânea é suspeitada quando paciente apresenta cefaleia em ortostase e que melhora ao decúbito. Nesses casos deve-se questionar sobre procedimentos que tenham cursado com violação meníngea, como anestesia subaracnóidea e punção lombar para exame do liquor. Na ausência desses fatores devemos suspeitar de fístula liquórica espontânea. Investigação inicial com Ressonância Magnética pode evidenciar alterações indiretas como hipersinal paquimeníngeo difuso. O tratamento inicial é conservador, com hidratação, repouso e controle sintomático, mas frequentemente se faz necessária a intervenção com *Blood Patch*.

Cefaleia crônica não progressiva

Geralmente são pacientes que lidam com a dores diárias ou quase diárias, e frequentemente têm histórico de múltiplas visitas ao Pronto Atendimento. Também pode estar presente nas cefaleias secundárias, mas a cronicidade sem um caráter progressivo é muito sugestiva de uma cefaleia primária. O mais comum é encontrar esse padrão em pacientes que iniciaram com uma cefaleia primária aguda recorrente (especialmente a enxaqueca) e, sem adequado tratamento, evoluíram com cronificação da cefaleia. Nesse processo, a cefaleia pode perder as características fenotípicas comuns àquela etiologia primária, que ajudam na sua identificação. É fundamental que esses pacientes, além de adequadamente medicados, sejam orientados sobre o quadro de progressão e cronificação, e as possibilidades de tratamento. A incidência de cefaleias crônicas é alta, e muitas vezes o Pronto Atendimento é o único lugar em que esses pacientes têm contato com um profissional de saúde, sendo o momento ideal para alertá-los sobre a necessidade de um acompanhamento ambulatorial visando iniciar um tratamento profilático, evitar a progressão da doença e melhorar a qualidade de vida.

Cefaleia crônica progressiva

Progressão em intensidade e/ou frequência da cefaleia é um sinal de alarme para causas secundárias. Etiologias possíveis são hipertensão intracraniana, que pode se dar por neoplasia, abscesso cerebral, hematoma subdural crônico, hidrocefalia ou hipertensão intracraniana idiopática. Geralmente é pior ao acordar e em decúbito, melhorando em ortostase e ao longo do dia. Atividade física, tosse e manobra de Valsalva também são fatores de piora. Outros diagnósticos possíveis são meningites crônicas associadas ou não ao HIV e cefaleia pós-traumática.

A investigação com exames subsidiários é fundamental e a escolha do melhor método dependerá da hipótese clínica em questão, sendo um exame de imagem (tomografia computadorizada ou ressonância magnética de crânio) quase sempre necessário. Exames séricos para investigação infecciosa, reumatológica e neoplásica podem ser necessários. Caso não haja contraindicação por efeito de massa ou compressão do sistema liquórico, deve-se proceder a coleta do liquor. Frequentemente é necessária internação para realização de investigação adequada e início das medidas terapêuticas.

Cefaleia aguda emergente

Pacientes que iniciam com cefaleia sem história prévia, ou que apresentam um episódio com características evidentemente diferentes da cefaleia primária de base. Pode se tratar de uma cefaleia primária em sua abertura, mas esse padrão se constitui em um sinal de alarme importante para causas secundárias.

A presença de alterações neurológicas como quadro confusional agudo ou rebaixamento do nível de consciência, papiledema, sinais neurológicos focais ou sinais meníngeos, deve levantar a hipótese de meningite, meningoencefalite ou abscesso cerebral. Esses pacientes devem ser submetidos a investigação suplementar inicialmente com exames laboratoriais gerais, provas inflamatórias, hemocultura quando indicada e exames de imagem, idealmente uma Tomografia de Crânio pela rapidez e facilidade de realização. Em seguida, na ausência de contraindicações evidenciadas pelo estudo por imagem, a punção lombar para análise do liquor com manometria está indicada. É importante ressaltar que a investigação não deve atrasar o início do tratamento empírico com cobertura para meningites e meningoencefalites. Quando se apresentam com febre e toxemia, é importante avaliar no contexto clínico se há sinais de infecção de caráter benigno, como resfriado comum, dengue, gripe ou sinusite. São pacientes com o exame neurológico necessariamente normal.

Outro contexto clínico comum na emergência é o de cefaleia com progressão rápida, que atinge o pico em poucos segundos e se apresenta com forte intensidade. É a chamada cefaleia em trovoada ou *thunderclap*. As principais etiologias suspeitas nesses casos são a hemorragia subaracnóidea (HSA), hemorragia intraparenquimatosa (HIP), trombose venosa cerebral (TVC), dissecção arterial, hidrocefalia aguda e, mais raramente, o acidente vascular cerebral isquêmico (AVCi).

Por fim, é importante lembrar que patologias oftalmológicas podem cursar com essa forma de evolução, especialmente o glaucoma de ângulo fechado.

Principais cefaleias secundárias no contexto de pronto atendimento

A seguir, listamos alguns diagnósticos potencialmente graves e, portanto, relevantes à emergência, cuja apresentação clínica pode ser apenas cefaleia sem nenhum outro comemorativo. São situações que devem ser lembradas pelo neurologista e pelo emergencista, pois o erro diagnóstico pode implicar um desfecho indesejável.

Hemorragia subaracnoide (HSA)

Condição potencialmente grave, a hemorragia subaracnoide se apresenta com cefaleia súbita e de forte intensidade em cerca de 97% dos pacientes, sendo comumente descrita como "pior cefaleia da vida".[8] A principal causa é a ruptura de um aneurisma cerebral, e nesses casos um erro diagnóstico pode impactar o prognóstico de maneira definitiva. O principal sinal de alarme na apresentação clínica reside na manifestação súbita e de forte intensidade da cefaleia, não havendo outras alterações neurológicas na maioria dos casos. Por essa razão, todo caso que se apresenta com cefaleia súbita em trovoada deve ser investigado.

A investigação inicial se dá com uma Tomografia de Crânio sem contraste, que apresenta sensibilidade para detectar sangramento intracraniano de 98% nas primeiras 12 horas do início do sintoma. Caso não evidencie sangramento, a maioria dos autores sugere que uma punção liquórica seja realizada para excluir a presença de sangramento não detectável pelo exame de imagem. A sensibilidade do exame do liquor nas primeiras horas do sangramento se aproxima a 100%, mas um acidente de punção pode gerar resultado falso-positivo. Parâmetros importantes para diferenciar esses casos são a xantocromia à espectroscopia após centrifugação, que fica mais evidente após 12 horas do sangramento.

Pacientes com achado de sangramento meníngeo nesse contexto devem ser submetidos a exame de imagem para estudo de vasos, como angiografia por tomografia, por ressonância ou arteriografia digital. Uma vez realizado o diagnóstico de HSA, os pacientes devem ser admitidos em unidade intensiva, com monitorização contínua e especial atenção quanto a sinais de hipertensão intracraniana e crise convulsiva. Devem também ser avaliados por equipe de Neurocirurgia e/ou Radiologia Intervencionista para programação do tratamento definitivo conforme topografia e evolução clínica do paciente.

Outra discussão vigente na literatura é sobre a existência de cefaleia relacionada a aneurisma não roto, a chamada cefaleia sentinela. Essa entidade foi inicialmente suspeitada em estudos retrospectivos de pacientes que reportaram episódios de cefaleia prévios ao rompimento de um aneurisma. Contudo, estudos prospectivos não comprovaram essa relação citação.[9,10]

Dissecção arterial

Causa de até um quarto dos acidentes vasculares cerebrais em jovens, a dissecção arterial espontânea tem como apresentação clínica mais comum a dor cervical ou craniana, que está presente em 60 a 90% dos casos[11]. A evolução da dor é mais comumente gradual, podendo ser súbita (em *thunderclap*) em cerca de 20% dos casos[12]. Outro dado importante é o da sobreposição de cefaleia secundária por dissecção arterial a uma cefaleia primária previamente conhecida. Estudo com 54 pacientes consecutivos em um serviço terciário evidenciou a presença de cefaleia primária em 65%.[13]

Na dissecção carotídea, a dor geralmente é cervical, retro-orbitária e frontal, e a síndrome de Horner pode estar presente, geralmente parcial, com semiptose e miose e sem o componente de anidrose.

Na dissecção vertebral, a dor é comumente cervical posterior, com irradiação para região occipital e temporal. É mais comum em mulheres e pode estar relacionada a história de traumas de baixo impacto, manipulação quiroprática da coluna cervical e posturas viciosas em hiperextensão do pescoço.

O diagnóstico é feito através de exames de imagem com estudos direcionados para vasos arteriais cervicais e intracranianos. Além disso, recomenda-se investigação de focos isquêmicos que podem por vezes ser silentes. Os métodos mais utilizados são a angiografia por Tomografia Computadorizada ou por Ressonância Magnética. Avanço recente, o estudo de Parede de Vaso por Ressonância Magnética de alta resolução, vem permitindo melhor definição das lesões arteriais[14].

Trombose venosa cerebral

A Trombose Venosa Cerebral é uma condição potencialmente letal com manifestação clínica variável. Quando diagnosticada e tratada precocemente pode ter um bom prognóstico. Em até 89% dos pacientes, a cefaleia é o principal sintoma, e muitas vezes pode ser o único[15]. O tipo de dor é variável, comumente é localizada, mais do que difusa, mas a topografia não guarda qualquer relação com o sítio da trombose. A instalação é geralmente gradual e progressiva no período de dias, mas apresentação súbita em *thunderclap* não é rara. Outra forma de apresentação frequente é como cefaleia pulsátil, associada a foto e fonofobia, náusea e vômitos, simulando uma crise de enxaqueca. Até 40% dos pacientes evoluem com um episódio de crise convulsiva. Outros sintomas neurológicos potencialmente presentes são relacionados a hipertensão intracraniana (piora ao deitar-se e com manobra de Valsalva), e a encefalopatia (quadro confusional, desorientação, apatia). Na avaliação clínica inicial, é fundamental a realização do Fundo de Olho, que pode revelar papiledema e apontar para uma patologia secundária diante de uma apresentação com características aparentemente primárias. Investigação com exame de imagem deve ser realizada para todos os pacientes com suspeita clínica. A tomografia de crânio sem contraste pode evidenciar edema cerebral focal ou difuso, áreas de infarto venoso, hemorragia justacortical ou intraparenquimatosa, mas frequentemente não apresenta qualquer alteração, principalmente na fase inicial. Os exames de escolha para casos suspeitos de Trombose Venosa Cerebral são a Ressonância Magnética de Crânio com Venografia, mas na indisponibilidade do exame, pode ser substituído pela associação de TC de crânio com venografia de crânio por TC com sensibilidade e especificidade estimadas em 85 e 91%[16].

Síndrome da vasoconstrição cerebral reversível

São um grupo de condições que cursam com estreitamento e dilatação multifocais de artérias cerebrais, com comportamento reversível, que tipicamente se manifesta com cefaleia em trovoada (*thunderclap*) e menos frequentemente com sinais focais, edema cerebral difuso, crise convulsiva e ACVi. O exame de liquor por definição deve ser normal ou pouco alterado (tipicamente proteína não maior que 70 mg/dL e celularidade inferior a 20 cél./mm^3, com glicose normal e sem evidência de hemorragia subaracnoide). Estudo arterial evidencia dilatações e estreitamentos segmentares das artérias cerebrais, mas o primeiro exame pode ser normal em até 55% dos casos, sendo por vezes necessário repetir o exame em 4 semanas[17]. Por definição, as alterações arteriais se revertem espontaneamente em até 12 semanas. A fisiopatogenia não é completamente compreendida, mas assume-se que se trata de um distúrbio do controle vasomotor que pode ser desencadeado por diversos fatores, sendo os mais bem documentados: parto e puerpério, inibidores de recaptação de serotonina, triptanos, pseudoefedrina, ergotamina e drogas de abuso, como maconha, cocaína, anfetaminas, *ecstasy*. O tratamento é de suporte, direcionado ao controle arterial, e tratamento das complicações, não havendo medida específica com evidência na literatura.

Achados radiológicos semelhantes também podem ser encontrados em pacientes com dissecção de artérias cervicais, que também podem se manifestar com cefaleia em *thunderclap*.

Hipotensão liquórica espontânea

Cefaleia com piora em ortostase e melhora em decúbito é o padrão mais típico de apresentação da Hipotensão Liquórica Espontânea, mas também pode se apresentar sem um claro padrão relacionado à posição, e mais raramente com cefaleia aguda em *thunderclap*. Pacientes com história recente de punção lombar não necessitam de exames para investigação diagnóstica. Os demais casos são suspeitos de hipotensão liquórica espontânea e devem ser investigados. O primeiro exame diagnóstico é a Ressonância Magnética que evidencia sinais indiretos de hipotensão liquórica: realce paquimeníngeo difuso, coleções subdurais, posição baixa de estruturas encefálicas, alargamento hipofisário e ingurgitamento dos plexos venosos epidurais. A punção lombar diagnóstica pode revelar hipotensão liquórica, com Pressão de Abertura inferior a 6 cmH$_2$O, quimiocitologia normal ou com leve pleocitose linfomonicitária e aumento da proteinorraquia. A ressonância magnética de medula pode evidenciar sinais indiretos de fístula liquórica espontânea. Para a identificação de pontos de fístula liquórica os exames disponíveis são a mielotomografia, a mielorressonância e a cisternocintilografia. A topografia mais comum de fístula espontânea é a transição cérvico-torácica. O manejo inicial para pacientes com quadro agudo inicial consiste em repouso em decúbito, analgesia associada ao uso de cafeína. Pacientes que não respondem ao tratamento inicial após uma a duas semanas, que apresentam cefaleia muito incapacitante, que tem história de doenças do tecido conjuntivo ou que se apresentam após a fase aguda tem indicação de realizar tratamento com *blood patch* epidural. A resposta ao primeiro procedimento é variável e cerca de 50% dos pacientes necessitam um segundo procedimento para resolução. Mais raramente podem ser necessários de 4 a 6 procedimentos[18].

Tratamento

O tratamento das cefaleias no Pronto Atendimento deve seguir alguns princípios fundamentais:

1. Assegurar o diagnóstico com base nos dados clínicos e exames complementares quando necessário.
2. Hidratação generosa sempre que não houver contraindicação.
3. Escolher a medicação analgésica mais adequada considerando a etiologia da cefaleia, as comorbidades do paciente e os efeitos colaterais do tratamento.
4. Evitar uso de opioides, particularmente nas cefaleias primárias.
5. Tratar os sintomas associados, como náusea e vômitos.
6. Sempre que possível manter o paciente em local calmo e com baixa luminosidade.

É importante ressaltar que a resposta à analgesia não deve ser considerada um fator diagnóstico, e não deve dissuadir da realização de exames para investigação quando identificados sinais de alarme na história ou no exame clínico[19].

As principais classes de drogas disponíveis para o tratamento sintomático das cefaleias são: analgésicos comuns (Dipirona, Paracetamol), triptanos, ergotamínicos, anti-inflamatórios não hormonais e bloqueadores dopaminérgicos. A via preferencial é a parenteral, uma vez que náusea, vômito e gastroparesia são sintomas frequentemente associados a cefaleias primárias e secundárias.

A medicação ideal deve oferecer alívio da dor rápido e sustentado, sem efeitos colaterais a curto ou médio prazo, e permitir que o paciente retorne rapidamente às suas atividades normais. Infelizmente esse perfil de medicação não existe, e estudos clínicos evidenciam que menos de 25% dos pacientes que recebem tratamento para cefaleia no contexto de Pronto Atendimento apresentam recuperação completa e sustentada do quadro[20].

A causa para a heterogeneidade do tratamento recebido na sala de emergência é multifatorial e envolve a experiência do médico com as medicações disponíveis, preocupações com efeitos colaterais de curto prazo, crença na eficácia da medicação e resposta a demandas do próprio paciente.

É comum a necessidade de associar medicamentos para um tratamento otimizado da cefaleia, como é a realidade das crises de enxaqueca mais intensas. Nesse contexto, recomenda-se a associação de drogas com mecanismo de ação diferentes (ex.: triptanos com anti-inflamatório, ou analgésico), evitando o uso de duas drogas com ação semelhante (ex.: triptanos com ergotamínicos, ou metoclopramida com clorpromazina).

Tabela 28.4 – Drogas para tratamento da cefaleia no pronto atendimento

Analgésicos comuns	Dipirona 500-2.000 mg IV ou VO Paracetamol 500-750 mg VO
Anti-inflamatórios não hormonais	Cetoprofeno 100 mg IV Diclofenaco 75 mg IM Naproxeno 250 a 500 mg, VO Cetorolaco 30 a 60 mg IV
Antieméticos e antagonistas dopaminérgicos	Dimenidrato 30 mg Metoclopramida 10 mg VO, IV* ou IM Clorpromazina 10 a 25 mg IV** ou VO Prometazina 25 mg IM Haloperidol 2,5 a 5 mg, IM ou IV**

*Administração IV deve ser lenta pelo risco de reações extrapiramidais agudas.

**Paciente deve ser monitorizado durante a administração IV pelo risco de prolongamento do intervalo QT.

Cabe ressaltar que o uso de opioides no tratamento da cefaleia aguda, especialmente a enxaqueca, deve ser desencorajado. As drogas de outras classes têm maior eficácia, melhor perfil de efeitos colaterais e menor risco de abuso ou dependência[1] tanto na população como no sistema de saúde. A prevalência da cefaleia ao longo da vida é elevada (94% dos homens e 99% das mulheres). Os ergotamínicos podem ser utilizados para o tratamento da enxaqueca, mas seu uso tem sido desencorajado devido ao perfil de efeitos colaterais e ao risco de cefaleia por abuso de analgésicos.

A náusea, comumente associada a cefaleias primárias e secundárias, promove uma menor ingestão hídrica. Quando associada a vômitos, a desidratação não é incomum. Além disso, a diurese pode ser um sintoma prodrômico nas crises de enxaqueca. Assim, o balanço hídrico do paciente que se apresenta ao Pronto Atendimento por cefaleia geralmente está negativo por horas a dias. Por isso, um dos primeiros passos no tratamento é a avaliação do grau de hidratação. Sempre que não houver contraindicação, a administração de fluidos deve ser iniciada, especialmente em pacientes que se manifestam com vômitos associados à dor[21].

Tabela 28.5 – Drogas para o tratamento da enxaqueca

Triptanos

• Sumatriptano
  – 6 a 12 mg VS
  – 50 a 200 mg VO
  – 10 a 20 mg, *spray* nasal
  – A dose inicial pode ser repetida após 2 horas
• Zolmitriptano 2,5 a 5 mg VO
• Rizatriptano 5 a 10 mg VO
• Naratriptano 2.5 a 5 mg VO

Corticoide
• Dexametasona 4-12 mg IV

Cefaleia tensional

Na cefaleia tensional episódica indica-se o uso de analgésicos comuns e/ou anti-inflamatórios não hormonais. Associação com cafeína pode aumentar a eficácia analgésica, mas é importante excluir o uso excessivo de cafeína que pode ser fator de risco para cronificação. Além do tratamento sintomático deve-se iniciar medidas educativas quanto a regularidade do sono, evitar uso de bebidas alcoólicas, controle de estresse e estimular atividade física regular. Em caso de recorrência frequente, deve-se orientar o acompanhamento médico ambulatorial, e avaliar a indicação de um tratamento profilático.

Enxaqueca

A maioria dos pacientes que procuram o Pronto Atendimento por cefaleia, especialmente quando o quadro é recorrente, têm o diagnóstico de enxaqueca. Frequentemente apresentam náusea e vômitos e a hidratação é um dos primeiros passos para um tratamento efetivo. Recomenda-se repouso em local com baixa luminosidade e ambiente silencioso sempre que possível. O tratamento inicial deve ser feito com analgésicos, anti-inflamatórios não hormonais ou triptanos, que são específicos para o tratamento da enxaqueca e atuam como agonistas superseletivos de receptores serotoninérgicos 5-HT1b|d do sistema trigeminovascular, envolvido na fisiopatogenia da doença. Os bloqueadores dopaminergicos são medicações com comprovada efetividade na melhora da dor, além da atuação no controle da náusea. O uso da dexametasona pode reduzir a recorrência de dor em 24-72 horas[22]. O uso de oxigênio normobárico para crises de enxaqueca foi recentemente objeto de uma revisão pela Cochrane que não identificou estudos randomizados e apenas estudos de baixa qualidade e amostra pequena evidenciando benefício com oxigênio hiperbárico em crises de enxaqueca[23].

Apesar de frequente no Pronto Atendimento, o uso de opioide para crise de enxaqueca deve ser evitado, conforme recomendação da Sociedade Americana de Cefaleia (nível C de recomendação). Além do perfil de efeito colateral indesejável, os opioides não apresentam melhor eficácia e podem inclusive diminuir a eficácia de outras medicações, como triptanos[24].

Cefaleia em salvas

A primeira linha de tratamento para o episódio de crise da cefaleia em salvas é o Oxigênio oferecido em máscara não reinalante, a 12 L/min, por 15 minutos. A melhora costuma ser significativa e muitas vezes chega a ser completa mesmo em episódios de crise de máxima intensidade. Uma alternativa é o uso de Sumatriptano 6 mg SC, salientando que o uso de outras vias de administração não apresenta qualquer evidência de benefício na literatura. Outras opções disponíveis são o uso de Lidocaína via intranasal, que apresenta menor evidência e maior dificuldade técnica para a administração e o bloqueio de nervo occipital, supra e infratroclear ipsilaterais à dor. Uma vez identificado o episódio de Salvas, um tratamento profilático deve ser iniciado. A droga de escolha é o Verapamil, com dose inicial de 240 mg/dia, dividida em 3 tomadas. O aumento da dose pode ser considerado a cada 1-2 semanas, sendo que a maioria dos pacientes responde bem a doses entre 240 e 320 mg/dia, mas pode-se chegar até a dose máxima de 960 mg/dia. Outra medida recomendada é o tratamento de ponte, realizado com corticoide caso não haja contraindicação. A dose recomendada de Prednisona é de 60 mg/dia, por 5 dias, seguida de redução progressiva de 10 mg/dia até a interrupção. Pacientes com cefaleia em salvas devem sempre ser orientados quanto à necessidade de acompanhamento ambulatorial.

Orientações de alta ao paciente com cefaleia

Pacientes com cefaleia primária que utilizam o Pronto Atendimento, costumam receber alta sem orientações adequadas quanto ao seguimento. Desconhecendo a indicação de um tratamento profilático, acabam retornando ao Pronto Atendimento com frequência, utilizam analgésicos de forma abusiva, ficam expostos ao risco de cronificação, são submetidos a exames diagnósticos desnecessários, e têm uma piora substancial da qualidade de vida. Por isso, além do tratamento sintomático, a orientação da conduta após a alta é fundamental. Pacientes que evoluem com melhora completa dos sintomas após a medicação não necessitam de outra medicação para alta. Nesses casos, recomenda-se procurar acompanhamento médico caso haja recorrência de crises. Não existe um número preciso, mas de maneira geral, pacientes que necessitaram procurar o Pronto Atendimento por crises de cefaleia, ou que apresentem dor por mais de um dia no mesmo mês, por 3 meses provavelmente necessitam de um acompanhamento e podem se beneficiar de um tratamento profilático. Além disso, pacientes que têm cefaleia recorrente, mesmo que não necessitem procurar o Pronto Atendimento em todos os episódios, devem ser acompanhados e um tratamento profilático pode ser indicado.

Referências

1. Speciali JG et al. Protocolo nacional para diagnóstico e manejo das cefaleias nas unidades de urgência do Brasil 2018; 2018.
2. Russell MB. Tension-type headache in 40-year-olds: a danish population-based sample of 4000," J. Headache Pain, vol. 6, no. 6, pp. 441-447, 2005.
3. Jurno ME et al. Epidemiologic study of cluster headache prevalence in a medium-size city in Brazil. April, pp. 467-472, 2018.
4. Bigal ME, Bordini CA, Speciali JG. Etiology and distribution of headaches in two Brazilian primary care units. Headache, vol. 40, no. 3, pp. 241-247, 2000.
5. Dodick DW. Pearls: Headache. Semin Neurol 2010;30:74-81.
6. SK. Nonmydriatic ocular fundus photography among headache patients in an emergency department. Neurology, vol. 81, no. 15, p. 1366, 2013.
7. Mokri B. Practice parameter: The utility f neuroimaging in the evaluation 0 l of headache in patients with normal neurologic examinations. Neurology, vol. 44, no. July, pp. 1353-1354, 1994.
8. Gorelick PB, Hier DB, Caplan LR, Langenberg P. Headache in acute cerebrovascular disease 308. Neurology, vol. 36, no. 0028-3878 (Print), pp. 1445-1450, 1986.
9. Wijdicks EFM, Kerkhoff H, Van Gijn J. Long-Term Follow-Up of 71 Patients With Thunderclap Headache Mimicking Subarachnoid Haemorrhage. Lancet, vol. 332, no. 8602, pp. 68-70, 1988.
10. Markus HS. A prospective follow up of thunderclap headache mimicking subarachnoid haemorrhage. J. Neurol. Neurosurg. Psychiatry, vol. 54, pp. 1117-1118, 1991.
11. Mitsias P, Ramadan N. Headache in ischemic cerebrovascular disease. Part I: Clinical features. Cephalalgia, vol. 12, no. 12, pp. 269-274, 1992.
12. Lee VH, Brown RD, Mandrekar JN, Mokri B. Incidence and outcome of cervical artery dissection: A population-based study. Neurology, vol. 67, no. 10, pp. 1809-1812, 2006.
13. Campos CR, Calderaro M, Scaff M, Conforto AB. Primary headaches and painful spontaneous cervical artery dissection. J. Headache Pain, vol. 8, no. 3, pp. 180-184, 2007.
14. Choi YJ, Jung SC, Lee DH. Vessel Wall Imaging of the Intracranial and Cervical Carotid Arteries. J. Stroke, vol. 17, no. 3, pp. 238-255, 2015.
15. Ferro JM. Prognosis of Cerebral Vein and Dural Sinus Thrombosis: Results of the International Study on Cerebral Vein and Dural Sinus Thrombosis (ISCVT),. Stroke, vol. 35, no. 3, pp. 664-670, 2004.
16. Wetzel SG, Kirsch E, Stock KW, Kolbe M, Kaim A, Radue EW. Cerebral veins: Comparative study of CT venography with intraarterial digital subtraction angiography. Am. J. Neuroradiol., vol. 20, no. 2, pp. 249-255, 1999.
17. Ducros A, Boukobza M, Porcher R, Sarov M, Valade D, Bousser MG. The clinical and radiological spectrum of reversible cerebral vasoconstriction syndrome. A prospective series of 67 patients. Brain, vol. 130, no. 12, pp. 3091-3101, 2007.
18. Mokri B. Spontaneous intracranial hypotension spontaneous CSF leaks. Headache Curr., vol. 2, no. 1, pp. 11-22, 2005.
19. Pope JV, Edlow JA. Favorable response to analgesics does not predict a benign etiology of headache. Headache, vol. 48, no. 6, pp. 944-950, 2008.
20. Friedman BW, Bijur PE, Lipton RB. Standardizing emergency department-based migraine research: An analysis of commonly used clinical trial outcome measures. Acad. Emerg. Med., vol. 17, no. 1, pp. 72-79, 2010.
21. Gelfand AA, Goadsby PJ. A Neurologist's Guide to Acute Migraine Therapy in the Emergency Room. The Neurohospitalist, vol. 2, no. 2, pp. 51-59, 2012.
22. Colman I et al. Parenteral dexamethasone for acute severe migraine headache: Meta-analysis of randomised controlled trials for preventing recurrence. Bmj, vol. 336, no. 7657, pp. 1359-1361, 2008.
23. Bennett M, French C, Schnabel A, Wasiak J, Kranke P, Weibel S. Normobaric and hyperbaric oxygen therapy for the treatment and prevention of migraine and cluster headache (Review). Summary of findings for the main comparison. no. 12, 2016.
24. Ho TW, Rodgers A, Bigal ME. Impact of recent prior opioid use on rizatriptan efficacy. A post hoc pooled analysis. Headache, vol. 49, no. 3, pp. 395-403, 2009.

Capítulo 29
Vertigem na emergência

Cristiana Borges Pereira

Introdução

Pacientes com tontura ou vertigem correspondem a 4% das visitas em um serviço de emergência. Considerando apenas as queixas neurológicas, vertigem corresponde a 12% dos casos (as mais frequentes são: cefaleia 20%, déficit motor 13%, crise epiléptica 11%). Destes pacientes, 30% têm doenças graves clínicas, cardiológicas ou neurológicas, ou seja, a queixa de tontura pode ser um sintoma inespecífico de uma doença clínica ou cardiológica grave subjacente. Outros 25% deixam o pronto-socorro sem diagnóstico definido.

Considerando os casos com síndromes vestibulares agudas, a maioria dos pacientes tem vertigem de origem periférica, mas aproximadamente 11% dos pacientes com vertigem isolada, que mimetiza vertigem periférica, têm AVC, e entre estes a maioria tem isquemia cerebelar. Portanto, fica claro que a avaliação adequada previne que pacientes com AVC recebam alta com diagnóstico errôneo de vertigem periférica.

Os AVCs de cerebelo merecem atenção especial, pois com alguma frequência não são diagnosticados. Um estudo avaliou pacientes com AVC de cerebelo e observou que aproximadamente 30% não haviam sido diagnosticados na primeira visita ao pronto-socorro. Deste grupo não diagnosticado, 94% tinham sido avaliados por neurologista e 75% haviam realizado TC de crânio que foi considerada normal.

Pode-se concluir que ao exame neurológico habitual devem ser acrescentados dados que aumentem a sensibilidade para identificação de vertigem de origem central e que a TC de crânio não auxilia neste diagnóstico, além de fornecer uma falsa segurança para o médico que a solicita. Por outro lado, a investigação não criteriosa dos pacientes com ressonância magnética aumentaria o custo e o tempo de permanência no pronto-socorro ou levaria a hospitalização desnecessária de muitos pacientes com lesões periféricas. Assim, diferentes grupos sugerem sequências simples de avaliação neurológica que aumentam a sensibilidade e especificidade na identificação de vertigem de origem central, que serão abordadas neste capítulo.

Avaliação do paciente com queixa de tontura ou vertigem

Na avaliação do paciente com tontura, a anamnese e o exame físico e neurológico são etapas fundamentais do diagnóstico. Ao final da anamnese, o médico deve ter uma hipótese formulada, trata-se de: 1) tontura de origem clínica ou cardiológica; 2) episódio único e prolongado de vertigem (síndrome vestibular aguda); 3) episódio de vertigem de curta duração, recorrente ou único; e 4) vertigem posicional (Figura 29.1). O exame físico e neurológico corrobora ou afasta a hipótese formulada após a anamnese e direciona a conduta em relação à investigação, ao tratamento, à internação ou à alta do paciente.

Figura 29.1 – Hipóteses diagnósticas que devem ser estabelecidas após anamnese e exame físico e neurológico do paciente com queixa de tontura e vertigem no pronto-socorro.

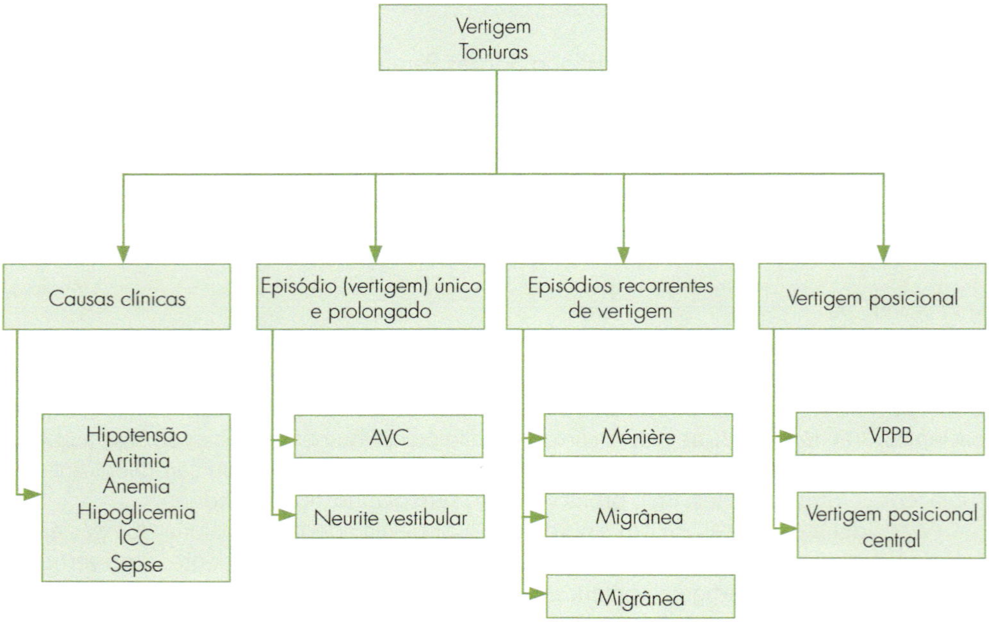

```
                        Vertigem
                        Tonturas
         ┌─────────────┬──────────┬─────────────┐
   Causas clínicas  Episódio    Episódios    Vertigem
                   (vertigem)   recorrentes  posicional
                   único e      de vertigem
                   prolongado
         │             │             │             │
   Hipotensão       AVC          Ménière         VPPB
   Arritmia
   Anemia        Neurite         Migrânea     Vertigem
   Hipoglicemia  vestibular                   posicional
   ICC                           Migrânea     central
   Sepse
```

Anamnese

A anamnese de um paciente com tontura ou vertigem pode ser bastante desafiadora. A iniciar pelos termos vertigem e tontura, que são sinônimos em nosso dicionário (serão usados de forma indistinta neste capítulo). A identificação do tipo de sensação que o paciente sente, se rotação, fraqueza, balanço ou desequilíbrio, pode ser útil, mas deve ser valorizada com reservas. Estudos recentes mostram que o mesmo paciente avaliado por dois médicos diferentes, em curto intervalo de tempo, pode fornecer informações diferentes e os médicos podem ter impressões diferentes. Portanto, definir se a sensação é de rodar (como em um brinquedo de criança), de desequilíbrio, ou de mal-estar (como se fosse desmaiar) é útil em um direcionamento inicial, mas deve ser acrescida de outras informação igualmente importantes, como duração da queixa, desencadeantes e sintomas associados.

Tipo de queixa

Como já mencionado, esse aspecto deve ser considerado com reservas. Pode ser útil definir se a sensação é de rodar, com a sensação de que os objetos rodam em volta de si, ou de ver os objetos balançando, o que caracteriza a oscilopsia decorrente do nistagmo. Alguns pacientes com nistagmo também podem referir algum grau de turvação visual, devido à oscilopsia. A sensação de rodar é um indicativo de comprometimento vestibular unilateral agudo, mas não deve ser considerada a única informação na formulação da hipótese e tomada de decisão. Ainda nesse aspecto, é inútil definir se o paciente tem a sensação de rodar, ou se o ambiente roda ao seu redor, assim como não é possível definir a direção da rotação (se da direita para esquerda, ou o inverso).

A queixa de mal-estar, com sensação de que vai desmaiar, com fraqueza, pode apontar para um comprometimento não vestibular. Nesse caso, deve-se prosseguir na avaliação com cuidado, lembrando que 30% dos pacientes com queixa de tontura podem ter doenças graves.

Duração dos sintomas

É fundamental definir quanto tempo dura a queixa do paciente. Trata-se de um episódio prolongado de tontura, são episódios curtos que se repetem, ou foi um episódio único e de curta duração?

Muitas vezes, os pacientes com sintomas vestibulares de curta duração permanecem com um leve mal-estar entre as crises intensas e breves. Essa diferenciação pode ser difícil, mas as perguntas cuidadosas podem auxiliar: "Quando você fica parado a tontura passa, ou permanece intensa?", ou "Quando você fica parado o ambiente roda ou para de rodar, e fica apenas um leve mal-estar?". As abordagens diagnóstica e terapêutica são distintas a depender da duração dos sintomas, episódio único e prolongado e episódios recorrentes seguem fluxogramas diferentes (ver no final do capítulo).

Desencadeantes

Um aspecto muito importante nesses pacientes é definir o que desencadeia a tontura. Isquemias e lesões periféricas agudas têm início súbito, ou instalação rápida, são prolongadas e não têm desencadeantes evidentes na história. Exercícios físicos podem ser desencadeantes da tonturas de origem cardiológica e merecem muita atenção. Movimentos da cabeça e mudanças de posição são desencadeantes comuns das crises vestibulares, mas esta informação deve ser colhida de maneira muito cuidadosa. Pacientes com síndromes vestibulares agudas melhoram parcialmente quando ficam parados, mas a vertigem não cessa por completo, e o movimento da cabeça *piora* a sensação, mas não *é desencadeante da vertigem*. Pacientes com vertigem posicional, por sua vez, têm a sensação de vertigem apenas quando movem a cabeça, deitam, levantam ou se viram na cama. Nas vertigens posicionais, o movimento desencadeia a vertigem. Na história do paciente com vertigem, a distinção entre aspectos que *pioram* e *desencadeiam* a vertigem pode não ser fácil, mas é fundamental e deve ser feita de maneira cuidadosa.

Sintomas associados

Pacientes com lesões vestibulares, centrais ou periféricas, se queixam de náuseas e vômitos e esses sintomas autonômicos não auxiliam no diagnóstico diferencial. O desequilíbrio, embora presente nos pacientes com lesões periféricas, tende a ser mais intenso nos casos de lesões centrais. Pacientes que não conseguem deambular sem apoio, ou que não conseguem ficar sentados, têm maior probabilidade de apresentar vertigem de origem central.

Sintomas compatíveis com lesões de tronco (sintomas sensitivos e motores, disfagia, disartria) são fáceis de identificar na anamnese, e nesse contexto deve-se dar atenção especial à diplopia, que pode ser o único sintoma de tronco associado às queixas vestibulares. Nos pacientes com vertigem e diplopia associada, é provável que haja no exame neurológico desvio *skew*, ou seja, nesses casos a explicação para a diplopia não é uma oftalmoparesia, mas um desalinhamento vertical dos olhos secundário ao desbalanço do tônus vestibular.

Recentemente, tem-se dado atenção especial à queixa de alterações auditivas relacionadas aos sintomas vestibulares. O conceito clássico é que a associação de sintomas auditivos e vertiginosos aponta para uma lesão do labirinto ou nervo vestibulococlear, portanto uma lesão periférica de menor gravidade. No entanto, esse conceito tem sido colocado em cheque, pois se observou que pacientes com episódio único e prolongado de perda auditiva súbita e vertigem aguda têm maior probabilidade de lesão vascular, quando comparados com aqueles com vertigem isolada ou surdez isolada. Nesses casos, ocorre um comprometimento da artéria labiríntica, que na maioria dos indivíduos é ramo da artéria cerebelar anteroinferior (AICA). Vale a pena recordar que a AICA irriga a porção lateral do cerebelo, a porção dorsolateral da ponte e o labirinto; neste último caso, através da artéria labiríntica. A síndrome de infarto de AICA pode então ser muito semelhante à síndrome vestibular periférica, se o principal ou único ramo acometido for a artéria labiríntica.

Como dito anteriormente, após a anamnese e a avaliação do tipo de queixa, duração da vertigem, desencadeantes e sintomas associados, deve ser possível identificar se o paciente tem uma tontura de causa clínica/cardiológica ou se tem um comprometimento vestibular, que pode ser um episódio único e prolongado, episódios curtos recorrentes ou não, ou vertigem posicional. A seguir, comentaremos sobre cada uma dessas formas de comprometimento vestibular.

Episódio único e prolongado

Diante de um paciente com um episódio único e prolongado de vertigem em um pronto-socorro a questão fundamental é definir se a queixa se deve a uma lesão periférica, e muito provavelmente benigna, sendo o exemplo mais típico e comum a neurite vestibular, ou se é decorrente de uma lesão central, ou seja, um provável AVC. Nesse sentido, aspectos clínicos tanto da anamnese como do exame físico e neurológico são usados com o intuito de identificar aqueles pacientes com maior risco de AVC. O diagnóstico de neurite vestibular passa a ser, então, um "diagnóstico de exclusão", no qual foram excluídos aqueles fatores que sugerem comprometimento central. Os parâmetros mais usados e fáceis de aplicar são o escore ABCD2 e o HINTS, como veremos a seguir.

Escore ABCD2

O escore ABCD2 foi criado para estabelecer o risco de um paciente com ataque isquêmico transitório (AIT) apresentar um AVCI nas primeiras horas e dias após o evento inicial, e foi adaptado para avaliar o risco lesão central em um paciente com episódio único de vertigem. Nesse escore, são avaliados os seguintes parâmetros e pontuações:

A. Idade (*age*), acima de 60 anos – 1.
B. Pressão arterial (*blood pressure*), 140 × 90 – 1.
C. Aspectos clínicos (fraqueza unilateral – 2; alteração da fala sem déficit motor – 1, outro sintoma – 0).
D. Duração dos sintomas; < 10 minutos – 0, 10-59 minutos; 1, > 60 minutos – 2.
D. Diabetes – 1.

Dados de literatura demonstraram que em pacientes com vertigem aguda que procuram o serviço de emergência, o escore ABCD2 > 3 é um preditivo de vertigem de origem central, ou seja, de uma lesão vascular (Figura 29.2).

Figura 29.2 – Algoritmo da avaliação do paciente com vertigem, incluindo escore ABCD2 e HINTS.

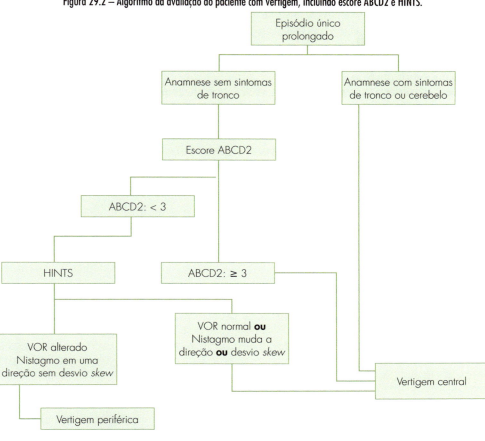

Exame físico geral e neurológico – HINTS

Durante a avaliação do paciente com tontura em um pronto-socorro, não podemos perder de vista a avaliação clínica e cardiológica cuidadosa do paciente, principalmente daqueles que não se apresentam com nistagmo e desequilíbrio. O sintoma tontura pode ocorrem em pacientes com doenças graves não neurológicas e merece atenção e exame clínico cuidadoso, em busca principalmente de alterações clínicas e cardiológicas.

Do ponto de vista neurológico, o paciente com queixa de vertigem deve ser submetido ao exame neurológico completo e, também, avaliado com muita atenção à procura de sinais clínicos que indiquem a topografia periférica ou central. Neste sentido, a avaliação do nistagmo, do reflexo vestíbulo-ocular, de desvio *skew* e da audição tem recebido destaque na literatura. Para tanto, tem-se usado o acrônimo HINTS (<u>H</u>ead-<u>I</u>mpulse – <u>N</u>ystagmus -<u>T</u>est-of-skew), ou seja, avaliação do VOR, nistagmo e presença de desvio *skew*, que deve ser aplicado da seguinte maneira:

> » **Head:** *impulse* (avaliação do VOR): a presença de VOR normal é indicativa de lesão central.
> » **Nystagmus:** a identificação de nistagmo que muda de direção conforme a direção do olhar é indicativa de lesão central.
> » **Test-of-skew**: a presença de desvio *skew* é indicativa de lesão central.

É importante notar que a identificação de apenas 1 desses 3 sinais sugestivos de vertigem de origem central é suficiente para indicar a internação e a investigação do paciente com exame de ressonância magnética. Ou seja, se o paciente apresentar *VOR normal, ou nistagmo que modifica de direção, ou desvio* skew, deve-se considerar o diagnóstico de lesão vestibular central (ver detalhes e justificativa de cada teste adiante).

Reflexo vestíbulo-ocular

O VOR é o movimento do olhos na direção oposta e na mesma velocidade que o movimento da cabeça. Para examinar o VOR, segura-se a cabeça do paciente e solicita-se que ele mantenha os olhos fixos na ponta de nariz do examinador. Em seguida, a cabeça do paciente é rapidamente rodada para um dos lados e se observa o movimento do olhos para o lado oposto.

O VOR está alterado nas lesões periféricas e é normal nas lesões centrais, e este aspecto merece muita atenção, pois é contraintuitivo considerar a presença de um sinal alterado sugestiva da lesão menos grave (lesão vestibular periférica) e a resposta normal, sinal da lesão mais grave (lesão vestibular central).

Se houver, por exemplo, uma lesão periférica à direita, ao rodar a cabeça do paciente para a direita os olhos não farão o movimento de correção para a esquerda e se diz que o VOR está alterado à direita (Figura 29.3). Se houver uma lesão central, o VOR é normal bilateralmente.

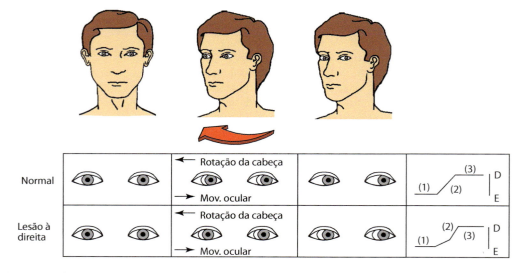

Figura 29.3 – Reflexo vestíbulo-ocular. Pede-se ao paciente que mantenha os olhos fixos no nariz do examinador e rapidamente vira-se a cabeça do paciente primeiro para um lado depois para outro. No indivíduo normal, este movimento rápido da cabeça gera um movimento ocular na mesma velocidade e direção oposta. Em um paciente com lesão vestibular periférica, por exemplo à direita, ao se virar a cabeça para o lado da lesão, o movimento ocular desencadeado pelo VOR é lento e de pequena amplitude, sendo necessária uma sacada de correção para completar o movimento, ou seja, o VOR é patológico do lado para o qual se vira a cabeça e se obtém resposta alterada.

Nistagmo

O nistagmo vestibular é bifásico com uma fase lenta e uma fase rápida, que bate para o lado de maior tônus. Nas lesões vestibulares agudas, o lado comprometido tem um tônus diminuído, portanto o nistagmo bate para o lado oposto. Uma vez que a direção do nistagmo é determinada pelo desbalanço do tônus vestibular, e uma vez que o tônus vestibular não se modifica se a cabeça permanecer na mesma posição e apenas os olhos se movimentarem, o nistagmo decorrente da lesão vestibular periférica não modifica a direção, independentemente da direção do olhar. Por exemplo, em uma lesão à direita o nistagmo será horizonto-rotatório para o lado esquerdo. Se o paciente olhar para a esquerda, o nistagmo pode aumentar de intensidade, e se olhar para a direita, pode diminuir de intensidade ou desaparecer, mas não haverá mudança na direção, batendo para a esquerda, em todas as posições do olhar. Ou seja, nas lesões periféricas o nistagmo bate na mesma direção, independentemente da direção do olhar.

Por outro lado, lesões vestibulares centrais comprometem também as vias envolvidas no controle supranuclear da motricidade ocular extrínseca, envolvidas com seguimento e fixação do olhar. Portanto, pacientes com lesões vestibulares centrais podem apresentar nistagmo horizonto-rotatório que invertem de direção conforme a direção do olhar, ou seja, o nistagmo bate para a direita quando o paciente olha para a direita e bate para a esquerda quando o paciente olha para a esquerda.

Desvio skew

O desvio *skew* é um desalinhamento vertical dos olhos (um olho fica "mais para cima" e outro "mais para baixo") e ocorre por um desbalanço das vias vestibulares e motoras oculares centrais. Deve-se diferenciar o desvio *skew* da oftalmoparesia. Nesta, nota-se um aumento do desalinhamento ocular, e aumento da diplopia quando o paciente olha na direção do músculo paralisado. No desvio *skew*, o desalinhamento permanece constante, independentemente da direção do olhar. A presença de desvio *skew* é indicativa de lesão central.

Investigação

Aqueles pacientes que apresentam escore ABCD2 maior ou igual a 3, ou pelo menos um aspecto do HINTS diferente do esperado na lesão periférica, deve ser submetido a investigação com exame de imagem. Como comentado no início deste capítulo, deve ser solicitada a RM de encéfalo, uma vez que a TC de crânio não só não visualiza lesões isquêmicas agudas de tronco e cerebelo, como oferecem uma falsa segurança ao médico (30% dos AVCS de cerebelo são dispensados do pronto-socorro em uma primeira visita e, destes, 75% têm TC de crânio normal).

Deve-se ter em mente ainda que pequenas lesões isquêmicas podem não aparecer na sequência por difusão da RM, e se houver forte suspeita de lesão vascular, o exame deve ser repetido em 48 horas.

Tratamento

A abordagem terapêutica das crises de vertigem tem dois aspectos fundamentais: o controle das crises e o tratamento da causa propriamente dita. O controle das crises vertiginosas, independentemente de se tratar de mecanismo central ou periférico, pode ser feito com as seguintes medicações antivertiginosas, como o dimenidrinato (Dramin®) e a meclizina (Meclin®). Benzodiazepínicos (Diazepam, Lorazepam, Clonazepam) podem ser usados como alternativa, mas o seu uso deve ser restrito devido à sua possível ação prejudicial na recuperação dos pacientes a longo prazo.

Com relação ao tratamento específico, recentemente foi demonstrado que o uso de metilprednisolona oral acelera a recuperação dos pacientes com neurite vestibular, se iniciada na primeira semana após a instalação do quadro. Uma alternativa à metilprednisolona oral, em nosso meio, tem sido a prednisona ou a prednisolona na dose inicial de 1 mg/kg/dia, e redução gradual ao longo de 7 dias.

Pacientes com suspeita de AVC devem seguir a investigação e o tratamento específico da doença vascular, mas em relação ao comprometimento vestibular e a reabilitação devem ser conduzidos da mesma maneira que aqueles com lesão periférica. Um dos mecanismos implicados na reabilitação vestibular é o de compensação central, ou seja, uma reorganização sináptica central que corrige o desbalanço do tônus vestibular provocado pela lesão unilateral periférica ou central. E um dos aspectos mais importantes dessa compensação é que ela é inibida pelo uso prolongado de antivertiginosos; portanto, essas medicações devem ser usadas pelo menor tempo possível, enquanto o paciente estiver com náuseas e vômitos, e devem ser diminuídas nos primeiros 7-10 dias do quadro clínico.

Episódios curtos de vertigem

Pacientes que se apresentam ao pronto-socorro com um episódio de vertigem de curta duração e principalmente se no momento da avaliação já estão assintomáticos impõem uma questão delicada: trata-se de um ataque isquêmico transitório ou de uma vertigem de origem periférica? Se o paciente refere ter tido outros episódios prévios semelhantes, que regrediram espontaneamente, a identificação de sintomas auditivos sugere doença de Ménière e a presença de enxaqueca, o diagnóstico de migrânea vestibular. Mas, se o paciente refere que se trata de um primeiro episódio transitório permanece a possibilidade de AIT/AVC. Nesses casos, a avaliação com o HINTS perde o sentido, uma vez que o paciente já não apresenta sintomas ou qualquer alteração no exame clínico e neurológico.

Um estudo recente avaliou essa questão e observou que em um grupo de 63 pacientes que haviam tido vertigem e estavam assintomáticos no momento da avaliação, 20 (32%) apresentaram alterações na RM, 11 tinham lesões isquêmicas definidas e 9 tinham hipoperfusão cerebelar. Permanece, então, a questão: como identificar os pacientes com maior risco de AVC entre aqueles com vertigem transitória? O mesmo estudo referido anteriormente identificou que o risco foi maior nos pacientes que apresentavam outros: 1) sintomas neurológicos; 2) dor cervical; 3) vertigem com duração de 1-60 minutos; e 4) presença de estenose ou hipoplasia de artéria vertebral. De modo interessante, esse estudo não identificou diferenças do escore ABCD2 entre os dois grupos.

A partir desses dados, pode-se, então, sugerir que um paciente com o primeiro episódio de vertigem de curta duração, mesmo que assintomático no momento da avaliação do pronto-socorro, deve ser avaliado com exame de imagem se os sintomas tiverem durado de 1 a 60 minutos, se tiver tido outros sintomas neurológicos, e se tiver tido dor cervical. Se o Doppler ou a angiotomografia evidenciar alterações de artéria vertebral, internação e exame com RM de encéfalo devem ser considerados.

Vertigem posicional

A vertigem posicional paroxística benigna (VPPB) é a causa mais frequente de vertigem posicional, mas os pacientes devem ser avaliados com cuidado através da anamnese e da pesquisa de nistagmo posicional. Se as características do nistagmo não forem rigorosamente aquelas consideradas típicas, o paciente de ser investigado para provável mecanismo central, com exame de imagem.

O paciente com VPPB refere vertigem ao movimentar a cabeça, tipicamente ao deitar-se, virar na cama e olhar para cima. Aqui é importante diferenciar dos pacientes com lesões periféricas, como, por exemplo, a neurite vestibular, que sentem piora da vertigem ao movimentar a cabeça. Pacientes com lesões vestibulares têm sintomas em repouso e *pioram* se movimentam a cabeça, mas o paciente com VPPB tem vertigem *apenas se movimenta* a cabeça, permanecendo assintomático no repouso.

O exame neurológico do paciente com VPPB é normal, com exceção à presença do nistagmo típico, desencadeado pela manobra de Dix-Hallpike (Figura 29.4) ou pela manobra de posicionamento lateral (Figura 29.5). Esse nistagmo deve apresentar as seguintes características:

» Direção com dois componentes: vertical para cima e rotatório para o lado comprometido (sentido horário na VPPB esquerda e anti-horário na VPPB direita).
» Latência de poucos segundos.
» Curta duração, aproximadamente 40 segundos.

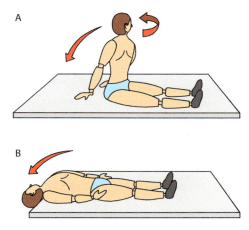

Figura 29.4 – Manobra de Dix-Hallpike. A. A cabeça é rodada 45° para o lado que se quer examinar. B. O paciente é rapidamente colocado em decúbito dorsal, mantendo a posição da cabeça em relação ao tronco.

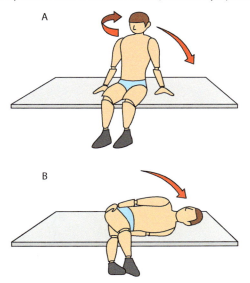

Figura 29.5 – Manobra de posicionamento lateral. A. A cabeça do paciente é rodada 45° para o lado oposto ao que se pretende examinar. B. O paciente é rapidamente colocado em decúbito lateral, mantendo a posição da cabeça em relação ao tronco.

» Aspecto crescendo e decrescendo.
» Fatigabilidade (em testes sucessivos, torna-se cada vez menos intenso).

Pacientes com vertigem posicional central não apresentam nistagmo típico, com todas essas características. Nas vertigem posicionais centrais, muitas vezes se observa nistagmo vertical para baixo, nistagmo que modifica a direção, sem que haja mudança na posição da cabeça do paciente, e nistagmo com longa duração, muitas vezes sem cessar a não ser que se modifique a posição da cabeça do paciente. Nesses casos, deve ser realizada investigação com exame de imagem, e, como já comentado antes, deve ser realizada RM de encéfalo.

Uma vez que a VPPB é causada pelo deslocamento de fragmentos de otólitos para dentro do canal semicircular posterior, se for confirmado o diagnóstico através do nistagmo típico, o paciente deve ser tratado com a manobra de Epley (Figura 29.6) ou com a manobra de Semont (Figura 29.7).

Figura 29.6 – Manobra de Epley (original). Estão representados o labirinto comprometido (esquerdo), na perspectiva do examinador, assim como o movimento do cálculo através do CSC. A e B. A cabeça do paciente é rodada 45° para o lado comprometido e, em seguida, ele é rapidamente deitado. Mantém-se a rotação da cabeça que fica estendida, mais baixa que o tronco. C e D. A cabeça e o tronco são rodados em duas etapas de 90°. E. Lentamente, o paciente é colocado sentado.

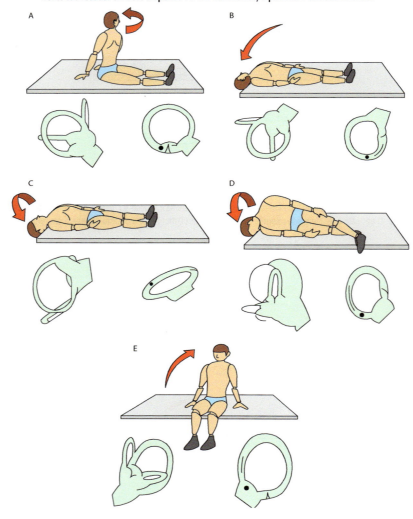

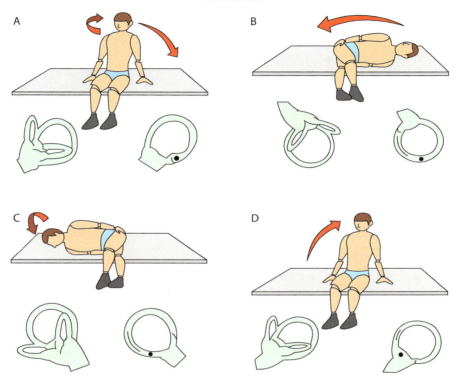

Figura 29.7 – Manobra de Semont. Em cada uma das posições é demonstrado o labirinto comprometido (esquerdo), na perspectiva do examinador, assim como o movimento dos fragmentos dentro do CSC. A. A cabeça do paciente é rodada 45° para o lado são. B e C. Em seguida, o doente é deitado para o lado comprometido. Rapidamente ele é colocado em decúbito no outro lado, mantendo a posição da cabeça em relação ao tronco, isto é, ele olha para baixo, com o nariz encostado na maca. D. Lentamente, o paciente é colocado sentado.

Referências

1. Burmeister DB, Sacco R, Rupp V. Management of benign paroxysmal positional vertigo with the canalith repositioning maneuver in the emergency department setting. J Am Osteopath Assoc. 2010 Oct;110(10):602-604.
2. Chang TP, Wang Z, Winnick AA, Chuang HY, Urrutia VC, Carey JP, Newman-Toker DE. Sudden hearing loss with vertigo portends greater stroke risk than sudden hearing loss or vertigo alone. J Stroke Cerebrovasc Dis. 2018 Feb;27(2):472-478.
3. Choi JH, Park MG, Choi SY, Park KP, Baik SK, Kim JS, Choi KD. Acute Transient Vestibular Syndrome: Prevalence of Stroke and Efficacy of Bedside Evaluation. Stroke. 2017 Mar;48(3):556-562.
4. Cutfield NJ, Seemungal BM, Millington H, Bronstein AM. Diagnosis of acute vertigo in the emergency department. Emerg Med J. 2011 Jun;28(6):538-539.
5. Edlow JA, Gurley KL, Newman-Toker DE. A New Diagnostic Approach to the Adult Patient with Acute Dizziness. J Emerg Med. 2018 Jan 31.
6. Fife TD, von Brevern M. Benign Paroxysmal Positional Vertigo in the Acute Care Setting. Neurol Clin. 2015 Aug;33(3):601-617.
7. Grewal K, Austin PC, Kapral MK, Lu H, Atzema CL. Missed strokes using computed tomography imaging in patients with vertigo: population-based cohort study. Stroke. 2015 Jan;46(1):108-113.

8. Kim JS, Zee DS. Clinical practice. Benign paroxysmal positional vertigo. N Engl J Med. 2014 Mar 20;370(12):1138-1147.
9. Kim SH, Park SH, Kim HJ, Kim JS. Isolated central vestibular syndrome. Ann N Y Acad Sci. 2015 Apr;1343:80-89.
10. Lee H. Isolated vascular vertigo. J Stroke. 2014 Sep;16(3):124-130.
11. Navi BB, Kamel H, Shah MP, Grossman AW, Wong C, Poisson SN, Whetstone WD, Josephson SA, Johnston SC, Kim AS. Application of the ABCD2 score to identify cerebrovascular causes of dizziness in the emergency department. Stroke. 2012 Jun;43(6):1484-1489.
12. Newman-Toker DE, Kerber KA, Hsieh YH, Pula JH, Omron R, Saber Tehrani AS, Mantokoudis G, Hanley DF, Zee DS, Kattah JC. HINTS outperforms ABCD2 to screen for stroke in acute continuous vertigo and dizziness. Acad Emerg Med. 2013 Oct;20(10):986-996.
13. Saber Tehrani AS, Kattah JC, Kerber KA, Gold DR, Zee DS, Urrutia VC, Newman-Toker DE. Diagnosing Stroke in Acute Dizziness and Vertigo: Pitfalls and Pearls. Stroke. 2018 Mar;49(3):788-795.
14. Saber Tehrani AS, Kattah JC, Mantokoudis G, Pula JH, Nair D, Blitz A, Ying S, Hanley DF, Zee DS, Newman-Toker DE. Small strokes causing severe vertigo: frequency of false-negative MRIs and nonlacunar mechanisms. Neurology. 2014 Jul 8;83(2):169-173.
15. von Brevern M, Bertholon P, Brandt T, Fife T, Imai T, Nuti D, Newman-Toker D. Benign paroxysmal positional vertigo: Diagnostic criteria. J Vestib Res. 2015;25(3-4):105-117.

Capítulo 30
Emergências em distúrbios do movimento

Rubens Gisbert Cury

As emergências em distúrbios do movimento envolvem situações agudas ou subagudas, nas quais a apresentação clínica tem como principal componente uma síndrome hipocinética ou hipercinética. A falha diagnóstica pode levar a uma significante morbidade e, eventualmente, mortalidade. As emergências em distúrbios do movimento englobam formas agudas de parkinsonismo, coreias, mioclonias e distonias, muitas vezes associadas a outros componentes neurológicos (como confusão, hiper-reflexia) ou sistêmicos (como alterações metabólicas).

Este capítulo aborda as principais situações clínicas na emergência, nas quais a presença de um ou mais distúrbio do movimento é central na fenomenologia, e o seu reconhecimento é essencial para o diagnóstico e tratamento.

Síndrome neuroléptica maligna (SNM)

A SNM é uma emergência neurológica potencialmente fatal associada, ao uso de bloqueadores dopaminérgicos e é caracterizada clinicamente por alteração do nível de consciência, rigidez, hipertermia e disautonomia. No geral, qualquer classe de neuroléptico pode desencadear a doença, porém ocorre com maior frequência com o uso dos antipsicóticos típicos, como o Haloperidol. Menos frequentemente, pode ocorrer com o uso de antagonistas dopaminérgicos (antieméticos), como a Metoclopramida ou durante a retirada de medicação antiparkinsoniana (L-dopa e agonistas).

A SNM ocorre duas vezes mais no sexo masculino, mas não há predileção por idade. São fatores de risco descritos: desordens psiquiátricas prévias, como transtornos do humor ou esquizofrenia, catatonia preexistente, desordens do desenvolvimento, síndromes cerebrais orgânicas e desordens que afetam os núcleos da base no SNC, desordens metabólicas e sistêmicas (agitação, exaustão, desidratação e hiponatremia)[1].

A patogênese pode ser explicada pela redução dos níveis de dopamina no SNC por meio do bloqueio dos seus receptores, que, ao nível do hipotálamo, desencadeia hipertermia e disautonomia. A interferência na via nigroestriatal explica os sintomas parkinsonianos de rigidez e tremor. A rigidez também é responsável pela hipertermia[2-5].

Quadro clínico

Embora alguns pacientes possam iniciar subitamente com os sinais e os sintomas que compõem o quadro clínico de SNM, o mais comum, é que a progressão ocorra de forma insidiosa (subaguda). Os sinais prodrômicos podem incluir catatonia, taquicardia, taquipneia, labilidade da pressão arterial, disartria, disfagia, mioclônus, tremores, e aumento de CPK. A tétrade clássica dos sintomas. O paciente com SNM clássica apresenta a tétrade de sintomas típicos que constituem alteração do estado mental, rigidez muscular generalizada, hipertermia, disautonomia.

Em termos laboratoriais, a CPK tipicamente é > 1.000 UI/L e pode chegar até 100.000 UI/L. O monitoramento dos níveis é importante para avaliar o risco de injúria renal por rabdomiólise e está relacionado com a gravidade e o prognóstico[6]. Outras anormalidades laboratoriais, mas não específicas, incluem: leucocitose (10.000-40.000) com ou sem desvio à esquerda; elevação de DHL, TGO e TGP; hipocalcemia, hipomagnesemia, hipo ou hipernatremia, hipercalemia, acidose metabólica.

Diagnóstico

Os critérios diagnósticos compreendem os seguintes achados[7]:
a) Exposição a um antagonista dopaminérgico ou retirada abrupta de um agonista nas últimas 72 horas;
b) Hipertermia (> 38 ºC) em pelos menos 2 ocasiões, aferido na cavidade oral;
c Rigidez muscular;
d) Alteração do estado mental (redução ou flutuação do nível de consciência);
e) Aumento de CPK (pelo menos 4× o limite superior da normalidade);
f) Evidência de labilidade do sistema nervoso simpático, definido como presença de pelo menos 2 dos seguintes:
   » Elevação da PA (sistólica ou diastólica ≥ 25% da linha de base;
   » Flutuação da PA (mudança de ≥ 20 mmHg na diastólica ou ≥ 25 mmHg na sistólica dentro de 24 horas;
   » Diaforese ou
   » Incontinência urinária.
g) Hipermetabolismo – taquipneia e taquicardia;
h) Exclusão de causas infecciosas, tóxicas, metabólicas ou outras etiologias neurológicas.

Um dos principais diagnósticos diferenciais é a síndrome serotoninérgica, discutida adiante. Embora a exposição às medicações difere nessas síndromes, na prática nem sempre a história é clara. Sintomas mais comuns na síndrome serotoninérgica incluem: hiper-reflexia, tremor, mioclonias e ataxia, náusea, vômito e diarreia. Outro diagnóstico diferencial importante é a hipertermia maligna, secundária ao uso de halotano e succinilcolina na indução anestésica. Compartilha os mesmos sintomas de rigidez, hipertermia e disautonomia, porém o que distingue é a exposição ao procedimento cirúrgico e a rigidez muscular geralmente não responde ao uso de bloqueadores neuromusculares. Outros diferenciais incluem catatonia maligna, infecções do SNC (meningite, encefalite, *status* epiléptico não convulsivo, vasculite do SNC, tireotoxicose, intoxicação por drogas/toxicidade – *ecstasy*, cocaína, anfetaminas.

Tratamento

A escolha do tratamento depende da gravidade do quadro clínico. Após a suspensão dos neurolépticos, o tempo médio de recuperação clínica é de 7 a 10 dias, não ultrapassando 30 dias[1]. Alguns pacientes podem desenvolver um estado residual de parkinsonismo-catatonia, que pode persistir por semanas a meses. Nestes casos, está indicado o uso de benzodiazepínicos ou de agonistas dopaminérgicos, sendo a eletroconvulsoterapia (ECT) o método mais eficaz para os casos refratários[8].

O tratamento medicamentoso tem como objetivo: i) aumentar a transmissão da via dopaminérgica nigroestriatal (amantadina ou bromocriptina são os mais utilizados) e ii) reduzir a rigidez muscular (benzodiazepínicos e dantrolene são os mais utilizados). A amantadina é utilizada na dose de 200 a 400 mg/dia, e a Bromocriptina 2,5 a 5 mg 3 vezes ao dia. O benzodiazepínico de escolha é o Lorazepam 1 a 2 mg IM ou IV a cada 4 horas. No Brasil, podemos utilizar o Clonazepam 1 a 2 mg 12/12h, embora não haja estudos comprovando a sua eficácia. O Dantrolene, um inibidor do hipermetabolismo muscular, é reservado para os casos com rigidez e hipertermia graves, uma vez que está associado a uma redução rápida da elevação da temperatura e da rigidez[9]. Utiliza-se o dantrolene de 1 a 2,5 mg/kg IV 6/6h por 48 horas. Se houver aumento importante de CPK, deverá ser realizada hidratação EV vigorosa com cristaloides e alcalinização da urina para evitar rabdomiólise.

Além do tratamento específico, a vigilância infecciosa e de distúrbios hidreletrolíticos associados devem ser monitorizados. Em casos refratários, a eletroconvulsoterapia pode ser aplicada.

Síndrome serotoninérgica

A síndrome serotoninérgica (SS) é uma desordem potencialmente fatal e tratável que resulta da combinação de dois ou mais agentes que aumentam a atividade ou a concentração de serotonina no SNC, bem como de estimulação excessiva de receptores 5-HT1A no tronco cerebral ou na medula espinal[10,11]. A SS pode envolver um espectro variado de manifestações clínicas, porém, classicamente, manifesta-se com alteração do estado mental, hiperatividade autonômica e anormalidades neuromusculares[12]. O aumento do uso de agentes serotoninérgicos, especialmente dos inibidores seletivos da recaptação de serotonina (IRSS) e dos inibidores da monoaminoxidase (MAO), são os principais desencadeantes da doença[12-14]. Outras medicações, como o lítio, e drogas, como a cocaína e o *ecstasy*, também estão associadas.

Quadro clínico

No geral os sintomas têm início agudo, em menos de 24 horas[12]. As alterações do estado mental podem incluir ansiedade, delirium hiperativo, inquietação, desorientação e instabilidade postural[15]. Os pacientes podem apresentar um excesso na resposta a um estímulo súbito (susto ou *startle*) e as manifestações autonômicas incluem diaforese, taquicardia, hipertermia, hipertensão, instabilidade hemodinâmica, vômitos e diarreia. A hiperatividade neuromuscular apresenta-se como ataxia de marcha e apendicular, tremor, acatisia, rigidez muscular, mioclônus, sinal de Babinski bilateral, hiper-reflexia e, por vezes, clônus. Estes últimos sinais são comumente encontrados nos membros inferiores, juntamente com a rigidez[13]. Atentar, ao exame físico, para outros achados clínicos como oscilações da pressão arterial e de pulso, movimentos oculares lentos, contínuos e horizontais (clônus ocular), midríase, mucosas ressecadas e aumento do ruído hidroaéreo[12].

Diagnóstico

O diagnóstico baseia-se essencialmente nas características clínicas do paciente[13].

Utilizam-se os Critérios de Toxicidade de Hunter[16], com melhor acurácia. O paciente deve ter feito uso de um agente serotoninérgico e preencher UMA das seguintes condições:
 a) Mioclônus, agitação ou diaforese;
 b) Tremor e hiper-reflexia;
 c) Hipertonia;
 d) Temperatura > 38ºC.

Os principais diagnósticos diferenciais da SS incluem a SNM, toxicidade anticolinérgica, hipertermia maligna, intoxicação por agentes simpaticomiméticos, retirada de sedativo-hipnóticos, meningite e encefalite. As principais diferenças entre síndrome serotoninérgica e síndrome neuroléptica maligna constam na Tabela 30.1[17].

Tabela 30.1 – Diferenças entre a síndrome serotoninérgica e a síndrome neuroléptica maligna

	Síndrome serotoninérgica	Síndrome neuroléptica maligna
Início	Dentro de 24h	Dias a semanas
Achados neuromusculares	Hiper-reatividade (clônus, tremor, hiper-reflexia)	Hiporreflexia, rigidez muscular severa
Agentes causadores	Agonistas serotoninérgicos	Antagonistas dopaminérgicos
Tratamento	Benzodiazepínicos, Ciproeptadina	Benzodiazepínicos, dantrolene, agonistas dopaminérgicos
Resolução	Dentro de 24h	Dias a semanas (média de 9 dias)

Tratamento

O tratamento da SS no geral é o suporte clínico, e obviamente retirar a medicação responsável. Correção dos distúrbios hidreletrolíticos e hidratação são essenciais. Evita-se o manejo da agitação com contenções mecânicas, pois aumentam a contração muscular, com consequente acidose lática e piora da hipertermia[12]. Além disso, evita-se o uso de haloperidol, pois tem propriedades anticolinérgicas.

Distonia aguda

A distonia é caracterizada por uma contração muscular involuntária e sustentada, frequentemente causando torções e movimentos repetitivos ou posturas anormais[18]. A distonia aguda induzida por drogas é uma das formas mais comuns de distonia focal secundária, seguida da discinesia tardia. As drogas antidopaminérgicas incluindo os neurolépticos típicos e atípicos, como o haloperidol, a risperidona e a olanzapina, bem como os antieméticos, são desencadeadores comuns desta patologia. Em menor frequência, outras classes de drogas, como os anticonvulsivantes, os antidepressivos e a L-dopa podem desencadear[5]. Os indivíduos em maior risco para o desenvolvimento de distonia induzida por drogas incluem os homens jovens, com história prévia de reações similares, uso recente de cocaína e presença de comorbidade com transtorno de humor e anormalidade metabólica[19].

Quadro clínico

As contrações musculares podem ocorrer imediatamente após a ingestão de uma dose única, ao longo de vários dias de uso de doses terapêuticas da droga, ou após aumento da dose. Na maioria dos casos, o sintoma surge nas primeiras 72 horas do uso da droga[5]. A apresentação clínica comumente inclui a musculatura de distribuição craniocervical, com blefarospasmo, distonia oromandibular, da face e do pescoço, além de crises oculogíricas com contratura das musculatura extraocular e desvio do olhar conjugado secundário, geralmente com predominância do músculo reto superior (desvio do olhar para cima)[20]. O espasmo laríngeo pode ocorrer por distonia dos músculos relacionados com as cordas vocais (laringoespasmo), com consequente obstrução das vias aéreas superiores[20]. A Tabela 30.2 resume os principais achados clínicos da distonia aguda.

Diagnóstico

O diagnóstico da distonia aguda é essencialmente clínico, baseado na anamnese e no exame neurológico. O laringoespasmo pode ser avaliado através da laringoscopia pelo otorrinolaringologista.

Tabela 30.2 – Manifestações clínicas da distonia aguda de acordo com o grupamento muscular afetado

Área afetada	Manifestação	Sintomas
Pálpebra	Blefarospasmo	Ptose palpebral
Face, laringe, língua e mandíbula	Crises oromandibulares	Mastigação repetitiva, deglutições, engasgos, assimetria facial, trismo, disartria
Extraocular	Crises oculogíricas	Desvio conjugado do olhar
Laringe e faringe	Distonia laríngea	Distonia, estridor
Cervical	Torcicolo	Espasmo cervical ou lateralização da cabeça
Paravertebral	Opistótono	Hiperextensão do tronco

Diagnósticos diferenciais

Outras desordens sistêmicas e neurológicas, como crises convulsivas parciais, tétano, meningite e distúrbios eletrolíticos são os principais[10].

Tratamento

As opções de tratamento incluem a administração IV ou IM de i) anticolinérgicos: Biperideno 5 mg IV em bolus ou ii) anti-histamínicos: Difenidramina 25-50 mg IV. Nos casos mais leves ou como alternativa ao Biperideno e à Difenidramina, pode-se usar Prometazina 50 mg IM dose única. As crises oculogíricas melhoram significativamente com Clonazepam 2 mg VO ou Difenidramina 25-50 mg IM.

Após o tratamento agudo, o paciente deve receber tratamento de manutenção, pelo risco de recorrência dos sintomas. Geralmente utiliza-se o Biperideno 2 mg VO de 8/8h por 7 dias.

Coreia aguda

A coreia é uma distúrbio do movimento hipercinético caracterizada por contrações involuntárias rápidas e imprevisíveis, breves e irregulares[21]. Pode ser causada por doenças neurodegenerativas hereditárias, dano estrutural aos núcleos da base ou estar associada a desordens autoimunes/inflamatórias, vasculares, distúrbios metabólicos, infecciosos e uso de certas drogas e hormônios. O hemibalismo é uma manifestação muito severa de coreia, em que os movimentos são de maior amplitude e acometem as regiões mais proximais dos membros.

Entre as causas agudas de coreia, a mais comum em adultos é a lesão em núcleos da base de origem vascular[22]. Na infância, a coreia de Sydenham é a mais frequente. Outras etiologias que devem ser consideradas na emergência é a hiperglicemia, o uso de medicações (como anticoncepcionais), e doenças reumatológicas, em especial o lúpus. A Tabela 30.3 resume as principais causas. Na Tabela 30.4 encontra-se uma lista de drogas que podem desencadear coreia.

Quadro clínico

A coreia usualmente acomete a porção distal dos membros e a face, mas também pode interferir no movimento respiratório e na fonação, resultando em vocalizações involuntárias e fala arrastada. Geralmente está presente ao repouso e piora com manobras de distração e desaparece durante o sono. Os pacientes apresentam incapacidade de manter a persistência de uma atividade motora, como manter a língua para fora ou manter um aperto de mãos, o que

Tabela 30.3 – Causas adquiridas de coreia

Autoimune ou inflamatória	Cerebrovascular
• Síndrome do anticorpo antifosfolipídeo (SAAF) • Doença de Behçet • Doença celíaca • Encefalopatia de Hashimoto • Poliarterite nodosa • Sarcoidose • Síndrome de Sjögren • Coreia de Sydenham • Lúpus eritematoso sistêmico (LES)	• Malformação arteriovenosa • Hemorragia intracraniana • AVC isquêmico • Doença de Moyamoya • Hemorragia subaracnóidea • *Postpump* coreia (pós-operatório de cirurgia cardíaca com circulação extracorpórea)

Infecção	Metabólica ou endócrina
• AIDS • Toxoplasmose • Doença de Creutzfeldt-Jakob • Difteria • Encefalites • Doença de Lyme • Malária • Meningites/meningite tuberculosa • Neurocisticercose • Neurossífilis • LEMP	• Insuficiência hepática • Hipertireoidismo • Hipo/hipercalcemia • Hipo/hiperglicemia • Hipomagnesemia • Hipoparatireoidismo/pseudo-hipoparatireoidismo • Policitemia vera • Coreia gravídica • Insuficiência renal • Deficiência de vitamina B12, B1 e niacina

Neoplasia	Tóxica
• Envolvimento de gânglios da base • Síndrome paraneoplásica	• Intoxicação alcoólica ou retirada • Monóxido de carbono • Manganês, mercúrio, tálio • Drogas inalatórias, tolueno

denominamos impersistência motora[23]. Ela pode ser unilateral (como nos casos vasculares e hiperglicemia) ou bilateral (como no Sydenham).

Diagnóstico

O diagnóstico da síndrome coreica é clínico. No início súbito, sempre realizar exames laboratoriais e um exame de imagem, de preferência RM, é prudente, para descartarmos afecções vasculares ou hiperglicemia. A investigação deve ser guiada pela história.

Tratamento

No geral, os bloqueadores dos receptores de dopamina são as drogas mais eficazes para reduzir a gravidade dos movimentos coreicos, independentemente da causa. Pode-se usar os antipsicóticos e os benzodiazepínicos:

» **Haloperidol:** iniciar com 0,5 mg/dia e escalonar conforme resposta terapêutica, até dose máxima de 8 mg/dia[20].
» **Risperidona:** inicia com 0,5 mg/dia; dose máxima de 6 mg/dia.
» **Clonazepam:** iniciar com 0,5 mg/dia; dose máxima de 6 mg/dia.

Alguns anticonvulsivantes também podem ser utilizados com algum benefício, como o Ácido Valproico, a Carbamazepina, o Topiramato, o Levetiracetam e a Gabapentina[30]. O ácido valproico é especialmente utilizada na coreia de Sydenham.

A coreia associada ao Lúpus Eritematoso Sistêmico e à SAAF pode responder ao uso de corticoide ou imunoglobulina.

Tabela 30.4 – Drogas que podem desencadear coreia

Dopaminérgicas	Antagonistas dopaminérgicos
• Inibidores da COMT com Levodopa • Agonistas dopaminérgicos • Levodopa	• Amantadina • Anticolinérgicos • Neurolépticos atípicos e típicos
Depletores de dopamina	**Bloqueadores de canal de cálcio**
• Reserpina • Tetrabenazina	• Cinarizina • Flunarizina • Verapamil
Anticonvulsivantes	**Estimulantes do SNC**
• Carbamazepina • Gabapentina • Lamotrigina • Fenitoína • Ácido valproico	• Anfetaminas • Cocaína • Cipro-heptadina • Metilfenidato
Outros	
• Aminofilina e Teofilina • Anti-histamínicos • Baclofeno • Benzodiazepínicos • Cimetidina • Ciclosporina • Digoxina • Estrogênios e contraceptivos orais	• Glicocorticoides • Isoniazida • Levofloxacino • Lítio • Opioides • Inibidores seletivos da receptação de serotonina • Simpaticomiméticos • Antidepressivos tricíclicos

Mioclonia aguda

A mioclonia é caracterizada por movimentos involuntários, breves, tipo "choque/empurrão/espasmo", causada por contrações musculares ou inibições. As contrações produzem mioclonia positiva, enquanto as inibições mioclonia negativa (asterixis)[24].

No ambiente de pronto-socorro, geralmente as mioclonias são secundárias a alterações sistêmicas, e não a afecções neurológicas. As causas mais comuns são insuficiência renal ou hepática e infecções sistêmicas. A classificação clínica e etiológica foi dividida em 4 categorias[24]:

1. **Fisiológica:** fenômeno que ocorre em pessoas saudáveis. O exame neurológico é normal. O exemplo mais comum são as mioclonias benignas do sono, que podem ser parciais (multifocais e distais) ou generalizadas.
2. **Essencial:** a progressão é lenta ou ausente e a cognição é preservada. É dividido em esporádica/idiopática ou hereditária. São exemplos a mioclonia palatal – que ocorre por lesão cerebelar e/ou de tronco – e a síndrome distonia-mioclônica, respectivamente.
3. **Epiléptica:** a mioclonia pode ocorrer isoladamente ou corresponder a um espectro de diferentes tipos de crises numa síndrome epiléptica determinada, como as epilepsias mioclônicas progressivas (EMP) e a ataxia mioclônica progressiva (p. ex., doença de Unverricht-Lundborg).

    As principais causas de EMP são: doença de Lafora, epilepsia mioclônica com fibras rotas vermelhas (MERRF), lipofuscinose ceroide neuronal, atrofia dentato-rubro--pálido-luisiana e doença de Gaucher[25].
4. **Secundária:** decorre de uma desordem neurológica ou sistêmica, geralmente tem início agudo ou subagudo. A maioria dos pacientes apresenta sintomas associados, como encefalopatia, ataxia, deterioração cognitiva e outros distúrbios do movimento.

Entre as causas sistêmicas, podemos citar:
- » **Infecciosas/pós-infecciosas:** encefalites virais (herpes simples e arboviroses), infecção pelo HIV.
- » **Metabólicas:** hipertireoidismo e encefalite de Hashimoto, insuficiência hepática e renal (uremia), distúrbios hidreletrolíticos, hiperglicemia não cetótica, entre outros.
- » **Induzida por drogas:** Levodopa, antidepressivos tricíclicos, inibidores da receptação de serotonina e da MAO, lítio, antibióticos, anticonvulsivantes, inibidores do canal de cálcio e antiarrítmicos.
- » **Autoimune:** síndromes paraneoplásicas.

Quadro clínico

A fenomenologia das mioclonias são típicas, sendo o distúrbio do movimento mais "rápido". O indivíduo apresenta movimentos involuntários, breves, tipo "choque", com ou sem comprometimento do nível de consciência. A apresentação clínica depende da classificação clínica, etiológica ou anatomofisiológica da mioclonia.

Diagnóstico

No geral, a identificação da síndrome mioclônica associada é o mais importante. Deve-se determinar a distribuição – focal, multifocal, segmentar ou generalizada –, o perfil temporal – contínuo ou intermitente – e as características de ativação do movimento (mioclonia reflexa)[24]. Baseado nas hipóteses diagnósticas, exames complementares devem ser solicitados, como eletrólitos, glicose sérica, função renal e hepática, função tireoidiana, *screening* toxicológico e de drogas, anticorpos paraneoplásicos, eletroencefalograma (EEG), imagem do SNC do neuroeixo, punção lombar.

Tratamento

O tratamento depende da etiologia, e como na maioria das vezes a causa da mioclonia é uma afecção clínica, não é necessária uma conduta específica[24]. Uma vez revertida a disfunção hepática ou renal, por exemplo, as mioclonias melhoram espontaneamente. Em casos específicos e quando os sintomas são intensos, medicações devem ser utilizadas. Existem algumas evidências da efetividade do uso de Levetiracetam para o tratamento da mioclonia cortical[26]. Inicia-se com 500-1.000 mg/dia de 12/12 horas, com aumento de 1.000 mg a cada 2 semanas, até dose máxima de 3.000 mg/dia. Pode-se usar o clonazepam para mioclonia cortical, subcortical-não segmentar (mioclonia essencial), distonia-mioclônica, mioclonia reflexa e mioclonia espinhal. Inicia-se com 0,5 mg/dia até dose total diária de 1,5-3 mg de 8/8 horas. Doses altas de 15 mg/dia podem ser necessárias nos casos refratários. Finalmente, o ácido valproico apresenta boa resposta na mioclonia palatal e nas mioclonias corticais. Inicia-se na dose de 15 mg/kg/dia de 8/8 horas, com aumento de 5-10 mg/kg/dia a cada semana até dose terapêutica entre 1.200 e 2.000 mg/dia.

Parkinsonismo agudo

O parkinsonismo agudo não é comum, e as causas mais frequentes são a exposição a agentes bloqueadores da dopamina (principalmente neurolépticos), a síndrome neuroléptica maligna, encefalite viral, catatonia e distúrbio psicogênico[27]. A hidrocefalia obstrutiva é uma causa bem conhecida de parkinsonismo agudo, e se distingue da hidrocefalia de pressão normal através do tempo de instalação dos sintomas. Pacientes com doença de Parkinson podem procurar a emergência por piora subaguda dos sintomas parkinsonianos, e nesses casos, uma investigação de causas clínicas associadas ou o uso incorreto da medicação devem ser pensados.

Quadro clínico

O quadro clínico caracteriza-se pela presença dos sinais motores cardinais semelhantes aos encontrados na Doença de Parkinson: bradicinesia, rigidez e tremor de repouso e instabilidade postural. A evolução dos sintomas é rápida, entre horas e dias, podendo ser subaguda em semanas, ao contrário do parkinsonismo primário, em que o início dos sintomas é insidioso.

Diagnóstico

Em pacientes jovens com início agudo ou subagudo de sintomas parkinsonianos e doença febril, deve-se fazer *screening* metabólico-infeccioso com hemograma completo, função renal, hepática, testes de função tireoidiana, dosagem de eletrólitos, anticorpos antinucleares, VHS, radiografia de tórax, ECG, urocultura e hemoculturas. Proceder à realização de punção lombar para descartar encefalite nos pacientes com febre, crise convulsiva ou confusão mental. A Tabela 30.5 resume as principais causas de parkinsonismo.

Tabela 30.5 – Etiologias do Parkinsonismo agudo

Etiologia	Causas
Autoimune	• Lúpus Eritematoso Sistêmico
Estrutural	• Acidente Vascular Cerebral Isquêmico • Hematoma subdural • Hidrocefalia • Tumor
Induzido por drogas	• Neurolépticos • Antiepilépticos (ácido valproico) • Antidepressivos • Agentes quimioterápicos • Amiodarona • Lítio • Metoclopramida • Síndrome Neuroléptica Maligna • Síndrome Serotoninérgica
Tóxico	• Monóxido de carbono • Dissulfeto de carbono (solvente industrial e laboratorial) • Suspensão do álcool • Dissulfiram • Manganês • Cadmium • Cianeto • Metanol • 1-Metil-1-4-fenil-4-proprionoxipiperidina • Transplante de Medula Óssea
Infeccioso	• Encefalite viral • HIV • Doença de Whipple • Pós-infeccioso
Metabólico	• Mielinólise pontina central
Hereditário	• Doença de Wilson • Distonia-parkinsonismo de início rápido
Degenerativo	• Distonia laríngea na Atrofia de Múltiplos Sistemas
Psiquiátrico	• Síndrome conversiva • Catatonia

Tratamento

Assim como nas hipercinesias, o tratamento do parkinsonismo aguda baseia-se em investigar e tratar a causa. Em alguns casos, durante a investigação e quando o paciente se encontra bastante sintomático, podemos utilizar drogas dopaminérgicas, como a levodopa (iniciando-se com 100 mg 3×/dia ou amantadina 100 mg 2×/dia. Outras medicações dopaminérgicas, como agonistas, também podem ser eficazes.

Considerações finais

Os distúrbios do movimento na emergência não são comuns, o que torna muitas vezes o seu reconhecimento por parte do clínico ou mesmo do neurologista um desafio. O primeiro passo é reconhecer a síndrome presente (distonia, mioclonia, parkinsonismo etc.) para em seguida elaborar um raciocínio etiológico. Exames laboratoriais e de imagem muitas vezes são necessários, pois em casos infecciosos (meningites), vasculares (AVC) ou mesmo metabólicos o pronto reconhecimento e tratamento é fundamental.

Referências bibliográficas

1. Caroff SN, Mann SC. Neuroleptic malignant syndrome. Med Clin North Am. 1993 Jan;77(1):185-202.
2. Mann SC, Caroff SN, Fricchione G, Campbell EC. Central Dopamine Hypoactivity and the Pathogenesis of Neuroleptic Malignant Syndrome. Psychiatr Ann. 2000 May 1;30(5):363-74.
3. Nisijima K, Ishiguro T. Cerebrospinal fluid levels of monoamine metabolites and gamma-aminobutyric acid in neuroleptic malignant syndrome. J Psychiatr Res. 1995 May 1;29(3):233-44.
4. Gurrera RJ. Sympathoadrenal hyperactivity and the etiology of neuroleptic malignant syndrome. Am J Psychiatry. 1999 Feb;156(2):169-80.
5. Barreira ER, Magaldi RB. Acute dystonia after use of bromopride in pediatric patients. Rev Paul Pediatr. 2009 Mar;27(1):110-4.
6. Levenson JL. Neuroleptic malignant syndrome. Am J Psychiatry. 1985 Oct;142(10):1137-45.
7. Gurrera RJ, Caroff SN, Cohen A, Carroll BT, DeRoos F, Francis A et al. An international consensus study of neuroleptic malignant syndrome diagnostic criteria using the Delphi method. J Clin Psychiatry. 2011 Sep;72(9):1222-8.
8. Caroff SN, Mann SC, Keck PE, Francis A. Residual catatonic state following neuroleptic malignant syndrome. J Clin Psychopharmacol. 2000 Apr;20(2):257-9.
9. Tsutsumi Y, Yamamoto K, Matsuura S, Hata S, Sakai M, Shirakura K. The treatment of neuroleptic malignant syndrome using dantrolene sodium. Psychiatry Clin Neurosci. 1998 Aug;52(4):433-8.
10. Kipps CM, Fung VSC, Grattan-Smith P, de Moore GM, Morris JGL. Movement disorder emergencies. Mov Disord Off J Mov Disord Soc. 2005 Mar;20(3):322-34.
11. Lane R, Baldwin D. Selective serotonin reuptake inhibitor-induced serotonin syndrome: review. J Clin Psychopharmacol. 1997 Jun;17(3):208-21.
12. Boyer EW, Shannon M. The serotonin syndrome. N Engl J Med. 2005 Mar 17;352(11):1112-20.
13. Mason PJ, Morris VA, Balcezak TJ. Serotonin syndrome. Presentation of 2 cases and review of the literature. Medicine (Baltimore). 2000 Jul;79(4):201-9.
14. Sternbach H. The serotonin syndrome. Am J Psychiatry. 1991 Jun;148(6):705-13.
15. Ganetsky M, Brush DE. Serotonin Syndrome—What Have We Learned? Clin Pediatr Emerg Med. 2005 Jun 1;6(2):103-8.
16. Dunkley EJC, Isbister GK, Sibbritt D, Dawson AH, Whyte IM. The Hunter Serotonin Toxicity Criteria: simple and accurate diagnostic decision rules for serotonin toxicity. QJM Mon J Assoc Physicians. 2003 Sep;96(9):635-42.
17. Mills KC. Serotonin Syndrome: A Clinical Update. Crit Care Clin. 1997 Oct 1;13(4):763-83.

18. Fahn S. Medical treatment of dystonia. Handbook of dystonia. New York: Marcel Dekker; Calne DB, Tsui JKC; 1995. 317-328 p.
19. Fabiani G, Teive H a. G, Germiniani F, Sá D, Werneck LC. Clinical and therapeutical features in 135 patients with dystonia: experience of movement disorders unity of the Hospital de Clínicas da Universidade Federal do Paraná. Arq Neuropsiquiatr. 1999 Sep;57(3A):610-4.
20. Robottom BJ, Factor SA, Weiner WJ. Movement disorders emergencies Part 2: hyperkinetic disorders. Arch Neurol. 2011 Jun;68(6):719-24.
21. Cardoso F, Seppi K, Mair KJ, Wenning GK, Poewe W. Seminar on choreas. Lancet Neurol. 2006 Jul;5(7):589-602.
22. Ballism and the Subthalamic Nucleus Hypothalamicus; Corpus Luysi) Review of the Literature and Study of 30 Cases [Internet]. PubMed Journals. [cited 2017 Sep 15]. Available from: https://ncbi.nlm.nih.gov/labs/articles/18919374/
23. Suchowersky O, Muthipeedika J. A case of late-onset chorea. Nat Clin Pract Neurol. 2005 Dec;1(2):113-6; quiz 117.
24. Fahn S MC. Movement Disorders. London: Marsden CD; 1982. 196 p.
25. Shahwan A, Farrell M, Delanty N. Progressive myoclonic epilepsies: a review of genetic and therapeutic aspects. Lancet Neurol. 2005 Apr;4(4):239-48.
26. Striano P, Manganelli F, Boccella P, Perretti A, Striano S. Levetiracetam in patients with cortical myoclonus: a clinical and electrophysiological study. Mov Disord Off J Mov Disord Soc. 2005 Dec;20(12):1610-4.
27. Frucht SJ. Movement Disorder Emergencies – Diagnosis and Treatment | Steven J. Frucht | Springer [Internet]. [cited 2017 Apr 11]. Available from: http://www.springer.com/cn/book/9781607618348

Capítulo 31
Polirradiculoneurite inflamatória aguda (Síndrome de Guillain-Barré)

Rodrigo de Holanda Mendonça

Introdução

A Síndrome de Guillain-Barré (SGB) é considerada o protótipo do distúrbio neurológico "pós-infeccioso". A maioria dos pacientes com SGB descreve uma doença febril antecedente, seguida em dias ou semanas pelo desenvolvimento de uma paralisia flácida ascendente, que tem base em uma neuropatia periférica inflamatória aguda[1].

Embora os neurologistas mais qualificados reconheçam facilmente a SGB pela história clínica e o exame neurológico, o quadro é heterogêneo e diversificado em seus eventos antecedentes, apresentações clínicas e curso natural. Até mesmo o nome é diverso: SGB, síndrome de Landry-Guillain-Barre-Strohl, polirradiculoneuropatia desmielinizante inflamatória aguda e neuropatia inflamatória aguda são considerados sinônimos. Sabe-se hoje que a SGB não é uma patologia única, mas engloba um grupo de diversas neuropatias agudas imunomediadas, como mostra a Tabela 31.1[2].

História

A primeira descrição do que veio a ser reconhecido como SGB é creditada a Octave Landry. Seu relato data de 1859, quando descreveu uma condição que ele chamou de "paralisia ascendente aguda". O relato é de um paciente que apresentara uma doença febril na primavera, seguido pelo desenvolvimento de sintomas sensoriais em dois meses. Um mês depois, o paciente desenvolveu uma incapacidade progressiva de andar com fraqueza nas pernas de evolução subaguda, logo seguida de insuficiência respiratória e morte.

A descrição de Guillain, Barré e Strohl data de 1916, quando relataram o caso de dois soldados que desenvolveram uma paralisia ascendente aguda associada à perda de reflexos tendinosos profundos[1]. Eles enfatizaram a presença de hiperproteinorraquia associada à contagem normal de células (dissociação albuminocitológica)[1]. Embora as observações clínicas gerais sejam atribuídas a Guillain e Barré, André Strohl provavelmente foi responsável pelos aspectos eletrofisiológicos, relatando alterações na condução nervosa.

Tabela 31.1 – Síndrome de Guillain-Barré (SGB) e variantes

- Forma clássica: polirradiculoneuropatia desmielinizante inflamatória aguda (AIDP)
- Neuropatia axonal sensitivo e motora aguda (AMSAN)
- Neuropatia axonal motora aguda (AMAN)
- Outras variantes de SGB
    - Síndrome de Miller Fisher (SMF)
    - Neuropatia craniana aguda/diparesia facial com parestesias
    - Forma faringo-cervicobraquial
    - SGB forma paraparética
    - Neuropatia de fibras finas aguda
    - Neuropatia autonômica

Epidemiologia e eventos antecedentes

A SGB é a causa mais comum de paralisia flácida aguda em adultos jovens, com uma incidência anual de 1,2 casos por 100.000 nos países desenvolvidos. Pode afetar qualquer faixa etária, desde crianças até idosos, embora estudos epidemiológicos sugiram que há um pico em adultos jovens dos 38-40 anos. Há uma discreta predominância nos homens mais que nas mulheres[3].

Aproximadamente 70% dos pacientes com SGB apresentam uma história de infecção recente antecedendo em 1 a 2 semanas o início do quadro da neuropatia. Ropper e cols. observaram que 27% dos pacientes não tinham doença prévia identificável ou evento antecedente associado a SGB, 49% tinham infecção do trato respiratório superior, 10% tinham doença diarreica, e 3% apresentavam alguma forma de pneumonia[4]. Em 3% dos casos, a infecção pelo vírus Epstein-Barr foi implicada e a infecção por citomegalovírus ocorreu em 3%. Outras associações relatadas incluíram hepatite viral, micoplasma, doença de Lyme e sarcoidose.

Outros estudos têm reportado que 15 a 45% dos pacientes com SGB têm evidência sorológica de infecção recente por *Campylobacter jejunii* como causa de uma doença diarreica aguda[4]. A infecção por *C. jejunii* e o desenvolvimento de diversas formas de SGB têm sido foco de diversos relatos na literatura e será discutido adiante com relação à fisiopatologia da SGB.

Os relatos de SGB no contexto da infecção pelo HIV sugerem uma associação mais forte do que seria esperado pela ocorrência do acaso, e a ocorrência de SGB nesses casos ocorre no contexto da soroconversão ou precocemente no curso da doença. As vacinações foram ocasionalmente implicadas. A ampla atenção do público e a notoriedade ocorreram com o programa de vacinação contra a gripe suína em 1975, devido à questão de um aumento da incidência de SGB associado à vacina. Alguns estudos, mas nem todos, têm mostrado um discreto aumento do risco de SGB relacionada à vacinação para H1N1.

Fisiopatologia

Os achados patológicos clássicos da AIDP são infiltrados inflamatórios (consistindo principalmente em células T e macrófagos) e áreas de desmielinização segmentar, frequentemente associadas a sinais de degeneração axonal secundária, que podem ser observados nas raízes da medula espinhal, bem como nos nervos periféricos motores e sensitivos. Há evidências de ativação precoce do complemento, que é baseada na ligação do anticorpo à superfície externa da célula de Schwann e na deposição de componentes do complemento ativados; essa ativação do complemento parece iniciar a vesiculação da mielina. A invasão de macrófagos é observada dentro de uma semana após a ocorrência de danos na mielina mediada pelo complemento[5].

Na AMAM, IgG e o complemento ativado se ligam ao axolema das fibras motoras nos nodos de Ranvier, seguidos da formação do complexo de ataque à membrana (MAC). O afilamento da região nodal resultante é seguido por degeneração axonal das fibras motoras, sem infiltração linfocitária nem desmielinização. Há relatos de autópsia indicando que os sinais neurológicos da síndrome de Miller Fisher se sobrepõem aos da SGB (oftalmoplegia e ataxia no primeiro e fraqueza substancial do membro no último), o que sugere que os estudos imuno-histoquímicos e de microscopia eletrônica disponíveis não diferenciam com precisão os subtipos desmielinizantes das formas axonais da SGB. As características patológicas da síndrome de Miller Fisher "pura" permanecem incertas porque quase todos os pacientes acabam tendo uma recuperação completa e os casos fatais são muito raros.

Os gangliosídeos, um tipo de glicoesfingolipídeos componentes importantes dos nervos periféricos, são alvos de autoanticorpos na SGB, sendo quatro deles os mais conhecidos: GM1, GD1a, GQ1b e GT1a, que diferem entre si apenas pelo número e pela posição do resíduo de ácido siálico ligado ao mesmo oligossacarídeo (Tabela 31.2). Os autoanticorpos IgG contra GM1 e GD1a estão associados à AMSAN e a AMAN, mas não ao quadro desmielinizante clássico (AIDP). Os nervos motores e sensitivos expressam quantidades similares de GM1 e GD1a, mas sua expressão dentro de vários tecidos pode diferir. Isso poderia explicar a lesão preferencial de axônio motor vista em neuropatias axonais motoras agudas[5].

Os autoanticorpos IgG contra GQ1b estão fortemente associados à síndrome de Miller Fisher (SMF), suas formas incompletas (oftalmoparesia aguda e neuropatia atáxica aguda) e sua variante do sistema nervoso central, encefalite do tronco encefálico de Bickerstaff, que inclui oftalmoplegia aguda, ataxia e comprometimento da consciência após um episódio infeccioso. Pacientes com fraqueza faringo-cervical-braquial são mais propensos a ter anticorpos IgG anti-GT1a, que podem ter reação cruzada com GQ1b. A localização desses gangliosídeos se correlaciona bem com os padrões clínicos distintos de oftalmoplegia, ataxia e paralisia bulbar. O GQ1b é fortemente expresso nos nervos oculomotor, troclear e abducente, bem como nos fusos neuromusculares, o que explica o quadro clínico peculiar da SMF. Já os nervos glossofaríngeo e vago expressam fortemente GT1a e GQ1b, possivelmente responsável pela disfagia[5].

Algumas evidências suportam a presença de mimetismo molecular entre gangliosídeos e agentes infecciosos antecedentes em pacientes com SGB e aqueles com a SMF. O lipo--oligossacarídeo é um componente importante da membrana externa de *C. jejuni*. Estudos mostraram que os isolados bacterianos de pacientes com SGB possuem lipo-oligossacarídeos semelhantes a GM1 ou GD1a e aqueles de pacientes com síndrome de Miller Fisher possuem lipo-oligossacarídeos mimetizando GQ1b. Em outro estudo, um isolado de *H. influenzae* de um paciente com SMF também apresentava um lipo-oligossacarídeo mimetizador de GQ1b.

Tabela 31.2 – Anticorpos antigangliosídeos na síndrome de Guillain-Barré (SGB)

Variantes da SGB	Anticorpos
AIDP	Anticorpos desconhecidos
AMSAN e AMAN	Anti-GM1 e anti-GD1a
Síndrome de Miller Fisher	Anti-GQ1b
Forma faringo-cérvico-braquial	Anti-GT1a

Quadro clínico

Apresentação clássica

Geralmente, o paciente experimenta uma doença respiratória ou gastrointestinal aguda que dura vários dias e depois se resolve. Isto é seguido em 1 a 2 semanas pelo desenvolvimento de uma "paralisia ascendente". O paciente inicialmente desenvolve queixas de parestesias e hipoestesia distais, inicialmente nos membros inferiores (MMII), que progridem para os membros superiores (MMSS). Esses sintomas sensitivos também podem envolver a face e o tronco. Dor neuropática severa pode ocorrer, especialmente na faixa etária pediátrica.

Embora os sintomas sensitivos sejam iniciais na doença, os sintomas motores logo surgem e se tornam o achado dominante na forma clássica de SGB. Descrita como uma paralisia ascendente, a fraqueza envolve tanto os músculos proximais quanto os músculos distais dos membros. É notada inicialmente nas pernas, e ascende para os braços, tronco e região cervical. Ropper relatou que em 56% dos casos o início da fraqueza era nas pernas, em 12% dos casos nos braços e em 32% simultaneamente nos 4 membros[4].

A severidade, entretanto, pode variar desde uma discreta fraqueza distal até um quadro de tetraplegia e insuficiência respiratória com necessidade de ventilação mecânica. Raramente, pode ocorrer uma apresentação descendente, com início de envolvimento de nervos cranianos e subsequente envolvimento de braços e pernas, entretanto tal apresentação chama atenção para outros diagnósticos diferenciais. A fraqueza tende a progredir, geralmente ao longo de um curso de 1 a 3 semanas. Ocasionalmente, os pacientes apresentam um curso rapidamente progressivo e fulminante, no qual a paralisia se torna máxima em um ou dois dias. No geral, cerca de 50% dos pacientes com SGB atingem a fraqueza máxima em 2 semanas, 80% em 3 semanas e 90% em 4 semanas no curso da doença. Progressão dos sintomas de fraqueza além de 8 semanas exclui o diagnóstico de SBG e sugere o diagnóstico de Polirradiculoneuropatia Inflamatória Desmielinizante Crônica (CIDP). Início subagudo com progressão da doença entre 4 e 8 semanas é geralmente referido como Polirradiculoneuropatia Inflamatória Desmielinizante Subaguda, e esses pacientes podem tanto ter um curso monofásico como podem apresentar um quadro de cronificação com necessidade de tratamento imunossupressor.

A fraqueza dos membros é relativamente simétrica e há perda simétrica dos reflexos profundos, que se tornam abolidos devido à natureza da desmielinização multifocal e dessincronização da transmissão do impulso nervoso. Cerca de um terço dos pacientes apresenta envolvimento respiratório com necessidade de ventilação mecânica, por isso é importante a vigilância da fraqueza em grupamentos musculares como os flexores e extensores do pescoço e abdutores dos ombros. Esses grupos musculares são inervados por raízes cervicais próximas ao nervo frênico (C3-C4) e, portanto, sua fraqueza se correlaciona com a força diafragmática e o risco de falência ventilatória.

Em 50% dos casos ocorre envolvimento dos nervos cranianos, que é mais frequentemente uma paralisia facial uni- ou bilateral. Metade dos pacientes desenvolve fraqueza orofaríngea e 10% a 15% desenvolvem algum grau de oftalmoparesia e ptose palpebral. Cerca de metade de todos os pacientes desenvolve disfunção autonômica (incluindo flutuações da pressão arterial, frequência cardíaca, íleo paralítico ou retenção urinária, estes dois últimos no curso da doença e especialmente em casos mais graves).

Após a progressão da fraqueza parar, os pacientes tendem a estabilizar por 2 a 4 semanas e, em seguida, recuperar lentamente. A recuperação é tal que, após 6 meses do curso da doença, em média 85% dos pacientes deambulam sem apoio. Em 3% dos casos, há recorrência do quadro de paralisia flácida, embora alguns desses pacientes possam ter uma neuropatia inflamatória crônica de início agudo (A-CIDP), ao contrário do SGB recorrente[3,4].

Variantes clínicas
Neuropatia axonal sensitivo motora aguda (AMSAN)

Descrita inicialmente por Feasby e cols., em 1986, esta variante axonal da SGB era inicialmente vista com desconfiança., mas logo estudos patológicos mostraram evidências das formas axonais. O quadro clínico inicial e estudos eletrofisiológicos precoces podem ser indistinguíveis da AIDP. Geralmente o quadro tem início por sintomas sensitivos nos pés e nas mãos e o quadro clínico progride de maneira que ocorre diminuição de todas modalidades sensoriais e geralmente arreflexia. A fraqueza é progressiva, generalizada e se desenvolve em poucos dias, atingindo seu ápice, diferentemente da forma desmielinizante, que progride em semanas na maioria dos pacientes. Oftalmoplegia, disfagia e insuficiência ventilatória pode ocorrer assim como a presença de disautonomia. Recuperação da força e funcionalidade é mais lenta e geralmente incompleta quando comparada à AIDP[2].

Neuropatia axonal motora aguda (AMAN)

Descrita inicialmente por Mckhann e cols. como surtos sazonais de paralisia flácida aguda no norte da China, foi conhecida inicialmente como "síndrome paralítica chinesa", mas com a descrição de casos similares ao redor do globo o termo AMAN tornou-se mais adequado. No norte da China, AMAN é a forma mais comum de SGB e no Brasil alguns estudos mostram uma incidência aumentada em relação às estatísticas mundiais, de até 14,7% de todos os casos de SGB. Antecedente infeccioso ocorre de 30 a 85% dos pacientes com AMAN, o que é consistente com a evidência sorológica de infecção recente por *C. jejuni* em até 92% dos pacientes em algumas séries.

AMAN acomete tanto crianças quanto adultos, tem um início geralmente abrupto de fraqueza isolada na ausência de sintomas sensitivos. Os músculos distais são geralmente mais afetados que os proximais. Envolvimento de nervos cranianos e insuficiência respiratória podem ocorrer em até um terço dos casos. Embora não haja sintomas sensitivos, sintomas autonômicos podem acontecer. Os reflexos profundos podem estar preservados, diferentemente das formas desmielinizantes. A média do tempo de recuperação é similar àquela vista na AIDP e a maioria dos indivíduos tem uma recuperação funcional completa dentro de 1 ano. Fraqueza residual distal é comum e a taxa de mortalidade é menor que 5%[2].

Síndrome de Miller Fisher

Em 1956, C. Miller Fisher relatou *"uma síndrome facilmente reconhecível... caracterizada, entre outras características, por oftalmoplegia externa, ataxia grave e perda dos reflexos tendinosos profundos"*. Essa variante bem reconhecida da SGB recebeu o epônimo da síndrome de Miller Fisher (SMF) e é responsável por aproximadamente 5% dos casos de SGB aguda na maioria das séries. A idade média de acometimento é ao redor da quarta e quinta décadas de vida e ocorre uma predominância no sexo masculino (2:1).

Existe um espectro entre a SMF e a encefalite de tronco de Bickerstaff, no qual ocorre alteração da consciência associada a oftalmoparesia e ataxia. Os pacientes geralmente apresentam diplopia, sintoma inicial em 39% dos casos, seguida em vários dias por desequilíbrio e incoordenação devido a uma taxia sensitiva (que em 21% dos casos é o primeiro sintoma). Durante a primeira semana de sintomas neurológicos, os pacientes geralmente desenvolvem reflexos profundos hipoativos ou ausentes. A oftalmoparesia pode ser assimétrica inicialmente, mas logo progride para uma oftalmoplegia, de maneira que o olho assume um aspecto "congelado". A função pupilar tende a ser normal. Metade dos pacientes descreve parestesias da face e distais nos membros. Ocasionalmente, outros nervos cranianos estão envolvidos, com fraqueza facial evidente em 57% dos pacientes, disfagia em 40% e disartria em 13%. Cerca de um terço dos pacientes desenvolve leve fraqueza associada dos membros e alguns poucos evoluem com insuficiência respiratória, semelhante a um quadro clássico de AIDP.

Pacientes com SMF na maioria das vezes apresentam hiperproteinorraquia, mas eles são mais propensos do que os pacientes com SGB típica a ter um LCR normal. Os anticorpos da classe IgG anti-GQ1b são a marca dessa variante e apresentam uma positividade ao redor de 85% na terceira semana, mas fazem um pico já na primeira semana de doença. Esses mesmos anticorpos são positivos na Encefalite de Bickerstaff e, como falado anteriormente, sugere que essas formas clínicas são um espectro de um mesmo fenômeno fisiopatológico e que na SMF pode ocorrer tanto comprometimento do sistema nervoso central quanto periférico[2,4].

Outras variantes da SGB incluem uma forma pura ou predominantemente sensorial, uma forma paraparética, uma forma com envolvimento preferencial faringo-cérvico-braquial e uma pandisautonomia pura[2].

Exames complementares

Exames laboratoriais

Dissociação albuminocitológica no LCR, isto é, a presença de hiperproteinorraquia na ausência de uma pleocitose, ocorre em mais de 80% dos pacientes após 2 semanas de doença. A glicose é normal, assim como as culturas. Presume-se que a elevação da proteína no líquido cefalorraquidiano seja decorrente da quebra da barreira hematoencefálica. No primeiro dia ou dois, a proteína do LCR é comumente normal. Na série de Ropper, 34% dos pacientes tinham proteína LCR normal quando medida na primeira semana, enquanto na segunda semana apenas 18% eram normais. Estudos seriados do LCR podem ser necessários para demonstrar uma anormalidade. Até 5% a 10% dos pacientes com SGB podem ter pleocitose linfocítica acima de 10 glóbulos brancos/mm^3. Em pacientes com pleocitose no LCR (particularmente quando a contagem de células for maior que 50 glóbulos brancos/mm^3), deve-se considerar a possibilidade de SGB associada à infecção por HIV, doença de Lyme ou sarcoidose.

Cerca de 5% dos pacientes com SGB têm testes de função hepática anormais, o que pode ser atribuído a infecções virais concomitantes (hepatites virais A, B, C e E, Epstein-Barr e citomegalovírus). Ocasionalmente, os pacientes demonstram aumento de enzimas musculares (notadamente a creatinofosfoquinase), como é visto em muitas formas de desnervação aguda. Em casos graves ou súbitos de paralisia, as culturas de fezes para *C. jejuni* podem ser positivas, e muitos desses pacientes têm anticorpos anti-GM1 associados no soro. Diferentemente das formas axonais, anticorpos antigangliosídeos são incomuns nas formas desmielinizantes (AIDP). Anticorpos anti-GQ1b ocorrem em até 85 a 90% dos casos na SMF. Então quando solicitar anticorpos antigangliosídeos? Alguns estudos sugerem que tais anticorpos estão relacionados a maior gravidade da doença e podem servir como preditor prognóstico, devendo ser solicitados precocemente no curso da doença, quando estudos eletrofisiológicos são inconclusivos[5].

Estudo eletrofisiológico

Na AIDP os estudos de condução nervosa podem ser normais na primeira semana ou evidenciar alterações frustras. As alterações na condução nervosa motora atingem seu nadir ao redor da quarta semana, com 90% dos pacientes com AIDP tendo anormalidades em ao menos um dos parâmetros do estudo de condução nervosa motora (latência motora distal, latência da onda F, velocidade de condução e bloqueio de condução) dentro das primeiras 5 semanas. Os primeiros parâmetros a se alterarem em geral são as latências motoras distais e a latência da onda F, que se mostram prolongados e se alteram devido ao envolvimento precoce das raízes e dos nervos proximais na AIDP. Prolongamento da latência da onda F é mais específico para desmielinização do que a ausência da onda F em si. Dispersão temporal, bloqueio de condução e por fim diminuição das velocidades de condução motora ocorrem posteriormente no curso da doença[2]. As alterações no estudo de condução motora gradualmente melhoram ao longo de semanas a meses. Vale ressaltar que as alterações na velocidade de condução motora e as latências distais não se correlacionam com o prognóstico do paciente, e sua melhora não acompanha a melhora clínica, podendo demorar até 1 ano para normalização. Já a amplitude do CMAP, quando menores que 20% dos valores normais, está associada a um pior prognóstico.

A condução nervosa sensitiva também se altera na AIDP, e devido à natureza desmielinizante multifocal desta patologia, os MMSS geralmente são mais precocemente acometidos que os MMII, resultando numa preservação da condução sensitiva do nervo sural, uma condição conhecida como *sural sparing*. Entretanto, o *sural sparing* não é uma condição específica da SGB, estando presente em outras neuropatias não comprimento dependentes como uma ganglionopatia ou até mesmo um CIDP. Até 60% dos pacientes vão apresentar uma redução da velocidade de condução sensitiva, aumento das latências distais sensitivas ou das amplitudes sensitivas (SNAP) até a 4ª semana.

Na eletromiografia por agulha as primeiras alterações são um recrutamento reduzido dos potenciais de ação de unidade motora (MUAPs). Sinais de instabilidade da membrana/desnervação (fibrilação e ondas agudas positivas) podem ser vistos a partir da segunda-terceira semana, a depender do grau de degeneração axonal. Fasciculações e descargas mioquímicas podem ser vistas também a partir deste período, sendo o último especialmente presente no território do nervo facial.

Nas formas axonais (AMSAN e AMAN), a redução da amplitude do CMAP e do SNAP ou mesmo sua ausência, que ocorre dentro de até 10 dias do início dos sintomas, são o principal achado eletrofisiológico dessas formas.

Exames de imagem

A Ressonância Magnética (RM) de coluna não é necessária na rotina quando o quadro clínico é típico e pode demonstrar alteração de sinal com captação de contraste paramagnético na cauda equina. Pode ser útil nos casos de dúvida diagnóstica com mielopatia aguda e principalmente quando frente a variante paraparética da SGB.

Diagnósticos diferenciais de paralisias flácidas agudas

O diagnóstico diferencial inclui o espectro de doenças que causam paralisia flácida aguda ou subaguda. Compressão medular espinhal, mielopatia transversa e infarto da medula espinhal devem ser considerados, porém esses quadros geralmente se acompanham de um nível sensitivo e alterações esfincterianas precoces. Neuropatias periféricas de múltiplas causas podem mimetizar SGB, incluindo polineuropatia do doente crítico; vários medicamentos, incluindo nitrofurantoína e drogas quimioterápicas; envenenamento por metais pesados, como arsênico e tálio; doenças inflamatórias autoimunes, como lúpus e poliarterite nodosa sistêmica (tais pacientes devem ter evidência clínica e sorológica para doença autoimune multissistêmica); meningorradiculite como observada na doença de Lyme, infecção pelo HIV, meningite carcinomatosa e sarcoidose; neuropatia periférica aguda paraneoplásica; porfiria aguda intermitente; e difteria. Paralisia periódica hipocalêmica, *miastenia gravis*, botulismo e poliomielite também devem ser considerados. A seguir, discorreremos sobre alguns diagnósticos diferenciais importantes da SGB.

Polineuropatia/miopatia do doente crítico

A polineuropatia do doente crítico e, mais comumente, a miopatia do doente crítico, ocorrem no ambiente de terapia intensiva e, às vezes, é difícil diferenciá-los da SGB com certeza. A polineuropatia do doente crítico é primariamente uma neuropatia axonal, tipicamente ocorrendo em pacientes com doença multissistêmica grave e falência de órgãos que estão na unidade de terapia intensiva por motivos não neurológicos, geralmente sob ventilação mecânica e em tratamento antimicrobiano de amplo espectro.

Já a miopatia do doente crítico, também conhecida como miopatia dos filamentos grossos, é uma condição caracterizada por atrofia intensa das fibras do tipo 2 com desorganização intermiofibrilar e depleção da cadeia pesada da miosina, ocorrendo no mesmo contexto clínico da polineuroparia do doente crítico. Ambos os casos muitas vezes coexistem, e em geral os pacientes apresentam o quadro clínico semelhante: são difíceis de desmamar da ventilação mecânica, apresentam uma tetraparesia proximal e grave envolvimento axial, além de reflexos profundos reduzidos ou ausentes. Os nervos cranianos são relativamente poupados. Sensação reduzida distalmente em um padrão de bota-e-luva é comum na polineuropatia do doente crítico enquanto o envolvimento autonômico é incomum. A CPK pode estar elevada, nos casos de miopatia do doente crítico, principalmente em estágios iniciais.

Estudos de condução nervosa mostram amplitudes reduzidas de CMAP, juntamente com a amplitude do potencial de ação do nervo sensitivo também seduzidos na polineuropatia. Na eletromiografia por agulha, há fibrilação distal profusa, típica de lesão axonal. Não há diminuição profunda da velocidade de condução, nem bloqueio de condução ou dispersão do CMAP. Embora a maioria dos pacientes com SGB tenha uma síndrome viral como antecedente, aqueles com polineuropatia/miopatia do doente crítico tendem a ter sido tratados para sepse no curso de uma internação prolongada, apresentando como fatores de risco para essas condições choque séptico e insuficiência respiratória prolongada com necessidade do uso de bloqueadores neuromusculares. Outras características distintivas nesses casos incluem a proteína normal do LCR.

A causa ainda não está clara, mas a fisiopatologia envolve inibição da síntese proteica que ocasiona desorganização das miofibrilas; disfunção do retículo sarcoplasmático induzindo uma quebra da homeostase do cálcio intracelular; inexcitabilidade elétrica do músculo tanto por imobilidade, por neuropatia associada e por bloqueio neuromuscular prolongado; além de disfunção mitocondrial por falência bioenergética e estresse oxidativo[6]. O prognóstico é variável, mas aproximadamente metade desses pacientes que sobrevivem gradualmente melhora nos 6 meses subsequentes.

Miastenia gravis

Pacientes com *miastenia gravis* (MG) geralmente têm um curso mais crônico e flutuante, com uma predominância de fraqueza ocular e craniana. Cerca de 10% dos pacientes podem apresentar sintomas bulbares e uma minoria evolui com insuficiência respiratória – quadro grave conhecido como crise miastênica. Qualquer paciente com paralisia aguda ou subaguda deve ser avaliado para MG. Fraqueza flutuante, preponderância dos sintomas oculares ou bulbares e preservação dos reflexos tendinosos profundos devem sugerir a possibilidade de MG. Estudos eletrofisiológicos podem fornecer evidências rápidas para MG (através da técnica de estimulação repetitiva ou o estudo de fibra única), enquanto a confirmação sorológica pode levar vários dias e mesmo com resultado negativo não afasta o diagnóstico de MG.

A crise miastênica é uma emergência médica caracterizada por insuficiência respiratória decorrente de fraqueza diafragmática ou fraqueza orofaríngea grave que leva à aspiração. A crise pode ocorrer no cenário da cirurgia (pós-operatório), infecção aguda, interação medicamentosa ou após a retirada rápida de corticosteroides (embora alguns pacientes não tenham fatores precipitantes). Os pacientes devem ser colocados em um ambiente de UTI e ter capacidade vital forçada (CVF) e $Pi_{máx.}$ (pressão inspiratória máxima) checados a cada 2 horas e os critérios para intubação eletiva são semelhantes aos utilizados para a insuficiência ventilatória aguda na SGB (Figura 31.1)[8]. A única diferença no manejo desses casos em relação à SGB é na permissividade ao uso de VNI (ventilação não invasiva) nos quadros de crise miastênica, desde que os pacientes não demonstrem sinais de aspiração em vias aéreas.

Figura 31.1 – Algoritmo para triagem e manejo da insuficiência ventilatória aguda na síndrome de Guillain-Barré.

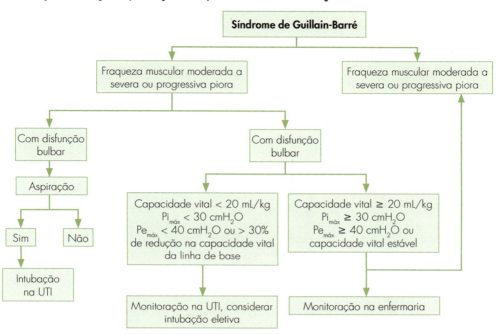

$Pe_{máx}$: pressão expiratória máxima; $Pi_{máx}$: pressão inspiratória máxima; UTI: unidade de terapia intensiva.
Adaptada de Rabinstein AA, Wiley-Blackwell.4 B 2012 John Wiley & Sons[8].

Botulismo

O botulismo clássico ocorre geralmente após a ingestão de alimentos contaminados com toxina botulínica produzida pelo *Clostridium botulinum*. Oito diferentes toxinas foram identificadas, mas a doença em humanos é causada pelos tipos A, B e E. O tipo E está associado a frutos do mar contaminados. Todos os tipos produzem um quadro clínico semelhante, embora o tipo A possa causar sintomas mais graves e duradouros.

Os sintomas iniciam 12 a 24 horas após a ingestão de alimentos contaminados. O envolvimento de nervos cranianos predomina no início do quadro, incluindo diplopia, ptose, visão turva, além de sintomas bulbares como disfagia e disartria, que são seguidos por fraqueza nos membros superiores e depois nos membros inferiores, num clássico padrão "descendente". Casos graves produzem insuficiência respiratória, necessitando de ventilação mecânica. A tendência para a paralisia iniciar na musculatura craniofacial e depois assumir um aspecto "descendente" distingue a apresentação do botulismo da SGB, que mais frequentemente causa uma paralisia ascendente. O botulismo produz disfunção autonômica, incluindo constipação, íleo, boca seca e pupilas anormais geralmente midriáticas, já no início do quadro.

Existem outras formas de aquisição do botulismo, sendo o botulismo infantil a forma de botulismo mais frequentemente relatada nos últimos anos. A criança ingere esporos de *C. botulinum*, que se alojam no trato intestinal, germinam e produzem toxina botulínica no intestino. A apresentação típica é uma criança entre as idades de 6 semanas e 6 meses que apresenta fraqueza generalizada e constipação. A fraqueza pode começar nos músculos cranianos e depois descer. Os bebês mostram uma sucção fraca, choro pobre e movimento espontâneo reduzido. A antitoxina botulínica trivalente é controversa porque os efeitos colaterais adversos ocorrem em cerca de 20% dos pacientes com seu uso. Existem algumas evidências de que a antitoxina encurta a duração da doença clínica, especialmente para o tipo B. O curso clínico geralmente é favorável se os pacientes receberem suporte médico adequado. Mesmo com suporte agressivo, a taxa de mortalidade geral permanece em torno de 5% a 10%, geralmente por complicações respiratórias ou sépticas. Os outros pacientes tendem a melhorar ao longo de um período de várias semanas a vários meses. Nos que sobrevivem, a recuperação está quase completa. Vários anos após a doença, alguns pacientes ainda apresentam fadiga subjetiva e função anormal do sistema nervoso autônomo, incluindo constipação, impotência e boca seca.

Anormalidades metabólicas adquiridas

Anormalidades metabólicas podem produzir fraqueza generalizada. A hipofosfatemia e a hipermagnesemia podem mimetizar a SGB ocasionalmente, na forma de uma paralisia flácida aguda. As manifestações neurológicas da hipofosfatemia grave ocorrem com níveis séricos de fosfato inorgânico abaixo de 1 mg/dL e, geralmente, abaixo de 0,5 mg/dL. As situações clínicas que levam a uma hipofosfatemia são geralmente hiperalimentação parenteral e intoxicação alcoólica aguda. Antiácidos ligantes de fosfato, diurese em pacientes com queimaduras e cetoacidose diabética, juntamente com alcalose respiratória grave e prolongada, também podem estar associados à hipofosfatemia. Geralmente, os pacientes apresentam parestesias pronunciadas como os primeiros sintomas neurológicos, particularmente envolvendo as mãos e os pés e a região perioral. Os reflexos profundos estão ausentes ou hipoativos. Fraqueza ocular e craniana também pode ocorrer além de insuficiência respiratória.

A hipermagnesemia leva a um quadro de paralisia flácida devido ao efeito de altos níveis de magnésio na inibição da liberação de acetilcolina na junção neuromuscular. Pode ocorrer no contexto de uso de antiácidos ou catárticos baseados em magnésio, particularmente em pacientes com insuficiência renal. Pacientes em tratamento para eclâmpsia ou pré-eclâmpsia, que recebem grandes doses de sulfato de magnésio intravenoso podem, ocasionalmente, desenvolver hipermagnesemia significativa. Geralmente, esses pacientes desenvolvem uma sensação de calor e rubor, tontura, boca seca e sede. Hipotensão tende a ocorrer. A fraqueza, que é do tipo flácida e arrefléxica, é observada com níveis séricos de magnésio acima de 10 mEq/L. Os músculos oculares, bulbares e respiratórios podem estar envolvidos, mas são geralmente poupados.

Paralisias periódicas

Em pacientes com paralisia periódica relacionadas à flutuação do potássio frequentemente haverá uma história familiar (geralmente doença de herança autossômica dominante) de ataques semelhantes de paralisia aguda ou eventos prévios no mesmo paciente. Esse grupo de doenças ocorre devido a mutações nos genes *CACNA1S* (canal de cálcio), *SCN4A* (canal de sódio) e *KCNE3* (canal de potássio) nas formas hipocalêmicas, ao passo que nas formas hipercalêmicas a mutação geralmente encontra-se somente no gene **SCN4A** (canal de sódio).

Geralmente ocorrem ataques episódicos de paralisa flácida com duração de poucas horas a alguns dias (2-3 dias), com início nas duas primeiras décadas de vida. Os ataques são desencadeados por jejum ou repouso após exercício e frequentemente associados com alteração do potássio extracelular (alto ou baixo). A eletroneuromiografia mostra uma membrana despolarizada e inexcitável (durante o ataque). Clinicamente é difícil distinguir os ataques de paralisia periódica hipocalêmica da hipercalêmica, mas os ataques são mais frequentes e diurnos (duração de minutos a horas e frequência de até 16/mês) neste último. Em ambos os casos os músculos respiratórios e cardíacos são poupados. Nos casos de paralisia periódica hipercalêmica ocorre miotomia na eletroneuromiografia em até 50-75% dos casos. Alterações no potássio sérico devem sempre alertar o médico para essa possibilidade.

Melhoria dramática com reposição de potássio ou melhora espontânea ao longo de 24 horas é mais uma evidência de apoio.

Manejo clínico e da insuficiência ventilatória na SGB

Todos os pacientes com suspeita de SGB devem ser hospitalizados para monitorização devido ao alto risco de insuficiência respiratória e necessidade de intubação e ventilação mecânica, além do risco de disautonomia. É de extrema importância uma adequada pontuação da fraqueza através do escore de incapacidade da SGB na admissão e com duas semanas (Tabela 31.3). Este escore é utilizado tanto para indicação de tratamento, como fator prognóstico, e correlaciona-se com o risco de insuficiência ventilatória aguda e intubação orotraqueal.

Tabela 31.3 – Escore de incapacidade da SGB

Escore	Incapacidade
0	Saudável
1	Sintomas menores é capaz de correr
2	Deambula 10 m ou mais sem auxílio mas é incapaz de correr
3	Deambula 10 m com auxílio
4	Restrito ao leito ou à cadeira de rodas
5	Utilização de ventilação mecânica por pelo menos parte do dia
6	Óbito

A prevenção de complicações clínicas, como trombose venosa devido a imobilidade e broncopneumonia aspirativa devido a sintomas bulbares, não deve ser negligenciada em detrimento do tratamento imunoterápico. Deve haver um limiar baixo para colocar o paciente em uma UTI e todos os pacientes que estão tendo progressão de sua fraqueza devem estar idealmente em uma UTI. Podem ocorrer disautonomia (especialmente arritmias cardíacas, que podem ocorrer em 5% dos casos), pneumonia, disfunção da bexiga, dor, flebite e tromboembolismo pulmonar. Complicações adicionais da imobilidade e do repouso no leito incluem escara de decúbito, neuropatia por compressão secundária, como neuropatia ulnar e neuropatia do fibular. Até 30% dos pacientes com GBS experimentam dor significativa no início de sua apresentação. Nos adultos, a dor tende a estar nas costas ou na região paraespinhal. Nas crianças, a dor pode ser mais pronunciada nos membros. Os analgésicos convencionais podem ser úteis, além daqueles comumente usados no tratamento da dor neuropática (como medicamentos antidepressivos tricíclicos e anticonvulsivantes).

A insuficiência ventilatória na SGB ocorre devido ao envolvimento diafragmático, sendo que este se correlaciona com fraqueza cervical e a presença de respiração paradoxal, já em um estágio de franca insuficiência ventilatória. A avaliação clínica da capacidade de contar de 1 até 20, associada a uma adequada avaliação de força cervical e bulbar, são bons parâmetros que se correlacionam com risco de insuficiência ventilatória aguda.

A mecânica ventilatória basal, incluindo a capacidade vital forçada (CVF) e a pressão inspiratória máxima ($Pi_{máx.}$), deve ser obtida e monitorizada junto com a oximetria contínua. Critérios para intubação eletiva incluem uma CVF menor que 20 mL/kg, uma $Pi_{máx.}$ menor que -30 cmH_2O, ou ainda uma redução na CVF maior que 30% do valor basal (Figura 31.2)[8]. Outros critérios de intubação são uma pCO_2 maior que 48 mmHg ou uma pO_2 menor que 56 mmHg, obtidos a partir de uma gasometria arterial[7]. Vale ressaltar que alterações nos gases sanguíneos arteriais ocorrem relativamente tarde na insuficiência respiratória neuromuscular/ventilatória e, portanto, deve haver um limiar baixo para intubação e ventilação mecânica nos casos de SGB.

Figura 31.2 – Algoritmo de manejo da síndrome de Guillain-Barré.

```
                    ┌─────────────────────────┐
                    │ Suspeita clínica da     │
                    │ Síndrome de             │
                    │ Guillain-Barré          │
                    └─────────────────────────┘
                                │
  ┌──────────────┐     ┌────────────────────────────┐     ┌──────────────────┐
  │ ENMG         │     │ HMG/eletrólitos/ECG/Raio X │     │ Situações        │
  │ Assim que    │◄────│ do tórax/Urina1/           │────►│ específicas:     │
  │ possível     │     │ Coagulograma/HIV/          │     │ • FAN            │
  │ Novo exame   │     │ TGO/TGP/imunoeletroforese  │     │ • Hepatite B e C │
  │ em 1 semana  │     │ Coleta de liquor           │     │ • CMV/EBV        │
  │ se primeiro  │     │                            │     │ • Porfirinas     │
  │ inconclusivo │     └────────────────────────────┘     └──────────────────┘
  └──────────────┘                │
                    ┌─────────────────────────────┐
                    │ CV/Pi_máx/gaso-A*           │
                    │ 2/2 h em paciente grave ou  │
                    │ em piora                    │
                    │ 4/4 h em paciente estável   │
                    │ Monitorização PA/O₂/ECG     │
                    └─────────────────────────────┘
                                │
  ┌──────────────────────┐               │
  │ pCO₂ > 48 mmHg       │               │
  │ pO₂ < 56 mmHg (aa)   │               │
  │ CV < 15 mL/kg        │◄──────────────┤
  │ Pi_máx. < 30 cmH₂O   │               │
  │ e/ou                 │               │
  │ Dificuldade de tosse;│               │
  │ disfagia; atelectasia│               │
  └──────────────────────┘               │
             │                 ┌─────────────────────────────┐     ┌──────────────────┐
             │                 │ Início dos sintomas há 4    │     │ Persistência do  │
             │                 │ semanas e sem deambular,    │────►│ déficit após 2   │
             │                 │ ou início há 2 semanas e    │     │ semanans:        │
             │                 │ necessita de ajuda para     │     │ discutir repetir │
             │                 │ deambular**:                │     │ terapia          │
             │                 │ IgIV ou PE                  │     └──────────────────┘
             │                 └─────────────────────────────┘
             ▼
  ┌──────────────┐
  │ UTI          │
  │ IOT s/n      │
  └──────────────┘
```

* Caso a caso.
** Incapaz de andar 10 m independentemente.

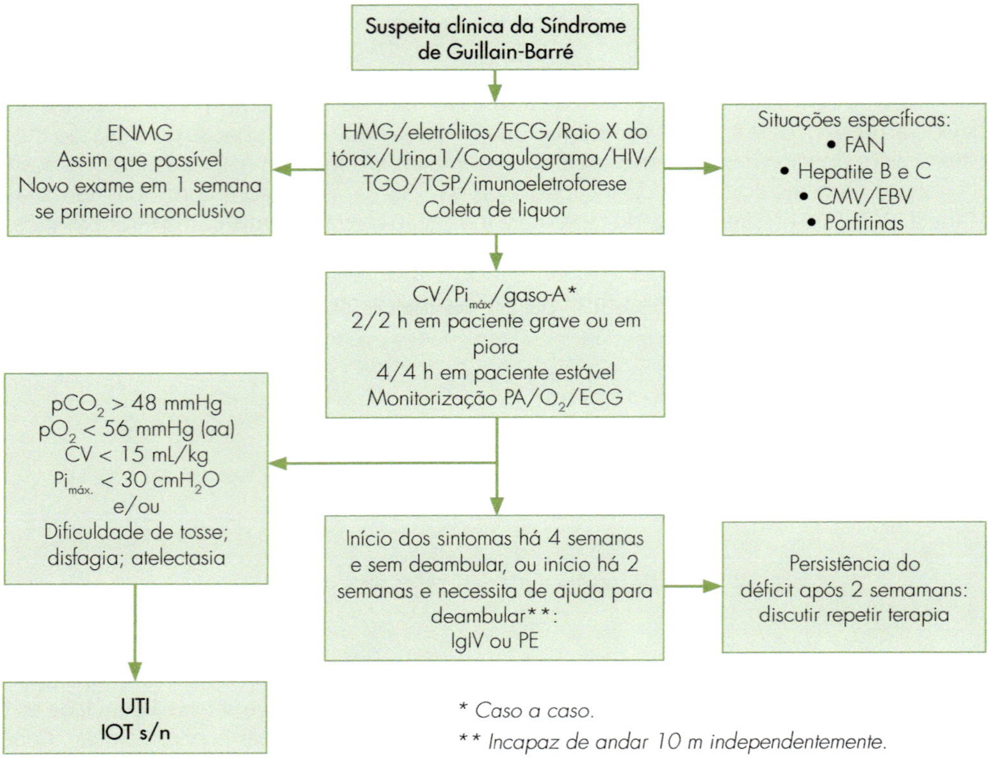

CV: capacidade vital; ENMG: eletroneuromiografia; HMG: hemograma; IgIV: imunoglobulina intravenosa; IOT: intubação orotraqueal; PE: plasmaférese.

Imunoterapia na SGB

Plasmaférese

A plasmaférese (PE) remove fatores humorais: citocinas, autoanticorpos, imunocomplexos e complementos circulantes. Vários ensaios randomizados demonstraram o benefício da PE no tratamento da SGB.

O primeiro grande estudo a mostrar benefício da PE na SGB foi do Grupo de Estudo da SGB da América do Norte, que obteve evidência de que a PE melhora pacientes com SGB não deambulantes em até 4 semanas de início dos sintomas[9]. O volume total de troca foi de 200 mL/kg durante 1 a 2 semanas, ou cerca de quatro a cinco trocas de 3,5 a 4 litros em média. Não houve diferença clara na ocorrência de complicações na PE *versus* o grupo-controle. O tempo para melhorar um grau clínico, que foi definido como sair do ventilador ou andar, diminuiu em 50% no grupo de tratamento (19 dias *versus* 40 dias no grupo não tratado). O tempo para recuperar a marcha independente diminuiu em cerca de 40% no grupo de PE. Cerca de 10% dos pacientes apresentam "rebote" e geralmente melhoram com a repetição da PE.

Outro estudo tentou demonstrar o número adequado de sessões de PE de acordo com o quadro clínico. Ele sugere que paciente que deambula, mas que não é capaz correr, beneficia-se de 2 sessões, enquanto os que não andam, precisam de pelo menos 4 sessões. Enquanto os pacientes em ventilação mecânica não tiveram resultados diferentes quando realizadas 4 ou 6 sessões de PE[10].

A plasmaférese é, portanto, recomendada para pacientes não deambulantes, em até 4 semanas de início dos sintomas e para pacientes deambulantes dentro de 2 semanas do início dos sintomas. Os efeitos de PE e IgIV são equivalentes, como será discutido posteriormente.

Limitações e complicações potenciais relacionadas ao tratamento incluem o acesso venoso, sepse, hipotensão e, raramente, tromboembolismo pulmonar e hemólise.

Imunoglobulina intravenosa

A imunoglobulina intravenosa humana (IGIV) modula anticorpos, citocinas e moléculas de adesão e impede a ativação do complemento. É utilizada na dose de 0,4 g/kg/dia por 5 dias. O primeiro grande estudo randomizado veio em 1992, quando o Grupo de Estudo de SGB holandês realizou um estudo prospectivo randomizado comparando IVIG com PE, e esta mostrou ser tão benéfica quanto a PE ao final de 6 meses[11]. Os pacientes foram tratados com IVIG em até 2 semanas do início dos sintomas e apresentaram um pouco menos complicações quando comparados ao grupo de PE[11].

Mais recentemente, Bril e cols. compararam prospectivamente a IVIG com plasmaférese no tratamento de 50 pacientes com SGB. Medidas de resultados padrão não diferiram entre os dois grupos. Sessenta e um por cento dos pacientes tratados com PE e 69% dos pacientes com IGIV melhoraram em um grau de incapacidade em 1 mês. Estudo subsequente comparou o tratamento combinado de PE seguida de IgIV *versus* PE isolada e a conclusão foi de que a terapêutica combinada não mostrou benefício extra.

A IgIV é, portanto, recomendada para pacientes com SGB que requerem auxílio para deambulação/não deambulantes dentro de 2 ou 4 semanas de início dos sintomas.

Em geral, a IVIG é considerada relativamente segura, pois os efeitos colaterais leves, incluindo cefaleia, náusea, mialgia, febre ou calafrios, são relatados em 1% a 15% dos pacientes. No entanto, há relatos anedóticos esporádicos de complicações mais graves, insuficiência renal aguda, síndrome nefrótica e acidente vascular cerebral, infarto do miocárdio, meningite asséptica, e encefalopatia reversível com síndrome da vasoconstricção cerebral reversível. A toxicidade pode ser um resultado da toxicidade da sacarose, fenômenos alérgicos e efeitos da alta carga proteica na viscosidade do sangue.

Outras terapias e considerações a respeito da imunoterapia

Até o presente, não houve estudos que demonstram a eficácia dos corticosteroides no tratamento da SGB. Houve estudos não randomizados retrospectivos, juntamente com vários pequenos estudos prospectivos randomizados, que não mostraram nenhum benefício. Portanto, o corticosteroide não está indicado.

A ausência de estudos torna questionável a indicação de PE ou IgIV em pacientes com mais de 4 semanas de instalação dos déficits neurológicos e que estão com doença estável, assim como o uso da imunoterapia em pacientes com grau de incapacidade de 0 a 2 no escore da SGB (Tabela 31.3). Também há ausência de dados na literatura que suporte a realização de maior número de sessões de aférese que extrapolem o volume total de troca de 250 mL/kg. Na Figura 31.2 está descrito um algoritmo diagnóstico e terapêutico da SGB.

Prognóstico

O prognóstico da SGB em geral é bom, sendo que ocorre recuperação completa em até 200 dias em 80-90% dos casos, presença de sinais residuais discretos em 65% dos casos, óbito em menos de 5% dos casos e menos de 4% dos casos ficam restritos ao leito ou com dependência funcional grave. Fatores de risco para pior prognóstico (recuperação mais lenta e incompleta) incluem: formas axonais; déficit de força importante no nadir; necessidade de ventilação mecânica invasiva; pacientes idosos; presença de diarreia prévia; amplitude do CMAP menor que 20% do normal.

A escala EGOS (*Erasmus GBS Outcome Score*) que indica a chance de deambulação independente após 6 meses da admissão é utilizada como prognóstica. Leva em consideração a idade, a presença de diarreia prévia e a pontuação na escala de incapacidade da SGB (discutido na seção 8) com 2 semanas de admissão (Tabela 31.4). Uma pontuação na escala EGOS de 1 a 3 pontos leva a uma chance de deambulação independente após 6 meses maior que 99%, enquanto uma pontuação de 6 a 7 pontos leva a uma queda na chance de deambulação independente após 6 meses para 48%[12].

Tabela 31.4 – Escala EGOS (*Erasmus GBS Outcome Score*) que indica a chance de deambulação independente após 6 meses da admissão

Parâmetro	Categoria	Escore
Idade na instalação	≥ 40	0
	41-60	0,5
	> 60	1
Diarreia (antecedendo ≤ 4 semanas)	Ausente	0
	Presente	1
Escore de incapacidade da SGB com 2 semanas de internação	0 ou 1	1
	2	2
	3	3
	4	4
	5	5
Escore EGOS		1 a 7

Escore EGOS	Chance de deambulação independente após 6 meses
1-3	99,5%
3,5-4,5	93%
5	73%
5,5-7	48%

Referências bibliográficas

1. Guillain G, Barré JA, Strohl A. Sur un syndrome de radiculonevrite avec albiminose du loquide cephalo-rachiden sas raection cellulaire. Remarques sur les catarcteres cliniques et graphiques des reflexes tendeneux. Bulletins et Memories de la Societe Medicale des Hospitaux de Paris, Masson et Cie 1916;40:1462-1470.
2. Amato AA, Dimitri D. Acquired neuropathies. In: Dimitru D, Amato AA, Swartz MJ, eds. Eletrodiagnostic Medicine. 2nd edition. Philadelphia, PA: Hanley and Belfus, Inc; 2002:937-1041.
3. Hughes RA, Cornblath DR. Guillain-Barre syndrome. Lancet. 2005;366(9497):1653-1666.
4. Ropper AH. The Guillain-Barré syndrome. N Eng J Med. 1992;326(17):1130-1136.
5. Yuki N, Hartung H-P. Guillain-Barré syndrome. N Eng J Med. 2012;366(24):2294-2304.
6. S. Bloch, M.I. Polkey, M. Griffiths, P. Kemp. Molecular mechanisms of intensive care unit-acquired weakness. European Respiratory Journal 2012 39: 1000-1011
7. Burakgazi AZ, Höke A. Respiratory muscle weakness in peripheral neuropathies. J Peripher Nerv Syst 2010;15:307-13.
8. Rabinstein AA. Practical management of Guillain-Barré syndrome and myasthenic crisis. In: Manno EM, ed. Emergency management in neurocritical care. Oxford, UK: Wiley-Blackwell; 2012:141Y151.
9. The Guillain-Barré Syndrome Study Group. Plasmapheresis and acute Guillain-Barré syndrome. Neurology 1985;35:1096-104.

10. Appropriate number of plasma exchanges in Guillain-Barré syndrome. The French Cooperative Group on Plasma Exchange in Guillain-Barré Syndrome. Ann Neurol 1997;41:298-306.
11. A randomized trial comparing intravenous immune globulin and plasma exchange in Guillain-Barré syndrome. N Engl J Med. 1992.
12. A clinical prognostic scoring system for Guillain-Barré syndrome. van Koningsveld. Lancet Neurol 2007;6:589-94.

Capítulo 32
Neuroftalmologia no pronto-socorro

Laís Maria Gomes de Brito Ventura
Herval Ribeiro Soares Neto

Introdução

Sem dúvida, um dos campos semiologicamente mais ricos e de diagnóstico à beira do leito mais desafiador da Neurologia é a Neuroftalmologia. Para avanço no estudo das patologias mais comuns no ambiente de pronto-socorro, se faz necessária uma base propedêutica para avaliação do segundo nervo craniano, vias ópticas e motricidade ocular extrínseca, temas já previamente abordados.

Como ferramenta didática, será aqui proposta uma sistematização para simplificar a abordagem diagnóstica do paciente em três grandes grupos de queixas: perda visual, diplopia e distúrbio do campo visual.

Importante salientar que o examinador deve estar atento para o fato de que uma alteração de campo visual pode ser referida como baixa acuidade visual (BAV) ou esta última ser percebida como visão "turva" ou dupla, sendo o exame neurológico cuidadoso a principal ferramenta de trabalho.

Sem a pretensão de esgotar um tema tão vasto e complexo no presente capítulo, a abordagem esquemática proposta tem como objetivo direcionar de maneira rápida e eficaz as queixas potencialmente graves e merecedoras de pronta investigação no ambiente de pronto socorro.

Paciente com perda visual

Diante de um paciente com perda visual, sempre que disponível, a avaliação pelo Oftalmologista é indispensável para investigação de patologias oftalmológicas cuja investigação armada deve incluir avaliação das câmaras anteriores, medida da pressão intraocular e fundoscopia detalhada e foge do escopo do neurologista.

Uma temida emergência oftalmológica que deve ser aventada mesmo pelo não especialista pela potencial gravidade é o glaucoma agudo de ângulo fechado. A apresentação clínica clássica inclui olho vermelho, dor muito intensa (por vezes com vômitos), borramento visual e halo em torno das luzes. A redução da pressão intraocular (PIO) nesse caso é imperiosa, podendo haver indicação de drogas osmóticas sistêmicas, colírio betabloqueador ou alfa-agonista para redução da PIO e prevenção de lesão grave no disco óptico.

Serão incluídos neste tópico as alterações da acuidade propriamente dita e outros acometimentos neuroftalmológicos frequentemente descritos como "perda" visual e que figuram como diagnósticos diferenciais que se avizinham.

Perda visual monocular e transitória

A queixa de "escurecimento visual transitório" em um olho pode trazer ao PS um paciente com pouco ou nenhum achado semiológico no momento do exame, porém deve levantar algumas suspeitas de potencial gravidade e que, portanto, não devem ser ignoradas.

A primeira delas é a isquemia transitória retiniana, chamada de "amaurose fugaz". Tal quadro clínico deve levantar a suspeita de doença oclusiva carotídea cujo mecanismo pode envolver fenômeno embólico originado na artéria carótida interna ou hipoperfusão em artérias retiniana ou coróideas por estenose crítica carotídea (mecanismo hemodinâmico).

A artéria oftálmica é o primeiro ramo da carótida interna e, sendo o tecido retiniano uma extensão ocular do sistema nervoso central, quadros de amaurose fugaz devem ser conduzidos tal qual acidente isquêmico transitório, sendo necessário considerar o risco de recorrência, iniciar investigação etiológica e instituir profilaxia secundária. A arterite de Células Gigantes é uma causa sempre a ser lembrada de perda visual transitória sendo o pronto diagnóstico a principal ferramenta para evitar uma perda visual grave e definitiva

Naqueles pacientes com achado fundoscópico de edema de papila (Figura 32.1), hiperemia do disco ou ingurgitamento venoso, uma segunda etiologia de perda visual transitória a ser considerada é a hipertensão intracraniana secundária tanto a lesões com efeito de massa quanto hidrocefalia ou trombose venosa cerebral. Nesse caso, recomenda-se realização pronta de exame de imagem, preferencialmente Ressonância Magnética e, caso a imagem não seja elucidativa e não haja contraindicação ao procedimento, deve-se avançar ainda para punção liquórica com avaliação de pressão de abertura e pesquisa de causas inflamatórias e infecciosas meníngeas.

Figura 32.1 – Imagem fundoscópica de papiledema em paciente acompanhado na Clínica Neurológica do HCFMUSP por hipertensão intracraniana.

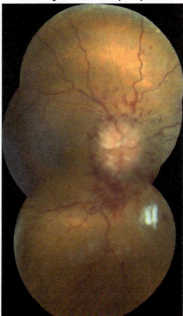

Imagem gentilmente cedida pelo Dr. Bruno Batitucci Castrilho.

Perda visual monocular persistente

Diante de um paciente com queixa de baixa acuidade em um dos olhos, é possível tratar-se de uma patologia intraocular ou do nervo óptico até a sua junção ao quiasma. Não é esperado que um Neurologista em treinamento tenha capacidade de diagnosticar com acurácia todas as patologias intraoculares (Figura 32.2), porém não é aceitável avançar neste capítulo sem a consolidação do conceito de "neuropatia óptica". Atente na Tabela 32.1 aos cinco itens fundamentais do exame do Nervo Óptico e as alterações esperadas. São inúmeras as causas de Neuropatia óptica:

» **Vasculares:** neuropatia óptica isquêmica anterior (NOIA) e posterior (NOIP).
» **Infecciosas:** sífilis, tuberculose, Lyme.
» **Traumáticas.**
» **Autoimunes e inflamatórias:** doenças do espectro da neuromielite óptica, doença associada ao anticorpo anti-MOG, sarcoidose, lúpus eritematoso sistêmico, Sjogren.
» **Metabólicas ou tóxicas:** deficiência vitamínica, etambutol, metanol, álcool.
» **Desmielinizantes:** esclerose múltipla.

Figura 32.2 – Paciente com baixa acuidade visual (BAV), defeito aferente relativo (DAR), BAV grave e dor ocular à instalação porém sem DAR, sem alteração papilar e com alteração focal em mácula à oftalmoscopia direta. RM de encéfalo e órbitas sem alterações. Após retinografia, achado de lesão macular – "buraco macular" secundário a uveíte prévia – afastada suspeita inicial de neuropatia óptica inflamatória.

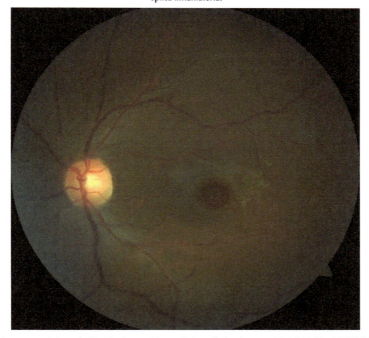

Imagem gentilmente cedida pelo Dr. Frederico Moura (Neuroftalmologia – UNICAMP e HCFMUSP).

Tabela 32.1 – Características clínicas da neuropatia óptica

Pupilas	Visão de cores	Acuidade	Campimetria	Fundo de olho
DAR*	Dessaturação do Vermelho	Reduzida	Defeito central ou cecocentral	Normal ou edema de papila

* DAR: defeito aferente relativo.

» **Hereditárias:** neuropatia óptica hereditária de Lehber.
» **Compressão ou infiltração neoplásica:** meningiomas, gliomas ou por hipertensão intracraniana.

O raciocínio etiológico aqui irá se fundamentar na idade, tempo de instalação, progressão da perda visual e gravidade, padrão da campimetria, fundoscopia e sinais clínicos associados (Tabela 32.2). Serão detalhadas a seguir as mais importantes causas de neuropatia óptica no pronto socorro.

Tabela 32.2 – Caraterísticas clínicas das principais neuropatias ópticas

	Neurite óptica (típica)	Neuropatia óptica isquêmica anterior	Compressão/ infiltração
Idade	Jovem	> 50 anos	Infância ou 4ª década
Lateralidade	Geralmente unilateral	Unilateral	Unilateral
Perda Visual	BAV rapidamente progressiva	Déficit agudo com comprometimento variável da AV	Progressiva
Dor	Frequente (> 90%) e piora à movimentação ocular	Infrequente (10%) (exceto se arterítica)	Ausente
Campimetria	Defeito central	Defeito altitudinal	Variável
Fundo de olho • Fase Aguda	2/3 normal	Edema de papila Redução da relação escavação-disco	Variável
• Fase Crônica	Palidez	Palidez (setorial)	Normal
Prognóstico	Bom	15% de risco de acometimento contralateral em 1 ano	Variável
Doenças Associadas	Esclerose Múltipla	HAS DM Arterite de células gigantes	Neoplasias malignas Neurofibromatose (glioma)

Neuropatia óptica inflamatória

Neurite óptica é a causa mais comum de neuropatia óptica entre os adultos jovens. Pode ocorrer de maneira isolada e sem recorrências, porém é preciso ter em mente que 20% dos casos trata-se da manifestação inicial de uma esclerose múltipla, especialmente quando na sua forma clínica "típica" (Tabela 32.3). O domínio no entendimento da neuropatia óptica inflamatória é, portanto, fundamental para reduzir a morbidade atribuída às doenças neurológicas e sistêmicas a ela associadas.

Investigação complementar

» **Exames laboratoriais:** marcadores inflamatórios, dosagem de vitamina B12, pesquisas infecciosas (sífilis, HIV, hepatites virais) e perfil de autoanticorpos.
» **Ressonância de encéfalo e órbitas:** trata-se de um exame dispensável para o diagnóstico topográfico da neurite e não deve retardar o início da terapia. Sua importância reside na sugestão etiológica. A presença de lesões de substância branca encefálica típicas de esclerose múltipla aumenta a chance do diagnóstico de EM nos próximos 5

Tabela 32.3 – Características clínicas de neurite óptica (NO) típica e atípica

	NO típica	NO atípica
Idade	Adulto jovem	Extremos de idade <12 ou > 50 anos
Etnia	Caucasianos	Negros e asiáticos
Lateralidade	Unilateral	Bilateral ou rapidamente sequencial
Acuidade visual (AV)	Baixa acuidade visual (BAV) leve a moderada com tendência a recuperação espontânea	AV $\leq$ 20/200, sem recuperação a partir da terceira semana
Fundoscopia	2/3 dos casos normal e em 1/3 edema de papila	Grave edema de papila, hemorragias e exsudatos

anos enquanto lesões peri-arquedutais, tumefeitas e hipotalâmicas podem levantar a suspeita de NMOSD. Outra informação relevante é obtida da análise do Nervo Óptico, no qual uma alteração de sinal e captação de gadolínio com extensão igual ou superior a 2/3 do NO bem como acometimento quiasmático são achados atípicos para EM também levantando a suspeita de diagnósticos alternativos. A avaliação da órbita pode flagrar processo inflamatório de ápice orbitário por vezes relatado em associação com sarcoidose, bem como processo expansivo orbitário eventualmente presente em casos de Granulomatose com Poliangeíte sendo uma ferramenta útil também na investigação das etiologias granulomatosas.

» **Liquor:** quanto à bioquímica, na NO típica, as alterações liquóricas são discretas e, havendo pleocitose importante, sobretudo com a presença de eosinófilos no liquor, levanta-se a suspeita de uma NO atípica. A presença de bandas oligoclonais apenas no liquor (não pareadas no soro) infere uma produção intratecal de anticorpos que desde a revisão mais recente dos critérios de McDonalds 2017 pode compor o diagnóstico de EM. Pesquisas infecciosas também podem auxiliar na pesquisa de diagnósticos diferenciais.

» **Em casos selecionados:** imagem de tórax (Raio X ou Tomografia) para pesquisa de Tuberculose ou Sarcoidose, dosagem sérica da Enzima Conversora da Angiotensina, Dosagem de Antiaquaporina-4-IgG, MOG-IgG e PET scan.

Tratamento de fase aguda

» **Corticoterapia:** embora não haja evidência robusta de melhora da acuidade visual, sabe-se que o tratamento com corticoide precocemente pode acelerar a recuperação visual e, segundo desfechos secundários da coorte ONTT, promove melhora no campo visual e visão de cores. Esse estudo, considerado pivotal no tratamento da NO, usou como esquema terapêutico a dose endovenosa total de 1 g por dia por 3 dias seguida de prednisona oral de manutenção por 11 dias no grupo intervenção, embora admita-se na prática clínica pulso de 5 dias. Há evidência sugestiva de que o tratamento endovenoso em fase aguda possivelmente reduza o risco de recorrência e possivelmente retarde uma eventual conversão para EM clinicamente definida.

» **Plasmaférese:** estudos observacionais mostraram benefício da terapia em pacientes com resposta limitada a corticosteroides. O prognóstico é mais favorável com a instituição precoce da terapia e especialmente beneficia pacientes com NMOSD, situação na qual deve ser considerada como terapia de primeira linha.

» **Imunoglobulina IV:** evidência de benefício ainda muito fraca. Usada eventualmente como recurso alternativo em pacientes não respondedores à terapia inicial ou com contraindicação ao tratamento clássico.

Neuropatia óptica isquêmica

A neuropatia óptica isquêmica é a principal causa de neuropatia óptica em maiores de 50 anos. A artéria carótida interna dá origem à **artéria oftálmica**, da qual derivam a **artéria central da retina** (que penetra o centro do nervo óptico pouco atrás do globo ocular levando sangue arterial à retina) e as *artérias ciliares posteriores* que emitem múltiplos pequenos ramos responsáveis pelo suprimento do nervo óptico. Como múltiplas e diminutas, essas ultimas são artérias mais susceptíveis a doença local oclusiva do que fenômeno embólico. Pela sua posição anatômica, o envolvimento do nervo óptico geralmente é segmentar: superior (mais frequente) ou inferior – daí a apresentação clínica clássica de "defeito altitudinal" em que a visão é comprometida na metade inferior (mais frequentemente) ou superior da visão do olho afetado.

A apresentação clínica típica é súbita, frequentemente notada ao despertar e indolor. O grau de comprometimento da acuidade visual é variável.

Quanto à localização, há dois tipos:
- » **Neuropatia óptica isquêmica anterior (NOIA):** responde por 90% dos casos de Neurite Isquêmica e nota-se edema de papila.
- » **Neurite óptica isquêmica posterior (NOIP):** menos frequente, sem alterações fundoscópicas na fase inicial por sua localização retrobulbar. Em geral, trata-se de um diagnóstico de exclusão raro, possivelmente associado a hipotensão sistêmica no contexto de cirurgias prolongadas de coluna em decúbito ou eventualmente arterite de células gigantes.

NOI não arterítica

Forma mais comum (responde por 85% dos casos de NOIA) está associada a doença de pequenos vasos provavelmente com uma predisposição anatômica individual congênita associada. Tal predisposição anatômica consiste em um nervo óptico cuja cabeça (disco) é volumosa em relação à escavação, o que tornaria o suprimento vascular do nervo mais frágil e com menor autorregulação e capacidade de reserva em situações críticas – conceito conhecido como ˜Disco em risco˜.

Mais comum em pacientes com fatores de risco cardiovasculares, como hipertensão, diabetes, apneia obstrutiva do sono, dislipidemia, tabagismo além de anemia. A hipotensão arterial noturna parece um fator etiológico facilitador da ocorrência de NOIA havendo relatos na literatura de casos associados ao uso de inibidores da fosfodiesterase 5 (como Sildenafil) cujo mecanismo seria o estímulo hipotensor.

O tratamento objetiva prevenir o acometimento do outro olho, com incidência estimada de 15% em 5 anos. Sugere-se investir no controle dos fatores de risco cardiovasculares, evitar hipotensão significativa e especialmente afastar a etiologia arterítica (a seguir). O tratamento antiplaquetário é usualmente estabelecido como prevenção secundária ainda que sem impacto na recuperação visual e ausência de evidência robusta.

NOI arterítica

A NOIA é a manifestação oftalmológica mais comum da arterite de células gigantes enquanto essa é também a principal causa de NOIP (embora rara). Um total de 25% dos pacientes não apresentam nenhuma manifestação sistêmica devendo a pesquisa ser sistemática em todo paciente com neuropatia óptica isquêmica.

A arterite de células gigantes (também conhecida como Arterite Temporal) acomete indivíduos maiores de 50 anos, com pico de incidência na 7ª década. A maior parte dos sintomas resulta do acometimento dos ramos cranianos das artérias do arco aórtico, porém, como doença sistêmica que é, o acometimento pode ser difuso com descrição de aneurisma de aorta torácica, abdominal e isquemia de extremidades. Sintomas suspeitos incluem cefaleia nova, alterações visuais de início abrupto, especialmente perda visual monocular, claudicação de mandíbula, sintomas sistêmicos, como febre, anemia, perda de peso e elevação de VHS e/ou PCR, além do diagnóstico prévio ou atual de polimialgia reumática. A confirmação diagnóstica se dá por biópsia da artéria temporal, porém o procedimento não deve retardar o início da corticoterapia – em um estudo da Mayo Clinic com mais de 500 pacientes a taxa de positividade da biopsia permaneceu semelhante entre os pacientes não tratados no momento até o procedimento em relação ao grupo que recebeu corticoterapia mesmo por mais de 14 dias. Vale ressaltar que cerca de 5-10% dos pacientes têm VHS e PCR normais e que há uma porcentagem de falso-negativos na biópsia (difícil estimar a sensibilidade e especificidade haja vista não haver técnica padrão ouro de referência). A decisão de biopsiar a artéria contralateral deve ser pesada caso a caso bem como os riscos e benefícios da terapia empírica nessa situação.

Quanto ao tratamento, a EULAR (Liga Europeia contra o Reumatismo) sugere em seu mais recente *guideline* que, em caso de perda visual, a opção inicial seja por pulso de Metilprednisolona EV por 3-5 dias, especialmente se instituído logo após o início dos sintomas e, para outros casos, prednisona 1 mg/kg dose máxima de 60 mg sendo mantida por 1 mês antes do início da redução da dose. Pacientes com recorrência ou intolerância a corticoterapia prolongada por efeitos colaterais podem se beneficiar de terapia poupadora de corticoide (metotrexate ou tocilizumab). O uso de AAS na arterite de células gigantes ainda é controverso na literatura, sendo de possível consideração na prática clínica em pacientes com outros fatores de risco cardiovasculares superajuntada – na última recomendação da EULAR (2009) a indicação de antiplaquetário consta como nível de evidência 3, grau de recomendação C.

Isquemia retiniana

O suprimento arterial retiniano provém da artéria central da retina, primeiro ramo da artéria oftálmica, por sua vez ramo da artéria carótida interna. Sintomas isquêmicos da retina são, portanto, comuns em pacientes com AVC isquêmico de circulação anterior. A condução e a investigação do caso devem se dar como tal. Por ser uma artéria de maior calibre (quando comparada às pequenas e numerosas artérias ciliares), trata-se de um alvo possível de embolias- sendo sua fonte o principal motivo de investigação complementar.

Além da ACI, parte menor do suprimento arterial advém da artéria carótida externa. Curiosamente, em indivíduos com estenose importante ou oclusão da ACI o suprimento arterial retiniano pode vir inteiramente da carótida externa e, por "fenômeno de roubo" do olho para o cérebro, notar-se um fluxo retrógrado na artéria oftálmica capaz de suprir o hemisfério cerebral ipsilateral.

Isquemia da artéria central da retina gera perda visual súbita e indolor (exceto se o mecanismo for dissecção ou arterite de células gigantes cuja manifestação clínica pode ser álgica). A perda visual definitiva pode ser precedida de episódios prévios de perda visual transitória (análogo a um Acidente Isquêmico Transitório) que devem ser valorizados e investigados a fim de deter uma perda visual definitiva.

Ao exame neurológico nota-se DAR e o fundo de olho apresenta atenuação das artérias retinianas, a isquemia torna a retina edemaciada e pálida muitas vezes contrastando com a fóvea de coloração preservada – *cherry red sign*. Isso acontece pois 30% da população possui uma artéria ciliorretiniana (ramo da ciliar posterior) que, caso forneça o suprimento arterial da fóvea, pode manter preservada a visão central dessa população. A oclusão ainda pode ser caprichosa a ponto de acometer apenas um ramo da artéria central da retina e representar clinicamente perda visual parcial – tais êmbolos podem ser visíveis à fundoscopia.

Quanto à investigação, mais uma vez, deve ser semelhante à do AVC isquêmico, atentando para a probabilidade de Arterite de Células Gigantes na população maior que 50 anos e estenose de artéria carótida interna como causa geral mais comum.

O tratamento varia conforme a etiologia: profilaxia secundária de evento cerebrovascular se estenose carotídea e corticoterapia sistêmica se arterite de células gigantes, sendo sugerido encaminhamento a Reumatologista assim que possível nesse caso para investigação de vasculite sistêmica.

Paciente com queixa de diplopia

A movimentação e o alinhamento ocular são funções complexas dependentes de ampla circuitaria supranuclear, núcleos do tronco encefálico, nervos cranianos III, IV e VI além da junção neuromuscular e dos respectivos músculos inervados. A seguir, uma sistematização da abordagem à beira do leito.

Anamnese e exame neurológico

Muito embora a semiologia visual e da motricidade ocular extrínseca não seja tema do presente capítulo, destacam-se alguns conceitos fundamentais para a estruturação do raciocínio neurológico diante da queixa de diplopia.

a. **A diplopia é binocular ou monocular?** – Se monocular, atentar para causas oftalmológicas primárias, como erro refrativo, catarata, maculopatia e patologias da córnea.
b. **A diplopia é horizontal, vertical, oblíqua ou com componente torcional?** – Infere-se a partir daí o movimento ocular afetado e direciona a investigação para a via envolvida.
c. **A diplopia é pior para longe ou para perto?** – Em geral, as imagens se afastam mais e a diplopia piora quando há demanda de função da via acometida. Ao usar o celular, há demanda pela convergência sendo a diplopia por acometimento do reto medial, por exemplo, pior nessa situação.
d. **Em qual posição do olhar a diplopia piora?** – Mais uma vez, a piora se traduz pela demanda da função deficiente: piora ao olhar para esquerda na paresia do reto lateral esquerdo.
e. **Há história de posicionamento anormal da cabeça ou estrabismo congênito?** – O paciente pode assumir posições compensatórias da cabeça para minimizar a perda do movimento ocular em determinada posição e necessitar de questionamento ativo para notar esse comportamento. Em algumas situações ainda, a diplopia pode dever-se a descompensação de estrabismo já presente na infância.

Diagnóstico sindrômico e suas particularidades

Síndrome de nervos cranianos

Em caso de síndrome de nervos cranianos como motivo da diplopia deve-se levar em consideração se a topografia é nuclear ou periférica, se há acometimento isolado ou de múltiplos nervos cranianos (nesse caso, pensar em patologias do espaço subaracnoide ou localizações anatômicas estratégicas, como seio cavernoso e ápice orbitário) e se outros sintomas de projeção estão associados (lembrar da síndrome de Weber).

Terceiro nervo craniano

Como breve revisão anatômica, vale a pena recordar que o núcleo do oculomotor é situado no mesencéfalo mediano e composto por alguns subnúcleos dos quais destaca-se o fato de que o subnúcleo do reto superior inerva o olho contralateral e um único núcleo central comanda o elevador das pálpebras bilateralmente. Após a emergência na fossa interpeduncular, o oculomotor passa na vizinhança da artéria comunicante posterior, úncus, entra no seio cavernoso porção superior e se separa em divisões superior e inferior para entrar na fissura orbital superior. A divisão superior inerva reto superior e elevador da pálpebra e a inferior os demais músculos e o gânglio ciliar (que comanda o esfíncter pupilar e o corpo ciliar).

As fibras pupilomotoras seguem no nervo em localização mais periférica (se considerarmos o NC III em corte transversal) sendo dessa forma as lesões do tipo "completas" mais sensíveis a insultos de natureza mecânica/compressiva, como, por exemplo, aneurismas de comunicante posterior ou herniação uncal.

O acometimento incompleto do NC III por outro lado remete a patologias intrínsecas ao nervo (lesões inflamatórias ou microvasculares).

Comprometimento divisional do NC III tem valor localizatório intraorbitário.

Quarto nervo craniano

Acometimento isolado do IV NC é raro e deve sempre chamar atenção para possível lesão contralateral, haja vista a decussação anterior a emergência.

Etiologia frequente nesses casos é a descompensação de estrabismo congênito: questionar se episódios anteriores autolimitados de estrabismo vertical ao longo da vida desencadeados por trauma ou ingestão de álcool por exemplo. Ao revisar o álbum de família pode ser notado desvio lateral da cabeça para o lado oposto ao da paresia (*head tilt*). Diagnóstico de certeza só pode ser estabelecido com avaliação oftalmológica por lentes de prisma.

Sexto nervo craniano

Em caso de comprometimento funcional do NC VI, é fundamental no pronto atendimento discernir se há acometimento nuclear. Vale a revisão de que do núcleo do abducente partem os axônios internucleares que formam o fascículo longitudinal medial que parte do núcleo do VI para estimular contralateralmente o reto medial. Daí o achado de Oftalmoplegia Internuclear (OIN) em caso de lesão no fascículo longitudinal medial.

Dessa forma, uma lesão nuclear do VI também provocará paresia do olhar conjugado naquela direção, e haja vista falta de estímulo ao NC III contralateral. Do mesmo modo, uma lesão nuclear do sexto nervo que se estenda ao FLM pode ocasionar a "síndrome do um e meio", em que o olho ipsilateral à lesão não é capaz de abduzir (por disfunção nuclear) e consequentemente não estimula a adução contralateral e também há limitação da adução desse lado por defeito na aferência advinda do VI contralateral à lesão – o único movimento ocular preservado é a abdução contralateral ao núcleo do sexto nervo acometido. Quando a paralisia facial associada soma-se ao quadro clínico, recebe a alcunha de síndrome de "oito e meio".

Em caso de acometimento nuclear do NC VI, é mandatório que a investigação inclua exame de Ressonância Magnética do encéfalo. Em jovens, a etiologia mais frequente é inflamatória ou desmielinizante (esclerose múltipla, por exemplo) e em pacientes maiores de 50 anos frequentemente a etiologia é vascular.

Síndrome de seio cavernoso

Inclui o acometimento em variadas combinações do NC III, IV e VI além do trigêmeo em suas divisões V1 e V2. Não esquecer da presença da artéria carótida no seio cavernoso e de possível lesão da via simpática que percorre a sua parede.

As causas incluem patologias primárias do seio como trombose, aneurisma carotídeo ou inflamação idiopática do seio presente na síndrome de Tolosa-Hunt, bem como lesão secundária a processos patológicos na sua vizinhança: adenoma de hipófise, craniofaringioma ou meningioma da asa do esfenoide por exemplo.

Uma observação importante diz respeito a avaliação da campimetria nesse contexto: se presença de defeito bitemporal associado a alteração da motricidade ocular extrínseca: pesquisar acometimento quiasmático suprasselar (lesão expansiva hipofisária, por exemplo) cuja extensão ao seio cavernoso pode gerar diplopia.

Síndrome de ápice orbitário

Inclui variadas combinações de acometimento do NC III, IV e V além do nervo óptico e da divisão V1 do trigêmeo.

Síndrome da junção neuromuscular

A avaliação da queixa de diplopia não está completa sem questionamento ativo sobre flutuação do sintoma ao longo do dia e fatigabilidade. A *miastenia gravis* é um diagnóstico muito importante que sempre deve ser relacionado entre as suspeitas levantadas em um paciente com alteração da motricidade ocular extrínseca e ptose.

Provas de fatigabilidade: pela elevada demanda metabólica, os músculos da motricidade ocular extrínseca são particularmente sensíveis a defeitos do receptor da acetilcolina. Mesmo quando não estiverem presentes na anamnese, queixas respiratórias, alteração de pares bulbares ou fraqueza apendicular, a forma ocular da miastenia deve sempre ser levada em consideração na avaliação do paciente com queixa de diplopia. Manobras importantes a serem documentadas são a avaliação da fatigabilidade da mirada para cima por 1 minuto e o teste do gelo em que se observa melhor abertura da fenda palpebral após contato da pálpebra fechada com gelo recoberto por 2 minutos.

Entre os sinais classicamente descritos no exame neuroftalmológico do paciente com suspeita de miastenia destacam-se o sinal da cortina e o "Cogan eyelid twitch". No primeiro, sob elevação passiva da pálpebra comprometida nota-se queda lenta da pálpebra contralateral relacionada à redução do estímulo nervoso regido pela Lei de Hering de inervação igual da musculatura correspondente. No segundo, observa-se que após um período de repouso da junção neuromuscular palpebral mirando para baixo há um breve período de retorno da pálpebra com ptose ao assumir o olhar primário.

Se há suspeita clínica de miastenia, ainda que a combinação dos sinais clínicos clássicos confirma boa sensibilidade e especificidade diagnóstica, convém investigação com ENMG com avaliação de fibra única, dosagem de anticorpo antirreceptor de acetilcolina (positivo em 50 a 70% das formas oculares puras), dosagem de anti-MuSK nos anti-AChR negativos e tomografia de tórax para pesquisa de timoma.

Alteração da motricidade ocular supranuclear

Lesões que afetam as conexões corticais para os núcleos do III, IV e VI nervos cranianos são denominadas supranucleares e lesões que afetam a conexão entre os núcleos são denominadas internucleares. Dessa forma, disfunção cerebral hemisférica (precipitada por medicações ou causas metabólicas), doenças degenerativas que acometem os núcleos da base (como as síndromes parkinsonianas e a doença de Huntington), bem como lesões estruturais da ponte, mesencéfalo e cerebelo são todas causas potenciais de diplopia. Entretanto, cada uma dessas causas pode estar acompanhada de outros sinais e sintomas neurológicos mais proeminentes que a diplopia em si e que podem ser utilizados como ferramenta diagnóstica.

Em linhas gerais, para fins de condução em pronto-socorro, deve-se suspeitar de um acometimento supranuclear quando uma alteração da motricidade ocular deixa de ser evidenciada quando se contorna o estímulo volitivo, por exemplo, ao testar o reflexo oculocefálico. A seguir, algumas observações importantes sobre lesões supranucleares em que, diferente da PSP, a diplopia pode protagonizar o quadro clínico.

Em caso de OIN, a topografia da lesão é central no fascículo longitudinal medial. Em jovens, a causa mais frequente é inflamatória, sendo esclerose múltipla um diagnóstico a ser pesquisado com Ressonância Magnética e liquor inicialmente. Em idosos, a etiologia vascular se impõe, sendo necessário pesquisar isquemia em ponte e realizar investigação etiológica apropriada. Quando OIN bilateral, há um desvio externo ocular bilateral e dá-se o nome

WEBINO (sigla para *"Wall-Eyed Bilateral InterNuclear Ophtalmoplegia"*). Lembrar das lesões combinadas já citadas anteriormente: síndromes de um-e-meio e oito-e-meio.

O desvio *skew* representa lesão na circuitaria que parte do núcleo vestibular, decussa na ponte e segue o fascículo longitudinal medial até o mesencéfalo. A topografia pode, portanto, ser mesencefálica ipsilateral ao olho hipertrópico ou bulbar ao lado do olho hipotrópico. O diagnóstico etiológico é variável, sendo importante iniciar a investigação com Ressonância Magnética de Encéfalo.

A síndrome de Parinaud trata-se da combinação variável de: dissociação luz-perto, nistagmo de convergência-retração, limitação na mirada vertical para cima, retração palpebral. Representa lesões do mesencéfalo dorsal, como hidrocefalia, tumor pineal, lesão isquêmica ou desmielinizante. Apenas para recordar, outros diagnósticos diferenciais a serem levantados em caso de dissociação luz-perto: pupila de Argyll Robertson, pupila tônica de Adie e perda significativa da aferência visual. Na Figura 32.3, ilustramos um fluxograma para a avaliação inicial esquemática do paciente com queixa de diplopia.

Figura 32.3 – Fluxograma de avaliação de diplopia no pronto-socorro.

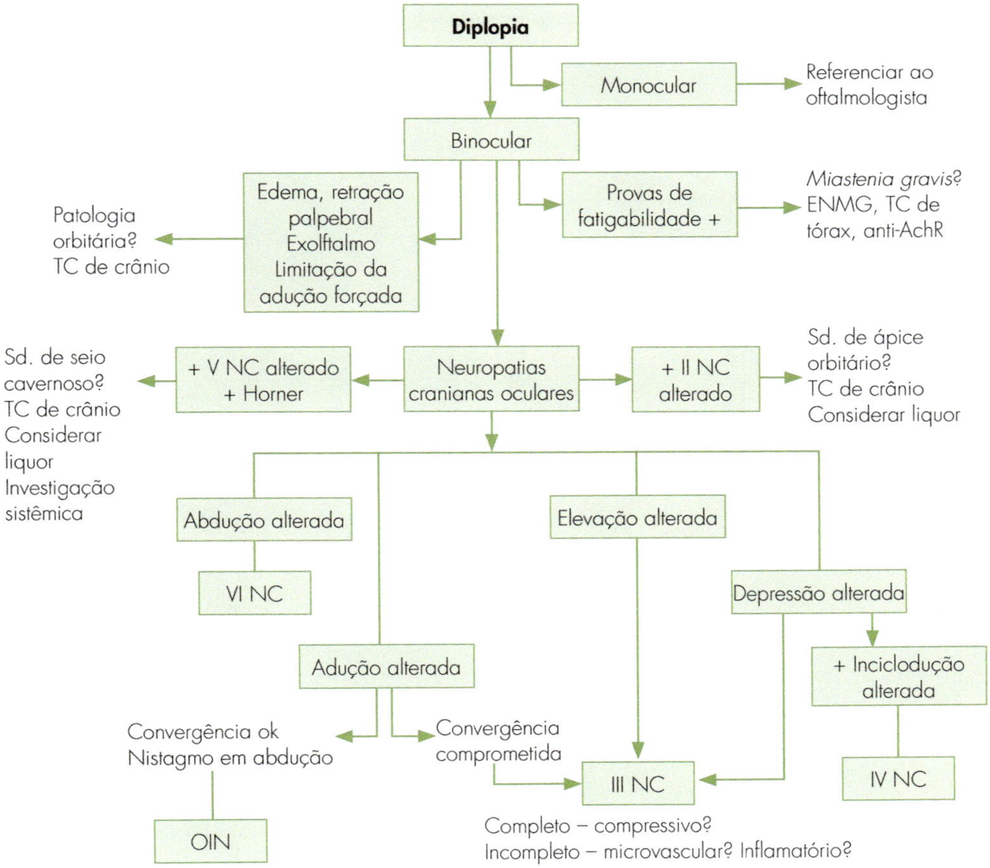

OIN: *oftalmoplegia internuclear.*

Caso clínico

A seguir, um caso clínico do pronto-socorro do Hospital das Clínicas da Faculdade de Medicina da Universidade de São Paulo (HCFMUSP). Paciente do sexo feminino, 59 anos com quadro iniciado há 3 meses de cefaleia diária nova holocraniana que evoluiu após 2 meses com dor retro-orbitária esquerda, olho vermelho e turvação visual e por fim queixa de diplopia binocular horizontal para esquerda pior para longe.

Achados relevantes ao exame: proptose à direita, hiperemia conjuntival bilateral (Figura 32.4). Presença de sopro orbitário à direita. Acuidade visual 20/25 em ambos os olhos, fundo de olho com achado de dilatação venular no olho direito, paresia do músculo reto lateral esquerdo.

Exames complementares: liquor: 1 célula, proteína 32. Sorologias virais e provas reumatológicas normais. Angiorressonância magnética de encéfalo mostrou uma contrastação precoce do seio cavernoso e da veia oftálmica (Figura 32.5). O diagnóstico de Fístula Carotídeo-Cavernosa espontânea confirmado por arteriografia.

Figura 32.4 — Paciente com fístula carotídea-cavernosa. Observa-se uma proptose à direita, hiperemia conjuntival bilateral.

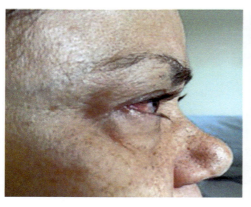
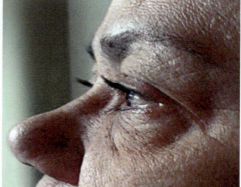
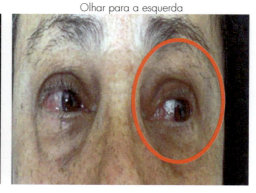

Imagens gentilmente cedidas por Dr. Wagner Cid Palmeira Cavalcante.

Figura 32.5 – Angiorressonância magnética de encéfalo mostrou uma contrastação precoce do seio cavernoso e da veia oftálmica.

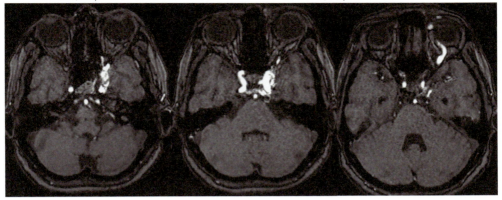

Imagens gentilmente cedidas por Dr. Wagner Cid Palmeira Cavalcante.

Alteração de campo visual

As alterações de campo visual tendem a uma correspondência anatômica com a área acometida da via óptica (consulte o capítulo de nervo óptico. Visualizar a anatomia das vias visuais).

Quanto às lesões occipitais bilaterais, um diagnóstico muito relevante que não pode ser esquecido no pronto-socorro é PRES, sigla para Síndrome de Encefalopatia Posterior Reversível, também conhecida como leucoencefalopatia posterior reversível e encefalopatia de hiperperfusão. Trata-se de uma entidade de incidência imprecisa, susceptível em qualquer faixa etária, porém mais frequente no sexo feminino, em portadores de HAS, doença renal ou em tratamento imunossupressor. Sua patogênese ainda não é completamente esclarecida, mas provavelmente deva-se a disfunção da autorregulação endotelial cerebral.

O quadro clínico inclui cefaleia, alteração do nível de consciência, alterações visuais e eventualmente crise epiléptica. A neuroimagem é essencial para o diagnóstico com achado de alteração da substância branca nas regiões hemisféricas mais posteriores, especialmente parieto-occipitais e em geral não se limita a um único território vascular. Tais alterações tendem a ser reversíveis com o tempo, embora lesões sequelares possam eventualmente permanecer. Por esse motivo e pela possível semelhança com alterações de imagem pós-comiciais, é importante repetir a imagem no *follow-up*. Por não haver critérios diagnósticos precisos, é necessário manter-se atento aos diferenciais. O tratamento envolve a correção da causa básica, controle da pressão arterial e sulfato de magnésio no contexto da eclâmpsia.

Outra entidade de interesse relacionada ao tema é a Síndrome de Anton. Descrita em pacientes com cegueira cortical, trata-se da perda visual central bilateral acompanhada de anosognosia do déficit. Nesse caso, o paciente pode comportar-se como se pudesse enxergar e há a crença de que ele confabule o ambiente ao redor.

Em caso de alteração de campo visual, o exame de imagem é indispensável e considerar liquor em casos selecionados a depender do achado de imagem para pesquisa de etiologias inflamatórias, infecciosas ou neoplásicas.

Bibliografia

- Achkar AA, Lie JT, Hunder GG, O'Fallon WM, Gabriel SE. How does previous corticosteroid treatment affect the biopsy findings in giant cell (temporal) arteritis?. Ann Intern Med. 1994;120(12):987.
- Christopher C. Glisson, DO, MS, FAAN. Approach to diplopia. CONTINUUM (MINNEAP MINN) 2019; 25(5, NEURO-OPHTHALMOLOGY): 1362-1375.
- Christopher C. Glisson, DO, MS. Visual Loss Due to Optic Chiasm and retrochiasmal Visual Pathway Lesions. Continuum (Minneap Minn) 2014;20(4):907-921.
- Eric R. Eggenberger, DO, MSEpi, FAAN. Supranuclear Eye Movement Abnormalities. Continuum (Minneap Minn) 2014;20(4):981-992.
- Fiona Costello, MD, FRCP. Inflammatory Optic Neuropathies. Continuum (Minneap Minn) 2014;20(4):816-837.
- Marc Dinkin, MD. Diagnostic Approach to Diplopia. Continuum (Minneap Minn) 2014;20(4):942-965.
- Mark J. Morrow, MD, FAAN CONTINUUM (MINNEAP MINN) 2019; 25(5, NEURO-OPHTHALMOLOGY): 1215-1235.
- Miller NR, Arnold AC. Current concepts in the diagnosis, pathogenesis and management of nonarteritic anterior ischaemic optic neuropathy. Eye (Lond) 2015;29(1):65-79. doi:10.1038/ eye.2014.144.
- Mukhtyar C1, Guillevin L, Cid MC, Dasgupta B, de Groot K, Gross W, Hauser T, Hellmich B, Jayne D, Kallenberg CG, Merkel PA, Raspe H, Salvarani C, Scott DG, Stegeman C, Watts R, Westman K, Witter J, Yazici H, Luqmani R; European Vasculitis Study Group. EULAR recommendations for the management of large vessel vasculitis.Ann Rheum Dis. 2009 Mar;68(3):318-23. doi: 10.1136/ard.2008.088351. Epub 2008 Apr 15.
- Nancy Newman, MD, FAAN; Valerie Biousse, MD. Diagnostic Approach to Vision Loss Continuum (Minneap Minn) 2014;20(4):785-815.
- Staykov D, Schwab S. Posterior reversible encephalopathy syndrome. J Intensive Care Med 2012; 27:11.
- The clinical profile of optic neuritis. Experience of the Optic Neuritis Treatment Trial. Optic Neuritis Study Group. Arch Ophthalmol, 1991. 109(12): p. 1673-8.
- Valérie Biousse, MD; Nancy Newman, MD, FAAN. Retinal and Optic Nerve Ischemia. Continuum (Minneap Minn) 2014;20(4):838-856.
- Wayne T. Cornblath, MD, FAAN. Diplopia Due to Ocular Motor Cranial Neuropathies. Continuum (Minneap Minn) 2014;20(4):966-980.

Capítulo 33
Mielopatias no pronto-socorro

Ana Beatriz Ayroza Galvão Ribeiro Gomes
Herval Ribeiro Soares Neto

Conceito

Mielopatias agudas ou subagudas são causadas por uma disfunção da medula espinhal que pode ser secundária a etiologias inflamatórias, parainfecciosas, vasculares, actínicas ou compressivas. Podem ser clinicamente diferenciadas por sinais e sintomas de apresentação, presença de comorbidades associadas e tempo de instalação de déficits. Devem ser investigadas prontamente em serviço de emergência com objetivo de tratamento e reversão de déficits.

A principal ferramenta no diagnóstico diferencial das mielopatias é a anamnese, a qual será auxiliada por exame físico e exames complementares. As mielopatias podem ser divididas em dois grupos: compressivas e não compressivas. O primeiro passo da investigação consiste na exclusão de etiologias compressivas, que se identificadas deverão ser encaminhadas imediatamente para avaliação neurocirúrgica de urgência. Após exclusão de etiologias compressivas, segue-se a investigação com pesquisa de processo inflamatório. Caso identificado processo inflamatório, deverá ser realizado o diagnóstico diferencial dentre as mielites inflamatórias e feita pesquisa infecciosa (Figura 33.1)[1].

Mielopatias compressivas

A exclusão de etiologia compressiva é o primeiro passo da investigação das mielopatias. Elas requerem diagnóstico imediato visando à descompressão e reversão de déficits. Anamnese e exame físico sugestivos de etiologia compressiva devem ser seguidos de exame de imagem do seguimento acometido e de encaminhamento para avaliação neurocirúrgica de urgência[1,2].

As mielopatias compressivas podem ser divididas em três categorias: neoplásicas, não neoplásicas e traumáticas. Mielopatias neoplásicas e não neoplásicas habitualmente apresentam tempo de instalação prolongado, com apresentação de déficits ao longo de vários dias até meses. Mielopatias traumáticas habitualmente apresentam instalação aguda, desta forma sendo mais frequentes em serviços de emergência. Seguem algumas características que diferenciam as três categorias[1,2]:

Figura 33.1 – Algoritmo de investigação de mielopatias agudas.

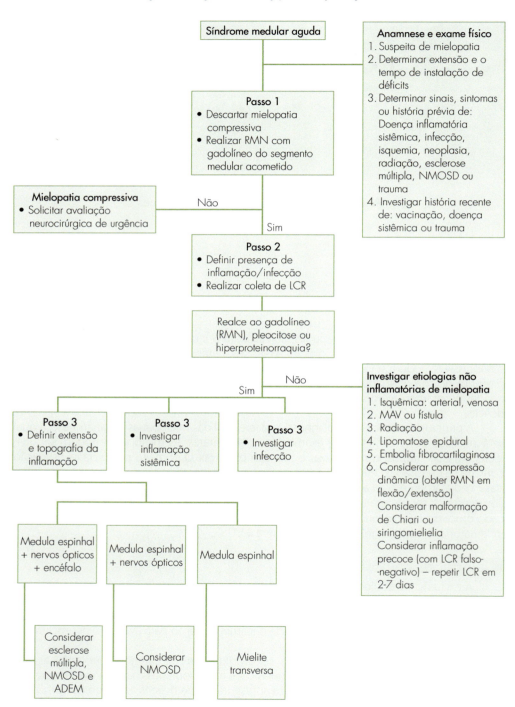

*ADEM: Encefalomielite aguda disseminada; LCR: Liquor encefalorraquidiano; MAV: Malformação arteriovenosa; NMOSD: Doença do espectro neuromielite óptica; RMN: Ressonância magnética nuclear.

Epidemiologia
» **Mielopatias neoplásicas:** Pacientes com idade avançada e antecedente conhecido de neoplasia.
» **Mielopatias não neoplásicas**: Pacientes com idade avançada, sem antecedente de neoplasia.
» **Mielopatias traumáticas:** Podem ocorrer em qualquer gênero ou faixa etária, porém mais comum em homens jovens.

Patogênese
» **Mielopatias neoplásicas:** Geralmente são decorrentes de metástases da coluna vertebral, muito raramente podem ocorrer devido a tumores primários da coluna vertebral ou medula espinhal. Os tumores primários que mais frequentemente levam a metástase da medula espinhal são: mama, pulmão, próstata, rins, sistema linforreticular e mieloma.
» **Mielopatias não neoplásicas:** Geralmente decorrentes de espondilose cervical, porém podem ocorrer devido a abcessos e hematomas epidurais.
» **Mielopatias traumáticas:** Decorrentes de lesões traumáticas da coluna espinhal, como fraturas.

Manifestações clínicas
» **Mielopatias neoplásicas:** Noventa por cento dos pacientes descrevem dor, 50-77% apresentam déficits neurológicos os quais são dependentes da topografia da lesão, 31-46% apresentam incapacidade de deambular e 38% apresentam sintomas esfincterianos na ocasião do diagnóstico da metástase espinhal.
» **Mielopatias não neoplásicas:** Instalação insidiosa, com dor cervical e de membros superiores, limitação à movimentação cervical, parestesia de membros superiores e diminuição de coordenação motora fina. Hiper-reflexia é um achado comum. Reflexos patológicos (sinal de Babinski, sinal de Tromner, sinal de Hoffman) podem estar presentes.
» **Mielopatias traumáticas:** São variáveis a depender da topografia da lesão e do mecanismo do trauma. Acredita-se que indivíduos com espondilose cervical sejam mais susceptíveis a mielopatias pós-traumáticas. Devem ser suspeitadas sempre que ocorrer trauma, especialmente à região cervical, ou mecanismo de hiperextensão cervical.

Exames diagnósticos
Uma radiografia simples ou tomografia já pode demonstrar lesões ósseas líticas, colapso de corpo vertebral ou fraturas. Entretanto, o exame padrão para o diagnóstico das lesões compressivas da medula é a ressonância magnética (RM) da coluna.

Conduta
As mielopatias compressivas exigem diagnóstico imediato e avaliação neurocirúrgica de urgência.

Mielopatias inflamatórias
Mielopatias inflamatórias ocorrem em decorrência de doenças primariamente neurológicas, como a Esclerose Múltipla (EM), a Doença do Espectro Neuromielite Óptica (NMOSD) e a Encefalomielite Disseminada Aguda (ADEM), ou em associação a doenças sistêmicas, como o Lúpus Eritematoso Sistêmico (LES), a Síndrome de Sjogren e a Sarcoidose[1,3,4].

A apresentação é grosseiramente semelhante e consiste em paraparesia com hiper-reflexia, hipoestesia com nível sensitivo e sintomas urinários com instalação de horas a dias.

Acometem indivíduos jovens, previamente hígidos que podem ou não apresentar pródromo viral antecedente. Habitualmente respondem a tratamento com imunoterapia, apresentando melhora dos sintomas em algumas semanas. A epidemiologia, achados laboratoriais e radiológicos auxiliam na realização de diagnóstico diferencial, que é essencial para o tratamento em longo prazo[1,3,4].

Epidemiologia

- » **Esclerose Múltipla:** Mulheres (75%), jovens (mediana = 29 anos), caucasianas.
- » **Doença do Espectro Neuromielite Óptica:** Mulheres, jovens (mediana = 39 anos), afrodescendentes/asiáticas,
- » **ADEM:** Crianças ou adultos jovens, de qualquer gênero ou etnia.
- » **Doenças sistêmicas:** Predominantemente mulheres jovens.

Patogênese

- » **Esclerose Múltipla:** Interação complexa entre sistema imune (inato e adaptativo), células da glia e neurônios que levam a inflamação, desmielinização e degeneração axonal. Ocorre a formação de lesões (placas) no sistema nervoso central, que tendem a ser localizadas em: nervos ópticos, medula espinhal, tronco encefálico, cerebelo, justacorticais e periventriculares no encéfalo.
- » **Doença do Espectro Neuromielite Óptica:** Doença primariamente de mecanismo humoral, com presença de produção de anticorpos antiaquaporina 4 IgG (AQP4). A aquaporina-4 é uma proteína canalicular encontrada em altas concentrações em regiões periventriculares e periaquedutais, substância cinzenta da medula e podócitos de astrócitos que constituem a barreira hematoencefálica. Lesões típicas se localizam em: medula espinhal (periaquedutal), nervos ópticos, tronco encefálico (área postrema no bulbo) e diencéfalo.
- » **ADEM:** É proposto que autoantígenos da mielina compartilhem semelhanças estruturais com certos antígenos infecciosos, o que leva a reposta imune com ativação de linfócitos e posterior recrutamento de outras células inflamatórias após determinada exposição ambiental. A extensão da mielite é variável e associada a presença concomitante de lesões encefálicas de mesma idade.
- » **Doenças sistêmicas:** Pacientes com Lúpus Eritematoso Sistêmico (LES) e Síndrome de Sjogren podem apresentar diversas manifestações neurológicas de suas doenças, dentre elas a mielite longitudinalmente extensa semelhante ao padrão observado na NMOSD. Não é incomum a associação de doença do tecido conjuntivo com a NMOSD, dado que todas se tratam de distúrbios da imunidade humoral. Já a sarcoidose trata-se de uma doença inflamatória granulomatosa que pode levar tanto a mielite segmentar quanto a mielite longitudinalmente extensa semelhante à NMOSD.

Manifestações clínicas

As mielites inflamatórias podem ser diferenciadas através de: tempo de instalação, extensão, achados laboratoriais, imagem e comprometimento sistêmico (Tabela 33.1).

Exames diagnósticos

A investigação inicial das mielites inflamatórias inclui a realização de ressonância magnética de neuroeixo e coleta de liquor encefalorraquidiano (LCR) com pesquisa de bandas oligoclonais (BOC) e índice de IgG. A depender da epidemiologia, história prévia e apresentação clínica, testes complementares podem ser realizados (Tabela 33.2).

Tabela 33.1 – Mielites inflamatórias

Doença	Tempo	Extensão	Achados laboratoriais	Imagem	Comprometimento sistêmico
Esclerose múltipla	Aguda/subaguda	Curta (menos que três segmentos vertebrais)	• LCR com BOC positivo e índice de IgG elevado	• Medula: Mielite curta e posterolateral. Encéfalo: Lesões em dedos de Dawson, justacorticais, periventriculares e infratentoriais.	—
NMOSD	Aguda	Longa (maior que três corpos vertebrais)	• LCR com pleocitose ocasionalmente neutrofílica/eosinofílica. BOC negativo em > 80%. Índice de IgG pode estar elevado nos surtos • AQP4 IgG positivo no soro	• Medula: Mielite longitudinalmente extensa, com lesões tumefativas e realce ao gadolíneo na fase aguda. Encéfalo: Lesões presentes em até 60% dos pacientes, por vezes sutis, periventriculares, diencefálicas ou bulbares. Acometimento comum de nervos ópticos.	• Pode ocorrer associação com outras doenças autoimunes como LES, Síndrome de Sjogren, Artrite Reumatóide ou *miastenia gravis*.
ADEM	Agudo/subagudo (monofásico)	Variável	• LCR com pleocitose LMN e BOC e índice de IgG que podem estar alterados transitoriamente	• Medula: mielite de extensão variável. Encéfalo: Grandes lesões confluentes de substância branca de "idade" semelhante	• Febre, encefalopatia, pródromo viral.
Doenças do tecido conjuntivo	Agudo/subagudo	Habitualmente longa	• LCR com pleocitose LMN, BOC habitualmente ausente, índice de IgG pode estar elevado na fase aguda. • Pode ocorrer associação com AQP4 IgG positivo (12-57%). FAN, anticorpo anti fosfolipide, anti DNA, anti Ro e anti La podem ser positivos. Complemento pode estar consumido.	• Medula: habitualmente mielite longitudinalmente extensa.	• Febre, artralgia, astenia, xerostomia, xeroftalmia. • Na maioria dos casos a mielite ocorre durante atividade da doença sistêmica.
Sarcoidose	Subagudo	Variável	LCR com pleocitose PMN, hiperproteinorraquia e hipoglicorraquia. ECA elevada em 50% dos pacientes.	Medula: mielite periférica salpicada associada a realce leptomeníngeo. Pode ocorrer radiculopatia. Encéfalo: Podem ocorrer neuropatias cranianas, lesões inespecíficas na substância branca do encéfalo e acometimento dos nervos ópticos.	A maioria dos pacientes apresenta comprometimento pulmonar com presença de linfonodos com granulomas não caseosos. Devem ser investigados com TC de tórax ou PET scan seguidos de biópsia.

*Abreviações: ECA (enzima conversora da angiotensina), LCR (líquor encefalorraquidiano), LMN (linfomononuclear), PET scan (tomografia de emissão de pósitrons) PMN (polimorfonuclear), TC (tomografia computadorizada).

Tabela 33.2 – Exames complementares para investigação de mielites

Teste	Motivo
RMN de encéfalo	Lesões multifocais sugestivas de EMRR
AQP4 IgG	Doença do espectro neuromielite óptica
Anti-Ro/Anti-La	Síndrome de Sjogren
FAN	Lúpus eritematoso sistêmico
Anticardiolipina	Mielite associada a síndrome antifosfolípide
Cobre	Mielopatia por deficiência de cobre
Vitamina B12	Degeneração subaguda combinada
VDRL/FtABS	*Tabes dorsalis*
Tomografia de tórax	Sarcoidose
BOC no LCR	EMRR
PCR para VZV no LCR	Mielite associada a VZV

*Abreviações: BOC = bandas oligoclonais; EMRR = esclerose múltipla remitente recorrente; LCR = liquor encefalorraquidiano; VZV = varicela-zoster vírus.

Conduta

O tratamento das mielites inflamatórias pode ser dividido em: tratamento da fase aguda, prevenção de novos surtos e reabilitação de sequelas. Como o foco deste capítulo é o manejo das mielopatias no serviço de emergência, será discutido apenas o tratamento da fase aguda.

Pulsoterapia com corticoides intravenosos são considerados o tratamento de primeira linha para as mielites inflamatórias. Habitualmente é administrada metilprednisolona 1 g/dia por 5 dias. É essencial a realização de rastreio infeccioso e profilaxia contra parasitoses intestinais antes da infusão. Em casos refratários, a plasmaférese (5 sessões em dias alternados) pode mostrar benefício. Existe evidência que sugira que a plasmaférese deva ser realizada em todos os pacientes com surtos graves de NMOSD. Em casos refratários de ADEM, imunoglobulina endovenosa pode ser realizada como alternativa à plasmaférese. Em casos refratários de mielite associada a LES, ciclofosfamida pode ser associada à pulsoterapia com metilprednisolona.

Mielopatias infecciosas

As mielopatias infecciosas, assim como as inflamatórias, podem levar a grande variedade de apresentações clínicas com diferentes tempos de instalação de déficits (agudo, subagudo, crônico). A avaliação atenta de pacientes com mielopatias inflamatórias permite a realização de diagnósticos diferenciais infecciosos e instalação de tratamento.[5-7]

Epidemiologia

Pacientes imunossuprimidos (mielite por HIV, HSV, VZV, tuberculose) ou imunocompetentes. Pacientes residentes de regiões endêmicas para infecções parasitárias (esquistossomose, paraparesia espástica tropical).

Patogênese

Geralmente bacterianas, virais ou parasitárias. Raramente decorrentes de infecções fúngicas (Tabela 33.3).

Tabela 33.3 – Mielopatias infecciosas

Agente	Tempo de instalação	Manifestações Clínicas	Líquor	Tratamento
Schistosoma mansoni	Aguda/subaguda	• Mielorradiculopatia • Tríade mais comum: lombalgia, hipoestesia e disfunção urinária	• Pleocitose LMN, podendo ocorrer eosinofilia • Reações específicas positivas	Ivermectina, Albendazol, Praziquantel, Metilprednisolona, Prednisona
Taenia solium	Lentamente progressiva	• Mielopatia cervical e torácica insidiosa com possibilidade de piora aguda por reação inflamatória secundária a ruptura de cistos	• Pleocitose LMN moderada, hiperproteinorraquia, eosinofilia variável • Anticorpos: boa sensibilidade e especificidade	Albendazol, corticoides, cirurgia
Herpes simplex (HSV)	Aguda/subaguda	• Mielopatia ascendente • Mielopatia não ascendente • Mielopatia necrotizante	• Pleocitose LMN e hiperproteinorraquia • Reações específicas positivas	Acyclovir, Famcyclovir, Valacyclovir, corticoides
Vírus da imunodificiência humana (HIV/Aids)	Lentamente progressiva	• MTLE com acometimento predominante de colunas laterais e posteriores geralmente em estágios avançados de Aids • Paraparesia espástica, hipopalestesia, Urgência/incontinência urinária	Citologia e proteinorraquia habitualmente normais	TARV
Vírus-T linfotrópico-Humano I/II (HTLV-I/II)	Lentamente progressiva	• Paraparesia espástica, hipoestesia, dor radicular, disfunção esfincteriana	• Pleocitose, BOC positivo, reações específicas (ELISA, PCR, índice de anticorpos) positivas	—
Vírus varicela Zóster (VZV)	Agudo	• Paresia segmentar ipsilateral ao exantema, ou paraparesia. Sintomas sensitivos e disfunção urinária podem ser observados	• Pleocitose LMN • PCR positivo	Famcyclovir Acyclovir Valacyclovir
Treponema pallidum	Lentamente progressiva	• Quatro síndromes: neurossífilis assintomática, sífilis meningovascular, tabes dorsalis, parestesia generalizada	• Normal ou com pleocitose e hiperproteinorraquia inespecíficos	Penicilina cristalina
Mycobacterium Tuberculosis	Subaguda	• Geralmente associada à tuberculose da coluna espinhal com comprometimento da porção anterior do corpo vertebral e disseminação para a medula • Paraparesia e disfunção esfincteriana	• Pleocitose LMN, hiperproteinorraquia, hipoglicorraquia. ADA positivo • Reações específicas (cultura e PCR) positivos	RIPE

*Abreviações: ADA (adenosina deaminase), BOC (bandas oligoclonais), ELISA (enzyme-linked immunosorbent assay), LMN (linfomononuclear), MTLE (mielite transversa longitudinalmente extensa), PCR (polymerase chain reaction), RIPE (rifampicina + isoniazida + pirazinamida + etambutol), TARV (terapia antirretroviral).

Manifestações clínicas

Febre, meningismo, *rash* cutâneo, encefalopatia ou linfadenopatia podem indicar etiologia infecciosa. A apresentação clínica pode ser específica à etiologia responsável (Tabela 33.3).

Exames diagnósticos

Habitualmente LCR com alterações inflamatórias e reações específicas positivas. Geralmente RMN com lesão iso/hipointensa com realce de padrão variável em T1 e lesão hiperintensa em T2 (Tabela 33.3).

Conduta

Tratamento de etiologia específica, muitas vezes associado a corticosteroides para controle do processo inflamatório (Tabela 33.3).

Mielopatias vasculares

O suprimento arterial da medula espinhal é formado por uma artéria espinhal anterior que irriga os dois terços anteriores da medula e duas artérias espinhais posteriores e seus ramos penetrantes responsáveis pela irrigação da porção posterior da medula. A região cervical possui irrigação proveniente das artérias vertebrais, já a região toracolombar recebe sua irrigação de ramos radiculares oriundos de ramos segmentares da aorta o que predispõe esta região anatomicamente à hipoperfusão. O sistema venoso é composto por veias intramedulares de orientação radial que realizam drenagem para as veias espinhais mediana anterior e posterior e para uma rede extramedular, denominada plexo coronal. Tais veias saem do espaço dural e levam à formação do plexo epidural.[8,9]

Oclusões arteriais são raras e podem se estabelecer em minutos. Fístulas arteriovenosas são mais frequentes e possuem apresentação habitualmente mais insidiosa com instalação de isquemia por conta de congestão venosa. O diagnóstico pode ser desafiador e o nível de suspeição deve ser elevado.[8-10]

Epidemiologia

» **Oclusões arteriais:** Trata-se de aproximadamente 1% de todos os acidentes isquêmicos centrais e 5-8% das mielopatias agudas. A frequência na população geral nunca foi calculada.

» **Fístulas arteriovenosas**: Trata-se da malformação vascular mais comum da medula. Apresenta incidência estimada de 5-10 casos por milhão de habitantes na população geral. Homens tornam-se sintomáticos com frequência 5 vezes maior do que mulheres, sendo a idade média ao diagnóstico de 55-60 anos. A maioria das fístulas é única e ocorre em região toracolombar.

Patogênese

» **Oclusões arteriais:** Habitualmente está relacionada à complicação de doença aterosclerótica, entretanto pode ser resultante de vasculite, tromboembolismo, manipulação cirúrgica local, trauma espinhal, dissecção de aorta e hipotensão grave.

» **Fístulas arteriovenosas:** Aceita-se que se trate de uma malformação vascular adquirida. Consiste na comunicação anormal dentro da dura-máter entre a artéria radicular e a veia meningorradicular que por sua vez alimenta o plexo coronal. O aumento da pressão venosa devido a arterialização sanguínea leva à congestão venosa intramedular, com edema, hipóxia crônica e instalação da mielopatia.

Manifestações clínicas
» **Oclusão arterial:** A maioria das oclusões ocorre em artéria espinhal anterior, desta forma o quadro clínico é resultante da isquemia das estruturas dos dois terços anteriores da medula. Ocorre paralisia flácida (na fase aguda), comprometimento da sensibilidade superficial (dor/temperatura) com presença de nível sensitivo e sintomas autonômicos (disfunção urinária e fecal) abaixo do nível da isquemia. Tipicamente a sensibilidade profunda está preservada, entretanto na fase aguda a avaliação desta modalidade pode ser difícil. A instalação dos sintomas é ictal e pode ser associada a dor. Os sintomas apresentam seu pico em algumas horas.
» **Fístula arteriovenosa:** A maioria dos pacientes apresenta manifestação lenta e insidiosa, entretanto uma minoria cursa com episódios de piora aguda ou ictal. Fraqueza e hipoestesia em membros inferiores são os sintomas iniciais mais comuns. Podem ter instalação assimétrica e apresentar piora (ou claudicação) com atividade física ou ortostase. Sintomas esfincterianos são infrequentes no início do quadro, mas podem se desenvolver com a progressão da doença.

Diagnóstico diferencial
» **Oclusão arterial:** Hematoma epidural é o principal diagnóstico diferencial, sobretudo em pacientes anticoagulados ou em pacientes com manipulação operatória recente.
» **Fístulas arteriovenosas:** Como se trata de uma doença rara, erros diagnósticos são comuns. São frequentemente confundidos com estenose espinhal, radiculopatia, doença desmielinizante e tumor medular.

Exames diagnósticos
» **Oclusão arterial:** A ressonância magnética é o exame diagnóstico padrão. Nas sequências T2 e FLAIR pode ser observada lesão em lápis nos cortes sagitais associada a edema, nos cortes axiais é notada a lesão em "olhos de coruja" que reflete o acometimento preferencial da substância cinzenta ventral.
» **Fístula arteriovenosa:** A ressonância magnética é o exame diagnóstico padrão. Nas sequências T2 e FLAIR pode ser observada lesão longitudinal com hipersinal que frequentemente acomete a medula até o cone. A lesão pode ter uma borda hipointensa por conta de deposição de hemoglobina. Em sequências específicas como no PC-FIESTA e CISS (*phase-cycled fast imaging employing steady state acquisition* e *three-dimensional constructive interference steady state*), são observadas dilatações vasculares com aspecto de *flow voids*. Realce medular ao contraste também pode ser observado. Em casos nos quais há ausência de *flow voids* e realce medular, o diagnóstico de fístula arteriovenosa deve ser reconsiderado. A complementação do exame com angiorressonância permite o estudo vascular de maneira rápida e custo-efetiva. A angiografia também é um exame importante, permite a localização, definição anatômica da fístula e planejamento terapêutico.

Conduta
» **Oclusão arterial**: Não existe tratamento específico. Realiza-se suporte, reabilitação e profilaxia secundária de eventos cardiovasculares.
» **Fístula arteriovenosa:** Ressecção cirúrgica ou embolização endovascular.

Referências

1. Overview to approach to the patient with noncompressive myelopathy. Continuum: Lifelong Learning Neurology. 2005;11(3).
2. Fogelson J, Krauss W. Compressive and traumatic myelopathies. Continuum: Lifelong Learning in Neurology. 2008;14:116-133.
3. Jacob A, Weinshenker B. An Approach to the Diagnosis of Acute Transverse Myelitis. Seminars in Neurology. 2008;28(1):105-120.
4. Reich D, Lucchinetti C, Calabresi P. Multiple Sclerosis. New England Journal of Medicine. 2018;378(2):169-180.
5. Pereira A, Martins A, Morais A. Mielites infecciosas. Revista Médica de Minas Gerais. 2010;20:57-59.
6. Berger J. Infectious Myelopathies. CONTINUUM: Lifelong Learning in Neurology. 2011;17:761-775.
7. Ministério da Saúde. Guia de vigilância epidemiológica e controle da mielorradiculopatia esquistossomótica. 2006.
8. Rabinstein A. Vascular Myelopathies. CONTINUUM: Lifelong Learning in Neurology. 2015;21:67-83.
9. Geldmacher D, Shah L. Vascular myelopathies. Continuum: Lifelong Learning in Neurology. 2008;14:71-90.
10. Krings T, Geibprasert S. Spinal Dural Arteriovenous Fistulas. American Journal of Neuroradiology. 2009;30(4):639-648.

Parte 4

Neurologia Vascular

Capítulo 34
Ataque isquêmico transitório

Gisela Tinone

Introdução

Os ataques isquêmicos transitórios (AIT) ou episódios isquêmicos transitórios (EIT) representam fator de risco importante para a ocorrência dos acidentes vasculares cerebrais (AVCs). O risco de um paciente apresentar um AVC após um AIT é cerca de 10 a 15% nos primeiros três meses. Além disso, cerca de 15 a 20% dos pacientes com AVC apresentaram um AIT previamente[1,2].

Os AITs foram caracterizados pela primeira vez por Miller Fischer em 1958: "Episódio isquêmico cerebral ... com duração de poucos segundos a algumas horas, sendo que a maioria tem duração de segundos e menos que 5 a 10 minutos"[3].

Em 1975, um Comitê sobre Doenças Cerebrovasculares publicou a seguinte definição de AIT: "Episódio de disfunção neurológica focal e temporária de causa vascular, cuja duração é variável, geralmente de 2 a 15 minutos, mas eventualmente, pode ter a duração de até 24 horas. O importante é que o déficit neurológico reverte completamente sem deixar sequelas". O tempo de 24 horas foi escolhido arbitrariamente e nessa época os exames de imagem não eram disponíveis[4].

Por esse motivo, a definição clássica dos AITs foi por muitos anos baseada no tempo de reversão clínica dos déficits focais. Mas com o advento dos exames de imagens, alguns pacientes com diagnóstico de AIT quando submetidos a ressonância magnética apresentavam infartos cerebrais agudos. Shah e cols. demonstraram que cerca de 30 a 50% desses pacientes mesmo após reversão completa dos déficits neurológicos podem apresentar pequenos infartos na sequência DWI[5] (Figura 34.1).

Baseado nesses achados, a American Heart Association em 2009 modificou a definição do AIT para disfunção neurológica aguda transitória causada por isquemia cerebral, isquemia medular ou retiniana sem causar infarto[6].

Kidwell e cols. sugeriram o termo síndrome neurológica vascular aguda ao invés de AIT ou AVC, caso os exames de imagens não fossem disponíveis (classe IIa nível C)[7]. Mas não houve aceitação por todos os autores.

Figura 34.1 – RNM de encéfalo – sequência DWI – infarto cerebral recente em paciente com AIT.

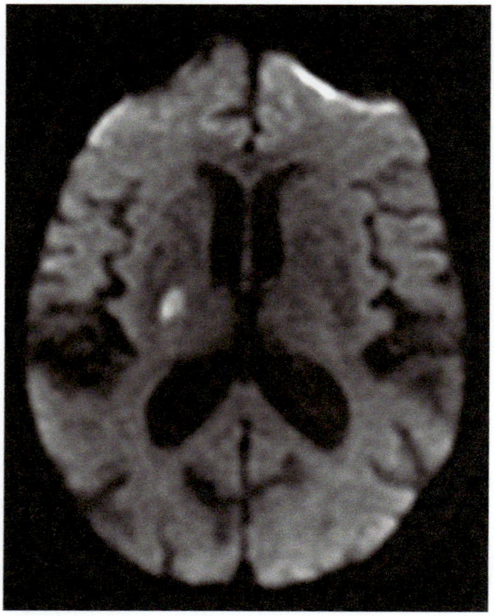

Imagem gentilmente cedida pelo Prof. Dr. Leandro Tavares Lucato.

Incidência

Dependendo da definição usada, calcula-se que nos Estados Unidos (EUA) cerca de 200.000 a 500.000 pacientes apresentem um AIT por ano (prevalência de 2,3% em uma população de 5 milhões de habitantes)[6,8]. A incidência nos EUA e em outros países varia entre 0,37 e 1,1 casos a cada 1.000 habitantes[6].

Observa-se um aumento significativo dos AITs principalmente com a idade. Um estudo realizado na Inglaterra descreveu uma incidência de AITs de 0,66 por 1.000 habitantes na população geral, mas quando se avaliava o grupo mais idoso com mais de 85 anos, esse número aumentava para 6,41 por 1.000 habitantes[9]. Foi descrito também maior frequência na população masculina e na etnia negra do que nas mulheres e caucasianos[10].

Emergência médica

Considerando que cerca de 10 a 15% dos pacientes com AIT vão apresentar um AVCI incapacitante em 3 meses e que metade deles ocorre geralmente nas primeiras 48h, é fundamental o diagnóstico correto do AIT pois a instituição imediata do tratamento adequado pode evitar um AVC[6]. Nesse sentido, alguns dados estatísticos são muito preocupantes:
» Mais de um terço dos pacientes com AIT não procuram atendimento médico nas primeiras 24 horas[8].
» Segundo Edlow e cols. o diagnóstico de AIT representava em 2006 somente 0,3% dos atendimentos em prontos-socorros[11].

Mas esse cenário vem mudando nos últimos anos com o aumento do número de atendimentos nos Serviços de Emergência.

Quadro clínico

Independentemente da apresentação clínica, se causada por isquemia cerebral, isquemia medular ou retiniana, o importante para a definição de AIT é que os sintomas que têm início súbito sejam transitórios e não causem infarto. A maior parte dos AIT tem curta duração, menos que uma hora[12].

O infarto da retina caracteriza-se pela perda súbita de visão monocular geralmente indolor e a fundoscopia evidencia áreas isquêmicas pálidas na retina e às vezes a presença de manchas cereja vermelha na mácula devido à oclusão da artéria central da retina. Portanto, o paciente com isquemia ocular transitória, também denominada amaurose fugaz, não deve apresentar essas alterações à fundoscopia. Geralmente não são necessários exames de imagem nesses casos, eventualmente pode ser realizada a angiofluoresceína[12].

A caracterização clínica dos AITs é muito importante, lembrando que entre os diagnósticos diferenciais devem ser excluídos convulsão, enxaqueca, sincope e quadros somatoformes. Quadros metabólicos, como hipoglicemia, assim como amnésia global transitória, podem ser considerados dependendo da evolução clínica. No caso dos AVCs ou AITs cerebrais geralmente os sintomas são de caráter negativo como déficits motores ou sensitivos, afasia, hemianopsias dependendo do território arterial acometido. A presença de sintomas positivos como parestesias, aura visual ou movimentos involuntários não são frequentes e geralmente estão relacionados a outros diagnósticos diferenciais[13].

Os AITs do território carotídeo caracterizam-se por fraqueza ou perda de sensibilidade na mão, braço, perna ou face, afasia e negligência, hemianopsias. A amaurose fugaz que representa a isquemia da artéria oftálmica é causada geralmente por embolia artério-arterial por placa de ateroma na artéria carótida interna ipsilateral.

Os AITs do território vertebrobasilar podem se apresentar como vertigem, desequilíbrio, hemiparesia uni ou bilateral, hemi-hipoestesia uni ou bilateral e em hemiface, disartria, disfagia ou diplopia, paralisia facial periférica, ataxia de marcha, incoordenação de membros e alteração do nível de consciência.

Para o diagnóstico dos AITs cerebrais é muito importante a realização de exames de imagem para afastar a presença de infartos, apesar dos sintomas terem revertido em menos de 24 horas. Shah e cols.[5] mostraram em um estudo com ressonância nuclear magnética (RNM) de encéfalo em pacientes com AIT, que quanto maior a duração dos sintomas, maior foi a chance da sequência DWI mostrar pequenos infartos agudos. Pacientes com AIT com duração dos sintomas menor que 1 hora, cerca de 33,6% deles apresentavam infartos na sequência DWI na RNM. Esse número, entretanto, aumentava para 51,1% em pacientes com sintomas com duração de mais de 6 horas.

Etiologia

As causas de AIT são as mesmas dos AVCIs, sendo importante identificar a etiologia o mais rápido possível para instituir a terapêutica adequada para evitar um AVC[14]:
   a) Ateromatose de grandes artérias como artéria carótida interna (ACI): 30 a 40% dos casos.
   b) Cardioembólico: 15 a 20% dos casos.
   c) Lacunar ou de artérias perfurantes de pequeno calibre.
   d) Outras causas mais raras: dissecção arterial, trombofilias.
   e) Causas indeterminadas.

Ateromatose de grandes artérias

Segundo Daubail e cols., o maior risco de AVCI em pacientes com AIT estaria relacionado a presença de estenose significativa de grandes artérias como ACI: risco de AVC de 12,1% em

3 meses em comparação com outras etiologias: cardioembólico e lacunar: 5,3%[15]. Outras artérias que podem apresentar ateromatose seriam artéria cerebral Média, Vertebral ou Basilar. A duração costuma ser de alguns minutos a poucas horas. Pode ser recorrente (algumas vezes no ano até mais de uma vez no dia) e pode ter apresentação estereotipada.

Embólico

Geralmente de origem cardíaca, mas também pode ser a partir de placas protrusas na aorta ascendente. Pode ter duração um pouco mais prolongada (maior que 60 minutos). Não costumam ser estereotipados e a apresentação clínica depende do tamanho do êmbolo e do território arterial acometido.

Investigação

Ressonância magnética e tomografia computadorizada

Para o diagnóstico de AIT cerebral o ideal seria fazer uma RNM. A ressonância magnética é mais sensível que a tomografia (CT) de crânio no diagnóstico de AVCI agudo principalmente nas primeiras 6 horas do início do quadro. A sensibilidade da CT crânio variou de 16 a 66% e a especificidade foi de 96% enquanto a sensibilidade da RNM encéfalo variou 78 a 91% e a especificidade foi de 96%[16,17,18].

Estudo de vasos intracranianos e cervicais

Avaliar estenose arterial extra ou intracraniana (segundo as recomendações American Heart Association AHA/American Stroke Association – ASA classe I, nível de evidência A) através de exames subsidiários como:

» **Doppler de artérias carótidas e vertebrais:** detecção de estenose carotídea cervical > 50% (sensibilidade 88% e especificidade 76%[19]). Mas esse exame só permite avaliar a porção cervical das artérias carótidas comum, interna e externa, e artérias vertebrais. Também não permite avaliar a origem dessas artérias a partir da aorta ascendente. A porção intracraniana pode ser avaliada pelo doppler transcraniano[20]. Uma limitação de ambos os exames é que dependem da experiência do profissional que realiza o exame.
» **Angiotomografia de crânio (Angio-CT):** permite avaliar tanto as artérias extra como intracranianas. Segundo Josephson e cols. a angiotomografia apresenta alta sensibilidade e valor preditivo negativo alto[21] em casos de estenose carotídea < 70% (sensibilidade 100%, especificidade de 63% e valor preditivo negativo 100%). Limitações do exame seriam o uso de contraste iodado em nefropatas ou pacientes alérgicos e a exposição à radiação. Em casos de estenose entre 70-99%, a sensibilidade da angio-CT variou entre 85% e 93% e a especificidade de 93-94%[22,24].
» **Angiorressonância de vasos cervicais e cerebrais:** tem sensibilidade de 94% e especificidade de 93%[23,24], mas em casos de estenose carotídea entre 70-99% pode superestimar o grau da lesão.
» **Angiografia digital cerebral:** é um exame mais invasivo, mas pode ser realizada em casos selecionados nos quais a angio-CT e angio-RNM deixaram alguma dúvida diagnóstica.

Avaliação de embolia cardioaórtica

Eletrocardiograma (ECG), Holter de 24hs e ecocardiograma transtorácico. O ecocardiograma transesofágico pode ser solicitado em alguns casos porque avalia melhor o átrio esquerdo (trombo ou vegetações), presença de forâmen oval patente com presença de *shunt* venoso-arterial, aneurisma de septo interatrial, presença de placas protrusas no arco aórtico[25].

Pacientes com suspeita de FA paroxística deveriam ser submetidos a monitorizações mais prolongadas de 7 a 30 dias ou até dispositivos implantáveis[26].

Avaliação de risco em pacientes com AIT

Segundo Chandratheva e cols.[27], o diagnóstico correto do AIT e a instituição precoce de terapias profiláticas adequadas diminuiriam o risco de AVC em até 80%. Independentemente da etiologia, os AIT representam fator de risco importante para AVC. Mas todos os AITs estariam associados aos mesmo risco de AVC? Foram então elaborados vários escores para estratificar o risco de um paciente com AIT apresentar um AVC. O objetivo desses escores são:
a) Diferenciar se um paciente tem alto ou baixo risco de apresentar um AVC.
b) Aplicação rápida no pronto-socorro.

Johnston e cols. analisaram uma coorte de 1.707 pacientes com AIT durante 90 dias e descreveram que 10,5% deles apresentaram AVC nesse período, sendo que em metade deles essa complicação ocorreu nos primeiros 2 dias. Nesse estudo foram identificados 5 fatores independentes que estariam relacionados ao maior risco de AVC: idade maior que 60 anos, diabetes *mellitus* (DM), sintomas de AIT com duração maior que 10 minutos, fraqueza muscular e afasia, enquanto para recorrência de AIT foram idade > 60 anos, antecedente de mais de um AIT prévio, dificuldade para falar ≤ 10 minutos e déficit sensitivo associado a dificuldade para falar[28].

Baseado nesses dados, foram criados os primeiros escores para avaliação de pacientes com AIT como California Risk Score (CRS), ABCD e ABCD$_2$ que incluíam somente índices clínicos como fatores de risco para AVC (idade, níveis de pressão arterial e DM) e variáveis como duração dos sintomas e apresentação clinica[29-31]. O CRS mostrou que uma pontuação maior estava relacionada a maior risco de AVC em 90 dias, mas não permitiu separar os pacientes em alto ou baixo risco.

Rothwell e cols. utilizando o escore ABCD (*age, blood pressure, clinical features, duration of symptoms*) que contemplou as variáveis: idade, pressão arterial, apresentação clínica e duração dos sintomas, observaram que pacientes com pontuação menor que 4 tinham risco baixo de AVC, enquanto aqueles com pontuação maior que 6, o risco de apresentar um AVC nos primeiros 7 dias aumentava para 35,5%[31]. Achados semelhantes foram descritos no estudo de Tsivgoulis e cols.[32].

Posteriormente foi criado o ABCD$_2$[29] que incluiu a presença de diabetes como fator de risco (Tabela 34.1). Esse escore permitiu dividir os pacientes em 3 grupos: risco baixo de AVC (pontuação menor que 4), risco moderado (pontuação entre 4 e 5) e alto (pontuação entre 6 e 7). Devido a sua fácil aplicação, o escore ABCD$_2$ vem sendo utilizado em vários hospitais como instrumento clínico de avaliação de risco para os pacientes com AIT.

Tabela 34.1 – Escore ABCD² para avaliação de risco em paciente com AIT

Variável	Pontuação
Idade > 60 anos	1 ponto
PA > 140 × 90	1 ponto
Apresentação clínica: • Fraqueza muscular • Afasia	 2 pontos 1 ponto
Duração do AIT: • 10-59 minutos • ≥ 60 minutos	 1 ponto 2 pontos
Diabetes	1 ponto

O risco de AVC de cada grupo foi calculado para 2,7 e 90 dias: no grupo de baixo risco de AVC ($ABCD_2$ menor que 4) a prevalência de AVC foi de 1%, 1,2% e 3,1% para 2, 7 e 90 dias respectivamente. No grupo de risco moderado ($ABCD_2$ entre 4 e 5) a prevalência de AVC foi de 4,1%, 5,9%, e 9,8% para 2,7 e 90 dias respectivamente, e para o grupo de alto risco ($ABCD_2$ entre 6 e 7) foi de 8,1%, 11,7%, e 17,8% para 2, 7 e 90 dias[29]. Mas nenhum desses escores incluiu exames de imagem ou pesquisa etiológica.

Em 2003, Douglas e cols.[33] observaram que pacientes com AIT com reversão total dos sintomas, mas que a tomografia de crânio evidenciava a presença de infarto cerebral apresentavam maior risco de AVC. Calvet e cols.[34] mostraram que pacientes com diagnóstico clínico de AIT que apresentavam pequenos infartos agudos na Sequência DWI na RNM tinham maior risco de AVC (Figura 34.2). Além disso, a presença de ateromatose de grandes artérias representou fator de risco independente para um paciente com AIT apresentar um AVC. Portanto, a utilização de exames de imagem como a RNM de encéfalo nas primeiras horas após o AIT, assim como a pesquisa de presença de estenose em grandes artérias como etiologia do AIT poderiam identificar entre os pacientes com risco baixo no $ABCD_2$ aqueles que na realidade apresentariam alto risco para evoluir com AVC, as vezes incapacitante (Figura 34.2).

Considerando essas limitações Merwick e cols.[35] criaram 2 escores:
1. $ABCD_3$ que avaliou a ocorrência de dois AIT (pelo menos 1 AIT nos últimos 7 dias previamente ao atual) além dos critérios clínicos incluídos no $ABCD_2$: idade, pressão arterial, características clínicas, duração dos sintomas e diabetes. A ocorrência de AIT prévio acrescentaria 2 pontos na pontuação.
2. $ABCD_3$-I escore que incluiu ao $ABCD_3$, a realização de uma RNM e um estudo de vasos para avaliar a presença de estenose carotídea maior que 50%. Tanto a presença de áreas de restrição à difusão na sequência DWI, assim como a presença de estenose carotídea > 50%, acrescentariam 2 pontos à pontuação.

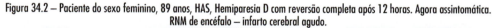

Figura 34.2 – Paciente do sexo feminino, 89 anos, HAS, Hemiparesia D com reversão completa após 12 horas. Agora assintomática. RNM de encéfalo – infarto cerebral agudo.

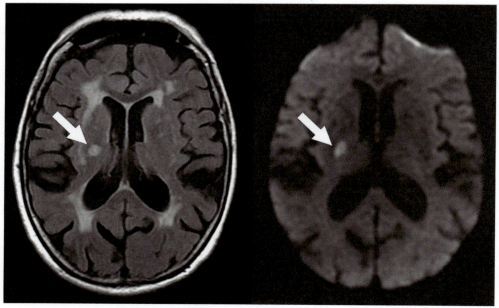

Imagens gentilmente cedidas pelo Prof. Dr. Leandro Tavares Lucato.

A sensibilidade desses dois escores foi indubitavelmente superior ao $ABCD_2$ para prever o risco de AVC em 7, 28 e 90 dias. Kiyohara e cols. também confirmaram esses achados[36].

Daubail e cols.[37] realizaram um estudo prospectivo na França com 312 pacientes para identificar os fatores etiológicos que estariam relacionados a maior risco de um paciente com AIT apresentar um AVC e identificaram a estenose carotídea e a fibrilação atrial (FA) como principais causas de AVC, com risco de recorrência 12,1% e 5,3% respectivamente, enquanto as demais etiologias apresentaram um risco de 4,3%. Os autores ressaltam a importância da realização de exames para investigação etiológica para identificar aqueles pacientes com alto risco de recorrência de AVC e que deveriam ser internados.

O estudo ASPIRE (Alberta Stroke Prevention in TIA and Mild Stroke)[38] avaliou a FA além dos critérios clínicos do $ABCD_2$ e o escore ABCDE+ avaliou a presença de infartos cerebrais na sequência DWI da RNM encéfalo, a etiologia e os critérios clínicos[39]. Utilizando o escore ABCDE+, Engelter e cols.[39] observaram que pacientes com recorrência de AVC apresentaram mais frequentemente estenose de grandes artérias como causa do AIT (46% vs. 14%, p < 0,001) e a presença de infartos cerebrais recentes na RNM (61% vs. 35%; p = 0,01) comparados com pacientes sem recorrência de eventos isquêmicos. Na comparação das variáveis clínicas entre os pacientes com e sem recorrência de AVC, não se observaram diferenças quanto a idade, apresentação clínica, duração dos sintomas, níveis de pressão arterial e fatores de risco, mostrando as limitações de escores puramente clínicos como o $ABCD_2$.

Dolatabadi e cols.[40] também comprovaram que o escore ABCDE+ foi superior ao $ABCD_2$ para prever a recorrência de AVC em pacientes com AIT. Nesse estudo a presença de estenose de grandes artérias e a presença de infartos cerebrais na ressonância magnética de encéfalo foram fatores preditores independentes para o risco de AVC e a idade e doença cardíaca, fatores preditores para morte por doença vascular.

Hospitalização

Considerando o alto risco de um paciente com AIT evoluir com AVC nos primeiros 90 dias, principalmente nos dois primeiros dias, o ideal seria internar esse paciente nas primeiras 24 horas. Mas todo paciente com AIT deveria ser internado? Amarenco[41] discorda, mas reforça a necessidade de uma avaliação imediata nas primeiras horas após o AIT, independentemente da pontuação do escore $ABCD_2$, devido ao risco alto de qualquer um desses pacientes apresentarem um AVC incapacitante, caso não sejam tratados adequadamente. Em um estudo prospectivo (Estudo SOS-TIA) Amarenco et al.[42] acompanharam 1.679 pacientes com AIT, sendo que 87% deles foram avaliados nas primeiras 24 horas. Esses pacientes foram classificados segundo o escore $ABCD_2$ e realizaram exames para avaliar a presença de estenose carotídea ou intracraniana > 50% ou fonte cardioembólica. Nesse estudo, a taxa de AVC em 90 dias foi elevada e semelhante nos pacientes com $ABCD_2 \geq 4$ (3,4%) e em alguns pacientes com escore < 4, mas com estenose carotídea ou intracraniana > 50% ou fonte cardioembólica (3,9%). Aqueles com escore $ABCD_2 < 4$ sem nenhum desses fatores etiológicos (investigação negativa) apresentaram risco baixo de recorrência de AVC (0,4%). Os autores concluíram que cerca de 20% dos pacientes com escore $ABCD_2$ baixo < 4 podem apresentar risco alto de recorrência de AVC e, portanto, o ideal seria realizar uma investigação etiológica rápida, independentemente do escore $ABCD_2$.[43] Segundo Amarenco e cols.[42] essa investigação, desde que realizada nas primeiras horas após o AIT, poderia ser feita ambulatorialmente em clínicas especializadas em AVC. Esses pacientes deveriam idealmente ser submetidos a uma RNM de encéfalo ou a tomografia de crânio na indisponibilidade da primeira, estudo de vasos com doppler de artérias carótidas e vertebrais e doppler transcraniano ou angiotomografia ou angiorressonância assim como uma avaliação cardiológica e eletrocardiograma (ECG). Em caso de alterações cardíacas realizariam também um ecocardiograma transtorácico e eventualmente, transesofágico. Através desse protocolo que deveria ser realizado em menos de

4 horas, somente cerca de 25% dos pacientes seriam internados. Os outros seriam medicados e poderiam completar a investigação posteriormente. O risco de AVC após 90 dias com esse tipo de atendimento foi baixo (1,24%) e semelhante ao descrito em pacientes internados.

Estudo semelhante foi realizado por Rothwell e cols.[44] na Inglaterra (estudo EXPRESS: Early Use of Existing Strategies for Stroke). Esse estudo teve duas fases uma inicial entre 2002 e 2004 e uma segunda entre 2004 e 2007. Ambas avaliaram pacientes com AIT que não haviam sido hospitalizados e foram encaminhados para realizar investigação ambulatorial. Na primeira fase do estudo, o atendimento ocorreu em média em 3 dias após o AIT (2 a 5 dias), mas foi mais rápido na segunda fase, menos de 1 dia (0 a 3 dias), enquanto a prescrição de terapêutica específica diminuiu de 20 dias (8 a 53 dias) na primeira fase para 1 dia na segunda fase (0 a 3 dias). O risco de AVC em 90 dias com o atendimento da primeira fase foi de 10,3% e essa taxa caiu para 2,1% na fase 2 de atendimento rápido (32 de 210 pacientes na fase 1 e 6 de 281 pacientes na fase 2, p < 0,001). Os pacientes na fase 2, embora tenham sido avaliados em clínicas externas, realizaram uma investigação etiológica em poucas horas que incluiu tomografia de crânio, ultrassom de artérias carótidas e vertebrais e eletrocardiograma. Após essa avaliação, os pacientes receberam a prescrição com medicações profiláticas e anti-hipertensivos. A implementação desse tipo de atendimento rápido para pacientes com AIT mesmo sem serem internados proporcionou uma redução significativa (em 80%) na taxa de recorrência de AVC.

Amarenco e cols.[45] em um estudo multicêntrico (TIA Registry.org) compararam o risco de AVC nos primeiros 90 dias em pacientes com AIT atendidos em caráter de urgência em serviços ambulatoriais especializados em AVC com o risco de pacientes que não receberam esse tipo de atendimento. Segundo os autores, o risco de AVC nos pacientes com AIT que não eram avaliados rapidamente era alto, até 2003, de 12 a 20%. Foram incluídos nesse estudo 4.789 pacientes, sendo que 78,4% deles foram atendidos em 24 h. A investigação que incluiu tomografia de crânio ou RNM de encéfalo, estudo de vasos cerebrais com doppler, angiotomografia ou angiorressonância, eletrocardiograma e alguns ecocardiograma transtorácico e/ou transesofágico evidenciou que 23,2% desses pacientes apresentavam estenose extra ou intracraniana acima de 50% e 10,4% deles, FA. A instituição precoce de tratamento adequado proporcionou uma redução significativa no risco de AVC nesses pacientes: a taxa de AVC nos dias 2,7,30,90 e 365 dias foi de 1,5%, 2,1%, 2,8%, 3,7% e 5,1% respectivamente, bem menor que as taxas observadas antes desse tipo de atendimento. Os mesmos autores seguiram esses pacientes por 5 anos e observaram que a taxa de AVC até 2 anos foi de 6,4%, mas que esse valor não diminuía ao longo do tempo (entre 2 e 5 anos também foi de 6,4%) mostrando a necessidade de reavaliar a profilaxia secundária nesses pacientes com AIT[46].

As diretrizes da American Heart Association e American Stroke Association (2009)[54] recomendam:

» Pacientes com AIT nas últimas 72 h que deveriam ser internados:
  – Com escore $ABCD_2 \geq 3$.
  – Com escore $ABCD_2$ entre 0 e 2, mas que não conseguirão realizar a investigação diagnóstica ambulatorial em até 48 h.
  – Com escore $ABCD_2$ entre 0 e 2 com Rnm ou Ct evidenciando lesão isquêmica.
» Outras indicações (AHA/ASA 2006): pacientes com FA, estenose carotídea sintomática > 50%, AIT > 1 hora ou "em crescendo".

Portanto, os pacientes com AIT quando atendidos no Pronto Socorro devem ser submetidos a avaliação clínica como escore $ABCD_3$, mas devem realizar exames como tomografia de crânio (casos não seja possível RNM), eletrocardiograma e avaliação cardiológica, doppler de carótidas e vertebrais com doppler transcraniano ou angiotomografia ou angiorressonância de vasos cervicais e cerebrais. Se o paciente apresentar parâmetros clínicos e neurológicos estáveis, a investigação poderia ser feita em caráter ambulatorial desde que poucas horas após o AIT, de modo que a melhor terapêutica profilática seja prescrita no mesmo dia. Dessa forma também seria possível identificar pacientes com maior risco de apresentar um AVC mesmo com escores clínicos $ABCD_2$ ou $ABCD_3$ baixos com estenose carotídea > 50% ou com FA ou outra fonte embólica que necessitassem de internação imediata. Caso essa avaliação rápida não seja possível, o paciente deveria permanecer no Pronto Socorro por pelo menos 24 h. Na Figura 34.3 podemos observar um paciente com estenose carotídea moderada entre 50 e 70% que teve AIT com CT de crânio normal e RNM evidenciando vários pequenos infartos na sequência DWI. Na Figura 34.4, um paciente com AIT e estenose crítica de artéria basilar e na Figura 34.5, um paciente com AIT e mixoma atrial que foram internados em nosso serviço.

Tratamento

Quando um paciente com AIT dá entrada ao Pronto Socorro não é possível saber se o paciente vai apresentar ou não reversão dos sintomas. Assim todo paciente com uma síndrome neurológica vascular aguda deve receber o melhor tratamento clínico da fase aguda do AVCI[47]. Essas medidas poderiam reduzir o risco de AVC em até 80%.

1. Avaliar parâmetros respiratórios, manter saturação de oxigênio > 94%.
2. Monitorização cardiovascular.
3. Acesso venoso.
4. Hidratação com soluções salinas se estiverem desidratados.
5. Uso de anti-hipertensivos de modo criterioso.
6. Controle rigoroso da glicemia e temperatura.
7. Tomografia de crânio e angiotomografia de vasos cerebrais e cervicais ou ressonância magnética de encéfalo com angiorressonância; tomografia de crânio e doppler de artérias carótidas e vertebrais e doppler transcraniano (se a angiotomografia e a angiorressonância não estiverem disponíveis).

Figura 34.3 – Paciente do sexo masculino, 70 anos. Amaurose fugaz a direita há 7 dias. Hoje apresentou quadro súbito de fraqueza e adormecimento no braço esquerdo com duração de 2 horas. EF = sopro carotídeo direito. Exame neurológico normal. CT de crânio normal. RNM evidenciando mutiplos infartos cerebrais agudos e a angio-CT com estenose carotídea de 60%.

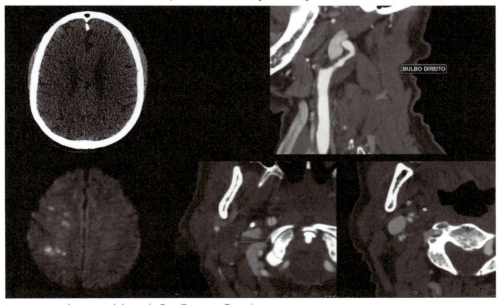

Imagens gentilmente cedidas pela Dra Germana Titoneli.

Figura 34.4 – Paciente do sexo feminino, 68 anos, com quadro súbito e transitório de vertigem, paralisia na hemiface direita e oscilopsia há 1 dia. Exame neurológico normal. RNM com múltiplos infartos cerebrais território vértebro-basilar e angio-RNM com estenose crítica de artéria basilar.

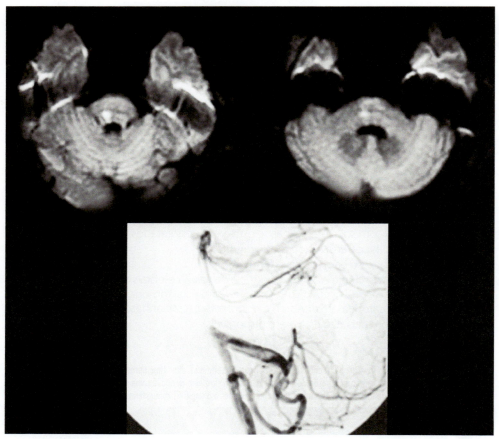

Imagens gentilmente cedidas pela Prof. Dra. Adriana Conforto.

8. Se os sintomas persistirem (AVCI?) avaliar se o paciente é candidato a trombólise IV com rt-PA, IA ou trombectomia.
9. Se os sintomas regredirem, considerar o uso de antiagregantes plaquetários como aspirina.
10. Após a definição da etiologia do AIT instituir rapidamente a melhor profilaxia secundária:

Profilaxia secundária de AIT aterotrombótico ou lacunar

1. Aspirina com dose variando de 50 a 325 mg/dia diminuíram o risco de qualquer AVC após AIT em até 60% e de AVC incapacitante ou morte por AVC em até 70%[48].
2. Clopidogrel: Estudo CAPRIE[49] comparou o uso da aspirina 325 mg e clopidogrel 75 mg como profilaxia secundária para reduzir o risco de AVC, IAM ou morte por causa vascular. Observou-se menor risco de recorrência de eventos cardiovasculares no grupo tratado com clopidogrel, mas não houve diferença significativa na prevenção de AVC comparando aspirina e clopidogrel.

Figura 34.5 – Paciente do sexo masculino, 65 anos, vertigem súbita com duração de 2h. ABCD2 = 3 (idade 1pt e duração > 60 min = 2 pts). RNM encéfalo com múltiplos pequenos infartos cerebrais tanto de território carotídeo como vértebro-basilar. Ecocardiograma com mixoma atrial.

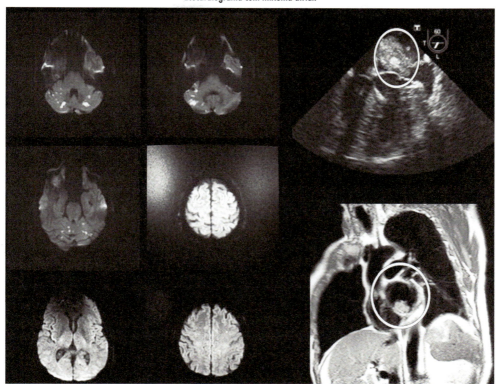

Imagens gentilmente cedidas pela Prof. Dra. Adriana Conforto.

3. Ticagrelor e aspirina: estudo SOCRATES[50]: AVCI "minor" ou de pequena extensão e AIT de alto risco: o ticagrelor não foi superior à aspirina na prevenção secundária de AVC nesses pacientes.
4. Associação de antiagregantes:
   a) O estudo MATCH (The Management of Atherothrombosis with Clopidogrel in High-risk patients trial)[51] comparou a associação entre aspirina (75 mg) e clopidogrel e a monoterapia com clopidogrel para profilaxia secundária de pacientes com AVC ou AIT. A taxa de AVCI, IAM, morte por causa vascular ou re-hospitalização em 18 meses foi de 15,7% no grupo de monoterapia e de 16,7% com a dupla antiagregação, não sendo a diferença estatisticamente significativa. No grupo AVC foram incluídos pacientes com AVC de grande vasos e lacunares, mas a frequência de AVC foi igual em ambos os grupos. A taxa de hemorragia grave foi maior no grupo da dupla antiagregação, de 2,6% em comparação com 1,3% no grupo do clopidogrel.
   b) Estudo Charisma (Clopidogrel for High Atherothrombotic Risk and Ischemic Stabilization, Management, and Avoidance)[52] comparou a associação entre aspirina e clopidogrel e a aspirina isoladamente como tratamento profilático em pacientes com AVC ou AIT. Cerca de 6,8% dos pacientes tratados com dupla antiagregação apresentaram AVC e 7,3% no grupo da aspirina, sendo a diferença não estatisticamente significativa. A ocorrência de complicações hemorrágicas também não foi estatisticamente diferente.

c) Estudo CHANCE[53]: avaliou 5.170 pacientes com AIT de alto risco (escore $ABCD_2 \geq 4$) ou AVCI de pequena extensão. Os pacientes foram tratados com dupla antiagregação (AAS 75 mg e clopidogrel dose de ataque 300 mg e depois 75 mg) ou somente AAS 75 mg nas primeiras 24hs após o evento vascular inicial até 90 dias, sendo que a dupla antiagregação foi prescrita por 21 dias e depois permaneceu somente o clopidogrel. Os AVCs ocorreram em 8,2% dos pacientes do grupo clopidogrel–aspirina comparado com 11,7% do grupo da aspirina. A taxa de hemorragia foi semelhante nos dois grupos. Os autores sugerem que a dupla antiagregação com aspirina e clopidogrel instituída na fase hiperaguda em pacientes com AIT com alto risco e AVC de pequena extensão seria superior ao tratamento somente com aspirina e não aumentou o risco de hemorragia. Esse estudo foi realizado na China, sendo que essa população tem maior frequência de estenose intracraniana e somente 35% dos pacientes estavam usando anti-hipertensivos e 42% deles estavam usando medicações para dislipidemia como estatinas. Esses fatores poderiam ter interferido nesses resultados.
d) POINT: (Platelet-oriented Inhibition in New TIA and Minor Ischemic Stroke)[54] estudo semelhante ao CHANCE, mas fez dose de ataque de 600 mg do clopidogrel e depois a manutenção com 75 mg/dia associado a aspirina, sendo que a dupla antiagregação foi mantida por 90 dias e foi comparado ao grupo que tomou somente aspirina. Houve diminuição de AVCs no grupo da dupla antiagregação, mas também houve aumento de hemorragias.
e) Estudo FASTER (Fast Assessement of Stroke and Transient Ischemic Atack to Prevent Early Recurrence)[55] mostrou benefício com a associação do clopidogrel com aspirina em relação ao grupo tratado somente com aspirina. Mas o risco de hemorragias também poderia aumentar. O estudo foi interrompido pela dificuldade de inclusão de pacientes: a taxa de AVC foi 7,1% no grupo de dupla antiagregação e 10,8% no grupo da aspirina. Somente 2 pacientes apresentaram hemorragia intracraniana no grupo de dupla antiagregação e nenhum no grupo de monoterapia.
f) TARDIS (Triple Antiplatelet for Reduction Dependency after Ischemic Stroke)[56] avaliou o uso da tripla antiagregação (aspirina, dipiridamol e clopidogrel) e não mostrou benefício em comparação com o uso do clopidogrel isoladamente ou a aspirina associado a dipiridamol.

Diretrizes da AHA (*American Heart Association*)[57,58]
1. Profilaxia secundária para AVC ou AIT não cardioembólico:
    a) Antiagregante plaquetário (Classe I, nível de Evidência A), mas a escolha do antiagregante deve ser individualizada para cada paciente (Classe I; Nível de Evidência B). No caso da Aspirina recomenda-se a dose de 160-300 mg/dia em monoterapia. Outra opção seria a associação entre a aspirina 25 mg e o dipiridamol liberação lenta 200 mg duas vezes ao dia (Classe I; Nível de Evidência B), mas essa combinação não é disponível no Brasil.
    b) A combinação de aspirina e clopidogrel pode ser utilizada em pacientes com AIT de alto risco ou AVCI de pequena extensão por 21 dias (Classe IIb; Nível de Evidência B) e em casos de estenose intracraniana entre 70-99% essa associação poderia ser utilizada por 90 dias (Classe IIb; nível de evidência B).
    c) Em pacientes que apresentaram AVCI ou AIT na vigência de aspirina: o aumento da dose de aspirina poderia aumentar o risco de complicações hemorrágicas. A troca por outro antiagregante plaquetário ou mesmo a dupla antiagregação geralmente são consideradas, mas não foram feitos estudos para avaliar adequadamente (Classe IIb; Nível de Evidência B). Outras drogas como cilostazol não mostraram benefício em todos os pacientes e o ticagrelor poderia ser uma opção no lugar do clopidogrel. Já a tripla antiagregação não é recomendada.

Controle de fatores de risco aterotrombótico

Independentemente do grau de estenose, além do uso de antiagregantes plaquetários, o controle rigoroso dos fatores de risco é muito importante. Os últimos estudos têm mostrado que o controle rigoroso da HAS, dislipidemia, diabetes, cessar o tabagismo, perda de peso e atividade física diminuíram o risco de AVC em pacientes com ateromatose carotídea.

1. Tratamento da HAS (AHA/ASA)[57]:
   » Níveis pressóricos alvo: menores que 140 × 90 mmHg (Classe I; Nível de Evidência B).
   » Em pacientes com infarto lacunar pode se atingir níveis pressóricos menores que 130 × 80 (classe IIb, nível de evidência B).
   » Iniciar drogas anti-hipertensivas em pacientes com AIT ou AVCI sem tratamento prévio.
2. Reiniciar tratamento com anti-hipertensivos em pacientes previamente hipertensos com AVCI ou AIT após alguns dias do evento (Classe I; Nível de Evidência A).
3. Controle rigoroso do colesterol com LDL < 100 com estatinas e dieta.
4. Uso de Estatinas: para diminuir de forma "agressiva" os níveis de colesterol em pacientes com AVCI ou AIT de causa provavelmente aterotrombótica e níveis de LDL ≥ 100 mg/dL com ou sem evidência de outra doença aterosclerótica cardiovascular (Classe I; Nível de Evidência B).
5. Controle rigoroso do DM.
6. Pacientes com AVCI ou AIT: mudança de estilo de vida (cessar tabagismo e etilismo, sedentarismo, perda de peso), dieta e medicações (Classe I; Nível de Evidência A).

Endarterectomia ou angioplastia carotídea

No caso de estenose crítica (> 70%) sintomática os estudos mostraram que por melhor que seja o tratamento clínico com uso de antiagregantes e controle de fatores de risco, os pacientes beneficiam-se do tratamento da intervenção seja por endarterectomia ou por angioplastia que deve ser realizada precocemente nos primeiros 15 dias. A decisão quanto ao tipo de intervenção deve levar em consideração condições clínicas do pacientes (alto risco cardíaco) bem como a experiência e risco de complicações de cada Serviço (com a endarterectomia ou a angioplastia – esse risco deve ser < 6%).

O Estudo Crest[59] mostrou que os pacientes que foram submetidos a endarterectomia tiveram mais infarto agudo do miocárdio na fase periprocedimento enquanto pacientes do grupo tratado com angioplastia tiveram mais AVC. Outros fatores que devem ser considerados seriam as características da placa (se muito calcificada maior risco de embolização na angioplastia e, às vezes, uma bifurcação muito alta dificultaria o acesso pela endarterectomia).

Rothwell e cols.[60] analisaram os resultados dos estudos sobre endarterectomia em pacientes com artéria carótida sintomática (ECST – European Carotid Surgery Trial[60] e o NASCET – North American Symptomatic Carotid Endarterectomy Trial[62]) e concluíram que o benefício observado em pacientes com estenose carotídea crítica sintomática ocorreu principalmente quando os pacientes eram operados dentro dos primeiros 15 dias após o evento vascular. Quando a endarterectomia foi realizada nos primeiros 2 dias observou-se maior número de AVCs periprocedimento bem como maior número de mortes.

Um estudo sueco descreveu a ocorrência de AVC periprocedimento de 11,5% quando a endarterectomia era realizada nos primeiros 2 dias enquanto essa taxa caía para 4% quando realizada entre os dias 3 e 14 após o AVC, sendo esse período o mais seguro para a realização da intervenção[63].

A AHA recomenda que a intervenção em pacientes com estenose carotídea critica (endarterectomia ou angioplastia carotídea) seja feita entre 48 horas e 7 dias após o AIT ou AVCI[58].

Ateromatose intracraniana

Nos casos de estenoses intracranianas, o estudo SAMMPRIS (The Stenting and Aggressive Medical Management for Preventing Recurrent Stroke in Intracranial Stenosis trial)[64] comparou o melhor tratamento clínico isoladamente ou combinado com a angioplastia em aterosclerose intracraniana de grandes vasos. No tratamento clínico foi usado a dupla antiagregação com clopidogrel e aspirina por 90 dias além de estatina com o alvo do LDL < 70 mg/dL. Nesse estudo o tratamento clínico mostrou mais benefício (com menor número de AVC e morte) que a associação com a angioplastia.

Risco de complicações hemorrágicas com uso de antiagregantes plaquetários

S_2TOP-BLEED Hilkens e cols.[65] analisaram 6 estudos de tratamento profilaxia secundária de AIT e AVC com antiagregantes plaquetários: CAPRIE, ESPS-2, MATCH, CHARISMA, ESPRIT e PRoFESS. Os autores observaram que a ocorrência de hemorragia maior em 3 anos foi de 4,6% e os fatores preditores foram: sexo masculino, tabagismo, tipo de antiagregante (associação de aspirina e clopidogrel), evolução na escala de Rankin modificada ≥ 3, AVC prévio, níveis pressóricos altos, índice de massa corpórea baixo, idoso, etnia asiática e DM.

Anticoagulação

A varfarina pode ser utilizada em pacientes com AIT de causa cardioembólica como FA, próteses valvares metálicas, miocardiopatias e presença de trombos intracavitários. No caso da FA não valvar a varfarina reduz em 67% o risco de AVC em comparação a 37% com aspirina.

Outra opção em casos de FA não valvar seriam os novos anticoagulantes ou anticoagulantes orais de ação direta (DOACs) da antitrombina e antifator Xa: dabigatrana, apixabana, rivaroxabana e edoxabana. Apesar da vantagem de menor interação medicamentosa e com alimentos bem como menor risco de complicações hemorrágicas em relação a varfarina, pacientes com insuficiência renal necessitam de ajustes de dose. Em caso de complicação hemorrágica ou cirurgia de urgência usando os DOACs a reversão ainda é difícil devido ao custo e disponibilidade dos antídotos: dabigatrana – reversão com idarucizumabe e a apixabana, rivaroxabana e edoxabana com andexanete alfa. O efeito anticoagulante da varfarina pode ser revertido com a combinação do complexo protrombínico e vitamina K.

A decisão em relação a anticoagulação deve levar em consideração o risco de novas embolias em relação ao risco de hemorragia.

Em pacientes com FA pode-se avaliar o risco de novas embolizações através do escore CHA2DS2-VASC[66] e o risco de hemorragia com o HAS-BLED[67]. Se o risco pelo CHA_2DS_2-VASc é zero não existe indicação de anticoagular, mas se o risco ≥ 2 haveria indicação de anticoagular com os DOACs ou varfarina. Por outro lado, se o HAS-BLED ≥ 3 haveria risco maior de hemorragia.

Tabela 34.2 – Escore CHA_2DS_2 – VASc para Indicação de anticoagulação em FA

Insuficiência Cardíaca Congestiva – disfunção VE	1 ponto
HAS	1 ponto
Idade (age) ≥75 anos	2 pontos
Diabetes	1 ponto
AVC/AIT/tromboembolismo	1 ponto
Doença Vascular (IAM, doença vascular periférica e placa na aorta)	1 ponto
Idade 65 e 74 anos	1 ponto
Sexo (sexo feminino)	1 ponto

Tabela 34.3. Escore HAS BLED para o risco de hemorragia em pacientes candidatos a anticoagulação

HAS descontrolada PA sistólica > 160 mmHg	1 ponto
Insuficiência renal (C > 2,26 mg/dL) ou hepática (1 ponto cada)	1 ou 2 pontos
AVC	1 ponto
Hemorragia prévia	1 ponto
INR variável	1 ponto
idoso (> 65 anos)	1 ponto
Uso de drogas ou álcool	1 ponto

Indicações de anticoagulação (diretrizes da AHA/ASA)[57]

a) FA e AVCI ou AIT: no caso de **contraindicação** para o uso de anticoagulação oral: aspirina (Classe I; Nível de Evidência A).
b) FA e AVCI de pequena extensão ou AIT: **início da anticoagulação oral** nos primeiros 14 dias após o evento (Classe IIa; Nível de Evidência B), mas em casos de AVCI extensos com risco de transformação hemorrágica, aguardar no mínimo 14 dias para iniciar a anticoagulação.
c) Pacientes com AVCI ou AIT com ritmo sinusal com trombo intracavitário (átrio ou ventrículo esquerdos): anticoagulação com varfarina por 3 meses (Classe I; Nível de Evidência C).
d) Valvopatia reumática (mitral) e FA com AVCI ou AIT: anticoagulação oral prolongada com varfarina com INR 2,5 (Classe I; Nível de Evidência A).
e) Valvopatia aórtica ou mitral não reumática sem FA e AVCI ou AIT: antiagregação plaquetária (Classe I; Nível de Evidência C).
f) Prótese metálica aórtica e AVCI ou AIT antes da colocação da prótese: anticoagulação com varfarina com INR de 2,5 (Classe I; Nível de Evidência B).
g) Prótese Metálica mitral e AVCI ou AIT antes da colocação da prótese: anticoagulação com varfarina com INR de 3,0 (entre 2,5 e 3,5) (Classe I; Nível de Evidência C).
h) Prótese biológica aórtica ou mitral com AVCI ou AIT antes da colocação da prótese e sem outra indicação de anticoagulação pode ser tratado com aspirina (Classe I; Nível de Evidência C).

Referências

1. Lisabeth LD, Ireland JK, Risser JM et al. Stroke risk after transient ischemic attack in a population-based setting. Stroke. 2004; 35(8): 1842-6.
2. Hackam DG, Kapral MK, Wang JT, Fang J, Hachinski V. Most stroke patients do not get a warning: a population-based cohort study. Neurology. 2009;73(13):1074-1076.
3. Fisher CM. Intermittent cerebral ischemia. In: Wright IS, Millikan CH, eds. Cerebral Vascular Disease. New York: Grune & Stratton; 1958:81-97.
4. A classification and outline of cerebrovascular diseases, II. Stroke. 1975;6:564-616.
5. Shah SH, Saver JL, Kidwell CS, Albers GW, Rothwell PM, Ay H, Koroshetz WJ, Inatomi Y, Uchino M, Demchuk AM, Coutts SB, Purroy F, Alvarez-Sabin JS, Sander D, Sander K, Restrepo L, Wityk RJ, Marx JJ, Easton JD. A multicenter pooled, patient-level data analysis of diffusion-weighted MRI in TIA patients. Stroke. 2007;38:463.
6. Easton JD, Saver JL, Albers GW et al. Definition and evaluation of transient ischemic attack: a scientific statement for healthcare professionals from the American Heart Association/American Stroke Association Stroke Council; Council on Cardiovascular Surgery and Anesthesia; Council on Cardiovascular

Radiology and Intervention; Council on Cardiovascular Nursing; and the Interdisciplinary Council on Peripheral Vascular Disease. The American Academy of Neurology affirms the value of this statement as an educational tool for neurologists. Stroke. 2009;40(6): 2276-2293.
7. Kidwell CS, Warach S. Acute ischemic cerebrovascular syndrome: diagnostic criteria. Stroke 2003;34(12):2995-2998.
8. Johnston SC, Fayad PB, Gorelick PB et al. Prevalence and knowledge of transient ischemic attack among US adults. Neurology 2003,13;60(9):1429-34.
9. Rothwell PM, Coull AJ, Giles MF et al. for the Oxford Vascular Study. Change in stroke incidence, mortality, case-fatality, severity, and risk factors in Oxfordshire, UK from 1981 to 2004 (Oxford Vascular Study). Lancet. 2004;363:1925-1933.
10. Kleindorfer D, Panagos P, Pancioli A et al. Incidence and short-term prognosis of transient ischemic attack in a population-based study. Stroke. 2005;36:720-723.
11. Edlow JA, Kim S, Pelletier AJ, Camargo CA Jr. National study on emergency department visits for transient ischemic attack, 1992-2001. Acad Emerg Med. 2006 Jun;13(6):666-72.
12. Caplan LR Transient ischemic attack: definition and natural history. Curr Atheroscler Rep. 2006;8(4):276.
13. Nadarajan V, Perry RJ, Johnson J, Werring DJ. Transient ischaemic attacks: mimics and chameleons. Pract Neurol. 2014 Feb;14(1):23-31.
14. Chung J, Park SH, Kim N et al. Trial of ORG 10172 in Acute Stroke Treatment (TOAST) classification and vascular territory of ischemic stroke lesions diagnosed by diffusion-weighted imaging. J Am Heart Assoc. 2014; 3(4): pii: e001119.
15. Daubail B, Durier J, Jacquin A et al. Factors associated with early recurrence at the first evaluation of patients with transient ischemic attack. J Clin Neurosci. 2014;21(11):1940-1944.
16. Fiebach JB, Schellinger PD, Jansen O et al. CT and diffusion-weighted MR imaging in randomized order: diffusion-weighted imaging results in higher accuracy and lower interrater variability in the diagnosis of hyperacute ischemic stroke. Stroke 2002;33:2206-2210.
17. Barber PA, Hill MD, Eliasziw M et al. Imaging of the brain in acute ischaemic stroke: comparison of computed tomography and magnetic resonance diffusionweighted imaging. – Buskens et al, 2004
18. Chalela JA, Kidwell CS, Nentwich LM et al. Magnetic resonance imaging and computed tomography in emergency assessment of patients with suspected acute stroke: a prospective comparison. Lancet. 2007;369(9558):293-298.
19. Buskens E, Nederkoorn PJ, Buijs-Van Der Woude T et al. Imaging of carotid arteries in symptomatic patients: cost-effectiveness of diagnostic strategies. Radiology. 2004 Oct;233(1):101-12. Epub 2004 Aug 27.
20. Sarkar S, Ghosh S, Ghosh SK, Collier A. Role of transcranial Doppler ultrasonography in stroke. Postgrad Med J 2007;83:683-689.
21. Josephson SA1, Bryant SO, Mak HK et al. Evaluation of carotid stenosis using CT angiography in the initial evaluation of stroke and TIA. Neurology. 2004 Aug 10;63(3):457-60.
22. Sun K, Li K, Han R. et al. Evaluation of high-pitch dual-source CT angiography for evaluation of coronary and carotid-cerebrovascular arteries. Eur J Radiol. 2015;84(3):398-406.
23. Debrey SM, Yu H, Lynch JK et al. Diagnostic Accuracy of Magnetic Resonance Angiography for Internal Carotid Artery Disease. A Systematic Review and Meta-Analysis. Stroke. 2008;39:2237-2248.
24. Adla T, Adlova R. Multimodality Imaging of Carotid Stenosis. Int J Angiol 2015;24:179-184.
25. Yahia AM, Shaukat AB, Kirmani JF Treatable potential cardiac sources of embolism in patients with cerebral ischemic events: a selective transesophageal echocardiographic study. South Med J. 2004 Nov;97(11):1055-9.
26. Seet RC, Friedman PA, Rabinstein AA: Prolonged rhythm monitoring for the detection of occult paroxysmal atrial fibrillation in ischemic stroke of unknown cause. Circulation. 2011; 124(4): 477-86
27. Chandratheva A, Mehta Z, Geraghty OC et al. Oxford Vascular Study. Population-based study of risk and predictors of stroke in the first few hours after a TIA. Neurology. 2009 Jun 2;72(22):1941-7. doi: 10.1212/WNL.0b013e3181a826ad.
28. Johnston SC, Gress DR, Browner WS, Sidney S. Short-term prognosis after emergency department diagnosis of TIA. JAMA. 2000;284(22):2901-2906.

29. Johnston SC, Rothwell PM, Nguyen-Huynh MN et al. Validation and refinement of scores to predict very early stroke risk after transient ischaemic attack. Lancet. 2007;369(9558): 283-292.
30. Purroy F, Begué R, Quílez A et al. The California, ABCD, and unified ABCD2 risk scores and the presence of acute ischemic lesions on diffusion-weighted imaging in TIA patients. Stroke. 2009 Jun;40(6):2229-32.
31. Rothwell PM, Giles MF, Flossmann E et al. A simple score (ABCD) to identify individuals at high early risk of stroke after transient ischaemic attack. Lancet. 2005; 366(9479): 29-36.
32. Tsivgoulis G, Spengos K, Manta P et al. Validation of the ABCD score in identifying individuals at high early risk of stroke after a transient ischemic attack: a hospital-based case series study. Stroke. 2006; 37(12): 2892-7.
33. Douglas VC, Johnston CM, Elkins J, Sidney S, Gress DR, Johnston SC. Head computed tomography findings predict short-term risk after transient ischemic attack. Stroke. 2003; 34(12):2894-2898.
34. Calvet D, Touzé E, Oppenheim C, Turc G, MederJF. DWI Lesions and TIA Etiology Improve the Prediction of Stroke after TIA. Stroke. 2009;40:187-192
35. Merwick A, Albers GW, Amarenco P et al. Addition of brain and carotid imaging to the ABCD2 score to identify patients at early risk of stroke after transient ischaemic attack: a multicentre observational study.Lancet Neurol. 2010 Nov;9(11):1060-9.
36. Kiyohara T, Kamouchi M, Kumai Y et al. ABCD3 and ABCD3-I Scores Are Superior to ABCD2 Score in the Prediction of Short- and Long-Term Risks of Stroke After Transient Ischemic Attack. Stroke 2014, 45, 418-25.
37. Daubail B, Durier J, Jacquin A et al. Factors associated with early recurrence at the first evaluation of patients with transient ischemic attack. J Clin Neurosci. 2014 Nov;21(11):1940-4.
38. Coutts SB, Sylaja PN, Choi YB et al. The ASPIRE approach for TIA risk stratification. Can J Neurol Sci. 2011 Jan;38(1):78-81.
39. Engelter ST, Amort M, Jax F et al. Optimizing the risk estimation after a transient ischaemic attack – the ABCDE-score. Eur J Neurol. 2012 Jan;19(1):55-61
40. Arhami Dolatabadi A, Meisami A, Hatamabadi H et al. Improving the prediction of stroke or death after transient ischemic attack (TIA) by adding diffusion-weighted imaging lesions and TIA etiology to the ABCD2 score. J Stroke Cerebrovasc Dis. 2013; 22(7):e25-30.
41. Amarenco P. Not All Patients Should Be Admitted to the Hospital for Observation After a Transient Ischemic Attack. Stroke. 2012;43:1448-1449.
42. Amarenco P, Labreuche J, Lavallée PC. Patients with transient ischemic attack with ABCD2 <4 can have similar 90-day stroke risk as patients with transient ischemic attack with ABCD2 ≥4. Stroke. 2012 Mar;43(3):863-5.
43. Amarenco P, Labreuche J, Lavallee PC et al. Does ABCD2 score below 4 allow more time to evaluate patients with a transient ischemic attack? Stroke. 2009;40:3091-3095.
44. Rothwell PM1, Giles MF, Chandratheva A et al. Effect of urgent treatment of transient ischaemic attack and minor stroke on early recurrent stroke (EXPRESS study): a prospective population-based sequential comparison. Lancet. 2007 Oct 20;370(9596):1432-42.
45. Amarenco P, Lavallée PC, Julien Labreuche et al. for the TIA registry.org Investigators. One-Year Risk of Stroke after Transient Ischemic Attack or Minor Stroke. Lancet. 2016 Jul 23;388(10042):365-375.
46. Amarenco P, Lavallée PC, Tavares LM et al. for the TIAregistry.org Investigators Five-Year Risk of Stroke after TIA or Minor Ischemic Stroke. N Engl J Med 2018;378:2182-90.
47. Gomez CR, Schneck MJ, Biller J. Recent advances in the management of transient ischemic attacks F1000Research 2017, 6(F1000 Faculty Rev):1893.
48. Rothwell PM, Algra A, Chen Z. Effects of aspirin on risk and severity of early recurrent stroke after transient ischaemic attack and ischaemic stroke: time-course analysis of randomised trials. Lancet 2016; 388: 365-75.
49. Gent M, Beaumont D, Blanchard J et al. CAPRIE Steering Committee. A randomised, blinded, trial of clopidogrel versus aspirin in patients at risk of ischaemic events (CAPRIE). Lancet. 1996 Nov 16;348(9038):1329-39.
50. Johnston C, Amarenco P, Albers GW, Ticagrelor versus Aspirin in Acute Stroke or Transient Ischemic Attack. the SOCRATES Steering Committee and Investigators* N Engl J Med 2016; 375:35-4.

51. Diener H, Bogousslavsky JC, Brass LM et al. Aspirin and clopidogrel compared with clopidogrel alone after recent ischaemic stroke or transient ischaemic attack in high-risk patients (MATCH): randomised, double-blind, placebocontrolled trial. Lancet. 2004; 364(9431): 331-7.
52. Bhatt DL, Keith AA et al. for the CHARISMA Investigators. Clopidogrel and Aspirin versus Aspirin Alone for the Prevention of Atherothrombotic Events. N Engl J Med 354;16 www.nejm.org april 20, 2006.
53. Wang Y, Wang Y, Zhao X, Liu L, Wang D, Wang C, et al; CHANCE Investigators. Clopidogrel with aspirin in acute minor stroke or transient ischemic attack. N Engl J Med. 2013;369:11-19.
54. Johnston SC, Easton JD, Farrant M et al. for the Clinical Research Collaboration, Neurological Emergencies Treatment Trials Network, and the POINT Investigators*. Clopidogrel and Aspirin in Acute Ischemic Stroke and High-Risk TIA. NEJM, May16,2018,NEJM.org. DOI: 10.1056/NEJMoa1800410.
55. Kennedy J, Hill MD, Ryckborst KJ et al. Fast assessment of stroke and transient ischaemic attack to prevent early recurrence (FASTER): a randomised controlled pilot trial. Lancet Neurol. 2007; 6(11): 961-9.
56. TARDIS Trial Investigators, Krishnan K, Beridze M et al. Safety and efficacy of intensive vs. guideline antiplatelet therapy in high-risk patients with recent ischemic stroke or transient ischemic attack: rationale and design of the Triple Antiplatelets for Reducing Dependency after Ischaemic Stroke (TARDIS) trial (ISRCTN47823388). Int J Stroke. 2015; 10(7): 1159-65.
57. Kernan WN, Ovbiagele B, Black HR et al. Guidelines for the prevention of stroke in patients with stroke and transient ischemic attack: a guideline for healthcare professionals from the American Heart Association/American Stroke Association. Stroke. 2014; 45(7): 2160-236.
58. Powers WJ, Rabinstein AA, Ackerson T et al. Guidelines for early management of patients with acute ischemic stroke: 2019 update to the 2018 guidelines for the early management of acute ischemic stroke: a guideline for healthcare professionals from the American Heart Association/American Stroke Association. Stroke 2019, 50:e344-e418.
59. Brott TG, Hobson RW, Howard G et al. for the CREST Investigators. Stenting versus Endarterectomy for Treatment of Carotid-Artery Stenosis. N Engl J Med 2010; 363:11-23.
60. Rothwell PM, Eliasziw M, Gutnikov SA Carotid Endarterectomy Trialists Collaboration. Endarterectomy for symptomatic carotid stenosis in relation to clinical subgroups and timing of surgery. Lancet. 2004 Mar 20;363(9413):915-24.
61. European Carotid Surgery Trialist Collaborative Group. Randomised trial of endarterectomy for recently symptomatic carotid stenosis: final results of the MRC European Carotid Surgery Trial (ECST) Lancet. 1998 May 9;351(9113):1379-87.
62. Ferguson GG, Eliasziw M, Barr HWK et al. for the NASCET Trial Collaborators. The North American Symptomatic Carotid Endarterectomy Trial. Surgical Results in 1415 Patients. Stroke. 1999;30:1751-175.
63. Strömberg S, Nordanstig A, Bentzel T et al. Risk of Early Recurrent Stroke in Symptomatic Carotid Stenosis Eur J Vasc Endovasc Surg (2015) 49, 137e144.
64. Chimowitz MI, Lynn MJ, Derdeyn CP et al. for the SAMMPRIS Trial Investigators* Stenting versus Aggressive Medical Therapy for Intracranial Arterial Stenosis N Engl J.
65. Hilkens NA1, Algra A2, Diener HC et al. Cerebrovascular Antiplatelet Trialists' Collaborative Group. Predicting major bleeding in patients with noncardioembolic stroke on antiplatelets: S2TOP-BLEED. Neurology. 2017 Aug 29;89(9):936-943. doi: 10.1212/WNL.0000000000004289. Epub 2017 Aug 2.
66. Melgaard L, Gorst-Rasmussen A, Lane DA et al. Assessment of the CHA2DS2-VASc Score in Predicting Ischemic Stroke, Thromboembolism, and Death in Patients With Heart Failure With and Without Atrial Fibrillation JAMA September 8, 2015 Volume 314, Number 10 1.
67. Zhu W, He W, Guo L et al. The HAS-BLED Score for Predicting Major Bleeding Risk in Anticoagulated Patients With Atrial Fibrillation: A Systematic Review and Meta-analysis. Clin Cardiol. 2015 Sep;38(9):555-6.

Capítulo 35

Acidente Vascular Cerebral Isquêmico

Adriana Bastos Conforto

Introdução

Dos anos 40 até poucas décadas atrás, a doença cerebrovascular, mais que um diagnóstico, era uma sentença. Considerava-se que pouco podia ser feito para diminuir o risco de morte ou incapacidade por esta condição que ainda representava em 2011 a segunda causa de morte no Brasil e em 2013, a terceira causa de perda de anos de vida ajustados por incapacidade no mundo[1]. Calcula-se que 29,5% dos homens e 21,5% das mulheres vítimas do acidente vascular cerebral (AVC) no Brasil permaneçam com incapacidade[2].

Apesar da persistência de um alto impacto individual e social, o manejo do AVC passou por uma verdadeira revolução nas últimas décadas. Neste capítulo, abordaremos o tipo mais comum de doença cerebrovascular, o acidente vascular cerebral isquêmico (AVCI).

Epidemiologia

No mundo, a incidência de AVCI em 2013 foi estimada em 133/100.000 pessoas-ano em homens e 99/100.000 em mulheres[1]. No Brasil, a incidência ajustada para a polução mundial de um primeiro AVCI foi estimada em 90.9/100.000 pessoas-ano em Joinville, Santa Catarina em 2013, sendo um pouco maior em homens que em mulheres[3]. A média de idade foi de 64 anos e a taxa de fatalidade, 8,6% em 30 dias.

A incidência de AVC aumenta com a idade e é maior em países em desenvolvimento que em nações desenvolvidas. Considerando o processo de acelerado envelhecimento populacional pelo qual o Brasil tem passado, espera-se que essa doença continue sendo um problema grave de saúde pública nas próximas décadas. Apenas aproximadamente 15% dos casos ocorrem em adultos jovens ou crianças[4].

Além da idade, os principais fatores de risco para o AVCI são: hipertensão arterial, fibrilação atrial, tabagismo, uso excessivo de álcool, sedentarismo, dislipidemia e *diabetes mellitus*, antecedente familiar de eventos cerebrovasculares e poluição do ar[5-7]. Alguns estudos têm apontado uma relação independente entre nível socioeconômico mais baixo e risco de AVCI[6]. A incidência é, em geral, maior em negros que em brancos. No estudo INTERSTROKE também foram encontradas associações entre razão apolipoproteína B/apolipoproteína A1, relação cintura-quadril, fatores psicossociais e risco aumentado de AVCI[7].

Fisiopatologia

O AVCI é causado por uma redução crítica do fluxo sanguíneo cerebral por trombose, embolia ou falência hemodinâmica. De acordo com o modelo de penumbra isquêmica, lesão encefálica irreversível ocorre quando o fluxo sanguíneo cerebral cai abaixo de 8-10 mL/100 g/minuto. Ao redor da área de lesão irreversível (*core*), caso o fluxo situe-se entre esse limite e cerca de 18-20 mL/100 g/min, o tecido pode ser salvo caso a isquemia seja revertida em tempo hábil. Essa região de tecido potencialmente viável é denominada penumbra isquêmica[8]. A circulação colateral desempenha um papel dominante na preservação da área de penumbra. As vias principais de circulação colateral são: 1. conexões entre ramos da artéria carótida externa e da carótida interna; 2. polígono de Willis; 3. anastomoses leptomeníngeas entre ramos distais de artérias intracranianas[9].

A gravidade da redução do fluxo sanguíneo e a eficácia da circulação colateral são fundamentais para a preservação tecidual. Um dos objetivos primordiais do tratamento do AVCI na fase aguda é a reperfusão, com preservação da viabilidade da área de penumbra e a minimização do volume de *core*. Foi estimado que cerca de 1,9 milhão de neurônios possam ser perdidos por minuto durante o processo de isquemia no território da artéria cerebral média[10]. "Tempo é cérebro": quanto maior o intervalo entre o início dos sintomas e a reperfusão, menor a probabilidade de preservação da área de penumbra. Existe um intervalo de tempo ou janela terapêutica dentro do qual a eficácia da recanalização arterial para a preservação de tecido é maior que o risco de hemorragia associado ao uso de drogas trombolíticas ou à reperfusão. Esse intervalo é diferente para o tratamento trombolítico realizado por via endovenosa e para o tratamento endovascular.

Diagnóstico

Diante da suspeita de AVCI, a avaliação clínica eficiente e rápida é um divisor de águas para a definição do melhor tratamento e, consequentemente, da preservação de tecido encefálico e independência funcional. Os sintomas de AVCI instalam-se rapidamente e dependem da localização da lesão. Na anamnese, a definição do intervalo entre o início dos sintomas e a admissão ao serviço de emergência é crucial. Uma vez definido esse intervalo, o neurologista irá avaliar os critérios de elegibilidade para o tratamento trombolítico endovenoso ou o tratamento endovascular.

O Quadro 35.1 mostra os critérios de elegibilidade para trombólise endovenosa que devem ser checados, de acordo com diretrizes da *American Heart Association/American Stroke Association* publicadas em 2018[10]. A glicemia capilar, a pressão arterial e a frequência cardíaca devem ser aferidas imediatamente. A escala de AVC do *National Institutes of Health* (NIH) deve ser realizada na admissão em todos os pacientes, assim como a tomografia de crânio sem contraste. O treinamento **on-line** para a aplicação da escala pode ser feito em Português (https://secure.trainingcampus.net/uas/modules/trees/windex.aspx?rx=nihss-portuguese.trainingcampus.net).

A confirmação radiológica do AVCI é sempre necessária, uma vez que o quadro clínico não tem especificidade suficiente para discriminar essa condição de seus diagnósticos diferenciais. A tomografia de crânio sem contraste é o exame mais comumente realizado na prática clínica, mas a ressonância magnética com sequências de susceptibilidade também pode diferenciar com segurança o AVCI do AVC hemorrágico e de outras lesões estruturais. Idealmente, o exame de imagem deve ser realizado dentro dos primeiros 20 minutos após a admissão de um paciente com uma síndrome neurovascular aguda[11].

Quadro 35.1 – Critérios de elegibilidade para trombólise endovenosa baseados nas recomendações da American Heart Association/American Stroke Association de 2018

Indicações

1) Idade ≥ 18 anos
2) Diagnóstico clínico de AVCI, déficit neurológico incapacitante
3) Início dos sintomas (ou último horário visto sem sintomas) < 4h30min antes do início do tratamento; se NIHSS > 25, e o início dos sintomas ocorreu entre 3h e 4h30min antes do tratamento, o benefício é incerto

Contraindicações absolutas (procedimento contraindicado/não deve ser realizado)

1) Trauma cranioencefálico grave nos últimos 3 meses
2) Suspeita de hemorragia meníngea, mesmo com tomografia normal
3) Pressão arterial sistólica > 185 ou pressão arterial diastólica > 110 mmHg no momento de início do tratamento
4) Glicemia < 50 mg/dL antes do início do tratamento. A trombólise pode ser considerada se for feita correção de glicemia < 50 ou > 400 mg/dL antes do procedimento.
5) Plaquetas < 100.000/mm³; RNI > 1,7; TTPA > 40s ou TP >15s.
6) Uso de inibidores diretos de trombina ou de fator Xa nas últimas 48h. Caso apresente testes de coagulação (TTPA, INR, contagem de plaquetas, tempo de trombina, tempo de ecarina, atividade de Xa) normais ou caso não tenha feito uso dessas medicações nas últimas 48h (assumindo função renal normal), a trombólise pode ser realizada, se não apresentar outras contraindicações.
7) Dose terapêutica de heparina de baixo peso molecular nas últimas 24 horas
8) Endocardite bacteriana
9) Dissecção de arco aórtico
10) Hemorragia interna ativa

Procedimento é potencialmente prejudicial

1) Antecedente de hemorragia intracraniana
2) AVCI nos últimos 3 meses
3) Cirurgia intracraniana ou espinhal nos últimos 3 meses
4) Neoplasia estrutural do trato gastrointestinal diagnosticada recentemente ou hemorragia nas últimas 3 semanas
5) Neoplasia intracraniana intra-axial
6) Área hipoatenuante extensa na tomografia sem contraste. Não há um limite arbitrário de extensão de hipoatenuação a partir do qual o procedimento seja contraindicado, mas a hipoatenuação representa uma área de tecido irreversivelmente lesado.

Procedimento pode ser considerado, devendo a decisão ser individualizada nos seguintes casos

Benefício Incerto/não bem estabelecido:

1) Antecedente de diátese hemorrágica ou coagulopatia
2) Punção arterial em sítio não compressível nos últimos 7 dias
3) Menorragia ativa ou recente com anemia ou hipotensão clinicamente significativas – solicitar avaliação de emergência da ginecologia
4) Dissecção arterial intracraniana
5) Aneurisma intracraniano gigante não tratado
6) Malformação arteriovenosa intracraniana não tratada
7) Mais de dez micro-hemorragias cerebrais detectadas por ressonância magnética encefálica. O tratamento pode ser razoável se a expectativa de benefício for grande, apesar do risco aumentado de transformação hemorrágica sintomática.
8) Pericardite aguda, trombo em átrio esquerdo ou ventrículo esquerdo
   - Se incapacidade grave: pode ser razoável
   - Se incapacidade leve: benefício líquido incerto
9) Neoplasia sistêmica (pode ser razoável em pacientes com expectativa de vida > 6 meses e sem outras contraindicações)
10) Puerpério < 14 dias

É razoável/pode ser razoável:
1) Melhora rápida, com déficit incapacitante mantido
2) Crise epiléptica, caso considere-se que o déficit neurológico seja mais provavelmente causado por isquemia e não, um fenômeno pós-ictal.
3) Punção lombar nos últimos 7 dias
4) Trauma (não TCE) ou cirurgia de grande porte nos últimos 14 dias – em pacientes bem selecionados (bom risco/benefício)
5) Antecedente de hemorragia de trato urinário ou gastrointestinal (porém, o procedimento é potencialmente prejudicial se houver antecedente hemorragia gastrointestinal nos últimos 21 dias)
6) Menorragia recente ou ativa, sem anemia ou hipotensão clinicamente significativas
7) Uma a dez micro-hemorragias cerebrais detectadas por ressonância magnética encefálica
8) IAM e AVCI concomitantes (razoável trombólise em dose para AVC + angioplastia coronária se necessário)
9) IAM nos últimos 3 meses
   - Sem elevação do segmento ST: razoável.
   - Com elevação do segmento ST envolvendo parede direita ou inferior: razoável.
   - Com elevação de segmento ST envolvendo parede esquerda anterior: pode ser razoável.
10) Pericardite aguda, trombo em átrio esquerdo ou ventrículo esquerdo
    - Se incapacidade grave: pode ser razoável
    - Se incapacidade leve: benefício líquido incerto
11) Mixoma cardíaco ou fibroelastoma papilar, se incapacidade grave: pode ser razoável
12) AVCI durante angiografia coronária ou cerebral
13) Gravidez: pode ser considerado se gravidade do AVC e benefício esperado superarem risco de sangramento uterino
14) Retinopatia hemorrágica ou outras condições hemorrágicas oculares – pesar benefício da trombólise contra o risco de perda visual
15) Uso de drogas ilícitas

Provavelmente recomendado:
1) Dissecção arterial cervical extracraniana
2) Anemia falciforme
3) Dúvida quanto a diagnóstico de AVCI, desde que AVC hemorrágico tenha sido excluído – *Stroke mimics*
4) Neoplasia intracraniana extra-axial
5) Menstruação, sem antecedente de menorragia
6) Aneurisma não tratado, não roto, < 10 mm

Fonte: Powers e cols., Stroke 2018.

Nas primeiras horas após o AVCI, a tomografia é normal ou mostra alterações sutis como apagamento de sulcos e perda da diferenciação entre substância cinzenta e substância branca. Posteriormente, a hipoatenuação sinaliza a área de infarto. A sensibilidade da tomografia é mais baixa para infartos em tronco encefálico e no cerebelo que para infartos localizados em hemisférios cerebrais. A escala ASPECTS (*Alberta Stroke Program Early CT Score*) quantifica a extensão de alterações precoces ou hipoatenuação por um AVCI agudo no território da artéria cerebral média segmentado em 10 áreas[12]. A pontuação nessa escala tem implicações para a indicação de tratamento endovascular. A pontuação máxima é 10. Caso haja uma ou mais áreas de hipoatenuação em um segmento, deve ser retirado um ponto (http://www.aspectsinstroke.com). Quanto mais baixa a pontuação, maior a extensão do infarto. Além de alterações precoces, a tomografia sem contraste pode mostrar outros sinais (Figura 35.1).

Pode ser realizada ressonância magnética de encéfalo na fase aguda, mas o exame não é considerado custo-efetivo nesse momento e não deve atrasar o tratamento trombolítico. A sequência de difusão é mais sensível que a tomografia na detecção de isquemia aguda. Na grande maioria das vezes as áreas em que há restrição verdadeira, ou seja, diminuição do coeficiente aparente de difusão, irão corresponder a áreas de morte tecidual. Nas sequências de FLAIR *(Fluid Attenuation Inversion Recovery)* e T2, as áreas de infarto aparecem como áreas de hipersinal após as primeiras horas (Figura 35.2). As sequências de susceptibilidade magnética detectam áreas de hemorragias, incluindo micro-hemorragias, como áreas de hipossinal devido às propriedades paramagnéticas da desoxiemoglobina[13].

Além da confirmação do AVCI, outros exames são recomendados para a avaliação de indicação de tratamento endovascular. A angiotomografia ou a angiorressonância podem mostrar oclusões de artérias de grande calibre (Figura 35.2). Imagens de perfusão por tomografia ou ressonância podem ser utilizadas para definir a elegibilidade para trombectomia entre 6 e 24 horas após o início dos sintomas. A perfusão por ressonância magnética é avaliada através de métricas relacionadas à passagem de gadolínio pela vasculatura encefálica. Esses exames fornecem um "retrato" de parâmetros de perfusão e não devemos esquecer que o processo de isquemia é bastante dinâmico, podendo haver variabilidade individual na extensão e velocidade de sua instalação[14]. Um dos parâmetros que influencia fortemente esse processo é o estado da circulação colateral (Figura 35.1).

Após a avaliação e as condutas emergenciais, as circunstâncias de instalação dos sintomas, os fatores de risco para doença vascular, sintomas sugestivos de ataque isquêmico transitório, antecedentes de doença cerebrovascular, coronária ou arterial periférica, assim como as medicações em uso devem ser cuidadosamente avaliados. No exame físico, enfatizamos a necessidade de ausculta cardíaca, palpação de pulsos nos quatro membros, ausculta de artérias carótidas e vertebrais. O exame neurológico permitirá a inferência da localização da lesão a ser confirmada por exames de neuroimagem. Após a anamnese e o exame físico, o neurologista deve ser capaz de formular hipóteses diagnósticas sindrômicas, topográficas (encefálicas e vasculares) e etiológicas para o AVCI.

Os principais diagnósticos diferenciais do AVCI são: AVC hemorrágico, enxaqueca com aura, hipo/hiperglicemia, crises epilépticas (período pós-ictal), tumores ou abscessos cerebrais, intoxicações, traumatismo cranioencefálico, doenças desmielinizantes, síncope, infecções sistêmicas, encefalopatia de Wernicke e encefalopatia por hipertensão arterial[11].

Figura 35.1 – Sinais precoces de acidente vascular cerebral isquêmico na fase aguda evidenciados pelo apagamento de sulcos, perda da diferenciação entre substância branca e cinzenta e áreas levemente hipoatenuantes no território da artéria cerebral média direita. Adicionalmente, a figura à esquerda mostra sinal da artéria cerebral média hiperdensa à direita representando respectivamente trombo nas porções M1 da artéria cerebral média. A imagem da direita (angiotomografia) mostra oclusão da artéria cerebral média direita, com perfusão parcial de seu território através de circulação colateral.

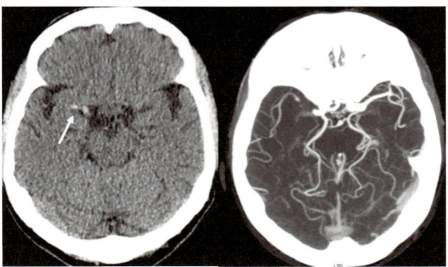

Figura 35.2 – Imagens de ressonância magnética realizada 24 horas após início dos sintomas de acidente vascular cerebral isquêmico no território da artéria cerebral média, comprometendo região perisylviana, ínsula, corpo estriado, cápsulas interna e externa/extrema. Em cima, à esquerda: imagem de difusão; à direita, mapa de coeficiente aparente de difusão. Abaixo, à esquerda: imagem FLAIR. Abaixo, à direita, ausência de sinal na porção supraclinoide da artéria carótida interna e dos segmentos M1 e de parte do M2 da artéria cerebral média à esquerda, sugerindo oclusão ou estenose muito grave.

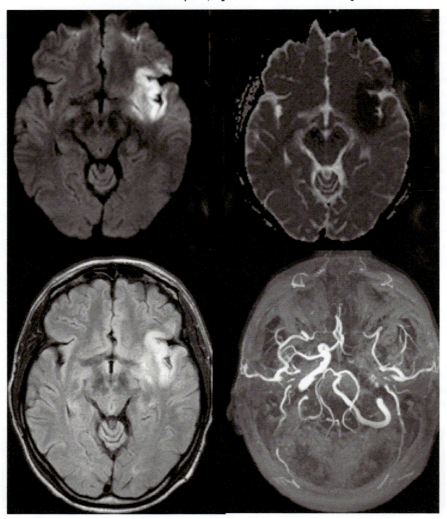

Além dos exames de imagem, recomenda-se a realização de exames laboratoriais e de um eletrocardiograma (Capítulo 17). Estes exames são importantes para as condutas terapêuticas a seguir.

Tratamento na fase aguda

Na fase aguda, as principais perguntas que o neurologista deve se fazer são:
1. O paciente está estável? O nível de consciência deve ser avaliado e o paciente deve ser intubado para proteção de via aérea e ventilação adequada, se estiver em coma. A glicemia capilar, a pressão arterial e a frequência cardíaca devem ser aferidas na admissão.

2. O diagnóstico pode ser um AVCI? Caso sim, a avaliação por tomografia ou ressonância deve ser realizada rapidamente.
3. Se o paciente tem um AVCI, é potencialmente elegível para trombólise endovenosa ou tratamento endovascular?

Trombólise endovenosa

A trombólise endovenosa beneficia pacientes com AVCI quando realizada até 4,5 horas após o início dos sintomas de acordo com critérios de elegibilidade (Quadro 35.1). A dose preconizada de rt-PA (alteplase) é 0,9 mg/kg (dose máxima de 90 mg em 60 minutos, com 10% da dose administrada em 1 minuto). O número necessário para tratamento (NNT) para redução de incapacidade foi estimado em 8 a partir do estudo NINDS (*National Institutes of Neurological Disorders and Stroke rt-PA Study*), publicado em 1995 e no qual o tratamento foi realizado até 3 horas. O NINDS foi um verdadeiro divisor de águas na área de doenças cerebrovasculares. Dados de outros estudos como o ECASS-III, SITS-MOST, SITS-NEW e CASES reforçaram as conclusões sobre os benefícios da trombólise[8,10]. Outras drogas como o tenecteplase têm sido avaliadas com resultados encorajadores[10]. No futuro é possível que novos estudos tragam critérios adicionais de neuroimagem para a administração de trombólise endovenosa, permitindo o tratamento de pacientes além da janela terapêutica recomendada atualmente.

Além da tomografia de crânio, o único exame imprescindível para pacientes sem risco aumentado de distúrbios de coagulação é a glicemia capilar. A trombólise pode ser iniciada em pacientes sem antecedentes de condições que aumentem o risco do procedimento, como uso de varfarina, heparina ou plaquetopenia. Porém, os exames devem ser colhidos e analisados rapidamente (p. ex.: o procedimento trombolítico deve ser interrompido se a contagem de plaquetas for inferior a < 100.000/mm^3 ou o RNI for > 1,7)[10].

A realização de exames como angiotomografia, perfusão por tomografia ou ressonância não devem retardar o procedimento trombolítico, que deve ter prioridade. Para pacientes que tenham acordado com o déficit neurológico (*wake-up strokes*) o estudo WAKE-UP mostrou benefício da trombólise endovenosa, desde que não haja alterações na sequência de FLAIR (*fluid attenuation inversion recovery*) no exame de ressonância magnética[15]. Esse estudo excluiu indivíduos com pontuação > 25 na escala de AVC do NIH, que tivessem mais de 80 anos ou nos quais fosse indicada trombectomia.

Para pacientes que apresentem pressão arterial sistólica > 185 mmHg ou pressão arterial diastólica > 110 mmHg, no Brasil uma droga comumente utilizada é o nitroprussiato de sódio. O controle da pressão arterial deve ser rigoroso durante a trombólise: aferições devem ser feitas a cada quinze minutos nas primeiras duas horas, de meia em meia hora por seis horas e depois, uma vez por hora por dezesseis horas. A pressão arterial sistólica deve ser mantida abaixo de 180 mmHg e a diastólica, de 105 mmHg[10].

Além da monitorização da pressão arterial, a escala de AVC do NIH deve ser reavaliada com frequência.

Trombectomia

Até 2014, questionava-se a possibilidade de eficácia do tratamento endovascular na fase aguda do AVCI. Os resultados negativos de estudos realizados até então sugeriam que o modelo de "*mismatch*" entre "*core*" e penumbra baseado em métodos avançados de neuroimagem não teria utilidade na prática clínica.

Finalmente, em 2014, foram publicados os resultados do ensaio clínico randomizado holandês MR CLEAN (*Multicenter Randomized Clinical Trial of Endovascular Treatment for Acute Ischemic Stroke in the Netherlands*), mostrando um benefício indubitável do tratamento endovascular até 6 horas após o início dos sintomas em pacientes com lesões proximais em artérias intracranianas de grande calibre (parte distal da artéria carótida interna, artéria cerebral média – segmentos M1 ou M2 – e artéria cerebral anterior – segmentos A1 ou A2). Até o final de 2015, outros quatro ensaios clínicos (Tabela 35.1) confirmaram o benefício do tratamento endovascular com dispositivos denominados *stent retrievers* em indivíduos com lesões localizadas no "T" carotídeo ou na porção proximal da artéria cerebral média. O NNT variou de 3 a 7[8]. Outros estudos corroboraram estas conclusões. A trombectomia mecânica não exclui a realização de trombólise endovenosa: os procedimentos devem ser realizados simultaneamente em pacientes elegíveis para ambos.

Em linhas gerais, com base nestes estudos, a trombectomia mecânica deve ser realizada por profissionais treinados, até 6 horas após o início dos sintomas. A avaliação de **mismatch** não é um critério de elegibilidade dentro desta janela terapêutica e, por esse motivo, exames de difusão e perfusão não devem ser realizados, pois consomem um tempo precioso. O procedimento deve ser feito em indivíduos com 18 anos ou mais, sem incapacidade prévia (pontuação de 0 ou 1 na escala modificada de Rankin) que apresentem pontuação mínima de 6 na escala de AVC do NIH, desde que a pontuação na escala ASPECTS seja de 6 ou mais, que seja evidenciada uma oclusão da artéria carótida interna ou do segmento M1 da artéria cerebral média e que não haja contraindicações (Capítulo 7)[16].

Em 2017, foi publicado o estudo DAWN (*DWI or CTP Assessment with Clinical Mismatch in the Triage of Wake-Up and Late Presenting Strokes Undergoing Neurointervention with Trevo*)[17] e em 2018, o estudo DEFUSE 3 (*Endovascular Therapy Following Imaging Evaluation for Ischemic Stroke*)[18]. No DAWN, pacientes com 18 anos ou mais foram randomizados para tratamento convencional ou tratamento com trombectomia até 24 horas após o início dos sintomas, desde que tivessem infartos muito pequenos e que houvesse uma dissociação "clínico-radiológica": para pacientes com mais de 80 anos, pontuação mínima de 10 na escala de AVC do NIH e volume de infarto < 21 mL; para pacientes com menos de 80 anos, pontuação ≥ 20 na escala de AVC do NIH e volume de infarto < 51 mL ou pontuação ≥ 10 na escala de AVC do NIH e volume de infarto < 31 mL. O volume de *core* foi avaliado por perfusão por tomografia ou por sequências de difusão em ressonância magnética encefálica. Entre os critérios de exclusão do estudo estão incapacidade antes do AVCI, antecedente de traumatismo cranioencefálico grave nos últimos 3 meses, contagem de plaquetas < 50.000/μL, RNI > 3,0, entre outros. A trombectomia foi superior ao tratamento conservador, com um NNT de 2 para redução de incapacidade.

No DEFUSE 3, pacientes com infartos pequenos (< 70 mL) e uma razão entre o volume de hipoperfusão e o volume de infarto > 1,8 foram randomizados para trombectomia mecânica ou tratamento convencional entre 6 e 16 horas após o início dos sintomas. Para a seleção de pacientes, foram realizados exames de perfusão por tomografia ou ressonância. Da mesma forma que no DAWN, no DEFUSE 3 a trombectomia foi superior ao tratamento conservador, com um NNT de 2 para redução de incapacidade.

Nos dois estudos, os resultados foram excelentes, com NNT que estão entre os menores na Medicina. Estas intervenções são capazes de diminuir drasticamente o risco de incapacidade em casos graves, desde que muito bem selecionados. Devido aos avanços rápidos na área, é necessária a atualização frequente de neurologistas em relação aos critérios de elegibilidade e à janela terapêutica para esses procedimentos.

Outros cuidados

Mesmo que o paciente não seja elegível para trombólise ou trombectomia, ainda há muito a ser feito na fase aguda. Mais informações sobre o manejo do AVCI nesta fase estão no Capítulo 17. O cuidado deve ser realizado por uma equipe multiprofissional em uma Unidade de AVC, parte de um hospital definida geograficamente, com uma equipe especializada e multidisciplinar formada por médicos, enfermeiros, fisioterapeutas, terapeutas ocupacionais, fonoaudiólogos e assistentes sociais. A internação em uma Unidade de AVC é uma conduta

Tabela 35.1 – Estudos publicados entre 2014 e 2015 em trombectomia – principais características e resultados

Característica	MR CLEAN (n=500)	ESCAPE (n=316)	EXTEND IA (n=70)	SWIFT PRIME (n=196)	REVASCAT (n=206)
Principais Critérios de Inclusão					
Gerais	≥ 18 anos; oclusão em circulação anterior (ACI distal, M1, M2, A1 ou A2)	≥ 18 anos; oclusão de ACI, M1 ou M2; ASPECTS 6-10 (TC); boa circulação colateral	≥ 18 anos; oclusão de ACI, M1, M2; TEV até 4,5h; "penumbra" em PCT	18-80 anos; oclusão de ACI, M1; TEV até 4,5h; ASPECTS 6-10 (TC) ou "penumbra" em PCT#	18-80 anos; oclusão de ACI, M1; ASPECTS 7-10 (TC) ou ≥ 6 (RM, DWI)
Diagnóstico da oclusão	ACT, ARM ou ASD	ACT (preferida)	ACT	ACT ou ARM	ACT, ARM ou ASD
NIHSS	≥ 2	> 5	Sem restrição	8-29	≥ 6
Intervenções					
GE	TCT ± TIA + "Usual"	TCT ± TIA + "Usual"	TCT + TEV	TCT + TEV	TCT + "Usual"
GC	"Usual"	"Usual"	TEV	TEV	"Usual"
% TEV no GC	90,6%	78,7%	100%	100%	77,7%
% TEV no GE	87,1%	72,7%	100%	100%	68%
Dispositivo de TCT	Vários	Vários	"Stent retriever" Solitaire FR®	"Stent retriever" Solitaire FR® ou Solitaire 2®	"Stent retriever" Solitaire FR®
Tempo máximo-TCT após UHVN	6 h	12 h	6 h	6 h	8 h
Desfechos primários	EMR em 90 dias	EMR em 90 dias	Melhora neurológica precoce	EMR em 90 dias	EMR em 90 dias
GE	3 (2-5)	2	80%	2 (1-4)	NA
GC	4 (3-5)	4	37%	3 (2-5)	NA
Odds Ratio	1,67 (1,21-2,3)	3,1 (2,0–4,7)	6,8 (2,3-20)	-	1,7 (1,05-2,8)
EMR 0-2 em 90 dias					
GE	32,6%	53%	71%	60,1%	43,7%
GC	19,1%	29,3%	40%	35,5%	28,2%
Diferença absoluta	13,5%	23,7%	31%	24,6%	15,5%
Desfechos de segurança					
Mortalidade, diferença	NS	< no GE (S)	NS	NS	NS
HIC sintomática	NS	NS	NS	NS	NS

A = artéria cerebral anterior; a = artéria; ACI = artéria carótida interna; ACT = angiotomografia; ARM = angiorressonância; ASD = arteriografia por subtração digital; ASPECTS = Alberta Stroke Program Early CT Score; dt = intervalo de tempo (mediana, em minutos); DWI = difusão; EMR = escala modificada de Rankin; GC = grupo controle; GE = grupo experimental; HIC = hemorragia intracraniana; M = artéria cerebral média; NS = não significativo estatisticamente; PCT = perfusão por tomografia; S = significativo estatisticamente; TC = tomografia computadorizada; TCT = trombectomia; TEV = trombólise endovenosa com alteplase; TIA = trombólise intra-arterial; TICI = classificação modificada do tempo de isquemia cerebral, varia de 0 (ausência de fluxo) a 3 (fluxo normal); UHVN = último horário visto normal.

custo-efetiva que beneficia pacientes com diferentes níveis de gravidade de comprometimento neurológico[10,19,20]. O NNT para redução de morte ou dependência é 16.

Definição etiológica

Para a prevenção de novos eventos, é essencial a busca de definição etiológica do AVCI. A anamnese detalhada, o exame físico geral (com ênfase para ausculta cardíaca, palpação de pulsos, avaliação dos olhos e da pele) e o exame neurológico minucioso são fundamentais. Não há consenso sobre os exames a serem realizados ou sobre um "padrão-ouro" de classificação.

De modo geral, os principais grupos etiológicos são: aterosclerose de grande artéria (responsável por cerca de 20% dos casos), embolia cardioaórtica (20%), oclusão de pequena artéria (outrora denominada etiologia "lacunar"; 25%), outras etiologias menos frequentes (5%) e etiologia indeterminada (30%). Os sistemas de classificação podem ser "causais" (baseados em etiologias presumidas de AVCI e não, na demonstração direta da causa como no caso de verificação anatomopatológica) ou "fenotípicos" (baseadas na organização lógica de resultados de exames)[21].

A Tabela 35.2 mostra os elementos dos principais sistemas de classificação[21]. Entre as diferenças quanto aos critérios utilizados para a definição etiológica, está a variação no valor atribuído ao forame oval patente como possível etiologia do AVCI, como demonstrado na Tabela 35.3 que apresenta as principais cardioaórticas de embolia de acordo com cada um dos três sistemas principais utilizados. Um paciente de 40 anos com um AVCI no território da artéria cerebral média e um forame oval patente, sem trombos aderidos ao forame, sem trombose venosa profunda ou outras possíveis causas após investigação completa, teria sua etiologia classificada como "embolia cardíaca possível" de acordo com critérios do estudo TOAST (*Trial of ORG 10172 in Acute Stroke Treatment*), embolia cardioaórtica possível de acordo com a CCS (*Causative Classification of Stroke*) causal, "Lesão de grande artéria ausente, fonte menor de embolia cardíaca, infarto lacunar ausente e outra causa ausente" de acordo com a CCS fenotípica, e A0-S0-C3- O0-D0 de acordo com a ASCOD.

Algumas das principais causas menos frequentes de AVCI (outras etiologias determinadas) são apresentadas no Quadro 35.2[4].

Tabela 35.2 – Principais sistemas de classificação etiológica do acidente vascular cerebral isquêmico

Característica	TOAST	CCS	ASCOD
Ano de publicação	1993	2005-2007	2009-2013
Número de categorias principais	5	5 (causal) e 95 (fenotípica)	625 (fenotípica)
Etiologias	Principais	Causais	Fenotípicos
	Aterosclerose de grande artéria	Aterosclerose de grande artéria	Aterotrombose (A)
	Embolia cardíaca	Embolia cardioaórtica	Embolia cardíaca (C)
	Oclusão de pequena artéria	Oclusão de pequena artéria	Doença de pequenos vasos (S)
	Outra etiologia determinada	Outra etiologia determinada	Outras causas incomuns (O)
	Etiologia indeterminada	Etiologia indeterminada	Dissecção (D)

ASCOD = *atherothrombosis, small vessel disease, cardiac causes, other uncommon causes, dissection*. CCS = *Causative Classification of Stroke System*. TOAST = *Trial of ORG 10172 in Acute Stroke Treatment*.

Tabela 35.3 – Fontes de embolia cardíaca ou aórtica de acordo com critérios do estudo TOAST (*Trial of ORG 10172 in Acute Stroke Treatment*) e de acordo com as classificações ASCOD (*Atherothrombosis, Small vessel disease, Cardiac causes, Other uncommon causes, Dissection*) e CCS (*Causative Classification of Stroke System*)

TOAST	CCS	ASCOD
Fontes de alto risco • Fibrilação atrial (exceto "solitária") • Trombo em átrio esquerdo • Estenose mitral com fibrilação atrial • Prótese valvar mecânica • Doença do só sinusal • Infarto agudo do miocárdio (< 1 mês) • Trombo no ventrículo esquerdo • Miocardiopatia dilatada • Acinesia em ventrículo esquerdo • Mixoma atrial • Endocardite infecciosa **Fontes de médio risco** • *Flutter* atrial • Fibrilação atrial "solitária" ou idiopática • Prolapso de valva mitral • Calcificação de anel mitral • Estenose mitral sem fibrilação atrial • Contraste espontâneo em átrio esquerdo • Aneurisma de septo interartrial • Forame oval patente • Prótese cardíaca biológica • Endocardite não bacteriana • Insuficiência cardíaca congestiva • Hipocinesia segmentar de ventrículo esquerdo • Infarto do miocárdio (> 1 mês, < 6 meses)	**Fontes de alto risco** • Fibrilação atrial • *Flutter* atrial • Trombo no átrio esquerdo • Trombo no ventrículo esquerdo • Doença do nó sinusal • Infarto do miocárdio recente • Doença valvar mitral reumática ou aórtica • Infarto do miocárdio em fase crônica e fração de ejeção < 28% • Insuficiência cardíaca congestiva sintomática com fração de ejeção < 30% • Cardiomiopatia dilatada não isquêmica • Endocardite não bacteriana • Endocardite infecciosa • Fibroelastoma papilar • Mixoma de átrio esquerdo **Fontes com risco primário baixo ou incerto de AVCI** • Calcificação de anel mitral • Forame oval patente • Aneurisma de septo interatrial • Aneurisma de septo interatrial e forame oval patente • Aneurisma de ventrículo esquerdo sem trombo • Contraste espontâneo no átrio esquerdo • Ateroma complexo na aorta ascendente ou em arco proximal • Outros (bloqueio atrioventricular de terceiro grau, síndromes de pré-excitação, entre outros)	**Definitivamente etiologias em potencial** • Fibrilação atrial • *Flutter* atrial • Trombo mural em câmaras esquerdas • Doença do nó sinusal • Infarto do miocárdio < 4 semanas • Estenose mitral • Prótese valvar • Aneurisma de ventrículo esquerdo • Miocardiopatia dilatada ou hipertrófica • Fração de ejeção < 35% • Endocardite • Massa intracardíaca • Forame oval patente e trombo *in situ* • Forame oval patente e embolia pulmonar concomitante ou trombose venosa profunda proximal precedendo o AVCI **Causalidade incerta** • Forame oval patente e aneurisma de septo interatrial • Forame oval patente e embolia pulmonar ou trombose venosa profunda concomitante • Contraste espontâneo no ecocardiograma • Acinesia de ventrículo esquerdo com fração de ejeção > 35% • Antecedente de infarto do miocárdio ou palpitação e múltiplos infartos em territórios anterior e posterior • Infarto sistêmico (rim, mesentério, baço) ou embolia para membros **Causalidade improvável** • Forame oval patente • Aneurisma de septo interatrial • Calcificação de anel mitral • Calcificação de valva aórtica • Acinesia não apical de ventrículo esquerdo • Excrescências de Lambl

ASCOD = atherothrombosis, small vessel disease, cardiac causes, other uncommon causes, dissection. CCS = Causative Classification of Stroke System. TOAST = Trial of ORG 10172 in Acute Stroke T.

Quadro 35.2 – Causas menos comuns de acidente vascular cerebral isquêmico

Lesões ou disfunções arteriais

Dissecções cervicocefálicas, síndrome de vasoconstricção reversível, doença de Moyamoya, anemia falciforme, membrana carotídea, infarto enxaquecoso, uso de drogas como cocaína, anfetamina e *ecstasy*, arteriopatias infecciosas (tuberculose, fungos, meningite bacteriana, sífilis, HIV, pós-varicela); arteriopatias pós-radioterapia, arteriopatias inflamatórias (arterite de Takayasu, arterite de células gigantes, angiite primária do sistema nervoso central, síndrome de Churg-Strauss, doença de Behçet, poliarterite nodosa, doença de Kohlmeier-Degos, síndrome de Cogan), arteriopatia transitória da infância, arteriopatias hereditárias ou genéticas (doença de Fabry, displasia fibromuscular, síndrome de Susac, doliectasia, arteriopatia cerebral autossômica dominante com infartos subcorticais e leucoencefalopatia [CADASIL], arteriopatia cerebral autossômica recessiva com infartos subcorticais e leucoencefalopatia [CARASIL], hiper-homocisteinemia, neurofibromatose do tipo I)

Condições hematológicas

Trombocitopenia induzida por heparina, trombofilias não genéticas (síndrome do anticorpo antifosfolípide, lúpus eritematoso sistêmico, gestação e puerpério, câncer, uso de anticoncepcionais, uso de esteroides anabolizantes e eritropoietina, síndrome nefrótica, trombofilias de causa genética (deficiências de proteína S, C, antitrombina III, mutação do fator V de Leiden e mutação do gene G20210 da protrombina). A associação entre as últimas e o AVCI tem sido questionada; sua relação é mais clara com tromboses venosas que arteriais.

Adaptado de Singhal e cols.[4]

Entre os AVCIs de etiologia indeterminada, podemos encontrar casos de investigação incompleta, de mais de uma etiologia identificada, ou de ausência de uma etiologia claramente definida apesar de investigação extensa. Nessa categoria, destacamos o "AVCI embólico de fonte indeterminada" (*embolic stroke of undetermined origin*, ESUS), cuja frequência varia de 9 a 25%[22]. Os critérios diagnósticos propostos em pacientes submetidos a monitorização de ritmo cardíaco por no mínimo 24 horas são mostrados no Quadro 35.3. O diagnóstico de ESUS é mais comum em indivíduos jovens, com infartos pequenos. Entre as possíveis causas aventadas estão: valvopatia mixomatosa com prolapso, calcificação de anel mitral, estenose aórtica, taquicardia atrial, aneurisma de septo atrial, rede de Chiari, endomiocardiofibrose, endocardite não infecciosa associada a neoplasias, placas ulceradas em arco aórtico ou em artérias cervicais/intracranianas sem estenoses significativas, fístula arteriovenosa pulmonar, forame oval patente e aneurisma de septo interartrial.

Quadro 35.3 – Critérios propostos para diagnóstico de AVCI embólico de fonte indeterminada (*embolic stroke of undetermined origin*, ESUS) em pacientes submetidos a monitorização de ritmo cardíaco por no mínimo 24 horas, ecocardiograma transtorácico, investigação de fontes de embolia em artérias, eletrocardiograma, tomografia ou ressonância magnética de encéfalo

1) AVCI não lacunar (ou seja, > 1,5 cm em imagens de tomografia ou 2 cm em imagens de ressonância)

2) Ausência de aterosclerose cervical ou intracraniana que cause estenoses > 50% em artérias responsáveis pela irrigação do território onde está localizado o infarto

3) Nenhuma fonte de alto risco de embolia cardíaca (fibrilação atrial permanente ou paroxística, flutter atrial sustentado; trombo intracavitário, prótese valvar, mixoma ou outros tumores cardíacos; estenose mitral, infarto do miocárdio há menos de 4 semanas, fração de ejeção < 30%, vegetações valvares ou endocardite infecciosa)

4) Nenhuma outra causa identificada de AVCI (p. ex.: enxaqueca, dissecção, entre outras)

Fonte: Hart e cols. (Lancet Neurol. 2014).

Os exames solicitados na fase aguda foram listados no Capítulo 17. Para a investigação etiológica e planejamento da prevenção de recorrência de AVCI e doença vascular, habitualmente são realizados os seguintes exames complementares: hemograma, bioquímica, função hepática, coagulograma; sorologia para lues e HIV; sorologia para doença de Chagas a depender de antecedentes epidemiológicos; perfil lipídico; beta-HCG em mulheres em idade fértil caso haja dúvida quanto a uma possível gestação. De acordo com a suspeita clínica e a idade do paciente, podem ser solicitados: bateria toxicológica, exames de sangue e urina para investigação de doenças autoimunes, eletroforese de hemoglobina, liquor, biópsia de pele, hormônios tireoidianos, lipoproteína-a.

Para a identificação de causas cardíacas em potencial, além do eletrocardiograma, solicita-se um ecocardiograma transtorácico e, em casos selecionados (exemplos: suspeitas de endocardite, dissecção, placas de aterosclerose ou trombos em aorta), um ecocardiograma transesofágico. Quando há suspeita de fibrilação atrial, *flutter* ou outros distúrbios de ritmo é solicitado o Holter de 24 ou 72 horas, porém a sensibilidade do exame é baixa. Há controvérsia quanto à indicação de monitorização prolongada de ritmo cardíaco, uma vez que até o momento, não há evidências de que o risco-benefício da anticoagulação baseada na detecção de fibrilação atrial por esse método diagnóstico seja semelhante à da anticoagulação baseada em um diagnóstico efetuado por eletrocardiograma ou Holter. Em casos de forte suspeita de embolia e ausência de documentação de fontes em potencial, a monitorização prolongada pode ser considerada mas seu impacto terapêutico é incerto.

A ressonância magnética não precisa ser solicitada em todos os pacientes com AVCI mas é útil em condições para as quais a tomografia de crânio tem baixa sensibilidade como infartos em tronco, lesões lacunares e infartos embólicos pequenos em mais de um território arterial. A ressonância cervical com a sequência de T1 com supressão de gordura ou a sequência de T1 intracraniana, assim como o estudo da parede do vaso (*vessel wall imaging*) podem fornecer informações valiosas em casos de dissecção[23] (Figura 35.3).

Para a identificação de fontes arteriais de embolia, recomenda-se o estudo de vasos através de angiotomografia ou angiorressonância. O arco aórtico, as artérias cervicais e as intracranianas devem ser avaliados (p. ex.: exames específicos da parede do vaso têm sido investigados para o diagnóstico diferencial entre aterosclerose, vasculite e dissecção). O Doppler

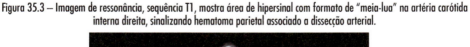

Figura 35.3 – Imagem de ressonância, sequência T1, mostra área de hipersinal com formato de "meia-lua" na artéria carótida interna direita, sinalizando hematoma parietal associado a dissecção arterial.

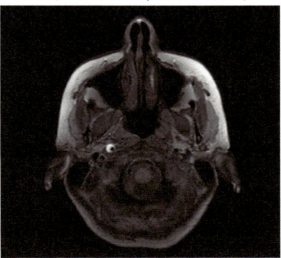

de carótidas e vertebrais, assim como o Doppler transcraniano, também podem ser solicitados e fornecer informações complementares. A arteriografia por subtração digital é raramente indicada. Pode ser realizada quando há forte dúvida diagnóstica quanto a diagnósticos de vasculite ou dissecção cervicocefálica, entre outras indicações.

Para que se chegue a um diagnóstico etiológico, todos os dados clínicos e de exames complementares devem ser avaliados conjuntamente.

Prevenção de recorrência

A Tabela 35.4 resume as principais intervenções baseadas em evidências para prevenção de recorrência do AVCI[24,25]. Ainda carecemos de informações sobre a eficácia de vários tratamentos frequentemente utilizados na prática clínica. O Quadro 35.4 exemplifica níveis de evidência para a anticoagulação na prevenção de diferentes causas de embolia cardíaca. O ESUS aparenta um risco de recorrência não desprezível (4% ao ano) apesar do uso de drogas antiagregantes. No momento, contudo, não há evidências para embasar o tratamento anticoagulante nestes pacientes.

O uso de estatinas é recomendado em pacientes com AVCI por aterosclerose, mas há controvérsias quanto à sua indicação quando outras etiologias são identificadas, assim como em relação ao uso de metas de LDL-colesterol ou de doses fixas de estatinas (Tabela 35.5)[26-29].

Embora a endarterectomia seja considerada a intervenção preferencial em pacientes com estenoses carotídeas sintomáticas superiores a 50%, desde que o risco de AVC ou morte

Tabela 35.4 – Benefício de estratégias de prevenção secundária no acidente vascular cerebral isquêmico, principais estudos que embasaram estas estratégias e número necessário para tratamento (NNT)

Intervenção	Estudo/comparação	Desfecho primário	NNT
Redução de pressão arterial	PROGRESS. Inibidor de enzima conversora e placebo	Qualquer AVC	97
Uso de estatinas	SPARCL. Estatina e placebo em pacientes com AIT ou AVCI ou AVCH	Primeiro AVC após o evento cerebrovascular	220
Aspirina, exceto se indicação de anticoagulação	ATTC. Metanálise de estudos comparando aspirina e placebo	AVC fatal ou não fatal, IAM fatal ou não fatal, morte por causas vasculares	100
Clopidogrel	CAPRIE. Aspirina e clopidogrel	AVCI, IAM e morte por causas vasculares	196
Aspirina e dipiridamol	ESPS2. Aspirina + dipiridamol e aspirina	AVC	74
Estenose carotídea crítica	NASCET. Endarterectomia e tratamento clínico	AVCI ipsilateral	9
Fibrilação atrial			
Varfarina	EAFT. Varfarina e placebo	Qualquer AVC	12
Dabigatrana	RE-LY. Dabigatrana e varfarina	AVC ou embolia periférica	172#
Rivaroxabana	ROCKET. Rivaroxabana e varfarina	AVC ou embolia periférica	NI
Apixabana	ARISTOTLE. Apixabana e varfarina	AVC ou embolia periférica	303
Edoxabana	ENGAGE-AF TIMI 48. Edoxabana e varfarina	AVC ou embolia periférica	NI

Dose de 150 mg 2x/dia. NI = não inferior (estudo de não inferioridade).
Adaptada de Davis e Donnan, 2012.

Quadro 35.4 – Exemplos de níveis de evidência de recomendações de anticoagulação para prevenção de recorrência em acidente vascular isquêmico causado por embolia cardíaca de acordo com a American Heart Association/American Stroke Association.
AVCI = acidente vascular cerebral isquêmico. AIT = ataque isquêmico transitório

Classe I, nível A: fibrilação atrial
Classe I, nível C: trombos em ventrículo esquerdo até 3 meses após infarto agudo do miocárdio, próteses mecânicas, trombose em ventrículo ou átrio esquerdos de duração incerta
Classe IIb, nível B: miocardiopatia dilatada
Classe IIb, nível C: estenose mitral reumática, AVCI ou AIT em vigência de antiagregantes em indivíduos com próteses valvares biológicas; até 3 meses após infarto do miocárdio na ausência de trombos mas na presença de discinesia ou acinesia

Fonte: Kernan e cols. Stroke 2014.

periprocedimento seja inferior a 6%[27], alguns individualizam a conduta em pacientes com estenoses entre 50 e 69% sem uso prévio de antiagregantes e estatinas, uma vez que o tratamento clínico baseado nestas medicações foi pouco intensivo quando o ensaio clínico pioneiro NASCET (*North American Symptomatic Carotid Endarterectomy Trial*) foi realizado quando comparado ao realizado atualmente. Portanto, conclusões deste estudo podem ter perdido validade interna, em particular para pacientes com estenoses entre 50 e 69% nos quais o benefício do procedimento é menor, quando comparado ao do procedimento em pacientes com estenoses iguais ou maiores a 70%.

A angioplastia com *stent* é uma alternativa à endarterectomia, principalmente em indivíduos com menos de 70 anos. Entre os pontos importantes para a escolha do procedimento de revascularização carotídea estão a taxa de complicações periprocedimento no centro onde a endarterectomia ou a angioplastia será realizada, assim como a gravidade da doença coronária preexistente[27]. O risco de infarto do miocárdio foi maior após endarterectomia que angioplastia e o oposto ocorreu em relação ao risco de AVC no estudo CREST (*Carotid Revascularization Endarterectomy vs. Stenting Trial*). Os resultados em longo prazo destes procedimentos parecem ser muito semelhantes.

Em indivíduos com AVCI causado por aterosclerose intracraniana, pode ser considerado o uso de dupla antiagregação com aspirina e clopidogrel por 90 dias, embora ainda não haja evidências definitivas de superioridade dessa conduta em relação à aspirina. Os resultados do estudo SAMMPRIS (*Stenting and Aggressive Medical Management for Preventing Recurrent Stroke in Intracranial Stenosis*), no qual pacientes com estenoses causadas por aterosclerose intracraniana e AVCI não incapacitante ou ataque isquêmico transitório foram randomizados para tratamento clínico ou tratamento clínico e angioplastia, contribuíram para estimular o uso da dupla antiagregação[30]. Contudo, não é possível saber se a taxa de recorrência mais baixa deste estudo, quando comparado a estudos anteriores como o WASID (*Warfarin–Aspirin Symptomatic Intracranial Disease*) deveu-se à dupla antiagregação ou a um "pacote" de intervenções que incluiu, além dessa intervenção, uso de estatinas, cessação de tabagismo, tratamento de diabetes, redução de peso e mudanças de hábitos de vida, incluindo atividade física[31].

Adicionalmente, os resultados do estudo SAMMPRIS indicaram que a angioplastia intracraniana não deva ser realizada em pacientes clinicamente estáveis, sem episódios de recorrência de eventos isquêmicos apesar do tratamento clínico[31]. Ainda não há evidências fortes a favor ou contra a realização da intervenção em pacientes que continuem a ter eventos apesar da maximização do tratamento medicamentoso e do controle de fatores de risco para doença vascular.

Ainda com relação à dupla antiagregação, o estudo chinês CHANCE (*Clopidogrel in High-Risk Patients with Acute Nondisabling Cerebrovascular Events*) sugeriu que sua administração

Tabela 35.5 – Diretrizes de uso de estatinas de acordo com diferentes autores. Aterosclerose manifesta: síndrome coronariana aguda, antecedente de infarto agudo do miocárdio, angina estável ou instável, revascularização coronária, acidente vascular cerebral ou ataque isquêmico transitório presumivelmente por aterosclerose e doença ou revascularização arterial periférica

Diretriz da AHA/ASA (Kernan e cols., 2014)	Diretriz da ACC/ASA (Grundy e cols., 2018)	Diretriz da ESC (2019)	Diretriz Brasileira (2017)
• Estatina de alta intensidade de efeito é recomendada para AVCI causado por aterosclerose se LDL ≥ 100 mg/dL (Classe I, nível B) ou < 100 mg/dL (Classe I, nível C) • Para AVCI associado a aterosclerose manifesta em outros leitos vasculares, seguir as recomendações de dieta, exercício e uso de estatinas de acordo com as diretrizes de 2013 (Classe I, nível A)	• Se risco muito alto de eventos futuros (p. ex.: AVCI por aterosclerose): Estatina de alta intensidade • Se ausência de risco muito alto e LDL ≥ 190 mg/dL: estatina de alta intensidade (moderada se não for candidato) • Se diabetes e LDL ≥ 70 mg/dL: estatina de moderada ou alta intensidade se 40-75 anos • Se ausência de aterosclerose manifesta ou *diabetes mellitus* e risco cardiovascular em 10 anos ≥ 7,5% e idade 40-75 anos: estatina de moderada intensidade. Se risco < 20%: considerar escore de cálcio coronário na tomada de decisão	• Estatina de alta intensidade de efeito é recomendada em AVCI ou AIT para prevenção secundária (Classe I, nível A)	• Avaliar de acordo com: – Risco muito alto (aterosclerose significativa com ou sem eventos clínicos) – Risco alto: diabetes, aterosclerose subclínica, aneurisma de aorta abdominal, LDL ≥ 190 mg, insuficiência renal crônica – Risco intermediário de acordo com Escore de Risco Global – Risco baixo
Alvo: seguir recomendações das diretrizes de 2013	• Alvo: Se LDL ≥ 70 mg/dL com tratamento maximizado com estatina, considerar associar outras medicações Obs.: para estratificação de risco entre 40 e 75 anos na população americana, utilizar *pooled cohort equations* (http://my.americanheart.org/cvriskcalculator)	• Alvo depende do risco: – Muito alto: redução de LDL em 50%, LDL < 55 mg/dL – Alto: LDL < 70 mg/dL ou redução de LDL em 50%	• Alvo dependente do risco: – Muito alto: LDL ≤ 50 mg/dL – Alto: LDL ≤ 70 mg/dL – Intermediário: LDL ≤ 100 mg/dL – Baixo: LDL ≤ 130 mg/dL

ACC = American College of Cardiologists; AHA = American Heart Association; ASA = American Stroke Association; ESC = European Society of Cardiologists.

entre 1 e 21 dias após AVCIs não cardioembólicos e não incapacitantes ou ataques isquêmicos transitórios possa ser benéfica, quando comparada à aspirina, em relação à recorrência em 90 dias[32]. Considerando o SAMMPRIS e o CHANCE, recomenda-se que a dupla antiagregação nos primeiros 90 dias "possa ser considerada" (American Heart Association/American Stroke Association Classe IIb, nível B). Não há evidências de que o risco-benefício da dupla antiagregação por períodos maiores diminua o risco de AVCI. Além disso, essa intervenção aumenta o risco de hemorragias graves de acordo com os dados do estudo MATCH (*Management of ATherothrombosis with Clopidogrel in High-risk patients*) no qual o tratamento foi realizado por 18 meses[33].

Na dissecção arterial, etiologia relativamente pouco comum de AVCI em geral, que contudo representa sua segunda causa em jovens, a melhor estratégia de prevenção secundária ainda não é clara. No estudo CADISS (*Cervical Artery Dissection in Stroke Study*), não foi encontrada uma diferença significativa em relação ao risco de AVC ipsilateral ou morte em 3 meses em indivíduos com dissecção extracraniana tratados com antiagregantes ou anticoagulantes[34]. Limitações do estudo não permitiram conclusões definitivas sobre a ausência de diferença de efeitos entre os tratamentos com os dois tipos de drogas.

Controvérsias também permanecem quanto à relação causal entre forame oval patente e AVCI, assim como em relação à melhor estratégia de prevenção secundária em indivíduos com esta condição. Após as publicações dos estudos (Tabela 35.6) CLOSE (*Patent Foramen Ovale Closure or Anticoagulants versus Antiplatelet Therapy to Prevent Stroke Recurrence*), RESPECT (*Randomized Evaluation of Recurrent Stroke Comparing PFO Closure to Established Current Standard of Care Treatment*) e Gore REDUCE (*GORE® HELEX® Septal Occluder/GORE® CARDIOFORM Septal Occluder for Patent Foramen Ovale (PFO) Closure in Stroke Patients – The Gore REDUCE Clinical Study*), a possibilidade de benefício da oclusão transcateter do forame assim como os riscos desse procedimento voltaram a ser discutidos[35-37]. O risco de recorrência foi baixo em todos os estudos, assim como a redução absoluta do risco de recorrência. Adicionalmente, foram realizadas modificações na análise ou no desenho, ao longo da execução dos três estudos. Considerando as limitações na interpretação destes trabalhos, a decisão deve ser individualizada e, como sempre que possível em Medicina, tomada em conjunto com o paciente. Deve-se levar em conta o risco de recorrência de eventos cerebrovasculares, o tamanho do forame, a presença de aneurisma de septo interatrial e o risco de complicações pós-procedimento (p. ex.: fibrilação atrial). Outras etiologias de AVCI devem ser extensamente investigadas antes de atribuir-se o evento à embolia paradoxal pelo forame oval.

Ainda de forma geral em relação à prevenção secundária, o tratamento de apneia do sono com pressão positiva pode ser considerado e o **diabetes mellitus**, controlado. O tratamento da obesidade, a cessação do tabagismo e do consumo excessivo de álcool, a adoção de uma dieta saudável e a realização de atividade física são medidas importantes que não devem ser negligenciadas[27].

Reabilitação

A reabilitação tem um papel fundamental na recuperação da independência funcional e da qualidade de vida de pacientes com AVCI. Deve ser iniciada precocemente e depende de uma equipe multiprofissional que trabalhe de forma integrada. Envolve equipes de Enfermagem, Fisioterapia, Terapia Ocupacional, Fonoaudiologia, Psicologia, Fisiatria e, fundamentalmente, familiares/cuidadores. No Brasil, considerando a incidência do AVCI, as instituições voltadas para a reabilitação em caráter domiciliar são escassas. O Serviço Social tem um papel importantíssimo na avaliação das condições de retorno do paciente ao domicílio e ao trabalho. A Tabela 35.7 apresenta algumas das diretrizes de reabilitação publicadas em 2016. De acordo com as mesmas diretrizes, intervenções de neuromodulação como estimulação magnética transcraniana e estimulação transcraniana por corrente contínua permanecem experimentais para comprometimento motor, disfagia ou afasia e não são recomendadas fora de protocolos de pesquisa[19].

Tabela 35.6 – Resumo dos ensaios clínicos CLOSE, Gore REDUCE e RESPECT sobre a oclusão transcateter do forame oval patente (FOP)

	CLOSE	Gore REDUCE	RESPECT (seguimento)
Desenho	Aberto. Desfechos avaliados de forma encoberta.	Aberto. Desfechos avaliados de forma encoberta.	Aberto. Desfechos avaliados de forma encoberta.
Alvo	AVCI 16-60 anos < 6 meses sem outra etiologia além do FOP "grande"* OU associado a aneurisma de septo interatrial	AVCI 18-59 anos < 6 meses sem outra etiologia além do FOP	AVCI 16-60 anos < 9 meses sem outra etiologia além do FOP
Grupos	Tratamento clínico, intervenção	Tratamento clínico, intervenção	Tratamento clínico, intervenção
Risco de recorrência de AVC	0% em 5 anos (intervenção) 4,9% em 5 anos (tratamento clínico)	1,4% em 2 anos (intervenção) 5,4% em 2 anos (tratamento clínico)	0,58%/ano (intervenção) 1,07%/ano (tratamento clínico)
Risco de complicações graves do procedimento	5,9% (intervenção) 0% (tratamento clínico)	1,4% (intervenção) 0% (tratamento clínico)	2,8% (intervenção) 0% (tratamento clínico)
Redução do risco de AVC com intervenção *versus* antiagregantes**	0,03 (0-0,26) P < 0,001	0,23 (0,09-0,62) P = 0,002	0,55 (0,31-0,99) P = 0,046
Redução do risco de AVC incapacitante com intervenção *versus* antiagregantes**	0,33 (0-6,18) P = 0,68	Sem informações	Sem informações
Estudo realizado conforme planejado?	Não. Interrompido precocemente por dificuldades de recrutamento	Não. Plano de análise modificado durante o estudo	Não. Inicialmente planejado seguimento de 2 anos. Após ausência de diferença entre os grupos na análise por intenção de tratamento, a duração do seguimento foi ampliada (média 5,9 anos; análise exploratória, acima).

* Passagem de 30 microbolhas ou mais no átrio esquerdo no ecocardiograma transesofágico, três ciclos após opacificação do átrio direito.

** Hazard Ratio *ou tamanho do efeito*.

AVCI = acidente vascular cerebral isquêmico.

Tabela 35.7 – Orientações para prevenção ou tratamento de condições frequentes após o AVC

Condição	Intervenções
Disfagia	Avaliação em todos os pacientes deve ser realizada na fase aguda antes de definir a via de alimentação (oral/enteral). Fonoterapia pode ser indicada. Gastrostomia pode ser necessária em indivíduos com disfagia crônica.
Afasia	Fonoterapia, treinamento do cuidador mais próximo.
Heminegligência	Terapia ocupacional/fisioterapia com intervenções como prismas, realidade virtual, prática mental, entre outras.
Comprometimento motor	Fisioterapia, terapia ocupacional. Várias opções de intervenções, em geral envolvendo treinamento intensivo de atividades. Em alguns pacientes, terapia robótica, prática mental e fortalecimento muscular podem ser considerados.
Ombro doloroso	Posicionamento correto, fisioterapia, terapia ocupacional. Podem ser considerados: toxina botulínica para reduzir hipertonia, neuromoduladores, bloqueio do nervo supraescapular, estimulação elétrica neuromuscular, injeção subacromial e glenoumeral de corticoides.
Espasticidade	Fisioterapia, terapia ocupacional, toxina botulínica.
Dor central	Lamotrigina e amitriptilina devem ser considerados como primeira linha de tratamento e pregabalina, fenitoína, gabapentina e carbamazepina podem ser empregadas como segunda opção.
Depressão	Inibidores seletivos de recaptação de serotonina, atividade física.
Disfunção sexual	Orientações quanto a preocupações em relação à atividade sexual, uso de medicações que interfiram na libido, limitações físicas e emocionais.
Incontinência urinária e fecal	Avaliar antecedentes de função vesical e intestinal antes do evento vascular. Esvaziamento vesical e exercícios para o assoalho pélvico.
Descondicionamento cardiopulmonar	Programa de condicionamento muscular de acordo com a tolerância.

Adaptadas das recomendações de Winstein et al (Stroke 2016).

Considerações finais

Medidas de prevenção, diagnóstico e tratamento do AVCI têm passado por transformações cada vez mais rápidas. É provável que, quando este capítulo for publicado, várias recomendações tenham sido modificadas com base em novas evidências. É imprescindível a atualização constante em relação à doença cerebrovascular, condição de alto impacto individual e social, extremamente frequente na prática clínica.

Referências

1. Feigin VL, Norrving B, Mensah GA. Global Burden of Stroke. Circ Res 2017; 120: 439-448.
2. Bensenor IM, Goulart AC, Szwarcwald CL et al. Prevalence of stroke and associated disability in Brazil: National Health Survey--2013. Arq Neuropsiquiatr 2015; 73: 746-50.
3. Cabral NL, Cougo-Pinto PT, Magalhaes PS et al. Trends of stroke incidence from 1995 to 2013 in Joinville, Brazil. Neuroepidemiology 2016; 46: 273-81.
4. Singhal AB, Biller J, Elkind MS et al. Recognition and management of stroke in young adults and adolescents. Neurology 2013; 81: 1089-1097.

5. Béjot Y, Reis J, Giroud M et al. A review of epidemiological research on stroke and dementia and exposure to air pollution. Stoke 2018; 13: 687-695.
6. Kaup AO, Dos Santos BF, Victor ES et al. Georeferencing deaths from stroke in São Paulo: an intra-city stroke belt? Int J Stroke 2015; 100: 69-74.
7. O´Donnell MJ, Chin SL, Rangarajan S et al. Global and regional effects of potentially modifiable risk factors associated with acute stroke in 32 countries (INTERSTROKE): a case-control study. Lancet 2016; 388: 761-775.
8. Bhaskar S, Stanwell P, Cordato D et al. Reperfusion therapy in acute ischemic stroke: dawn of a new era? BMC Neurol 2018; 18:8.
9. Alves HC, Pacheco FT, Rocha AJ. Collateral blood vessels in acute ischemic stroke: a physiological window to predict future outcomes. Arq Neuropsiquiatr 2016; 74: 662-670.
10. Saver JL. Time is brain – quantified. Stroke 2006; 37: 263-6.
11. Powers WJ, Rabinstein AA, Ackerson T et al. 2018 Guidelines for the Early Management of patients with acute ischemic stroke: a guidelinefor healthcare professionals from the American Heart Association/American Stroke Association. Stroke 2018; 49: e46-e110.
12. Lassalle L, Turc G, Tisserand M et al. ASPECTS (Alberta Stroke Program Early CT Score) assessment of the perfusion-diffusion mismatch. Stroke 2016; 47: 2553-2558.
13. Cassella CR, Jagoda A. Ischemic Stroke – Advances in diagnosis and management. Emerg Med Clin N Am 2017; 35: 911-930.
14. Vilela P, Rowleyb HA. Brain ischemia: CT and MRI techniques in acute ischemic stroke. Eur J Radiol 2017; 96: 162-172.
15. Thomalla G, Simonsen CZ, Boutitie F et al. MRI-Guided thrombolysis for stroke with unknown time of onset.N Engl J Med 2018; 379: 611-622.
16. Powers WJ, Derdeyn CP, Biller J et al. 2015 American Heart Association/American Stroke Association Focused Update of the 2013 Guidelines for the early management of patients with acute ischemic stroke regarding endovascular treatment: a guideline for healthcare professionals from the American Heart Association/American Stroke Association. Stroke 2015; 46: 3020-35.
17. Nogueira RG, Jadhav AP, Haussen DC et al.Thrombectomy 6 to 24 Hours after stroke with a mismatch between deficit and infarct. N Engl J Med 2018; 378: 11-21.
18. Albers GW, Marks MP, Kemp S et al Thrombectomy for stroke at 6 to 16 hours with selection by perfusion imaging. N Engl J Med 2018; 378: 708-718.
19. Winstein CJ, Stein J, Arena R et al. Guidelines for adult stroke Rehabilitation and recovery: A Guideline for healthcare professionals from the American Heart Association/American Stroke Association. Stroke2016;47:e98-e169.
20. Hill MD. Stroke units in Canada. CMAJ 2002; 167: 649-650.
21. Ay H. Advances in the diagnosis of etiologic subtypes
22. of ischemic stroke. Curr Neurol Neurosci Rep 2010; 10: 14-20.
23. Hart RG, Diener H, Coutts SB et al. Embolic strokes of undetermined source: the case for a new clinical construct. Lancet Neurol 2014; 13: 429-38.
24. Mandell DM, Mossa-Basha M, Qiao Y et al.
25. Intracranial vessel wall MRI: principles and expert consensus recommendations of the American Society of Neuroradiology. AJNR Am J Neuroradiol 2017; 38: 218-229.
26. Davis SM, Donnan GA. Secondary prevention after ischemic stroke
27. or transient ischemic attack. N Engl J Med 2012; 366: 1914-22.
28. Barnett HJ. Four decades of stroke prevention trials. Stroke 2014; 45: e59-62.
29. Faludi AA, Izar MCO, Saraiva JFK et al. Atualização da Diretriz Brasileira de Dislipidemias e Prevenção da Aterosclerose – 2017. Arq Bras Cardiol 2017; 109: 1-76.
30. Kernan WN, Ovbiagele B, Black HR et al. Guidelines for the prevention of stroke in patients with stroke and transient ischemic attack: a guideline for healthcare professionals from the American Heart Association/American StrokeAssociation. Stroke 2014; 45: 2160-2236.
31. Grundy SM, Stone NJ, Bailey AL et al. 2018 AHA/ACC/AACVPR/AAPA/ABC/ACPM/ADA/AGS/AphA/ASPC/NLA/PCNA guideline on the management of blood cholesterol: executive summary. Circulation 2019;139:e1046-e1081.

32. Mach F, Baigent C, Catano AL et al. 2019 ESC/EAS Guidelines for the management of dyslipidaemias: lipid modification to reduce cardiovascular risk. Eur Heart J 2020; 41: 111-188.
33. Chimowitz MI, Lynn MJ, Derdeyn CP et al. Stenting versus aggressive medical therapy for intracranial arterial stenosis. NEJM 2011; 365: 993-1003.
34. Chimowitz MI, Lynn MJ, Howlett-Smitt H et al. Comparison of warfarin and aspirin for symptomatic intracranial arterial stenosis. NEJM 2005; 352: 1305-16.
35. Wang Y, Wang Y, Zhao Xingquan. Clopidogrel with aspirin in acute minor stroke or transient ischemic attack for the CHANCE investigators. NEJM 2013; 369; 11-19.
36. Diener HC, Bogousslavsky J, Brass LM et al. Aspirin and clopidogrel compared with clopidogrel alone after recent ischaemic stroke or transient ischaemic attack in high-risk patients (MATCH): randomised, double-blind, placebo-controlled trial. Lancet 2004; 364: 331-337.
37. CADISS trial investigators, Markus HS, Hayter E et al. Antiplatelet treatment compared with anticoagulation treatment for cervical artery dissection (CADISS): a randomised trial. Lancet Neurol 2015;14:361-367.
38. Mas JL, Derumeaux G, Guillon B. Patent foramen ovale closure or anticoagulation vs. antiplatelets after stroke. NEJM 2017; 377:1011-1021.
39. Saver JL, Carroll JD, Thaler DE et al. Long-term outcomes of patent foramen ovale closure or medical therapy after stroke. N Engl J Med 2017; 377:1022-1032.
40. Sondergaard L, Kasner S, Rhodes J. Patent foramen ovale closure or antiplatelet therapy for cryptogenic stroke. NEJM 2017; 377: 1033-42.

Capítulo 36

Acidente Vascular Cerebral Hemorrágico

Fábio Iuji Yamamoto

Introdução

A hemorragia intraparenquimatosa (HIP) ou acidente vascular cerebral hemorrágico (AVCH) apresenta elevada morbimortalidade: quase metade dos pacientes morre em 30 dias e apenas 1/5 recupera independência funcional após 6 meses.[1] Compreende cerca de 10% de todos os AVCs, segundo estudos norte-americanos e europeus, embora em nosso meio provavelmente tal frequência seja maior, devido a fatores raciais e socioeconômicos, estes contribuindo para o mau controle de seu principal fator de risco, a hipertensão arterial sistêmica (HAS).

Etiopatogenia

Os mecanismos da HIP são múltiplos (Tabela 36.1). A HAS se destaca como o seu principal fator etiológico, sendo responsável pela maioria dos casos (Figura 36.1). Em adultos jovens, especial atenção deve ser dada às malformações vasculares, tais como aneurismas, malformações arteriovenosas (Figura 36.2) e angiomas cavernosos, trombose venosa cerebral (Figura 36.3) e ao uso de drogas (lícitas e ilícitas). Por outro lado passo, a HAS predomina como fator causal em pacientes entre 50 e 70 anos de idade. Em indivíduos idosos não hipertensos, a angiopatia amiloide cerebral constitui causa comum de HIP de localização lobar (Figura 36.4).

Devido à crescente utilização de trombolítico na fase aguda do AVCI e anticoagulantes na prevenção de eventos cerebrais cardioembólicos, AVCH associado ao uso dessas drogas tem sido observado com frequência cada vez maior (Figura 36.5). Geralmente a hemorragia cerebral nessas condições é extensa, sinalizando mau prognóstico. Hipertensão arterial mal controlada, anticoagulação acima dos níveis terapêuticos e faixa etária avançada são fatores de risco associados à ocorrência de AVCH em pacientes submetidos à anticoagulação.

As HIPs hipertensivas são mais frequentemente localizadas na profundidade dos hemisférios cerebrais, sendo mais comuns no putâmen e tálamo, territórios das artérias lentículo-estriadas e tálamo-perfurantes, respectivamente, podendo também exibir topografia lobar, cerebelar, pontina e no núcleo caudado (Tabela 36.2). Surgem a partir da ruptura de

Tabela 36.1 – Fatores etiológicos no AVCH

- Hipertensão arterial
- Angiopatia amiloide
- Malformações vasculares (aneurismas, malformações arteriovenosas, angiomas cavernosos)
- Neoplasias [glioblastoma multiforme, metástases (particularmente melanoma, carcinoma renal, broncogênico e coriocarcinoma)]
- Anticoagulantes, fibrinolíticos e diáteses hemorrágicas (hemofilia, púrpura trombocitopênica idiopática, leucemia aguda)
- Drogas simpatomiméticas (fenilpropanolamina, isometepteno, anfetaminas, cocaína, *crack*)
- Síndrome de vasoconstrição cerebral reversível
- Angiites primárias e secundárias do SNC
- Doença de moyamoya

Figura 36.1 – Paciente de 58 anos. Na admissão estava com PA 170 × 100 mmHg. Tomografia computadorizada de crânio mostrando hematoma intraparenquimatoso na região talamocapsular esquerda, com pequeno edema perilesional determinando efeito de massa. Mede aproximadamente 4,0 × 2,0 × 4,5 cm, com volume estimado em 20 cm³.

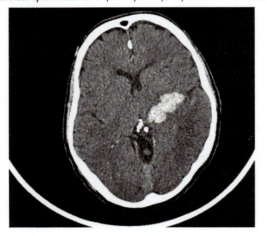

Figura 36.2 – Paciente do sexo feminino de 41 anos. A) Tomografia computadorizada de crânio mostrando hematoma intraparenquimatoso na região frontoparietal esquerda. B) Angiotomografia mostra uma malformação arteriovenosa.

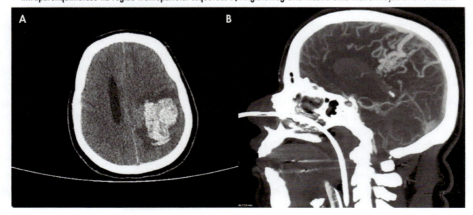

Figura 36.3 – Paciente do sexo feminino de 39 anos. A) Tomografia computadorizada de crânio mostrando foco hemorrágico, com discreto/moderado edema periférico, temporoparietal à esquerda, medindo 4,4 × 3,9 × 4,3 cm. B) Na sequência ponderada em T1 pós-contraste na ressonância magnética de encéfalo, observa-se uma falha de enchimento nos seios transverso e sigmoide esquerdo, compatível com trombose.

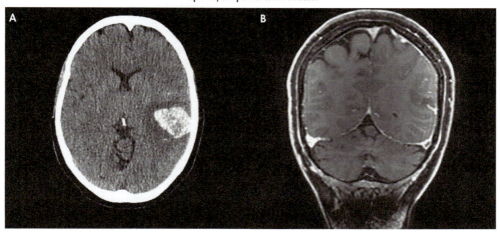

Figura 36.4 – Paciente de 73 anos. Tomografia computadorizada de crânio (A) e sequência ponderada em T1 da ressonância magnética (B) mostrando hematoma intraparenquimatoso na região parietal direita. Na sequência de susceptibilidade magnética SWAN (C e D), observa-se presença de siderose superficial frontoparietotemporooccipitais à direita. O conjunto de achados sugere uma angiopatia amiloide.

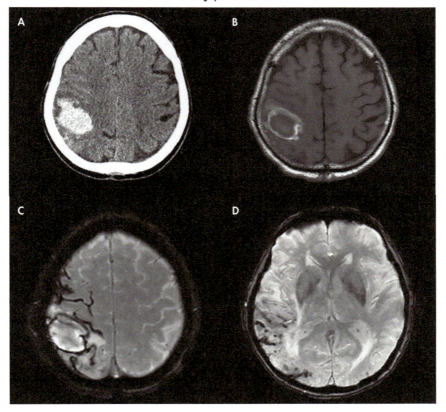

Figura 36.5 – Paciente de 75 anos, usuário de varfarina. INR na admissão de 7,0. Tomografia computadorizada de crânio mostrando hemorragia em hemisfério cerebelar esquerdo, com cerca de 32 mm de diâmetro

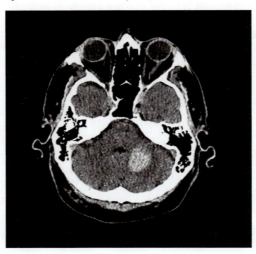

pequenas artérias perfurantes, de 50 a 200 μ de diâmetro, alvos de um processo degenerativo de sua parede denominado lipo-hialinose, caracterizado por depósito subintimal rico em lípides, descrito por Fisher em 1971, e microaneurismas descritos originalmente por Charcot e Bouchard em 1868.[2] Exemplificando, a elevação abrupta da pressão arterial (PA) em paciente previamente hipertenso, pode levar à ruptura de artérias lipo-hialinóticas lentículo-estriadas causando, nesse caso, hemorragia putaminal.

Tabela 36.2 – Topografia de 62 casos consecutivos de AVCH
(Serviço de Neurologia de Emergência do Hospital das Clínicas da FMUSP,1995)

Putaminal 30,4%	Pontino 6,6%
Lobar 28,2%	Caudado 5,0%
Cerebelar 13,2%	Outros 6,6%
Talâmico 10,0%	

O período de sangramento na HIP hipertensiva pode ser breve e autolimitado, durando alguns minutos. No entanto, em mais que um terço dos pacientes, o volume do hematoma pode aumentar dramaticamente nas 3 horas iniciais, com consequente deterioração clínica e aumento da morbidade e mortalidade.

Fatores de risco para a expansão do HIP compreendem tratamento antitrombótico, particularmente uso de anticoagulantes, hipertensão arterial sistólica, hematomas volumosos e hiperglicemia.

Quadro clínico

No AVCH, as manifestações clínicas podem ser divididas em 2 vertentes: uma sinalizando os efeitos da hipertensão intracraniana (HIC) aguda (cefaleia, vômitos e alteração do nível de consciência) e outra específica ao sítio de sangramento (Tabela 36.3). O volume do hematoma se correlaciona diretamente com a intensidade e severidade do quadro clínico, determinando maior morbimortalidade. Ao contrário do AVCI, em que habitualmente o comprometimento neurológico é máximo na sua instalação, no AVCH é comum a progressão, no curso de algumas horas, dos déficits neurológicos focais e da sintomatologia de HIC.

Tabela 36.3 – Características clínicas do AVCH, segundo sua localização

Putaminal	Hemiparesia, hemianestesia, afasia global, paralisia do olhar conjugado horizontal contralateral (Foville superior)
Talâmica	Hemiparesia, hemianestesia, ocasionalmente afasia, paralisia do olhar conjugado vertical para cima, *skew deviation* (desvio não conjugado vertical do olhar), síndrome de Horner
Lobar	Hemiparesia e hemianestesia (frontoparietal), afasia, paralisia do olhar conjugado horizontal contralateral (frontal), hemianopsia (occipital), convulsões (20-28%)
Cerebelar	Tríade de Ott: ataxia, paralisia do olhar conjugado horizontal e paralisia facial periférica
Pontina	Dupla hemiparesia e hemianestesia, paralisia do olhar conjugado horizontal bilateral, pupilas puntiformes, *bobbing* ocular, postura descerebrada, instabilidade respiratória

Exames complementares

A tomografia computadorizada (TC) do crânio é essencial para a confirmação diagnóstica do AVCH, podendo também evidenciar a sua extensão para o sistema ventricular e ocorrência de hidrocefalia (Figura 36.6). Repeti-la poucas horas após, se houver piora do quadro neurológico, pode revelar grande incremento do volume do hematoma.

Figura 36.6 – Paciente de 63 anos. Ao exame, estava em coma, pontuava 4 na escala de coma de Glasgow, com rigidez em descerebração e pupilas anisocóricas (midriáticas à esquerda). Tomografia computadorizada de crânio mostrando extenso hematoma intraparenquimatoso na região nucleocapsular esquerda, hemoventrículo, determinando efeito de massa com apagamento de cisternas e sulcos corticais adjacentes.

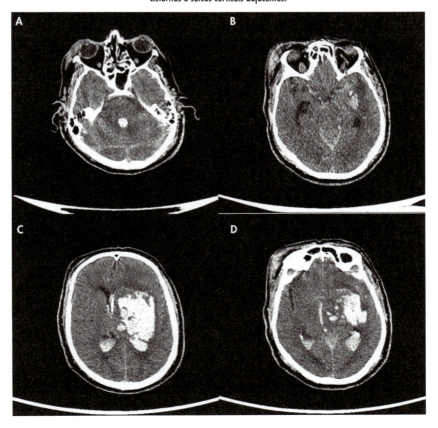

O extravasamento de contraste no interior do hematoma, visualizado na TC contrastada e angiografia por TC (*spot sign*), está associado à expansão do hematoma e mau prognóstico. Porém, o uso rotineiro de contraste deve ser evitado devido ao risco de toxicidade renal, mais frequente em pessoas idosas.

A ressonância magnética (RM) pouco acrescenta à TC na HIP de causa hipertensiva (Figura 36.7). No entanto, em situações atípicas, por exemplo hemorragias lobares em adultos jovens, a RM pode auxiliar na detecção de angiomas cavernosos ou malformações arteriovenosas (Figura 36.2). Tumores intracranianos também podem ser evidenciados, particularmente quando há edema e efeito de massa desproporcionais ao sangramento.

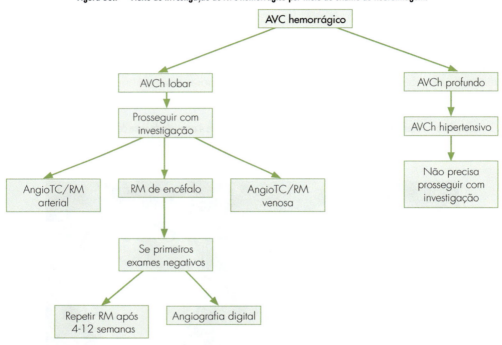

Figura 36.7 – Fluxo de investigação de AVC hemorrágico por meio de exame de neuroimagem.

A angiografia digital por cateterismo femoral está indicada quando há suspeita de sangramento por aneurismas saculares e malformações arteriovenosas. O diagnóstico de vasculite pode ser sugerido pela presença de estenoses e dilatações arteriais intercaladas.

O exame do líquido cefalorraquiano (LCR) geralmente está contraindicado devido ao risco de desencadeamento de herniação uncal ou tonsilar. Pode ser útil em casos suspeitos de vasculite ou processos infecciosos intracranianos.

Diagnóstico diferencial

Em se tratando de métodos de imagem e especificamente a TC do crânio, o infarto hemorrágico, observado particularmente no AVC embólico e na trombose venosa cerebral, se impõe como o principal diagnóstico diferencial. Nessa condição, a TC costuma revelar áreas salpicadas de hemorragia, heterogêneas, com menor efeito de massa e localização preferencialmente cortical. Porém, em alguns casos a TC pode exibir focos confluentes e homogêneos de sangramento, de difícil diferenciação com AVCH propriamente dito.

Fatores prognósticos

Hematomas volumosos, baixo escore na escala de coma de Glasgow (GCS) à admissão e hemorragia intraventricular são fatores que sinalizam má evolução clínica.

O escore ICH (*intracerebral hemorrhage*) estratifica o risco de mortalidade em 30 dias, com pontuação entre 0 e 6 (Tabela 36.4). No estudo original, a mortalidade do grupo que recebeu escore zero foi de 0%, enquanto pacientes com pontuação igual ou maior que 4 tiveram mortalidade próxima de 100%.[3]

Tabela 36.4 – Escore ICH (*intracerebral hemorrhage*)

Componente		Pontuação
Escala de coma de Glasgow	3-4	2
	5-12	1
	13-15	0
Volume do hematoma	> 30 mL	1
	< 30 mL	0
Hemorragia intraventricular	Sim	1
	Não	0
Topografia infratentorial	Sim	1
	Não	0
Idade	> 80 anos	1
	< 80 anos	0

Tratamento

No tratamento da HIP, três aspectos devem ser considerados: 1. cuidados gerais; 2. manejo da HIC; 3. tratamento cirúrgico.[4]

Cuidados gerais

À admissão em serviços de emergência, o paciente deve ter seus sinais vitais avaliados e prontamente estabilizados. Ênfase deve ser direcionada à proteção das vias aéreas em pacientes com alteração do sensório: se o escore da GCS for igual ou menor que 8, entubação orotraqueal deve ser realizada de imediato.

A pressão arterial (PA) deve ser rigorosamente controlada, evitando-se tanto a hipertensão quanto a hipotensão. Se a PA sistólica (PAS) estiver entre 150 e 220 mmHg, sua redução aguda para 140 mmHg mostrou-se segura.[5] Dessa forma, a PAS alvo deve se situar em torno de 140 mmHg, porém evitando-se PAS abaixo de 120 mmHg devido ao risco de piora da função renal.[6]

A exemplo do que se preconiza nas lesões cerebrais isquêmicas, recomenda-se rígido combate à hipertermia e à hiperglicemia.

Para a prevenção de trombose venosa profunda, os pacientes devem receber compressão pneumática intermitente nos membros inferiores. Dose profilática de heparina não fracionada (HNF) ou heparina de baixo peso molecular (HBPM) pode ser iniciada cerca de 48 horas após. Se for necessário reintroduzir varfarina, deve-se aguardar pelo menos 4 semanas em pacientes sem próteses mecânicas cardíacas. A reintrodução de antiagregantes plaquetários pode ser realizada poucos dias após a estabilização da hemorragia.[4]

Drogas antiepilépticas devem ser administradas somente no contexto de prevenção secundária de crises epilépticas.

Nos casos de AVCH induzido pela HNF, deve-se reverter a anticoagulação com sulfato de protamina,1 mg IV para cada 100 UI de heparina administrada nas últimas 2 horas, respeitando-se dose máxima de 50 mg. Na reversão da anticoagulação causada pela HBPM, recomenda-se utilizar também o sulfato de protamina e na falta deste, o fator VII ativado recombinante. Nos pacientes com hemorragia cerebral associada ao uso de antagonistas da vitamina K (varfarina), a anticoagulação deve ser revertida através da administração da própria vitamina K (10 mg IV) seguida de plasma fresco congelado (PFC) ou concentrado de complexo protrombínico (CCP), este contendo os fatores II, VII, IX e X. O CCP é preferível em relação ao PFC, devido a sua ação mais rápida (< 30 minutos) e maior eficácia. Porém a sua utilização mais ampla esbarra no elevado custo e pouca disponibilidade hospitalar. O alvo de redução do INR deve ser 1,4.

Para o controle dos efeitos da anticoagulação dos inibidores diretos do fator Xa (rivaroxabana, apixabana e edoxabana), preconiza-se utilizar carbono ativado e CCP (50 U\kg). Também é possível associar agentes antifibrinolíticos (ácido tranexâmico ou épsilon amino-caproico). Outra alternativa terapêutica, para casos de hemorragia com risco iminente de morte, Andexanet alfa, não se encontra disponível no Brasil.

Para a reversão da anticoagulação causada pelo inibidor direto da trombina dabigatrana, utiliza-se, além do carbono ativado se a ingestão da droga ocorreu nas últimas 2 horas, o anticorpo monoclonal idarucizumab (Praxbind®). Se esta droga não estiver disponível, hemodiálise ou CCP são alternativas terapêuticas.

O tratamento da hemorragia induzida pelo ativador do plasminogênio tecidual recombinante (rt-PA) inclui crioprecipitado para se atingir fibrinogenemia > 150 mg% e concentrado de plaquetas se o seu nível sérico estiver < 100.000\μL. Se houver utilização prévia de varfarina, associa-se vitamina K, CCP ou PFC.

Não há indicação de reposição de plaquetas em pacientes tratados com antiagregantes plaquetários.

Tratamento da HIC

Se houver condições de se proceder à monitorização da pressão intracraniana (PIC), a pressão de perfusão cerebral (PPC) deve ser mantida acima de 70 mmHg e a PIC abaixo de 20 mmHg. As indicações de monitorização da PIC são: GCS menor que 9 ou evidências clínicas ou tomográficas de HIC.

Manitol, hiperventilação ($PaCO_2$ entre 30 e 35 mmHg) e analgesia aliada à sedação podem ser utilizadas em casos de deterioração neurológica com risco de herniação iminente. Caso as medidas acima não surtam efeito, pode-se utilizar coma barbitúrico induzido com drogas de curta ação, como o tiopental. Não há evidências do benefício de corticosteroides no tratamento do edema vasogênico peri-hematoma associado, além do que a sua utilização pode elevar a taxa de complicações sistêmicas e infecciosas.

Tratamento cirúrgico

Na hemorragia cerebelar, a consideração de cirurgia de emergência (craniectomia de fossa posterior) deve ser colocada em primeiro plano. Indica-se cirurgia se a hemorragia cerebelar tiver diâmetro maior que 3 cm ou volume maior que 14 mL, se houver hidrocefalia ou obliteração da cisterna quadrigêmea, ou naqueles pacientes que evoluem com deterioração clínica. Embora o tratamento conservador seja suficiente para a grande maioria dos pacientes com pequenos hematomas cerebelares, não raramente pode ocorrer piora súbita após vários dias de evolução clínica estabilizada, com consequente evolução para coma e óbito. Dessa forma, tais pacientes devem ser rigorosamente monitorizados clínica e tomograficamente por no mínimo 2 semanas, sendo indicada a cirurgia ao primeiro sinal de deterioração neurológica ou piora tomográfica.

Tratamento cirúrgico, mediante craniotomia convencional, também está indicado nos pacientes com hemorragias lobares volumosas (> 30 mL), situados até 1 cm da superfície cortical e que apresentem deterioração clínica, particularmente do nível de consciência, ou que apresentem grande efeito de massa na TC.[4]

A drenagem estereotáxica do HIP, com ou sem instilação local de droga fibrinolítica (rt-PA ou urokinase), sob anestesia local e guiada por TC ou RM, constitui técnica interessante por sua baixa invasividade, porém ainda carece de comprovação de sua eficácia através de estudos fase III, aleatorizados e controlados.[7]

Nas hidrocefalias obstrutivas agudas, indica-se derivação ventricular externa.

Referências

1. Kase CS. Intracerebral hemorrhage. In Daroff RB, Fenichel GM, Jankovic J, Mazziotta JC (eds). Bradley's neurology in clinical practice. Vol II. 6th Edition. Philadelphia: Elsevier Saunders, 2012:1054-1069.
2. Fisher CM. Pathological observations in hypertensive cerebral hemorrhage. J Neuropathol Exp Neurol 1971;30:536-550.
3. Hemphill III,JC, Bonovich DC, Besmertis L et al. The ICH Score. A simple, reliable grading scale for intracerebral hemorrhage. Stroke 2001;32:891-897.
4. Hemphill III JC, Greenberg SM, Anderson CS et al. Guidelines for the management of spontaneous intracerebral hemorrhage. Stroke 2015;46:2032-2060.
5. Anderson CS, Heeley E, Huang Y et al. for the INTERACT2 Investigators. Rapid blood pressure lowering in patients with acute intracerebral hemorrhage. N Engl J Med 2013;368:2355-2365.
6. Qureshi AI, Palesch YY, Barsan WG et al. Intensive blood-pressure lowering in patients with acute cerebral hemorrhage. N Engl J Med 2016;375:1033-1043.
7. Mould WA, Carhuapoma JR, Muschelli J et al. Minimally invasive surgery plus rt-PA for intracerebral hemorrhage evacuation (MISTIE) decreases perihematomal edema. Stroke 2013;44:627-634.

Capítulo 37
Hemorragia Subaracnoide

João Gustavo Rocha Peixoto dos Santos
João Paulo Souza de Castro
Wellingson Silva Paiva

Introdução

A hemorragia subaracnoide (HSA) ocorre quando há sangramento no espaço subaracnoide. O espaço subaracnoide existe em todo o arcabouço intradural do sistema nervoso central e se localiza entre a aracnoide e a pia-máter. É um espaço praticamente virtual nas regiões corticais, onde a aracnoide se aproxima da pia-máter. Porém, há regiões em que a aracnoide se afasta da pia-máter e se tem acúmulo de liquor. Elas são denominadas cisternas cerebrais. É nas cisternas que visualizamos melhor a presença do sangramento nos casos de HSA.

Essa diferença anatômica também auxilia no diagnóstico etiológico. O traumatismo cranioencefálico (TCE) corresponde a principal causa de HSA (85% dos casos). Esse sangramento ocorre majoritariamente no espaço subaracnoide cortical. As rupturas dos aneurismas cerebrais, segunda principal causa de hemorragia subaracnoide em geral e principal causa de hemorragia subaracnoide espontânea (85% das hemorragias espontâneas), por sua vez, apresentam-se com sangramentos nos espaços cisternais.

Dentre as demais etiologias, destaque-se a hemorragia subaracnoide perimesencefálica. Uma causa de HSA que se caracteriza por sangue predominantemente nas cisternas perimesencefálicas/pré-pontina e angiografia normal com achados benignos (ausência de vasospasmo). A Tabela 37.1 resume as principais etiologias de HSA[1].

Por sua importância dentre as doenças cerebrovasculares (5% do total), iremos prosseguir o texto discutindo a HSA aneurismática (HSAa).

Epidemiologia

A incidência anual da HSAa é de 9 casos por cada 100 mil pessoas. A mortalidade antes de chegar ao hospital é em torno de 12%. Há um nítido aumento da incidência com a idade, tendo seu pico entre 50 e 60 anos. Nessa faixa etária há um predomínio na incidência no sexo feminino (F:M de 1,6).[1] Em contraste com as outras doenças cerebrovasculares, a HSA não diminuiu a sua incidência nos últimos 45 anos. Mas houve diminuição da morbimortalidade devido à melhor assistência e cuidados intensivos.

Tabela 37.1 – Principais etiologias de hemorragia subaracnoide

Categoria	Causa
Trauma	TCE fechado, ferimentos por projétil de arma de fogo, choque elétrico, lesões térmicas.
Vascular	Aneurismas cerebrais, hemorragia intracerebral espontânea associada à hipertensão ou angiopatia amiloide, transformação hemorrágica de área de infarto cerebral, sangramentos por malformações arteriovenosas, por trombose venosa cerebral e por vasculites.
Drogas	Anfetaminas, cocaína, epinefrina, inibidores da monoamino oxidase.
Idiopático	Hemorragia perimesencefálica, e outras sem etiologia determinada.
Hematológico	Leucemia, hemofilia, anemia falciforme, anemia perniciosa, policitemia, linfoma, mieloma etc.
Infecções	Aneurismas micóticos por infecções fúngicas, bacterianas, tuberculose, sífilis, febre tifoide.
Neoplasia	Glioma, meningioma, hemangiopericitoma, papiloma de plexo coroide etc. Qualquer tumor com probabilidade de sangrar costuma levar a hematomas intracerebrais mais frequentemente, mas podem também ser causa de HSA. Como HSA de forma isolada é um evento raro.

Até 30% das rupturas de aneurismas ocorrem durante o sono. A mortalidade chega a 10% na primeira semana e 45% no primeiro mês em algumas casuísticas. O risco de ressangramento em pacientes não tratados varia de 15-20% nas primeiras duas semanas. Dos pacientes que chegam aos cuidados médicos, 7% morrem de vasospasmo[2].

Fatores de risco

A Tabela 37.2 resume os principais fatores de risco. A formação dos aneurismas e a sua posterior ruptura envolvem um contexto multifatorial.

Tabela 37.2 – Fatores de risco para ruptura de aneurismas cerebrais

Comportamentais	Gênero e raça	Presença de aneurisma	História familiar	Síndromes genéticas
Hipertensão	M 3:2 H	História prévia de aneurisma roto	> 1 parente de primeiro grau com história de aneurisma roto	Doença renal policística
Tabagismo	Japoneses e finlandeses	≥ 10 mm de diâmetro com colo ≥ 5 mm		Síndrome de Ehlers-Danlos tipo IV
Abuso de álcool		Colo em formato de garrafa		
Simpaticomiméticos				

Características clínicas

Cefaleia

A cefaleia da HSAa é classicamente descrita espontaneamente pelo paciente como "a pior cefaleia da vida". Ela se caracteriza por uma *thunderclap headache* em que a dor atinge uma forte intensidade com o pico máximo de dor em < 1 min. É comum vir associada a náuseas e vômitos. Cerca de 25% dos pacientes com esse tipo de cefaleia terão HSA, um valor considerável. Portanto, todos os pacientes que levantarem essa suspeita devem ser investigados. Algumas cefaleias que entram no diagnóstico diferencial são as cefaleias sentinelas que precedem a própria HSA, algumas formas de migrânea benignas, algumas formas benignas de cefaleia com dor *thunderclap*, síndrome de vasoconstricção reversível e a cefaleia orgástica benigna.[3]

Meningismo

A irritação meníngea é um sinal frequentemente encontrado, quando há presença de sangue no espaço subaracnoide ou na vigência de meningite. A rigidez de nuca é frequentemente encontrada entre 6 e 24 horas pós-sangramento. Kernig e Laseguè bilaterais, assim como o sinal de Brudzinski, também são encontrados.[3]

Coma

Existem algumas etiologias as quais justificam o coma achado nas HSA[3]:
1. Aumento da pressão intracraniana (hematoma ± hidrocefalia).
2. Lesão parenquimal do sangramento a estruturas da manutenção da vigília.
3. Isquemia difusa.
4. Crises convulsivas.
5. Redução do fluxo sanguíneo cerebral (diminuição do débito cardíaco).

Hemorragia ocular

Há 3 localizações de sangramento ocular:
1. Sub-hialinoide – Vista na fundoscopia como sangramento ao redor do disco óptico. Tem relação com maior mortalidade.
2. Intrarretinal – Em volta de fóvea.
3. Dentro do humor vítreo (síndrome de Terson) – habitualmente bilateral. Pode estar presente em outras formas de HSA (como por MAVs). A opacidade vítrea é vista na fundoscopia. Também é um achado associado a uma maior mortalidade. Em geral, precoce, mas pode aparecer até o 12º dia de HSA. Também está relacionada com ressangramento. Quando há perda visual, ela costuma melhorar em alguns meses com reabsorção do sangramento. Nos casos em que isso não ocorrer é possível realizar uma vitrectomia. O prognóstico visual é bom, com melhora em 80% dos casos, sem vitrectomia.[3]

Paralisia de nervos cranianos

É comum encontrar paralisia de nervos cranianos nos pacientes com HSA. O nervo craniano mais frequentemente acometido é o III, seguido do VI e dos demais. As razões que justificam a presença da paralisia dos nervos são[3]:
1. Compressão extrínseca pelo aneurisma – típica nos aneurismas da artéria comunicante posterior (bifurcação da carótida/comunicante posterior), em que o aneurisma se expande e comprime o III nervo causando midríase. Também ocorre com VI nos aneurismas intracavernosos, em que por sua relação anatômica, o VI nervo passa junto da carótida e é comprimido pelos aneurismas dessa porção.
2. Paralisia do VI por efeito da hipertensão intracraniana. O VI nervo craniano é aquele que possui o maior trajeto livre no espaço subaracnoide e se mais suscetível aos efeitos da hipertensão intracraniana.
3. Perda visual – associada à compressão dos nervos ópticos nos aneurismas praclinóideos, principalmente oftálmica.

4. Síndromes quiasmáticas – compressão por aneurismas da artéria comunicante anterior, topo de basilar, oftálmica.
5. Dor facial (neuropatia trigeminal) – aneurismas intracavernosos ou supraclinóideos.

Classificação clínica da HSAa

Existem algumas escalas que graduam clinicamente a HSAa. A mais conhecida delas é a escala de Hunt e Hess. Ela pode ser visualizada na Tabela 37.3.

Tabela 37.3 – Escala de Hunt e Hess de classificação clínica da HSAa

Grau	Descrição
1	Assintomático ou leve cefaleia ou rigidez nucal
2	Cefaleia moderada a severa. Rigidez de nuca. Paralisia de nervos craniano
3	Déficit focal leve, confusão ou letargia
4	Hemiparesia severa, torpor, descerebração
5	Coma, descerebração, moribundo.

Adicione 1 grau se doença sistema severa (HAS, DM aterosclerose, DPOC), ou se houver vasospasmo severo na arteriografia.

Outra escala de classificação clínica da HSAa é a escala da *World Federation of Neurosurgery Societies* (WFNS). Essa classificação está ilustrada na Tabela 37.4.

Tabela 37.4 – Classificação clínica da HSAa pela escala da WFNS

WFNS grau	ECGla*	Déficit focal maior**
0***		
1	15	-
2	13-14	-
3	13-14	+
4	7-12	+ou-
5	3-6	±

* Escala de Coma de Glasgow.
** Afasia, hemiparesia e hemiplegia (+ ou -).
*** Aneurisma intacto.

Diagnóstico

A Figura 37.1 ilustra o fluxograma da propedêutica para manejo da hemorragia subaracnoide.

Figura 37.1 – Fluxograma da propedêutica diagnóstica dos casos suspeitos de hemorragia subaracnoide. A TC de crânio deve ser o primeiro exame realizado. Se for encontrada a presença de HSA, procede-se para a investigação etiológica com realização de arteriografia. Em casos negativos, a realização da punção lombar pode mostrar as hemorragias classificadas como Fisher I. A partir disso, o fluxograma segue para a investigação etiológica. Se o liquor (LCR) for negativo, a conduta se volta para o manejo das outras cefaleias benignas mencionadas acima no diagnóstico diferencial.

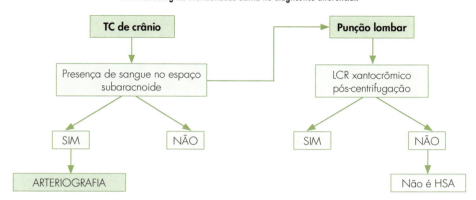

Tomografia de crânio (TC) sem contraste

É um exame de fácil realização, disponível em grande parte das emergências. É capaz de detectar até 95% das hemorragias, quando realizada nas primeiras 48h. Além do papel de detectar a presença de sangramento, a TC é capaz de mostrar achados importantes no seguimento e manejo da hemorragia subaracnoide:

a) Tamanho ventricular – a presença de hidrocefalia é frequente (21%) nos casos de HSAa.
b) Hematomas – o sangramento de aneurismas pode ocasionar hematomas intra-axiais.
c) Infarto – principalmente após 24h de vasospasmo.
d) A quantidade de sangue no espaço subaracnoide – importante preditor de vasospasmo.
e) Predizer a localização do aneurisma. Alguns hematomas são clássicos e ajudam na suspeição da topografia do aneurisma, apesar da certeza só existir com o estudo de vasos (angiotomografia de vasos intracranianos, angiorressonância magnética de vasos intracranianos, angiografia cerebral). Sangramento na fissura, provocando a hemorragia em "chama de vela", está classicamente associado a aneurisma de artéria cerebral média (Figura 37.2). Hematomas de giro reto (Figura 37.2) e hemoventrículo (ventrículos laterais) sugerem a presença de aneurismas rotos do complexo comunicante anterior, principalmente aneurismas da artéria comunicante anterior (o mais frequente deles). Sangramentos no 4º ventrículo sugerem aneurismas da artéria cerebelar póstero-inferior e dissecção da vertebral.

A tomografia tem papel importante na classificação tomográfica da HSAa.

A classificação de Fisher (Tabela 37.5) apresenta uma relação percentual com vasospasmo sintomático.

Figura 37.2 — A e B — As setas nas figuras A e B apontam para o sangramento denominado "em chama de vela", característico da ruptura dos aneurismas da artéria cerebral média. C e D — As setas apontam para o hematoma na localização do giro reto, característica das rupturas de aneurismas da artéria comunicante anterior. Note também na figura C a presença de hemoventrículo que é característico da ruptura dessa artéria.

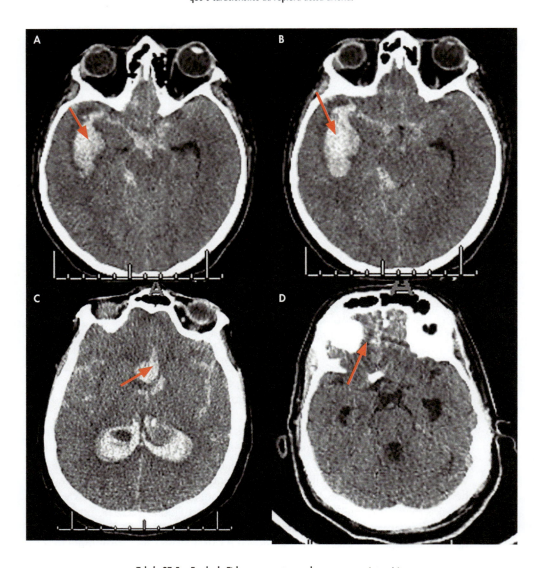

Tabela 37.5 — Escala de Fisher e porcentagem de vasospasmo sintomático

Escala de Fisher	Sangue na TC	Vasospasmo sintomático
1	Normal (Sangue no LCR)	24%
2	≤ 1 mm	33%
3	> 1 mm	33%
4	Hemoventrículo ou hematoma intracerebral	40%

Líquido cefalorraquidiano (LCR)

É o exame mais sensível para o diagnóstico da HSA. Apesar dos falsos-positivos devido aos acidentes de punção, é o único exame capaz de mostrar HSAa com sangramento discreto (Fisher I). É importante lembrar da contraindicação relativa da punção em paciente com hipertensão intracraniana e da possibilidade de precipitar novo sangramento do aneurisma. Por isso, idealmente não se deve retirar uma quantidade excessiva de liquor ou drená-lo abruptamente.

» Aspecto – xantocrômico. Ocorre devido aos produtos da degradação da hemoglobina. Importante é que é mantida após a centrifugação. Começa a positivar entre 2 e 4h da ruptura, tendo sensibilidade de 100% após 12h.
» Contagem de células – habitualmente encontra-se > 100 mil hemácias.
» Proteína – acaba tendo valores elevados, devidos aos produtos da degradação da hemoglobina.

Angiotomografia

Exame que utiliza a injeção de contraste e a captação das imagens numa fase mais precoce quando comparada com a tomografia com contraste. O objetivo é a visualização do sistema arterial intracraniano. Os trabalhos atuais mostram sensibilidade de detecção dos aneurismas cerebrais, semelhantes à angiografia (95% × 98%). Apresenta a vantagem de fornecer melhor relação anatômica das estruturas ósseas, o que às vezes é fato necessário em aneurismas paraclinoides, por exemplo. É usada de rotina na emergência do Hospital das Clínicas da FMUSP por sua disponibilidade e facilidade de realização, além de que muitas vezes agiliza o tratamento do paciente (clipagem), dispensando a complementação com angiografia (padrão ouro).

Angiografia cerebral

Apesar dos avanços e da evolução da angiotomografia, ainda segue como exame padrão ouro para diagnóstico dos aneurismas cerebrais. Uma grande vantagem é a capacidade da angiografia de fornecer uma avaliação dinâmica do enchimento do aneurisma. Apesar de já existir algo semelhante para a angiotomografia com *software* e processamento computadorizado mais avançado, isso ainda não faz parte da rotina como acontece com a angiografia. Essa capacidade de avaliação dinâmica do enchimento aneurismático é particularmente necessária para abordagem dos aneurismas do complexo comunicante anterior, cujo entendimento dessa dinâmica do fluxo sanguíneo orienta, por exemplo, o lado do acesso cirúrgico.

Outro fato que deve ser considerado é que no mesmo momento em que se realiza o exame para o diagnóstico é possível realizar o tratamento, caso se trate de um aneurisma factível de tratamento endovascular. Atualmente, a maioria dos aneurismas são factíveis de tratamento endovascular, com exceções a aneurismas da artéria cerebral média (pela alta taxa de recanalização ao longo dos anos e dificuldade técnica de acesso endovascular – esse último fator tem diminuído ao longo dos anos com a melhora dos materiais). A técnica atual é a angiografia com subtração digital. O procedimento é feito através da uma punção da artéria femoral. Nos casos de HSAa, permite também o diagnóstico do vasospasmo. Pode também realizar o teste de oclusão, caso haja necessidade de oclusão de algum grande vaso. Outro dado importante é a avaliação da circulação colateral.

Complicações

A HSAa possui algumas complicações associadas à própria doença, cujo entendimento é importante para realizar o adequado manejo dos pacientes no ambiente intensivo na fase aguda e, também, no seguimento mais tardio. Vamos tratar de cada uma delas isoladamente.

Ressangramento

Ocorre principalmente nas primeiras 24-48 horas da ruptura do aneurisma com um segundo pico após o 14º do sangramento inicial. A justificativa para isso é o efeito no vasospasmo (que ocorre entre os 3-14º dias e é um fator protetor, diminuindo a índice de ressangramento). O não controle de níveis pressóricos elevados pode ser o principal responsável por seu acontecimento. Porém, diante de um paciente que vai entrar na fase de vasospasmo diminuir a pressão arterial pode ser mais deletério que benéfico. Para evitar sua ocorrência é necessário realizar a oclusão do aneurisma (clipagem ou embolização). A partir daí, fica mais fácil de manejar o vasospasmo elevando a pressão arterial, se necessário, sem o risco de gerar ressangramento.

Vasospasmo

Como já dito, ocorre mais comumente entre o 3º e o 14º dia do sangramento inicial com o pico no 7º dia. A principal consequência do vasospasmo é o surgimento de déficit neurológico isquêmico tardio (quadro semelhantes a acidentes vasculares encefálicos isquêmicos, podendo serem até reversíveis, como acidentes isquêmicos transitórios, se diagnosticados e tratados precocemente). Mais comentários serão feitos no tópico seguinte.

Hidrocefalia

A hidrocefalia na HSAa pode ocorrer tanto de forma obstrutiva pelo coágulo intraventricular que impede a adequada drenagem sanguínea (isso costuma ocorrer na fase aguda do sangramento), quanto na fase crônica em que os produtos de degradação da hemoglobina são o grande vilão.

Hiponatremia

Em geral, a hiponatremia associada a HSAa ocorre por hipovolemia. Ocorre por SIADH. Compreendendo o tipo mais comum, fica mais fácil tratar dessa complicação.

Manejo

Dividiremos didaticamente a abordagem da HSAa em medidas gerais e ordens admissionais, manejo das complicações e tratamento cirúrgico.

Medidas gerais

O conceito do manejo com 3 Hs (Hipervolemia, Hipertensão e Hemodiluição) é sabido hoje como parcialmente verdadeiro. Hemodiluir para evitar os efeitos reológicos associados à hiperagregabilidade da HSAa é um conceito parcialmente aceito. Essa medida não conseguiu se mostrar efetiva nos estudos nem na fase aguda, nem na fase crônica. O mesmo princípio segue a hipervolemia. A recomendação atual é manter o paciente euvolêmico.

Quanto à hipertensão, ela deve ser evitada antes da oclusão do aneurisma pelo risco de aumento da taxa de ressangramento. Um valor razoável é manter a pressão sistólica abaixo de 160 mmHg (apesar de não haver um alvo definitivo). Manter o paciente hipertenso após ter seu aneurisma ocluído para combater o vasospasmo não deve ser realizado de forma profilática. O ideal é a medição da uma pressão arterial média (PAM) alvo através do doppler transcraniano (DTC) e relacionar o valor da PAM com valores da pressão intracraniana (PIC) para cálculo da pressão de perfusão cerebral (PPC) (PPC = PAM – PIC) em pacientes em coma. No caso de paciente despertos e orientados, a elevação da pressão deve ser realizada para pacientes sintomáticos (déficit neurológico tardio – quadros semelhantes a acidente vascular encefálico isquêmico secundário ao vasospasmo). Em caso de não melhora clínica, a realização de uma nova arteriografia com angioplastia por balão pode ser necessária para tentar desobstruir o vaso com lúmen estreito/ocluído.

Outra medida importante é o início do nimodipino, que é um bloqueador de canal de cálcio, na qual as primeiras utilizações foram com o intuito de tentar diminuir vasospasmo, mas esse efeito não foi observado. Por outro lado, pacientes que usavam nimodipino apresentavam melhor prognóstico neurológico 6 meses após a HSAa. Portanto, essa medicação faz parte do arsenal terapêutico da fase aguda da HSAa. Outros cuidados que se deve ter:

a) Admissão em UTI, mantendo sob vigilância neurológica nos 14 dias de fase aguda ou se ausência de vasospasmo ao DTC por volta do 10º dia com o aneurisma tratado. *Neuro-checks* a cada 1 h.
b) Instalação de cateter para monitorização invasiva da pressão arterial e acesso venoso profundo: Recomendado em pacientes com Hunt Hess (HH) ≥ 3, aqueles hemodinamicamente instáveis, intubados ou com hipertensão de difícil manejo.
c) Monitorização cardíaca – arritmias são comuns na fase aguda da HSA.
d) Repouso relativo no leito com cabeceira a 30º.

Manejo das complicações

Entender as complicações é importante para ter ideia do que se pode enfrentar em termos de manejo da HSAa. É preciso enxergar a dinâmica da doença nos primeiros 14 dias e, com base nas fases em que cada complicação pode surgir, orientar a "prevenção" do seu surgimento. É assim que se trata HSAa. A Tabela 37.6 explica a relação dessa dinâmica com o manejo da doença.

Tabela 37.6 – Complicações e seu manejo*

	Ressangramento	Vasospasmo	Hidrocefalia	Hiponatremia
Início	24-48h, após 14º dia	3-14 dias (pico no 7º dia)	Fase aguda: pelo hemoventrículo. Fase crônica: produtos de degradação da hemoglobina	SIADH ou síndrome perdedora de sal
Clínica	Déficit focal/rebaixamento	Déficit focal/rebaixamento	Piora da cefaleia/rebaixamento	
Diagnóstico	TC de crânio	Doppler transcraniano. Arteriografia clínica	TC de crânio	
Tratamento	Oclusão de aneurisma (precoce)	Hipertensão. Euvolemia. Angioplastia (endovascular)	Fase aguda: DVE. Fase crônica: DVP	Reposição de sódio

*Manejo da hemorragia subaracnoide aneurismática com base nas complicações. Manejar a HSA significa entender suas complicações e tentar evitá-las previamente ao seu surgimento. A ciência dos dias em que mais frequentemente ocorrem cada complicação pode auxiliar também no raciocínio diagnóstico.

DVE: derivação ventricular externa; DVP: derivação ventriculoperitoneal; SIADH: Síndrome de secreção inapropriada de hormônio antidiurético.

Ressangramento

O entendimento de que o pico de ressangramento ocorre nas primeiras 48 horas (4-13%) cria a ideia de urgência da oclusão aneurismática. Isso associado ao fato de que o ressangramento, quando ocorre, tem em geral uma evolução deletéria em termos prognósticos, reforça essa urgência. Outro fato relevante é que até 1/3 dos ressangramentos ocorre nas primeiras 3h do sangramento inicial e ½ em até 6h. Após o primeiro dia o risco de sangramento é de 1,5% por dia. Cerca de 15-25% terão ressangrado até o 14º dia e 50% terão ressangrado em 6 meses. Após isso o risco passa a ser de 3% ao ano com mortalidade de 2% ao ano. Drenagem liquórica, seja ventricular ou lombar, também aumenta o risco de ressangramento.

De posse dessas informações, hoje é consenso de que o aneurisma deve ser prontamente diagnosticado e logo em seguida tratado o mais precocemente o possível com o intuito de tentar evitar essa complicação. Uma conduta razoável já publicada no último *guideline* da *American Heart Association* é a do uso até 72h após o sangramento inicial de agentes antifibrinolíticos, como o ácido tranexâmico ou aminocaproico nos casos em que a clipagem precise ser adiada por qualquer motivo e haja um risco elevado de ressangramento num cenário sem contraindicações ao uso dessas drogas.

Hiponatremia

Tanto a hiponatremia como a hipovolemia costumam ocorrer no contexto da HSAa, decorrentes da natriurese e diurese. Há relatos de certa de 10 a 30% de hiponatremia em termos gerais. Acreditava que em grande parte da hiponatremia ocorria devido à elevação do hormônio antidiurético (ADH), porém esse fenômeno só ocorre nos primeiros 4 dias do sangramento. Outra hipótese é a de que a HSAa leva a um pico de hormônio natriurético atrial (ANP) e cerebral (BNP) e esses, por sua vez, levam a um quadro de síndrome perdedora de sal (que se comporta como SIADH, mas que apresenta depleção de volume). Um fato interessante, é que alguns estudos mostraram que paciente com hiponatremia apresentam 3 vezes mais chance de ter vasospasmo sintomático do que paciente com sódio em níveis normais. Alguns têm, portanto, associado hiponatremia cronologicamente com o desenvolvimento de vasospasmo. O tratamento evolve a reposição volêmica com cristaloides para síndrome perdedora de sal ou uso de soluções salinas hipertônicas. A restrição volêmica que o tratamento ideal da SIADH deve ser evitado por ser muito deletéria aos pacientes, caso uma síndrome perdedora de sal seja confundida.

Hidrocefalia
Fase aguda

É uma complicação comum após HSAa, seja na fase aguda ou na crônica. Dependendo dos critérios, as porcentagens variam consideravelmente. Valores realísticos giram em torno de 15-20% dos pacientes com HSAa na fase aguda, do quais 30-60% possuem repercussão clínica com rebaixamento do sensório. Cerca de 3% com TC na admissão sem hidrocefalia vão desenvolver esse distúrbio em 1 semana. Além da topografia (aqueduto cerebral e 4º ventrículo) como regiões mais propensas a desenvolver hidrocefalia, alguns outros fatores que levam frequentemente ao quadro são:
1. Idade avançada.
2. TC de admissão: hemoventrículo, sangue difuso pelas cisternas basais.
3. Hipertensão (em qualquer parte da fase aguda).
4. Localização do aneurisma: artéria cerebral média, circulação posterior.

O tratamento envolve a colocação de um cateter ventricular externo (DVE). O grande dilema está no risco de ressangramento que essa medida pode gerar. Estudos teorizam que com a retirada abrupta de liquor há uma queda da pressão intracraniana, o que gera aumento na pressão transmural da parede aneurismática rota (pressão arterial supera pressão intracraniana), levando ao novo sangramento. Por isso, quando necessário ser utilizada, a DVE deve estar sempre acima de 15 a 25 cmH_2O.

Está indicado colocar uma DVE nos pacientes com HSAa que se apresentem com hidrocefalia sintomática (dilatação ventricular à TC e alteração do nível de consciência).

Fase crônica

A fisiopatologia da hidrocefalia na fase crônica envolve os produtos de degradação da hemoglobina que levam à formação de aderências na pia-aracnoide das cisternas e ventrículos cerebrais. Os dados da literatura variam bastante, mas estima-se que 8-45% dos pacientes com HSAa vão precisar de derivação definitiva em sua evolução. Já se tentou estudar os fatores, mas poucos estudos com evidência forte até o momento puderam mostrar a associação de fatores que poderia levar a maior necessidade de derivação. O tratamento no caso é a derivação ventrículo-peritoneal.

Vasospasmo

O vasospasmo pode ser definido como uma diminuição no lúmen arterial, secundário a uma reação das paredes dos vasos ao processo inflamatório causado pela presença de sangue no espaço subaracnoide cisternal e que pode ou não gerar repercussões isquêmicas transitórias ou definitivas. Na dependência ou não de sintomas podemos definir duas entidades:
   a) Vasospasmo sintomático – onde há sintomas isquêmicos, sejam eles transitórios ou definitivos.
   b) Vasospasmo radiográfico (ou angiográfico, onde mais frequentemente é visto) – em que veja ao exame de angiografia (ou ao doppler transcraniano), mas não há repercussão clínica. O tratamento desse caso é discutível. Muitos só mantêm as medidas gerais para HSA, já comentadas em tópicos anteriores deste capítulo.

Assim como o ressangramento, o vasospasmo possui um comportamento clínico com início por volta do 3º dia pós-sangramento (quase nunca ocorre antes disso) com pico no 7º dia e praticamente desaparecendo no 14º pós-sangramento (podendo surgir até o 21º dia, pós-HSA).

O grande fator de risco é a quantidade de sangue no espaço subaracnoide, quanto maior mais a chance de vasospasmo sintomático. A patologia mostra que não ocorre somente um processo inflamatório, mas uma alteração na citoarquitetura tissular da parede das artérias e arteríolas que gera a diminuição da luz do vaso[4].

O vasospasmo pode ser diagnosticado clinicamente (déficits tipo acidente isquêmico transitório/acidente vascular encefálico isquêmico), ou através de exames que avaliam o fluxo sanguíneo cerebral (doppler transcraniano), ou a anatomia vascular arterial intracraniana (arteriografia, angiotomografia). No doppler transcraniano é possível predizer a gravidade do vasospasmo através do índice de Lindegaard. Esse índice é uma razão da velocidade de fluxo na artéria cerebral média (ACM) sobre a velocidade de fluxo na artéria carótida interna (ACI) (Tabela 37.6).

Tabela 37.6 – Índice de Lingegaard

Média da velocidade ACM (cm/s)	ACM-ACI	Interpretação
< 120	< 3	Normal
120-200	3-6	Vasospasmo leve
> 200	> 6	Vasospasmo grave

ACI: artéria carótida interna; ACM: artéria cerebral média.

O tratamento do vasospasmo é feito elevando a pressão arterial para vencer a resistência imposta pelo menor calibre das artérias (importante só fazer isso com o aneurisma clipado/embolizado para não precipitar o ressangramento). O doppler transcraniano consegue com avaliação dinâmica medir a pressão arterial média alvo que deve ser mantida para vencer o vasospasmo. Em casos de refratariedade dessa medida é possível realizar a abertura do vaso através de procedimento endovascular. É fundamental manter o paciente euvolêmico, pois a hipovolemia pode precipitar uma piora do vasospasmo[3].

Tratamento cirúrgico
Técnicas endovasculares
1. Promover trombose aneurismática
   a) Embolizando o aneurisma com "molas".
   b) Preenchendo o aneurisma com substância embólica não adesiva (Onyx HD 500).
   c) Implante de *stent* diversor de fluxo – como o próprio nome diz, há mudança no fluxo sanguíneo, retirando o aneurisma da circulação e promovendo a trombose dele.
2. Realizando *trapping* – algumas técnicas podem ser utilizadas para aneurismas fusiformes. Em geral com abordagem cirúrgica em conjunto.
3. Ligação proximal – utilizado para aneurismas gigantes.

Técnica cirúrgica aberta
Historicamente, outras técnicas já foram utilizadas, mas hoje o estabelecido é a clipagem com uso de clipes de titânio. Os clipes possuem diversos formatos para se adequarem ao colo aneurismático.

Clipagem × Embolização
Há sempre muita discussão na literatura sobre qual a melhor técnica. Entretanto há estudos que mostram superioridade de ambas as técnicas. Os melhores desenhados mostram que ambas são igualmente efetivas para oclusão aneurismática, gerando taxas de ressangramento muito baixas[4]. Diante disso, o ultimo *guideline* da *American Heart Association/American Stroke Association* (AHA/ASA) faz as seguintes recomendações[2]:
1. As decisões de tratamento devem sair de decisões multidisciplinares com auxílio de um neurocirurgião e um neurorradiologista intervencionista experientes.
2. A clipagem microneurocirúrgica deve ser considerada nos aneurismas grandes (> 50 mL), com hematomas intraparenquimatosos e nos aneurismas da artéria cerebral média. Adicionam-se a esses os aneurismas da artéria comunicante posterior que apresentam déficit do III nervo (midríase) pela melhor e mais rápida recuperação do déficit com a cirurgia (87% × 44%)[10].
3. O tratamento endovascular deve ser a escolha nos pacientes mais idosos (> 70 anos), naqueles com um *hunt hess* IV/V, e nos aneurismas do topo de basilar.
4. Nos aneurismas que forem tecnicamente possíveis de serem clipados ou embolizados, a embolização deve ser escolhida.

Um detalhe técnico visto em estudos randomizados é a de que no contexto da HSA, aneurismas embolizados têm uma maior taxa de recanalização no seguimento (20 × 5%) quando comparado a aneurismas clipados.[6-9]

Aneurismas não rotos. Quando intervir?
As indicações de cirurgia são variáveis de acordo com a experiência do serviço. O último *guideline* da AHA/ASA não recomenda tratamento de aneurisma com menos de 10 mm[2].

Entretanto, isso é muito criticado por alguns serviços pela experiência com ruptura de aneurismas menores. Mesmo não sendo essa a visão mostrada nos grandes estudos prospectivos[5], há neurocirurgiões vasculares que afirmam que acreditam que qualquer aneurisma sacular necessite de tratamento. O grupo da vascular do HCFMUSP recomenda a clipagem/embolização do aneurisma nas seguintes condições:
1. História de HSA em qualquer outro aneurisma prévio.
2. Aneurismas que sangraram previamente.
3. Qualquer aneurisma ≥ 7mm.
4. Aneurismas entre 3 e 7 mm em pacientes com fatores de risco (idade ≥ 60 anos, tabagistas, aneurismas da circulação posterior, aneurisma sintomático, história familiar de HSA).

Referências

1. Spears J, MacDonald RL. Perioperative Management of Subarachnoid Hemorrhage. In: Youmans & Winn HR (eds): Youmans Neurological Surgery, 7º ed. Philadelphia, Elsevier, 2017, pp 3257-3273.
2. Connolly ES Jr, Rabinstein AA, Carhuapoma JR, Derdeyn CP, Dion J, Higashida RT et al. Guidelines for the management of aneurysmal subarachnoid hemorrhage: A guideline for healthcare professionals from the American Heart Association/american Stroke Association. Stroke. 2012;43:1711-37.
3. Greenberg MS. Handbook of Neurosurgery. 8ª ed. Thieme, 2016. Pp 1156-1236.
4. - Frontera JA, Claassen J, Schmidt JM, Wartenberg KE, Temes R, Con n olly ES Jr, MacDonald RL, Mayer SA. Prediction of symptomatic vasospasm after subarachnoid hemorrhage: the modified fisher scale. Neurosurgery. 2006; 59:21-7; discussion 21-7.
5. The International Study Group of Unruptured Intracranial Aneurysms Investigators (ISUIA). Unruptured Intracranial Aneurysms – Risk of Rupture and Risks of Surgical Intervention. N Engl J Med. 1998; 339:1725-1733.
6. Molyneux A, Kerr R, Stratton I, Sandercock P, Clarke M, Sh rimpton J, Holman R. International Subarachnoid Aneurysm Trial (ISAT) of neurosurgical clipping versus endovascular coiling in 2143 patients with ruptured intracranial aneurysms: a randomized trial. J Stroke Cerebrovasc Dis. 2002; 11:304-314.
7. Li ZQ, Wang QH, Chen G, Quan Z. Outcomes of endovascular coiling versus surgical clipping in the treatment of ruptured intracranial aneurysms. J Int Med Res. 2012; 40:2145-2151.
8. McDougall CG, Spetzler RF, Zabramski JM, Partovi S, Hills NK, Nakaji P, Albuquerque FC. The Barrow Ruptured Aneur ysm Trial. J Neurosurg. 2012; 116:135-144. (rev. 2016).
9. Molyneux AJ, Kerr RS, Birks J, Ramzi N, Yarnold J, Sneade M, Rischmiller J. Risk of recurrent subarachnoid haemorrhage, death, or dependence and standardised mortality ratios after clipping or coiling of an intracranial aneurysm in the International Subarachnoid Aneurysm Trial (ISAT): long-term follow-up. Lancet Neurol. 2009; 8:427-433.
10. Khan SA, Agrawal A, Hailey CE, Smith TP, Gokhale S, Alexander MJ, Brit z GW, Zomorodi AR, McDonagh DL, James ML. E ect of surgical clipping versus endovascular coiling on recovery from oculomotor nerve palsy in patients with posterior communicating artery aneurysms: A retrospect ive comparative study and meta-analysis. Asian J Neurosurg. 2013; 8:117-124.

Capítulo 38
Trombose Venosa Cerebral

Adriana Bastos Conforto

Conceito e epidemiologia

A trombose venosa cerebral (TVC) corresponde a 0,5-1% das doenças cerebrovasculares, acometendo predominantemente mulheres com menos de 50 anos. Sua incidência varia entre 0,1 e 1,6/100.000 habitantes em diversas regiões do mundo[1].

A TVC compromete mais frequentemente os seios sagital superior e transverso (Figura 38.1), porém pode afetar o sistema venoso profundo e veias corticais[2]. O diagnóstico dessa condição é fundamental, pois uma vez instituído rapidamente o tratamento adequado, o prognóstico é em geral bastante favorável.

Caso clínico 1

Mulher de 38 anos apresentou há 4 dias cefaleia nova, em peso, contínua, occipital, de moderada intensidade, melhorando com analgésicos. Há 2 dias referiu piora da intensidade da dor e apresentou crise tônico-clônico generalizada. Tinha antecedente de uso de anticoncepcional oral desde os 25 anos. O exame físico geral foi normal e o exame neurológico mostrou sonolência e ausência de sinais focais. A tomografia de crânio sem contraste mostrou um apagamento de sulcos corticais. A tomografia de crânio com contraste e a angiotomografia mostraram falhas de enchimento compatíveis com trombose na parte posterior do seio sagital superior e do seio reto, com extensão para os seios transversos e sigmoides. A ressonância e a angiorressonância confirmaram estas alterações (Figura 38.1).

A paciente foi tratada com anticoagulação, evoluindo com melhora do nível de consciência e da cefaleia inicialmente. Porém, cinco dias após o início do quadro, evoluiu com piora progressiva da cefaleia e papiledema. Houve pouca melhora após administração de acetazolamida e a paciente começou a apresentar diminuição da acuidade visual. A tomografia de crânio foi repetida e não mostrou lesões focais. A paciente foi submetida a derivação ventriculoperitoneal. Evoluiu com remissão da cefaleia e do comprometimento visual.

Figura 38.1 – Ressonância de encéfalo, sequências T1, spin-eco, com contraste. Falhas de enchimento compatíveis com trombose no seio sagital superior (esquerda), com extensão para os seios transversos (direita).

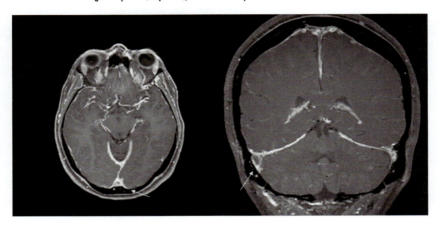

Quadro clínico

A cefaleia é o sintoma mais frequente da TVC, ocorrendo em torno de 90% dos casos. Em 25% deles, não há papiledema e é necessário um alto índice de suspeição. Este caso ilustra a forma de apresentação mais comum da TVC: no *International Study on Cerebral Venous and Dural Sinuses Thrombosis* (ICSVT) que avaliou prospectivamente 624 indivíduos, a cefaleia com evolução subaguda (48 horas a 30 dias) foi observada em 56% dos casos[3].

Sinais focais/crises epilépticas ocorrem em 30-40% dos pacientes, em geral quando há infarto venoso associado. A TVC pode se apresentar também como hipertensão intracraniana isolada, sendo um diagnóstico diferencial da Síndrome de Hipertensão Intracraniana Benigna[4,5]. A paciente em questão apresentava sinais tomográficos de hipertensão intracraniana inicialmente (apagamento de sulcos) e evoluiu com piora do quadro. O exame neurológico de pacientes com TVC deve ser reavaliado diariamente, dando-se destaque para a acuidade visual, o fundo de olho e a campimetria.

Adicionalmente, a TVC deve ser considerada em pacientes com encefalopatia difusa ou síndrome do seio cavernoso.

Diagnóstico

A tomografia de crânio sem e com contraste pode ser normal na TVC. Sinais diretos, como o sinal da corda (hiperatenuação correspondente a uma veia cortical trombosada), o sinal do triângulo denso e o sinal do delta vazio podem estar ausentes. Sinais de alerta na tomografia são infartos que não correspondem à distribuição de um território arterial, ou que apresentam áreas de transformação hemorrágica, assim como infartos bilaterais frontais parassagitais ou talâmicos[1,6,7].

Recomendam-se a angiotomografia com fase venosa ou a ressonância com angiorressonância, diante da suspeita de TVC. Se o diagnóstico for confirmado pela angiotomografia, habitualmente não há necessidade de realizar-se ressonância com angiorressonância, porém se a suspeição de TVC for alta e a angiotomografia for normal, o diagnóstico não pode ser excluído. Tromboses de veias corticais, por exemplo, podem ser mais facilmente diagnosticadas pela ressonância. A sensibilidade da ressonância para o diagnóstico da TVC foi estimada em 79,2% e a especificidade, em 89,9%. Sequências 3D-T1 *black-blood* podem ter maior sensibilidade e especificidade que sequências tradicionais[8].

O exame de liquor não deve ser solicitado rotineiramente, mas pode ser realizado quando há suspeita de etiologia infecciosa ou inflamatória para a TVC[1]. A arteriografia por subtração digital é reservada para indicação de tratamento endovascular, quando a dúvida diagnóstica persiste após a investigação não invasiva e quando há suspeita de fístula dural[9].

Conduta na fase aguda

A anticoagulação com heparina de baixo peso molecular ou heparina não fracionada é o tratamento de escolha na fase aguda, mesmo na presença de hematoma intraparenquimatoso[1,5,7,9]. Para o tratamento da hipertensão intracraniana, na ausência de lesões focais, é possível administrar acetazolamida e, caso não haja melhora, considerar fenestração de nervo óptico ou derivação ventricular[1,5,7,9]. Em caso de hidrocefalia, a derivação é o tratamento de escolha.

Investigação

Em mais de 80% dos casos é possível identificar pelo menos um fator de risco para a TVC (Tabela 38.1)[7]. A Figura 38.2 mostra uma sugestão de algoritmo de investigação complementar.

Tabela 38.1 – Fatores de risco descritos em associação com trombose venosa cerebral (TVC)

Fator de risco	Prevalência em indivíduos com TVC (%)
Permanentes	
Trombofilias hereditárias • Deficiência de proteína S, C ou antitrombina III • Mutação Gli 20210Ala do gene da protrombina • Mutação do gene do fator V de Leiden	34-41
Obesidade	23
Doenças sistêmicas • Síndrome do anticorpo antifosfolípide • Câncer • Doenças mieloproliferativas • Doença inflamatória intestinal • Doença tireoidiana • Doença de Behçet • Hemoglobinúria paroxística noturna • Fístula arteriovenosa dural	 6-17 7 2-3 2-3 2 1 SD 2
Transitórios	
Em mulheres • Anticoncepcionais orais • Gravidez ou puerpério • Terapia de reposição hormonal	 59-71# 11-59# 4#
Iatrogênicos • Punção lombar • Neurocirurgia • Punção de veia jugular	 2 1 1
Outros • Anemia • Infecções em cabeça/pescoço • Traumatismo craniano • Desidratação	 9-27 8-11 1-3 2

#Em mulheres. SD = sem dados
Adaptada de Silvis SM e cols.[7]

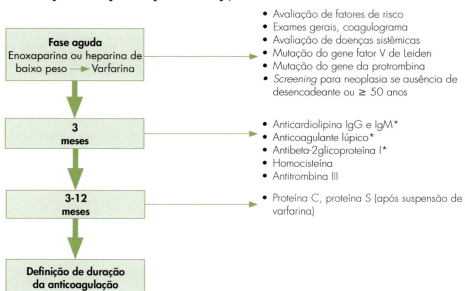

Figura 38.2 – Sugestão de algoritmo de investigação e tratamento de indivíduos com trombose venosa cerebral.

*Repetir em 3 meses se o exame for positivo.

Prevenção de recorrência

Não há consenso sobre a duração da anticoagulação oral para prevenir novos eventos trombóticos, inclusive a TVC recorrente, após o tratamento com heparina na fase aguda. Em um estudo prospectivo com 706 pacientes no qual a mediana de tempo de anticoagulação foi de 12 meses e a de seguimento, de 40 meses, a incidência de TVC foi de 2,36/100/ano. O antecedente de outra trombose venosa precedendo o evento foi associado a um risco significativamente maior de recorrência, mas a duração da anticoagulação não foi um fator preditor de nova TVC[10].

O estudo multicêntrico EXCOA-CVT (*The Benefit of Extending Oral Anticoagulant Treatment after Acute Cerebral Vein Thrombosis*), em andamento, tem por objetivo comparar os efeitos da anticoagulação por três a seis meses com os da anticoagulação por doze meses, em pacientes com TVC que não tenham indicação de anticoagulação perene[11]. Esta é comumente indicada em pacientes com trombofilias consideradas graves como a síndrome do anticorpo antifosfolípide, as deficiências de proteínas S, C ou antitrombina III, a homozigose para as mutações do fator V de Leiden ou da protrombina, ou a dupla heterozigose para estas mutações. As evidências para essa conduta, contudo, ainda são consideradas nível C de acordo com a *American Heart Association*[2].

A varfarina é utilizada para a anticoagulação oral pós-TVC, na vigência de estabilidade clínica. Em gestantes, contudo, essa medicação não deve ser prescrita e o tratamento de eleição é a anticoagulação com heparina.

Relatos e séries de casos indicaram boa evolução da TVC com o uso de novos anticoagulantes orais[12-14]. Estas medicações são associadas a um menor risco de hemorragia intracraniana em pacientes com fibrilação atrial não valvar. Porém, é possível que haja viés de publicação (casos com evoluções desfavoráveis não terem sido publicados). O RE-SPECT CVT (*A Clinical Trial Comparing Efficacy and Safety of Dabigatran Etexilate With Warfarin in Patients With Cerebral Venous and Dural Sinus Thrombosis*)[15] foi um estudo exploratório, aberto, randomizado, que teve por objetivo avaliar a eficácia e a segurança da dabigatrana, comparada à varfarina, na prevenção de recorrência de TVC. O desfecho primário foi a recorrência de TVC, trombose venosa profunda de qualquer membro, embolia pulmonar ou trombose venosa esplâncnica, ou hemorragia grave. Cento e vinte pacientes foram randomizados e, considerando a natureza exploratória do estudo, nenhuma hipótese foi formalmente testada. A duração média do tratamento foi 6,16 semanas no grupo da dabigatrana e 5,2 semanas no grupo da varfarina. Nenhum evento tromboembólico recorrente foi observado. Estimou-se que seria necessário incluir 2.000 pacientes no estudo para demonstrar não inferioridade, considerando as baixas taxas de eventos nos dois grupos. Considerando a limitação do tamanho amostral, esse estudo não foi capaz de demonstrar a não inferioridade nem a superioridade da dabigatrana, comparada à varfarina, para a prevenção de eventos trombóticos ou hemorragia grave em pacientes com TVC.

Prognóstico

Embora possa ser fatal, na maioria dos casos a TVC tem uma boa evolução, considerando que as taxas de incapacidade ou morte se encontram entre 1 e 8%. Porém, embora a maioria dos pacientes retome a capacidade de realizar atividades de vida diária de forma independente, cerca de dois terços queixam-se de sintomas residuais após a fase aguda e mais de 50% podem não retornar ao trabalho[16]. É possível que sintomas de depressão ou alterações cognitivas contribuam para essa evolução em uma doença que afeta predominantemente indivíduos jovens, mas essa hipótese precisa ser testada em maior profundidade.

Caso clínico 2

Um homem de 32 anos apresentou subitamente crise focal motora em membro superior esquerdo. Tinha antecedente pessoal de tabagismo e antecedente familiar de trombose venosa profunda no membro inferior em uma prima, aos 20 anos. Foi levado por familiares ao pronto-socorro, onde chegou sonolento, com hemiparesia esquerda. A tomografia inicial mostrou lesão hiperatenuante no lobo frontal direito. Dois dias depois, evoluiu com rebaixamento do nível de consciência. A tomografia foi repetida e mostrou aumento da lesão hemorrágica e uma nova lesão hemorrágica frontal direita, além de desvio de linha média para a esquerda. Foi realizada angiotomografia, sendo diagnosticada trombose do seio sagital superior e de veias corticais. Foi iniciada anticoagulação com heparina não fracionada. Apesar disso, o paciente evoluiu cinco dias depois para coma e anisocoria, com midríase à direita. Foi então submetido a craniectomia descompressiva (Figura 38.3). Recebeu alta com pontuação de 3 na escala modificada de Rankin. Um ano após a TVC, a pontuação foi de 1.

Condutas na fase aguda em casos graves

Aproximadamente 13% dos pacientes com TVC podem evoluir com hipertensão intracraniana sem resposta a tratamento clínico, na presença ou não de lesões focais. São fatores de pior prognóstico: neoplasia, coma, trombose do sistema venoso profundo, alteração do estado mental, hemorragias intracranianas e sexo masculino. Estes fatores fazem parte do "Escore de Risco de TVC" para avaliação prognóstica[17]. A pontuação varia de 0 a 9 e quando maior ou igual a 3 indica pior prognóstico com alta sensibilidade (96,1%), mas baixa especificidade (13,6%). A escala está disponível gratuitamente em um aplicativo para celulares, o "CVT_RiskScore".

A cirurgia descompressiva é uma opção para pacientes com lesões focais com efeito de massa. Ensaios clínicos randomizados demonstraram que esse procedimento diminui significativamente a mortalidade de pacientes com acidente vascular cerebral isquêmico (AVCI)

Figura 38.3 – Infarto hemorrágico frontal direito com efeito de massa em paciente com trombose venosa cerebral, antes (esquerda) e depois (direita) de craniectomia descompressiva.

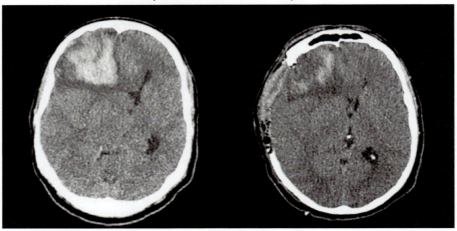

extenso no território da artéria cerebral média. De acordo com séries de pacientes submetidos a cirurgia descompressiva pós-TVC, o prognóstico quanto à independência funcional é em geral muito melhor do que o relatado nos ensaios clínicos em pacientes com AVCI[18]. O estudo multicêntrico "Cirurgia Descompressiva para Doentes com Trombose Venosa Cerebral" (DECOMPRESS2), em andamento, auxiliará na compreensão do que benefício desse tipo de intervenção em pacientes com TVC e hipertensão intracraniana que não respondam ao tratamento clínico.

Na ausência de lesões focais, se não houver resposta à acetazolamida ou à derivação ventricular, ou em pacientes nos quais este procedimento não esteja indicado, uma alternativa é o tratamento endovascular. Resultados parciais do *Thrombolysis Or Anticoagulation for Cerebral Venous Thrombosis Study* (TO-ACT TRIAL) não evidenciaram benefício desse tipo de intervenção em pacientes que tivessem pelo menos uma das seguintes características: hemorragias intracranianas causadas por TVC, alteração do estado mental, coma, trombose do sistema venoso profundo ou incerteza quanto à eficácia da terapia com heparina como o melhor tratamento possível. Aguarda-se a publicação do estudo completo para a avaliação de possíveis motivos para esse resultado, como os dispositivos utilizados e o poder estatístico do trabalho. Embora ainda não haja evidências científicas de benefício de trombólise intrasseio ou trombectomia, há séries de casos nos quais pacientes com hipertensão intracraniana grave evoluíram bem após essas intervenções[7,19,20].

Caso clínico 3

Uma mulher de 35 anos apresentou cefaleia súbita, de forte intensidade, além de vômitos. Tinha antecedente de uso de anticoncepcional oral. Foi diagnosticada uma TVC, tratada com enoxaparina na fase aguda e varfarina nos três meses subsequentes. Evoluiu bem até um ano depois, quando começou a referir cefaleia frontal direita latejante de forte intensidade, sem náuseas ou vômitos, fono ou fotofobia, piorando com atividade física e melhorando com analgésicos comuns. Evoluiu com piora progressiva da intensidade e da frequência da cefaleia, que passou a não melhorar com analgésicos comuns ou opioides. Um mês depois do início da dor, acordou com ptose palpebral e proptose à direita. A investigação mostrou uma fístula entre ramos durais das artérias meníngeas médias e o seio sagital superior sem refluxo venoso cortical. Os sintomas regrediram após a embolização da fístula (Figura 38.4).

Figura 38.4 — Fístula arteriovenosa dural caracterizada por opacificação precoce do seio sagital superior através de múltiplos ramos durais originados das artérias meníngeas médias (esquerda). A fístula foi submetida à embolização (direita).

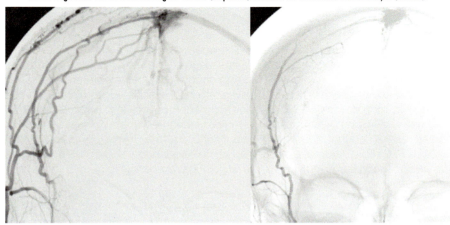

Fístulas arteriovenosas durais podem preceder ou proceder a TVC. Após a TVC, devem ser investigadas na presença de cefaleia que surja após a remissão da dor presente na fase aguda. Sinais focais podem ou não estar presentes. Os sintomas dependem do local da fístula, da gravidade de hipertensão venosa e do refluxo venoso cortical. O último está associado a um maior risco de hemorragias intracranianas[7,21].

Caso clínico 4

Uma mulher de 27 anos teve uma TVC em uso de anticoncepcional oral. A investigação não revelou outras causas para a trombose. Deseja engravidar novamente. A gravidez deve ser contraindicada?

Em gestantes com antecedente de TVC, o risco de recorrência de TVC foi estimado em 0,9% e o de trombose não cerebral, em 2,7% através de uma revisão sistemática de estudos observacionais[22] anteriores ao estudo "*Safety of Pregnancy Following Cerebral Venous Thrombosis* (ISCVT2 – PREGNANCY)", no qual mulheres com menos de 45 anos no momento da primeira TVC foram seguidas durante cerca de 14 anos[23]. Nesse período, foram identificadas 82 gestações. 60% das gestantes apresentavam pelo menos um fator de risco permanente para TVC e 100%, pelo menos um fator transitório. Antiagregação ou anticoagulação foram administradas por pelo menos 3 meses durante a gestação em 83% dos casos. A taxa de recorrência de TVC foi de 1,2% e a de trombose venosa não cerebral, de 2,4%. Esses resultados foram semelhantes aos encontrados na revisão sistemática. Abortamentos espontâneos ocorrem em 17% das pacientes e foram mais comuns na ausência de anticoagulação antiagregação.

Embora não haja ensaios clínicos sobre os efeitos da anticoagulação sobre o risco de recorrência de trombose em mulheres com antecedente de TVC, na Divisão de Clínica Neurológica do Hospital das Clínicas recomendamos o uso de heparina profilática durante a gestação para mulheres que não estivessem previamente anticoaguladas devido a trombofilias graves. Em caso contrário, recomendamos anticoagulação com heparina de baixo peso molecular em dose plena, durante toda a gestação. Orientamos as pacientes com TVC sobre anticoncepção e risco de recorrência de trombose caso engravidem. Pedimos que as gestações sejam planejadas e, em pacientes anticoaguladas com varfarina, suspendemos essa medicação e iniciamos heparina de baixo peso quando a paciente manifesta desejo de engravidar.

Considerações finais

Nos próximos anos, esperamos ter mais evidências quanto a questões que permanecem: por quanto tempo deve ser mantida a anticoagulação após a TVC? Há outras trombofilias ainda não identificadas, relevantes para essa condição? O tratamento endovascular deve ser indicado para o tratamento de casos graves sem lesões focais? A cirurgia descompressiva melhora a qualidade de vida e a mortalidade em pacientes com lesões focais e hipertensão intracraniana não responsive a tratamento clínico? Inibidores de trombina e de fator Xa podem ser utilizados no lugar da varfarina para a anticoagulação? Além disso, esperamos que os efeitos da TVC sobre o humor e a cognição sejam estudados mais extensamente, para que seja diminuída a sobrecarga individual e social por essa rara condição que acomete preferencialmente indivíduos jovens.

Referências

1. Bousser MG, Ferro JM. Cerebral venous thrombosis: an update. Lancet Neurol 2007; 6: 162-170.
2. Saposnik G et al. Diagnosis and management of cerebral venous thrombosis: a statement for healthcare professionals from the American Heart Association/American Stroke Association. Stroke 2011; 42: 1158-92.
3. Ferro JM, Canhão P, Stam J et al. Prognosis of cerebral vein and dural sinus thrombosis: results of the International Study on Cerebral Vein and Dural Sinus Thrombosis (ISCVT). Stroke 2004; 35: 664-70.
4. Quattrone A, Bono F, Oliveri RL et al. Cerebral venous thrombosis and isolated intracranial hypertension without papilledema in CDH. Neurology 2001; 57: 31-6.
5. Bushnell C, Saposnik D. Evaluation and management of cerebral venous thrombosis. Continuum 2014; 20: 335-516.
6. Silvis SM, de Sousa DA, Ferro JM, Coutinho JM. Cerebral venous thrombosis. Nat Rev Neurol 2017; 13: 555-65.
7. Niu PP, Yu Y, Guo ZN et al. Diagnosis of non-acute cerebral venous thrombosis with 3D T1-weighted black blood sequence at 3T. J Neurol 2016; 36746-50.
8. Ferro JM, Bousser MG, Canhão P et al. European Stroke Organization guideline for the diagnosis and treatment of cerebral venous thrombosis – endorsed by the European Academy of Neurology. Eur J Neurol. 2017; 24:1203-13.
9. Dentali F, Poli D, Scoditti U et al. Long-term outcomes of patients with cerebral vein thrombosis: a multicenter study. J Thromb Haemost 2012; 10: 1297-302.
10. Miranda B, Aaron S, Arauz A et al. The benefit of extending oral anticoagulation treatment (EXCOA) after acute cerebral vein thrombosis (CVT): EXCOA-CVT cluster randomized trial protocol. Int J Stroke 2018; 13(7): 771-774.
11. Geisbüsch C, Richter D, Herweh C et al. Novel factor xa inhibitor for the treatment of cerebral venous and sinus thrombosis: first experience in 7 patients. Stroke 2014; 45: 2469-71.
12. Mendonça MD, Barbosa R, Cruz-e-Silva V et al. Oral direct thrombin inhibitor as an alternative in the management of cerebral venous thrombosis: a series of 15 patients. Int J Stroke 2015; 10: 1115-8.
13. Mutgi SA, Grose NA, Behrouz and R. Rivaroxaban for the treatment of cerebral venous thrombosis. Int J Stroke 2015; 100: 167-8.
14. Ferro JM, Coutinho JM, Dentali F et al. Safety and efficacy of dabigatran etexilate vs dose-adjusted warfarin in patients with cerebral venous thrombosis: a randomized clinical trial. JAMA Neurol. 2019 [Epub ahead of print].

15. Hiltunen S, Putaala J, Haapaniemi E et al. Long-term outcome after cerebral venous thrombosis: analysis of functional and vocational outcome, residual symptoms, and adverse events in 161 patients. J Neurol 2016; 263: 477-84.
16. Ferro JM, Bacelar-Nicolau H, Rodrigues T et al. Risk score to predict the outcome of patients with cerebral vein and dural sinus thrombosis. Cerebrovasc Dis 2009; 28: 39-44.
17. Ferro JM, Crassard I, Coutinho JM et al. Decompressive surgery in cerebrovenous thrombosis: a multicenter registry and a systematic review of individual patient data. Stroke 2011; 42: 2825-31.
18. Coutinho JM, Ferro JM, Zuurbier SM et al. Thrombolysis or anticoagulation for cerebral venous thrombosis: rationale and design of the TO-ACT trial. Int J Stroke. 2013;8:135-40.
19. Konakondla, S, Schirmer CM, Li F et al. New developments in the pathophysiology, workup, and diagnosis of Dural Venous Sinus Thrombosis (DVST) and a systematic review of endovascular treatments. Aging Dis 2017; 8: 136-48.
20. Conforto AB, Nader SN, Puglia Junior P et al. Dural arteriovenous fistula cerebral venous thrombosis. Arq Neuropsiquiatria 2015; 73: 548.
21. Aguiar de Sousa D, Canhao P, Crassard I et al. Safety of pregnancy after Cerebral Venous Thrombosis: results of the ISCVT (International Study on Cerebral Vein and Dural Sinus Thrombosis)-2 PREGNANCY Study. Stroke 2017; 48: 3130-3.
22. Aguiar de Sousa D, Canhao P, Ferro JM. Safety of pregnancy after cerebral venous thrombosis: a systematic review. Stroke 2016; 47: 713-8.

Parte 5

Cefaleia

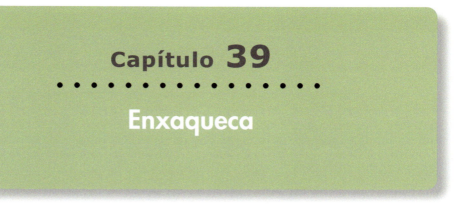

Ida Fortini

Introdução

A enxaqueca é uma alteração episódica recorrente caracterizada por crises de cefaleia de intensidade moderada ou forte, geralmente acompanhada de náuseas e sensibilidade aumentada à luz e sons. É uma das queixas mais comuns que levam o paciente a consultar neurologistas e procurar serviços de emergência. Segundo a Organização Mundial da Saúde (OMS), a enxaqueca afeta pelo menos 1 adulto em cada 7 no mundo. Frequentemente se inicia na puberdade, mas afeta mais os indivíduos com idade entre 35 e 45 anos, podendo ocorrer inclusive em crianças[1].

A enxaqueca é uma das principais causas de incapacidade devida à doença. No *Global Burden of Disease Study*, atualizado em 2013, a enxaqueca foi considerada a sexta maior causa mundial de anos perdidos por incapacidade[2]. As estimativas de seu custo financeiro para a sociedade, principalmente pela perda de horas de trabalho e produtividade reduzida, são muito grandes. No entanto, muitos dos que sofrem enxaqueca não recebem cuidados adequados. Nos Estados Unidos da América e no Reino Unido, apenas metade dos indivíduos com enxaqueca consultou um médico por motivos relacionados à cefaleia nos últimos 12 meses e apenas dois terços foram diagnosticados corretamente[3].

Epidemiologia

A prevalência de enxaqueca no período de um ano no Brasil é de 15,8%[4]. Nos EUA, a prevalência no período de 1 ano para a enxaqueca foi de 11,7% (17,1% nas mulheres e 5,6% nos homens), atingiu o pico na meia-idade e foi menor nos adolescentes e naqueles com mais de 60 anos. Dos portadores de enxaqueca, 31,3% tiveram frequência de crises de 3 ou mais por mês, e 53,7% relataram comprometimento grave ou necessidade de repouso no leito. Apenas 13,0% relataram uso atual de medicação preventiva diária para enxaqueca, embora uma proporção bem maior preenchia critérios para o tratamento profilático[5].

Diagnóstico

O diagnóstico de enxaqueca é clínico e baseia-se na história, no exame físico e nos critérios diagnósticos da Classificação Internacional de Cefaleias da Sociedade Internacional de Cefaleias, 3ª edição (CIC-3)[6]. Os critérios da CIC-3[6] para enxaqueca sem aura e com aura estão apresentados nas Tabelas 39.1 e 39.2, respectivamente.

A enxaqueca crônica (EC) é definida como cefaleia que ocorre 15 ou mais dias por mês por mais de 3 meses, e em que características da enxaqueca estão presentes nas crises em pelo menos 8 dias por mês. Pacientes que satisfazem os critérios para EC e para cefaleia por uso excessivo de medicamentos devem ser codificados para ambos. Cerca de 50% dos pacientes com EC revertem para EE após a retirada de medicamentos sintomáticos. Os critérios diagnósticos da CIC-3[6] para EC estão descritos na Tabela 39.3.

Tabela 39.1 – Critérios da CIC-3 para enxaqueca sem aura

A	• Pelo menos cinco ataques cumprindo os critérios B, C e D
B	• Ataques de dor de cabeça com duração de 4 a 72 horas (sem tratamento ou tratada sem sucesso)
C	• A dor de cabeça tem pelo menos duas das seguintes características: 1. Localização unilateral 2. Qualidade pulsátil 3. Intensidade da dor moderada ou grave 4. Agravamento ou evitação de atividade física de rotina (por exemplo, caminhar ou subir escadas)
D	• Durante a dor de cabeça, pelo menos um dos seguintes: 1. Náusea, vômito ou ambos 2. Fotofobia e fonofobia.
E	• Não é mais bem explicada por outro diagnóstico da CIC-3*

Classificação Internacional de Cefaleias da Sociedade Internacional de Cefaleias, 3ª edição.

Tabela 39.2 – Critérios da CIC-3[6] para enxaqueca com aura

A	Pelo menos cinco ataques cumprindo os critérios B e C
B	Uma ou mais dos seguintes sintomas de aura totalmente reversíveis: 1. Visual 2. Sensorial 3. Fala e/ou linguagem 4. Motor 5. Tronco cerebral 6. Retina
C	Pelo menos três das seis características seguintes: 1. Pelo menos um sintoma de aura se espalha gradualmente em mais de 5 minutos 2. Dois ou mais sintomas da aura ocorrem em sucessão 3. Cada sintoma de aura individual dura de 5 a 60 minutos 4. Pelo menos um sintoma de aura é unilateral 5. Pelo menos um sintoma de aura é positivo 6. A aura é acompanhada ou seguida dentro de 60 minutos por dor de cabeça
D	Não é melhor explicado por outro diagnóstico da CIC-3*

Classificação Internacional de Cefaleias da Sociedade Internacional de Cefaleias, 3ª edição.

Tabela 39.3 – Critérios da CIC-3[6] para enxaqueca crônica

A	Dor de cabeça (tipo enxaqueca ou tipo de tensão) em 15 dias/mês durante > 3 meses e cumprindo os critérios B e C
B	Ocorrendo em um paciente que tenha tido pelo menos cinco crises que preenchem: 1. Critérios B-D para enxaqueca sem aura e/ou 2. Critérios B e C para enxaqueca com aura
C	Em 8 dias/mês por > 3 meses, cumprindo qualquer dos seguintes: 1. Critérios C e D para 1.1 Enxaqueca sem aura 2. Critérios B e C para 1.2 Enxaqueca com aura 3. O paciente acredita que fosse enxaqueca no início e que é aliviada por um triptano ou derivado do *ergot*
D	Não é mais bem explicada por outro diagnóstico da CIC-3*

*Classificação Internacional de Cefaleias da Sociedade Internacional de Cefaleias, 3ª edição.

Quadro clínico

Uma crise típica de enxaqueca se manifesta em quatro fases: a fase prodrômica, a aura, a cefaleia e a fase de resolução[7,8].

Fase prodrômica

Os sintomas prodrômicos se referem a alterações do humor (euforia, depressão), sonolência, bocejamento, irritabilidade, alterações do apetite (desejo de comer, especialmente doces, obstipação intestinal, sensação de cabeça oca e pescoço rígido. Estes sintomas, que se acredita terem origem hipotalâmica, podem ocorrer até 48 horas antes do início da cefaleia e são relatados por cerca de 75% dos pacientes.[7-9]

Aura da enxaqueca

A aura é constituída por sintomas de disfunção focal do córtex cerebral, totalmente reversíveis, ocorrendo em cerca de 25% das pessoas com enxaqueca, que podem apresentar um ou mais sintomas de alteração visual, sensitiva ou motora. Estes sintomas preceder ou, mais frequentemente, ocorrer juntamente com a cefaleia. Estes podem, entretanto, acontecer sem a cefaleia (aura típica sem cefaleia)[7,8]. É importante o diagnóstico diferencial com episódios isquêmicos transitórios nessa situação.

A aura é considerada típica quando os sintomas se desenvolvem gradualmente, duram de 5 min a 1 hora, com completa resolução.[6]

Os sintomas positivos indicam hiperfunção neuronal no nervoso central e podem ser visuais (por exemplo, linhas brilhantes, tremulantes, em zigue-zague, pontos brilhantes, formas, objetos, objetos com forma e tamanhos alterados), auditivos (por exemplo, zumbido, ruídos, música), sensitivos, (por exemplo, formigamentos, parestesias, dores) ou motores (por exemplo, movimentos rítmicos). Os sintomas negativos indicam ausência ou diminuição de função, como perda de visão (escotomas negativos), audição (hipo ou anacusia), sensação (hipoestesia) ou da capacidade de mover uma parte do corpo (paresia). A aura visual ocorre em cerca de 90% das pessoas com enxaqueca com aura, pelo menos em algumas crises. Inicia-se perto do ponto de fixação e se espalha gradualmente, deixando graus absolutos ou variáveis de escotoma em seu rastro. A aura da enxaqueca geralmente se desenvolve gradualmente ao longo de mais de cinco minutos. Menos frequentemente, a aura se desenvolve mais rapidamente, em menos de cinco minutos, o que leva à necessidade de diagnóstico diferencial com episódio isquêmico transitório (EIT), principalmente quando ocorre em indivíduos com mais de 50 anos de idade.

Em seguida, em frequência, estão os distúrbios sensitivos, em forma de agulhadas e formigamentos movendo-se lentamente do ponto de origem e afetando uma parte maior ou menor de um lado do corpo, face e/ou língua. Dormência pode ocorrer em seu rastro, ou esta pode ser o único sintoma.

Menos frequentes as alterações são da linguagem, geralmente afásicas, mas muitas vezes difícil de categorizar.

A aura motora é a forma mais rara. Os membros e, às vezes, o rosto de um lado do corpo ficam mais fracos. Dada a base genética da aura motora, ela foi separada das outras formas de aura e classificada como enxaqueca hemiplégica. A duração aceita dos sintomas da aura é de uma hora, mas os sintomas motores muitas vezes são mais duradouros.

Quando os sintomas de aura apontam para origem no tronco cerebral (ataxia cerebelar, diplopia, hipoacusia, sintomas sensitivos bilaterais), denomina-se enxaqueca com aura do tronco cerebral. O início é geralmente entre as idades de 7 a 20 anos e as crises quase sempre incluem dois ou mais sintomas de aura relacionados ao tronco cerebral. Deve ser diagnosticada apenas quando paresia estiver ausente, uma vez que vários pacientes com EHF têm sintomas do tronco cerebral.

A aura pode ser prolongada e durar mais que 60 minutos e menos que 7 dias. Quando, após a crise de enxaqueca com aura, o déficit neurológico não regride por uma semana ou mais, e pode-se evidenciar lesão isquêmica nos exames de imagem configurando o infarto enxaquecoso ou, quando não, a aura persistente sem infarto[6].

A enxaqueca retiniana se caracteriza pela ocorrência de escotomas ou cegueira monocular com duração inferior a uma hora, seguida ou acompanhada de cefaleia[6]. É uma causa muito rara de perda visual monocular transitória. Perda visual irreversível pode ser uma complicação da enxaqueca retiniana, embora a incidência seja incerta e é possível que ocorra por infarto migranoso na retina.

Na enxaqueca hemiplégica familiar (EHF) e esporádica, déficit motor unilateral ocorre como manifestação de aura em pelo menos algumas crises. Demonstrou-se que na EHF frequentemente ocorrem sintomas do tronco cerebral. A cefaleia quase sempre ocorre e, raramente, alterações da consciência (incluindo coma), confusão mental, febre e pleocitose liquórica também podem estar presentes. A enxaqueca hemiplégica é denominada familiar quando o paciente tem pelo menos um parente de primeiro ou segundo grau com quadro semelhante. Estudos epidemiológicos mostraram que casos esporádicos de enxaqueca hemiplégica ocorrem com aproximadamente a mesma prevalência dos casos familiares[6].

Fase de recuperação

Após a fase de cefaleia, o paciente pode experimentar uma fase pós-drômica, de resolução ou recuperação, durante a qual o movimento súbito da cabeça transitoriamente causa cefaleia. Podem ocorrer: dificuldade de concentração, fadiga e sonolência. Muitos doentes se sentem esgotados ou cansados, embora alguns relatem uma sensação de euforia[7,8].

Fatores precipitantes ou desencadeadores

O estresse é o fator desencadeador mais comum das crises. Período menstrual, jejum, pular horário de refeições, mudanças climáticas, distúrbios do sono, odores, estímulos luminosos, alimentos contendo nitratos e glutamato monossódico, vinho, aspartame, substâncias vasodilatadoras e bebidas alcoólicas são relatados por muitos pacientes como desencadeadores das crises de enxaqueca. Em um estudo retrospectivo de 1.750 pacientes com enxaqueca, aproximadamente 75% relataram pelo menos um fator desencadeador[11].

Alodinia cutânea

A alodinia cutânea é a percepção de dor produzida pela estimulação inócua da pele e pode resultar da sensibilização das vias centrais da dor na enxaqueca[7,9]. O ato de escovar os cabelos, tocar o couro cabeludo, fazer a barba ou usar lentes de contato pode desencadear sensação de dor durante a enxaqueca. Alodinia cutânea pode ocorrer mesmo na ausência de dor de cabeça. É mais frequentemente ipsilateral à cefaleia, mas pode ocorrer contralateral a esta e até em localizações extracefálicas (alodínea estendida)[12].

Complicações da enxaqueca

As complicações da enxaqueca, consideradas na CIC-3[6], são as seguintes:
1. **Estado de mal enxaquecoso ou "*status migranosus*"**: caracteriza-se por crise de dor ininterrupta por mais de 72 horas, na qual a dor ou os sintomas associados são debilitantes. Remissões de até 12 horas devidas a medicação ou sono são aceitos.
2. **Aura persistente sem infarto**: definida quando sintomas de aura persistem por uma semana ou mais sem evidência de infarto em exames de neuroimagem. O mínimo de uma semana baseia-se na opinião de especialistas. Sintomas persistentes de aura são raros, mas bem documentados.
3. **Infarto enxaquecoso**: definido por uma crise de enxaqueca, ocorrendo em um paciente com enxaqueca com aura, no qual um ou mais sintomas de aura de enxaqueca ocorrem em associação com um infarto isquêmico cerebral num território relevante (relacionado aos sintomas da aura) que é demonstrado por neuroimagem. O infarto enxaquecoso ocorre principalmente na circulação posterior e em mulheres mais jovens.
4. **Crise epilética desencadeada por aura da enxaqueca:** pode ocorrer durante a crise ou até uma hora depois de uma crise de enxaqueca com aura.

Na CIC-3[6] também foram consideradas as síndromes episódicas que podem estar associadas com enxaqueca, que são transtornos que podem ocorrer em pacientes com enxaqueca, ou em quem tem uma maior probabilidade de vir a desenvolvê-la:
1. **Distúrbio gastrointestinal recorrente**: crises episódicas recorrentes de dor e/ou desconforto, náusea e/ou vômitos, ocorrendo infrequentemente, cronicamente ou em intervalos previsíveis, que podem estar associadas à enxaqueca. São necessários pelo menos 5 episódios para que a condição seja caracterizada. Entre os episódios há total resolução dos sintomas e a criança ou adulto é saudável. Neste item se incluem:
    a) Síndrome de vômitos cíclicos: crises episódicas recorrentes de náusea intensa e vômitos, geralmente estereotipados, com uma ocorrência previsível dos episódios. As crises podem estar associadas com palidez e letargia.
    b) Enxaqueca abdominal: transtorno idiopático visto principalmente em crianças como ataques recorrentes de dor abdominal, de intensidade leve ou moderada, associados a sintomas vasomotores, náuseas e vômitos, com duração de 2 a 72 horas e com normalidade entre episódios.
2. **Vertigem paroxística benigna:** caracteriza-se por recorrência de breves ataques de vertigem em crianças.
3. **Torcicolo paroxístico benigno:** episódios recorrentes de inclinação da cabeça para um lado, talvez com ligeira rotação, que remitem espontaneamente. Ocorre em bebês e crianças pequenas com início no primeiro ano de vida. Além do torcicolo, ocorre pelo menos um destes cinco sintomas ou sinais: palidez, irritabilidade, mal-estar, vômito, ataxia. O exame neurológico é normal entre as crises e o transtorno não é atribuído a qualquer outra condição.

Apesar de historicamente estas síndromes periódicas terem sido observadas na infância, elas podem também ocorrer em adultos. Condições adicionais que também podem ocorrer nestes pacientes incluem episódios de enjoo quando de movimento e transtornos periódicos do sono, como sonambulismo, falar durante o sono, terrores noturnos e bruxismo.

A enxaqueca vestibular (EV), também chamada vertigem migranosa, ainda não foi totalmente validada na CIC-3[6] e se encontra no apêndice da classificação. Nesta condição, pacientes com história de enxaqueca ou com outras características clínicas de enxaqueca (fotofobia, fonofobia, aura visual etc.) têm sintomas vestibulares de intensidade moderada ou grave, com duração de 5 minutos a 72 horas. Em pelo menos metade dos episódios vertiginosos ocorrem sintomas enxaquecosos. Não há testes confirmatórios para EV e outros diagnósticos como Doença de Ménière e lesão do tronco encefálico, devem ser excluídos na maioria dos pacientes.

Outro item que se encontra no apêndice da CIC-3[6] é a enxaqueca menstrual (EM), definida como enxaqueca que ocorre em estreita relação temporal com o início da menstruação; esse período geralmente abrange dois dias antes, até três dias após o início do sangramento menstrual. Se as crises de enxaqueca ocorrem somente nesse intervalo, a enxaqueca é denominada EM pura. Se, além de crises nesse período, ocorrem crises em outros momentos durante o mês, a enxaqueca é denominada enxaqueca associada à menstruação. As crises podem ou não ter aura, mas são mais frequentemente sem aura.

Condições psiquiátricas como ansiedade, pânico, depressão e transtorno bipolar são comorbidades comuns da enxaqueca. Ocorrem em aproximadamente 30% dos pacientes com EE e em mais de 50% dos pacientes com EC[13]. Estas devem ser identificadas e adequadamente tratadas, de forma a se conseguir uma melhor resposta terapêutica.

Genética da enxaqueca

A importância da herança na enxaqueca foi reconhecida há muito tempo, mas, embora o risco de enxaqueca em parentes de pacientes com enxaqueca seja três vezes maior do que o de parentes de indivíduos sem enxaqueca[14], não foi identificado nenhum padrão de herança mendeliano nas formas comuns de enxaqueca.

A base genética da enxaqueca comum, com e sem aura, provavelmente é complexa e estudos de associação genômica ainda não identificaram quaisquer alterações genéticas com grande tamanho de efeito com significância estatística. Mutações genéticas únicas foram encontradas apenas em síndromes de enxaqueca raras, bem como em famílias. Assim, ainda é incerto quais *locus* e genes candidatos estão realmente implicados na patogênese da enxaqueca.

Estudo em gêmeos monozigóticos mostram que o grau de concordância com relação à enxaqueca é de 40-50%[15]. Considera-se que as pessoas com propensão à enxaqueca tenham um limiar genético que os torna suscetíveis a crises, dependendo do equilíbrio entre a excitação e a inibição em vários níveis do sistema nervoso. Anormalidades sutis, envolvendo canais de membrana, famílias de receptores e sistemas enzimáticos, foram associados à enxaqueca em certos grupos e indivíduos.

A enxaqueca hemiplégica pode ocorrer em famílias ou em apenas um indivíduo (enxaqueca hemiplégica esporádica). Os primeiros três tipos de EHF são as canalopatias. A EHF1 é causada por mutações no gene CACNA1A no cromossomo 19, que codifica um canal de sódio voltagem dependente; a EHF2 por mutações no gene ATP1A2 (codifica Na/K-ATPase) e EHF3 por mutações no gene SCN1A, no cromossomo 2, que codifica um canal de sódio. Mutações no gene PRRT2 também causam alguns casos de EHF[6].

Fisiopatologia da enxaqueca

A enxaqueca é um distúrbio neurológico hereditário que se caracteriza por um estado subjacente de aumento da responsividade de redes corticais e subcorticais que amplificam a intensidade dos estímulos sensoriais.

Atualmente atribui-se a enxaqueca a uma disfunção neuronal primária que leva a uma sequência de alterações intra- e extracranianas e que determina as quatro fases de uma típica crise de enxaqueca: fase prodrômica (sintomas premonitórios), aura, cefaleia e fase pós-drômica (de resolução)[7].

Na fase prodrômica há interação entre alterações na homeostase e o início da enxaqueca. Os sintomas experimentados durante esta fase, como fadiga, alterações de humor, aumento da emotividade, irritabilidade, sonolência, alterações do apetite, bocejamento, fotofobia e aumento do apetite, apontam para envolvimento do hipotálamo, tronco cerebral, sistema límbico e certas áreas corticais durante os estágios iniciais da crise[7,16].

Estudos psicofísicos e neurofisiológicos forneceram evidências claras de que, no período intercrítico, os enxaquecosos têm hipersensibilidade a estímulos sensoriais e uma alteração do processamento da informação sensorial, caracterizada por aumento das amplitudes e menor habituação dos potenciais evocados e potenciais eventos relacionados[17,18].

A enxaqueca também pode exibir uma periodicidade diurna e é comumente desencadeada por alterações da homeostase[20]. Estes fatos levaram à investigação do hipotálamo como potencial sítio de origem da crise. Evidências que corroboram esta hipótese vieram de estudos de neuroimagem funcional que mostraram ativação do hipotálamo póstero-lateral, bem como da área tegmentar mesencefálica, substância cinzenta periaquedutal mesencefálica, ponte dorsal e várias áreas corticais durante a fase premonitória. Foi então postulado que o hipotálamo poderia desempenhar um papel fundamental na facilitação ou ampliação da transmissão de dor durante uma crise. Existem 2 teorias principais para este mecanismo: o primeiro propõe que aumento do tônus parassimpático ativa nociceptores meníngeos, e o outro envolve a modulação de sinais nociceptivos do núcleo trigeminal caudal (NTC) às estruturas supratentoriais envolvidas no processamento da dor[7,16,20].

Acredita-se que a depressão alastrante cortical (DAC) seja o correlato neurofisiológico da aura da enxaqueca. O fenômeno da DAC foi descrito por Aristides Leão em 1944 e caracteriza-se por uma onda que se propaga lentamente (2-6 mm/min) de despolarização em membranas celulares neuronais e gliais, à qual se segue inibição da atividade cortical por até 30 minutos, coincidindo com a iniciação e progressão dos sintomas da aura[21-23]. Essa onda de depressão alastrante é também associada a uma onda de hiperemia, seguida por uma fase prolongada de oligemia cortical[7,22,23]. A DAC é iniciada por elevações locais de potássio extracelular (K+) que cronicamente despolarizam neurônios por aproximadamente 30 a 50 segundos[24]. O efluxo de K^+ está associado com um grande rompimento gradientes iônicos da membrana celular, influxo de sódio e cálcio, e liberação de glutamato[24]. A propagação da DAC ainda não é totalmente compreendida, mas há sugestões de que a propagação seja mediada por *tight junctions* entre células gliais ou neurônios[25]. Evidências providas por estudos em animais apoiam a suposição que a DAC pode ativar a nocicepção trigeminal e, assim, desencadear mecanismos de cefaleia[26].

Acredita-se que a dor na enxaqueca dependa da ativação e sensibilização das vias trigeminovasculares[22,26,27]. Fibras nociceptivas oriundas do gânglio trigeminal inervam meninges e grandes artérias cerebrais, principalmente através do ramo oftálmico. Estas fibras se projetam no complexo trigeminocervical (CTC), que engloba o NTC e o corno dorsal dos segmentos C1 e C2 da medula cervical, onde convergem com entradas da pele, músculos pericranianos e paraespinais e outros tecidos inervados por C1-C2 antes de fazer sinapses em neurônios de segunda ordem[28].

Vias ascendentes do CTC transmitem sinais para múltiplos núcleos do tronco cerebral, núcleos talâmicos e hipotalâmicos e gânglios da base. Estes núcleos, por sua vez, projetam-se para múltiplas áreas corticais (córtex somatossensitivo, olfativo, insular, motor, parietal de associação, auditivo e visual) que estão envolvidos no processamento dos aspectos cognitivo, emocional e sensitivo-discriminativo dos sinais nociceptivos e que dão origem a alguns dos sintomas associados que são característicos das crises, tais como fotofobia, fonofobia, disfunção cognitiva, osmofobia e alodinia.

A ativação da dor da enxaqueca começa perifericamente, quando neurônios nociceptivos que inervam a dura-máter são estimulados e liberam neuropeptídeos vasoativos como o peptídeo relacionado ao gene da calcitonina (CGRP) e o polipeptídeo-38 hipofisário ativador da adenilato-ciclase, causando sinalização ao longo das vias trigeminais. Não se conhece em que medida a vasodilatação arterial, degranulação de mastócitos e extravasamento de plasma estão envolvidos[26,28].

Alguns acreditam que a DAC inicia a ativação de nociceptores meníngeos[7]. Estudos animais dão suporte à ideia de que moléculas como ATP, glutamato, K+, íons hidrogênio, CGRP e óxido nítrico liberadas localmente durante uma DAC difundam-se em direção aos nociceptores meníngeos ativando-os[25]. Além disso, nos animais, ativação nociceptiva periférica ocorre aproximadamente 14 minutos após a indução da DAC, consistente com o intervalo de tempo entre o início da aura e o início da cefaleia[26].

A teoria atual é de que a DAC resulta em ativação sequencial de neurônios trigemino-vasculares periféricos e centrais[7]. Evidência pré-clínica também sugere que a DAC pode ativar diretamente ou desinibir neurônios sensitivos centrais do trigêmeo por um mecanismo intrínseco ao SNC. Parece que a DAC não atua somente aumentando a sinalização trigeminovascular por uma ação periférica e que, portanto, a dor da enxaqueca pode também surgir por um mecanismo central[7]. Isso pode explicar, por exemplo, várias observações clínicas, como o desenvolvimento de alodinia mecânica (desconforto no pescoço) que ocorre em alguns pacientes antes da cefaleia. Entretanto, a maioria dos ataques de enxaqueca não é não precedida por sintomas clínicos de aura. A aura também pode ocorrer após a fase de cefaleia já ter começado, ou ocorrer isolada. Em um estudo prospectivo do curso temporal de sintomas de aura, cefaleia e sintomas acompanhantes, verificou-se que muitos pacientes relataram náuseas, fotofobia, fonofobia e cefaleia durante a fase de aura, e 11% relataram cefaleia iniciando-se simultaneamente com a aura[29].

Portanto, tem sido sugerido que a aura pode ser o resultado de um "estado cerebral" aberrante ocorrendo num indivíduo geneticamente suscetível a uma crise de enxaqueca, e que eventos fisiológicos que ocorrem durante a fase premonitória podem ser a principal causa tanto da ativação da via trigeminovascular quanto da atividade cortical neuronal/glial[7,16].

Os neurônios trigeminovasculares periféricos, uma vez ativados por mediadores endógenos, tornam-se sensibilizados para estímulos durais, significando que seu limiar diminui e a magnitude de sua resposta aumenta[16].

Esta sensibilização periférica é considerada responsável pela dor latejante característica da enxaqueca, e pela exacerbação da dor por atividade física.

Vários estudos animais implicam liberação de CGRP na iniciação e manutenção da sensibilização periférica[30,31]. O CGRP é um neuropeptídeo de 37 aminoácidos codificado pelo gene da calcitonina que desempenha um papel nas funções cardiovasculares, digestivas e sensoriais. O CGRP e seu receptor são expressos em todo o corpo, particularmente no sistema nervoso periférico e central, sistema cardiovascular, digestivo e gastrointestinal[30,31]. Parece atuar em vários locais ao longo da via trigeminovascular. A liberação periférica de CGRP nas meninges causa vasodilatação arterial e pode resultar em inflamação estéril e ativação de nociceptores meníngeos[28,30]. A liberação de CGRP no CTC pode facilitar a transmissão nociceptiva, facilitando a sensibilização central[16].

A sensibilização de neurônios trigeminovasculares no CTC e nos núcleos talâmicos (sensibilização central) é responsável pela alodinia. A sensibilização causa um aumento na atividade neuronal espontânea e aumento da resposta a estímulos inócuos cefálicos e extracefálicos. A alodinia cefálica se desenvolve em aproximadamente 30 a 60 minutos, atingindo o máximo após aproximadamente 120 minutos. A sensibilização talâmica se desenvolve aproximadamente em 2 a 4 horas e é responsável pela alodinia extracefálica[7,16]. Há evidências de que alodinia cutânea pode ser um fator de risco para progressão da enxaqueca[32]. Pensa-se que isto possa ocorrer através de repetidas ativações e sensibilizações das vias centrais trigeminovasculares, e eventualmente, sensibilização central persistente, elevando o risco do desenvolvimento de enxaqueca crônica[7].

Tratamento da enxaqueca

O tratamento pode visar somente ao alívio da crise aguda ou também à sua profilaxia. Várias medidas gerais melhoram os resultados do tratamento agudo, como a administração de medicamentos sintomáticos precocemente, enquanto a dor é leve, escolher a dose certa e a melhor via de administração. Muitas drogas administradas por via oral são ineficazes devido à má absorção secundária à estase gástrica induzida pela enxaqueca[7,8,33].

Uma via de administração não oral (p. ex.: *spray* nasal, injeção, supositório) pode melhorar os resultados dos pacientes que já acordam com crises de dor moderados a graves, ou cuja dor atinge rapidamente pico de intensidade (ou seja, dentro de 30 min), e poderia também ser aconselhável para pacientes que têm náuseas ou vômitos durante o período premonitório ou no início da crise[7]. Uma combinação de drogas utilizadas para tratamento da crise aguda que possuem diferentes mecanismos de ação também pode ser útil para pacientes que não obtêm alívio rápido ou que tenham recorrência da cefaleia 24 a 48 horas após o alívio inicial. A educação de pacientes com crises frequentes de enxaqueca sobre o risco potencial de desenvolvimento de cefaleia por uso excessivo de medicação é importante, e minimizar o uso de analgésicos simples a menos de 15 dias por mês, e triptanos, derivados do *ergot* ou analgésicos combinados para menos de 10 dias por mês.

Atualmente considera-se que o tratamento da crise de enxaqueca deva ser individualizado caso a caso, e que a melhor estratégia é o tratamento estratificado, isto é, escolher o tratamento de acordo com a intensidade da crise. Portanto, a abordagem farmacológica da enxaqueca é direcionada principalmente pela gravidade da dor, pela presença de náuseas e vômitos associados, pelo ambiente de tratamento (ambulatório ou unidade de emergência) e por fatores específicos do paciente, como a presença de fatores de risco vascular e preferência por determinados medicamentos.

Tratamento da crise

O tratamento agudo da enxaqueca inclui farmacoterapia e técnicas comportamentais.

Analgésicos comuns e anti-inflamatórios não hormonais (AINHs)

Crises fracas a moderadas podem ser tratadas com analgésicos comuns e AINHs por via oral (VO) (dipirona 500-1.000 mg, paracetamol 500-750 mg, aspirina 500 mg, naproxeno 500 mg, ibuprofeno 400 mg etc.). O uso destes medicamentos por via parenteral pode ser reservado para crises mais fortes ou na vigência de vômitos (dipirona 500-1.000 mg por via endovenosa (EV), tenoxicam 20-40 mg EV ou por via intramuscular (IM), diclofenaco 75 mg IM, cetoprofeno 100 mg EV/IM, piroxicam 20-40 mg IM)[36]. Além disso, medicamentos antieméticos por VO, IM ou EV (metoclopramida 10 mg, bromoprida, ondansetrona) ou VO (domperidona 10 mg) podem possibilitar o uso da via oral, além de melhorarem a gastroparesia que ocorre na crise[7,8,33].

Triptanos

Os triptanos são agonistas serotoninérgicos altamente seletivos dos receptores 5-HT1B e receptores 5-HT1D. Alguns têm atividade também sobre o receptor 5-HT1F. Esses receptores estão localizados nas terminações nervosas sensitivas trigeminais periféricas e nos neurônios no CTC, tronco cerebral rostral e tálamo. Os receptores 5-HT1B estão localizados nos vasos sanguíneos intracranianos e extracranianos e vasos sanguíneos sistêmicos e podem causar vasoconstrição[7,8].

Podem ser utilizados de preferência nas crises moderadas ou fortes; os triptanos disponíveis são o sumatriptano (6-12 mg/dia por via subcutânea (SC) ou 50-200 mg/dia VO ou *spray* nasal 20-40 mg/dia), zolmitriptano (2,5-5 mg/dia VO, supralingual e *spray* nasal), naratriptano (2,5-5 mg/dia VO), rizatriptano (5-10 mg/dia VO e supralingual), eletriptano (40-80 mg/dia VO), almotriptano e frovatriptano. Seu custo limita seu uso e alguns não estão à venda no Brasil (eletriptano, almotriptano e frovatriptano). Os triptanos apresentam eficácia superior à ergotamina, talvez devido à maior lipossolubilidade.

Vertigens, tonturas, sensação de calor, fraqueza e aperto no peito, náuseas, vômitos e dispneia são efeitos adversos possíveis. Constituem contraindicações para seu uso: doenças coronarianas, insuficiência vascular periférica e hipertensão arterial grave. Os triptanos devem ser evitados em indivíduos que apresentam anormalidades cardiocirculatórias ou cerebrovasculares, vasculopatias periféricas, insuficiência renal ou hepática, hipertensão arterial grave, hipertireoidismo ou porfiria e durante a gestação. Em casos de persistência de aura migranosa por mais de 60 min, é recomendável a não utilização de agentes com ação vasoconstritora (ergotamínicos, triptanos).

O uso combinado de um triptano e um AINH para tratar a crise de enxaqueca parece ser mais eficaz do o uso isolado de qualquer um deles. A combinação mais bem estudada é a de sumatriptano com naproxeno. Uma revisão sistemática e metanálise, atualizada em 2016, mostrou que a combinação de sumatriptano e naproxeno foi mais eficaz do que qualquer agente isolado para o tratamento da crise.

Existem formulações contendo succinato de sumatriptano 85 mg e naproxeno sódico 500 mg em um único comprimido e de 50 mg de sumatriptano com 500 mg de naproxeno[34,35].

Ergotamínicos

O tartarato de ergotamina foi um dos primeiros alcaloides do esporão do centeio a ser isolado. A di-hidroergotamina (DHE) é sintetizada pela redução de uma ligação insaturada na ergotamina (E) e exibe uma maior atividade antagonista alfa-adrenérgica e muito menos potente vasoconstrição arterial e potencial emético. Ergotamina e DHE são agonistas do receptor 5-HT1A, 5-HT1B, 5-HT1D e 5-HT1F. Têm longa duração de ação que parece resultar de metabólitos ativos e forte ligação nos sítios receptores[8].

Os ergotamínicos, embora eficazes para alguns pacientes, têm sido substituídos pelos triptanos, que têm a vantagem de maior especificidade farmacológica e menos efeitos colaterais[8,33].

Os ergotamínicos estão associados com vários efeitos adversos, incluindo o ergotismo e efeitos cardiovasculares. Preparações de ergotamina, isolada ou em combinação com cafeína e outros analgésicos, estão disponíveis. A associação com cafeína melhora sua absorção por VO, que é muito baixa.

O tartarato de ergotamina 1-2 mg por via sublingual (SL), VO, IM, via retal (VR) e a DHE (1 mg IM, SC, EV; 0,5 mg IN) podem ser úteis em casos de persistência de dor discreta ou moderada, apesar do tratamento com os analgésicos e AINHs. A dose de E e DHE não deve exceder 6 mg por semana[8]. Existe risco de desenvolvimento de cefaleia por abuso de medicamentos com doses de mais de 3 mg/semana. A DHE não está mais disponível em nosso meio.

Neurolépticos

Os neurolépticos são úteis em crises refratárias e no estado de mal enxaquecoso, particularmente, quando ocorrem vômitos intensos. Podemos utilizar a clorpromazina (0,1 mg/kg EV, mantendo infusão de soro fisiológico a 0,9%)[37] ou o haloperidol (5 mg EV em soro fisiológico)[36]. Efeitos colaterais possíveis são hipotensão arterial e sinais e sintomas extrapiramidais (como rigidez muscular e inquietude).

Corticosteroides

A associação de corticoides por via parenteral (dexametasona 10 mg EV) pode ser benéfica em crises intensas e no estado de mal enxaquecoso[8,37]. A administração parenteral de dexametasona associada aos analgésicos reduz a taxa de recidiva precoce da cefaleia. As evidências advêm de metanálise de sete ensaios clínicos randomizados realizados em serviços de emergência ou clínicas cefaleia[38]. Porém a dexametasona não proporcionou benefício adicional para alívio imediato da dor de cabeça. Os corticoides também são úteis na desintoxicação do abuso de analgésicos (dexametasona ou prednisona VO por 7 a 10 dias).

Opioides

A utilização de opioides no tratamento das crises de enxaqueca deve ser evitada e reservada para situações muito especiais, quando outras medidas não foram eficazes. O uso de opioides no tratamento da crise de enxaqueca deve ser desencorajado[37,39].

Excepcionalmente pode-se utilizar tramadol (50 a 100 mg EV, IM, VO), cloridrato de morfina (10 mg EV ou VO), oxicodona (10-20 mg VO) e codeína (30-60 mg VO).

Tratamento profilático

A profilaxia deve ser baseada inicialmente na eliminação de fatores desencadeantes. Os medicamentos preventivos são úteis para reduzir a frequência, gravidade e duração dos ataques em indivíduos com enxaqueca frequente. Como a frequência de crises é um fator para progressão para enxaqueca crônica, o tratamento profilático está indicado quando as crises de enxaqueca são frequentes (4 ou mais ataques por mês)[40]. Também se pode considerar a profilaxia para indivíduos cujos ataques interferem muito na sua qualidade de vida, ou quando houver contraindicações para as drogas usadas para abortar as crises, refratariedade a estas ou eventos adversos impedem o uso de medicamentos sintomáticos.

Medicamentos preventivos também devem ser considerados, independentemente da frequência de ataque, para pacientes com subtipos raros de enxaqueca como: enxaqueca hemiplégica, enxaqueca com aura do tronco cerebral, sintomas de aura frequentes, prolongados ou desconfortáveis ou infarto enxaquecoso. A adesão a medicamentos preventivos é pobre mesmo entre indivíduos com migrânea crônica[8].

As crises puramente perimenstruais podem ser prevenidas com o uso de estradiol por via transdérmica, VO ou implantes e pelo uso de AINHs ou naratriptano no período pré-menstrual[8]. Quando os episódios são frequentes ou incapacitantes, o que ocorre em aproximadamente 50% a 60% dos casos, o tratamento medicamentoso profilático é recomendado. As drogas que podem ser utilizadas na profilaxia da enxaqueca são:

1. **Betabloqueadores:** propranolol (40-180 mg/dia), metoprolol (50-200 mg/dia), atenolol (50-100 mg/dia), nadolol, timolol.
2. **Antagonistas da serotonina (bloqueadores 5-HT2):** metisergida (3-6 mg/dia), pizotifeno (1-2 mg/dia).
3. **Bloqueadores de canais de cálcio:** flunarizina (5-10 mg/dia), verapamil (80-480 mg/dia).
4. **Antidepressivos tricíclicos:** amitriptilina (12,5 a 100 mg/dia), nortriptilina (25-150 mg/dia).

5. **Antidepressivos tetracíclicos:** mirtazapina (15-45 mg/dia).
6. **Antidepressivos duais (inibidores da recaptação de serotonina e noradrenalina):** venlafaxina (75-300 mg/dia), duloxetina (30-120 mg/dia).
7. **Antiepilépticos:** topiramato (25-200 mg/dia), valproato de sódio/divalproato (500-1.500 mg/dia), gabapentina (300 a 1.600 mg/dia).
8. **Neurolépticos:** clorpromazina 5 a 50 mg/dia.

Muitas outras drogas podem ser utilizadas na profilaxia da enxaqueca, tais como os antidepressivos inibidores seletivos de recaptação da serotonina (fluoxetina, sertralina, citalopram), magnésio, piridoxina, riboflavina (reduz a fosforilação mitocondrial), outros antiepilépticos (zonisamida, levetiracetam, lamotrigina, tiagabina), clonidina, lisinopril, a planta *Tanacetum parthenium (feverfew)*, *Petasites hybridus (butterbur)*, injeções de toxina botulínica e os anti-histamínicos (ciproeptadina). Algumas parecem ser realmente eficazes, outras são profiláticos fracos ou com eficácia duvidosa e outras requerem estudos mais adequados de sua eficácia terapêutica. Havendo melhora, o tratamento profilático deve ser suspenso de modo gradual após período de 6 meses a 1 ano. A Academia Americana de Neurologia e a Sociedade Americana de Cefaleia publicaram as seguintes recomendações baseadas em evidências[41] (Tabela 39.4).

Tratamentos comportamentais, como *biofeedback*, treinamento de relaxamento assistido e terapia cognitivo-comportamental, demonstraram ter semelhante às drogas preventivas[42]. Portanto, esses tratamentos podem ser úteis para pacientes com enxaqueca que não podem tomar medicamentos preventivos devido a contraindicações, falta de resposta ou efeitos adversos[8,33].

Os tratamentos comportamentais também devem ser considerados para mulheres que estão grávidas ou amamentando, indivíduos com cefaleia por uso excessivo de medicação, e aqueles que expressam uma preferência por tratamentos não medicamentosos, identificam estresse como fator desencadeante ou que tenham comorbidades psicológicas, comuns na enxaqueca. Exercícios aeróbicos também podem ajudar a reduzir a frequência de crises em grau similar ao dos medicamentos preventivos[43].

Quatro anticorpos monoclonais contra o CGRP ou seu receptor foram desenvolvidos para a prevenção da enxaqueca (Tabela 39.5): três atuam contra o próprio CGRP (galcanezumabe, eptinezumabe e fremanezumabe) e um, o erenumabe, contra o receptor do CGRP. Desses, apenas o eptinezumabe ainda não foi lançado no Brasil até o momento da escrita deste capítulo. Os resultados de ensaios de fase II foram publicados para todos os compostos e os ensaios de fase III estão em andamento ou concluídos. Estes compostos se mostraram seguros e têm boa tolerabilidade e eficácia para profilaxia de enxaqueca[44]. A Sociedade Americana de Cefaleia recomenda o uso dos anticorpos monoclonais em pacientes com enxaqueca episódica de alta frequência (8 a 14 dias/mês) e que tiveram efeitos adversos ou resposta inadequada seis semanas a pelo menos duas terapias profiláticas prévias. Para enxaquecas episódicas pouco frequentes (4 a 7 dias/mês), o paciente precisa apresentar pelo menos uma incapacidade moderada. Já naqueles com enxaqueca crônica, o paciente deve ter apresentado intolerância ou baixa resposta em 6 semanas a pelo menos dois profiláticos ou resposta inadequada a um mínimo de duas aplicações trimestrais de toxina botulínica.

Enxaqueca crônica

Pacientes com enxaqueca crônica são os mais desafiadores com relação ao manejo. Os medicamentos usados no tratamento das crises na enxaqueca crônica são os mesmos que os usados para enxaqueca episódica. A enxaqueca crônica, no entanto, apresenta um desafio difícil tanto para o paciente quanto para o médico porque, dada a alta frequência de dor de cabeça, é importante evitar o uso excessivo de sintomáticos, pois o uso excessivo resulta em cefaleia por abuso de medicamentos. A educação do paciente é vital para se enfrentar este desafio, assim como a introdução de profilaxia e de terapias comportamentais[7,8,42,45].

Tabela 39.4 – Recomendações baseada em evidências da Academia Americana de Neurologia e a Sociedade Americana de Cefaleia para profilaxia de enxaqueca[41]

Nível de evidência	Classe de medicações
Nível A	Medicamentos são considerados eficazes e devem ser oferecidos para a prevenção da enxaqueca: • Antiepilépticos: divalproato de sódio, valproato de sódio, topiramato • Betabloqueadores: metoprolol, propranolol, timolol • Triptanos: frovatriptano (miniprofilaxia de enxaqueca menstrual)
Nível B	Os seguintes medicamentos são provavelmente eficazes e devem ser considerados para a profilaxia da enxaqueca: • Antidepressivos: amitriptilina, venlafaxina • Betabloqueadores: atenolol, nadolol • Triptanos: naratriptano, zolmitriptano (miniprofilaxia de enxaqueca menstrual)
Nível C	Os seguintes medicamentos são possivelmente eficazes e podem ser considerados para a prevenção da enxaqueca: • Inibidores da ECA: lisinopril • Bloqueadores dos receptores da angiotensina: candesartan • Alfa-agonistas: clonidina, guanfacina • Antiepilépticos: carbamazepina • Betabloqueadores: nebivolol, pindolol
Nível U	As evidências são conflitantes ou inadequadas para apoiar ou refutar o uso dos seguintes medicamentos para a prevenção da enxaqueca: • Antiepilépticos: gabapentina • Antidepressivos inibidores seletivos da recaptação da serotonina/inibidores seletivos da recaptação da serotonina-noradrenalina: fluoxetina, fluvoxamina • Antidepressivos tricíclicos: protriptilina • Antitrombóticos: acenocumarol, coumadin, picotamida • Betabloqueadores: bisoprolol • Bloqueadores dos canais de cálcio: nicardipina, nifedipina, nimodipina, verapamil • Acetazolamida • Ciclandelato
Nível A negativo	A seguinte medicação é considerada ineficaz e não deve ser oferecida para prevenção de enxaqueca: • Lamotrigina
Nível B negativo	O medicamento a seguir é provavelmente ineficaz e não deve ser considerado para a prevenção da enxaqueca: • Clomipramina
Nível C negativo	Os seguintes medicamentos são possivelmente ineficazes e não devem ser considerados para a prevenção da enxaqueca: • Acebutolol • Clonazepam • Nabumetona • Oxcarbazepina • Telmisartana

Tabela 39.5 – Anticorpos monoclonais anti-CGRP e antirreceptor de CGRP

Fármaco	Tipo de IgG	Alvo	Via	Doses
Epitinezumab	IgG1 humanizada	α-CGRP β-CGRP	IV	30 mg a cada 3 meses 100 mg a cada 3 meses 300 mg a cada 3 meses
Erenumab	IgG2 humano	Receptor de CGRP	SC	70 mg/mês 140 mg/mês
Fremanezumab	IgG2 humanizada	α-CGRP β-CGRP	SC	675 mg (dose de ataque) 3 meses após: 225 mg/mês
Galcanezumab	IgG4 humanizada	α-CGRP β-CGRP	SC	240 mg (dose de ataque) Depois: 120 mg/mês

As evidências para o manejo da enxaqueca crônica não são menos robustas que para a enxaqueca episódica. Os medicamentos preventivos devem ser considerados para a maioria pacientes com enxaqueca crônica. A onabotulinumtoxina A e o topiramato demonstraram eficácia no tratamento da enxaqueca crônica, mesmo na vigência de uso excessivo de sintomáticos. Outras drogas que podem ser utilizadas na profilaxia são: venlafaxina, amitriptilina, mirtazapina e ácido valproico/valproato/divalproato. Com relação aos últimos, seu uso deve ser evitado em mulheres em idade fértil, dado o risco aumentado de malformações fetais.

Referências

1. http://www.who.int/features/qa/25/en/. Acessado em 20/5/2018.
2. Global Burden of Disease Study 2013 Collaborators. Global, regional, and national incidence, prevalence, and years lived with disability for 301 acute and chronic diseases and injuries in 188 countries, 1990-2013: a systematic analysis for the Global Burden of Disease Study 2013. Lancet. 2015;386:743-800.
3. (http://www.who.int/news-room/fact-sheets/detail/headache-disorders). Acessado em 20/05/18.
4. Queiroz LP, Silva Junior AA. The prevalence and impact of headache in Brazil. Headache. 2015 Feb;55 Suppl 1:32-8.
5. Lipton RB, Bigal ME, Diamond M et al. Migraine prevalence, disease burden, and the need for preventive therapy. Neurology 2007; 68:343.
6. Headache Classification Committee of the International Headache Society (IHS) The International-Classification of Headache Disorders, 3rd edition. Cephalalgia. 2018 Jan;38(1):1-211.
7. Dodick DW. A Phase-by-Phase Review of Migraine Pathophysiology. Headache. 2018; 58 Suppl 1:4-16.
8. Silberstein SD, Lipton RB, Goadsby PJ. Headache in clinical practice. Oxford. Isis Medical Media: 91-100, 1998.
9. Laurell K, Artto V, Bendtsen L et al. Premonitory symptoms in migraine: A cross-sectional study in 2714 persons. Cephalalgia 2016; 36:951.
10. Russell MB, Olesen J. A nosographic analysis of the migraine aura in a general population. Brain 1996; 119:355.
11. Kelman L. The triggers or precipitants of the acute migraine attack. Cephalalgia 2007; 27:394.
12. Burstein R, Yarnitsky D, Goor-Aryeh I et al. An association between migraine and cutaneous allodynia. Ann Neurol 2000; 47:614.
13. Merikangas KR, Risch NJ, Merikangas JR et al. Migraine and depression: association and familial transmission. J Psychiatr Res 1988; 22:119.

14. Devoto M, Lozito A, Staffa G et al. Segregation analysis of migraine in 128 families. Cephalalgia 1986; 6:101.
15. Honkasalo ML, Kaprio J, Winter T et al. Migraine and concomitant symptoms among 8167 adult twin pairs. Headache 1995; 35:70.
16. Burstein R, Noseda R, Borsook D. Migraine: Multiple processes, complex pathophysiology. J Neurosci. 2015; 35:6619-6629.
17. Coppola G, Pierelli F, Schoenen J. 2007. Is the cerebral cortex hyperexcitable or hyperresponsive in migraine? Cephalalgia 27:1427-39.
18. Aurora SK, Wilkinson F. 2007. The brain is hyperexcitable in migraine. Cephalalgia 27:1442-53.
19. van Oosterhout W, van Someren E, Schoonman GG et al. Chronotypes and circadian timing in migraine. Cephalalgia. 2018 Apr;38(4):617-625.
20. Noseda R, Kainz V, Borsook D, Burstein R. Neurochemical pathways that converge on thalamic trigeminovascular neurons: Potential substrate for modulation of migraine by sleep, food intake, stress and anxiety. PLoS One. 2014;9:e103929.
21. Leão AAP. Spreading depression of activity in the cerebral cortex. J Neurophysiol. 1944; 7:359-390.
22. Pietrobon D, Moskowitz MA. Pathophysiology of migraine. Annu Rev Physiol. 2013; 75:365-391.
23. Lauritzen M. Pathophysiology of the migraine aura. The spreading depression theory. Brain. 1994; 117:199-210.
24. Charles A, Brennan K. Cortical spreading depression-new insights and persistent questions. Cephalalgia. 2009; 29:1115-1124.
25. Karatas H, Erdener SE, Gursoy-Ozdemir Y et al. Spreading depression triggers headache by activating neuronal Panx1 channels. Science. 2013; 339:1092-1095.
26. Zhang X, Levy D, Noseda R, Kainz V, Jakubowski M, Burstein R. Activation of meningeal nociceptors by cortical spreading depression: Implications for migraine with aura. J Neurosci. 2010; 30:8807-8814.
27. Noseda R, Burstein R. Migraine pathophysiology: Anatomy of the trigeminovascular pathway and associated neurological symptoms, CSD, sensitization and modulation of pain. Pain. 2013;154: S44-S53.
28. Messlinger K, Fischer MJ, Lennerz JK. Neuropeptide effects in the trigeminal system: Pathophysiology and clinical relevance in migraine. Keio J Med. 2011; 60:82-89.
29. Hansen JM, Lipton RB, Dodick DW et al. Migraine headache is present in the aura phase: A prospective study. Neurology. 2012; 79:2044-2049.
30. Iyengar S, Ossipov MH, Johnson KW. The role of calcitonin gene-related peptide in peripheral and central pain mechanisms including migraine. Pain. 2017; 158:543-559.
31. Russo AF. Calcitonin gene-related peptide (CGRP): A new target for migraine. Annu Ver Pharmacol Toxicol. 2015; 55:533-552.
32. Louter MA, Bosker JE, van Oosterhout WP et al. Cutaneous allodynia as a predictor of migraine chronification. Brain. 2013; 136:3489-3496.
33. Becker WJ. Acute Migraine Treatment in Adults. Headache 2015; 55:778-793.
34. Law S, Derry S, Moore RA. Sumatriptan plus naproxen for the treatment of acute migraine attacks in adults. Cochrane Database Syst Rev 2016; 4:CD008541.
35. Brandes JL, Kudrow D, Stark SR et al. Sumatriptan-naproxen for acute treatment of migraine: a randomized trial. JAMA 2007; 297:1443.
36. Honkaniemi J1, Liimatainen S, Rainesalo S, Sulavuori S. Haloperidol in the acute treatment of migraine: a randomized, double-blind, placebo-controlled study. Headache. 2006; 46(5):781-7.
37. Speciali JG, Kowacs F, Jurno ME et al. Protocolo Nacional para o Diagnóstico e Manejo das Cefaleias nas Unidades de Emergência do Brasil. Academia Brasileira de Neurologia – Departamento Científico de Cefaleia Sociedade Brasileira de Cefaleia. 2018. Página da Academia Brasileira de Neurologia no Facebook.
38. Colman I, Friedman BW, Brown MD et al. Parenteral dexamethasone for acute severe migraine headache: meta-analysis of randomised controlled trials for preventing recurrence. BMJ 2008; 336:1359.
39. Langer-Gould AM, Anderson WE, Armstrong MJ et al. The American Academy of Neurology's top five choosing wisely recommendations. Neurology. 2013; 81(11):1004-11.
40. Silberstein S, Tfelt-Hansen P, Dodick DW et al. Guidelines for controlled trials of prophylactic treatment of chronic migraine in adults. Cephalalgia 2008; 28: 484-95.

41. Silberstein SD, Holland S, Freitag F, Dodick DW, Argoff C, Ashman E; Quality Standards Subcommittee of the American Academy of Neurology and the American Headache Society. Evidence-based guideline update: pharmacologic treatment for episodic migraine prevention in adults: report of the Quality Standards Subcommittee of the American Academy of Neurology and the American Headache Society. Neurology. 2012; 78:1337-45.
42. Holroyd KA, Cottrell CK, O'Donnell FJ et al. Effect of preventive (beta blocker) treatment, behavioural migraine management, or their combination on outcomes of optimised acute treatment in frequent migraine: randomised controlled trial. BMJ 2010; 341:c4871.
43. Varkey E, Cider A, Carlsson J, Linde M. Exercise as migraine prophylaxis: a randomized study using relaxation and topiramate as controls. Cephalalgia 2011; 31: 1428-38.
44. Ong JJY, Wei DY, Goadsby PJ.Recent Advances in Pharmacotherapy for Migraine Prevention: From Pathophysiology to New Drugs. Drugs. 2018; 78:411-437.
45. Schwedt TJ. Chronic migraine. BMJ. 2014; 348:g1416.

Capítulo 40

Cefaleia Tipo Tensão (ou Tensional)

Antonio Cezar Ribeiro Galvão

Introdução

As cefaleias tipo tensão (CTTs) constituem um grupo heterogêneo de dores de cabeça caracterizadas pela ocorrência de dor bilateral não pulsátil, de intensidade discreta a moderada, não impedindo as atividades do indivíduo, não sendo associadas a náuseas, vômitos, foto e/ou fonofobia e não sendo agravadas pela execução de atividades físicas, como subir escadas ou pegar objetos pesados. Podem ser associadas ou não a anormalidades da musculatura pericraniana[1,2]. Também podem se correlacionar a anormalidades da coluna cervical e dos músculos mastigatórios, que provoquem dor miofascial.

Aproximadamente 80% da população já sofreu algum episódio CTT. Em cerca de 60% dos casos ocorre um dia ou menos ao mês, em 3% mais que 15 dias ao mês e, em 20% a 30% da população, uma vez ao ano. A CTT acomete mais as mulheres que homens e a sua frequência tende a se reduzir com o progredir da idade dos indivíduos. Um número substancial de pacientes apresenta sintomas atípicos como dor unilateral (10%), agravamento da dor durante as atividades rotineiras (28%), anorexia (18%), fotofobia (11%) ou náuseas (4%). A dor nas CTTs pode durar de 30 minutos até 7 dias. A CTT pode ser episódica (menos de 180 dias ao ano ou até 15 dias ao mês) ou crônica (mais de 180 dias ao ano ou mais de 15 dias ao mês)[13].

A CTT episódica é a forma mais comum, podendo ser subdividida em infrequente (ocorre menos que 12 dias/ano) e frequente (12 a 179 dias/ano), e sendo mais correlacionada a situações estressantes. A variante crônica (aparece por 180 dias/ano ou mais) apresenta pequena relação com fatores emocionais; o doente geralmente acorda com dor ou esta surge após o despertar[1].

Fisiopatologia

A fisiopatologia da CTT é menos esclarecida que a da enxaqueca. Na prática qualquer indivíduo normal pode apresentar um episódio de CTT, desde que exposto aos fatores desencadeantes. Alguns estudos verificaram uma predisposição genética na CTT crônica (CTTC), visto que os parentes próximos dos afetados têm um risco de desenvolvê-la duas a quatro vezes maior do que a população geral[4]. De qualquer modo o mecanismo pelo qual a dor é gerada permanece obscuro.

Durante muito tempo se considerou que uma contração excessiva dos músculos pericranianos e dos músculos do pescoço originaria a dor, entretanto, numerosos estudos com eletroneuromiografia têm mostrado atividade muscular normal ou somente levemente aumentada[33]. Um estudo documentou aumento significante da atividade da EMG usando eletrodos de agulha, e não de superfície, em *trigger points* miofasciais de poucos milímetros de tamanho quando comparados ao músculo adjacente. Isto foi significantemente mais intenso nos casos de CTTC e piorava com o estresse[2,5].

Do ponto de vista semiológico o achado mais proeminente na CTT é o aumento do dolorimento à palpação dos tecidos miofasciais pericranianos, que é maior conforme o aumento da frequência da cefaleia, sendo os limiares mais baixos na CTTC. Isto possivelmente seja explicado pela sensibilização de nociceptores miofasciais periféricos, sensibilização de neurônios do núcleo do trato espinal do trigêmeo, diminuição da atividade antinociceptiva de estruturas supraespinais e aumento da sensibilidade da percepção supraespinal da dor. A despeito do estudo citado acima, as anormalidades periféricas não parecem ser a causa primária do dolorimento miofascial à palpação. O grau de contração muscular é pequeno para explicar a dor e não sabemos como os desencadeantes periféricos, como as disfunções oromandibulares e a manutenção de posturas não fisiológicas do pescoço por longo tempo, influenciariam a dor[2,3,6].

Existem componentes emocionais importantes, dado que o estresse psicossocial, a ansiedade, a depressão e a tensão mental diária são os fatores precipitantes de dor na CTT, porém seu papel exato na geração, exacerbação e manutenção da cefaleia permanece pouco claro. É possível que as influências límbicas provoquem ativação inadequada dos sistemas centrais supressores de dor. A sensibilidade à dor parece ser normal nos pacientes com CTT episódica, porém, na CTTC foi verificada hipersensibilidade a estímulos mecânicos, térmicos e elétricos, não só na região cefálica como em pontos extracefálicos não sintomáticos, o que sugere que o sistema nervoso central esteja sensibilizado na CTTC e que a percepção alterada da dor tenha um papel importante na CTT, pelo menos na sua forma crônica. A atuação deficiente dos sistemas supressores induziria primariamente hipersensibilidade dos neurônios do núcleo espinal do trigêmeo transformando estímulos normais, não nociceptivos, em dor e, secundariamente, hipersensibilidade dos nociceptores miofasciais. A CTTC resultaria, então, de uma interação entre a atividade nociceptiva endógena do tronco cerebral e o *input* periférico. A hipersensibilidade dos nociceptores periféricos poderia ser mais alta na CTTC e estaria associada à disfunção da musculatura pericraniana, enquanto na CTTC não associada à contratura pericraniana haveria um aumento generalizado e contínuo da nocicepção[6].

Diversos estudos bioquímicos em pacientes com CTT têm se revelados normais, inconsistentes ou inconclusivos. Assim, já foram investigados os níveis de serotonina plaquetária, serotonina plasmática, magnésio, β-endorfina, metionina encefalina, neuropeptídeo Y, glutamato, aspartato, glicina, substância P, PIV, dopamina β-hidroxilase e monoaminas plasmáticas, além de metabólitos urinários de monoaminas e de opioides endógenos no LCR sem grande conclusão prática. Os níveis de GABA plaquetário são mais altos nos pacientes com CTTC do que nos enxaquecosos e controles. Um estudo mostrou que dor na CTTC podia ser melhorada com inibidores da NO-sintetase e piorada por formadores de óxido nítrico, sugerindo um papel desta substância na sensibilização. Constituem destaques estudos com dosagem do CGRP no sangue da veia jugular, cujos níveis mostraram aumento nos casos de CTTC com dor pulsátil, como ocorre na enxaqueca e na cefaleia em salvas[4,7].

Um achado consistente na CTTC é a redução da duração do período de supressão exteroceptiva tardio (ES2) dos músculos temporais. A supressão exteroceptiva é a inibição da atividade voluntária dos músculos mandibulares induzida pela estimulação elétrica do nervo trigêmeo vista à EMG. Há dois sucessivos períodos silenciosos (ES1 e ES2). O ES1 é um reflexo monossináptico e está normal na CTT. Entretanto, o ES2, que é provavelmente um reflexo multissináptico mediado por interneurônios inibitórios do tronco cerebral, e que é fortemente modulado por estruturas límbicas, está ausente em 40% dos pacientes com CTTC, e tem duração reduzida em 87%. O ES2 poderia ser considerado um marcador da disfunção central, indicativo da redução de atividade destes interneurônios. Porém, seu valor diagnóstico ainda não está determinado, pois alguns estudos evidenciaram que também há redução do ES2 na Enxaqueca sem aura, em distonias e na doença de Parkinson. Outros parâmetros neurofisiológicos têm se mostrados normais na CTTC como a latência do reflexo de piscamento (*blinking*) e o contingente de variação negativa cortical[2,4].

Atualmente acredita-se que a CTTE e a CTTC sejam doenças diferentes, não só pelos diferentes dados epidemiológicos, como pelos diferentes escores de dolorimento pericraniano. Na CTTC, além da dor de cabeça ser mais frequente, ela é mais intensa, com mais sintomas associados, provoca maior incapacidade e qualidade de vida pobre, ocasiona mais abuso de analgésicos e mostra alguma resposta ao uso de triptanos, o que pode sugerir alguma correlação com a Enxaqueca[7].

Critérios diagnósticos

De acordo com a III Classificação Internacional de Cefaleia (versão beta, 2018), a CTT é dividida nos seguintes fenótipos[1]:

1. CTT episódica infrequente (Tabela 40.1):
   a) Associada com aumento da sensibilidade da musculatura pericraniana.
   b) Não associada com aumento da sensibilidade musculatura pericraniana.
2. CTT episódica frequente (Tabela 40.2):
   a) Associada com aumento da sensibilidade da musculatura pericraniana.
   b) Não associada com aumento da sensibilidade musculatura pericraniana.
3. CTT crônica (Tabela 40.3):
   a) Associada com aumento da sensibilidade da musculatura pericraniana.
   b) Não associada com aumento da sensibilidade musculatura pericraniana.
4. CTT provável:
   a) CTT episódica infrequente provável.
   b) CTT episódica frequente provável.
   c) CTT crônica provável.

Tabela 40.1 – Cefaleia tipo tensão episódica infrequente

A	Pelo menos 10 episódios de cefaleia ocorrendo em média < 1 dia/mês (< 12 dias/ano) e preenchendo os critérios B-D
B	Duração de 30 minutos a 7 dias
C	Pelo menos duas das seguintes quatro características: 1. Localização bilateral 2. Qualidade em pressão ou em aperto (não pulsátil) 3. Intensidade leve a moderada 4. Não agravada por atividade física habitual, como andar ou subir escadas
D	Os dois itens devem ser seguidos: 1. Sem náuseas ou vômitos 2. Não mais que um: foto ou fonofobia.
E	Não mais bem explicada por outro diagnóstico da ICHD-3*

*ICHD-3: International Classification of Headache Disorders.

Tabela 40.2 – Cefaleia tipo tensão episódica frequente

A	Pelo menos 10 episódios de cefaleia ocorrendo em média 1-14 dias/mês por > 3 meses (≥12 e < 180 dias/ano) e preenchendo os critérios B-D
B	Duração de 30 minutos a 7 dias
C	Pelo menos duas das seguintes quatro características: 1. Localização bilateral 2. Qualidade em pressão ou em aperto (não pulsátil) 3. Intensidade leve a moderada 4. Não agravada por atividade física habitual, como andar ou subir escadas
D	Os dois itens devem ser seguidos: 1. Sem náuseas ou vômitos 2. Não mais que um: foto ou fonofobia
E	Não mais bem explicada por outro diagnóstico da ICHD-3*

*ICHD-3: International Classification of Headache Disorders.

Tabela 40.3 – Cefaleia tipo tensão crônica

A	Pelo menos 10 episódios de cefaleia ocorrendo em média ≥ 15 dias/mês por > 3 meses (≥180 dias/ano) e preenchendo os critérios B-D
B	Duração de horas a dias, ou incessante
C	Pelo menos duas das seguintes quatro características: 1. Localização bilateral 2. Qualidade em pressão ou em aperto (não pulsátil) 3. Intensidade leve a moderada 4. Não agravada por atividade física habitual, como andar ou subir escadas
D	Os dois itens devem ser seguidos: 1. Sem náuseas ou vômitos 2. Não mais que um: foto ou fonofobia
E	Não mais bem explicada por outro diagnóstico da ICHD-3*

*ICHD-3: International Classification of Headache Disorders.

Tratamento da CTT

O tratamento medicamentoso das CTTs visa ao controle da dor aguda e eventualmente à sua profilaxia. Na fase aguda, os AINHs (ibuprofeno, naproxeno, cetoprofeno, cetarolaco, indometacina, dipirona) são os agentes de preferência.

Os inibidores específicos da ciclo-oxigenase-2 (celecoxib, rofecoxib, parecoxib) parecem ser também eficazes. A eficácia da cafeína, sedativos e tranquilizantes é questionável. O efeito dos relaxantes musculares (baclofeno, diazepam, tizanidina, ciclobenzaprina, dantrolene) necessita ser mais bem fundamentado[2,3,8]. O tratamento profilático consiste no uso de antidepressivos (amitriptilina, nortriptilina, clomipramina, maprotilina, miansierina, venlafaxina).

Estas medidas costumam aliviar a cefaleia em 80% dos casos após o quarto mês de tratamento, ocasião em que pode ser tentada sua retirada progressivamente. Técnicas de *biofeedback* com eletromiografia e de relaxamento, intervenções cognitivo-comportamentais, programas de manejo do estresse, de medicina física, incluindo técnicas de adequação da postura e de ergonomia, massoterapia, estimulação elétrica transcutânea, aplicação de frio ou calor, alongamento, massoterapia e reabilitação da mastigação podem também proporcionar efeito satisfatório.

Referências

1. Headache Classification Committee of the International Headache Society. The International Classification of Headache Disorders, 3rd edition (beta version). Cephalalgia 2013; 33(9) 629-808.
2. Jensen R, Paiva T. Episodic tension-type headache. In: Olesen J, Tfelt-Hansen P, Welch KMA. The Headaches. New York. Raven Press: 503-508, 1993.
3. Zukerman E. Cefaleia do tipo tensional. In: Speciali JG, Silva WF. Cefaleias. São Paulo. Lemos Editorial: 109-119, 2002.
4. Mathew NT. Tension-type headaches. Syllabus of the 53th Meeting of the American Academy of Neurology. Course 7. PC.001; 2001.
5. McNulty WH, Gevirtz RN, Hubbard DR, Berkoff GM. Needle electromyographic evaluation of trigger point response to a psychological stressor. Psychophysiology See comment in PubMed Commons below1994; 31(3):313-316.
6. Bendsten L. Central sensitization in tension-type headache: possible pathophysiological mechanisms. Cephalalgia. 2000; 20(5): 486-508.
7. Olesen J, Bendsten L. What is the new in tension-type headache. Syllabis of the 49th Meeting of the American Academy og Neurology. Course 243, 1997.
8. Silberstein SD, Lipton RB, Goadsby PJ. Headache in clinical practice. Oxford. Isis Medical Media: 91-100, 1998.

Capítulo 41
Cefaleias Trigêmino-Autonômicas

Ida Fortini
Helena Yacoub Gushi

Introdução

Cefaleias trigêmino-autonômicas são um grupo de cefaleias unilaterais, geralmente com crises de dor intensa associadas a sintomas autonômicos. Fazem parte desta entidade a cefaleia em salvas, hemicrania paroxística, cefaleias neuralgiformes de curta duração (SUNCT/SUNA), as quais detalharemos a seguir.

Cefaleia em salvas

Características gerais

A cefaleia em salvas é caracterizada por ataques de dor intensa em topografia orbitária, supraorbitária ou temporal associada a sintomas autonômicos ou sensação de agitação/inquietude. Podem ocorrer até 8 crises ao dia, com duração de 15 a 180 minutos cada uma delas. A dor é sempre unilateral e permanece do mesmo lado durante o período de crises, entretanto pode haver mudança do lado acometido em outro período de salvas em cerca de 15% dos pacientes[1]. A dor é tão intensa que pode levar o paciente a cometer suicídio caso a cefaleia não seja tratada[2].

Os sintomas autonômicos indicam hiperatividade parassimpática e prejuízo na função simpática, a qual pode persistir indefinidamente (p. ex.: síndrome de Horner), mas que se intensifica nas crises[3].

A forma mais comum dessa cefaleia é a episódica, presente em cerca de 80-90% dos pacientes, na qual ocorrem períodos de crises (em geral com duração de 6 a 12 semanas) intercalados por períodos livres de dor de pelo menos um mês. É comum os ataques ocorrerem em um ritmo circadiano. Na forma crônica não há períodos de remissão em até um ano, ou os períodos de remissão têm duração menor que um mês.

Epidemiologia

A prevalência da cefaleia em salvas é menor que 1%, e ocorre principalmente em homens (4,3 homens: 1 mulher), com idade de início entre 20-40 anos de idade[4]. Existe também um risco familiar aumentado de desenvolver essa cefaleia, sobretudo em parentes de primeiro grau (14 a 39 vezes)[5], o que sugere a presença de um fator genético na sua etiologia.

A patogênese desse tipo de cefaleia é complexa e ainda não completamente esclarecida. A principal teoria envolve ativação hipotalâmica, e posterior ativação do reflexo trigêmino-autonômico, que conta com contribuição importante do peptídeo relacionado ao gene da calcitonina (CGRP)[6]. Outra teoria propõe inflamação neurogênica na parede do seio cavernoso, resultando em diminuição da drenagem venosa, com consequente lesão das fibras simpáticas que estão em íntima associação com a artéria carótida interna.

Diagnóstico

O diagnóstico é clínico, com os critérios descritos na Tabela 41.1[7]. A realização de exames complementares, sobretudo neuroimagem, visa excluir lesão estrutural como uma causa secundária da cefaleia. É recomendada a realização de ressonância magnética de encéfalo com e sem contraste mesmo nos pacientes com sintomas típicos nos casos de início recente.

Tabela 41.1 – Critérios diagnósticos

Cefaleia em salvas
A. Pelo menos 5 crises preenchendo os critérios de B a D
B. Dor forte ou muito forte, unilateral, supraorbitária e/ou temporal com duração de 15-180 minutos quando não tratada

C. Um dos dois ou ambos os seguintes:
1. Pelo menos um dos sintomas ou sinais ipsilaterais à cefaleia:
  a) Hiperemia conjuntival e/ou lacrimejamento
  b) Congestão nasal ou rinorreia
  c) Edema de pálpebra
  d) Sudorese facial e da região frontal
  e) Rubor facial e da região frontal
  f) Sensação de ouvido cheio
  g) Miose e/ou ptose
2. Sensação de inquietação ou agitação

D. As crises têm frequência de uma em cada dois dias a oito por dia, durante mais da metade do tempo em que a perturbação está ativa
E. Não mais bem explicada por outro critério diagnóstico da ICHD-3
Cefaleia em salvas episódica
A. Crises que cumprem os critérios de cefaleia em salvas e que ocorram em períodos (períodos de salvas)
B. Pelo menos dois períodos de salva com duração de 7 dias a um ano (quando não tratados) e separados por períodos de remissão livres de dor > ou igual a 1 mês
Cefaleia em salvas crônica
A. Crises que preenchem os critérios para cefaleia em salvas e o critério B seguinte
B. Que ocorram sem um período de remissão, ou com remissões com duração inferior a 1 mês, durante pelo menos 1 ano

Tratamento
Crise aguda
Os tratamentos de primeira linha incluem oxigênio inalatório e sumatriptano subcutâneo[8]. Abordaremos também brevemente outros tratamentos de segunda linha na crise de salvas.
- » **Oxigenoterapia:** considerada eficaz e segura, capaz de tratar mesmo a dor mais intensa. Entretanto, alguns pacientes podem ter resposta parcial a esse tratamento. Deve ser a primeira opção no tratamento da crise de cefaleia, uma vez que não apresenta efeitos colaterais. O oxigênio deve ser administrado a 100% em máscara não reinalante com um fluxo mínimo de 12 L/min. Evitar esse tratamento em pacientes retentores de CO_2 pelo risco de hipercapnia.
- » **Triptanos:** administrar sumatriptano 6 mg por via subcutânea. Alguns especialistas recomendam que a dose máxima não exceda 2 aplicações em 24 h, a fim de evitar abuso da medicação. A via intranasal também é uma opção para abortar a crise, mas tem início de ação mais lento que a via subcutânea. As apresentações são: sumatriptano 20 mg spray nasal (cada 0,1 mL – 1 puff – contém 10 mg) e zolmitriptano 5 mg. Os triptanos intranasais devem ser administrados contralateralmente à dor. Efeitos colaterais incluem: dor torácica não isquêmica e parestesias de extremidades. É recomendável evitar o uso de triptanos em pacientes com antecedentes cardiovasculares isquêmicos, hipertensão não controlada e gestantes.

Outros tratamentos, considerados de segunda linha, incluem: lidocaína intranasal (1 mL administrado ipsilateral ao lado da dor), ergotamina oral (2 mg sublingual no início da dor, com dose máxima de 6 mg/dia e 10 mg/semana) e octreotide 100 mg subcutâneo.

Recentemente, foi aprovado pelo FDA o uso de dispositivo para estimulação vagal (Gammacore R) para tratamento de crises de cefaleia em salvas.

Preventivo
O tratamento preventivo deve ser iniciado o mais rapidamente possível com o objetivo de suprimir as crises durante o período de salvas. Naqueles pacientes com cefaleia em salvas episódica, o desmame da medicação profilática pode ser iniciado após o término do período de salvas. Nos pacientes com a forma crônica da cefaleia com boa resposta à medicação profilática, a redução da dose pode ser feita a cada 3 meses, até atingir a dose mínima eficaz.
- » **Verapamil:** é a medicação de escolha no tratamento preventivo da cefaleia em salvas[9]. Aumentar a dose gradativamente conforme tolerado, e a maior parte dos pacientes responde à medicação com dose total de 240 a 320 mg/dia. O benefício da medicação é evidenciado em duas a três semanas do início. Considera-se falha terapêutica somente se forem atingidas doses de 480 mg a 960 mg/dia, uma vez que parte dos pacientes só responde a doses maiores da medicação. Doses altas de verapamil (acima de 480 mg/dia) estão associadas a alterações eletrocardiográficas, como bloqueios e bradicardia. Assim, é prudente obter um exame de eletrocardiograma a cada aumento da dose acima desse nível.
- » **Glicocorticoides:** podem ser usados como "terapia de ponte" nas primeiras duas semanas da titulação do verapamil, ou como única medicação preventiva em pacientes com curtos períodos de salvas (menor que dois meses)[9]. A dose não é bem estabelecida, com grande variabilidade entre os estudos. Uma recomendação seria o uso de prednisona na dose de 60 a 100 mg/dia nos primeiros cinco dias, com desmame posterior de 10 mg a cada dia[9].
- » **Lítio:** a evidência do uso dessa medicação ainda é limitada, sendo a dose inicial de 300 mg duas a três vezes ao dia. A resposta terapêutica é observada na maioria dos pacientes com nível sérico entre 0,4 e 0,8 mEq/L[10]. Tendo em vista que a janela terapêutica é

restrita, essa medicação deve ser considerada somente quando as outras medicações forem contraindicadas ou não efetivas.
» **Topiramato:** os dados na literatura a respeito da efetividade dessa medicação ainda são escassos e contraditórios. Entretanto, pode ser usado em associação com outras medicações[11], na tentativa de evitar altas doses de verapamil ou longa duração do uso de glicocorticoides. A dose inicial é de 25 mg/dia, com aumento semanal de acordo com a resposta clínica e tolerabilidade, até 100 mg/dia.

Bloqueio anestésico do nervo occipital maior ipsilateral à dor: Pode ser efetivo temporariamente para pacientes com cefaleia em salvas crônica refratária[12].
» **Cirurgia e neuroestimulação:** Existem vários métodos de neuroestimulação descritos para o tratamento de cefaleia em salvas refratária, mas todos ainda requerem estudos maiores para confirmação do benefício e segurança a longo prazo. Estes incluem: estimulação do gânglio esfenopalatino, do nervo occipital maior, do nervo vago e DBS (*Deep Brain Stimulation*)[13]. Cirurgias destrutivas (do gânglio trigeminal, nervo supraorbital, nervos occipitais) devem ser cuidadosamente indicadas em casos selecionados, uma vez que os dados do benefício a longo prazo ainda são escassos, além de haver risco de complicações, tais como neuralgia do trigêmeo, anestesia dolorosa, meningite e fístula liquórica[14,15].
» **Anticorpos monoclonais anti-CGRP e antagonistas:** Tendo em vista o possível papel do CGRP na patogênese da cefaleia em salvas, anticorpos monoclonais e antagonistas de seu receptor estão sendo estudados como uma nova opção terapêutica[16].

Prognóstico

Dados sugerem que a cefaleia em salvas é uma condição crônica. Apesar de haver uma diminuição da proporção dos pacientes com crises com o aumento da idade, cerca de 80% dos pacientes ainda apresentam salvas mesmo após 15 anos de início da doença[17].

Hemicrania paroxística

Características gerais

Assim como todas as cefaleias trigêmino-autonômicas, a dor da hemicrania paroxística é unilateral, de forte intensidade, associada a sintomas autonômicos, geralmente com acometimento do ramo oftálmico trigeminal (V1). Entretanto, em casos atípicos pode ocorrer acometimento de território extratrigeminal (orelha, pescoço, região occipital). O lado da dor permanece sempre o mesmo em mais de 95% dos pacientes acometidos[18].

A duração das crises é em média de 2 a 30 minutos, com início e término abruptos. Entretanto, em um terço dos pacientes pode permanecer ainda sensação de desconforto ou dor leve no período intercrises[20]. Os ataques costumam ter uma frequência alta, até 40 ao dia, sem prevalência noturna (como observado nas cefaleias em salvas).

Epidemiologia

Hemicrania paroxística é uma condição rara, com prevalência estimada em torno de 1 a cada 25.000 indivíduos[19]. A idade de início é em geral entre 34 e 41 anos de idade, e alguns estudos apontam para uma prevalência dessa cefaleia no sexo feminino.

Diagnóstico

O diagnóstico é realizado de acordo com história clínica compatível, exame neurológico normal e resposta completa da cefaleia com a indometacina. Os critérios diagnósticos estão listados na Tabela 41.2[7]. Assim como na cefaleia em salvas, é importante a realização de exame de neuroimagem com ressonância magnética a fim de excluir causas secundárias.

Tabela 41.2 – Critérios diagnósticos

Hemicrania paroxística

A. Pelo menos 20 crises que cumprem os critérios de B a E

B. Dor grave, unilateral orbitária, supraorbitária e/ou temporal com duração de 2 a 30 minutos

C. Pelo menos um dos seguintes sintomas ou sinais ipsilaterais à dor:
   a) Hiperemia conjuntival e/ou lacrimejamento
   b) Congestão nasal ou rinorreia
   c) Edema de pálpebra
   d) Sudorese facial e da região frontal
   e) Rubor facial e da região frontal
   f) Sensação de ouvido cheio
   g) Miose e/ou ptose

D. As crises têm uma frequência superior a 5 por dia, mais da metade do tempo

E. As crises são prevenidas de forma absoluta por doses terapêuticas de indometacina

F. Não mais bem explicada por outro diagnóstico da ICHD-3

Hemicrania paroxística episódica

A. Crises que preencham os critérios de hemicrania paroxística e que ocorram por períodos

B. Pelo menos 2 períodos (de crises) com duração de 7 dias a 1 ano (quando não tratados) e separados por períodos de remissão maior ou igual a 1 mês

Hemicrania paroxística crônica

A. Crises que preencham os critérios de hemicrania paroxística e o critério B abaixo

B. Ocorrência sem um período de remissão ou com remissões com duração menor que 1 mês, durante pelo menos 1 ano

Tratamento

Tendo em vista que as crises são de curta duração, o tratamento é somente profilático, sendo a indometacina a medicação de escolha. A dose inicial é de 75 mg para adultos, dividida em 3 tomadas diárias (25 mg cada). Se a resposta ao tratamento não for satisfatória após 3 dias da introdução da medicação, a dose deve ser aumentada para 150 mg/dia por 3 a 10 dias. Caso a melhora ainda seja parcial naqueles pacientes com alto índice de suspeição do diagnóstico, deve-se atingir dosagem de 225 mg/dia da medicação.

Em geral, a melhora da dor é completa e ocorre em até 2 dias do uso da indometacina. A dose de manutenção varia entre 25 e 300 mg/dia. A apresentação da medicação em supositório é uma opção para aqueles pacientes em uso de altas doses de indometacina e com efeitos adversos à medicação (sobretudo úlcera péptica).

A existência de hemicrania paroxística não responsiva à indometacina é controversa[21]. Alguns autores sugerem esse fenótipo por existirem pacientes com sintomas clínicos típicos dessa patologia, mas que não respondem à indometacina.

Atentar sempre para os casos secundários desse tipo de cefaleia, sobretudo naqueles pacientes que necessitam de doses cada vez maiores da medicação ou que se tornam refratários ao tratamento[22].

A descontinuação da medicação pode ser feita de forma gradual na forma episódica após cessado o curso dos ataques. Na forma crônica, em geral o desmame é muito difícil pela recorrência da dor, mas pode ser tentado a cada 6 meses.

Alternativas à indometacina, porém com resposta em geral parcial, incluem o verapamil (considerada a melhor dentre as opções) e outros anti-inflamatórios não esteroidais[23]. A realização de bloqueios de nervos pericranianos não se mostrou efetiva, assim como cirurgia invasiva (como ressecção de ramos trigeminais). O papel da neuroestimulação ainda está em estudo.

Prognóstico

Assim como a cefaleia em salvas, dados sugerem que a hemicrania paroxística é uma condição crônica. Entretanto, uma porção significativa dos pacientes consegue permanecer com doses menores de indometacina com o passar dos anos.

Cefaleias de curta duração, unilaterais, neuralgiformes (SUNCT/SUNA)

Características gerais

SUNCT (*short-lasting unilateral neuralgiform headache attacks with conjunctival injection and tearing*) e SUNA (*short-lasting unilateral neuralgiform headache attacks with cranial autonomic symptoms*) são caracterizadas por crises súbitas de dor em topografia orbitária, supraorbitária ou temporal associadas a sintomas autonômicos. Dor retro-ocular também é comum. Na SUNCT há presença de hiperemia conjuntival e lacrimejamento, enquanto na SUNA pode não haver esses sintomas, ou apenas um deles está presente. Pode haver também dor interictal, apesar de não ser um sintoma típico. Sua presença admite diagnóstico diferencial com hemicrania contínua.

Presença de *trigger* (como escovar os dentes, mastigar, tossir, tocar na face) é um sinal comum, mas em geral os pacientes apresentam também crises espontâneas[24]. A presença de ataques desencadeados por estímulos sensitivos admite diagnóstico diferencial com neuralgia do trigêmeo, sendo o principal diferenciador o grau de ativação autonômica (maior na SUNCT/SUNA). Além disso, nessas cefaleias neuralgiformes de curta duração, não há período refratário após as crises de dor na grande maioria dos casos (diferentemente do que é comumente observado na neuralgia do trigêmeo).

As crises são de curta duração, em geral menor que 1 minuto, mas podem durar até 10 minutos. Quando a duração é mais prolongada, ocorre por múltiplas "pontadas" ou com um padrão em "dente de serra" (Figura 41.1). Esses últimos subtipos de apresentação admitem diagnóstico diferencial com hemicrania paroxística e cefaleia em salvas.

De acordo com uma série de casos de 52 pacientes, a forma crônica desse tipo de cefaleia foi mais frequente que a forma episódica (presença de período livre de dor > 1 mês)[25].

Epidemiologia

SUNCT e SUNA são condições raras, mas provavelmente ainda subdiagnosticadas devido a características clínicas semelhantes a outras cefaleias trigêmino-autonômicas e a neuralgia do trigêmeo. Um estudo australiano reportou a prevalência de 6,6 em 100.000 pessoas[26]. A idade de apresentação desta cefaleia é em geral dos 35 aos 65 anos, com prevalência no sexo masculino (1,5 homem: 1 mulher)[27].

Diagnóstico

O diagnóstico é realizado de acordo com história clínica compatível e exame neurológico normal (apesar de alguns estudos reportarem alterações sensitivas no território trigeminal), além de ausência de resposta à indometacina e oxigênio para alívio da dor. Os critérios diagnósticos estão listados na Tabela 41.3[7]. Assim como nas outras cefaleias

Figura 41.1 – Apresentação clínica das crises de dor nas cefaleias de curta duração, unilaterais, neuralgiformes (SUNCT/SUNA).

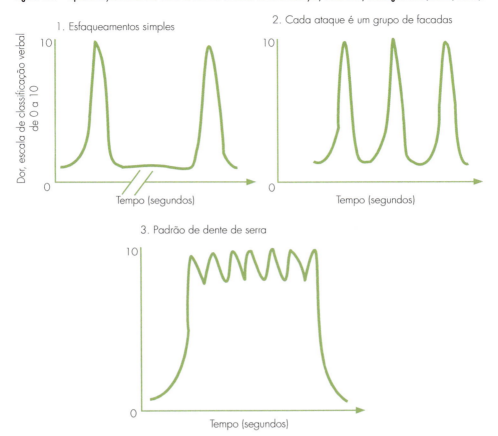

trigêmino-autonômicas, é importante a realização de ressonância magnética encefálica para afastar causas secundárias, com atenção especial para o território trigeminal, a fim de avaliar possível contato neurovascular. Também é essencial boa avaliação da fossa posterior e da glândula pituitária, para afastar tumores e malformações nessas topografias.

Tratamento
Crise aguda
» **Lidocaína endovenosa:** em pacientes com crises de dor intensa e desencadeada facilmente por *triggers*, tais como mastigação (impedindo inclusive a alimentação), a terapia aguda pode ser muito eficaz, além de trazer um período livre de dor por algumas semanas em alguns casos. Evidência desse tratamento provém de séries de casos, em que houve melhora significativa da dor com administração de lidocaína endovenosa[26,28]. A dose de ataque é 1 mg/kg a ser administrada em 15 minutos, seguido de 1,5-3,5 mg/kg/h. A duração da infusão não deve exceder sete dias, e deve ser sempre realizada com monitorização cardíaca contínua, devido ao risco de alterações de condução cardíaca, sendo, portanto, contraindicada em pacientes com antecedente de arritmias ou bloqueios sem uso de marcapasso. Outros efeitos colaterais incluem: alterações cognitivas, tontura, náusea, diarreia, depressão e paranoia agudas.

Tabela 41.3 – Critérios diagnósticos

Cefaleias de curta duração, unilaterais, neuralgiformes (SUNCT/SUNA)
A. Pelo menos 20 crises que cumpram os critérios B-D
B. Cefaleia moderada a grave, unilateral, com distribuição orbitária, supraorbitária, temporal, e/ou outra trigeminal, com duração de 1-600 segundos, ocorrendo como "pontada" única, série de "pontadas" ou em padrão "dente de serra"
C. Pelo menos um dos seguintes sintomas ou sinais ipsilaterais à dor: a) Hiperemia conjuntival e/ou lacrimejamento b) Congestão nasal ou rinorreia c) Edema de pálpebra d) Sudorese facial e da região frontal e) Rubor facial e da região frontal f) Sensação de ouvido cheio g) Miose e/ou ptose
D. As crises têm frequência de pelo menos uma por dia, durante mais de metade do tempo em que a perturbação está ativa
E. Não mais bem explicada por outro diagnóstico da ICHD-3
SUNCT
A. Crises que cumpram os critérios diagnósticos de cefaleias de curta duração, unilaterais, neuralgiformes e o critério B abaixo
B. Existência de hiperemia conjuntival e lacrimejamento
SUNA
A. Crises que cumpram os critérios diagnósticos de cefaleias de curta duração, unilaterais, neuralgiformes e o critério B abaixo
B. Apenas um ou nenhum dos sinais de hiperemia conjuntival ou lacrimejamento

Preventivo

- **Lamotrigina:** Considerada até o momento a medicação mais efetiva para profilaxia de SUNCT/SUNA[25]. Iniciar com 25 mg/dia, com aumento gradual semanal de 25-50 mg (após 4 semanas) até dose de manutenção de 200 mg/dia. Alguns pacientes requerem doses maiores de até 400 mg diários.
- **Topiramato:** Pode ser efetivo no tratamento profilático[27]. Iniciar com 25 mg/dia, com aumento gradual até 400 mg/dia. A dose ideal é ainda desconhecida.
- **Gabapentina:** Também pode ser utilizada no tratamento preventivo da SUNCT/SUNA[29]. A dose inicial é de 300 mg, com aumento gradativo até dose 900 a 2.400 mg/dia.

Bloqueio do nervo occipital maior e neuroestimulação: O bloqueio occipital reduz a aferência pelo complexo trigeminocervical. Já a neuroestimulação do nervo occipital estimula essa via, e provavelmente resulta em alterações neuroplásticas na modulação da dor[30]. Entretanto, a evidência desses tratamentos é ainda limitada.

Descompressão microvascular: Pode ser considerada benéfica para pacientes com contato neurovascular na emergência do nervo trigêmeo sintomático, com dor refratária ao tratamento clínico[31].

Procedimentos destrutivos do nervo trigêmeo: Enquanto alguns profissionais defendem esses procedimentos como último recurso para dores refratárias, eles são considerados ineficientes e potencialmente prejudiciais para pacientes com SUNCT/SUNA.

DBS (*Deep Brain Stimulation*): Ativação do hipotálamo posterior e do tegmento mesencefálico pode ser benéfico para esse tipo de cefaleia trigêmino-autonômica[32], mas ainda há necessidade de mais estudos para comprovar sua eficácia.

Bibliografia

1. Manzoni GC et al. Cluster headache--clinical findings in 180 patients. Cephalalgia Int. J. Headache. 1983;3:21-30.
2. May A. Cluster headache: pathogenesis, diagnosis, and management. Lancet Lond. Engl. 2005;366:843-855.
3. Drummond PD. Dysfunction of the sympathetic nervous system in cluster headache. Cephalalgia Int. J. Headache. 1988;8:181-186.
4. Fischera M, Marziniak M, Gralow I, Evers S. The incidence and prevalence of cluster headache: a meta-analysis of population-based studies. Cephalalgia Int. J. Headache. 2008;28:614-618.
5. El Amrani M et al. Familial cluster headache: a series of 186 index patients. Headache. 2002;42:974-977.
6. McCulloch J, Uddman R, Kingman TA, Edvinsson L. Calcitonin gene-related peptide: functional role in cerebrovascular regulation. Proc. Natl. Acad. Sci. USA. 1986;83:5731-5735.
7. Headache Classification Committee of the International Headache Society (IHS) The International Classification of Headache Disorders, 3rd edition. Cephalalgia Int. J. Headache. 2018;38:1-211.
8. Francis GJ, Becker WJ, Pringsheim TM. Acute and preventive pharmacologic treatment of cluster headache. Neurology. 2010;75:463-473.
9. May A et al. Cluster headache. Nat. Rev. Dis. Primer 4, 18006, 2018.
10. ObermannM, Holle D, Naegel S, Burmeister J, Diener H-C. Pharmacotherapy options for cluster headache. Expert Opin. Pharmacother. 2015;16:1177-1184.
11. Huang WY, Lo MC, Wang SJ, Tsai JJ, Wu HM. Topiramate in prevention of cluster headache in the Taiwanese. Neurol. India. 2010;58:284-287.
12. Lambru G et al. Greater occipital nerve blocks in chronic cluster headache: a prospective open-label study. Eur. J. Neurol. 2014;21:338-343.
13. Starling A. Noninvasive neuromodulation in migraine and cluster headache. Curr. Opin. Neurol. 2018;31:268-273.
14. Donnet A, Tamura M, Valade D, Régis J. Trigeminal nerve radiosurgical treatment in intractable chronic cluster headache: unexpected high toxicity. Neurosurgery. 2006;59:1252-1257; discussion 1257.
15. Jarrar RG, Black DF, Dodick DW, Davis DH. Outcome of trigeminal nerve section in the treatment of chronic cluster headache. Neurology. 2003;60:1360-1362.
16. Ashina H, Newman L, Ashina S. Calcitonin gene-related peptide antagonism and cluster headache: an emerging new treatment. Neurol. Sci. Off. J. Ital. Neurol. Soc. Ital. Soc. Clin. Neurophysiol. 2017;38:2089-2093.
17. Manzoni GC, Terzano MG, Moretti G, Cocchi M. Clinical observations on 76 cluster headache cases. Eur. Neurol. 1981;20:88-94.
18. Cittadini E, Matharu MS, Goadsby PJ. Paroxysmal hemicrania: a prospective clinical study of 31 cases. Brain J. Neurol. 2008;131:1142-1155.
19. Antonaci F, Sjaastad O. Chronic paroxysmal hemicrania (CPH): a review of the clinical manifestations. Headache. 1989;29:648-656.
20. Boes CJ, Dodick DW. Refining the clinical spectrum of chronic paroxysmal hemicrania: a review of 74 patients. Headache. 2002;42:699-708.
21. Fuad F, Jones NS. Paroxysmal hemicrania and cluster headache: two discrete entities or is there an overlap? Clin. Otolaryngol. Allied Sci. 2002;27:472-479.

22. Sjaastad O, Stovner LJ, Stolt-Nielsen A, Antonaci F, Fredriksen TA. CPH and hemicrania continua: requirements of high indomethacin dosages--an ominous sign? Headache. 1995;35:363-367.
23. Evers S, Husstedt IW. Alternatives in drug treatment of chronic paroxysmal hemicrania. Headache. 1996;36:429-432.
24. Pareja JA, Sjaastad O. SUNCT syndrome. A clinical review. Headache. 1997;37:195-202.
25. Cohen AS, Matharu MS, Goadsby PJ. Short-lasting unilateral neuralgiform headache attacks with conjunctival injection and tearing (SUNCT) or cranial autonomic features (SUNA) – a prospective clinical study of SUNCT and SUNA. Brain J. Neurol. 2006;129:2746-2760.
26. Williams MH, Broadley SA. SUNCT and SUNA: clinical features and medical treatment. J. Clin. Neurosci. Off. J. Neurosurg. Soc. Australas. 2008;15:526-534.
27. Favoni V, Grimaldi D, Pierangeli G, Cortelli P, Cevoli S. SUNCT/SUNA and neurovascular compression: new cases and critical literature review. Cephalalgia Int. J. Headache. 2013;33:1337-1348.
28. Pareja JA, Caballero V, Sjaastad O. SUNCT syndrome. Statuslike pattern. Headache 1996;36:622-624.
29. Etemadifar M, Maghzi AH, Ghasemi M, Chitsaz A, Kaji Esfahani M. Efficacy of gabapentin in the treatment of SUNCT syndrome. Cephalalgia Int. J. Headache. 2008;28:1339-1342.
30. Goadsby PJ, Bartsch T, Dodick DW. Occipital nerve stimulation for headache: mechanisms and efficacy. Headache. 2008;48:313-318.
31. Sebastian S, Schweitzer D, Tan L, Broadley SA. Role of trigeminal microvascular decompression in the treatment of SUNCT and SUNA. Curr. Pain Headache Rep. 2013;17:332.
32. Lyons MK, Dodick DW, Evidente VGH. Responsiveness of short-lasting unilateral neuralgiform headache with conjunctival injection and tearing to hypothalamic deep brain stimulation. J. Neurosurg. 2009;110:279-281.

Capítulo 42
Neuralgias Cranianas

Gabriel Taricani Kubota
Ida Fortini

Introdução

A prevalência da dor na face na população geral é de cerca de 2%, sendo crônica em por volta de metade dos casos[1]. A dor facial é um tema complexo que abrange um grande número de etiologias, muitas vezes sobrepostas, incluindo: disfunção da articulação temporomandibular, odontalgias, dor viscerossomática referida, irradiação de dor muscular (particularmente oriundas da região cervical), entre outros. Nesse contexto, as neuralgias são responsáveis por apenas uma fração dos casos. Por exemplo, a neuralgia do trigêmeo, a mais comum das neuralgias cranianas, ocorre em apenas 0,07% da população geral[2].

Ainda assim, o reconhecimento correto das neuralgias cranianas é fundamental ao neurologista, para que o tratamento adequado seja oferecido ao doente e que procedimentos inadequados custosos e perigosos sejam evitados.

Quando suspeitar de uma neuralgia craniana

Deve-se considerar a hipótese de uma Neuralgia Craniana quando há a presença de ao menos um de três aspectos clínicos característicos:

» **Aspecto da dor:** Descrita pelo paciente como em pontada, choque e/ou facada. É de grande intensidade e tem duração de poucos segundos até 2 minutos, podendo ocorrer múltiplas vezes ao longo do dia.
» **Distribuição da dor dentro do território de um nervo craniano:** A dor deve ser circunscrita ao território de um nervo específico, a depender da neuralgia em questão.
» **Presença de gatilhos:** A dor pode ser desencadeada por estímulos sensitivos não dolorosos no território inervado pelo nervo em questão ou pelo movimento dos músculos inervados por tal.

As características clínicas das Neuralgias Cranianas mais comuns são descritas na Tabela 42.1.

Tabela 42.1 – Comparação das características clínicas das principais neuralgias cranianas

Características Clínicas	Neuralgia do Trigêmeo	Neuralgia do Glossofaríngeo	Neuralgia do Intermédio	Neuralgia Occipital
Localização da Dor	Divisões do n. trigêmeo em face e mucosa oral	Terço posterior da língua, fossa tonsilar, faringe, ângulo da mandíbula e orelha	Canal auditivo externo, pavilhão auditivo, na região do processo mastoide, palato mole	Região da nuca e porção póstero-superior do pescoço, com irradiação para o vértice
Gatilhos	Toque local[A], mastigar, sorrir, falar	Deglutição, tosse, falar, bocejar	Estimulação sensitiva da parede posterior do canal auditivo externo	Estímulo sensitivo da pele inervada pelo n. occipital acometido, movimentos cervicais
Sintomas Associados	Tique doloroso, fenômenos autonômicos leves[B]	Síncope (bradicardia/assistolia), tosse, rouquidão	Sialorreia, lacrimejamento, gosto amargo	Déficits sensitivos discretos, alodínea e/ou disestesia podem ser encontrados no território do n. occipital acometido

A – no território de inervação sensitiva do n. trigêmeo; B – lacrimejamento e hiperemia ocular leves

Neuralgia do trigêmeo

Epidemiologia

Apesar de a Neuralgia do Trigêmeo (NT) ser a neuralgia craniana mais comum, ela ocorre em apenas 0,07% da população geral[2]. A doença inicia-se em geral por volta dos 50 anos de idade e é pouco mais frequente em mulheres[3].

Etiologia

Acredita-se que a NT seja resultante de um foco de desmielinização próximo à zona de origem aparente do nervo trigêmeo na ponte, isto é, na zona de entrada da raiz nervosa (ZERN)[4]. Essa lesão pode ser extra-axial (no próprio nervo) ou intra-axial (no fascículo do nervo no tronco encefálico).

Cerca de 80 a 90% das NT são atribuídas ao contato neurovascular de uma artéria ou veia com o nervo trigêmeo[4,5]. O restante dos casos pode ser atribuído a uma grande variedade de etiologias, incluindo tumores de fossa posterior (8%) e esclerose múltipla (2 a 5%)[6]. Há ainda aqueles nos quais não é possível identificar uma causa evidente, mesmo após investigação extensa (Tabela 42.2).

Classificação etiológica

Há ainda certo debate na literatura quanto a melhor forma de classificação da NT. Atualmente, segundo a terceira edição da *Classificação Internacional das Cefaleias* (CIC-3)[7], a NT deve ser classificada como:
- » **Clássica:** Resultante de compressão neurovascular.
- » **Secundária:** Resultante de outra etiologia identificada, que não compressão neurovascular.
- » **Idiopática:** Sem etiologia identificada.

Tabela 42.2 – Principais etiologias atribuídas a neuralgia do trigêmeo

- Compressão neurovascular (incluindo aneurismas e malformações vasculares)
- Esclerose múltipla
- Neurinoma do acústico
- Meningioma de fossa posterior cisto epidermoide
- Complicação da Infecção por herpes-zóster
- Traumatismo de ramos do nervo trigêmeo (procedimentos dentários, cirurgia de face, traumas em face)
- Idiopático

Quadro clínico

Como em outras formas de neuralgia, o componente mais proeminente do quadro clínico é a dor paroxística com duração de segundos até 2 min. A dor é intensa e descrita frequentemente como em choque, pontada e/ou facada. Ela recorre variavelmente ao longo do dia, podendo em alguns casos repetir-se mais de 50 vezes. Ainda assim, é incomum a dor despertar o paciente durante a noite[6]. Em até metade dos doentes, além do componente álgico paroxístico, pode haver uma dor contínua ou semicontínua menos intensa[3]. Essa dor é descrita como em queimação, aperto ou formigamento. Em alguns casos, ela pode preceder a dor paroxística em meses ou anos. A ocorrência de dor contínua pode acontecer na NT clássica, secundária ou idiopática. Alguns autores acreditam que ela possa sugerir uma resposta menor à terapêutica[6].

Obrigatoriamente, a dor, seja ela paroxística ou contínua, deve se restringir ao território de inervação do n. trigêmeo. Em geral a dor é unilateral e quando bilateral, raramente ocorre simultaneamente em ambos lados. As divisões do trigêmeo mais frequentemente comprometidas são V2 e V3[6]. Em apenas 4% dos casos V1 é afetado isoladamente[3]. Quando mais de uma divisão é comprometida, elas tendem a ser ipsilaterais e contíguas entre si.

Ademais, a dor paroxística pode ser evocada por gatilhos. Esses gatilhos incluem estímulos sensitivos inócuos no território de inervação do n. trigêmeo, como toque leve na pele da face, barbear, pentear cabelos, escovar dentes. Ainda, movimentos de músculos da face também podem ser gatilhos da dor, como sorrir, mastigar e falar[3]. Um fenômeno descrito na NT é o período refratário. Isto é, após a dor ser evocada por algumas vezes por um certo gatilho, esse gatilho deixa de provocar a dor por alguns minutos.

Além da dor, a NT pode estar associada a outros fenômenos clínicos. Um exemplo são os tiques dolorosos, movimentos faciais estereotipados abruptos e breves que ocorrem em resposta à dor. Outros fenômenos associados são os autonômicos, que podem ocorrer em até um terço dos doentes. Esses fenômenos são tipicamente leves e ocorrem mais frequentemente na NT da divisão V1. Eles incluem: lacrimejamento, rinorreia e hiperemia conjuntival. É importante ressaltar que diferentemente das cefaleias trigêmino-autonômicas, os fenômenos autonômicos da NT são frustros[3]. Por outro lado, é descrito a sobreposição da cefaleia em salvas e a NT em um mesmo doente. Essa condição é denominada Sd. Cluster-Tic e é caracterizada por crises de dor tanto sugestivas de NT como de cefaleia em salvas. O tratamento dessa condição deve ser direcionado para ambas doenças[8].

A NT tem um curso clínico com períodos de maior intensidade e frequência de dor, intercalados por períodos de acalmia com duração variável, em geral de poucos meses[6].

O exame neurológico do doente com NT em geral é normal. Nos casos de neuropatia dolorosa do trigêmeo, pode haver alterações da sensibilidade na distribuição do território de inervação do n. trigêmeo. Essas alterações podem ser negativas (ex.: hipostesia, anestesia) ou positivas (ex.: alodínea, hiperestesia, disestesia). O reflexo corneopalpebral também pode estar diminuído ipsilateral ao quadro álgico.

Critérios diagnósticos

A Tabela 42.3 descreve os critérios diagnósticos para a NT, de acordo com a CIC-3[7]. Após a avaliação clínica, o exame neurológico e a investigação complementar, é possível classificar a probabilidade diagnóstica de NT em cada doente. A presença da dor paroxística típica e restrita à distribuição das divisões do n. trigêmeo (critérios A e B da Tabela 42.3) permite o diagnóstico de uma NT possível. Quando além dessas características, há presença de gatilhos característicos da dor (critério C da Tabela 43.3), considera-se a NT *clinicamente estabelecida*. Por fim, quando os exames complementares realizados identificam uma lesão ou doença que justifique a NT, denomina-se NT *etiologicamente estabelecida*[9].

Tabela 42.3 – Critérios diagnósticos da neuralgia do trigêmio de acordo com a terceira edição da Classificação Internacional das Cefaleias[7]

A	Paroxismos recorrentes de dor facial unilateral na(s) distribuição(ões) de uma ou mais divisões do n. trigêmeo, sem irradiação para além de tal, e que preenche os critérios B e C.
B	A dor tem todas as seguintes características: 1. Duração de uma fração de segundo até 2 minutos 2. Grande intensidade 3. Qualidade em choque, facada ou pontada
C	Precipitado por estímulo inócuo no território da divisão do n. trigêmio acometida
D	Não mais bem atribuída a outro diagnóstico descrito na terceira edição da Classificação Internacional das Cefaleias.

É interessante notar que a CIC-3 distingue a NT da neuropatia dolorosa do trigêmio. Essa última categoria compreenderia quadros de dor neuropática em território do n. trigêmeo com componente mais proeminente contínuo ou quase contínuo (e não paroxístico, como é observado na NT). Nesses casos, também é mais frequente a presença de alterações de exame neurológico, como hipostesia, hiperalgesia ao frio e/ou alodínea mecânica locais. Causas comuns de neuropatia dolorosa do trigêmio incluem neuropatia pós-traumática e infecção por herpes-zóster.

Investigação complementar

É verdade que alguns elementos clínicos permitem identificar os doentes com maior risco de NT secundária (Tabela 42.4). Ainda assim, é recomendável a investigação de toda suspeita de NT com Ressonância Magnética (RM) de Encéfalo. Esse exame permite a identificação da pequena proporção de NT, provocada por doenças que exigem tratamento específico (ex.: esclerose múltipla, tumores da fossa posterior).

A RM de encéfalo tem alta sensibilidade para identificar causas específicas da NT secundária, bem como o contato neurovascular com o n. trigêmeo[6]. Para a identificação de contato neurovascular, em particular, é preferível a realização da RM com cortes finos e reconstrução tridimensional na região do gânglio de Gasser, incluindo as sequências CISS (*constructive interference in steady state*) e angioRM arterial intracraniana com sequência 3dTOF (*tridimensional time-of-flight*). É importante enfatizar que a presença de contato neurovascular na neuroimagem não é patognormônica da doença e ocorre com relativa frequência na população assintomática[10]. Deve-se, portanto, primeiramente levar em consideração o quadro clínico do paciente para interpretar o exame de imagem. Nesse sentido, as diretrizes atuais recomendam que o radiologista não seja informado quando ao lado da dor, para evitar viés na avaliação da

Tabela 42.4 – Elementos clínicos que sugerem o diagnóstico de neuralgia do trigêmeo secundária

- Início < 40 anos de idade
- Sintomas bilaterais
- Alterações negativas de sensibilidade[A] no território de inervação sensitiva do n. trigêmeo acometido
- Antecedente pessoal de Esclerose Múltipla, traumatismos de face/dente e/ou de herpes-zóster em n. trigêmeo

A – hipostesia, hipoalgesia, analgesia, anestesia.

presença de contato neurovascular[11]. A associação causal entre o contato neurovascular e a NT é particularmente mais forte quando ocorre: contato próximo à ZERN, deslocamento do nervo e/ou sinais de atrofia do nervo. A presença de contato neurovascular, com deslocamento e sinais de atrofia do n. trigêmeo, num contexto clínico compatível, apresenta especificidade de 97% para o diagnóstico de NT clássica[10].

Além da neuroimagem, em casos selecionados, pode-se lançar mão do teste neurofisiológico de reflexo do trigêmeo. Esse teste tende a ser normal nas NT clássica e idiopática e alterado na NT secundária. A sensibilidade e a especificidade desse teste, quando comparado à RM de encéfalo, para identificação de NT secundária são de 94% e 87%, respectivamente[12]. O teste de reflexo do trigêmeo é particularmente útil em circunstâncias nas quais não é possível realizar um exame de neuroimagem, ou quando esse exame é normal, a despeito de alta suspeita de NT secundária[11].

Tratamento clínico

A primeira abordagem terapêutica da NT clássica ou idiopática atualmente é farmacológica, dada a eficácia das medicações de primeira linha e os riscos potenciais das abordagens cirúrgicas. Recomenda-se iniciar o tratamento da NT com carbamazepina (CBZ) ou oxcarbazepina (OCB)[11]. Essas medicações têm alta eficácia no controle da dor, e a grande maioria dos doentes tem resposta satisfatória elas. De fato, o NNT (número necessário para tratar) da CBZ para tratamento da dor na NT é menor que 2[12]. Nos casos em que o doente é refratário a essas medicações em doses otimizadas, é pouco provável que tenha resposta adequada a outros fármacos e, portanto, deve-se considerar abordagem cirúrgica[6].

Por outro lado, há doentes que não toleram por efeitos colaterais ou têm contraindicações ao uso dessas medicações. Convém lembrar que a CBZ é contraindicada em casos de bloqueio atrioventricular. Nessas circunstâncias, o uso de fármacos com menor eficácia, como a lamotrigina e/ou a gabapentina, seja como monoterapia ou em associação, pode ser considerado[11]. Outras medicações que podem ser úteis no tratamento da NT são: pregabalina, baclofeno e fenitoína[11]. Em caso de refratariedade terapêutica a esses fármacos, a cirurgia deve discutida. Caso haja indicação de procedimento cirúrgico, mas o paciente não deseja ou tem contraindicação ao mesmo, pode-se considerar a aplicação de toxina botulínica[6,11,13]. No entanto, não são bem estabelecidos na literatura a dose e o método para a aplicação da toxina botulínica[11].

Além dos tratamentos profiláticos descritos acima, pode-se utilizar de infusão de medicações intravenosas para obter alívio rápido, porém transitório, da dor da NT. São descritos benefícios com a infusão de 250 a 1.000 mg de fenitoína EV (em velocidade máxima de 50 mg/min)[14] bem como com a infusão de lidocaína 100 a 300 mg EV (ao longo de 30 minutos)[15]. Devido ao risco de arritmia durante a infusão desses fármacos, a administração deve ser realizada com monitorização contínua de ritmo cardíaco e frequente de pressão arterial, em ambiente hospitalar. O uso dessas medicações é particularmente interessante como ponte terapêutica até a titulação dos fármacos orais em paciente com crises de dor muito frequentes e incapacitantes.

Por outro lado, o tratamento do componente contínuo de dor presentes em alguns doentes é menos estudado na literatura. Nesses casos, além das medicações supracitadas, pode-se lançar mão de gabapentina, pregabalina, antidepressivos tricíclicos e/ou inibidores da recaptação de serotonina e noradrenalina[6]. A Figura 42.1 descreve o fluxograma do tratamento clínico recomendado para a NT. A Tabela 42.5 apresenta os principais fármacos utilizados no tratamento da NT, suas doses e principais efeitos colaterais.

Tratamento cirúrgico

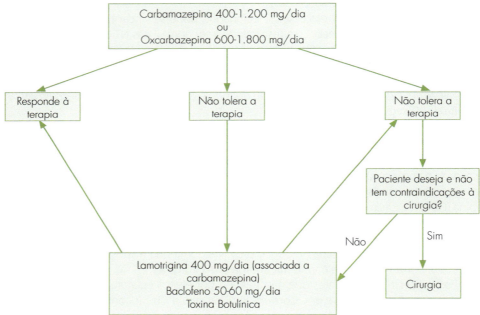

Figura 42.1 – Abordagem do tratamento clínico da neuralgia do trigêmeo.

Para o tratamento da NT são descritos 3 tipos de procedimentos eficazes, a saber: lesão do Gânglio de Gasser por via percutânea (também denominada rizotomia), lesão da raiz do n. trigêmeo por radiocirurgia estereotática e a descompressão microvascular[12]. Cada procedimento tem suas características, eficácia a longo prazo no tratamento da dor e riscos. A Figura 42.2 ilustra a eficácia no controle da dor da NT a longo prazo para cada abordagem cirúrgica. A Tabela 42.6 descreve os principais riscos relacionados a cada procedimento.

A descompressão microvascular é a única abordagem terapêutica com possibilidade de cura da NT. De fato, ela apresenta maior eficácia em redução de dor a longo prazo (Figura 42.2). A cirurgia pode ser realizada mesmo sem evidência radiológica de compressão microvascular, porém nesses casos a sua eficácia provavelmente é menor[9]. No entanto, trata-se de uma neurocirurgia de grande porte, com maiores riscos (Tabela 42.6), especialmente para doentes idosos e/ou com morbidades clínicas significativas (ou seja, com risco cirúrgico maior).

Tabela 42.5 – Principais fármacos orais utilizados no tratamento da neuralgia do trigêmeo

Medicação	Dose de manutenção (mg/dia)	Dose inicial (mg/dia)	Posologia (vezes ao dia)	Principais efeitos colaterais
Carbamazepina	400-1.200	100-200	2 a 4	Sonolência, confusão, desequilíbrio[A], hiponatremia[B], anemia aplástica, reações dermatológicas graves[C], náuseas e vômitos, cefaleia[B], temor[B]
Oxcarbazepina	600-1.800	600	2	
Lamotrigina[D]	400	12,5-25	2	Tontura, sonolência, náuseas, reações dermatológicas graves
Gabapentina	1.800-3.600	100-300	3 a 4	Tontura sonolência, fadiga, edema de membros inferiores
Baclofeno[E]	40-80	15	3	Sonolência, tontura, confusão, cefaleia, dispepsia, alucinações, crises epilépticas

A – Mais frequente com carbamazepina; B – Mais frequente com oxcarbazepina; C – Reações dermatológicas graves (sd. de Steven-Johnson e necrólise epidérmica tóxica) são mais frequentemente observadas em doentes com o alelo HLA-B*15:02. Nesses pacientes, orienta-se não fazer uso da carbamazepina ou da oxcarbazepina. Quando disponível, é recomendável a pesquisa desse alelo em populações de alto risco, isto é, pessoas de ascendência asiática; D – Recomenda-se o aumento lento das doses para se evitar reações adversas graves; E – Os efeitos colaterais são a principal limitação à farmacoterapia com baclofeno e é frequente a intolerância a doses terapêuticas da medicação.

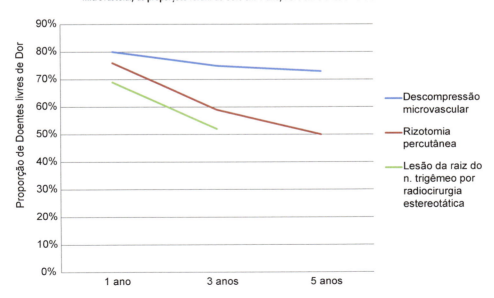

Figura 42.2 – Proporção de pacientes livres de dor após procedimentos cirúrgicos para a Neuralgia do Trigêmeo[12]. A figura ilustra a proporção de doentes com neuralgia do trigêmeo que se mantiveram livres de dor após a realização de procedimentos cirúrgicos. As proporções para rizotomia foram de 68 a 85% em 1 ano, 54 a 64% em 3 anos e de 50% em 5 anos. Para radiocirurgia, as proporções foram 69% em 1 ano e 52% em 3 anos. Por fim, para a descompressão microvascular, as proporções foram de 80% em 1 ano, 75% em 3 anos e 73% em 5 anos.

Tabela 42.6. Principais riscos relacionados aos procedimentos cirúrgicos para tratamento da neuralgia do trigêmeo[12]

Procedimentos	Rizotomia	Radiocirurgia	Descompressão microvascular
Mortalidade	Muito rara	Muito rara	0,2 a 0,5%
Meningite asséptica	0,2%	Muito rara	11%
Déficit de sensibilidade no território do nervo trigêmeo	Por volta de 50%	9 a 37%	7%
Disestesias importantes	6%	6 a 13%	Cerca de 4%
Anestesia dolorosa*	4%	Muito rara	Rara
Perda de sensibilidade corneana	4%	Rara	Rara
Outros	A rizotomia por compressão mecânica com balão leva a disfunção mastigatória transitória em até 50%	–	Hipoacusia (10%) Fístula liquórica, infartos e hematomas intracranianos (4%)

* Perda de sensibilidade no território do n. trigêmeo associado a dor neuropática espontânea local. A dor pode ser mais desconfortável do que a dor por neuralgia do trigêmeo inicial.

As cirurgias de rizotomia são procedimentos percutâneos, nos quais é realizado a lesão do gânglio de Gasser. Essa lesão pode ser realizada por meio químico (através da injeção de glicerol em altas concentrações), mecânico (através da compressão mecânica por balonamento) ou por termocoagulação com radiofrequência. Em conjunto, esses procedimentos têm eficácia intermediária no controle da dor (Figura 42.2), porém riscos perioperatórios menores em relação à descompressão microvascular (Tabela 42.6). Apesar de pertencerem a um mesmo grupo, cada uma das modalidades de rizotomia tem suas particularidades. A rizotomia por balonamento e a por injeção de glicerol lesam principalmente fibras nervosas grossas, enquanto a termocoagulação por radiofrequência tem preferência por fibras finas. Portanto, o risco de perda de sensibilidade protetora corneana, e consequentemente de ceratopatia traumática, é maior para a radiofrequência. Assim, em geral, prefere-se realizar rizotomia por balonamento ou por injeção de glicerol quando há o acometimento de V1. Outra diferença relevante entre esses procedimentos é que na termocoagulação por radiofrequência o doente necessita permanecer desperto por algumas etapas da cirurgia (o que pode ser uma dificuldade para doentes com quadros fóbicos), enquanto nas outras modalidades isso não é necessário[6].

Por fim, a lesão da raiz do n. trigêmeo por radiocirurgia estereotática é uma intervenção descrita mais recentemente na literatura. É uma técnica mais segura, porém com resultados piores a longo prazo. Isso torna necessário repetir o tratamento, aumentando assim o risco de complicações. O efeito do procedimento também não é imediato, e surge a partir de 6 a 8 semanas.

Neuralgia do glossofaríngeo

Epidemiologia

Em comparação à NT, a neuralgia do glossofaríngeo (NG) é uma doença muito mais rara. Ela é cerca de 6 vezes menos frequente que a NT e acomete 0,7 indivíduos a cada 100.000. A diferença de prevalência entre homens e mulheres é menos evidente. Da mesma forma que a NT, a NG aumenta em prevalência com a idade e ocorre mais frequentemente acima dos 50 anos[16,17].

Etiologia

A NG pode ser provocada por uma grande variedade de causas. Da mesma forma que a NT, ela pode ser secundária de contato neurovascular, nesse caso mais frequentemente relacionada com a a. cerebelar póstero-inferior e com a a. vertebral[17]. Uma etiologia específica relacionada com a NG é a Síndrome de Eagle[18,19]. Trata-se de uma síndrome resultante da presença de um processo estiloide alongado (maior que 2,5 cm) ou da calcificação do ligamento estilo-hioide, que leva a compressão de estruturas adjacentes, inclusive o n. glossofaríngeo. Além da NG, essa condição pode cursar com dor cevicofacial, odinofagia e isquemia cerebelar. Ainda há casos idiopáticos em que após investigação, não é possível identificar uma causa. A Tabela 42.7 descreve algumas das principais causas de NG[17].

Tabela 42.7 – Principais etiologias atribuídas a neuralgia do glossofaríngeo[17]

- Contato neurovascular
- Tumor de ângulo pontocerebelar
- Abcesso peritonsilar
- Aneurisma de artéria carótida ou artéria vertebral
- Malformação de Arnold-Chiari, Síndrome de Eagle
- Carcinoma nasofaríngeo invasivo
- Traumatismo de ramos do nervo glossofaríngeo (procedimentos dentários, tonsilectomia)
- Idiopático

Classificação etiológica

Segundo a terceira edição da *Classificação Internacional das Cefaleias* (CIC-3)[7], a NG deve ser classificada como:

» **Clássica:** Resultante de compressão neurovascular.
» **Secundária:** Resultante de outra etiologia identificada, que não compressão neurovascular.
» **Idiopática:** Sem etiologia identificada.

Quadro clínico

A NG é caracterizada por uma dor paroxística semelhante a das outras neuralgias. A dor pode despertar o doente do sono[20]. Em algumas circunstâncias, o início do quadro pode ser precedido em semanas a meses por uma sensação vaga de desconforto ou formigamento na garganta ou porção anterior do tragus[17]. Em alguns pacientes, essa sensação surge pouco antes da crise de dor e pode persistir por alguns minutos após o fim da dor[20].

A dor ocorre no território de inervação sensitiva do n. glosofaríngeo, e também dos ramos auricular e faríngeo do vago. Dessa forma, ela pode ocorrer na orelha, fossa tonsilar, base da língua ou atrás do ângulo da mandíbula. Em geral, a dor tem um aspecto ascendente e irradia da orofaringe em direção a orelha.[20] Em poucos casos, a dor inicia-se nos territórios supracitados e irradia para o olho, nariz e até mesmo o ombro ipsilaterais[17]. O comprometimento bilateral pode ocorrer mais raramente[20].

Da mesma forma que outras neuralgias cranianas, a NG pode ser evocada por gatilhos. Os gatilhos mais frequentemente descritos incluem: mastigar, deglutir, tossir, falar, bocejar, toque do pescoço e/ou conduto auditivo externo. Ainda, alguns doentes relacionam os paroxismos de dor com a ingestão de líquidos frios ou movimentos rápidos da cabeça. Da mesma forma que na NT, pode haver período refratário[20].

A NG pode vir associada a bradicardia e/ou assistolia levando a sintomas de hipoperfusão sistêmica e síncope[20]. Durante os paroxismos, os doentes podem fazer careteamento, pressionar a mão contra a orelha, ângulo da mandíbula ou pescoço ipsilaterais[17]. Além disso, nas crises de dor, alguns doentes apresentam uma urgência por tossir, mesmo que esse ato provoque a dor. Também é descrita rouquidão durante os episódios de dor[20]. Pode haver sobreposição entre a NT e a NG em um mesmo doente.

O exame neurológico dos doentes com NG em geral é normal.

Da mesma forma que na NT, a NG recorre em *clusters* com duração de semanas a meses, alternados com períodos variáveis de acalmia que podem durar anos[17,20].

Critérios diagnósticos

A Tabela 42.8 descreve os critérios diagnósticos para a NG, de acordo com a CIC-3[7].

Tabela 42.8 – Critérios diagnósticos da neuralgia do glossofaríngeo de acordo com a terceira edição da Classificação Internacional das Cefaleias[7]

A	Paroxismos recorrentes de dor unilateral na distribuição do n. glossofaríngeo, e que preenche o critério B.
B	A dor tem todas as seguintes características: 1. Duração de alguns segundos até 2 minutos 2. Grande intensidade 3. Qualidade em choque, facada ou pontada 4. Precipitada pela deglutição, tosse, fala ou pelo bocejo
C	Não mais bem atribuída a outro diagnóstico descrito na terceira edição da *Classificação Internacional* das Cefaleias.

Da mesma forma que para a NT, a CIC-3 também diferencia a NG da neuropatia dolorosa do glossofaríngeo. Em ambos os casos há dor de caráter neuropático com distribuição no território de inervação sensitiva do n. glossofaríngeo. No entanto, diferentemente da NG, a dor na neuropatia dolorosa do glossofaríngeo é predominantemente contínua ou semicontínua, descrita frequentemente como em queimação, aperto ou agulhada. Paroxismos de dor podem ocorrer, porém não são o elemento clínico predominante. Ainda, também de forma distinta à NG, é frequente a presença de déficits sensitivos no território do n. glossofaríngeo e a diminuição ou abolição do reflexo nauseoso ipsilateral[7]. A neuropatia dolorosa do glossofaríngeo está mais comumente associada a lesões traumáticas iatrogênicas dos ramos do n. glossofaríngeo e tumores do ângulo pontocerebelar.

Investigação complementar

Da mesma forma que para outras formas de neuralgia craniana, o doente com NG deve ser sempre submetido a investigação com exames complementares.

É mandatória a realização de RM de encéfalo com AngioRM fase arterial e venosa intracraniana e cervical. Esses exames de neuroimagem permitem a investigação da etiologia da NG[21]. É interessante ainda a realização de radiografia simples crânio em incidências ântero-posterior e perfil ou tomografia computadorizada de crânio para a investigação de possível Sd. de Eagle[19]. Vale ressaltar que a presença de um processo estiloide prolongado no exame de imagem pode ser encontrada em indivíduos assintomáticos. Portanto, deve-se interpretar esse achado perante o quadro clínico do doente.

Por fim, a avaliação em conjunta com um otorrinolaringologista para a exclusão de patologias orais ou cervicais como causa da dor também deve ser considerada.

Tratamento

Os princípios terapêuticos e os fármacos utilizados para o tratamento da NG são os mesmos daqueles descritos para a NT. Ainda, para fins de fornecer alívio da dor por 1 a 2h em caso de *clusters* de crises de NG incapacitantes, bem como para fortalecer a hipótese diagnóstica de NG, pode-se aplicar anestésicos tópicos nos pontos gatilhos da faringe e/ou tonsilas[20]. Deve-se lembrar que a ausência de resposta ao anestésico local levanta dúvidas quando ao diagnóstico de NG, porém não exclui tal.

Em casos refratários, pode-se considerar a realização de procedimentos cirúrgicos como a secção do n. glossofaríngeo ou a descompressão microvascular desse nervo[22]. Esse último procedimento aparenta apresentar melhores resultados quando há evidência de compressão neurovascular no exame de imagem. Por outro lado, se há a presença de Sd. de Eagle, pode-se optar pela ressecção do processo estiloide[23].

Neuralgia do intermédio

Epidemiologia

O n. intermédio tem origem aparente imediatamente ao lado do n. facial no sulco bulbopontino lateral e une-se a ele logo após sua origem. Esse nervo tem fibras associadas com as funções sensitivas (gustação dos 2/3 anteriores da língua) e autonômicas (lacrimejamento e salivação) do n. facial.

A Neuralgia do Intermédio (NI) é uma doença rara e, portanto, dados epidemiológicos são escassos na literatura. Aparentemente a doença é muito mais frequente em mulheres. A idade média de início de sintomas é de cerca de 40 anos[24].

Etiologia

A grande maioria dos casos de NI é atribuída à compressão do n. intermédio por estruturas vasculares, mas outras causas também são descritas[7]. A Tabela 42.9 descreve as principais causas atribuídas à NI.

Tabela 42.9 – Principais etiologias atribuídas a neuralgia do intermédio[7]

- Compressão neurovascular
- Complicação da infecção por herpes-zóster
- Esclerose múltipla
- Tumores de fossa posterior
- Idiopático

Classificação etiológica

Segundo a terceira edição da *Classificação Internacional das Cefaleias* (CIC-3)[7], a NI deve ser classificada como:
» **Clássica:** Resultante de compressão neurovascular.
» **Secundária:** Resultante de outra etiologia identificada, que não compressão neurovascular.
» **Idiopática:** Sem etiologia identificada.

Quadro clínico

A NI é caracterizada por crises de dor paroxística semelhante às demais neuralgias cranianas. A dor é em geral unilateral e é notada no canal auditivo externo, pavilhão auditivo, na região do processo mastoide e ocasionalmente no palato mole. Ela pode, em alguns casos, irradiar para a região parieto-occipital, temporal e para o ângulo da mandíbula[7,24].

A estimulação sensitiva da parede posterior do canal auditivo externo (p. ex., através do toque) pode servir como gatilho para alguns doentes[7,24].

O exame neurológico em doentes com NI é em geral normal.

Em conjunto com os paroxismos de dor, os doentes podem apresentar lacrimejamento importante, sialorreia e sensação de gosto amargo[7,24].

Critérios diagnósticos

A Tabela 42.10 descreve os critérios diagnósticos para a NI, de acordo com a CIC-3[7].

Tabela 42.10 – Critérios diagnósticos da neuralgia do glossofaríngeo de acordo com a terceira edição da Classificação Internacional das Cefaleias[7]

A	Paroxismos recorrentes de dor unilateral na distribuição do nervo intermédio, e que preenche o critério B.
B	A dor tem todas as seguintes características: 1. Duração de alguns segundos a minutos 2. Grande intensidade 3. Qualidade em choque, facada ou pontada 4. Precipitada pela estimulação de zona gatilho na parede posterior do canal auditivo externo e/ou na região periauricular
C	Não mais bem atribuída a outro diagnóstico descrito na terceira edição da Classificação Internacional das Cefaleias

Alguns casos de NG podem apresentar dor com predomínio na orelha e preencher os critérios diagnósticos para NI. Caso a investigação não identifique uma patologia evidente do n. glossofaríngeo, o diagnóstico de NG só será possível se ao longo da evolução da doença a dor passar a se iniciar também em regiões não compatíveis com a NI, como a faringe e o terço posterior da língua.

Da mesma forma que para as demais neuralgias cranianas apresentadas neste capítulo, a CIC-3 diferencia a NI da neuropatia dolorosa do intermédio. Na neuropatia dolorosa do intermédio a dor predominante tem aspecto contínuo ou semicontínuo no canal auditivo externo, pavilhão auditivo e processo mastoide. Paroxismos de dor também podem ocorrer, porém são menos proeminentes no quadro clínico. A principal causa da neuropatia dolorosa do trigêmeo são complicações relacionadas à infecção por herpes-zóster[7].

Investigação complementar

Considerando-se a grande variedade de diagnósticos diferenciais para um quadro de otalgia, recomenda-se que o doente seja avaliado em conjunto com um otorrinolaringologista para excluir outras patologias da orelha que possam justificar os sintomas do doente.

Ademais, para a investigação de etiologias da NI que possam requerer tratamento específico (como tumores de fossa posterior e esclerose múltipla)[7], bem como para a identificação de contato neurovascular com o n. intermédio, recomenda-se a realização de RM de encéfalo com cortes finos na região do meato acústico interno, e de angiorresonância arterial e venosa intracranianas.

Tratamento

Considerando-se a raridade da NI, há carência de uma literatura específica voltada a abordagem terapêutica dessa doença. Dessa forma, extrapola-se a abordagem terapêutica descrita no tratamento da NT para essa condição. Assim, o tratamento inicial da condição é realizado com CBZ ou OCB. Outras medicações utilizadas no tratamento da NT podem ser utilizadas caso haja falência, intolerância ou contraindicação à CBZ e OCB.

Em casos de refratariedade terapêutica à farmacoterapia, deve-se considerar abordagem cirúrgica. Se há evidência de contato neurovascular, pode-se discutir a realização de descompressão microvascular associada ou não à secção do n. intermédio[25]. De outra forma, procedimentos de excisão do nervo intermédio e gânglio geniculado também são descritos[26,27]. Complicações relacionadas à excisão do n. intermédio e gânglio geniculado incluem a xeroftalmia ipsilateral e a paralisia facial periférica transitória em alguns doentes.

Neuralgia occipital

Epidemiologia

A neuralgia occipital (NO) é um tema controverso na literatura e sua definição varia entre especialistas[28]. A ausência de um consenso quanto a definição e os critérios diagnósticos da NO dificulta a análise de dados epidemiológicos sobre a doença.

Etiologia

O mecanismo etiológico que leva ao surgimento da NO na maioria dos casos ainda é questão de debate na literatura[28]. A hipótese mais comumente aceita é a de que haja o encarceramento dos nervos occipitais pelos músculos cervicais posteriores (particularmente o trapézio) e do escalpe[28,29]. Em alguns raros casos, no entanto, a doença pode ser atribuída a outras etiologias[29]. A Tabela 42.11 apresenta algumas das causas que podem também levar à NO.

Tabela 42.11. Etiologias associadas a neuralgia occipital[7]

- Encarceramento do nervo occipital por estruturas musculares[29]
- Meningioma de forame magno[30]
- Schwannoma de junção craniocervical[31]
- Osteoartrite de coluna cervical alta[29]
- Fístula arteriovenosa dural de junção craniocervical[32]
- Mieloma múltiplo[33]
- Piomiosite paravertebral[33]
- Contato neurovascular com artéria occipital[34] ou artéria vertebral[31]
- Fístula arteriovenosa dural de junção craniocervical[32]
- Mieloma múltiplo[33]
- Piomiosite paravertebral[33]
- Contato neurovascular com artéria occipital[34] ou artéria vertebral[31]

Quadro clínico

Da mesma forma que as demais neuralgias cranianas discutidas neste capítulo, o quadro clínico da NO tem como característica fundamental paroxismos de dor intensos, breves, em aspecto de choque, pontada e/ou facada. Esses paroxismos podem ocorrer várias vezes ao longo do dia. Entre os paroxismos pode haver um desconforto ou dor em aperto contínua, menos intensa[7,28,29].

A dor ocorre na distribuição dos nervos occipitais maior e/ou menor. Em outras palavras, ela inicia-se na região nucal e pode irradiar em direção ao vértice. A Figura 42.3 apresenta os territórios de inervação sensitiva dos nervos occipitais. Em geral, a dor é unilateral, mas pode ser bilateral[7,29].

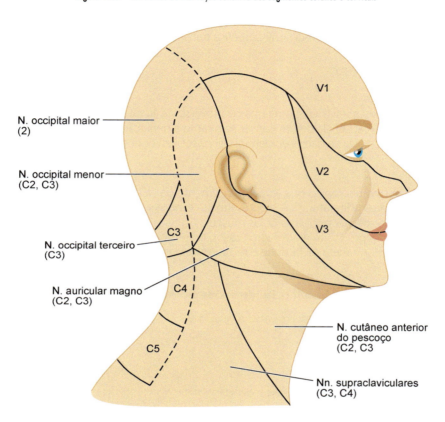

Figura 42.3 – Territórios de inervação sensitiva dos segmentos cefálico e cervical.

Embora os paroxismos de dor possam ocorrer espontaneamente, o toque da pele inervada pelo n. occipital acometido, bem como movimentos cervicais, pode servir de gatilho[7,29].

O exame físico do doente evidencia frequentemente dor à palpação e/ou percussão dos troncos nervosos dos nervos occipitais. De fato, a percussão desses nervos pode levar a uma sensação de choque e/ou parestesias no território sensitivo inervado por tal (Sinal de Tinel). A amplitude de movimento cervical pode estar diminuída. No exame neurológico, déficits sensitivos discretos, alodínea e/ou disestesia podem ser encontrados no território do n. occipital acometido[7,29]. O restante do exame neurológico é habitualmente normal, e quando alterado pode sugerir uma etiologia diferente do encarceramento do n. occipital por estruturas musculares subjacentes

O bloqueio dos nervos occipitais acometidos com anestésicos locais, associados ou não a corticosteroides levam a alívio da dor que pode persistir por semanas. Esse procedimento tem tanto função terapêutica como também a resposta favorável a ele é parte dos critérios diagnósticos para a doença[7,28,29].

Critérios diagnósticos

A Tabela 42.12 descreve os critérios diagnósticos para a NO, de acordo com a CIC-3[7].

Tabela 42.12 – Critérios diagnósticos da neuralgia occipital de acordo com a terceira edição da Classificação Internacional das Cefaleias[7]

A	Dor unilateral ou bilateral na(s) distribuição(ões) do(s) nervo(s) occipital(is) maior, menor e/ou terceiro e que preenche os critérios B a D.
B	A dor tem ao menos dois das seguintes três características: 1. Recorre em paroxismos de dor com duração de alguns segundos até minutos 2. Grande intensidade 3. Qualidade em choque, facada ou pontada
C	A dor é associada a ambos os seguintes: 1. Disestesia e/ou alodínea aparente durante estímulo inócuo do escalpe e/ou cabelo. 2. Um ou ambos dos seguintes: – Dor à palpação de ramos de nervo afetado – Pontos gatilhos na emergência do n. occipital maior ou no território de inervação de C2
D	A dor é temporariamente aliviada por bloqueio anestésico do(s) nervo(s) afetado(s)
E	Não mais bem atribuída a outro diagnóstico descrito na terceira edição da Classificação Internacional das Cefaleias

Investigação

Apesar de se acreditar que a maioria das NO seja resultante do encarceramento do(s) n. occipital(is) por estruturas musculares adjacentes, a NO pode ser provocada por uma grande variedade de doenças que requerem tratamento específico. Dessa forma, recomenda-se a investigação de suspeitas de NO com RM de encéfalo e de coluna cervical com angioRM intracraniana e cervical.

Tratamento

A principal forma de tratamento da NO é o bloqueio do nervo comprometido com anestésicos locais associados ou não a corticosteroides. Orientações quanto à técnica, escolha dos anestésicos e corticosteroides, e locais de infiltração são descritas por Dach F *et al*[35]. O bloqueio leva a alívio da dor por dias a anos, e em alguns casos a dor pode não recorrer após o procedimento. A refratariedade terapêutica ao bloqueio realizado com técnica adequada torna pouco provável o diagnóstico de NO e deve levar à reavaliação do caso em busca de diagnósticos diferenciais, como a cefaleia cervicogênica.

Além dos bloqueios anestésicos, é recomendável orientar a aplicação de compressas mornas na região occipital acometida por 15 minutos, ao menos 4 a 5 vezes ao dia.

Para casos refratários, são descritos na literatura procedimentos cirúrgicos como a rizotomia dorsal de C1 e C3 ou a descompressão das raízes de C2 e C3[28,29]. No entanto, trata-se de procedimentos invasivos e radicais com risco perioperatório não desprezível. Ademais, mesmo após essas cirurgias, a dor pode recorrer após um período de alguns anos de alívio[28].

Referências

1. Macfarlane TV, Beasley M, Macfarlane GJ. Self-Reported Facial Pain in UK Biobank Study: Prevalence and Associated Factors. J. Oral Maxillofac. Res. 2014;5:e2.
2. van Hecke O, Austin SK, Khan RA, Smith BH, Torrance N. Neuropathic pain in the general population: a systematic review of epidemiological studies. Pain. 2014:155:654-662.
3. Maarbjerg S, Gozalov A, Olesen J, Bendtsen L. Trigeminal neuralgia--a prospective systematic study of clinical characteristics in 158 patients. Headache. 2014;54:1574-1582.
4. Love S, Hilton DA, Coakham HB. Central demyelination of the Vth nerve root in trigeminal neuralgia associated with vascular compression. Brain Pathol. Zurich Switz. 1998:8:1-11; discussion 11-12.
5. Hamlyn PJ. Neurovascular relationships in the posterior cranial fossa, with special reference to trigeminal neuralgia. 2. Neurovascular compression of the trigeminal nerve in cadaveric controls and patients with trigeminal neuralgia: quantification and influence of method. Clin. Anat. N. Y. N. 1997;10:380-388.
6. Cruccu G. Trigeminal Neuralgia. Contin. Minneap. Minn. 2017;23:396-420.
7. Headache Classification Committee of the International Headache Society (IHS) The International Classification of Headache Disorders, 3rd edition. Cephalalgia Int. J. Headache. 2018;38:1-211.
8. Solomon S, Apfelbaum RI, Guglielmo KM. The cluster-tic syndrome and its surgical therapy. Cephalalgia Int. J. Headache. 1985;5:83-89.
9. Cruccu G et al. Trigeminal neuralgia: New classification and diagnostic grading for practice and research. Neurology. 2016;87:220-228.
10. Antonini G et al. Magnetic resonance imaging contribution for diagnosing symptomatic neurovascular contact in classical trigeminal neuralgia: a blinded case-control study and meta-analysis. Pain. 2014;155:1464-1471.
11. Bendtsen L et al. European Academy of Neurology guideline on trigeminal neuralgia. Eur. J. Neurol. 2019;26:831-849.
12. Gronseth G et al. Practice parameter: the diagnostic evaluation and treatment of trigeminal neuralgia (an evidence-based review): report of the Quality Standards Subcommittee of the American Academy of Neurology and the European Federation of Neurological Societies. Neurology. 2008;71:1183-1190.
13. Guardiani E, Sadoughi B, Blitzer A, Sirois D. A new treatment paradigm for trigeminal neuralgia using Botulinum toxin type A. The Laryngoscope. 2014;124:413-417.
14. McCleane GJ. Intravenous infusion of phenytoin relieves neuropathic pain: a randomized, double-blinded, placebo-controlled, crossover study. Anesth. Analg. 1999;89:985-988.
15. Scrivani SJ, Chaudry A, Maciewicz RJ, Keith DA. Chronic neurogenic facial pain: lack of response to intravenous phentolamine. J. Orofac. Pain. 1999;13:89-96.
16. Katusic S, Williams DB, Beard CM, Bergstralh EJ, Kurland LT. Epidemiology and clinical features of idiopathic trigeminal neuralgia and glossopharyngeal neuralgia: similarities and differences, Rochester, Minnesota, 1945-1984. Neuroepidemiology. 1991;10:276-281.
17. Bruyn GW. Glossopharyngeal neuralgia. Cephalalgia Int. J. Headache. 1983;3:143-157.
18. Todo T et al. Eagle syndrome revisited: cerebrovascular complications. Ann. Vasc. Surg. 2012;26:729.e1-5.
19. Raina D, Gothi R, Rajan S. Eagle syndrome. Indian J. Radiol. Imaging. 2009;19:107-108.
20. Rushton JG, Stevens JC, Miller RH. Glossopharyngeal (vagoglossopharyngeal) neuralgia: a study of 217 cases. Arch. Neurol. 1981;38:201-205.
21. Hiwatashi A et al. MRI of glossopharyngeal neuralgia caused by neurovascular compression. AJR Am. J. Roentgenol. 2008;191:578-581.
22. Franzini A et al. Treatments of glossopharyngeal neuralgia: towards standard procedures. Neurol. Sci. Off. J. Ital. Neurol. Soc. Ital. Soc. Clin. Neurophysiol. 2017;38:51-55.
23. Soh KB. The glossopharyngeal nerve, glossopharyngeal neuralgia and the Eagle's syndrome – current concepts and management. Singapore Med. J. 1999;40:659-665.

24. Smith JH, Robertson CE, Garza I, Cutrer FM. Triggerless neuralgic otalgia: a case series and systematic literature review. Cephalalgia Int. J. Headache. 2013;33:914-923.
25. Inoue T, Shima A, Hirai H, Suzuki F, Matsuda M. Nervus Intermedius Neuralgia Treated with Microvascular Decompression: A Case Report and Review of the Literature. NMC Case Rep. J. 2017;4:75-78.
26. Rupa V, Saunders RL, Weider DJ. Geniculate neuralgia: the surgical management of primary otalgia. J. Neurosurg. 1991;75:505-511.
27. Pulec JL. Geniculate neuralgia: long-term results of surgical treatment. Ear. Nose. Throat J. 2002;81:30-33.
28. Bogduk N. The neck and headaches. Neurol. Clin. 2004;22:151-171, vii.
29. Ashkenazi A, Levin M. Three common neuralgias. How to manage trigeminal, occipital, and postherpetic pain. Postgrad. Med. 2004;116:16-18, 21-24, 31-32 passim.
30. Kim N-H, Yang S-Y, Koo J-B, Jeong S-W. Occipital neuralgia as the only presenting symptom of foramen magnum meningioma. J. Clin. Neurol. Seoul Korea. 2009;5:198-200.
31. Garza I. Craniocervical junction schwannoma mimicking occipital neuralgia. Headache. 2007;47:1204-1205.
32. Peltier J et al. Subacute involvement of the medulla oblongata and occipital neuralgia revealing an intracranial dural arteriovenous fistula of the craniocervical junction. Neurol. India. 2011;59:285-288.
33. Sierra-Hidalgo F et al. Infiltrative cervical lesions causing symptomatic occipital neuralgia. Cephalalgia Int. J. Headache. 2011;31:1493-1496.
34. Cornely C, Fischer M, Ingianni G, Isenmann S. Greater occipital nerve neuralgia caused by pathological arterial contact: treatment by surgical decompression. Headache. 2011;51:609-612.
35. Dach F, Éckeli ÁL, Ferreira KDS, Speciali JG. Nerve block for the treatment of headaches and cranial neuralgias – a practical approach. Headache. 2015;55(Suppl 1):59-71.

Capítulo 43
Hipertensão Intracraniana Idiopática

Caio Vinicius de Meira Grava Simioni
Eduardo de Paula Estephan

Introdução

A hipertensão intracraniana idiopática foi primeiramente relatada em 1897, por Quincke pouco depois de introduzir a punção lombar como técnica na medicina. Recebeu o nome de "pseudotumor cerebral" em 1904, mas não tinha sido bem caracterizada clinicamente até a década de 1940, quando começou-se a utilizar a angiografia cerebral em conjunto à pneumoencefalografia para a identificação de casos de lesões com efeito de massa cerebrais. Foley cunhou o termo "hipertensão intracraniana benigna" em 1955; entretanto, relatos da década de 1980 demonstraram a alta incidência de perda visual, e o termo "benigno" não foi mais considerado apropriado.

Atualmente, define-se pseudotumor cerebral (PTC) como síndrome de hipertensão intracraniana na ausência de ventriculomegalia, formação expansiva ou processo infeccioso; o exame de líquor deve ser normal, exceto pelo aumento da pressão de abertura. Exames de imagem também devem ser normais, exceto por achados secundários à hipertensão intracraniana, que costumam ocorrer em qualquer circunstância quando ela está presente (sela túrcica vazia, por exemplo). Assim, nenhuma causa de hipertensão intracraniana deve ser definida para que se defina a síndrome[1]. O PTC pode ser primário, também chamado de hipertensão intracraniana idiopática (HII), ou secundário a trombose venosa central, medicações ou demais condições que serão descritas a seguir.

Epidemiologia

A Hipertensão Intracraniana idiopática é uma condição relativamente rara, cuja incidência varia entre 0,5 e 2/100.000 pessoas por ano – índice quase 20 vezes maior quando consideradas mulheres obesas em idade fértil[2]. A doença tem clara predileção pelo sexo feminino – 90% dos pacientes são mulheres[3,4]. Curiosamente, não há diferença expressiva quanto ao acometimento entre os sexos antes da puberdade[5].

A média de idade para o diagnóstico varia entre 25 e 36 anos; 57 a 100% dos pacientes apresentam obesidade[6]. A prevalência da HHI vem aumentando progressivamente devido ao agravamento da epidemia de obesidade global[7].

Fisiopatologia

Mesmo após várias décadas da caracterização da síndrome de hipertensão intracraniana idiopática, ainda permanece incerta a fisiopatologia da doença. Parece intuitivo acreditar-se no aumento da produção ou na redução da absorção do liquor. Não obstante, essa hipótese vem sendo contestada, uma vez que em geral se observa dilatação ventricular quando há acúmulo de liquor, algo que não ocorre na HHI[8].

Outras hipóteses vêm ganhando força, porém nenhuma delas provou-se suficiente, isoladamente, para a compreensão exata do mecanismo da doença; pelo contrário, acredita-se que o mecanismo da síndrome de HHI é multifatorial, com contribuição variável na manifestação clínica individual.

O aumento da pressão dos seios venosos é considerado como relevante fator na fisiopatologia da HHI. Entretanto, discute-se se a estenose de seios (particularmente os seios transversos) é causa ou consequência da doença. Em alguns pacientes, foi possível constatar-se a reversão das estenoses após punção lombar ou procedimento de derivação ventricular. De qualquer maneira, a colocação de *stent* endovascular mostrou-se útil na redução da pressão intracraniana, ao aumentar o gradiente de absorção entre o espaço subaracnoide e os seios venosos. Outro mecanismo proposto é a ocorrência de microtromboses nos seios venosos no contexto de trombofilia. Contudo, cabe destacar que a investigação de trombofilia não se aplica a todos os pacientes com HHI, mas somente àqueles com antecedente pessoal ou familiar de trombose ou quando são portadores de patologias que podem predispor a trombose (p. ex.: lúpus eritematoso sistêmico)[9].

Como o sexo feminino e a obesidade são aspectos epidemiológicos relevantes, muitos autores estudam a relação de fatores metabólicos e hormonais como causa da HHI. A obesidade é caracterizada por um estado pró-inflamatório devido ao aumento da produção de citocinas e adipocinas. Há evidências do envolvimento de interleucinas (IL-2, IL-17), TNF-α e postula-se o papel do aumento de leptinas na gênese da patologia, porém sem evidências robustas até o momento. O tecido adiposo é também reconhecido, atualmente, por seu papel endocrinológico. Acredita-se que a vitamina A interfere na absorção liquórica e estudos mostraram aumento de retinol e da proteína ligadora de retinol derivada do tecido adiposo no LCR de alguns pacientes com HHI[10].

Outros fatores têm sido alvo de investigação, como hormônios (11β-hidroxiesteroide desidrogenase tipo 1), aquaporinas (principalmente aquaporinas 1 e 4) e peptídeos natriuréticos (pró-BNP e pró-CNP). Espera-se que estudos futuros possam esclarecer melhor seu papel na fisiopatologia da HHI[6,11].

Quadro clínico

Os principais sintomas são cefaleia, obscurecimento visual transitório (mediana de 1 por dia) e zumbidos pulsáteis sincrônicos ou intermitentes (mais frequentemente bilaterais, em média 15 dias por mês) (Tabela 43.1). Lombalgia, zumbidos contínuos e não pulsáteis, e diplopia são sintomas também encontrados, porém com menor frequência[12].

A cefaleia ocorre em até 90% dos pacientes e é geralmente o sintoma de apresentação da doença. Apesar da descrição de cefaleia por hipertensão intracraniana ser descrita como orbitofrontal, de forte intensidade, pulsátil e lentamente progressiva, não há um padrão clássico relacionado à síndrome de HHI na terceira edição da Classificação Internacional das Cefaleias[13]. Outros sinais e sintomas também costumam ocorrer:

a) Náuseas: pioram com Manobra de Valsalva e componente postural – costuma melhorar com o passar do dia, à medida que o paciente mantém postura ortostática, o que auxilia na diferenciação com a cefaleia do tipo-tensional[12,14];
b) Papiledema: edema de papila bilateral, eventualmente assimétrico; o restante do exame neurológico é normal, à exceção de eventual paralisia de nervo craniano (usualmente nervo abducente)[1];
c) Perda visual representa significativa morbidade levando, em 10% dos pacientes, à amaurose bilateral;
d) Obscurecimentos visuais transitórios podem ocorrer uni ou bilateralmente, com duração de aproximadamente segundos e recuperação completa[12]; ocorrem ao levantar-se, inclinar-se ou durante a Manobra de Valsava.

Homens inicialmente apresentam maior frequência de alterações visuais e menor de cefaleia[3].

Tabela 43.1 – Frequência de sintomas em pacientes com pseudotumor cerebral[12]

Sintomas	Frequência
Cefaleia	84,3%
Obscurecimento visual transitório	69,1%
Zumbido	53%
Tontura	52,4%
Fotofobia	51,2%
Cervicalgia	48,2%
Perda visual	33,5%
Noctúria	29,5%
Diplopia	24,7%

Diagnóstico

O diagnóstico de HHI baseia-se na presença de quadro clínico compatível, associado a aumento da pressão liquórica e uma evidência de repercussão no sistema nervoso central desse aumento de pressão (Tabela 43.2). É importante ressaltar a necessidade de exame de imagem previamente à punção liquórica quando há a suspeita de aumento de pressão intracraniana. Além disso, para que a Síndrome de HHI seja definida, precisa-se excluir lesão anatômica, idealmente com exame de Ressonância Magnética.

O diagnóstico é definitivo se forem preenchidos critérios de A-E e provável, se forem preenchidos de A-D (apresenta pressão de abertura inferior à especificada). Deve-se avaliar a ressonância magnética com venografia para pacientes com maior risco de trombose venosa, com especial atenção para usuárias de anticoncepcional oral combinado, além de casos atípicos, como pacientes não obesos, pré-púberes, homens, além de pacientes com perda visual progressiva apesar do tratamento[6,15].

O diagnóstico de papiledema é essencialmente clínico; contudo, em casos duvidosos, além da fundoscopia pode-se lançar mão da ultrassonografia ocular (diferenciação de papiledema de pseudopapiledema) ou angiografia com fluoresceína (para confirmação do extravasamento peripapilar). De grande utilidade clínica é a Escala de Frisén, que quantifica o papiledema de zero (normal) a 5 (total perda de limites da papila e de definição dos vasos). Em casos duvidosos, a tomografia de coerência óptica pode ser útil na graduação do papiledema. Já para o seguimento, a campimetria visual eletrônica seriada fornece parâmetro mais objetivo para tomada de decisão[15].

Tabela 43.2 – Critérios revisados da Academia Americana de Neurologia, 2013[1]

1. Requeridos para o diagnóstico de pseudotumor

A. Papiledema
B. Exame neurológico normal, à exceção de anormalidades pares cranianos
C. Neuroimagem:
  1) Parênquima sem evidência de hidrocefalia, massa, lesão estrutural ou realce meníngeo à RNM para pacientes típicos (mulheres obesas)
  2) RNM com venografia para os demais pacientes
  3) Se RNM contraindicada ou indisponível, angioTC venosa pode ser utilizada
D. LCR com quimiocitológico normal
E. Pressão de abertura na punção lombar ≥ 25 cmH$_2$O em adultos e ≥ 28 cmH$_2$O em crianças (se criança não obesa e não sedada)

2. Diagnóstico de pseudotumor cerebral sem papiledema

Na ausência de papiledema, o diagnóstico pode ser feito se os itens B-E forem preenchidos e, além disso, paciente apresentar paralisia do nervo abducente uni ou bilateral.
Na ausência de papiledema e paralisia do nervo abducente, o diagnóstico pode ser sugerido, mas não fechado, se preenchidos os itens B-E e, pelo menos, 3 dos 4 critérios de neuroimagem estiverem presentes:
  i. Sela túrcica vazia
  ii. Achatamento da face posterior do globo ocular
  iii. Distensão do espaço subaracnóideo perióptico com ou sem tortuosidade do nervo óptico
  iv. Estenose do seio transverso

Há evidências de superdiagnóstico de até 39,5% dos pacientes encaminhados para tratamento de HHI, devido à inacurácia no reconhecimento do papiledema, levando o paciente a submeter-se a procedimentos invasivos e desnecessários. Do ponto de vista estatístico, é muito comum a comorbidade entre as cefaleias primárias (principalmente a migrânea) e obesidade, de modo que a simples conjunção dos fatores pode induzir o clínico ao erro diagnóstico[16].

A punção liquórica, apesar de parecer um procedimento objetivo no diagnóstico, traz em si algumas armadilhas. Recomenda-se que o procedimento seja realizado com o paciente em decúbito lateral e com as pernas relaxadas. Há relatos de medidas elevadas de pressão de abertura em pacientes obesos sem HHI, embora valores superiores a 28 cmH$_2$O sejam sempre considerados anormais. Em alguns casos, dor e sedação podem levar a um teste falso-positivo[9]. Uma pressão de abertura baixa pode representar o nadir da curva pressórica diária; nesta situação, considera-se a necessidade de nova punção liquórica. Um estudo recente comparou a indicação de derivação liquórica feita por uma medida de pressão por punção lombar e a monitoração da pressão intracraniana (PIC), revelando que há uma indicação excessiva de procedimentos neurocirúrgicos em pacientes que, de fato, não tinham elevação da pressão liquórica. Os autores concluíram que a monitoração da PIC deveria ser padrão ouro para tomada de decisão nesses casos[17].

Diagnósticos diferenciais

Como já é conhecido amplamente, as cefaleias primárias consistem na maior parte dos atendimentos. Não obstante, é indispensável a sua diferenciação da síndrome de pseudotumor cerebral, particularmente nos casos de cefaleia crônica. Isso se dá pela constatação, ou não, da elevação de pressão liquórica e da repercussão dessa pressão no sistema nervoso central.

Uma vez constatada a elevação de pressão intracraniana e comprovada sua repercussão no sistema nervoso central, devem ser excluídas as doenças que cursam com aumento de pressão intracraniana, seja por efeito de massa (como tumores, abscessos etc.) seja por distúrbio de circulação liquórica (trombose venosa cerebral, meningite crônica etc.) (Tabelas 43.3 a 43.5).

Tabela 43.3 – Causas de hipertensão intracraniana[6]

1. Lesões com efeito de massa

a) Neoplasias
b) Abscessos
c) Grandes hematomas (intraparenquimatosos ou extra-axiais)
d) Granulomas (tuberculomas, criptococomas)

2. Distúrbios de circulação liquórica

a) Meningite crônica (fúngica, neurotuberculose, paquimeningites em geral)
b) Trombose Venosa Cerebral
c) Síndrome de veia cava superior
d) Malformações de fossa posterior (Chiari, por exemplo)
e) Obstrução das vias liquóricas por lesões de fossa posterior ou intraventriculares (neurocisticercose forma cística, tumores em geral, hematomas)
f) Carcinomatose meníngea
g) Fístulas arteriovenosas

Tabela 43.4 – Possíveis etiologias de pseudotumor cerebral[6]

1. Medicamentos

Ver Tabela 43.5

2. Distúrbios endócrinos

a) Hipotireoidismo
b) Hiperparatireoidismo
c) Síndrome de Cushing
d) Hiperaldosteronismo

2. Distúrbios da homeostase

a) Anemia aguda (principalmente em crianças)
b) Insuficiência renal com hiperuremia

3. Doenças autoimunes

a) Lúpus eritematoso sistêmico
b) Síndrome de Sjögren

4. Outros

a) Descontinuação de corticoterapia prolongada
b) Síndrome de apneia obstrutiva do sono

Tratamento

O tratamento consiste em medidas para modificação do curso da doença e uso de medicações (Tabela 43.6). Os pacientes devem ser incentivados a perder peso e a adotar dieta hipossódica, sob supervisão especializada. Estudos revelam que a redução de 15% do peso inicial pode representar queda de até 8 cmH$_2$O da pressão intracraniana[19].

Relevante e recente estudo constatou que o tratamento com acetazolamida está relacionado com melhora do campo visual, da pressão de abertura do liquor, do papiledema (avaliado pelo registro fotográfico da fundoscopia e tomografia de coerência óptica), bem como da melhora da qualidade de vida dos pacientes adultos com comprometimento leve de campo visual (Tabela 43.7). Entretanto, não houve melhora expressiva da intensidade de cefaleia[20].

Tabela 43.5 – Medicamentos já descritos como possível causa de pseudotumor cerebral[18]

A — Antibióticos
- Tetraciclina e derivados (minociclina, doxiciclina)
- Levofloxacina
- Ácido nalidíxico
- Gentamicina
- Sulfonamidas

B — Quimioterápicos
- Ciclosporina
- Micofenolato
- Tamoxifeno

C — Psicotrópicos
- Lítio

D — Hormônios
- Levonorgestrel injetável (de depósito)
- Hormônio do crescimento recombinante (rhGH)

E — Retinoides
- Vitamina A
- Isotretinoína
- Ácido all-trans-retinoico (ATRA)

Tabela 43.6 – Critérios de tratamento

A	Cefaleia permanente
B	Papiledema moderado a grave
C	Perda visual associada a defeito perimétrico

Tabela 43.7 – Considerações sobre acetazolamida

- É considerada primeira linha no tratamento de HII
- Como inibidora da anidrase carbônica, atua diminuindo a produção de LCR pelo plexo coroide e, assim, reduz a PIC
- Doses de 1 a 4 g/dia divididas em 4 tomadas
- Efeito colateral: parestesias das extremidades dos membros, intolerância gástrica, acidose metabólica, hipocalemia.
- Pode ser utilizada após 1º trimestre gestação

A furosemida é uma alternativa para acetazolamida, podendo ser usada como adjuvante ou mesmo substituta, apresentando efeito menos potente em relação à acetazolamida. Já o topiramato vem sendo considerado medicação de segunda linha, com propriedade de reduzir a ação da anidrase carbônica, além do efeito adicional de controle da cefaleia e perda de peso. Devido aos múltiplos efeitos colaterais, principalmente em pacientes obesos, os corticosteroides devem ser utilizados preferencialmente nos casos de papiledema agudo associado à perda visual de rápida evolução, enquanto se aguarda o procedimento cirúrgico indicado.

Tabela 43.8 – Indicações de tratamento cirúrgico

A	Perda visual progressiva a despeito de terapia medicamentosa
B	Perda visual grave ou de rápida instalação no início do quadro, associada a defeito pupilar aferente relativo ou outro sinal de disfunção visual grave
C	Papiledema grave causando exsudato macular
D	Intolerância medicamentosa

Quando o tratamento farmacológico se mostra insuficiente, deve-se partir para o tratamento cirúrgico (Tabela 43.8). Duas modalidades possíveis são a derivação lomboperitoneal e a descompressão da bainha do nervo óptico.

A derivação lombo peritoneal, embora efetiva no controle da hipertensão intracraniana, pode se complicar com oclusão ou deslocamento da válvula, dor ciática e infecção devido à alta taxa de complicações, o uso da derivação lomboperitoneal tem diminuído, sendo substituída, em casos graves, por derivação ventriculoperitoneal, que parece ter taxa de oclusão ou deslocamento menor.

A descompressão da bainha do nervo óptico consiste na desinserção do músculo reto medial e realização de uma abertura na bainha do nervo óptico em sua porção medial e anterior. As principais complicações são distúrbios da motilidade ocular extrínseca, geralmente transitórios, e alterações pupilares. A maioria dos pacientes apresenta melhora ou estabilização da função visual nos primeiros meses após o procedimento. No entanto, esse tratamento não ajuda no tratamento da cefaleia.

Mais recentemente, vêm se acumulando evidências sugerindo que a estenose da junção dos seios transversos e sigmoides contribui para o aumento da pressão intracraniana na HHI. Neste sentido, o uso de *stents* em pacientes refratários ao tratamento clínico, intolerantes às medicações ou com evolução fulminante dos sintomas parece melhorar os sintomas, o papiledema e a pressão intracraniana. A investigação é feita com angiorressonância venosa craniana e, se indicada a angiografia, verifica-se previamente à colocação do *stent* se há um gradiente de pressão transestenótico > 8 mmHg. Ainda são necessários estudos prospectivos comparando a colocação de *stent* venoso com os procedimentos cirúrgicos ou melhores tratamentos clínicos já existentes para se confirmar a eficácia do *stent*[21].

Tópicos-chave

Sinais de alerta
» Considerar outras causas de hipertensão intracraniana em idosos (acima de 60 anos)[1].
» O envolvimento dos nervos oculomotor ou troclear não é usual. A presença de oftalmoplegia generalizada sugere causa secundária de pseudotumor ou coexistência da Síndrome de Guillain-Barré.
» Perda visual funcional: o campo visual não se expande à distância como seria esperado. O papiledema é uma das poucas causas de constrição do campo visual.
» A resolução do papiledema nem sempre é bom sinal; pode significar melhora clínica, mas também dano axonal impedindo o fluxo axoplasmático[22].
» A cefaleia pode não melhorar após punção lombar. Inclusive é possível o desenvolvimento de cefaleia pós-punção[1].
» A pressão de abertura elevada sem os demais comemorativos clínicos não é diagnóstica. Indivíduos hígidos podem apresentar tal alteração sem razão evidente[1], o que é, inclusive, mais comum em obesos.

- » Drusas ocultas do nervo óptico, nervo óptico congenitamente cheio e a síndrome do disco óptico inclinado podem se confundir com papiledema.
- » Condições como paralisia oculomotora, diplopia vertical, oftalmoplegia internuclear, sexo masculino, ausência de obesidade, sinais neurológicos focais, alterações do nível de consciência, rápida perda visual e dos sintomas neurológicos, devem levantar a suspeita para diagnósticos diferenciais.
- » A Trombose Venosa Cerebral pode mimetizar a HII.
- » Na presença de sinais e sintomas sistêmicos, afastar condições, como infecções, neoplasias e afecções vasculares.

Orientações gerais

- » Dieta hipossódica e perda de peso podem ser suficientes para controlar a doença em alguns casos.
- » Pesquisar ativamente distúrbios hormonais e uso de medicações e vitaminas (principalmente vitamina A).
- » Devem ser avaliados em toda consulta: fundo de olho, acuidade visual e campo visual por confrontação.
- » A piora da cefaleia não é necessariamente sinal de má evolução ou descompensação da doença. É comum a associação de cefaleia do tipo-tensional ou enxaqueca com a HII. Se o comprometimento visual permanecer estável, deve-se tratar a cefaleia de acordo com o fenótipo (enxaqueca, cefaleia do tipo-tensional etc.) antes de se aumentar a dose de acetazolamida ou considerar tratamento cirúrgico.
- » A punção lombar periódica não é o melhor método de monitoramento. Apesar de seguro, o procedimento não é totalmente isento de riscos e efeitos colaterais. Além disso, a pressão liquórica normalmente apresenta variações durante o dia, o que atrapalha a interpretação de pequenas mudanças nas medidas. Recomenda-se o exame para estabelecimento do diagnóstico, e se houver dúvida quanto ao controle da doença durante o seguimento.
- » A melhor forma de monitoramento é o exame de campo visual, que deve ser solicitado periodicamente, no início a cada 6 meses para casos controlados. Em caso de ajuste de medicação ou piora de sintomas, deve-se adiantar a realização do exame.

Seguimento

- » A visão deve ser monitorada continuamente durante o seguimento, tanto pela medida da acuidade visual, quanto pela monitoração do campo visual e do papiledema.
- » Pacientes em uso de acetazolamida devem ter monitoramento periódico com hemograma, gasometria venosa e níveis séricos de sódio e potássio.
- » O controle do peso e a dieta hipossódica são fundamentais e devem ser encorajados em toda consulta. O ganho de peso é o principal fator para descompensação da doença.
- » Pacientes podem evoluir com necessidade de controle medicamentoso por longo prazo, ou podem evoluir com estabilização do quadro com possibilidade de descontinuação do tratamento medicamentoso. A perda de peso é o fator que mais influencia beneficamente a evolução do paciente[23].

Referências

1. Friedman DI, Liu GT, Digre KB. Revised diagnostic criteria for the pseudotumor cerebri syndrome in adults and children. Neurology. 2013 Sep 24;81(13):1159-65.
2. Durcan FJ, Corbett JJ, Wall M. The incidence of pseudotumor cerebri. Population studies in Iowa and Louisiana. Arch Neurol. 1988 Aug;45(8):875-7.
3. Bruce BB, Kedar S, Van Stavern GP, Monaghan D, Acierno MD, Braswell RA et al. Idiopathic intracranial hypertension in men. Neurology. 2009 Jan 27;72(4):304-9.
4. Kesler A, Gadoth N. Epidemiology of idiopathic intracranial hypertension in Israel. J Neuro-Ophthalmol Off J North Am Neuro-Ophthalmol Soc. 2001 Mar;21(1):12-4.
5. Scott IU, Siatkowski RM, Eneyni M, Brodsky MC, Lam BL. Idiopathic intracranial hypertension in children and adolescents. Am J Ophthalmol. 1997 Aug;124(2):253-5.
6. Markey KA, Mollan SP, Jensen RH, Sinclair AJ. Understanding idiopathic intracranial hypertension: mechanisms, management, and future directions. Lancet Neurol. 2016 Jan;15(1):78-91.
7. Kilgore KP, Lee MS, Leavitt JA, Mokri B, Hodge DO, Frank RD et al. Re-evaluating the Incidence of Idiopathic Intracranial Hypertension in an Era of Increasing Obesity. Ophthalmology. 2017;124(5):697-700.
8. Madriz Peralta G, Cestari DM. An update of idiopathic intracranial hypertension. Curr Opin Ophthalmol. 2018 Nov;29(6):495-502.
9. Wakerley BR, Tan MH, Ting EY. Idiopathic intracranial hypertension. Cephalalgia Int J Headache. 2015 Mar;35(3):248-61.
10. Portelli M, Papageorgiou PN. An update on idiopathic intracranial hypertension. Acta Neurochir (Wien). 2017;159(3):491-9.
11. Baykan B, Ekizoğlu E, Altıokka Uzun G. An update on the pathophysiology of idiopathic intracranial hypertension alias pseudotumor cerebri. Agri Agri Algoloji Derneginin Yayin Organidir J Turk Soc Algol. 2015;27(2):63-72.
12. Wall M, Kupersmith MJ, Kieburtz KD, Corbett JJ, Feldon SE, Friedman DI et al. The idiopathic intracranial hypertension treatment trial: clinical profile at baseline. JAMA Neurol. 2014 Jun;71(6):693-701.
13. Headache Classification Committee of the International Headache Society (IHS) The International Classification of Headache Disorders, 3rd edition. Cephalalgia Int J Headache. 2018;38(1):1-211.
14. Wall M. The headache profile of idiopathic intracranial hypertension. Cephalalgia Int J Headache. 1990 Dec;10(6):331-5.
15. Bidot S, Bruce BB. Update on the Diagnosis and Treatment of Idiopathic Intracranial Hypertension. Semin Neurol. 2015 Oct;35(5):527-38.
16. Fisayo A, Bruce BB, Newman NJ, Biousse V. Overdiagnosis of idiopathic intracranial hypertension. Neurology. 2016 Jan 26;86(4):341-50.
17. Xu DS, Hlubek RJ, Mulholland CB, Knievel KL, Smith KA, Nakaji P. Use of Intracranial Pressure Monitoring Frequently Refutes Diagnosis of Idiopathic Intracranial Hypertension. World Neurosurg. 2017 Aug;104:167-70.
18. Thon OR, Gittinger JW. Medication-Related Pseudotumor Cerebri Syndrome. Semin Ophthalmol. 2017;32(1):134-43.
19. Sinclair AJ, Burdon MA, Nightingale PG, Ball AK, Good P, Matthews TD et al. Low energy diet and intracranial pressure in women with idiopathic intracranial hypertension: prospective cohort study. BMJ. 2010 Jul 7;341:c2701.
20. Smith SV, Friedman DI. The Idiopathic Intracranial Hypertension Treatment Trial: A Review of the Outcomes. Headache. 2017 Sep;57(8):1303-10.
21. Dinkin MJ, Patsalides A. Venous Sinus Stenting for Idiopathic Intracranial Hypertension: Where Are We Now? Neurol Clin. 2017;35(1):59-81.
22. Friedman DI. Papilledema and idiopathic intracranial hypertension. Contin Minneap Minn. 2014 Aug;20(4 Neuro-ophthalmology):857-76.
23. Wall M. Update on idiopathic intracranial hypertension. Neurol Clin. 2017 Feb;35(1):45-57.

Capítulo 44
Cefaleia Crônica Diária e Cefaleia por Abuso de Medicações

Marcio Nattan Portes Souza
Ida Fortini

Conceito

Cefaleia crônica diária não é um diagnóstico etiológico, mas um termo descritivo que reúne diferentes etiologias de cefaleias primárias e secundárias de alta recorrência. A etiologia primária mais comum é a migrânea crônica, que não raramente se associa a etiologias secundárias, principalmente a cefaleia por uso excessivo de analgésicos. A fisiopatologia da cronificação envolve sensibilização central e periférica, alterações corticais, hipotalâmicas, talâmicas e de núcleos do tronco encefálico. Alguns fatores de risco já são bem conhecidos. A cronificação gera um significativo impacto pessoal e social para o indivíduo, e econômico para a sociedade.

O diagnóstico da cefaleia primária de base é fundamental para o manejo adequado. Pode-se dividir as cefaleias crônicas diárias primárias em dois grupos: cefaleias de curta duração (menos de 4 horas) e de longa duração (4 horas ou mais). Comumente as características clínicas cardinais da cefaleia primária são menos evidentes com a cronificação, sendo fundamental uma história pregressa bem detalhada. É importante observar que após a cronificação a migrânea pode perder algumas das suas características cardinais, dificultando o diagnóstico.

O tratamento das cefaleias crônicas é um dos grandes desafios da prática neurológica e se baseia na profilaxia da cefaleia primária, no controle das comorbidades, e na prevenção de fatores de risco para cronificação. O ajuste de expectativas e o engajamento do paciente são fundamentais para o sucesso do tratamento. Pacientes com cefaleias recorrentes tendem a fazer uso frequente e excessivo de analgésicos. Com isso, alguns evoluem com piora da cefaleia, podendo-se estabelecer o diagnóstico de cefaleia por uso excessivo de analgésicos. A fisiopatologia ainda não é bem conhecida e a sobreposição com a cronificação da própria cefaleia primária é frequente, se não a regra. O tratamento envolve a retirada da medicação de abuso e a profilaxia da cefaleia primária de base. A educação sobre o diagnóstico e o tratamento é pilar fundamental para a o sucesso terapêutico.

Epidemiologia

Apesar de afetar até 95% da população em algum momento ao longo da vida, frequentemente as cefaleias primárias são subdiagnosticadas e inadequadamente tratadas[1]. O impacto na qualidade de vida é notável. Estudo populacional mundial evidenciou que a migrânea é a sexta causa de incapacidade entre todas as doenças estudadas, e a terceira abaixo dos 50 anos. A cefaleia por uso excessivo de analgésico é considerada a décima oitava causa de incapacidade[2].

Estudo brasileiro estimou a prevalência de cefaleia crônica diária em 6,9%, sendo a principal etiologia a migrânea crônica[3]. Comorbidades psiquiátricas são observadas em até 67,3% dos pacientes e cefaleia por abuso de analgésicos em 17,5%.

Além do impacto em qualidade de vida, a cefaleia crônica gera elevados custos sociais e de saúde pública. Estudo americano calcula o custo médio anual por paciente com migrânea episódica em US$ 1.533, enquanto o custo por paciente com migrânea crônica é estimado em US$ 4.144[4]. A taxa de cronificação da migrânea episódica é estimada em 3% ao ano[5].

Diagnóstico e classificação

O primeiro passo na primeira avaliação do paciente com cefaleia crônica é verificar o risco de causas secundárias. A anamnese bem detalhada e o exame neurológico são os passos fundamentais. Após uma investigação guiada pela história clínica e presença de sinais de alarme, as cefaleias crônicas devem ser classificadas de acordo com a etiologia de base (Tabela 44.1).

É muito comum que, com a cronificação, a cefaleia de base (especialmente a migrânea) perca suas características cardinais mais marcantes (forte intensidade, náusea, vômitos, foto e fonofobia) dando lugar a um quadro mais arrastado, e por vezes contínuo, com alguns episódios de exacerbação. Nesse contexto não é raro que os pacientes omitam da história os dias de cefaleia não incapacitantes, por considerarem normal apresentar algum grau de dor sempre, valorizando somente os episódios de exacerbação. Por isso, é importante estabelecer as características da cefaleia antes da cronificação.

O termo cefaleia crônica diária foi proposto pela primeira vez por Silberstein e Lipton em 1994[6]. À ocasião, as etiologias primárias consideradas eram apenas a migrânea e a cefaleia tensional. Ao longo do tempo esse conceito evoluiu e, apesar de não fazer parte da terceira edição da Classificação Internacional de Cefaleias, hoje são considerados dois grupos de cefaleias crônicas primárias conforme o tempo de duração das crises. As cefaleias de longa duração (4 horas ou mais) compreendem a migrânea, a cefaleia tensional, a cefaleia por uso excessivo de analgésicos, a hemicrania contínua, a hemicrania paroxística crônica e a cefaleia persistente diária desde o início. As cefaleias de curta duração (menos de 4 horas) têm como principais diagnósticos as cefaleias trigêmino-autonômicas e a cefaleia hípnica. O critério diagnóstico para a cefaleia crônica varia conforme a etiologia:

Fisiopatologia da cronificação

A cefaleia crônica tende a ser refratária tanto ao tratamento agudo quanto ao profilático. A velocidade em que uma cefaleia primária episódica se transforma em crônica é muito variável e depende de fatores de risco, como a frequência e intensidade basal das crises, o uso excessivo de analgésicos e as comorbidades associadas. A recorrência das crises gera ativação periférica aferente repetitiva, que, por sua vez, gera aumento dos níveis de serotonina, com maior liberação do peptídeo relacionado ao gene da calcitonina (CGRP) e do glutamato. O aumento dos níveis de glutamato na fenda sináptica leva à maior ativação de receptores NMDA e à liberação de neuropeptídeos que viabilizam a sensibilização central, a amplificação da transmissão do sinal álgico e a plasticidade neuronal[7].

Tabela 44.1 – Critérios das principais cefaleias crônicas

Migrânea crônica	• Preenche os critérios para Migrânea + • Dor por mais de 15 dias por mês, sendo pelo menos 8 dias com características de migrânea evidentes, ou com resposta a tratamento específico, durante pelo menos 3 meses
Cefaleia tensional crônica	• Preenche critérios para Tipo Tensional + • Dor por mais de 15 dias por mês, por mais de 3 meses
Cefaleia por uso excessivo de analgésicos	• Cefaleia por mais de 15 dias por mês + • Paciente com cefaleia primária preexistente + • Uso frequente de analgésicos por mais de 3 meses (> 10 dias/mês para triptanos, opioides e combinações de analgésicos, > 15 dias/mês para analgésicos comuns e anti-inflamatórios não hormonais)
Em salvas crônica	• Preenche critérios para cefaleia em salvas + • Ausência de período de remissão, ou períodos de remissão < 3 meses, por pelo menos 1 ano
Hemicrania paroxística crônica	• Preenche critérios para hemicrania paroxística + • Ausência de período de remissão por 1 ano, ou os períodos de remissão são de < 1 mês, por pelo menos 1 ano.
Hemicrania contínua	• Preenche critérios para Hemicrania • Presente por > 3 meses, com períodos de exacerbação e de moderada a forte intensidade
Cefaleia persistente diária desde o início	• Cefaleia nova, com início claramente determinado, que se torna contínua em até 24 horas do início • Presente por > 3 meses

Um dos mecanismos fisiopatológicos propostos para o desenvolvimento da cefaleia por uso excessivo de analgésicos é a ativação de astrócitos e da micróglia que resulta em liberação de mediadores pró-inflamatórios, alteração da tolerância álgica e consequente piora da dor[8].

Ainda é incerta a razão da refratariedade das cefaleias crônicas aos tratamentos disponíveis. O mecanismo de transformação proposto é o mesmo das demais síndromes dolorosas crônicas: a repetição do estímulo leva ao reforço do sinal. A amplificação e perpetuação do sinal consolidam a experiência da dor por um processo semelhante ao do aprendizado e formação de memórias (uma vez formadas podem assumir caráter permanente)[7]. Quanto mais frequente a repetição das crises, mais difícil se torna o manejo.

Fatores de risco para cronificação

A transformação da cefaleia episódica em crônica traz um grande impacto negativo à vida dos pacientes e a reversão do quadro para a forma episódica é tarefa árdua. Por isso é importante que todo esforço seja feito para evitar a cronificação. Conhecer os principais fatores de risco para a transformação é um passo fundamental. Diversos estudos caracterizaram os fatores de cronificação das cefaleias episódicas, em especial a migrânea, que podem ser modificáveis ou não modificáveis[9] (Tabela 44.2).

Tabela 44.2 – Fatores de risco para cronificação

Fatores de risco não modificáveis	Fatores de risco modificáveis
• Sexo feminino • *Status* socioeconômico • Frequência basal de crises • Idade • Fatores genéticos	• Depressão e outras comorbidades psiquiátricas • Uso excessivo de analgésicos • Obesidade • Distúrbios do sono • Estresse • Uso de cafeína

Comorbidades psiquiátricas

Pacientes com migrânea crônica têm risco até três vezes maior de desenvolver transtorno de ansiedade, depressão e transtorno afetivo bipolar que os pacientes com migrânea episódica. Depressão e ansiedade são mais comuns em pacientes com migrânea crônica e a gravidade da comorbidade psiquiátrica é um fator de risco para aumento da frequência e cronificação da cefaleia. É possível que haja um mecanismo comum para o desenvolvimento de ambas as morbidades[10].

Distúrbios do sono

Insônia, despertares noturnos múltiplos e uso de hipnóticos são fatores de risco independentes para cefaleia crônica diária.

Outros distúrbios do sono, como bruxismo e ronco, também foram associados a maior incidência de cefaleias crônicas. Um estudo evidenciou associação de sonolência excessiva diurna com cefaleias crônicas em 20% *vs.* 6% em pacientes sem cefaleia crônica (OR = 3,92, 95% CI = 1,50-10,22)[11]. Além disso, a privação de sono pode ser causa de cefaleia e tanto o sono quanto o uso de melatonina têm efeitos terapêuticos para alguns pacientes[9].

Uso de cafeína

Vasoconstritor potente, a cafeína pode ser usada como adjuvante na terapia aguda de crises de enxaqueca. Paradoxalmente, o uso excessivo de cafeína (mais de 300 mg/dia) foi associado a aumento na frequência de cefaleia crônica diária (OR = 1,6, p = 0,02). Nos pacientes em uso crônico de cafeína, a retirada abrupta frequentemente é causa de exacerbação de crises.

Frequência basal de crises

Estudo clínico com seguimento de pacientes com migrânea episódica por um ano evidenciou um *odds ratio* para transformação em cefaleia crônica de 6,2 (95 % IC = 1,7-26,6) para pacientes com 2-5 crises por mês, e de 20,1 (95% IC = 5,7-71,5) para aqueles com 5-9 crises por mês. Por essa razão é fundamental o encaminhamento dos pacientes com cefaleia episódica para o tratamento profilático adequado[12].

Sexo feminino

Mulheres apresentam maior prevalência de migrânea, mas estudos falharam em demonstrar diferença quanto ao risco de cronificação quando comparada à dos homens. Assim, a maior prevalência de cefaleia crônica diária pode estar relacionada somente à maior prevalência da cefaleia primária.

Socioeconômico

Estudo populacional revelou maior risco de cronificação em pacientes com *status* socioeconômico inferior e com menor renda[13].

Considerações sobre o tratamento das cefaleias crônicas

O tratamento das cefaleias crônicas é um grande desafio da prática neurológica. Promover mudanças comportamentais como abandonar analgésicos usados em excesso apesar da presença da cefaleia não é tarefa fácil. O passo mais importante para o sucesso terapêutico é a educação do paciente sobre a própria condição, o ajuste de expectativas e seu envolvimento no tratamento. Outras questões fundamentais são o correto diagnóstico da cefaleia de base e a escolha do tratamento profilático mais adequado.

Atualmente há poucas opções terapêuticas farmacológicas com boa evidência de benefício para o tratamento das cefaleias crônicas. É importante ressaltar que medicamentos bem consolidados no tratamento da migrânea episódica muitas vezes não apresentam a mesma efetividade ou não foram adequadamente avaliados na migrânea crônica. Sendo assim, uma abordagem mais ampla e eficaz envolve, além do tratamento farmacológico, medidas terapêuticas não farmacológicas com comprovado resultado, controle de comorbidades e de fatores de risco para cronificação, educação sobre o tratamento agudo das crises e controle do uso excessivo de analgésicos.

Tratamento de crises

O tratamento agudo das crises é similar àquele da migrânea episódica. Contudo, deve-se ter ainda mais atenção com o uso excessivo de analgésicos. Um princípio básico adotado é o de trocar a classe de analgésico (ex.: pacientes em uso de anti-inflamatórios não esteroidais (AINEs), orientar o uso de triptanos), reforçando sempre o uso menos frequente possível.

A resposta ao tratamento agudo da crise em pacientes com migrânea crônica é inferior quando comparada ao grupo de migrânea episódica. As principais classes de drogas para tratamento agudo são os analgésicos comuns (dipirona, paracetamol), os AINEs (ex.: cetoprofeno, ibuprofeno, naproxeno, nimesulida), os triptanos (sumatriptana, naratriptana, rizatriptana, zolmitriptana), ergotamínicos e bloqueadores dopaminérgicos (metoclopramida, clorpromazina).

Tratamento profilático

Atualmente existem três modalidades de tratamento aprovados para a enxaqueca crônica: topiramato, toxina botulínica e anticorpos monoclonais anti-CGRP (Erenumabe, Galcanezumabe e Fremanezumabe)[14-18].

Topiramato esteve associado à redução na frequência de crises inclusive nos pacientes com diagnóstico de cefaleia por uso excessivo de analgésicos. Também a toxina botulínica evidenciou redução na frequência e na intensidade das crises, além do número de tomada de medicamentos para crises. Outro estudo evidenciou eficácia também em pacientes com cefaleia por uso excessivo de analgésicos[19].

Em 2020 foram lançados no Brasil os primeiros anticorpos monoclonais antagonistas do receptor de CGRP (Erenumabe) e do ligante CGRP (Galcanezumabe e Fremanezumabe). Metanálise de estudos fase 2 e fase 3 evidencia eficácia das três drogas, reforçando o efeito de classe[20]. Além da comprovada eficácia, o grupo de tratamento demonstra baixa taxa de efeitos colaterais e posologia subcutânea com aplicação mensal.

Tratamento não farmacológico

Existem diversas modalidades de tratamento não farmacológico para cefaleias crônicas com efeito comprovado na literatura. As mais utilizadas na migrânea crônica são a terapia física (alongamentos, estimulação elétrica transcutânea, massagem para relaxamento muscular), as abordagens psicológicas com terapia cognitivo-comportamental, *biofeedback* e treinamentos de relaxamento. Dois estudos randomizados apresentaram eficácia da terapia cognitivo-comportamental para redução da frequência e intensidade de crises em crianças e adolescentes em uso de Amitriptilina, quando comparados ao uso de medicamento associado a educação em cefaleia[22,23].

Outra modalidade testada foi a meditação de atenção plena (*mindfulness*), que evidenciou redução da intensidade da dor e melhora em parâmetros de avaliação de qualidade de vida em pacientes com migrânea crônica e cefaleia tensional crônica[24]. Um recente estudo randomizado, controlado e fase 2b comparou a associação de terapia *mindfulness* ao tratamento convencional *versus* tratamento convencional isolado, e evidenciou eficácia na redução de parâmetros de incapacidade gerada pela doença[25].

É importante destacar que as terapias não farmacológicas apresentadas não foram estudadas como substitutos à terapia farmacológica convencional. Portanto, seu comprovado benefício se dá como adjuvante ao tratamento medicamentoso com fármacos de comprovada eficácia.

Neuroestimulação

A refratariedade ao tratamento farmacológico nas cefaleias crônicas estimulou a investigação de métodos de neuroestimulação invasivos e não invasivos, com alguns resultados positivos. Contudo, a maioria dos estudos foi realizada com grupos pequenos e muitos deles, apesar de resultado positivo, não evidenciaram relevância estatística.

» **Neuroestimulação invasiva:** A estimulação do nervo occipital pode atuar bloqueando a via de sensibilização periférica, primeira alça para o ciclo de perpetuação da dor crônica. Quatro ensaios clínicos randomizados evidenciaram benefício na redução da frequência de crises em pacientes com migrânea crônica[14]. Contudo, apenas um deles apresentou relevância estatística[17].

» **Neuroestimulação não invasiva:** A estimulação supraorbital transcutânea mostrou benefício na redução da frequência de crises em pacientes com migrânea episódica[26]. Até o momento não foram realizados ensaios direcionados para pacientes com migrânea crônica. Outra modalidade não invasiva é a Estimulação Vagal cujo mecanismo ainda não é totalmente compreendido, mas se postula uma redução da liberação de glutamato no núcleo trigeminal. Ensaio clínico que evidenciou maior redução da frequência de crises não obteve significância estatística[27].

Cefaleia por uso excessivo de analgésicos

Cefaleia por abuso de analgésicos é uma entidade reconhecida há décadas e faz parte da atual Classificação Internacional das Cefaleias – 3ª Edição (ICH)[28]. Entretanto, recentemente esse diagnóstico foi tema de grande debate entre especialistas da área[29]. O primeiro ponto de debate é se o uso excessivo de analgésico seria de fato uma causa de cefaleia crônica ou apenas uma consequência ou um marcador de cefaleias mais graves e refratárias. Outro ponto em discussão se refere à estratégia de tratamento para esses casos.

Enquanto alguns especialistas advogam que a interrupção abrupta e completa da medicação em abuso é fator necessário, outros defendem que esse passo seja dado de forma gradual e associado às demais medidas do tratamento. Quanto ao início da profilaxia também há dúvida se deve acontecer após a abstinência dos analgésicos por 2 a 4 semanas ou imediatamente após o reconhecimento do quadro clínico. Tamanha discordância se deve em primeiro lugar à falta de estudos clínicos que ofereçam evidências de qualidade, seja quanto à causalidade, seja quanto à melhor estratégia terapêutica.

Na grande maioria dos casos, a cefaleia por uso excessivo de analgésicos se desenvolve em pacientes com migrânea cronificada. A distinção entre as etiologias é difícil e, do ponto de vista clínico, não tem maior importância. De maneira geral, todos os pacientes com critérios para uso excessivo de analgésicos são orientados a reduzir ou interromper o uso daquela classe de medicamento. Após um período inicial de possível piora da dor, muitos desses pacientes evoluem com melhora significativa da cefaleia diária, corroborando o diagnóstico de cefaleia por uso excessivo. Nos casos em que, mesmo após a retirada da medicação, a cefaleia diária persiste, o diagnóstico de cefaleia primária crônica é mais pertinente, devendo-se lançar mão de todas as medidas acima citadas para controle de cefaleias crônicas.

Os critérios para cefaleia por uso excessivo de analgésicos pela ICH 3ª edição são: cefaleia por 15 dias ou mais no mês em paciente com cefaleia primária preexistente, em uso regular de medicações analgésicas, com duração de 3 meses ou mais. A frequência de uso necessária para instalação do quadro depende da classe do analgésico, sendo considerado para triptanos, ergotamínicos, barbitúricos, opioides e combinações analgésicas o uso por 10 ou mais dias por mês, e para analgésicos comuns (dipirona, paracetamol) e AINES por 15 ou mais dias no mês. A prevalência estimada da cefaleia por uso excessivo de analgésicos é de 1 a 2% da população, com predominância do sexo feminino (3:1)[30]. Alguns estudos reportam importante redução da frequência de cefaleia, chegando à reversão para cefaleia episódica em 42 a 92% dos pacientes após 18 meses. Entretanto, até 41% dos pacientes voltaram a fazer abuso de analgésicos no primeiro ano após a retirada[31-33]. O benefício da retirada de analgésicos é mais evidente no abuso de opioides e ergotamínicos, e menor quando há associação de analgésicos.

Tratamento

Como exposto anteriormente, o tratamento da cefaleia por uso excessivo de analgésicos não é tema de consenso entre especialistas e carece de estudos com evidência robusta que indique um melhor caminho. Porém, alguns princípios gerais do tratamento são seguidos pela maioria dos especialistas[37].

Recomenda-se o início de tratamento profilático adequado para todos os pacientes com cefaleia crônica diária e diagnóstico de migrânea crônica. A escolha da medicação mais adequada deve levar em conta o perfil do paciente e os efeitos colaterais mais comuns de cada terapia. É importante lembrar que entre os fármacos estudados, somente o Topiramato dispõe de evidência robusta para migrânea crônica.

Outro aspecto importante é a educação quanto ao tratamento agudo de crises. De maneira geral orienta-se interromper o uso da classe de medicação em abuso de maneira imediata quando possível, ou gradualmente quando houver maior dificuldade. Cuidado maior deve ser tomado quando há uso excessivo de opioides, pois o risco de efeitos colaterais com a parada súbita é maior. Deve-se sugerir um tratamento para a crise com outro sintomático de uma outra classe, enfatizando evitar o excesso da nova medicação. De maneira geral é recomendável o uso por não mais que 3 dias por semana. Além das medicações analgésicas (triptanos, AINES, dipirona, paracetamol, ergotamínicos), os inibidores dopaminérgicos podem ser de importante auxílio como medicação adjuvante, especialmente a clorpromazina.

Por fim, as medidas não farmacológicas para cefaleias crônicas devem ser instauradas o mais cedo possível. É importante o ajuste de expectativas do paciente que, quase a totalidade dos casos, esperam chegar à ausência completa de dor após o início do tratamento. Para melhor observar a evolução é útil o uso de um diário de cefaleia.

Conclusão

Cefaleia crônica diária é uma condição de alta prevalência na população geral, subdiagnosticada e com frequência tratada inadequadamente. O resultado é um alto impacto em qualidade de vida e custo econômico e social. A transformação de cefaleia primária episódica em cefaleia crônica está relacionada a fatores de risco bem conhecidos como transtornos psiquiátricos (em especial a depressão e ansiedade), distúrbios do sono, obesidade e frequência basal de crises. Ao contrário das cefaleias primárias na forma episódica, as cefaleias crônicas evoluem de maneira mais refratária aos tratamentos. Entre as medicações orais para o tratamento da enxaqueca crônica, apenas o Topiramato encontra ampla evidência na literatura. A Toxina Botulínica, em protocolo específico para enxaqueca, também tem comprovada eficácia neste cenário. Outras opções de comprovada eficácia são os anticorpos monoclonais anti-CGRP e antirreceptor de CGRP.

Controlar comorbidades e fatores de risco é um passo fundamental no tratamento de cefaleias crônicas. Medidas não farmacológicas como terapia cognitivo-comportamental e neuroestimulação também têm tido papel crescente na abordagem terapêutica, mas ainda carecem de estudos que documentem e quantifiquem o benefício, e indiquem qual o perfil de paciente com melhor resposta. Educar os pacientes sobre a condição de saúde é fundamental, assim como prevenir o uso excessivo de analgésicos. Apesar de ser um grande desafio para o neurologista e para os pacientes, o tratamento das cefaleias crônicas pode devolver a qualidade de vida perdida, e ser muito gratificante para ambos.

Referências

1. Voigt AW, Gould HJ. Chronic Daily Headache: Mechanisms and Principles of Management. Curr. Pain Headache Rep. 2016;20(2):10.
2. Feigin VL et al. Global, regional, and national burden of neurological disorders during 1990-2015: a systematic analysis for the Global Burden of Disease Study 2015. Lancet Neurol. 2017;16(11):877-897.
3. Queiroz LP et al. Chronic daily headache in Brazil: A nationwide population-based study. Cephalalgia. 2008;28(12):1264-1269.
4. Bloudek LM et al. Cost of healthcare for patients with migraine in five European countries: Results from the International Burden of Migraine Study (IBMS). J. Headache Pain. 2012;13(5):361-378.
5. Aurora SK, Brin MF. Chronic Migraine: An Update on Physiology, Imaging, and the Mechanism of Action of Two Available Pharmacologic Therapies. Headache. 2017;57(1):109-125.
6. Silberstein SD, Lipton RB, Sliwinski M. Classification of daily and near-daily headaches: Field trial of revised IHS criteria. Neurology. 1996;47(4):871-875.
7. Minen MT, Anglin C, Boubour A, Squires A, Herrmann L. Meta-Synthesis on Migraine Management. Headache. 2018;58(1):22-44.
8. Meng ID, Cao L. From migraine to chronic daily headache: The biological basis of headache transformation. Headache. 2007;47(8):1251-1258.
9. Cho S-J, Chu MK. Risk Factors of Chronic Daily Headache or Chronic Migraine. Curr. Pain Headache Rep. 2015;19(1):465.
10. Buse DC, Silberstein SD, Manack AN, Papapetropoulos S, Lipton RB. Psychiatric comorbidities of episodic and chronic migraine. J. Neurol. 2013;260(8):1960-1969.
11. Barbanti P, Aurilia C, Egeo G, Fofi L, Vanacore N. A case-control study on excessive daytime sleepiness in chronic migraine. Sleep Med. 2013;14(3):278-281.
12. Katsarava Z et al. Incidence and predictors for chronicity of headache in patients with episodic migraine. Neurology. 2004;62(5):788-790.
13. Scher AI, Stewart WF, Ricci JA, Lipton RB. Factors associated with the onset and remission of chronic daily headache in a population-based study. Pain. 2003;106(1-2):81-89.

14. Cho S-J, Song T-J, Chu MK. Treatment Update of Chronic Migraine. Curr. Pain Headache Rep. 2017;21(6):26.
15. Diener HC, Bussone G, Van Oene JC, Lahaye M, Schwalen S, Goadsby PJ. Topiramate reduces headache days in chronic migraine: A randomized, double-blind, placebo-controlled study. Cephalalgia. 2007;27(7):814-823.
16. Dodick DW et al. Onabotulinumtoxin: A for treatment of chronic migraine: Pooled results from the double-blind, randomized, placebo-controlled phases of the PREEMPT clinical program. Headache. 2010;50(6):921-936.
17. Silberstein SD et al. Efficacy and safety of topiramate for the treatment of chronic migraine: A randomized, double-blind, placebo-controlled trial. Headache. 2007;47(2):170-180.
18. Silvestrini M, Bartolini M, Coccia M, Baruffaldi R, Taffi R, Provinciali L. Topiramate in the treatment of chronic migraine. Cephalalgia. 2003;23(8):820-4.
19. Silberstein SD et al. Onabotulinumtoxin: A for treatment of chronic migraine: PREEMPT 24-week pooled subgroup analysis of patients who had acute headache medication overuse at baseline. J. Neurol. Sci. 2013;331(1-2):48-56.
20. Zhu Y, Liu Y, Zhao J, Han Q, Liu L, Shen X. The efficacy and safety of calcitonin gene-related peptide monoclonal antibody for episodic migraine: a meta-analysis. Neurol. Sci. 2018;39(12):2097-2106.
21. Silberstein SD et al. Fremanezumab for the Preventive Treatment of Chronic Migraine. N. Engl. J. Med. 2017;377(22):2113-2122.
22. Powers SW et al. Cognitive Behavioral Therapy Plus Amitriptyline for Chronic Migraine in Children and Adolescents,. Jama. 2013;310(24):2622.
23. Kroner JW et al. Cognitive Behavioral Therapy plus Amitriptyline for Children and Adolescents with Chronic Migraine Reduces Headache Days to ≤4 per Month. Headache. 2016;56(4):711-716.
24. Bakhshani NM, Amirani A, Amirifard H, Shahrakipoor M The Effectiveness of Mindfulness-Based Stress Reduction on Perceived Pain Intensity and Quality of Life in Patients With Chronic Headache. Glob. J. Health Sci. 2015;8(4):142.
25. Seng EK et al. Does Mindfulness-Based Cognitive Therapy for Migraine Reduce Migraine-Related Disability in People with Episodic and Chronic Migraine? A Phase 2b Pilot Randomized Clinical Trial. Headache. 2019;59(9):1448-1467.
26. Schoenen J et al. Migraine prevention with a supraorbital transcutaneous stimulator: A randomized controlled trial. Neurology. 2013;80(8,):697-704.
27. Silberstein SD et al. Chronic migraine headache prevention with noninvasive vagus nerve stimulation. Neurology. 2016;87(5):529-538.
28. Vincent M, Wang S. Headache Classification Committee of the International Headache Society (IHS) The International Classification of Headache Disorders. 3rd edition. Cephalalgia. 2018;38(1):1-211.
29. Louter MA, Robbins MS, Terwindt GM. Medication overuse headache: An ongoing debate. Neurology. 2017;89(12):1206-1207.
30. Kristoffersen ES, Lundqvist C. Medication-overuse headache: Epidemiology, diagnosis and treatment. Ther. Adv. Drug Saf. 2014;5(2):87-99.
31. Katsarava Z, Limmroth V, Finke M, Diener HC, Fritsche G. Rates and predictors for relapse in medication overuse headache: a 1-year prospective study. Neurology. 2003;60(10):1682-1683.
32. Katsarava Z, Muessig M, Dzagnidze A, Fritsche G, Diener HC, Limmroth V. Medication overuse headache: Rates and predictors for relapse in a 4-year prospective study. Cephalalgia. 2005;25(1):12-15.
33. Rossi P, Faroni JV, Nappi G. Medication overuse headache: Predictors and rates of relapse in migraine patients with low medical needs. A 1-year prospective study. Cephalalgia. 28(11):1196-1200, 2008.
34. Relja G, Granato A, Bratina A, Antonello RM, Zorzon M. Outcome of medication overuse headache after abrupt in-patient withdrawal. Cephalalgia. 2006;26(5):589-595.
35. Corbelli I, Caproni S, Eusebi P, Sarchielli P. Drug-dependence behaviour and outcome of medication-overuse headache after treatment. J. Headache Pain. 2012;13(8):653-660.
36. Sances G et al. Factors associated with a negative outcome of medication-overuse headache: A 3-year follow-up (the 'CARE' protocol). Cephalalgia. 2013;33(7):431-443.
37. Pavlović JM et al. Burden of migraine related to menses: Results from the AMPP study. J. Headache Pain. 2015;16(1).

Parte 6

Epilepsia

Capítulo 45

Classificação de Crises e Síndromes Epilépticas

Gabriela Pantaleão Moreira
Lécio Figueira Pinto

Conceitos iniciais

Crises epiléticas são eventos caracterizados pela ocorrência transitória de sinais e sintomas decorrentes da atividade elétrica neuronal síncrona e excessiva no cérebro. Essa atividade transitória pode ocorrer em redes e circuitos limitados a um hemisfério (crises focais) ou em redes mais amplamente distribuídas envolvendo ambos os hemisférios cerebrais (crises generalizadas). Os sinais e sintomas experimentados durante a crise dependem da área do cérebro envolvida por essa atividade elétrica anormal. Assim, nas crises pode haver manifestações motoras, sensitivas, autonômicas, emocionais, podendo ou não alterar a consciência, em parte ou na totalidade da crise.

Uma crise epiléptica pode ocorrer como sintoma ou manifestação de: condição clínica aguda (sepse, hipoglicemia etc.); doença neurológica aguda (meningoencefalite, acidente vascular cerebral, traumatismo cranioencefálico); ou como manifestação da doença epilepsia. No primeiro caso, são chamadas de crises provocadas e no segundo de crises sintomáticas agudas.

Epilepsia, por sua vez, é uma doença neurológica que se define pela ocorrência de crises epiléticas recorrentes não provocadas. É uma predisposição permanente do cérebro em gerar crises epiléticas e que abrange, além da presença das crises, o seu impacto neurobiológico, cognitivo, psicológico e social.

Do ponto de vista prático, para dizer que um paciente tem o diagnóstico de epilepsia, é preciso que apresente duas ou mais crises epiléticas não provocadas com intervalo superior a 24 horas ou que ele tenha uma crise e na avaliação, achados (clínicos, de imagem ou eletroencefalograma) que confiram risco de recorrência de crises superior a 60%, semelhante ao observado após uma segunda crise não provocada (Tabela 45.1).

Assim, uma única crise pode ser suficiente para um diagnóstico de epilepsia, desde que haja um contexto clínico e/ou exames que corroborem uma elevada probabilidade dela se repetir.

Uma síndrome epiléptica é definida como uma constelação de sinais e sintomas, além de achados de exames de imagem e eletroencefalograma que ocorrem sempre em conjunto, podendo ser agrupados em uma entidade única. Isso permite predizer história natural da doença, implicações prognósticas, possíveis etiologias e melhores estratégias terapêuticas disponíveis. As síndromes epilépticas costumam ser idade-dependente, sendo mais frequentes na infância e adolescência. Em sua maioria, têm etiologia genética, ainda que os genes envolvidos não tenham sido identificados.

Tabela 45.1 – Definição de epilepsia

- Ao menos duas crises epilépticas não provocadas (ou reflexas) ocorrendo com intervalo superior a 24 horas
- Uma crise não provocada (ou reflexa) e uma probabilidade de crises subsequentes de pelo menos 60%*, semelhante ao risco geral de recorrência após uma segunda crise não provocada nos próximos 10 anos
- Diagnóstico de uma síndrome epiléptica

*Após uma primeira crise não provocada, o risco de recorrência é de 26-40%; após uma segunda, esse risco é de 60-87%, justificando iniciar o tratamento. Entretanto, após uma primeira crise, se o risco é semelhante àquele após uma segunda (baseado em história clínica, antecedentes, tipos de crises, idade de início, exames de imagem e eletroencefalograma), pode ser feito o diagnóstico de epilepsia e iniciado terapia anticonvulsivante já nesse momento.

Situação 1

Sexo feminino, 22 anos. Primeira crise aos 18 anos e segunda aos 22 anos. Ambas ocorreram de forma espontânea, uma no trabalho e a segunda em casa e foram semelhantes.

Paciente tem epilepsia? Por quê?
Sim. Duas crises espaçadas em > 24 horas, não provocadas, semelhantes. O risco de recorrência é considerado alto e a paciente deverá ser avaliada para o início de terapia medicamentosa anticonvulsivante mesmo que os exames tenham sido normais.

Situação 2

Sexo masculino, 15 anos, diabético tipo 1, em uso de insulina. Relato de uma crise tônico-clônico generalizada (CTCG) em casa, novo evento a caminho do hospital e o terceiro após dar entrada na sala de emergência. Glicemia capilar de 32.

Paciente tem epilepsia? Por quê?
Não. Todas as crises ocorreram em vigência de hipoglicemia, dentro de um espaço de 24 horas. São crises consideradas provocadas e, uma vez resolvida a hipoglicemia como fator causal, o risco de uma nova crise é próximo a zero.

Situação 3

Sexo masculino, 68 anos. Antecedente de acidente vascular cerebral (AVC) isquêmico em território de artéria cerebral média esquerda há 2 anos; na ocasião, teve uma crise epiléptica com abalos clônicos em hemicorpo direito. Nunca mais recorreu. Agora, 2 anos depois, novo evento de crise com abalos clônicos no hemicorpo direito (lado parético), iniciadas pela manhã. Exames laboratoriais normais, sem intercorrências infecciosas no momento. TC de crânio com sequela do AVC prévio.

Paciente tem epilepsia? Por quê?
Sim. A primeira crise no contexto agudo do AVC pode ser interpretada como uma crise sintomática aguda, com risco de recorrência baixo a intermediário, não sendo recomendado tratamento (utilizar fármaco antiepiléptico não impede que o paciente desenvolva epilepsia). Entretanto, após a nova crise, 2 anos mais tarde, a chance de o paciente ter novas crises é alta, considerando que: existe uma lesão encefálica sequelar e a crise teve semiologia compatível com a área da lesão (ou seja, alteração estrutural potencialmente epileptogênica). Nesse caso, admite-se que o paciente tem o diagnóstico de epilepsia e está indicado tratamento.

> **Situação 4**
>
> Sexo feminino, 14 anos, primeira CTCG hoje, cerca de 30 minutos após acordar. Logo que acordou, teve "choquinhos" nas mãos e braços, chegando a derrubar objetos, como a escova de dentes e os talheres. Nunca tinha tido crises, mas os "choquinhos" acontecem quando está muito cansada, nos dias em que dorme pouco no último ano. Noite passada foi a uma festa com amigas e chegou tarde em casa, tendo dormido bem pouco.
>
> Paciente tem epilepsia? Por quê? Sim, pois apesar de relatar apenas uma crise (no caso a CTCG), trata-se de uma paciente adolescente, do sexo feminino, com história prévia de crises generalizadas do tipo mioclonias ("choquinhos"), em que todos os tipos de crises tiveram relação com privação de sono, além de predominância ao despertar. Os dados clínicos e epidemiológicos apontam para o diagnóstico de epilepsia mioclônica juvenil, uma síndrome epiléptica conhecida, com comportamento conhecido e crises recorrentes.

Introdução às classificações

A tarefa de classificar crises e síndromes epilépticas tem por objetivo direcionar o raciocínio diagnóstico e embasar futuras decisões terapêuticas, além de ser produto do conhecimento científico disponível sobre a doença.

A primeira proposta de classificação de crises epilépticas foi publicada em 1964, por Gastaut, e uma série de classificações e revisões de terminologias foram sequencialmente elaboradas e publicadas pela ILAE (*International League Against Epilepsy*) até hoje. Essa constante mudança reflete as transformações no entendimento da doença, que acompanham os avanços técnicos e científicos, especialmente nas áreas de neuroimagem, genética, biologia molecular e neurofisiologia. De modo simplificado, o reconhecimento de novos genes com implicação patológica, a maior acurácia de exames neurorradiológicos e a melhor compreensão da epilepsia como uma doença de redes neurais (e não confinada anatomicamente a regiões do cérebro) permitem reconhecer novas síndromes ou melhor caracterizar as já conhecidas, identificar lesões anatômicas até então não elucidadas por exames de imagem e ressignificar a natureza focal ou generalizada das crises.

Diversos são os critérios já utilizados para classificar crises ao longo do tempo. Algumas classificações baseiam-se em descrições com teor anatômico para descrever as crises de início localizado, cunhando expressões como "crises temporais", "crises occipitais" e "crises frontais", conforme a semiologia das mesmas. Esses termos não são mais recomendados.

Em 1981, foram introduzidos termos que passaram a ser amplamente utilizados até hoje. "Crises parciais simples", "crises parciais complexas" e "crises generalizadas" foram estabelecidos nesse ano.

Em 2017, foram revisadas as classificações e publicada uma classificação considerada operacional (ou seja, destinada a fins práticos) das crises epilépticas. Essa nova e mais recente classificação baseou-se na de 1981, tendo por mérito tornar mais flexível e transparente a maneira como as crises são classificadas e, com isso, passando a ser mais aplicável à realidade da prática clínica atual. Também em 2017, uma nova classificação das epilepsias foi divulgada, tomando por base a anterior a ela, então publicada em 1989.

Classificação de crises epilépticas

Relembrando a classificação de 1981 (Tabela 45.2)

Tendo em vista a importância que essa classificação teve e a validade de conhecê-la para melhor compreender as mudanças instituídas pela classificação atual, a comentaremos brevemente.

Ela se baseou no estudo de centenas de registros de videoeletroencefalografia. Esses registros, àquela época, passaram a permitir a avaliação concomitante das manifestações clínicas e eletroencefalográficas ictais, acrescentando maior acurácia localizatória ao estudo de crises.

Nessa classificação, os termos *parciais* e *generalizadas* foram estabelecidos para definir o início das crises, diferenciando, respectivamente, entre (1) as que começavam em um grupo de neurônios localizado em *uma parte de um dos hemisférios cerebrais* ou (2) as *iniciadas em ambos os hemisférios simultaneamente*. Além disso, foi em 1981 que surgiram os termos "simples" e "complexa", como forma de caracterizar se a consciência estava ou não preservada durante uma crise parcial, respectivamente. O termo "complexa" fazia alusão à ideia de que a consciência é uma representação de funções corticais superiores, de modo que "crises complexas" indicavam que essas funções superiores estavam comprometidas e o paciente, portanto, não estava consciente.

As crises parciais eram ainda classificadas com:

- » Sinais motores;
- » Sintomas somatossensitivos ou sensoriais especiais;
- » Sinais e sintomas autonômicos;
- » Sintomas psíquicos.

Automatismos e *aura* eram referidos como "sintomatologia complexa", por não se enquadrarem em nenhum dos sintomas acima especificados. A aura era entendida, retrospectivamente, como manifestações que ocorriam durante estado preservado de consciência e que, necessariamente, evoluiriam para uma crise parcial complexa.

Essa situação já aponta para uma potencial confusão de termos, já que a palavra "complexa" poderia indicar sintomas ictais (considerados mais elaborados, como as auras) ou estado comprometido de consciência em crises parciais (em oposição ao termo "simples"). As crises generalizadas, por sua vez, foram classificadas em: ausência; ausência atípica; crises mioclônicas; crises clônicas; crises tônicas; crises tônico-clônicas e crises atônicas.

Além das crises parciais e generalizadas, a classificação admitia a existência de crises não classificadas, que eram aquelas que não podiam ser adequadamente caracterizadas por informações insuficientes (uma crise não testemunhada, por exemplo) ou aquelas que não se encaixavam em nenhuma das classes acima.

Tabela 45.2 – Principais pontos da classificação de 1981

- Diferencia crises parciais × generalizadas
- Diferencia crises parciais simples × crises parciais complexas, conforme a alteração de consciência durante a crise
- Classifica as crises parciais conforme sinais e sintomas
- Automatismos e auras são entendidos como "semiologia complexa"
- Classifica as crises generalizadas em 7 tipos
- Admite subtipos para crises de ausência
- Admite que crises não presenciadas não podem ser classificadas
- Não contempla os espasmos epilépticos

Revisão da classificação em 2010

Em 2010, a ILAE propôs uma revisão das terminologias estabelecidas pela classificação de 1981 (Tabela 45.3). Não houve uma diferença substancial na forma de agrupar e entender as crises e síndromes, apenas mudanças em termos descritivos e admitindo o reconhecimento de alguns tipos de crises até então não contemplados.

Tabela 45.3 – Principais mudanças estabelecidas pela revisão de 2010

- Permitiu classificar crises neonatais usando o mesmo esquema proposto para as demais crises
- Simplificou a subclassificação das ausências e reconheceu a ausência mioclônica e a ausência com mioclonia palpebral como subtipos
- Incluiu os espasmos epilépticos na classificação
- Aboliu a distinção "parcial simples" × "parcial complexa", orientando que fosse descrito se houve ou não comprometimento da consciência
- Passa a reconhecer as crises mioclônico-atônicas

Classificação atual – ILAE 2017

No ano de 2017, a ILAE propôs uma classificação operacional revisada dos tipos de crises epilépticas. Essa iniciativa foi motivada pela necessidade de ampliar a aplicabilidade das classificações anteriores, que ofereciam limitações importantes no cenário atual de conhecimento em epilepsia.

Os principais objetivos foram:
» Reconhecer que alguns tipos de crises podem ter início tanto focal quanto generalizado (p. ex., as mioclonias e os espasmos, que anteriormente eram sempre definidos como crises generalizadas);
» Permitir classificar uma crise mesmo quando seu início não foi observado;
» Incluir alguns tipos de crises não anteriormente contemplados;
» Adotar termos mais claros.

A Tabela 45.4 resume as principais mudanças promovidas na classificação de 2017. Tais mudanças serão mais facilmente apreendidas após conhecidos os pontos fundamentais das classificações anteriores, apontados anteriormente neste capítulo:

Tabela 45.4 – Principais mudanças promovidas pela ILAE em 2017

- O termo "parcial" foi substituído por "focal"
- O nível de consciência deve ser usado como um descritor de crises focais, através dos termos "perceptiva" e "disperceptiva"
- Os termos "discognitiva", "parcial simples", "parcial complexa", "psíquica" e "secundariamente generalizada" foram abolidos
- Novos tipos de crises focais incluem:
   a) Automatismos
   b) Parada comportamental
   c) Hipercinética
   d) Autonômica
   e) Cognitiva
   f) Emocional
- As crises atônicas, clônicas, mioclônicas, tônicas e os espasmos epilépticos podem ter início focal ou generalizado
- Crise focal evoluindo para crise tônico-clônica bilateral passa a substituir "crise secundariamente generalizada"
- Novos tipos de crises generalizadas:
   a) Ausência com mioclonia palpebral
   b) Ausência mioclônica
   c) Mioclônico-atônica
   d) Mioclônico-tônico-clônico
- Crises com início desconhecido podem apresentar caracteres que permitem a sua classificação

A Figura 45.1 traz o esquema expandido elaborado pela ILAE (na sua versão traduzida para o português, pela Liga Brasileira de Epilepsia) para organizar a classificação. Os quadros utilizados não são hierárquicos, de modo que, ao classificar uma crise, não é preciso enquadrá-la em um tópico de cada linha, sendo possível pular uma ou mais linhas do esquema. Apenas o início da crise é etapa obrigatória da classificação. Os demais, ainda que desejáveis, podem ser dispensados.

Figura 45.1 – Esquema expandido de classificação de tipos de crises epilépticas proposto pela ILAE em 2017, traduzido pela Liga Brasileira de Epilepsia (LBE) – Gráfico adaptado da LBE.

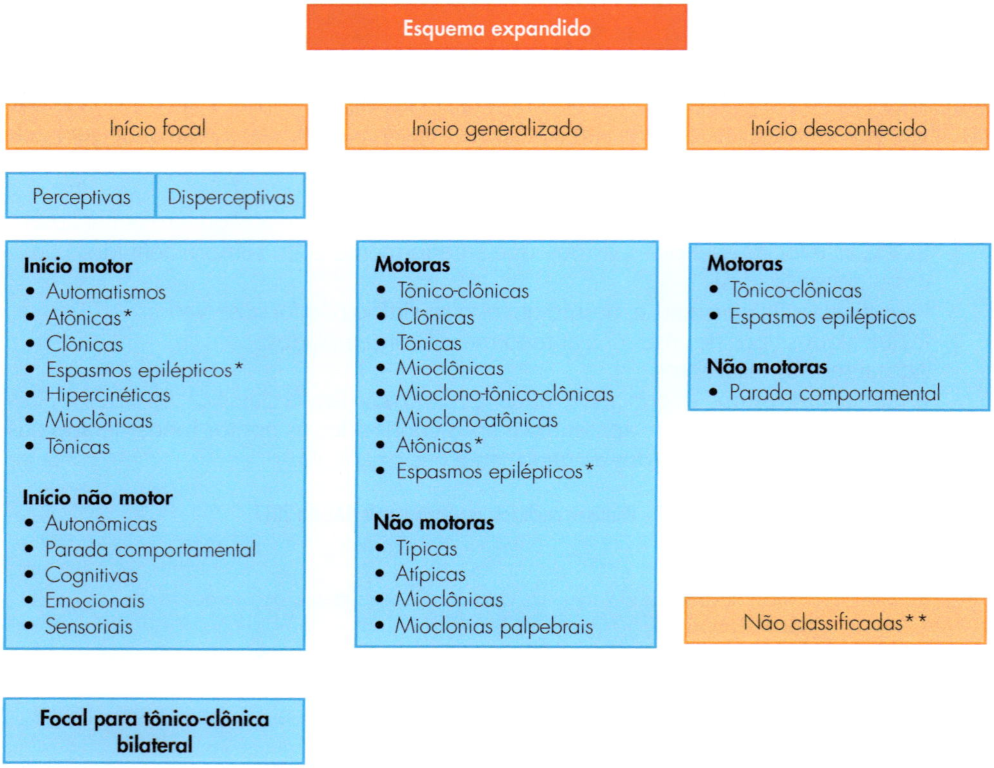

Esquema expandido

Início focal
- Perceptivas
- Disperceptivas

Início motor
- Automatismos
- Atônicas*
- Clônicas
- Espasmos epilépticos*
- Hipercinéticas
- Mioclônicas
- Tônicas

Início não motor
- Autonômicas
- Parada comportamental
- Cognitivas
- Emocionais
- Sensoriais

Focal para tônico-clônica bilateral

Início generalizado

Motoras
- Tônico-clônicas
- Clônicas
- Tônicas
- Mioclônicas
- Mioclono-tônico-clônicas
- Mioclono-atônicas
- Atônicas*
- Espasmos epilépticos*

Não motoras
- Típicas
- Atípicas
- Mioclônicas
- Mioclonias palpebrais

Início desconhecido

Motoras
- Tônico-clônicas
- Espasmos epilépticos

Não motoras
- Parada comportamental

Não classificadas**

* Estas podem ser focais ou generalizadas, com ou sem alteração da perceptividade.
** Por informação inadequada ou impossibilidade de inserir nas outras categorias.

Passo a passo para classificar uma crise (ILAE, 2017)
» **1ª etapa:** definir o início entre focal × generalizado × início desconhecido. Comentários:
  1. Essa é a única etapa obrigatória; as demais são desejáveis, porém opcionais.
  2. Por início *focal*, entende-se início em redes neurais limitadas a um hemisfério, podendo ser bem localizada ou mais amplamente distribuída; pode inclusive ter início em estruturas subcorticais.
  3. Por início *generalizado*, entende-se aquele que ocorre em um ponto de uma rede neural com rápido envolvimento de redes distribuídas bilateralmente.

» **2ª etapa:** descrever se a crise focal é com preservação da consciência (*perceptiva*) ou se ocorre comprometimento da consciência em qualquer momento durante a evolução (*disperceptiva*). Comentários:
   1. Os termos "focal perceptiva" e "focal disperceptiva" substituem os antigos "parcial simples" e "parcial complexa" da classificação de 1981.
   2. Descrever o estado de consciência não é obrigatório, mas desejável.
   3. Considera-se que o paciente pode ter algum grau de interação com o meio durante a crise, entretanto, se sua percepção do período estiver comprometida e ele não for capaz de se recordar do evento, entende-se que a crise é disperceptiva.
   4. A crise só será considerada perceptiva se a consciência se mantiver preservada ao longo de toda a duração da crise. Alteração da consciência a qualquer momento da crise a classifica como disperceptiva.
   5. As crises atônicas e os espasmos epilépticos habitualmente não são especificados quanto à percepção.
   6. As crises generalizadas não são especificadas quanto à percepção.
» **3ª etapa:** definir se a crise focal tem início motor ou não motor, descrevendo-a por um dos possíveis sinais e sintomas listados, considerando a manifestação mais proeminente e precoce da crise. Comentários:
   1. Os sinais e sintomas motores e não motores são elementos classificadores de base anatômica, ou seja, indicam áreas ou circuitos encefálicos ativados pela atividade elétrica ictal.
   2. A manifestação mais precoce (epigastralgia ascendente, sensação de medo, *déjà vu* etc.) é a que tem maior relevância anatômica como classificador. Desse modo, não necessariamente o comportamento clínico mais exuberante ou intenso é o que direciona o modo como classificamos. Mesmo assim, descrever livremente a evolução da crise é útil e encorajado.
   3. Uma crise focal somente deve ser definida como "de início não motor com parada comportamental", se a parada comportamental for a característica mais proeminente e mantida ao longo de toda a crise. Isso porque é muito comum que os diversos tipos de crises (motoras e não motoras) se iniciem com uma breve parada do comportamento, frequentemente imperceptível.
   4. As crises generalizadas não motoras são descritas como ausências.
» **4ª etapa:** se a crise focal evolui para tônica-clônica bilateral, isso pode ser acrescentado na descrição da crise. Comentário:
   1. Nesse caso, de uma crise focal que evolui, prefere-se o termo "bilateral" ao termo "generalizada". Esse último fica reservado para as crises generalizadas já desde seu início.

Situação 5

Paciente tem crise caracterizada por abalos motores no membro superior direito, com duração de 1 minuto. A crise começa com o "braço mexendo" e se mantém igual até o término. Informa que "nunca desmaiou durante a crise".
Classificação: crise focal perceptiva de início motor clônica.

Situação 6

Paciente inicia com mal-estar epigástrico ascendente, depois não se lembra mais de nada. Familiares informam que evolui com "olhar vago e permanece parado", por vezes mastiga e fica esfregando as mãos.
Classificação: crise focal disperceptiva de início não motor autonômico.
Comentário: a sensação epigástrica representa uma disfunção visceral, por isso é classificada como autonômica, que evolui com automatismos manuais.

Situação 7

As crises começam com sensação de já ter vivenciado determinada cena e ter estado presente em determinado lugar. Depois, evolui com parada comportamental, dura alguns minutos e volta ao normal.
Classificação: crise focal disperceptiva de início não motor cognitiva.

Situação 8

Crises sempre noturnas, paciente começa com movimento de pedalar, se mexendo muito na cama e depois "tem convulsão e se debate".
Classificação: crise focal disperceptiva de início motor hipercinética evoluindo para crise tônico-clônica bilateral.

Situação 9

Criança de 7 anos com múltiplos episódios de interrupção do comportamento e ficar fora do ar, com duração de poucos segundos e volta rapidamente ao normal. Professora chamou a atenção, pois a criança apresentava diversos durante a aula.
Classificação: crise generalizada de ausência típica.
Comentário: nas crises generalizadas, omite-se a etapa perceptiva × disperceptiva. Opcionalmente pode-se omitir a palavra generalizada, dizendo apenas crise de ausência típica.

Situação 10

Lactente de 8 meses com contrações dos membros superiores que ocorrem de modo repetido quando acorda, com muito choro. Pediatra disse que eram "espasmos". Durante o vídeo-EEG, os espasmos foram vistos e se percebeu que eram ligeiramente assimétricos, com o membro superior esquerdo mais estendido e o direito fletido. Na investigação, RM evidenciou lesões compatíveis com esclerose tuberosa, sendo a maior no hemisfério esquerdo.
Classificação: crises focais de início motor tipo espasmos epilépticos.
Comentário: os espasmos não são classificados quanto ao comprometimento da consciência habitualmente, não sendo essa uma etapa obrigatória da classificação. A semiologia assimétrica e a presença de lesões, incluindo uma dominante, sugerem início focal, atualmente admitido como possível no caso dos espasmos.

Semiologia das crises e termos descritores

O conjunto de sinais e sintomas que o paciente apresenta durante uma crise epiléptica pode ser usado para descrever as crises. Conforme a classificação de 2017, não são obrigatórios, porém úteis e desejáveis, podendo aumentar a precisão do entendimento clínico acerca do quadro.

A semiologia de cada crise irá depender da(s) região(ões) do cérebro que está(ão) sendo ativada(s) durante a atividade ictal. Assim, crises no córtex motor primário produzem clonias (contrações musculares rítmicas, em partes do corpo contralaterais ao córtex ativado). Da mesma forma, crises de lobo temporal mesial podem começar com perturbação da memória, manifestações emocionais ou cognitivas (*déjà vu*, *jamais vu*), caracterizando o envolvimento do sistema límbico. A área que se traduz em sintomas clínicos é chamada de zona sintomatogênica.

Já nas crises generalizadas, em que a epileptogênese distribui-se em ambos os hemisférios, é comum que o comportamento ictal seja caracterizado por perda de consciência e manifestações motoras bilaterais (crises tônico-clônicas generalizadas) ou axiais (crises tônicas e crises atônicas, por exemplo).

A Tabela 45.5 traz a descrição dos termos usados para descrever as manifestações ictais mais comuns. Para efeito didático, incluímos na última coluna a provável origem topográfica da manifestação. Entretanto, cabe a ressalva de que alguns sinais e sintomas podem surgir da ativação de mais de uma região diferente, como as crises versivas (de versão cefálica ou óculo-cefálica), que podem corresponder à ativação de áreas corticais frontais, occipitais ou mesmo temporais, ou ainda integrarem uma crise tônico-clônico generalizada desde o início.

Atenção!

O fato de uma crise incluir determinada manifestação clínica não indica que essa crise começou necessariamente na região correspondente ao sintoma. A área cerebral que inicia uma crise é definida por **zona epileptogênica**; a área que resulta em sintomas é chamada de **zona sintomatogênica**. Assim, uma crise de lobo parietal, por exemplo, pode não resultar em sintomas clínicos até que a atividade epiléptica ictal atinja o lobo temporal, resultando em uma crise de parada comportamental com automatismos. Nesse caso, o lobo temporal está na zona sintomatogênica de uma crise cuja gênese elétrica está localizada no lobo parietal. Por isso, é fundamental lembrar que epilepsia é considerada uma doença de redes neurais, ou seja, um circuito de conexões com funcionamento eletroquímico anormal, e não um distúrbio confinado a limites anatômicos cerebrais.

Tabela 45.5 – Manifestações ictais comuns e provável origem topográfica

Tipos de crises	Descrição	Origem topográfica mais provável do sintoma/sinal
Clonias	Contrações musculares rítmicas, simétricas ou assimétricas, ocorrendo de forma repetitiva num mesmo grupamento muscular. Pode evoluir para outros grupamentos ou mesmo para todo o corpo, se houver evolução para crise bilateral	Córtex motor primário
Mioclonias	Contrações musculares abruptas, involuntárias, que podem envolver músculos isolados ou grupos/segmentos musculares. Em geral, ocorrem de forma arrítmica e assíncrona. Cada mioclonia tem duração curtíssima (< 100 μs)	Generalizada/focos variáveis
Espasmo epiléptico	Contração muscular mais lenta do que uma mioclonia, em que a fase de contração e de relaxamento tem mesma duração. Em geral, ocorre flexão, extensão ou mistura de ambos, envolvendo principalmente tronco e membros superiores. Também podem apresentar-se como queda da cabeça ou movimentos oculares sutis. É comum ocorrer em salvas	Generalizada/focos variáveis
Crise tônica	Contração muscular mais sustentada, habitualmente envolvendo porção proximal dos MMSS ou musculatura axial (incluindo motricidade ocular), em que a fase de contração é mais rápida, seguida de uma fase de relaxamento mais prolongada. Pode levar a quedas, tanto do corpo como da cabeça. Pode ser localizada na crise postura tônica na crise de início focal	Generalizada ou focal
Crise atônica	Redução ou perda abrupta do tônus muscular axial e/ou apendicular, comumente havendo queda corporal ou cefálica. Não há evento tônico ou mioclônico precedendo (se houver, a crise é dita tônico-atônica ou mioclônico-atônica, respectivamente)	Generalizada ou focal

Continua >>

Tabela 45.5 – Manifestações ictais comuns e provável origem topográfica (continuação)

Tipos de crises	Descrição	Origem topográfica mais provável do sintoma/sinal
Postura tônica assimétrica	Tipo de crise motora, em que há flexão de um membro superior, com extensão concomitante do membro superior contralateral. Habitualmente, ocorre versão cefálica para o lado fletido	Área motora suplementar
Postura distônica	Contração sustentada e simultânea da musculatura agonista e antagonista, produzindo movimentos torcionais ou mesmo atetoides, levando a posturas anormais. Pode ser uni ou bilateral.	Temporal, frontal
Ausência típica	Interrupção das atividades em curso, com olhar vago e possível supraversão dos olhos. Início e término são abruptos, ou seja, bem demarcados. Pode haver breves mioclonias próximas em membros ou discretos piscamentos das pálpebras. Retorno rápido à consciência. Desencadeada por hiperpneia. EEG: complexos de espícula-onda a 3/s, de projeção generalizada	Generalizada
Ausência atípica	Também ocorre interrupção das atividades, porém com início e término mais graduais e menos abruptos; duração mais prolongada, ocorrendo menos vezes ao dia. Pode haver mudanças do tônus muscular. EEG: complexos de espícula-onda < 3/s, irregulares	Generalizada
Mioclonias palpebrais	Piscamento das pálpebras com frequência mínima de 3/s, associado com desvio ocular para cima, por cerca de 10 s. Pode ser precipitado por fechamento ocular. Pode estar associado com uma ausência.	Generalizada
Parada comportamental	Interrupção do contato com o meio. Início gradual, podendo ter sido iniciada como uma crise focal perceptiva autonômica, sensitiva, cognitiva, emocional. Durante a parada comportamental, o paciente tem a percepção comprometida e pode realizar automatismos. A recuperação é também gradual, podendo haver período de confusão, sonolência ou afasia pós-ictal.	Temporal, frontal
Automatismos	Comportamentos motores existentes, semelhantes a atos voluntários e coordenados, porém, realizados de forma estereotipada e fora de contexto. Habitualmente, há comprometimento da consciência (não obrigatório), de modo que o paciente não se recorda de tais atos (podem sem oromastigatórios, manuais/bimanuais ou comportamentais, como deambular, arrumar gavetas etc.)	Temporal
Déjà vu	Sensação de já ter vivido determinada situação ou cena ou já ter estado no mesmo local antes. É um tipo de crise cognitiva.	Mesial temporal
Jamais vu	Sensação de estranhamento, de que nunca esteve em determinado local conhecido ou em situação habitual. É um tipo de crise cognitiva.	Mesial temporal
Epigastralgia ascendente	Sensação de mal-estar epigástrico de início súbito (pode ser referida como queimação, angústia, desconforto). É um tipo de crise autonômica.	Mesial temporal

Continua >>

Tabela 45.5 – Manifestações ictais comuns e provável origem topográfica (continuação)

Tipos de crises	Descrição	Origem topográfica mais provável do sintoma/sinal
Crises autonômicas	Disfunção do sistema nervoso autônomo, envolvendo funções cardiovasculares, pupilares, gastrointestinais, sudomotoras, vasomotoras e/ou termorregulatórias. Produzem sinais e sintomas como taquicardia, rubor facial, taquipneia, sensação de calor ou frio, piloereção etc.	Focal (insular, temporal, occipital)
Crises emocionais	Emoção súbita ou comportamento emocional imotivados, tais como medo, alegria, euforia, choro (dacrísticas) ou riso e gargalhadas (gelásticas)	Focal (estruturas límbicas)
Crises visuais	Podem incluir manifestações mais simples (formas geométricas coloridas) ou mais elaboradas, como sensação de que os objetos mudam de tamanho ou forma (metamorfopsias) ou percepção de persistência de uma imagem mesmo após o estímulo visual ter sido removido do campo (palinopsias)	Córtex occipital

Outras manifestações de crises incluem: cheiros, em geral desagradáveis, sugerindo crises na região do uncus no lobo temporal; formigamento dimidiado, comum em crises no córtex somatossensitivo primário contralateral (giro pós-central, no lobo parietal); afasia ou bloqueio de fala (crises envolvendo região opercular do lobo frontal ou lobo temporal).

Classificação das epilepsias

Além da classificação de crises, também as epilepsias são classificadas, tendo por objetivos:
- » Oferecer um cenário de compreensão dos tipos de crises que o paciente apresenta e como se comportam ou podem comportar-se ao longo dos anos e faixas etárias;
- » Outros tipos de crises potencialmente concorrentes em um determinado tipo de epilepsia;
- » Identificar e informar potenciais fatores conhecidos como desencadeantes para as crises;
- » Definir fatores prognósticos, como possibilidade de ser autolimitada, fármaco-responsiva ou fármaco-resistente, se há potencial indicação cirúrgica;
- » Reconhecer possíveis comorbidades, especialmente cognitivas e psiquiátricas;
- » Determinar a possibilidade de herança genética;
- » Guiar escolhas terapêuticas mais adequadas.

Os primeiros passos na classificação de epilepsias remontam à década de 60, quando Gastaut introduziu conceitos importantes iniciais. A classificação que mais influenciou a prática clínica desde então havia sido a publicada em 1985 e revisada posteriormente em 1989. Em 2017, além da nova classificação de crises, a ILAE publicou também uma nova classificação das epilepsias, formulada primordialmente na opinião e consenso de especialistas reunidos a partir dos diversos centros de epilepsia no mundo.

Atualmente, as epilepsias devem ser classificadas em múltiplos níveis (Figura 45.2), que foram designados para que se possa aplicar a classificação em ambientes clínicos variados, conforme a disponibilidade de recursos de cada local. Assim, reconhecendo essa variabilidade no acesso a ferramentas diagnósticas, sabe-se que diferentes níveis de classificação serão atingidos conforme os recursos que estiverem ao alcance do médico clínico no momento do diagnóstico.

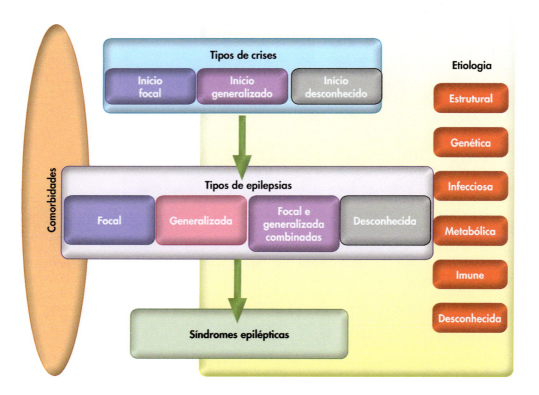

Figura 45.2 – Esquema de Classificação de Tipos de Crises Epilépticas proposto pela ILAE em 2017, traduzido pela Liga Brasileira de Epilepsia (LBE). Mostra os três níveis de classificação sequencialmente, além consideração das categorias etiológicas em cada nível e comorbidades – Gráfico reproduzido da LBE.

Primeiro nível – tipo de crises

De acordo com a classificação de crises de 2017, já abordada neste capítulo, define-se o(s) tipo(s) de crises que o paciente apresenta, entre focais, generalizadas e desconhecidas. Nesse ponto, diagnósticos diferenciais de eventos paroxísticos, como parassonias, síncopes, distúrbios de movimento, dentre outros, já foram excluídos.

Quando não há exames complementares disponíveis ou o paciente apresentou uma única crise, é possível que esse seja o nível máximo de classificação que se pode atingir.

Segundo nível – tipo de epilepsia

As epilepsias ditas focais podem ser unifocais ou multifocais, podendo ser encontrada uma variedade de tipos de crises com semiologia diferentes nessa categoria. Ainda assim, se todas as crises individualmente têm início focal, a epilepsia será classificada como focal.

As epilepsias generalizadas podem incluir tipos diversos de crises (como mioclonias, ausências e crises tônico-clônico generalizadas), em frequências diversas cada uma, sendo todas generalizadas. Idealmente, dados de EEG devem corroborar a classificação aqui, com descargas epileptiformes com morfologia e distribuição características (complexos de espícula-onda, multiespícula, de projeção generalizada).

Foi incluído um novo grupo, o das epilepsias com crises focais e generalizadas combinadas, até então não reconhecido como tipo de epilepsia. Nesse grupo, encaixam-se síndromes como a de Dravet e de Lennox-Gaustaut, por exemplo, anteriormente referidas como "epilepsia generalizadas sintomáticas", termo não mais preconizado.

Um paciente com apenas crises TCG e EEG normal, ou seja, sem descarga característica, pode ter epilepsia focal ou generalizada, a depender de demais dados clínicos e história familiar. Eventualmente, pode não ser possível classificar se não houver informações suficientes.

Se não for possível enquadrar determinada epilepsia numa síndrome epiléptica conhecida, esse nível pode ser o último a que se pode chegar. Essa situação é bem frequente, como veremos nos exemplos abaixo.

Terceiro nível – síndromes epilépticas

Quando possível, o diagnóstico de uma síndrome epiléptica conhecida deve ser feito. Em geral, isso somente é possível reunindo dados clínicos, eletroencefalográficos e de neuroimagem. O objetivo de reconhecer uma síndrome é conhecer e informar ao paciente dados como: possíveis fatores desencadeantes, prognóstico (idade de remissão de crises, se aplicável; possibilidade de evolução com declínio cognitivo e refratariedade etc.), possíveis comorbidades, dentre outros.

Epilepsias Generalizadas Idiopáticas (EGI)

Na classificação atual, tentou-se remover o termo "idiopática", estabelecido em 1989. Apesar de significar uma causa desconhecida, ele é usado primordialmente para epilepsias com conhecida ou presumida "predisposição genética", tornando-se, portanto, dúbio. Sugeriu-se referir a esse grupo como Epilepsias Generalizadas Genéticas (EGGs), que seria mais preciso do ponto de vista etiológico. Entretanto, frequentemente não existe história familiar ou comprovação da alteração genética. Por esses motivos e pelo seu amplo uso e aceitação na comunidade epileptóloga foi decidido manter o termo EGI e a ILAE estabeleceu que ele continua sendo aceitável para as situações específicas citadas na Tabela 45.6.

Tabela 45.6 – Epilepsias generalizadas idiopáticas (ILAE 2017)

- Epilepsia ausência da infância
- Epilepsia ausência juvenil
- Epilepsia mioclônica juvenil
- Epilepsia com crises tônico-clônicas apenas (anteriormente chamada de epilepsia com crises tônico-clônicas do despertar, porém seu nome foi mudado para se adaptar ao reconhecimento do fato de que as crises podem ocorrer em qualquer momento do dia)

Observação: casos que não se enquadram em nenhuma das quatro síndromes acima, mas nos quais o clínico sente-se confortável em destacar uma etiologia genética, devem ser referidos como EGG.

Epilepsias focais autolimitadas

Compreendem um grupo de síndromes com início geralmente na infância e que se caracterizam pela remissão das crises a partir de determinada faixa etária, o que permite inclusive suspender medicação anticonvulsivante ao longo do tempo, caso o paciente estivesse em uso. O termo "autolimitadas" foi adotado em substituição a "benignas" por sugerir de modo mais acurado o prognóstico considerado favorável. O termo "benignas" pode incluir interpretações mais amplas, como impacto social, familiar, cognitivo e comportamental, os quais nem sempre podem ser considerados "benignos". Ainda que as crises sejam pouco frequentes ou que haja remissão delas, os eventos podem trazer preocupações, ansiedade à família e ao paciente, alterações cognitivas e comportamentais, além de estigma social, fatores subestimados pela denominação "benigna". A Tabela 45.7 traz as principais síndromes desse grupo.

Tabela 45.7 – Epilepsias focais autolimitadas (ILAE 2017)

- Epilepsia com Descargas Centrotemporais (epilepsia rolândica)
- Epilepsias Occipitais Autolimitadas da Infância
  - Início precoce – Epilepsia de Panayiotopoulos
  - Início tardio – Epilepsia de Gastaut
- Outras: epilepsia autolimitada do lobo frontal, do lobo temporal, do lobo parietal.

Etiologias

A etiologia da epilepsia deve ser considerada em cada nível da classificação, sendo recomendada uma extenuante investigação em cada etapa. A Figura 45.2 mostra as 6 categorias etiológicas definidas pela ILAE na coluna da direita.

É importante ressaltar que os resultados de exames complementares, como neuroimagem, eletroencefalograma e testes genéticos, podem e devem ser usados para auxiliar no estabelecimento da classificação etiológica. Também cabe dizer que a epilepsia pode ser classificada em mais de uma categoria de etiologias, sem hierarquização entre elas. Por exemplo, um paciente com epilepsia devido à Esclerose Tuberosa, terá epilepsia de etiologia estrutural (lesões encefálicas) e genética (gene mTOR). Algumas neuroinfecções cursam com lesões focais, tendo, portanto, um substrato estrutural para a epilepsia, além do infeccioso. Do mesmo modo, as causas metabólicas para epilepsia resultam em sua maioria de distúrbios genéticos ainda pouco conhecidos. As principais categorias estão definidas na Tabela 45.8, bem como alguns exemplos.

Comorbidades

A doença epilepsia guarda por si só um risco aumentado de associação com transtornos psiquiátricos e comportamentais, além de dificuldades psicossociais. Os mais comuns são: dificuldade de aprendizado; incapacidade intelectual e déficit cognitivo em graus variados; transtorno psicótico orgânico; déficit de memória; transtorno de personalidade; transtorno de humor depressivo; transtorno de ansiedade generalizada e transtornos do espectro autista.

Tais comorbidades também devem ser consideradas em cada nível do diagnóstico e, preferencialmente, reconhecidas de forma precoce e adequadamente tratadas e conduzidas. Preferencialmente, o médico deverá compreender que tais transtornos fazem parte da doença e têm substrato orgânico, de modo que as estratégias terapêuticas elaboradas devem abranger também esse quesito.

Novas terminologias e definições

Encefalopatia epiléptica

Define um quadro de comprometimento cognitivo e/ou comportamental resultante diretamente da atividade epiléptica *per se*, ou seja, a presença de crises determina prejuízo cognitivo e comportamental. O prejuízo funcional inicia-se a partir da ocorrência das crises, podendo ser progressivo. O grau de declínio ou atraso deve ser superior ao que seria esperado pela patologia em si (por exemplo, uma displasia frontal bem localizada não cursa com quadro cognitivo e comportamental, porém havendo crises frequentes de difícil controle, o paciente pode evoluir com déficit funcional, atribuível diretamente às crises). Parte-se do pressuposto de que tratar a atividade epileptiforme potencialmente possa melhorar as consequências deletérias da doença sobre o desenvolvimento.

Um quadro de encefalopatia pode estar presente em epilepsias de qualquer idade e ser caracterizada por qualquer espectro de gravidade, não devendo esse termo restringir-se

Tabela 45.8 – Categorias etiológicas das epilepsias e sua definição (ILAE 2017)

Estrutural	Presença de uma anormalidade anatômica, visível em neuroimagem (ressonância magnética) potencialmente epileptogênica. Podem ser adquiridas (ex.: AVC, sequelas de TCE, neuroinfecções) ou geneticamente determinadas (malformações do desenvolvimento cortical, esclerose tuberosa). **Exemplos clássicos:** esclerose de hipocampo, hamartoma hipotalâmico, síndrome de Rasmussen, polimicrogiria, displasias corticais focais, esclerose tuberosa.
Genética[1-4]	A epilepsia é o resultado direto de mutação genética conhecida ou presumida, sendo que a presença de crises constitui o sintoma central da doença resultante. **Exemplos clássicos:** Epilepsia Neonatal Benigna Familiar (genes KCNQ2 ou KCNQ3); Epilepsia do Lobo Frontal Autossômica Dominante Noturna (gene desconhecido na maior parte dos pacientes); Síndrome de Dravet (gene SCN1A) e Epilepsia Genética com Crises Febris Plus (GEFS+, gene SCN1A); Epilepsia Ausência da Infância; Epilepsia Mioclônica Juvenil; Esclerose Tuberosa.
Infecciosa	Etiologia mais comum de epilepsia no mundo, definida por crises que ocorrem como manifestação central da doença infecciosa, não limitadas a um quadro agudo. Pode haver correlato estrutural. **Exemplos clássicos:** neurocisticercose, HIV, tuberculose, malária cerebral, neurotoxoplasmose, panencefalite esclerosante subaguda, infecções congênitas (Zika vírus, citomegalovírus).
Metabólica	Crises são manifestação central de um distúrbio metabólico conhecido ou presumido. Provavelmente, a maioria dessas causas deve ter uma base genética reconhecida com avanços futuros. **Exemplos clássicos:** porfiria, aminoacidopatias, epilepsia dependente de piridoxina, deficiência cerebral de folato, MELAS, fenilcetonúria, deficiência de GLUT1, homocistinúria, síndrome de Alpers, lipofuscinose ceroidea.
Imune	Crises são sintomas centrais de uma doença autoimune. Grupo que passou a ser diferenciado após diagnóstico cada vez mais frequente de encefalites imunomediadas. **Exemplos clássicos:** encefalite antirreceptor NMDA; encefalite anti-LGI1 (crises curtas e estereotipadas de distonia braquiofacial).
Desconhecida	Etiologia não pode ser estabelecida conforme os dados clínicos e recursos adicionais disponíveis.

Observações:

(1) O termo genético não implica necessariamente hereditariedade – boa parte das mutações são de novo, de modo que a ausência de história familiar de crises é frequente.

(2) A etiologia genética pode responder tanto por quadro graves como leves.

(3) Um mesmo gene mutado pode resultar em variáveis fenótipos; do mesmo modo, um mesmo fenótipo pode resultar de certa heterogeneidade genética.

(4) Uma etiologia genética está sujeita a exposições ambientais, de modo que a presença de uma determinada mutação poderá ou não acarretar epilepsia, conforme fatores ambientais.

apenas às epilepsias graves de início na lactância e infância. A classificação sugere o termo "encefalopatia do desenvolvimento" quando há comprometimento do desenvolvimento sem atividade epileptiforme frequente, como por exemplo se o início da epilepsia ocorre num paciente com atraso preexistente. O termo "encefalopatia epiléptica e do desenvolvimento" pode ser usado agregando os dois conceitos: o atraso ou a regressão ocorre como consequência direta da patologia causal e como resultado também da atividade epileptiforme muito frequente.

O termo "epilepsia generalizada sintomática" foi descontinuado pela sua imprecisão.

Autolimitada e farmacorresponsiva

Termos que fazem alusão ao prognóstico favorável de, respectivamente, remissão espontânea de crises e boa resposta aos anticonvulsivantes, em substituição ao termo "benigna", que subestima a sobrecarga trazida pelo diagnóstico e suas potenciais comorbidades. Assim, uma epilepsia mioclônica juvenil tem boa chance de ser farmacorresponsiva (mas não é considerada autolimitada), ao passo que a ausência da infância costuma ser autolimitada, permitindo que os anticonvulsivantes sejam descontinuados ao longo da adolescência.

Da mesma forma, os termos "maligno" e "catastrófico" não devem ser mais usados, pela conotação potencialmente deletéria que conferem ao diagnóstico.

Situação 11

Sexo feminino, 15 anos. Crises predominantemente de mioclonias, raras CTCG e eventuais crises de ausência. Tem um temperamento difícil e dificuldades de flexibilizar sua própria opinião dentro de um grupo.

Tipo de crise: generalizadas (mioclonias, CTCG e ausências)
Tipo de epilepsia: generalizada
Síndrome epiléptica: epilepsia mioclônica juvenil
Etiologia: genética
Comorbidades: transtorno de personalidade emocionalmente instável, transtorno de ansiedade generalizada

Situação 12

Sexo masculino, 10 anos. Antecedente de espasmos epilépticos aos 7 meses e atraso do desenvolvimento neuropsicomotor. Atualmente, apresenta crises tônicas de erguer os braços, principalmente durante o sono, além de episódios prolongados de ficar fora do ar. As crises ocorrem múltiplas vezes ao dia. Recebeu diagnóstico de esclerose tuberosa ainda bebê.

Tipo de crise: focais (crises tônicas focais) e generalizadas (ausências atípicas)
Tipo de epilepsia: focal e generalizada combinada
Síndrome epiléptica: síndrome de Lennox-Gastaut
Etiologia: genética e estrutural (esclerose tuberosa)
Comorbidades: atraso no desenvolvimento neuropsicomotor, déficit cognitivo, alterações de comportamento

Situação 13

Sexo feminino, 38 anos. Crise febril prolongada aos 2 anos de idade. Permaneceu sem crises até os 21 anos, quando passou a apresentar episódios caracterizados por epigastralgia ascendente, seguido de parada comportamental com automatismos oromastigatórios e manuais com a mão esquerda. RM de encéfalo com sinais de esclerose de hipocampo. Queixa-se sempre de que a memória é muito ruim, tem dificuldade de decorar posologia dos remédios, sente-se lenta para desempenhar algumas tarefas. Além disso, tem discurso prolixo, excessivamente detalhado, por vezes desnecessariamente rebuscado e uma grande dificuldade de responder objetivamente às perguntas.

Tipo de crise: focais (disperceptivas de início não motor)
Tipo de epilepsia: focal
Síndrome epiléptica: esclerose mesial temporal
Etiologia: estrutural
Comorbidades: déficit de memória, disfunção executiva, personalidade temporal (síndrome de Geschwind), transtorno de humor depressivo, transtorno de ansiedade generalizada, transtorno psicótico

Situação 14

Sexo masculino, 15 anos. Teve a primeira crise tônico-clônica generalizada aos 10 anos, dormindo. Sempre teve uma frequência elevada de crises, ao menos semanal. Após iniciado tratamento, as crises passaram a iniciar com postura tônica assimétrica, com flexão do braço direito e extensão do esquerdo. A maioria evolui para crise tônico-clônica bilateral. EEG com espículas seguidas de onda lenta de projeção frontal bilateral e mediana. RM de crânio com borramento da transição córtico-subcortical frontal esquerdo, na região da área motora suplementar desse lado. Após o início das crises, passou a ter dificuldade de acompanhar a escola e passou a ser socialmente mais retraído.

Tipo de crise: focal (disperceptiva de início motor), frequentemente com evolução para crise tônico-clônica bilateral
Tipo de epilepsia: focal
Síndrome epiléptica: não
Etiologia: estrutural (RM sugestiva de displasia ou tumor de baixo grau)
Comorbidades: encefalopatia epiléptica, caracterizada por dificuldade de aprendizado, declínio intelectual e retração social. Também pode haver transtorno de ansiedade

Mensagens finais

As novas classificações de 2017 (de crises e das epilepsias) tornaram o processo mais prático e mais próximo da realidade clínica. São mais flexíveis e, ao mesmo tempo, podem adequar-se a níveis diferentes de acesso a exames complementares, de modo que a classificação ficará mais restrita, quando não houver dados suficientes, ou mais completa, se disponíveis mais métodos diagnósticos.

Reconhecer a possibilidade de início focal para crises tônicas, atônicas, espasmos epilépticos foi um dos grandes avanços da nova classificação, pois valida os diversos casos de epilepsia estrutural que se apresentam com essa semiologia de crises. Termos mais precisos são adotados, em detrimento de outros que guardavam juízo de valor (como eram os termos "benignas" e "catastróficas"), melhorando a qualidade da comunicação médico-paciente.

Do ponto de vista das epilepsias, o reconhecimento das diversas comorbidades em todos os níveis de classificação é de extrema importância para ampliar a eficiência do seguimento dos pacientes, incluindo uma abordagem mais ampla do impacto da doença.

Toda classificação é resultado do conhecimento e experiência adquiridos até o momento em que ela é elaborada. Assim, sempre será um instrumento dinâmico, sujeito a mudanças periódicas.

Referências

1. Fisher R, Cross H, French J et al. Operational classification of seizures types by the International League Against Epilepsy: Position Paper of the ILAE Commission for Classification and Terminology. Epilepsia. 2017;58(4):522-530.
2. Scheffer I, Berkovic S, Capovilla G et al. ILAE classification of the epilepsies: Position paper of the ILAE Commission for Classification and Terminology. Epilepsia. 2017;58(4):512-521.
3. Commission on Classification and Terminology of the International League Against Epilepsy. Proposal for Revised Classification of Epilepsies and Epileptic Syndromes. Epilepsia. 1989;30(4):389-399.
4. Bancaud J, Henriksen O, Rubio-Donnadieu F, Seino M, Dreifuss F, Penry J. Proposal for Revised Clinical and Electroencephalographic Classification of Epileptic Seizures. Epilepsia. 1981;22:489-501.
5. Berg A, Berkovic S, Brodie M et al. Revised terminology and concepts for organization of seizures and epilepsies: Report of the ILAE Commission on Classification and Terminology, 2005-2009. Epilepsia. 2010;51(4):676-685.

Capítulo 46
Epilepsias Generalizadas Primárias

Rosa Maria Figueiredo Valério
Maurício Lima Lobato

Introdução

A liga internacional contra epilepsia (ILAE – *International League Against Epilepsy*) vem atuando de forma intensa e constante com o objetivo de revisar, atualizar e incorporar novos conceitos em diversas áreas relacionadas à epilepsia[1]. Classificar epilepsia é um processo complexo, que envolve várias etapas que devem ser seguidas para a sua adequada compreensão. Determinar o tipo de crise nos permite, com o conhecimento de informações adicionais como eletroencefalograma (EEG) e estudos de neuroimagem, passar a uma nova etapa que consiste em determinar o tipo de epilepsia, se focal, generalizada, a combinação de ambas, ou indeterminada. Paralelamente, a compreensão dos fatores etiológicos envolvidos é importante em cada uma destas etapas, e fundamental para o diagnóstico de síndromes epilépticas específicas[1,2] (ver Capítulo 39).

Conceito de síndrome epiléptica

O diagnóstico da síndrome epiléptica implica o conhecimento e determinação de um conjunto de características que inclui o tipo de crise, EEG, dados de neuroimagem, somando-se outras informações, tais como idade de início e remissão das crises, fatores precipitantes e desencadeantes, relação com ciclo vigília-sono, e quando possível, dados relativos ao prognóstico[2,3]. Apesar de existirem diversas síndromes muito bem definidas, e várias publicações que listam e agrupam as síndromes epilépticas de diferentes formas[4,5], é importante salientar que a ILAE nunca publicou formalmente uma classificação das síndromes epilépticas[1,2].

Neste capítulo abordaremos um grupo bem definido de epilepsias generalizadas, embora sua classificação sindrômica ainda seja alvo de discussões. As Epilepsias Generalizadas Idiopáticas (EGI) compreendem quatro síndromes epilépticas já bem estabelecidas: epilepsia ausência da infância (EAI), epilepsia ausência juvenil (EAJ), epilepsia mioclônica juvenil (EMJ) e epilepsia com crises tônico-clônicas generalizadas isoladas (ETCI) (relacionadas ou não ao despertar). O termo "idiopática", atualmente, é controverso, uma vez que sua definição é o não conhecimento ou suspeita etiológica, exceto pela possível predisposição hereditária. Discute-se que este grupo poderia ser incluído nas Epilepsias Generalizadas Genéticas, entretanto raramente se determina uma mutação genética como causa da epilepsia nesses pacientes, diferentemente do que ocorre em outras síndromes epilépticas de início na infância incluindo diversas encefalopatias epilépticas, o que definitivamente nada tem em comum com as EGI. Por esse motivo, a ILAE aceita a utilização do termo "idiopático" especificamente para essas quatro síndromes epilépticas (EAI, EAJ, EMJ e ETCI)[1,3].

Diante das controversas que rodeiam a classificação das síndromes epilépticas, neste capítulo utilizaremos a denominação Epilepsias Generalizadas Primárias para abordar as EGI aceitas pela ILAE (Tabela 46.1), ou epilepsias generalizadas genéticas de início na infância e adolescência, terminologia utilizada em publicações recentes[6].

As fronteiras entre cada uma dessas subsíndromes não é completamente límpida, uma vez que existe sobreposição entre alguns casos de EAJ e EAI, e casos de EAI que podem evoluir para EMJ. Por esta razão, alguns autores discutem o conceito de *continuum* neurobiológico[6], enquanto outros resistem em considerá-lo.

Indivíduos com epilepsia generalizada podem ter crises de diversos tipos, com ou sem manifestações motoras (p. ex., ausências, crises mioclônicas, atônicas, tônicas, clônicas, tônico-clônicas, mioclono-atônicas, mioclono-tônico-clônica). O diagnóstico de epilepsia generalizada é feito com bases clínicas, e reforçado pelo achado de descargas epileptiformes interictais e ictais específicas no EEG[1,3].

Na maioria dos casos, as EGI têm sua fase inicial na infância ou adolescência, com descrição de início na idade adulta em menor proporção[7,8]. São características clínicas comuns a todas as formas de epilepsias generalizadas primárias, o desenvolvimento neuropsicomotor habitualmente normal, exames de neuroimagem (tomografia computadorizada e ressonância magnética) que não evidenciam lesões estruturais relevantes, e a forte tendência a controle satisfatório de crises com tratamento com fármaco antiepiléptico (FAE) adequado (Tabela 46.2).

Tabela 46.1 – Epilepsias generalizadas primárias (idiopáticas)[3]

Síndrome epiléptica	Tipo de crise	Idade de início	Condição autolimitada (sim ou não)	Eletroencefalograma
Epilepsia ausência da infância	Ausência típica, tônico-clônica generalizada (rara)	4 a 10 anos	Sim	Base normal, atividade delta ritmada occipital intermitente, CEO generalizados 3-3,5Hz
Epilepsia ausência juvenil	Ausência típica, tônico-clônica generalizada, mioclônica (rara)	Adolescência até início da idade adulta	Não	Base normal, poliespículas podem estar presentes, CEO generalizadas 3-3,5Hz
Epilepsia mioclônica juvenil	Mioclonias, tônico-clônica generalizada, ausência (rara)	10 anos até 20 e poucos anos	Não	Base normal, CEO generalizadas 3-3,5Hz, COE generalizados > 4 MHz, CPEO generalizados e de elevada amplitude associados a crises mioclônicas, fotossensibilidade em até 40% dos pacientes
Epilepsia com crises tônico-clônicas isoladas	Tônico-clônica generalizada	Infância até idade adulta	Não	Base normal, CEO, CPEO generalizados

CEO: complexos de espícula-onda; CPEO: complexos de poliespícula-onda.

Tabela 46.2 – Sumário dos principais fármacos utilizados para tratamento das epilepsias generalizadas primárias (idiopáticas). Considerações para uso na infância e adolescência. Fármacos disponíveis para prescrição no Brasil – Adaptado das referências 12 e 21

Fármaco	Dose inicial	Dose de manutenção	Dose máxima
Etossuximida[a]	10-15 mg/kg/dia	20-30 mg/kg/dia	40 mg/kg/dia até 2 g/dia
Valproato[b]	10-15 mg/kg/dia	20-30 mg/kg/dia	60 mg/kg/dia até 3 g/dia
Lamotrigina[c]	Pacientes não tomando valproato ou fármaco indutor enzimático: 0,3 mg/kg/dia Pacientes tomando valproato: 0,15 mg/kg/dia Pacientes tomando fármaco indutor e não tomando valproato: 0,6 mg/kg/dia	Pacientes não tomando valproato ou fármaco indutor enzimático: 4-7 mg/kg/dia Pacientes tomando valproato: 1-5 mg/kg/dia Pacientes tomando fármaco indutor e não tomando valproato: 5-15 mg/kg/dia	Pacientes não tomando valproato ou fármaco indutor: 300 mg/dia Pacientes tomando valproato: 200 mg/dia Pacientes tomando fármaco indutor e não tomando valproato: 400 mg/kg/dia
Levetiracetam	20 mg/kg/dia	40 mg/kg/dia	60-90 mg/kg/dia até 3 g/dia
Topiramato	1-3 mg/kg/dia	5-9 mg/kg/dia	15 mg/kg/dia
Clobazam	< 30 kg: 5 mg/dia > 30 kg: 10 mg/dia	< 30 kg: 10-20 mg/dia > 30 kg: 40 mg/dia	1 mg/kg/dia

[a]: Trata exclusivamente crises de ausência típica.
[b]: Atenção para efeitos teratogênicos – não utilizar em mulheres em idade fértil.
[c]: Titular lentamente (aumento lento e gradativo da dose a cada 1-2 semanas).

Exames eletroencefalográficos nas EGI evidenciam complexos de espícula-onda, poliespícula-onda e poliespículas isoladas, de projeção generalizada. No entanto, é possível observar pacientes com EGI que apresentam EEG normais. Nesse caso, o diagnóstico é estabelecido pela história clínica e pela interpretação correta da semiologia das crises. Descargas epilépticas focais não são habituais, e não descartam o diagnóstico[8,9]. A atividade elétrica cerebral de base é habitualmente normal.

Epilepsia ausência da infância

A EAI ocorre predominantemente em crianças do sexo feminino e há forte suscetibilidade genética, representando de 10% a 17% das epilepsias em indivíduos em idade escolar (abaixo dos 16 anos de idade)[10-12].

A idade de início das crises predomina entre 4 e 10 anos de idade e acomete crianças sem antecedentes neurológicos, com desenvolvimento neuropsicomotor normal. Os pacientes apresentam crises de ausência típica, que de acordo com a nova classificação do tipo de crises, é chamada de crise generalizada não motora (ausência) típica[2]. Durante uma crise de ausência típica, além da abrupta e completa perda da consciência, interrupção da atividade voluntária, fixação do olhar, o paciente pode apresentar uma variedade de fenômenos associados, incluindo abalos mioclônicos sutis que se apresentam sob a forma de *fluttering* palpebral, automatismos orais, e mais raramente movimentos de versão e de rotação. Essas alterações motoras podem ou não estar presentes e são, na maioria das vezes, sutis. As crises são muito frequentes (dezenas por dia), de curta duração (de 4 a 20 segundos – a maioria em torno de 10 segundos), e há completa recuperação da consciência, sem fenômenos pós-ictais[10,11].

Outros tipos de crises podem ocorrer, porém de maneira infrequente, como crises tônico-clônicas generalizadas. A ocorrência de mioclonias coexistindo com crises tônico-clônicas é indicativo de mau prognóstico. Ausências que ocorrem com mioclonias palpebrais exuberantes e pronunciadas fazem parte em uma forma distinta de síndrome epiléptica generalizada, a epilepsia ausência com mioclonias palpebrais (*eyelid myoclonia*), cujo prognóstico é bastante distinto. Ocorrência sistemática de exuberantes mioclonias palpebrais, periorais ou de extremidades, especialmente persistindo no curso da ausência, podem ser considerados critérios de exclusão para EAI, bem como ausências sistematicamente desencadeadas por estímulos específicos (p. ex.: desencadeadas por exposição a padrões específicos como imagens de padrões listrados, xadrez etc.)[10].

Registros de EEG de pacientes com EAI mostram atividade elétrica cerebral de base normal, podendo-se observar atividade delta ritmada nas regiões posteriores, e descargas epileptiformes do tipo complexos de espícula-onda bilaterais, síncronos e simétricos. Durante as crises de ausência típica evidenciam-se paroxismos de complexos de espícula-onda ritmados a 3/s, de projeção generalizada (Figura 46.1), com início e final abruptos. As ausências típicas são precipitadas pela hiperventilação em praticamente todos os pacientes não tratados[10,12]. Fotossensibilidade é descrita em pacientes com EAI[3,13].

As crises de ausência típica são controladas na maioria dos casos com valproato de sódio, etossuximida ou lamotrigina, com melhora no padrão eletroencefalográfico, e podem ser agravadas por carbamazepina, oxcarbazepina, fenitoína e vigabatrina[10]. Etossuximida e valproato de sódio são mais efetivas do que lamotrigina como monoterapia inicial na EAI, e dentre essas duas, etossuximida é preferível por apresentar menor risco de efeitos colaterais relacionados com a atenção. Portanto, etossuximida é o fármaco de primeira escolha para monoterapia inicial na EAI, quando crises de ausência típicas são o único tipo de crise que a criança apresenta[12]. Se a criança apresentar crises tônico-clônicas, deve-se priorizar tratamento com valproato de sódio, e caso exista contraindicação para uso deste, lamotrigina é a opção[12].

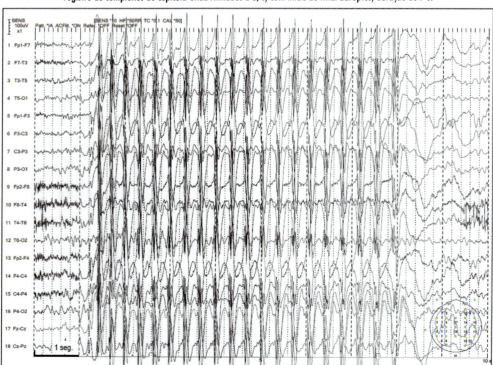

Figura 46.1 – Eletroencefalograma durante uma crise generalizada não motora típica (ausência típica) em paciente com EAI, com registro de complexos de espícula-onda ritmados a 3/s, com início de final abruptos, duração de 7 s.

Nos pacientes que não respondem à primeira monoterapia em doses adequadas, deve-se instituir uma segunda monoterapia com outro fármaco de primeira escolha. No caso de se caracterizar falha terapêutica, outras opções são associação de fármacos (p. ex., valproato e lamotrigina), ou associação de outras medicações, como benzodiazepínicos ou topiramato.

Na maior parte dos casos, as crises desaparecem na adolescência e o tratamento com FAE pode ser suspenso. Resposta menos favorável pode ser observada em paciente que apresentaram crises tônico-clônicas antes ou após início de tratamento, ausências com importante componente miociônico e quando ocorre falha com a utilização do primeiro FAE adequado. São fatores de bom prognóstico, a idade de início precoce e rápida resposta no controle das ausências após prescrição de primeiro FAE[10,12]. São descritos casos de EAI que evoluem para EMJ, podendo esta evolução sugerir, na verdade, um subtipo distinto de EMJ com evolução diferente do habitual[14].

Epilepsia ausência juvenil

Crises de ausência típica (crises generalizadas não motoras típicas) ocorrem em diferentes síndromes epilépticas, e assim como na EAI, as crises de ausência fazem parte da definição sindrômica, ocorrendo em 100% dos casos. Diferentemente do que ocorre na EAI, a EAJ acomete ambos os sexos de forma semelhante, representando cerca de 10% nas EGI[6,15].

Na EAJ as crises de ausência têm início mais tardio, na puberdade, habitualmente dos 10 aos 17 anos (máximo em torno dos 12 anos), e ocorrem com menor frequência (poucas vezes ao dia, ou mesmo não diárias), com tendência a ter maior duração do que observado na infância[6,13,15]. Podem ocorrer automatismos simples e mioclonias palpebrais sutis. Crises tônico-clônicas generalizadas são comuns em EAJ, ocorrendo em até 80% dos casos, e pode preceder o início das ausências. Crises mioclônicas são pouco frequentes, observadas em 20% dos casos[15]. Indivíduos que apresentam crises TCG frequentes tendem a ter pior prognostico a longo prazo no controle de crises.

Alguns fatores relacionados com o estilo de vida podem comprometer e interferir no controle de crises, como a fadiga e privação de sono. Crises induzidas por praxia ocorrem de forma menos frequente do que observado na EMJ[15].

O EEG de pacientes com EAJ mostra atividade elétrica cerebral de base normal e descargas epileptiformes do tipo complexos de espícula-onda ou poliespicula-onda, generalizados, com acentuação frontal. Quando agrupados, observam-se surtos ritmados a 3,5-4 Hz (portanto, mais rápidos do que na AEI), bilaterais, síncronos e simétricos (Figura 46.2). Fotossensibilidade é descrita em até 7,5% dos casos[13].

O tratamento é realizado com valproato e lamotrigina, e etossuximida e levetiracetam também podem ser utilizados. Etossuximida não deve ser utilizada em monoterapia, pois sua eficácia se limita às crises de ausência típica. As crises podem ser agravadas ou desencadeadas com o uso de carbamazepina, oxcarbazepina e vigabatrina[15]. Há relatos, em casos isolados, de agravamento das mioclonias com uso de lamotrigina.

Há boa resposta terapêutica na maioria dos casos, porém é descrita recorrência de crises em 19% a 67% dos pacientes após suspensão do tratamento[6]. Essa grande variação se deve à heterogeneidade dos critérios para suspensão dos FAEs nos diferentes estudos, bem como às características do centro em que os pacientes são acompanhados, uma vez que em centros terciários, há tendência de concentrar acompanhamento de casos mais refratários. Além da ocorrência de crises tônico-clônicas, outros fatores estão associados a pior prognostico para controle de crises, como comorbidades psiquiátricas, persistência de descargas epileptiformes no EEG a despeito do tratamento adequado com FAEs, e achados eletrográficos adicionais, como paroxismos generalizados de ritmo rápido[16,17].

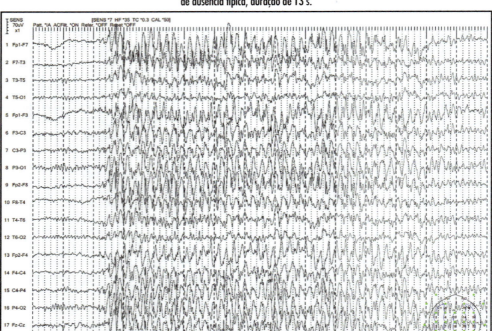

Figura 46.2 – Eletroencefalograma de paciente com EAJ, com registro de complexos de espícula-onda ritmados a 4/s, durante crise de ausência típica, duração de 13 s.

Epilepsia mioclônica juvenil

A EMJ é uma síndrome epiléptica relativamente comum, que representa cerca de 5-10% das síndromes epilépticas, mais frequente em mulheres. Manifesta-se tipicamente na adolescência, próximo da puberdade, entre os 13 e 18 anos, porém já foi descrito início entre os 8 e 26 anos, e, ocasionalmente, mais tardiamente[6,8,9]. História familiar de epilepsia (geralmente epilepsia generalizada) está presente em cerca de um terço dos casos[3,9].

Na EMJ, ou síndrome de Janz, o tipo principal de crise são as mioclonias, que ocorrem predominantemente no período matinal, próximo ao despertar, bilaterais, únicas ou repetitivas, arrítmicas e irregulares, e por vezes assimétricas. Os pacientes habitualmente descrevem as mioclonias como sensação de "tremor", "choques" ou breves "espasmos" em segmentos axiais do corpo, braços ou pernas, predominando nos membros superiores, de breve duração. Durante estes eventos podem derrubar objetos (p. ex., como a xícara de café ou escova de dentes), mas apesar disso são descritas na maioria das vezes como não incapacitantes pelos pacientes, não os impedindo de realizar suas atividades habituais. Não se nota alteração do nível de consciência[9].

Situação bastante comum é a ocorrência da primeira crise tônico-clônica em adolescente submetido a privação de sono ou estimulação fótica repetitiva (do ambiente), o que motiva a primeira consulta médica[14]. História detalhada frequentemente evidencia início prévio de crises mioclônicas que não foram valorizadas pelo paciente.

Os fatores desencadeantes frequentemente descritos pelos pacientes são: estresse, privação de sono, pensamentos específicos ou concentração mental que impliquem em tomada de decisões ou atividade manual, estímulos luminosos, uso de álcool, cálculo[9,14,18]. Má qualidade do sono e estresse aumentam o risco de ocorrência de crises, a despeito do uso adequado dos FAEs. Estes fatores devem ser considerados no manejo terapêutico de pacientes com EMJ.

Na EMJ, crises mioclônicas podem se associar ou não com outros tipos de crises. Crises tônico-clônicas generalizadas ocorrem em 80-95% dos pacientes, e geralmente são precedidas por *cluster* de mioclonias que progressivamente aumentam em amplitude e frequência. Crises de ausência típica são referidas em 10 e 30% dos pacientes em diferentes séries[9,14]. Estado de mal mioclônico é infrequente, e pode estar associado à retirada abrupta de FAE, ou ao uso de fármaco inadequado para esse tipo de crise.

São descritas características de personalidade particulares em pacientes com EMJ, como tendência à imaturidade, impressionabilidade, insegurança e instabilidade emocional[9,18]. Estes aspectos podem influenciar o estilo de vida e a aderência ao tratamento medicamentoso. O impacto desses fatores no desempenho psicossocial dos pacientes é variável e controverso na literatura, e pode ser influenciado pelas características do padrão de acompanhamento médico, reforçando a importância da relação médico-paciente no seguimento a longo prazo[18].

O padrão eletroencefalográfico observado na EMJ é atividade de base normal tanto em vigília quanto durante o sono, e presença de paroxismos epileptiformes do tipo complexos irregulares de espícula-onda e de poliespícula-onda, generalizados, com acentuação nas regiões frontais (Figura 46.3 e 46.4), com variação do número de espículas. Durante as crises mioclônicas, registram-se complexos de poliespícula-onda bilaterais, síncronos e simétricos, os quais precedem imediatamente o abalo mioclônico. O número de espículas parece se correlacionar com a intensidade da contração muscular. Durante as crises de ausência, observa-se padrão de espícula-onda ritmados a 3-4 Hz. Fotossensibilidade está presente em cerca de um terço dos casos (variando de 30 a 48% dos pacientes em diferentes séries)[9,13] (Figura 46.5).

Figura 46.3 – Eletroencefalograma de paciente com EMJ, com registro de complexos de espícula-onda bilaterais, síncronos e simétricos.

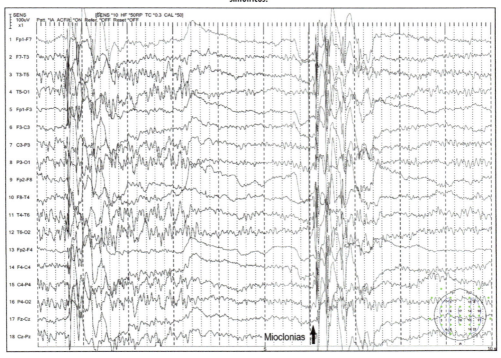

Figura 46.4 – Paroxismos epileptiformes generalizados observados durante a hiperventilação, em paciente com EMJ.

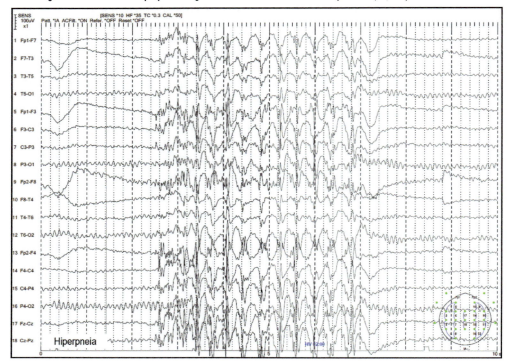

Figura 46.5 – Paciente com EMJ. A seta indica momento de início do fotoestímulo (21Hz), com resposta fotoparoxística.

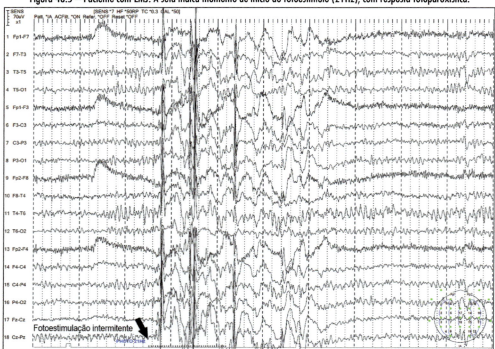

O tratamento na EMJ inclui aspectos relacionados à disciplina e ao controle de fatores desencadeantes, e uso de FAEs adequados. O aconselhamento de hábitos e estilo de vida saudável é fundamental: o ritmo de sono e vigília deve ser regular evitando períodos de privação de sono; evitar uso abusivo de álcool e exposição a estímulos luminosos (em pacientes fotossensíveis).

A maioria dos pacientes atingem controle completo de crises com o uso de FAEs adequados, como o valproato de sódio, levetiracetam, topiramato ou lamotrigina. Benzodiazepínicos podem ser utilizados em associação, por curtos períodos. É de fundamental importância individualizar o tratamento da EMJ em mulheres em idade fértil.

Levando-se em conta efeitos colaterais dos FAEs, incluindo efeitos teratogênicos, levetiracetam é considerada medicação de primeira escolha em mulheres em idade fértil; lamotrigina é boa escolha se as crises de ausência típica forem frequentes, e topiramato pode ser considerado em casos de associação com enxaqueca[9].

A retirada de drogas antiepilépticas, mesmo após longos períodos de controle adequado de crises (5 anos ou mais) leva à recidiva de crises em pacientes com epilepsias generalizadas primárias, em diferentes porcentagens a depender do estudo analisado. Vorderwülbecker e cols. evidenciaram maior taxa de recorrência de crises após interrupção do FAE em pacientes com EAJ (67%) do que em pacientes com EMJ (21%)[6]. Importante estudo com longo período de seguimento (45 anos) de pacientes com EMJ demonstrou melhor prognóstico na remissão de crises, do que previamente descrito[19], estabelecendo uma perspectiva nova e mais otimista no seguimento destes pacientes.

Nos pacientes com EMJ corretamente diagnosticados e corretamente tratados, a ocorrência de crises de ausência típica, maior duração da epilepsia até que seja obtido controle completo de crises e comorbidades psiquiátricas são fatores associados com pior prognóstico para remissão de crises a longo prazo[14,17,19]. Fotossensibilidade não se associa com pior prognóstico para controle de crises, porém se correlaciona com maior risco de recorrência de crises se o FAE for descontinuado[14].

Embora a EMJ seja uma síndrome epiléptica frequente, até 80% dos pacientes não recebem o diagnóstico correto e são tratados com drogas inadequadas, como carbamazepina, oxcarbazepina e fenitoína, que podem agravar as crises mioclônicas. Os principais motivos de erro diagnóstico são o desconhecimento da síndrome e suas manifestações clínicas características, o fato de os pacientes não relatarem espontaneamente a ocorrência de mioclonias[9], o fato de mioclonias serem erroneamente interpretadas como crises focais motoras, e bloqueio de fala (nas mioclonias orofaríngeas), soluços (mioclonias de diafragma) ou períodos confusionais matinais (decorrentes de mioclonias frequentes), que eventualmente culminam com crise tônico-clônica generalizada, serem erroneamente interpretadas como crises focais evoluindo para crise tônico-clônico bilateral. Adicionalmente, o EEG pode mostrar paroxismos epileptiformes focais em até 30% dos casos, o que leva o clínico a erro diagnóstico e terapêutico[9]. A EMJ pode apresentar-se como epilepsia de difícil controle, refratária a diversas medicações se não diagnosticada corretamente e se for tratada com drogas inadequadas.

Deve-se considerar o diagnóstico em indivíduos neurologicamente normais, que apresentem crises tônico-clônicas generalizadas de início na adolescência, principalmente se desencadeadas por privação de sono.

Epilepsia com crises tônico-clônicas isoladas

A ETCI se caracteriza pela ocorrência de crises tônico-clônicas generalizadas com idade de início desde a infância até a fase de adulto jovem (dos 6 aos 26 anos), com pico de início na segunda década de vida, por volta dos 18 anos[1,3,20]. Portanto, a idade de início da epilepsia na ETCI é mais tardia quando comparado com outras formas de epilepsias generalizadas primárias de início na adolescência (EAJ, EMJ)[6]. Inicialmente era descrita como epilepsia com crises tônico-clônicas ao despertar, mas esse conceito foi modificado, uma vez que as crises podem ocorrer em diferentes condições e momentos do dia. Esses pacientes são muito sensíveis à privação de sono. Quando as crises se associam ao despertar, preferencialmente ocorrem nas primeiras 2 horas após o paciente acordar. A ocorrência de outros tipos de crises, como ausências típicas e mioclonias, não é habitual neste grupo de pacientes[20]. O diagnóstico é predominantemente clínico, e a frequência das crises tônico-clônicas pode ser baixa[20]. A resposta ao tratamento é boa, porém há elevado risco de recorrência de crises após interrupção do FAE. Vorderwülbecker e cols. evidenciaram maior taxa de recorrência de crises após interrupção do FAE em pacientes com ETCI (63%) do que em pacientes com EMJ (21%)[6].

Não há um padrão homogêneo de apresentação clínica no que diz respeito às características evolutivas, no entanto existem características comuns a outras formas de EGI no que diz respeito ao padrão eletroencefalográfico, e boa resposta ao tratamento com FAEs corretamente selecionados. Os FAEs de escolha para o tratamento são semelhantes aos utilizados na EMJ, ou seja, valproato de sódio, lamotrigina, levetiracetam e topiramato. Deve-se levar em conta as características do paciente (idade, sexo, idade fértil) e efeitos colaterais dos fármacos para selecionar a melhor opção de tratamento. Orientações para manutenção de ciclo vigília-sono regular são particularmente importantes em pacientes com ETCI.

O EEG é importante para o diagnóstico, e pode não mostrar alterações em condições habituais e nos registros iniciais. Pode-se evidenciar fotossensibilidade. Registros com longos períodos de sono têm maior probabilidade de evidenciar descargas de complexos de espícula-onda ou poliespícula-onda de projeção generalizada, tanto durante o sono, como logo após o despertar[20].

Os fatores relacionados com pior prognóstico e evolução para epilepsia refratária são idade de início de crises abaixo dos 13 anos, ocorrência de estado de mal epiléptico na evolução e ocorrência de efeitos colaterais aos FAEs[17].

Referências

1. Scheffer IE, Berkovic S, Capovilla G et al. ILAE classification of the epilepsies: Position paper of the ILAE Commission for Classification and Terminology. Epilepsia 2017; 58(4):512-521.
2. Falco-Walter JJ, Scheffer IE, Fisher RS. The new definition and classification of seizures and epilepsy. Epilepsy Research 2018;139:73-79.
3. Pack AM. Epilepsy overview and classification of seizures and epilepsies. Continuum (minneap minn) 2019;25(2, Epilepsy):306-321.
4. Berg AT, Berkovic SF, Brodie MJ et al. Revised terminology and concepts for organization of seizures and epilepsies: Report of the ILAE commission on classification and terminology, 2005-2009. Epilepsia 2010;51(4):676-685.
5. Berg AT, Scheffer IE. New concepts in classification of the epilepsies: entering the 21st century. Epilepsia 2011; 52(6):1058-1062.
6. Vonderwülbecke BJ, Kowski AB, Kirschbaum A et al. Long-term outcome in adolescent-onset generalized genetic epilepsies. Epilepsia 2017; 58(7):1244-1250.
7. Nicolson A, Chadwick DW, Smith DF. A comparison of adult onset and "classical" idiopathic generalized epilepsy. J Neurol Neurosurg Psychiatry 2004; 75(1):72-74.
8. Pimentel J, Varanda S, Guimarães P et al. Idiopathic Generalized epilepsies of adult onset: a reappraisal and literature review. Epileptic Disord 2018; 20(3):169-177.
9. Thomas P, Genton P, Gélisse P et al. Juvenile Myoclonic Epilepsy. In: Bereau M, Genton P, Dravet C, Delgado-Escueta AV, Tassinari CA, Thomas P, Wolf P, eds. Epileptic Syndromes in infancy, childhood and adolescence. France: John Libbey Eurotext; 2012: 305-328.

10. Medina MT, Bureau M, Hirsch E et al. Childhood absence epilepsy. In: Bereau M, Genton P, Dravet C, Delgado-Escueta AV, Tassinari CA, Thomas P, Wolf P, eds. Epileptic Syndromes in infancy, childhood and adolescence. France: John Libbey Eurotext; 2012:277-295.
11. Kessler SK, Shinnar S, Cnaan A et al. Pretreatment seizure semiology in childhood absence epilepsy. Neurology 2017;89(7):673-679.
12. Kessler SK, McGinnis E. A practical guide to treatment of childhood absence epilepsy. Pediatric Drugs 2019; 21:15-24.
13. Poleon S, Szaflarski JP. Photosensitivity in generalized epilepsies. Epilepsy Behav 2017; 68:225-33.
14. Gethner J, Schneider F, Wang Z et al. Predictors for long-term seizure outcome in juvenile myoclonic epilepsy: 25-63 years of follow-up. Epilepsia 2012; 53(8):1379-1386.
15. Gélisse P, Wolf P, Inoue Y. Juvenile Absence Epilepsy. In: Bereau M, Genton P, Dravet C, Delgado-Escueta AV, Tassinari CA, Thomas P, Wolf P, eds. Epileptic Syndromes in infancy, childhood and adolescence. France: John Libbey Eurotext; 2012: 329-339.
16. Aydin-Özemir Z, Matur Z, Bebek N et al. Long-term follow-up of adult patients with genetic generalized epilepsy with typical absence seizures and generalized paroxysmal fast activity in their EEG. Seizure 2014; 23:607-615.
17. Gomez-Ibañez A, McLachlan RS, Mirsattari SM et al. Prognostic factors in patients with refractory idiopathic generalized epilepsy. Epilepsy Research 2017;130:69-73.
18. Holtkamp M, Senf P, Kirschbaum A, Janz D. Psychosocial long-term outcome in juvenile myoclonic epilepsy. Epilepsia 2014; 55(11):1732-1738.
19. Senf P, Schmitz B, Holtkamp M, Janz D. Prognosis of juvenile myoclonic epilepsy 45 years after onset. Seizure outcome and predictors. Neurology 2013; 81:2128-2133.
20. Gélisse P, Crespel A, Sanchez MSG et al. Epilepsy with generalized tonic-clonic seizures alone. In: Bereau M, Genton P, Dravet C, Delgado-Escueta AV, Tassinari CA, Thomas P, Wolf P, eds. Epileptic Syndromes in infancy, childhood and adolescence. France: John Libbey Eurotext; 2012: 341-348.
21. Abou-Khalil, BW. Update on antiepileptic drugs 2019. Continuum (minneap minn) 2019;25(2, Epilepsy):508-536.

Capítulo 47

Epilepsias da Infância

Mariana Ribeiro Marcondes da Silveira
Maria Luiza Giraldes de Manreza

Ao término deste capítulo, você deverá saber:
- » Que as epilepsias são comuns na infância;
- » O conceito de epilepsia e a existência de diagnósticos diferenciais para cada faixa etária;
- » Que a anamnese e o exame físico são partes fundamentais do diagnóstico correto do tipo de epilepsia;
- » Que o diagnóstico da epilepsia é eletroclínico;
- » O conceito de encefalopatias epilépticas e do desenvolvimento;
- » Noções gerais das principais epilepsias de acordo com as faixas etárias.

Epidemiologia

A epilepsia acomete principalmente pessoas nos extremos de vida[1], tendo incidência de 0,5-1% nas crianças. Aproximadamente 1 em cada 150 crianças são diagnosticadas com epilepsia nos primeiros 10 anos de vida[2]. A maior incidência ocorre nos primeiros meses de vida, particularmente no período pós-neonatal imediato, caindo significativamente após o primeiro ano de vida, sendo estável durante a primeira década de vida e caindo novamente na adolescência[1].

A prevalência da epilepsia em crianças menores de 13 anos de idade varia de 5,3-8,8 a cada 1.000 crianças, sendo que em cerca de ¾ delas as crises são focais e em 1/5, generalizadas[3].

Definições importantes

Crise

A crise epiléptica é definida como a ocorrência transitória de sinais e/ou sintomas em decorrência de atividade neuronal síncrona anormal ou excessiva[4].

Classificação dos tipos de crise

Os tipos de crise serão abordados no capítulo "Classificação de crises e síndromes epilépticas" deste livro.

Epilepsia

A definição de epilepsia foi revisada em 2014 pela *International League Against Epilepsy* (ILAE). Atualmente a epilepsia é considerada uma doença do cérebro definida por quaisquer das seguintes condições:
1. Pelo menos duas crises não provocadas ou reflexas ocorrendo num intervalo maior do que 24 horas;
2. Uma crise não provocada (ou reflexa) e uma probabilidade de ocorrência de crises adicionais dentro de um intervalo de tempo de 10 anos que seja semelhante ao risco de recorrência de crises após duas crises não provocadas (o que gira em torno de 60%);
3. Diagnóstico de uma síndrome epiléptica[5].

O primeiro item da definição revisada pela ILAE é o mesmo da definição anterior. O segundo item permite que uma condição possa ser considerada como epilepsia mesmo na ocorrência de uma única crise se houver risco alto de recorrência de crises. É importante saber que o risco de uma segunda crise muitas vezes não será precisamente conhecido em termos percentuais, devendo, nesses casos, ser aplicado o primeiro critério[5,6].

Observa-se ainda que uma crise única e a presença de uma lesão ou uma crise única e a presença de paroxismos epileptiformes (PE) no eletroencefalograma (EEG) não satisfazem automaticamente o segundo critério da definição. Portanto, este item veio para contemplar com a possibilidade terapêutica aqueles pacientes em que já se sabe após uma primeira crise do alto risco de recorrência, como, por exemplo, em um paciente com crise única após um mês da ocorrência de um acidente vascular encefálico (AVE) ou em uma criança com uma crise associada a uma etiologia estrutural compatível, ou ainda na presença de PE[5].

Encefalopatia epiléptica

Quando os PEs são abundantes, contribuem por si só para piora do desempenho comportamental e cognitivo do paciente, tornando-os mais lentos ou mesmo determinando regressão. Além disso, estas alterações clínicas estão além do esperado na própria doença. Acredita-se ainda que nestes casos a melhora dos PEs possa melhorar as consequências neurológicas da doença.

Encefalopatia do desenvolvimento

Quando ocorre na epilepsia, há atraso do desenvolvimento neuropsicomotor (ADNPM) que independente da epilepsia. Nestes casos o ADNPM pode preceder o início das crises e mesmo não se alterar após o início das mesmas[7].

Encefalopatia epiléptica e do desenvolvimento

Deve ser usada nas síndromes epilépticas em que as alterações do desenvolvimento decorrem da etiologia da patologia, adicionando-se ao efeito dos PEs frequentes.

Princípios do diagnóstico da epilepsia na infância

A primeira tarefa do médico é determinar se o episódio apresentado pela criança tem as características de uma crise epiléptica, descartando-se outros eventos que a mimetizam. Para tanto, a história clínica detalhada é fundamental[8]. Outros eventos paroxísticos são comuns na infância, havendo relatos de incidência de até 9%[9-11]. Observam-se na Tabela 47.1, os principais diagnósticos diferenciais de acordo com a faixa etária.

Não há regras para a descrição dos eventos. O importante é que se crie um método sistemático para que não se percam informações. De modo geral, começa-se ouvindo o que o familiar e a criança contam livremente (não subestime as informações que as crianças mais velhas podem fornecer). Depois se deve recapitular o evento do ponto de vista cronológico. É bastante comum que o acompanhante relate apenas aspectos mais exuberantes como a parte em que o paciente evolui para uma crise tônico-clônica bilateral ou ferimentos decorrentes do evento, abandonando informações importantes para a classificação do tipo de crise. Uma sugestão é perguntar qual foi a primeira alteração notada e se criança referiu que ia ter a crise (isso sugere um início focal). Caso tenha referido, perguntar a criança se ela sabe dizer o que sentiu e para o acompanhante se notou algo diferente na criança concomitante ao aviso. Em seguida questiona-se sobre as alterações subsequentes até o término do evento. Para enriquecer o relato, pode-se perguntar pela presença de outros sintomas e sinais, começando, por exemplo, da cabeça em direção aos pés: 'como estavam os olhos? A boca? A posição da cabeça? Houve movimentos dos braços? Das pernas? Houve queda ao solo? Finalizar o questionamento perguntando sobre sintomas autonômicos e psíquicos.

Atualmente com o uso corriqueiro dos **smartphones** há possibilidade de os familiares já trazerem os eventos filmados para o médico. Quando os eventos forem frequentes e não implicarem na necessidade imediata de primeiros-socorros ao paciente, o médico pode solicitar à família que se sentir à vontade, tente filmá-los.

É preciso caracterizar cada evento apresentado pelo paciente e verificar se seguem um único padrão ou se existem dois ou mais padrões. Deve-se questionar a circunstância em que ocorreram (vigília ou sono), o ambiente, a frequência, a duração (lembrar que por vezes os familiares incluem o pós-ictal nos relatos), a presença de fatores desencadeantes e fatores de melhora.

Tabela 47.1 – Principais diagnósticos diferenciais de crises de acordo com a faixa etária

Neonatal	Entre 1-12 meses	Pré-escolares e escolares	Adolescentes
• Apneia • *Jitteriness* • Mioclonia neonatal benigna do sono • Hiperecplexia	• Episódios de perda de fôlego cianóticos e pálidos • Mioclonia benigna da infância • *Shuddering* • Síndrome de Sandifer • Distonia • Torcicolo paroxístico benigno da infância • Desvio tônico do olhar para cima • *Spasmus nutans* • Opsoclonus • Distúrbios do sono	• Migrânea • Vertigem paroxística benigna • Episódios de parada comportamental não epilépticos associados a deficiência intelectual, transtorno de espectro autista, transtorno de déficit de atenção e hiperatividade e raramente a crianças normais • Crises não epilépticas psicogênicas • Síncope • Distúrbios do movimento • Tiques e estereotipias • Discinesia paroxística • Distúrbios do sono	• Síncope • Crises psicogênicas não epilépticas • Distúrbios do sono • Distúrbios do movimento • Alucinações de origem psiquiátrica ou orgânica • Distúrbios psiquiátricos • Sintomas associados a alcalose durante hiperpneia em quadros de ansiedade • Migrânea

Adaptado das referências 9, 10 e 11.

A presença de outras morbidades é bastante comum nas epilepsias da infância, mesmo nas não complicadas. Dentre elas estão outras condições clínicas (55%), neurológicas (41%), psiquiátricas e do desenvolvimento (43% somadas)[12]. Conhecer os antecedentes pessoais, incluindo a história concepcional, pré-natal, neonatal e o desenvolvimento neuropsicomotor (DNPM) é fundamental para um diagnóstico conclusivo. Os antecedentes familiares, especialmente de crises febris e epilepsia, assim como a presença de consanguinidade, fornecem informações adicionais fundamentais.

O exame físico neurológico é importante mesmo quando normal, uma vez que a normalidade faz parte do raciocínio direcionando para alguns tipos de epilepsia.

Sabe-se que o diagnóstico das mais variadas síndromes epilépticas é eletroclínico. No entanto, é importante que no momento de solicitar o EEG já haja uma ou algumas hipóteses diagnósticas para o tipo de crise, de epilepsia e síndrome de modo a orientar melhor o exame.

A Figura 47.1, mostra os passos a serem seguidos a partir do momento que se diagnostica uma crise epiléptica.

O primeiro passo é saber o tipo de crise epiléptica que o paciente apresenta. Esta caracterização é feita de acordo com os dados da anamnese e pode ser complementada pelos exames de EEG e de neuroimagem. O segundo passo é determinar o tipo de epilepsia que é classificada de acordo com o tipo de crise epiléptica presente.

Para o diagnóstico de epilepsias generalizadas, o paciente deve ter uma ou mais das crises generalizadas tais como de ausência, mioclônica, atônica, tônica ou tônico-clônica e os achados eletrográficos compatíveis com o tipo de crise generalizada, como ritmo rápido generalizado ou complexos de espícula-onda e multiespícula-onda generalizada.

Já nos pacientes com epilepsias focais observa-se no EEG os PEs focais ou multifocais. As crises focais podem ser: perceptivas ou disperceptivas; motoras ou não motoras; além das focais com evolução para tônico-clônica bilateral.

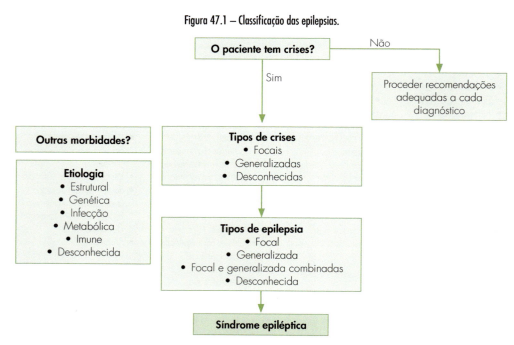

Figura 47.1 – Classificação das epilepsias.

Adaptada da referência 7.

O grupo com crises focais e generalizadas visa incluir pacientes que têm os dois tipos de crise, como na Síndrome de Dravet e de Lennox-Gastaut. E, finalmente, as epilepsias desconhecidas são aquelas em que o médico reconhece que o paciente tem epilepsia, mas não tem dados clínicos e eletrográficos suficientes para determinar se ela é focal ou generalizada.

No processo diagnóstico deve-se sempre considerar as etiologias prováveis para as crises e a epilepsia em questão, considerando os demais dados clínicos. Sobre a etiologia estrutural, é importante saber que o termo se refere a anormalidades visualizadas na neuroimagem que podem junto aos achados eletroclínicos, serem inferidas como causa da epilepsia do paciente. Ou seja, é importante saber se aquele tipo de lesão está associado a epilepsia e se a topografia dela se correlaciona aos achados eletroclínicos.

A etiologia estrutural pode ser adquirida como no AVE, no trauma cranioencefálico, em infecções, na esclerose mesial temporal; ou pode ter causa genética como boa parte das malformações do desenvolvimento cortical. As malformações corticais geralmente são associadas a crises de início na infância e ocorrência frequente.

Quando se identifica uma etiologia genética e as crises devem ser o sintoma fundamental do defeito genético *per se* e não de uma malformação determinada por um defeito genético. As etiologias infecciosas são inúmeras e podem variar de acordo com a epidemiologia de cada país. As causas imunológicas estão sendo cada vez mais estudadas e as metabólicas são raras, mas devem ser conhecidas[7]. No próximo tópico trataremos das particularidades de cada faixa etária.

Faixa etária neonatal

O período neonatal se estende até os 28 dias de vida ou 44 semanas de idade gestacional corrigida. As crises nesta faixa etária são na maioria das vezes sintomáticas agudas, sendo a encefalopatia hipóxico-isquêmica a causa mais comum, seguida do AVE isquêmico perinatal, trombose venosa cerebral, hemorragia intracraniana e intraventricular, infecção do sistema nervoso central (SNC) e menos frequentemente erros inatos do metabolismo (EIM), epilepsias genéticas de início precoce e epilepsias associadas a malformações corticais[13].

As crises neonatais estão associadas a maiores chances de paralisia cerebral, ADNPM e epilepsia. As chances de desenvolver epilepsia mais tardiamente estão entre 18-25%[13].

A detecção de crises em neonatos é um desafio, uma vez que o correlato clínico muitas vezes é sutil ou inexistente. Isso se deve em parte a diferenças na maturação. O cérebro do neonato tem um conectoma diferente com mielinização e formação de sinapses incompletas. Há ainda diferenças neuroquímicas com um predomínio de sinapses excitatórias e a presença de despolarização na ativação de receptores gabaérgicos por conta da imaturidade na expressão do transportador de cloro. Portanto, o grau de suspeita deve ser alto nos recém-nascidos com insultos conhecidos ao sistema nervoso central ou naqueles com alterações do exame neurológico.

Por outro lado, a presença de crises no recém-nascido deve desencadear busca rápida por insultos agudos ao SNC. Para isso a realização do EEG torna-se fundamental sendo o contínuo ou prolongado superior ao EEG de amplitude integrada (aEEG) na avaliação da atividade de base e na detecção e classificação das crises. O aEEG tem seu papel na triagem de crises, mas deve-se saber que a ausência de crises por este método não descarta completamente a possibilidade desde que sua sensibilidade é baixa, especialmente para crises curtas, infrequentes ou com um campo de distribuição restrito[13].

Crises neonatais idiopáticas autolimitadas e farmacorresponsivas

Ocorrem entre o primeiro e o sétimo dia de vida, sendo do tipo clônicas ou com apneia, durando de 1-3 minutos, frequentes, por vezes levando a estado de mal. As crianças geralmente são normais até o início das crises, evoluem com hipotonia que dura vários dias após a resolução do estado de mal. O EEG interictal pode ser normal ou descontínuo e apresentar PE focais, multifocais ou o padrão *théta pointu alternant*. A etiologia é desconhecida. O prognóstico parece bom, mas ainda precisa de mais estudos[13,14].

Crises neonatais familiares autolimitadas e farmacorresponsivas

Casos que se repetem nas gerações, caracterizados por crises (clônicas, tônicas ou de apneia) num neonato previamente normal, de início no terceiro dia de vida e com término em média antes do primeiro mês, podendo chegar até os seis a oito meses, com o desenvolvimento normal. Este quadro em 60-70% das vezes está associado a mutações nos canais de potássio KCNQ2 e KCNQ3 e tem expressão predominante nesta faixa etária. O EEG interictal pode ser normal ou descontínuo, com PEs focais ou multifocal ou ainda *théta pointu alternant*. A resposta ao tratamento geralmente é boa, e o DNPM também. Parece haver um risco maior de desenvolvimento de epilepsia nesta população[13,14].

Epilepsias neonatais graves

As crianças geralmente são anormais (alteração do nível de consciência e por vezes do tônus muscular) e a etiologia é variada. A Tabela 47.2 apresenta e compara as duas principais encefalopatias epilépticas de início neonatal[13-15].

Tabela 47.2 – Encefalopatias epilépticas do período neonatal

Achados	Encefalopatia Mioclônica Precoce	Encefalopatia epiléptica infantil precoce (Síndrome de Otahara)
Crise predominante	• Mioclonias erráticas	• Espasmos tônicos (precoce)
Outras crises	• Mioclonias generalizadas, crises focais e espasmos tônicos (tardios)	• Crises focais, mioclonias generalizadas (raras)
Exame neurológico	• Anormal com hipotonia	• Anormal, com achados assimétricos se lesões estruturais SNC
EEG	• Surto-supressão ativado no sono, com predomínio da supressão em detrimento dos surtos com PEs	• Surto-supressão na vigília e sono, com predomínio dos surtos com PEs em detrimento da supressão
Evolução	• Espasmos com ou sem hipsarritmia	• Espasmos com ou sem hipsarritmia
Etiologia	• Genéticas: *SLC25A22* (raramente) • EIM: Hiperglicinemia não cetótica, acidemias (D-glicérica, metilmalônica, propiônica) • Epilepsia dependente de piridoxina – mutação *ALDH7A1*	• Estruturais – Síndrome de Aicardi, porencefalia, hidrocefalia, hemimegalencefalia, lisencefalia, displasias corticais focais extensas • Genéticas: *STXBP1, ARX, SLC25A22, KCNQ2, PCDH19, CDKL5* • EIM: Crises sensíveis ao piridoxal fosfato, hiperglicinemia não cetótica, deficiência de citocromo oxidase, doenças mitocondriais
Prognóstico	• Grave, incluindo morte precoce, deterioração neurológica progressiva e estado minimamente consciente	• Deficiência intelectual, ADNPM grave, podendo ser estático. Prognóstico da epilepsia variável

PEs: *paroxismos epileptiformes; EIM: erro inato do metabolismo. STXBP1: proteína ligadora da sintaxina 1, regula liberação de vesículas sinápticas; ARX: aristaless related-homeobox, regula proliferação e diferenciação de progenitores neuronais; SLC25A22: carreador de soluto da família 25 membro 22, codifica transportador de glutamato mitocondrial; KCNQ2: membro 2 da subfamília semelhante a KCQT – geração e transmissão de sinais elétricos; ALDH7A1: codifica a antiquitina que age no metabolismo da lisina; PCDH19: no cromossomo Xq22.1, produz proteína de adesão celular cálcio dependente; CDKL5: no cromossomo Xp22, codifica proteína quinase (afeta atividade de outras proteínas).*

Adaptada da referência 15.

Faixa etária lactente

No lactente a crise epiléptica mais frequente é a crise febril, que ocorre entre os seis meses e cinco anos de vida na vigência de febre em até 6% das crianças. Trata-se de uma crise sintomática aguda não configurando epilepsia. A crise febril não será abordada neste capítulo.

No lactente temos as epilepsias autolimitadas, sendo as três mais comuns, as convulsões familiares infantis autolimitadas com início no primeiro ano de vida, os casos de epilepsia focal autolimitada da infância sem anormalidades interictais no EEG e as epilepsias focais autolimitadas com espículas no vértex ou centrais durante o sono. As formas familiares geralmente têm transmissão autossômica dominante. A suspeita deve vir em crianças normais, com crises basicamente de parada comportamental com ou sem evolução para crise tônico-clônica, com EEG compatível e exame de imagem normal. Por vezes o diagnóstico exige um tempo de observação da evolução clínica[16].

No lactente ocorre ainda a epilepsia mioclônica idiopática da infância, caracterizada por mioclonias, breves e as vezes agrupadas, na cabeça, olhos, face e membros podendo levar a queda, que ocorrem geralmente na sonolência ou no despertar, com presença frequente de história familiar de epilepsia ou crises febris. O EEG interictal é normal, sendo raras as espículas-ondas generalizadas fora das crises. As crianças podem evoluir com DNPM normal ou deficiência intelectual leve, podendo ter outros tipos de epilepsia generalizada mais tardiamente[17]. Na Tabela 47.3, há referência a outros tipos de epilepsia importantes nesta faixa etária.

Faixa etária pré-escolar, escolar e adolescentes

Consulte as Tabelas 47.4 a 47.8, para os principais diagnósticos.

Tabela 47.3 – Síndromes epilépticas de início no lactente

Achados	Síndrome de Dravet ou Epilepsia Mioclônica grave da infância	Espasmos infantis incluindo Síndrome de West
Idade de início	• Antes de 1 ano	• Entre 3-12 meses
Crise predominante	• Início: clônica bilateral ou unilateral com ou sem febre	• Espasmos epilépticos em flexão, extensão ou mistos, de ocorrência em salva e ao despertar – assimetria sugere lesão focal
Outras crises	• Na evolução: tônico-clônica bilateral, mioclônica, ausência atípica, crises focais motoras ou crises disperceptivas	• Crises focais
Exame neurológico e desenvolvimento	• Início DNPM normal ou discreta hipotonia. No segundo ano, instabilidade da marcha, prejuízo da coordenação fina, desenvolvimento lento da linguagem (por vezes somente frases elementares)	• Início: normal ou alterado conforme etiologia, tendência a involução com início das crises
EEG	• Início: normal ou discretamente desorganizado. Eventual: teta rítmico 4-5 Hz nas áreas centrotemporais e no vértex. Em 20-25% fotossensibilidade. Evolui com PE focais ou multifocais. Ativação com fechamento ocular em 25% e manutenção da fotossensibilidade	• Hipsarritmia clássica ou modificada (na SW), desorganizada, difusa e com paroxismos epileptiformes multifocais

Continua >>

Tabela 47.3 – Síndromes epilépticas de início no lactente (continuação)

Achados	Síndrome de Dravet ou Epilepsia Mioclônica grave da infância	Espasmos infantis incluindo Síndrome de West
Evolução/prognóstico	• Melhora no controle das crises na segunda década persistindo as tônico--clônicas bilaterais, manutenção do comprometimento motor e cognitivo	• Idiopáticos: mais comum resposta terapêutica completa sustentada sem novas crises e com DNPM mais próximo do normal. Nas demais, acometimento variável do DNPM. Podem evoluir para Síndrome de Lennox-Gastaut ou manutenção de epilepsia.
Etiologia	• Genéticas – mutação SCN1A (5% herdadas e 95% de novo), meninas com fenótipo Dravet-like PCDH19 (crises febris em cluster)	• Sem etiologia definida, estruturais adquiridas pré ou perinatal, desordens cromossômicas como Síndrome de Down, anormalidades genéticas (ARX, CDKL5, STPAN1, STXBP1) e raramente doenças metabólicas

DNPM, desenvolvimento neuropsicomotor; SW, síndrome de West; Hz, hertz por segundo; PEs, paroxismos epileptiformes; SCN1A, codifica subunidade alfa do canal de sódio NaV1.1; STPAN1, produz a proteína do citoesqueleto alfa espectrina, que estabiliza membranas e organiza organelas.
Adaptada da referência 18.

Tabela 47.4 – Epilepsias focais autolimitadas da infância (adaptado de referência 18)

Achados	Epilepsia autolimitada com espículas centrotemporais (Rolândica)	Síndrome de Panayiotopoulos
Idade de início	De 1-14 anos (75% entre 7-10 anos)	De 1-14 anos (75% entre 3-6 anos)
Crise predominante	• Crises focais: sensório motoras unilaterais na face e/ou orofaringolaríngeas (anartria é comum), autonômicas (hipersalivação), perceptivas ou disperceptivas, podendo evoluir para clonias do membro superior e crise tônico-clônica bilateral	• Crises focais perceptivas ou disperceptivas: autonômicas (vômitos e menos frequente palidez, midríase, sudorese, lacrimejamento e incontinência fecal e/ou urinária) associadas a sintomas motores (desvio conjugado do olhar) e cognitivos/emocionais com agitação. 25% terão só uma crise – status autonômico
Exame neurológico (EN) e desenvolvimento	• Início DNPM normal e EN normais, pode haver alterações de linguagem e funções executivas leves que melhoram após remissão	• Início DNPM normal e EN normais, pode haver alterações de linguagem e funções executivas leves
EEG	• Base normal e PEs de espícula e onda aguda seguida de onda lenta ativadas na sonolência e sono centrotemporais uni ou bilaterais, por vezes dipolo (positividade frontal e negatividade centrotemporal)	• Base normal e interictal normal em 10%. PEs de espícula e onda aguda seguida de onda lenta de grande amplitude, multifocal, predominando occipital, ativadas no sono e por eliminação da visão central (fixation-off)
Evolução/prognóstico	• Remissão das crises entre 13-18 anos. DNPM normal	• Remissão das crises entre 11-13 anos. DNPM normal
Etiologia	• Desconhecida • Casos raros – GRIN2A	• Desconhecida

DNPM, desenvolvimento neuropsicomotor; EM, exame neurológico; GRIN2A, gene que codifica subunidade do receptor de glutamato NMDA; PEs, paroxismos epileptiformes.

Tabela 47.5 – Síndromes epilépticas de início entre período lactente e escolar

Achados	Epilepsia com crises mioclônico-atônicas	Síndrome de Lennox-Gastaut
Idade de início	• Entre 6 meses e 6 anos (pico 2-4anos)	• Entre 1-7 anos (pico 3-5 anos)
Crise predominante	• 2/3 iniciam com crise febril ou tônico clônica bilateral • Mandatória: mioclônico-atônicas	• Crises tônicas especialmente no sono e ausências atípicas
Outras crises	• Ausência tipicamente com mioclonias (em metade), ausências atípicas, crises tônicas são raras, estado de mal não convulsivo ou com mioclonias sutis	• Atônicas, mioclônicas, mioclônico-atônicas, tônico clônica bilaterais, espasmos epilépticos e focais
Exame neurológico e desenvolvimento	• Início DNPM e EN normal, podendo evoluir com ADNPM	• Início: 10-30% evoluem de SW ou Otahara. DNPM e EN refletindo etiologia, na maioria das vezes já alterados
EEG	• Base normal ou desorganizada, teta rítmico biparietal, complexos de espícula-onda e multiespícula-onda generalizados	• Base desorganizada, complexos de onda aguda-onda lenta (< 2,5/s) e ritmo rápido (10 Hz ou mais) generalizados. Espículas e ondas agudas focal e multifocal predominando anterior
Evolução/prognóstico	• DNPM normal ou alterado, remissão das crises em três anos em 50-89%	• 80% adultos terão crises e raramente terão vida independente, deficiência intelectual comum
Etiologia	• Desconhecidas • Genéticas: minoria tem variantes nos genes *SCN1A* e *SLC2A1*	• 70% – estruturais pré ou perinatais • Mutações genéticas de novo

ADNPM: atraso do desenvolvimento neuropsicomotor; DNPM: desenvolvimento neuropsicomotor; EN: exame neurológico; PEs: paroxismos epileptiformes; SCLC2A1: codifica transportador transmembrana de glicose, da família de carreador de soluto 2 na barreira hematoencefálica; SW: síndrome de West.
Adaptada da referência 18.

Tabela 47.6 – Síndromes epilépticas de início entre período pré-escolar e escolar

Achados	Encefalopatia epiléptica com ponta onda contínua no sono	Síndrome de Landau-Kleffner
Idade de início	• Entre 2-12 anos (pico 4-5anos)	• Entre 2-8 anos (pico 5-7anos)
Crise predominante	• Infrequentes, noturnas, focais motoras (hemiclônicas)	• 20-30% não têm. Infrequentes e noturnas, focais
Outras crises	• Crises focais disperceptivas, com achados sensoriais (auditivos), ausências, ausências atípicas, atônicas, focal evoluindo para tônico-clônica bilateral	• Ausências atípicas e crises atônicas
Exame neurológico e desenvolvimento	• Início DNPM e EN normal ou anormal se anormalidade estrutural prévia. Declínio cognitivo incluindo todos os domínios, declínio comportamental e psiquiátrico	• Criança previamente normal, início subagudo de agnosia auditivo-verbal, com flutuação do acometimento da linguagem, comumente associada a anormalidades psiquiátricas e cognitivas

Continua >>

Tabela 47.6 – Síndromes epilépticas de início entre período pré-escolar e escolar (continuação)

Achados	Encefalopatia epiléptica com ponta onda contínua no sono	Síndrome de Landau-Kleffner
EEG	• Espícula-onda contínua no sono NREM (> 85%), difusa predominando frontal, podendo haver outros focos	• Espícula-onda difusa predominando temporoparietal ativado no sono podendo evoluir para padrão de espícula-onda contínua do sono
Evolução/ prognóstico	• Comprometimento global grave, podendo haver alguma melhora com o tempo	• Crises se resolvem depois dos 10 anos, comum déficits de linguagem residuais ou mais graves
Etiologia	• 1/3 – anormalidades estruturais • GRIN2A • Alterações cromossômicas e doenças mitocondriais	• Desconhecida • GRIN2A

DNPM: desenvolvimento neuropsicomotor; EN: exame neurológico; GRIN2A: gene que codifica subunidade do receptor de glutamato NMDA; NREM: estado do sono sem movimentos oculares rápidos.
Adaptada da referência 18.

Tabela 47.7 – Epilepsias idiopáticas generalizadas 1

Achados	Epilepsia ausência da infância	Epilepsia ausência da juventude
Idade de início	• Entre 2 e 12 anos (pico 5-6 anos)	• Entre 8-20 anos (pico 9-13 anos)
Crise predominante	• Ausências típicas breves e muito frequentes, provocadas pela hiperpneia	• Ausências típicas frequentes, pode ser ativada pela hiperpneia
Outras crises	• Tônico-clônica bilateral, geralmente na adolescência	• Tônico-clônica bilateral em mais de 80% casos
Exame neurológico e desenvolvimento	• DNPM e EN normais. Pode ter dificuldade escolar TDAH.	• DNPM e EN normais. Pode ter dificuldade escolar e TDAH.
EEG	• Base normal. Complexos de espícula-onda generalizados a 3/segundo ativadas na hiperpneia sendo comum registro de crises, especialmente se não medicado. 1/3 – OIRDA	• Base normal. Complexos de espícula-onda e de multiespícula-onda generalizados a 3,5/s ativadas na hiperpneia. Pode ter OIRDA
Evolução/prognóstico	• Autolimitada em mais de 90% casos	• Geralmente dura toda a vida, mas tem boa resposta ao tratamento
Etiologia	• Desconhecida • Genética: – Ausência antes dos 4 anos – descartar mutação SLC2A1 (até 10% destes casos) – Raro – mutações GABRG2 e CACNA1A	• Desconhecida • Genética: raro – mutações GABRG2 e CACNA1A

CACNA1A: codifica subunidade alfa1 do canal de cálcio voltagem dependente tipo P/Q; DNPM: desenvolvimento neuropsicomotor; EN: exame neurológico; GABRG2: subunidade gama 2 do receptor GABA-A; OIRDA: delta rítmico occipital intermitente; TDHA: transtorno de déficit de atenção e hiperatividade.
Adaptada da referência 18.

Tabela 47.8 – Epilepsias idiopáticas generalizadas 2

Achados	Epilepsia mioclônica juvenil	Epilepsia com crises tônico-clônicas isoladas
Idade de início	• Entre 8 e 25 anos	• Entre 5-40 anos (pico 11-23 anos)
Crise predominante	• Mioclonias distais, vigília (especialmente 30-60 min após despertar)	• Crise tônico-clônica bilateral, predominando no despertar (primeiras 1-2 horas após)
Outras crises	• Tônico-clônica bilateral> 90% • 1/3 ausência típica. Crise induzida por estímulo visual <10%	• Não tem
Exame neurológico e desenvolvimento	• 5% tinham epilepsia ausência juvenil prévia DNPM e EN normais.	• DNPM e EN normais. Pode ter antecedente de epilepsia ausência da infância
EEG	• Base normal. Complexos de espícula-onda e de multiespícula-onda generalizados a 3,5-6/segundo. 1/3 – espículas multifocais. • Resposta fotoparoxística 1/3 casos. Pode haver ativação de ausências na hiperpneia	• Base normal. Sem paroxismos em até 1/3 dos casos. Complexos de espícula-onda e de multiespícula-onda generalizados, em metade somente no sono. Pode haver resposta fotoparoxística
Evolução/ prognóstico	• Dura toda a vida. Crises ativadas na privação de sono, uso de bebidas alcoólicas e com ciclo menstrual.	• Geralmente dura toda a vida.
Etiologia	• Desconhecida • Genética: raro – mutações *GABRG2, CACNA1A, CLCN2 GABRD* e *EFHC1*, microdeleções como do gene 15q13.3	• Desconhecida • Genética: raro – *CLCN2*

DNPM: desenvolvimento neuropsicomotor; EN: exame neurológico; CLCN2: canal de cloro voltagem dependente; GABRD: subunidade delta do receptor GABA-A; EFHC1: codifica a proteína que interage com outras proteínas que funcionam como canal de cálcio.
Adaptada da referência 18.

Conclusão

O diagnóstico das epilepsias na infância é um desafio e envolve um vasto conhecimento que este capítulo buscou introduzir para instigar o médico residente a aprofundar seus estudos. Os princípios do tratamento medicamentoso das epilepsias serão abordados no capítulo "Drogas antiepilépticas". Outros tratamentos como cirurgia, estimuladores profundos e dietas específicas são assuntos para o especialista em epilepsia e fogem ao objetivo deste manual do médico residente.

Referências bibliográficas

1. Wilofong A. Seizures and epilepsy in children: classification, etiology and clinical features. "Disponível em https://www.uptodate.com/contents/seizures-and-epilepsy-in-children-classification-etiology-and-clinical [Acesso em 14/11/2017]
2. Aaberg KM, Gunnes N, Bakken IJ, Lund SØraas C, Bernetsen A, Magnus P et al. Incidence and Prevalence of Childhood Epilepsy: A Nationwide Cohort Study. Pediatrics. 2017; 139(5). pii: e20163908. doi: 10.1542/peds.2016-3908. Epub 2017 Apr 5
3. Oka E, Ohtsuka Y, Yoshinaga H, Murakami M, Kobayashi K, Ogino T. Prevalence of childhood epilepsy and distribution of epileptic syndromes: a population-based survey in Okayama, Japan. Epilepsia. 2006; 47(3): 626-30.
4. Fisher RS, van Emde Boas W, Blume W, Elger C, Genton P, Lee P et al. Epileptic seizures and epilepsy: definitions proposed by the International League against Epilepsy (ILAE) and the International Bureau for Epilepsy (IBE). Epilepsia. 2005;46:470-472.
5. Fisher RS, Acevedo C, Arzimanogluou A, Bogacz A, Cross JH, Elger EC et al. A practical definition of epilepsy. Epilepsia. 2014; 55(4): 475-82.
6. https://www.ilae.org/guidelines/definition-and-classification/the-2014-definition-of-epilepsy-a-perspective-for-patients-and-caregivers [acesso em 02/01/2018]
7. Scheffer IE, Berkovic S, Capovilla G, Connolly MB, French J, Guilhoto L et al. ILAE classification of the epilepsies: position paper of the ILAE Comission for classification and terminology. Epilepsia. 2017; 58(4): 512-21.
8. Brodtkorb E. Common imitators of epilepsy. Acta Neurol Scand Suppl. 2013; 196:5-10.
9. Nguyen TT, Kaplan PW, Wilfong A. Nonepileptic paroxysmal disorders in infancy. "Disponível em https://www.uptodate.com/contents/nonepileptic-paroxysmal-disorders-in-infancy?search=paroxysmal%20disorders&source=search_result&selectedTitle=1~150&usage_type=default&display_rank=1" [Acesso em 02/01/2018]
10. Nguyen TT, Kaplan PW, Wilfong A. Nonepileptic paroxysmal disorders in children. "Disponível em https://www.uptodate.com/contents/nonepileptic-paroxysmal-disorders-inchildren?search=paroxysmal%20disorders&source=search_result&selectedTitle=2~150&usage_type=default&display_rank=2" [Acesso em 02/01/2018]
11. Nguyen TT e Kaplan PW. Nonepileptic paroxysmal disorders in adolescents and adults. "Disponível em
12. https://www.uptodate.com/contents/nonepileptic-paroxysmal-disorders-in-adolescents-and-adults [Acesso em 02/01/2018]
13. Aaberg KM, Bakken IJ, Lossius MI, Lund Seraas C, Håberg SE, Stoltenberg C et al. Comorbidity and childhood epilepsy: a Nationwide registry study. Pediatrics. 2016; 138.
14. Sands TT and McDonough TL. Recent advances in neonatal seizures. Curr Neurol Neurosci Rep. 2016;16: 92: 1-10.
15. Neubauer BA and Plouin P. Benign familial and non-familial neonatal seizures. In. Bureau MP, Genton P, Dravet C, Delgado-Escueta AV, Tassinari CA, Thomas P and Wolf P eds. Epileptic Syndromes in Infancy, Childhood and adolescence (5 Ed). 2012. 77-88.
16. Mizrahi EM and Milh M. Early severe neonatal and infantile epilepsies. In. Bureau MP, Genton P, Dravet C, Delgado-Escueta AV, Tassinari CA, Thomas P and Wolf P eds. Epileptic Syndromes in Infancy, Childhood and adolescence (5 Ed). 2012. 89-98.
17. Vivegano F, Bureau M and Watanabe K. Idiopathic focal epilepsies in infants. In. Bureau MP, Genton P, Dravet C, Delgado-Escueta AV, Tassinari CA, Thomas P and Wolf P eds. Epileptic Syndromes in Infancy, Childhood and adolescence (5 Ed). 2012. 115-123.
18. Guerrini R, Mari F and Dravet C. Idiopathic Myoclonic epilepsiaes in infancy and early childhood. In. Bureau MP, Genton P, Dravet C, Delgado-Escueta AV, Tassinari CA, Thomas P and Wolf P eds. Epileptic Syndromes in Infancy, Childhood and adolescence (5 Ed). 2012. 157-173.
19. https://www.epilepsydiagnosis.org [acesso em 09/01/2018]

Capítulo 48

Epilepsias Focais

Gustavo Mercenas dos Santos
Carmen Lisa Jorge

Definições

De acordo com a *International League Against Epilepsy* (ILAE), epilepsia é definida como uma doença do cérebro caracterizada por uma predisposição persistente a gerar crises epilépticas. Na prática clínica, isso pode ser traduzido como:
» Pelo menos duas crises epilépticas não provocadas ou duas crises reflexas que ocorreram em um intervalo superior a 24 horas;
» Uma crise epiléptica não provocada ou uma crise reflexa e chance de ocorrência de uma nova crise estimada em pelo menos 60%;
» Diagnóstico de uma síndrome epiléptica.

Na proposta de Classificação de 2017 da ILAE, crise focal é aquela originada em uma rede neuronal localizada, limitada a um hemisfério cerebral, podendo ser muito localizada ou mais amplamente distribuída. Crises focais também podem se originar e/ou envolver estruturas subcorticais.

Epidemiologia

A epilepsia acomete aproximadamente 50 milhões de pessoas no mundo. Estima-se que 2,4 milhões de casos se manifestem a cada ano em todo mundo. As epilepsias focais constituem a forma mais comum de epilepsia cerca de 70% das epilepsias. No adulto a do lobo temporal é o tipo mais prevalente.

Classificação

No início de 2017, a ILAE divulgou a nova proposta de classificação de crises (Tabela 48.1). Nela, as crises focais podem ser classificadas quanto ao comprometimento da percepção (perceptivas ou disperceptivas), início da manifestação epiléptica (motor ou não motor), assim como sua evolução para tônico-clônica bilateral. Também é possível usar exames complementares para a classificar a crise, e a descrição fenomenológica do evento é encorajada.

O primeiro sinal ou sintoma proeminente de uma crise focal deve ser usado para a classificação, com exceção da parada comportamental transitória. Uma crise focal somente será considerada uma crise de parada comportamental se este sintoma for a característica mais proeminente de toda a crise.

Tabela 48.1 – Classificação de crises epilépticas focais 2017 (Adaptado: ILAE, 2017)

Início focal	
• Perceptiva	• Disperceptiva
Início motor	
• Automatismos	
• Atônicas	
• Clônicas	
• Espasmos epilépticos	
• Hipercinéticas	
• Mioclônicas	
• Tônicas	
Início não motor	
• Autonômicas	
• Parada comportamental	
• Cognitivas	
• Emocionais	
• Sensoriais	
Focal evoluindo para tônico-clônica bilateral	

Quadro clínico

As crises focais apresentam-se com manifestações clínicas variadas, dependendo da região onde se encontra o foco epileptogênico. Didaticamente, podemos dividir as manifestações clínicas de acordo com a semiologia dos lobos cerebrais (Figura 48.1). É importante lembrar que as manifestações clínicas demonstram que há um envolvimento destas regiões, mas não necessariamente é onde se inicia a crise, podendo a manifestação clínica ser resultante da propagação do foco para outras regiões.

Epilepsia do lobo temporal

É o tipo de epilepsia focal mais comum, correspondendo a cerca de 65% das epilepsias focais. Podem apresentar-se como crises focais perceptivas ou disperceptivas. As crises podem ser divididas em crises do lobo temporal mesial e do lobo temporal lateral o neocortical.

Crises do lobo temporal mesial

A maior parte dos pacientes apresentam auras, que são fenômenos sensitivos que antecedem o comprometimento da consciência e as manifestações motoras. As mais comuns são as sensações psíquicas (*déjà vu* e *jamais vu*), desconforto epigástrico ascendente, ansiedade e sintomas olfatórios. Geralmente, o paciente evolui com comprometimento da consciência associado a automatismos oromastigatórios e manuais, e postura distônica envolvendo um ou mais membros. Há confusão pós-ictal e, frequentemente, amnésia. A esclerose mesial temporal é a etiologia mais comum.

A esclerose hipocampal geralmente tem início na adolescência ou em adultos jovem e classicamente possui uma história de um insulto precipitante precoce ainda na infância. Entre as formas de insulto precoce, destacam-se as crises febris, além de traumas no nascimento, infecções do sistema nervoso central e infartos isquêmicos encefálicos. Algumas das

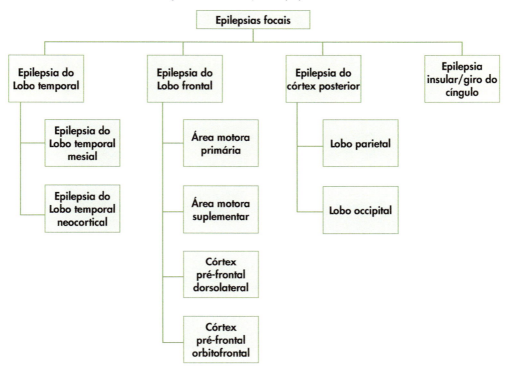

Figura 48.1 – Classificação das epilepsias focais.

manifestações clínicas podem ter valor lateralizatório. Os automatismos manuais estão relacionados ao hemisfério ipsilateral e a postura distônica ao hemisfério contralateral. A presença de afasia durante ou posterior à crise sugere o envolvimento do hemisfério dominante, já a fala ictal está relacionada ao hemisfério não dominante.

Caso clínico 1

» D.A.M. 59 anos
» Início de crises epiléptica aos 14 anos de idade, caracterizadas por desconforto epigástrico ascendente, seguido por parada comportamental associada a automatismos oromastigatórios e manuais à esquerda, além de postura distônica à direita, com duração média de 1 minuto. Após as crises apresenta confusão mental e deambulação por 30 minutos.
» Frequência de crises: 3 a 4 crises ao mês.
» Antecedente pessoal: crise febril aos 2 anos de idade.
» Antecedente familiar: Mãe e tio paterno são epilépticos.
» Medicações em uso: Carbamazepina e clobazam; já fez uso de fenobarbital, fenitoína e valproato de sódio sem resposta terapêutica.
» Ressonância magnética evidenciou esclerose mesial temporal esquerda (Figura 48.2) e monitorização por VEEG crises com correlato em região temporal esquerda (Figura 48.3).
» O paciente foi submetido ao tratamento cirúrgico e, desde então, passou a ficar livre de crises.

Figura 48.2 – Imagem de RM encefálica em corte coronal, sequência T2, evidenciando esclerose hipocampal à esquerda.

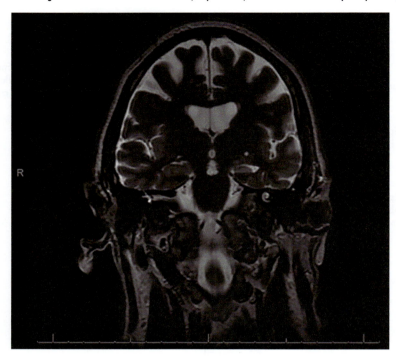

Figura 48.3 – Registro de crise eletrográfica em VEEG, atividade teta agudizada a 6 Hz de projeção na região temporal esquerda com envolvimento do temporal contralateral.

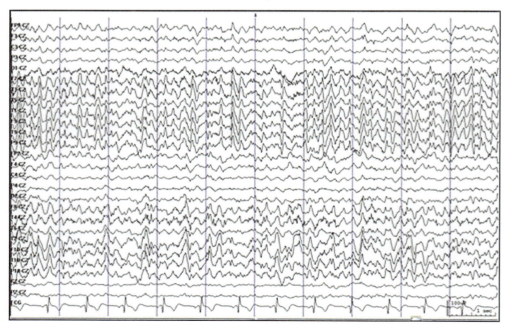

Crises do lobo temporal lateral ou neocortical
Crises focais que frequentemente se manifestam por ilusões ou alucinações auditivas, "estado de sonho" e/ou comprometimento da linguagem, se foco no hemisfério dominante. Podem ocorrer crises focais disperceptivas quando há propagação para estruturas mesiais ou extra temporais.

Epilepsia do lobo frontal
É o segundo tipo de epilepsia focal mais comum. Geralmente são crises de curta duração, início e final súbitos com tendência à evolução para crise tônico-clônica bilateral. Predominam durante o sono e envolvem manifestações motoras (90% dos casos), muitas vezes bizarras e que podem ser confundidas com crises não epilépticas psicogênicas (CNEP). As crises do lobo frontal podem ser divididas em:

Crises pré-centrais
Originam-se na região pré-central (área motora primária). Manifestam-se como crises focais com movimentos contralaterais ao foco epileptogênico com progressão lenta de uma parte do corpo para segmento adjacente, caracterizando a chamada "marcha jacksoniana" (segue a representação cortical do homúnculo de Penfield).

Crises pré-motoras
Originadas na área motora suplementar. Caracterizam-se por posturas tônicas de predomínio proximal, em geral bilaterais e assimétricas. A descrição da postura do esgrimista, na qual há extensão de um braço e flexão do contralateral, com desvio da cabeça e dos olhos para o membro estendido, é a manifestação clássica. Pode haver também vocalização, denotando envolvimento da região opercular.

Crises pré-frontais dorsolaterais
Frequentemente há desvio tônico ocular e cefálico, automatismos gestuais, posturas tônicas assimétricas de membros.

Crises pré-frontais orbitofrontais
Podem iniciar-se com expressão de terror, gritos e agitação. Manifestações motoras hipercinéticas, movimentos proximais, pontapés ou murros, automatismos do tipo pedalar são os mais comuns.

Epilepsia do córtex posterior
Engloba os lobos parietal e occipital. No lobo parietal podem manifestar-se com parestesias ou sensações de eletricidade restritas a um membro ou com "marcha jacksoniana", rigidez ou resfriamento da língua e alucinações gustativas. O paciente pode apresentar ainda sensação de enfraquecimento, vertigem, desorientação espacial e distúrbios da linguagem.

Já no lobo occipital, os sintomas fundamentais são visuais e oculomotores. Podem ocorrer manifestações visuais positivas como faíscas, luzes piscando, e cores, que podem permanecer estacionárias ou movimentar-se, além de fenômenos como macropsia, micropsia, distorção dos objetos. Esses fenômenos geralmente são seguidos de versão dos olhos.

Manifestações visuais negativas como escotomas, hemianopsia e amaurose podem ocorrer separadamente ou associados a sintomas positivos.

Dor orbitária e vômito podem estar presentes durante a crise, especialmente pela propagação para lobo temporal não dominante e ínsula. Pode ocorrer cefaleia pós-ictal, uni ou bilateral. As crises do lobo occipital é diagnóstico diferencial de migrânea.

Crises da ínsula/giro do cíngulo

Muitas vezes não são identificadas. Deve-se suspeitar quando há relatos de sensação de contração na orofaringe ou sufocamento. Devido à variedade de conexões destas estruturas com os lobos frontal e temporal, frequentemente mimetizam crises que se iniciam nessas regiões. Nos casos de ausência de lesões evidentes na ressonância magnética de encéfalo, monitorização invasiva pode ser necessária para confirmar início ictal.

Etiologia

Nos pacientes com epilepsia focal, subentende-se que há uma provável alteração estrutural localizada que seja responsável por causar as crises. As anormalidades na estrutura do sistema nervoso central (SNC) devem ser compatíveis com as crises apresentadas. São elas: acidente vascular encefálico (AVE), traumatismo cranioencefálico (TCE), malformações/displasias corticais, tumores, sequelas de infecções (meningoencefalite, neurocisticercose, neurotuberculose). A esclerose mesial temporal é a causa mais comum de epilepsia focal.

A etiologia imunomediada é uma importante causa de epilepsia refratária, que deve ser reconhecida pela necessidade de uma abordagem específica para o seu tratamento. Deve-se considerar o diagnóstico de epilepsia autoimune sempre que estiver diante de um ou mais achados a seguir:

» Epilepsia focal fármaco resistente sem etiologia definida;
» Evolução subaguda;
» Evidência de inflamação em exames de neuroimagem ou liquor;
» Associação com sintomas psiquiátricos;
» Rápido declínio cognitivo;
» História de neoplasia;
» Presença de desordens autoimunes sistêmicas.

A associação de doença autoimune com crises epilépticas já está bem estabelecida em algumas condições, como: encefalite límbica paraneoplásica, encefalite do receptor do anticorpo N-metil-D-aspartato (Anti-NMDA) e encefalite antiglioma inativado-1 rico em leucina (LGI1). O papel dos anticorpos da glutamina decarboxilase 65 (GAD65) ainda é controverso, assim como, a causa da encefalite de Rasmussen e os mecanismos das síndromes do estado epiléptico refratário criptogênico e das convulsões nas doenças autoimunes sistêmicas.

Caso clínico 2

» A.C.A.S. 35 anos
» Aos 23 anos, iniciou quadro de alteração comportamental e declínio cognitivo. Meses após, começou a apresentar eventos paroxísticos caracterizados por alucinações auditivas, visuais e olfativas, seguidas por parada comportamental e automatismos oromastigatórios e manuais bilaterais. Inicialmente com duração de 1 minuto, evoluindo progressivamente com aumento da duração e frequência, chegando a ocorrer várias vezes ao dia. Iniciou acompanhamento psiquiátrico para esquizofrenia com antipsicóticos e passou a apresentar crises de evolução tônico-clônico generalizadas. Um ano após início do quadro, começou tratamento com neurologista, fazendo uso de diversos fármacos antiepilépticos (valproato de sódio, carbamazepina e clonazepam) mantendo de 4 a 6 crises por dia.
» Foi internada em unidade de VEEG onde foi melhor caracterizado o evento epiléptico (Figura 48.4) e feita extensa investigação com exames de Ressonância magnética encefálica (Figura 48.5) e exames de neuroimagem funcionais (Figura 48.6). Devido à refratariedade, foi realizada pulsoterapia e a paciente evoluiu com melhora no controle das crises.

» Durante a investigação, foi feito o diagnóstico de Síndrome de Stiff-Person e a pesquisa de anticorpos revelou Anti-GAD positivo. A paciente foi submetida então à plasmaférese e evoluiu com controle das crises e melhora da alteração comportamental.

Figura 48.4 – Registro de crise eletrográfica em unidade de VEEG, evidenciando atividade ritmada acometendo região temporal posterior direita com difusão para região parieto-occipital ipsilateral.

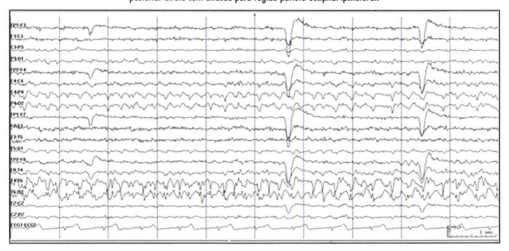

Figura 48.5 – Imagem de RM encefálica, sequência Flair, evidenciando leve hipersinal em amígdalas hipocampais bilaterais.

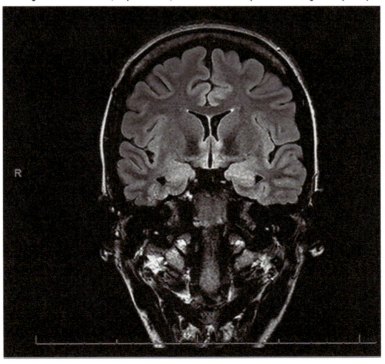

Figura 48.6 – PET-FDG. Observa-se diminuição difusa de concentração do radiofármaco em grau discreto na porção mesial do lobo frontal bilateral.

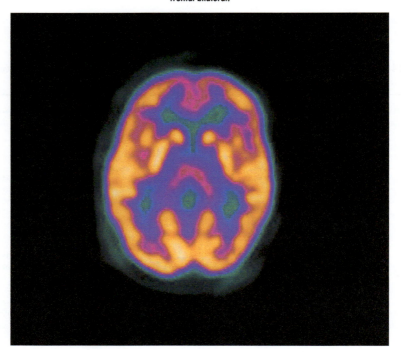

A etiologia genética no paciente com epilepsia, foi por muito tempo colocada como improvável, porém os avanços recentes na tecnologia do sequenciamento genético têm mudado esse paradigma. As mutações no gene DEPDC5, que codifica um regulador negativo do alvo mamífero da via do rapamicina (mTOR), são as mais relacionadas a epilepsias focais, incluindo a epilepsia focal de foco variável, a epilepsia do lobo frontal noturna autossômica dominante, a epilepsia do lobo temporal familiar e outras formas de epilepsias focais familiares não lesionais. Estudos demonstram que mutações no gene SCN1A, aumentam a suscetibilidade à epilepsia do lobo temporal mesial associada à esclerose hipocampal e convulsões febris. Apesar dos avanços, ainda não está bem estabelecido uso da análise de sequenciamento completo do exoma nas epilepsias focais.

Porém, em alguns casos, mesmo com a investigação complementar, não é possível identificar o "foco" da epilepsia. Nessas situações, a etiologia é desconhecida.

Diagnóstico

O diagnóstico de epilepsia é essencialmente clínico. Na anamnese, dados como idade de início, antecedentes patológicos, antecedentes familiares, identificação de fatores desencadeantes de crises, horário preferencial dos eventos, além da descrição semiológica da crise são muito importantes.

Exames complementares

Os exames complementares auxiliam na determinação do tipo de crise e na elucidação etiológica.

Ressonância magnética (RM) de encéfalo

É o exame de imagem de escolha para pacientes com epilepsia. Todo paciente com quadro clínico compatível com epilepsia focal deve realizar investigação com RM, a fim de identificar provável alteração estrutural responsável pelas crises.

Eletroencefalograma

Exame de extrema importância em epilepsia. Auxilia na identificação do tipo de crise (focal × generalizada), na localização do foco epileptogênico, na avaliação da resposta terapêutica e dos candidatos à retirada de medicação. É importante ressaltar que o exame normal não afasta possibilidade de epilepsia. Além disso, o EEG de rotina, com registro através de eletrodos de escalpo, tem limitações em registrar focos localizados em estruturas profundas e mesiais.

Videoeletroencefalograma (VEEG)

Registro simultâneo da manifestação clínica e do traçado eletroencefalográfico. Usado para classificar o tipo de crise, quantificar sua frequência, localizar e lateralizar foco epileptogênico, importante na avaliação pré cirúrgica em pacientes farmacorresistentes e avaliar pacientes com suspeita de eventos não epilépticos ou crises não epilépticas psicogênicas (CNEP).

Exames de neuroimagem funcionais

Avaliam o metabolismo (tomografia por emissão de pósitrons – *positrons emission tomography* – PET) e o fluxo sanguíneo cerebrais (tomografia por emissão de fóton único – *single photon emission computed tomography* – SPECT). Tais exames auxiliam na localização do córtex epileptogênico, já que há diminuição do metabolismo da glicose e do fluxo sanguíneo nesses locais. Estes exames são principalmente utilizados dentro da avaliação pré cirúrgica em pacientes farmacorresistentes.

Diagnósticos diferenciais

- » Eventos não epilépticos e crises não epilépticas psicogênicas; são causas importantes de pseudo-refratariedade.
- » Outros tipos de epilepsia, como as epilepsias generalizadas, nas quais a escolha dos fármacos pode mudar significativamente o prognóstico.

Atenção a alguns erros comuns

- » Confundir crises focais disperceptivas e crises de ausência (generalizadas). Isso leva a erros na escolha terapêutica, podendo causar piora das crises;
- » Crises do lobo frontal × crises não epilépticas psicogênicas (CNEP).

Tratamento

Vários fármacos antiepilépticos (FAE) podem ser utilizados no tratamento das epilepsias focais. O principal ponto a ser considerado na escolha é a adaptação e tolerabilidade do paciente ao esquema terapêutico proposto, além da avaliação de comorbidades e interações medicamentosas (ver capítulo de epilepsia em situações especiais).

O objetivo do tratamento da epilepsia é propiciar a melhor qualidade de vida possível para o paciente, pelo alcance de um adequado controle de crises, com um mínimo de efeitos adversos.

A decisão de iniciar um tratamento anticonvulsivante baseia-se fundamentalmente em três critérios:

- » Risco de recorrência de crises.

- » Consequências da continuação de crises para o paciente.
- » Eficácia e efeitos adversos do fármaco escolhido para o tratamento.

Historicamente, os fármacos antiepilépticos (FAEs) podem ser classificados em três gerações.

A primeira geração compreende aqueles comercializados entre 1857 e 1958:
- » Brometo de potássio.
- » Fenobarbital.
- » Moléculas derivadas da estrutura dos barbitúricos, como a fenitoína, a primidona, a trimetadiona e a etossuximida.

A segunda geração inclui fármacos como a carbamazepina, o valproato e os benzodiazepínicos, introduzidos entre 1960 e 1975, quimicamente diferentes dos barbitúricos.

Apenas após 1980, passaram a ser comercializados compostos da terceira geração, constituída por fármacos descobertos como a progabida, a gabapentina, a vigabatrina, a tiagabina e o levetiracetam, bem como por outras ainda descobertas de forma acidental, como a lamotrigina e o topiramato.

Foram publicados quatro guias oficiais de recomendações (*guidelines*), baseados em evidências, para o tratamento da epilepsia (Tabelas 48.2 a 48.4):
- » Academia Americana de Neurologia (AAN);
- » NICE (*National Institute for Clinical Excellence*) do Reino Unido;
- » A revisão sistemática da ILAE.

Atenção

- Sempre a introdução e retirada dos FAEs deve ser lenta e gradativa.
- Priorizar a monoterapia.
- Muitos pacientes em uso de politerapia têm aumento dos efeitos colaterais e redução da eficácia em decorrência das interações medicamentosas.
- Atenção ao uso correto das doses dos FAEs, não definir pacientes como farmacorresistentes que estão em uso de subdoses e níveis séricos baixos.
- Quando definida a farmacorresistência, especialmente nos casos em que há lesão estrutural focal, encaminhar para centros terciários para avaliação pré-cirúrgica.

Tabela 48.2 – Recomendação terapêutica para epilepsia focal segundo ILAE

Recomendação da ILAE – epilepsia focal
• Adultos: carbamazepina, fenitoína e ácido valproico.
• Crianças: carbamazepina
• Idosos: lamotrigina e gabapentina

Tabela 48.3 – Recomendação dos principais *guidelines* para terapia das epilepsias focais

Guideline	Fármaco indicado
ILAE	Carbamazepina e fenitoína
AAN	Lamotrigina, topiramato e oxcarbazepina
NICE	Carbamazepina

Tabela 48.4 – Principais fármacos usados em epilepsia focal e seus mecanismos de ação

Fármaco	Indicação	Mecanismo de ação	Indução enzimática
Carbamazepina	Focal	Modulador do canal de sódio	Sim
Oxcarbazepina	Focal	Modulador do canal de sódio	Sim
Fenitoína	Focal	Modulador do canal de sódio	Sim
Lamotrigina	Focal e generalizada	Inibição dos canais de sódio voltagem dependentes	Sim
Gabapentina	Focal e generalizada	Agonista gabaérgico	Não
Clobazam	Focal e generalizada	Agonista gabaérgico e modulador do canal de sódio	Não
Clonazepam	Focal e generalizada	Agonista gabaérgico e modulador do canal de sódio	Não

Bibliografia

- Cendes F, Kahane P, Brodie MJ, Andermann F. The mesio-temporal lobe epilepsy syndrome. Epileptic syndromes in infancy,childhood and adolescence. 3rd ed. Eastleigh UK: John Libbey & Co Ltd, p.513-30, 2002.
- Dubey D, Alqallaf A, Hays R et al. Neurological Autoantibody Prevalence in Epilepsy of Unknown Etiology. JAMA Neurol. 2017;74:397-402.
- Fisher RS, Acevedo C, Arzimanoglou A et al. A practical clinical definition of Epilepsy. Epilepsia 2014; 55:475-482.
- Fisher RS, Cross H, D'Souza C et al. Instruction manual for the ILAE 2017 operational classification of seizure types. Epilepsia 2017; 58:531-542.
- Gaspard N. Autoimmune Epilepsy. Continuum 2016;22(1):227-245.
- NICE (National Institute for Health and Care Excellence) Guidelines. Epilepsies: diagnosis and management. Clinical guideline. Published: 11 January 2012: nice.org.uk/guidance/cg137.
- Perucca P, Scheffer IE, Harvey AS, James PA, Lunke S, Thorne N, Gaff C, Regan BM, Damiano JA, Hildebrand MS, Bercovic SF, O'Brien TJ, Kwan P. P. Epilepsy Research 131 (2017)1-8.
- Schmidt D, Schachter SC. Drug treatment of epilepsy in adults. BMJ 2014;348:g2546.
- Skidmore CT. Adult Focal Epilepsies. Continuum 2016;22:94-115.
- Wirrell E. Infantile, Childhood, and Adolescent Epilepsies. Continuum 2016;22:60-93.
- Yacubian, EMT, Contreras-Caicedo G, Ríos-Pohl L. Tratamento Medicamentoso das Epilepsias, Ed.Leitura Médica Ltda., 2014.

Capítulo 49

Tratamento Medicamentoso e Cirúrgico em Epilepsia

Luiz Henrique Martins Castro

Introdução

O tratamento da epilepsia envolve o uso de drogas antiepilépticas (em mono ou politerapia). Cerca de 30% dos pacientes com epilepsia não apresentam controle completo de crises com o tratamento medicamentoso e são considerados refratários ao tratamento clínico-medicamentoso. Para estes pacientes podem ser empregadas alternativas terapêuticas com o intuito de controle completo de crises ou de redução na frequência de crises.

O impacto da epilepsia nestes pacientes reflete-se não apenas na ocorrência de crises, mas também em comorbidades psiquiátricas, que devem ser adequadamente diagnosticadas e tratadas, nos efeitos colaterais associados ao tratamento e em fatores biopsicossociais que também exercem importante papel na redução da qualidade de vida de pessoas com epilepsia[1,2].

Tratamento medicamentoso

Princípios do tratamento

Inicialmente deve diagnosticar-se se o evento apresentado pelo paciente é de natureza epiléptica. Deve proceder-se ao diagnóstico diferencial do evento com crises psicogênicas, síncope, distúrbios de movimento paroxísticos e outros distúrbios paroxísticos, por cuidadosa anamnese clínica, obtendo-se a história clínica com o paciente e acompanhante que tenha observado os eventos. O diagnóstico do tipo de crise é estabelecido pelas características clínicas, seguida de correlato clínico-eletrográfico (interictal, e, quando necessário, ictal).

Tratamento medicamentoso de crises focais e generalizadas

As drogas antiepilépticas disponíveis para o tratamento de crises epilépticas apresentam diferentes eficácias nos distintos tipos de crise epiléptica. O tratamento inicial deve ser feito com uma única droga antiepiléptica (em monoterapia) em doses eficazes. A escolha da droga inicial deve levar em conta a eficácia da droga para o(s) tipo(s) de crise apresentado pelo paciente e fatores relacionados ao paciente (tolerabilidade, comodidade posológica, potencial interação medicamentosa com outras drogas empregadas pelo paciente, como, por exemplo, anticoncepcionais orais, desejo de engravidar, facilidade em adquirir o medicamento e comorbidades – enxaqueca, depressão, insuficiência hepática, renal etc.).

As drogas lançadas até 1980 são consideradas drogas de primeira geração, as lançadas na década de 1990 são consideradas drogas de segunda geração e as drogas lançadas nos últimos quinze anos são consideradas de terceira geração (Tabela 49.1).

A introdução de novas drogas antiepilépticas não reduziu de modo significativo o número de paciente com epilepsia refratária. Embora estudos comparativos entre as drogas tradicionais e novas ainda seja limitado, considera-se que as novas drogas sejam melhor toleradas e que tenham menor potencial de interação medicamentosa. O custo de tratamento com as novas drogas ainda é maior que com as drogas tradicionais, especialmente para as drogas de terceira geração. A eficácia das drogas antigas e das novas drogas no controle de crises parece ser semelhante.

A medicação deve ser iniciada em doses baixas e ajustadas até que se obtenha controle completo das crises ou até que sobrevenham efeitos colaterais (dose máxima tolerada). Cerca de 10-15% dos pacientes que não respondam a uma droga inicial podem obter controle com uma segunda droga, ainda em monoterapia. A partir daí, apenas 5% dos pacientes obterão controle completo com uma terceira monoterapia. Cerca de 30% dos pacientes com epilepsia permanecem com crises a despeito do tratamento com drogas antiepilépticas em associação (politerapia)[2,3].

Tabela 49.1 – Lista de fármacos antiepilépticos

Primeira geração	Fenobarbital, primidona, fenitoína, etosuximida, carbamazepina, valproato, clonazepam, nitrazepam e sultiame.
Segunda geração	Felbamato, gabapentina, lamotrigina, topiramato, vigabatrina, clobazam, oxcarbazepina, zonisamida, tiagabina, levetiracetam e pregabalina.
Terceira geração	Acetato de eslicarbazepina, lacosamida, retigabina, rufinamida, stiripentol, perampanel, brivaracetam e canabidiol.

Eficácia das drogas antiepilépticas no tratamento de crises focais

A maioria das drogas antiepilépticas apresenta ação comprovada em crises focais. Estas drogas estão listadas na Tabela 49.2[4].

Revisão recente da ILAE analisou a evidência científica sobre a eficácia de drogas antiepilépticas em crises focais. A revisão não pretendeu fazer recomendações acerca drogas de primeira escolha no tratamento de crises focais e ressaltou a pobreza de estudos sobre a eficácia de drogas antiepilépticas em crises focais em populações específicas, como crianças e idosos[5].

A revisão indicou evidência de eficácia da maior parte das drogas contra crises focais e sugeriu que, para crises focais, o médico deva escolher a medicação para um paciente específico baseado em sua capacidade e experiência, e em características do paciente, comentadas a seguir[5].

Eficácia das drogas antiepilépticas no tratamento de crises generalizadas

O número de drogas antiepilépticas com ação em crises generalizadas é mais reduzido. Os fármacos antiepilépticos, com eficácia em pelo menos um tipo de crise generalizada, estão listadas na Tabela 49.2.

Tabela 49.2 – Eficácia dos fármacos antiepilépticos sobre os diferentes tipos de crise

Drogas	Tônico-clônicas generalizadas	Focal	Ausência	Mioclonias
Primeira geração				
Carbamazepina*	Sim	Sim	Pode piorar	Pode piorar
Fenitoína*	Sim	Sim	Pode piorar	Pode piorar
Fenobarbital*	Sim	Variável	Não	Variável
Valproato de sódio*	Sim	Sim	Sim	Sim
Primidona*	Sim	Sim	Não	Variável
Clonazepam	Sim	Sim	Sim	Sim
Clobazam	Sim	Sim	Variável	Sim
Nitrazepam	Sim	Sim	Variável	Sim
Etossuximida*	Não	Não	Sim	Variável
Segunda e terceira gerações				
Oxcarbazepina*	Sim	Sim	Pode piorar	Pode piorar
Lamotrigina*	Sim	Sim	Sim	Variável
Topiramato*	Sim	Sim	Variável	Sim
Vigabatrina***	Sim	Sim	Pode piorar	Pode piorar
Gabapentina	Não?	Sim	Pode piorar	Pode piorar
Levetiracetam*	Sim	Sim	Sim?	Sim
Zonisamida**	Sim	Sim	Sim	Sim
Pregabalina	Sim?	Sim	Pode piorar?	Pode piorar?
Lacosamida*	Sim	Sim	Pode piorar?	Pode piorar?
Rufinamida	Sim	Sim?	Sim?	Sim?
Perampanel	Sim	Sim?	Sim?	Sim?
Canabidiol	Sim?	Sim?	Sim?	Sim?

* Aprovados para uso em monoterapia.
** Disponíveis no Brasil apenas por importação.
*** Eficaz nos espasmos epilépticos.

A ação destas drogas nos diferentes tipos de crises generalizadas não é uniforme[5]. Dentre os diferentes tipos de crises generalizadas, a eficácia das drogas antiepilépticas nas crises de ausência é a melhor estudada. Em estudo randomizado duplo cego controlado com placebo, a etossuximida e o valproato foram mais eficazes que lamotrigina em crises de ausência (Etosuximida 53%, valproato 58% e lamotrigina 29%). A etosuximida foi melhor tolerada que o valproato de sódio[6]. Outro estudo menor evidenciou eficácia igual de lamotrigina e valproato após um ano, com efeito mais precoce do valproato[7]. Estudos de séries de caso sugerem também eficácia do topiramato, levetiracetam e da zonisamida em crises de ausência. Crises de ausência podem ser agravadas pelo uso de carbamazepina e oxcarbazepina, incluindo ocorrência de estado de mal epiléptico.

A evidência da eficácia das drogas antiepilépticas em crises mioclônicas ainda é limitada. Os estudos disponíveis mais frequentemente avaliaram a eficácia das drogas antiepilépticas nas crises mioclônicas da epilepsia mioclônica juvenil[8]. O valproato é eficaz em crises mioclônicas e apresenta amplo espectro de eficácia em crises generalizadas. O levetiracetam é eficaz em terapia de adição (classe I). Observa-se menor nível de evidência para topiramato e zonisamida em crises mioclônicas. A lamotrigina, embora possa ser eficaz no controle de crises mioclônicas, pode, paradoxalmente, agravar crises mioclônicas, especialmente aquelas associadas à Síndrome de Dravet (mutação em genes que codificam canais de sódio tipo 1).

A evidência da eficácia das drogas antiepilépticas em crises tônicas e atônicas é ainda mais limitada. Este tipo de crises é habitualmente muito refratário ao tratamento medicamentoso[9,10]. O valproato de sódio é considerado primeira escolha, embora haja poucos estudos comprovando evidência desta eficácia. Há evidência classe A e B acerca da eficácia da lamotrigina, do topiramato e do clobazam em crises tônicas e atônicas. Os demais benzodiazepínicos, a zonisamida e o levetiracetam parecem ser eficazes para estes tipos de crise, embora com pouca evidência científica. Outra droga com eficácia contra crises tônicas e atônicas é o felbamato. Seu uso é limitado por efeitos colaterais graves (mielotoxicidade e hepatite fulminante). A rufinamida foi recentemente aprovada como coadjuvante para tratamento de crises tônicas e atônicas, com 43% de resposta (Redução de 50% ou mais do número de crise. O canabidiol, na forma altamente purificada, apresenta eficácia no tratamento das crises de queda da síndrome de Lennox Gastaut e nas crises observadas na síndrome de Dravet. Carbamazepina, fenitoína e, paradoxalmente, benzodiazepínicos, podem agravar crises tônicas.

Fatores que influenciam a seleção da droga antiepiléptica e situações especiais

Além da eficácia sobre o tipo de crise (e o risco de agravamento de determinados tipos de crise), a escolha das drogas antiepiléptica em um determinado paciente deve levar em conta vários fatores: interações medicamentosas, mulher em idade fértil, gestação, idosos, insuficiências renal e hepática.

Interações medicamentosas

As drogas antiepilépticas podem apresentar interações medicamentosas significativas com anticoncepcionais orais, anticoagulantes orais, antidepressivos, antipsicóticos, bloqueadores dos canais de cálcio, alguns antibióticos (como os macrolídeos), anti-inflamatórios não hormonais, antirretrovirais, quimioterápicos e imunossupressores. As drogas antiepilépticas podem agir como indutoras ou inibidoras do sistema microssomal hepático e devem ser usadas com cautela em associação com estas classes medicamentosas, com atenção para perda de efeito ou efeitos colaterais das outras medicações (Tabela 49.3)[10].

Tabela 49.3 – Doses, posologia, nível sérico e interação medicamentosa

Drogas	Doses	Posologia (número de tomadas diárias)	Nível Sérico	Interação Medicamentosa
Primeira Geração				
Carbamazepina	600-1600	2-3	6-12	+++
Fenitoína	200-300	2-3	10-20	+++
Fenobarbital	100-200	1	15-40	+++
Valproato de sódio	500-2500	2-3	70-100	+++
Primidona	500-2000	2-3		+++
Clobazam	10-30	1-3		+
Nitrazepam	5-15	1-3		+
Etossuximida	500-1000	2-3		+
Novas drogas				
Oxcarbazepina*	900-2400	2	15-35	+
Lamotrigina*	100-600	2	4-12	++
Topiramato*	100-400	2		+
Gabapentina	900-3600	2-4		0
Levetiracetam*	1000-3000	2		0
Zonisamida**	300-500	1-2		+
Pregabalina	150-600	2-3		0
Lacosamida*	100-400	2		+ (bloqueadores de canais de sódio)
Rufinamida	400-3200	2		+
Perampanel	4-10	1		+
Canabidiol	5-20 mg/kg	2-3		+ (BZD)

* Aprovados para uso em monoterapia;
** Disponíveis no Brasil apenas por importação;
*** Eficaz nos espasmos epilépticos;

Drogas indutoras do sistema de metabolismo hepático P450 (fenobarbital, primidona, fenitoína e carbamazepina) apresentam diversos efeitos sobre outras drogas, aumentando seu próprio metabolismo e reduzindo seu efeito terapêutico. As principais interações medicamentosas que devem ser consideradas incluem:

» Redução do efeito de outras drogas antiepilépticas levando a crises. Devem ser evitadas associações de drogas antiepilépticas indutoras enzimáticas (fenobarbital, primidona, fenitoína e carbamazepina).
» Níveis séricos de lamotrigina são reduzidos por drogas antiepilépticas indutoras enzimáticas.
» O valproato de sódio é um potente inibidor enzimático e pode aumentar os níveis de drogas metabolizadas pelo sistema microssomal hepático (P450).

Outras drogas que sofrem redução de efeito quando associadas às drogas indutoras enzimáticas incluem:
- » Anticoncepcionais orais, especialmente as pílulas de baixa dosagem hormonal (podendo associar-se a perda da eficácia da pílula e a gestação indesejada)
- » Anticoagulantes orais, especialmente a warfarina, com redução no efeito anticoagulante – e aumento deste na retirada da droga – aumentando-se o risco de fenômenos trombóticos e hemorrágicos.
- » Alguns agentes quimioterápicos antineoplásicos, podendo levar a aumento de mortalidade do câncer.
- » Imunossupressores e corticosteroides, que podem causar rejeição de transplantes ou recaída de doenças autoimunes.
- » Antirretrovirais e antibióticos levando a redução da eficácia do tratamento e progressão da AIDS.
- » Nimodipina e outras drogas de ação cardíacas, levando a menor eficácia antivasospasmo.
- » Antipsicóticos.

Outras interações medicamentosas com os antiepilépticos indutores enzimáticos incluem: a redução dos níveis de testosterona e de esteroides gonadais, efeito sobre o metabolismo ósseo e níveis de vitamina D, e aumento dos níveis de colesterol.

As drogas antiepilépticas de segunda e terceira gerações apresentam menor potencial de interação medicamentosa com outras drogas que as drogas antiepilépticas de primeira geração, porém algumas drogas de segunda e terceira gerações podem apresentar interações medicamentosas, obrigando o clínico a avaliar possíveis interações medicamentosas caso a caso.

Mulher em idade fértil[11,12]

Medicações antiepilépticas indutoras enzimáticas (fenobarbital, fenitoína, carbamazepina e primidona) diminuem a eficácia dos anticoncepcionais orais. Nestes casos, é preferível utilizar drogas que não reduzam o efeito do anticoncepcional oral e aquelas com menor potencial teratogênico. Quando não for possível utilizar drogas com menor potencial de segurança e menor interação medicamentosa, a mulher deve ser aconselhada a empregar métodos de barreira, DIU ou pílula de alta dosagem de estrógeno (evitado pelo risco de fenômenos tromboembólicos) ou hormônios de depósito administrados a intervalos menores que os empregados habitualmente. Outras drogas como valproato, lamotrigina, topiramato (em doses até 100 mg), levetiracetam, vigabatrina, gabapentina e pregabalina não interferem com o efeito dos anticoncepcionais orais.

Dentre as drogas de segunda geração, a lamotrigina não reduz a eficácia da pílula anticoncepcional, porém o uso da pílula anticoncepcional de baixa dosagem hormonal reduz níveis séricos da lamotrigina, podendo resultar em escape de crises. Quando a mulher em uso de lamotrigina inicia o uso de anticoncepcionais orais, o nível sérico de lamotrigina deve ser obtido e a dose ajustada para manutenção do nível terapêutico prévio.

Gestação[12-15]

A maior parte das pacientes com epilepsia consegue levar com sucesso a gestação a termo. Contudo algumas drogas antiepiléticas associam-se a risco aumentado de malformações fetais.

Relatório de Comitê da Academia de Neurologia e da Sociedade de Epilepsia Norte-Americanas concluiu que há aumento significativo de risco de malformações maiores a conceptos expostos a valproato de sódio em mono- e politerapia no primeiro trimestre (comparado a exposição a carbamazepina, e possivelmente a fenitoína e lamotrigina). A politerapia com drogas antiepilépticas aumenta o risco de malformações fetais maiores comparado à monoterapia.

A exposição *in* útero a valproato de sódio, e, possivelmente a fenitoína e ao fenobarbital (durante qualquer fase da gestação) associam-se a pior desfecho cognitivo (redução de QI) da criança. Assim, o valproato deve ser evitado no primeiro trimestre para reduzir o risco de malformações fetais maiores (Nível B). O uso de VPA e, possivelmente, de fenobarbital e fenitoína devem ser evitados em toda a gestação para evitar desfecho cognitivo desfavorável (Nível C). Dentre as drogas antiepilépticas, as com menor potencial teratogênico são a lamotrigina, levetiracetam, oxcarbazepina e carbamazepina.

Recomenda-se, ainda, suplementação de ácido fólico, na dose de 0,4 a 2 mg ao dia, para mulheres em idade fértil em uso de drogas antiepilépticas. A suplementação deve ser feita mesmo antes da gestação, pois maior risco de malformações ocorre nas fases iniciais da gestação.

Os riscos e benefícios do uso de drogas epilépticas durante a gestação devem ser discutidos com mulheres, preferencialmente antes da gestação, idealmente por ocasião da introdução da droga. Na gestação, o predomínio de progestágenos no ambiente hormonal da mulher confere um aspecto protetor para a ocorrência de crises.

Na gestação, a despeito do potencial risco teratogênico, não se recomenda a retirada ou mudanças abruptas de medicação antiepiléptica, pois crises tônico-clônico generalizadas levam a risco para a gestante e o feto. Durante a gestação, ajustes da medicação antiepiléptica devem ser feitos com extrema cautela. O risco de malformações é menor a partir do segundo trimestre. Níveis séricos de drogas antiepilépticas devem ser monitorados, pois há risco de queda destes a partir do segundo trimestre, especialmente para a lamotrigina e o levetiracetam. As doses de medicação devem ser ajustadas quando há queda do nível sérico. Especialmente com a lamotrigina há necessidade de ajuste da dose, principalmente a partir do segundo trimestre de gestação, objetivando-se a manter o nível sérico da droga em níveis semelhantes aos níveis que ofereciam o melhor controle antes da gestação. Pode ser necessário dobrar a dose habitual de lamotrigina durante a gestação.

Puerpério[15]

No puerpério deve se levar em conta que as drogas antiepilépticas são excretadas no leite materno em concentração menor que a sérica. Não há contraindicação para o aleitamento materno na maior parte dos casos. Em mulheres em uso de benzodiazepínicos, devido à imaturidade hepática do recém-nascido e baixa capacidade de metabolização dos benzodiazepínicos, há risco de depressão respiratória do recém-nascido.

O puerpério pode estar associado a piora no controle de crises, de causa multifatorial: perda do ambiente hormonal protetor da gestação (progestágeno), pelo estresse emocional e privação de sono próprias do período e pelo risco de baixa adesão ao tratamento com drogas antiepilépticas por receito (infundado) de fazer mal ao recém-nascido.

Quando houve ajuste na dose da droga antiepiléptica durante a gestação, os níveis séricos da droga antiepiléptica vão se elevar gradualmente ao longo dos dois primeiros meses do puerpério, com risco de intoxicação para a puérpera. Assim a dose da medicação antiepiléptica deve ser reduzida cautelosamente ao longo dos primeiros dois meses de puerpério para a dose pré-gestacional, monitorando-se níveis séricos, com o objetivo de reduzir a dose sem abaixar demasiadamente o nível terapêutico e atentando para sinais de intoxicação medicamentosa (tontura, náusea, diplopia, no caso da lamotrigina) quando a redução de dose se faz forma muito lenta.

Idosos[16]

Os idosos apresentam diferenças na farmacocinética das drogas, como menor taxa de ligação proteica ou diminuição dos níveis de albumina sérica, menores taxas de metabolização hepática e de excreção renal de drogas. Pacientes geriátricos são mais susceptíveis a efeitos tóxicos das drogas antiepilépticas. Recomenda-se emprego de doses mais baixas, titulação de dose mais lenta e monitorização de níveis séricos. Outro aspecto a ser considerado é o potencial de efeitos colaterais na esfera cognitiva. Barbitúricos e benzodiazepínicos têm maior potencial de efeitos cognitivos deletérios e devem ser evitados nesta população. O uso da oxcarbazepina e da carbamazepina nesta população associa-se a maior risco de desenvolvimento de hiponatremia. Opções terapêuticas nestes pacientes incluem lamotrigina, gabapentina, levetiracetam, valproato, pregabalina e lacosamida.

Efeito sobre a saúde óssea[17]

Uso de drogas indutoras enzimáticas associa-se a níveis reduzidos de vitamina D, a aumento do metabolismo ósseo, maior prevalência de osteoporose e a fraturas, efeito também observado para o valproato de sódio, por mecanismo desconhecido.

Insuficiências hepática e renal

Praticamente todas as drogas antiepilépticas têm metabolização hepática, exceto gabapentina, pregabalina, vigabatrina, levetiracetam e lacosamida que apresentam eliminação renal. Embora sejam alternativas para o tratamento de epilepsia em pacientes com insuficiência hepática, seu uso é limitado por eficácia limitada (gabapentina), toxicidade potencial (vigabatrina) e potencial sedativo (pregabalina, gabapentina). Na insuficiência hepática devem ser evitadas drogas com potencial sedativo, como barbitúricos e benzodiazepínicos, especialmente na insuficiência hepática avançada. O uso da fenitoína é limitado pela cinética não linear e o uso do valproato é limitado por potencial hepatotoxicidade. Uso da carbamazepina, lamotrigina e oxcarbazepina, com cuidadosa monitorização de níveis séricos pode ser uma opção para estes pacientes. Drogas de excreção renal, gabapentina, pregabalina, vigabatrina e levetiracetam representam alternativas terapêuticas para estes casos.

Na insuficiência renal não dialítica, drogas com excreção renal por filtração glomerular, como gabapentina, vigabatrina e pregabalina devem ser evitadas ou devem ter as doses corrigidas pela depuração de creatinina. Em pacientes dialíticos, drogas eliminadas pela diálise, como gabapentina, devem ser repostas ao final das sessões de diálise.

Reações alérgicas e idiossincráticas a drogas antiepilépticas[18]

Observa-se risco aumentado para reações alérgicas cruzadas entre fenobarbital, fenitoína, carbamazepina, primidona e lamotrigina. Assim, deve-se evitar prescrever (ou prescrever com extrema cautela) qualquer uma destas drogas para pacientes que tenham apresentado reações alérgicas a qualquer uma destas drogas, especialmente se apresentarem reações alérgicas graves.

Tratamento da epilepsia refratária

Cerca de 30% dos pacientes com epilepsia são refratários ao tratamento clínico com drogas antiepilépticas. A introdução de novas drogas antiepilépticas propiciou controle em completo de crises em apenas 3% adicionais de casos.

A epilepsia refratária associa-se, além de crises, a maior prevalência de efeitos colaterais das drogas antiepilépticas, a comorbidade psiquiátrica, comprometimento cognitivo, a pior qualidade de vida, a estilo de vida restrito e a maior mortalidade.

Politerapia com drogas antiepilépticas

Pacientes com epilepsia refratária a duas ou mais drogas antiepilépticas (corretamente selecionadas segundo eficácia para o tipo de crise apresentado pelo paciente, empregados em doses adequadas) podem ser tratados com associação de drogas antiepilépticas.

A politerapia deve ser reservada para casos em que se tenha observado ineficácia da monoterapia. Deve ser evitada a associação de mais de três drogas antiepilépticas, pois não há evidência de benefício adicional e observa-se maior prevalência de efeitos colaterais.

Poucos estudos orientam a substituição ou adição de drogas antiepilépticas. Estudos recentes têm observado efeitos colaterais semelhantes em mono ou politerapia.

Estratégias sugeridas atualmente para a politerapia com drogas antiepilépticas incluem: utilizar drogas com diferentes mecanismos de ação, evitar associação de bloqueadores de canais de sódio, utilizar preferencialmente drogas com mecanismos de ação sobre o sistema GABA e drogas que atuem por mecanismos múltiplos. Algumas combinações de drogas parecem ter efeito sinérgico, como valproato/lamotrigina, lamotrigina/topiramato e valproato/etosuximida.

Deve-se otimizar a dose da primeira droga antiepiléptica e proceder-se a titulação lenta e cautelosa da segunda droga.

Deve ser evitada retirada abrupta de drogas antiepilépticas, deve se monitorar aparecimento de efeitos colaterais, e, se necessário reduzir dose da primeira droga antiepiléptica, além de monitorar interações farmacocinéticas e farmacodinâmicas.

Cautela especial deve ser tomada em pacientes idosos, mais propensos aos efeitos colaterais e deve se atentar para o aumento de risco de teratogênese associado a politerapia em mulheres que planejem gestação.

Embora a minoria de pacientes fica livres de crises uma vez refratários a duas drogas antiepilépticas, eventualmente observa-se pacientes que ficam livres de crises após a 6ª ou 7ª droga. Assim, deve-se proceder com persistência e cautela para tentativas de ajuste das drogas antiepilépticas.

Tratamento cirúrgico (ressectivo e paliativo)

O tratamento cirúrgico deve ser oferecido a pacientes que apresentem epilepsia refratária a duas ou mais drogas antiepilépticas[19]. Os melhores candidatos cirúrgicos são pacientes com epilepsia associada a lesão focal não localizada a córtex eloquente. Estes pacientes devem se submeter a avaliação pré-cirúrgica, cujo objetivo é identificar e avaliar os riscos e benefícios da ressecção da área epileptogênica.

Esta avaliação, realizada em por equipe especializadas, num Centro de Epilepsia, inclui ressonância magnética estrutural (de alta resolução, incluindo técnicas avançadas como avaliação volumétrica, reconstrução tridimensional, tractografia e ressonância magnética funcional), monitorização não invasiva por vídeo-EEG, e, em casos mais complexos, técnicas de SPECT ictal e PET cerebral. A avaliação neuropsicológica pode ser útil em casos selecionados. O teste de WADA para avaliação de dominância hemisférica de linguagem e avaliação de memória tem sido abandonado em favor da Ressonância Magnética funcional.

Casos selecionados (casos sem lesão à RM, casos com lesões próximas a áreas eloquentes) podem necessitar monitorização invasiva com estrias e placas subdurais. Mais recentemente tem ganhado destaque a monitorização com estéreo-EEG. A magnetoeletrencefalografia (não disponível no Brasil) pode auxiliar a localização de focos interictais.

As principais indicações para o tratamento cirúrgico para epilepsia incluem casos refratários associados a:

» **Epilepsia focal lesional** (esclerose mesial temporal, lesões focais temporais e extratemporais, distúrbios do desenvolvimento cortical: "displasias", tumores de linhagem neuronal ou mista: gangliogliomas, ganglioneuromas, DNETs, gangliocitomas, outros

tumores, malformações vasculares: cavernomas, MAVs, lesões glióticas, lesões hemisféricas: encefalite de Rasmussen, hemimegalencefalia, lesões vasculares e porencefálicas extensas).
» **Epilepsia focal não lesional temporal e extratemporal** (estas de pior prognóstico cirúrgico).

Estudos que avaliam resultados a longo prazo da cirurgia para epilepsia (em grande parte com casuísticas predominantemente de epilepsia temporal e lesionais) demonstram efeito favorável da cirurgia para epilepsia (RR=13,9 comparado ao tratamento clínico), em casos de epilepsia refratária. O resultado cirúrgico favorável mantém-se a longo prazo e é melhor em casos de epilepsia temporal (especialmente associada à esclerose de hipocampo) e em casos de epilepsia lesional (comparada a epilepsia não lesional).

Os temidos efeitos da cirurgia para sobre a cognição revelaram-se menos intensos na era atual da avaliação pré-cirúrgica. As maiores coortes envolveram casos de epilepsia do lobo temporal e observaram declínio de memória verbal em 44% dos pacientes com epilepsia do lobo temporal esquerdo e 20 % dos pacientes com epilepsia do lobo temporal direito. Observou-se, ainda, declínio de linguagem (especialmente nomeação) em pacientes submetidos a cirurgia no lobo temporal esquerdo (34%). Também foi observada estabilidade do QI, em funções executivas, em atenção e melhora em fluência verbal (em 27% dos casos). Embora sejam mensurados déficits pós-operatórios de memória e linguagem, estes são de magnitude pequena e os déficits não relatados pelos pacientes, que não apresentam prejuízo funcional. 18% dos pacientes referem melhora de funções cognitivas após a cirurgia. As taxas de morbidade para a cirurgia de epilepsia são baixas e a mortalidade é rara. Outras formas de tratamento cirúrgico como radiocirurgia, ablação por radiofrequência e termocoagulação podem ser empregados em casos com lesões circunscritas ou de difícil acesso (como hamartomas hipotalâmicos).

Tratamento cirúrgico paliativo

O tratamento cirúrgico paliativo envolve técnicas de estimulação cerebral.[20-22]

Estimulador vagal

Aprovado nos EUA em 1997 para tratamento de epilepsia refratária (não cirúrgica), com eficácia 50-55% em redução de crises. O uso do estimulador vagal foi ineficaz em 25% dos casos, e raramente observa-se controle completo de crises (3%). O tratamento com o estimulador vagal é útil em casos com crises focais e generalizadas e na síndrome de Lennox-Gastaut. O efeito é duradouro: a taxa de controle aumenta em 7% em um a cinco anos. Além disso o tratamento está associado a melhora em humor. O custo extremamente elevado limita seu uso.

Estimulação talâmica profunda

O Estudo SANTE forneceu evidência (Classe A) para a eficácia da estimulação profunda do núcleo anterior do tálamo (Bilateral) na epilepsia focal refratária. Observou-se efeito de 50% de redução de crises, com bom efeito em crises com perda de consciência. O efeito se sustentou em dois anos. O tratamento associou-se à baixa taxa de complicações. O alto custo e a invasibilidade limitam esta modalidade terapêutica.

Estimulação cortical responsiva (alça fechada)

A estimulação responsiva é uma nova modalidade de estimulação cerebral empregada no tratamento da epilepsia de difícil controle. Esta modalidade requer a localização prévia do foco com emprego de eletrodos subdurais ou profundos, não tendo sido possível a ressecção complete do foco, ou seja, em casos não passíveis de tratamento cirúrgico. Nesta modalidade são implantados eletrodos sobre o foco. Os eletrodos servem para detecção de crises e estimulação responsiva, abortando-se a crise. O estudo Neuropace (2011), controlado duplo-cego, mostrou evidência classe A para eficácia da estimulação responsiva, com redução significativa na frequência de crises no grupo estimulado (37%) e melhora na qualidade de vida.

Esta modalidade terapêutica para epilepsia refratária (ainda não disponível no Brasil) foi aprovada pelo FDA em 2013. Limitações para seu uso incluem o baixo número de candidatos para a modalidade, a invasibilidade e o elevado custo.

Calosotomia[23]

A calosotomia pode ser indicada em epilepsias refratárias não candidatas à cirurgia ressectiva. O racional envolve interrupção de vias de espraiamento de crises. Os tipos de calosotomia incluem as calotomias anterior (2/3; 4/5), calosotomia posterior e a calosotomia total. A calosotomia é eficaz na redução da frequência de crises tônicas, atônicas, de crises de queda e, também, outros tipos de crise.

Riscos associam-se a estado de mutismo acinético transitório, alterações de linguagem e memória, da síndrome de desconexão.

Dietas cetogênicas[24]

A dieta cetogênica clássica foi empregada desde 1921, na Mayo Clinic, em Rochester, Minesota, EUA e seu uso foi popularizado na Universidade Johns Hopkins, em Baltimore, Maryland, EUA.

Consiste em dieta com redução de carboidratos, proteínas, calorias, em que 90% da fonte energética provém de gorduras, levando a cetose.

Atualmente existem três tipos de dieta cetogênica: a dieta clássica, a dieta de triglicérides de cadeia média, e a dieta de Atkins modificada. Estudos randomizados não cegos em população pediátrica demonstraram eficácia da dieta clássica na redução de crises semelhante às DAEs modernas (redução de 50% ou mais de crises em 30 a 40% dos casos). A dieta é de difícil tolerabilidade, com elevadas taxas de abandono por efeitos gastrointestinais e intolerância à dieta.

Dieta de Atkins apresenta melhor tolerabilidade e efeito possivelmente semelhante à dieta clássica.

Terapia hormonal[25]

A epilepsia catamenial é definida como ocorrência de crises no período perimenstrual (dez dias antes e depois da menstruação) duas vezes mais alta que no restante do ciclo. A epilepsia catamenial relaciona-se a insuficiência lútea e as crises associadas a períodos no ciclo em que ocorra aumento da relação estrógeno/progesterona. Observa-se efeito antiepiléptico da progesterona e da alopregnelolona, mediado por efeito GABA.

O tratamento proposto para epilepsia catamenial envolve o uso de progesterona natural (óvulos vaginais) de uso intermitente (fase lútea – dias 14-28) ou contínuo (com objetivo de supressão hormonal).

Estudos pequenos, não controlados, mostram redução de até 54% de crises em 3 anos com a terapia hormonal.

Tratamento das comorbidades e das condições biopsicossociais[26]

Comorbidades psiquiátricas são frequentes em pacientes com epilepsia, especialmente na epilepsia refratária ao tratamento clínico. As comorbidades incluem: depressão, transtornos de ansiedade, psicose, transtorno orgânico de personalidade, transtornos comportamentais em pacientes com deficiência mental, e o transtorno do déficit de atenção e hiperatividade.

Depressão

Observa-se alta prevalência de depressão em pacientes com epilepsia (30-70% dos casos), nos padrões: peri-ictal (43% dos casos) e interictal. A etiologia envolve aspectos neurobiológicos, iatrogênicos e psicossociais. A depressão nestes casos pode ter apresentação atípica.

O tratamento envolve controle de crises, evitar drogas com efeitos psicotrópicos negativos (barbituratos, benzodiazepínicos, vigabatrina, topiramato, tiagabina, perampanel, e, possivelmente, levetiracetam e zonisamida). Observa-se possível benefício de estabilizadores de humor (lamotrigina, carbamazepina, oxcarbazepina e valproato sobre o quadro

Os antidepressivos de escolha são os inibidores seletivos da recaptação de serotonina, com baixa interação com drogas antiepilépticas e os sistemas microssomias hepáticos (escitalopram, citalopram, sertralina), e os inibidores duais (venlafaxina, duloxetina). Os antidepressivos tricíclicos podem ser empregados, porém deve se atentar para interações com drogas antiepilépticas indutoras enzimáticas e o risco de rebaixamento de limiar convulsígeno. A bupropiona deve ser evitada em pacientes com epilepsia. A psicoterapia pode ser utilizada. O controle da depressão pode levar a melhor controle de crises

Transtornos de ansiedade

Os transtornos de ansiedade apresentam prevalência maior que a depressão em pacientes com epilepsia. Depressão e transtornos de ansiedade ocorrem frequentemente associados nestes pacientes. Podem manifestar-se como:
- » Transtorno de ansiedade generalizada (3-12%)
- » Pânico (5-10%)
- » Fobia Social (3-7%)

O tratamento deve ser ajustado ao tipo de transtorno de ansiedade:
- » Pânico – terapia cognitivo-comportamental, inibidores seletivos de recaptação de serotonina (atentar para possíveis interações medicamentosas com as drogas antiepilépticas).
- » Transtorno de ansiedade generalizada – pregabalina, inibidores seletivos de recaptação de serotonina e inibidores duais.
- » Fobia social – devem ser utilizados os inibidores seletivos da recaptação de serotonina (escitalopram, citalopram, sertralina)

Efeitos colaterais de drogas antiepilépticas sobre a saúde óssea

Os efeitos deletérios das drogas antiepilépticas sobre a saúde óssea já foram apresentados. Para sua prevenção e tratamento devem ser evitadas drogas associadas a depleção óssea, deve se monitorar níveis séricos de vitamina D, cálcio, paratormônio, e, em casos selecionados deve ser realizada densitometria óssea.

O tratamento envolve reposição de vitamina D em doses elevadas (20 a 50 mil UI/semana), manutenção de níveis de cálcio, atividade física e exposição à luz solar. Em casos com osteoporose devem ser utilizados bifosfonados ou outras drogas antiosteoporose

Redução de níveis hormonais

Pode ser necessária reposição hormonal em homens e mulheres, que deve ser individualizada.

Prevenção de malformações fetais

Deve ser feita suplementação pré-concepcional de ácido fólico (0,4 mg) em mulheres em idade fértil

Aspectos biopsicossociais

Segundo a ILAE (Liga Internacional contra a Epilepsia) e o Bureau Internacional para Epilepsia (2005) a epilepsia é um distúrbio cerebral caracterizado por predisposição persistente a ocorrência de crises epilépticas e suas consequências neurobiológicas, cognitivas, psicológicas e sociais.

Os objetivos do tratamento envolvem resgatar e melhorar qualidade de vida, e permitir que o indivíduo possa exercer cidadania, com o mínimo possível de limitações.

O papel do neurologista neste contexto é o de tratar as crises, manejar a otimização das drogas antiepilépticas, reconhecer a refratariedade às drogas antiepilépticas e oferecer opções terapêuticas disponíveis, reconhecer, prevenir e tratar complicações e comorbidades, orientar quanto a segurança e limitações relacionadas a crises e comorbidades (esfera profissional, dirigir e atividades de risco), além de combater o estigma, incentivar o desenvolvimento pleno do indivíduo, incentivando a melhora da autoestima, das relações sociais, afetivas e familiares, do desenvolvimento educacional e profissional e contribuir para inserção plena do indivíduo na sociedade.

Referências

1. Kwan P, Schachter SC, Brodie MJ.N Engl J Med. Drug-resistant epilepsy. 2011 Sep 8;365(10):919-26.
2. Thijs RD, Surges R, O'Brien TJ, Sander JW. Epilepsy in adults. Lancet. 2019 Feb 16;393(10172):689-701. doi: 10.1016/S0140-6736(18)32596-0.
3. Sharma S, Kwan P.The safety of treating newly diagnosed epilepsy. Expert Opin Drug Saf. 2019 Apr;18(4):273-283. doi: 10.1080/14740338.2019.1602607.
4. Liu G, Slater N, Perkins A. Epilepsy: Treatment Options. Am Fam Physician. 2017 Jul 15;96(2):87-96.
5. Glauser T, Ben-Menachem E, Bourgeois B, Cnaan A, Guerreiro C, Kälviäinen R, Mattson R, French JA, Perucca E, Tomson T; ILAE Subcommission on AED Guidelines. Epilepsia. 2013 Mar;54(3):551-63. doi: 10.1111/epi.12074. Epub 2013 Jan 25. Updated ILAE evidence review of antiepileptic drug efficacy and effectiveness as initial monotherapy for epileptic seizures and syndromes.
6. Glauser TA, Cnaan A, Shinnar S, Hirtz DG, Dlugos D, Masur D, Clark PO, Capparelli EV, Adamson PC; Childhood Absence Epilepsy Study Group. Ethosuximide, valproic acid, and lamotrigine in childhood absence epilepsy. N Engl J Med. 2010 Mar 4;362(9):790-9. doi: 10.1056/NEJMoa0902014.
7. Cnaan A, Shinnar S, Arya R, Adamson PC, Clark PO, Dlugos D, Hirtz DG, Masur D, Glauser TA; Childhood Absence Epilepsy Study Group. Second monotherapy in childhood absence epilepsy. Neurology. 2017 Jan 10;88(2):182-190. doi: 10.1212/WNL.0000000000003480. Epub 2016 Dec 16.
8. Brodie MJ. Expert Rev Neurother. Modern management of juvenile myoclonic epilepsy.2016 Jun;16(6):681-8. doi: 10.1080/14737175.2016.1179113. Epub 2016 May 3.
9. Marson AG, Al-Kharusi AM, Alwaidh M, Appleton R, Baker GA, Chadwick DW, Cramp C, Cockerell OC, Cooper PN, Doughty J, Eaton B, Gamble C, Goulding PJ, Howell SJ, Hughes A, Jackson M, Jacoby A, Kellett M, Lawson GR, Leach JP, Nicolaides P, Roberts R, Shackley P, Shen J, Smith DF, Smith PE, Smith CT, Vanoli A, Williamson PR; SANAD Study group.The SANAD study of effectiveness of valproate, lamotrigine, or topiramate for generalised and unclassifiable epilepsy: an unblinded randomised controlled trial.Lancet. 2007 Mar 24;369(9566):1016-26. Neuropsychiatr Dis Treat. 2017 Apr 20;13:1131-1140. doi: 10.2147/NDT.S115996. eCollection 2017.
10. Zaccara G, Perucca E. Interactions between antiepileptic drugs, and between antiepileptic drugs and other drugs. Epileptic Disord. 2014 Dec;16(4):409-31. doi: 10.1684/epd.2014.0714.
11. Stephen LJ, Harden C, Tomson T, Brodie MJ. Management of epilepsy in women. Lancet Neurol. 2019 May;18(5):481-491. doi: 10.1016/S1474-4422(18)30495-2. Epub 2019 Mar 8.
12. Harden C, Lu C. Epilepsy in Pregnancy. Neurol Clin. 2019 Feb;37(1):53-62. doi: 10.1016/j.ncl.2018.09.008.
13. Veiby G, Bjørk M, Engelsen BA, Gilhus NE. Epilepsy and recommendations for breastfeeding. Seizure. 2015 May;28:57-65. doi: 10.1016/j.seizure.2015.02.013.

14. Pariente G, Leibson T, Shulman T, Adams-Webber T, Barzilay E, Nulman I. Pregnancy Outcomes Following In Utero Exposure to Lamotrigine: A Systematic Review and Meta-Analysis. CNS Drugs. 2017 Jun;31(6):439-450. doi: 10.1007/s40263-017-0433-0.
15. Harden CL, Meador KJ, Pennell PB, Hauser WA, Gronseth GS, French JA, Wiebe S, Thurman D, Koppel BS, Kaplan PW, Robinson JN, Hopp J, Ting TY, Gidal B, Hovinga CA, Wilner AN, Vazquez B, Holmes L, Krumholz A, Finnell R, Hirtz D, Le Guen C; American Academy of Neurology; American Epilepsy Society.Practice parameter update: management issues for women with epilepsy--focus on pregnancy (an evidence-based review): teratogenesis and perinatal outcomes: report of the Quality Standards Subcommittee and Therapeutics and Technology Assessment Subcommittee of the American Academy of Neurology and American Epilepsy Society. Neurology. 2009 Jul 14;73(2):133-41. doi: 10.1212/WNL.0b013e3181a6b312.
16. Ramsay RE1, Rowan AJ, Pryor FM. Special considerations in treating the elderly patient with epilepsy. Neurology. 2004 Mar 9;62(5 Suppl 2):S24-9.
17. Shiek Ahmad B, Hill KD, O'Brien TJ, Gorelik A, Habib N, Wark JD. Falls and fractures in patients chronically treated with antiepileptic drugs. Neurology. 2012 Jul 10;79(2):145-51. doi: 10.1212/WNL.0b013e31825f0466.
18. Arif H, Buchsbaum R, Weintraub D, Koyfman S, Salas-Humara C, Bazil CW, Resor SR Jr, Hirsch LJ. Comparison and predictors of rash associated with 15 antiepileptic drugs. Neurology. 2007 May 15;68(20):1701-9.
19. West S, Nevitt SJ, Cotton J, Gandhi S, Weston J, Sudan A, Ramirez R, Newton R. Surgery for epilepsy. Cochrane Database Syst Rev. 2019 Jun 25;6:CD010541. doi: 10.1002/14651858.CD010541.pub3.
20. Panebianco M1, Rigby A, Weston J, Marson AG.Vagus nerve stimulation for partial seizures. Cochrane Database Syst Rev. 2015 Apr 3;(4):CD002896. doi: 10.1002/14651858.CD002896.pub2.
21. González HFJ, Yengo-Kahn A, Englot DJ. Vagus Nerve Stimulation for the Treatment of Epilepsy. Neurosurg Clin N Am. 2019 Apr;30(2):219-230.
22. Sprengers M, Vonck K, Carrette E, Marson AG, Boon P. Deep brain and cortical stimulation for epilepsy. Cochrane Database Syst Rev. 2014 Jun 17;(6):CD008497. doi: 10.1002/146518.
23. Chan AY, Rolston JD, Lee B, Vadera S, Englot DJ. Rates and predictors of seizure outcome after corpus callosotomy for drug-resistant epilepsy: a meta-analysis. J Neurosurg. 2018 May 1:1-10.
24. van der Louw E, van den Hurk D, Neal E, Leiendecker B, Fitzsimmon G, Dority L, Thompson L, Marchió M, Dudzińska M, Dressler A, Klepper J, Auvin S, Cross JH. Ketogenic diet guidelines for infants with refractory epilepsy. Eur J Paediatr Neurol. 2016 Nov;20(6):798-809.
25. Stevens SJ, Harden CJ, Hormonal therapy for epilepsy. Curr Neurol Neurosci Rep. 2011 Aug;11(4):435-42.
26. Kanner AM. Management of psychiatric and neurological comorbidities in epilepsy. Nat Rev Neurol. 2016 Feb;12(2):106-16.

Parte 7

Neuroimunologia

Capítulo 50

Esclerose Múltipla
Apresentação Clínica e Critérios Diagnósticos

Maria Fernanda Mendes
Dagoberto Callegaro

Introdução

A Esclerose Múltipla (EM) é uma doença inflamatória, desmielinizante e degenerativa, de evolução crônica, descrita por Charcot no século XIX. A tríade de Charcot, caracterizada por nistagmo, tremor e fala escandida, sugeria a presença da EM. Desde então os critérios diagnósticos e classificação clínica vem sendo frequentemente revisados e atualizados. Em 2001, a Ressonância Magnética foi definitivamente incorporada a esses critérios e desde então, são realizadas revisões frequentes no mesmo, objetivando a identificação mais precoce da doença, melhora na acurácia diagnóstica, maior sensibilidade e especificidade, mitigando o risco de erros diagnósticos. A ausência de sinais, sintomas ou exames complementares patognomônicos torna necessária a análise conjunta da anamnese, exame clínico e neurológio detalhado, e dos métodos complementares, a base para o sucesso no diagnóstico da EM.

Evolução dos critérios diagnósticos

Os critérios de Schumacher (1965)[1], introduziram conceitos fundamentais para o diagnóstico de EM:

» **Disseminação no espaço (DIS)**: evidência objetiva de no mínimo duas lesões distintas na substância branca do sistema nervoso central (SNC);
» **Disseminação no tempo (DIT)**: ocorrência de dois ou mais episódios com duração mínima de 24 horas desde que separados por intervalo de um mês ou mais, ou progressão dos sinais em seis meses.

Os autores ressaltam que este critério só poderá ser aplicado quando excluídos os diagnósticos diferenciais e desde que não exista melhor explicação para o diagnóstico. Todos os critérios que o sucederam apenas modificam, atualizam e aprimoram esses fundamentos, porém estes conceitos permanecem até os dias de hoje como base para o diagnóstico da EM.

Poser (1983)[2], revisa os critérios, criando as categorias clinicamente definida, laboratorialmente definida, clinicamente provável e laboratorialmente provável. Os métodos paraclínicos passam a auxiliar no diagnóstico, permitindo caracterização de DIS ou DIT mesmo sem a presença de dois surtos clínicos ou duas evidências objetivas ao exame neurológico. O exame do liquido cefalorraquidiano (LCR) e os potenciais evocados visual (PEV), auditivo e somatossensitivo (PESS) e estudos urodinâmicos foram incluídos nos critérios diagnósticos[3]. O diagnóstico de EM clinicamente definida demonstrou acurácia de 94% quando comparado a estudos anatomopatológicos, sendo desde então utilizado em diversos estudos clínicos e epidemiológicos[4,5], e considerado o "padrão ouro" para o diagnóstico da EM.

A revisão dos critérios diagnósticos de 2001 inclui a RM para a caracterização da disseminação no tempo e no espaço, facilitando o reconhecimento da EM em pacientes monossintomáticos e na forma progressiva, onde os episódios de surto e remissão não são evidentes. Os critérios radiológicos de Barkof e Tintoré para RM (Tabela 50.1) tem boa sensibilidade, especificidade e acurácia para o diagnóstico de EM, e foram utilizados para a determinação da DIS ou DIT. No Critério de McDonald 2001, a presença de dois ou mais surtos e duas ou mais evidências clínicas ao exame neurológico, não exige a confirmação por outro método paraclínico, desde que as demais causas tenham sido afastadas. Nas demais situações a disseminação no tempo e no espaço deve ser demonstrada por RM, complementada ou não pelo exame do LCR. Os exames de RM deveram ser realizados após um intervalo mínimo de três meses após o primeiro evento desmielinizante ou a realização de RM prévia. Ele propõe também um racional para o diagnóstico da EM primariamente progressiva (EMPP), sendo necessária a presença de LCR com a presença de BOC[6].

Tabela 50.1 – Critérios de Barkoff-Tintoré para diagnóstico de esclerose múltipla por ressonância magnética de crânio

Três ou mais dos seguintes critérios
1. Uma lesão Gd+ ou 9 lesões hiperintensas em T2
2. Pelo menos uma lesão infratentorial
3. Pelo menos uma lesão justacortical
4. Pelo menos três lesões perventriculares

Em 2005 os critérios de McDonald são revisados, e tornam-se mais flexíveis, permitindo o diagnóstico mais precoce. A caracterização de DIS e DIT é simplificada: uma lesão medular é considerada equivalente à infratentorial e o tempo para a avaliação por nova RM é reduzido para 30 dias após o evento clínico inicial. Além disso, as BOCs deixam de ser obrigatórias para a caracterização da EMPP[7]. Novamente em 2010 os critérios passam por nova revisão, permitindo o diagnóstico de EM já no primeiro evento clínico. Para o diagnóstico de DIS é necessária a presença de uma ou mais lesões em T2 em pelo menos duas das quatro áreas do SNC: periventricular, justacortical, infratentorial e coluna espinal, desde que excluídas lesões sintomáticas de tronco encefálico e medula espinal. Para DIT, a presença concomitante de lesão captando gadolínio no momento do primeiro evento clínico ou mova lesão em T2 e/ou presença de lesão captante a qualquer tempo. Por esse novo critério, o exame de LCR deixa de ser método diagnóstico auxiliar, exceto para as formas de EMPP[8].

Critérios de McDonald 2017

Estes critérios foram desenvolvidos para simplificar e esclarecer diversos tópicos anteriormente propostos, facilitando a realização de diagnóstico precoce e introduzindo elementos para prevenir os erros. As modificações foram baseadas em estudos epidemiológicos para sua inclusão, sem perder a sensibilidade, especificidade e acurácia do mesmo, com poucas modificações em relação aos critérios propostos em 2010 para a caracterização de disseminação no tempo e no espaço (Tabela 50.2). Os critérios de McDonald 2017[9] realizam algumas definições clínicas (Tabela 50.3) e radiológicas (Tabela 50.4) com o objetivo de uniformizar conceitos. Ressaltam que devem ser aplicados apenas nos pacientes com síndrome clínica isolada típica, que os dados clínicos e radiológicos devem ser analisados de acordo com as definições propostas, recomendando cautela ao aceitar relatos subjetivos. Os sintomas e sinais atípicos, achados inespecíficos na RM devem ser avaliados cuidadosamente, considerando a frequência na população geral.

A RM de crânio e medula é o método paraclínico mais importante para o diagnóstico de EM, sendo indicada para todos os pacientes com suspeita diagnóstica de EM para confirmar o diagnóstico desde o primeiro evento desmielinizante. É fundamental para a caracterização de disseminação no tempo (DIT) e espaço (DIS) e para buscar diagnósticos diferenciais através da caracterização de lesões cujo aspecto radiológico não é compatível com o diagnóstico de EM, melhorando a acurácia diagnóstica. É recomendada a realização de RM de medula nas seguintes situações: quando necessário para preencher os critérios diagnósticos, nos pacientes com manifestações clínicas sugestivas dessa localização, na forma primariamente progressiva, e em populações onde a doença é menos frequente (p. ex., idosos, não caucasianos).

O exame do liquido cefalorraquidiano (LCR) com pesquisa de bandas oligoclonais (BOC) é fortemente recomendado quando as evidências clínicas e de neuroimagem são escassas

Tabela 50.2 – Critérios de Mc Donald 2010 e 2017 para disseminação no tempo e no espaço

Critério	Mc Donald 2010	Mc Donald 2017	Alteração
Disseminação no espaço (DIS)	• Uma ou mais lesão em T2 em no mínimo duas das quatro localizações no SNC: periventricular, justacortical, infratentorial e medula espinal • Nas síndromes de tronco e medula as lesões sintomáticas são excluídas.	• Uma ou mais lesão em T2 em no mínimo duas das quatro localizações no SNC: cortical ou justacortical, periventricular, infratentorial e medula espinal • As lesões sintomáticas de tronco e medula podem ser consideradas	• A lesão cortical pode substituir a lesão justacortical • Não há distinção entre lesões sintomáticas e assintomáticas para caracterizar DIS, com exceção das lesões de nervo óptico* • Recomenda-se observar um maior número se lesões periventriculares nos indivíduos > 50 anos ou com fator de risco vascular
Disseminação no tempo (DIT)	• Presença de nova lesão em T2 e/ou Gd+ em relação à RM basal, independentemente do tempo após a CIS • Presença simultânea de lesões Gd+ assintomáticas e lesões em T2 há qualquer tempo	• Presença de nova lesão em T2 e/ou Gd+ em relação à RM basal, independentemente do tempo após a CIS • Presença simultânea de lesões Gd+ sintomáticas ou assintomáticas e lesões em T2 há qualquer tempo • Nos pacientes com CIS que preenchem os critérios de DIS, a presença de BOC no LCR é suficiente para caracterizar DIT	• Não há distinção entre lesões sintomáticas e assintomáticas para caracterizar DIT, com exceção das lesões de nervo óptico; • Em adição aos critérios de 2010, a presença de BOC no LCR, desde que afastadas outras causas é suficiente para o diagnóstico de EM naqueles pacientes que preenchem os demais critérios de DIS

*As lesões sintomáticas ou assintomáticas podem ser consideradas para determinação de disseminação no tempo e/ou espaço, exceto as lesões de nervo óptico nos pacientes com manifestação clínica de neurite óptica.

Tabela 50.3 – Definições clínicas para diagnóstico de esclerose múltipla

- **Surto, ataque ou exacerbações**: manifestação clínica monofásica com sintomas referidos pelo paciente **e** sinais neurológicos característicos de EM, refletindo evento desmielinizante focal ou multifocal, de instalação aguda ou subaguda, com duração mínima de 24 horas, com ou sem recuperação **e** na ausência de febre, infecções ou e distúrbios metabólicos. No primeiro episódio pode ser considerada uma Síndrome Clínica Isolada (CIS)
- **Disseminação no espaço**: aparecimento de lesões em diferentes localizações anatômicas no SNC, indicando um processo multifocal
- **Disseminação no tempo**: aparecimento de novas lesões no SNC ao longo do tempo
- **Síndrome clínica isolada (CIS)**: manifestação clínica monofásica, com as mesmas características de um surto (ataque ou exacerbação) típico de esclerose múltipla em paciente que não sabe ter a doença. Assim, se o paciente for diagnosticado com EM de acordo com os critérios diagnósticos, a CIS passa a ser considerada o primeiro surto. A CIS poderá ser monofocal ou multifocal, e a sua manifestação clínica depende do local(is) da(s) lesão(ões). A apresentação típica inclui: neurite óptica unilateral, síndrome focal supratentorial, síndrome focal de cerebelo ou tronco encefálico, ou mielopatia parcial. São consideradas manifestações atípicas a neurite óptica bilateral, oftalmoplegia completa, mielite transversa, encefalopatia, cefaleia, alterações de consciência, meningismo ou fadiga isolada
- **Evidência clínica ou paraclínica objetiva (quando relacionada ao histórico de surtos):** alteração no exame neurológico, imagem (RM ou OCT), ou exames neurofisiológicos (PEV) que corresponda à localização anatômica sugerida pelos sintomas do surto

Tabela 50.4 – Definições radiológicas para diagnóstico de esclerose múltipla

- **Lesão:** área hiper intensa em T2 ou FLAIR na RM, com no mínimo 3 mm nos cortes axiais
- **Lesão infratentorial:** Lesão hiper intensa em T2 localizada no tronco encefálico, pedúnculo cerebelar ou cerebelo
- **Lesão justacortical:** lesão de substância branca adjacente ao córtex cerebral, hiper intensa em T2. A lesão não pode estar separada do córtex por áreas com substância branca
- **Lesão periventricular:** lesão na substância branca cerebral, hiper intensa em T2, adjacente aos ventrículos laterais sem substância branca no meio, incluindo lesões no corpo caloso, porém excluindo lesões em estruturas da substância cinzenta profunda
- **Lesão medular:** lesão cervical, torácica ou lombar, hiper intensa em T2 e *short tau inversion recovery, proton-density images*, ou outras sequencias indicadas, ou em dois planos nas imagens em T_2
- **Lesão cortical:** lesões localizadas no córtex cerebral. Técnicas especiais de RM, como *double inversion-recovery (DIR), phase-sensitive inversion recovery(PSIR) and magnetisation-prepared rapid acquisition with gradient echo sequences (MPRAGE)* são necessárias para a visualização das lesões. Usualmente as lesões detectadas são leucocorticais; as lesões subpiais raramente são visualizadas. É necessário cautela para distinguir as lesões corticais de artefatos de imagem

para o diagnóstico de EM; nas apresentações atípicas, sejam elas clínicas ou radiológicas; nas formas progressivas primárias; e nas populações cujo diagnóstico de EM são menos frequentes (crianças, idosos e na população não caucasiana). Embora a evidência de síntese intratecal de IgG não seja patognômonica de EM a presença de duas ou mais BOCs pode servir como suporte para o diagnóstico. Recomenda-se a sua realização pelo método gel agarose com imunofocalização isoelétrica ou imunofixação de IgG, que confere maior sensibilidade. A ausência de BOC não afasta o diagnóstico de EM, porém, especialmente em casos atípicos, a busca por diagnósticos diferenciais deve ser intensificada.

O neurologista estar atento para diagnósticos diferenciais cuja manifestação clínica pode ser sobreposta à EM, como por exemplo o espectro da neuromielite óptica (NMOSDs), doenças infecciosas ou carenciais, devendo rever o diagnóstico sempre que novos elementos se apresentarem. Nos critérios McDonald 2017, algumas recomendações especiais foram realizadas:

1. **Crianças**: os critérios propostos têm maior aplicabilidade em pacientes com 11 anos ou mais. Embora a Encefalomielite Disseminada Aguda (ADEM) tenha manifestação predominantemente monofásica, eventualmente podem ocorrer recorrências, o que causa confusões no diagnóstico. Os critérios de McDonald 2017 não devem ser aplicados em crianças na fase aguda, sendo necessário um novo surto característico de EM para o diagnóstico.
2. **Idosos:** A EM ocorre preferencialmente entre 20 e 50 anos, embora ocasionalmente ocorra em indivíduos com 60 anos ou mais, sendo mais comum a forma progressiva da doença nesta faixa etária. É fundamental observar as comorbidades, em especial as lesões vasculares que acometem a substância branca. Recomenda-se que haja mais de uma lesão periventricular com as características morfológicas esperadas na EM. A realização de RM de medula e LCR em busca de diagnósticos diferenciais é desejável. Os critérios diagnósticos podem ser aplicados, deste que estas recomendações sejam consideradas.
3. **NMOSDs:** Considerando a diferença fisiopatológica e terapêutica, recomenda-se que o diagnóstico diferencial com NMOSD seja considerado em todos os pacientes com sintomas sugestivos – neurite óptica bilateral, mielite longitudinalmente extensa, lesões cerebrais de grande tamanho, síndromes de tronco graves, e nos grupos étnicos com maior risco de confusão diagnóstica, como negros, latino-americanos e população pediátrica.

Os critérios propostos para pacientes que apresentam surto como primeira manifestação da doença e para aqueles com a forma progressiva desde o início estão descritos nas Tabelas 50.5 e 50.6 respectivamente.

Tabela 50.5 – Critérios de Mc Donald 2017 para pacientes com surto como primeira manifestação

	Número de Lesões com evidências clínicas objetivas	Critérios adicionais para diagnóstico de esclerose múltipla
≥ 2 surtos clínicos	≥ 2	Nenhum*
≥ 2 surtos clínicos	1 e dados consistentes de surto prévio em outra localização†	Nenhum*
≥ 2 surtos clínicos	≥ 2	Disseminação no espaço será demonstrada por novo surto em outra localização **ou** pela RM
1 surto clínico	≥ 2	Disseminação no espaço será demonstrada por novo surto **ou** pela RM **ou** pela presença de bandas oligoclonais no LCR
1 surto clínico (CIS)	1	Disseminação no espaço será demonstrada por novo surto em outra localização **ou** pela RM **e** Disseminação no espaço será demonstrada por novo surto **ou** pela RM **ou** pela presença de bandas oligoclonais no LCR

*Embora os critérios de disseminação no tempo e espaço estejam preenchidos, entretanto recomenda-se a realização de RM Magnética de crânio sempre que possível. A RM de medula espinal e o exame de LCR deve ser realizado sempre que as manifestações forem atípicas. Caso o LCR seja negativo, o diagnóstico deve ser realizado com cautela.

†Evidência de surto clínico prévio, na ausência de sinais clínicos objetivos, pode ser considerado com cautela para o diagnóstico de EM, desde que preencha a definição de surto, seja consistente com sintoma desmielinizante e haja no mínimo um sinal objetivo ao exame neurológico.

Tabela 50.6 – Critérios de Mc Donald 2017 para pacientes com curso progressivo desde o início do quadro (forma primariamente progressiva)

Necessário caracterizar 1 ano de progressão da incapacidade, de forma retrospectiva ou prospectiva, independentemente da presença de surto e dois dos seguintes critérios
1. Uma ou mais lesão hiperintensas em T2 com as características das lesões da EM, em uma ou mais das seguintes regiões: periventricular, cortical ou justacortical ou infratentorial*
2. Duas ou mais lesões hiperintensas em T2 na medula espinhal*
3. Presença de BOC no LCR

Os critérios para forma progressiva são iguais àqueles de McDonald 2010, exceto que serão consideradas as lesões sintomáticas e assintomáticas, excetuando as lesões sintomáticas de nervo óptico.

Formas clínicas

A EM é uma doença com diferentes formas de apresentação, com evolução clínica variável entre os pacientes, e em um mesmo indivíduo ao longo do tempo, sendo fundamental a uniformização da linguagem, em especial quando selecionamos pacientes para tratamentos específicos. A manifestação mais frequente é através de episódios recorrentes de disfunção neurológica, que pode ou não evoluir com sequelas, porém, um grupo de pacientes se apresenta com manifestações neurológicas progressivas desde o início ou, a partir de um dado momento, passa a evoluir com incapacidade progressiva mesmo na ausência de surtos.

A falta de definições clara sobre as formas clínicas da doença fez com que um consenso internacional normatizasse a terminologia a ser utilizada para definir o curso clínico da EM, tornando mais clara a comunicação entre os neurologistas, pesquisadores e otimizando a relação médico-paciente. Foram definidas as principais evoluções da doença: remitente recorrente (RR), secundariamente progressiva (SP), primariamente progressiva (PP) e progressiva recorrente (PR)[10] (Tabela 50.7). Embora esta classificação seja a base para a maioria dos ensaios clínicos e muito utilizada na prática clínica, ela gera algumas dúvidas nas suas definições. Além disso, não fornece informações temporais sobre o processo de doença, sua variabilidade ao longo do tempo ou sobre a presença de atividade.

Em 2013 esta classificação foi revista, incluindo algumas modificações que facilitam a correta abordagem terapêutica. Na nova classificação, fica mantida a forma remitente recorrente e as formas progressivas, subdivididas entre forma primaria e secundaria, a CIS passa a ser considerada um fenótipo espectral da EM, e finalmente introduz o conceito temporal de doença com atividade e/ou com progressão[11].

A CIS passa a ser considerada a primeira manifestação clínica da doença, desde que tenha características de doença inflamatória desmielinizante, e deve ser acompanhada para caracterização dos critérios de disseminação no tempo e espaço. Os critérios de McDonald 2017 definem CIS como um episódio clínico monofásico de sintomas relatados pelo paciente, com sinais objetivos ao exame neurológico, sugerindo um episódio inflamatório desmielinizante do SNC, de instalação aguda ou subaguda, com duração mínima de 24 horas, similar a um surto de EM, porém em paciente que não tem diagnóstico de EM. A classificação de Lublin 2013, a classifica como ativa e não ativa. Na CIS ativa ocorre um evento clínico ou radiológico (aumento/novas lesões em T2 ou lesões Gd+) após o diagnóstico de CIS. Nesta situação se o paciente preencher o critério de disseminação no tempo e no espaço, e desde que os diagnósticos diferenciais sejam afastados, é realizado o diagnóstico de EM.

As Formas Progressivas Primária e Secundária passam e ser entendidas como entidades com características fisiopatológicas semelhantes, embora ainda seja necessário diferenciá-las. A EMPP deve ser considerada uma entidade clínica distinta pois não existem períodos de exacerbação antecedendo o curso progressivo, como ocorre na EMSP. Não existe critério clínico

Tabela 50.7 – Classificação clínica da esclerose múltipla – 2006

Formas Clínicas	Caracterização
Remitente recorrente	• Episódios recorrentes de manifestação neurológica (surtos), com períodos de estabilidade neurológica entre eles • Presença ou não de sequelas neurológicas • Ausência de progressão entre os surtos • Acomete 85% dos pacientes na forma inicial
Secundariamente progressiva	• Início com a forma remitente recorrente • Piora progressiva dos sintomas neurológicos na ausência de surtos • Surtos eventualmente podem ocorrer • Conversão de aproximadamente 50% dos pacientes após 15 anos de doença
Primariamente progressiva	• Início da doença com progressão dos sintomas neurológicos na ausência de surtos • A progressão deve ser objetivamente documentada • Períodos de estabilidade e flutuações podem ocorrer • Acomete 15% dos pacientes, sendo mais frequente nos pacientes do sexo masculino e mais idosos
Progressiva recorrente	• Semelhante à forma primariamente progressiva, porém com a presença de surtos eventuais durante a sua evolução • Acomete 4% dos pacientes com a forma primariamente progressiva

ou laboratorial que determine o ponto de transição para a EMSP, e a caracterização usualmente é realizada retrospectivamente: o paciente iniciou o quadro com EMRR, e relata história de piora progressiva, independentemente das exacerbações[11].

Nesta classificação passa a ser importante o reconhecimento da atividade ou da progressão da doença, considerando o impacto sobre a evolução e o tratamento. Para avaliação de atividade da doença, é recomendada a avaliação clínica e a realização de RM de crânio no mínimo anualmente. Na presença de surtos, lesões captando gadolínio ou aumento das lesões em T2, a doença é considerada com atividade. Para avaliação da progressão nos pacientes com as formas progressivas, recomenda-se avaliação anual através da história clínica ou mudanças objetivas no exame neurológico[11]. A atual classificação está apresentada no Tabela 50.8.

A utilização de outros métodos diagnósticos para auxiliar a classificação das diferentes formas clínicas, a atividade e/ou progressão da doença não é recomendada, assim como a classificação entre forma benigna ou maligna da doença, considerando ser esta uma análise retrospectiva. Embora a Síndrome Radiológica Isolada (RIS) seja discutida nesta última classificação, ainda não foi incluída como um fenótipo da EM. A RIS é um achado radiológico incidental com imagem sugestiva de lesão inflamatória desmielinizante na ausência de sinais ou sintomas clínicos. As lesões encefálicas assintomáticas, dependendo da sua localização e morfologia podem indicar um risco futuro para EM sintomática, e recomenda-se que os pacientes sejam observados prospectivamente, e o diagnóstico realizado quando do aparecimento de sinais ou sintomas neurológicos.

O diagnóstico de EM é sempre um desafio. A inclusão de novos tratamentos, as constantes pesquisas com maior conhecimento sobre a fisiopatologia da doença e dos fatores prognósticos que interferem significativamente na evolução da doença, faz com que seja necessária a avaliação criteriosa dos pacientes, a busca de diagnósticos diferenciais e revisão do diagnóstico proposto sempre que surgirem dúvidas ou quando do aparecimento de sinais e sintomas não característicos de EM. Os diversos critérios diagnósticos refletem o conhecimento da doença naquele momento, porém, jamais substituirá a anamnese, o exame neurológico e a relação médico-paciente.

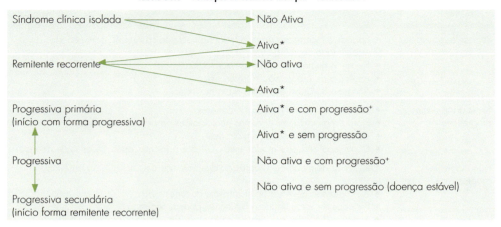

Tabela 50.8 – Fenótipos da esclerose múltipla – revisão 2014

* Ativa: surtos clínico e/ou lesões captantes de gadolíneo na RM e/ou novas lesões em T2
+ Progressão: piora neurológica progressiva, objeiva, na ausência de surtos, em avaliações realizadas no mínimo anualmente.
Na ausência de avaliações neurológicas, a atividade e progressão são consideradas indeterminadas.
Activity = clinical relapses and/or MRI (gadolinium-enhancing
MRI lesions; new/enlarging T2 lesions).

Referências

1. Schumacher GA, Beebe G, Kibler RF, Kurland LT, Kurtzke JF, Mcdowell F et al. Problems of experimental trials of therapy in multiple sclerosis: report by the panel on the evaluation of experimental trials of therapy in multiple sclerosis. Ann N Y Acad Sci. 1965;122:552-68.
2. Poser CM, Paty DW, Scheinberg L, McDonald WI, Davis FA, Ebers GC et al. New diagnostic criteria for multiple sclerosis: guidelines for research protocols. Ann Neurol. 1983;13:227-31.
3. Poser CM, Brinar VV. Diagnostic criteria for multiple sclerosis: na historical review. Clin Neurol Neurosurg. 2004;106:147-58.
4. Izquierdo G, Hauw JJ, Lyon-Caen O, Marteau R, Escourolle R, Buge A et al. Value of multiple sclerosis diagnostic criteria. 70 autopsy-confirmed cases. Arch Neurol. 1985;42:848-50.
5. Engell T. A clinico-pathoanatomical study of multiple sclerosis diagnosis. Acta Neurol Scand. 1988;78:39-44.
6. McDonald WI, Compston A, Edan G, Goodkin D, Hartung HP, Lublin FD et al. Recommended diagnostic criteria for multiple sclerosis: Guidelines from the International Panel on the Diagnosis of Multiple Sclerosis. Ann Neurol. 2001;50:121-7.
7. Polman CH, Reingold SC, Edan G, FilippiM, Hartung HP, Kappos L et al. Diagnostic criteria for multiple sclerosis: 2005 revisions to the McDonald Criteria. Ann Neurol. 2005;58:840-6.
8. Polman CH, Reingold SC, Banwell B, Clanet M, Cohen JA, Filippi M et al. Diagnostic criteria for multiple sclerosis: 2010 revisions to the McDonald criteria. Ann. Neurol. 2011;69:292-302.
9. Mc Donald 2017
10. Lublin FD, Reingold SC. Defining the clinical course of multiple sclerosis: results of an international survey. National Multiple Sclerosis Society (USA) Advisory Committee on Clinical Trials of New Agents in Multiple Sclerosis. Neurology. 1996;46:907-11.
11. Lublin FD, Reingold SC, Cohen JA, Cutter GR, Sørensen PS, Thompson AJ et al. Defining the clinical course of multiple sclerosis: the 2013 revisions. Neurology. 2014;83:278-86.

Capítulo 51

Esclerose Múltipla
Tratamento

Alexandre Coelho Marques
Herval Soares Ribeiro Neto

O tratamento da esclerose múltipla pode ser dividido em: tratamento modificador do curso da doença, no qual é utilizado drogas modificadoras de doença (DMDs); tratamento do surto e tratamento sintomático. Para um suporte terapêutico amplo, a abordagem multidisciplinar em relação aos pacientes e cuidadores é fundamental. Além disso, deve-se estar atento quando ocorrem evoluções atípicas durante o tratamento (no surto ou na manutenção), sendo necessário a revisão do diagnóstico. O uso racional das DMDs envolve uma adequada classificação do fenótipo e do grau de atividade de doença, ponderação dos seus riscos × benefícios e preferências do paciente.

O uso das drogas modificadoras de doença (DMDs)

A partir de 1994, as DMDs têm sido descobertas e aprovadas no mundo para o uso na síndrome clínica isolada (CIS) e na Esclerose Múltipla Remitente Recorrente (EMRR) (Figura 51.1). O objetivo primário do tratamento é o controle da neuroinflamação e, indiretamente, redução da neurodegeneração. Apenas uma DMD (ocrelizumabe) mostrou redução na progressão em pacientes com Esclerose Múltipla Primariamente Progressiva (EMPP).[1]

Através de mecanismos imunológicos diversos, todas as DMDs aprovadas para o tratamento da esclerose múltipla remitente-recorrente têm os seguintes objetivos principais:

» Redução da taxa anualizada de surtos;
» Redução da atividade radiológica: número de lesões com realce pelo gadolínio (com atividade inflamatória aguda), e número ou dimensão das lesões nas sequências ponderadas em T2;
» Redução na progressão do acúmulo de incapacidades.

Atualmente, drogas mais eficazes trouxeram um novo conceito nos estudos clínicos: NEDA (*no evidence of disease activity*). Tal termo se relaciona à ausência de surtos, de atividade radiológica e progressão da incapacidade. O conceito de NEDA está em expansão e, apesar de gerar algumas discussões, pode incluir ainda a atrofia cerebral como mais um parâmetro de controle da doença (Tabela 51.1).

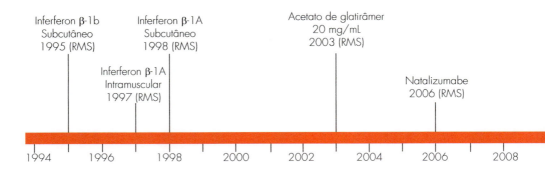

Figura 51.1 – Linha do tempo.

Algumas das drogas modificadoras de doença mostraram benefício em retardar a conversão da síndrome clínica isolada (CIS) para esclerose múltipla clinicamente definida.[2] Em geral, para síndrome radiológica isolada (RIS), o acompanhamento clínico e de imagem está indicado. Ainda não é recomendado a instituição da terapia modificadora de doença.

Aproximadamente 60% dos pacientes com EMRR não tratada, evolui para uma fase secundária progressiva, cuja latência de conversão é altamente variável, aproximadamente duas décadas após o início dos sintomas.[3] Os mecanismos relacionados à progressão não são completamente esclarecidos, porém provavelmente estão relacionados com idade do paciente e comportamento da doença na fase remitente-recorrente.

Com o objetivo de aumentar a latência para conversão para fase secundária progressiva e o acúmulo de incapacidades, ganhou força a teoria de janela de oportunidade para o tratamento da esclerose múltipla. Tal estratégia consiste na instituição precoce do tratamento modificador da doença, isto é, antes que se atinja em EDSS igual à 3,0.[4]

Escalonamento *versus* indução

A estratégia de indução se traduz por começar com uma forte intervenção sobre o sistema imunológico, causando uma depleção celular capaz de eliminar células causadoras da doença autoimune. Evidências de modelos experimentais em EM e outras doenças imunomediadas sugerem que este tipo de tratamento pode levar a um "reset" do sistema imunológico prevenindo a dispersão do epítopo e desta maneira controlar de maneira mais eficaz a inflamação quando comparado aos imunomoduladores.[5]

Efeitos colaterais graves associados a potentes imunossupressores como mitoxantrona e ciclofosfamida são doses-associadas e frequentemente limitam o tempo de indução. Um ciclo completo de mitoxantrona não deve exceder 140 mg/m^2 e seu uso tem sido associado a possíveis efeitos colaterais como cardiotoxicidade e neoplasias hematológicas.[6] Atualmente, a Mitoxantrona é raramente usada devido a sua toxicidade e a emergência de novas opções terapêuticas.

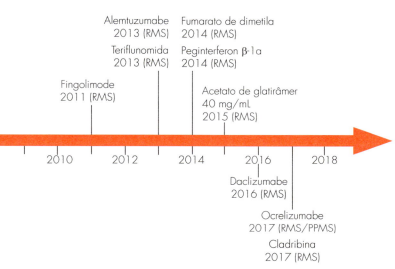

*Droga não disponível no Brasil.

A ciclofosfamida por sua vez é um agente imunossupressor que leva a uma depleção linfocitária um pouco mais seletiva.[7] Em relação ao perfil de risco, apresenta vantagens em relação à mitoxantrona como terapia de indução. Porém é importante ressaltar que o uso prévio de agentes imunossupressores não seletivos, como a ciclofosfamida, aumenta o risco de LEMP nos pacientes em uso de natalizumabe e podem também conferir aumento de risco de LEMP nos pacientes em uso de fingolimode ou dimetilfumarato.

O alentuzumabe e a cladribina são duas drogas mais recentes que podem ser usadas como agentes indutores e serão melhor abordadas mais adiante.

Devido aos potenciais riscos dos agentes imunossupressores candidatos à terapia de indução, esta estratégia tem sido reservada geralmente aos pacientes com doenças muito ativas ou agressivas desde o início.

A estratégia por escalonamento significa iniciar o tratamento com as drogas de primeira linha, consideradas mais seguras (betainterferonas, acetato de glatiramer e teriflunomida – PCDT Brasil 2018). Se houver falha terapêutica, o tratamento deve ser escalonado para uma droga de segunda linha e após para terceira linha se houver necessidade. A terapia sequencial escalonada é atualmente a mais usada no mundo para o tratamento de EMRR com medicações injetáveis de primeira linha e orais como teriflunomida. Em alguns países, o dimetilfuramato (oral) também é liberado para o uso em primeira linha. Medicações de primeira linha, betainterferonas, acetato de glatiramer e teriflunomida também tem sido utilizada em pacientes com CIS de alto risco para conversão em EM.[8]

Drogas de segunda linha como Natalizumabe, Ocrelizumabe e fingolimode são medicações com mecanismos de ação mais seletivos. Na terceira linha de tratamento temos mediações imunossupressoras, não seletiva (mitoxantrona, ciclofosfamida) e seletiva (Alentuzumabe, cladribina). Por fim, na última linha do escalonamento, uma imunossupressão mais intensa com transplante de medula óssea pode ser considerada.[8,9]

A vantagem do esquema de escalonamento é permitir que o paciente tenha um satisfatório controle da doença recebendo uma droga relativamente segura e evitar o escalonamento

Tabela 51.1 – Taxa de eficiência das drogas modificadoras de doença

	Dose e Via de Administração	Eficiência – Taxa anualizada de surtos (% de redução)	Eficiência – Progressão da doença (% de redução)	Eficiência – Atividade MR † (% de redução)	Tratamento mais comum
Interferon beta 1-a • Estudo MSCRG (n = 301)	30 µg 1×/semana Intramuscular	32% (18%)‡	37%	27%§ (NS)	Primeira linha
Interferon neta 1-a • Estudo PRISMS (n = 560)	44 µg 3×/semana Subcutâneo	33%	31%	78%	Primeira linha
Interferon Beta 1-a • Estudo MSSG (n = 372)	250 µg Dias alternados Subcutâneo	34%	29% (NS)	83%	Primeira linha
Acetato de Glatirâmer • Estudo CSSMG (n = 251)	20 mg Diariamente Subcutâneo	29%	12% (NS)	35%	Primeira linha
Natilizumabe • Estudo AFFIRM (n = 942)	300 mg Cada 4 semanas Endovenoso	68%	54%	83%	Segunda linha
Fingolimode • Estudo Freedoms 1 (n = 1.272) • Estudo Freedoms 2 (n = 1.083)	0,5 mg Diariamente Via oral	54% 50%	37% 28% (NS)	75% 74%	Segunda linha
Mitoxantrona[λ] • Estudo MIMS (n = 194)	12 mg/m³ Cada 3 meses Endovenoso	68%	64%	85%	Indução e terceira linha
Teriflunomida • Estudo TEMSO (n = 1.086) • Estudo TOWER (n = 1.165)	14 mg Diariamente Via oral	37% 32%	30% 33%	69% Não avaliado	Primeira linha
Fumarato de dimetila • Estudo DEFINE (n = 1.237) • Estudo CONFIRM (n = 1.430)	240 mg Cada 2 dias Via oral	53% 44%	38% 21% (NS)	85% 71%	Primeira e segunda linha
Alemtuzumabe[λ] • Estudo CARE-MS I* (n = 578) • Estudo CARE-MS II* (n = 628)	12 mg por 5 dias consecutivos Após 12 meses: 1×/dia por 3 dias consecutivos Endovenoso	55% 48%	30% (NS) 41%	(NS) (NS)	Indução, segunda e terceira linha

		Eficiência			
	Dose e Via de Administração	Taxa anualizada de surtos (% de redução)	Progressão da doença (% de redução)	Atividade MR † (% de redução)	Tratamento mais comum
Cladribina§ • Estudo CLARITY (n = 1.326)	3,5 mg/kg Dois ciclos de 4-5 dias consecutivos separados por 30 dias no primeiro ano e outros dois ciclos semelhantes no segundo ano Via oral	57,6%	33% (NS)	73%	Indução, segunda e terceira linha
Ocrelizumabe λ • Estudo OPERA I* (n = 821) • Estudo Opera II* (n = 835)	600 mg (na primeira infusão cada 300 mg administrada com 15 dias de diferença) Cada 24 semanas Endovenoso	46% 47%	43% 37% (NS)	77% 83%	Indução, segunda e terceira linha

NS = Não Significativo. † Lesões novas ponderadas T2. ‡ Todos pacientes. § Lesões com realce ao gadolínio. * estudo comparativo com interferon beta-1a subcutâneo. δ Droga não disponível no Brasil. λ Droga não incluída no PCDT.
Tabela Adaptada: Referências15 – resultados de experiência com placebo controlado de drogas aprovadas para o tratamento de esclerose múltipla.

desnecessário para uma terapia agressiva. A desvantagem é expor alguns pacientes ao risco de perder anos preciosos recebendo tratamentos que não são potentes o suficiente levando ao acúmulo de incapacidades sustentadas (Tabela 51.2). Desta forma, a chave do sucesso da estratégia é determinar o limiar da resposta subótima no qual o próximo nível terapêutico deve ser introduzido sem cruzar a linha das sequelas irreversíveis.

Protocolo clínico e diretrizes terapêutica (PCDT) Brasil e *guideline* brasileiro

O PCDT (Protocolo Clínico e Diretrizes Terapêutica) de Esclerose Múltpla revisado em 2018 deliberou as regras para terapia de escalonamento a ser praticada da seguinte maneira:
» **Primeira linha de tratamento (betainterferona, glatirâmer, teriflunomida):** a incorporação da teriflunomida às primeiras medicações injetáveis de primeira linha de tratamento – acetato de glatiramer e betainterferonas – ofereceu a possibilidade de iniciar o tratamento com medicação oral para pacientes virgens de tratamento.
» **Segunda linha (betainterferona, glatirâmer, teriflunomida, fumarato de dimetila ou fingolimode):**
  a) assim como nos PCDTs prévios, em caso de intolerância, reações adversas ou falta de adesão a qualquer medicamento de primeira linha de tratamento, manteve-se permitido a troca por qualquer outro medicamento de primeira linha (adicionando a partir do novo protocolo a teriflunomida). Nessa ocasião, também está

Tabela 51.2 – Perfil de segurança e tolerância das drogas modificadoras de doença

	Segurança e tolerância		
	Efeito colateral comum	**Efeito adverso sério**	**Monitorização de segurança**
Betainterferonas	• *Flu-like* • Aumento das enzimas hepáticas • Leucopenia • Alterações da função tireoidiana • Depressão	• Intoxicação hepática muito rara	• Hemograma completo, TGO, TGP, TSH, T4 livre
Acetato de Glatirâmer	• Reação no local da injeção • Lipoatrofia cutânea • Reações sistêmicas mais raras (dor torácica, *flushing*, dispneia)	• Nenhum	• Nenhuma
Natilizumabe	• Reações infusionais • Infecções leves	• Leucoencefalopatia multifocal progressiva (LEMP) • Raras reações de hipersensibilidade e hepatotoxicidade.	• Pré-tratamento: Anti-JC vírus, RM de encéfalo • Seguimento: Anti-JC vírus a cada 6 meses • Se anti-JC vírus positivo realizar RM de encéfalo a cada 3-6 meses • TGO e TGP trimestral
Fingolimode	• Linfopenia; aumento das enzimas hepáticas; bradicardia; bloqueio de ramo; edema macular; infecções leves	• Infecção por varicela-zoster generalizada • LEMP (raro) • Encefalite herpética • Malignidades cutâneas	• Pré-tratamento: avaliação cardiológica, avaliação oftalmológica (maculopatia), hemograma completo, TGO, TGP, sorologia para herpes zoster e vacinação se necessário. • Seguimento: avaliação oftalmológica 3º mês, hemograma completo, TGO, TGO a cada 3 meses, avaliação dermatológica periódica
Mitoxantrona	• Náusea • Alopecia • Leucopenia • Irregularidades menstruais	• Cardiotoxicidade • Leucemia aguda	• Avaliação cardiológica e hemograma completo periódico
Teriflunomida	• Diarreia • Afinamento dos cabelos • Erupções cutâneas • Aumento das enzimas hepáticas	• Raras: mielotoxicidade; intoxicação hepática; elevação da pressão arterial; neuropatia periférica; fibrose pancreática; teratogenicidade	• Pré-tratamento: rastreio para tuberculose, TGO, TGP • Seguimento: TGO, TGP, aferição da pressão arterial e medidas contraceptivas

	Segurança e tolerância		
	Efeito colateral comum	**Efeito adverso sério**	**Monitorização de segurança**
Fumarato de dimetila	• *Flushing* • Diarreia • Náuseas • Dores abdominais • Linfopenia • Aumento das enzimas hepáticas	• Leucoencefalopatia progressiva multifocal	• Hemograma completo, TGO e TGP trimestral
Alemtuzumabe	• Reações infusionais e infecções leves	• Autoimunidades secundárias: doenças da tireoide, Trombocitopenia, Síndrome de Goodpasture e lesões encefálicas tumefativas	• Pré-tratamento: rastreio para tuberculose, HPV, HIV, Hepatite B, Hepatite C, vacinação 6 meses antes do início do tratamento, inclusive para varicela zoster • Seguimento por 48 meses após última infusão: hemograma completo, função renal e Urina tipo I mensalmente e função tireoidiana a cada 3 meses.
Cladribina	• Linfopenia e infecção pelo herpes zoster	• Linfopenia grave	• Pré-tratamento: rastreio para tuberculose, HIV, Hepatite B, Hepatite C, sorologia para herpes zoster e vacinação se necessário. • Seguimento: hemograma no terceiro e sétimo mês
Ocrelizumabe	• Infecções leves e reações infusionais	• Aumento de malignidades	• Pré-tratamento: vacinações 6 meses antes do início do tratamento, rastreio para HBV • Seguimento: Hemograma completo, rastreio para câncer de mama

regulamentada a possibilidade de troca por outro tratamento oral, o fumarato de dimetila;

b) em caso de falha terapêutica ou resposta subótima a qualquer medicamento de primeira linha, está permitida a troca para qualquer outro medicamento de primeira linha ou para fumarato de dimetila ou ainda fingolimode.

» **Terceira linha (fingolimode):** em caso de falha terapêutica após o tratamento preconizado na segunda linha de tratamento, ficou estabelecido o uso de fingolimode caso não tenha sido utilizado na segunda linha de tratamento.

» **Quarta linha (natalizumabe):** o uso do natalizumabe ficou regulamentado na última linha de tratamento, em caso de falha ou contraindicações ao uso de fingolomode.

Em contrapartida, a formulação do guideline brasileiro para o tratamento de EM apresentada no BCTRIMS 2017 por especialistas brasileiros em esclerose múltipla, se baseou nas classificações fenotípicas clássicas da EM, no grau de atividade da doença e na resposta ao tratamento e efeitos colaterais. Assim como protocolos já estabelecidos em outros países, o guideline brasileiro propõe uma abordagem individualizada, em que um paciente com alta atividade de doença poderia iniciar ou trocar para uma terapia de alta eficácia e pacientes com CIS de alto risco de conversão para EM poderiam iniciar DMD de primeira linha de tratamento (Figura 51.2).

Figura 51.2 – Fluxograma de tratamento modificador de doença segundo o *guidelines* brasileiro (*Bctrims*)

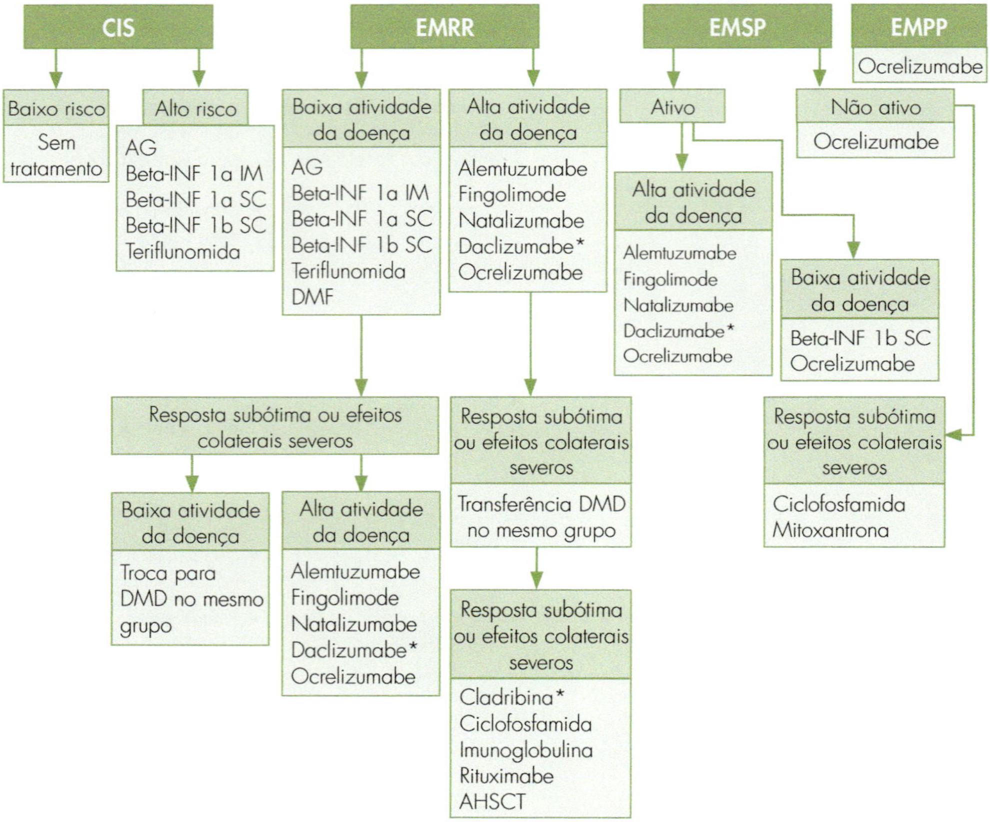

```
CIS                              EMRR                                          EMSP              EMPP
                                                                                                 Ocrelizumabe
Baixo risco   Alto risco    Baixa atividade   Alta atividade    Ativo          Não ativo
                            da doença         da doença                        Ocrelizumabe
Sem           AG            AG                Alemtuzumabe
tratamento    Beta-INF 1a IM Beta-INF 1a IM   Fingolimode       Alta atividade
              Beta-INF 1a SC Beta-INF 1a SC   Natalizumabe      da doença
              Beta-INF 1b SC Beta-INF 1b SC   Daclizumabe*                      Baixa atividade
              Teriflunomida Teriflunomida     Ocrelizumabe      Alemtuzumabe    da doença
                            DMF                                 Fingolimode
                                                                Natalizumabe    Beta-INF 1b SC
                                                                Daclizumabe*    Ocrelizumabe
                                                                Ocrelizumabe

              Resposta subótima ou efeitos    Resposta subótima                 Resposta subótima
              colaterais severos              ou efeitos colaterais             ou efeitos colaterais
                                              severos                           severos

              Baixa atividade  Alta atividade Transferência DMD                 Ciclofosfamida
              da doença        da doença      no mesmo grupo                    Mitoxantrona

              Troca para       Alemtuzumabe
              DMD no mesmo     Fingolimode    Resposta subótima
              grupo            Natalizumabe   ou efeitos colaterais
                               Daclizumabe*   severos
                               Ocrelizumabe
                                              Cladribina*
                                              Ciclofosfamida
                                              Imunoglobulina
                                              Rituximabe
                                              AHSCT
```

CIS: Síndrome Clínica Isolada; AG: Acetato de Glatirâmer; EMRR: Esclerose Múltipla Remitente Recorrente; Beta-IFN: Betainterferona; IM: intramuscular; SC: Subcutâneo; DMF: dimetilfuramato; DMD: droga modificadora de doença; AHSCT: transplante de células tronco hematopoiética autólogo.
*Droga não disponível no Brasil.

Apesar de não haver uma perfeita definição na literatura para EMRR de alta atividade, tem sido sugerido que pacientes que possam se beneficiar de uma terapia mais agressiva apresentem uma ou mais das seguintes características:[10]
1. atingir um EDSS de 4,0 em até 5 anos do início;
2. resposta pobre ao tratamento em no mínimo um ano completo em uso de um DMD ou mais, que não seja devido à intolerância;

3. avanço da doença em pelo o menos um ano em uso de DMD caracterizado por:
    a) dois ou mais surtos com recuperação incompleta;
    b) duas ou mais ressonâncias magnéticas mostrando lesões novas ou com dimensões aumentadas ponderadas em T2 ou novas lesões ponderadas em T1 com realce.

Resposta ao tratamento

A questão chave do sucesso do tratamento da esclerose múltipla é definir quem são os pacientes não respondedores. Alguns pesquisadores defendem que a resposta ótima ao tratamento é ser classificado como paciente sem atividade clínica e radiológica evidente de atividade de doença, ou seja, NEDA. A classificação NEDA-3 leva em consideração ausência de surtos, ausência de progressão da incapacidade e ausência de lesões novas na ressonância magnética. No entanto, na prática clínica, NEDA pode ser um alvo difícil de ser atingido e tê-lo como meta pode acarretar risco maior de escalonamento rápido do tratamento.

Vários critérios para estabelecer os não respondedores têm sido propostos. No critério de Rio score e o Rio score modificado a definição de não respondedores é baseado na atividade clínica e radiológica na ressonância magnética após o primeiro ano de tratamento (Tabela 51.3).[11] Em 2013, o grupo canadense estabeleceu níveis de preocupação (baixo, médio e alto) em relação a três parâmetros: surto nos primeiros anos de tratamento, acúmulo de incapacidade em 6 e 12 meses e acúmulo anual de lesões na ressonância magnética. Para aplicação de todos os critérios, o paciente deve ser monitorado clinicamente e radiologicamente a cada 6 meses; A presença de uma nova lesão deve ser interpretada cuidadosamente levando-se em consideração o aparelho e técnica radiológica utilizada e o tempo de uso da mediação. Algumas medicações como betainterferonas podem levar até 6 meses para atingir o seu máximo efeito terapêutico e outras como acetato de glatiramer pode levar até 9 meses.

Tabela 51.3 – Escore de Rio

Rio Score		Rio Score Modificado	
Critério	Evolução após o primeiro ano	Critério	Evolução após o primeiro ano
Critério RM = 0	≤ 2 Lesões T2 ativa*	Critério RM = 0	≤ 4 novas lesões T2
Critério RM = 1	> 2 Lesões T2 ativa	Critério RM = 1	> 4 novas lesões T2
Critério de surto = 0	Sem surto	Critério de surto = 0	Sem surto
Critério de surto = 1	≥ 1 surto	Critério de surto = 1	1 surto
		Critério de surto = 2	≥ 2 surtos
Critério EDSS = 0	Aumento na escala EDSS de < 1 ponto	Não Incluído	Não Incluído
Critério EDSS = 1	Aumento na escala EDSS de ≥ 1 ponto, mantido por no mínimo 6 meses		
Rio Score = Critério MRI + Critério de surto + Critério EDSS		Rio Score Modificado = Critério MRI + Critério de Recaída	

* lesões ativas definidas como lesões novas ou aumentadas ponderadas em T2 mais lesões realçadas pelo gadolínio no primeiro ano.

Escore: 0-1: Baixo risco; 2-3: alto risco.

Tratamento do surto

Os surtos de Esclerose Múltipla levam a ocorrência de novos sintomas ou piora de sintomas prévios com duração maiores de 24 horas. O adequado tratamento proporciona a redução do tempo da incapacidade associado ao curso de um surto. A pulsoterapia com metilprednisolona endovenosa é a primeira linha de tratamento para surto de Esclerose Múltipla e a terapia mais utilizada para essa indicação (Figura 51.3).[12]

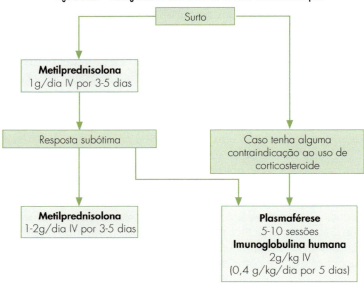

Figura 51.3 – Fluxograma de tratamento do surto na esclerose múltipla.

O principal mecanismo de ação do glicocorticoide é atribuído à indução de apoptose das células T, levando à redução da infiltração dos linfócitos para dentro do sistema nervoso central.

O início do tratamento deve ser o mais precoce possível, preferencialmente durante a primeira semana do surto. No entanto, tem sido observado que surtos ainda podem ser tratados com sucesso em 1 a 2 meses do início dos sintomas.[12,13]

Antes do início do tratamento, é importante descartar pseudosurtos (sinais clínicos e laboratoriais sugestivos de infecção, história de exposição a temperaturas extremas). A realização de ressonância magnética não é indicada para o diagnóstico de surto de esclerose múltipla, visto que o diagnóstico é clínico. Porém a realização do exame deve ser considerada por diferentes motivos como avaliar a adequação da atual DMD. Confirmado o surto, o tratamento deve ser iniciado imediatamente com metilprednisolona 1 g/dia por 3 até 5 dias. A necessidade de prednisona oral após metilprednisolona deve ser avaliada individualmente, no entanto alguns dados mostraram não haver benefício adicional.

O uso de corticoide oral em altas doses por 5 dias, com ou sem desmame, tem sido prática comum para pacientes com surtos sensitivos leves. Estudos realizados com dose equivalente de metilprednisolona 1.000 mg e prednisona por 3 dias mostraram resultados semelhantes no tratamento de neurite óptica.[14]

Em pacientes que não respondem ao tratamento com altas doses de corticoide e especialmente para os pacientes que continuaram piorando a despeito do tratamento de primeira linha deve-se considerar o tratamento com plasmaférese com 5 a 10 sessões em dias alternados.[13]

Em pacientes com contraindicações ao uso de metilprednisolona, pode ser considerado o uso de Imunoglobulina (IVIG) 0,4 g/kg por 5 dias. Alguns estudos observacionais apontaram não inferioridade quando comparado à metilprednisolona,[15] porém mais estudos são necessários para determinar o papel da IVIG nos surtos de esclerose múltipla.

As drogas modificadoras de doença

Os imunomoduladores injetáveis

Betainterferonas

As Betainterferonas são medicações de primeira linha e três formulações estão disponíveis no Brasil para o tratamento da esclerose múltipla remitente-recorrente. Adicionalmente, também podem retardar a conversão da síndrome clínica isolada em esclerose múltipla clinicamente definida[16-18].

Elas atuam modulando o sistema imunológico, redirecionando as respostas pró-inflamatórias Th1 e Th17 para vias anti-inflamatórias Th2. Através da atividade no sistema imunológico inato e adquirido, aumentam a produção de citocinas anti-inflamatórias IL-10 e IL-4 e reduzem a produção de citocinas pró-inflamatórias IL-17, IL23 e osteopontina. Podem atuar ainda aumentando a função e proliferação de linfócitos T reguladores, das células T anérgicas e ainda aumentar a supressão das células T auto reativas. A atuação direta no sistema nervoso central ocorre na barreira hematoencefálica onde se observa uma redução das moléculas de adesão e das enzimas matriz metaloproteinases com consequente redução da passagem dos leucócitos.

Nos ensaios clínicos pivotais, fase III, a redução da taxa anualizada de surto e do risco de progressão da incapacidade foram respectivamente para: betainterferona 1a intramuscular semanal (18-32% e 37%); betainterferona 1b subcutâneo em dias alternados (34% e 29%), e betainterferona 1a subcutâneo 44 µg 3x/semana (33% e 31%). Todos demonstraram melhora dos parâmetros na ressonância magnética, sendo mais pronunciada para as betainterferona subcutâneas. (Tabela 51.3).

Uma consideração importante ao uso das betainterferonas é o surgimento dos anticorpos neutralizantes durante a continuidade do tratamento que pode interferir na resposta terapêutica à medicação. Foi observado um aumento desses anticorpos a partir do segundo ano de tratamento e uma correlação com aumento do número de surtos e de novas lesões com realce ao gadolínio na sequência ponderada T1.

A betainterferona 1a peguilado, ainda não disponível no Brasil, administrado subcutâneo a cada 2 semanas, teve sua eficácia demonstrada no estudo ADVANCE em grau semelhante aos outros imunomoduladores. A administração menos frequente pode melhorar o perfil de aderência aos imunomoduladores injetáveis.

Os efeitos colaterais mais comuns em todas as formas de preparações são os efeitos *flu-like* que podem ocorrer em mais de 50% dos pacientes no primeiro ano de tratamento, porém esses efeitos tendem a reduzir a partir do segundo ano. O uso de analgésicos simples ou de AINES mostram-se como estratégias eficazes para reduzir esses sintomas. Ocasionalmente a associação de analgésico e AINES pode ser útil. Piora de sintomas psiquiátricos como depressão, e aumento da fadiga são outros efeitos colaterais relatados. O aumento gradual da dose nas primeiras semanas do início de tratamento com betainterferonas foi utilizada em estudos pivotais para redução de efeitos colaterais. Alterações laboratoriais significativas são efeitos colaterais menos frequentes, porém a ocorrência de leucopenia e elevação significativa de ALT e AST podem culminar na troca da medicação.

Acetato de glatirâmer (AG)

O acetato de glatirâmer 20 mg, como uso subcutâneo diário, está aprovado para o uso no SUS desde 2002 para o tratamento da esclerose múltipla remitente recorrente. Mais recentemente uma formulação de 40 mg, três vezes por semana, foi aprovada pela ANVISA baseados em estudos que mostraram uma redução da atividade da doença similar ao AG 20 mg. Atualmente o SUS vem substituindo a apresentação de 20 mg de uso diário pela apresentação de 40 mg 3x/semana.

A droga consiste em uma mistura de polipeptídeos sintéticos, derivados de quatro aminoácidos que promovem um desvio das respostas pró-inflamatória Th1 para uma resposta anti-inflamatória Th2. O exato mecanismo de ação não é completamente compreendido, porém em vários estudos também foi demonstrado o aumento de secreção de citocinas anti-inflamatórias IL-10 e IL-4 e redução de citocinas pró-inflamatórias TNF e IL-12.

A eficácia do AG em reduzir números de surtos foi similar a eficácia das betainterferonas com taxa anualizada de surtos semelhantes de acordo com os estudos BECOME, BEYOND e REGARD. O ensaio clínico pivotal evidenciou uma redução da taxa anualizada de surto em 29% e uma redução de lesões novas ponderadas em T1 com realce de 33% com o uso diário de acetato de glatirâmer 20 mg quando comparado ao placebo, porém não mostrou diferença em relação à progressão da incapacidade.[19] Outros estudos multicêntricos randomizados, placebo-controlado, evidenciaram outros benefícios na atividade radiológica.[20] AG reduziu a taxa de conversão de síndrome clínica isolada para esclerose múltipla clinicamente definida em 45% comparada ao placebo.[21]

Os efeitos colaterais mais comuns associados ao AG são reações no local da injeção, vasodilatação e *rash* cutâneo. Em raros casos, após a aplicação da medicação, podem ocorrer reações sistêmicas causando dor torácica, dispneia, bradicardia durante até 20 minutos. Está reação não causa risco aos pacientes.[32]

Durante a gestação e aleitamento, o AG é o DMD que apresenta maiores evidências de segurança sendo, em alguns casos, mantida a medicação durante esses períodos. Essa decisão deve ser individualizada de acordo com perfil de paciente e características clínicas da doença.

Drogas orais
Fingolimode

Em 2010 o fingolimode se tornou o primeiro tratamento oral aprovado pelo FDA para esclerose múltipla. A medicação é um modulador do receptor esfingosina-1-fosfato (S1P) expresso nos linfócitos e em vários outros órgãos e tecidos. Através da internalização do receptor S1P, há uma retenção dos linfócitos autorreativos dentro dos linfonodos, prevenindo assim a infiltração destes no sistema nervoso central onde promoveriam o desenvolvimento da doença. O fingolimode é capaz de cruzar a barreira hematoencefálica (BHE) e promover ação direta em células que expressam o receptor SP1 como astrócitos, oligodendrócitos, neurônios, micróglia, células dendríticas e células endoteliais da BHE. Estudos em modelos animais mostraram que o fingolimode pode reduzir a desmielinização e promover a remielinização no sistema nervoso central. Estudos fase III sugerem que a preservação neuronal pode estar relacionada à redução da atrofia cerebral.[22]

Três estudos fase 3 demostraram a eficácia do fingolimode comparado ao placebo e à betaferon 1a intramuscular. No estudo FREEDOMS, duplo-cego, randomizado o fingolimode (1 comprimido de 0,5 mg diário) reduziu em 54% a taxa anualizada de surto, comparado ao placebo. O risco de progressão da incapacidade em 24 meses reduziu em 37% e houve efeitos positivos em desfechos relacionados à ressonância magnética (lesão nova ponderada em T2, lesão nova ponderada em T1 captando contraste e perda de volume cerebral).[23] No estudo FREEDOMS II, o fingolimode (1 comprimido de 0,5 mg diário) reduziu a taxa anualizada de surto em 48% comparado ao placebo, mostrou diversos benefícios em relação aos parâmetros de ressonância magnética, porém não detectou efeito na progressão da incapacidade.[24] Por fim, no estudo TRANSFORMS, o fingolimode foi comparado à betainterferona 1a intramuscular e mostrou superioridade em relação à redução da taxa anualizada de surto em até 52% e ainda houve superioridade em diversas medidas de ressonância magnética, como o volume cerebral que teve menor redução percentual no grupo do fingolimode em relação ao grupo do betainterferona 1a. Por outro lado, a progressão da incapacidade em 12 meses foi semelhante entre os dois grupos.[25]

O fingolimode tem efeitos adversos em outros órgãos, devido à expressão do receptor esfingosina-1-fosfato em outros tipos celulares. Um dos efeitos adversos que causam mais preocupação, relacionado ao início do tratamento do fingolimode, é o desenvolvimento de bradicardia, em raros casos sintomática. Desse modo, após a administração da primeira dose, o paciente necessita de monitorização de seus sinais vitais por 6 horas, eletrocardiograma antes e imediatamente após esse período. Doenças cardíacas, incluindo cardiopatias isquêmicas, síndromes do bloqueio de condução BAV 2º grau Mobitz tipo II ou BAV de graus superiores, intervalo QT prolongado (≥ 500 ms), doença cerebrovascular e uso de β-bloqueadores ou outros antiarrítmicos são contraindicações ao uso da droga.[37]

O efeito farmacodinâmico chave do fingolimode é uma redistribuição dos linfócitos e seu aprisionamento dentro dos linfonodos, levando a uma linfopenia periférica reversível em cerca de 30% do valor basal. Estudos sugerem que a linfopenia não está associada ao aumento do número de infecções, não refletindo a imunocompetência do paciente. No entanto, 2 casos de varicela zoster fatais reportadas no estudo TRANSFORMS em pacientes em uso de fingolimode 1,25 mg (dose comercializada 0,5 mg) evidencia a necessidade de realização da sorologia para herpes zoster e, se necessário, a vacinação antes do início do tratamento. Após suspensão da medicação, os linfócitos retornam a seus valores basais entre 2-4 semanas.

Outro efeito colateral mais raro é o desenvolvimento de edema macular, associado ao tempo de exposição à medicação, surgindo em 3-4 meses após o início do tratamento e sendo mais comum em pacientes diabéticos ou com história de uveíte prévia. Dessa forma, avaliação oftalmológica está indicada antes do início do tratamento e periodicamente. O edema macular tende a ser leves e costuma desaparecer com a suspensão da medicação.

No estudo FREEDOMS II foi observado um aumento de neoplasias cutâneas, sendo o carcinoma basilar a neoplasia mais comum durante o tratamento. Ademais, casos de melanomas também vêm sendo descritos em pacientes em tratamento com fingolimode. Desta forma, também é necessária a vigilância dermatológica.

As principais alterações laboratoriais para descontinuidade da medicação são linfopenias e aumento de enzimas hepáticas que devem ser monitorizadas periodicamente. Novas estratégias de redução da frequência de administração de fingolimode, já bastante utilizadas na prática médica, vem sendo estudadas com resultados satisfatório.

Por fim, apesar da estratégia da troca do natalizumabe para o fingolimode ser bastante utilizada em pacientes com sorologia para vírus JC positiva com intuito de redução de risco de LEMP, há atualmente 15 casos relatados de LEMP em paciente em uso de fingolimoide. No entanto, esse risco é considerado muito baixo, 0,069 para 1.000 pacientes[26], permanecendo ainda uma estratégia eficaz.

Teriflunomida

Teriflunomida é um metabólico ativo da leflunomida, droga licenciada pelo FDA para o tratamento de artrite reumatoide desde 1998. Foi a segunda droga modificadora de doença oral liberado pelo FDA para o tratamento de esclerose múltipla remitente recorrente.[27]

O mecanismo de ação envolve a redução da ativação dos leucócitos que entram no sistema nervoso central. A medicação inibe seletivamente e reversivelmente a enzima di-hidro-orotato desidrogenase, enzima mitocondrial chave para síntese de pirimidina, necessária para a replicação rápida de linfócitos.[27]

Os principais estudos controlados com placebo, fase III, que aprovaram o uso da teriflunomida 14 mg uma vez ao dia incluem o TEMSO, que mostrou uma redução da taxa anualizada de surto em 31%, da progressão da incapacidade em 30% e melhora nos parâmetros da ressonância magnética (menor volume total das lesões ponderada em T2, menos lesões com realce por gadolínio ponderada em T1). O TOWER mostrou redução da taxa anualizada de surto em 36% e redução do risco de progressão da incapacidade em 31,5%. A Teriflunomida também foi estudada para pacientes com síndrome clínica isolada. O estudo TOPIC mostrou que teriflunomida 14 mg reduziu o risco de conversão para esclerose múltipla clinicamente definida em 42,6% comparado ao placebo, além de diminuir o risco de novas lesões na ressonância magnética.[28]

Os efeitos colaterais da teriflunomida mais frequentes incluem: cefaleia, redução da densidade capilar, diarreia e náuseas, elevação de transaminases, neutropenia, elevação dos níveis de pressão arterial e neuropatia periférica. Devido ao seu potencial teratogênico observado em estudos em animais, a contracepção deve ser garantida às mulheres em idade fértil que estão em uso da medicação. Além disso, a droga pode ser excretada no leite materno e no sêmen em pequenas quantidades.

A teriflunomida apresenta uma meia vida prolongada, e devido a recirculação entero-hepática, pode levar até dois anos para ser totalmente eliminada do organismo, após ser descontinuada. Para situações como planejamento ou diagnóstico de gravidez em uso da medicação, a eliminação da droga pode ser acelerada com o uso de colestiramina ou carvão ativado por onze dias em até 98%.

Fumarato de dimetila ou dimetilfumarato (DMF)

O dimetilfumarato é um tratamento oral para esclerose múltipla remitente recorrente, administrado duas vezes ao dia a cada 12 horas, que atua sobre a neuroinflamação e estresse oxidativo através da ativação da via de transcrição do fator nuclear (eritroide-derivado) tipo 2 (Nrf2). Essa via regula proteínas antioxidantes que protege as células contra o dano oxidativo e inflamação. Foi demostrado *in vitro* que o DMF protege os neurônios do estresse oxidativo através do aumento dos níveis da glutationa e da redução das citocinas inflamatórias.[29] Além disso, foi demonstrado que o DMF age sobre as células T de memória, induzindo uma redução das células Th1 (resposta pró-inflamatória) e um aumento de células Th2 (resposta anti-inflamatória). De maneira semelhante as células B também são afetadas, reduzindo a contagem total das células B maduras circulantes e ocorrendo uma troca do perfil de células B pró-inflamatórias para um perfil anti-inflamatório.

Dois estudos pivotais, fase III, controlados com placebo (DEFINE e CONFIRM) mostraram redução da taxa anualizada de surto em 53% e 44%, respectivamente, no grupo que fez uso de DMF na dose de 240 mg duas vezes ao dia. O CONFIRM incluiu o uso de acetato de glatirâmer 20 mg em um braço paralelo, que mostrou redução da taxa anualizada de surto em 29%, quando comparado ao placebo. A redução de risco de progressão de incapacidade foi evidenciada apenas no estudo DEFINE (38%). Os dois estudos mostraram ainda melhora dos parâmetros na ressonância magnética com redução da quantidade de novas lesões ponderadas na sequência T2 e quantidade de lesões ponderadas na sequência T1 captando contraste.[30]

Os efeitos colaterais mais comuns associado ao uso de DMF foram efeitos de *flushing*, diarreia e dores abdominais. A incidência de efeitos gastrintestinais foi maior no primeiro mês do tratamento e normalmente reduziu ao longo do tempo. No estudo DEFINE, 5% dos pacientes suspenderam o uso devido aos efeitos gastrointestinais. Elevação das enzimas hepáticas e eosinofilia transitória também foram descritas. Nos dois estudos pivotais foram observados ainda uma redução na contagem dos linfócitos em torno de 30% no primeiro ano de tratamento e que permanecerão estáveis nos anos subsequentes.[30,31]

Alguns casos de LEMP foram relatados em pacientes com uso de DMF. Em alguns casos, os pacientes haviam feito uso prévio de algum imunossupressor e apresentavam linfopenia grau III/IV. Desta maneira, é importante monitorar o grau de linfopenia, principalmente em pacientes com história de uso de imunossupressores ou natalizumabe previamente.

Anticorpos monoclonais
Natalizumabe

Natalizumabe é um anticorpo monoclonal humanizado que se liga à subunidade α4 da molécula de adesão α4β1 integrin expressa na superfície dos leucócitos. A passagem dos leucócitos para o local de inflamação dentro no sistema nervoso central ocorre através da interação da α4β1dos linfócitos e monócitos com moléculas de adesão (VCAM-1) no endotélio vascular. Através do seu principal mecanismo de ação, o Natalizumabe previne a adesão celular entre célula T e outros leucócitos mononucleares às células endoteliais. A redução dessa interação reduz a migração dos leucócitos mononucleares através do endotélio para dentro do sistema nervoso central com consequente redução das citocinas inflamatórias no sistema nervoso central.[32]

A eficácia da medicação foi demostrada no estudo AFFIRM fase III, randomizado, placebo-controlado e multicêntrico. Em dois anos a taxa de surtos clínicos foi reduzida em 68% e o risco de progressão de incapacidade sustentada por 12 semanas em 42% e por 24 semanas em 54%. Natalizumabe também reduziu o número de lesões gadolínio positiva ponderadas em T1 em 92% e novas lesões ponderadas em T2 em 83% na ressonância magnética de crânio.[33] Os pacientes livres de atividade de doença clínica e radiológica no primeiro e segundo ano foram respectivamente 47% e 68%.[34]

As reações infusionais são os efeitos adversos mais comuns. No estudo SENTINEL, elas foram observadas em 24% dos pacientes em uso de Natalizumabe, dentre as quais a cefaleia foram as reações mais comuns seguidas por reações de hiperssensibilidade.[35]

No STRATA, um estudo de reexposição ao Natalizumabe com 1.094 pacientes que participaram de estudos clínicos pivotais prévios, 55 pacientes (5%) apresentaram algum efeito colateral nas primeiras 48 semanas do tratamento. Tais reações foram mais comuns em pacientes que realizaram 1-2 infusões prévias de Natalizumabe (24%).[36]

A ocorrência de leucoencefalopatia multifocal progressiva (LEMP) nos estudos clínicos resultaram a retirada temporária do Natalizumabe do mercado entre 2005-2006. Neste mesmo período, foram selecionados pacientes para participarem do estudo de segurança STRATA. Três fatores de risco para LEMP associado ao Natalizumabe foram identificados: *status* sorológico para o vírus JCV (**John Cunningham virus**), uso prévio de imunossupressores e tempo de duração prévia de tratamento com Natalizumabe, especialmente maior que 24 meses. No estudo, 14 (1,3%) de 1.094 pacientes desenvolveram LEMP. Todos esses pacientes tiveram o anti-JCV positivo no mínimo 6 meses antes do diagnóstico de LEMP, 5 (36%) fizeram uso de imunossupressor previamente e todos tinham mais que 24 infusões de Natalizumabe.[37]

Para a decisão de continuidade do tratamento com Natalizumabe, deve-se estimar o risco de desenvolvimento de LEMP pelas variáveis disponíveis. Em uma análise retrospectiva de dados de quatro estudos clínicos, a incorporação do índex do anti-JCV pode auxiliar na estratificação de risco para o desenvolvimento de LEMP em pacientes que não usaram imunossupressores previamente. Pacientes com índex de anti-JCV ≤ 0,9 mantiveram com risco de LEMP menor que 1 para 1.000 em 6 anos (72 infusões). Para paciente com anti-JCV >0,9 e ≤1,5 o risco de LEMP se tornou maior que 1 para 1.000 após 3 anos (>36 infusões). Para pacientes com anti-JCV >1,5 o risco foi maior que 1:1.000 após 2 anos (>24 infusões).[38]

Alentuzumabe

Alentuzumabe é um anticorpo monoclonal humanizado contra a proteína CD52, encontrado nas superfícies de células T e B. Desde 2014, está aprovada pelo FDA (**Food and Drugs Administration**) para o tratamento de EMRR. Nesta população, é considerada uma droga de alta eficácia, usada em uma estratégia de indução ou escalonamento.

A administração é intravenosa em 5 dias consecutivos com necessidade de repetição após 12 meses em 3 dias consecutivos. Após a administração, há uma depleção de células CD52 circulante verificado através de uma linfopenia em sangue periférico. A repopulação de células B leva cerca de 6 meses e a de células T pode levar até 12 meses.

Três estudos pivotais, fase 3, compararam a eficácia do Alentuzumabe com Betainterferona 1a 44 mg. No estudo CAMMS223, realizado em pacientes virgens de tratamento (naive) e com EDSS menor ou igual à 3,0, o Alentuzumabe reduziu a taxa de acúmulo de incapacidade (9% vs. 26,2%), taxa anualizada de surto (0,1 vs. 0,36) e aumentou o volume cerebral na ressonância magnética enquanto houve uma redução nos pacientes em uso Betainterferona 1a 44 mg. No estudo CARE-MS I e II, realizados em pacientes naives e em pacientes que falharam com primeira linha de tratamento respectivamente, foram corroborados a redução da taxa anualizada de surtos (RR: 54,9% e 49,4% respectivamente), observado um número menor de novas lesões na ressonância magnética e maior número de pacientes livres de atividade de doença;[39] Na extensão de 5 anos do CARE-II, menos que 50% necessitaram de retratamento com terceira infusão de Alentuzumabe ou uso de outros DMDs e 58% estavam em NEDA no quinto ano.[40]

Os efeitos colaterais mais comuns são reações infusionais, observadas em 84,2% dos pacientes no primeiro curso de medicação[65]. A maior parte foram consideradas reações leves ou moderadas, como cefaleia, *rash* cutâneo e hipertermia. O uso de pré-medicações e ajustes infusionais minimizaram os efeitos colaterais.

A incidência de infecções leves ou moderadas foi maior que no grupo de Alentuzumabe que no grupo de Betainterferona 1ª (CARE-MS I 67% **vs.** 45% e CARE –MS II 77% **vs.** 66%) sendo mais comuns nasofaringites, infecções urinárias, infecções de trato respiratório superior e infecção pelo vírus da herpes.[39] É recomendado o uso de Aciclovir 200 mg, duas vezes ao dia, a partir do primeiro dia de infusão do Alentuzumabe até 28 dias após o último dia de infusão. Para todo paciente, é necessária a realização de sorologia para herpes zoster. Em caso de não existir suficientes anticorpos IgG contra o vírus, o paciente deverá ser vacinado com no mínimo 6 semanas antes da primeira infusão do Alentuzumabe. Infecções oportunistas foram reportadas após o uso da medicação em larga escala. **Listeria monocytogenes** e citomegalovírus (CMV) foram os agentes mais encontrados com frequência estimadas de 0,26% e 0,13% respectivamente. Em relação ao primeiro, é recomendado ao paciente evitar alimentos crus e alimentos não pasteurizados semanas antes do uso da medicação e 30 dias após a infusão

O tratamento com Alentuzumabe aumentou a incidência das doenças autoimunes, como doenças da tireoides, Purpura Trombocitopênica Idiopática (PTI), outras citopenias (neutropenia, anemia hemolítica e pancitopenia) e nefropatias.[67,68] As doenças da tireoides foram as mais comuns, 39% dos pacientes apresentaram algum evento adverso da função tireoidiana nos 5 anos de seguimento, com pico de incidência no terceiro ano. As doenças mais comuns foram hipotireoidismo, hipertireoidismo e doença de Graves. A avaliação da função tireoidiana deve ser realizada a cada 3 meses após a inicio do Alentuzumabe até 48 meses após a última infusão.

A incidência de PTI foi menos frequente, 2,3%, e apesar de um caso de morte, todos os outros pacientes tiveram resposta completa ao tratamento específico e alcançaram uma contagem de plaqueta ≥ 100.000/mm³. Deve-se realizar um hemograma completo antes do início do tratamento e mensalmente por 48 meses após a última infusão.

As nefropatias são eventos adversos raros com incidência de 0,28%. Foram observados casos de glomerulonefrite membranosa e doença do anticorpo antimembrana basal glomerular. A triagem envolve a realização de função renal e análise de urina mensalmente por 48 meses após a última infusão.[68]

Finalmente, foram observados casos isolados de novas lesões tumefativas encefálicas após o tratamento com Alentuzumabe mediadas por células B.[41] Dois pacientes apresentaram novas lesões ativas após aproximadamente 6 meses do tratamento com Alentuzumabe que responderam à plasmaférese e ao rituximabe.

Ocrelizumabe

Ocrelizumabe é um anticorpo monoclonal humanizado que age seletivamente em antígeno de superfície CD20, que são expressos em células pré-B, células B maduras e células B de memória, mas não em células troncos linfoides e plasmócitos. Apesar do ocrelizumabe depletar seletivamente as células que expressam CD20, a capacidade de reconstituição das células B permanece preservada assim como a imunidade humoral preexistente.[42,43]

As células B influenciam no mecanismo fisiopatogênico da esclerose múltipla provavelmente através da apresentação de antígenos, produção de anticorpos e secreção de citocinas. Elas estão presentes na inflamação meníngea que é uma característica da esclerose múltipla crônica e pode levar a uma desmielinização cortical e neurodegeneração.

O estudo Oratório fase III, duplo cego, placebo-controlado, verificou a eficácia do ocrelizumabe, 600 mg por infusão intravenosa, administrados 300 mg no dia 01 e dia 15 da primeira infusão e uma infusão de 600 mg nas infusões seguintes a cada 24 semanas na Esclerose Múltipla Primariamente Progressiva (EMPP). Foi evidenciado no grupo do ocrelizumabe uma menor percentagem de pacientes com progressão da incapacidade em 12 semanas, quando comparado ao grupo placebo (32,9% *vs*. 39,3%) mantendo-se menor em 24 semanas (29,6% *vs*. 35,7%). Houve também, na semana 120 do estudo, uma piora menos acentuada no tempo de marcha em 25 pés. O ocrelizumabe ainda demostrou melhoras com significância estatística nos seguintes parâmetros radiológicos: redução de volume das lesões ponderadas em T2, redução da perda do volume cerebral e redução do surgimento de novas lesões ponderadas em T2.[42]

O ocrelizumabe também teve sua eficácia testada na Esclerose Múltipla Remitente Recorrente nos estudos OPERA I e OPERA II onde foi comparado à betainterferona 1a 44 mcg. A taxa anualizada de surto foi menor com o uso de ocrelizumabe do que com betainterferona 44 mcg nos dois estudos (0,16 *vs*. 0,29, p < 0,001) e a porcentagem de pacientes com progressão de incapacidade confirmada foi menor em 12 semanas (9,1% *vs*. 13,6%, p < 0,001). Em relação à atividade radiológica, o número médio de lesões ponderadas em T1 captando gadolínio foi cerca de 95% menor nos dois estudos (0,02 *vs*. 0,29 e 0,02 *vs*. 0,42 – ocrelizumabe *vs*. betainterferona 44 mcg).[43]

Com relação aos efeitos adversos, as reações infusionais são consideradas as mais comuns, sendo a maioria leve à moderada. A incidência e gravidade destes efeitos colaterais tendem a reduzir em aplicações subsequentes. *Rash* cutâneo, prurido, irritação na garganta e *flushing* são as reações mais comuns. Foi verificado que infecções de vias respiratórias altas leves foram mais comuns entre pacientes em uso de ocrelizumabe nos estudos pivotais, entretanto não foi aumentado o número de infecções graves. Até o momento, apenas um caso de LEMP foi associado ao uso de ocrelizumabe em registado em 2019 em um paciente idoso. Com relação às malignidades, 4 casos de neoplasia (2 de mama, 1 renal, 1 melanoma) ocorreram no grupo tratado com ocrelizumabe (0,5%) no OPERA contra dois casos no grupo tratado com betainterferona 1a (0,2%) e mais 5 casos foram registrados durante a fase de extensão no grupo do ocrelizumabe. No estudo ORATORIO, 11 casos de neoplasia (4 de mama) foram registrados no grupo tratado com ocrelizumabe (2,3%). Desta forma, estudos de seguimento de longo prazo, com grande número de pacientes, são necessários para se entender completamente o risco de malignidade.

Outras terapias
Cladribina

A cladribina é um análogo de nucleosídeo purínico que foi aprovada primeiramente para o uso em leucemia linfoide crônica de células B. A medicação leva à depleção de linfócitos periféricos sem maiores efeitos sobre o sistema imune inato. A formulação oral foi desenvolvida para o tratamento de Esclerose Múltipla Remitente Recorrente, sendo administrado em ciclos curtos de até 5 dias com intervalo de um ano. O mecanismo de ação envolve a lise de linfócitos T e B, com redução sustentada de $CD4^+$ e $CD8^+$ e uma redução mais transitória de células B $CD19^+$.[44]

A biodisponibilidade do comprimido está entre 37% e 51% no sangue periférico com detecção de 25% desse total no líquido cefalorraquidiano inferindo sua passagem pela barreira hematoencefálica. Isso permite a redução de linfócitos na inflamação focal do sistema nervoso central e na periferia.[45]

Em 2011 o EMA e FDA recusaram a comercialização devido ao possível efeito adverso de aumentar o risco de malignidade. No entanto, em uma recente metanálise de 11 estudos fase III, o aumento do risco não foi confirmado. Em análise comparativa com outras DMDs (Dimetilfumarato, Fingolimoide, Teriflonomida, Natalizumabe, Alentuzumabe e Acetato de Glatiramer) o risco foi de 0,34% no grupo da cladribina e não superou o risco de malignidade das outras drogas.

O estudo pivotal fase III, CLARITY, placebo-controlado, os pacientes com EMRR receberam um cladribina oral 3,5 ou 5,25 mg/kg em 2 cursos breves dentro do primeiro ano de tratamento e após este período mais 2 cursos breves da medicação no segundo ano, na semana 48 e 52. Cada curso era composto por uma dose diária de cladribina durante 4 a 5 dias separados por intervalo de 28 dias. O tratamento reduziu a taxa anualizada de surto em 57,6% para 3,5 mg/kg de cladribina. O risco de incapacidade sustentada durante 3 meses também foi reduzido em 33% (p = 0,02) e houve uma redução relativa para atividade radiológica de lesões ponderadas em T1 gadolínio positiva de 86% e de lesões novas ponderadas em T2 de 73% (p < 0,001). A proporção de pacientes livres de surto em 96 semanas foi significantemente maior no grupo da cladribina com 79.7% sem surtos nos grupos 3,5 mg/kg comparado com 60,9% no grupo placebo (p < 0,001).[46] A quantidade de paciente livre de atividade de doença ou NEDA ao longo de 96 semanas para cladribina 3,5 mg/kg foi de 44,2% *versus* 15,8% para o grupo placebo (p < 0,01).[47]

No estudo de extensão do CLARITY, ficou demostrada que os pacientes que receberam Cladribina nos 2 primeiros anos do estudo original e por seguinte receberam placebo nos 2 anos do estudo de extensão, obtiveram as mesmas proporções de pacientes livres de surto e de progressão da incapacidade sustentada encontrada ao final do estudo original.[48]

A linfopenia é o evento adverso mais comum e a causa mais comum de descontinuidade no tratamento. A maior parte dos pacientes tem linfopenia leve ou moderada e a menor parte apresenta linfopenia ≤ 200 mm³. A infecção pelo herpes zoster apresentou maior incidência em pacientes que receberam um novo curso de tratamento no estudo de extensão e se associou às maiores doses acumuladas de Cladribina e aos graus maiores de linfopenia. Em relação ao LEMP, apesar de haver relatos de casos em pacientes que fizeram uso para outras condições (diferente de Esclerose Múltipla) e com outras formulações de Cladribina, não houve relato nos estudos finalizados.

Referências

1. Montalban X, Hauser SL, Kappos L et al. Ocrelizumab versus placebo in primary progressive multiple clerosis. N Engl J Med 2017; 376: 209-20.
2. Tintore M, Rovira A, Río J et al. Defining high, medium and low impact prognostic factors for developing multiple sclerosis. Brain 2015; 138: 1863-74
3. Confavreux C, Vukusic S. Natural history of multiple sclerosis: a unifying concept. Brain (2006) 129:606-16.10.1093/brain/awl313
4. Leray E, Yaouanq J, Le Page E et al. Evidence for a two-stage disability progression in multiple sclerosis. Brain 2010;133(Pt 7): 1900-1913
5. Cornaby C, Gibbons L, Mayhew V et al. B cell epitope spreading: mechanisms and contribution to autoimmune diseases. Immunol Lett. 2015
6. Morrissey SP, Le Page E, Edan G. Mitoxantrone in the treatment of multiple sclerosis. Int MS J. 2005
7. Awad A, Stüve O. Cyclophosphamide in multiple sclerosis: scientific rationale, history and novel treatment paradigms. Ther Adv Neurol Disord. 2009.
8. Freedman MS et al. Managing Multiple Sclerosis: Treatment Initiation, Modification, and Sequencing. Can J Neurol Sci. 2018
9. Freedman MS, Selchen D, Arnold DL. Treatment optimization in MS: Canadian MS Working Group updated recommendations. Can J Neurol Sci. 2013
10. Freedman MS, Rush CA. Severe, highly active, or aggressive multiple sclerosis. Continuum (Minneap Minn) 2016
11. Sormani MP, Rio J, Tintore M, Signori A, Li D, Cornelisse P et al. Scoring treatment response in patients with relapsing multiple sclerosis. Mult Scler. 2013
12. Berkovich RR. Acute multiple sclerosis relapse. Continuum (Minneap Minn) 2016
13. Berkovich R. Treatment of acute relapses in multiple sclerosis. Neurotherapeutics 2013
14. Morrow SA1,2, Fraser JA. Effect of Treating Acute Optic Neuritis With Bioequivalent Oral vs Intravenous Corticosteroids: A Randomized Clinical Trial. JAMA Neurol. 2018
15. Elovaara I, Apostolski S, van Doorn P et al. EFNS guidelines for the use of intravenous immunoglobulin in treatment of neurological diseases: EFNS task force on the use of intravenous immunoglobulin in treatment of neurological diseases. Eur J Neurol. 2008
16. Jacobs LD, Beck RW, Simon JH et al. Intramuscular interferon beta-1a therapy initiated during a first demyelinating event in multiple sclerosis. CHAMPS Study Group. N Engl J Med 2000
17. Edan G, Kappos L, Montalban X, Polman C, Freedman M, Hartung H et al. (2013) Long-term impact of interferon β-1b in patients with CIS: 8-year follow-up of BENEFIT. J Neurol Neurosurg Psychiatry. 11 November 2013
18. Comi G, Filippi M, Barkhof F et al. Effect of early interferon treatment on conversion to definite multiple sclerosis: a randomised study. Lancet 2001
19. Johnson KP, Brooks BR, Cohen JA et al. Copolymer 1 reduces relapse rate and improves disability in relapsingremitting multiple sclerosis: results of a phase III multicenter, double-blind placebo-controlled trial. The Copolymer 1 Multiple Sclerosis Study Group. Neurology 1995;
20. Comi G, Filippi M, Wolinsky JS. European/Canadian multicenter, double-blind, randomized, placebocontrolled study of the effects of glatiramer acetate on magnetic resonance imaging-measured disease activity and burden in patients with relapsing multiple sclerosis. Ann Neurol. 2001.
21. Comi G, Martinelli V, Rodegher M. Effect of glatiramer acetate on conversion to clinically definite multiple sclerosis in patients with clinically isolated syndrome (PreCISe study): a randomised, double-blind, placebo-controlledtrial. Lancet. 2009.
22. Groves A, Kihara Y, Chun J. Fingolimod: direct CNS effects of sphingosine 1-phosphate (S1P) receptor modulation and implications in multiple sclerosis therapy. J Neurol Sci. 2013
23. Kappos L, Radue EW, O'Connor P, Polman C, Hohlfeld R, Calabresi P et al. A placebo-controlled trial of oral fingolimod in relapsing multiple sclerosis. N Engl J Med. 2010

24. Calabresi PA, Radue EW, Goodin D et al. Safety and efficacy of fingolimod in patients with relapsing-remitting multiple sclerosis (FREEDOMS II): a double-blind, randomised, placebo-controlled, phase 3 trial. Lancet Neurol. 2014.
25. Cohen JA, Barkhof F, Comi G, Hartung HP, Khatri BO, Montalban X et al. Oral fingolimod or intramuscular interferon for relapsing multiple sclerosis. N Engl J Med. 2010
26. Berger JR1, Cree BA et al. Progressive multifocal leukoencephalopathy after fingolimod treatment. Neurology. 2018
27. Miller AE. Teriflunomide: A once-daily oral medication for the treatment of relapsing forms of multiple sclerosis. Clin Ther. 2015.
28. Confavreux C, O'Connor P, Comi G et al. Oral teriflunomide for patients with relapsing multiple sclerosis (TOWER): a randomised, double-blind, placebo-controlled, phase 3 trial. Lancet Neurol. 2014.
29. Albrecht, P.; Bouchachia, I.; et al. Effects of dimethyl fumarate on neuroprotection and immunomodulation. J. Neuroinflamm. 2012
30. Gold R, Kappos L, Arnold DL et al. Placebo-controlled phase 3 study of oral BG-12 for relapsing multiple sclerosis. N Engl J Med. 2012
31. Fox RJ, Miller DH et al. Placebo-controlled phase 3 study of oral BG-12 or glatiramer in multiple sclerosis. N Engl J Med. 2012
32. Rudick RA, Sandrock A. Natalizumab: a4-integrin antagonist selective adhesion molecule inhibitors for MS. Expert Review of Neurotherapeutics. 2004
33. Polman CH, O'Connor PW, Havrdova E et al. A randomized, placebo-controlled trial of natalizumab for relapsing multiple sclerosis. N Engl J Med 2006
34. Havrdova E, Galetta S, Hutchinson M et al. Effect of natalizumab on clinical and radiological disease activity in multiple sclerosis: a retrospective analysis of the Natalizumab Safety and Efficacy in Relapsing-Remitting Multiple Sclerosis (AFFIRM) study. Lancet Neurol 2009
35. Rudick RA, Stuart WH, Calabresi PA et al. Natalizumab plus interferon beta-1a for relapsing multiple sclerosis. N Engl J Med 2006
36. O'Connor P, Goodman A, Kappos L et al. Long-term safety and effectiveness of natalizumab redosing and treatment in the STRATA MS Study. Neurology 2014
37. O'Connor P, Goodman A, Kappos L et al. Long-term safety and effectiveness of natalizumab redosing and treatment in the STRATA MS Study. Neurology 2014
38. Ho PR, Koendgen H, Campbell N et al. Risk of natalizumab-associated progressive multifocal leukoencephalopathy in patients with multiple sclerosis: A retrospective analysis of data from four clinical studies. Lancet Neurol 2017
39. Coles AJ, Twyman CL, Arnold DL; CARE-MS II investigators et al. Alemtuzumab for patients with relapsing multiple sclerosis after disease-modifying therapy: a randomised controlled phase 3 trial. Lancet. 2012
40. Coles AJ, Cohen JA, Fox EJ; CARE-MS II and CAMMS03409 Investigators et al. Alemtuzumab CARE-MS II 5-year follow-up: efficacy and safety findings. Neurology. 2017
41. Barton J, Hardy TA, Riminton S, Reddel SW, Barnett Y, Coles A et al. Tumefactive demyelination following treatment for relapsing multiple sclerosis with alemtuzumab. Neurology. 2017
42. Montalban X, Hauser SL, Kappos L et al. Ocrelizumab versus placebo in primary progressive multiple sclerosis. N Engl J Med. 2017
43. Hauser SL, Bar-Or A, Comi G et al. OPERA I and OPERA II clinical investigators ocrelizumab versus interferon beta-1a in relapsing multiple sclerosis. N Engl J Med. 2017
44. Giovannoni G. Cladribine to treat relapsing forms of multiple sclerosis. Neurotherapeutics 2017
45. Liliemark J. The clinical pharmacokinetics of cladribine. Clin. Pharmacokinet.1997
46. Giovannoni G, Comi G, Cook S et al. A placebo-controlled trial of oral cladribine for relapsing multiple sclerosis. N Engl J Med 2010.
47. Giovannoni G, Cook S, Rammohan K et al. Sustained diseaseactivity-free status in patients with relapsing-remitting multiple sclerosis treated with cladribine tablets in the CLARITY study: a post-hoc and subgroup analysis. Lancet Neurol. 2011
48. Giovannoni G, Soelberg Sorensen P, Cook S et al. Safety and efficacy of cladribine tablets in patients with relapsing-remitting multiple sclerosis: Results from the randomized extension trial of the CLARITY study. Mult Scler. 2018.

Capítulo 52

Encefalomielite Disseminada Aguda (ADEM) e Lesões Desmielinizantes Atípicas

Mateus Boaventura de Oliveira
Renata Faria Simm
Carolina de Medeiros Rimkus
Dagoberto Callegaro

Introdução

É importante conhecer o diagnóstico diferencial da esclerose múltipla (EM), enfermidade muito heterogênea, já descrita em capítulo anterior. Como se sabe, todos os critérios diagnósticos de EM publicados até então envolvem a exclusão de outros diagnósticos. Características clínicas, epidemiológicas, laboratoriais e radiológicas irão direcionar a identificação das diferentes enfermidades desmielinizantes e seus diagnósticos diferenciais. Esta identificação tem implicações terapêuticas e prognósticas. A seguir, serão revisadas a encefalomielite disseminada aguda (ADEM) e as principais síndromes desmielinizantes atípicas.

ADEM

Definição e epidemiologia

Historicamente, há diferentes definições e critérios diagn*ósticos* para tal patologia. ADEM (*acute disseminated encephalomyelitis*) consiste em uma doença inflamatória imunomediada do sistema nervoso central (SNC), na maioria das vezes monof*ásica*, cuja principal característica clínica é a encefalopatia. Em geral possui histórico pós-infeccioso ou pós-vacinal e afeta predominantemente a substância branca do encéfalo e da medula espinhal. As primeiras descrições de ADEM associadas a infecções (especialmente varíola e sarampo) datam do século XVIII. As associações com alguns antígenos vacinais foram descritas mais de um século após. Ao longo das últimas décadas novos relatos e séries foram publicados, mas os eventos pós-infecciosos e pós-vacinais ainda são as associações causais mais citadas[1].

É uma doença rara que acomete predominantemente a idade pediátrica, principalmente na faixa etária entre 5 e 8 anos, no entanto pode afetar qualquer idade. É descrita como a principal enfermidade desmielinizante nesta faixa etária. Em crianças, há uma predominância de acometimento do sexo masculino, embora em adultos haja uma reversão desta relação. Estudos populacionais mostram uma incidência de 0,3 a 0,6 por 100.000 habitantes por ano. Possui uma incidência geográfica similar à da EM, com distribuição decrescente em direção à linha do equador. É ainda relatada uma possível relação sazonal, com maior observação de casos de ADEM nos meses de inverno e primavera[1,2].

Patologia

O achado patológico característico de ADEM consiste em "ilhas" perivenulares de desmielinização, associadas com infiltrados inflamatórios de macrófagos marcados para mielina, linfócitos B e T, e ocasionalmente granulócitos. As lesões possuem a mesma ~idade histológica" e podem evidenciar lesão axonal aguda. Grandes áreas de desmielinização surgem como coalescência de numerosas lesões desmielinizantes perivenulares. Em contraste, as lesões da EM são caracterizadas por desmielinização confluente, infiltrado macrofágico e astrócitos reativos em regiões completamente desmielinizadas. Entretanto, há casos transicionais de ambos os padrões de desmielinização perivenosa e confluente, demonstrados em um mesmo paciente, sugerindo uma potencial classificação errônea pela mesma biópsia. Assim como na EM, há um espectro amplo de lesões corticais que pode ser identificado, incluindo lesões desmielinizantes subpiais e intracorticais. No entanto, como achado peculiar, é descrito um padrão de ativação microglial cortical distinto da EM, caracterizado por agregados microgliais multifocais, não associados com desmielinização cortical[3,4].

As lesões podem estar localizadas em qualquer topografia do SNC ou limitada a uma simples região. Embora sejam mais numerosas na substância branca, as lesões também podem envolver o córtex, tálamo e gânglios da base. Envolvimento da medula espinhal, tronco encefálico e cerebelo também é comum.

Se a leucoencefalopatia hemorrágica aguda (AHL, *acute hemorrhagic leukoencephalopathy*) é uma entidade separada ou uma variante hiperaguda de ADEM, permanece controverso. Lesões da AHL são caracterizadas pela presença de hemorragia, necrose vascular fibrinoide, exsudato perivascular, edema e infiltrado granulocítico, associados com desmielinização perivascular e astrócitos reativos[4].

Imunopatogenia

Os casos de ADEM são usualmente precedidos por uma doença infecciosa ou, menos frequentemente, por uma vacinação. Em alguns casos não se identifica um fator desencadeante. Estudos evidenciam que alguns peptídeos da mielina se assemelham a antígenos virais tais como vírus influenza, Epstein–Barr vírus, herpesvirus-6 humano e coronavírus[5]. Além disso, em nosso país há vários relatos e séries de associação com arboviroses, como o vírus da dengue, Zika vírus e Chikungunya vírus. Assim, considera-se que agentes infecciosos possam estimular células T, que subsequentemente identificam epítopos do SNC, desencadeando um quadro inflamatório com múltiplas e diferentes vias imunológicas. Alternativamente, em uma outra possibilidade imunopatogênica, uma infecção direta ao parênquima do SNC pode expor antígenos ao sistema imunológico, afetar a barreira hematoencefálica, e desencadear um gatilho para um evento autoimune.

Em relação aos eventos pós-vacinais, há vários relatos de casos após vacina antirrábica, hepatite B, coqueluche, difteria, sarampo, cachumba, rubéola, pneumococos, varicela, influenza, e pólio[2,4]. Finalmente, tem sido relatado, que determinados alelos do MHC classe II estão associados com esta condição.

Quadro clínico

ADEM é caracterizado por um quadro agudo de encefalopatia em associação com déficits neurológicos multifocais[6]. Na maioria das vezes é monofásico. Pode ser precedido por sintomas prodrômicos (febre, astenia, cefaleia, náuseas e vômitos). Como pode acometer qualquer região do SNC (cortical, subcortical, nervo óptico, tronco encefálico, cerebelo e medula espinhal), apresenta uma rica manifestação de sinais e sintomas neurológicos.

O quadro é agudo, com o início dos sintomas ocorrendo entre dois dias e quatro semanas após o agente desencadeante, quando identificado. O curso clínico apresenta evolução média de 4 a 5 dias. Por definição, os sintomas e os achados radiológicos podem flutuar e evoluir em gravidade nos primeiros 3 meses. A principal manifestação, que inclusive a diferencia de outras doenças desmielinizantes, é a encefalopatia difusa, com alteração do nível de consciência (variando de sonolência ao coma) e/ou comprometimento cognitivo-comportamental. Crises epilépticas ocorrem em até 1/3 dos pacientes e são mais comuns em casos pós-infecciosos do que em casos pós-vacinais.

Além do quadro típico de encefalopatia, os achados focais são muito variados e impredizíveis: síndrome piramidal, cerebelar, sensitiva superficial e profunda, disautonômica e de nervos cranianos. Múltiplos déficits em combinação são muito comuns. Casos de neurite óptica bilateral são mais comuns que em pacientes portadores de doença associada ao anticorpo anti-MOG, em alguns casos a EM-RR. Síndromes neurológicas decorrentes de mielite transversa estão presentes em cerca de um quarto dos casos de ADEM. O sistema nervoso periférico pode ser raramente acometido, particularmente em casos após vacina antirrábica, em que parece haver predileção por complicações radiculares. São descritos ainda raros casos que fecham critérios diagnósticos para Síndrome de Guillain-Barré em associação com ADEM, em especial pós-infecciosos.

Em 2007[7], o *International Pediatric Multiple Sclerosis Study Group* (IPMSSG) propôs um consenso para a definição de doenças desmielinizantes pediátricas do SNC. Em 2013 esta definição original foi atualizada[8]. Nestas definições, ADEM permanece como um diagnóstico de exclusão, sempre necessitando considerar diagnósticos alternativos. Além disso, os novos critérios de 2013 de ADEM exigem o seguinte:

1. Um primeiro evento multifocal com etiologia inflamatória desmielinizante presumida.
2. Encefalopatia (alteração no nível de consciência ou comportamental não explicada por febre, doença sistêmica ou sintomas pós-ictais)
3. Alterações consistentes com desmielinização na ressonância magnética (RM) de crânio, durante a fase aguda (3 meses)
4. Nenhum achado novo clínico ou radiológico nos 3 meses seguintes após o início do quadro clínico.

ADEM não monofásico

Conforme listado anteriormente e ilustrado na Tabela 52.1, existem outras classificações relacionadas à recorrência de ADEM. Primeiramente existe a possibilidade de ADEM multifásico (diferente da classificação de 2007, em que a categoria ADEM "recorrente" foi eliminada), na qual uma pequena parcela de pacientes evolui com um novo episódio de encefalopatia e novas lesões, após no mínimo 3 meses do primeiro evento. Considerando-se a presença de um segundo ou terceiro evento desmielinizante (em especial, sem encefalopatia), há ainda a possibilidade de preenchimento futuro de critérios de outras doenças desmielinizantes, como EM ou NMOSD (Espectro da Neuromielite Óptica). Na verdade, no seguimento prospectivo (clínico e radiológico) destes pacientes, observa-se um diagnóstico alternativo que teve abertura como um quadro típico de ADEM. O surgimento de surtos sugestivos ou lesões típicas de EM ou NMOSD, ou mesmo o resultado positivo para o anticorpo anti-aquaporina-4 (anti-AQP-4), facilita o diagnóstico e tratamento destas patologias no seguimento.

Recentemente tem crescido o interesse pelo papel do anticorpo anti-MOG (myelin oligodendrocyte glycoprotein) em doenças desmielinizantes do SNC, em especial NMOSD soronegativa para o anticorpo anti-AQP-4, mielite transversa, neurite óptica e alguns casos de encefalites (alguns destes pacientes inclusive preenchendo critérios para ADEM). Hoje o anticorpo anti-MOG é descrito em uma variedade de fenótipos monofásicos e recorrentes, entre eles o próprio curso clínico de ADEM pediátrica, uma minoria também descrita em adultos.

Tabela 52.1 – Classificações do ADEM

ADEM	• Evento monofásico multifocal do SNC com encefalopatia. Há padrão inflamatório desmielinizante e não há evidência de nova atividade clínica ou radiológica após 3 meses do início do quadro
ADEM multifásico	• ADEM seguido por segundo episódio de encefalopatia, com nova atividade clínica e radiológica compatíveis com ADEM, após mais de 3 meses do início do quadro
ADEM-EM	• Episódio de ADEM seguido de surto desmielinizante sem encefalopatia e novas lesões na RM que preenchem critérios de EM para disseminação no espaço, após mais de 3 meses do início do quadro
ADEM-NMOSD	• ADEM seguido de eventos de neurite óptica, mielite transversa longitudinal extensa ou síndrome de área postrema, preenchendo os novos critérios de NMOSD de 2015 (vide capítulo relacionado), após mais de 3 meses do início do quadro • Obs.: em casos de soropositividade para anti-AQP-4, já se fecha o diagnóstico independente do tempo de início
ADEM-NO	• ADEM seguido de surtos de neurite óptica, após mais de 3 meses do início do quadro • Obs.: hoje se sabe que alguns destes pacientes possuem o anticorpo anti-MOG e se enquadrariam em uma nova proposta descrita no texto como "MONEM"

Fisiopatologicamente, a presença do anti-MOG em pacientes com ADEM ocorreria devido a uma resposta cruzada contra antígenos bacterianos ou virais semelhantes ao MOG (semelhante ao descrito antes neste capítulo, na sessão de imunopatogenia da ADEM, para outros epítopos do SNC). A soropositividade persistente para anti-MOG seria um marcador de risco para novos eventos desmielinizantes, inclusive novos surtos de neurite óptica em crianças com um primeiro evento de ADEM com anti-MOG positivo, com ou sem critérios de disseminação no espaço para EM. Baseada em uma fisiopatologia distinta relacionada, além de um espectro clínico de acometimento do SNC, muito recentemente foi publicada uma proposta diferente de classificação. Nesta proposta, os eventos desmielinizantes relacionados ao anti-MOG entrariam em uma entidade chamada MONEM (MOG-IgG-associated Optic Neuritis, Encephalitis, and Myelitis). Entretanto, ainda são necessários estudos com maior número de pacientes e seguimentos de longo prazo, para avaliar o real papel do anti-MOG como um biomarcador, além de seu real papel fisiopatológico[9].

Exames complementares

A realização de exames complementares deve direcionar o apoio do diagnóstico de ADEM (neuroimagem, especificamente RM de crânio) e a exclusão de outros diagnósticos diferenciais como meningoencefalites infecciosas (exame de LCR, além de exames laboratoriais gerais). Qualquer paciente com suspeita clínica de ADEM (onde a história clínica é o principal dado norteador) deve ser submetido a realização de RM de crânio e medula e exame de LCR.

Liquor cefalorraquidiano

Os achados do LCR são inespecíficos, demonstrando em muitos casos pleocitose com predomínio linfocítico e monocítico, hiperproteinorraquia discreta e glicorraquia normal. A presença de bandas oligoclonais (BOC) e índice de IgG elevado pode ocorrer, mas é muito menos comum em pacientes com ADEM do que pacientes com EM. Em crianças, algumas séries mostram a presença de BOC variando entre 3 e 29%, enquanto em adultos esta proporção é maior, chegando a um valor de 60%.

Neuroimagem

A TC de crânio pode ser normal ou evidenciar achados inespecíficos, com hipoatenuação de substância branca, que pode ou não captar contraste iodado. Em casos de leucoencefalopatia hemorrágica aguda, a TC de crânio pode mostrar hemorragia e edema associados a alterações parenquimatosas estruturais.

O principal exame complementar realizado na suspeita clínica de ADEM é a RM de crânio com injeção de gadolínio, além da complementação do neuroeixo (medula cervical e torácica). As sequências de aquisição T2 e FLAIR costumam mostrar lesões hiperintensas, focais ou multifocais, supratentoriais ou infratentoriais, frequentemente extensas (1 a 2 cm, mas algumas vezes > 2 cm, lembrando lesões pseudotumorais, com predominância pela substância branca). Entretanto, tal patologia também acomete frequentemente a substância cinzenta (córtex, núcleos da base e tálamo). As lesões são tipicamente "contemporâneas" (Figura 52.1), ou seja, costumam ter uma idade histológica similar, o que se traduz em início e término da captação e gadolínio dentro do mesmo período (este padrão contemporâneo de captação é típico, porém não ocorre em todos os casos de ADEM, pois, as lesões podem aparecer em diferentes momentos dentro de 3 meses, portanto tal dado não define a diferenciação segura com EM). A presença de lesões antigas, hipointensas em T1, descritas como *black holes*, faz pensar em outros diagnósticos alternativos como EM. Quando ocorre acometimento simétrico de tálamo e núcleos da base, o diagnóstico diferencial com trombose venosa cerebral deve ser considerado.

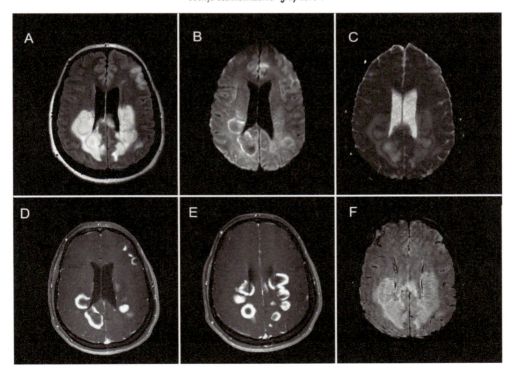

Figura 52.1 – Ressonância magnética de crânio em paciente do sexo feminino, de 27 anos de idade, com fenótipo clínico inicial de ADEM (sonolência, dupla hemiparesia e síndrome cognitiva disexecutiva). Na ordem, mostradas as sequências FLAIR, com lesões tumefativas periventriculares bilaterais, extensas e coalescentes, além de lesão justacortical/cortical frontal esquerda. As sequências B (DWI e ADC) mostram bordas lesionais com restrição à difusão. Nas sequências T1 com pós contraste (D e E) observa-se captação de gadolínio em todas as lesões, com padrão de realce anelar completo em algumas delas. Na sequência de susceptibilidade magnética observam-se trajetos perivenulares correspondentes. A determinação de anti-MOG e antiaquaporina-4 foram negativas, e as bandas oligoclonais positivas. A paciente evoluiu com novos surtos e novas lesões, com diagnóstico provável de EM-RR atípica ou doença desmielinizante "*gray zone*".

Em alguns casos as lesões supratentoriais podem apresentar efeito de massa e sangramento hiperagudo (leucoencefalopatia hemorrágica aguda), com hipersinal na sequência T1 e hiposinal nas sequências com susceptibilidade magnética.

As lesões medulares podem ser confluentes, com variável captação de gadolínio. A presença de lesão medular varia bastante entre as séries, mas em uma grande coorte de 176 pacientes com ADEM submetidos a RM de medula, 83% apresentavam lesão medular[12].

Tratamento

Em geral, os pacientes com ADEM evoluem com melhora espontânea e sem déficits sequelares. A doença costuma ser autolimitada e apresenta prognóstico favorável. Como regra geral, em muitos casos é prudente manter antiviral e antibióticos até que encefalites virais ou bacterianas tenham sido excluídas. O tratamento recomendado consiste em uso imunossupressão na fase aguda (principalmente corticoide venoso em forma de pulsoterapia). Apesar desta recomendação clássica, devido à raridade da doença e à falta de estudos controlados e randomizados, a maioria das evidências se origina de estudos retrospectivos e com controles históricos. Estes estudos sugerem um grande benefício do uso de corticosteroides e algum benefício do uso de imunoglobulina e plasmaférese em pacientes selecionados.

Com relação ao uso de corticoide endovenoso, tratamento considerado de primeira linha, existem regimes variados, mas o tratamento padrão recomendado é a metilprednisolona endovenosa (EV) na dose de 10 a 30 mg/kg/dia (dose máxima de 1 g/dia) durante cinco dias, com ou sem esquema de desmame oral. O racional para a corticoterapia venosa é sua capacidade de reduzir inflamação, edema e reduzir a permeabilidade da barreira hematoencefálica, o que inibe a migração adicional de células do sistema imunológico e fatores humorais para o SNC[1,4,6].

Plasmaférese é em geral recomendada para pacientes graves que não obtiveram resposta a metilprednisolona EV, ou também em pacientes com ADEM multifásica. Em adultos, um trial randomizado crossover de plasmaférese em pacientes graves não respondedores à corticoterapia venosa, observou-se uma melhora neurológica muito superior em relação aos pacientes que não realizaram efetivamente o procedimento. A base fisiopatológica para uso de plasmaférese é a retirada de autoanticorpos que desencadeiam o ataque imunológico, ou ainda, uma mudança na dinâmica da interação entre células B e células T. É preconizada uma média de sete sessões. Uma maior eficácia terapêutica foi associada ao uso precoce de plasmaférese[1].

Imunoglobulina humana tem sido usada isoladamente ou em associação com corticosteroides. Em algumas séries de casos, tem se mostrado efetiva como terapia de resgate na ausência de melhora com corticosteroides ou em casos de recorrência. A dose preconizada é de 1 a 2 g/kg em dose única ou dividida em três a cinco dias. Não há estudos comparativos entre imunoglobulina humana, corticosteroides, outros imunossupressores e plasmaférese. Considerando-se a relação custo-benefício, a imunoglobulina humana não é indicada como primeira escolha ou como monoterapia.

Lesões desmielinizantes atípicas

Nesta sessão, serão resumidas as principais lesões desmielinizantes atípicas descritas na literatura, também conhecidas como lesões pseudotumorais ou tumefativas. Originalmente, a maioria destas descrições corresponde a variantes de início agudo de EM que classicamente teriam um prognóstico reservado, tais como esclerose concêntrica de Baló, variante de Marburg da EM e doença de Schilder. O diagnóstico diferencial é extenso e envolve a possibilidade de neoplasias primárias do SNC, metástases e abscesso cerebral, o que pode causar intervenções e tratamentos desnecessários. Nestas descrições fenotípicas, a relação com EM seria baseada em semelhanças histopatológicas (quando disponível), na resposta terapêutica de fase aguda e no seguimento clínico e radiológico, quando ocorrem novos surtos ou lesões típicos de EM-RR.

O termo "doença desmielinizante tumefativa" engloba estas descrições históricas, considerado hoje um termo atual mais genérico, e talvez mais adequado. Pode ser aplicado a lesões maiores que 2cm, com efeito de massa e captação de contraste. Pode ocorrer de maneira monofásica e idiopática, apresentar-se como evento inicial de EM ou mesmo de NMOSD (Figura 52.2).

Figura 52.2 – Ressonância magnética de crânio de paciente do sexo feminino, de 49 anos de idade, com fenótipo clínico inicial doença desmielinizante pseudotumoral (cefaleia, vômitos e hemiparesia esquerda) iniciada aos 32 anos de idade. As imagens A e B são já na fase crônica, que mostram lesão extensa parietal direita (sequência T2 e sequência T1 pós contraste, já sem realce na fase crônica). Após seguimento de mais de 10 anos, com novas pioras clínicas, apresentou síndrome de tronco, com nova hemiparesia e ataxia, quando nova RM evidenciou lesão ativa em pedúnculo cerebelar médio direito (C e D, respectivamente T2 e T1 pós gadolínio). A determinação do anticorpo antiaquaporina-4 foi positiva. A paciente foi posteriormente tratada com Rituximabe, como forma atípica pseudotumoral de NMOSD.

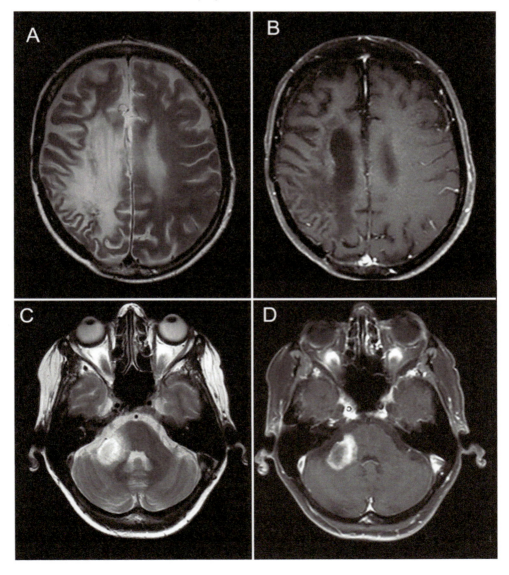

É importante ressaltar que muitas lesões desmielinizantes atípicas não se classificam nestas descrições históricas, podendo haver inclusive a sobreposição destes padrões em um mesmo paciente. Por exemplo, um mesmo paciente com EM já diagnosticado pelos critérios atuais pode apresentar em seu seguimento lesões tumefativas consideradas "Baló-like", assim como o caminho contrário também é descrito. É importante também ter em mente que existem outras etiologias autoimunes para estas lesões (como NMOSD, doenças relacionadas ao anticorpo anti-MOG, encefalites autoimunes por anticorpo de superfície neuronal, doença de Behçet, sarcoidose e outras doenças reumatológicas sistêmicas). No entanto, uma significativa parcela dos casos permanece como etiologia idiopática.

Variante de Marburg da esclerose múltipla

Esclerose múltipla aguda de Marburg ou variante de Marburg da EM é historicamente considerada uma variante aguda fulminante de EM que foi descrita pela primeira vez 1906. Os pacientes apresentam tipicamente cefaleia, crises epilépticas, vômitos, neurite óptica bilateral, hemiparesia ou tetraparesia. A evolução dos sintomas é rápida. Pode ainda se apresentar com síndromes cognitivas multifocais, tais como afasia e apraxia, ao invés de uma encefalopatia difusa. A RM destes pacientes evidencia lesões multifocais desmielinizantes em regiões periventricular, justacortical e substância branca profunda, assim como tronco encefálico, cerebelo e medula espinhal. São lesões com edema perilesional e efeito de massa. A presença de lesões captantes e não captantes ajuda a diferenciar tal variante de EM de pacientes com ADEM. Histologicamente as lesões são parecidas com o padrão visto na EM, porém com um padrão mais destrutivo de necrose e lesão axonal[10,11].

O prognóstico da variante de Marburg era conhecido historicamente como fatal. Entretanto, com a identificação mais precoce com exames de RM e a introdução de terapia imunossupressora de fase aguda (metilprednisolona, plasmaférese, imunoglobulina humana) houve uma melhora do prognóstico deste pacientes nos relatos e séries de décadas mais recentes. A terapia de primeira linha consiste em metilprednisolona EV, frequentemente seguida de plasmaférese. Se o uso de drogas modificadoras de doença usadas na EM modificam o prognóstico da variante de Marburg, permanece uma questão desconhecida, sendo obrigatório o seguimento clínico e radiológico regular destes pacientes, após resolução da fase aguda.

Doença de Schilder

Doença de Schilder é classicamente conhecida como uma rara doença desmielinizante que afeta mais frequentemente crianças e adultos jovens. Não está claro se é uma forma distinta de outras doenças desmielinizantes atípicas. Foi descrita originalmente em 1912 por Paul Schilder, que descreveu pacientes com lesões desmielinizantes extensas hemisféricas, com surgimento de novas lesões progressivamente maiores. Entretanto um destes casos descritos originalmente possuía adrenoleucodistrofia e outro possuía suspeita de panencefalite esclerosante subaguda. Por este motivo, há uma confusão na literatura de casos desmielinizantes e não desmielinizantes nomeados como doença de Schilder. Posteriormente, em 1982, Poser e colegas descreveram esta entidade como uma doença subaguda ou crônica mielinoclástica, resultando na formação de uma ou mais comumente duas placas desmielinizantes simétricas e bilaterais, com cerca de 2 × 3 cm de diâmetro, e envolvendo o centro semioval de ambos os hemisférios. Para diferenciar de outras etiologias não desmielinizantes, Poser e colegas definiram também alguns critérios diagnósticos, em que as lesões não podem localizar-se em qualquer topografia do SNC, que o sistema nervoso periférico não pode ser envolvido, e que os pacientes possuam função adrenal e níveis de ácidos graxos de cadeia longa normais, entre outros critérios descritos.

Em geral, o LCR destes pacientes mostraria ausência de BOC. A RM de crânio mostra lesões extensas confluentes, simétricas, na substância branca dos lobos frontoparietais, envolvendo o centro semioval e corpo caloso, hiperintensas em T2 e FLAIR, com mínimo realce ao gadolínio e restrição à difusão na fase aguda. Assim como citado nas outras lesões pseudotumorais clássicas, as descrições originais são anteriores à disponibilidade do anticorpo anti-AQP-4 e anti-MOG. Entretanto, nestes pacientes, estudos anatomopatológicos não mostram diferenças com a patologia encontrada em pacientes com EM. Esta falta de distinção histopatológica com EM sugere que a doença de Schilder não seja uma síndrome desmielinizante atípica separada. Portanto, é difícil falar sobre um tratamento ou prognóstico diferente para tal patologia[10,11].

Esclerose concêntrica de Baló

O termo esclerose concêntrica de Baló é aplicado a lesões múltiplas ou individuais, com camadas de desmielinização alternadas com camadas de mielina relativamente preservada. Tal enfermidade foi descrita por Josef Baló em 1928. Em geral os pacientes apresentam sintomas e sinais focais, algumas vezes com quadro clínico decorrente de efeito de massa (cefaleia, vômitos, redução do nível de consciência, disfunção cognitiva e crises epilépticas). A RM de crânio mostra um padrão que corresponde à desmielinização concêntrica, com anéis alternados de isossinal e hipersinal nas sequências T2 e FLAIR (Figura 52.3). Estas lesões em geral captam gadolínio em sua fase aguda, podem ser pequenas ou ocupar extensões tão grandes como hemisféricas e tendem a poupar as fibras corticais em U. Outras lesões típicas de EM são vistas simultaneamente em até 55% dos pacientes com esclerose concêntrica de Baló em sua apresentação. A frequência da presença de BOC no LCR é muito menor que em pacientes que fecham critérios para EM (considerando os critérios antigos). Pacientes com NMOSD também podem apresentar este padrão desmielinizante atípico[10,11].

Historicamente a esclerose concêntrica de Baló também era considerada de péssimo prognóstico. Entretanto, com o advento da RM, observou-se um espectro maior que inclui pacientes menos graves e com lesões menos extensas, agora identificados por RM.

O tratamento descrito em relatos de caso usualmente envolve o uso de metilprednisolona EV (primeira linha), seguida ou não de plasmaférese, com a adição de terapia imunossupressora (como ciclofosfamida) em casos refratários. É importante a dosagem do anticorpo anti-AQP-4, o que muda totalmente o tratamento a longo prazo, caso seja positivo. Em relação ao uso ou não de drogas modificadores do curso de EM após um evento inicial de esclerose concêntrica de Baló, após afastadas outras etiologias, não existe uma recomendação clara, sendo de extrema importância o seguimento clínico e radiológico destes pacientes. Tal decisão deve ser individualizada.

Figura 52.3 – Paciente do sexo masculino de 17 anos de idade, com sintomas sensitivomotores focais. RM de crânio evidenciou lesão periventricular, com alguns focos de restrição à difusão (A e B). Em C observa-se hipersinal em T2 mais marcado no centro, com hiposinal na periferia da lesão, lembrando padrão concêntrico de Baló. Tal lesão possui tênue captação periférica de gadolínio (D).

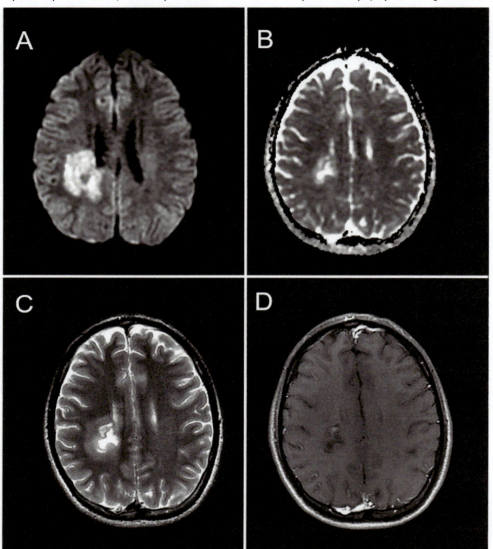

Referências

1. Scolding N. Acute disseminated encephalomyelitis and other inflammatory demyelinating variants. Handbook of Clinical Neurology; 2014; Vol. 122 Chapter 27
2. Tenembaum S, Chitnis T et al. Acute disseminated encephalomyelitis. Neurology 2007; 68 (16 Suppl 2): S23-36.
3. Young NP, Weinshenker BG, Parisi JE et al. Perivenous demyelination: association with clinically defined acute disseminated encephalomyelitis and comparison with pathologically confirmed multiple sclerosis. Brain 2010;133(pt 2): 333Y348.
4. Diederik L. H. Koelman, Farrah J. Mateen. Acute disseminated encephalomyelitis: current controversies in diagnosis and outcome. Journal of Neurology; 2015; Volume 262, Number 9, Page 2013
5. Giovannoni G, Cutter GR, Lunemann J et al. (2006). Infectious causes of multiple sclerosis. The Lancet. Neurology 5: 887-894.
6. Wingerchuk DM, Weinshenker BG. Acute disseminated encephalomyelitis, transverse myelitis, and neuromyelitis optica. Continuum (Minneap Minn). 2013 Aug;19(4 Multiple Sclerosis):944-67
7. Krupp LB, Tardieu M, Amato MP et al (2013) International Pediatric Multiple Sclerosis Study Group criteria for pediatric multiple sclerosis and immune-mediated central nervous system demyelinating disorders: revisions to the 2007 definitions. Mult Scler 19:1261-1267
8. Krupp LB, Banwell B, Tenembaum S; International Pediatric MSSG. Consensus definitions proposed for pediatric multiple sclerosis and related disorders. Neurology 2007; 68(16 suppl 2):S7YS12.
9. Dos Passos GR, Oliveira LM, da Costa BK, Apostolos-Pereira SL, Callegaro D, Fujihara K, Sato DK MOG-IgG-Associated Optic Neuritis, Encephalitis, and Myelitis: Lessons Learned From Neuromyelitis Optica Spectrum Disorder. Front Neurol. 2018 Apr 4; 9:217.
10. Frederick M, Cameron M. Tumefactive Demyelinating Lesions in Multiple Sclerosis and Associated Disorders. Curr Neurol Neurosci Rep (2016) 16: 26
11. Hardy T, Reddel S, Barnett M, Palace J, Luchinetti C, Weinshenker B. Atypical inflammatory demyelinating syndromes of the CNS. Lancet Neurology 2016;15: 967-81
12. Marchioni E, Ravaglia S, Montomoli C. Postinfectious neurologic syndromes: a prospective cohort study. Neurology 2013; 80:882-889

Capítulo 53

Espectro da Neuromielite Óptica (Doença de Devic)

Samira Luísa dos Apóstolos Pereira
Milena Sales Pitombeira
Dagoberto Callegaro

Conceitos

A neuromielite óptica (NMO) é uma patologia autoimune e recorrente do sistema nervoso central (SNC) que classicamente afeta o nervo óptico e a medula espinhal. Historicamente considerada uma forma agressiva e de pior prognóstico da esclerose múltipla (EM), ambas compartilham características clínico-radiológicas e diferenciá-las poder ser um desafio na prática clínica[1]. O termo "neuromielite óptica" foi utilizado pela primeira vez em 1894 pelo neurologista francês Eugène Devic e seu estudante Fernand Gault após descreverem uma série de pacientes com neurite óptica (NO) e mielite transversa (MT). Os primeiros critérios diagnósticos propostos em 1999 por Wingerchuk considerava obrigatória a presença de NO e MT aguda e nenhuma evidência de doença fora desses locais. À época, já se notava que a NMO apresentava surtos mais graves, com recuperação incompleta e que a incapacidade estava a associada aos surtos e não à progressão da doença, como classicamente relatado na EM[2].

Desde a descrição inicial, a discussão sobre considerar a NMO uma variante da EM prosseguiu até 2004 quando um importante marco ocorreu: a identificação de anticorpos presentes somente no soro dos pacientes com fenótipo de NMO e ausentes na forma clássica de EM[3]. Tal anticorpo se liga de forma seletiva a proteína de canal de água expressa nos prolongamentos dos astrócitos, conhecida como aquaporina-4 (AQP4), e a definição do papel patogênico do autoanticorpo (AQP4-IgG) fez como que a NMO passasse a ser considerada uma astrocitopatia (ou canalopatia) autoimune e não uma doença primariamente desmielinizante[4]. Essa descoberta levou a distinção definitiva entre EM e NMO, mudando o entendimento da fisiopatologia, apresentação clínica, critérios diagnósticos e abordagem terapêutica.

A pesquisa sérica do AQP4-IgG foi incorporada aos critérios revisados em 2006 e a especificidade do teste permitiu o amplo reconhecimento de outras manifestações clínico-radiológicas associadas à NMO, dentre elas: a síndrome de área postrema, síndromes agudas de tronco e lesões encefálicas com características atípicas para EM[5]. Essa breve revisão histórica destaca a jornada singular desta patologia mais de um século após a sua primeira descrição: em menos de duas décadas, houve a descoberta de um biomarcador específico que proporcionou a ampliação do espectro de manifestações clínicas. O diagnóstico mais preciso das síndromes que compõem o espectro da NMO trouxe importantes implicações nas descobertas terapêuticas, modificando o prognóstico e reduzindo a morbidade e mortalidade da doença.

Em 2015, um consenso internacional de especialistas definiu os critérios atualmente vigentes e recomendou utilizar o termo "desordens do espectro da neuromielite óptica*", além de subdividir os pacientes pelo *status* do anticorpo AQP4-IgG. Os critérios estão apresentados detalhadamente na Tabela 53.1.[6] No entanto, pacientes com apresentação clínica clássica do espectro da neuromielite óptica (ENMO) negativos para AQP4-IgG permanecem um grande desafio. Recentemente, a identificação de anticorpos direcionados a glicoproteína da mielina do oligodendrócito (MOG-IgG) ou a proteína glial fibrilar ácida (GFAP-IgG) em pacientes negativos para AQP4-IgG indicam a existência de outros diagnósticos que ainda podem estar incluídos dentro das manifestações da doença atualmente reconhecida como ENMO e sugere que uma revisão dos critérios diagnósticos de 2015 pode ocorrer em breve[7,8].

Tabela 53.1 – Critérios diagnósticos para ENMO em adultos proposto pelo Consenso internacional em 2015[6]

NMOSD com AQP4-IgG (+)	NMOSD com AQP4-IgG (−) ou desconhecido
• Pelo menos 1 síndrome clínica* • AQP4-IgG positivo no soro (método CBA fortemente recomendado) • Exclusão de outros diagnósticos alternativos	• Pelo menos 2 síndromes clínicas, resultando de 1 ou mais surtos preenchendo os seguintes critérios: a) Pelo menos 1 síndrome clínica deve ser: neurite óptica, mielite aguda com MLTE ou síndrome de área postrema b) Disseminação no espaço (2 ou mais síndromes clínicas) c) Preencher os critérios adicionais de RM** • AQP4-IgG negativo ou teste indisponível • Exclusão de outros diagnósticos alternativos

Síndromes clínicas: *(a) neurite óptica; (b) mielite aguda; (c) síndrome de área postrema; (d) síndrome aguda de tronco; (d) síndrome clínica diencefálica aguda ou narcolepsia sintomática com lesões diencefálicas típicas de ENMO na RM; (e) síndrome sintomática cerebral com lesões encefálicas típicas de ENMO na RM.*

Critérios adicionais de RM para casos AQP4-IgG (−) ou indisponível: *NO aguda: requer RM de encéfalo normal ou com lesões inespecíficas de substância branca ou RM de nervo óptico com hipersinal T2 ou captação de contraste no T1 se estendendo por mais de 1/2 comprimento no nervo óptico (Figura 53.2) ou envolvendo o quiasma; mielite aguda: requer lesão intramedular com extensão por 3 ou mais segmentos de corpos vertebrais contíguos (MLTE) ou atrofia focal da medula em 3 ou mais segmentos contíguos com história prévia compatível com mielite aguda (Figura 53.3); síndrome de área postrema: requer lesão em bulbo ou área postrema na RM (Figura 53.3, seta); síndrome aguda de tronco: requer lesão subependimária de tronco na RM.*

Epidemiologia

O espectro da neuromielite óptica (ENMO) acomete mais comumente as mulheres do que os homens, com uma proporção que alcança 9:1. A idade média de início dos sintomas é 40 anos, entretanto cerca de 5% dos casos ocorrem tanto na faixa pediátrica quanto na população idosa[9]. Embora taxas de incidência e prevalência de ENMO ainda sejam escassas, uma revisão de dados globais reportou uma incidência entre 0,05 e 0,4 por 100.000 habitantes por ano e prevalência entre 0,5 e 4,4[10]. Um estudo mais recente de base populacional na ilha de Martinique demonstrou uma incidência de 0,7 por 100.000 habitantes por ano e a mais alta

---

* *O termo "desordens do espectro da neuromielite óptica" advém da literatura inglesa: neuromielitis optica spectrum disorders (NMOSD). Neste capítulo utilizaremos o termo para literatura portuguesa: "espectro da neuromielite óptica (ENMO).*

prevalência já relatada, 10 casos a cada 100.000 habitantes. Esse achado provavelmente tem correlação com a predominância afro-caribenha na ilha, uma vez que ENMO é mais prevalente em não caucasianos[11]. Na américa latina, o ENMO corresponde a cerca de 20% de todos os casos de doença inflamatória desmielinizante do SNC, afetando principalmente mulheres jovens afrodescendentes[12].

Etiopatogenia

A aquaporina-4 é a proteína de canal de água com maior expressão no SNC, localiza-se predominantemente nas terminações dos astrócitos e é responsável por manter a homeostase da água nessas células. O evento imunizante que desencadeia a produção periférica de autoanticorpos contra a AQP4 permanece desconhecido, mas acredita-se que o AQP4-IgG circulante no soro adentra no SNC em locais de maior permeabilidade da barreira hematoencefálica (BHE) e se liga de forma seletiva à AQP4. Em resposta a essa ligação, ocorre ativação do complemento, aumento da permeabilidade da BHE, infiltração massiva de leucócitos, particularmente neutrófilos e eosinófilos com subsequente morte astrocitária.[13] A interação AQP4/AQP4-IgG leva a um *down-regulation* de AQP4 e consequente perda astrocitária, demonstrada pelo aumento de GFAP no LCR desses pacientes. A desmielinização ocorre de maneira secundária por fagocitose e ação de fatores pró-inflamatórios[4,13].

As células B, em especial as subpopulações com características de plasmoblastos, tem importante papel na produção de anticorpos e estão significativamente aumentadas no soro dos pacientes com ENMO AQP4-IgG positivos. A função dos plasmoblastos é influenciada pela presença da interleucina 6 (IL-6), cujos níveis também se encontram aumentados no soro e no LCR. Ademais, a IL-6 e a interleucina 17 (IL-17) estão associadas à quebra de tolerância de linfócitos T, tornando-os auto reativos[14]. Por sua vez, os linfócitos T provavelmente atuam na imunopatogênese devido à sua ação na subclasse IgG1 do autoanticorpo, diretamente relacionada à ativação de complemento. Entretanto, estudos apontam que os linfócitos T não causam lesão diretamente, como ocorre na EM, mas agem na periferia participando da quebra da imunotolerância, estimulando os linfócitos B na produção de anticorpos e recrutando granulócitos para dentro do SNC[15].

Manifestações clínicas e radiológicas

As manifestações do ENMO ocorrem usualmente na forma de déficits neurológicos em surtos, com instalação que pode variar de algumas horas até semanas. Os surtos tendem a ser mais graves do que na EM e geralmente são seguidos de recuperação incompleta, podendo determinar incapacidade permanente em um único surto. As síndromes clássicas são descritas a seguir e refletem o acometimento do SNC em locais ricos em AQP4: nervo óptico, medula espinhal, área postrema, tronco encefálico, diencéfalo e hemisférios cerebrais.

A neurite óptica se apresenta como perda visual bilateral e grave, acompanhada de dor à movimentação ocular. A apresentação com déficit de campo visual em padrão altitudinal é mais comum do que a perda ceco-central vista em pacientes com EM. A RM de órbitas pode demonstrar comprometimento extenso (superior à metade do comprimento do nervo óptico – Figura 53.1A) e envolvimento do quiasma, o que aumenta o grau de suspeição diagnóstica para ENMO. A resposta ao tratamento na fase aguda tende a ser parcial e muitos pacientes permanecem com déficit visual residual grave (acuidade visual de 20/200 ou pior) e consequente atrofia de nervo óptico (Figura 53.1B)[6,9].

A mielite aguda se apresenta na forma clássica como uma síndrome medular completa: alteração esfincteriana, nível sensitivo e intenso déficit motor abaixo da lesão. O grave comprometimento decorre do envolvimento transverso e central da medula, associada à distribuição longitudinalmente extensa (definida por acometimento correspondente à altura de três ou mais corpos vertebrais na RM). Contudo, mielites curtas podem ocorrer em até 15% dos pacientes com ENMO na primeira apresentação e em 8% das mielites subsequentes, dificultando o diagnóstico diferencial com EM. Espasmos tônicos dolorosos, história de outras autoimunidades e padrão central de lesão à RM apontam para ENMO como etiologia possível[16]. Na imagem de RM, além do comprometimento extenso evidenciado nos cortes sagitais (Figura 53.2A) e predomínio central nos cortes axiais (Figura 53.2B), lesões com alto sinal na sequências de RM ponderadas em T2 (conhecidas como *bright spotty lesions*) é um importante marcador radiológico desta patologia[17].

Figura 53.1 – RM de órbitas: A) corte coronal de sequência ponderada em T2 com hipersinal em nervos ópticos e comprometimento extenso à direita, sugerindo NO bilateral aguda. B) Nervos ópticos com calibre reduzido e discreto hipersinal, sugerindo sequela de NO extensa prévia.

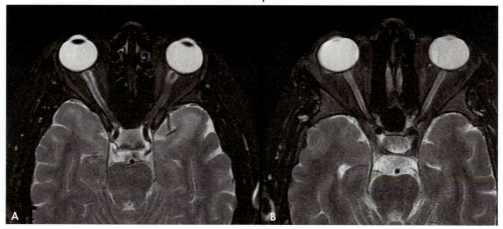

Fonte: Arquivos do Serviço de Neuroimunologia do HC-FMUSP.

Figura 53.2. – RM de medula cervical e torácica: A) corte sagital de sequência ponderada em T2 demonstrando lesão tumefativa com hipersinal desde a área postrema (seta) até medula torácica. B) Corte axial evidenciando predomínio central da lesão.

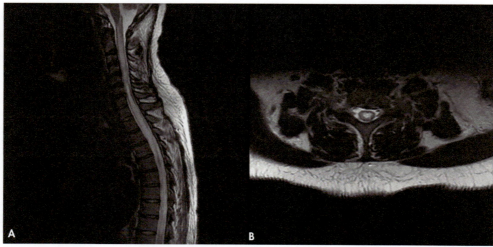

Fonte: Arquivos do Serviço de Neuroimunologia do HC-FMUSP.

A síndrome de área postrema é uma das síndromes clínicas clássicas e apresenta-se com náusea persistente, vômitos e/ou soluços incoercíveis que persistem por no mínimo 48 horas. Pode causar perda de peso e não é infrequente que o paciente procure a emergência ou o gastroenterologista em um primeiro momento. Ocorre como sintoma inaugural em 10% dos pacientes com AQP4-IgG positiva e na evolução da doença em até 70%. A lesão pode ocorrer isoladamente no assoalho do quarto ventrículo ou em contiguidade com um quadro de mielite transversa, conforme demonstrado na Figura 53.2A[9,18].

Excetuando-se a síndrome de área postrema, outras síndromes agudas de tronco ocorrem em aproximadamente um terço dos pacientes durante a evolução da doença. Os sintomas mais observados, em ordem de maior para menor frequência, são: alteração oculomotora, prurido, neuralgia do trigêmeo, perda auditiva, paralisia facial e vertigem vestibular. A localização das lesões é tipicamente subependimária, onde existe uma grande expressão da AQP4[18].

Lesões diencefálicas podem cursar com hipersonia ou narcolepsia secundária à lesão hipotalâmica e comprometimento talâmico pode levar à redução do nível de consciência. Distúrbios de regulação de temperatura, anorexia e obesidade também já foram relatados em acometimento do diencéfalo. Para o diagnóstico de uma síndrome clínica diencefálica aguda ou narcolepsia sintomática as lesões na RM devem ser típicas para ENMO[6,9].

A síndrome sintomática cerebral engloba uma ampla possibilidade de manifestações clínicas e depende, logicamente, do local acometido. Lesões encefálicas típicas podem ser observadas na RM variando desde lesões tumefativas nos hemisférios cerebrais, causando encefalopatia, até lesões assintomáticas (Figura 53.3). Lesões cerebrais típicas de EM não excluem o diagnóstico de ENMO, uma vez que quase metade dos pacientes com ENMO e alteração de RM de encéfalo, preenchem critérios de imagem para EM[19].

Figura 53.3 – RMs de encéfalo de diferentes pacientes com ENMO demonstrando lesões encefálicas (setas) com hipersinal na sequência FLAIR. Note que as lesões se localizam preferencialmente em regiões subependimárias, áreas com alta expressão de AQP4.

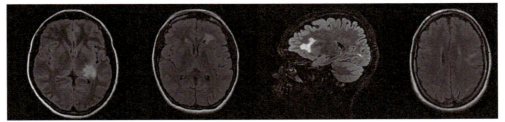

Fonte: Arquivos do Serviço de Neuroimunologia do HC-FMUSP.

Diagnóstico

Dentre as seis síndromes descritas, as mais sugestivas de ENMO são: neurite óptica, mielite transversa longitudinalmente extensa (MTLE) e síndrome de área postrema. Os critérios de 2015 (Tabela 53.1) determinam duas situações para diagnóstico de ENMO: paciente com pesquisa para AQP4-IgG positiva e paciente com pesquisa negativa ou desconhecida. Na vigência de qualquer uma das seis síndromes clínicas e positividade de AQP4-IgG, o diagnóstico de ENMO é confirmado. Para diagnóstico de pacientes com pesquisa de AQP4-IgG negativa ou na indisponibilidade da pesquisa do autoanticorpo, os requisitos são mais rigorosos. Esses indivíduos devem apresentar pelo menos duas síndromes clínicas diferentes (disseminação no espaço) e critérios de imagem de RM adicionais a fim de aumentar a especificidade diagnóstica. Pelo menos um dos eventos clínicos deve ser uma das três síndromes clássicas referidas acima[6].

A despeito de técnicas adequadas para pesquisa de anticorpo, cerca de um terço dos pacientes com síndrome inaugural compatível com ENMO, serão negativos para AQP4-IgG. Nesse grupo de pacientes, o diagnóstico diferencial é instigante e se faz necessário a exclusão de doenças infecciosas, tais como listeriose, citomegalovirose, infecção por herpes vírus e doenças inflamatórias sistêmicas como síndrome de Sjögren, lúpus eritematoso sistêmico e sarcoidose. Etiologias vasculares também devem ser lembradas no diagnóstico diferencial, a considerar neuropatia óptica isquêmica e mielopatias por injúria da artéria espinhal anterior[20].

Nos casos de NO, uma avaliação oftalmológica completa com exclusão de neurorretinite é importante. Síndromes de MT associadas a lesões extensas na medula espinhal, bem como NO com envolvimento quiasmático, são reconhecidos como parte do espectro da NMO, mas também como manifestações de sarcoidose. Ressaltamos que cerca de 5% dos pacientes com manifestação inicial de neurosarcoidose, não apresentam manifestações sistêmicas da doença. Pacientes com síndromes medulares sugestivas de MTLE, podem representar, por exemplo, diagnóstico diferencial importante com fístula dural medular. Alguns achados que levam a pensar em outros diagnósticos diferencias em pacientes com primeira MTLE são: a presença de evolução protraída, ausência de resposta a terapia imunológica, e RM com imagem de distribuição serpiginosa extra medula[21].

O diagnóstico diferencial com EM é desafiador e as características radiológicas na RM de encéfalo podem ser ferramenta útil. Recomenda-se avaliar lesões nas seguintes localizações: perpendicular ao corpo caloso (conhecidas como dedos de Dawson); subcortical, acometendo as fibras em U; e adjacente ao corno temporal do ventrículo lateral, no polo temporal inferior. Lesões nessas três topografias, quando somadas, apresentam especificidade próxima a 90% para o diagnóstico de EM em contraponto à ENMO[22]. A Tabela 53.2, mostra as principais diferenças clínicas e radiológicas entre ENMO e EM.

Exames complementares

A pesquisa do autoanticorpo AQP4-IgG pode ser realizada por diversas técnicas e avanços tem melhorado a sensibilidade sem comprometer a especificidade. Os métodos baseados em células (cell based assay – CBA), seja por microscopia ou por citometria de fluxo, tem a melhor sensibilidade e especificidade e são fortemente recomendados pelo consenso internacional[23]. Ressalta-se que a pesquisa deve ser realizada no soro e que análise no LCR não é recomendada devido a positividade inferior. Deve-se ainda considerar refazer a pesquisa de AQP4-IgG em pacientes negativos com alta suspeição diagnóstica no momento de novos surtos, particularmente antes de plasmaférese ou da instituição de terapias de imunossupressão, a fim de aumentar a chance diagnóstica[24].

A avaliação do LCR é importante para descartar outros diagnósticos e pode trazer informações adicionais para quadros atípicos. Durante o surto de ENMO, a celularidade no LCR em geral ultrapassa 50 células/mm^3 podendo chegar a 300 células/mm^3, sendo neutrófilos e eosinófilos encontrados com frequência. Bandas oligoclonais podem estar presentes de forma transitória durante os surtos em 15 a 30% dos casos. O aumento de GFAP (marcador de lesão astrocitária) pode ser detectado no período dos surtos, mas ainda não é usado na prática clínica[9].

Doença associada ao anticorpo MOG-IgG

Após investigação adequada e excluídos outros diagnósticos, o neurologista pode estar diante de um dilema diagnóstico entre o ENMO soronegativo ou outra condição. Anticorpos contra a mielina do oligodendrócito (MOG-IgG) têm sido identificados em cerca de 20% dos pacientes negativos para AQP4-IgG e esse grupo possui algumas características clínicas que sugerem mecanismos patológicos subjacentes distintos da NMO[25]. Os pacientes com

Tabela 53.2 – Resumo das características úteis para o diagnóstico diferencial entre ENMO e EM

Característica	ENMO	EM
Epidemiologia		
Idade de diagnóstico	Idade média de 40 anos ao diagnóstico; início após os 60 anos não é incomum	Idade média de 30 anos ao diagnóstico; início após os 60 anos é raro
Etnia	Não caucasianos; mais em asiáticos e afrodescendentes	Preferencialmente caucasianos
Predominância de gênero feminino	9:1	3:1
Síndrome medular		
Extensão da lesão	Longitudinal extensa (> 3 corpos vertebrais). Síndrome medular completa é comum	Curta (< 3 corpos vertebrais). Geralmente, síndrome medular parcial com predomínio de sintomas sensitivos
Localização	Usualmente centro medular	Usualmente dorsolateral.
Recuperação	Usualmente parcial	Usualmente completa.
Neurite óptica		
Bilateral simultânea	Comum	Muito raro
Grave/Recuperação parcial	Comum	Incomum
Lesão extensa	Comum	Muito raro
RM de encéfalo		
Lesões orientadas perpendicularmente aos ventrículos (dedos de Dawson)	Muito raro	Muito comum
Lesões justacorticais	Incomum	Muito comum
Lesões hemisféricas extensas	Comum	Incomum (exceto nas formas pseudotumorais)
Exames laboratoriais		
AQP4-IgG	Presente na maioria dos casos	Ausente
LCR: celularidade	Elevada, em especial durantes os surtos (eosinófilos e neutrófilos frequentemente encontrados)	> 50 células é raro
LCR: BOC	Ausente na maioria (pode estar presente durante os surtos)	Presentes na maioria
LCR: GFAP durante o surto	Comumente bastante elevada	Normal ou discretamente elevado

MOG-IgG positivo podem apresentar manifestações que mimetizam ENMO, entretanto algumas coortes demonstram diferenças no curso e no prognóstico da doença quando comparados ao grupo AQP4-IgG positivo.

    A população MOG-IgG positiva tem início de doença em uma faixa etária mais jovem e acomete homens e mulheres em igual proporção. Neurite óptica recorrente é a síndrome mais frequente, mas MT simultânea à NO também pode ocorrer, embora a recorrência seja menos comum. Além de neurite e mielite, quadros de encefalite também têm sido relatados e o acrônimo MONEM (do inglês, *MOG-IgG-associated optic neuritis, encephalitis, and myelitis*) foi recentemente proposto para esse grupo de manifestações. Nos exames de imagem, pode haver o envolvimento do cone medular e lesões em substância cinzenta profunda no encéfalo não são incomuns[25,26].

A pesquisa de MOG-IgG até o momento é realizada quase exclusivamente em âmbito de pesquisa e muito se discute sobre a patogenicidade deste anticorpo, pois a presença deste não está restrita à pacientes com suspeita de ENMO, sendo também encontrado em pacientes com Encefalomielite Disseminada Aguda (ADEM), EM e outras doenças desmielinizantes na faixa pediátrica. Este grupo acredita que MONEM é uma patologia distinta e com perfil de reposta terapêutica diferente, contudo mais estudos são necessários até que se defina a real importância desse biomarcador na prática clínica[27].

Tratamento

O tratamento do ENMO tem por objetivo principal prevenir novos surtos, uma vez que a incapacidade funcional é diretamente relacionada à frequência e gravidade desses eventos ao longo da vida do indivíduo. Na fase aguda, deve-se tratar os surtos o mais precoce possível e, posteriormente, instituir o tratamento de manutenção visando evitar ou minimizar a chance de recorrência[28].

Para o tratamento dos surtos na fase aguda duas opções são empregadas: pulsoterapia com corticoide endovenoso em altas doses e plasmaférese terapêutica (PLEX). A dose recomendada de metilprednisolona (MP) é 1g por dia por 3 a 7 dias, a depender da gravidade dos sintomas. É importante instituir profilaxia para estrongiloidíase disseminada nesses pacientes antes de iniciar o tratamento. Idade menor que 40 anos, duração da doença menor que 10 anos e ausência de imunossupressão prévia são fatores que contribuem para resposta favorável à pulsoterapia[29,30].

A plasmaférese está indicada como terapia de resgate em casos de resposta parcial à MP e pode ser iniciada concomitante ou após à pulsoterapia. Em surtos graves de MTLE (comprometimento de força que prejudica a deambulação) e NO (acuidade visual 20/200 ou pior), PLEX deve ser instituída como primeira terapia a depender da disponibilidade do centro. Diversos estudos têm corroborado a realização precoce de PLEX, apontando que pacientes com menor incapacidade inicial, resposta prévia à PLEX, RM demonstrando lesões tumefativas e captando contraste apresentam maior potencial de recuperação[31]. A resposta ao tratamento da fase aguda é variável e usualmente diminui com o avançar da doença. Em pacientes com piora de déficits prévios ou surtos refratários, infecções precipitantes devem ser pesquisadas e tratadas apropriadamente[32]. Regra geral, em pacientes com surto inaugural, após a pulsoterapia e independente da associação com PLEX, corticoide oral deve ser iniciado e mantido. A dose e a duração de desmame de corticoide oral é uma decisão individual e depende em parte da droga de manutenção selecionada para o paciente após o surto.

A imunossupressão é o alicerce do tratamento de manutenção, sendo altamente recomendável iniciar logo após o surto inaugural de ENMO. Até recentemente, a escassez de ensaios clínicos controlados para estabelecer a eficácia de cada medicação fez predominar recomendações baseadas em estudos observacionais, séries retrospectivas e opinião de especialistas. Nesse cenário, discutiremos mais detalhadamente as terapias com maior número de registros na literatura e até o momento amplamente utilizadas na prática clínica no Brasil: azatioprina, micofenolato, rituximabe e metotrexato (essas principais estão resumidas na Tabela 53.3).

As medicações utilizadas para tratamento na EM não são eficazes para tratar ENMO e, portanto, não são recomendadas, reforçando a necessidade de um diagnóstico diferencial assertivo e instituição da terapia correta[33]. Antes de iniciar uma terapia imunossupressora os pacientes devem ser informados sobre os riscos e complicações potenciais como infecções, mielotoxicidade, malignidade, infertilidade e, em mulheres na idade fértil, deve ser reforçada

Tabela 53.3 – Resumo das principais terapias de manutenção na ENMO disponíveis atualmente na prática clínica em nosso meio[34,40]

Medicação	Dose	Posologia	Monitorização de efeito	Considerações
Azatioprina	2,5 a 3 mg/kg/dia	1 a 2× ao dia, VO	VCM: aumento de pelo menos cinco pontos do basal	Se não houver aumento satisfatório do VCM: aumentar em 0,5-1 mg/kg/dia e ajustar dose e a duração de prednisona
Micofenolato mofetila	2 a 3 g/dia	2× ao dia, VO	Contagem de linfócitos: alvo entre 1000 e 1.500	Se alvo de linfócitos não satisfatório: aumentar até 3000 mg/dia
Rituximabe	1 g	Indução: 1 g IV, D1 e D15. Manutenção: 1 g a cada 6 meses ou antes se CD19 detectável.	CD19 mensal a partir do 3º mês, se detectável antecipar dose de RTX.	Surtos na vigência de CD19 detectável: falha por tratamento não otimizado. Se a contagem CD19 não apresentar queda: paciente considerado não respondedor.
Metotrexato	15 a 25 mg/sem	1x por semana, VO	Sem parâmetro específico	Associar ácido folínico.

a necessidade de contracepção eficaz. Gravidez e infecções crônicas, particularmente tuberculose, HIV, hepatite B e C, devem ser excluídos antes do início da terapia.

O uso de corticoide oral como monoterapia é bastante controverso, considerando os prejuízos do seu uso a longo prazo, como diabetes, sobrepeso, osteoporose, hipertensão, catarata e síndrome de Cushing. Contudo, é consenso o uso de prednisona oral na dose 1 mg/kg/dia até ajuste da terapia de manutenção escolhida. Em casos que recebem azatioprina, é recomendado um tempo médio de 6 meses para o desmame de corticoides enquanto um período de 2 a 3 meses é sugerido em pacientes tratados com rituximabe, micofenolato e metrotrexato. Desta forma, prednisona em doses baixas a moderadas é comumente utilizada em combinação com outros imunossupressores. Em pacientes que necessitem de terapia prolongada (definida como tempo superior a 3 meses) ou com doses altas de prednisona deve-se instituir proteção gástrica, suplementação de cálcio e vitamina D e avaliar grupos de risco para osteoporose visando a introdução de bifosfonatos[34].

A azatioprina (AZA) é o primeiro e mais comum tratamento utilizado no ENMO devido à sua ampla disponibilidade, baixo custo e administração conveniente. A AZA atua inibindo a síntese de purinas e modificando a proliferação de células B e T. A dose inicial recomendada é de 0,5 mg/kg/dia, devendo ser aumentada a cada semana até a dose plena de 2 a 3 mg/kg/dia e maior eficácia foi demonstrada no grupo com dose de 3 mg/kg, sugerindo um efeito dose-resposta. O efeito terapêutico pode ser deduzido através do aumento do volume corpuscular médio (VCM) da hemácia que, habitualmente, aumenta em torno do terceiro mês e estabiliza após o sexto mês da introdução da medicação, quando um aumento de 6 a 8 pontos é esperado a partir do VCM basal[34]. A intolerância gástrica é um efeito colateral comum e pode ser manejado com a administração após alimentação, fracionamento de doses ou associação de protetor gástrico, procinético e antiemético. Hepatotoxicidade e mielotoxicidade são potenciais efeitos adversos graves e devem ser monitorizados com exames laboratoriais, sendo recomendado a cada 2 semanas no primeiro mês e posteriormente a cada 3 a 6 meses.

A complicação mais temida a longo prazo é o aumento do risco de neoplasias, em especial, hematológicas. Relatos na literatura sugerem maior associação após 10 anos de terapia, contudo não há nenhuma recomendação definitiva sobre a conduta em relação ao uso prolongado de AZA em pacientes com ENMO até o momento[35,36].

O micofenolato mofetila (MMF) é um fármaco utilizado frequentemente no transplante de órgãos e vem sendo empregado em um número crescente de condições autoimunes. O MMF inibe a síntese de novo do nucleotídeo guanosina e interfere na proliferação dos linfócitos T e B. A dose inicial recomendada é de 500 mg/dia, com aumento de 500 mg por semana até dose ótima, que pode variar de 2.000 a 3.000 mg/dia. Em pacientes com ENMO, estudos demonstram boa tolerabilidade, redução da taxa anualizada de surtos e estabilidade do EDSS em maior proporção quando comparado à AZA. O efeito terapêutico é atingido por volta do terceiro mês e pode ser avaliado através da linfopenia. Enzimas hepáticas e hemograma devem monitorizados semanalmente durante as primeiras 4 a 6 semanas e, depois de atingida estabilidade, a cada 3 meses[37,38].

O rituximabe (RTX) é um anticorpo monoclonal quimérico contra ao antígeno de superfície CD20 de linfócitos B, atua reduzindo essa subpopulação de células e, consequentemente, a produção de autoanticorpos. O primeiro ensaio clínico randomizado em pacientes com ENMO publicado em 2017, demonstra que o RTX é superior à AZA em associação com corticoides, fornecendo evidência robusta para o uso mais amplo do RTX como primeira linha ou em casa refratários e graves[39]. Entretanto, na maior parte dos centros brasileiros, há dificuldade de acesso devido ao alto custo e a não aprovação para uso de RTX em ENMO pelos devidos órgãos reguladores. Embora doses, intervalos de administração e monitoramento ainda não sejam consenso, a maior parte dos estudos utiliza 1.000 mg endovenoso em duas doses com intervalo de 2 semanas na indução e 1.000 mg rotineiramente a cada 6 meses ou guiado pela contagem de células CD19. Sorologia para varicela, HIV, hepatite B e C, pesquisa de tuberculose e dosagem de gamaglobulinas e linfócitos devem preceder o início do RTX. O uso prolongado está associado à hipogamaglobulinemia e consequente redução de proteção vacinal, deste modo, dosagem de gamaglobulinas deve ser repetida anualmente e a reposição deve ser considerada caso a caso. Cerca de um quarto dos pacientes apresentam efeitos adversos no decorrer do tratamento, sendo os mais comuns: reação infusional, infecção e leucopenia persistente[40].

O metotrexato (MTX) é amplamente utilizado no tratamento de diversas condições autoimunes, tais como artrite reumatoide, psoríase e doença inflamatória intestinal, sua indicação no ENMO costuma ser de exceção, uma vez que se baseia em poucas séries de casos. Ponderando dados de segurança a longo prazo do uso de MTX e fatores como intolerância à AZA e custos relacionados às terapias com MMF e RTX, o MTX pode ser considerado como opção terapêutica em pacientes com ENMO no cenário brasileiro[41]. O MTX funciona como um antagonista do ácido fólico que interfere na síntese das purinas e na função de células T. A dose inicial recomendada é 7,5 mg/semana, devendo ser aumentada a cada 4 semanas até dose alvo de 15 a 25 mg/semana e o início do efeito terapêutico ocorre após o terceiro mês de tratamento em média. O ácido folínico deve ser administrado concomitante para diminuir efeitos adversos e exames laboratoriais devem ser realizados a cada 4 a 8 semanas a fim de detectar hepatotoxicidade e mielotoxicidade. O MTX é contraindicado na gestação e o seu uso em mulheres em idade fértil requer uso de terapia contraceptiva eficaz[34,41].

A terapia imunossupressora durante a gravidez e no período do pós-parto pode reduzir o risco de surtos e o grau de incapacidade. O uso de baixas doses de prednisona mostrou-se relativamente seguro em algumas séries, enquanto a segurança da AZA ainda não está clara. Terapias com MMF e MTX estão proscritas pelo sabido efeito teratogênico de ambos[42]. O Rituximabe é a medicação mais estudada em gestantes com ENMO e, além da necessidade de monitorar as células B neonatais, nenhum efeito colateral importante foi observado com o seu uso dentro de 6 meses da concepção, o que suporta sua aplicação com segurança em mulheres com ENMO que estão planejando engravidar. Imunoglobulina pode ser administrada em surtos graves que não respondem à MP. A plasmaférese também é uma alternativa à MP quando os surtos são extremamente graves[43,44].

Importante pontuar que nos últimos anos o tratamento do ENMO passou por uma revolução sem precedentes em consequência dos primeiros ensaios clínicos randomizados utilizando anticorpos monoclonais com ação em pontos estratégicos da patogenia do ENMO. O eculizumabe foi o primeiro medicamento aprovado em 2019 pela Food and Drug Administration (FDA), agência reguladora americana, para o tratamento do ENMO. É um anticorpo monoclonal humanizado direcionado à porção C5 do complemento e sua aprovação foi baseada nos resultados do estudo de fase 3 multicêntrico (PREVENT), onde o eculizumabe mostrou-se capaz de reduzir o número de surtos em 94% em comparação com placebo[45]. Pouco após, o inebilizumabe, um anticorpo monoclonal anti-CD19, foi também aprovado em consequência do estudo de fase 2/3 multicêntrico (N-MOmentum) onde observou-se a redução dos surtos comparado ao placebo (12% *vs*. 39%) e consequente menor acréscimo de incapacidade funcional[46].

Mais recentemente, o satralizumabe, um anticorpo que antagoniza a interleucina-6 (IL6), também foi aprovado para o tratamento do ENMO após o estudo de fase 3 (SAkuraStar) com redução dos surtos em 62%, mostrando a superioridade em relação ao placebo especialmente no subgrupo AQP4-IgG positivo[47]. Superioridade também observada nos pacientes tratados com satralizumabe em combinação à terapia imunossupressora basal (estudo SAkuraSky). Por fim, o estudo chinês TANGO, de iniciativa do investigador, comparou tocilizumabe (anti-IL6) com azatioprina, tendo 89% de pacientes livres de surtos no grupo do tocilizumabe *versus* 56% no grupo usando azatioprina[48]. A maioria desses ensaios clínicos incluíram um grupo placebo e foram alvo de extensa discussão ética, dada a evidência existente de eficácia de outras imunoterapias anteriormente. Os pesquisadores defenderam que medidas foram adotadas para minimizar os riscos e os estudos foram encerrados tão logo a eficácia das drogas foi estabelecida, proporcionando as primeiras aprovações específicas para o tratamento do ENMO.

Independente da terapia escolhida, a duração da imunossupressão não está bem definida e até o momento biomarcadores para detectar surtos precocemente não foram identificados. Considerando que o ENMO é uma patologia crônica cujo prognóstico é definido pela incapacidade decorrente dos surtos, este grupo recomenda manter a terapia indefinidamente, em especial nos pacientes com anticorpo positivo.

Prognóstico

Após o primeiro surto, 60% dos pacientes recorrem no primeiro ano e 90% dentro de três anos, sendo maior o risco naqueles AQP4-IgG positivos. Os requisitos para diagnóstico de pacientes negativos ou na indisponibilidade da pesquisa do autoanticorpo são mais rigorosos, mas não devem retardar o início de tratamento se o quadro for de alta suspeição, sob risco de novos surtos incapacitantes[28]. A incapacidade está diretamente relacionada à taxa de surtos e progressão no intervalo livre de surtos praticamente inexiste[49]. Deve-se estar atento à fatores associados com pior prognóstico, como sorologia positiva para AQP4-IgG, etnia não caucasoide, idade de apresentação avançada, início com sintomas motores, tetraparesia e mais de um surto de mielite no primeiro ano de doença. Em pacientes acima dos 55 anos, principalmente em indivíduos de gênero masculino, e com sintomas de tronco ou medulares, a pesquisa de neoplasia associada deve ser considerada.

A mortalidade da doença alcança 30% em um período de 5 anos, estando relacionada primordialmente à disfunção neurológica grave causada por lesão medular ou bulbar, seguida de insuficiência respiratória. Em estudos recentes, observa-se uma queda na morbimortalidade, provavelmente relacionada ao diagnóstico mais precoce, possibilidade de tratamento mais agressivo na fase aguda, maior suporte de terapia intensiva (principalmente em pacientes com lesão medular alta e insuficiência respiratória), uso de tratamento imunossupressor de manutenção bem como suspensão de terapias usadas na EM (que reconhecidamente pioram a evolução dos pacientes com ENMO).

Por fim, ressaltamos que possivelmente em breve teremos disponíveis no Brasil diversos anticorpos monoclonais com alvos específicos para o tratamento do ENMO, cuja eficácia comprovada através de ensaios clínicos randomizados determina o melhor nível de evidência disponível. Estudos observacionais serão essenciais para determinar a segurança e o manejo adequado a longo prazo, bem como o impacto econômico dessas novas terapias[50]. Na era da medicina personalizada, será de extrema importância selecionar o indivíduo adequado para cada tratamento, considerando a autonomia dos pacientes com ENMO na tomada de decisão e o custo/efetividade para os sistemas de saúde e para a sociedade.

Referências

1. Jacob A, Matiello M, Wingerchuk DM, Lucchinetti CF, Pittock SJ, Weinshenker BG. Neuromyelitis optica: changing concepts. J Neuroimmunol. 2007;187(1-2):126-38.
2. Wingerchuk DM, Hogancamp WF, O'Brien PC, Weinshenker BG. The clinical course of neuromyelitis optica (Devic's syndrome). Neurology. 1999;53(5):1107-14.
3. Lennon VA, Wingerchuk DM, Kryzer TJ, Pittock SJ, Lucchinetti CF, Fujihara K et al. A serum autoantibody marker of neuromyelitis optica: distinction from multiple sclerosis. The Lancet. 2004;364(9451):2106-12.
4. Lennon VA, Kryzer TJ, Pittock SJ, Verkman AS, Hinson SR. IgG marker of optic-spinal multiple sclerosis binds to the aquaporin-4 water channel. J Exp Med. 2005;202(4):473-7.
5. Wingerchuk DM, Lennon VA, Pittock SJ, Lucchinetti CF, Weinshenker BG. Revised diagnostic criteria for neuromyelitis optica. Neurology. 2006;66(10):1485-9.
6. Wingerchuk DM, Banwell B, Bennett JL, Cabre P, Carroll W, Chitnis T et al. International consensus diagnostic criteria for neuromyelitis optica spectrum disorders. Neurology. 2015;85(2):177-89.
7. Yang X, Xu H, Ding M, Huang Q, Chen B, Yang H et al. Overlapping Autoimmune Syndromes in Patients With Glial Fibrillary Acidic Protein Antibodies. Front Neurol. 2018;9:251.
8. Flanagan EP, Hinson SR, Lennon VA, Fang B, Aksamit AJ, Morris PP et al. Glial fibrillary acidic protein immunoglobulin G as biomarker of autoimmune astrocytopathy: Analysis of 102 patients. Ann Neurol. 2017;81(2):298-309.
9. Flanagan EP. Neuromyelitis Optica Spectrum Disorder and Other Non-Multiple Sclerosis Central Nervous System Inflammatory Diseases. Continuum (Minneap Minn). 2019;25(3):815-44.
10. Etemadifar M, Nasr Z, Khalili B, Taherioun M, Vosoughi R. Epidemiology of neuromyelitis optica in the world: a systematic review and meta-analysis. Mult Scler Int. 2015;2015:174720.
11. Flanagan EP, Cabre P, Weinshenker BG, St Sauver J, Jacobson DJ, Majed M et al. Epidemiology of aquaporin-4 autoimmunity and neuromyelitis optica spectrum. Ann Neurol. 2016.
12. Papais-Alvarenga RM, Vasconcelos CC, Carra A, de Castillo IS, Florentin S, Diaz de Bedoya FH et al. Central Nervous System Idiopathic Inflammatory Demyelinating Disorders in South Americans: A Descriptive, Multicenter, Cross-Sectional Study. PLoS One. 2015;10(7):e0127757.
13. Levy M, Wildemann B, Jarius S, Orellano B, Sasidharan S, Weber MS et al. Immunopathogenesis of neuromyelitis optica. Adv Immunol. 2014;121:213-42.
14. Dos Passos GR, Sato DK, Becker J, Fujihara K. Th17 Cells Pathways in Multiple Sclerosis and Neuromyelitis Optica Spectrum Disorders: Pathophysiological and Therapeutic Implications. Mediators Inflamm. 2016;2016:5314541.

15. Jasiak-Zatonska M, Kalinowska-Lyszczarz A, Michalak S, Kozubski W. The Immunology of Neuromyelitis Optica-Current Knowledge, Clinical Implications, Controversies and Future Perspectives. Int J Mol Sci. 2016;17(3):273.
16. Flanagan EP, Weinshenker BG, Krecke KN, Lennon VA, Lucchinetti CF, McKeon A et al. Short myelitis lesions in aquaporin-4-IgG-positive neuromyelitis optica spectrum disorders. JAMA Neurol. 2015;72(1):81-7.
17. Pekcevik Y, Mitchell CH, Mealy MA, Orman G, Lee IH, Newsome SD et al. Differentiating neuromyelitis optica from other causes of longitudinally extensive transverse myelitis on spinal magnetic resonance imaging. Mult Scler. 2016;22(3):302-11.
18. Kremer L, Mealy M, Jacob A, Nakashima I, Cabre P, Bigi S et al. Brainstem manifestations in neuromyelitis optica: a multicenter study of 258 patients. Mult Scler. 2014;20(7):843-7.
19. Kim HJ, Paul F, Lana-Peixoto MA, Tenembaum S, Asgari N, Palace J et al. MRI characteristics of neuromyelitis optica spectrum disorder: an international update. Neurology. 2015;84(11):1165-73.
20. Hamid SH, Elsone L, Mutch K, Solomon T, Jacob A. The impact of 2015 neuromyelitis optica spectrum disorders criteria on diagnostic rates. Mult Scler. 2017;23(2):228-33.
21. Trebst C, Raab P, Voss EV, Rommer P, Abu-Mugheisib M, Zettl UK et al. Longitudinal extensive transverse myelitis--it's not all neuromyelitis optica. Nat Rev Neurol. 2011;7(12):688-98.
22. Jurynczyk M, Tackley G, Kong Y, Geraldes R, Matthews L, Woodhall M et al. Brain lesion distribution criteria distinguish MS from AQP4-antibody NMOSD and MOG-antibody disease. J Neurol Neurosurg Psychiatry. 2017;88(2):132-6.
23. Ruiz-Gaviria R, Baracaldo I, Castaneda C, Ruiz-Patino A, Acosta-Hernandez A, Rosselli D. Specificity and sensitivity of aquaporin 4 antibody detection tests in patients with neuromyelitis optica: A meta-analysis. Mult Scler Relat Disord. 2015;4(4):345-9.
24. Waters PJ, Pittock SJ, Bennett JL, Jarius S, Weinshenker BG, Wingerchuk DM. Evaluation of aquaporin-4 antibody assays. Clin Exp Neuroimmunol. 2014;5(3):290-303.
25. Dos Passos GR, Oliveira LM, da Costa BK, Apostolos-Pereira SL, Callegaro D, Fujihara K et al. MOG-IgG-Associated Optic Neuritis, Encephalitis, and Myelitis: Lessons Learned From Neuromyelitis Optica Spectrum Disorder. Front Neurol. 2018;9:217.
26. Jarius S, Paul F, Aktas O, Asgari N, Dale RC, de Seze J et al. MOG encephalomyelitis: international recommendations on diagnosis and antibody testing. J Neuroinflammation. 2018;15(1):134.
27. Oliveira LM, Apostolos-Pereira SL, Pitombeira MS, Bruel Torretta PH, Callegaro D, Sato DK. Persistent MOG-IgG positivity is a predictor of recurrence in MOG-IgG-associated optic neuritis, encephalitis and myelitis. Mult Scler. 2019;25(14):1907-14.
28. Tackley G, O'Brien F, Rocha J, Woodhall M, Waters P, Chandratre S et al. Neuromyelitis optica relapses: Race and rate, immunosuppression and impairment. Mult Scler Relat Disord. 2016;7:21-5.
29. Yamasaki R, Matsushita T, Fukazawa T, Yokoyama K, Fujihara K, Ogino M et al. Efficacy of intravenous methylprednisolone pulse therapy in patients with multiple sclerosis and neuromyelitis optica. Mult Scler. 2016;22(10):1337-48.
30. Abboud H, Petrak A, Mealy M, Sasidharan S, Siddique L, Levy M. Treatment of acute relapses in neuromyelitis optica: Steroids alone versus steroids plus plasma exchange. Mult Scler. 2016;22(2):185-92.
31. Aungsumart S, Apiwattanakul M. Clinical outcomes and predictive factors related to good outcomes in plasma exchange in severe attack of NMOSD and long extensive transverse myelitis: Case series and review of the literature. Mult Scler Relat Disord. 2017;13:93-7.
32. Kessler RA, Mealy MA, Levy M. Early indicators of relapses vs pseudorelapses in neuromyelitis optica spectrum disorder. Neurol Neuroimmunol Neuroinflamm. 2016;3(5):e269.
33. Stellmann JP, Krumbholz M, Friede T, Gahlen A, Borisow N, Fischer K et al. Immunotherapies in neuromyelitis optica spectrum disorder: efficacy and predictors of response. J Neurol Neurosurg Psychiatry. 2017;88(8):639-47.
34. Kimbrough DJ, Fujihara K, Jacob A, Lana-Peixoto MA, Leite MI, Levy M et al. Treatment of Neuromyelitis Optica: Review and Recommendations. Mult Scler Relat Disord. 2012;1(4):180-7.
35. Chen H, Qiu W, Zhang Q, Wang J, Shi Z, Liu J et al. Comparisons of the efficacy and tolerability of mycophenolate mofetil and azathioprine as treatments for neuromyelitis optica and neuromyelitis optica spectrum disorder. Eur J Neurol. 2017;24(1):219-26.

36. Kleiter I, Gold R. Present and Future Therapies in Neuromyelitis Optica Spectrum Disorders. Neurotherapeutics. 2016;13(1):70-83.
37. Jiao Y, Cui L, Zhang W, Zhang C, Zhang Y, Zhang X et al. Dose effects of mycophenolate mofetil in Chinese patients with neuromyelitis optica spectrum disorders: a case series study. BMC Neurol. 2018;18(1):47.
38. Mealy MA, Wingerchuk DM, Palace J, Greenberg BM, Levy M. Comparison of relapse and treatment failure rates among patients with neuromyelitis optica: multicenter study of treatment efficacy. JAMA Neurol. 2014;71(3):324-30.
39. Nikoo Z, Badihian S, Shaygannejad V, Asgari N, Ashtari F. Comparison of the efficacy of azathioprine and rituximab in neuromyelitis optica spectrum disorder: a randomized clinical trial. J Neurol. 2017;264(9):2003-9.
40. Ciron J, Audoin B, Bourre B, Brassat D, Durand-Dubief F, Laplaud D et al. Recommendations for the use of Rituximab in neuromyelitis optica spectrum disorders. Rev Neurol (Paris). 2018;174(4):255-64.
41. Kitley J, Elsone L, George J, Waters P, Woodhall M, Vincent A et al. Methotrexate is an alternative to azathioprine in neuromyelitis optica spectrum disorders with aquaporin-4 antibodies. J Neurol Neurosurg Psychiatry. 2013;84(8):918-21.
42. Shi B, Zhao M, Geng T, Qiao L, Zhao Y, Zhao X. Effectiveness and safety of immunosuppressive therapy in neuromyelitis optica spectrum disorder during pregnancy. J Neurol Sci. 2017;377:72-6.
43. Das G, Damotte V, Gelfand JM, Bevan C, Cree BAC, Do L et al. Rituximab before and during pregnancy: A systematic review, and a case series in MS and NMOSD. Neurol Neuroimmunol Neuroinflamm. 2018;5(3):e453.
44. Daouda MT, Obenda NS, Assadeck H, Camara D, Djibo FH. [A treatment of neuromyelitis optica (Devic's disease) during pregnancy]. Pan Afr Med J. 2016;24:230.
45. Pittock SJ, Berthele A, Fujihara K, Kim HJ, Levy M, Palace J et al. Eculizumab in Aquaporin-4-Positive Neuromyelitis Optica Spectrum Disorder. N Engl J Med. 2019;381(7):614-25.
46. Cree BAC, Bennett JL, Kim HJ, Weinshenker BG, Pittock SJ, Wingerchuk DM et al. Inebilizumab for the treatment of neuromyelitis optica spectrum disorder (N-MOmentum): a double-blind, randomised placebo-controlled phase 2/3 trial. The Lancet. 2019;394(10206):1352-63.
47. Yamamura T, Kleiter I, Fujihara K, Palace J, Greenberg B, Zakrzewska-Pniewska B et al. Trial of Satralizumab in Neuromyelitis Optica Spectrum Disorder. N Engl J Med. 2019;381(22):2114-24.
48. Zhang C, Zhang M, Qiu W, Ma H, Zhang X, Zhu Z et al. Safety and efficacy of tocilizumab versus azathioprine in highly relapsing neuromyelitis optica spectrum disorder (TANGO): an open-label, multicentre, randomised, phase 2 trial. The Lancet Neurology. 2020;19(5):391-401.
49. Wingerchuk DM, Pittock SJ, Lucchinetti CF, Lennon VA, Weinshenker BG. A secondary progressive clinical course is uncommon in neuromyelitis optica. Neurology. 2007;68(8):603-5.
50. Silbermann E, Bourdette D. A new era for neuromyelitis optica spectrum disorder. The Lancet. 2019;394(10206):1304-5.

Capítulo 54
Encefalites Autoimunes e Síndromes Neurológicas Paraneoplásicas

Mateus Mistieri Simabukuro

Introdução

Há pouco mais de uma década, foram descobertas doenças neurológicas causadas por anticorpos cujos alvos são proteínas de superfície neuronal e sinapse. A maioria dessas doenças manifesta-se com sintomas multifocais (crises epilépticas, amnésia, psicose, distúrbios de movimento, distúrbio do sono)[1] e de rápida progressão. Mais raramente, podem ocorrer como encefalopatias crônicas, podendo ser confundidas com processo neurodegenerativo.

Em um curto espaço de tempo, novas doenças foram reconhecidas ou doenças até então parcialmente definidas, foram melhor caracterizadas. Atualmente são conhecidas 16 doenças provocadas por anticorpos contra proteínas de superfície neuronal ou sinapse, sendo que 12 dessas se manifestam como encefalite autoimune (Tabela 54.1)[2].

O conhecimento dessas doenças é importante na prática neurológica, uma vez que apesar de tratar-se de doenças raras, são doenças potencialmente tratáveis, muitas vezes com quadro clínico característico.

Neste capítulo abordaremos a apresentação clínica, diagnóstico e tratamento das síndromes neurológicas paraneoplásicas e encefalites autoimunes.

Conceitos sobre as doenças neurológicas relacionadas a anticorpos antineuronais

Síndromes neurológicas paraneoplásicas podem ser definidas como um grupo de doenças que resultam de um efeito remoto imunomediado de uma neoplasia sobre o sistema nervoso.

Por sua vez o termo encefalite autoimune pode se referir a qualquer doença inflamatória mediada por células-T e/ou B e acometendo qualquer tipo de células do sistema nervoso central (neurônio, astrócito e oligodendrócitos), desencadeado por tumores, vírus ou mecanismos desconhecidos. No entanto a tendência atual é que esse termo seja usado para se referir apenas às encefalites associadas a anticorpos contra antígenos de superfície neuronal e sinápticos, que pode ou não se associar a tumores. Portanto, as encefalites autoimunes, podem ou não serem paraneoplásicas.

Tabela 54.1 – Principais antígenos e síndromes a esses relacionadas nas encefalites autoimunes

Antígeno	Síndrome	Dados demográficos/tumor
NMDAR (GluN1)	Encefalite antirreceptor NMDA	• Frequência varia de acordo com a idade, sexo e etnia • 50% das mulheres entre 15 e 45 anos apresentam teratoma de ovário
LGI1	Encefalite límbica, hiponatremia (60%), crise distônica faciobraquial precedendo sintomas	• <10% timoma
Caspr2	Encefalite, Síndrome de Morvan, neuromiotonia	• 0-40% (timoma)
GABAbR	Encefalite Límbica, crises epilépticas proeminentes	• 50% dos pacientes: carcinoma de pequenas células de pulmão, tumores neuroendócrinos
AMPAR	Encefalite límbica, às vezes sintomas psiquiátricos isolados, recorrência frequente	• ~70% dos pacientes: pulmão, mama, timoma, carcinoma tímico
mGluR1	Cerebelite	• Linfoma de Hodgkin
mGluR5	Síndrome de Ofélia	• Frequentemente Linfoma de Hodgkin
D2R	Encefalite de Núcleos da Base	• Sem associação com tumor
DPPX	Diarreia, hiperexcitabilidade do SNC, agitação, mioclonias, tremor e crises epilépticas	• Sem associação com tumor
GABAaR	Encefalite com crises refratárias, estado de mal, epilepsia parcial contínua.	• 50% dos pacientes são crianças, associação frequente com outros autoanticorpos (TPO, GAD65) • Tumor infrequente (timoma)
GlyR	Síndrome da pessoa rígida (PERM – progressive encephalomyelitis with rigidity and myoclonus)	• Infrequente (timoma)
IgLON5	Distúrbio do sono REM e não REM associado a movimentos e comportamentos anormais	• Pacientes adultos, sem associação com tumor • Lembra doença neurodegenerativa, resposta pobre ao tratamento

Muito do entendimento das encefalites autoimunes e síndromes paraneoplásicas veio através da caracterização de anticorpos antineuronais, os quais podem ser classificados de acordo com a localização do antígeno alvo, ou seja: se o antígeno é intracelular ou extracelular (localizado na sinapse e superfície neuronal). De forma geral, as doenças associadas a anticorpos contra antígenos intracelulares (por exemplo, anti-Hu, anti-CV2/CRMP5, anti-Ri, anti-Yo) acometem pacientes mais idosos e apresentam forte associação com neoplasias (por isso também são chamados de anticorpos "onconeurais" ou "paraneoplásicos"). São mediadas por mecanismos célula-T e costumam ser resistentes ao tratamento, embora a estabilização do quadro ou melhora possa ocorrer.

Em contrapartida, as encefalites associadas a anticorpos contra antígenos de superfície neuronal ou sinápticos (Tabela 54.1) tendem a afetar indivíduos mais jovens e crianças (podendo acometer todas as faixas etárias) e podem ou não estar associados a cânceres. São mediadas por anticorpos e são frequentemente responsiva ao tratamento imunoterápico[3].

Características clínicas gerais das encefalites autoimunes

Existe sobreposição considerável de sintomas durante as fases iniciais das diferentes encefalites autoimunes. A rápida evolução clínica (geralmente dias a semanas) dos sintomas, por vezes acompanhada por cefaleia e febre; associada à frequente presença de pleocitose no líquido cefalorraquidiano (LCR) levam à instituição precoce de tratamento empírico antiviral, antibacteriano enquanto se aguarda os resultados das pesquisas para causas metabólicas, infecciosas, tóxicas.

No entanto, muitas vezes os pacientes podem apresentar apenas sintomas comportamentais e cognitivos, sem febre, alteração do nível de consciência, com exame de neuroimagem e do LCR normais. Deste modo, até a recente caracterização das encefalites autoimunes, muitas ênfase era dada às encefalites de causa infecciosa, sendo que os critérios para encefalite da voga[4] tiveram de ser readaptados recentemente através de uma carta de posicionamento escrita pelos maiores especialistas em encefalites autoimunes[5].

Alterações do humor, comportamento, memória, nível de consciência e crises epilépticas são comuns à maioria das encefalites autoimunes. Às vezes a apresentação é de demência rapidamente progressiva, ocorrendo na ausência de evidências de inflamação do sistema nervoso central (ou seja, neuroimagem e LCR sem alterações) podendo ser confundidos com doenças neurodegenerativas[6].

Não obstante, a interpretação da combinação quadro clínico, achados dos exames complementares, dados epidemiológicos e a presença ou não de neoplasia podem sugerir uma encefalite específica. Portanto, quando se avalia um paciente com suspeita de encefalite devemos procurar por algumas "pistas":

1. Caracterizar os sintomas mais graves e proeminentes (p. ex.: alteração psiquiátricas *versus* crises epilépticas refratárias ou estado de mal).
2. Presença de outros sintomas associados, como por exemplo: discinesias orofaciais, manifestações psiquiátricas graves, crises distônicas faciobraquiais, hiponatremia, diarreia. Distúrbios do sono são frequentes em todos os tipos de encefalite, porém algumas associações são características: encefalite LGI1 e distúrbio comportamental do sono REM; *agrypnia excitata* e encefalite Caspr2; comportamento finalístico e apneia obstrutiva do sono associada à encefalopatia IgLON5. Diarreia e perda ponderal são comuns em pacientes com encefalite anti-DPPX.
3. Dados epidemiológicos (faixa etária, gênero), pois as diferentes encefalites ocorrem em grupos etários diferentes.
4. O eletroencefalograma (EEG) é alterado na maioria das encefalites, porém os achados são inespecíficos: alentecimento focal ou difuso frequentemente associado com um ou vários focos de atividade epileptiforme. Uma exceção é o achado do *extreme delta brush*[7]. A importância do EEG também reside no auxílio do diagnóstico diferencial com outras doenças (como por exemplo a doença Creutzfeldt-Jakob) ou para a detecção de crises subclínicas ou estado de mal não convulsivo.
5. A ressonância magnética cerebral pode apresentar dois padrões específicos: um padrão com aumento do sinal em T2/FLAIR em ou ambos os lobos temporais, sem realce pelo contraste encontrado nos pacientes com encefalite límbica (LGI1, AMPAR, GABAbR) e um padrão com alterações multifocais cortico-subcorticais em FLAIR encontrado nos pacientes com encefalite antirreceptor GABAa. Porém, a ressonância em muitos casos é normal ou demonstra alterações discretas e inespecíficas. Os achados de ressonância que sugerem encefalite límbica podem acontecer em outras situações, como por exemplo: encefalite herpética, crises do lobo mesial temporal, encefalite límbica paraneoplásica, casos raros de lúpus, síndrome de Sjogren, policondrite recidivante, neurossífilis e infecção por herpes vírus humano-6.

6. O exame do LCR demonstra pleocitose linfomonocitária discreta a moderada (geralmente menos de 100 células/mm³) em 80% dos pacientes com encefalite autoimune; 30% apresentam hiperproteinorraquia discreta a moderada e 50-60% apresentam bandas oligoclonais. A presença dessas bandas pode ocorrer mesmo quando os estudos de rotina do LCR são normais. No caso da encefalite anti-LGI1, por exemplo, quase metade dos pacientes não apresentam pleocitose ou aumento de proteínas no exame do LCR.

Um dos fulcros dos critérios diagnósticos de encefalite autoimune é a exclusão de outras condições que possam levar a um quadro de encefalopatia rapidamente progressiva e devem ser cuidadosamente excluídos antes do tratamento imunoterápico. Na maioria dos casos, uma história clínica minuciosa, exame físico e neurológico completo, exames laboratoriais de rotina, LCR e ressonância de encéfalo são o suficiente.

Síndromes específicas

Encefalite antirreceptor NMDA

Ainda se desconhece a incidência da encefalite antirreceptor NMDA, embora estudos recentes tenham indicado que é a segunda causa de encefalite imunomediada após o ADEM (*acute disseminated encephalomyelitis* ou encefalomielite disseminada aguda). E em centros dedicados ao estudo de encefalites de causas desconhecidas, os dados demonstraram que foi a causa mais frequente de encefalite que qualquer outra etiologia viral[8,9].

Em estudo de uma coorte observacional e multicêntrico que incluiu 577 pacientes, demonstrou-se que a doença acomete predominantemente indivíduos jovens com predominância do sexo feminino (4:1). Em crianças com idade menor de 12 anos ou adultos com idade maior a 45 anos é menos evidente essa predominância em mulheres. A frequência de associação com tumor varia com a idade: 0-5% em crianças com menos de 12 anos, 58% em mulheres com mais de 18 anos (geralmente teratoma de ovário) e adultos com mais de 45 anos 23%, tratando-se geralmente de carcinomas ao invés de teratomas[10].

A doença é frequentemente reconhecível, através de seu quadro clínico característico e evolução em múltiplo estágios. Em adolescentes e adultos o sintoma inicial geralmente é neuropsiquiátrico (psicose, delírios, alucinações, agitação, agressividade, catatonia) seguido por disfunção cognitiva (alteração da linguagem, amnésia), distúrbios do movimento (discinesias), diminuição do nível de consciência, disfunção autonômica e hipoventilação. As crises epilépticas podem ocorrer em qualquer momento da evolução da doença, porém em homens tendem a ocorrer mais precocemente. No caso de crianças com menos de 12 anos, os sintomas iniciais mais frequentes são neurológicos: crises ou distúrbios do movimento.

Nas primeiras 4 semanas após o início do quadro, a maioria dos pacientes apresentam vários sintomas da toda a síndrome, sendo raro os casos de pacientes mono ou oligossintomáticos. Ao fim do primeiro mês 87% (498 dos 517) apresentaram 4 ou mais das seguintes categorias de sintomas, na ordem de maior para menor frequência: alteração comportamental e cognitiva; alteração da fala; crises epilépticas; distúrbios do movimento (discinesias orofaciais, em membros, tronco); diminuição da consciência; disautonomia; hipoventilação central; ataxia cerebelar ou hemiparesia. Apenas 1% (6 pacientes de 571) desenvolvem quadro oligossintomático[10].

A ressonância magnética é alterada em cerca em 1/3 de pacientes, sendo essas alterações inespecíficas sutis e transiente. É interessante notar, que alguns pacientes podem evoluir com atrofia cerebral reversível ao longo da doença. O exame do LCR é alterado em cerca de 80% dos pacientes (geralmente pleocitose e hiperproteinorraquia discreta), em 60% podem ser detectadas a presença de bandas. Quanto ao eletroencefalograma, 90% dos pacientes apresentam o exame com achados anormais, geralmente alentecimentos, desorganização inespecíficos, e por vezes até crises eletroencefalográficas[10,11]. Como anteriormente citado, um achado muito específico, presente em 30% de pacientes encefalite antirreceptor NMDA é o *extreme delta brush*, caracterizado por atividade rítmica na faixa delta 1 a 3 Hz sobreposta a surtos ritmados de ondas beta na frequência de 20-30 Hz[7].

Embora não seja comumente empregado para o diagnóstico de encefalite autoimune, o PET-FDG cerebral também apresenta um padrão único de hipermetabolismo nas regiões frontais e temporais associado a hipometabolismo occipital[12].

O diagnóstico da encefalite antirreceptor-NMDA é feito através da identificação de anticorpos contra a subunidade GLUN1 do receptor NMDA no LCR. O anticorpo sempre deve ser pesquisado no LCR, havendo o risco de resultado de exames falso-negativos quando utilizado apenas o soro ou o risco de falso-positivos quando somente o soro é utilizado[13].

Uma recente descoberta em relação à encefalite antirreceptor NMDA dignas de nota é o papel do Vírus do Herpes Simples (VHS) como desencadeante da encefalite antirreceptor NMDA. Embora seja mais conhecida como uma doença monofásica, alguns pacientes com encefalite herpética podem evoluir com recidiva de sintomas neurológicos após algumas semanas da resolução da infecção. Tais sintomas podem ser decorrentes de uma recidiva da doença viral, caracterizada pelo PCR positivo no LCR, achados de novas lesões necróticas a RM e resposta ao aciclovir. Entretanto, em alguns casos não há evidência de doença viral em atividade (PCR para VHS negativo, RM sem novas lesões e ausência de resposta ao retratamento com antiviral). Isso ocorre mais frequentemente em crianças do que em adultos e geralmente o quadro clínico é diferente dos sintomas iniciais da encefalite herpética, ou seja, a recidiva se dá por distúrbios do movimento (coreia, atetose, balismo, discinesias orofaciais, distonia), agitação, agressividade, crises e alteração do nível de consciência. Como a sintomatologia guarda semelhança com a encefalite autoimune, alguns autores passaram a testar anticorpos antirreceptor NMDA, observando que alguns pacientes com encefalite herpética passavam a apresentar anticorpos antirreceptor NMDA no LCR e soro durante a recidiva dos sintomas, respondendo à imunoterapia[14]. Em adultos, a encefalite antirreceptor NMDA desencadeada por encefalite herpética também pode ocorrer, mas o diagnóstico geralmente é mais difícil, uma vez que poucos evoluem para um quadro tão estereotipado quanto o infantil, com a presença de coreoatetose. Os sintomas da recidiva (alteração comportamental, piora cognitiva) são geralmente atribuídos à progressão ou recrudescência de déficits sequelares, o que dificulta a identificação de pacientes com encefalite autoimune pós encefalite herpética, sendo que esses pacientes também podem melhorar após imunoterapia.

Outra interessante descoberta recente é a sobreposição entre encefalite antirreceptor NMDA e Doenças Desmielinizantes. A encefalite antirreceptor NMDA pode anteceder, suceder ou ocorrer de forma simultânea a doenças desmielinizantes, principalmente associados a anti-NMO ou anti-MOG. Dessa forma deve-se suspeitar de encefalite antirreceptor NDMA em pacientes diagnóstico inicial de ADEM, NMO ou Esclerose Múltipla, associados a sintomas psiquiátricos proeminentes, discinesias orofaciais e disfunção autonômica[15].

O tratamento será discutido posteriormente.

Encefalite límbica

Em 1960, foram descritos três casos de encefalite com predileção por estruturas límbicas. Dos 3 pacientes, 2 tinham evidência de câncer (um deles confirmado após a autópsia) (16). No entanto os autores consideraram que era improvável que os tumores se relacionassem de alguma forma à encefalite. O termo encefalite límbica foi cunhado em 1968, por Corsellis e cols., para descrever um paciente com grave perda de memória episódica (classicamente os textos se referem como memória de curta duração para síndrome, no entanto o termo mais adequado conceitualmente seria memória episódica, pois essa é a memória cujo substrato anatômico são as estruturas límbicas) e dois pacientes com amnésia e demência em associação com carcinoma brônquico. Esses três pacientes apresentavam alterações inflamatórias e degenerativas concentradas na substância cinzenta límbica das regiões temporais. No mesmo trabalho os autores revisaram oito casos relatados previamente e estabelecem pela primeira vez a relação entre encefalite límbica e câncer[17].

Nos anos 1980 e 1990, os avanços da neuroimagem e a descoberta de alguns anticorpos paraneoplásicos (também denominados intracelulares ou onconeurais) deu novo impulso ao estudo das síndromes paraneoplásicas, fazendo com que algumas associações clínico-imunológicas fossem estabelecidas (por exemplo: anti-Hu ou ANNA-1 e carcinoma de pequenas células de pulmão, anti-Ma2 e tumor de células germinativas de testículo). Até então, a encefalite límbica era considerada uma doença extremamente rara, quase invariavelmente relacionada a neoplasia e refratária o tratamento.

O advento dos anticorpos contra antígenos de superfície neuronal levou a um melhor entendimento do porquê alguns pacientes com quadro de encefalite límbica não apresentavam anticorpos paraneoplásicos (também conhecidos como onconeurais ou intracelulares), nem associação com tumores, ou quando estes estavam presentes, tratava-se de tumores atípicos (p. ex.: timomas e teratomas que raramente eram considerados nas descrições anteriores de encefalite límbica). Esses pacientes eram mais jovens e respondiam a imunoterapia e ao tratamento do tumor.

Classicamente, a encefalite límbica é caracterizada pela instalação subaguda de alterações do humor (irritabilidade, depressão), crises epilépticas e amnésia (perda da memória episódica). O EEG geralmente é alterado (demonstrando focos de atividade epileptiforme nos lobos temporais e/ou lentificação focal ou generalizada), o LCR pode ser alterado (ou não) e a ressonância pode revelar hipersinal em T2/FLAIR nas regiões mesiais do lobo temporal, uni ou bilateralmente.

Os anticorpos mais relacionados a encefalite límbica são:
1. paraneoplásicos: principalmente anti-Hu e Ma2, mais raramente CV2/CRMP5;
2. Sinápticos intracelulares: anti-GAD65;
3. Superfícies ou sinapse neuronal: LGI1, antirreceptor AMPA, antirreceptor GABAb.

A encefalite anti-LGI1 se manifesta com um quadro clínico de encefalite límbica na maioria dos casos, mas um achado é típico da doença: as crises distônicas faciobraquiais. São caracterizadas por abalos de curta duração (geralmente < 3 segundos), de alta frequência (em média 50 episódios por dia no pico da doença, podendo chegar a centenas de episódios durante o dia), sempre envolvendo o braço e comumente a face e a perna ipsilateral. Os episódios podem variar de lado, porém cada episódio é unilateral. Os pacientes ou acompanhantes referem alteração ictal da consciência concomitantes ao fenômeno motor em 66% dos casos. Atividade eletroencefalográfica epileptiforme é encontrada na minoria dos casos, geralmente são refratárias ao uso de drogas antiepilépticas, respondendo ao uso de imunoterapia. Em 40-71% dos casos as crises distônicas faciobraquiais são os primeiros sintomas da encefalite, precedendo o declínio cognitivo. A ressonância demonstra as alterações sugestivas de encefalite límbica, isto é, hipersinal em T2/FLAIR localizado no lobo mesial temporal uni ou bilateral na maioria dos casos (56-74% dos casos)[18], em alguns pacientes que desenvolvem crise distônica faciobraquial, pode ocorrer hipersinal em núcleos da base nas sequências T2 e/ou T1. O exame do LCR é normal da maioria dos casos (19-41% dos casos com alteração). Cerca de 60% dos pacientes podem apresentar hiponatremia. É infrequente a associação com tumores (11% dos casos).

Em sua maioria, a autoimunidade relacionada ao anticorpo contra o receptor AMPA (alfa-amino-3-hidroxi-metil-5-4-isoxazolpropiônico) manifesta-se como encefalite límbica. A idade média da apresentação é 62 anos (23-81 anos), 64% dos pacientes são do sexo feminino, sendo que a associação com neoplasia é elevada: cerca de 70% dos casos são paraneoplásicos (geralmente carcinoma de pequenas células de pulmão, timoma e menos frequentemente,

neoplasia de mama, ovários e teratoma)[19]. Embora a maioria dos casos de encefalite antirreceptor AMPA manifeste-se com quadro clínico de encefalite límbica (55% dos pacientes), outras três apresentações sindrômicas podem ocorrer[19,20]:
- » Encefalite multifocal ou difusa (por exemplo: ataxia, nistagmo, neurite óptica, afasia, discinesia, alteração do nível de consciência), associada à disfunção límbica (36% dos casos);
- » Déficit motor precedendo sintomas límbicos;
- » Psicose isolada e demência rapidamente progressiva (raro).

Pode ocorrer a concomitância de anticorpos antirreceptor – AMPA como outros anticorpos antineuronais, tanto intracelulares (antianfifisina, CRMP5 – *collapsin response-mediated protein 5*), como anticorpos contra antígenos de superfície neuronal e sinapse (antirreceptor NMDA, anti-GABAb). Os pacientes com anticorpos intracelulares em associação com o anticorpo antirreceptor AMPA desenvolvem sintomas adicionais e geralmente têm um pior prognóstico, provavelmente pelo fato da presença desses anticorpos serem um marcador de uma resposta imune mediada por células-T citotóxica[19].

Cerca de 70% dos pacientes respondem ao tratamento com imunoterapia e/ou tratamento oncológico, sendo que desses respondedores a maioria apresenta reposta parcial (ou seja, permanecem com escore entre 2-3 na escala modificada de Rankin). A recidiva varia entre 5% e 31% nas séries relatadas, geralmente ocorrendo em pacientes que não receberam imunoterapia mais agressiva com rituximabe ou ciclofosfamida[20].

Outro anticorpo contra antígeno de superfície neuronal associada à encefalite límbica é o antirreceptor GABAb. A idade média dos pacientes é de 61,5 anos (16-77 anos), a razão homem/mulher de 12:8, sendo que 50% dos pacientes apresentam carcinoma de pequenas células de pulmão subjacente. A maioria dos pacientes com encefalite antirreceptor GABAb desenvolve quadro de encefalite límbica, destacando-se crises epilépticas proeminentes. De forma mais rara podem apresentar estado de mal epiléptico isolado, ataxia cerebelar isolada e síndrome de opsoclonus-mioclonus-ataxia[21].

Assim como ocorre na encefalite antirreceptor AMPA pode haver a concomitância de outros anticorpos antineuronais, tanto de superfície (p. ex.: antirreceptor NMDA) como intracelulares (Ri, anfifisina). Essa coexistência de anticorpos tem implicação clínica: a presença de anticorpos intracelulares indica a presença de carcinoma de pequenas células de pulmão e são marcadores de um mecanismo mediado por células-T citotóxicas, resultando em um pior prognóstico. Em grande parte dos casos os sintomas neurológicos melhoram parcialmente ou completamente com imunoterapia ou tratamento oncológico. De fato, os pacientes com encefalite antirreceptor GABAb de etiologia paraneoplásica acabam geralmente falecendo devido à progressão ou recidiva da doença oncológica ou devido às complicações da quimioterapia e menos frequentemente devido aos sintomas neurológicos[21].

Síndrome de Morvan

A síndrome de Morvan é caraterizada pelo acometimento do sistema nervoso periférico, manifestando-se como neuromiotonia e dor neuropática, associada ao acometimento do sistema nervoso central: encefalopatia, alucinações e um distúrbio do sono característico, descrito como *agrypnia excitata*. Esse termo (*agrypnia* = perda do sono, *excitata* = hiperatividade motora e agitação) utilizado para definir um quadro de insônia grave, estupor onírico, agitação motora e hiperatividade simpática (hipertermia, hiperidrose, taquicardia, hipertensão) que ocorrem em poucas condições como a Insônia Fatal Familiar, **Delirium tremens** e na Síndrome de Morvan. Essa incapacidade de dormir, correlaciona-se com achados neurofisiológicos típicos: perda do sono de ondas lentas e a presença de sono REM com ausência de atonia na musculatura antigravitacional[22].

O anticorpo neuronal associado a Síndrome de Morvan é o anticorpo Caspr-2 (*contactin-associated protein-like 2*). Recentemente, uma coorte com 38 pacientes com encefalite anti-Caspr 2 demonstrou que a idade média de início dos sintomas é de 66 anos (25-77 anos), predomina em homens (34/38 pacientes do sexo masculino) sendo que as manifestações clínicas mais comuns são encefalite límbica (42% dos pacientes) e síndrome de Morvan (29% dos pacientes). Cerca de 77% dos pacientes apresenta 3 ou mais dos seguintes sintomas: encefalopatia, sintomas cerebelares, hiperexcitabilidade neuronal periférica (também conhecida como neuromiotonia), disautonomia, dor neuropática e perda de peso[23]. A associação com neoplasia ocorre em cerca 20% dos pacientes, na maioria timoma. Em pacientes cuja manifestação clínica é Síndrome de Morvan, a associação com neoplasia é ainda maior, por motivos desconhecidos.

Síndrome de Ofélia: Encefalite associada ao antirreceptor metabotrópico 5 do glutamato (mGluR5)

O termo síndrome de Ofélia foi empregado para descrever a primeira paciente com encefalite autoimune associada com linfoma de Hodgkin (provavelmente um caso de encefalite anti-mGluR5). Curiosamente, a paciente era filha do autor, o qual utiliza o nome Ofélia para se referir à personagem shakespeariana de Hamlet.

Desde então vários casos foram relatados, de pacientes que apresentam confusão mental, agitação, perda de memória, alucinações, delírios, prosopagnosia e crises epilépticas na maioria das vezes associado a linfoma de Hodgkin, podendo ocorrer também na ausência de neoplasia[38-40]. Os pacientes geralmente apresentam boa resposta à imunoterapia[24].

Doenças do espectro da síndrome da pessoa rígida (*stiff person syndrome*)

A Síndrome da Pessoa Rígida é uma doença caracterizada por rigidez muscular e espasmos dolorosos flutuantes, ocorrendo de forma espontânea ou desencadeada por estímulos diversos (mecânicos, auditivos, emocionais). As musculaturas mais frequentemente acometidas são a paraespinhal, abdominal e membros inferiores, geralmente face, região cervical e membros superiores são poupados, porém existem casos em que a musculatura respiratória pode ser acometida. A rigidez da musculatura lombar leva uma hiperlordose fixa e geralmente observa-se uma marcha vagarosa, cautelosa e de base largada para aumentar o equilíbrio. Muitos pacientes valem-se de muletas ou cadeira de rodas devido ao medo de quedas. Paroxismos de rigidez e espasmos levam a quedas frequentes. Esses pacientes costumam manifestar ansiedade e fobia ao andar em lugares com aglomerações de pessoas ou caminhar em lugares abertos sem apoio, fazendo com que muitos deles receba o diagnóstico inicial de uma condição psiquiátrica[25]. Outra característica importante é a resposta dos sintomas ao uso de diazepam e outros fármacos Gabaérgicos.

A eletroneuromiografia pode se observar atividade contínua da unidade motora resultando em cocontração da musculatura agonista e antagonista. Geralmente, a ressonância magnética de encéfalo ou coluna é normal assim como o exame do LCR, exceto pela presença de bandas oligoclonais em 35% dos pacientes. Existem algumas variantes na apresentação clínica que variam desde quadros mais focais, como é o caso da síndrome do membro rígido até uma forma mais catastrófica, denominada encefalomielite progressiva com rigidez e mioclonias (PERM – *progressive encephalomyelitis with rigidity and myoclonus*).

A encefalomielite progressiva com rigidez e mioclonias tem um curso mais agressivo e mais difuso em relação à forma clássica da Síndrome da Pessoa Rígida. É caracterizada por hipertonia generalizada, mioclonias, hiperecplexia (reação do sobressalto exacerbada), encefalopatia, disfunção do tronco cerebral (nistagmo, oftalmoparesia, disfagia, trismo), disautonomia (hiperidrose, hipertermia), dor neuropática e prurido.

Cerca de 70% dos pacientes com espectro de síndrome da pessoa rígida apresentam anticorpos contra antígenos envolvidos nas sinapses gabaérgicas e glicinérgicas, entre eles:

» anti-GAD (enzima descarboxilase do ácido glutâmico) 65, presente em 75% dos casos soropositivos;
» antirreceptor de glicina presente em 20%;
» antianfifisina em 5% dos casos.

É importante salientar os mecanismos imunológicos associados a esses anticorpos. O GAD-65 é um antígeno intracelular, e ainda é uma questão em debate se os anticorpos anti-GAD65 podem exercer um papel patogênico direto. Alguns estudos em modelos em modelos animais sugerem que mecanismos associados a células T associam-se a outras condições autoimunes como diabetes mellitus do tipo 1, anemia perniciosa e vitiligo. É infrequente a associação com neoplasia.

Por sua vez, o receptor de glicina, é um antígeno de superfície neuronal. Em pacientes com encefalomielite progressiva com rigidez e mioclonias é o anticorpo mais comum, não sendo frequente a associação com tumores. No caso do anticorpo antifisina, esses geralmente ocorrem na forma paraneoplásica de Síndrome da Pessoa Rígida, sendo os tumores mais frequentes mama e carcinoma de pequenas células de pulmão, e a resposta é mediada por células T.

Duas recentes séries de pacientes com espectro da Síndrome da Pessoa Rígida, verificou-se que o mecanismo imunológico autoimune envolvido é um fator prognóstico independente. Nos casos de pacientes com PERM associadas ao antirreceptor de glicina (portanto um antígeno de superfície neuronal, associado provavelmente a mecanismos mediados por células B) a resposta à imunoterapia é melhor do que os pacientes com anti-GAD 65 positivos (antígeno intracelular) ou em pacientes com anti-anfifisina (mecanismo mediados por células T citotóxicas)[26].

Encefalite anti-DPPX

O quadro clínico da encefalite associada ao anti-DPPX é de uma encefalopatia (declínio cognitivo, amnésia) com sinais de hiperexcitabilidade neuronal (hiperecplexia, mioclonias, crises epilépticas, tremores), podendo haver manifestações clínicas de acometimento de tronco encefálico e cerebelo (oftalmoparesia, nistagmo, ataxia de marcha). A maioria dos pacientes (77% dos casos relatados) apresenta pródromo de perda ponderal (média de 20 quilos, intervalo: 8-53 kg), diarreia ou outros sintomas gastrointestinais[27]. Há alguns casos relatados de encefalomielite progressiva com rigidez e mioclonias (PERM) associadas a anti-DPPX.

Quanto à epidemiologia, a idade média no início dos sintomas é 53 anos (intervalo 13-76 anos), podendo acometer adolescentes, com predomínio em homens (70% dos casos), a associação com neoplasia é infrequente, sendo os casos relatados associados a neoplasias de células B: linfoma de células do manto, linfoma de células B, leucemia linfocítica crônica de células B. Diferentemente da maioria das encefalites autoimunes, a apresentação pode ser insidiosa, podendo ocorrer sem evidência de inflamação em sistema nervoso central, isto é, com ressonância de encéfalo e exame do LCR sem alterações. A maioria dos pacientes (60%) apresenta melhora dos sintomas neurológicos e gastrointestinais parcial ou completa à imunoterapia, cerca de 23% dos pacientes não respondem ou continuam com sintomas em progressão e 17% dos pacientes evoluem a óbito, sendo que parte considerável dos não respondedores não receberam imunoterapia. Aproximadamente 23% dos pacientes evoluem com recidiva.

Encefalite antirreceptor GABAa

A encefalite antirreceptor GABAa é caracterizada por crises epilépticas proeminentes ou estado de mal epiléptico associado a alterações típicas na ressonância magnética, caracterizadas por alterações multifocais cortico-subcorticais nas sequências T2/FLAIR[28,29]. Pode ocorrer em crianças (paciente mais jovem descrita com idade de 2,5 meses), sendo a idade média 40,5 anos.

Além do quadro de epilepsia refratária, os pacientes também podem desenvolver outros sintomas como alterações comportamentais, déficits cognitivos, rebaixamento do nível de consciência, discinesias, alteração da motricidade ocular, afasia, déficits piramidais. O exame do LCR é alterado em 58% dos pacientes (pleocitose, hiperproteinorraquia, presença de bandas oligoclonais). As alterações típicas na ressonância magnética estão presente em 77% dos casos, e geralmente as lesões se distribuem nas regiões temporais (95% dos casos, na maioria bilateralmente), frontal (65%, maioria bilateralmente), occipital, núcleos da base (15%), cerebelo (10%) e tronco (5%)[56].

Alguns pacientes podem apresentar outros anticorpos, incluindo anticorpos antitireoidianos, anti-GAD 65, antirreceptor GABAb, anti-LGI1, antirreceptor NMDA[29]. Assim como ocorrer na encefalite antirreceptor NMDA, uma encefalite viral (vírus herpes simples, herpes vírus humano-6) pode ser o desencadeante de uma encefalite autoimune. Um dos casos ocorreu dias após a vacinação para febre amarela[30]. Até 30% dos casos podem ser paraneoplásicos, mais comumente nas faixas etárias maiores e menos frequente em crianças, geralmente timoma (também há descrição de carcinoma de pequenas células de pulmão, câncer de reto em paciente com SIDA, mieloma múltiplo). O tratamento apenas com drogas antiepilépticas geralmente é não efetivo, sendo que a maioria dos pacientes respondem à imunoterapia (86%), os óbitos se dão por estado de mal epiléptico e outras complicações, como sepse.

Ataxias cerebelares

As células de Purkinje são alvos frequentes de autoimunidade, sendo marcadores clássicos de autoimunidade paraneoplásica os anticorpos intracelulares (onconeurais, ou intracelulares) como por exemplo o anti-Yo (também conhecido como PCA-1 – *Purkinje cell antibody-1*) ou de autoimunidade idiopática, como os anticorpos anti-GAD 65. Existem 3 anticorpos contra antígeno de superfície neuronal se relacionam predominantemente com ataxia cerebelar:
- » anti-Tr ou DNER (delta/notch-like epidermal growth fator-related receptor);
- » anti-P/Q VGCC (canal de cálcio voltagem dependente tipo P/Q);
- » anti-mGluR1 (receptor metabotrópico 1 do glutamato).

A apresentação clínica é similar, a despeito do anticorpo em questão, sendo que geralmente os pacientes apresenta um quadro de disfunção cerebelar axial e apendicular rapidamente progressivo, geralmente em semanas a meses. O exame neuroimagem habitualmente é normal no início da doença, sendo que a atrofia cerebelar ocorre posteriormente. Eventualmente pode ocorrer hipersinal em T2 na substância branca cerebelar e captação transitória de contraste nas folias cerebelares sugerindo infiltração leptomeníngea ou disseminação tumoral. O exame do LCR possui achados inflamatórios em 60% dos casos.

Recentemente, foi identificado o antígeno alvo do anticorpo anti-Tr (iniciais do investigador que primeiro o descreveu, Trotter) como sendo o DNER (delta/notch-like epidermal growth fator-related receptor), sendo que a maioria dos casos descritos ocorrem em associação com linfoma de Hodgkin[31].

Já os anticorpos anti-P/Q VGCC classicamente estão associados à síndrome miastênica de Lambert-Eaton na presença ou ausência de carcinoma de pequenas células de pulmão. No entanto podem estar associados em ataxia cerebelar paraneoplásica associada à síndrome miastênica de Lambert-Eaton ou podem ocorrer em casos de ataxia cerebelar na ausência de sinais clínicos ou eletroneuromiográficos de disfunção da junção neuromuscular[32].

Inicialmente, o anticorpo anti-mGluR1 (receptor metabotrópico do glutamato 1) foi identificado em 2000 em dois pacientes com ataxia cerebelar com antecedente de Linfoma de Hodgkin em remissão sem sinais de recidiva. Desde então pouco mais de 10 casos foram publicados, a maioria sem associação com neoplasia[33]. Disgeusia precedendo ou acompanhando os sintomas neurológicos pode ser uma pista diagnóstica. Pacientes com síndrome cerebelar associada a esses anticorpos de superfície neuronal, tendem a responder ao tratamento, mas respondem menos que pacientes com encefalite límbica ou outras encefalites associadas a anticorpos de superfície neuronal.

Encefalite anti-3-alfa-neurexina

Em 2016 foram descritos cinco casos de encefalite associados a anticorpos contra a 3- alfa-neurexina. A idade média foi de 44 anos (intervalo 23-50 anos), a maioria dos pacientes do sexo feminino. O quadro clínico é caracterizado por uma fase prodrômica de febre, cefaleia, sintomas gastrointestinais, e em seguida, quadro de confusão mental, com crises e rebaixamento do nível de consciência. Alguns pacientes podem apresentar discinesias orofaciais, e a maioria apresenta outras evidências de autoimunidade sistêmica (fator antinuclear, anticorpos anti-DNA dupla fita, fenômeno de Raynaud). Em nenhum dos casos foi detectado neoplasia. A ressonância magnética geralmente não demonstra alterações, e o exame do LCR foi alterado em todos os pacientes descritos, geralmente pleocitose. Dos cinco pacientes descritos, 3 responderem parcialmente à imunoterapia, 2 pacientes faleceram (1 devido à progressão dos sintomas neurológicos e outro devido à sepse)[34].

Doença relacionada ao anti-IgLON5

O principal sintoma da doença relacionada ao anticorpos anti-IgLON5 é um distúrbio do sono característico caracterizadas por parassonias de sono não REM e REM associados à Síndrome da Apneia Obstrutiva do Sono (SAOS)[35]. A videopolissonografia (vídeo-PSG) destes pacientes demonstra uma sequência temporal única de estágios do sono, variando de grandes alterações no início da noite até a quase normalização no final. O início e reentrada no sono após o despertar é caracterizado por um sono não REM indiferenciado e uma fase N2, pouco estruturada, quando ocorrem vocalizações frequentes, movimentos estereotipados, e comportamentos finalísticos (parassonias nas quais o paciente apresentam movimentos elaborados e complexos seguindo um padrão que sugere alguma atividade diária, como comer, beber, manipular objetos). O sono REM está presente, porém somente na forma de distúrbio comportamental do sono REM. Essas alterações na vídeo-PSG são acompanhadas de SAOS e estridor.

Os pacientes podem apresentar outros sintomas precedendo ou concomitantes ao distúrbio do sono característico, como: disfunção bulbar (disfagia, disartria, paralisia das cordas vocais, estridor durante a vigília), alteração da marcha, paralisia supranuclear do olhar, disautonomia (disfunção urinária, sudorese, arritmias, hipotensão ortostática), distúrbios do movimento (coreia) e declínio cognitivo. Diferentemente, das outras encefalites autoimunes, a evolução geralmente é lenta e facilmente confunde-se com doenças degenerativas, como por exemplo: atrofia de múltiplos sistemas, paralisia supranuclear progressiva[70].

A ressonância magnética de encéfalo e o exame do LCR são normais na maioria dos pacientes. Encontra-se anticorpos anti-IgLON5 no soro e LCR na maioria dos casos, assim como a maioria dos pacientes possuem HLA- DRB1*10:01 e HLA-DQB1*05:01, alelos de baixa prevalência na população geral, sugerindo uma suscetibilidade genética para a doença. São raros os casos que respondem à imunoterapia, a maioria dos pacientes apresenta um quadro evolutivo, necessitando de traqueostomia. Geralmente os pacientes evoluem a óbito por morte súbita (durante o sono ou vigília) ou por pneumonia aspirativa. Os achados da autópsia demonstram uma taupatia nova, envolvendo predominantemente o hipotálamo, tegmento do tronco e medula espinhal cervical[35].

Devido à evolução lenta, ausência de resposta ao tratamento e achados de taupatia, ainda não se sabe se o anticorpo anti-IgLON5 é apenas do marcador da doença ou se tem algum papel patogênico. De qualquer forma, trata-se de uma doença intrigante que reforça o link entre autoimunidade e neurodegeneração.

Encefalite antirreceptor de dopamina 2 (DR2)

Os anticorpos contra o DR2 foram identificados em pacientes, na maioria crianças, com quadro clínico de encefalite de núcleos da base, cuja manifestação é distúrbio de movimento (distonia, parkinsonismo, coreia, crises oculógira) associado a alterações comportamentais (agitação, psicose). A ressonância de encéfalo é normal na metade dos pacientes, e quando demonstradas alterações, essas ocorrem nos núcleos da base e tronco. Pacientes tratados mais agressivamente parecem evoluir com boa resposta[37]. No mesmo estudo, foi demonstrada a presença dos anticorpos nos grupos controles: 30% dos pacientes com Coreia de Sydenham e 9% dos pacientes com Síndrome de Tourette.

Foram descritos casos de encefalite autoimune pós-encefalite herpética associado ao anti-DR2, frequentemente acompanhada por anticorpos anti-NMDA[38]. No entanto, o papel do anti-DR2 ainda não está bem estabelecido.

Encefalomielite paraneoplásica

O diagnóstico da encefalomielite paraneoplásica deve ser considerado quando os sintomas principiais decorrem do acometimento de uma ou mais áreas: hipocampo (encefalite límbica), células de Purkinje, tronco (romboencefalite), gânglios das raízes dorsais (neuronopatia sensitiva), medula espinhal (mielite), sistema autonômico (hipotensão ortostática, gastroparesia). Algumas características são mais específicas para alguns anticorpos, como por exemplo:

» anticorpos anti-Ma2 se associam a uma síndrome onde há acometimento de estruturas límbicas (amnesia, crises de lobo temporal), diencéfalo (hiperfagia, hipersonia, narcolepsia, endocrinopatia) e sintomas tronco rostral (parkinsonismo, paralisia do olhar conjugado vertical)[39];
» Pacientes com anticorpos anti-Hu, apresentam sintomas de disfunção límbica, ganglionopatia e sintomas que localizam em regiões mais caudais do tronco (ponte e medula)[40]; Pacientes com anticorpos anti-CV2/CRMP5 desenvolvem além do quadro de encefalomielite, sintomas como coreia, uveíte, neuronopatia sensitiva[41].

Síndrome Opsoclônus-Mioclônus (SOM)

Opsoclônus é um distúrbio da motricidade ocular caracterizado por sacadas multidirecionais, repetitivas, rápidas e caóticas, sem intervalo intersacádico. Na síndrome opsoclônus-mioclônus há a combinação de opsoclônus e mioclonias de ação associada a ataxia de tronco. Sintomas de encefalopatia também pode ocorrer. As causas podem ser paraneoplásica, pós-infecciosas e idiopática.

Em crianças, 50% dos casos se relacionam com neuroblastoma. Toda criança com síndrome opsoclônus-mioclônus devem ser investigadas para neuroblastoma com tomografia de tórax e abdômen, mensuração de catecolaminas urinárias, incluindo ácido vanilmandélico. A cintilografia com MIBG (metaiodobenzilguanidina) é altamente sensível e específica para o diagnóstico e seguimento pós-tratamento de neuroblastoma[42]. Recentemente anticorpos antirreceptor D2 de glutamate foram identificados em crianças com Síndrome Opsoclonus-Mioclônus.

No caso de adultos, 39% dos casos são paraneoplásicos, os tumores mais frequentes são carcinoma de pequenas células de pulmão, mama e teratoma de ovário. Anticorpos antineuronais são pouco frequentes, encontrado em 11% dos casos, geralmente anti-Ri (associado a neoplasia de mama).

Considerações sobre os testes para detecção de anticorpos contra antígenos de superfície neuronal ou sinápticos

A análise dos anticorpos contra antígenos de superfície neuronal é fundamental na avaliação dos pacientes com suspeita de encefalite autoimune para estabelecer um diagnóstico definitivo, identificar os subtipos imunológicos das encefalites autoimunes (anticorpos de superfície indicam uma resposta mediada por linfócitos-B, enquanto os anticorpos intracelulares são marcadores de resposta mediada por linfócitos T citotóxicos), e no diagnóstico diferencial de casos de encefalite atípicos. Dessa forma o exame dos anticorpos é uma etapa crucial e os clínicos devem estar cientes das potenciais armadilhas acerca dos testes.

Os anticorpos onconeurais e anti-GAD dirigem-se contra proteínas celulares, as quais são epítopos de conformação linear, estando presente no soro e no LCR, podendo ser detectados por várias técnicas incluindo ELISA, imunoblotting e imuno-histoquímica.

Por sua vez, os anticorpos contra antígenos de superfície neuronal e sinapse apresentam propriedades peculiares que devem ser consideradas para um melhor entendimento dos testes e interpretação dos resultados. A seguir, os principais conceitos para entender os testes:

Epítopos conformacionais

A maioria dos anticorpos contra proteínas de superfície neuronal e sinapse reconhecem os epítopos alvos, somente se esses se expressarem em sua estrutura conformacional nativa. As técnicas ideais para esse fim são imunocitoquímica (*cell based assay*, disponível comercialmente, técnica utilizada pela maioria dos laboratórios), imuno-histoquímica (disponível comercialmente, às vezes utilizado como teste confirmatório) e imuno-histoquímica em culturas de neurônio de ratos (disponíveis apenas em centros de pesquisa).

Precisão molecular

Os antígenos-alvo podem ser compostos de diversas subunidades sendo que anticorpos contra cada subunidade podem ter diferentes significados clínicos e implicações. Um exemplo é o receptor anti-NMDA, cuja estrutura é um heterotetrâmero constituído por 2 subunidades GluN1 e 2 subunidades GluN2/3. A detecção de anticorpos contra a subunidade anti-GluN1 é a assinatura da encefalite antirreceptor NDMA. De forma oposta, a anticorpos contra os epítopos lineares GluN2 e GluR ε2 foram descritos associados à diferentes condições (inclusive em acidente vascular cerebral isquêmico), sendo que seu significado clínico é incerto.

Outro exemplo são os anticorpos contra o canal de potássio voltagem-dependentes (VGKC, *voltage-gated potassium channel complex*). Inicialmente o teste laboratório do anticorpo anti-VGKC era feito por radioimunoensaio e acreditava-se que o alvo era o próprio canal de potássio em si, sendo descrito em inúmeras situações diferentes (encefalite límbica, neuropatias). Conforme o conhecimento acerca dos anticorpos contra antígenos de superfície neuronal e sinapse evoluiu, foi possível compreender melhor as condições associadas a esse teste. Primeiramente, entendeu-se que os epítopos não são o canal de potássio, mas as proteínas LGI1 e CASPR2, que se associam e ele, sendo que alguns autores passaram a adotar a nomenclatura anticorpos contra o complexo VGKC. Anticorpos contra LGI1 e CASPR2 estão associados a síndromes clínicas bem definidas (Tabela 54.1). Quando o teste por radioimunoensaio para VGKC é positivo, a primeira pergunta a ser respondida é se se trata de anticorpos contra

LGI1 e CASPR2 (exames realizados por imunocitoquímica e/ou imuno-histoquímica). Caso não se associe a esses dois anticorpos, não podemos afirmar que se trata de um mecanismo imunomediado e nem predizer alguma resposta à imunoterapia, uma vez que falta especificidade ao teste feito dessa maneira, podendo o anticorpo ser positivo em diversas condições como gliomas, doenças neurodegenerativas e até em indivíduos saudáveis.

Esse conceito é importante pois vários laboratórios comerciais que ainda disponibilizam os testes na forma de radioimunoensaio.

Análise dos anticorpos do LCR

A análise do LCR desempenha um papel central para o diagnóstico de encefalite autoimunes e a investigação da presença de anticorpos no LCR é importante pelos motivos listados a seguir.

1. A maioria dos pacientes com encefalite autoimune apresenta anticorpos no LCR e a presença de anticorpos relevantes pode ser feita somente no LCR. Essa é uma observação muito bem estabelecida para encefalite antirreceptor NMDA, situação na qual 14% dos pacientes apresentam anticorpos detectáveis somente no LCR e ausente no soro[13];
2. O repertório de anticorpos pode ser pode ser diferente no soro e LCR de um mesmo paciente, como é o caso de alguns pacientes que apresentam simultaneamente anticorpos antirreceptores NMDA (no soro e LCR) e antirreceptor GABAa somente no soro. Em geral, nesses casos, o anticorpo presente no LCR é o que dita a síndrome clínica;
3. Os testes para anticorpos antineuronais utilizando soro e imunocitoquímica (*cell-based assay*) pode levar a resultados falso-positivos ou falso-negativos; o que raramente acontece quando o LCR é utilizado.

Atualmente a recomendação, enquanto esperamos por estudos maiores com outros anticorpos além do antirreceptor NMDA, é que tanto o soro e LCR sejam incluídos na testagem para anticorpos contra antígenos de superfície neuronal e sinapse em pacientes com suspeita de encefalite autoimune.

Mais do que um preciosismo, esses conceitos têm impacto direto no manejo dos pacientes. Nos casos em que o exame no soro é positivo, mas negativo no LCR, ou se a síndrome clínica não se encaixa com o anticorpo identificado, as possibilidades de resultado laboratorial não relacionado ao quadro clínico ou de exame falsos-positivo devem ser consideradas. Nesses casos, deve-se entrar em contato com os laboratórios para retestagem das amostras ou para utilização de testes confirmatórios (imuno-histoquímica em cérebro ou cultura de neurônios).

Tratamento

Não existem estudos duplos-cegos randomizados para tratamento das encefalites autoimunes, sendo o tratamento baseado nas experiências dos centros de referências. Todas as encefalites autoimunes devem ser tratadas com imunoterapia e tratamento da neoplasia, quando for o caso.

Um conceito fundamental consiste no fato de que os alvos imunológicos destas doenças se localizam atrás da barreira hematoencefálica, sendo que a síntese dos anticorpos patogênicos se dá por plasmócitos situados na meninge e encéfalo. Isso provavelmente explica porque quase metade dos pacientes com encefalite antirreceptor NMDA não respondem ao tratamento com modalidades que apenas reduzem os níveis de anticorpos, como a plasmaférese e a Imunoglobulina Humana (IVIg)[10]. A imunoterapia pode ser dividida em:

» Tratamento de primeira linha: corticosteroides (metilprednisolona endovenosa 1 g/dia por 5 dias), Imunoglobulina Humana Endovenosa, IVIg, (dose de 0,4g/kg/dia por 5 dias) e/ou plasmaférese;
» Tratamento de segunda-linha: rituximabe (375 mg/m^2 em doses semanais, por 4 semanas) e/ou ciclofosfamida (750 mg/m^2, realizada com a primeira dose de rituximabe e repetida mensalmente até melhora clínica) para os pacientes que não respondem ao tratamento inicial.

A IVIg e plasmaférese eliminariam os anticorpos circulantes, enquanto o rituximabe eliminaria as células B, reduzindo sua atuação como células apresentadoras de antígenos e evitando o aparecimento posterior de plasmócitos (os quais não expressam CD20). O uso de corticoide e ciclofosfamida diminuiria os infiltrados inflamatórios e a síntese de citocinas pró-inflamatórias. Nos casos em que se aplica, o tratamento da neoplasia consiste num dos pilares do tratamento, associada a imunoterapia.

Na coorte que estudou 577 pacientes com diagnóstico de encefalite antirreceptor NMDA, cerca de 50% responderam ao tratamento de primeira linha (e a remoção de neoplasia). Dentre os 50% não respondedores ao tratamento de primeira linha, aqueles que receberam tratamento de segunda-linha apresentaram melhor desfecho comparados aos que não receberam. A recidiva foi menor nos pacientes que receberam imunoterapia prontamente e tratamento de segunda linha[10]. Embora os estudos com dados mais consistentes limitem-se a encefalite antirreceptor NMDA, esta abordagem terapêutica tem sido cada vez mais utilizada para outros tipos de encefalite autoimune.

Outro conceito que se deve ter em mente ao se cuidar de pacientes com encefalites autoimunes é a de que mesmo pacientes que permanecem em coma por semanas a meses podem, ainda sim apresentar recuperação completa. A velocidade de resposta e o grau de recuperação variam entre as diferentes síndromes e entre pacientes com a mesma síndrome. Pode-se tomar como exemplo o fato de que pacientes com encefalite anti-LGI1 geralmente respondem mais rapidamente quando comparados a pacientes com encefalite antirreceptor NMDA, no entanto o desfecho a longo prazo (2 anos) não parece ser melhor. Na realidade, muitos pacientes com encefalite anti-LGI1 permanecem com sintomas que mesmo considerados leves, são debilitantes o bastante para que o paciente não retorne ao trabalho ou à totalidade das atividades normais[43]. Enquanto pacientes com encefalite antirreceptor NMDA geralmente desenvolvem sintomas mais graves durante a evolução da doença, necessitam de maior tempo de internação, mas até 80% deles apresentam recuperação completa ou substancial, ficando aptos a retornar às suas atividades.

Áreas de incerteza e direções futuras

Apesar dos inúmeros e contínuos avanços no campo de conhecimento das encefalites autoimunes ocorridos na última década, ainda se trata de um campo de conhecimento recente, deixando muitas tarefas para o futuro. As questões mais frequentemente na prática clínica são: 1) quando suspeitar dessas doenças, 2) como diagnosticá-las, 3) como tratar e 4) quando parar o tratamento.

A experiência adquirida nesses últimos anos sugere que todo o quadro de encefalopatia de etiologia não definida, especialmente se acompanhada de achados inflamatórios no LCR (embora estes possam estar ausentes), sintomas multifocais com ou sem alterações na RNM devem levantar a suspeita de encefalite autoimune. Alterações em T2/FLAIR, ausência de substancial realce pelo contraste acometendo os lobos temporais mediais ocorrem frequentemente em pacientes com encefalite límbica e devem elevar as suspeitas acerca de um processo imunomediados e seus diagnósticos diferenciais.

Como anteriormente discutido, as recomendações atuais para diagnóstico das encefalites autoimunes é que se use tanto o soro como o LCR para análise anticorpos contra antígenos de superfície neuronal e sinapse. Embora para a encefalite antirreceptor NDMA esteja bem documentado que o LCR seja mais sensível, para as outras doenças, como a encefalite LGI1, por exemplo, dois estudos recentes feito em centros de referência, demonstraram dados diferentes: na série do grupo espanhol o exame no LCR foi mais sensível (8% dos pacientes apresenta anticorpos somente no LCR) enquanto na série holandesa o soro foi mais sensível (a sensibilidade com imuno-histoquímica foi de 88%, sendo que a sensibilidade quando utilizado somente a imunocitoquímica, *cell-based assay*, foi somente de 53%)[18]. Portanto, para a maioria dos anticorpos essa será uma lacuna no conhecimento a ser respondida futuramente.

Quanto ao tratamento, ainda precisamos de ensaios clínicos multicêntricos para determinarmos a melhor terapia para cada tipo de doença e se a profilaxia com o uso imunossupressores cronicamente seria eficaz para evitar as recidivas (p. ex.: na encefalite antirreceptor NMDA a recidiva é de 12%, na encefalite anti-LGI1 chega a 35%)[10,18]. A diminuição do número de recidivas com o uso de rituximabe, tem levado cada vez mais ao uso de rituximabe como tratamento de primeira linha, embora seja uma conduta que ainda necessite de maior embasamento, ainda mais na de centros sem acesso a essa medicação (o uso de rituximabe para as encefalites autoimunes e outras doenças neurológicas autoimunes não são previstas pelo SUS).

Outra dúvida recorrente, é a de quando devemos para com o tratamento, principalmente para os pacientes que tardam em melhorar. A monitorização dos títulos de anticorpos no LCR pode ser útil na suspeita de recidiva, para saber se os pacientes com evolução clínica muito protraída e pouca melhora ainda apresentam doença em atividade ou trata-se de um processo sequelar esgotado e para documentar se um tratamento específico resultará numa diminuição no título de anticorpos. Entretanto, na maioria dos casos a utilidade do seguimento do paciente pelos níveis de anticorpos é limitada. Os anticorpos podem permanecer positivos tanto no soro quanto no LCR em pacientes com recuperação completa, mesmo muito tempo após. Portanto, enfatizamos que a manutenção ou não da imunoterapia deve basear-se no julgamento clínico.

Referências

1. Dalmau J, Geis C, Graus F. Autoantibodies to Synaptic Receptors and Neuronal Cell Surface Proteins in Autoimmune Diseases of the Central Nervous System. Physiol Rev. 2017 Apr;97(2):839-87.
2. Dalmau J. NMDA receptor encephalitis and other antibody-mediated disorders of the synapse The 2016 Cotzias Lecture. Neurology. 2016 Jun 12;87(23):2471-82.
3. Rosenfeld MR, Titulaer MJ, Dalmau J. Paraneoplastic syndromes and autoimmune encephalitis Five new things. Neurol Clin Pract. 2012;2(3):215-223.
4. Venkatesan A, Tunkel AR, Bloch KC, Lauring AS, Sejvar J, Bitnun A et al. Case Definitions, Diagnostic Algorithms, and Priorities in Encephalitis: Consensus Statement of the International Encephalitis Consortium. Clin Infect Dis. 2013 Oct 15;57(8):1114-28.
5. Graus F, Titulaer MJ, Balu R, Benseler S, Bien CG, Cellucci T et al. A clinical approach to diagnosis of autoimmune encephalitis. Lancet Neurol. 2016 Apr;15(4):391-404.
6. Studart-Neto A, Soares Neto HR, Simabukuro MM, Solla DJF, Gonçalves MRR, Fortini I et al. Rapidly Progressive Dementia: Prevalence and causes in a Neurologic Unit of a Tertiary Hospital in Brazil. Alzheimer Dis Assoc Disord. 2016 Nov 15;
7. Schmitt SE, Pargeon K, Frechette ES, Hirsch LJ, Dalmau J, Friedman D. Extreme delta brush A unique EEG pattern in adults with anti-NMDA receptor encephalitis. Neurology. 2012;79(11):1094-1100.
8. Gable MS, Sheriff H, Dalmau J, Tilley DH, Glaser CA. The Frequency of Autoimmune N-Methyl-D-Aspartate Receptor Encephalitis Surpasses That of Individual Viral Etiologies in Young Individuals Enrolled in the California Encephalitis Project. Clin Infect Dis. 2012 Jan 4;54(7):899-904.

9. Granerod J, Ambrose HE, Davies NW, Clewley JP, Walsh AL, Morgan D et al. Causes of encephalitis and differences in their clinical presentations in England: a multicentre, population-based prospective study. Lancet Infect Dis. 2010 Dec;10(12):835-44.
10. Titulaer MJ, McCracken L, Gabilondo I, Armangué T, Glaser C, Iizuka T et al. Treatment and prognostic factors for long-term outcome in patients with anti-NMDA receptor encephalitis: an observational cohort study. Lancet Neurol. 2013 Feb;12(2):157-65.
11. Dalmau J, Lancaster E, Martinez-Hernandez E, Rosenfeld MR, Balice-Gordon R. Clinical experience and laboratory investigations in patients with anti-NMDAR encephalitis. Lancet Neurol. 2011;10(1):63-74.
12. Leypoldt F, Buchert R, Kleiter I, Marienhagen J, Gelderblom M, Magnus T et al. Fluorodeoxyglucose positron emission tomography in anti-N-methyl-D-aspartate receptor encephalitis: distinct pattern of disease. J Neurol Neurosurg Psychiatry. 2012 Jan 7;83(7):681-6.
13. Gresa-Arribas N, Titulaer MJ, Torrents A, Aguilar E, McCracken L, Leypoldt F et al. Antibody titres at diagnosis and during follow-up of anti-NMDA receptor encephalitis: a retrospective study. Lancet Neurol. 2014 Feb;13(2):167-77.
14. Armangue T, Leypoldt F, Málaga I, Raspall-Chaure M, Marti I, Nichter C et al. Herpes simplex virus encephalitis is a trigger of brain autoimmunity: HSV Triggers Brain Autoimmunity. Ann Neurol. 2014 Feb;75(2):317-23.
15. Titulaer MJ, Höftberger R, Iizuka T, Leypoldt F, McCracken L, Cellucci T et al. Overlapping demyelinating syndromes and anti-N-methyl-D-aspartate receptor encephalitis. Ann Neurol. 2014 Mar 1;75(3):411-28.
16. Brierley JB, Corsellis JAN, Hierons R, Nevin S. Subacute encephalitis of later adult life. Mainly affecting the limbic areas. Brain. 1960;83(3):357-368.
17. Corsellis JA, Goldberg GJ, Norton AR. "Limbic encephalitis" and its association with carcinoma. Brain J Neurol. 1968 Sep;91(3):481-96.
18. van Sonderen A, Thijs RD, Coenders EC, Jiskoot LC, Sanchez E, de Bruijn MAAM et al. Anti-LGI1 encephalitis: Clinical syndrome and long-term follow-up. Neurology. 2016 Oct 4;87(14):1449-56.
19. Höftberger R, Sonderen A van, Leypoldt F, Houghton D, Geschwind M, Gelfand J et al. Encephalitis and AMPA receptor antibodies novel findings in a case series of 22 patients. Neurology. 2015 Jun 16;84(24):2403-12.
20. Graus F, Boronat A, Xifro X, Boix M, Svigelj V, Garcia A et al. The expanding clinical profile of anti-AMPA receptor encephalitis. Neurology. 2010;74(10):857-859.
21. Höftberger R, Titulaer MJ, Sabater L, Dome B, Rózsás A, Hegedus B et al. Encephalitis and GABAB receptor antibodies novel findings in a new case series of 20 patients. Neurology. 2013;81(17):1500-1506.
22. Lugaresi E, Provini F. Agrypnia excitata: clinical features and pathophysiological implications. Sleep Med Rev. 2001 Aug;5(4):313-22.
23. van Sonderen A, Ariño H, Petit-Pedrol M, Leypoldt F, Körtvélyessy P, Wandinger K-P et al. The clinical spectrum of Caspr2 antibody-associated disease. Neurology. 2016 Aug 2;87(5):521-8.
24. Lancaster E, Martinez-Hernandez E, Titulaer MJ, Boulos M, Weaver S, Antoine J-C et al. Antibodies to metabotropic glutamate receptor 5 in the Ophelia syndrome. Neurology. 2011;77(18):1698-1701.
25. Dalakas MC. Stiff person syndrome: advances in pathogenesis and therapeutic interventions. Curr Treat Options Neurol. 2009;11(2):102-110.
26. Martinez-Hernandez E, Ariño H, McKeon A, Iizuka T, Titulaer MJ, Simabukuro MM et al. Clinical and Immunologic Investigations in Patients With Stiff-Person Spectrum Disorder. JAMA Neurol. 2016 Jun 1;73(6):714-20.
27. Hara M, Ariño H, Petit-Pedrol M, Sabater L, Titulaer MJ, Martinez-Hernandez E et al. DPPX antibody-associated encephalitis Main syndrome and antibody effects. Neurology. 2017;88(14):1340-1348.
28. Petit-Pedrol M, Armangue T, Peng X, Bataller L, Cellucci T, Davis R et al. Encephalitis with refractory seizures, status epilepticus, and antibodies to the GABAA receptor: a case series, characterisation of the antigen, and analysis of the effects of antibodies. Lancet Neurol. 2014 Mar;13(3):276-86.
29. Simabukuro MM, Petit-Pedrol M, Castro LH, Nitrini R, Lucato L, Zambon AA et al. GABAA receptor and LGI1 antibody encephalitis in a patient with thymoma. Neurol-Neuroimmunol Neuroinflammation. 2015;2(2):e73.

30. Spatola M, Petit-Pedrol M, Simabukuro MM, Armangue T, Castro FJ, Barcelo Artigues MI et al. Investigations in GABA$_A$ receptor antibody-associated encephalitis. Neurology. 2017 Feb 15;10.1212/WNL.0000000000003713.
31. Greene M, Lai Y, Baella N, Dalmau J, Lancaster E. Antibodies to Delta/Notch-like Epidermal Growth Factor-Related Receptor in Patients With Anti-Tr, Paraneoplastic Cerebellar Degeneration, and Hodgkin Lymphoma. JAMA Neurol. 2014 Aug 1;71(8):1003.
32. Mason WP, Graus F, Lang B, Honnorat J, Delattre JY, Valldeoriola F et al. Small-cell lung cancer, paraneoplastic cerebellar degeneration and the Lambert-Eaton myasthenic syndrome. Brain. 1997 Aug 1;120(8):1279-300.
33. Marignier R, Chenevier F, Rogemond V et al. Metabotropic glutamate receptor type 1 autoantibody-associated cerebellitis: A primary autoimmune disease? Arch Neurol. 2010 May 1;67(5):627-30.
34. Gresa-Arribas N, Planagumà J, Petit-Pedrol M, Kawachi I, Katada S, Glaser CA et al. Human neurexin-3α antibodies associate with encephalitis and alter synapse development. Neurology. 2016 May 11;10.1212/WNL.0000000000002775.
35. Sabater L, Gaig C, Gelpi E, Bataller L, Lewerenz J, Torres-Vega E et al. A novel non-rapid-eye movement and rapid-eye-movement parasomnia with sleep breathing disorder associated with antibodies to IgLON5: a case series, characterisation of the antigen, and post-mortem study. Lancet Neurol. 2014 Jun;13(6):575-86.
36. Simabukuro MM, Sabater L, Adoni T, Cury RG, Haddad MS, Moreira CH et al. Sleep disorder, chorea, and dementia associated with IgLON5 antibodies. Neurol – Neuroimmunol Neuroinflammation. 2015 Jan 8;2(4):e136.
37. Dale RC, Merheb V, Pillai S, Wang D, Cantrill L, Murphy TK et al. Antibodies to surface dopamine-2 receptor in autoimmune movement and psychiatric disorders. Brain. 2012 Nov 1;135(11):3453-68.
38. Mohammad SS, Sinclair K, Pillai S, Merheb V, Aumann TD, Gill D et al. Herpes simplex encephalitis relapse with chorea is associated with autoantibodies to N-Methyl-D-aspartate receptor or dopamine-2 receptor. Mov Disord. 2014 Jan 1;29(1):117-22.
39. Dalmau J. Clinical analysis of anti-Ma2-associated encephalitis. Brain. 2004 Jun 16;127(8):1831-44.
40. Dalmau J, Graus F, Rosenblum MK, Posner JB. Anti-Hu--associated paraneoplastic encephalomyelitis/sensory neuronopathy. A clinical study of 71 patients. Medicine (Baltimore). 1992 Mar;71(2):59-72.
41. Honnorat J, Cartalat-Carel S, Ricard D, Camdessanche JP, Carpentier AF, Rogemond V et al. Onco-neural antibodies and tumour type determine survival and neurological symptoms in paraneoplastic neurological syndromes with Hu or CV2/CRMP5 antibodies. J Neurol Neurosurg Psychiatry. 2009 Apr 1;80(4):412-6.
42. Sahu JK, Prasad K. The opsoclonus-myoclonus syndrome. Pract Neurol. 2011 Jan 6;11(3):160-6.
43. Simabukuro MM, Nóbrega PR, Pitombeira M, Cavalcante WCP, Grativvol RS, Pinto LF et al. The importance of recognizing faciobrachial dystonic seizures in rapidly progressive dementias. Dement Amp Neuropsychol. 2016 Dec;10(4):351-7.

Capítulo 55

Vasculite Primária do Sistema Nervoso Central

Gisela Tinone

Introdução

A Vasculite Primária do Sistema Nervoso Central foi descrita pela primeira vez por Newman e Wolf[1] em 1952 e depois em 1959 por Cravioto e Feigin[2], em um estudo anatomopatológico como uma vasculite granulomatosa não infecciosa que acomete exclusivamente o cérebro e a medula espinal. Os achados histopatológicos dos casos descritos nesse estudo evidenciavam a presença de granulomas. Posteriormente foram descritas outras formas histológicas.

Representa uma afecção rara e de difícil diagnóstico. Calcula-se que nos Estados Unidos a incidência anual seja de 2.4 casos/1.000.000 de habitantes[3]. Acomete principalmente homens nas 4ª e 5ª décadas, mas pode ocorrer em crianças e idosos[3,4,5]. Em algumas casuísticas[3] a prevalência entre homens e mulheres foi semelhante.

A sua patogênese ainda é desconhecida, mas pode ser desencadeada por infecções como Citomegalovírus, Epstein-Barr vírus, varicela-zoster vírus, vírus da imunodeficiência adquirida (HIV), micoplasma e clamídia[6,7].

Tipicamente acomete artérias de pequeno e médio calibre e veias, especialmente localizadas na leptomeninge e região subcortical[4].

Quadro clínico

A apresentação clínica assim como a evolução são variáveis. Na casuística da Clinica Mayo[8] de Salvarani e cols. foram incluídos 163 pacientes com idade média de 48 anos (17 a 85 anos), sendo a distribuição entre homens e mulheres semelhante: 72 homens (44,2%). O diagnóstico foi confirmado por angiografia cerebral em 105 pacientes e em 58, o diagnóstico foi confirmado por biópsia. Os sintomas mais comuns foram:
1. Cefaleia (59,5%).
2. Alterações cognitivas insidiosas (54%).
3. Sintomas focais como hemiparesia, disartria, alterações visuais, afasia, ataxia (40,5%).
4. Convulsões (20,2%).
5. Manifestações sistêmicas (9,2%).

A cefaleia representa um sintoma comum nesses pacientes e geralmente é insidiosa. Cefaleia de início súbito ou do tipo em trovoada não costumam ocorrer na vasculite primária cerebral e quando presente, Byram et al[5] sugerem afastar a síndrome de vasoconstrição cerebral reversível.

Os déficits focais também são frequentes e podem estar associados a alteração do nível de consciência como confusão mental, sonolência e em casos graves, até coma. A mielopatia na vasculite primária é muito rara. Geralmente acomete a medula torácica e ocorre associada a lesões cerebrais. Raramente os pacientes com vasculite primária cerebral apresentam sintomas sistêmicos como febre, exantema, emagrecimento e sudorese[8].

Na vasculite primária cerebral geralmente observa-se acometimento de várias artérias e não de uma artéria isolada como na vasculite focal pós viral.

Segundo MacLaren et al[9] a vasculite primária pode ter 2 tipos de evolução:
1. Forma rapidamente progressiva ou subaguda, sendo raros quadros súbitos. Essa forma geralmente se apresenta com quadro de encefalopatia subaguda com cefaleia, convulsões, déficit cognitivo, confusão mental e alguns casos evoluindo para estupor e coma. Essa forma parece estar relacionada a angeíte de pequenos vasos.
2. Forma de instalação aguda como se fosse um acidente vascular cerebral ou surto de esclerose múltipla, com sintomas focais como hemiparesia, ataxia, neurites cranianas ou outros sinais de tronco cerebral, convulsão e cefaleia. Essa forma estaria relacionada ao comprometimento de vasos de médio calibre.

Molloy e cols.[10] descreveram pacientes com uma forma pseudotumoral. Esses pacientes apresentavam cefaleia, convulsões, sonolência, sinais de hipertensão intracraniana e déficits focais. Se não tratada adequadamente a mortalidade pode ser alta. A biópsia nesses pacientes evidenciou a presença de vasculite ou angeíte granulomatosa, sendo que em metade desses casos havia associação de deposito beta amiloide e alguns casos de vasculite ou angeíte linfocítica.

Classificação

Desde o trabalho clássico de Craviotto e Feigin[2] outros tipos histopatológicos foram descritos[11].
1. Vasculite ou Angeíte granulomatosa – padrão clássico (Craviotto e Feigin). Caracteriza-se pela presença de infiltrado inflamatório na parede dos vasos com linfócitos T e macrófagos ativados, formação de granulomas e células gigantes de Langerhans com destruição transmural da parede dos vasos. A fibrose e proliferação da intima causam obstrução do lúmen arterial.
2. Vasculite ou Angeíte linfocítica. Observa-se infiltrado linfomonocitário perivascular que se estende para a parede do vaso com destruição da sua estrutura. É o segundo tipo mais comum de vasculite, geralmente tem poucas alterações inflamatórias no parênquima.
3. Vasculite ou Angeíte necrotizante com necrose fibrinoide da parede associado a processo inflamatório agudo. Devido ao comprometimento da lamina elástica interna ocorre um enfraquecimento importante da parede o que predispõe a ruptura da mesma e até a formação de aneurismas, o que explica a maior ocorrência de lesões hemorrágicas nesse tipo de vasculite cerebral.
4. Alguns casos podem cursar com depósito β A 4 amiloide na parede, principalmente na angeíte granulomatosa e é considerada como um outro tipo de vasculite. Geralmente acomete pacientes mais idosos e tem mais lesões hemorrágicas.

Na série da Clínica Mayo de Salvarani e cols.[8], 81 (total de 163) pacientes foram submetidos a biopsia cerebral ou medular (49% dos casos). Destes, em 58 pacientes (72%) a biopsia confirmou o diagnóstico de vasculite: 34 pacientes (58%) apresentavam angeíte granulomatosa (sendo que em 20 deles observou-se também a presença de depósito beta-amiloide nos vasos), 13 pacientes (22%) apresentavam angeite linfocítica e 10 (17%) angeite necrotizante. A biopsia de um paciente mostrou associação de angeite granulomatosa e padrão necrotizante.

Diagnóstico

Segundo Byram e cols.[5], a suspeita de vasculite primária de SNC deve ser feita nas seguintes condições:
» Evidência de infartos cerebrais em diferentes artérias, ocorridos preferencialmente em momentos diferentes e presença de processo inflamatório no líquido cefalorraquidiano.
» Infarto cerebral em paciente jovem sem fatores de risco cardiovasculares clássicos.
» Meningite crônica após excluir causas infecciosas ou neoplásicas.
» Cefaleia crônica ou subaguda associada a disfunção cognitiva e quadro prévio de meningite asséptica.
» Combinação de déficits focais e acometimento neurológico difuso sem outra explicação.

Nesses casos, os pacientes devem ser submetidos a uma minuciosa investigação com exames laboratoriais, punção lombar e exames de neuroimagem. Provas de fase ativa (proteína C reativa, velocidade de hemossedimentação) são geralmente normais e a pesquisa de autoanticorpos para vasculite sistêmica (FAN, anti-DNAn, ANCA, Ro, La, anti-RNP e anti-Sm) costuma ser negativa.

O líquido cefalorraquidiano (LCR) é alterado em 80–95% dos casos[5] e pode mostrar:
a) Discreto aumento de células, geralmente maior que 10/mm^3 com predomínio linfomononuclear e ausência de atipia celular.
b) Aumento da proteína.
c) Glicorraquia normal.
d) 50% dos casos pode ter bandas oligoclonais.

A importância do LCR é afastar causas infecciosas como vírus, Lues, bactérias, fungos e tuberculose e neoplásicas. Na primeira série de Salvarani et al[3] com 101 casos, o LCR foi colhido em 75 pacientes e as células variaram entre 0 e 535 células, com média entre 4 e 17 células (sendo maior no grupo que tinha biopsia positiva). A proteinorraquia variou entre 15 e 1.034 mg/dL sendo a média entre 54 e 98 mg/dL, sendo maior no grupo com biopsia positiva.

Exames de imagem como a ressonância magnética de encéfalo (RM) geralmente são alterados. A RM de encéfalo é melhor para o diagnóstico do que a tomografia de crânio e pode ser alterada em quase 100% dos casos[12]. Mas os achados são inespecíficos, portanto, tem alta sensibilidade, mas baixa especificidade. Pode se observar a presença de (Figuras 55.1 e 55.2):
» Infartos corticais e subcorticais.
» Lesões de substância Branca confluentes.
» Realce leptomeníngeo, realce perivascular de artérias de pequeno e médio calibre ou de vênulas.
» Múltiplas pequenas lesões que apresentam realce.
» Múltiplas micro hemorragias ou hematomas maiores.
» Formas pseudotumorais (lesões únicas).

Eventualmente pode ser normal. Mas um paciente com RM e LCR normais pouco provável que tenha vasculite de SNC[5]. A angio-RM cerebral pode mostrar estreitamentos arteriais, mas pode ser normal em casos de vasculite de pequenos vasos, pois a sensibilidade da angio-RNM é baixa para avaliar alterações de pequenos vasos. Um estudo francês[12] mostrou que as principais alterações nesses pacientes foram:
» Lesões vasculares isquêmicas bilaterais em 42% dos pacientes, localizados no território carotídeo com infartos agudos por acometimento de vasos de pequeno e médio cali-

bre, infartos subcorticais maiores em 24% dos casos e infartos corticais maiores em 19% dos casos.
» Infartos hemorrágicos ou hematomas intraparenquimatosos foram descritas em 55% dos casos e hemorragias subaracnóideas corticais em 26% dos pacientes.
» Realce leptomeníngeo em 42% dos casos.
» Formas pseudotumorais em 11% dos casos.
» Estreitamentos em várias artérias em 77% dos pacientes.

A técnica de estudo da parede do vaso pela RM ou "Vessel Wall" pode mostrar realce na parede arterial do tipo concêntrico e em toda a parede. A vasoconstrição reversível geralmente não mostra realce enquanto as placas de ateroma podem mostrar realce do tipo excêntrico e geralmente na porção dorsal da parede[13] (Figura 55.3).

Angiografia cerebral representa um exame muito importante para o diagnóstico da vasculite primária e pode mostrar a presença de estreitamentos arteriais ou oclusões alternando com dilatações das artérias cerebrais de grande, médio e pequeno calibre, na ausência de arteriosclerose ou outras alterações[5,14]. Em casos de vasculite de pequenos vasos a angiografia cerebral pode ser normal. A presença de várias alterações em uma única artéria não é compatível com vasculite primária do SNC. Deve-se afastar outras etiologias como vasculite focal por causas virais como herpes zoster. Segundo Salvarani e cols.[15] a angiografia cerebral nesses casos tem sensibilidade de 40 a 90% e especificidade baixa de 30%.

Já a biópsia cerebral é considerada o padrão ouro no diagnóstico, mas tem sensibilidade de 53-63%[11] e pode ser negativa em 35% dos casos (Figura 55.4). Foram descritas complicações em decorrência da biópsia em 4,9% dos casos[15]. Miller et al[11] revisaram os achados de 53 biópsias realizadas em 46 pacientes com diagnóstico de possível vasculite primaria cerebral e ressaltam a importância de que a biópsia seja orientada pelos exames de imagem. Nesse estudo, a biópsia confirmou o diagnóstico de vasculite primaria cerebral em 63% dos casos

Figura 55.1 – Vasculite primária de SNC linfocítica: na sequência FLAIR (A e B) notam-se lesões com hipersinal nas regiões temporal mesial e cápsula interna direitas e frontal basal esquerda. Na sequência T1 pós-contraste (C a E) observa-se realce paquimeningeo, leptomeningeo e parenquimatoso junto às lesões.

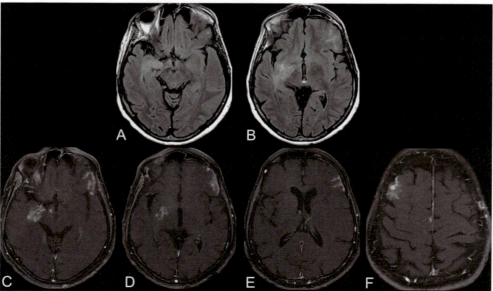

Fonte: imagens gentilmente cedidas pela Dra. Germana Titoneli

Figura 55.2 – Vasculite primária de SNC granulomatosa: na sequência FLAIR (A e B) evidenciam-se lesões com hipersinal confluentes na substância branca periventricular mais acentuado na região frontal esquerda. No gradiente – GRE (C) notam-se focos de microhemorragias periventriculares e subcorticais. Na sequência T1 pós-contraste (D e E) observam-se realces leptomeníngeos e parenquimatosos micronodulares frontais bilaterais.

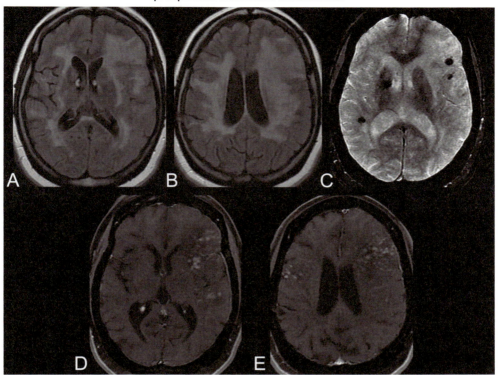

Fonte: imagens gentilmente cedidas pela Dr^a. Germana Titoneli

biopsiados, sendo 58% de casos de angeíte granulomatosa (alguns associada a deposito de beta-A4 amiloide), 28% de angeíte linfocítica e 14% de angeíte necrotizante. Os autores observaram que nos pacientes submetidos a biopsia guiada pelos exames de imagem, 79% deles apresentaram resultados positivos, principalmente quando incluíam a leptomeninge, enquanto nos pacientes que foram biopsiados de maneira aleatória, nenhum resultou positivo. Acredita-se que o alto índice de resultados negativos nas biópsias, ocorra devido ao fato de o acometimento da vasculite ser segmentar, ou seja, existem áreas comprometidas alternando com áreas sem alterações. Portanto, além do local da biópsia ser guiada pelos exames de imagem, recomenda-se que a amostra tenha material suficiente para análise que deve incluir dura-máter, leptomeninge, córtex e substância branca subcortical.

Há exames que também podem ser úteis para excluir outras etiologias como arteriosclerose, embolia cardio-aórtica e trombofilias: eletrocardiograma, ecocardiograma transtorácico e transesofágico, holter de 24 horas, exames laboratoriais como glicemia, hemoglobina glicada, colesterol total e frações e triglicérides, rastreio toxicológico para drogas ilícitas, pesquisa de autoanticorpos para vasculites sistêmicas e provas de fase ativa, pesquisa de trombofilias como deficiência de proteína C e S e antitrombina III, anticorpos antifosfolípides

Figura 55.3 – Vasculite primária de SNC: lesão cortico-subcortical temporo-insular esquerda compatível com infarto recente, caracterizado por hipersinal em FLAIR (A) e realce pelo contraste (B). Na angiorressonância arterial intracraniana 3DTOF (C) notam-se irregularidades nos ramos M2 da artéria cerebral média esquerda (seta). Na sequência T1 "vessel wall" (D e E) há realce parietal espesso e concêntrico no ramo M2 esquerdo.

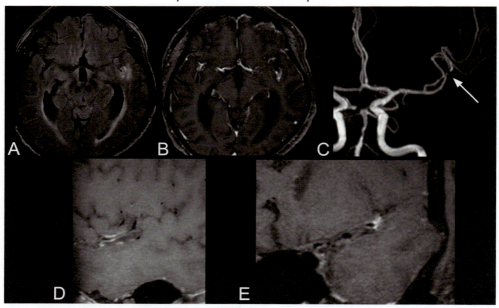

Fonte: imagens gentilmente cedidas pela Dra. Germana Titoneli.

Figura 55.4 – Fotomicrografia de secção longitudinal de vaso em substância branca do córtex cerebral apresentando moderado infiltrado inflamatório linfomononuclear ao longo de toda a sua extensão. H&E., 100x (A). Maior detalhe mostrando linfócitos dispostos ao redor e permeando a parede do vaso. H&E, 400X (B).

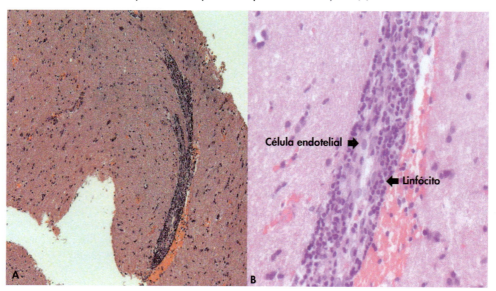

Fonte: imagens gentilmente cedidas pela Dr. Adalberto Studart Neto.

(anticoagulante lúpico, anticardiolipina e antibeta2glicoproteina 1), fator V de Leiden e protrombina mutante.

Critérios diagnósticos de vasculite primária de SNC

O primeiro critério diagnostico para vasculite de SNC foi criado por Calabrese e Mallek em 1988[16]:

1. Quadro clínico de déficits neurológicos adquiridos que permanece com etiologia indeterminada após investigação inicial.
2. Achados angiográficos clássicos (estreitamentos e dilatações arteriais) ou biópsia cerebral com características histopatológicas compatíveis com vasculite de sistema nervoso central.
3. Sem evidência de vasculite sistêmica:
   a) O diagnóstico de vasculite primária cerebral seria feito se todos os critérios acima fossem preenchidos.
   b) A limitação desse critério é que se forem utilizados somente os achados da angiografia cerebral para o diagnóstico, as alterações clássicas (estreitamentos alternando com dilatações arteriais) podem estar presentes em outras vasculopatias como vasoconstrição cerebral reversível, linfoma e causas infecciosas.

Mais recentemente, Birnbaum e Hellmann propuseram novos critérios diagnósticos[4]:
» Definitivo: confirmação por Biópsia cerebral.
» Provável: na ausência da confirmação pela biópsia, se tiver achados muito sugestivos na angiografia cerebral e alterações na RNM e LCR.

Salvarani e a.l[15] ressaltam a importância em casos duvidosos de realizar uma anamnese cuidadosa questionando a presença de fatores desencadeantes para vasoconstrição cerebral reversível (como por exemplo, o uso de antidepressivos inibidores de recaptação de serotonina) assim como o quadro clínico, se uma cefaleia súbita tipo em trovoada ou um quadro insidioso e a presença de déficits cognitivos.

Diagnósticos diferenciais

Segundo Byram et al[5] o diagnóstico diferencial das vasculites de SNC deve incluir:
1. **Síndrome da vasoconstrição cerebral reversível**: um dos principais diagnósticos diferenciais.
2. **Outras vasculopatias:** aterosclerose, doença de Moya-Moya e outras etiologias como embolia cardioaórtica e trombofilia como síndrome antifosfolípides.
3. **Acometimento cerebral secundário a vasculites sistêmicas:** lúpus eritematoso sistêmico (LES), Behçet, Arterite de Takayasu, arterite temporal, sarcoidose, Poliarterite nodosa (PAN), síndrome de Sjögren, granulomatose com poliangeíte, Síndrome de Susac.
4. **Neoplasias:** linfoma intravascular, gliomatose cerebri, linfoma de Hodgkin e não Hodgkin.
5. **Causas infecciosas:**
   a) viral: varicela-zoster (VZV), síndrome de imunodeficiência adquirida (HIV), citomegalovírus (CMV), hepatite C e parvovírus B19;
   b) fungos: aspergilus, nocardia, criptococose, histoplasmose;
   c) bactérias: lues, borrelia (doença de Lyme) e micobactéria (tuberculose), micoplasma, Bartonella henselae, Rickettsia spp;
   d) endocardite bacteriana subaguda;
   e) meningite bacteriana com vasculite.

6. **Causas genéticas:** cadasil, Fabri, mutação do colágeno IV, leucodistrofia cerebral com vasculopatia retiniana de herança autossômica dominante (RVCL).
7. **Drogas ilícitas:** maconha, crack, cocaína, anfetamina.
8. **Angiopatia amiloide.**

Tratamento

Devido a doença ser rara, as recomendações terapêuticas são baseadas nas séries realizadas até o momento bem como na experiência de vasculites sistêmicas com acometimento de sistema nervoso central. Podem ser utilizadas drogas imunossupressoras como[18]:

1. Corticosteroides como prednisona por via oral ou pulsoterapia com metilprednisolona intravenosa associados ou não a ciclofosfamida.
2. Outros Imunossupressores como azatioprina (1-2 mg/kg/dia) e micofenolato de mofetila (1–2 g dia) também seriam outras opções. O metotrexato é menos utilizado devido à dificuldade na passagem da barreira hematoencefálica na fase crônica.
3. Anticorpos monoclonais como rituximabe também foram utilizados em casos refratários.

Em relação ao tempo de tratamento, recomenda-se no mínimo entre 6 e 12 meses, em casos graves até 18 a 24 meses.

Um estudo multicêntrico francês[17] avaliou 52 pacientes (30 homens) com idade média de 43.5 anos [18–79 anos] com diagnóstico de vasculite primária cerebral. Destes, o diagnóstico foi confirmado por biópsia cerebral em 19 pacientes e 33 pacientes apresentavam sinais sugestivos de vasculite na angiografia cerebral. Todos os pacientes apresentaram alterações na RM, sendo as mais frequentes, infartos subcorticais e alterações na substância branca (94%). Quase todos os pacientes receberam corticosteroide e dos 44 pacientes que foram tratados com ciclofosfamida, a maioria recebeu a associação entre metilprednisolona e ciclofosfamida entre 3 e 12 meses. Um paciente recebeu associação de corticosteroide e rituximabe. Após melhora dos sintomas da fase inicial, a maior parte dos pacientes foi mantido com azatioprina. Três pacientes faleceram, 32 apresentaram melhora na escala de Rankin modificada, 4 não responderam e 13 pacientes apresentaram recidiva da doença pelo menos uma vez. As recidivas ocorreram em pacientes que apresentavam realce leptomeníngeo e convulsões.

No estudo de Salvarani et al, que incluiu 163 pacientes[3], os corticosteroides foram utilizados em quase todos os casos (157 pacientes). Destes, 75 pacientes foram tratados exclusivamente com corticosteroide, sendo que 66 deles receberam pulsoterapia com metilprednisolona 1 grama/ dia por via intravenosa antes da prednisona por via oral (o número de aplicações variou entre 3 e 17, sendo em média 5). Setenta e dois pacientes foram tratados com prednisona e ciclofosfamida por via oral ou sob forma de pulsoterapia intravenosa, 6 pacientes receberam prednisona e azatioprina, 3 pacientes, prednisona e micofenolato de mofetila e um paciente prednisona e rituximabe. Dois pacientes foram tratados exclusivamente com ciclofosfamida. Em relação ao tempo de tratamento foi em média 11 meses nos três primeiros grupos: no grupo tratado somente com corticosteroide, o tempo médio foi de 11,1 meses (0,2-109 meses), no grupo da prednisona com a ciclofosfamida foi de 11,6 meses (0,6 a 114 meses), sendo que a ciclofosfamida por via oral foi usada em média 7 meses e a intravenosa por 2 meses e no grupo da prednisona e azatioprina, foi de 11 meses (0,4 a 76 meses). Em relação a evolução, 85% dos pacientes tratados somente com corticosteroides evoluíram bem e 80% dos tratados com a associação de prednisona e ciclofosfamida também evoluíram bem, não sendo observadas diferenças estatisticamente significativas entre os dois grupos. Mesmo o grupo tratado com a associação da prednisona e azatioprina, 83% deles evoluíram bem. Quarenta e quatro pacientes (27%) apresentaram recidiva da doença, sendo que elas ocorreram principalmente no grupo tratado somente com corticosteroide em comparação ao grupo que foi tratado com associação de prednisona e ciclofosfamida

(38,7% e 18,1% respectivamente). Para o tratamento da recorrência, vinte e quatro pacientes foram tratados com ciclofosfamida, 6 com pulsoterapia com metilprednisolona, 5 pacientes com aumento da dose da prednisona, 3 pacientes com micofenolato de mofetila, 3 com clorambucil, 1 paciente com infliximabe, 1 com plasmaférese e 1 paciente com etanercepte por falha terapêutica da ciclofosfamida e do micofenolato de mofetila. A presença de realce leptomeníngeo ou nas lesões cerebrais na RNM de encéfalo esteve associado a necessidade de tratamento mais prolongado nesse estudo. Os pacientes que receberam ciclofosfamida em alguma fase do tratamento, foram mantidos depois com azatioprina, micofenolato de mofetila ou metotrexato para evitar a toxicidade do uso prolongado da ciclofosfamida. A mortalidade, entretanto, foi observada principalmente nos pacientes com vasculite de grandes vasos associado a presença de múltiplos infartos à RNM de encéfalo. A biópsia nesses casos evidenciou a presença de angeíte granulomatosa associado ou não a angeíte necrotizante. Os autores recomendam que nesses casos, seja instituída a associação de ciclofosfamida e corticosteroide como primeira opção terapêutica.

No estudo de Schuster et al[19] foram incluídos 44 pacientes sendo o diagnóstico feito por biópsia em 57% dos casos (25 pacientes). Trinta e três pacientes (75%) foram tratados com ciclofosfamida associado ou não a corticosteroide por 3 a 6 meses e 94% dos casos receberam tratamento imunossupressor de manutenção por tempo prolongado (86,4% pelo menos para completar 24 meses de tratamento). Apesar do tratamento de manutenção 59,1% dos pacientes apresentaram recidiva. Esses pacientes necessitaram continuar o tratamento por tempo mais prolongado.

Considerações finais

O diagnóstico da vasculite primária de SNC é difícil, mas deve ser considerado quando um paciente apresenta déficit neurológico adquirido de causa vascular que permanece sem explicação após investigação inicial minuciosa, sem evidência de fontes de embolia cardioaórtica, placas de ateroma nos vasos, vasculite sistêmica, causas infecciosas ou neoplásicas, assim como trombofilias. Quando possível a biópsia cerebral deve ser realizada para confirmação diagnóstica, mas achados clássicos de vasculite de SNC por angiografia cerebral, LCR e RNM de encéfalo com angiorressonância com estudo da parede (técnica *vessel-wall*) podem auxiliar na investigação dessa patologia.

Em relação ao tratamento, no Hospital das Clínicas da FMUSP adotamos o mesmo esquema terapêutico sugerido por Hajj-Ali e Calabrese[18]: a associação de corticosteroide (metilprednisolona IV por 3 dias) e ciclofosfamida (1 aplicação intravenosa/mensal) por 3 a 6 meses. Geralmente associamos o corticosteroide à ciclofosfamida nos primeiros 3 meses, depois prescrevemos a ciclofosfamida até completar 6 meses, monitorizando clinicamente e através da repetição da RM. Em casos graves a aplicação da ciclofosfamida foi mantida por 12 meses. Para o tratamento de manutenção escolhemos a azatioprina ou eventualmente micofenolato de mofetila.

Síndrome da vasoconstrição cerebral reversível (RCSV)

Também denominada angiopatia cerebral benigna, *Call-Fleming* ou angiopatia migranosa, a RCSV representa um dos principais diagnósticos diferenciais da vasculite primária de SNC. Caracteriza-se por uma cefaleia de grande intensidade geralmente de padrão em trovoada que pode estar associada ou não a sinais focais. Essa é uma entidade causada por vasoconstrição cerebral difusa devido a alteração transitória da autorregularão arterial cerebral que melhora espontaneamente em 3 meses. As maiores complicações são lesões isquêmicas e hemorrágicas[20].

Em 2007 Calabrese e cols.[21] propuseram o termo síndrome da vasoconstrição cerebral reversível para unificar os vários nomes relacionados a essa síndrome: angiopatia cerebral benigna, *Call-Fleming*, angiopatia migranosa, angiopatia pós-parto. Pode ser de causa idiopática, mas pode estar relacionada ao uso de medicações vasoconstritoras como descongestionantes nasais, derivados do ergot, triptanos, antidepressivos como inibidores de recaptação da serotonina, drogas ilícitas como cocaína, crack, maconha e anfetaminas, último trimestre da gestação, puerpério, tumor produtor de catecolamina como feocromocitoma e imunoglobulina.

Acomete predominantemente mulheres na faixa dos 40 anos. Não há dados sobre incidência, mas não parece ser tão rara, na casuística de Ducros et al foram descritos 89 casos em um período de 4 anos[20].

Quadro clínico e diagnóstico

O paciente geralmente apresenta cefaleia nova, de instalação súbita, de forte intensidade (usualmente em trovoada) com duração de minutos até poucas horas e pode ser recorrente em um período de 1 a 4 semanas. Entre um episódio e outro de dor intensa, o paciente pode referir dor de moderada intensidade. Em outros casos, a dor intensa pode ser persistente com duração de vários dias. A cefaleia é o principal sintoma e costuma ser holocraniana e menos frequentemente unilateral, pode ter início na região occipital e depois ficar difusa. Pode estar associada a náuseas, vômitos, fotofobia, fonofobia e em casos de dor intensa até confusão mental e agitação psicomotora. O quadro geralmente é monofásico e os sintomas melhoram em até 30 dias[20,22]. Alguns pacientes descrevem um fator desencadeante como ato sexual, evacuação, tosse ou espirro forte. Convulsões foram descritos em 1 a 17% dos casos e déficits focais como afasia, hemiparesia, ataxia e hemianopsia homônima transitórios ou persistentes em 8 a 43% dos casos[22,23,24]. Alguns pacientes podem apresentar déficits transitórios súbitos como um ataque isquêmico transitório ou podem ter evolução rapidamente progressiva em alguns minutos como se fosse uma aura visual, mas alguns pacientes podem persistir com o déficit neurológico sugerindo um acidente vascular cerebral (em 3 a 20% dos casos)[22,23,24].

Provas de fase ativa assim como hemograma, função renal e hepática e dosagem de eletrólitos são normais. Deve ser realizada a pesquisa de autoanticorpos para vasculite sistêmica assim como pesquisa para feocromocitoma e exame toxicológico.

O diagnóstico é feito pelos exames de imagem que evidenciam a presença de vasoconstrição arterial difusa que reverte em até 12 semanas. A angiografia cerebral evidencia a presença de áreas de estreitamentos e dilatações em mais de uma artéria tanto no território carotídeo como vertebrobasilar. Comparativamente a angiografia digital, a angio-RM tem sensibilidade de 70%[20]. Quando a angiografia é realizada precocemente nos primeiros 7 dias, eventualmente pode ser normal. A fase de maior intensidade da vasoconstrição costuma ocorrer em torno do 16º dia[23].

A RM de encéfalo foi alterada em 12 a 81% dos casos, sendo a hemorragia meníngea de convexidade uni ou bilateral e infartos cerebrais, os achados mais frequentes. A hemorragia meníngea de convexidade foi descrita em 0 a 34% dos casos. Os hematomas intraparenquimatosos foram descritos em 0 a 20% dos casos, são frequentemente únicos e lobares, mas podem ser múltiplos e profundos (Figura 55.5). O infarto cerebral ocorre geralmente em áreas de fronteira e foi descrito em 8 a 38% dos casos. Alguns pacientes podem apresentar associadamente leucoencefalopatia posterior reversível em 9 a 38% dos casos[20,22,23,24]. Os infartos cerebrais costumam ocorrer mais tardiamente que as hemorragias cerebrais[20]. Na casuística de Ducros et al os infartos cerebrais ocorreram por volta do nono dia[22] e na casuística de Chen et al por volta do décimo dia[24].

Figura 55.5 – Vasoconstrição cerebral reversível. Hematoma intraparenquimatoso temporo-occipital esquerdo identificado na sequência T2 (A). Na angiorressonância arterial intracraniana 3DTOF (B) notam-se múltiplas áreas de estreitamento nas artérias cerebrais médias e cerebrais posteriores e basilar (setas) compatíveis com vasoconstrição. Na sequência T1 "vessel wall" (C) não foi identificado realce parietal.

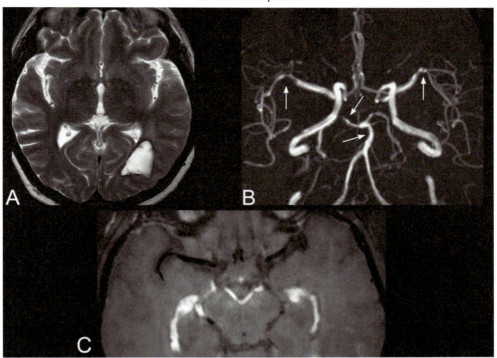

Fonte: imagens gentilmente cedidas pela Drª. Germana Titoneli

O doppler transcraniano representa um exame importante para a monitorização da presença de vasoconstrição arterial e por não ser invasivo pode ser repetido várias vezes[26].

O LCR foi alterado em 0 a 60% dos casos, mas geralmente essas alterações são discretas: discreto aumento de células entre 5 e 35 células/mm³, hemácias pela hemorragia meníngea e proteína até 100 mg/dL[22,23,24].

Não se recomenda a realização de biópsia cerebral nos casos característicos. Mas quando ela foi realizada não mostrou alterações inflamatórias, em alguns casos evidenciou somente achados relacionados às complicações como infarto ou hemorragia cerebral ou hemorragia meníngea. A Tabela 55.1 resume as diferenças entre RCSV e vasculite primária do SNC.

Rocha et al criaram o escore $RCVS_2$ para o diagnóstico da vasoconstrição cerebral reversível (Tabela 55.2). A pontuação desse escore varia -2 a +10, sendo que o escore ≥ 5 teria 99% de especificidade e 90% de sensibilidade para confirmar o diagnóstico de vasoconstrição cerebral reversível. Já o escore ≤ 2 teria 100% de especificidade e 85% de sensibilidade para excluir esse diagnóstico[26].

Tratamento

O tratamento de RCSV é baseado em estudos observacionais. Os autores recomendam[20,22,23,24]

1. Repouso e evitar esforço físico ou relação sexual por dias ou semanas dependendo da gravidade inicial do quadro

Tabela 55.1 – Diagnóstico diferencial entre vasculite primária de SNC e síndrome de vasoconstrição cerebral reversível[5]

Características	Vasculite Primária de SNC	Vasoconstrição arterial cerebral reversível
Idade	40-60 anos	20-40 anos
Sexo	Discreto predomínio em homens	Principalmente mulheres
Cefaleia	Insidiosa, pode ter instalação subaguda de déficits focais e quadros confusionais	Aguda e intensa (em trovoada) com ou sem déficits focais
Comprometimento cognitivo	Frequente	Rara
Fatores desencadeantes	Ausente	Medicações vasoconstritoras como descongestionantes nasais, derivados do ergot, triptanos, antidepressivos como inibidores de recaptação da serotonina, drogas ilícitas como cocaína, crack, maconha e anfetaminas, ultimo trimestre da gestação, puerpério, tumor produtor de catecolamina como feocromocitoma e imunoglobulina
Evolução	Pode ter recidivas ou evoluir com piora progressiva se não tratada adequadamente	Evolui com melhora após as primeiras semanas se não entrar em contato novamente com fatores desencadeantes, é rara a recidiva
LCR	Anormal, com aumento de células de predomínio linfomononuclear e aumento de proteína	Normal ou pouco alterado em 0 a 60%, leve aumento da celularidade e da proteína
Ressonância magnética de encéfalo	Anormal em quase 100% dos casos com pequenos infartos em diferentes artérias, hemorragias ou alteração de substância branca, realce leptomeníngeo, raramente forma pseudotumoral. Angio-RM ode mostrar estreitamentos arteriais, mas pode ser normal	Normal (70% dos casos), hemorragia meníngea na convexidade localizada ou infarto cerebral, eventualmente, hematoma intraparenquimatoso
Angiografia	Pode ser normal, mas pode ter estreitamentos e dilatações, oclusões arteriais, irregularidades arteriais	Anormal demonstrando múltiplos estreitamentos e dilatações, mas são reversíveis em 6 a 12 semanas
Biópsia cerebral	Exame padrão ouro com alterações vasculíticas	
Tratamento	Imunossupressor	Tratamento com sintomáticos ou bloqueadores de canal de cálcio

Tabela 55.2 – Escore RCVS$_2$ para o diagnóstico da vasoconstrição cerebral reversível[26]

Parâmetro	Escore
Cefaleia em trovoada recorrente ou único episódio presente	5
Cefaleia em trovoada recorrente ou único episódio ausente	0
Artéria carótida intracraniana alterada	−2
Artéria carótida intracraniana sem alterações	0
Fatores desencadeantes para vasoconstrição presente	3
Fatores desencadeantes para vasoconstrição ausente	0
Sexo feminino	1
Sexo masculino	0
Hemorragia subaracnoide presente	1
Hemorragia subaracnoide ausente	0

2. Importante a identificação de eventuais fatores causais como uso de vasoconstritores, antidepressivos como inibidores da recaptação de serotonina, drogas ilícitas
3. Analgesia e eventualmente anticonvulsivantes
4. Controle da pressão arterial
5. Bloqueadores de canal de cálcio como Nimodipina, eventualmente verapamil ou sulfato de magnésio ("sulfatação" foi realizada em alguns casos de eclâmpsia com vasoconstrição cerebral reversível) por 4 a 12 semanas.

Quanto ao prognóstico, geralmente os pacientes evoluem bem com reversão da vasoconstrição arterial cerebral em poucas semanas. Menos de 5% dos casos podem apresentar quadros graves e eventualmente evoluir a óbito e em cerca de 5% dos casos podem apresentar recorrência[22,23,24]. Em resumo, o diagnóstico da vasoconstrição cerebral reversível deve ser considerado[21] quando:

1. Paciente com cefaleia aguda e de grande intensidade (geralmente em trovoada) com ou sem déficits focais ou convulsões
2. Curso monofásico com duração geralmente até 4 semanas
3. Angiografia cerebral ou angio-RNM ou angio-CT de vasos cerebrais mostrando vasoconstrição segmentar difusa sem evidência de aneurismas cerebrais.
4. LCR normal ou quase normal – proteína <100 mg/dL, pequena celularidade <15 leucócitos por mm^3)
5. Normalização ou melhora significativa das alterações arteriais após repetir a angiografia ou angio-RNM ou angio-CT após 12 semanas do início do quadro.

Referências

1. Newman W, Wolf A. Non-infectious granulomatous angiitis involving the central nervous system. Trans Am Neurol Assoc. 1952;56:114-7.
2. Cravioto H, Feigin I. Non-infectious granulomatous angiitis with predilection for the nervous system. Neurology 1959;9: 599-609
3. Salvarani C, Brown RD Jr, Calamia KT e cols. Primary central nervous system vasculitis: analysis of 101 patients. Ann Neurol 2007;62:442-51.
4. Birnbaum J; Hellmann D.B. Primary angiitis of the central nervous system. Arch. Neurol., 2009, 66, 704-709.
5. Byram K, Hajj-Ali RA, Calabrese L.CNS Vasculitis: an Approach to Differential Diagnosis and Management. Current Rheumatology Reports (2018) 20:37
6. Amlie-Lefond, C.; Kleinschmidt-DeMasters, B.K.; Mahalingam, R. e cols. The vasculopathy of varicella-zoster virus encephalitis. Ann. Neurol., 1995, 37, 784-790.
7. Gray, F.; Hurtrel, M.; Hurtrel, B. Early central nervous system changes in human immunodeficiency virus (HIV)-infection. Neuropathol. Appl. Neurobiol., 1993, 19, 3-9.
8. Salvarani C, Brown Jr, RD, Christianson T e cols. An Update of the Mayo Clinic Cohort of Patients With Adult Primary Central Nervous System Vasculitis Description of 163 Patients. Medicine Volume 94, Number 21, May 2015
9. MacLaren, K.; Gillespie, J.; Shrestha, S.; Neary, D.; Ballardie, F.W. Primary angiitis of the central nervous system: emerging variants. Q. J. Med., 2005, 98, 643-654.
10. Molloy, E.S.; Singhal, A.B.; Calabrese, L.H. Tumour-like mass lesion, an under-recognised presentation of primary angiitis of the central nervous system. Ann. Rheum. Dis., 2008, 67, 1732-1735.
11. Miller, D.V.; Salvarani, C.; Hunder, G.G. et al. Biopsy findings in primary angiitis of the central nervous system. Am. J. Surg. Pathol., 2009, 33, 35-43
12. Boulouis G, Boysson H, Zuber M et al. on behalf of the French Vasculitis Group. Primary Angiitis of the Central Nervous System Magnetic Resonance Imaging Spectrum of Parenchymal, Meningeal, and Vascular Lesions at Baseline. Stroke. 2017;48:1248-1255

13. Mandell DM, Matouk CC, Farb RI. Vessel Wall MRI to Differentiate Between Reversible Cerebral Vasoconstriction Syndrome and Central Nervous System Vasculitis Preliminary Results. Stroke. 2012;43:860-862
14. Cloft, H.J.; Phillips, C.D.; Dix, J.E.; McNulty, B.C.; Zagardo, M.T.; Kallmes, D.F Correlation of angiography and MR imaging in cerebral vasculitis. Acta. Radiol., 1999, 40, 83-87.
15. Salvarani C, Brown Jr RD, Hunder GG. Adult primary central nervous system vasculitis. Lancet 2012, 380, 767-77
16. Calabrese, L.H.; Mallek, J.A. Primary angiitis of the central nervous system, report of 8 new cases: review of the literature and proposal for diagnostic criteria. Medicine, 1988, 67, 20-39
17. Boysson H, Zuber M, Naggara O for the French Vasculitis Study Group and the French NeuroVascular Society. Primary Angiitis of the Central Nervous System. Description of the First Fifty-Two Adults Enrolled in the French Cohort of Patients With Primary Vasculitis of the Central Nervous System. Arthritis & Rheumatology Vol. 66, No. 5, May 2014, pp 1315-1326 DOI 10.1002/art.38340.
18. Hajj-Ali RA, Calabrese LH. Primary angiitis of the central nervous system in adults UptoDate 2019, www.uptodate.com.
19. Schuster S, Ozga AK, Stellmann JP et al. Relapse rates and long term outcome in primary angiitis of the central nervous system. J. Neurol 2019; 266:1481-1489.
20. Ducros A. Reversible cerebral vasoconstriction syndrome. Lancet Neurol, 2012; 11: 906-17.
21. Calabrese LH, Dodick DW, Schwedt TJ, Singhal AB. Narrative review: reversible cerebral vasoconstriction syndromes. Ann Intern Med 2007; 146: 34-44.
22. Ducros A, Boukobza M, Porcher R et al. The clinical and radiological spectrum of reversible cerebral vasoconstriction syndrome: a prospective series of 67 patients. Brain 2007; 130: 3091-101.
23. Singhal AB, Hajj-Ali RA, Topcuoglu MA et al. Reversible cerebral vasoconstriction syndromes: analysis of 139 cases. Arch Neurol 2011; 68: 1005-12
24. Chen SP, Fuh JL, Wang SJ et al. Magnetic resonance angiography in reversible cerebral vasoconstriction syndromes. Ann Neurol 2010; 67: 648-56.
25. Chen SP, Fuh JL, Chang FC et al. Transcranial color doppler study for reversible cerebral vasoconstriction syndromes. Ann Neurol 2008; 63: 751-57.
26. Rocha EA, Topcuoglu MA, Silva GS, Singhal AB. RCVS2 score and diagnostic approach for reversible cerebral vasoconstriction syndrome. Neurology 2019, 92:1-9.

Capítulo 56
Manifestações Neurológicas de Doenças Inflamatórias Sistêmicas

Tarso Adoni

Introdução

As doenças inflamatórias sistêmicas que afetam o sistema nervoso abrangem uma extensa categoria de síndromes neurológicas com causas e agentes bastante diversos. O objetivo do presente capítulo é discutir em algumas dessas doenças inflamatórias em virtude da dificuldade de diagnóstico e/ou de manejo terapêutico.

Neurossarcoidose

A sarcoidose é uma doença imunomediada que pode acometer qualquer órgão, embora haja predileção pelos pulmões, linfonodos e pela pele. O sistema nervoso (SN) pode ser afetado em toda a sua extensão, mas principalmente produzindo neuropatias cranianas, em particular do nervo facial (uni ou bilateralmente), e meningite asséptica.

O SN costuma ser acometido em 5 a 10% dos casos e, quando isso acontece, a manifestação neurológica é habitualmente o primeiro sintoma em torno de 50 a 70% dos casos.

A sarcoidose se caracteriza, do ponto de vista patológico, pela presença de granulomas não caseosos formados pelo agrupamento de macrófagos ativados e células epitelioides circundadas por linfócitos T. A liberação de citocinas pró-inflamatórias, em especial o TNFα, intensifica e perpetua o processo inflamatório no SN. É a presença disseminada desses granulomas pelo sistema nervoso que ocasiona os diversos sinais e sintomas da neurosarcoidose (NS).

As principais manifestações clínicas da NS estão descritas a seguir. As neuropatias cranianas, principalmente do nervo facial (que é acometido bilateralmente em 30-40% dos casos) e do nervo óptico são as manifestações mais comuns. A recuperação da paralisia facial costuma ser rápida e não deixar sequelas. Por outro lado, o prognóstico da neuropatia óptica é variável, mesmo após o tratamento, com a possibilidade de sequelas visuais. Meningite asséptica de instalação subaguda ou crônica também é um achado comum e caracteriza-se por cefaleia e, em casos mais graves, hidrocefalia. Mielite (cérvico-torácica) de padrão longitudinal extenso não contíguo pode ocorrer; mielorradiculite (ou até mesmo síndrome isolada da cauda equina) também é possível. Ao exame de ressonância magnética de coluna vertebral, o achado de realce do canal central da medula com extensão para a região subpial dorsal no corte axial pesado em T2 pode produzir imagem semelhante a um tridente (sinal do tridente). **Lesões parenquimatosas** podem ocorrer, habitualmente em associação com acometimento leptomeníngeo, ocasionando cefaleia, crises epilépticas e disfunção cognitiva. As **manifestações neuroendócrinas** são bastante características da NS e decorrência da infiltração granulomatosa da haste hipofisária ou secundária à meningite da base do crânio. Hipotireoidismo hipotalâmico com hipogonadotropismo e hiperprolactinemia são as alterações mais comuns. SIADH e diabetes insipidus também são possíveis. O tratamento da NS não costuma reverter essas manifestações e reposição hormonal perene é recomendada.

Manifestações mais raras da NS são:

- » Acidentes vasculares encefálicos, sejam provocados por lesão da parede endotelial por contiguidade do processo granulomatoso parenquimatoso e/ou leptomeníngeo, sejam por mecanismo de embolia cardíaca em doença sistêmica com envolvimento e consequente insuficiência do músculo cardíaco;
- » Neuropatias periféricas, que incluem um grande leque de possibilidades, desde mononeuropatias compressivas, mononeurite múltipla, neuropatia disautonômica e até mesmo padrão semelhante a Guillain-Barré. Em anos recentes, neuropatia dolorosa de pequenas fibras, tanto comprimento-dependente quanto migratória, tem sido descrita; a fisiopatologia não depende da presença de granulomas, mas da presença de citocinas sistêmicas circulantes. Outras causas de neuropatia de fibra fina precisam ser descartadas antes de assumir que sejam manifestação da NS
- » Miopatia é possível, mas habitualmente é subclínica; miosite aguda e miopatia progressiva com nódulos palpáveis são descritas.

O **diagnóstico de NS** é desafiador nos casos em que inexiste manifestação sistêmica. Exclusão de outras etiologias é passo obrigatório (Tabela 56.1). Os critérios diagnósticos para NS consideram três possibilidades:

1. **NS definida**: confirmação histológica no tecido acometido;
2. **NS provável**:
    a) Evidência de inflamação do SNC por RM ou liquor (hiperproteinorraquia, pleocitose, índice de IgG elevado ou presença de bandas oligoclonais) compatível com NS; e
    b) Evidência de sarcoidose sistêmica com confirmação histológica e/ou pelo menos dois dos seguintes indicadores indiretos compatíveis: PET-FDG, cintilografia com gálio-67, imagem do tórax ou ECA sérica elevada;
3. **NS possível**: os critérios anteriores não são preenchidos em pacientes com diagnósticos alternativos excluídos.

Tabela 56.1 – Diagnóstico diferencial da neurossarcoidose

Infecção
- Criptococose, histoplasmose, listeriose, tuberculose, HIV, borreliose, CMV, toxoplasmose, sífilis

Neoplasia
- Linfoma primário do SNC, carcinomatose meníngea, metástases leptomeníngeas, meningioma, gliomas

Doenças imunomediadas
- Vasculite do SNC, poliangeíte com granulomatose (antiga granulomatose de Wegener), imunodeficiência comum variável, doença de Behçet, doença de Whipple, doença de Vogt-Koyanagi-Harada, hipofisite linfocítica, doença de Rosai-Dorfman

Desmielinizante
- Esclerose múltipla, neuromielite óptica

Modificado de J.O. Tavee e B.J. Stern, Continuum 2014; 20 (3):545-559.

Em pacientes com manifestação sistêmica, a comprovação histológica fora do sistema nervoso é suficiente para garantir o diagnóstico de NS naqueles pacientes com quadro clínico neurológico sugestivo. O uso da tomografia por emissão de pósitrons marcada com fluorodeoxiglicose (PET-FDG) de corpo inteiro pode flagrar áreas hipermetabólicas em sítios de mais fácil acesso à confirmação histológica (glândulas salivares, linfonodos ou músculo, por exemplo), uma vez que a biópsia do sistema nervoso não costuma ser procedimento simples, inócuo ou amplamente disponível. A cintilografia com gálio-67 é menos sensível que PET-FDG. A presença aumentada de ECA sérica é incomum e só ocorre em 25 a 35% dos casos de NS. O uso da TC de tórax de alta resolução pode revelar a presença de linfonodomegalias ou outras alterações que favoreçam o diagnóstico de NS. O lavado broncoalveolar com determinação da relação linfócitos T CD4/CD8 maior que 3,5 aumenta a chance de sarcoidose.

Em anos recentes, a biopsia da conjuntiva ocular tornou-se foco de estudo para diagnóstico seguro mesmo quando na ausência de manifestação oftalmológica da sarcoidose. No entanto, estudos seguintes não ratificaram tal impressão inicial e tal técnica foi, por ora, abandonada.

O tratamento da NS é baseado em imunossupressão. Em decorrência da raridade da doença, não há dados provenientes de estudos controlados. A experiência dos centros terciários especializados no manejo da NS, o que reflete a prática do nosso próprio serviço, recomenda o uso parenteral imediato de metilprednisolona em esquema de pulsoterapia (1000 mg/dia, durante cinco dias consecutivos) seguido de 0,5 a 1 mg de prednisona por via oral por período mínimo de seis meses. Há uma chance bastante conhecida de retorno da atividade da NS na tentativa de redução da prednisona por via oral, a despeito da melhora detectada por ressonância magnética. Por isso, e levando-se em consideração os efeitos deletérios a longo prazo da corticoterapia, a associação de agente imunossupressor poupador de corticoide deve sempre ser realizada. Utilizamos azatioprina (2 mg/kg/dia) ou metotrexato (12,5 a 15 mg/semana) em associação a baixas doses de prednisona até garantia de tempo necessário para o efeito imunossupressor desses agentes. Ciclofosfamida foi medicação muito frequentemente associada ao uso de corticoide. No entanto, a possibilidade recente do uso de anticorpos monoclonais e o risco de graves complicações em pacientes previamente expostos a agentes citotóxicos não seletivos têm restringido cada vez mais o uso da ciclofosfamida. Há relatos do efeito do micofenolato de mofetila e, mais recentemente, dos anticorpos monoclonais antagonistas do TNFa (infliximabe e adalimumabe). O uso de imunoglobulina humana hiperimune deverá ser reservado apenas aos pacientes com neuropatia de fibras finas. O prognóstico é de remissão clínica da NS em torno de 70% dos casos após a instituição do tratamento imunossupressor.

Neuro-Behçet

A doença de Behçet (DB) é caracterizada pela tríade clínica de úlceras orais e genitais recorrentes e uveíte. Trata-se de condição de causa desconhecida capaz de afetar qualquer tecido. Do ponto de vista patológico, caracteriza-se por uma perivasculite inflamatória em que se identificam principalmente linfócitos, eosinófilos, macrófagos e neutrófilos nos espaços perivasculares e parênquima acometidos. Necrose pode ocorrer.

O acometimento do sistema nervoso na DB é chamado de Neuro-Behçet (NB) e habitualmente sucede as manifestações sistêmicas clássicas. No entanto, em pouco menos de 10% dos casos, NB pode ser a primeira manifestação da DB, o que pode representar um grande desafio diagnóstico pelo potencial confundidor com outras doenças. Em nosso meio a DB é condição rara, sem estudos epidemiológicos suficientes para que se estabeleça um perfil demográfico nacional. Os dados que aqui serão citados são provenientes de estudos realizados em países de elevada prevalência, notadamente aqueles localizados na histórica rota da seda, que abrange as regiões desde o Extremo Oriente (China, principalmente) até a bacia do Mediterrâneo (norte da África, Oriente Médio e parte do sul europeu, principalmente).

NB é uma manifestação grave que pode ocorrer em até 50% dos pacientes e costuma aparecer em torno dos 20 aos 40 anos de idade, cerca de três a seis anos após o diagnóstico de DB. Clinicamente, há duas formas bem distintas de manifestação neurológica. A primeira, que responde por 80% das manifestações de NB, é a forma parenquimatosa, que inclui as manifestações isoladas ou associadas de acometimento do tronco encefálico (oftalmoparesia, neuropatias cranianas, disfunção piramidal e cerebelar), do cérebro (encefalopatia, hemiparesia, afasia, hemianestesia, crise epiléptica, alteração cognitiva e psicose), da medula espinhal e do nervo óptico (rara). A segunda, menos comum, é a forma não parenquimatosa, que quase sempre é sinônimo de trombose venosa cerebral (TVC). Embora seja possível, as duas formas raramente ocorrem no mesmo indivíduo. Outras manifestações são mais raras, tais como acidente vascular encefálico por dissecção arterial cervical, meningite aguda, polineuropatia, mononeurite múltipla, miosite e miopatia. Alguns pacientes podem apresentar curso crônico progressivo da doença, sem episódios agudos, e caracterizado por ataxia, demência, incontinência e atrofia do tronco encefálico e cerebelo.

Há critérios bem estabelecidos para o diagnóstico de DB (Tabela 56.2), desde que excluídas outras situações clínicas que possam justificar os achados. O diagnóstico de NB deve seguir as recomendações do Painel Internacional de Estudo em Neuro-Behçet (*International Neuro Behçet's Advisory Group*) (vide Tabela 56.3).

Tabela 56.2 – Critérios diagnósticos da doença de Behçet

Critério diagnóstico	Definição
Úlceras orais recorrentes	Ulcerações aftosas que recorrem pelo menos três vezes em um período de 12 meses
Associada a duas ou mais das seguintes situações clínicas	
Úlceras genitais recorrentes	Úlcera aftosa ou escaras
Lesões oculares	Uveíte anterior, posterior, células no vítreo por lâmpada de fenda ou vasculite retiniana
Lesões de pele	Eritema nodoso, pseudofoliculite, lesões papulopustulosas
Teste de patergia	Leitura em 24-48 horas

O diagnóstico diferencial de NB inclui doenças infecciosas (vírus, bactérias, tuberculose, sífilis, borreliose, fungos e LEMP), síndromes meningouveais (sarcoidose, lúpus eritematoso sistêmico, Sjögren, Vogt-Koyanagi-Harada), esclerose múltipla, neuromielite óptica (formas isoladas de mielite extensa), neoplasias (carcinomatose meníngea, linfoma, glioblastomatose cerebral) e complicações de doenças sistêmicas (colagenoses, doença intestinal inflamatória, doença celíaca, dentre outras).

A investigação diagnóstica de NB é sempre realizada com o intuito de excluir outras situações clínicas que possam explicar os achados, uma vez que se trata de doença rara e capaz de se confundir com uma ampla gama de enfermidades de naturezas e tratamentos diversos (infecciosas, inflamatórias e neoplásicas, por exemplo). A presença do alelo HLA-B51 aumenta em até seis vezes o risco de desenvolver DB e parece ser um marcador de risco para o desenvolvimento de NB, pelo menos nas populações de maior prevalência da doença. Além dos exames de sangue de rotina com marcadores inflamatórios (PCR e VHS), o exame do liquor e a RM são de grande utilidade na investigação de NB. Na forma parenquimatosa, normalmente se encontra pleocitose neutrofílica de até 400 céls/mm^3 que costuma ser substituída por predomínio linfocítico com o passar do tempo e discreta hiperproteinorraquia. A quantificação de citocinas no liquor e a sua aplicabilidade clínica ainda é questão em aberto. A RM costuma demonstrar lesões unilaterais realçadas com

Tabela 56.3 – Critérios recomendados para o diagnóstico de Neuro-Behçet (NB)

NB definido: todos os critérios abaixo preenchidos

1. Diagnóstico de doença de Behçet (vide Tabela 56.2)
2. Acometimento neurológico objetivo compatível com doença de Behçet e corroborado por pelo menos:
   2a. Ressonância Magnética
   2b. Liquor
3. Ausência de melhor explicação para os achados

NB provável: presença de um dos critérios seguintes excluídas outras explicações

1. Síndrome neurológica compatível com NB na presença de características sistêmicas que não preenchem os critérios para DB (vide Tabela 56.2)
2. Síndrome neurológica não sugestiva de NB em paciente que preenche os critérios para DB

gadolínio, edematosas e extensas abrangendo desde o tálamo e núcleos da base até as porções ponto-mesencefálicas. Lesões multifocais e bilaterais podem ocorrer, embora não seja o cenário habitual. As lesões não apresentam restrição à difusão, o que pode ajudar no diagnóstico diferencial com doenças vasculares. Pode haver a identificação de atrofia do tronco encefálico e/ou do cerebelo, o que sugere o diagnóstico da forma crônica progressiva de NB. Na forma de TVC, a realização de angiorressonância com fase venosa é capaz de prontamente revelar o diagnóstico.

O tratamento de escolha das manifestações neurológicas parenquimatosas da DB na fase aguda é a pulsoterapia com metilprednisolona intravenosa na dose de 1.000 mg/dia por 5 a 7 dias seguida de prednisona por via oral em doses lentamente decrescentes por até seis meses. O uso de medicação imunossupressora em longo prazo dependerá de uma série de fatores que estão longe de consenso entre os especialistas, o que é próprio de doenças raras que não permitem grandes estudos definitivos. Recomendamos que a prescrição de tratamento crônico de NB leve em consideração: (a) ocorrência de recidiva de NB na retirada paulatina de corticoterapia; (b) resposta inicial ao uso da metilprednisolona; (c) gravidade da manifestação inicial (tronco encefálico ou medula espinhal); (d) presença de atividade sistêmica da DB; (e) percepção de progressão da doença. Estudos retrospectivos realizados em áreas de elevada prevalência de DB e NB estimam o risco de progressão ou recorrência de atividade neurológica em até um terço dos casos. As medicações de manutenção mais utilizadas são, em primeiro lugar, a azatioprina (2 a 2,5 mg/kg/dia), seguida do metotrexato (10 a 15 mg/semana), o micofenolato de mofetila e a ciclofosfamida. Há o relato de uso crescente e precoce de anticorpos monoclonais anti-TNFa (infliximabe, principalmente) para as formas recorrentes, não responsivas aos imunossupressores tradicionais ou aos corticosteroides. Tal conduta ainda não reflete a nossa experiência. O uso de ciclosporina A, que é de uso corrente na prevenção das manifestações oftalmológicas da DB, deverá ser evitado em pacientes com NB pelo maior risco de atividade neurológica da doença.

O tratamento da TVC nos pacientes com NB também não é consensual. Recomendamos anticoagulação plena com heparina não fracionada associada a corticoterapia. O uso de manutenção imunossupressora em longo prazo deverá ser julgado caso a caso.

O prognóstico de NB foi estudado por estudos retrospectivos, em sua maioria. Fatores de mau prognóstico incluem manifestação inicial de tronco encefálico ou mielopatia, recidivas frequentes, progressão precoce da doença e presença de elevada pleocitose. O Painel Internacional de Especialistas recomenda que imunossupressão/imunomodulação seja precocemente iniciada em casos com um ou mais marcadores de mau prognóstico.

Doença relacionada à IgG4

A doença relacionada à IgG4 (DR-IgG4) é uma condição fibroinflamatória de causa desconhecida que pode afetar qualquer órgão ou tecido. Foi inicialmente descrita e caracterizada de forma pormenorizada no Japão, em 2001, em pacientes com pancreatite esclerosante (atual pancreatite autoimune tipo 1) e elevados níveis séricos de IgG4. A caracterização patológica inicial permitiu a verificação de outros relatos de achados similares nos mais diferentes tecidos, notadamente rim, trato biliar, glândulas salivares, pulmão e retroperitônio. Assim, doenças previamente classificadas como entidades isoladas (doença de Mikulicz, doença de Ormond, por exemplo) foram unificadas sob o termo DR-IgG4.

Os achados patológicos da DR-IgG4 compõem uma tríade: (i) fibrose estoriforme (colágeno disposto na forma de vórtice ou redemoinho por ativação de miofibroblastos seguida de estímulo pró-fibrótico provocado por células inflamatórias); (ii) infiltrado linfoplasmocitário (principalmente composto por linfócitos B dispostos em centros germinativos e linfócitos T em meio à fibrose; a imunohistoquímica é mandatória para a determinação da relação IgG4/IgG total, que deverá ser superior a 40%) e (iii) flebite obliterante (típica da DR-IgG4, caracteriza-se por obstrução total ou parcial de veias de pequeno e médio calibres provocada pelo infiltrado linfoplasmocitário ou por compressão extrínseca). É preciso ressaltar que não existem granulomas ou necrose fibrinoide da parede dos vasos na DR-IgG4. Caso tais elementos estejam presentes, outros diagnósticos devem ser investigados e excluída a possibilidade de DR-IgG4. A presença de eosinófilos é muito comum (pelo menos 50% dos casos), especialmente no acometimento do trato respiratório e na miosite orbitária (muitos vezes recebendo o diagnóstico patológico de "fibrose angiocêntrica eosinofílica").

As manifestações neurológicas principalmente atribuídas à DR-IgG4 são a paquimeningite hipertrófica (que por muito tempo, na maioria das vezes, recebeu o selo de "idiopática"), a hipofisite e a miosite orbitária. Por sua importância, particularmente no diagnóstico diferencial com doenças infecciosas, inflamatórias e neoplásicas, abordaremos a paquimeningite hipertrófica (PH) no contexto da DR-IgG4 (vide Tabela 56.4).

Os dados referentes às manifestações neurológicas da DR-IgG4 são escassos e se baseiam, sobretudo, na descrição isolada de casos ou pequenas séries. Feita essa advertência, descreveremos as principais manifestações clínicas da PH da DR-IgG4. Em pelo menos 30% dos casos as manifestações estão restritas ao sistema nervoso. Cefaleia e acometimento dos nervos cranianos, particularmente do VIII com consequente surdez neurossensorial, IX, X, XI e XII dominam o quadro clínico. Diplopia e redução da acuidade visual também são apresentações comuns. Crises epilépticas e déficits motores e sensitivos dimidiados podem ocorrer nos casos de doença extensiva à dura-máter subjacente aos hemisférios cerebrais, tentório cerebelar e medula espinhal. A busca por sinais e sintomas de acometimento extra nervoso deve ser ativa com o objetivo de disponibilidade de tecido biopsiável de mais fácil acesso.

A ressonância magnética é o exame de eleição e revela o espessamento linear ou a formação de imagens noduliformes da dura-máter doente. As imagens adquiridas após a injeção de gadolínio podem demonstrar realce das áreas afetadas. A TC do crânio é útil na suspeita de acometimento ósseo. O exame de PET-FDG demonstra intenso hipermetabolismo nas áreas acometidas e pode se constituir em ferramenta útil para o seguimento de resposta ao tratamento e recidiva da doença.

A análise do liquor é mandatória e tem importância cardinal na exclusão de causas infecciosas e neoplásicas. Os achados principais da PH da DR-IgG4, dada a escassez ainda maior de dados disponíveis, podem revelar pleocitose linfomonocitária variável (de contagem normal até 100 células por mm^3), discreta hiperproteinorraquia (um caso, apenas, de 260 mg/dL) e glicorraquia normalmente ou discretamente diminuída. A presença de bandas oligoclonais

(BOC) é a regra. No entanto, parece haver desaparecimento das BOC após o tratamento eficaz. Há estudos preliminares e em andamento sobre a quantificação específica de IgG4 no liquor, que parece aumentada.

A quantificação sérica de IgG4 deve ser solicitada. A recomendação atual é considerar como elevados níveis séricos superiores a 135 mg/dL. No entanto, estudo recente que avaliou 125 pacientes com DR-IgG4 confirmada por histologia, 107 com doença em atividade e 86 em tratamento, encontrou níveis elevados em somente 51% dos pacientes. Ele parece ser verdade para os pacientes com manifestação neurológica na DR-IgG4. Assim, a principal forma de comprovação diagnóstica é o estudo microscópico detalhado do tecido acometido.

Tabela 56.4 – Diagnóstico diferencial das paquimeningites

Paquimeningite craniana ou espinhal idiopática

Paquimeningite hipertrófica na DR-IgG4

Hipotensão intracraniana
- Espontânea
- Pós-punção liquórica

Infecciosa
- Borreliose
- Sífilis
- Tuberculose
- Fungos
- Cisticercose
- HTLV-I
- Otite externa maligna necrosante por Pseudomonas

Doenças sistêmicas autoimunes/vasculites
- Poliangeíte granulomatosa (antiga granulomatose de Wegener)
- Artrite reumatoide
- Sarcoidose
- Doença de Behçet
- Síndrome de Sjögren
- Arterite de células gigantes

Neoplasias malignas
- Carcinomatose meníngea
- Metástase para a calota craniana
- Linfoma
- Meningioma em placa

Modificado de Kupersmith MJ.[10]

O tratamento da PH da DR-IgG4 se baseia no uso parenteral de metilprednisolona na dose habitual de 1 grama/dia por 5 dias seguida de prednisona por via oral em doses decrescentes. A necessidade de medicação crônica poupadora de corticoide é a regra no manejo da DR-IgG4. Há escassa publicação na literatura e que reflete a nossa própria experiência no seguimento desses pacientes apontando para a possibilidade do uso de metotrexato (15 a 20 mg/semana), azatioprina (2 mg/kg/dia), micofenolato de mofetila (1.000 mg duas vezes ao dia) ou ciclofosfamida (com todas as ressalvas já apontadas em relação ao seu uso). O uso de rituximabe é bastante promissor e há relatos crescentes de remissão da doença com o uso prolongado do anticorpo monoclonal, mesmo nos casos que haviam falhado previamente ao uso de uma ou mais das medicações citadas. Tal observação reforça um provável papel patogênico direto da IgG4 nas manifestações da doença, embora siga assunto em aberto.

Lúpus eritematoso sistêmico (LES)

O LES é uma doença autoimune seis a nove vezes mais comum em mulheres e que afeta principalmente indivíduos jovens e de meia-idade. Estudos de incidência e de prevalência encontram, respectivamente, números de 1,8 a 7,6 novos casos por 100.000 habitantes por ano e de 39 a 51 casos por 100.000 habitantes.

A frequência das manifestações neuropsiquiátricas do LES varia muito na literatura médica, reflexo dos distintos critérios diagnósticos e de inclusão utilizados. Tais estudos demonstram 20 a 97% de pacientes lúpicos com manifestações neuropsiquiátricas. O termo neurolúpus ou lúpus neuropsiquiátrico engloba as manifestações psiquiátricas e aquelas que acontecem no sistema nervoso central (SNC) e periférico (SNP).

O acometimento do SNC é mais comum nas fases precoces de diagnóstico da doença (dentro do primeiro ano, principalmente) e quase sempre ocorre em vigência de atividade da doença também em outros órgãos. O mecanismo fisiopatológico é múltiplo e provavelmente envolve a presença de anticorpos antineuronais (crises epilépticas e psicose) e anticorpos antifosfolípides (eventos vasculares). A ocorrência de vasculite é rara e deve ser cogitada apenas naqueles casos de pacientes lúpicos que se apresentam com acidente vascular isquêmico, investigação ecocardiográfica normal e ausência de anticorpos antifosfolípides, particularmente na presença de doença sistêmica muito ativa.

Os critérios diagnósticos propostos pelo *American College of Rheumatology* foram revisados em 2012 e estão descritos na Tabela 56.5. Para que o diagnóstico de LES seja feito, são necessários quatro ou mais critérios (pelo menos um clínico e um laboratorial) ou nefrite lúpica comprovada por documentação anatomopatológica (biópsia renal) com FAN ou anti-DNA positivo.

As manifestações neuropsiquiátricas do LES que são endossadas pelo *American College of Rheumatology* e que vão muito além de crise convulsiva e psicose foram definidas em 1999 e englobam situações clínicas que acometem o sistema nervoso central e o sistema nervoso periférico (vide Tabela 56.6).

Estudo prospectivo publicado em 2010 e que acompanhou 1206 pacientes com LES demonstrou que as manifestações mais comuns no SNC foram cefaleia (47%) e epilepsia (8%). O acometimento do SNP foi bastante raro (2%) e igualmente se caracterizou por polineuropatia, neuropatia craniana e mononeuropatia.

A cefaleia no paciente lúpico é assunto controverso, mas que, resumidamente, deve ser abordada da seguinte maneira: (a) cefaleia benigna, migrânea e tipo tensional, geralmente, que ocorre na mesma frequência que na população geral, e sobretudo no contexto de

Tabela 56.5 – Critérios diagnósticos para lúpus eritematoso sistêmico

Critérios clínicos	Critérios imunológicos
1. Lúpus cutâneo agudo	1. FAN
2. Lúpus cutâneo crônico	2. Anti-DNA
3. Úlceras orais ou nasais	3. Anti-Sm
4. Alopecia não cicatricial	4. Anticorpos antifosfolípides
5. Sinovite envolvendo 2 ou mais articulações	5. Redução de complemento (C3, C4 e CH50)
6. Serosite	6. Teste de Coombs direto positivo na ausência de anemia hemolítica
7. Renal	
8. Neurológico	
9. Anemia hemolítica	
10. Leucopenia < 4.000/mm^3 ou linfopenia < 1.000 mm^3	
11. Trombocitopenia < 100.000/mm^3	

Tabela 56.6 – Manifestações neuropsiquiátricas do LES de acordo com os critérios do American College of Rheumatology

Sistema nervoso central	Sistema nervoso periférico
1. Cefaleia	1. Disfunção de nervos cranianos
2. Distúrbios do humor	2. Polineuropatia
3. Disfunção cognitiva	3. Disautonomia
4. Crises epilépticas	4. Mononeuropatia
5. Doença cerebrovascular	5. Síndrome de Guillain-Barré
6. Distúrbios de ansiedade	6. Plexopatia
7. Psicose	7. Miastenia
8. Mielopatia	
9. Síndromes desmielinizantes	
10. Estado confusional agudo	
11. Movimentos anormais	
12. Meningite asséptica	

paciente lúpico fora de atividade da doença e que não exige nenhuma abordagem específica além daquela definida nas situações habituais das cefaleias primárias; (b) cefaleia atípica com sinais de alerta caracterizados por um ou mais dos seguintes: início súbito, rigidez de nuca, febre, refratariedade ao tratamento analgésico, persistência além do esperado para as cefaleias primárias, sinais focais, presença de anticorpos antifosfolípides, imunossupressão e uso de anticoagulantes. Nesses casos, o estudo por imagem do SNC e a análise do liquor deverão ser consideradas caso a caso.

As crises epilépticas podem ser focais ou generalizadas e costumam estar temporalmente associadas e limitadas à atividade da doença. O mecanismo patogênico provavelmente depende da presença de anticorpos antineuronais, notadamente antiproteína ribossomal P e anti-neurofilamentos. Deve-se ressaltar a possibilidade, embora menos comum, de ocorrência de crises epilépticas no contexto de complicações do LES, notadamente eventos vasculares (trombose venosa cerebral e infartos cerebrais difusos mediados por anticorpos antifosfolípides), uremia e infecções oportunistas.

As manifestações no SNP, embora infrequentes, caracterizam-se por polineuropatia sensitiva leve restrita aos membros inferiores, raramente associada a comprometimento motor dos músculos do pé. A ocorrência de mononeurite múltipla vasculítica confluente pode confundir o quadro. Os nervos cranianos são normalmente acometidos por lesões intra-axiais. Oftalmoplegia internuclear, desvio *skew* e paresias do olhar conjugado são as apresentações mais comuns, embora paralisia facial periférica, neurite óptica e surdez neurossensorial sejam possíveis.

O neurologista, no contexto apropriado, deve estar atento para a possibilidade de outras manifestações neurológicas mais raras do LES (vide Tabela 56.6).

O tratamento das manifestações neuropsiquiátricas do LES baseia-se, na fase aguda, em corticoterapia oral (prednisona, 1 mg/kg) ou parenteral (metilprednisolona, 1grama/dia, por 3 a 5 dias). O uso de ciclofosfamida associada à corticoterapia deverá ser julgado individualmente levando-se em consideração a gravidade das manifestações. O uso de imunoglobulina humana hiperimune no neurolúpus ainda carece de evidência científica robusta que endosse a sua prescrição. Plasmaferese pode ser uma opção em casos selecionados. A fase de manutenção baseia-se na prescrição de imunossupressores (azatioprina, micofenolato mofetil) associados ou não ao corticoide oral. O anticorpo monoclonal anti-CD20+ rituximabe é uma opção de segunda linha.

As manifestações trombóticas mediadas pela presença de anticorpos antifosfolípides exigirão anticoagulação perene.

Síndrome de Sjögren

A síndrome de Sjögren acomete 3% da população, principalmente mulheres. Caracteriza-se pela presença de pelo menos dois elementos da tríade de ceratoconjuntivite *sicca*, xerostomia e outra doença do tecido conjuntivo. A principal doença do tecido conjuntivo associada à síndrome de Sjögren, quando presente, é a artrite reumatoide.

O acometimento do sistema nervoso na síndrome de Sjögren pode ocorrer tanto no SNP como no SNC, embora mais frequente no primeiro. Pode ainda haver acometimento muscular. As manifestações no SNP estão listadas na Tabela 56.7.

Tabela 56.7 – Acometimento do sistema nervoso periférico na síndrome de Sjögren

Polineuropatia sensitiva distal pura
Neuronopatia dos gânglios dorsais (ganglionite)
Mononeuropatias • Neuropatias cranianas (V, VII e VIII). • Mononeurite múltipla • Neuropatias compressivas (síndrome do túnel do carpo)
Neuropatia autonômica

As neuropatias periféricas representam as complicações neurológicas mais comuns da síndrome de Sjögren, afetando cerca de 10 a 20% dos pacientes. Quando se consideram os achados eletroneuromiográficos, tal cifra eleva-se para 50%, detectando-se, assim, o acometimento subclínico do SNP em grande parte dos pacientes. Os sintomas de acometimento do SNP podem preceder a clássica síndrome *sicca* em até 24 meses. Isso é particularmente verdade em relação a polineuropatia sensitiva distal pura.

Do ponto de vista fisiopatológico, a ocorrência de diferentes tipos de neuropatia sugere a existência de diferentes mecanismos de agressão ao SNP. A polineuropatia sensitiva distal pura (PSDP) é a forma mais comum de acometimento do SNP. Clinicamente, apresenta-se, em seu início, por parestesias e queimação na região plantar. O curso é insidioso e a progressão bastante lenta, produzindo sintomas leves e déficits sensitivos discretos. Do ponto de vista laboratorial, a PSDP é frequentemente acompanhada por aumento da VHS, fator reumatoide e FAN positivos, além da presença de anti-La e anti-Ro, expressando uma forma clínica e imunologicamente mais ativa da síndrome de Sjögren, com manifestações sistêmicas mais exuberantes.

A neuronopatia dos gânglios dorsais (NGD) é bastante característica da síndrome de Sjögren, dada a sua rara ocorrência em outras doenças inflamatórias (segundo alguns autores, a NGD não ocorre em nenhuma outra doença inflamatória sistêmica que não a SS). Contudo, não é específica nem patognomônica, uma vez que é manifestação paraneoplásica bem conhecida, sobretudo no contexto do carcinoma de pequenas células do pulmão. O acometimento geralmente se inicia nas regiões distais, acabando por atingir os segmentos proximais, o tronco e a face. O envolvimento pode ser simétrico ou não e, em alguns casos, pode haver discrepância entre os sintomas nos membros superiores e inferiores. Ocorre cedo no curso da síndrome de Sjögren, podendo também preceder a síndrome *sicca* e as alterações sorológicas. O curso clínico é variável, com início indolente e evolução lenta para a cronicidade, ainda que tenham sido descritos casos agudos e outros não progressivos, com melhora espontânea no decorrer do tempo.

As mononeuropatias apresentam-se como neuropatias cranianas, mononeuropatias múltiplas e neuropatias compressivas. A neuropatia craniana mais comum e característica da síndrome de Sjögren é a neuropatia trigeminal sensitiva, caracterizada por hipoestesia térmica e dolorosa da face, uni ou bilateral, lentamente progressiva e, muitas vezes, associada a disestesias. O envolvimento da raiz motora do V nervo quase nunca ocorre. Os outros nervos cranianos que podem ser acometidos são o nervo óptico, o nervo facial e o nervo vestibulococlear (com consequente surdez neurossensorial). A presença de anticorpos anticardiolipina parece comum quando há neuropatia vestibulococlear.

A mononeuropatia múltipla pode acometer até 24% dos pacientes com síndrome de Sjögren. Os nervos mais comumente afetados são: fibular, sural, tibial, ulnar, mediano e radial. O mecanismo fisiopatológico ocorre por vasculite e exige a pronta instituição do tratamento imunossupressor. Em relação às neuropatias compressivas, a mais comum é a síndrome do túnel do carpo, cuja prevalência está em torno de 20%.

A neuropatia autonômica, ainda que rara, pode ocorrer como única manifestação da síndrome ou como um achado adicional em pacientes com PSDP ou NGD. As principais manifestações clínicas são: anidrose, hipotensão ortostática e a síndrome de Adie.

O envolvimento do SNC é menos comum, podendo acometer tanto o encéfalo quanto a medula espinhal (vide Tabela 56.8). A frequência de tal acometimento pode chegar até 50% de acordo com a literatura, embora seja bastante rara em nossa própria experiência (dados não publicados).

Tabela 56.8 – Acometimento do sistema nervoso central na síndrome de Sjögren

Focal	

Encefálico:
• Hemiparesia
• Afasia
• Hemihipoestesia
• Crise epiléptica
• Ataxia cerebelar
	Medular:
	• Mielite transversa recorrente
	• Mielopatia crônica progressiva
	• Bexiga neurogênica:
	  – urgência miccional
	  – urge incontinência

Difuso	
• Encefalopatia aguda/subaguda • Meningite asséptica • Síndrome demencial • Depressão/transtornos de ansiedade (síndrome do pânico)	

O envolvimento encefálico pode se manifestar por alterações neurológicas focais ou difusas. Os déficits focais incluem hemiparesia, hemihipoestesia, afasia, disartria, crises epilépticas, alterações cerebelares ou do tronco encefálico e, mais raramente, movimentos anormais. As manifestações difusas incluem encefalopatia aguda ou subaguda, meningite asséptica recorrente, disfunção cognitiva (demência) e distúrbios afetivos, especialmente transtornos ansiosos (síndrome do pânico). Psicose, por outro lado, é uma manifestação rara.

A medula espinhal pode ser acometida como mielite transversa recorrente, mielopatia crônica progressiva ou bexiga neurogênica (urgência miccional com ou sem incontinência). Há uma prevalência aumentada de autoanticorpos anti-Ro (77%) em pacientes com mielite transversa recorrente, apontando para a natureza autoimune do processo. Nesses casos, sobreposição com mecanismo fisiopatológico mediado por anticorpos anti-aquaporina-4 deve ser lembrada.

Cabe aqui ressaltar a dificuldade encontrada nos casos de mielopatia crônica em se distinguir a SS da esclerose múltipla primariamente progressiva, cujos achados clínicos, liquóricos, eletrofisiológicos e de RMN são indistintos. Assim, a SS deve ser sistematicamente pesquisada em pacientes que se apresentam com quadro clínico medular crônico progressivo.

Do ponto de vista fisiopatológico, ainda que não elucidado, o envolvimento do SNC parece ser decorrente de um processo inflamatório secundário a uma vasculopatia encefálica de pequenos vasos. Encontram-se linfócitos B e plasmócitos que atravessam a barreira hematoencefálica lesada, concentrando-se no parênquima cerebral, leptomeninges e medula espinhal. Assim, há elevação da síntese intratecal de IgG. O estudo histológico também pode, raramente, evidenciar microinfartos e micro-hemorragias, sugerindo um processo vasculítico.

A análise do liquor demonstra pleocitose linfomonocitária, hiperproteinorraquia, aumento do índice de síntese de IgG e bandas oligoclonais. A tomografia de crânio geralmente é normal, assim como a angiografia digital. O teste de potenciais evocados pode detectar alterações visuais, auditivas ou sensitivas somáticas, de interpretação inespecífica. O exame de eleição para a investigação por imagem do SNC é a RM, que demonstra múltiplas áreas de hipersinal em T2 e imagens de alta densidade de prótons na substância branca periventricular e subcortical, indistinguíveis, muitas vezes, das imagens vistas na esclerose múltipla.

Por fim, vale ressaltar o envolvimento muscular na síndrome de Sjögren. Ocorre em grande parte dos pacientes, embora se torne sintomático em pouco mais de 10% deles. Há uma miopatia focal, com infiltrado inflamatório linfocítico bem localizado, cujas manifestações clínicas são geralmente frustras. Polimiosite é rara.

O tratamento das manifestações neurológicas consiste em ciclofosfamida e prednisona. Pulsoterapia com metilprednisolona (1g/dia por três dias consecutivos) associada ao tratamento imunossupressor crônico também é opção. O uso de corticosteroides e agentes citotóxicos para o tratamento da neuronopatia tem apresentado resultados desanimadores. Tal fato pode ser decorrente do tempo insuficiente de tratamento ou a limitada capacidade de recuperação uma vez que a neuronopatia tenha sido suficientemente avançada para exigir tratamento. Há relatos de algum benefício em pacientes com neuronopatia tratados pela associação de corticosteroides e imunoglobulina humana hiperimune. A meningoencefalite asséptica pode responder aos corticosteroides.

Artrite reumatoide

A artrite reumatoide (AR) acomete 1% da população e caracteriza-se por grave artrite associada a sintomas constitucionais, oculares, cardíacos, pulmonares, serosites e vasculite intestinal. O acometimento do sistema nervoso periférico é o mais comum e se faz por múltiplos mecanismos fisiopatológicos. O diagnóstico é basicamente clínico.

As principais manifestações neurológicas da AR estão listadas na Tabela 56.9. O SNC é raramente acometido e quando isso ocorre em paciente com AR o mais provável é que o mecanismo seja o mesmo encontrado na população geral e de mesma faixa etária. O encontro de nódulos e placas na dura-máter e nas leptomeninges é achado frequentemente assintomático, embora possa contribuir para o agravamento de doença da coluna cervical com potencial compressão medular.

Tabela 56.9 – Manifestações neurológicas da artrite reumatoide

Neuropatia compressiva (síndrome do túnel do carpo)
Polineuropatia sensitiva distal leve
Mononeurite múltipla
Neuropatia autonômica
Doença da coluna cervical: • Subluxação atlantoaxial • Subluxação vertical do processo odontoide (impactação atlantoaxial) • Subluxação posterior do atlas sobre o áxis • Subluxações subaxiais (principalmente C4-5)
Placas e nódulos em dura-máter e leptomeninges (frequentemente assintomáticas)
Miopatia

O acometimento mais comum do SNP são as neuropatias compressivas. A compressão do nervo mediano (síndrome do túnel do carpo, 45% dos pacientes) e do nervo fibular são as mais comuns e ocorrem por abaulamento sinovial e *pannus* reumatoide. Polineuropatia sensitiva distal leve acomete até um terço dos pacientes e não possui mecanismo causal claro, embora vasculite possa ser documentada em alguns casos.

Neuropatia vasculítica ocorre principalmente sob a forma de mononeurite múltipla e quase exclusivamente nos pacientes com AR grave, VHS elevada, diminuição de complemento e envolvimento de outros órgãos, notadamente pele, músculo ou vísceras.

A coluna cervical é bastante acometida na AR e manifesta-se por dor secundária a *pannus* reumatoide. Isquemia da medula espinhal pode ocorrer por compressão de ramos penetrantes oriundos da artéria espinhal anterior. Subluxação atlantoaxial é a forma mais comum de acometimento da coluna cervical. Dor é quase universal e até dois terços dos pacientes apresentam comprometimento (quase sempre assintomático) de tratos longos. A ocorrência de parestesias em associação com fraqueza inicial nos músculos da mão quase sempre é diagnosticada, de maneira equivocada, como secundária a polineuropatia periférica da AR. O prognóstico da subluxação atlantoaxial costuma ser bom, embora rápida deterioração e sinais de compressão medular possam ocorrer caso sobrevenha intercorrência local (fratura, por exemplo). Outras formas de subluxação também podem ocorrer e estão listadas na Tabela 56.9.

O tratamento das manifestações neurológicas depende da manifestação clínica. A vasculite reumatoide na forma de mononeurite múltipla é tratada na forma de pulsoterapia com ciclofosfamida (0,6 g/m^2). Neuropatias compressivas podem responder a corticoterapia oral e imobilização programada com órteses adequadas. Tratamento cirúrgico é exceção. A doença da coluna cervical, sempre que possível, deverá ser manejada clinicamente com analgesia e colar cervical. O melhor momento para a intervenção cirúrgica, quando necessária, deverá ser determinado caso a caso. Deve-se lembrar da dificuldade técnica relacionada às condições ósseas desfavoráveis associadas ao processo patológico de base.

Referências

1. Tavee JO, Stern BJ. Neurosarcoidosis. Continuum (Minneap Minn) 2014;20(3):545-559.
2. Joseph FG, Scolding NJ. Neurosarcoidosis: a study of 30 new cases. J Neurol Neurosurg Psychiatry 2009;80(3):297-304.
3. Hoitsma E. Marzinak M, Faber CG et al. Small fiber neuropathy in sarcoidosis. Lancet 2002;359:2085-2086.
4. Al-Araji A, Kidd DP. Neuro-Behçet's disease: epidemiology, clinical characteristics, and management. Lancet Neurol 2009;8:192-204.
5. Kalra S, Silman A, Akman-Demir G, Bohlega S, Borhani-Haghighi A, Constantinescu CS et al. Diagnosis and management of Neuro-Behçet's disease: international consensus recommendations. J Neurol 2014;261(9):1662-76.
6. Hatemi G, Silman A, Bang D, Bodaghi B, Chamberlain AM, Gul A et al. EULAR recommendations for the management of Behçet disease. Ann Rheum Dis 2008;67:1656-1662.
7. Lu LX, Della-Torre E, Stone JH, Clark SW. IgG4-Related Hypertrophic Pachymeningitis Clinical Features, Diagnostic Criteria, and Treatment. JAMA Neurol. 2014;71(6):785-793.
8. Della-Torre E, Lanzillotta M, Doglioni C. Immunology of IgG4-Related Disease. Clin Exp Immunology. Accepted Article, doi: 10.1111/cei.12641.
9. Wallace ZS, Deshpande V, Mattoo H, Mahajan, Kulikova M, Pillai S et al. IgG4-Related Disease: Clinical and laboratory features in 125 patients. Arthritis Rheumatol Accepted Article, doi: 10.1002/art.39205.
10. Kupersmith MJ; Martin V, Heller G, Shah A, Mitnick HJ. Idiopathic hypertrophic pachymeningitis. Neurology 2004;62:686-694.

11. Zhang J, Chen H, Ma Y, Xiao Y, Niu N, Lin W, Wang X, Liang Z, Zhang F, Li F, Zhang W, Zhu Z. Characterizing IgG4-related disease with ^{18}F-FDG PET/CT: a prospective cohort study. Eur J Nucl Med Mol Imaging. 2014;41(8):1624-34.
12. Yamamoto M, Awakawa T, Takahashi H. Is rituximab effective for IgG4-related disease in the long term? Experience of cases treated with rituximab for 4 years. Ann Rheum Dis. 2015 Apr 10. annrheumdis-2015-207625. doi: 10.1136/annrheumdis-2015-207625.
13. Kumar N. Neurology of Systemic Disease. Continuum (Minneap Minn) 2017;23(3).

Parte 8

Distúrbios do Movimento

Capítulo 57

Doença de Parkinson
Aspectos Diagnósticos

Egberto Reis Barbosa
Clarice Listik

Introdução

A doença de Parkinson (DP) é a segunda mais comum doença neurodegenerativa, acometendo entre 2% a 3% da população acima dos 65 anos[1]. Manifesta-se com caráter predominantemente motor, é progressiva e ligeiramente mais comum no sexo masculino. Anormalidades não motoras como distúrbios cognitivos, psiquiátricos e autonômicos, hiposmia, fadiga e dor também podem ocorrer, e algumas delas podem preceder as alterações motoras. A DP geralmente surge após os 50 anos, sendo considerada de início precoce quando se instala antes dos 40 anos (cerca de 10% dos casos) e juvenil, antes dos 20 anos (extremamente rara).

Na etiologia da DP interagem de forma complexa fatores genéticos, ambientais e o próprio envelhecimento. Em cerca de 10 a 15% dos casos a moléstia é de natureza genética, sendo que mais de 20 *loci* já foram identificados. As formas genéticas da doença, geralmente, são de início mais precoce.

Considera-se, atualmente, que, na etiopatogenia da DP, a participação de depósitos anormais da alfa-sinucleína, proteína de ação pré-sináptica, está centralmente envolvida. Admite-se que, sob a influência dos fatores etiológicos, ocorram alterações estruturais na molécula desta proteína que favorecem a sua agregação e acúmulo em populações neuronais mais suscetíveis, tais como substância negra, *locus ceruleus* entre outras, levando à disfunção de organelas e sistemas celulares que acarretam a morte neuronal[2]. Portanto a DP é considerada uma proteinopatia da classe das sinucleinopatias, juntamente com Demência com Corpos de Lewy e a Atrofia de Múltiplos Sistemas.

O estudo de Braak e cols.[3] indica que as manifestações pré-motoras da DP estão relacionadas ao acometimento de estruturas do bulbo e ponte no tronco cerebral, além do sistema olfatório. Portanto o processo degenerativo na DP parece ter uma progressão caudo-cranial iniciando-se no tronco cerebral baixo (fase pré-motora), evoluindo de forma ascendente, passando pelo mesencéfalo (fase motora) até atingir estruturas corticais que integram funções cognitivas (fase avançada). Estudos mais recentes sugerem que na DP, o acúmulo de alfa-sinucleína pode se iniciar no sistema nervoso entérico, com progressão ascendente pelo sistema vagal até o núcleo dorsal do nervo vago, e posteriormente atingir estruturas mais rostrais, conforme mencionado anteriormente[4]. Há ainda indícios de que essa proteinopatia possa propagar-se entre os neurônios por mecanismo semelhante ao das doenças priônicas[5].

Considerando-se estes novos conceitos referentes à história natural da DP, ao nos referirmos ao diagnóstico da DP, entendemos que ele é estabelecido, com os recursos disponíveis atualmente, anos após o início do processo degenerativo, quando então instalam-se as clássicas alterações motoras da doença. As manifestações motoras da DP decorrem principalmente da perda progressiva de neurônios da parte compacta da substância negra. A degeneração nesses neurônios é irreversível e resulta na diminuição da produção de dopamina, acarretando alterações funcionais no circuito dos núcleos da base. Conforme assinalado anteriormente manifestações não motoras da doença tais como hiposmia, constipação intestinal, depressão e transtorno comportamental da fase REM (*rapid eye movement*) do sono, podem estar presentes anos antes do surgimento das dificuldades motoras[6]. Na Figura 57.1 estão representadas numa linha do tempo as principais manifestações motoras e não motoras da DP.

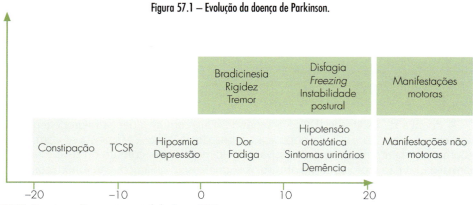

Figura 57.1 – Evolução da doença de Parkinson.

*TCSR: Transtorno Comportamental do Sono REM.

O diagnóstico da doença de Parkinson

O diagnóstico da DP é essencialmente fundamentado em dados clínicos e os exames complementares têm como maior finalidade descartar condições que podem ser confundidas.

O diagnóstico da doença na fase pré-motora ou prodrômica da DP ainda não é possível ser estabelecido com segurança, mas há uma proposição da *Movement Disorders Society* de critérios diagnósticos para esta fase da moléstia, para fins de pesquisa. Esses critérios baseados essencialmente em fatores de risco para DP (identificados por baseados em estudos epidemiológicos), na presença manifestações não motoras (principalmente as mencionadas anteriormente) e em alguns biomarcadores (tais como cintilografia cerebral para estudo da transmissão dopaminérgica e sonografia transcraniana) permitem delinear a probabilidade de um indivíduo desenvolver a doença[6].

O diagnóstico da DP envolve 3 passos (vide Figura 57.2):
1) a caracterização da síndrome parkinsoniana;
2) a identificação da causa do parkinsonismo e portanto exclusão de formas secundárias decorrentes de causas específicas e de formas atípicas de parkinsonismo relacionadas a afecções neurodegenerativas da meia idade e as relacionadas a doenças degenerativas ou dismetabólicas de causa genética de início nas primeiras décadas de vida;

3) a confirmação do diagnóstico clínico com base na resposta terapêutica à levodopa e na evolução da doença[7].

O diagnóstico da forma da DP de início precoce apresenta peculiaridades e é mais complexo, pois envolve um maior número de afecções comparada com a forma clássica da moléstia.

Figura 57.2 – Fluxograma para o diagnóstico da doença de Parkinson.

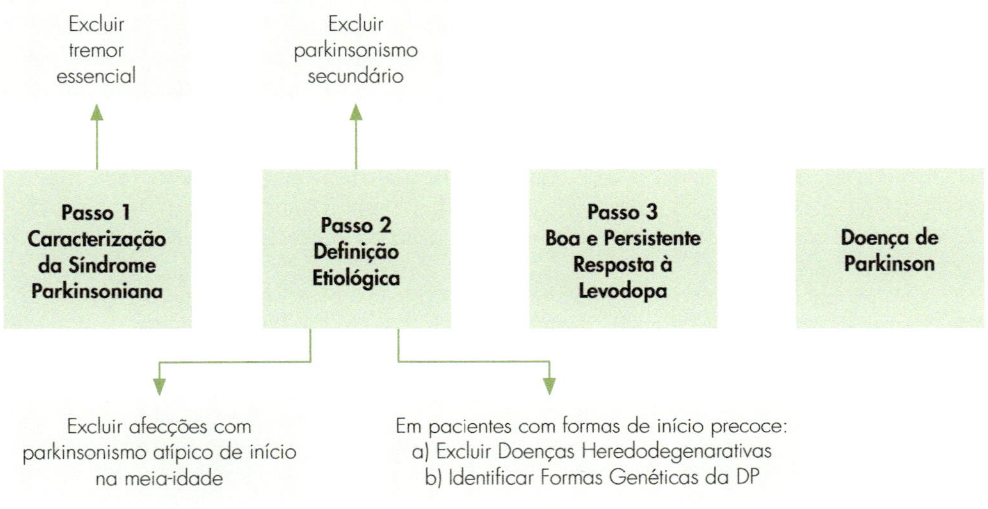

Excluir tremor essencial

Excluir parkinsonismo secundário

Passo 1 Caracterização da Síndrome Parkinsoniana

Passo 2 Definição Etiológica

Passo 3 Boa e Persistente Resposta à Levodopa

Doença de Parkinson

Excluir afecções com parkinsonismo atípico de início na meia-idade

Em pacientes com formas de início precoce:
a) Excluir Doenças Heredodegenarativas
b) Identificar Formas Genéticas da DP

Passo 1: Caracterização da síndrome parkinsoniana

Na DP a principal manifestação clínica é a síndrome parkinsoniana. Na DP o quadro clínico é dominado pelas manifestações motoras representadas pela síndrome parkinsoniana, mas alterações não motoras, já mencionadas frequentemente estão presentes e decorrem em parte do envolvimento de estruturas fora do circuito dos núcleos da base.

A síndrome parkinsoniana ou parkinsonismo é um dos mais frequentes tipos de distúrbio do movimento e apresenta-se com quatro componentes básicos: bradicinesia, rigidez, tremor de repouso e instabilidade postural. Pelo menos dois desses componentes são necessários para a caracterização da síndrome.

» **Bradicinesia:** caracterizada por lentidão dos movimentos associada à diminuição na amplitude e/ou na velocidade do movimento, incapacidade de sustentar movimentos repetitivos (fatigabilidade). É a mais característica das alterações motoras cardinais da doença. Pode ser avaliada nas manobras de movimentos repetitivos dos dedos (*finger tapping*), movimentos de abrir e fechar ou pronação-supinação da mão, bater os pés, entre outras.

» **Rigidez:** é a hipertonia plástica, ou seja, resistência ao movimento passivo independente da velocidade. Essa resistência pode ser contínua ou intermitente (esta caracteriza o típico fenômeno da "roda denteada"). Outra característica da hipertonia plástica é o acometimento preferencial da musculatura flexora, determinando alterações típicas da postura, com anteroflexão do tronco (cujo extremo caracteriza a camptocormia) e semiflexão dos membros (postura simiesca).

» **Tremor de repouso:** o tremor parkinsoniano típico é de repouso, assimétrico, distal com frequência de 4 a 6Hz e costuma envolver preferencialmente as mãos, configurando a alternância entre pronação e supinação ou flexão e extensão dos dedos. Pode estar presente ainda um tremor reemergente na postura mais prolongada. O tremor parkinsoniano exacerba-se em situações de estresse, ansiedade e na distração (por exemplo, na marcha). Comumente descrito como tremor em "*pill rolling*" ou em "contar dinheiro".

» **Instabilidade postural:** é decorrente da perda de reflexos de readaptação postural. Esse distúrbio que não é comum em fases iniciais de evolução da DP, eventualmente evidenciando-se apenas em mudanças bruscas de direção durante a marcha, posteriormente pode agravar-se e determinar quedas frequentes. A presença de instabilidade postural em fase precoce da DP é um elemento contra o diagnóstico da DP e sugere uma das formas de parkinsonismo atípico (paralisia supranuclear progressiva). Pode ser avaliada pelo *pull test*: avaliação do equilíbrio do paciente ao puxá-lo para trás pelos ombros. A resposta é anormal se o paciente dá mais que duas passadas para trás para evitar a queda.

Outras alterações motoras típicas da síndrome parkinsoniana, decorrentes da bradicinesia e/ou rigidez são: hipomimia, fala de baixo volume e sem entonações, micrografia, marcha com passos curtos e redução do balanço passivo dos membros superiores (marcha em bloco), *freezing* (bloqueio de marcha) usualmente no início da marcha, ao se virar, ou ao passar num espaço mais fechado.

O principal diagnóstico diferencial do tremor parkinsoniano é o tremor essencial (TE), condição mais frequente que a DP. Suas características serão melhor abordadas no capítulo específico de tremores deste livro, mas em resumo, o tremor essencial é um tremor cinético-postural simétrico (ou com discreta assimetria), geralmente nos membros superiores, mas podendo acometer o segmento cefálico (tremor em afirmação ou negação) e voz. É uma doença bimodal quanto à faixa etária (adulto jovem ou mais comumente acima de 50 anos) que classicamente melhora com ingesta alcóolica, apresenta história familiar positiva em 30-40% dos casos e responde a betabloqueadores e a primidona. Entretanto, deve-se considerar que em pacientes com DP eventualmente pode estar presente um tremor postural associado ou não ao tremor de repouso e por outro lado pacientes com TE podem vir a desenvolver DP (comorbidade), pois ambas as condições são de alta prevalência a partir da meia idade.

É relevante observar que na DP a síndrome parkinsoniana acomete inicialmente um hemicorpo, geralmente iniciando-se pelo membro superior e na evolução, após meses ou anos, estende-se para o outro lado do corpo. O acometimento bilateral, desde o início da instalação da síndrome parkinsoniana é um dado clínico que levanta suspeitas contra o diagnóstico de DP, e sugere formas secundárias de parkinsonismo ou parkinsonismo degenerativo atípico.

O parkinsonismo manifestado com os seus componentes clássicos geralmente não oferece maiores dificuldades para ser reconhecido. Destes componentes o que leva mais rapidamente ao reconhecimento da síndrome parkinsoniana é o tremor de repouso que geralmente está presente em 70% a 80% dos pacientes com DP na fase inicial da moléstia. Portanto essas formas tremulantes da DP são as que mais precocemente são diagnosticadas.

Na DP de início precoce a apresentação com a forma rígido-acinética, por vezes associada a fenômenos distônicos, é mais frequente que na forma clássica.

Deve-se considerar ainda que manifestações não motoras tais como hiposmia, constipação intestinal, depressão e transtorno comportamental do sono REM, frequentemente já estão presentes quando se instala a síndrome parkinsoniana e a sua identificação pode auxiliar no diagnóstico da DP.

Passo 2: Identificação da causa da síndrome parkinsoniana

A identificação da causa da síndrome parkinsoniana implica no reconhecimento de causas específicas (parkinsonismo secundário) ou de formas atípicas de parkinsonismo degenerativo. Excluídas estas possibilidades estaremos diante de uma forma primária de parkinsonismo, ou seja, a DP.

Parkinsonismo secundário

As principais causas de parkinsonismo secundário estão na Tabela 57.1.

A mais importante causa de parkinsonismo secundário é a exposição a drogas que podem agir no SNC como agentes bloqueadores de receptores dopaminérgicos. Nesta categoria de drogas incluem-se: os neurolépticos especialmente os típicos, os bloqueadores de canais de cálcio (cinarizina, flunarizina) e antieméticos e aceleradores de trânsito gástrico como as benzamidas (metoclopramida e bromoprida).

Dado importante a ser considerado é que o parkinsonismo induzido por drogas pode persistir por semanas ou meses após a retirada do agente causador. Dessa forma as informações de anamnese a serem obtidas em pacientes portadores de parkinsonismo devem ser bastante minuciosas em relação a esse aspecto.

Várias entre as outras causas de parkinsonismo secundário que constam na Tabela 57.1 podem ser identificadas por dados de história do paciente ou exames de neuroimagem (p. ex.: processos expansivos do SNC, hidrocefalia e calcificação de núcleos da base).

Deve-se ressaltar ainda entre as causas de parkinsonismo secundário em indivíduos mais jovens, diferentemente do que ocorre nos mais idosos, as formas pós-encefalíticas são mais comuns que as formas relacionadas a doença cerebrovascular.

Tabela 57.1 – Causas de parkinsonismo secundário

- Drogas: neurolépticos, antieméticos (benzamidas), bloqueadores de canais de cálcio (cinarizina, flunarizina), amiodarona, lítio, ciclosporina, antidepressivos inibidores de recaptação de serotonina e duais
- Parkinsonismo vascular
- Intoxicações exógenas: manganês, monóxido de carbono, dissulfeto de carbono, metil-fenil--tetra-hidroperidina (MPTP), metanol, organofosforados, herbicidas (paraquat, glifosato)
- Infecções: encefalites virais, síndrome da imunodeficiência adquirida, neurolues, neurocisticercose
- Afecções autoimunes ou paraneoplásicas do SNC
- Hidrocefalia
- Traumatismo Cranioencefálico
- Processos expansivos do SNC
- Distúrbios Metabólicos (p. ex.: hipoparatireoidismo)

Parkinsonismo atípico

O parkinsonismo atípico ou parkinsonismo-plus é a denominação empregada para denominar doenças neurodegenerativas em que uma síndrome parkinsoniana, geralmente apenas expressada por acinesia e rigidez (sem tremor), associa-se a distúrbios autonômicos, cerebelares, piramidais, de neurônio motor inferior ou, ainda de motricidade ocular extrínseca. O parkinsonismo atípico, ao contrário do que ocorre com a DP, geralmente instala-se de forma simétrica, conforme acima mencionado, e responde mal a drogas de efeito antiparkinsoniano, inclusive a levodopa. Essa forma de parkinsonismo está presente em um grupo de moléstias neurológicas degenerativas constituído pelas seguintes afecções: paralisia supranuclear progressiva (PSP), atrofia de múltiplos sistemas, degeneração corticobasal (DCB) e demência com corpos de Lewy (DCL) (Figura 57.3).

Essas doenças neurodegenerativas são as que oferecem maiores dificuldades para serem distinguidas da DP, porque do mesmo modo que a forma clássica desta moléstia, instalam-se na meia idade com quadro neurológico inicial muito parecido com a DP.

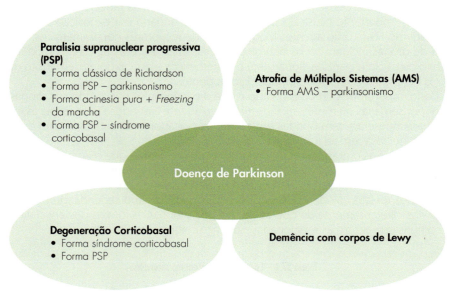

Figura 57.3 – Formas de Parkinsonismo Atípico a serem diferenciadas da Doença de Parkinson

O diagnóstico diferencial da doença de Parkinson de início precoce

Nas formas da DP de início precoce, que representam cerca de 10 a 15% dos casos, o quadro de diagnósticos diferenciais é bastante distinto da DP que se instala na meia idade e é representado pelas afecções degenerativas ou dismetabólicas, geralmente de causa genética, que constam na Tabela 57.2.

Tabela 57.2 – Diagnóstico diferencial do parkinsonismo de instalação precoce

- Formas genéticas da doença de Parkinson
- Doença de Wilson*
- Formas genéticas de distonia associadas ao parkinsonismo
- Neurodegenerações com acúmulo cerebral de ferro*
- Calcificação estriato-pálido-denteada (síndrome de Fahr)*
- Degeneração palidal (pura ou dentato-rubral-pálido-Luysiana)*
- Neuroacantocitose
- Atrofias espinocerebelares (tipos 2, 3 e 17)*
- Demência fronto-temporal com parkinsonismo (Cr/17)
- Forma rígida da doença de Huntington (variante de Westphal)*
- Pré-mutação do gene do X frágil*

* Afecções com alterações de neuroimagem que podem auxiliar na diferenciação com a doença de Parkinson de instalação precoce.

As formas genéticas da DP são de descrição mais recente e se revestem de grande importância por sua contribuição para os avanços dos conhecimentos a respeito da etiopatogenia da DP e na prática quanto à orientação a ser dada para os familiares e pacientes diante da questão da hereditariedade.

Os extraordinários avanços no campo da genética ocorridos desde os anos 1990 levaram à identificação de várias formas genéticas da DP, a maioria delas com manifestações iniciadas antes dos 40 anos de idade. Atualmente mais de 20 loci relacionados à DP são conhecidos, dos quais em 8, os genes estão definitivamente identificados. O primeiro locus (PARK 1) foi descoberto por Polymeropoulos e cols.[8], em 1996, localizado no cromossomo 4 (4q21-23) e o gene, que codifica a alfa-sinucleína, foi identificado pelo mesmo grupo de pesquisadores no ano seguinte[8]. Pouco tempo depois da descrição do PARK1, outra forma familiar de DP com transmissão recessiva foi associada a um gene (PARK2) localizado no cromossomo 6, no locus 6p15.2-27. Esse gene codifica uma proteína denominada parkin, encontrada largamente no encéfalo, incluindo a substância negra. O PARK2 é a causa de 10-20% dos casos de DP de início precoce e já foi descrito em todos os grupos étnicos. Essa forma genética de DP é encontrada em com alta frequência em indivíduos com DP de início precoce instalada antes dos 30 anos mas é muito rara em indivíduos idosos com DP[9]. Em geral os pacientes com PARK2 apresentam evolução mais benigna que a forma clássica da DP e excelente resposta ao tratamento.

Outra forma genética de grande relevância em pacientes com doença de DP familiar é o PARK8 (mutações do gene da Leucin Rich Repeat Kinase 2 – LRRK2), que tem transmissão autossômica dominante com penetrância relacionada à idade[10]. Na maior parte dos casos a doença manifesta-se depois dos 40 anos, mas há um pequeno contingente de indivíduos em que as manifestações são mais precoces. O fenótipo no PARK8 é superponível ao da forma clássica da DP.

Estudos recentes demonstram de forma consistente relações entre a DP e as mutações no gene da glicocerebrosidade que causam a doença de Gaucher. Sidransky e cols.[11] mostraram que a razão de risco para a presença de alguma mutação no gene da glicerobrosidase é 5 vezes maior em pacientes com DP do que em controles. Corroborando as relações entre DP e mutações do gene da GBA o mesmo estudo mostrou que 24% dos pacientes com DP em que essa alteração genética foi detectada tinham pelo menos um familiar em primeiro ou segundo grau com DP.

Em pacientes com parkinsonismo de início precoce a doença de Wilson deve sempre ser considerada e investigada através do estudo do metabolismo do cobre, pois comporta tratamento específico. A presença de sinais de parkinsonismo é comum em pacientes com doença de Wilson. Machado e cols.[12] constataram a presença de algum sinal de parkinsonismo em 78 (66%) de 119 casos com manifestações neurológicas. Entretanto, na maioria desses casos o parkinsonismo está associado a quadro distônico ou tremor postural, dado que facilita o diagnóstico. Outro elemento que pode auxiliar na identificação dessa moléstia é a presença de anel de Kayser-Fleischer, consequente há depósito de cobre na córnea, que é encontrado virtualmente em todos os casos que estão presentes alterações neurológicas.

Passo 3: Confirmação do diagnóstico de DP com base na resposta terapêutica e evolução

A boa resposta às drogas de ação dopaminérgica, especialmente a levodopa, é um critério obrigatório para confirmação do diagnóstico da DP. Entretanto, pacientes com outras doenças que se manifestam com parkinsonismo podem apresentar resposta positiva a essas drogas, ainda que inferior à observada na DP.

Entre estas doenças destacam-se aquelas que são mais difíceis de serem diferenciadas da DP como a PSP e AMS. Estima-se que 20% dos pacientes com PSP e 50% dos casos de AMS, respondam à levodopa em fases iniciais dessas doenças. Particularmente na AMS a resposta a agentes dopaminérgicos pode aproximar-se daquela observada na DP, e eventualmente persistir até fases mais avançadas da moléstia.

A evolução da DP é lenta e sob tratamento os pacientes mantém-se independentes pelo menos nos cinco primeiros anos após a instalação das manifestações motoras da moléstia. Portanto, diante de uma evolução desfavorável, com limitações motoras graves após poucos anos do início da doença, o diagnóstico de DP deve ser colocado em dúvida.

Outro aspecto a ser valorizado como confirmatório do diagnóstico de DP é o aparecimento, a longo prazo, de discinesias induzidas por levodopa.

Exames complementares no diagnóstico da DP

Como mencionado acima, o diagnóstico da DP apoia-se amplamente na anamnese, exame neurológico e acompanhamento do paciente. Exames de imagem estruturais como a Ressonância Magnética e a Tomografia Computadorizada de Encéfalo são utilizadas como auxílio para exclusão dos diagnósticos diferenciais.

Mais recentemente foi descrita uma particularidade em imagens de ressonância magnética que parece diferenciar a DP de parkinsonismos secundários como o parkinsonismo induzido por drogas[13]. Na sequência SWI ou T2* no aparelho 3 Tesla, indivíduos normais têm uma imagem do nigrossomo 1 com aparência de "cauda da andorinha" na porção dorsolateral da substância nigra, enquanto pacientes com DP esse aspecto está desfigurado (ausência do sinal da cauda da andorinha)[14]. A avaliação deste sinal para diferenciação de DP de formas de parkinsonismo atípico ainda está em análise. Outro biomarcador que vem sendo estudado é neuromelanina. Sua avaliação é feita na sequência T1 *fast spin echo* e na DP parece ocorrer uma redução do sinal da neuromelanina e/ou perda de seu volume[15].

Os exames de neuroimagem funcional como PET (*positron emission tomography*) e o SPECT (*single photon emission computed tomography*) utilizam métodos cintilográficos com marcadores da levodopa (L-3,4 di-hidroxifenilalanina) molécula precursora da dopamina (^{18}F-DOPA e ^{11}C-DOPA) ou do transportador de dopamina (^{99m}Tc-TRODAT, ^{123}I-FP-CIT, ^{123}I-Beta-CIT e ^{123}I-Altropane). Na DP há uma deficiência dopaminérgica com redução da captação do radioisótopo no estriado, principalmente no putâmen. Isso ajuda a diferenciar a DP do Tremor Essencial, em que a captação do radioisótopo é normal. Entretanto esses exames cintilográficos não permitem diferenciar a DP de outros tipos de parkinsonismo degenerativo ou mesmo de certas formas de parkinsonismo secundário.

Outro exame complementar que pode ser utilizado como meio auxiliar no diagnóstico da DP é a ultrassonografia transcraniana, um método não invasivo, de custo mais baixo que as cintilografias e já introduzido em nosso meio há alguns anos[15]. A ultrassonografia transcraniana permite avaliar a ecogenicidade do tecido cerebral, através do osso temporal, em que pese, em alguns pacientes, a espessura excessiva da janela óssea não permitir a obtenção de imagens adequadas. A substância negra é identificada no plano mesencefálico como uma estrutura com o formato de uma borboleta de baixa ecogenicidade envolta pelas cisternas da base que são hiperecogênicas[17].

Mais de 90% dos portadores da DP apresentam hiperecogenicidade da substância negra, mas estes tipos de alteração podem ser também encontrados em cerca de 10% de grupos controle. Este exame pode ser útil na diferenciação entre DP e TE.

Pacientes com DP tem redução da captação de meta-iodo-benzil-guanidina (MIBG) na cintilografia cardíaca com ^{123}I-MIBG. MIBG é um análogo da guanetidina, um agente bloqueador adrenérgico cujo mecanismo de captação e armazenamento é semelhante ao da noradrenalina. Ele é ativamente captado pelas terminações nervosas pré-sinápticas dos neurônicos pós-ganglionares. Assim, a cintilografia com MIBG marcado com o radioisótopo ^{123}I pode avaliar as terminações pré-sinápticas pós-ganglionares simpáticas cardíacas. Esse método diagnóstico pode auxiliar na diferenciação da DP com tremor essencial, parkinsonismo vascular, além de algumas formas de parkinsonismo atípico como a AMS, a PSP e a DCB, mas não da DCL.

O exame do olfato através de testes padronizados é outro meio auxiliar no diagnóstico da DP está definitivamente comprovado que na esmagadora maioria dos pacientes com DP, por ocasião do início das manifestações motoras já há grave déficit olfatório, o que não ocorre em pacientes com parkinsonismo atípico ou TE[18].

Outra técnica que poderá trazer contribuição futura para o diagnóstico da DP é a aferição em fluídos biológicos de marcadores (proteínas) envolvidos na etiopatogenia da DP, como a alfa-sinucleína, com o objetivo de distinguir indivíduos normais de portadores da doença.

Critérios diagnósticos para doença de Parkinson

Na Tabela 57.3 constam os critérios diagnósticos propostos pela *United Kingdom Parkinson's Disease Society Brain Bank*, que tem sido os mais utilizados nas últimas décadas[7]. Mais recentemente a *Movement Disorders Society* (Tabela 57.4) propôs novos critérios diagnósticos incorporando os recentes avanços nos conhecimentos sobre a DP[19].

Tabela 57.3 – Critérios do Banco de Cérebros da Sociedade de Parkinson do Reino Unido
(United Kingdom Parkinson's Disease Society Brain Bank)

Primeira etapa (caracterização da síndrome parkinsoniana): critérios necessários para o diagnóstico da doença de Parkinson

Bradicinesia e pelo menos um dos seguintes sintomas:
1. Rigidez muscular
2. Tremor de repouso 4-6 Hz avaliado clinicamente
3. Instabilidade postural não causada por distúrbios visuais, vestibulares, cerebelares, nem proprioceptivos

Segunda etapa (exclusão de outras formas parkinsonismo): critérios negativos (excludentes) para doença de Parkinson

1. História de acidentes vascular cerebral de repetição com sintomas em degraus
2. História de traumatismo craniano grave ou repetitivo
3. História definida de encefalite
4. Crises oculógiras
5. Tratamento prévio com neurolépticos
6. Remissão espontânea dos sintomas
7. Quadro clínico estritamente unilateral após 3 anos
8. Paralisia supranulear do olhar
9. Sinais cerebelares
10. Sinais autonômicos precoces
11. Demência precoce com alterações de memória, linguagem ou praxias
12. Liberação piramidal com sinal de Babinski
13. Presença de tumor cerebral ou hidrocefalia comunicante
14. Resposta negativa à altas doses de levodopa
15. Exposição a MPTP (1-metil-4-fenil-1,2,3,6-tetra-hidropiridina

Terceira etapa (confirmação do diagnóstico): critérios de suporte positivo para o diagnóstico de doença de Parkinson (3 ou mais são necessários ao diagnóstico)

1. Início unilateral
2. Presença do tremor de repouso
3. Doença progressiva
4. Persistência da assimetria dos sintomas
5. Boa resposta a levodopa
6. Presença de discinesias induzidas por levodopa
7. Resposta à levodopa por 5 ou mais anos
8. Evolução clínica de 10 anos ou mais

Tabela 57.4 – Critérios para diagnóstico da doença de Parkinson da Sociedade de Distúrbios do Movimento
(Movement Disorders Society – MDS – Diagnostic Criteria for Parkinson´s Disease)

Critério essencial

Parkinsonismo definido pela presença de bradicinesia associada a rigidez e/ou tremor de repouso

Critérios de suporte

1. Reposta clara e dramática a terapia dopaminérgica. Durante o tratamento inicial, o paciente deve retornar a níveis normais ou quase normais de função. Na ausência de documentação clara da resposta inicial, a resposta dramática pode ser classificada como:
   a) Melhora marcada com incremento de dose ou piora marcada com redução da dose. Mudanças leves não são suficientes. Deve-se documentar isso objetiva (alteração na UPDRS III maior que 30% com a mudança de tratamento) ou subjetivamente (relato documentado de paciente ou cuidador do histórico de mudanças)
   b) Flutuações *on/off* inequívocas e importantes, incluindo, em algum momento, a necessidade de presença do fenômeno de deterioração de fim de dose (*wearing-off*)
2. Presença de discinesias induzidas por levodopa
3. Tremor de repouso de membro documentado em exame clínico (atual ou passado)
4. Presença de perda de olfato ou denervação simpática com cintilografia com meta-iodo-benzil-guanidina (MIBG)

Critérios absolutos de exclusão
(a presença de qualquer um destes exclui doença de Parkinson)

1. Anormalidades cerebelares inequívocas como marcha cerebelar, ataxia apendicular ou anormalidades oculomotoras cerebelares (como sacadas hipermétricas, *macro square wave jerk*, entre outros)
2. Paralisia supranuclear do olhar vertical para baixo ou lentificação seletiva da sacada vertical para baixo
3. Diagnóstico provável, nos primeiros 5 anos de doença, da variante comportamental da demência frontotemporal ou da afasia progressiva primária definidas de acordo com critérios de consenso
4. Características parkinsonianas restritas aos membros inferiores por mais de 3 anos
5. Tratamento com cloqueador de receptor de dopamina ou um agente depletor de dopamina em dose e tempo consistente com parkinsonismo induzido por fármacos
6. Ausência de resposta a altas doses de levodopa, apesar da gravidade pelo menos moderada de doença
7. Perda sensorial cortical inequívoca (alterações na grafestesia, estereognosia, com modalidades sensoriais primárias normais), apraxia ideomotora de membro ou afasia progressiva
8. Neuroimagem funcional normal do sistema dopaminérgico pré-sináptico
9. Documentação de um doença alternativa conhecida que produz parkinsonismo e que seja plausivelmente ligada aos sintomas do paciente, ou avaliação de especialista, que baseada na avaliação diagnóstica completa, sugere que um diagnóstico alternativo seja mais provável que a doença de Parkinson

Sinais de alerta ou *red flags*

1. Progressão rápida da alteração de marcha, necessitando do uso regular de cadeira de rodas em até 5 anos do início dos sintomas
2. Ausência completa de progressão dos sintomas ou sinais motores no decorrer de 5 ou mais anos de doença, a menos que a estabilidade se deve ao tratamento
3. Disfunção bulbar precoce: disartria ou disfonia grave (fala ininteligível a maior parte do tempo) ou disfagia grave (exigindo sonda nasoenteral, gastrostomia ou a utilização de alimentos menos consistentes)
4. Disfunção inspiratória: estridor inspiratório diurno ou noturno ou suspiros inspiratórios frequentes

5. Falência autonômica grave nos primeiros 5 anos de doença, incluindo:
   a) Hipotensão ortostática (diminuição da pressão arterial sistólica em pelo menos 30 mmHg ou da diastólica em pelo menos 15 mmHg, dentro de 3 minutos de ortostase, na ausência de desidratação, uso de medicamentos, ou outras doenças que expliquem a disfunção autonômica
   b) Retenção urinária ou incontinência urinária grave nos primeiros 5 anos de doença (excluindo incontinência de longa data ou de pequena quantidades em mulheres) que não seja simplesmente incontinência funcional. Em homens, a retenção urinária não deve ser atribuída a doença de próstata e deve ser associada a disfunção erétil
6. Quedas recorrentes (mais que uma por ano) por a alterações de equilíbrio dentro dos 3 primeiros anos de doença
7. Anterocolo desproporcional (distonia) ou contraturas de mãos ou pés dentro dos primeiros 10 anos de doença
8. Ausência de qualquer uma dos sintomas não motores nos primeiros 5 anos de doença. Estes incluem alterações do sono (insônia, sonolência excessiva diurna, sintomas do transtorno comportamental do sono REM), disfunção autonômica (obstipação, urgência urinária diurna, hipotensão ortostática sintomática), hiposmia, manifestações psiquiátricas (depressão, ansiedade ou alucinações)
9. Sinais de trato piramidal inexplicáveis (fraqueza piramidal ou hiper-reflexiva claramente patológicas), excluindo assimetria leve de reflexos e resposta plantar extensora isolada
10. Parkinsonismo bilateral simétrico. O paciente ou cuidador relatam simetria dos sintomas no início da doença e nenhuma predominância dos sinais é observada no exame objetivo

Doença de Parkinson clinicamente estabelecida

1. Ausência de critérios de exclusão absolutos
2. Pelo menos 2 critérios de suporte
3. Ausência de sinais de alerta/*red flags*

Doença de Parkinson clinicamente provável

1. Ausência de critérios de exclusão absolutos
2. Presença de sinais de alarme contrabalançados por critérios de apoio
3. Não mais do que 2 sinais de alerta são permitidos

Referências

1. Poewe W, Seppi K, Tanner CM, Halliday GM, Brundin P, Volkmann J et al. Parkinson disease. Nat Rev Dis Primer. 2017 Mar 23;3:17013.
2. Wong YC, Krainc D. α-synuclein toxicity in neurodegeneration: mechanism and therapeutic strategies. Nat Med. 2017 Feb 7;23(2):1-13.
3. Braak H, Del Tredici K, Rüb U, de Vos RAI, Jansen Steur ENH, Braak E. Staging of brain pathology related to sporadic Parkinson's disease. Neurobiol Aging. 2003 Apr;24(2):197-211.
4. Ruffmann C, Parkkinen L. Gut Feelings About α-Synuclein in Gastrointestinal Biopsies: Biomarker in the Making? Mov Disord Off J Mov Disord Soc. 2016 Feb;31(2):193-202.
5. Surmeier DJ, Obeso JA, Halliday GM. Selective neuronal vulnerability in Parkinson disease. Nat Rev Neurosci. 2017 20;18(2):101-13.
6. Berg D, Postuma RB, Adler CH, Bloem BR, Chan P, Dubois B et al. MDS research criteria for prodromal Parkinson's disease. Mov Disord Off J Mov Disord Soc. 2015 Oct;30(12):1600-11.
7. Gibb WR, Lees AJ. The relevance of the Lewy body to the pathogenesis of idiopathic Parkinson's disease. J Neurol Neurosurg Psychiatry. 1988 Jun;51(6):745-52.
8. Polymeropoulos MH, Higgins JJ, Golbe LI, Johnson WG, Ide SE, Di Iorio G et al. Mapping of a gene for Parkinson's disease to chromosome 4q21-q23. Science. 1996 Nov 15;274(5290):1197-9.
9. Chien HF, Rohé CF, Costa MDL, Breedveld GJ, Oostra BA, Barbosa ER et al. Early-onset Parkinson's disease caused by a novel parkin mutation in a genetic isolate from north-eastern Brazil. Neurogenetics. 2006 Mar;7(1):13-9.

10. Healy DG, Falchi M, O'Sullivan SS, Bonifati V, Durr A, Bressman S et al. Phenotype, genotype, and worldwide genetic penetrance of LRRK2-associated Parkinson's disease: a case-control study. Lancet Neurol. 2008 Jul;7(7):583-90.
11. Sidransky E, Nalls MA, Aasly JO, Aharon-Peretz J, Annesi G, Barbosa ER et al. Multicenter analysis of glucocerebrosidase mutations in Parkinson's disease. N Engl J Med. 2009 Oct 22;361(17):1651-61.
12. Machado A, Chien HF, Deguti MM, Cançado E, Azevedo RS, Scaff M et al. Neurological manifestations in Wilson's disease: Report of 119 cases. Mov Disord Off J Mov Disord Soc. 2006 Dec;21(12):2192-6.
13. Sung YH, Noh Y, Lee J, Kim EY. Drug-induced Parkinsonism versus Idiopathic Parkinson Disease: Utility of Nigrosome 1 with 3-T Imaging. Radiology. 2016 Jun;279(3):849-58.
14. Schwarz ST, Afzal M, Morgan PS, Bajaj N, Gowland PA, Auer DP. The "swallow tail" appearance of the healthy nigrosome – a new accurate test of Parkinson's disease: a case-control and retrospective cross-sectional MRI study at 3T. PloS One. 2014;9(4):e93814.
15. Pavese N, Tai YF. Nigrosome Imaging and Neuromelanin Sensitive MRI in Diagnostic Evaluation of Parkinsonism. Mov Disord Clin Pract. 2018 Apr;5(2):131-40.
16. Bor-Seng-Shu E, Fonoff ET, Barbosa ER, Teixeira MJ. Substantia nigra hyperechogenicity in Parkinson's disease. Acta Neurochir (Wien). 2010 Dec;152(12):2085-7.
17. Saeed U, Compagnone J, Aviv RI, Strafella AP, Black SE, Lang AE et al. Imaging biomarkers in Parkinson's disease and Parkinsonian syndromes: current and emerging concepts. Transl Neurodegener. 2017;6:8.
18. Silveira-Moriyama L, Carvalho M de J, Katzenschlager R, Petrie A, Ranvaud R, Barbosa ER et al. The use of smell identification tests in the diagnosis of Parkinson's disease in Brazil. Mov Disord Off J Mov Disord Soc. 2008 Dec 15;23(16):2328-34.
19. Postuma RB, Berg D, Stern M, Poewe W, Olanow CW, Oertel W et al. MDS clinical diagnostic criteria for Parkinson's disease. Mov Disord Off J Mov Disord Soc. 2015 Oct;30(12):1591-601.

Capítulo 58

Doença de Parkinson
Tratamento

Rubens Gisbert Cury
Carina Cura França

Introdução

A doença de Parkinson (DP) é uma doença crônica caracterizada por degeneração progressiva de neurônios dopaminérgicos da zona compacta da substância negra (SN), localizada no mesencéfalo, que leva à diminuição na produção de dopamina. Embora estudos anatomopatológicos mostrem a presença de corpúsculo de Lewy e a degeneração da SN como marcos da DP, o diagnóstico, na prática clínica, ainda se baseia na avaliação do quadro clínico.

Quatro sinais cardinais constituem o chamado parkinsonismo: tremor, bradicinesia, rigidez e perda do reflexo postural. Além dos sinais cardinais da DP, várias outras alterações motoras podem se desenvolver com a evolução da doença, como disfagia, micrografia e alterações posturais. A marcha caracteriza-se por pequenos passos, base estreita, lenta, com diminuição do balanço passivo dos membros superiores, geralmente de forma assimétrica. Com o avanço da doença, os doentes podem apresentar bloqueios transitórios, geralmente no início da marcha.

O reconhecimento de sintomas não motores (SNM) associados à DP tem crescido exponencialmente nos últimos anos; a presença de alguns pode, inclusive, preceder o aparecimento dos sintomas motores e, muitas vezes, são responsáveis por um importante prejuízo na qualidade de vida dos doentes. Os SNM estão presentes no início da doença em cerca de 21% dos doentes. A presença de disautonomia inclui disfunção vesical e intestinal, disfunção sexual, alterações cardiovasculares e termorregulatórias. Distúrbios cognitivos podem se desenvolver ao longo da doença, sendo a disfunção executiva a mais prevalente. Ansiedade e depressão são, frequentemente, vistas. Perda ponderal, anosmia, fadiga e alterações do sono, caracteristicamente do distúrbio comportamental do sono REM (*rapid eye movement*), também são observadas no curso da doença. Finalmente, alterações sensitivas são prevalentes na DP, estando a dor presente entre 40 e 85% dos doentes. A dor está associada à significativa redução da qualidade de vida quando comparada à indivíduos com DP sem dor, podendo ser diretamente relacionada, não relacionada ou agravada pela doença. Ela não pode ser explicada totalmente pela intensidade dos sintomas motores, como rigidez, tremor e posturas anormais.

O tratamento atual tem foco no alívio dos sintomas. Após a introdução da levodopa na década de 60, diversas novas classes foram desenvolvidas, e a associação medicamentosa geralmente resulta em maior benefício no controle dos sintomas motores. As principais drogas utilizadas no tratamento sintomático da DP estão listadas na Tabela 58.1.

Tabela 58.1 – Principais drogas utilizadas no tratamento de sintomas motores da doença de Parkinson (DP)

Classe farmacológica	Dose	Efeitos adversos
Precursores da dopamina		
Levodopa + inibidor periférico da dopa-descarboxilase (carbidopa ou benserazida)	Dose inicial de 100 + 25 mg três vezes ao dia. Dose máxima dependente dos sintomas e ocorrência de efeitos colaterais	Náuseas, hipotensão ortostática, discinesias, alucinações visuais
Inibidores da catecol-O-metiltransferase (ICOMT)		
Entacapone	200 mg a cada dose de levodopa, até 1.600 mg/dia	Discinesias em combinação com levodopa, diarreia, náuseas
Agonistas dopaminérgicos		
Pramipexol	0,125 mg 3×/dia até 4,5 mg/dia	Náuseas, alucinações, confusão mental, hipotensão ortostática, transtornos do controle de impulso, edema de membros inferiores, sonolência.
Rotigotina	2 mg/dia até 16 mg/dia	
Ropinirol	0,25 mg 3×/dia até 24 mg/dia	
Inibidores da monoaminoxidase B (IMAO-B)		
Selegilina	2,5 mg/dia a 10 mg/dia	Efeito anfetamínico, náuseas, cefaleia, tontura, síndrome serotoninérgica em combinação com antidepressivos.
Rasagilina	1 mg/dia	Cefaleia, artralgia, conjuntivite, rinite, dermatite, dispepsia, depressão
Antiglutamatérgicos		
Amantadina	100 mg/dia até 400 mg o dia	Livedo reticular, náuseas, boca seca, alucinações, confusão mental, edema de membros inferiores, constipação, insônia, tontura e arritmias cardíacas
Anticolinérgicos		
Biperideno	2 mg/dia a 12 mg/dia	Alteração cognitiva, alucinações, confusão mental, boca seca, retenção urinária, constipação

Levodopa

A levodopa é, ainda hoje, o principal medicamento utilizado no tratamento de pacientes com DP. As doses variam de acordo com a gravidade do quadro, oscilando entre 300 e 1.500 mg/dia, em doses fracionadas, a depender do comprometimento motor e funcional do paciente[1]. É recomendado que os pacientes façam uso dessa medicação, se possível, 30 minutos antes, ou 1 hora após as refeições, uma vez que a plenitude gástrica prejudica sua absorção.

A atividade terapêutica da levodopa depende da transformação em dopamina sob a ação da enzima dopa-carboxilase, que está presente tanto dentro quanto fora do sistema nervoso central (SNC). A conversão periférica da levodopa em dopamina, além de provocar efeitos colaterais secundários à formação de dopamina (náuseas, vômitos, diminuição do apetite, hipotensão postural e arritmia cardíaca), aumenta a dose necessária para um tratamento eficaz. O emprego de inibidores periféricos da dopa-descarboxilase (carbidopa e benserazida) permite o controle da maioria desses efeitos colaterais e a redução da dosagem. Portanto, tais medicações são encontradas nas formulações de levodopa atualmente comercializadas.

Embora a levodopa continue sendo a principal medicação utilizada no tratamento da DP, seu uso em longo prazo é associado a diversos efeitos adversos, como perda de eficácia, redução da duração do efeito do medicamento (*wearing-off*) e discinesias, representadas por movimentos involuntários coreicos ou distônicos, focais ou generalizados, mais comumente no pico do efeito da medicação. Além disso, ocorrem na DP sintomas que não respondem bem à levodopaterapia, como instabilidade postural e acinesia súbita (bloqueio ou *freezing*).

Nas fases iniciais da doença, a levodopa produz um efeito clínico significativo e prolongado, que dura muito mais tempo que a própria meia-vida da droga. Supõe-se que isso ocorra por conta de um processo de captação da droga pelos terminais dopaminérgicos remanescentes no *striatum*, o que leva a síntese, armazenamento e liberação controlada da dopamina. Com o tempo, a maioria dos pacientes experimenta as chamadas flutuações motoras em relação a sua resposta à levodopa, com diminuição da duração do efeito e necessidade de doses cada vez menos espaçadas. Com o avanço da DP, há redução progressiva da população de neurônios nigrais e, portanto, diminuição da capacidade de armazenamento da levodopa exógena. Além disso, outros fatores que contribuem para o surgimento das flutuações motoras são a extensão do processo degenerativo a outros sistemas neuronais, além de fatores farmacocinéticos e farmacodinâmicos relacionados à própria levodopa.

Admite-se que, entre os fatores diretamente relacionados ao uso crônico da levodopa e implicados no aparecimento de algumas das complicações advindas do seu uso, está a estimulação intermitente dos receptores dopaminérgicos. Sabe-se que, em condições fisiológicas, a estimulação de receptores determinada pela dopamina endógena é contínua (tônica). A estimulação intermitente de receptores dopaminérgicos pela levodopa decorre de oscilações de sua biodisponibilidade: meia-vida curta, condições variáveis de esvaziamento gástrico, absorção intestinal e passagem pela barreira hematoencefálica. Quando os receptores são estimulados de forma intermitente, por meio de mecanismos interativos entre esses receptores e receptores de glutamato, há respostas anormais a partir de neurônios estriatais, gerando as discinesias induzidas por levodopa.

A partir desses dados, pode-se inferir que todas as intervenções farmacológicas que melhorem a biodisponibilidade de levodopa devem contribuir para minimizar as complicações crônicas da levodopaterapia. Entre essas intervenções, pode-se incluir: medidas dietéticas visando a reduzir a competição dos aminoácidos ingeridos, formulações de levodopa de liberação gradual, e inibidores enzimáticos com capacidade de poupar levodopa.

As principais alterações mentais decorrentes do uso crônico da levodopa são distúrbios do sono, alucinações visuais, e delírios. Esses efeitos colaterais são mais frequentes em pacientes com idade avançada e evidências de comprometimento de funções cognitivas. Nessa situação, é recomendável a redução da dose. Caso essa medida acarrete piora inaceitável do parkinsonismo, é recomendável manter a dose e introduzir um neuroléptico com baixa afinidade por receptores dopaminérgicos estriatais (D_1 e D_2), como a quetiapina e a clozapina.

Inibidores da COMT

A COMT é uma enzima que catalisa a transferência do radical metil da S-adenosil-L-metionina para os substratos-alvo. Atua sobre a levodopa tanto em nível periférico como no SNC, gerando dissipação da levodopa. Portanto, o emprego dos ICOMT permite a potencialização dos efeitos da levodopa, fazendo com que seu efeito esteja condicionado ao uso concomitante com a levodopa. Não faria sentido prescrevê-los a um paciente que não recebe levodopa.

As drogas atualmente disponíveis neste grupo são: tolcapone, com ação central e periférica, e entacapona, com ação predominantemente periférica. As indicações mais precisas para o emprego dessas medicações são para o tratamento do *wearing-off* (encurtamento da duração do efeito de cada dose) e perda de potência da levodopa. O seu uso em fases mais iniciais da DP, junto ao início da levodopaterapia, visando proporcionar níveis plasmáticos mais estáveis e, talvez, reduzir a incidência de complicações em longo prazo, ainda é ponto de controvérsias. Os efeitos colaterais mais comuns dos ICOMT são reflexo do aumento da atividade dopaminérgica e, dessa forma, são semelhantes aos da levodopa. Há, todavia, alguns efeitos colaterais próprios dessas medicações, como anorexia, náuseas e diarreia. Por causa do surgimento de hepatotoxicidade fatal relacionada a tolcapone em alguns casos, os níveis de enzimas hepáticas dos pacientes em uso dessa medicação devem ser monitorados. Também por essa razão, o entacapona é considerado, hoje, o ICOMT de escolha. Na prática, introduzimos o entacapona quando há o aparecimento do *wearing-off*, não sendo utilizada no início do tratamento da DP.

Agonistas dopaminérgicos

Os agonistas dopaminérgicos são drogas que estimulam diretamente os receptores da região pós-sináptica, substituindo a ação da dopamina, sem necessidade de conversão enzimática. Sua potência terapêutica é inferior à da levodopa, mas, nas fases iniciais da doença, podem ser tão efetivos quanto ela. São divididos em dois grupos farmacológicos principais: os agonistas ergolínicos (bromocriptina e cabergolina) e os não ergolínicos (como pramipexol, ropinirol e rotigotina). Os ergolínicos, embora ainda usados em algumas situações, cederam lugar aos não ergolínicos, mais eficazes e com melhora perfil de tolerabilidade.

Além deles, inclui-se também no grupo dos agonistas dopaminérgicos a apomorfina, o mais antigo deles, administrado por bomba subcutânea. Apesar de uma droga com bons resultados, não está disponível no mercado brasileiro.

É importante lembrar que alterações nas doses de agonistas dopaminérgicos, seja na sua introdução como na sua suspensão, devem ser feitas de modo gradual, para diminuir a ocorrência de efeitos colaterais.

Vantagens importantes dos agonistas dopaminérgicos em relação à levodopa são: 1) efeito dopaminérgico com menores flutuações, o que se assemelha à ação da dopamina endógena, 2) maior meia-vida, o que simplifica a posologia e aumenta a adesão medicamentosa e 3) menor chance de provocar discinesias. Por outro lado, tais agentes tem uma potência antiparkinsoniana inferior à levodopa, e só conseguem manter bom controle dos sintomas como monoterapia por alguns anos. Além disso, a ocorrência de efeitos colaterais pode limitar seu uso.

Os agonistas dopaminérgicos podem causar como efeitos colaterais, complicações psiquiátricas (delírios e alucinações), náuseas, hipotensão postural e constipação. Alguns pacientes podem também desenvolver sonolência diurna importante, às vezes de instalação súbita, e devem ser alertados para isso no início do tratamento. Além desses, os ergolínicos também podem desencadear fibroses retroperitoneal, pleural ou de valvas cardíacas. Transtornos de controle de impulso, de mais comum ocorrência em homens jovens com flutuações motoras, acarreta o surgimento de comportamentos compulsivos, como excesso de compras, jogos ou aumento patológico da libido. Tal possível efeito colateral deve ser avisado ao paciente e a seus familiares no início do tratamento com agonistas dopaminérgicos, assim como também deve ser ativamente pesquisado em toda consulta.

Inibidores da monoaminoxidase B (IMAO)

Os IMAOs são indicados como monoterapia apenas nos primeiros anos da doença, ou como terapia adjuvante em fases moderadas, uma vez que sua potência é menor que a da levodopa e dos agonistas dopaminérgicos. Apesar de sua potência relativamente baixa para melhora dos sintomas parkinsonianos, IMAOs, em especial a rasagilina, são muito utilizados no arsenal terapêutico da DP, em parte por seu possível efeito neuroprotetor (observado o com 1 mg/dia de rasagilina, mas não com 2 mg/dia, em apenas um grande estudo)[2].

Existem atualmente dois principais IMAOs no mercado brasileiro: a selegilina, primeiro fármaco da classe, e a rasagilina, mais potente e com melhor perfil de efeitos colaterais. Dentre esses, insônia é comumente observado com uso de selegilina, uma vez que gera metabólitos anfetamínicos, não observados na metabolização da rasagilina. Portanto, sua última dose do dia deve ser tomada, preferencialmente, até o final da tarde e nunca no período da noite. Deve-se também evitar o uso concomitante de selegilina e fármacos serotoninérgicos (triptanos, inibidores seletivos da receptação de serotonina), pelo risco de desencadear síndrome serotoninérgica.

Amantadina

A atividade antiparkinsoniana dessa droga foi descoberta casualmente, quando administrada a pacientes com DP para diminuir as chances de infecção pelo vírus influenza. Seu mecanismo de ação como droga antiparkinsoniana é ainda pouco elucidado. Tem efeitos anticolinérgicos e antiglutamatérgicos, além de ser um antagonista fraco dos receptores N-metil-D-aspartato (NMDA). A sua potência é consideravelmente menor do que a da levodopa, o que faz com que seja rara sua utilização como monoterapia, sendo mais utilizada como medicação adjuvante para melhora dos sintomas parkinsonianos. Atualmente, seu principal uso é resultado de sua ação antiglutamatérgica: tratamento das discinesias induzidas por levodopa.

Os efeitos colaterais mais importantes são confusão mental, alucinações, insônia e pesadelos, especialmente em pacientes idosos. Efeitos colaterais periféricos incluem livedo reticular e edema de membros inferiores, que raramente limitam o uso da droga. Uma vez que a amantadina não é eliminada por diálise e é excretada intacta pela urina, pacientes com insuficiência renal dialítica devem recebê-la com cautela. Quando necessária, sua suspensão deve ser sempre gradual.

Anticolinérgicos

Anticolinérgicos (biperideno, triexifenidil), a mais antiga classe de fármacos utilizada no tratamento da DP, podem ser empregados em doses de 2 a 12 mg/dia, com intervalos de 4 horas. O seu mecanismo de ação tem como base a redução da atividade colinérgica, contribuindo para o restabelecimento do equilíbrio acetilcolina/ dopamina em nível estriatal. Os anticolinérgicos vêm progressivamente perdendo espaço no arsenal terapêutico empregado na DP por duas razões:

» Reduzida capacidade de controlar a bradicinesia, embora apresentem ação satisfatória sobre o tremor parkinsoniano.
» Ocorrência frequente de efeitos colaterais anticolinérgicos sistêmicos (boca seca, obstipação intestinal e retenção urinária) e, em pacientes mais idosos ou com disfunção cognitiva, podem acarretar declínio cognitivo, ou mesmo provocar estados confusionais e alucinações.

Outra questão importante é a preocupação quanto a efeitos mais permanentes dessas drogas sobre áreas cerebrais envolvidas em processos cognitivos. Embora esse tipo de ação deletéria não tenha sido definitivamente comprovado, estudos demonstraram maior ocorrência de alterações anatomopatológicas tipo Alzheimer (placa amiloide e emaranhado neurofibrilar) em pacientes com DP que fizeram uso de anticolinérgicos por mais de 2 anos do que naqueles tratados com essas drogas por período inferior.

Portanto, atualmente, os anticolinérgicos são drogas de segunda linha no tratamento da DP, raramente prescritos por especialistas na área.

Neuroproteção na DP

Um dos maiores desafios para o desenvolvimento de estratégias neuroprotetoras na DP é a compreensão incompleta da causa primária da doença. São vários mecanismos provavelmente implicados, como ação de neurotoxinas ambientais, produção de radicais livres, disfunção mitocondrial, excitotoxicidade, agregação de proteínas e predisposição genética[3].

Medicamentos utilizados para o tratamento sintomático, como a selegilina, a rasagilina, o pramipexol e a levodopa mostraram potenciais efeitos neuroprotetores nas fases iniciais da doença, embora mais estudos sejam necessários para confirmar tais dados. Inúmeros estudos sugerem que o consumo de cigarros e a exposição a outras formas de tabaco reduzem o risco para desenvolvimento da DP, e essa redução parece ser dose-dependente. Da mesma forma, a prática de atividade física e o consumo de cafeína parecem reduzir o risco para DP, sendo que a última age como inibidora dos receptores de adenosina A2A, o que poderia resultar tanto em efeito antiparkinsoniano sintomático quanto, alternativamente, em efeito neuroprotetor, como sugerido em modelos animais[4,5].

Estratégias de tratamento na doença de Parkinson

O tratamento da DP deve ser individualizado, levando-se em conta as queixas e alterações neurológicas de cada paciente, assim como sua propensão a efeitos colaterais. Em geral, o objetivo do tratamento é o controle de sintomas que prejudicam a funcionalidade do paciente, levando-se em conta: 1) se o lado afetado é o dominante ou não, 2) se o paciente tem vida profissional ativa ou não; 3) sintoma parkinsoniano predominante (p. ex.: a bradicinesia pode ser mais incapacitante que o tremor), 4) idade e 5) alterações cognitivas.[6]

O primeiro item a ser considerado no paciente com diagnostico recente de DP é a neuroproteção. Não há nenhum agente farmacológico que seja comprovadamente eficaz para estacionar ou retardar o processo degenerativo da doença, mas as drogas com potencial efeito neuroprotetor, anteriormente mencionadas, podem ser utilizadas.

Como terapia sintomática, nessa fase inicial, podem ser iniciados selegilina ou rasagilina, agonistas dopaminérgicos e/ou amantadina. Pacientes com menos de 70 anos de idade, com funções cognitivas preservadas, geralmente toleram bem os agonistas dopaminérgicos e amantadina. Porém, em pacientes com mais de 70 anos ou com déficit cognitivo, os efeitos colaterais dessas últimas drogas podem impedir seu uso.

Não há dúvida, portanto, de que para pacientes com a doença iniciada em idade mais avançada, especialmente após os 70 anos, a levodopa é a droga inicial de escolha.

Quando na evolução da DP torna-se necessária introdução de drogas mais potentes de efeito sintomático, há controvérsia quanto à introdução precoce ou tardia da levodopa e ao papel dos agonistas dopaminérgicos no tratamento da DP. Os principais argumentos contra o uso precoce da levodopa são a sua possível toxicidade e o maior risco de induzir flutuações motoras e discinesias quando comparada com agonistas dopaminérgicos.

Postergar a introdução da terapia dopaminérgica, com levodopa, agonistas ou outros fármacos, não é aconselhável, uma vez que os mecanismos compensatórios que se instalam no circuito dos núcleos da base como decorrência da insuficiência dopaminérgica acabam por agravar a evolução da DP. Esses mecanismos, caracterizados por aumento do *turnover* estriatal da dopamina, aumento da sensibilidade dos receptores dopaminérgicos, *up-regulation* dos níveis de encefalina estriopalidal e aumento da atividade glutamatérgica do núcleo subtalâmico (inclusive nas suas projeções para a substância negra *pars compacta*) poderiam exercer efeito deletério para os neurônios nigrais por meio de aumento da demanda metabólica, estresse oxidativo e excitotoxicidade. Portanto, atualmente, opta-se por uma vez feito o diagnóstico de DP, iniciar prontamente o tratamento medicamentoso.

A toxicidade da levodopa estaria relacionada à teoria do estresse oxidativo, provocado pela metabolização oxidativa da dopamina em neurônios nigrais. Alguns estudos *in vitro* mostraram que a levodopa e a dopamina são tóxicas para neurônios em cultura[7]. Todavia, os argumentos contra a neurotoxicidade da levodopa são mais consistentes e incluem evidências experimentais, anatomopatológicas e clínicas[1].

Portanto, cada vez mais se consolidam opiniões contra a toxicidade da levodopa. A despeito da opinião corrente de que a levodopa não é neurotóxica, efeitos colaterais em longo prazo dessa droga, principalmente as flutuações motoras e as discinesias, devem ser ponderados quando se coloca a questão da sua introdução precoce. Nesse aspecto, surge outra questão: o uso de agonistas dopaminérgicos em monoterapia ou em associação com levodopa minimizaria essas complicações?

Nos últimos anos foram realizados três estudos com metodologia científica rigorosa (duplo-cegos, randomizados e multicêntricos) que compararam os resultados do uso em longo prazo de levodopa isoladamente e de agonistas dopaminérgicos pramipexol[8] ou ropinirol[9].

Em todos os estudos, pacientes recebendo o agonista dopaminérgico em monoterapia ou em associação apresentaram menor frequência de complicações motoras (flutuações motoras e discinesias). Acredita-se que as complicações motoras induzidas pela levodopa estão vinculadas à estimulação pulsátil de receptores dopaminérgicos. Portanto, a menor incidência delas em pacientes que fazem uso de agonistas dopaminérgicos é atribuída à meia-vida mais longa dessas drogas, que, portanto, teriam ação mais tônica sobre os receptores dopaminérgicos estriatais.

Existem, todavia, algumas limitações relacionadas a esses estudos. Primeiramente, é preciso frisar que eles mostraram que a levodopa foi inequivocamente mais eficaz no controle do parkinsonismo que os agonistas dopaminérgicos. Deve-se também considerar que o custo do tratamento com agonistas dopaminérgicos é mais alto comparado com o da levodopa. Por fim, é importante ressaltar que nos três estudos comparando-se levodopa com agonistas dopaminérgicos associado ou não à levodopa, a frequência de complicações psiquiátricas (alucinações) foi sempre menor no grupo recebendo levodopa em monoterapia.

Quando o controle clínico não é obtido com o uso das medicações atualmente disponíveis, o tratamento cirúrgico deve ser considerado.

Tratamento cirúrgico da doença de Parkinson

Ao contrário do que aconteceu com técnicas cirúrgicas anteriormente introduzidas para o tratamento da DP, a palidotomia foi proposta com uma base racional, calcada nos atuais conhecimentos sobre a fisiopatologia da doença. Admite-se, atualmente, que a insuficiência dopaminérgica secundaria à lesão nigral na DP determina uma desorganização nos circuitos pálido-estriatais, que tem como resultado um aumento da atividade inibitória do pálido interno (GPI) sobre o tálamo motor.

Tais conceitos sugeriam que lesões do núcleo subtalâmico ou do GPI poderiam reduzir a atividade excitatória aumentada do GPI. De fato, evidências experimentais e, mais recentemente, de séries de pacientes submetidos à palidotomia, vieram a confirmar as projeções.

A palidotomia, ao longo de anos de seu uso, tem mostrado resultados satisfatórios. A melhora do parkinsonismo ocorre imediatamente após o procedimento, embora possa oscilar em sua graduação nas semanas seguintes até alcançar um patamar estável. A palidotomia unilateral determina uma regressão do parkinsonismo no hemicorpo contralateral que varia entre 20 e 60% e, curiosamente, observa-se uma melhora, ainda que muito mais modesta, no hemicorpo ipsilateral. Todavia, a palidotomia bilateral, mesmo que realizada em tempos cirúrgicos diferentes, pode causar agravamento da disartria e aparecimento de disfunções cognitivas. Portanto, é recomendado realizar essa cirurgia somente realizada em casos selecionados. Entre os componentes básicos da síndrome parkinsoniana, os que respondem de modo mais satisfatório são a bradicinesia e a rigidez, além de melhorar de forma satisfatória a discinesia. A melhora do tremor é inferior à observada na talamotomia. Por essa razão, para pacientes com quadro parkinsoniano em que predomina essa manifestação, a palidotomia não é o procedimento de escolha. Com as modernas técnicas de cirurgia estereotáxica, são infrequentes as complicações relacionadas a esse procedimento (inferior a 10%), atém de geralmente serem transitórias. As principais complicações são: hematoma no globo pálido ou em algum ponto em seu trajeto de acesso e, consequentemente, surgimento de déficits motores, crise convulsiva, e déficits de campo visual por lesão da via óptica, geralmente permanentes.

Outra estratégia cirúrgica que não se baseia em lesões estruturais do SNC é a estimulação cerebral profunda. Tal técnica foi introduzida na década de 1990 e aprimorada nos últimos anos, proposta como uma alternativa mais conservadora e eficaz em detrimento das cirurgias ablativas, como a palidotomia e talamotomia[10]. São implantados eletrodos no núcleo subtalâmico ou no globo pálido interno, acionados por um gerador colocado no subcutâneo da região torácica. A estimulação tem efeito modulatório sobre a estrutura em que o eletrodo está implantado. A principal vantagem desse procedimento é o controle do estímulo elétrico, pelo neurologista, assim é capaz de individualizar a terapia e limitar de forma mais eficiente a ocorrência de efeitos colaterais. É possível observar, no pós-operatório, efeito sintomático tanto no parkinsonismo quanto nas complicações motoras da terapia dopaminérgica, melhorando de forma acentuada as discinesias e o *wearing-off*[11]. Em contrapartida, é um procedimento com custo elevado, e que requer frequentes do paciente ao médico para ajuste dos parâmetros elétricos.

O implante de células-tronco constitui outro campo aberto para futuras pesquisas. Seus resultados foram insatisfatórios e as principais dificuldades em que esbarra essa linha de pesquisa são: obtenção e preservação de tecido viável em quantidade suficiente; dúvidas quanto ao local e o volume de tecido a ser implantado; melhor conhecimento do meio biológico adequado para que o tecido implantado mantenha sua vitalidade; necessidade do uso de imunossupressores; e equacionamento das questões éticas envolvidas. Trata-se, portanto, de um procedimento em fase experimental.

Tratamento de sintomas não motores da DP

Além de sintomas motores, pacientes com DP são geralmente afetados por SNM, que podem ser os principais motivos de piora de qualidade de vida. Portanto, tais sintomas precisam ser ativamente pesquisados e, sempre que possível, tratados.

Pacientes com DP podem apresentar distúrbios do sono, como síndrome das pernas inquietas, sono fragmentado e distúrbio comportamental do sono REM, caracterizado por persistência do tono muscular durante o sono REM, ocasionando movimentos e vocalizações em resposta ao conteúdo do sonho. O distúrbio comportamental do sono REM costuma surgir anos antes dos sintomas pré-motores, e deve ser tratado. Pequenas doses de fármacos benzodiazepínicos (clonazepam 2 mg) costumam ser suficientes para o controle dos sintomas. Outras opções com evidência de melhora são a melatonina e a rivastigmina.

Após 8 anos de DP, cerca de 75% dos pacientes apresentam sinais de demência[12]. Alterações cognitivas surgem geralmente em fases mais avançadas da doença, e tem como característica principal a disfunção executiva[13]. Os critérios diagnósticos para demência associada a DP incluem o diagnóstico de DP, comprometimento de mais de um domínio cognitivo, declínio da condição pré-mórbida e prejuízo funcional independente das limitações motoras[14]. Estudos rivastigmina, donepezila, galantamina e memantina mostraram bons resultados e não evidenciaram piora do quadro motor. Tais pacientes podem também desenvolver alucinações visuais no contexto da síndrome demencial. Nesses casos, é importante, sempre que possível, redução da dose de levodopa e suspensão de agonistas. Se necessário, podem ser empregados neurolépticos atípicos com baixa afinidade para receptores D1 e D2 (clozapina 25 a 50 mg/dia e quetiapina 25 a 200 mg/dia)

Diferente do declínio cognitivo, que costuma ser tardio na DP, sintomas como depressão e ansiedade podem ser encontrados no início da doença, muitas vezes até mesmo antes do aparecimento de sintomas motores. Sua prevalência estimada em pacientes com DP é de cerca de 40%. A depressão é mais comum em pacientes com doença de início precoce (idade inferior a 55 anos), sexo feminino e naqueles com mais bradicinesia e rigidez e menos tremor. Evidencias sugerem que tal sintoma seja resultante de anormalidades bioquímicas, e não apenas uma resposta natural à incapacidade gerada pela doença.[15] Dos fármacos utilizados comumente na DP, selegilina, rasagilina, pramipexol e rotigotina parecem ter efeito antidepressivo. Além disso, são empregados também fármacos primariamente antidepressivos, como tricíclicos, inibidores seletivos de receptação de serotonina (ISRS) e de serotonina e noradrenalina. É importante ressaltar que há risco de síndrome serotoninérgica na utilização conjunta de inibidores da monoaminoxidase e ISRS.

Constipação é um sintoma comum na DP, acometendo cerca de 80% dos pacientes. Deve-se elevar a quantidade de fibras na dieta (40 a 70 g/dia), assim como aumentar o aporte hídrico. Casos refratários podem receber tratamento farmacológico específico, com fármacos formadores de bolo fecal e lactulose. É importante, sempre que possível, suspender fármacos anticolinérgicos, que podem agravar tal sintoma.

Sintomas decorrentes de alteração no sistema nervoso autônomo, como hipotensão ortostática, disfunção sexual e distúrbios urinários podem ocorrer no decorrer da doença. O manejo da hipotensão ortostática envolve medidas não farmacológicas (hidratação, maior consumo de sal, elevação da cabeceira da cama e uso de meias elásticas) e farmacológicas, quando necessário (fludrocortisona, droxidopa, midodrina e desmopressina). Em casos de disfunção sexual, o tratamento envolve manejo de depressão, quando associada, e fármacos específicos (sildenafil). Distúrbios urinários costumam melhorar com uso de anticolinérgicos periféricos (oxibutinina 5 a 10 mg 3×/dia).

Conclusão

A DP é uma doença comum e tem alto impacto na qualidade de vida dos pacientes. A terapia medicamentosa precoce é recomendada, e a funcionalidade é o que guia o ajuste do tratamento. Além das estratégias para o alívio dos sintomas motores mencionados, os sintomas não motores não devem ser negligenciados, uma vez que são preditores independentes de impacto nas atividades diárias. Novas terapias neuroprotetoras são atualmente o objeto de estudo da comunidade científica, assim como o avanço das técnicas neuromodulatórias como a estimulação cerebral profunda.

Referências

1. Schapira AHV, Obeso J. Timing of treatment initiation in Parkinson's disease: a need for reappraisal? Ann Neurol. 2006 Mar;59(3):559-62.
2. Hauser RA, Abler V, Eyal E, Eliaz RE. Efficacy of rasagiline in early Parkinson's disease: a meta-analysis of data from the TEMPO and ADAGIO studies. Int J Neurosci. 2016 Oct;126(10):942-6.
3. Dehay B, Bourdenx M, Gorry P, Przedborski S, Vila M, Hunot S et al. Targeting α-synuclein for treatment of Parkinson's disease: mechanistic and therapeutic considerations. Lancet Neurol. 2015 Aug;14(8):855-66.

4. Lang AE, Melamed E, Poewe W, Rascol O. Trial designs used to study neuroprotective therapy in Parkinson's disease. Mov Disord Off J Mov Disord Soc. 2013 Jan;28(1):86-95.
5. Agarwal PA, Stoessl AJ. Biomarkers for trials of neuroprotection in Parkinson's disease. Mov Disord Off J Mov Disord Soc. 2013 Jan;28(1):71-85.
6. Ossig C, Reichmann H. Treatment strategies in early and advanced Parkinson disease. Neurol Clin. 2015 Feb;33(1):19-37.
7. Dorszewska J. Genetics of Parkinson's Disease and Other Diseases of the Extrapyramidal System. Curr Genomics. 2014 Feb;15(1):1.
8. Holloway RG, Shoulson I, Fahn S, Kieburtz K, Lang A, Marek K et al. Pramipexole vs levodopa as initial treatment for Parkinson disease: a 4-year randomized controlled trial. Arch Neurol. 2004 Jul;61(7):1044-53.
9. Whone AL, Watts RL, Stoessl AJ, Davis M, Reske S, Nahmias C et al. Slower progression of Parkinson's disease with ropinirole versus levodopa: The REAL-PET study. Ann Neurol. 2003 Jul;54(1):93-101.
10. Cury RG, Fraix V, Moro E. Celebrating thirty years of deep brain stimulation in movement disorders patients: A successful marriage between neurologists and neurosurgeons. Parkinsonism Relat Disord. 2018 Jan;46:98-9.
11. Krack P, Batir A, Van Blercom N, Chabardes S, Fraix V, Ardouin C et al. Five-Year Follow-up of Bilateral Stimulation of the Subthalamic Nucleus in Advanced Parkinson's Disease. N Engl J Med. 2003 Nov 13;349(20):1925-34.
12. Aarsland D, Andersen K, Larsen JP, Lolk A, Kragh-Sørensen P. Prevalence and characteristics of dementia in Parkinson disease: an 8-year prospective study. Arch Neurol. 2003 Mar;60(3):387-92.
13. Moore SF, Barker RA. Predictors of Parkinson's disease dementia: towards targeted therapies for a heterogeneous disease. Parkinsonism Relat Disord. 2014 Jan;20 Suppl 1:S104-7.
14. Emre M, Aarsland D, Brown R, Burn DJ, Duyckaerts C, Mizuno Y et al. Clinical diagnostic criteria for dementia associated with Parkinson's disease. Mov Disord Off J Mov Disord Soc. 2007 Sep 15;22(12):1689-707; quiz 1837.
15. Malhi GS, Berk M. Does dopamine dysfunction drive depression? Acta Psychiatr Scand Suppl. 2007;(433):116-24.

Capítulo 59
Parkinsonismos Atípicos

Marcos Castello Barbosa de Oliveira
Jacy Bezerra Parmera

Introdução

O termo parkinsonismo atípico engloba todas as doenças que cursam com parkinsonismo (bradicinesia, rigidez, tremor, instabilidade postural) e não são doença de Parkinson, e incluem doenças neurodegenerativas, doenças heredodegenerativas, parkinsonismo vascular e medicamentoso. Mais frequentemente, quando se fala em parkinsonismo atípico nos referimos às doenças neurodegenerativas idiopáticas que mais facilmente são confundidas com a doença de Parkinson: paralisia supranuclear progressiva (PSP); degeneração corticobasal (DCB); atrofia de múltiplos sistemas (AMS); e demência com corpos de Lewy.[1]

Com a ausência de testes diagnósticos precisos, a diferenciação dessas condições da doença de Parkinson é muitas vezes difícil, e frequentemente apenas a evolução deixará o diagnóstico mais claro, já que são doenças que têm uma resposta pobre à levodopa e progridem rapidamente. Alguns sinais e sintomas são incomuns na doença de Parkinson e sugerem o diagnóstico de um parkinsonismo atípico – são os chamados sinais de alerta (Tabela 59.1). A diferenciação dentre as condições atípicas pode ser ainda mais desafiadora, e não é incomum o erro diagnóstico à luz da confirmação patológica *post-mortem*.

Todo paciente com suspeita de parkinsonismo atípico deve ser submetido a uma prova terapêutica com levodopa na dose máxima tolerada (tipicamente 900 a 1.200 mg de levodopa) e por pelo menos um mês. Uma resposta boa e sustentada aumenta a chance de ser de fato doença de Parkinson[3]. O SPECT-TRODAT é um exame com boa sensibilidade e especificidade para diferenciar doença de Parkinson de Tremor Essencial, mas é tipicamente alterado nos pacientes com parkinsonismo atípico, e, portanto, não diferencia os parkinsonismos entre si e de DP.

Cada vez é mais clara a noção de que as doenças neurodegenerativas têm apresentações clínicas distintas (fenótipos) com um mesmo substrato patológico, ao mesmo tempo que um mesmo fenótipo pode corresponder a diferentes patologias (Figura 59.1). Como seu diagnóstico definitivo se dá apenas com a confirmação patológica post-mortem, isso incentivou um esforço de refinar os critérios diagnósticos de modo que o diagnóstico clínico seja o mais preciso possível, especialmente para o uso em ensaios clínicos.

Tabela 59.1 – Sinais de alerta que afastam a possibilidade de doença de Parkinson

- Resposta limitada a levodopa
- Quedas e instabilidade postural precoce
- Demência precoce
- Delírios e alucinações precoces
- Parkinsonismo somente de membros inferiores
- Disautonomia precoce e importante
- Sinais piramidais, cerebelares, do neurônio motor inferior
- Sinais parietais ou afasia
- Distonia ou mioclonia:
  - retrocolo ou antecolo
  - apraxia de abertura ocular ou blefaroespasmo
- Oftalmoparesia vertical, incluindo para baixo
- Progressão rápida
- Início simétrico
- Ausência de tremor
- Paralisia pseudobulbar (riso ou choro patológico)
- Mãos frias
- Palilalia ou ecolalia
- Estridor

Modificada de Litvan.[2]

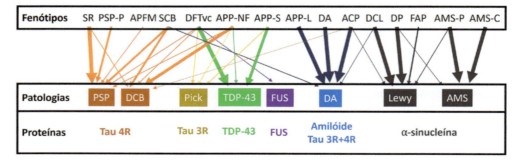

Figura 59.1 – Apresentação clínica, substrato patológico e proteína envolvida na: síndrome de Richardson (SR), paralisia supranuclear progressiva (PSP) (parkinsonismo [P]), acinesia primária com *freezing* de marcha (APFM), síndrome corticobasal (SCB), demência frontotemporal variante comportamental (DFTvc), afasia primariamente progressiva não fluente (APP-NF), afasia primariamente progressiva semântica (APP-S); afasia primariamente progressiva logopênica (APP-L); doença de Alzheimer (DA), atrofia cortical posterior (ACP); demência com corpos de Lewy (DCL); doença de Parkinson (DP), falência autonômica pura (FAP), atrofia de múltiplos sistemas (AMS) (parkinsoniana [P], cerebelar [C]); degeneração corticobasal (DCB).

As doenças neurodegenerativas podem ser classificadas de acordo com as proteínas que acumulam no SNC: taupatias (PSP, DCB, Doença de Pick), sinucleopatias (doença de Parkinson, AMS, demência com corpos de Lewy) e amiloidopatias (doença de Alzheimer). Neste capítulo vamos focar nas apresentações clínicas dessas proteinopatias que cursam com distúrbios de movimento, mas também citar outras apresentações que serão melhores detalhadas em outros capítulos.

Taupatias

As taupatias são um grupo de doenças neurodegenerativas que cursam primariamente com depósito de agregados da proteína tau fosforilada no cérebro. Os diagnósticos neuropatológicos incluem Doença de Pick, PSP, DCB, entre outros mais raros, como doença por grãos argirofílicos. As taupatias podem ser classificadas pelas isoformas da proteína tau: 3R ou 4R. Na doença de Pick predomina classicamente a isoforma 3R da tau, enquanto que na PSP e DCB é a 4R.[4] O acúmulo de proteína tau também pode ocorrer em doenças caracterizadas pelo acúmulo de outras proteínas (p. ex.: proteína beta-amiloide), como na doença de Alzheimer – nesse caso encontra-se tanto tau 3R quanto 4R nos emaranhados neurofibrilares –; veja o capítulo 59 para maiores detalhes.

Paralisia supranuclear progressiva (PSP)

A PSP é associada a agregados anormais de proteína tau 4R, e é caracterizada patologicamente pela degeneração de várias estruturas subcorticais, em especial a substância negra, núcleo subtalâmico, núcleo denteado do cerebelo e mesencéfalo. O achado de astrócitos em tufos (*tufted astrocytes*) é a marca da PSP, que a diferencia de outras taupatias 4R como a DCB (placas astrocíticas).[4]

A PSP é a forma mais comum de parkinsonismo atípico, e sua prevalência varia entre 5,8 e 6,6 por 100.000. Homens e mulheres são igualmente afetados, e é quase sempre uma doença esporádica, com poucos casos familiares descritos. Geralmente, os pacientes desenvolvem os primeiros sintomas ao redor dos 65 anos, e a doença progride para óbito em uma média de 7 anos.[5] A apresentação clássica da PSP é de uma síndrome progressiva de parkinsonismo simétrico, com quedas precoces, paralisia supranuclear da motricidade ocular e alterações cognitivas, também chamada de síndrome de Richardson (SR). Mais recentemente, outros fenótipos foram descritos, demonstrando a heterogeneidade de apresentação dessa doença: PSP-parkinsonismo (PSP-P), acinesia pura com freezing de marcha (APFM), afasia primariamente progressiva não fluente (APP-NF, também denominada PSP – fala e linguagem), Síndrome Corticobasal (PSP-SCB) e variante comportamental da demência frontotemporal (DFTvc ou PSP-frontal).[6] Esses fenótipos comumente se apresentam nos primeiros anos da doença, e conforme ela avança sintomas da forma clássica (SR) vão ficando mais evidentes.

Síndrome de Richardson

A Síndrome de Richardson apresenta-se tipicamente com:
» instabilidade postural levando a quedas precoces;
» paralisia do olhar supranuclear;
» sintomas cognitivos e comportamentais;
» parkinsonismo simétrico;
» disartria e disfagia.

Cerca de metade dos pacientes com diagnóstico patologicamente confirmado de PSP se apresentam com o fenótipo de síndrome de Richardson. Sua característica mais marcante é de quedas precoces, em geral no primeiro ano da evolução, associada a alteração das sacadas verticais, em especial para baixo (inicialmente alteração do reflexo optocinético, que evolui para lentificação das sacadas e finalmente paralisia completa do olhar, eventualmente acometendo também as sacadas horizontais). Outras alterações oftalmológicas podem também estar presentes, como intrusões sacádicas, *square wave jerks*, blefaroespasmo, apraxia da abertura ocular e diminuição da velocidade de piscamento. A fácies típica desses pacientes é descrita como "preocupada", ou de "surpresa", resultado de uma combinação de distonia e bradicinesia da musculatura da mímica facial (sinal do prócero). Rigidez axial é marcante, muitas vezes associada a distonia cervical em retrocolo.

Sintomas cognitivos e comportamentais são frequentes – cerca de 70% dos pacientes terão o diagnóstico de demência no curso da doença – e caracteristicamente se apresentam como disfunção executiva, diminuição na velocidade de processamento e memória operacional, dificuldade na resolução de problemas, comportamento de utilização, perseveração e redução da fluência verbal fonêmica. Apatia, impulsividade, agressividade, desinibição e hipersexualidade são também comuns. Sintomas pseudobulbares podem estar presentes desde a apresentação com disartria, voz monótona, hipofonia, ecolalia, incontinência emocional com riso e choro imotivado (afeto pseudobulbar) e disfagia, que evolui progressivamente causando aspirações e pneumonias de repetição.

PSP-parkinsonismo (PSP-P)

É o segundo fenótipo mais frequente da PSP, representando cerca de um terço das apresentações. No início, esse fenótipo é indistinguível da doença de Parkinson, podendo cursar com parkinsonismo assimétrico, tremor, e melhor resposta a levodopa. Em geral após 2 anos sintomas clássicos da PSP passam a aparecer. Pacientes com essa apresentação normalmente têm um curso mais benigno, com uma média de 9 anos de sobrevida.

Acinesia pura com freezing de marcha

Esse subtipo da PSP caracteriza-se por um distúrbio de marcha com instabilidade postural, em que é marcante a falha e hesitação ao início da marcha, sem parkinsonismo em membros ou alteração de motricidade ocular. Com a evolução, podem surgir congelamento durante o andar (*freezing*) e fala balbuciante e gaguejante. Tem uma evolução mais protraída, em geral demorando mais de 5 anos até que comecem a surgir outros sintomas clássicos da PSP. Esse fenótipo também tem um curso mais benigno, com média de 11 anos de sobrevida do início dos sintomas.

Fala e linguagem (APP-NF)

Afasia primariamente progressiva agramática ou não fluente é caracterizada por uma fala truncada, com hesitação, agramatismo e erros fonêmicos, frequentemente acompanhados por apraxia de fala, que é uma alteração da produção da fala exibindo lentificação, segmentação e distorção da prosódia. Veja o capítulo 62 para maiores detalhes. Essa pode ser a apresentação única da PSP, mas muitas vezes evolui com comemorativos da síndrome clássica no decorrer da evolução.

Os critérios diagnósticos propostos em 1996 pelo NINDS-SPSP (Tabela 59.2) são bastante sensíveis e específicos para a síndrome de Richardson, mas menos para os outros fenótipos. Por isso, um novo critério diagnóstico foi proposto por Höglinger e cols. que, embora mais complexo, permite um diagnóstico mais acurado nas apresentações atípicas.[8]

O diagnóstico definitivo da PSP é patológico, e não há exames complementares que sejam suficientemente sensíveis ou específicos. Exames de imagem, no entanto, podem auxiliar no diagnóstico clínico. Na RM, o achado típico é o de atrofia do mesencéfalo, em que o tronco no corte sagital assume a forma de um beija-flor (Figura 59.2). Ao PET-FDG pode-se encontrar hipometabolismo em córtex frontal bilateral, núcleo caudado, tálamo e mesencéfalo. Estudos utilizando PET com ligantes para a proteína TAU também estão em desenvolvimento e provavelmente serão métodos promissores para diagnóstico e acompanhamento destes casos. Outros biomarcadores como a proteína neurofilamentar de cadeia leve parecem ser úteis para prever e acompanhar a progressão da doença, mas não diferenciam entre as patologias de parkinsonismo atípico.

Tabela 59.2 – Critérios clínicos para o diagnóstico da PSP (NINDS-SPSP)

Critérios de inclusão	Doença gradativamente progressiva Idade de início aos 40 anos ou mais
Possível	• Paralisia supranuclear vertical ou • Alentecimento das sacadas verticais e instabilidade postural com quedas antes do primeiro ano do início da doença
Provável	• Paralisia supranuclear vertical e • Instabilidade postural acentuada com quedas no primeiro ano de início da doença*.
Definitivo	Todos os critérios de PSP provável são preenchidos e há confirmação por autópsia.

Critérios de exclusão	Critérios de suporte
• História recente de encefalite • Síndrome da mão alienígena • Déficits corticais sensitivos • Atrofia focal frontal ou temporoparietal • Alucinações ou delírios não relacionados à terapia dopaminérgica • Demência cortical do tipo Alzheimer • Sintomas cerebelares acentuados precoces • Disautonomia inexplicável ou evidência de outras doenças que poderiam explicar o quadro clínico	• Acinesia simétrica ou rigidez, proximal mais que distal • Postura cervical anormal, especialmente retrocolo, • Ausência de resposta ou resposta parcial a levodopa • Disfagia e disartria precoces • Início precoce de alteração cognitiva incluindo > 2 de: apatia, dificuldade e abstração, fluência verbal diminuída, comportamento de utilização ou imitação ou sinais de liberação frontal

Adaptada de Litvan e cols.[7]

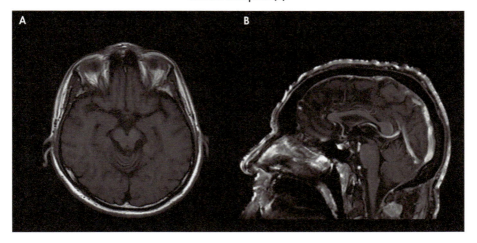

Figura 59.2 – Ressonância magnética de paciente com paralisia supranuclear progressiva (PSP): atrofia mesencefálica (A) com sinal do beija-flor (B).

Degeneração corticobasal

A DCB é caracterizada patologicamente pela deposição difusa de proteína tau fosforilada 4R, com predileção pela substância negra e córtex fronto-parietal. A marca patológica da DCB é o achado de placas astrocíticas, o que a diferencia de outras taupatias 4R como a PSP (*tufted astrocytes*).[4] Sua prevalência é desconhecida, mas é bem mais incomum que outras causas de parkinsonismo atípico como PSP e AMS. Homens e mulheres são igualmente afetados, com idade média de início de 63 anos e tempo do início da doença para óbito ao redor de 8 anos. DCB é quase sempre uma doença esporádica, com poucos casos familiares descritos.[1]

A apresentação mais comum da DCB é a síndrome corticobasal (SCB), descrita em maiores detalhes abaixo. No entanto, a DCB pode apresentar-se de outras formas, como DFTvc, SR, APP-NF e Atrofia Cortical Posterior (ACP). Por outro lado, a SCB pode ser a apresentação clínica de outras patologias, como Doença de Alzheimer, PSP e DFT (Tabelas 59.3 e 59.4).[9]

Síndrome corticobasal

A SCB tem apresentação tipicamente assimétrica, com os seguintes achados cardinais:
» Rigidez e bradicinesia.
» Distonia.
» Mioclonias.
» Fenômeno da mão alienígena (mais que simples levitação).
» Sinais de disfunção cortical: apraxia, alteração de sensibilidade cortical, heminegligência, afasia.

Tabela 59.3 – Fenótipos clínicos associados com a patologia de degeneração corticobasal (DCB)

Síndrome corticobasal provável	Apresentação assimétrica com pelo menos dois sinais motores e dois sinais corticais:
	1. Sinais motores:
	  a) Rigidez ou bradicinesia
	  b) Distonia de membros
	  c) Mioclonias
	2. Sinais corticais:
	  a) apraxia de membros ou orobucolingual
	  b) déficit sensorial cortical
	  c) fenômeno da mão alienígena

Síndrome corticobasal possível	Apresentação simétrica com pelo menos um sinal motor e um sinal cortical:
	1. Sinais motores:
	  a) Rigidez ou bradicinesia
	  b) Distonia de membros
	  c) Mioclonias
	2. Sinais corticais:
	  a) Apraxia de membros ou orobucolingual
	  Déficit sensorial cortical
	  Fenômeno da mão alienígena

Síndrome frontal-comportamental espacial (SFC)	Dois dos seguintes critérios: a) Disfunção executiva b) Mudanças de personalidade ou comportamentais c) Déficits visuoespaciais
Variante não fluente/ agramática da afasia primariamente progressiva (APP-NF)	Fala agramática e com esforço mais pelo menos um de: a) Compreensão gramatical/frases prejudicada com compreensão de palavras preservada, ou b) Produção da fala distorcida ou gaguejante (apraxia da fala)
Síndrome PSP (SPSP)	Três dos seguintes critérios: a) Rigidez e acinesia axial ou simétrica de membros b) Instabilidade postural ou quedas c) Incontinência urinária d) Alterações comportamentais e) Paralisia supranuclear do olhar vertical ou redução de velocidade das sacadas verticais

Adaptada de Armstrong e cols.[10]

Tabela 59.4 – Critérios diagnósticos para DCB

	DCB provável (critério de pesquisa)	DCB possível
Apresentação	Início insidioso e progressão gradual com pelo menos um ano de duração dos sintomas	
Idade de início	> 50 anos	Sem mínimo
História familiar	Exclusão	Permitido
Fenótipos permitidos	1) SCB provável ou 2) SFC ou 3) APP-NF mais pelo menos um sinal de CBS (a-f)	1) SCB possível ou 2) SFC ou 3) APP-NF ou 4) SPSP mais pelo menos um sinal de CBS (b-f)
Mutação genética que afeta tau (p. ex.: MAPT)	Exclusão	Permitido

Veja a Tabela 59.3 para a descrição dos fenótipos. Adaptada de Armstrong e cols.[10]

A SCB apresenta-se com uma associação entre sintomas motores, mais especificamente transtornos do movimento, com quadros de parkinsonismo rígido-acinético, distonia e movimentos mioclonicos, de instalação e evolução classicamente assimétrica, em conjunto a sintomas cognitivos, também descritos como corticais, entre eles, apraxia, afasia, déficits sensoriais corticais, síndrome de heminegligência, ou seus componentes isolados como de extinção, e o fenômeno da mão alienígena[11]. O quadro clínico mais típico tem uma evolução progressiva assimétrica, acometendo inicialmente um membro, com uma combinação de rigidez, bradicinesia e distonia associada a sinais corticais como apraxia. O membro acometido é frequentemente descrito como um membro "inútil" devido a essa conjunção de alterações.

A apraxia, normalmente ideomotora, é mais grave no membro mais afetado, mas por causa da bradicinesia, rigidez e distonia pode ser difícil de ser avaliada, e em geral está também presente e algumas vezes mais evidente no membro "bom". Apraxia orobucolingual também pode estar presente. Outros sinais corticais são alteração de sensibilidade cortical (perda de discriminação de 2 pontos, agrafestesia, astereognosia), heminegligência e afasia.

Mioclonia está presente com frequência, e geralmente tem características corticais: estímulo-sensitiva e distal. É descrito também nos casos de SCB o fenômeno da mão alienígena, caracterizado por uma movimentação do membro que é involuntária, mas com propósito (e frequentemente sem que o paciente a perceba ou até que reconheça o membro como seu). O membro é descrito como tendo "vontade própria", mexendo ao redor, pegando objetos e interferindo com ações da mão contralateral (conflito intermanual). A elevação isolada do braço sem outros movimentos complexos é chamada de levitação.

Pacientes com SCB podem ter dificuldade em iniciar a sacada, mas assim que iniciadas elas têm velocidade normal, em contraste com pacientes com PSP, que têm diminuição da velocidade, mas latência preservada[12]. Vale ressaltar, no entanto, que existe considerável sobreposição desses sintomas entre as duas síndromes.

Alteração cognitiva, antes considerado um evento tardio, está presente na vasta maioria dos pacientes e pode ser observado desde o início da apresentação, sendo frequente em pacientes com DCB. Os sintomas cognitivos típicos são disfunção executiva, apraxia, déficits sensitivos corticais, alterações de linguagem e alterações comportamentais. Em alguns casos, a apresentação pode mesmo iniciar-se como uma síndrome exclusivamente cognitiva, com achados de afasia progressiva primária (APP), atrofia cortical posterior (ACP) ou demência frontotemporal variante comportamental (DFTvc), ou tão-somente uma síndrome disexecutiva ou com exclusiva alteração amnéstica, evoluindo posteriormente para uma SCB. Existe um provável viés em relação à frequência das alterações cognitivas, considerando que boa parte dos estudos focou nos distúrbios do movimento, mas o comprometimento cognitivo global é relatado na maioria das séries. Reconhece-se que os pacientes desde o início apresentam disfunção executiva e alterações de memória[12]. Alterações comportamentais são frequentes, e metade dos pacientes tem alguma manifestação em algum ponto da evolução. Quando o quadro cognitivo-comportamental predomina na apresentação.

A síndrome frontal-comportamental espacial é uma fenotipicamente semelhante à demência frontotemporal variante comportamental, que cursa com diversas manifestações comportamentais, incluindo alteração de personalidade como irritabilidade, desinibição, hipersexualidade, apatia e comportamentos bizarros e antissociais.[12] Sintomas neuropsiquiátricos como depressão, agitação e irritabilidade são também comuns. Veja item Neurologia Cognitiva para maiores detalhes sobre a DFTvc.

O achado mais marcante aos exames de imagem na DCB é o acometimento assimétrico. Na RM, nota-se atrofia cortical póstero-lateral e fronto-medial, sem atrofia do tronco relevante. O exame de PET com FDG mostra uma hipocaptação sugestiva de hipometabolismo glicolítico no córtex fronto-parieto-temporal, especialmente em áreas de associação, e nos núcleos da base (Figura 59.3). As alterações são mais proeminentes contralateralmente ao lado do corpo mais afetado.[12]

Figura 59.3 – Paciente com SCB: RM de encéfalo com atrofia assimétrica (A) e PET cerebral mostrando assimetria de captação do radiofármaco – visão axial (B) e sagital (C).

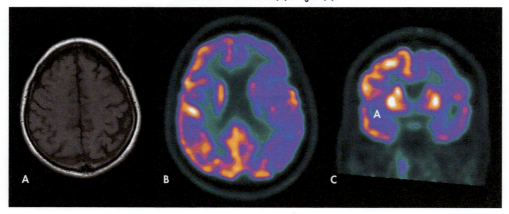

Sinucleopatias

Sinucleopatia é o nome dado às doenças degenerativas que cursam com acúmulo anormal da proteína α-sinucleína. A α-sinucleína pode ser predominantemente encontrada como inclusões citoplasmáticas em células oligodendrogliais (AMS) ou como agregados neuronais, os corpos de Lewy (doença de Parkinson, demência com corpos de Lewy e falência autonômica pura).

Atrofia de múltiplos sistemas

A AMS é uma oligodendrogliopatia caracterizada por degeneração do cerebelo, ponte, olivas, estriados, globos pálidos e substância negra, além de estruturas autonômicas centrais como o hipotálamo, núcleos noradrenérgicos e serotoninérgicos no tronco, núcleos dorsal do nervo vago e ambíguo, e colunas intermediolaterais e núcleo de Onuf na medula[13]. Clinicamente, manifesta-se por falência autonômica com parkinsonismo e/ou ataxia cerebelar

Atrofia de Múltiplos Sistemas tem início em adultos em geral na sexta década de vida, afeta homens e mulheres igualmente, e tem uma prevalência de 3,4 a 4,9/100.000 pessoas.[14] É uma doença esporádica progressiva, com sobrevida de 6 a 9 anos do início dos sintomas, que cursa com uma combinação variável de falência autonômica, síndrome parkinsoniana, ataxia cerebelar e sinais piramidais. Em raros casos familiares fatores genéticos desempenham um papel. Classifica-se como subtipo parkinsoniano (AMS-P) quando o parkinsonismo é o sintoma preponderante, ou como subtipo cerebelar (AMS-C) quando a ataxia cerebelar predomina. AMS-P é mais comum que AMS-C em uma razão de 2:1 a 4:1, exceto no Japão, onde o subtipo cerebelar é mais frequente.

Antes de receber o nome AMS, essa doença era previamente dividida em três entidades: atrofia olivopontocerebelar, degeneração estriatonigral e síndrome de Shy-Drager (predomínio de sintomas autonômicos). Ainda hoje se usa esses termos para descrever a localização predominante de acometimento patológico, que se correlaciona aproximadamente com a apresentação fenotípica. Na degeneração olivopontocerebelar (AMS-C) predomina sintomas cerebelares, e na degeneração estriatonigral (AMS-P), sintomas parkinsonianos.

Como na Doença de Parkinson idiopática, a AMS possui uma fase pré-motora (ou seja, antes dos principais sintomas motores surgirem) em 20-75% dos casos[14], incluindo disfunção sexual, incontinência ou retenção urinária, hipotensão ortostática, estridor inspiratório e distúrbios comportamentais do sono REM.

Disautonomia está presente em virtualmente todos os casos, e caracteriza-se por hipotensão postural, com queda da PA sistólica > 30 mmHg e da PA diastólica > 15 mmHg, incontinência e/ou retenção urinária e disfunção erétil.[1] Cerca de 75% dos pacientes têm hipotensão ortostática sintomática, com síncopes, tontura ou "dor em cabide" (dor no pescoço e ombros) ao assumir ortostase. Hipotensão pós-prandial e hipertensão noturna quando em posição supina também são frequentes.

Os sintomas urinários incluem urgência, aumento da frequência, urgincontinência, nocturia e, menos comumente, esvaziamento vesical incompleto. Disfunção erétil em homens tipicamente está presente no início da doença, e em mulheres pode se apresentar como hiposensibilidade vaginal durante o ato sexual. Outros sintomas autonômicos abrangem constipação, anormalidades pupilares, e alteração da sudorese que leva a falência termorregulatória.

A apresentação motora da AMS é caracterizada, no subtipo parkinsoniano (AMS-P), por bradicinesia, rigidez e instabilidade postural. Em geral se manifestam de maneira simétrica, mas assimetria não é incomum, por vezes inclusive de forma marcante. Tremor parkinsoniano é incomum, mas tremor postural e de ação, com mioclonias grosseiras superimpostas (*jerky movements*), podem ocorrer em até 50% dos pacientes.[14] Resposta à levodopa é pobre ou ausente, mas em quase metade dos pacientes pode haver uma resposta transitória em fases iniciais, por vezes acompanhada de discinesias atípicas como distonia cervical e discinesias de face.

No subtipo cerebelar (AMS-C) predomina ataxia cerebelar, com marcha de base alargada e desequilíbrio, incoordenação apendicular, dismetria da motricidade ocular e nistagmo, frequentemente para baixo. Existe um espectro entre os dois extremos de apresentação motora (AMS-P e AMS-C), com muitos pacientes manifestando sintomas parkinsonianos e cerebelares concomitantemente. Sinais piramidais podem também estar presentes

Posturas anormais como síndrome de pisa (lateralização do tronco), anterocolo (*dropped head*) e distonia de mãos ou pés estão presentes em 16 a 42% dos pacientes[14]. No decorrer da doença, sintomas como disfonia, disartria, disfagia, sialorreia e quedas frequentes se tornam mais proeminentes.

Distúrbios respiratórios são característicos da AMS, e incluem estridor respiratório (mais comum em fases mais avançadas) e apneia do sono. Transtorno comportamental do sono REM ocorre em cerca de 70% dos pacientes.[13] Demência e alucinações são infrequentes na

AMS e sugerem diagnósticos alternativos, como DCL, mas disfunção do lobo frontal com déficits na atenção, incontinência emocional e alterações comportamentais, além de depressão e ansiedade, podem ocorrer.

O diagnóstico definitivo da AMS é patológico, e o diagnóstico clínico pode ser feito em pacientes que apresentem um quadro esporádico progressivo de início na idade adulta de parkinsonismo ou ataxia cerebelar acompanhado de manifestações autonômicas (Tabela 59.5).

Exames complementares são de grande ajuda no diagnóstico da AMS. Na RM, caracteristicamente (embora não seja específico) observa-se atrofia do tronco com hipersinal em T2 em formato de cruz na ponte, o chamado sinal da cruz ou *hot cross bun sign* (associado ao subtipo cerebelar), e hiposinal em T2 nos putâmens com um halo periférico de hipersinal

Tabela 59.5 – Critérios diagnósticos para atrofia de múltiplos sistemas (AMS)

Definitivo
Confirmação patológica da presença de alta densidade de inclusões gliais citoplasmáticas difusas no parênquima cerebral, com alterações degenerativas nas vias nigroestriatais e olivo-pontocerebelares.

AMS provável

• Doença esporádica, progressiva, início com 30 anos ou mais
• Falência autonômica, caracterizada por:
  1. Incontinência urinária (com disfunção erétil nos homens)
    ou
  2. Hipotensão ortostática com queda de 30 mmHg na pressão arterial sistólica ou 15 mmHg na pressão arterial diastólica após 3 minutos em ortostase
• Mais pelo menos um dos seguintes:
  1. Parkinsonismo com fraca resposta a levodopa
    ou
  2. Síndrome cerebelar

AMS possível

• Esporádica, progressiva, início adulto:
  1. Com parkinsonismo ou síndrome cerebelar
  2. Com ao menos 1 sinal de disfunção autonômica (urgência urinária, retenção urinária, disfunção erétil, hipotensão ortostática menos evidente do que nos níveis de AMS provável)
• Com ao menos 1 dos achados:
  1. **Possível AMS-P ou AMS-C:** sinais piramidais ou estridor
  2. **Possível AMS-P:** parkinsonismo de rápida evolução com fraca resposta à levodopa; quedas precoces em 3 anos do início da doença; sintomas cerebelares; engasgos com 5 anos de doença; atrofia na RM em putâmen, e cerebelo ou tronco encefálico (Figura 59.4)
  3. **Possível AMS-C:** parkinsonismo, atrofia na RM em putâmen, pedúnculo cerebelar médio ou ponte, hipometabolismo no FDG-PET no putâmen; desnervação dopaminérgica nigroestriatal pré-sináptica no SPECT (TRODAT)

Achados de suporte	Achados de não suporte
• Distonia cervical, anterocolo, anormalidades posturais, contraturas em pés ou mãos, estridor inspiratório, disfonia severa, disartria severa, roncos proeminentes, pés ou mãos frias, incontinência emocional, tremor postural e de ação.	• Tremor clássico parkinsoniano de repouso, neuropatia significativa, alucinações não induzidas por drogas, início após os 75 anos, história familiar de ataxia ou parkinsonismo, demência, lesões sugestivas de esclerose múltipla nas imagens por RM.

Adaptada de Gilman e cols., 2008[15].

Figura 59.4 – RM na AMS: sinal da cruz (A) e hiposinal em T2 no putâmen com halo de hipersinal (B).

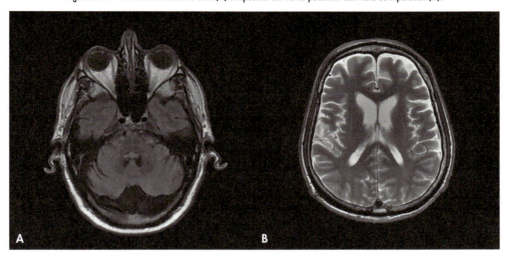

(associado ao subtipo parkinsoniano). Testes autonômicos como urodinâmica e TILT-test são úteis para documentar o acometimento autonômico. Cintilografia miocárdica com MIBG é em geral preservada na AMS, em contraste com DP e DCL.

Falência autonômica pura

A falência autonômica pura é uma sinucleopatia que cursa com acúmulo de corpos de Lewy no citoplasma de neurônios do sistema autonômico periférico. Essas alterações patológicas são encontradas principalmente nos gânglios simpáticos e parassimpáticos e nos neurônios pré e pós-ganglionares (em contraste com AMS, onde a disfunção autonômica tem origem central). A manifestação clínica é de uma síndrome disautonômica pura lentamente progressiva, de início na meia idade, com marcada hipotensão e resposta pressórica exagerada a estímulos como comida e exercício.[16] Cerca de um terço desses pacientes eventualmente evoluem para doença de Parkinson, DCL ou AMS, em especial os pacientes com distúrbio comportamental do sono REM e anosmia.[17]

Demência com corpos de Lewy

A demência com corpos de Lewy é uma sinucleopatia que cursa com acúmulo de corpos de Lewy no cérebro, e caracteriza-se por uma demência que ocorre concomitantemente ou antes do Parkinsonismo, com flutuação da atenção e alucinações visuais. Veja a seção de Neurologia Cognitiva para maiores detalhes.

Tratamento sintomático (Tabela 59.6)

Tabela 59.6 – Tratamentos sintomáticos nos parkinsonismos atípicos

Parkinsonismo e rigidez	• Levodopa • Agonistas dopaminérgicos
Outros movimentos involuntários	• Toxina botulínica — distonia • Clonazepan ou valproato — mioclonias • Primidona, propranolol e gabapentina — tremor de ação
Instabilidade postural, quedas	• Avaliação e acompanhamento fisioterapêutico. • Precauções contra quedas
Blefaroespasmo e distonia	• Toxina botulínica
Espasticidade e contraturas	• Relaxantes musculares (baclofeno) • Terapia ocupacional
Disartria e disfagia	• Fonoaudiologia, precaução de aspiração
Sialorreia	• Injeções de toxina botulínica, atropina sublingual
Demência	• Descartar causas tratáveis e rever medicações. • Inibidores da colinesterase
Depressão	• Antidepressivos: inibidores seletivos de recaptação de serotonina, mirtazapina
Disfunção autonômica Hipotensão ortostática	• Medidas farmacológicas e não farmacológicas: elevação da cabeceira da cama, aumento da ingestão de sódio e líquidos, uso de meias elásticas • Fludrocortizona 0,1 a 0,3 mg/dia
Disfunção gastrointestinal	• Gastroparesia: medidas não farmacológicas e domperidona • Obstipação: aumento de ingestão de líquidos e de fibras, exercícios regulares e medidas farmacológicas
Disfunção genitourinária	• Bexiga hiperativa: oxibutinina • Retenção urinária: terazosina, doxazosina ou cateterização intermitente

Outros diferenciais de parkinsonismo (Tabela 59.7)

Tabela 59.7 – Outros transtornos que podem cursar com parkinsonismo

Doenças neurodegenerativas esporádicas	• Doenças priônicas (ex. Creutzfeld-Jacob) • Parkinsonismo do caribe • Lytico-bodig (Complexo de Guam)
Vascular	• Doença cerebrovascular/doença de pequenos vasos (parkinsonismo vascular) • Fístula arteriovenosa dural intracraniana
Infecções	• Doença de Whipple • Neurosífilis • HIV • Leucoencefalopatia multifocal progressiva
Imunomediadas	• Paraneoplásica (encefalite Ma2) • Síndrome antifosfolípide • Encefalomielite progressiva com rigidez e mioclonias (anticorpos antiglicina) • Neurosarcoidose

Continua >>

Tabela 59.7 – Outros transtornos que podem cursar com parkinsonismo (continuação)

Genéticas	- DFTs Genéticas (MAPT, PGRN, C9ORF72) - Síndrome de Perry (DCTN1) - Doença de Gaucher (GBA) - Doenças mitocondriais (p. ex.: POLG) - CADASIL (NOTCH3) - Leucoencefalopatia com esferóides axonais (CSF1R) - Xantomatose cerebrotendínea - Tremor-ataxia associada ao X-frágil (FXTAS) - Ataxias espinocerebelares - Doença de Wilson - Doença de Huntington (variante de Westphal) - Neuroacantocitose - Niemann Pick tipo C - Neurodegeneração com acúmulo cerebral de ferro (NBIAs): PKAN, PLAN, Aceruloplasminemia, Neuroferritinopatia, Kufor Rakeb, - Lubag - Doença de Fahr
Outras Secundárias	- Medicamentos - Toxinas (MPTP, CO, Mn, organofosforados) - Hidrocefalia de pressão normal - Tumor - Degeneração hepatocerebral - Lesão cerebral traumática

Adaptada de Stamelou e cols.[3,8]

Doença de Wilson

A doença de Wilson é uma doença genética autossômica recessiva do metabolismo de cobre, e acomete entre 1/30.000 e 1/100.000 indivíduos.[19,20] É causada por uma mutação do gene ATP7B, que codifica uma proteína transmembrana responsável pelo transporte do cobre, cujo defeito resulta em seu acúmulo, levando a manifestações hepáticas e neurológicas.

Quadro clínico

A doença de Wilson pode se apresentar na forma hepática e/ou neurológica. A idade média de início dos sintomas na forma hepática é de 11 anos, com hepatite aguda ou fulminante ou insuficiência hepática crônica. As manifestações neurológicas em geral ocorrem um pouco mais tarde, ao redor dos 18 anos, e em geral estão acompanhadas de doença hepática assintomática. A apresentação neurológica da doença de Wilson é caracterizada por uma combinação de transtornos de movimento, com tremor, distonia, parkinsonismo, sinais cerebelares, distúrbio de marcha e alterações psiquiátricas. O tremor é grosseiro, de alta amplitude, e se apresenta no repouso com piora na postura e mais ainda na ação; ao se manter o braço estendido e os antebraços fletidos, nota-se o chamado "tremor em bater de asas". Disartria é frequente, e é causada por um misto de distonia, alterações cerebelares e parkinsonismo. O distúrbio de marcha é em geral causado por uma combinação de ataxia, distonia e coreia. Sintomas psiquiátricos incluem alteração da personalidade, desinibição, labilidade emocional e declínio cognitivo progressivo.

Quase sempre que o paciente tem sintomas neurológicos, observa-se à lâmpada de fenda os chamados anéis de Kaiser-Fleischer, uma pigmentação marrom-avermelhada na borda da íris, causada por deposição do cobre. A deposição do cobre no cristalino também pode ser vista como radiações avermelhadas, a "catarata em girassol". À RM tipicamente se encontra lesões com hipersinal em T2 e hipossinal em T1 nos núcleos da base, tálamos, mesencéfalo, ponte e cerebelo (Figura 59.5).

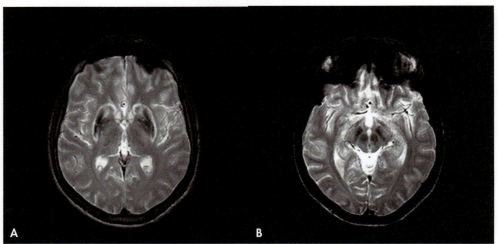

Figura 59.5 – Imagens de ressonância magnética encéfalo de paciente com doença de Wilson. Imagens axiais nas sequências ponderadas em T2 demonstrando um hipersinal em caudado e putâmen bilateralmente (A) e um hipersinal em mesencéfalo (B). O hipersinal em mesencéfalo associado ao habitual hipossinal em substância negra e no núcleo rubro trazem um aspecto classicamente descrito como "Sinal do Panda".

Diagnóstico

Na doença de Wilson, a ceruloplasmina é em geral baixa, mas em alguns casos pode ser normal. Como o cobre é transportado pela ceruloplasmina, sua dosagem sérica é em geral normal ou baixa. O cobre livre é normalmente alto, mas esse é um exame que não é disponível na maioria dos centros ou é pouco confiável. A dosagem do cobre urinário de 24 h é o exame mais fidedigno para o diagnóstico de Wilson, e tipicamente é de mais de 100 μg/24h, embora níveis acima de 40 μg/24 h sejam sugestivos e exijam investigação mais aprofundada.[21] A dosagem do cobre urinário de 24 h após prova terapêutica com penicilamina pode ser útil para o diagnóstico, embora menos usada. O padrão ouro para o diagnóstico da Doença de Wilson é a biópsia de fígado, embora seja um teste invasivo e associado a morbidade, e reservado apenas para os casos com alto grau de suspeição que tem os demais testes inconclusivos. A presença de > 250 μg/g de cobre no fígado é considerado diagnóstico, e níveis menores que 40-50 μg/g excluem doença de Wilson (Figura 59.6). O teste molecular do gene ATP7B pode ser diagnóstico, porém é caro e não detecta todas as mutações possíveis. Parentes de primeiro grau de pacientes com doença de Wilson devem ser rastreadas, já que há uma chance de 25% de irmãos terem também a doença.

Tratamento

O tratamento adequado instituído em tempo hábil impede a evolução fatal e proporciona boa recuperação neurológica. São usados medicamentos que quelam o cobre, aumentando sua excreção urinária, como a penicilamina e trientine, ou que impedem a absorção de cobre, como o zinco. Os quelantes são preferíveis para o tratamento inicial quando há manifestação neurológica, ficando o zinco reservado para tratamento de assintomáticos ou para manutenção. Os quelantes não devem ser associados ao zinco pelo risco de diminuição da eficácia de ambos e devem ser tomados afastados das refeições. Os quelantes devem ser iniciados de forma lenta para evitar mobilizar grandes quantidades de cobre dos tecidos, o que pode levar a uma deterioração inicial do quadro neurológico. É razoável que alimentos ricos em cobre (como chocolate, nozes, cogumelos, fígado e frutos do mar) sejam evitados no início do tratamento, mas não há necessidade de restrição na fase de manutenção.[22]

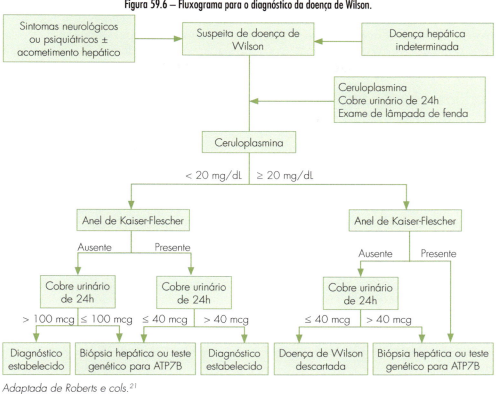

Figura 59.6 – Fluxograma para o diagnóstico da doença de Wilson.

Adaptada de Roberts e cols.[21]

A penicilamina deve ser iniciada com 250 mg/dia e aumentada em 250 mg a cada 2-3 semanas até uma dose de 1 a 2,5 g/dia em duas tomadas, e deve ser suplementada com piridoxina. Efeitos colaterais como rash cutâneo, náusea, febre, linfadenopatia, citopenias, anemia aplástica, nefrite por imunocomplexos e lúpus medicamentoso devem ser monitorados, e se ocorrerem pode ser necessário uma titulação mais lenta e uso de corticóides. Efeitos colaterais são mais raros com trientine. O esquema de dosagem do trientine é semelhante ao da penicilamina. O sal de zinco é administrado em uma dose de 50 mg de zinco essencial 2-3x/dia.[22]

Parkinsonismo medicamentoso

Clinicamente, o parkinsonismo medicamentoso é caracteristicamente simétrico, com rigidez, bradicinesia, marcha parkinsoniana e menos frequentemente tremor de repouso. É tipicamente causada por drogas que bloqueiam os receptores de dopamina, mais comumente os antipsicóticos, e é em geral dose dependente. Os antipsicóticos típicos como haloperidol têm maior potencial de causar parkinsonismo que os atípicos como olanzapina e risperidona. Os antipsicóticos com menor risco de efeitos extrapiramidais são a quetiapina e a clozapina, e por isso são as medicações de escolha na doença de Parkinson.

É importante obter uma história detalhada de exposição a medicações, já que, além dos antipsicóticos, diversos medicamentos causam parkinsonismo (alguns dos quais podem inclusive não ser considerados como remédio pelo paciente). Outras drogas incluem antieméticos (metoclopramida, bromoprida), antivertiginosos (cinarizina, flunarizina), lítio, amiodarona, valproato, diltiazem e tetrabenazina. O SPECT-TRODAT desses pacientes é geralmente normal, já que o bloqueio do receptor é pós-sináptico.[1]

O tratamento consiste na suspensão da medicação culpada, mas a melhora dos sintomas pode demorar até vários meses. Se a suspensão da medicação for impossível, por exemplo em pacientes com psicose, deve-se tentar a substituição por uma droga mais atípica, idealmente quetiapina ou clozapina ou no caso dos antieméticos, domperidona. Levodopa pode ser tentada como sintomático, mas em geral a resposta não é ótima.

Parkinsonismo vascular

Parkinsonismo vascular pode ser por vezes difícil de ser diagnosticado, já que o achado de lesões isquêmicas nos núcleos da base é comum em idosos sem parkinsonismo, e, portanto, uma relação causal entre o dano isquêmico e os sintomas parkinsonianos pode ser difícil de provar individualmente. Inicio abrupto dos sintomas com progressão em degraus, sinais do neurônio motor superior (incluindo espasticidade, reflexos exaltados, sinal de Babinski, paralisia pseudobulbar), declínio cognitivo precoce e resposta pobre a levodopa são características que sugerem esse diagnóstico. Os pacientes em geral têm fatores de risco cardiovascular e história de eventos vasculares prévios no SNC ou em outros órgãos. Tipicamente, o parkinsonismo se apresenta por um acometimento preferencial dos membros inferiores, com os membros superiores relativamente poupados (o chamado *lower-body parkinsonism*, ou parkinsonismo de membros inferiores), o que leva a um distúrbio de marcha grave no início do quadro, com *freezing* e quedas. Imagens sugestivas de infartos subcorticais profundos são característicos à RM e TC. O SPECT-TRODAT é geralmente normal, mas pode vir alterado se o estriado estiver intensamente comprometido.[1]

Referências

1. Edwards MJ, Stamelou M, Quinn N, Bhatia KP. Parkinson's Disease and Other Movement Disorders. Oxford University Press; 2016.
2. Litvan I. Parkinsonian features: when are they Parkinson disease? JAMA. 1998 Nov 18;280(19):1654-5.
3. Stamelou M, Bhatia KP. Atypical parkinsonism: diagnosis and treatment. Neurol Clin. 2015;33(1):39-56.
4. Kovacs GG. Invited review: Neuropathology of tauopathies: Principles and practice. Neuropathol Appl Neurobiol. 2015;41(1):3-23.
5. Ling H. Clinical Approach to Progressive Supranuclear Palsy. J Mov Disord. 2016;9(1):3-13.
6. Williams DR, Lees AJ. Progressive supranuclear palsy: clinicopathological concepts and diagnostic challenges. Lancet Neurol. 2009;8(3):270-9.
7. Litvan I, Agid Y, Calne D, Campbell G, Dubois B, Duvoisin RC et al. Clinical research criteria for the diagnosis of progressive supranuclear palsy (Steele-Richardson-Olszewski syndrome): Report of the NINDS-SPSP International Workshop. Neurology. 1996;47(1):1-9.
8. Höglinger GU, Respondek G, Stamelou M, Kurz C, Josephs KA, Lang AE et al. Clinical diagnosis of progressive supranuclear palsy: The movement disorder society criteria. Mov Disord. 2017;32(6):853-64.
9. Ling H, O'Sullivan SS, Holton JL, Revesz T, Massey LA, Williams DR et al. Does corticobasal degeneration exist? A clinicopathological re-evaluation. Brain. 2010;133(7):2045-57.
10. Armstrong MJ, Litvan I, Lang AE, Bak TH, Bhatia KP, Borroni B et al. Criteria for the diagnosis of corticobasal degeneration. Neurology. 2013;80(5):496-503.
11. Parmera JB, Rodriguez RD, Studart Neto A, Nitrini R, Brucki SMD. Corticobasal syndrome: A diagnostic conundrum. Dement Neuropsychol [Internet]. 2016;10(4):267-75. Available from: http://www.scielo.br/scielo.php?script=sci_arttext&pid=S1980-57642016000400267&lng=en&tlng=en
12. Grijalvo-Perez AM, Litvan I. Corticobasal degeneration. Semin Neurol. 2014;34:160-73.
13. Peeraully T. Multiple system atrophy. Semin Neurol. 2014;34:174-81.
14. Fanciulli A, Wenning GK. Multiple-System Atrophy. N Engl J Med. 2015;372(3):249-63.

15. Gilman S, Wenning G, Low P, Brooks D, Mathias C, Trojanowski J et al. Second consensus statement on the diagnosis of multiple system atrophy. Neurology. 2008;71:670-6.
16. Brown TP. Pure autonomic failure. Pract Neurol. 2017;17(5):341-8.
17. Kaufmann H, Norcliffe-Kaufmann L, Palma JA, Biaggioni I, Low PA, Singer W et al. Natural history of pure autonomic failure: A United States prospective cohort. Ann Neurol. 2017;81(2):287-97.
18. Stamelou M, Quinn NP, Bhatia KP. "Atypical" atypical parkinsonism: New genetic conditions presenting with features of progressive supranuclear palsy, corticobasal degeneration, or multiple system atrophy-A diagnostic guide. Mov Disord. 2013 Aug;28(9):1184-99.
19. Ala A, Walker AP, Ashkan K, Dooley JS, Schilsky ML. Wilson's Disease. Lancet. 2007 Apr;369(397):408.
20. Cançado ELR, Barbosa ER. Wilson Disease in South America. In: Kerkar N, Roberts EA, editors. Clinical and Translational Perspectives on WILSON DISEASE. Elsevier; 2019. p. 327-33.
21. Roberts EA, Schilsky ML. Diagnosis and treatment of Wilson disease: An update. Hepatology. 2008;47(6):2089-111.
22. Aggarwal A, Bhatt M. The Pragmatic Treatment of Wilson's Disease. Mov Disord Clin Pract. 2014 Apr 10;1(1):14-23.

Capítulo 60

Tremor

Márcia Rúbia Rodrigues Gonçalves

Definição

Tremor é o distúrbio de movimento mais comum na prática clínica, sendo definido como uma oscilação rítmica de uma parte do corpo, decorrente de contrações de músculos antagonistas, que podem ser síncronas ou alternantes, reciprocamente inervados.[1]

Classificação

Devido à grande variabilidade fenomenológica, o tremor pode ser classificado de várias maneiras, o que muitas vezes pode ser um desafio para o diagnóstico e gerar certa confusão.

Podemos classificar quanto a distribuição topográfica (p. ex.: acometimento dos membros superiores, da região cefálica ou da voz), quanto á sua frequência medida em Hz, sua condição de ativação (p. ex.: se é observado em repouso ou durante o movimento), de acordo com a localização topográfica (p. ex.: tremor cerebelar ou mesencefálico), a presença de condições médicas associadas (como no hipertireoidismo), além da presença de condições neurológicas associadas (doença de Parkinson ou distonia por exemplo). Recentemente foi publicado o novo consenso de classificação dos tremores (*Consensus Statement on the Classification of Tremors task force on tremor International Parkinson and Movement Disorder Society*, 2018)[1]. Essa classificação engloba dois eixos, o eixo clínico levando-se em conta idade de início, distribuição anatômica (que passou a ser classificada como tremor focal, segmentar, hemitremor ou generalizado), condições de ativação do tremor (Tabela 60.1), frequência do tremor (Tabela 60.2) e sinais associados tanto sistêmicos quanto neurológicos. O segundo eixo englobaria a etiologia na tentativa de classificar o tremor como genético, adquirido ou idiopático. Seguindo esses dois eixos é possível classificar as síndromes de tremor que podem ser tremor isolado ou tremor combinado com outros sinais (Tabela 60.3).

Tabela 60.1 – Classificação quanto à fenomenologia (condições de ativação)

Fenomenologia	Características
Tremor de repouso	• Movimento de adução-abdução e pronação-supinação dos membros superiores
Tremor de ação	• Postural (melhor avaliado na manobra braços estendidos e índex-index), pode ser posição dependente ou posição independente • Cinético simples (ocorre durante o movimento, melhor avaliado na manobra index-nariz) • Cinético-intencional (observado no fim do movimento) • Tarefa específica • Isométrico (tremor ocorre sem deslocamento da articulação)

Tabela 60.2 – Classificação quanto à frequência em Hertz (ciclos por segundo)

Frequência	Tipo
Baixa: menor que 4 Hz	Tremor cerebelar
Média: 4 a 8 Hz	Tremor da doença de Parkinson, Tremor essencial
Alta: 8 a 12 Hz	Tremor fisiológico, Tremor essencial
Muito alta: cima de 12 Hz	Tremor ortostático

Tabela 60.3 – Síndromes de tremor

Tremor de ação ou repouso:
- Tremor essencial (TE) ou TE plus
- Tremor de ação isolado segmentar
- Tremor de repouso isolado
- Tremor fisiológico exacerbado

Tremores focais (voz, cefálico, mandíbula, face) e tremor palatal essencial

Tremores posição ou tarefa específica (escrita, esportistas, músicos)

Tremor ortostático (primário e pseudortostático)

Outros
- Tremor funcional
- Tremores indeterminados

Avaliação do paciente com tremor

Inicialmente é necessária uma história detalhada com algumas questões fundamentais como os itens listados abaixo.

Anamnese
» Idade, tempo de início e evolução dos sintomas ao longo do tempo (súbito × progressivo);
» Quais as regiões do corpo envolvidas;
» O tremor aparece quando os membros estão em repouso como assistindo TV ou aparece em situações como segurar um copo ou escrever;
» Manobras que desencadeiem ou melhorem o tremor;
» Sintomas sistêmicos (diarreia, perda de peso, intolerância a calor);
» Fundamental revisão de medicações em uso ou utilizada nos últimos 6 meses;

» Substâncias que exacerbam o tremor (cafeína) ou melhoram (álcool);
» Presença de outros movimentos ou sintomas neurológicos associados;
» História familiar de tremor em parentes de primeiro e segundo grau.

No exame do paciente com tremor caracterizar o movimento, determinando quais os músculos envolvidos, sincronia e simetria, presença de posturas segmentares anormais e com os dados clínicos buscar classificar o tremor (repouso, de ação, postural e/ou cinético).

Exame do tremor de repouso

O paciente deve ser examinado sentado com as mãos relaxadas sobre os membros inferiores, da mesma forma pode se observar o paciente em pé, deitado em decúbito dorsal observando os quatro membros, e sempre observar o paciente andando, pois eventualmente somente nessa avaliação se detecta um tremor de repouso nos membros superiores.

Exame do tremor de ação

Para examinar o tremor de ação, postural deve-se solicitar a manobra dos braços estendidos, e índex-index. Para o exame do tremor de ação cinético simples e intencional os testes realizados são índex-nariz ou índex-index e outras atividades podem ser solicitadas, como escrita, desenho da espiral de Arquimedes (Figura 60.1) ou observar o paciente ao colocar água de um copo em outro, ou beber água.

Figura 60.1 – Teste do desenho de espiral de Arquimedes realizado por paciente com tremor de ação.

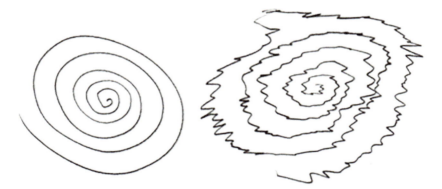

Examinar ainda a região cefálica e cervical observando se existe tremor, se há direcionalidade deste ou posturas anormais. Ainda, examinar a face, queixo, mandíbula, com a boca fechada e aberta, o palato e a voz durante fonação sustentada.

Para o exame de qualquer tipo de tremor sempre devem ser incluídas manobras de distração tais como atividades voluntárias ou tarefas cognitivas concomitantes, a fim de observar se há acentuação do tremor ou mudança no padrão.

Ainda outros achados do exame clínico e neurológico devem ser observados para a topografia e etiologia do tremor como taquicardia e sudorese que podem sugerir hipertireoidismo, alterações no exame neurológico como hipomimia facial, bradicinesia e rigidez que levantam a hipótese de parkinsonismo; marcha com base alargada, fala escandida, dismetria ou hipotonia sugerindo topografia cerebelar, posturas e posições anormais sugerindo distonia, além de achados de alterações de sensibilidade ou déficit de força distal sugerindo tremor associado a neuropatia periférica. Ainda, a mudança de padrão do tremor, desaparecimento com manobras de distração ou fenomenologias bizarras podem sugerir tremores não orgânicos[2].

Diagnóstico diferencial dos tremores

Estabelecendo pela história e exame físico qual é a fenomenologia predominante do tremor e sintomas e sinais associados discutiremos os principais diagnósticos diferenciais dos tremores de ação e repouso.

Tremor de ação

Tremor fisiológico de amplitude exacerbada

O tremor fisiológico está presente em todas as pessoas, sendo imperceptível e tornando-se visível apenas quando exacerbado por alguns fatores sendo os principais: estresse, fadiga, cafeína e outros estimulantes e algumas drogas (Tabela 60.4). Caracteriza-se por ser um tremor de ação, postural e cinético acometendo os membros superiores; com frequência rápida (entre 6 e 12 Hz) e de menor amplitude que o tremor essencial (contudo no início do quadro de tremor essencial a amplitude também pode ser baixa, muitas vezes dificultando a diferenciação com tremor fisiológico)[3]. Ao contrário do tremor essencial, raramente ocorre componente intencional, sendo que tremor da voz pode estar presente, mas não o tremor cefálico. Roda denteada pode estar presente, mas não rigidez e a fisiopatologia mais aceita é que o gerador do tremor seja periférico.

Suspeita-se de exacerbação do tremor fisiológico, com uso ou abstinência de determinadas drogas ou estimulantes e em vigência de condições como hipertireoidismo, insuficiência renal ou hepática, e hipoglicemia.

O tratamento baseia-se na orientação do paciente principalmente sobre a benignidade do quadro, retirar substâncias estimulantes associadas (como abuso de cafeína, nicotina e drogas ilícitas), tratamento de condições clínicas associadas (como hipertireoidismo, transtorno de ansiedade) e retirada de medicações desencadeantes quando possível.

Em alguns casos, pode ser utilizado betabloqueadores, em doses baixas (p. ex.: propranolol até 60 mg/dia) ou benzodiazepínicos com preferência ao Alprazolam[2].

Tabela 60.4 – Causas de exacerbação de tremor fisiológico

Medicamentos	• Vide Tabela 60.5
Distúrbios metabólicos	• Hipertireoidismo, hiperparatireoidismo, insuficiência renal, feocromocitoma, abstinência de álcool e drogas, deficiência de vitamina B12
Outras substâncias	• Cafeína, nicotina, álcool, drogas ilícitas,

Tremor de ação induzido por drogas

Uma variedade de medicações pode produzir ou exacerbar o tremor de ação, ele podendo ser leve a severo (Tabela 60.5). Algumas características auxiliam no diagnóstico diferencial do tremor de ação induzido por drogas de outras formas de tremor de ação como dados da história, pois o início do tremor segue o uso da droga em questão, contudo o início pode não ser imediato podendo ocorrer gradualmente em vários meses, a amplitude do tremor está associada a dose da droga, sendo que com a estabilidade dessa dose o tremor tende a não piorar progressivamente como no tremor essencial ou parkinsoniano. Além disso, o tremor raramente acomete a região cefálica[2]. A causa não está estabelecida, sendo que em alguns casos o tremor trata-se de tremor fisiológico exacerbado pelas drogas, mas há evidências de que possa ser mediado por mecanismos centrais[4].

Tabela 60.5 – Medicações que podem causar tremor ou exacerbar o tremor fisiológico

Medicações	• Lítio, ácido valproico, metoclopramida, corticoides, ciclosporina, tacrolimus, reserpina, tetrabenazina, teofilina, anfetaminas, antidepressivos tricíclicos e ISRS, anticoncepcionais, amiodarona, beta 2 agonistas, neurolépticos
Toxinas	• Mercúrio, manganês

O tratamento destes tremores geralmente envolve diminuição de dose ou suspensão do fármaco suspeito. Quando isso não for possível, os betabloqueadores (p. ex.: propranolol, 10 mg/dia até 320 mg/dia) podem ser benéficos como tratamento sintomático.

Tremor Essencial (TE)

Características clínicas

É o tipo de tremor mais frequente, e caracteriza-se por ser de ação com componente postural e cinético podendo afetar qualquer parte do corpo, sendo os membros superiores e o segmento cefálico os mais frequentemente acometidos[5]. Em geral o tremor afeta de modo bilateral os membros superiores, podendo ser levemente assimétrico, afetando mais um membro superior que outro, sendo que somente em 5% dos indivíduos o tremor pode ser assimétrico ou unilateral.

A frequência usual varia de 4 a 12 Hz e está inversamente relacionada com a idade. Geralmente o tremor postural é mais facilmente observado na manobra índex-index, do que braços estendidos sendo maior em amplitude no punho com movimentos de flexão/extensão. Associadamente, observa-se um componente cinético que pode exceder a amplitude do tremor postural. Além disso, em 50% dos casos o tremor pode ter um componente intencional o que não se limita somente aos membros superiores podendo ocorrer na região cervical em 10% dos casos (pode ser observado quando o paciente abaixa a cabeça em direção a um alvo, principalmente nos movimentos para se alimentar).

Tremor de repouso sem outros sinais de parkinsonismo pode ocorrer em até 20% dos pacientes, contudo afetando somente os membros superiores (nunca acometendo os inferiores) e geralmente em fases avançadas da doença.

Outros sinais podem ser observados no exame como Nokia Froment e alteração da marcha Tanden.[6]

É comum a progressão dos sintomas com a idade, ocorrendo com o aumento da amplitude do tremor e aparecimento em outras regiões como região cefálica (tremor em afirmação ou negação) e envolvimento dos músculos da fonação com voz trêmula.

Tipicamente, apresenta melhora com álcool e em momentos de relaxamento; e piora com cafeína, estresse, fadiga ou exercício. A incapacidade é extremamente variável, sendo que na maioria das vezes os pacientes se queixam de alteração da escrita (letras grandes e irregulares) e para alimentar-se com grande constrangimento social.

É considerado uma condição monossintomática, mas recentemente outros sintomas não motores têm sido descritos, como alterações auditivas, olfativas, cognitivas (com alterações de memória recente, atenção, fluência verbal e de função executiva) e de personalidade. Na nova classificação esses achados têm sido referidos como Tremor essencial plus[1,7].

Epidemiologia

A prevalência do TE tem sido estimada entre 0,4 e 0,9% considerando todas as idades, sendo em torno de 5% acima de 65 anos, com distribuição universal. A idade de início é bimodal, podendo ocorrer em jovens (antes da terceira década) ou após os 50 anos, havendo aumento da prevalência com a idade. Um estudo no Brasil realizado na cidade de Bambuí mostrou uma prevalência de 7,4% em pessoas com idade acima de 64 anos, sem diferença entre os sexos[8]. Alguns estudos mostram leve predominância no sexo masculino.

Genética

História familiar é positiva (um ou mais familiares de primeiro grau afetados) em 50-70% dos pacientes, sendo o modo de transmissão genética autossômico dominante com penetrância variável[6].

Diagnóstico

Dentre os critérios diagnósticos clínicos, o consenso proposto pela *Movement Disorder Society* atualmente está demonstrado na Tabela 60.6. Os critérios secundários não são necessários, mas a presença de um ou mais reforça o diagnóstico.

Tabela 60.6 – Critérios diagnósticos para TE

Critérios principais	Critérios secundários	Critérios de exclusão
• Tremor de ação bilateral de mãos e antebraços • Tremor isolado de cabeça sem postura anormal • Ausência de outros sinais neurológicos, exceto sinal de Froment	• Duração maior que 3 anos • Resposta ao álcool • História familiar positiva	• Outros sinais neurológicos • Presença de causa conhecida de tremor fisiológico exacerbado • História ou evidência clínica de tremor psicogênico • Início abrupto ou piora lenta • Tremor ortostático primário • Tremor isolado de voz, língua, mento, MI, função específica ou postura específica

Tratamento

O tratamento medicamentoso deve ser indicado de acordo com a incapacidade e perda de funcionalidade do paciente (Figura 60.2). Alguns pacientes muitas vezes necessitam de orientação e diagnóstico preciso. As drogas de primeira escolha podem melhorar a amplitude do tremor em aproximadamente 50-60%. A resposta do tremor de membros superiores costuma ser melhor do que a do tremor vocal ou cervical. Na Tabela 60.7, relacionamos as principais drogas utilizadas.

O tratamento cirúrgico pode ser indicado para tremores refratários a terapia medicamentosas. Dentre eles a talamotomia pode ser realizada sendo o alvo preferencial o núcleo intermédio ventral do tálamo (Vim), com efetividade de 55-90% em escalas de avaliação clínica não devendo ser realizada bilateralmente devido ao risco de complicações da fala e neuropsicológicas[11].

Também a estimulação cerebral profunda do Vim (DBS) efetivamente reduz o tremor do membro contralateral em pacientes com TE refratário, sendo que a efetividade em escalas de avaliações clínicas é de 60-90%, tendo menos efeitos colaterais do que os procedimentos ablativos[11].

Tremor cerebelar

O clássico tremor cerebelar é um tremor de ação com componente cinético e intencional multidirecional, podendo haver componente postural com frequência baixa em torno de 3-4Hz decorrente de lesões cerebelares ou de suas vias aferentes ou eferentes, geralmente

Tabela 60.7 – Drogas e procedimentos utilizados para o tratamento do TE

Droga	Dose	Efeitos colaterais
Propranolol (nível A)	60-320 mg/dia	Hipotensão postural, bradicardia, tontura, fadiga
Primidona (nível A)	25-750 mg/dia	Sonolência, tontura, náuseas
Gabapentina (nível B)	300-1.200 mg/dia	Tontura, sonolência
Topiramato (nível B)	25-300 mg/dia	Tontura, déficit memória, perda ponderal
Alprazolam (nível B)	0,25-2 mg/dia	Sonolência, tontura
Toxina botulínica	Depende da região corporal	Fraqueza muscular
Tratamento cirúrgico	Talamotomia (nível C) DBS talâmico (nível C) Talamotomia por gamaknife e por ultrassom (nível U)	Disartria Infecções, cefaleia

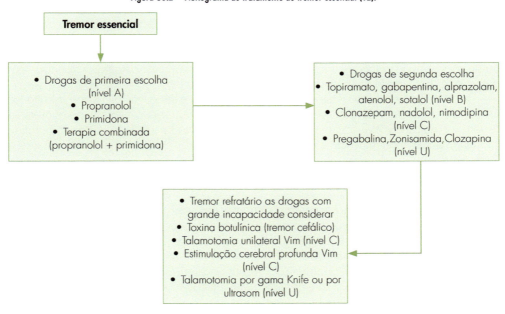

Figura 60.2 – Fluxograma de tratamento de tremor essencial (TE).

com a presença de outros sinais cerebelares como alteração das sacadas, disartria, ataxia da marcha, hipotonia. Dependendo da etiologia da lesão cerebelar (esclerose múltipla, acidente vascular, trauma, ataxias hereditárias etc.). Pode ser unilateral ou bilateral. O paciente pode apresentar oscilação rítmica da cabeça e/ou do tronco denominada titubeação

Geralmente leva a grande incapacidade, contudo costuma ser refratário as medicações, mas podem ser tentados clonazepam, propranolol, triexifenidil, levodopa ou topiramato. Em alguns casos a estimulação cerebral profunda geralmente no núcleo subtalâmico pode ser indicada[2].

Tremor distônico

Caracteriza-se por ser um tremor irregular, assimétrico, postural e cinético com baixa frequência em torno de 4-6 Hz e amplitude variável, ocorrendo no território da distonia podendo anteceder a mesma e tende a variar com posturas, posições e tarefas. Topograficamente, acomete a região cefálica, ou o membro superior, podendo ocorrer na voz, mandíbula ou face. Quando ocorre na região cervical truques sensoriais podem melhorar o tremor e pode ocorrer hipertrofia muscular localizada e dor, persistindo mesmo em posição supino e costuma se apresentar como tremor em negação. Pode se manifestar ainda como tremor vocal.

Também se define como tremor distônico a presença do tremor de ação postural em uma parte do corpo não afetada pela distonia (exemplo, tremor de mãos em pacientes com distonia cervical)

Dentre as opções terapêuticas, incluem-se os anticolinérgicos como o triexifenidil (até 10 mg/dia) e o Baclofeno (até 60 mg/dia). Efeitos colaterais como declínio cognitivo e sedação podem ser limitantes. Outras drogas como benzodiazepínicos também podem ser considerados. Outras possibilidades de tratamento incluem aplicações de toxina botulínica e implante de DBS, para casos mais refratários[9].

Tremor tarefa específica e postura específica

Aparece exclusivamente durante tarefas específicas, como a escrita ou prática de instrumentos musicais e tremores em atletas, sendo o mais comum o tremor da escrita. Geralmente com frequência de 4-8 Hz e, assim como no tremor essencial, há relatos de melhora com álcool e ode ter história familiar positiva, acreditando-se que o tremor primário da escrita possa ser uma variante do tremor essencial, das distonias ou uma entidade patológica distinta. Além desses o tremor isolado da voz é uma condição frequente.

As medicações utilizadas são propranolol, primidona e anticolinérgicos com resultados variáveis, e conforme o caso órteses e reabilitação com terapia ocupacional e/ou fisioterapia devem ser indicados. Para casos refratários, uma alternativa é a aplicação de toxina botulínica guiada por eletroneuromiografia, em grupos musculares específicos ativados durante o movimento.[9]

Tremor ortostático

É uma condição rara e se caracteriza por tremor que se restringe aos membros inferiores e tronco que ocorre com um pequeno período de latência após o indivíduo ficar na posição ortostática levando a queixa de instabilidade nessa posição, desaparecendo na marcha ou na posição sentada. Tem frequência alta em torno de 14-16 Hz e pode ser auscultado sobre a panturrilha, sendo denominado primário. O tremor ortostático denominado plus é mais lento, com frequência menor (12 Hz) e geralmente associa-se a outras condições neurológicas como doença de Parkinson, alterações cerebelares e síndrome de pernas inquietas. Pode ser realizado exame de eletromiografia para o diagnóstico definitivo. De maneira geral a droga de escolha para o tratamento é o clonazepam 0,5-4 mg/dia, podendo também ser tentado gabapentina 300-1.800 mg/dia ou levodopa 100-1.000 mg/dia com resultados variáveis. Há relatos de tratamento com estimulação cerebral profunda no tálamo em pacientes com tremor incapacitante e, também uso de toxina botulínica[9].

Tremor psicogênico

Geralmente há grande dificuldade diagnóstica nesses casos sendo um diagnóstico de exclusão, porém algumas características da história e exame físico podem sugerir essa condição como início súbito, associado a eventos estressores, com progressão e amplitude máxima de gravidade desde o início do quadro, relato de remissões e recorrência abruptos ao longo do tempo. No exame observa-se atípico, fenomenologia complexa e variável, podendo haver alteração durante o exame da localização do tremor, direção, amplitude e frequência podendo haver exacerbação com a observação ou melhorar com manobras distratórias (p. ex.: durante tarefas cognitivas ou motoras mais complexas),ou desaparecer em momentos em que o paciente não está consciente do tremor e, também, variar com movimentos voluntários do membro contralateral. Ainda, o tremor pode ser induzido com sugestões e pontos de gatilho no corpo.

Existem poucos estudos nessa área, mas foi tentado tratamento com estimulação magnética transcraniana com resultados favoráveis em alguns casos[9]. De maneira geral, o paciente deve ser comunicado do diagnóstico dentro de uma abordagem multidisciplinar com envolvimento de profissionais especializados e direcionamento para o tratamento medicamentoso das comorbidades psiquiátricas.

Tremor associado à neuropatia periférica

Tremor de ação com componente cinético e postural, coexistindo nos membros acometidos pela neuropatia, com frequência de 3-6 Hz sem correlação entre a gravidade da neuropatia e a do tremor, porém o tremor tende a desaparecer com a progressão da paresia. Ocorre mais frequentemente nas neuropatias desmielinizantes geralmente decorrentes de imunoglobulinopatias.

Nos casos em que o tremor está associado a uma neuropatia de etiologia imunomediada, tratamentos específicos como corticoides, imunoglobulina, plasmaférese e imunomoduladores estão indicados. Tratamento sintomáticos assemelham-se ao tratamento do tremor essencial.

Tremor de Holmes

Tremor unilateral onde observa-se componente de repouso e de ação, com maior componente postural e cinético principalmente intencional afetando tanto a parte distal quanto proximal do membro. Apresenta baixa frequência (3-4 Hz) e piora na mudança de posição de repouso para a postura, sendo na maioria das vezes incapacitante. Geralmente é um tremor secundário, sendo anteriormente denominado tremor mesencefálico ou rubral, porém atualmente sabe-se que outras localizações podem causar esse tipo de tremor como tálamo, cerebelo, via nigroestriatal sendo, portanto, denominado pelo nome do autor que descreveu esse tipo de condição. A etiologia é variável, incluindo doenças desmielinizantes, neoplásicas, traumáticas e vasculares. De maneira geral costuma ser refratário ao tratamento farmacológico tendo indicação de tratamento cirúrgico ablativo ou com estimulação cerebral profunda.[9]

Tremor palatal

Anteriormente denominado mioclonia palatal, hoje é reconhecido como tremor por ser um movimento rítmico do palato mole com frequência de 1-3 Hz, podendo ser essencial ou sintomático devido a lesões de diversas etiologias no tronco encefálico.

O tremor palatal essencial é acompanhado de um clique auditivo causado por contrações do músculo tensor do véu palatino que abre a tuba de Eustáquio e pode ser audível por outras pessoas. Nesses casos os exames de imagem costumam ser normais. Já na condição sintomática ocorrem contrações do músculo elevador do véu palatino associando-se ao tremor movimentos rítmicos dos olhos (tremor oculopalatal). Nesses casos o tremor pode ser decorrente de lesões no triângulo de Guillain-Molaret formado pelo núcleo rubro, núcleo denteado e olivar inferior e no exame de imagem é possível identificar hipertrofia do núcleo olivar inferior.

Geralmente não há resposta ao tratamento medicamentoso e pequenas doses de toxina botulínica no palato mole pode ser tentado em alguns casos.

Tremor de repouso

Observado quando uma parte do corpo permanece sem movimento ativo sendo que o diagnóstico diferencial nesse tipo de tremor é menos extenso limitando-se ao tremor parkinsoniano e induzido por drogas.

Tremor de repouso na doença de Parkinson

Geralmente o tremor se inicia de maneira assimétrica, em um hemicorpo ou num membro, quando nos superiores com movimentos de pronação e supinação do antebraço, sendo o tremor clássico de membro superior descrito como "*rollingpills*". Tremores de mento e mandíbula também podem ser observados e a frequência clássica varia entre 4-6 Hz. Pode ainda, ocorrer um tremor denominado reemergente, também assimétrico, isto é, quando o paciente assume uma postura ou durante a atividade o tremor desaparece por alguns segundos reemergindo como um tremor postural com frequência semelhante.

Geralmente o quadro de tremor é acompanhado de outros sinais de parkinsonismo, como rigidez e bradicinesia.

O tratamento do tremor parkinsoniano é realizado com as drogas voltadas para o tratamento da doença de Parkinson conforme descrito na Tabela 60.8, sendo que ainda a levodopa é a droga com maior eficácia no tratamento, mas o mesmo deve ser individualizado levando-se em conta a idade do paciente e o grau de incapacidade, além dos efeitos colaterais das medicações.

Tabela 60.8 – Drogas usadas no tratamento do tremor na doença de Parkinson

Droga	Dose	Efeitos colaterais
Levodopa	250-1200 mg/dia	Náusea, vômitos, sedação, alucinações, discinesias
Pramipexol	1,5-4,5 mg/dia	Náusea, vômitos, sedação, alucinações, ataques de sono, distúrbios do controle de impulsos, ganho de peso
Rotigotina	4-8 mg/dia (adesivo transdérmico)	Náusea, vômitos, sedação, alucinações, ataques de sono, distúrbios do controle de impulsos, ganho de peso, efeitos locais
Amantadina	200-400 mg/dia	Confusão, alucinações, boca seca, retenção urinária, livedo reticular, edema de membro inferior
Selegilina	5 mg, 2×/dia	Confusão, alucinações, insônia, síndrome serotoninérgica
Rasagilina	0,5-1 mg/dia	Semelhante à selegilina
Triexifenidil	3-15 mg/dia	Confusão, sedação, alucinações, boca seca, retenção urinária

Tratamento cirúrgico também pode ser indicado para os pacientes com tremor parkinsoniano não responsivo ao tratamento medicamentoso, tanto procedimentos ablativos (talamotomia no Vim), quanto estimulação cerebral profunda no núcleo subtalâmico com até 90% de eficácia e efeitos duradouros.[12]

Tremor de repouso fármaco-induzido

Drogas devem ser consideradas potenciais causas para tremor de repouso e outros sinais de parkinsonismo como rigidez e bradicinesia. O tremor geralmente se assemelha ao típico tremor de repouso parkinsoniano podendo mesmo ser assimétrico e com componente reemergente. Pela história geralmente há ligação entre o início da medicação e o tremor e, a menos que o paciente apresente alguma doença subjacente dos gânglios da base a retirada da medicação leva ao desaparecimento do tremor em semanas ou meses. Se a droga não puder ser retirada o tratamento sintomático pode ser tentado com levodopa, amantadina ou anticolinérgicos.[2]

Investigação diagnóstica dos tremores

Na maioria dos casos o diagnóstico é clínico levando-se em conta os aspectos de história e exame físico já discutidos. Para pacientes com tremor de início com menos de 50 anos, é recomendado rastreio laboratorial para doença de Wilson (ceruloplasmina sérica e cobre urinário de 24h). Testes de função tireoidiana, renal e hepática e eletrólitos devem ser incluídos na avaliação inicial. Exames toxicológicos e dosagem sérica de algumas medicações de uso contínuo podem ser úteis no manejo de alguns casos.

Exames de imagem estão indicados na avaliação inicial, embora grande parte destes não demonstrem lesões que possam ser atribuídas como etiologia do tremor. A ressonância magnética deve ser solicitada para evidenciar etiologias como desmielinização, causas vasculares, traumáticas ou neoplásicas. Nos casos de parkinsonismo, o SPECT com Trodat pode ser útil para diferenciar doença de Parkinson de tremor essencial ou parkinsonismo secundário ao uso de medicações com repercussões no tratamento e prognóstico.

Conclusões

Com relação aos tremores é extremamente importante a história clínica e fundamental a classificação da fenomenologia dele no sentido de localizar topograficamente o sistema neurológico acometido restringindo os diagnósticos diferenciais e direcionar os exames subsidiários quando necessários.

Referências

1. Bathia KP et al. Consensus Statement on the Classification of Tremors (Task Force on tremor IPMDS) Mov Disord 2018; 33(suppl 1):75-87.
2. Louis ED, Diagnosis and Management of Tremor Continuum Neurol. Mov Disord 2016, 22(4), 1143-1158.
3. Elble RJ, Higgins C, Elble S. Electrophysiologic transitions from physiologic tremor to essential tremor. Mov Disord 2005, 20(8), 1038-1042.
4. Raethjen J, Lemke MR, Lindemann M et al. Amitriptyline enhances the central component of physiological tremor. J Neurol Neurosurg Psychiatry 2001; 70(1):78-82.
5. Govert F, Deuschl G. Tremor entitiesandtheirclassification: anupdate. CurrOpinNeurol. 2015; 28:393-9.
6. Jankovic J. Essential tremor: a heterogenousdisorder. MovDiscrd. 2002; 17:638-44.
7. Lombardi WJ, Woolstom BA, Roberts JW et al. Cognitive deficits in patients with essential tremor. Neurology 2001; 57:785-90.
8. Barbosa MT, Caramelli P, Cunningham MC et al. Prevalence and clinical classification of tremor in elderly. A communitybased survey in Brazil. MovDisord 2013; 28:640-646.
9. Fasano, A, Deuschl, G Therapeutic Advances in Tremor. Mov Disord 2015, 30(11), 1557-1565.

10. Govert and Gunther Deuschl Tremor entities and their classification: an update. Current Opinion Curr Opin Neurol 2015, 28:393-399.
11. Schuurman PR, Bosch DA Bossuyt PM et al. A comparison of continuous thalamic stimulation and thalamotomy for suppression of severe tremor. N Engl J Med 2000; 342:461.
12. Schneider AS, Deuschl, G. Medical and Surgical Treatment of Tremors. Neurol Clin 2015; 33:57-75.

Capítulo 61

Coreias

Jacy Bezerra Parmera
Monica Santoro Haddad

Fenomenologia e fisiopatologia

O termo coreia (do grego *choreia*, dança) caracteriza movimentos involuntários peculiares do ponto de vista clínico e eletrofisiológico. São movimentos involuntários sem propósito e de início abrupto, randômicos, explosivos, geralmente de curta duração, repetindo-se com intensidade e topografia variáveis, assumindo caráter migratório e errático (fluxo contínuo e imprevisível)[1]. Os movimentos voluntários dos segmentos afetados, assim como a marcha, são parasitados pelos movimentos coreicos, que provocam interrupções e desvios da trajetória, conferindo um caráter bizarro a toda a movimentação do paciente. Por vezes o indivíduo incorpora deliberadamente o movimento coreico em um movimento voluntário, com o intuito de torná-lo menos aparente, porém resultando numa gesticulação exagerada, caracterizando o chamado *maneirismo*[2]. A palavra-chave para a identificação fenomenológica da coreia é imprevisibilidade; é essa característica que a distingue de outros fenômenos, como, por exemplo, distonia.

Quando os movimentos coreicos são mais proximais e violentos, parecendo um chute ou um arremesso, são chamados de balismo. Frequentemente os movimentos balísticos são lateralizados (hemibalismo) e de instalação aguda, em geral por lesões estruturais do Sistema Nervoso Central (SNC). O termo atetose, por sua vez, denomina movimentos involuntários mais lentos, sinuosos, frequentemente contínuos, lembrando uma contorção e que envolvem predominantemente as extremidades distais. São bem mais frequentes em crianças que em adultos, em geral por agressões anóxicas ao SNC. Do ponto de vista eletrofisiológico, a atetose pode ser um movimento coreico ou de natureza distônica, motivo pelo qual a adoção deste termo vem sendo criticada por alguns.

Ao raciocinar a partir do clássico modelo de conexões dos núcleos da base, Coreia pode ser pensada como resultado de bloqueio da atividade do núcleo subtalâmico. A consequência desse fenômeno é a redução da excitação do globo pálido medial e da parte reticular da substância negra, o que aumenta a excitação do córtex motor. O exemplo clássico de causa que sustenta essa hipótese é o infarto lacunar do núcleo subtalâmico que resulta em hemibalismo-hemicoreia. Há também evidências que o modelo se aplica à coreia da doença de

Huntington (DH): nos estágios iniciais, há degeneração seletiva dos neurônios espinhosos médios do corpo estriado que se projetam para o globo pálido lateral. Como essas células expressam encefalina e GABA, há desinibição do globo pálido lateral que, por sua vez, sendo gabaérgico, produzirá bloqueio da atividade do núcleo subtalâmico.

A presença de movimentos coreicos é suficiente para caracterizar a síndrome coreica, que pode ou não ser acompanhada por graus variados de hipotonia, com os reflexos miotáticos profundos tendendo a ser pendulares[2].

Na caracterização eletrofisiológica do movimento coreico observam-se surtos intermitentes de atividade muscular com frequência e amplitude semelhantes aos do movimento voluntário normal, porém a ativação das unidades motoras é descoordenada e errática.

Quando verificamos a presença de coreia em um paciente, devemos lembrar que este apenas é o diagnóstico fenomenológico do tipo de movimento involuntário por ele apresentado. Este movimento involuntário é comum, porém pode ser decorrente de uma grande quantidade de afecções neurológicas e sistêmicas. O diagnóstico pode ser sugerido por características da história e do exame neurológico do paciente, como veremos abaixo, mas a intensidade da coreia não nos informa muito a respeito de sua etiologia e/ou gravidade da doença de base. A investigação de um paciente com coreia pode ser extensa e trabalhosa e ainda assim muitos pacientes permanecem sem um diagnóstico etiológico preciso. Assim, uma abordagem racional do paciente torna-se extremamente útil e é o que procuraremos discorrer neste capítulo.

Diagnóstico etiológico das síndromes coreicas

O diagnóstico etiológico das coreias é vasto e inclui diversas afecções. Podemos dividir tais causas em grupos, como (Tabela 61.1):

» Estruturais: neoplásicas, infecciosas, vasculares. Há uma ruptura física das vias neurais envolvidas no controle dos movimentos, representadas pela circuitaria dos gânglios da base.
» Metabólicas: hiperglicemia ou hipoglicemia, outros distúrbios metabólicos, induzidas por drogas/tóxicos, imunomediadas. Ocorre disfunção na neurotransmissão nestas mesmas vias.
» Genéticas: doenças heredodegenerativas (Doença de Huntington), Doença de Wilson. Estão presentes defeitos na neurotransmissão em decorrência de alterações microestruturais.

Na população adulta, em geral a coreia decorrente de lesão estrutural envolvendo os gânglios da base é unilateral. As etiologias incluem acidentes vasculares cerebrais, vasculites, doença de moya moya, angioma cavernoso ou malformação arteriovenosa[1]. Embora a ocorrência de coreia seja incomum em paciente com AVC, a coreia de etiologia vascular ainda é a principal causa de coreia aguda esporádica em adultos[4]. Raramente também podemos encontrar coreia na esclerose múltipla. Lesões com efeito de massa, como tumores ou granulomas infecciosos (especialmente no contexto da SIDA) podem manifestar-se como hemicoreia[2].

Dentre os distúrbios metabólicos, destacamos que pacientes diabéticos com hiperglicemia não cetótica podem se apresentar com coreia ou hemicoreia aguda. O achado de alterações na ressonância magnética (hiperintensidade no putâmen contralateral em T1 e T2) sugere que possa ocorrer quebra da barreira hematoencefálica devido a inflamação e edema ou possivelmente hiperviscosidade. O distúrbio do movimento usualmente reverte com a correção da glicemia. Os distúrbios hidreletrolíticos mais frequentemente relacionados com movimentos coreicos são hiper e hiponatremia, hiper e hipocalcemia e hipomagnesemia. Dentre os distúrbios endocrinológicos citamos o hipo e o hiperparatireoidismo, com apresentação usualmente paroxística, relacionada às flutuações dos níveis de cálcio. O depósito

Tabela 61.1 – Principais causas de coreia[3]

Nosologia	Etiologia
Neurodegenerativas genéticas com coreia como uma das principais manifestações	• Doença de Huntington (DH) • Ataxia espinocerebelar 17 (HDL 4) • Fenocópia de DH relacionada à mutação do C9orf72 • Coreoacantocitose (síndrome de Levine-Critchley) • Síndrome de McLeod • Atrofia dentato-rubro-palido-Luysiana • Neuroferritopatia • Aceruloplasminemia
Neurodegenerativas genéticas com coreia como manifestação secundária ou infrequente	• Ataxia espinocerebelar 1 • Ataxia espinocerebelar 2 • Ataxia espinocerebelar 3 (doença de Machado-Joseph) • Doença de Wilson • Neurodegeneração associada à pantotenatokinase • Ataxia de Friedreich
Induzida por drogas	• Antieméticos antidopaminérgicos • Antipsicóticos • Agonistas dopaminérgicos e levodopa • Lítio • Bloqueadores de canal de cálcio • Baclofeno • Anti-histamínicos • Antidepressivos tricíclicos • Antiepilépticos (fenitoína, carbamazepina, ácido valproico) • Imunossupressores (metotrexato, ciclosporina) • Fluorquinolonas • Esteroides • Digoxina • Teofilina • Anticoncepcionais orais
Imunomediada	• Paraneoplásico (anti-CRMP5, anti-Yo, anti-Hu) • Associado a anticorpos de superfície neuronal (anti-NMDA, anti-Lg1, anti-CASPR2, anti-IgLON5) • PANDAS (do inglês: *pediatric autoimmune neuropsychiatric disorders associated with streptococcal infections*) • Doença de Behçet • Doença Celíaca • Síndrome de Sjögren • Lúpus eritematoso sistêmico
Infecciosa	• Encefalites virais (sarampo, varicela-zóster) • HIV • Tuberculose, borreliose, neurossífilis • Variante da doença de Creutzfeldt-Jakob
Endócrino-metabólico	• Degeneração hepatocerebral adquirida • Hipo- e hiperglicemia • Hipercalcemia • Hipomagnesemia • Hipertireoidismo • Deficiência em vitamina B12 • Intoxicação por monóxido de carbono
Vascular	• Acidente vascular cerebral isquêmico ou hemorrágico • Encefalopatia posterior reversível • Coreia pós-parto • Policitemia vera

de cálcio nos gânglios da base (denominada Doença de Fahr) também pode causar uma variedade de distúrbios do movimento, inclusive coreia.

As doenças autoimunes, especialmente o lúpus eritematoso sistêmico, podem apresentar-se com movimentos coreicos. Estes seriam decorrentes da produção de anticorpos contra componentes dos neurônios dos gânglios da base. Também na categoria imunomediada, podemos citar a coreia associada a anticorpos, paraneoplásica ou idiopática. A paraneoplásica relaciona-se com os anticorpos CRMP5 (carcinoma pulmonar ou timoma), Hu (carcinoma de pequenas células pulmonares), Yo, ANNA tipo-1 e tipo-2, NMDA (tumor ovariano). Entre a associada aos anticorpos de forma idiopática temos o anti-NMDA (45% dos casos), LGI1, CASPR2, GAD65, IgLON5, e o PANDAS (do inglês: *pediatric autoimmune neuropsychiatric disorders associated with streptococcal infections*)[3].

As chamadas coreias parainfecciosas também são de certa forma imunomediadas. Neste grupo destaca-se a coreia de Sydenham (CS) que é uma das causas mais comuns de coreia na infância, vista no contexto de febre reumática em até 26% dos pacientes, após infecção de garganta por estreptococos do grupo beta-hemolítico. De forma geral, a CS ocorre mais comumente em meninas que meninos, por volta dos 8-9 anos de idade e, embora em muitos casos sua evolução seja para completa resolução em até 9 meses, há o reconhecimento de que um número significativo de pacientes pode permanecer com movimentos coreicos por muitos anos. É interessante frisar que meninas que apresentaram CS podem ter recidivas dos movimentos involuntários com o uso de anticoncepcionais orais e durante a gravidez (coreia gravídica)[4].

Dentre as doenças infecciosas, a própria infecção pelo HIV pode ser causa de Coreia esporádica de início no adulto, tratando-se de uma encefalopatia ocasionada diretamente pelo vírus. Outras encefalites virais também causam coreia como Varicela-Zoster, West Nile Virus, caxumba, sarampo. Outro exemplo é a Doença de Creutzfeld-Jakob, especialmente quando o curso da doença leva a deterioração motora e mental em alguns meses (subagudo).

Um grupo importante de causa de coreia são as induzidas por drogas. Destacamos dois subgrupos: a coreia temporariamente induzida na vigência do uso da droga, cujo exemplo mais evidente é a discinesia induzida pela levodopa, e a coreia que aparece tardiamente, conhecida como discinesia tardia, ocorrendo algum tempo após o uso de determinadas drogas, especialmente bloqueadores dopaminérgicos (neurolépticos, por exemplo).

As coreias familiares incluem uma lista extensa de diagnósticos e em geral apresentam-se como quadros de evolução crônica e progressiva, nos quais comumente se associam outros sinais e sintomas neurológicos. O protótipo de coreia genética é a doença de Huntington (DH), possivelmente a forma mais comum de coreia degenerativa no adulto. A DH habitualmente tem sua instalação tardia, na quinta ou sexta décadas de vida. Trata-se de uma afecção de caráter hereditário autossômico dominante, cujo defeito genético (expansão de trinucleotídeo CAG), foi localizado no braço curto do cromossomo 4 (gene que codifica a huntingtina). O quadro clínico é dominado por uma síndrome coreica associada a outras alterações motoras e alterações neuropsiquiátricas (distúrbios psiquiátricos e cognitivos). A evolução é invariavelmente fatal em período que varia de 15 a 20 anos. Além do padrão de herança autossômica dominante visto na DH, também existem heranças autossômicas recessivas (p. ex.: coreoacantocitose), ligadas ao X (por exemplo Síndrome de McLeod) e mitocondriais (como exemplo, a doença de Leigh). A descrição destes quadros foge ao escopo deste capítulo, porém cumpre ressaltar que a ausência de história familiar não exclui de modo algum um quadro genético, podendo ocorrer em casos doenças com penetrância reduzida, doenças autossômicas recessivas em famílias pequenas, mutações de novo, morte precoce do genitor afetado ou paternidade duvidosa. Salienta-se que atualmente 1-7% dos casos com uma apresentação clínica igual a que é vista na DH possuem a testagem genética negativa e são considerados fenocópias (no inglês HDL: Huntington disease-like). A ataxia espinocerebelar tipo 17 (SCA 17 ou HLD tipo 4), e a fenocópia HLD-associada ao gene C9orf72 são considerados os diagnósticos mais frequentes nas populações caucasianas, na população afrodescendente, por sua vez, deve-se considerar o HDL-tipo 2, gene JPH3[3]. Numa coorte brasileira, HDL2 e SCA2 foram encontradas como fenocópias mais comuns, não tendo sido encontrado nenhum caso de SCA17[5].

Abordagem diagnóstica das coreias

Em face do extenso diagnóstico diferencial diante de um paciente apresentando-se com síndrome coreica, devemos nos guiar por alguns itens relevantes, a saber: idade de início, história familiar, forma de instalação e curso no tempo, exposição a drogas, antecedentes médicos relevantes e sintomas neurológicos não coreicos associados. De posse destes dados, é possível uma investigação complementar racional, visando maior precisão no diagnóstico etiológico, visando também buscar causas potencialmente tratáveis e utilizando um menor número de testes possível.

Idade de início

A coreia com início na infância tem um espectro de diagnósticos diferenciais diferente dos casos iniciados na idade adulta. Assim, devemos considerar nas crianças e adolescentes a coreias autoimunes, como CS (causa mais comum no nosso meio), LES e imunomediadas por anticorpos, além das coreias infecciosas, distúrbios metabólicos e exposição a drogas, assim como encefalopatias não progressivas (*kernicterus* e paralisia cerebral). Doenças genéticas raras podem tipicamente se apresentar na infância (como Coreia familiar benigna, as discinesias paroxísticas, outras doenças metabólicas). Vale realçar que a DH se apresentando na infância é tipicamente não coreica e sim possui uma forma mais rígido-acinética e distônica. Também é relevante, independente da história familiar, descartar sempre Doença de Wilson em pacientes com síndromes coreicas na juventude (até no máximo 40-45 anos), pedindo-se a dosagem de ceruloplasmina sempre[1]. No outro extremo de faixa etária, hoje se reconhece que a denominada Coreia Senil em grande parte pode ser secundária à DH tardia, desde que sua testagem se tornou mais disponível[3].

História familiar

Se há antecedentes familiares para síndromes coreicas, testes genéticos podem ser úteis. Contudo, como regra prática, sugerimos que em pacientes adultos, com quadros coreicos crônicos e progressivos (com ou sem história familiar positiva sugestiva de doença autossômica dominante, pois quase um quarto dos pacientes com DH tem história familiar negativa ou duvidosa), seja inicialmente solicitado PCR *(protein chain reaction)* para DH. Naqueles em que este teste é negativo, ou seja, não se demonstra a expansão de trinucleotídeos CAG (maior que 36 repetições), abrimos a chave para outros diagnósticos, os chamados de Huntington-like ou HDL. Isto ocorre em aproximadamente 1% a 7% dos casos com fenótipo típico de DH (são, portanto, as chamadas fenocópias). Nestes casos, apenas em 2,1-2,8% dos casos consegue-se outro diagnóstico conhecido, através de testes genéticos mais dificilmente obtidos (Figura 61.1)[6,7]. O teste preditivo para DH, embora disponível, nunca deve ser pedido sem antes discutirem-se todos os aspectos éticos e sociais envolvidos na questão.

Uso de drogas/medicações

Muitas vezes as drogas que podem induzir coreia não são referidas pelo paciente. O acesso a receitas, embalagens de medicamentos e especialmente medicações formuladas podem ser de grande auxílio. Em geral, a suspensão da droga leva à remissão do quadro coreico em tempo variável. Já nas discinesias tardias, muitas vezes o uso de medicação não

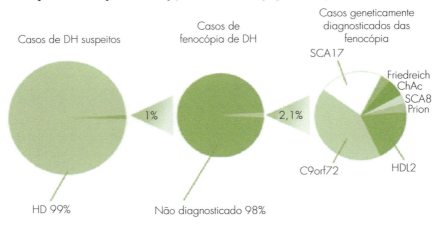

Figura 61.1 – Fluxograma de investigação de coreias de etiologia genética (adaptado de Schneider, 2016).

é relatado ou parece não existir. Acredita-se que entre idosos com discinesia orobucolingual por exemplo, a principal causa seja uso de antieméticos.

Forma de instalação e curso

De modo geral podemos diferenciar as síndromes coreicas agudas das coreias crônicas progressivas. Essas últimas são tipicamente relacionadas a doenças neurodegenerativas e familiares, como DH, e outros tipos de coreias genéticas. Cada uma tem sua idade preferencial de apresentação e fatores associados. A coreia estática e aguda geralmente indica insultos estruturais e tóxicos aos gânglios da base, mas também pode caracterizar a coreia hereditária benigna. Dentre as síndromes coreicas de início subagudo, nas quais em geral não há história familiar positiva, destacamos a CS, que é a causa mais frequente de coreia na infância. Apresentações intermitentes levantam a suspeita de coreias paroxísticas (as chamadas discinesias paroxísticas), porém as coreias metabólicas ou imunomediadas também podem ter curso flutuante.

Demais achados do exame neurológico

A intensidade dos movimentos coreicos não revela nada a respeito de sua etiologia, ou, ao menos, não revela a respeito da gravidade da doença de base. A distribuição dos segmentos afetados pode ajudar em relação aos quadros hemicoreicos de instalação aguda, que sugerem quadros de dano estrutural. Porém, em aproximadamente 20 a 30% dos pacientes com CS a apresentação é assimétrica, podendo ser unilateral, mesmo sendo a doença sistêmica[4]. Como regra geral, devemos investigar com neuroimagem todo quadro coreico focal ou lateralizado, especialmente de instalação muito recente ou aguda. Outros achados, especialmente ataxia, distonia, demência ou neuropatia periférica também abrem suas próprias possibilidades diagnósticas (ataxias espinocerebelares, atrofia dentato-rubro-palido-Luysiana, DH, coreoacantocitose).

Investigação complementar

Os exames de rotina bioquímica ou hematológicos são usualmente normais em pacientes com coreia. Contudo, achados sugestivos de hepatopatia, hiperglicemia ou hipoglicemia e uremia podem apontar causas metabólicas (Tabela 61.2). A pesquisa de acantócitos especificamente excluiria coreoacantocitose. Porém, a pesquisa de acantócitos no sangue periférico pode ser difícil, pois a amostra deve ser decantada, portanto sua ausência não deve ser tão valorizada. Em casos suspeitos, a elevação de CPK também pode ser útil para sugerir este diagnóstico. A pesquisa de coreína, para diagnóstico definitivo, por sua vez, só é feita em centros de pesquisa.

A pesquisa de ceruloplasmina e do anel de Kaiser-Fleisher é mandatória nos casos de síndrome coreica em jovens, especialmente de início recente, visando descartar DW. O painel sorológico e liquórico de anticorpos, por sua vez, igualmente pode ajudar a confirmar coreias imunomediadas.

Nos casos de CS, os testes habitualmente usados para o diagnóstico de febre reumática, como testes de fase aguda (VHS, Proteína C Reativa, leucocitose) e antiestreptolisina-O (ASLO) entre outros, são menos úteis, pois usualmente há uma latência maior entre a infecção e o surgimento dos movimentos involuntários. Os níveis de ASLO podem ser altos em populações com alta prevalência de infecção estreptocócica, o que torna o teste pouco específico e pode declinar se o intervalo entre a infecção e a febre reumática for maior que 2 meses. A avaliação cardiológica é mandatória nos pacientes com diagnóstico de CS, visto ser alta a associação com cardite.

Os exames de imagem (sobretudo a ressonância magnética de encéfalo – RM) servem para descartar causas estruturais de coreia, assim como diagnosticar padrões específicos de lesões sugestivos de determinadas doença raras. A RM é mais útil que a tomografia de crânio e serve para descartar causas vasculares, neoplásicas, infecciosas ou inflamatórias. A RM pode também revelar alterações patológicas típicas, por exemplo na CS e DW. Os achados nas doenças heredodegenerativas em geral não são específicos, mas podem ser sugestivos, como a atrofia de núcleo caudado na DH, atrofia cerebelar na SCA. Assim, tomografia ou RM de encéfalo devem necessariamente ser solicitados em coreias agudas, coreias focais ou lateralizadas e quando há achados neurológicos associados, mas comumente auxiliam no diagnóstico como um todo.

Tabela 61.2 – Painel inicial de investigação em pacientes com coreia

Coreia aguda	• Bioquímica sanguínea • Funções hepática e renal • Perfil autoimune: FAN, anti-DNA, anticardiolipina e anticoagulante lúpico. ASLO • Hormônios tireoidianos • HIV • Ceruloplasmina • Pesquisa de neoplasia oculta • Painel de anticorpos para encefalites imunomediadas • Ressonância magnética (RM) de crânio • Angiografia cerebral
Coreia crônica progressiva	• RM crânio • PCR para Doença de Huntington (DH) • Se DH negativo considerar testagem para SCA17 ou C9orf72, e em afrodescendentes HDL tipo 2 • Testar acantócitos em sangue periférico • Ceruloplasmina e cobre

Tratamento

Evidentemente, se a causa de base for reconhecida e o tratamento para a mesma possível, este deve ser instituído. Não trataremos aqui, entretanto, de terapias específicas para as diversas causas de coreia. Infelizmente, para muitas delas, o tratamento permanece apenas sintomático. Este deve ser instituído quando a coreia causa prejuízo funcional ao paciente, como disfagia e traumatismos, ou prejuízo social.

O tratamento sintomático das coreias é baseado nos conhecimentos já mencionados a respeito de desequilíbrio bioquímico nessa condição, em que há redução da atividade gabaérgica e colinérgica e predomínio da atividade dopaminérgica.

As drogas que aumentam a atividade colinérgica não têm se mostrado suficientemente eficazes para serem consideradas como opções no tratamento. Por outro lado, os agonistas gabaérgicos, como o ácido valproico, têm sido empregados no tratamento da CS com resultados satisfatórios. As doses variam de 250-1.500 mg diários divididos em três a quatro tomadas.

Os antagonistas dopaminérgicos de ação pré ou pós-sináptica são os mais empregados no tratamento das coreias. Entre aqueles com ação pré-sináptica, temos a tetrabenazina, em doses de 25 a 100 mg/dia. De fato, a esta última é a única medicação comprovadamente eficaz para o tratamento sintomático das Coreias, incluindo DH[8]. Entretanto, pelo seu alto custo, terminam se tornando drogas de segunda linha após uma tentativa malsucedida com neuroléptico típico. Essas drogas depletoras de monoaminas, como a tetrabenazina e a mais antiga reserpina podem provocar hipotensão e quadros depressivos, porém não induzem o efeito colateral mais temido dos antagonistas de ação pós-sináptica, ou seja, as discinesias tardias. Monitorizar depressão, ideação suicida e acatisia é importante durante o seu uso.

Os antagonistas dopaminérgicos de ação pós-sináptica são os bloqueadores de receptores dopaminérgicos e têm grande eficácia no controle dos movimentos coreicos. Os mais empregados são os fenotiazínicos, como clorpromazina (10-100 mg/dia), e as butirofenonas, como o haloperidol (2-20 mg/dia). Essas drogas podem induzir parkinsonismo, às vezes tão incapacitante quanto à própria hipercinesia que se pretende controlar, de modo que as doses devem ser mínimas na introdução e aumentadas cuidadosamente até que se obtenha o efeito desejado. Porém, o efeito colateral mais grave dos bloqueadores dopaminérgicos, conforme já mencionado, é a discinesia tardia. Os chamados neurolépticos atípicos, como olanzapina e risperidona também podem ser utilizados em pacientes com coreia, porém como regra geral, quanto menos afinidade pelo receptor dopaminérgico, menor o efeito anticoreico. Entre medicações com diferentes mecanismos de ação, podemos citar os inibidores de receptores de glutamato NMDA, como a amantadina e a memantina. A primeira pode auxiliar no controle temporário das discinesias induzidas pela levodopa. O efeito anticoreico da memantina, por sua vez, é menos evidente.

Estimulação cerebral profunda (ou DBS – *deep brain stimulation*) do globo pálido interno também tem se tornado atualmente uma opção em determinados casos, como coreia ou balismo farmacorresistentes[9].

Referências

1. Walker, R H. American Academy of Neurology Courses Proceedings, Seattle, 2009.
2. Barbosa ER, Haddad MS, Gonçalves, MRR. Distúrbios Do Movimento. In: Bacheschi LA, Nitrini R, Eds. A Neurologia Que Todo Médico Deve Saber, 2 Edição, Atheneu, 2003.
3. Mestre TA. Chorea. Continuum (Minneap Minn) 2016;22(4):1186-1207.
4. Cardoso F, Seppi K, Mair KJ, Wenning GK, Poewe, W. Seminars On Choreas. Lancet Neurol, 2006. 5(7):589-602.
5. Castilhos RM, Souza AF, Furtado GV et al. Huntington disease and Huntington disease-like in a case series from Brazil. Clin Genet 2014;86(4):373Y377.
6. Schneider, Bird. Huntington's disease, Huntington's disease look-alikes, and Benign Hereditary Chorea: What's New? Movement Disorders Clinical Practice. Review. 2016. 342-354.
7. Wild EJ, Mudanohwo EE, Sweeney MG,et al. Huntington's disease phenocopies are clinically and genetically heterogeneous.Mov Disord 2008;23(5):716Y720. doi:10.1002/mds.21915.

8. Armstrong MJ, Miyasaki JM; American Academy of Neurology. Evidence-based guideline: pharmacologic treatment of chorea in Huntington disease: report of the guideline development subcommittee of the American Academy of Neurology.Neurology 2012;79(6):597Y603.
9. Miquel M, Spampinato U, Latxague C et al. Short and long term outcome of bilateral pallidal stimulation in chorea-acanthocytosis. PLoS One 2013;8(11):e79241.

Capítulo 62
Distonias

João Carlos Papaterra Limongi
Sara Carvalho Barbosa Casagrande

Introdução

Distonia é definida como um distúrbio do movimento caracterizado por contrações musculares mantidas ou intermitentes, causando movimentos repetitivos ou posturas anormais. Esses movimentos são padronizados, em torção e podem ser tremulantes. Movimentos distônicos são geralmente iniciados ou agravados durante o movimento voluntário.

Classificação

A classificação das distonias foi objeto de atualização recente e inclui dois eixos principais que levam em conta características clínicas e etiologia. As características clínicas incluem idade de início, distribuição, padrão temporal, associação com outros movimentos involuntários ou outras manifestações neurológicas. O eixo etiológico inclui padrão de herança e presença ou ausência de patologia.

As características clínicas podem fornecer elementos importantes para o diagnóstico e prognóstico das distonias. Por exemplo, as distonias de início precoce (que ocorrem antes dos 21 anos de idade) têm início em um ou ambos os membros inferiores e geralmente alastram-se para outros segmentos do corpo e tornam-se generalizadas. Por outro lado, as distonias de início mais tardio tendem a iniciar-se nos segmentos superiores (região cervical, face, membros superiores) e geralmente tendem a permanecer focais ou segmentares. Com relação à distribuição corporal, são utilizadas as seguintes definições:

» **Distonia focal:** apenas um grupo muscular é acometido. Formas focais incluem blefaroespasmo, distonia oromandibular, distonia cervical, disfonia espasmódica, e distonias ocupacionais.
» **Distonias segmentares:** pelo menos duas ou mais regiões contíguas são acometidas, como por exemplo, nas distonias craniais (síndrome de Meige) e bi-braquiais.
» **Distonias multifocais:** pelo menos dois ou mais segmentos não contíguos são acometidos.

» **Distonias generalizadas:** tronco e pelo menos dois outros segmentos estão envolvidos. Formas com ou sem acometimento dos membros inferiores devem ser distinguidas.
» **Hemidistonias:** acometem um hemicorpo. Estão geralmente associados a distonias adquiridas, causadas por lesões no hemisfério contralateral.

A caracterização do padrão temporal constitui importante elemento para o estabelecimento do diagnóstico e tratamento adequados. Quadros podem ser progressivos, estáticos ou sujeitos a variação diurna. Podem ser modificados por movimentos voluntários, fatores externos, estresse e manobras de alívio (truques sensitivos). Quatro padrões temporais podem ser identificados:

» **Persistentes:** o quadro clínico mantém-se estável ao longo do dia.
» **Ação específica:** ocorre apenas durante determinada ação.
» **Flutuações diurnas:** podem ser identificadas variações circadianas na intensidade e fenomenologia.
» **Paroxísticas:** ocorrem episódios súbitos e autolimitados de distonia, geralmente desencadeados por movimentos ou exercícios.

Em relação à presença de manifestações clínicas associadas, as distonias podem ser isoladas (quando a única anormalidade é distonia) ou combinadas (quando ocorre em associação com outros movimentos involuntários ou outras condições neurológias. As Tabelas 62.1 e 62.2 mostram a classificação clínica (eixo I) e a classificação etiológica (eixo II) respectivamente[1].

Tabela 62.1 – Classificação das distonias (eixo I)

Idade de início
• Primeira infância (até 2 anos)
• Infância (3-12 anos)
• Adolescência (13-20 anos)
• Adulto jovem (21-40 anos)
• Meia-idade (> 40 anos)

Distribuição
• Focal (um grupo muscular)
• Segmentar (duas ou mais regiões contíguas)
• Multifocal (duas ou mais regiões não contíguas)
• Hemidistonias (várias regiões em um hemicorpo)
• Generalizada (tronco e duas ou mais regiões, mesmo sem comprometimento de membros inferiores)

Padrão temporal
• Estático
• Progressivo
• Variabilidade
– Persistente
– Acão específica
– Flutuações diurnas
– Paroxísticas

Manifestações associadas
• Isoladas (distonias com ou sem tremor)
• Combinadas
– Com outros movimentos anormais (mioclonias, parkinsonismo)
– Com outras manifestações neurológicas (ataxia, demência)
– Com outras manifestações sistêmicas

Adaptada de Albanese e cols.

Tabela 62.2 – Classificação das distonias (eixo II)

Patologia
• Evidência de neurodegeneração • Evidência de lesão estrutural (geralmente estática) • Ausência de degeneração ou lesão estrutural
Hereditária ou adquirida

• Hereditária
   – Autossômica dominante
   – Autossômica recessiva
   – Ligada ao X
   – Mitocondrial
• Adquirida
   – Lesão perinatal
   – Infecção
   – Drogas
   – Tóxica
   – Vascular
   – Neoplásica
   – Traumática
   – Psicogênica
• Idiopática
   – Esporádica
   – Familiar

Adaptada de Albanese e cols.

Fenomenologia

A distonia é um movimento involuntário anormal caracterizado por contrações musculares frequentemente iniciadas ou acentuadas por movimento voluntário. Os músculos envolvidos em determinada ação são os mesmos afetados pela distonia, mas contrações anormais podem ocorrer em músculos mais distantes, fenômeno conhecido por *overflow*. As contrações musculares são geralmente mantidas e prolongadas e produzem posturas anormais com padrões direcionais característicos e geralmente constantes. Quando as contrações são intermitentes, podem produzir movimentos tremulantes.

Uma característica interessante das distonias são os chamados *truques sensitivos*, que consistem em alívio do movimento distônico através de manobras que envolvem estímulos táteis ou proprioceptivos no segmento acometido. Truques sensitivos são frequentemente utilizados pelo próprio paciente em distonias cervicais e podem ser bastante variáveis[2].

Fisiopatologia

Nas formas isoladas, não são descritas anormalidades estruturais, sinais de degeneração neuronal ou anormalidades consistentes em sistemas de neurotransmissores. Estudos eletrofisiológicos e de ressonância magnética funcional sugerem que as distonias podem resultar de um ou mais mecanismos que incluem redução de atividade inibitória em vários níveis, aumento de neuroplasticidade e disfunção na integração sensitivo-motora. Registros obtidos de pacientes submetidos a estimulação cerebral profunda indicam a presença de alterações no padrão de descargas neuronais no globo pálido interno. Esses achados sugerem que anormalidades na modulação da atividade motora presente nas distonias podem ter origem em disfunção nos núcleos da base[3].

Os mecanismos neuroquímicos envolvidos nas distonias não são bem conhecidos e podem variar dependendo da forma clínica. Anormalidades do sistema dopaminérgico têm sido sugeridas a partir de observações de que drogas bloqueadores da dopamina podem causar distonias (reações distônicas agudas ou distonias tardias). A ocorrência de fenômenos distônicos na doença de Parkinson e o reconhecimento da distonia responsiva à levodopa reforçam a hipótese de que, ao menos em algumas situações, o sistema dopaminérgico esteja envolvido na fisiopatologia das distonias. Da mesma forma, mecanismos colinérgicos têm sido sugeridos a partir da boa resposta terapêutica observada em alguns pacientes, particularmente em doses altas.

Formas clínicas

Distonias isoladas de início precoce

Na maioria das vezes, tem início em um dos membros inferiores, geralmente durante a marcha ou outra atividade física que envolva os membros inferiores. Com o passar do tempo, posturas anormais podem ocorrer durante outras atividades e mesmo durante o repouso. Quanto mais precoce o início (geralmente antes dos 10 anos), maior a chance para evoluir para forma generalizada e acometer os quatro membros e região torácica e lombar. Por outro lado, em crianças mais velhas e em adolescentes o início pode ser em um membro superior e existe menos tendência para generalizar. Por definição, nas formas isoladas a distonia é a única manifestação neurológica e as funções cognitivas estão preservadas.

A forma mais comum de distonia hereditária é a distonia de Oppenheim ou DYT-TOR1A (DYT1), causada por deleção no gene TOR1A que codifica a proteína torsina A. Essa mutação é responsável pela grande maioria das distonias generalizadas na população de judeus de extração Ashkenazi e de cerca de metade dos casos na população geral. Tem transmissão autossômica dominante e penetrância de cerca de 30%. Apresenta considerável variação fenotípica, de modo que pode ocorrer na infância e evoluir para forma generalizada ou pode ter início mais tardio e permanecer restrita a poucos segmentos musculares[4].

Outra forma de distonia isolada com transmissão autossômica dominante é a DYT-THAP1 (DYT6). Foi inicialmente descrita como forma de início na adolescência e comprometimento craniocervical, disartria e disfonia. Mutações THAP1 podem ser responsáveis por parcela considerável de pacientes com distonia generalizada não DYT-TOR1A. Existe ampla variação fenotípica e a idade de início pode ser na infância até idade adulta.

Distonias isoladas e segmentares do adulto

Em geral, distonias com início na fase adulta têm pouca tendência para evoluir para uma forma generalizada e permanecem focais ou segmentares. Ao contrário do que ocorre em crianças com distonias generalizadas, acomete caracteristicamente região cranial, cervical ou membros superiores. São geralmente formas esporádicas, sem padrão hereditário evidente[5].

Distonia cervical

É a forma mais comum de distonia focal do adulto. Dependendo da combinação de músculos acometidos, pode haver rotação (torcicolo), lateralização (laterocolo), extensão (retrocolo), flexão (anterocolo) ou qualquer combinação entre esses movimentos produzindo formas mais complexas de movimentos ou posturas anormais. Frequentemente ocorrem movimentos tremulantes associados e cerca de metade dos pacientes refere dor na região cervical.

Blefaroespasmo

É outra forma de distonia focal caracterizada por piscamentos forçados e frequentes, muitas vezes impedindo a visão adequada. Acomete os músculos orbiculares dos olhos, corrugadores e prócero. Adicionalmente aos espasmos forçados dos músculos orbiculares dos olhos, pode ocorrer fenômeno denominado *apraxia da abertura ocular*, que consiste na dificuldade na elevação das pálpebras e abertura dos olhos. O blefaroespasmo geralmente piora com luz intensa ou com estresse e está associado à sensação de irritação ou ardência nos olhos.

Distonia oromandibular

Acomete músculos periorais, mastigatórios, faríngeos e linguais. Pode haver fechamento ou abertura forçada da boca e quando associada a blefaroespasmo ou distonia cervical essa forma de distonia costuma ser referida como síndrome de Meige.

Distonias ocupacionais ou tarefa-específicas

Ocorrem apenas durante determinada atividade, geralmente realizada de modo constante e repetitivo. A forma mais conhecida é a câimbra do escrivão. Várias outras formas de distonias ocupacionais são descritas, como a câimbra do músico (que pode acometer membro superior ou músculos faciais, dependendo do instrumento musical executado), câimbra do digitador, do jogador de golfe. Eventualmente distonias tarefa-específicas podem evoluir para distonias de ação e manifestar-se durante outras atividades ou mesmo durante o repouso.

Distonias combinadas

Várias condições clínicas manifestam-se com distonia associada a outras manifestações neurológicas, principalmente parkinsonismo e mioclonias. A combinação de distonia e parkinsonismo inclui uma série de condições genéticas tais como:
» Distonia responsiva à levodopa.
» Distonia associada a parkinsonismo de herança recessiva (Parkin, PINK1, DJ-1).
» Distonia-parkinsonismo ligada ao cromossomo X.
» Distonia-parkinsonismo de início rápido (DYT-ATP1 A3).
» Distonia associada a outras doenças (doença de Wilson, neurodegeneração associada a PKAN).

A distonia responsiva à levodopa (distonia de Segawa) costuma manifestar-se como uma distonia generalizada com início na infância. Sinais parkinsonianos (rigidez e bradicinesia) podem estar presentes desde o início ou ocorrer apenas mais tardiamente. São bem descritas flutuações diurnas com piora dos sintomas no fim do dia e melhora com o sono. A idade de início ocorre entre 6-12 anos de idade e é mais frequente no sexo feminino. Em sua forma mais frequente, apresenta transmissão autossômica dominante de mutação no gene da guanosina trifosfato ciclohidrolase 1 (DYT-GCH1), que está envolvido na síntese da tetrahidrobiopterina, que é um cofator para a síntese de tirosina hidroxilase que, por sua vez, é a enzima limitante para a síntese de dopamina. Essa forma de distonia apresenta resposta terapêutica acentuada com doses baixas de levodopa (ver detalhes em *Tratamento*)[6].

A mioclonia-distonia é uma condição heterogênea, com transmissão autossômica dominante em alguns casos. Geralmente há predominância de movimentos mioclônicos, ao passo que fenômenos distônicos são geralmente menos evidentes. Manifestações clínicas incluem contrações mioclônicas rápidas em músculos cervicais, membros superiores e tronco associadas a distonia em grau variável. Caracteristicamente, os sintomas melhoram após uso de álcool e, em um terço dos casos, sintomas psiquiátricos como dependência de álcool, fobias e sintomas obsessivo-compulsivos estão presentes. É geralmente associada ao gene épsilon-sarcoglicano (SGCE), com expressão preferencial do alelo paterno.

Tratamento

O tratamento das distonias permanece um desafio tendo em vista a heterogeneidade da doença em relação a etiologia, distribuição anatômica e manifestações clínicas associadas. Na maior parte dos casos o tratamento é sintomático e objetiva melhora da postura, funcionalidade e alívio de dores. Particularmente após o advento da toxina botulínica e, mais recentemente, da estimulação cerebral profunda, o tratamento das distonias tem alcançado avanços consideráveis[7,8,9].

A seleção do tipo de tratamento dentre as diversas opções disponíveis é guiada não só por evidência científica como pela experiência clínica pessoal do neurologista. A idade do paciente, a classificação etiológica e anatômica, severidade dos sintomas e os potenciais efeitos adversos também são determinantes na escolha do plano terapêutico. A identificação da causa da distonia, como por exemplo, discinesias tardias ou distonia secundária, deficiência de GLUT1, xantomatose cerebrotendínea e doença de Wilson podem permitir um tratamento direcionado e mais eficaz.

As principais abordagens terapêuticas disponíveis para manejo dos pacientes com distonia são discutidas a seguir. A Figura 62.1 contém um algoritmo que pode ser utilizado como guia para o manejo das várias formas de distonia.

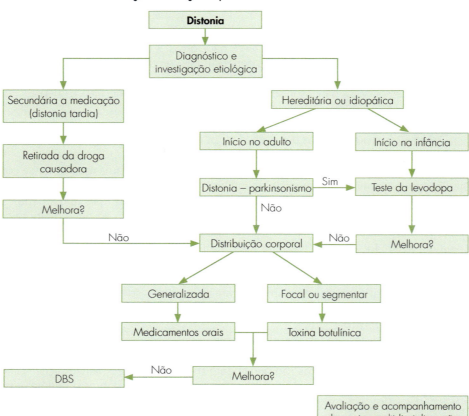

Figura 62.1 – Algorítmo para o tratamento das distonias.

Tratamento farmacológico oral

Para a maioria dos pacientes com distonia generalizada, a terapia medicamentosa oral é a abordagem de primeira linha. As medicações disponíveis incluem: levodopa, anticolinérgicos, benzodiazepínicos, baclofeno e agentes depletores de dopamina. Um resumo destes medicamentos, juntamente com doses e possíveis efeitos colaterais estão listados na Tabela 62.3.

Medicamentos dopaminérgicos

A levodopa associada a um inibidor da dopa-descarboxilase é o tratamento padrão-ouro para as distonias-dopa-responsivas (DYT5). Doses baixas de levodopa resultam em melhora significativa e por vezes dramática e sustentada dos sintomas[10] normalmente sem desenvolver flutuações motoras, apesar de alguns relatos de efeitos do tipo *wearing-off* terem sido descritos[7,11]. Em virtude da excelente resposta obtida em algumas formas de distonia, recomenda-se tentativa terapêutica com levodopa em pacientes com distonia de início precoce[10].

A dose inicial deve ser de 100/25 mg 3×/dia com aumentos graduais, se necessário. Efeitos colaterais mais comuns incluem: hipotensão arterial, náuseas e sintomas gastrointestinais e discinesias tardias. Além da DYT5, outras distonias primárias associadas a parkinsonismo como a DYT12 podem beneficiar-se com essa terapia. Alguns pacientes com distonias idiopáticas ou adquiridas também pode obter resposta parcial à levodopa[11].

Medicamentos antidopaminérgicos

A tetrabenazina (TBZ) é um inibidor seletivo do transportador vesicular de monoamina 2 (VMAT2) no sistema nervoso central com ação depletora em terminais de neurônios dopaminérgicos, noradrenérgicos e serotoninérgicos. Ela pode ser usada como tratamento de distonias (uso *off-label*) e tem eficácia moderada a excelente em 70% a 80% dos pacientes com diagnóstico de distonia tardia, sendo, portanto, medicação de primeira linha nesta condição. A dosagem inicial é de 12,5 mg ao dia, sendo titulada gradualmente até em média 50 a 100 mg divididos em 3 tomadas. Os efeitos adversos mais comuns são: sonolência, parkinsonismo e depressão. A TBZ não está ainda disponível em nosso meio.

A reserpina é outra droga depletora de dopamina que tem mecanismo adicional que resulta em inibição irreversível da vesícula transportadora de monoamina tipo 1 no sistema nervoso periférico e pode produzir efeitos colaterais como tontura e transtornos gastrointestinais. Outros efeitos colaterais descritos incluem: depressão, ideação suicida, acatisia e parkinsonismo.

Bloqueadores do receptor dopaminérgico D4 como a clozapina (um neuroléptico atípico) podem trazer benefícios moderados em vários tipos de distonia. Em virtude do risco de desenvolvimento de agranulocitose, os pacientes em uso desta medicação devem ser monitorados com hemogramas periódicos[7,10,11].

Medicamentos anticolinérgicos

Os anticolinérgicos são considerados tratamento de primeira linha em pacientes com distonia. O mecanismo de ação está provavelmente relacionado ao bloqueio da transmissão de impulsos colinérgicos centrais pela reversão da ligação aos receptores de acetilcolina. Pacientes que iniciaram o uso de anticolinérgicos nos primeiros anos do início da doença são provavelmente mais beneficiados.

A trihexifenidila é considerada terapia de primeira linha para distonias e principalmente em pacientes com tremor distônico. A dose inicial recomendada é de 1 mg em duas tomadas ao dia. Geralmente é bem tolerado quando a dose é aumentada lentamente. Alguns pacientes, geralmente crianças e adultos jovens, podem tolerar doses superiores a 50 mg ao dia. Efeitos adversos incluem sonolência, confusão, alterações de memória, limitando o seu

Tabela 62.3 – Tratamento farmacológico oral das distonias

Classe medicamentosa/ nome comercial	Apresentação e dose	Efeitos colaterais	Contraindicações
Anticolinérgicos			
Biperideno (Akineton®, Cinetol®)	Comprimidos de 2 mg e de 4 mg (liberação lenta) e solução injetável de 5 mg/mL. Dose de 4 a 30 mg ao dia	Xerostomia, constipação intestinal, perturbações visuais, sonolência, torpor, tonturas, transtorno de memória e estados psicóticos (principalmente em idosos)	Portadores de glaucoma agudo. Idosos com déficit cognitivo. Pacientes com distúrbios cardíacos (arritmia)
Trihexifenidila (Artane®)	Comprimidos de 2 mg e 5 mg. Dose de 4 mg a 15 mg/dia	Xerostomia, visão turva, tontura, náusea, constipação, sonolência, retenção urinária, taquicardia, fraqueza, vômito e cefaleia. Delírios e alucinações, confusão mental, agitação	Pacientes com glaucoma de ângulo agudo, Idosos com déficit cognitivo. Pacientes em uso de IMAO
Benzodiazepínicos			
Clonazepam (Rivotril®)	Comprimidos de 0,5 mg ou 2 mg, SL de 0,25 mg, gotas de 2,5 mg/mL (1 gota = 0,1 mg)	Sonolência, tontura, fadiga, comprometimento da memória, confusão, disartria	Pacientes com glaucoma agudo de ângulo fechado
Diazepam (Valium®)	Comprimidos 5 ou 10 mg. Dose inicial: 5-10 mg. Aumento gradual se necessário, 5-20 mg/dia. Crianças: 0,1-0,3 mg/kg/dia	Cansaço, sonolência, confusão mental, amnésia, diminuição do estado de alerta, diplopia, disartria, hipotensão, náusea, tontura, elevação de TGO/TGP/FA	Insuficiência hepática grave, síndrome da apneia do sono, glaucoma de ângulo estreito, uso concomitante de depressores do SNC
Agentes dopaminérgicos			
Levodopa/ benserazida (Prolopa®)	Prolopa Standart 200/50 mg Prolopa BD 100/25 mg Prolopa HBS 100/25 mg Prolopa dispersivel 100/25 mg Prolopa DR 200/50 mg Tratamento inicial: 1/2 cp de 100/25 mg e 3×/dia Aumentar dose a cada 3-7 dias até obtenção de efeito terapêutico. Dose ótima usual: 300/100 mg a 800/200 mg divididos em 3-6 doses. O medicamento deve ser administrado com o intervalo mínimo de 1 hora antes ou após a alimentação	Náusea, vômitos, desconforto gástrico, refluxo, diarréia, epigastralgia, movimentos discinéticos involuntários, dor músculoesquelética, arritmias, edema, reações alérgicas (benserazida), hipotensão postural, agitação, ansiedade, bruxismo, confusão, fadiga, alucinações, comportamentos compulsivos	Uso concomitante de inibidores IMAO; glaucoma de ângulo estreito; gravidez.

Continua >>

Tabela 62.3 – Tratamento farmacológico oral das distonias (continuação)

Classe medicamentosa/ nome comercial	Apresentação e dose	Efeitos colaterais	Contraindicações
Agentes depletores dopaminérgicos			
Tetrabenazina (Xenazine®) – não comercializado no Brasil	Comprimidos de 12,5 mg e 25 mg. Dose inicial 12.5 mg, elevar 12.5 mg/dia em intervalos semanais ate 100 mg/dia Doses > 37,5 mg/dia devem ser dividida em 3 doses	Sedação, fadiga, sonolência, depressão, ideação suicida, síndrome neuroléptica maligna, acatisia, parkinsonismo, irritabilidade, anorexia, tontura, cefaleia, náuseas, vômitos, aumento de intervalo QT, síndrome neuroléptica maligna, hipotensão ortostática	Atenção aos pacientes com ideação suicida e depressão. Disfunção hepática, uso de 14 dias ou mais de inibidores de MAO e uso de 20 dias ou mais de reserpina
Agonista Gabaérgicos			
Baclofeno (Lioresal®)	Comprimidos de 10 mg Dose inicial de 5 mg/dia Titulação gradual com aumento de 5 a 10 mg/dia, em intervalos de três dias. mais gradual. A dose ótima geralmente varia entre 30 mg e 80 mg/dia, e hospitalizado até 120 mg/dia	Sonolência, fadiga, tontura, náusea, confusão, insônia, alteração na frequência urinária, dor abdominal, edema em membros inferiores, anorexia, visão borrada, incoordenação, diarreia, boca seca, diplopia, disartria, dispneia, distonia, enurese alucinações, hematúria, hipotensão, impotência, miose, dor muscular, midríase, congestão nasal, noctúria, palpitações, parestesia, rigidez, convulsão, síncope, tinido, tremor, vômitose ganho de peso	Hipersensibilidade conhecida ao baclofeno ou aos demais componentes da formulação

uso. A difenidramina um anti-histamínico H1 com propriedades anticolinérgicas, pode apresentar efeito benéfico. Se efeitos adversos anticolinérgicos ocorrerem, a medicação deve ser gradualmente reduzida.

A piridostigmina (30 mg/dia a 120 mg/dia) e colírio de pilocarpina podem ser prescritos concomitantemente para neutralizar os efeitos anticolinérgicos periféricos como retenção urinária e visão turva (Jankovic J, Shanker V, Cloud LJ).

Medicamentos gabaérgicos

Apesar da escassez de estudos controlados, os benzodiazepínicos como o clonazepam e o diazepam são comumente usados no tratamento de distonia[10,11]. Essas drogas são moduladoras positivas do ácido gama-aminobutírico tipo A (GABA-A). Estudos retrospectivos relataram benefício em formas predominantes de distonia associada a tremor, mioclonia-distonia, blefaroespasmo, distonia associada a espasticidade e discinesias paroxísticas.

O clonazepam pode ser útil em todos os tipos de distonia, principalmente na mioclonia-distonia. É usado geralmente duas vezes ao dia, embora possa ser iniciada com dose única noturna para compensar possíveis efeitos de sedação. A titulação deve ser lenta com doses iniciais de 0,5 mg administradas à noite, com aumentos graduais até, em média, 4 mg/dia. Os efeitos colaterais mais relatados são sonolência, comprometimento cognitivo e náuseas.

O baclofeno, um agonista do receptor GABA-B, foi utilizado em estudos especialmente em crianças com distonia associada a espasticidade. O baclofeno oral é frequentemente usado também em adultos e, apesar de poucas evidências quanto ao seu benefício, em nossa experiência, alguns pacientes referem melhora subjetiva. O baclofeno pode ser efetivo no tratamento de distonias que ocorrem no período *off* matinal em pacientes com doença de Parkinson[7]. As doses iniciais são de 10-15 mg divididos em 2 a 3 doses por dia até 30-120 mg ao dia. Efeitos colaterais comuns incluem sedação, náusea, tontura, hipotonia, e alterações cognitivas.

O baclofeno pode ser utilizado através de administração intratecal contínua em pacientes jovens com distonia associada a espasticidade ("distonia espástica") ou paralisia cerebral. Os efeitos colaterais mais comuns descritos são constipação, alteração de controle muscular cervical e de tronco e sonolência, que, no entanto, tendem a diminuir no decorrer do tempo.

Outros relaxantes musculares, como ciclobenzaprina e carisoprodol, podem ser benéficos em algumas formas de distonia.

Tratamentos farmacológicos em determinadas condições clínicas

Existem algumas condições clínicas nas quais a abordagem terapêutica deve ser específica, como por exemplo na distonia tardia (induzida pelo uso crônico de certos medicamentos). Nesses casos, deve-se suspender a droga causadora da doença que, em geral, são antieméticos e antipsicóticos (risperidona, olanzapina, ziprasidona e aripiprazol, haloperidol, entre outros). A tetrabenazina é a droga mais indicada como opção terapêutica nesses casos, porém infelizmente não a temos disponível no Brasil.

Contrações prolongadas e persistentes, a chamada "tempestade distônica" ou "*status distonicus*" podem ocorrer em pacientes com distonia generalizada podendo resultar em rabdomiólise e insuficiência renal aguda secundária. A instalação pode ser aguda e o paciente deverá ser hospitalizado e receber tratamento imediato. Suporte de vias aéreas e sedação com midazolam intravenoso muitas vezes se faz necessário. Em casos refratários e de maior gravidade há indicação de abordagem cirúrgica de urgência como palidotomia ou estimulação cerebral profunda (ver adiante item tratamento cirúrgico).

Distonias ou discinesias agudas secundárias a administração de medicamentos bloqueadores dopaminérgicos, podem ser tratados com anti-histamínicos como difenidramina (25 mg a 50 mg IV ou IM), anticolinérgicos ou diazepínicos.

Tratamento com toxina botulínica

O advento da toxina botulínica no final dos anos 1980 foi um grande marco na terapia das distonias. A desnervação química com toxina botulínica é a terapia de primeira linha para a maioria pacientes com distonia focal e segmentar. Pacientes com distonia generalizada também podem receber a terapia em determinadas áreas corporais. A toxina botulínica é uma proteína produzida pela bactéria *Clostridium botulinum* e após ser injetada nos músculos afetados bloqueia a liberação vesicular da acetilcolina na junção neuromuscular, reduzindo a atividade involuntária dos músculos afetados. Existem sete sorotipos distintos (A-G), porém apenas os tipos A e B são usados comercialmente e aprovados pelo FDA para tratamento clínico, sendo que o tipo A o único disponível no Brasil. Encontra-se disponível como onatoxinabotulínica A, abotoxinabotulínica A e incotoxinabotulínica A. Com o advento das novas formulações da toxina o médico injetor deve estar familiarizado com as propriedades únicas de cada produto bem como das suas indicações, doses e reconhecer a não intercambialidade entre suas unidades.

O blefaroespasmo foi a primeira indicação neurológica para qual a toxina botulínica foi aprovada. Desde então vários outros estudos têm estabelecido o seu uso nas demais distonias como na distonia cervical, distonia oromandibular, de membros e de tronco. A latência do efeito da toxina é de geralmente três a quatro dias após a aplicação, o benefício máximo é atingido em duas a seis semanas e uma redução gradual de eficácia ocorre após 12 semanas (em média persistindo por dois a quatro meses). Um dos principais determinantes da resposta favorável é a seleção apropriada dos músculos a serem injetados bem como as doses ideais.

Os efeitos colaterais podem ser divididos em locais, sistêmicos e falha terapêutica secundária. Os efeitos locais são ocasionados devido a difusão da toxina para regiões não desejadas adjacentes ao alvo. Pacientes injetados para blefarospasmo podem relatar olhos secos, hematoma no local da injeção, ptose e raramente diplopia. Pacientes com distonia cervical podem relatar disfagia, fraqueza excessiva no pescoço e dor local. Na disfonia espasmódica as injeções nas cordas vocais podem causar hipofonia, rouquidão e disfagia. A eletroneuromiografia (EMG) e ultrassom (USG) podem ser usados como técnicas para auxiliar as injeções, especialmente na região cervical e membros, onde alguns músculos não podem ser identificados somente através da palpação. O desenvolvimento de anticorpos contra a toxina botulínica pode ocorrer em 10% dos pacientes, resultando em falha terapêutica secundária. Para evitá-la é recomendado intervalo de no mínimo três meses entre as aplicações. Médicos interessados em utilizar a toxina botulínica em sua prática devem estar cientes dessas preocupações e tomar as devidas precauções para minimizar os riscos potenciais relatados acima. Além disso, eles devem se tornar completamente familiarizados com os distúrbios do movimento que pretendem tratar bem como a anatomia do local da injeção. Além de complicações ocasionais, uma grande possível limitação desta terapia é seu alto custo em nosso meio.

Tratamento cirúrgico

Desde 1950 os procedimentos ablativos como a palidotomia e talamotomia foram realizados como tratamentos para distonia[9], porém foram substituídos em sua grande maioria pela estimulação cerebral profunda (DBS). Em 2003 o DBS foi aprovado pelo FDA como tratamento para algumas formas de distonias. A sua indicação é direcionada, principalmente, para casos de distonias isoladas primárias generalizadas ou segmentares, distonias cervicais complexas e discinesias tardias refratárias às abordagens conservadoras[1,8]. O globo pálido interno (GPi) é o principal alvo cirúrgico, mas estimulação do núcleo subtalâmico (STN) é eventualmente utilizada. De forma geral, os que mais se beneficiam dessa terapia são pacientes jovens com distonia primária generalizada, principalmente aqueles com a forma DYT1. Pacientes com distonia DYT6 podem não tem uma resposta tão robusta, principalmente em relação a fala e deglutição. Estudos mais recentes mostraram melhora em pacientes com distonia cervical refratários à toxina botulínica e distonias combinadas, como mioclonia-distonia (DYT11), enquanto pacientes com distonias secundárias apresentam melhoras menos consistentes. Não há dados disponíveis em literatura que indique o procedimento para crianças com menos de 7 anos de idade.

Pacientes com distonia muitas vezes têm uma resposta tardia a estimulação com início de melhoria em semanas a meses. Os riscos cirúrgicos reportados atualmente disponíveis são 0,4% de mortalidade em um mês e 3% de sangramento intracraniano (muitos deles assintomáticos). No pós-operatório infecções e problemas técnicos com o dispositivo podem ocorrer em 10% dos pacientes.

Equipe multidisciplinar

O papel da equipe multidisciplinar é fundamental para melhor eficácia do tratamento instituído e inclui fisioterapia, terapia ocupacional, fonoaudiologia e psicologia.

A fisioterapia e terapia ocupacional devem ser indicadas para todos os pacientes com o diagnóstico de distonia, principalmente quando são identificados truques sensitivos com o objetivo de otimizar seu uso. O objetivo é melhorar posturas de membros e tronco, prevenindo complicações ortopédicas, dores e quedas. Alguns dispositivos podem ser utilizados para ajudar a corrigir a postura anormal em algumas distonias focais como na câimbra dos escrivão e distonia cervical. O efeito da toxina botulínica pode ser potencializado com trabalho fisioterápico realizado nas primeiras semanas após a aplicação. Técnicas de estimulação não invasiva como rTMS (*repetitive transcranial magnetic stimulation*) com baixas frequências e tDCS (*transcranial direct current stimulation*) tem-se mostrado temporariamente eficaz em pacientes com distonias focais, provavelmente por incremento da inibição cortical e consequente redução da excitabilidade presente na distonia[7,12].

O fonoaudiólogo também é de considerável importância para pacientes com envolvimento de fala como na distonia espasmódica ou disartrias e disfagias.

Estudos têm evidenciado a presença de comorbidades psiquiátricas em distonias como transtornos de ansiedade e depressão que podem agravar o quadro clínico, sendo, portanto, fundamental uma avaliação com psicólogo e indicação de terapias cognitivas comportamentais dependendo do transtorno evidenciado.

Referências

1. Albanese A, Asmus F, Bhatia KP et al. EFNS guidelines on diagnosis and treatment of primary dystonias. Eur J Neurol 2011 Jan;18(1):5-18.
2. Geyer HL, Bressman SB. The diagnosis of dystonia. Lancet Neurol 2006; 5(9): 780-790.
3. Phukan J, Albanese A, Gasser T et al. Primary dystonias and dystonias-plus syndromes: clinical characteristics, diagnosis and pathogenesis. Lancet Neurol 2011; 10: 1074-1085.
4. Albanese A, Bhatia K, Bressman SB et al. Phenomenology and classification od dystonia: a consensus update. Mov Disord 2013; 28(7): 863-873.
5. Weiss EM, Hershey T, Karimi M et al. Relative risk of spread of symptoms among the focal onset primary dystonias. Mov Disord 2006; 21(18): 1175-1181.
6. Schwarz CS, Bressman SB. Genetic and treatment of dystonia. Neurol Clin 2009; 27(3): 697-718.
7. Jankovic, J. Medical Treatment of Dystonia. Movement Disorders, Vol. 28, No. 7, 2013
8. Bronte-Stewart H, Taira T, Valldeoriola F et al. Inclusion and exclusion criteria for DBS in dystonia. Mov Disord 2011 Jun;26 Suppl 1:S5-16.
9. Cury RG, Kalia SK, Shah BB, Jimenez-Shahed J et al. Surgical treatment of dystonia. Expert Rev Neurother 2018; 18(6): 477-492.
10. Cloud LJ. Jinnah HA. Treatment strategies for dystonia. Published in final edited form as: Expert Opin Pharmacother 2010 January; 11(1): 5-15.
11. Shanker V, Bressman SB. Diagnosis and Management of Dystonia. Continuum (Minneap Minn) 2016 Aug;22(4 Movement Disorders):1227-45.
12. De Pauw J, Van der Velden K, Meirte J et al. The effectiveness of physiotherapy for cervical dystonia: a systematic literature review. J Neurol 2014 Oct;261(10):1857-65.

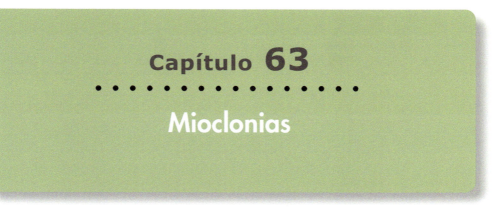

Christian Henrique de Andrade Freitas

Introdução

As mioclonias são movimentos involuntários descritos como abalos musculares rápidos, bruscos, de curta duração, semelhantes a um "choque", causados por contrações musculares súbitas (positivas) ou perda momentânea do tônus muscular (negativas).

Não é um transtorno do movimento frequente, com incidência estimada de 1,3 casos a cada 100 mil pessoas/ano e prevalência de 8,6 casos/100 mil habitantes, sendo mais frequente em idosos.

É importante destacar que o achado de mioclonia no exame físico é inespecífico, uma vez que pode apresentar etiologia e significado clínico variados. Pode corresponder a um efeito adverso de determinada medicação, a uma patologia neurodegenerativa progressiva ou até mesmo a um quadro funcional, sendo assim um verdadeiro desafio sua investigação diagnóstica.

Classificação

Pode-se classificar as mioclonias de acordo com sua manifestação clínica, etiologia e origem no sistema nervoso.

Baseado em sua manifestação clínica, podemos analisar:
a) **Distribuição corporal:** focal, multifocal, segmentar, axial e generalizada;
b) **Relação com ação motora:** de repouso, de ação, de intenção;
c) Sensibilidade a estímulos externos (sonoro ou tátil);
d) **Padrão temporal:** rítmica, arrítmica;
e) Positiva ou negativa.

De acordo com a etiologia, existem cinco grupos:
a) **Fisiológicas:** soluços, espirros, susto (*startle*) e mioclonias durante o sono
b) **Essenciais** (provável origem hereditária): distonia mioclônica (DYT 11, DYT 15), mioclonia familiar sem gene identificado, mioclonia esporádica

c) **Epilépticas:**
   I. Fragmentos de epilepsia: Epilepsia parcial continua, mioclonia fotossensível, abalos mioclônicos isolados epilépticos
   II. Epilepsias mioclônicas da infância: Espasmos infantis, Síndrome de Ohtahara, Síndrome de Lennox-Gastaut, Síndrome de Dravet, Epilepsia mioclônica-astática, Epilepsia mioclônica criptogênica
   III. Epilepsias mioclônicas generalizadas idiopáticas: Ausência mioclônica, Epilepsia mioclônica juvenil, Epilepsia benigna da infância
   IV. Epilepsias mioclônicas progressivas: Doença de Unverricht-Lundborg, Doença de Lafora, Síndrome de Ramsay-Hunte (mioclonia do mediterrâneo), Sialidose, lifocuscinose neuronal ceroide, Epilepsia mioclônica com fibras vermelhas rasgadas (MEERF)
d) **Sintomática:**
   I. Doenças de depósito: GM2 gangliosidose (Tay-Sachs), Doença de Gaucher tipo III.
   II. Ataxias espinocerebelares: Ataxia de Friedreich, ataxia-telangiectasia, SCA2, SCA3 e SCA17.
   III. Demências: Doença priônica, Síndrome corticobasal, Demência por corpos de Lewy, Demência associada a Doença de Parkinson, Doença de Alzheimer, Demência frontotemporal ligada ao cromossomo 17.
   IV. Outras doenças neurodegenerativas: Doença de Wilson, Paralisia supranuclear progressiva, atrofia dentato-rubro-palido-luisiana, atrofia de múltiplos sistemas.
   V. Infecciosas e pós-infecciosas: encefalite por arbovírus, encefalite herpética, HTLV-1
   VI. Metabólica: hipertiroidismo, insuficiência hepática, insuficiência renal, dialise, hiponatremia, hipocalcemia, hipomagnesemia, hipoglicemia, hiperglicemia não cetótica, Deficiência de biotina, Alcalose metabólica, Hipóxia, induzida por drogas
   VII. Autoimunes: Encefalite límbica, Encefalite de Hashimoto, Doença celíaca
e) **Psicogênicas:** mioclonia palatal primária e Mioclonia reticular espinhal.

Por fim, baseado em sua origem no sistema nervoso:
a) **Cortical:** Espontânea, Reflexa e Epilepsia parcial continua
b) **Subcortical:** gerada entre o córtex cerebral e a medula. Pode ser subdividida em:
   I. Segmentar: tremor ou mioclonia palatal
   II. Não segmentar: *Startle* e mioclonia reticular reflexa
c) **Medular:** pode ser subdividida em:
   I. Segmentar: envolve um ou poucos miótomos contíguos, de forma irregular, com frequência variável. Causada por lesões estruturais, como siringomielina, mielites, traumatismos, neoplásicas ou lesões vasculares
   II. Proprioespinhal: contração muscular axial no sentido craniocaudal, na frequência de 1-6Hz, de forma espontânea, poupando a face. Até 60% tem etiologia psicogênica.
d) **Periférica:** secundária a lesões de raízes, de plexos ou de nervos. Principal exemplo é o espasmo hemifacial.

Diagnóstico e investigação

É fundamental a análise detalhada da apresentação clínica e individualizada de cada caso. Deve-se realizar uma anamnese detalhada, buscando dados sobre o início do quadro, possíveis fatores desencadeantes ou agravantes, relação com movimento ou estímulo sensitivo, distribuição corporal, sintomas associados, uso de medicações, descompensações clínico-metabólicas e comorbidades previas. Além disso, deve-se caracterizar semiologicamente o movimento apresentado pelo paciente, para diferenciá-lo de outros movimentos involuntários, como tremor, distonia, coreia e tiques.

A investigação complementar deverá ser guiada pelos dados da história. Pode englobar exames de sangue para avaliação de distúrbios hidreletrolíticos, triagem infecciosa, perfil hormonal, painel imunológico, exames de imagem de sistema nervoso central (ressonância magnética de encéfalo) realização de eletroencefalograma (EEG) e de eletroneuromiografia (ENMG). Outro exame útil na investigação diagnóstica, em casos específicos, é o potencial evocado somatossensitivo (PESS).

O EEG é importante, principalmente, na investigação de mioclonias de origem cortical, como encontrado nas epilepsias mioclônicas. A ENMG é útil na investigação de mioclonias corticais, subcorticais, medulares ou periféricas. Quando realizada concomitante ao EEG, é possível registrar se há atividade cortical que precede ou não o abalo muscular, sendo muito importante para o diagnóstico de mioclonias funcionais.

Síndrome de Lance-Adams

É uma síndrome clínica caracterizada por mioclonias iniciadas dias ou semanas após um quadro de hipóxia cerebral, também chamada de mioclonia crônica pós-hipóxicas, descrita em 1963 por Lance e Adams. Tipicamente, apresentam-se como mioclonias induzidas por ação e intenção ou por estímulo sensitivo, com distribuição axial e apendicular. Vale destacar que é um quadro distinto das mioclonias agudas que se instalam imediatamente após um estado de encefalopatia aguda, especialmente no pós-parada cardiorrespiratória, e costumam desaparecer em alguns poucos dias.

Tratamento

Cada indicação terapêutica deverá ser individualizada de acordo com tipo e etiologia da mioclonia, associado as características clínicas do paciente. Existem diferentes abordagens que podem ser utilizadas para o tratamento das mioclonias, sendo o enfoque maior na terapia medicamentosa. Entretanto, em indicações específicas para aplicação de toxina botulínica, terapia imunomoduladora e intervenção cirúrgica, sendo esta última representada principalmente pela estimulação cerebral profunda (DBS).

Medicamentoso

O tratamento medicamentoso deve ser indicado de acordo com a etiologia, sendo utilizados:
a) **Levetiracetam:** uma das principais opções de tratamento. Medicação anticonvulsivante, com baixa interação medicamentosa, posologia fácil e com poucos efeitos colaterais, dentre eles tontura, sonolência e astenia. Útil na mioclonia essencial, cortical, subcortical e espinhal, além da síndrome de Lance-Adams. No contexto de pacientes críticos ou com múltiplas comorbidades, é uma opção interessante.
b) **Clonazepam:** benzodiazepínico de longa duração. Principais efeitos colaterais: sedação, tontura e confusão mental. Paciente pode desenvolver tolerância ao uso. Útil na mioclonia essencial, cortical, subcortical e espinhal, além da síndrome de Lance-Adams.
c) **Ácido valproico:** anticonvulsivante, muito utilizado. É contraindicado o uso em pacientes com insuficiência hepática e não recomendado aos portadores de coagulopatias. Útil em diferentes tipos de mioclonias, como na mioclonia cortical, subcortical e na síndrome Lance-Adams.

d) **Piracetam:** pode causar euforia, mania e trombocitopenia. Útil em diferentes tipos de mioclonias, como na síndrome Lance-Adams e mioclonias corticais.

Vale destacar que a politerapia é mais eficaz do que a monoterapia no controle das mioclonias, especialmente nas de origem cortical.

Toxina botulínica

Indicada para mioclonias focais ou segmentares. Em geral, tem a vantagem de apresentar apenas efeito local, sem efeitos colaterais sistêmicos significativos. O principal exemplo de indicação da aplicação de toxina botulínica, nessas situações, é o espasmo hemifacial. Apesar de diversos relatos de casos, não há estudos suficientes para estabelecer evidência científica no tratamento das mioclonias espinhais.

Intervenção cirúrgica

O principal tratamento cirúrgico é a implantação do eletrodo de estimulação cerebral profunda (DBS). Apesar de baixa evidência devido à escassez de estudos, diversos relatos e series de casos demonstram resultados favoráveis de tal terapia.

A indicação mais comumente descrita é para tratamento da síndrome de mioclonia-distonia ou distonia mioclônica, que é principalmente causada por uma mutação no gene épsilon-sarcoglicana (SGCE – DYT 11). Azoulay-Ziss et al realizou um estudo prospectivo com cinco paciente com DYT 11, submetidos a cirurgia de implante bilateral de DBS em Gpi, com resultados clínicos positivos, sem eventos adversos. Gruber et al publicou uma serie de dez pacientes, sendo que nove tinham a mutação DYT 11, submetidos a DBS bilateral em globo pálido interno (GPi), tálamo (Vim) ou implante simultâneo nos GPi e Vim, com significativa melhora das mioclonias e impacto positivo na qualidade de vida dos pacientes. Ainda assim, a evidência é nível C até o momento.

Existem outros relatos de casos de implante de DBS para mioclonias de outras etiologias. Em 2010, Kobayashi et al descreveu o primeiro caso de implante de DBS em tálamo para controle de mioclonia de ação pós-hipóxia neonatal, também com resultados favoráveis. A partir de 2011, foram publicados relatos de casos de implante de DBS em GPi bilateral para tratamento de síndrome de Lance-Adams, com importante redução nas mioclonias. O tratamento cirúrgico cada vez mais ganha importância nos estudos e na prática clínica, como uma possível terapia complementar no controle das mioclonias refratárias.

Bibliografia

- Carr J. Classifying myoclonus: a riddle, wrapped in a mistery, inside na enigma. Parkinsonism Relat Disord. 2012;18(Suppl 1):S174-6.
- Caviness JN, Alving LI, Maraganore DM. The incidence and prevalence of myoclonus in Olmsted County, Minnesota. Mayo Clinic Proc. 1999;74:565-9
- Caviness JN, Truong DD. Myoclonus. Handbook Clin Neurol. 2011;100:399-420.
- Espay AJ, Chen R. Myoclonus. Continuum (Minneap Minn). 2013;19 (5 Movement Disorders):1264-86.
- Gupta HV, Caviness JN. Post-hypoxic Myoclonus: Current Concepts, Neurophysiology, and Treatment. Tremor Other Hyperkinet Mov (NY). 2016;6:409.
- Hsiung GY, Das SK, Ranawaya R et al. Long-term efficacy of botulinum toxin A in treatment of various movement disorders over a 10-year period. Mov Disord. 2002.
- Jankovic J. Therapeutic developments for tics and myoclonus. Mov Disord. 2015;30(11):1566-73.
- Kobayashi K, Katayama Y, Otaka T et al. Thalamic deep brain stimulation for the treatment of action myoclonus caused by perinatal anoxia. Stereotact Funct Neurosurg. 2010;88(4):259-63.

- Kojovic M, Cordivari C, Bhatia K. Myoclonic disorders: a pratical approach for diagnosis and treatment. Ther Adv Neurol. 2011;4:47-62.
- Ramdhani RA, Frucht SJ, Kopell BH. Improvement of Post-hypoxic Myoclonus with Bilateral Pallidal Deep Brain Stimulation: A CaseReport and Review of the Literature. Tremor Other Hyperkinet Mov. 2017;7:461.
- Rosso AL, Nicaretta DH, de Mattos JP. Diagnóstico e tratamento atual das mioclonias: Revisão da literatura. Ver Bras Neurol. 2011;47:7-15.
- Starr PA. Deep brain stimulation for other tremors, myoclonus, and chorea. Handb Clin Neurol. 2013;116:209-15.
- Yamada K, Sakurama T, Soyama N et al. Gpi pallidal stimulation for Lance-Adams syndrome. Neurology. 2011;76(14):1270-2.
- Zutt R, Elting JW, Van der Hoeven JH. Myoclonus subtypes in tertiary referral center. Cortical myoclonus and functional jerks are common. Clin Neurophysiol. 2017;128(1):253-9.

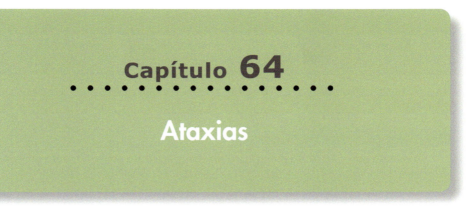

Capítulo 64
Ataxias

Diego de Castro dos Santos

Introdução

O termo ataxia deriva do grego (*a* = sem; *taxis* = ordem) e em tradução aproximada poderia ser transcrito como "não organizado". Clinicamente, representa um distúrbio na execução uniforme dos atos motores causando incoordenação dos movimentos ou alterações do equilíbrio[1]. O termo ataxia locomotora tem seus primeiros relatos no séc. XIX e o relato clássico de ataxia por lesão cerebelar coube a Gordon Holmes no início do século XX.

Atualmente ataxia é um quadro sindrômico caracterizado por graus variáveis de disartria, dismetria, dissinergia, disdiadococinesia, tremor de intenção, disbasia e disfunção executiva[2]. O conjunto e proporção dos achados semiológicos costumam variar com o tipo de etiologia e tempo de evolução, além das estruturas anatômicas acometidas por cada doença.

Aspectos semiológicos das ataxias

A avaliação clínica das ataxias é umas das partes mais minuciosas do exame neurológico. A ataxia pode ser resultado do acometimento das diversas estruturas a saber: fibras de grosso calibre no nervo periférico; gânglio da raiz dorsal; cordão posterior da medula e tratos espinocerebelares; complexo olivar inferior, núcleos pontinos, pedúnculos cerebelares, cerebelo e núcleos vestibulares[3].

Baseado na semiologia, as ataxias dividem-se em 2 grandes grupos: ataxias sensitivas e ataxias cerebelares. As ataxias sensitivas são resultado da perda da propriocepção inconsciente e clinicamente caracterizam-se pela piora do equilíbrio ao fechar os olhos (Romberg positivo ou dificuldade de andar no escuro). Resultam do comprometimento das aferências cerebelares (fibras periféricas de grosso calibre, gânglio da raiz dorsal e do sistema cordonal posterior).

A ataxia cerebelar, por sua vez, pode ter uma ampla forma de apresentação semiológica que pode variar de um discreto nistagmo a grave comprometimento dos membros e da marcha. Dada a organização do cerebelo, lesões vermianas (arquicerebelo) produzem sintomas axiais e lesões hemisféricas (neocerebelo), sintomas apendiculares. O déficit clínico tende a ser ipsilateral a lesão. Por vezes o componente sensitivo e cerebelar se sobrepõe.

Uma outra forma de ataxia denominada ataxia de lobo frontal é caracterizada por alteração de equilíbrio, dificuldade de ficar em pé e iniciar a marcha. Essa entidade se deve a lesões frontais bilaterais e pode ser de difícil diferenciação do comprometimento cerebelar. Em linhas gerais a ataxia frontal não se apresenta com dismetria e nistagmo. Há um quadro cognitivo pronunciado que se associa a hipocinesia[4]. Lesões talâmicas agudas também podem acarretar dificuldade de se manter em pé e constituem o quadro denominado astasia talâmica.

Classificação das ataxias

A classificação das ataxias tem por objetivo facilitar o entendimento, investigação e abordagem diagnóstica. Para meios didáticos as ataxias podem ser divididas:
» Quanto ao padrão de instalação: agudas, subagudas ou crônicas
» Quanto a idade de início do quadro: Precoce (antes dos 25 anos), da fase adulta (25-50 anos) ou tardia (após os 50 anos)
» Quanto a etiologia: Primárias ou Secundárias.
   1. Primárias: são as ataxias congênitas e as ataxias hereditárias (autossômicas recessivas, autossômicas dominantes, ligadas ao X e de herança mitocondrial).
   2. Secundárias: também chamadas de ataxias esporádicas ou adquiridas e incluem um grupo extenso de doenças degenerativas, inflamatórias, autoimunes etc.

As ataxias primárias correspondem um grupo extenso e complexo. O subgrupo das ataxias congênitas compreende em sua maioria as malformações cerebelares e tem manifestação clínica precoce[5]. São relacionadas a disgenesia do vérmis (p. ex.: Síndrome de Cogan), ausência do vérmis (p. ex.: Síndrome de Joubert), dilatação cística da fossa posterior (p. ex.: Malformação de Dandy-Walker), hipoplasia cerebelar (p. ex.: Síndrome de Cayman) entre outras. A grande maioria das ataxias congênitas são associadas a alterações da imagem de ressonância (Figuras 64.1 e 64.2). Por ser objeto de estudo da esfera neuropediátrica esse subgrupo de doenças não será abordado no presente texto. Já o subgrupo das ataxias hereditárias será discutido neste capítulo e no item neurogenética.

Para orientar o raciocínio clínico, optamos por abordar a classificação das ataxias quanto ao padrão de instalação e quanto a idade de início do quadro.

Classificação das ataxias quanto ao padrão de instalação

As ataxias podem ser agrupadas em ataxias agudas (início súbito, horas a dias), subagudas (de 2 a 8 semanas) e crônicas (superior a 8 semanas) (Tabela 64.1).

Ataxias agudas

O início abrupto de um quadro atáxico ou de instalação em até 72h orienta o raciocínio diagnóstico para etiologias não degenerativas, e, portanto, com necessidade de rápida investigação e possível reversibilidade. Deve ser encarado como emergência neurológica dada a possibilidade de AVC cerebelar, abscesso cerebelar, meningite/romboencefalite, cerebelite, distúrbio hidroeletrolítico grave, evento desmielinizante (surto de esclerose múltipla, encefalomielite disseminada aguda ou espectro anti-NMO), hidrocefalia aguda por lesões estruturais, síndrome de Guillain-Barré e suas variantes (Síndrome de Miller-Fisher e Encefalite de Bickerstaff), deficiência de vitamina B1, intoxicação por álcool, drogas, medicamentos, pesticidas ou metais pesados[6].

Os quadros de ataxia por AVC podem se manifestar com disartria associado a ataxia de marcha e outros sinais dimidiados como incoordenação dos membros ou hemiparesia. Ataxia como manifestação de um AVC isquêmico pode resultar do comprometimento da circulação posterior (sistema vertebrobasilar) ou do comprometimento da cápsula interna por oclusão

Figura 64.1 – Malformação de Dandy-Walker – RM de encéfalo corte sagital T2 exibindo dilatação cística da fossa posterior.

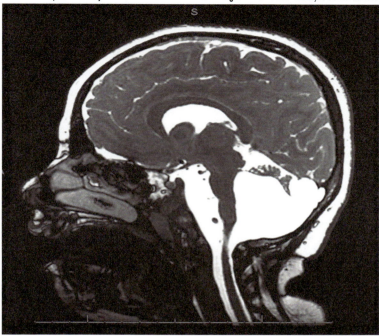

Figura 64.2 – Síndrome de Joubert – RM de encéfalo corte axial T1 evidenciando o "sinal do dente molar". A alteração mesencefálica ocorre pela não decussassão dos pedúnculos cerebelares superiores.

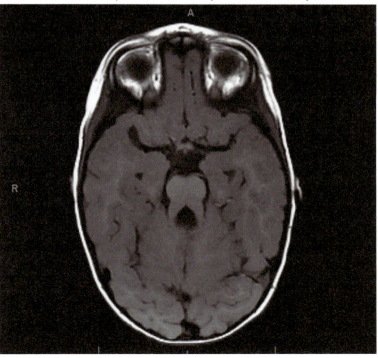

Tabela 64.1 – Avaliação das ataxias conforme tempo de instalação

	Agudas	Subagudas	Crônicas
Instalação	• Abrupta/Horas poucos dias	• 3 dias – 3 semanas	• Semanas a meses
Investigação	• Emergência médica	• Internação em enfermaria	• Investigação ambulatorial
Causas	• AVC • Intoxicações • Meningite • Evento desmielinizante • SGB/Miller-Fisher • Deficiência de tiamina	• Doenças autoimunes • S. Paraneoplásicas • Doenças priônicas • Progressão de quadro atáxico agudo • Lesões estruturais	• Degeneração cerebelar alcoólica • Doenças Neurodegenerativas • Doenças genéticas • Doenças autoimunes • Infecções treponêmicas • Lesões estruturais
Dados fundamentais na história clínica	• Exposição a álcool, medicamentos, drogas, traumas, infecções recentes	• Sinais e sintomas sistêmicos (febre, perda de peso etc.) • Outras queixas neurológicas associadas	• História familiar ou consanguinidade • Idade de início do quadro
Exames complementares*	• TC/RM • ENMG • LCR • Lab. geral/Sorologias	• RM • ENMG • LCR • Lab. geral/Sorologias • Autoimunidade • Investigação paraneoplásica	• RM • ENMG • LCR facultativo • Lab. geral/Sorologias • Autoimunidade • Testes genéticos

*Individualizar a investigação de acordo com a história clínica

das artérias lenticuloestriadas laterais. O quadro pode variar devido a reserva funcional do cerebelo e grandes lesões hemisféricas cerebelares podem apresentar déficits sutis. O déficit neurológico é ipsilateral a lesão quando cerebelar e contralateral a lesão quando há acometimento talâmico ou da cápsula interna. Preferencialmente, casos de ataxia por AVC devem ser estudados por RM com estudo de vasos intra e extracranianos, a fim de avaliar melhor a circulação posterior[7].

A presença de abscesso cerebelar pode sinalizar foco infeccioso por contiguidade sendo as causas mais comuns otites médias, mastoidites, tromboflebite séptica dos seios transversos ou dos seios laterais[7]. Nessas situações, os micro-organismos mais comuns são germes aeróbios, anaeróbios e estreptococos microaerófilos. Outras etiologias incluem disseminação hematogênica de focos a distância e pós-trauma. O tratamento deve ser preferencialmente guiado por cultura ou cefalosporina de terceira geração associada a metronidazol por cerca de 4-8 semanas. Lesões encapsuladas e maiores que 2,5 cm podem apresentar má resposta clínica necessitando de excisão cirúrgica ou de drenagem[8].

Algumas formas de meningite podem se manifestar com ataxia aguda associadas ou não a outros sinais de comprometimento do tronco encefálico. Entre os agentes etiológicos estão *Listeria monocytogenes*, *Haemophilus B* e *Mycobacterium tuberculosis*.

Além da lesão meníngea, a ataxia aguda também pode ser associada a outras formas de infecção. Esse quadro denominado cerebelite, geralmente ocorre na faixa pediátrica e adolescentes. A cerebelite pode ser pós vacinal, para ou pós-infecciosa. Na infância o vírus varicela zoster (VZV) corresponde a ¾ dos patógenos identificados. Nos adultos além de VZV está o vírus Epstein-Barr e *Mycoplasma pneumoniae*. Outros agentes associados estão os herpervirus (HSV 1 e HHV6), enterovírus (coxsackie B e Echo vírus), o vírus influenza A e B, o parvovírus B19 e infecção por HIV. Até 50% dos casos podem apresentar LCR com celularidade frustra. A recuperação tende a ser completa nas crianças e nos adultos parece haver benefício de terapia venosa de agentes antivirais[9].

Entre os distúrbios hidreletrolíticos causadores de ataxia incluem os distúrbios dos íons sódio (hipo e hipernatremia), magnésio, cálcio iônico (hipo e hipercalcemia), hipoglicemia e hiperglicemia (cetoacidose e estado hiperglicêmico hiperosmolar). Essas alterações metabólicas devem suscitar uma investigação secundária do uso de drogas e medicamentos, tubulopatias distais (nefropatias), disfunções endocrinológicas entre outras etiologias.

Eventos desmielinizantes devem ser lembrados em pacientes jovens e principalmente do sexo feminino. Cerca de 10% dos casos de esclerose múltipla podem se manifestar com um primeiro surto de ataxia[10]. Cerca de 30% dos pacientes com espectro anti-NMO com anticorpo anti-MOG positivo podem apresentar comprometimento encefalítico de tronco cerebral e sintomas relacionados, entre eles ataxia[11].

Além do comprometimento do cerebelo e do tronco cerebral, pacientes com acometimento das fibras periféricas aferentes de grande calibre, gânglios da raiz dorsal e cordão posterior também podem apresentar quadro atáxico de instalação aguda. Por vezes, é difícil avaliar a descrição semiológica clássica desses pacientes de piora da ataxia ao andar no escuro ou piora com olhos fechados (ataxia sensitiva). Quadro atáxico agudo por comprometimento periférico é descrito nas variantes de Síndrome de Guillain-Barré – síndrome de Miller-Fisher e encefalite de Bickerstaff – e compõe parte do espectro das Doenças Anti-Gq1B. Acredita-se que nessas duas doenças, a ataxia se deve a combinação de acometimento de vias aferentes periféricas e centrais. Geralmente, o quadro de ataxia tem instalação em 12 horas a 7 dias, mas o nadir do déficit pode se arrastar até 28 dias. É comum o antecedente de doença infecciosa como quadros respiratórios superiores. Clinicamente, a Síndrome de Miller-Fisher (SMF) é caracterizada por oftalmoplegia, ataxia e hipo/arreflexia. Alguns pacientes podem apresentar formas parciais em que a oftalmoplegia está ausente, predominando exclusivamente o quadro atáxico associado a alterações de reflexo (neuropatia atáxica aguda) e em outros casos o paciente apresenta alteração da motricidade ocular sem ataxia (oftalmoparesia aguda)[12]. A Encefalite de Bickerstaff (EB) é caracterizada também por oftalmoplegia e ataxia, porém é associada a distúrbio da consciência ou hipersonolência (74%), paraparesia flácida (60%) e resposta cutâneo-plantar em extensão (36%). A clássica dissociação albumino-citológica da Síndrome de Guillain-Barré pode estar ausente em até 40% dos casos de SMF e EB. Embora a descrição clássica de SMF e EB é de exame de imagem normal, especificamente no caso da EB, até 30% dos pacientes podem apresentar alterações de imagem de RM. A presença do anticorpo antiGq1B é identificada em até 83% dos casos de SMF e em 68% dos casos de EB[13]. A eletroneuromiografia pode mostrar achados variáveis em ambas as entidades, desde casos que preenchem os critérios para Síndrome de Guillain-Barré a casos com neuropatias sensitivas axonais frustras, abolição exclusiva do reflexo H, alterações do reflexo de piscamento e até exames sem anormalidades. É importante salientar que diante da suspeita de SGB e suas variantes as anormalidades eletromiográficas são mais facilmente identificáveis a partir de 10-14 dias do início quadro clínico[14].

A presença de ataxia aguda e alterações da motricidade ocular também é observada na deficiência de vitamina B1 (tiamina), associada ou não a confabulação mental (Síndrome de Wernicke-Korsakoff). O quadro pode ser acompanhado de neuropatia periférica axonal e a RM de encéfalo pode mostrar lesão hemorrágica bilateral nos corpos mamilares. Na maioria dos casos há história prévia de abuso crônico de álcool, o qual, por si só, também é causa de ataxia aguda. Ainda nas etiologias tóxicas encontram-se os medicamentos como fenitoína, carbamazepina, fenobarbital, lítio além da intoxicação por tolueno, mercúrio, organofosforados entre outros[3].

Embora raro, quadros atáxicos agudos podem apresentar característica transitória e natureza recorrente, o que constitui o grupo das ataxias episódicas e seu diagnóstico diferencial. A Tabela 64.2 contempla causas de ataxias agudas episódicas.

Por vezes, doenças degenerativas e fenômenos imunomediados podem ter instalação aguda e evolução progressiva como ocorre nas encefalites imunomediadas, degeneração cerebelar paraneoplásica, doença priônica, atrofia de múltiplos sistemas etc.

Tabela 64.2 – Diagnóstico diferencial de quadros atáxicos transitórios e recorrentes

Migrânea vertebrobasilar	Distúrbios do ciclo da ureia
Ataque isquêmico transitório da circulação posterior	Deficiência de GLUT-1
Neuronite vestibular	Doença do Xarope de Bordo de início tardio
Ataxias episódicas (atualmente descritos 7 subtipos os mais prevalentes tipo 1 e tipo 2)	Doença de Hartnup
Deficiência de piruvato desidrogenase e hiperglicinemia não cetótica	Outras acidúrias orgânicas

Ataxias subagudas

Este grupo é composto principalmente por etiologias de natureza pós-infecciosa, imunomediada, de natureza inflamatória ou paraneoplásica. Muitas vezes é um *continnuum* de um quadro atáxico agudo que continua progredindo em 2 semanas, como ocorre, por exemplo, nas doenças do espectro antiGq1B; em outras situações um quadro de início subagudo pode se perpetuar tornando-se crônico.

Em linhas gerais as ataxias subagudas acometem mais indivíduos adultos e a partir da quinta ou sexta década. O protótipo das ataxias subagudas é a Degeneração Cerebelar Paraneoplásica (DCP) e as demais ataxias imunomediadas[15].

A importância da rápida investigação das ataxias subagudas se deve a causa possivelmente tratável ou de neoplasia subjacente. Exceção a esse grupo são as doenças priônicas. A Doença de Creutzfeld-Jacob esporádica é a forma mais comum de doença causada por príons e pode se apresentar com ataxia subaguda isolada em 19-46% dos casos. Após 1 mês, a ataxia está presente em cerca de 80% dos pacientes e é acompanhada por demência rapidamente progressiva e mioclonias. Além do quadro clínico, o exame do LCR com presença de 14-3-3, RM com hipersinal na cabeça do núcleo caudado e putâmen, EEG com atividade periódica podem auxiliar o diagnóstico. A sobrevida varia de 2 a 36 meses com mediana de cerca de 7 meses. Além da Doença de Creutzfeld-Jacob, a Doença de Gerstmann-Sträussler-Scheinker é uma doença priônica ainda mais rara, autossômica dominante e que também se manifesta com ataxia[16].

A Tabela 64.3 contempla as causas de ataxias subagudas associadas a autoimunidade e seu respectivo anticorpo

Ataxias crônicas

As ataxias de evolução em meses há anos constituem um verdadeiro desafio diagnóstico. Nesse grupo, as causas são bastante heterogêneas. Contam-se: as ataxias de evolução subaguda que continuam a progredir, as infecções crônicas (neurossífilis, Doença de Whipple e neuroborreliose), as doenças neurogenéticas e neurodegenerativas e outras doenças como siderose superficial e histiocitose. Ainda há a possibilidade de a etiologia não ser determinada. Uma ampla investigação é necessária e uma atenta propedêutica neurológica é fundamental

Tabela 64.3 – Ataxias associadas a eventos imunomediados e autoimunidade[15,17]

Ataxias associadas a autoimunidade	Anticorpos
Ataxia associada ao glúten	Antigliadina
SREAT (Steroid Rensposive Encephalopathy Associated with Autoimune thyreoiditis)	Anti-TPO
Degeneração Cerebelar Paraneoplásica*	Anti-Yo, Anti-HU, Anti-Ri, Anti-CRMP5, Anti-Tr, Antim-GluR1, Anti-Zic4, Anti-VGKC
Ataxia Cerebelar Não Paraneoplásica com anticorpos antineuronais (Ataxia Anti-GAD e antiCASPR2)	Anti-GAD65 (40% se apresentam como ataxia subaguda) Anti-CASPR2
Ataxia associada a doenças reumatológicas (LES, Sarcoidose, Behçet, Síndrome de Sjögren)**	Anticorpo Anti-beta2-glicoproteina I, Anticorpo anticardiolipina, Anti-Ro, Anti-La, Anti-Sm etc.

*Até 18% dos pacientes podem apresentar degeneração cerebelar paraneoplásica sem anticorpo onconeuronal identificado. Na maioria das séries publicadas, esses casos tiveram diagnóstico definido pela presença de neoplasia de base associado ao quadro atáxico.

**Esse grupo é heterogêneo e a descrição dos quadros atáxicos pode estar associada a comprometimento do gânglio da raiz dorsal (síndrome de Sjögren por exemplo) ou da coluna posterior (sarcoidose).

para orientar o diagnóstico, principalmente quando se considera a realização de testes genéticos.

A melhor abordagem para as ataxias crônicas é baseada utilizando a idade de início dos sintomas como veremos a seguir.

Classificação das ataxias quanto à idade de início do quadro

Ataxias de início precoce (antes dos 25 anos)

A idade do surgimento de um quadro atáxico auxilia a adequada investigação e pode facilitar o diagnóstico. Sempre deve-se buscar causas tratáveis, o que inclui doenças infecciosas, imunomediadas, inflamatórias seguindo o raciocínio baseado no tempo de instalação. No entanto, uma parcela significativa dos casos de ataxia de início precoce (antes dos 25 anos) são possivelmente ataxias hereditárias com padrão de herança autossômica recessiva[18] (Tabela 64.4).

A investigação da história familiar é fundamental. É comum a presença de pais consanguíneos ou de uma doença neurológica que salta gerações e está presente em primos. Quando esses dados são negativos é importante avaliar a procedência. Cidades pequenas ou interioranas podem ter frequência aumentada de heterozigotos portadores de genes mutados provenientes de um mesmo ancestral comum. Isso possibilita filhos acometidos mesmo sem relato de consanguinidade.

As causas mais frequentes de ataxia de início precoce são a Ataxia de Friedreich, Ataxia Telangiectasia, Ataxia com Apraxia Oculomotora tipo 1 e tipo 2, a Ataxia Espástica Autossômica Recessiva de Charlevoix-Saguenay[18].

A Ataxia de Friedreich (AF) é a mais frequente forma de ataxia autossômica recessiva. Os sintomas geralmente se iniciam entre os 7 e 25 anos de idade. O quadro atáxico é cerebelar e proprioceptivo. No exame físico os pacientes apresentam além de ataxia, reflexos abolidos com resposta cutâneo-plantar em extensão. A invés do nistagmo cerebelar clássico os pacientes geralmente apresentam "*square wave jerks*". Além do comprometimento apendicular a doença gera grave disartria e disfagia e se associa a manifestações sistêmicas como escoliose, dispneia,

Tabela 64.4 – Causas de ataxia crônicas de início antes dos 25 anos*

Doença	Genética	Clínica	Propedêutica complementar
Ataxia de Friedreich (AF)	FTX (9q13)	Ataxia com reflexos abolidos, babinski bilateral. Escoliose, cardiomiopatia.	RM normal ENMG com polineuropatia axonal sensitiva
Deficiência de Vitamina E (AVED)	TTPA (8q12.3)	Semelhante a AF. Titubeação de cabeça em 28% dos casos	Vitamina E sérica baixa RM normal ENMG com polineuropatia axonal sensitiva
Abetalipoproteinemia	MTTP (4q23)	Ataxia, tremor, neuropatia, distúrbios do movimento, emagrecimento e diarreia	Graus variáveis de atrofia Acantócitos no sangue Baixos níveis de vit. E, K, A, D
Ataxia Telangiectasia (AT)	ATM (11q22.3)	Ataxia com telangiectasias. Apraxia oculomotora. Coreodistonia	Aumento de alfafetoproteína Hipoglobulinemia RM com atrofia cerebelar. Telangiectasias intracranianas
AOA1	APTX (9p13)	Apraxia oculomotora Coreodistonia Neuropatia	Hipoalbuminemia Aumento do LDL colesterol Atrofia cerebelar ENMG com grave neuropatia axonal motora
AOA2	SETX (9q34)	Apraxia oculomotora Coreodistonia Neuropatia	Aumento de alfafetoproteína Atrofia cerebelar ENMG com leve neuropatia axonal
Niemann-Pick tipo C	NPC-1 (18q.2)	Paralisia do olhar vertical para cima. Psicose. Hepatoesplenomegalia Parkinsonismo/Distonia	RM com atrofia cerebelar
ARSACS	SACs (13q12)	Espasticidade, neuropatia periférica	RM com estria pontina em T2 e atrofia vermiana ENMG com desmielinização
Xantomatose Cerebrotendínea	CYP27A1 (2q35)	Espasticidade, catarata, xantomas, distonia, parkinsonismo, declínio cognitivo	Leucodistrofia/ hipersinal T2 no núcleo denteado Aumento do colestanol sérico
Doença de Refsum	PHYH (10p12)	Surdez, ictiose, neuropatia periférica, retinite pigmentosa, anosmia, cardiopatia	Aumento do ácido fitânico sérico RM normal ENMG com polineuropatia sensitiva
Deficiência de Coenzima Q10	Mais de 8 genótipos descritos	Epilepsia, declínio cognitivo, mioclonia, intolerância ao exercício	Hiperlactatemia Baixo nível sérico de CoQ10 RM com atrofia cerebelar e lesões stroke-like

*Consideradas nesta tabela apenas as ataxias hereditárias autossômicas recessivas cardiomiopatia hipertrófica e diabetes. A RM de encéfalo costuma ser normal na fase inicial da doença. A confirmação diagnóstica é realizada por meio da detecção de mutação por mecanismo de expansão de trinucleotídeos GAA no gene da frataxina. Variantes clínicas da AF têm sido descritas com reflexos mantidos e com idade de acometimento após os 25-50 anos.

A Ataxia Telangiectasia (AT) é segunda ataxia cerebelar recessiva mais comum. A idade de início é geralmente na primeira década (antes dos 5 anos). A doença se manifesta com hipotonia, ataxia e telangiectasias conjuntivais. Dissociação oculocefálica (durante a rotação da cabeça, a cabeça atinge o alvo antes dos olhos, que se atrasam), distúrbios do movimento (coreia, distonia ou ambos) e polineuropatia periférica são frequentes. Os pacientes apresentam hipoglobulinemia e são propensos a infecções graves, leucemias e linfomas, devendo ser monitorados. No laboratório, além da hipoglobulinemia observa-se aumento de alfafetoproteína. O diagnóstico é confirmado pela identificação do gene ATM anormal. A maioria dos pacientes falece após 15 anos de doença[19].

A Ataxia com Apraxia Oculomotora tipo II (AOA2) também é uma causa frequente de ataxia recessiva. O quadro se inicia entre 10 e 22 anos com ataxia global acompanhada de sintomas sensitivos. No exame físico é notória a apraxia oculomotora. A RM demonstra atrofia cerebelar e a eletroneuromiografia, neuropatia sensitivo-motora axonal. O laboratório exibe aumento de alfafetoproteína.

Já a Ataxia com Apraxia Oculomotora tipo I tem início mais precoce (aos 7 anos). As crianças acometidas apresentam apraxia oculomotora que progride para oftalmoplegia externa. Uma acentuada neuropatia axonal motora é responsável por tetraparesia e perda de deambulação com cerca de 7-10 anos de início dos sintomas que pode, semelhante a ataxia-telangiectasia, ser associada a coreodistonia. O laboratório da AOA1 pode mostrar aumento variável do colesterol LDL e hipoalbuminemia. O diagnóstico de AOA1 é confirmado pela identificação de mutação no gene APTX e o diagnóstico AOA2 pela mutação no gene SETX. A Ataxia Telangiectasia e AOA1 e AOA2 sempre devem ser lembradas diante de ataxias com dissociação oculocefálica ou em casos de ataxias com distúrbio do movimento de início na infância[19].

A Ataxia Espástica Autossômica Recessiva de Charlevoix-Saguenay (ARSACS) se inicia por volta dos 1 a 14 anos, com graus combinados de ataxia e espasticidade, associados a neuropatia periférica. Inicialmente descrita em Quebec, Canadá, também é frequente na Europa, Norte da África e Japão. Pode chegar a 37% dos casos de ataxia precoce em algumas séries. A RM pode apresentar achado bastante sugestivo que é a presença de estrias transversais pontinas e atrofia vermiana. O diagnóstico é confirmado pela presença do gene SACs mutante. ARSACS é um importante diagnóstico diferencial de um subgrupo semiológico denominado ataxias espásticas[20].

É válido lembrar que dada a escassez de tratamentos específicos deve-se realizar a investigação de causas potencialmente reversíveis, tratáveis e de anormalidades estruturais incluindo tumores de crescimento lento como os tumores grau I e grau II OMS e malformação de Chiari.

Ataxias de início na fase adulta (entre 25 e 50 anos)

Uma parcela significativa dos quadros de ataxias dessa faixa etária se deve a fenômenos imunomediados principalmente a ataxia associada ao glúten, ao anticorpo anti-TPO, a doenças reumatológicas, eventos paraneoplásicos bem como quadros tóxico-carenciais[21]. Algumas vezes causas estruturais como invaginação vertebrobasilar ou malformação de Chiari podem descompensar tardiamente com quadro cerebelar. Tumores primários do sistema nervoso central de crescimento lento também podem ser causa de ataxia.

Doenças autossômicas recessivas podem continuar a se manifestar após os 25 anos, caso que ocorre com a Ataxia de Friedreich. Outras ataxias recessivas podem ter início mais tardio (ex. SYNE-1).

Nessa mesma faixa etária, tornam-se mais prevalente as ataxias hereditárias autossômicas dominantes. Esse grupo tem início geralmente por volta dos 35 anos e tem como grande representante as Ataxias Espinocerebelares (SCAs)[3]. Há mais de 30 subtipos de SCA descritos. No Brasil, são relatados os tipos 1, 2, 3, 6, 7 e 10.

As SCAs são doenças genéticas causadas por mutações em expansão de trinucleotídeos o que gera uma poliglutamina a qual é não funcional ou neurotóxica. Para cada SCA há uma mutação em um lócus diferente. O tamanho da expansão de trinucleotídeos em cada SCA gera quadros que variam em gravidade e até na manifestação clínica.

No Brasil, a SCA mais prevalente é a SCA3 (Doença de Machado-Joseph). A doença pode se manifestar com ataxia associado a liberação piramidal, parkinsonismo, distonia, alterações da motricidade ocular (desde retração palpebral, perda da verticalidade do olhar a oftalmoplegia externa progressiva), polineuropatia periférica ou neurônio motor inferior. Alguns pacientes podem exibir apenas um quadro atáxico puro. O tempo médio de evolução da doença é de 15-17 anos[5].

Como as SCAs são autossômicas dominantes deve-se avaliar a presença de indivíduos acometidos em todas as gerações familiares. Algumas formas de SCAs, no entanto, podem sofrer fenômeno de antecipação (p. ex.: SCA7), em que a idade de início do quadro é mais precoce do que na geração parental. Casos de paternidade duvidosa (1-3%) ou pais falecidos também podem prejudicar a avaliação familiar[22]. Algumas formas de SCA, como a SCA3, podem ocorrer por mutação *de novo*, embora constituam a minoria dos casos. Discutimos as SCAs e outras ataxias hereditária no capitulo de ataxias hereditárias.

Algumas vezes, mesmo após ampla investigação a etiologia de uma ataxia não é identificada. Sabe-se que os quadros de início após os 40 anos podem seguir um curso degenerativo ou mesmo lentamente progressivo. Os quadros lentamente progressivos e sem causa identificada constituem o grupo denominado SAOA (Sporadic Adult Onset Ataxia)[23]. À medida que a ciência progredir na avaliação genética ou neurofuncional poderemos reconhecer alguma etiologia específica para esse grupo.

Ataxias com início após os 50 anos

Nesse grupo, as principais causas a serem consideradas são as causas tóxicas (álcool, deficiência vitamínica, exposição a agrotóxicos e metais pesados), doenças infecciosas, inflamatórias e degenerativas. Assim como na faixa etária de 25-50 anos a ataxia associada ao glúten, encefalopatia de Hashimoto, neurossífilis são importantes diagnósticos acrescidos da ataxia anti-GAD e das doenças priônicas que ocorrem com mais frequência nessa faixa etária. Das causas degenerativas a Atrofia de Múltiplos Sistemas Variante Cerebelar (AMS tipo C) é o mais importante diagnóstico. A doença constitui uma alfa sinucleinopatia com acometimento cerebelar, olivar e pontino. A média de idade do início dos sintomas é de 54 anos (pode se iniciar com 30 anos). Os sinais cerebelares se somam a liberação piramidal com ou sem parkinsonismo. Distúrbio comportamental do sono REM e disfunção autonômica (incontinência urinária, impotência sexual e hipotensão postural) podem estar presentes já na fase pré-clínica da doença. A RM apresenta atrofia do putâmen, da ponte e das fibras pontocerebelares e podem se apresentar com hipersinal T2 com achados clássicos como o "sinal do halo" no putâmen e o "sinal da cruz" na ponte. Essas alterações são de baixa sensibilidade, porém com bom valor preditivo positivo. O PET-FDG segue as alterações observadas na RM e pode demonstrar hipometabolismo no putâmen. A evolução clínica é desfavorável, com cerca de 50% dos pacientes limitados a cadeira de rodas em 05 anos, sobrevida média de 7-9 anos e raríssimos casos com sobrevida maior que 10 anos[24].

Diferentemente das ataxias de início antes dos 25 anos, quadros atáxicos após os 50 anos menos comumente têm origem genética. No entanto, há um importante diagnóstico diferencial genético para AMS tipo C denominado Síndrome do Tremor-Ataxia Associada ao X

Frágil (FXTAS). Nesta doença, o quadro clínico de ataxia se associa a graus variáveis de tremor de intenção, disfunção autonômica, neuropatia periférica e disfunção executiva de lenta evolução. A síndrome é causada por mutação em expansão do gene FMRP. O padrão de herança é ligado ao X e, assim, os homens são comumente mais afetados, enquanto as mulheres são assintomáticas ou apresentam um quadro leve de ataxia. Algumas vezes a doença pode ter apresentação esporádica. Como pista diagnóstica, deve-se procurar relato de deficiência intelectual em outros homens na família e história de menopausa precoce nas mulheres (presente em 20% das mulheres portadoras do gene afetado). Na investigação clínica a RM de encéfalo pode mostrar hipersinal T2 no pedúnculo cerebelar médio em 60% dos indivíduos. O diagnóstico definitivo está no sequenciamento do gene FMRP exibindo mutação em expansão de mais de 200 repetições CTG[25].

Uma outra doença genética que pode ter apresentação nessa faixa etária é a Doença de Alexander de Início no Adulto. A doença se caracteriza por ataxia, liberação piramidal, tremor palatal e paralisia bulbar. A RM pode demonstrar leucoencefalopatia e atrofia cortical ou que predomina na medula e bulbo. A doença é causada por mutação na proteína glial fibrilar ácida e muitas vezes tem apresentação esporádica. Citam-se como outras causas genéticas raras nessa faixa etária a atrofia dentato-rubro-palido-luysiana e formas atípicas de SCAs e de Ataxia de Friedreich[25].

Por vezes ataxias de início após os 50 anos são amplamente investigadas para causas infecciosas, inflamatórias e recebem um diagnóstico presuntivo de doença degenerativa (AMS tipo C). No entanto, um subgrupo desses pacientes apresenta lenta evolução e sobrevida maior que 10 anos o que praticamente exclui esse diagnóstico. Esses pacientes também não têm história familiar relevante ou outros sinais clínicos que possam apontar para uma doença genética específica. A semelhança com o que ocorre no diagnóstico de SAOA esse grupo de pacientes acaba recebendo um diagnóstico de uma ataxia idiopática (Idhiopathic Late Onset Cerebellar Ataxia – ILOCA)[26]. Na verdade, esse é praticamente um diagnóstico de exclusão.

Exames complementares

Conforme já citado a busca por alterações laboratoriais, de imagem ou de eletroneuromiografia podem auxiliar muito na determinação etiológica de um quadro atáxico. Descrevemos a seguir uma visão geral sobre a propedêutica complementar das ataxias.

Exames laboratoriais

Exames laboratoriais servem para avaliação de lesão de outros órgãos sistêmicos, distúrbios carenciais, doenças autoimunes, infecções crônicas etc. Bioquímica, função hepática, função renal, função tireoidiana, pesquisas de autoanticorpos, marcadores inflamatórios e sorologias são indispensáveis. Exames simples como um hemograma podem auxiliar o diagnóstico de um quadro atáxico. Por exemplo um VCM aumentado pode apontar para uma etiologia tóxica ou deficiência de vitamina B12 e um VCM baixo pode ser condizente com ataxia associada a anemia sideroblástica. Alterações hepáticas podem estar presentes na Doença de Niemann-Pick tipo C. Além dessa rotina básica deve-se atentar para o perfil metabólico completo (glicêmico e lipídico), dosagem de albumina e alfafetoproteína, perfil de imunoglobulinas e dosagem do anti-GAD. Casos particulares devem realizar perfil de ferro, cobre sérico livre, ceruloplasmina, ACTH, cortisol sérico e urinário, LH, FSH, hormônios sexuais, dosagem de vitamina E, ácido fitânico além da pesquisa dos anticorpos onconeuronais. Dada a extensa investigação laboratorial e o alto custo, deve-se orientar a propedêutica laboratorial por um minucioso interrogatório sintomatológico e em um exame físico completo, além da idade de acometimento e do padrão de instalação conforme já comentado.

Exames de imagem

Os exames de imagem são obrigatórios na investigação das ataxias, sendo a RM de encéfalo superior a tomografia. A tomografia pode ser utilizada no contexto das ataxias agudas que constituem emergências neurológicas e como triagem básica para avaliação do volume cerebelar. No entanto, a TC é insuficiente na maioria dos casos.

A RM de encéfalo traz informações relevantes sobre o volume cerebelar, sobre a substância branca e os núcleos da base. A alteração mais comum da RM de encéfalo nas ataxias é atrofia cerebelar que pode ser vermiana, hemisférica, peduncular, global ou de outras estruturas romboencefálicas. A RM também permite a demonstração ou exclusão de uma lesão estrutural, como tumores indolentes ou malformações. A presença de alteração na substância branca (leucoencefalopatia) é uma chave diagnóstica específica discutida no Capítulo 10. A espectroscopia associada a RM pode auxiliar no diagnóstico diferencial nessa situação.

Em linhas gerais a RM nas ataxias podem ser divididas em imagem de cerebelo normal e anormal. Um quadro atáxico com RM normal é uma chave diagnóstica para ataxia de Friedreich, ataxia por deficiência de vitamina E, abetalipoproteinemia, Doença de Refsum, ataxia anti-GAD, neurossífilis, Doença de Lyme, Doença de Whipple e eventos paraneoplásicos/imunomediados.

Nas doenças degenerativas, genéticas e nas doenças imunomediadas e inflamatórias crônicas a alteração mais prevalente na RM é a atrofia cerebelar de padrão inespecífico (Figura 64.3).

Algumas vezes a RM de encéfalo pode oferecer achados de imagem que contribuem muito ao diagnóstico. A Tabela 64.5 apresenta alguns exemplos de alterações de RM que podem auxiliar no diagnóstico das ataxias:

Figura 64.3 – RM de encéfalo corte transversal T1 exibindo atrofia cerebelar em paciente de 34 anos com quadro cerebelar puro. A história de consanguinidade orientou a investigação para um quadro de doença autossômica recessiva. O diagnóstico final foi dado por teste genético (mutação do SYNE-1).

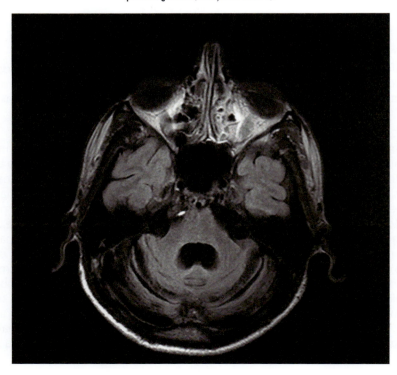

Tabela 64.5 – Ressonância magnética de crânio no diagnóstico de algumas ataxias

Doença	Achados da ressonância magnética de crânio
AMS tipo C (Figura 64.4)	Degeneração das fibras pontocerebelares com presença do "Sinal da Cruz" na ponte. "Sinal do Aro" putaminal
Xantomatose Cerebrotendínea (Figura 64.5)	Hipersinal T2 no núcleo denteado e alteração da substância branca cerebelar*
Doença de Alexander de início no adulto	Atrofia bulbo-medular com ponte preservada (sinal do girino). Presença de leucoencefalopatia.
Síndrome do Tremor – Ataxia X Frágil	Hipersinal T2 nos pedúnculos cerebelares médios
ARSACS	Estrias transversais pontinas em T2 e atrofia vermiana
Doença de Creutzfeld-Jacob	Alteração da sequência de difusão no pulvinar do tálamo (sinal do pulvinar) e córtex cerebral
Siderose superficial	Hipossinal linear em T2 sobre o tronco e cerebelo

*A presença de alteração da substância branca cerebelar pode ser observada também nas mutações da POLG e na histiocitose de célula de Langerhans.

Figura 64.4 – RM de encéfalo corte transversal T2 exibindo a alteração pontina do "sinal da cruz" em paciente com diagnóstico de atrofia de múltiplos sistemas tipo C.

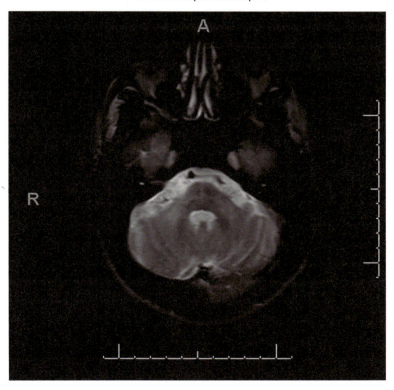

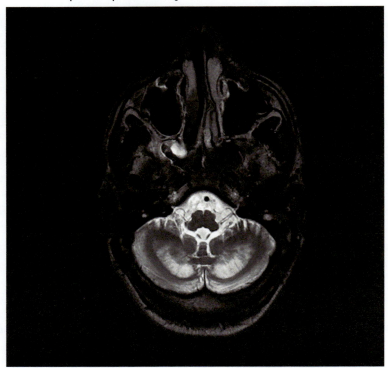

Figura 64.5 – RM de encéfalo corte transversal T2 exibindo hipersinal nos núcleos denteados com envolvimento da substância branca adjacente em paciente com diagnóstico de xantomatose cerebrotendínea.

Neurofisiologia: eletroneuromiografia, potencial evocado e eletroencefalograma

A eletroneuromiografia é um exame fundamental na investigação de ataxias. O exame aumenta a possibilidade diagnóstica para as ataxias sensitivas por comprometimento das fibras periféricas de grosso calibre (neuropatias atáxicas) ou por envolvimento do gânglio da raiz dorsal (neuronopatia ou ganglionopatia). Baseado na eletroneuromiografia as neuropatias atáxicas podem ser divididas quanto o padrão de acometimento do nervo periférico em desmielinizantes ou axonais.

Ataxias associadas a neuropatia desmielinizantes são a minoria dos casos e estreitam a chave diagnóstica[27]. Citam-se como quadro atáxicos crônicos associados a neuropatias desmielinizantes: *Distal acquired demyelinating symmetric neuropathy* (DADS); *Chronic ataxic neuropathy ophthalmoplegia M protein agglutination with disialosyl antibodies* (CANOMAD); *Chronic inflammatory sensory polyradiculopathy* (CISP); *Gait ataxia late-onset polyneuropathy* (GALOP). Menos comumente, ataxias de origem genética também podem apresentar neuropatia desmielinizante associada, a saber: Doença de Refsum, Ataxia cerebelar autossômica recessiva de Charlevoix-Saguenay (ARSACS), Xantomatose Cerebrotendínea, Polineuropatia, perda auditiva, ataxia, retinite pigmentosa e catarata (PHARC) Ataxia, *combined cerebellar and peripheral, with hearing loss and diabetes mellitus* (ACPHD).

As neuropatias atáxicas de padrão axonal constituem um grupo heterogêneo como deficiência nutricional (tiamina, ácido fólico, vitamina B12, cobre), toxicidade (álcool, cisplatina, piridoxina), doenças reumatológicas etc. As ataxias sensitivas causadas por ganglionopatias apresentam quase invariavelmente padrão axonal assimétrico e potenciais sensitivos indetermináveis.

Ainda em relação a neuropatias atáxicas axonais não se pode esquecer das doenças genéticas como ataxia de Friedreich, ataxia por deficiência de vitamina E, abetalipoproteinemia, SANDO (ataxia sensitiva, neuropatia, disartria e oftalmoparesia), NARP (ataxia, neuropatia, retinite pigmentosa), CANVAS, Síndrome do tremor-ataxia X Frágil, ataxia telangiectasia e ataxia com apraxia oculomotora (AOA) tipo I e tipo II.

Mesmo nas ataxias puramente cerebelares a eletroneuromiografia pode acrescentar informações relevantes. A presença de neuropatia periférica é um dado clínico a mais e pode orientar o raciocínio diagnóstico. Por exemplo, a ataxia espinocerebelar tipo 2 (SCA2) apresenta neuropatia periférica axonal de predomínio motor, a SCA 3 apresenta neuropatia periférica axonal de predomínio sensitivo, enquanto a SCA6 raramente está associada a alterações eletroneuromiográficas[28].

E quando o paciente apresenta um quadro de ataxia sensitiva e a eletroneuromiografia é normal ou os achados são frustros? Nesse caso o componente sensitivo da ataxia ocorre pelo comprometimento preferencial do sistema cordonal posterior. Isso pode acontecer, por exemplo, na ataxia por deficiência de vitamina E (AVED), na ataxia de Friedreich, na deficiência de vitamina B12, na deficiência de cobre, na forma tabética da neurossífilis, entre outras. Nessas situações o melhor exame complementar para confirmar a suspeita clínica é o Potencial Evocado Somatossensitivo (PESS) dos membros inferiores e dos membros superiores. Tal exame avalia a via sensitiva desde o segmento medular até o córtex sensitivo primário complementando assim a eletroneuromiografia[28].

Enquanto o EEG é de grande utilidade em diversos quadros neurológicos, ele tem papel limitado na avaliação de ataxias. O exame deve ser considerado nas ataxias associadas a mioclonias, na presença de disfunção executiva ou outra alteração cognitiva recente e na vigência de distúrbios de sono.

Líquido cerebrospinal

O exame do líquido cerebrospinal é de bastante utilidade nos casos de ataxia aguda e subaguda e é praticamente obrigatório nessas situações. Embora o exame não seja diagnóstico ele pode fornecer informações complementares relevantes. Conforme já citado anteriormente, as Síndromes de Guillain-Barré e suas variantes podem apresentar dissociação albumina-citológica no LCR o que contribui para o diagnóstico. Celularidade aumentada pode ser observada nas ataxias paraneoplásicas, carcinomatose meníngea e nos quadros meníngeos ou romboencefalíticos infecciosos. O liquor também pode ser utilizado para pesquisa dos anticorpos antissuperfície neuronal, anticorpos onconeuronais e a pesquisa de proteína 14-3-3. Nos casos de ataxia associados a trauma, intoxicações ou eventos cerebrovasculares o exame é dispensável.

Nas ataxias crônicas progressivas o exame é facultativo, uma vez que a história familiar e outros sinais clínicos podem indicar uma ataxia de etiologia genética. Ainda assim, o exame é relevante em casos nebulosos ou na suspeita de doenças inflamatórias ou infecciosas crônicas. Celularidade aumentada pode ser observada nos casos de neurossífilis, neuroborreliose ou vasculites; hiperlactatorraquia pode estar associada a doenças mitocondriais. Hiperproteinorraquia é observada na Doença de Whipple, nas demais doenças treponêmicas e nas ataxias associadas a doença reumatológica sistêmica. Em linhas gerais, as ataxias de origem genética têm liquor com proteína normal a exceção da Doença de Refsum ou doenças genéticas com diabetes mellitus concomitante.

Teste genético: devo realizá-lo para todos os pacientes?

O advento do exoma suscitou a possibilidade de um método diagnóstico definitivo em casos de ataxias possivelmente genéticas. No entanto, existe uma errônea ideia da real acurácia do exoma. O método apresenta importantes limitações que devem ser consideradas antes de sua indicação. Mutações por expansão de trinucleotídeos (principal mecanismo envolvido nas SCAs), mutação em pontos de DNA não codificante (ou seja, em íntrons), processamentos pós-transcricionais, *imprinting*, mutações em DNA mitocondrial ou alterações pós-traducionais não são contemplados no exame. Um outro fator a ser considerado são os resultados positivos de mutações de significado clínico incerto. Tais mutações podem corresponder a achados de variantes da normalidade pouco descritos, que não necessariamente cursam com alteração funcional, tornando o exame inconclusivo e confundidor.

Quanto a acurácia do exoma no diagnóstico das ataxias, diversas séries têm relatado uma taxa de cerca de 21%. Marcadores clínico-epidemiológicos como idade menor que 25 anos, doenças possivelmente recessivas, presença de apraxia oculomotora e ataxia espástica melhoram a capacidade diagnóstica do método de 21 para cerca de 35%[29]. Visando a melhora do rendimento desses exames é sempre importante buscar pistas diagnósticas no exame físico geral e a presença de outras síndromes neurológicas associadas. As Tabelas 64.6 e 64.7 contemplam síndromes neurológicas e manifestações clínicas que podem auxiliar na investigação etiológica das ataxias.

Tabela 64.6 – Manifestações neurológicas associadas a ataxia e possíveis etiologias

Ataxia e manifestação neurológica associada	Diagnóstico etiológico
Neuropatia periférica	AF, AVED, AOA1, AOA2, Doença de Refsum, ARSACS, Xantomatose Cerebrotendínea, FXTAS, SCA1, SCA2, SCA3, PHARC, ACPHD, Abetalipoproteinemia, SANDO, MIRAS, NARP, CANVAS, FXTAS, IOSCA, Brown-Vialleto, SCAN1
Espasticidade	SCA 3, SPG7, ARSACS, SPAX1, SPAX2, SPAX3, SPAX4, SPAX-5, Xantomatose cerebrotendínea
Distúrbios do Movimento (Parkinsonismo/Distonia/Coreia)	AMS, FXTAS, SCA1, SCA 2, SCA3, SCA7, SCA17, DRPLA, AT, ATLD1, AOA1, AOA2, NPC-1, NBIA3, SPG48, POLG, Deficiência de GLUT1, aceruloplasminemia, Síndromes Huntington-like,
Neurônio motor inferior	SCA1, SCA2, SCA3,SCA 36, FXTAS, Complexo C9orf72, Tay-Sachs juvenil, Doença de Alexander
Apraxia oculomotora	AT, ATLD1, AOA1, AOA2, AOA3, AOA4, Síndrome de Joubert, Deficiência de coenzima Q10, SPAX5
Deficiência intelectual ou Declínio cognitivo	SCA17, DRPLA, Gordon-Holmes, aceruloplasminemia, Tay-Sachs, NPC-1, FXTAS, NBIA4, CADASIL, Doença de Alexander, doença priônica

Alguns serviços laboratoriais se baseiam na avaliação de genes diretamente relacionados a ataxia e oferecem um painel genético para essa avaliação. A maioria dos painéis contemplam o sequenciamento de 50 a 69 genes com a vantagem de uma acurácia diagnóstica semelhante ao exoma e com custo um pouco mais acessível.

Tabela 64.7 – Alterações clínicas sistêmicas associadas a ataxia e possíveis etiologias

Alterações clínicas associadas a ataxia	Diagnóstico etiológico
Alterações cutâneas (telangiectasias, ictiose ou alterações pigmentares)	AT, Doença de Refsum, Síndrome de Sjögren-Larsson, Síndrome de Waardenburg
Alterações osteoesqueléticas (escoliose, baixa estatura, lesões osteolíticas, fechamento epifisário anormal)	AF, Mucopolissacaridoses, mucolipidoses, Doença de Refsum, erros inatos do metabolismo
Alterações musculares (miopatias)	Doenças mitocondriais (SANDO, MELAS, Kearns-Sayre, POLG etc.), Deficiência de Coenzima Q10, CMT4
Alterações cardiovasculares (acometimento de musculo estriado cardíaco ou arritmias)	AF, Doença de Refsum, Kearns-Sayre, Mucolipidose, SANDO
Alterações hematológicas (anemias)	Anemia sideroblástica ligada ao X, abetalipoproteinemia, distúrbios carenciais secundários a defeitos genéticos, acidemias orgânicas
Alterações endocrinológicas (diabetes, hipogonadismo hipogonadotrófico)	AF, Síndrome de Gordon-Holmes, Síndrome de Boucher-Neuhausen, aceruloplasminemia, ACPHD
Alterações oculares (retinite pigmentar/catarata)	SCA7, PHARC e outras doenças mitocondriais, Marinesco-Sjogren, Xantomatose cerebrotendínea,

Tratamento

A importância da investigação e do correto diagnóstico está na possibilidade de oferecer alguma forma de terapia específica. Isso é particularmente verdadeiro nas ataxias agudas, subagudas ou nas formas crônicas de etiologia imunomediada em que o uso de imunoglobulina, plasmaférese ou imunossupressão pode estabilizar ou até mesmo curar a doença. O capítulo A aborda sobre estratégias de tratamento nesse grupo de pacientes.

Uma recente revisão sistemática da Academia Americana de Neurologia avaliou diversas terapias utilizadas para tratamento das ataxias. Na tentativa de se criar um guideline baseado em evidência foram incluídos apenas estudos randomizados e com cegamento na alocação dos grupos. Infelizmente, mesmo nos estudos cegos e randomizados, a amostra era heterogênea em relação a etiologia das ataxias (causas degenerativas, metabólicas ou genéticas) o que torna duvidosa a eficácia ou não eficácia das medicações avaliadas. Nesse guideline, os autores concluíram que não há nenhum medicamento com forte evidência de benefício para melhorar o quadro atáxico. No entanto, quando utilizadas escalas como SARA, alguns medicamentos mostraram melhora de um a dois pontos nesse índice. Segundo tal revisão, o riluzol na dose de 100 mg/dia apresentou moderada evidência de benefício e o valproato de sódio na dose de 1.200 mg/dia apresentou fraca evidência de benefício. Não se conhece o real impacto que essa melhora de um a dois pontos na escala SARA exerce sobre a qualidade de vida dos indivíduos. Além do uso de riluzol e do valproato nas ataxias, a 4-aminopiridina na dose de 15 mg/dia mostrou-se benéfica e eficaz na redução do número de eventos na ataxia episódica tipo 2 (Nível I de evidência)

Entre outras drogas avaliadas amantadina, L-carnitina, zinco, idebenona, vareniciclina entre outros apresentaram resultados insuficientes ou conflitantes para indicação clínica. No caso específico da idebenona apesar da falta de evidência para o quadro atáxico, a droga parece auxiliar no tratamento da miocardiopatia da ataxia de Friedreich.

O mesmo estudo mostrou que há evidência classe I para indicação de reabilitação fisioterápica e de terapia ocupacional e, portanto, a reabilitação faz parte da assistência integral a todos os pacientes. A reabilitação por meio de fonoaudiologia deve ser individualizada para pacientes com disartria ou disfagia.

Quanto as técnicas de estimulação, os atuais resultados de estimulação magnética transcraniana (TMS) de núcleo denteado parecem ser promissores para o equilíbrio axial e marcha. Os resultados da estimulação elétrica transcraniana (tDCS) e estimulação cerebral profunda (DBS) de núcleo denteado ainda carecem de maior investigação.

Nas demais formas de ataxias de evolução lenta deve-se buscar a possibilidade de doenças genéticas possivelmente tratáveis. A Tabela 64.8 contempla algumas ataxias de etiologia genética que apresentam alguma forma de terapia.

Tabela 64.8 – Ataxias hereditárias possivelmente tratáveis

Diagnóstico	Tratamento
Deficiência de Vitamina E	Reposição precoce da vitamina E entre 1.000 e 1.600 mg/dia. Monitorizar periodicamente os níveis séricos com a reposição
Abetalipoproteinemia	Repor doses elevadas de todas as vitaminas lipossolúveis (E, K, D, A)
Doença de Refsum	Dieta restritiva em ácido fitânico. Plasmaférese
Niemann Pick tipo C	Miglustat 200-300 mg/dia
Xantomatose Cerebrotendínea	Ácido quenodeóxicólico 750 mg/dia
ARCA 2	Coenzima Q10 200-800 mg/dia
AE2	4-Aminopiridina 15 mg/dia Acetazolamida de 250-1.000 mg/dia

Conclusão

O grupo clínico das ataxias é um grande desafio diagnóstico. Baseado na infinidade de etiologias o presente texto está longe de esgotar o assunto. Se considerarmos que mais de 400 doenças genéticas podem cursar com ataxia temos a dimensão de que a determinação do diagnóstico deve perseguir, primordialmente, a possibilidade de diagnosticar doenças inflamatórias e outras condições potencialmente tratáveis. Para tal, a habilidade do neurologista em realizar uma boa anamnese, exame físico geral e neurológico minucioso são fundamentais. Baseado nisso, optamos por enfatizar a importância do padrão de instalação da ataxia e da idade de acometimento para orientar a investigação diagnóstica. O quadro abaixo e o seguinte fluxograma (Figura 64.6) contemplam um resumo com as perguntas que devem sempre serem lembradas e o raciocínio básico durante a avaliação de um paciente com ataxia.

Quadro 64.1 – Onze perguntas para avaliação das ataxias

1. Qual foi o tempo de evolução e instalação da ataxia?
2. Qual a idade do início do quadro?
3. Há história de ataxia de padrão familiar ou consanguinidade?
4. No exame neurológico há sinais de polineuropatia, espasticidade, distúrbios do movimento (parkinsonismo, distonia, mioclonia) ou anormalidades da movimentação ocular?
5. No exame físico geral há indícios de acometimento sistêmico ou outras pistas semiológicas?
6. Os exames laboratoriais são normais (laboratório geral, autoimunidade etc.)?
7. A ENMG é normal?
8. A RM é normal ou apresenta alguma pista diagnóstica?
9. O LCR pode contribuir na investigação?
10. Algum teste genético é necessário?
11. Estou perdendo o diagnóstico de alguma ataxia potencialmente tratável?

Figura 64.6 – Fluxograma de abordagem ao paciente com ataxia cerebelar.

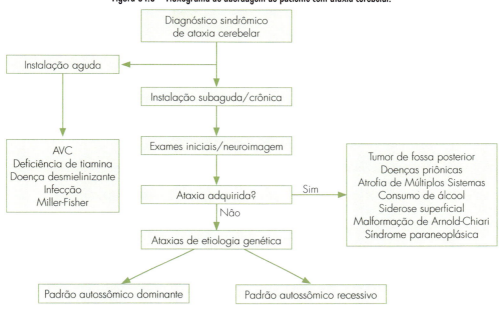

Referências

1. Brazis, PW. Masdeu JC., Biller, J. Localização em Neurologia Clínica, 6ª edição. Editora DiLivros. Ano 2013.
2. Campbell, W. DeJong. O exame Neurológico, 7ª edição. Editora Guanabara Coogan. Ano 2014.
3. Ashizawa,T; Xia, G. Ataxia. Continuum (Minneap Minn). 2016 Aug;22(4 Movement Disorders):1208-26.
4. Thompson, PD. Frontal Lobe Ataxia. Handb Clin Neurol. 2012;103:619-22.
5. Teive HAG, Ashizawa T. Primary and secondary ataxias. Curr Opin Neurol. 2015 Aug;28(4):413-22.
6. Javalkar V, Kelley RE, Gonzalez-Toledo E, McGee J1, Minagar A. Acute ataxias: differential diagnosis and treatment approach.Neurol Clin. 2014 Nov;32(4):881-91.
7. Caplan L. Caplan's Stroke: A Clinical Approach. 4th edition, 2009.
8. Brook I. Microbiology and treatment of brain abscess. J Clin Neurosci. 2017 Apr;38:8-12.
9. Nachbauer W, Eigentler A, Boesch S. Acquired ataxias: the clinical spectrum, diagnosis and management. J Neurol. 2015 May;262(5):1385-93.
10. Tornes L, Conway B, Sheremata W et al. Multiple sclerosis and the cerebellum. Neurol Clin. 2014 Nov;32(4):957-77.
11. Jarius S, Kleiter I, Ruprecht K et al. MOG-IgG in NMO and related disorders: a multicenter study of 50 patients. Part 3: Brainstem involvement – frequency, presentation and outcome.J Neuroinflammation. 2016 Nov 1;13(1):281.
12. Wakerley BR. Guillain-Barré and Miller Fisher syndromes--new diagnostic classification. Nat Rev Neurol. 2014 Sep;10(9):537-44.
13. Odaka M, Yuki N, Yamada M, Koga M, Takemi T, Hirata K, Kuwabara S. Bickerstaff's brainstem encephalitis: clinical features of 62 cases and a subgroup associated with Guillain-Barré syndrome. Brain. 2003 Oct;126(Pt 10):2279-90.
14. Amato A, Russel JA. Neuromuscular Disorders. Second Edition, 2016.
15. Graus F, Titulaer MJ, Balu R, Benseler S, Bien CG, Cellucci. A clinical approach to diagnosis of autoimmune encephalitis.Lancet Neurol, 2016.

16. Puoti G, Bizzi A, Forloni G, Safar JG, Sporadic human prion diseases: molecular insights and diagnosis. Lancet Neurol. 2012 Jul;11(7):618-28.
17. Proudfoot M, Wilkins A. Treatment of Cerebellar Ataxia in the Context of Systemic Diseases. Curr Treat Options Neurol. 2017 Nov 25;19(12):4.
18. Anheim M, Tranchant C, Koenig M. The autosomal recessive cerebellar ataxias. N Engl J Med. 2012 Feb 16;366(7):636-46.
19. Fogel, BL. Childhood cerebellar ataxia. J Child Neurol. 2012.
20. Jayadev S, Bird TD. Hereditary ataxias: overview. Genet Med. 2013 Sep;15(9):673-83.
21. Hadjivassiliou M, Martindale J, Shanmugarajah P. Causes of progressive cerebellar ataxia: prospective evaluation of 1500 patients.J Neurol Neurosurg Psychiatry. 2017 Apr;88(4):301-309.
22. Durr, A. Autosomal dominant cerebellar ataxias: polyglutamine expansions and beyond. Lancet Neurol. 2010 Sep;9(9):885-94.
23. Klockgether T. Sporadic ataxia with adult onset: classification and diagnostic criteria. Lancet Neurol. 2010 Jan;9(1):94-104.
24. Fanciulli A, Wenning GK. Multiple-system atrophy. N Engl J Med. 2015 Jan 15;372(3):249-63
25. Storey E. Genetic cerebellar ataxias. Semin Neurol. 2014 Jul;34(3):280-92.
26. Van Gaalen J, Van de Warrenburg BP. A practical approach to late-onset cerebellar ataxia: putting the disorder with lack of order into order. Pract Neurol. 2012 Feb;12(1):14-24.
27. Gwathmey KG. Sensory Polyneuropathies. Continuum (Minneap Minn). 2017
28. Ilg W, Branscheidt M, Butala A et al, Consensus Paper: Neurophysiological Assessments of Ataxias in Daily Practice. Cerebellum, 2018.
29. Fogel BL, Lee H, Deignan JL, Strom SP, Kantarci S. Exome sequencing in the clinical diagnosis of sporadic or familial cerebellar ataxia. JAMA Neurol. 2014 Oct;71(10):1237-46.
30. Zesiewicz TA, Wilmot G, Kuo SH, Perlman S, Greenstein PE. Comprehensive systematic review summary: Treatment of cerebellar motor dysfunction and ataxia: Report of the Guideline Development, Dissemination, and Implementation Subcommittee of the American Academy of Neurology. Neurology. 2018 Mar 6;90(10):464-471.

Parte 9

Neurologia Cognitiva e do Comportamento

Capítulo 65

Comprometimento Cognitivo Leve

Breno José Alencar Pires Barbosa
Sônia Maria Dozzi Brucki

Introdução

O comprometimento cognitivo leve (CCL) é definido como uma condição em que o indivíduo apresenta comprometimento cognitivo com mínima ou nenhuma repercussão nas atividades instrumentais de vida diária. Pode ainda entendido como uma etapa intermediária entre o envelhecimento cerebral normal e a demência (Figura 65.1). Embora seja comumente estudado como fase prodrômica das doenças neurodegenerativas, o CCL é também visto como manifestação de outras condições neurológicas, sistêmicas ou psiquiátricas[1] (quadro 1).

Do ponto de vista epidemiológico, estudos estrangeiros apontam taxas de incidência e prevalência heterogêneas em indivíduos com mais de 70 anos. A variabilidade pode ser atribuída ao uso de diferentes critérios diagnósticos e instrumentos de aferição, bem como ao perfil diferente de pacientes que buscam clínicas de memória quando comparados à população geral[2,3]. Os estudos prospectivos apontam para prevalência entre 14 e 18%[4,5], com taxa anual de incidência entre 9,9 e 40,6/1.000 pessoas-ano[3,6]. Em consenso recente da Academia Americana de Neurologia (AAN)[7], a taxa de prevalência variou entre 6,7% entre indivíduos com 65-59 anos até 25,2% no grupo entre 80-84 anos. No Brasil, o estudo de Tremembé[8] identificou uma prevalência de 19,5% de comprometimento cognitivo não demência em idosos na população geral, sendo o risco diretamente associado a idade mais avançada e menores níveis educacionais. Em estudo realizado na cidade de Porto Alegre (Brasil), houve uma prevalência de 6,1% de CCL[9].

Outros fatores de risco para o desenvolvimento de CCL descritos na literatura são hipertensão arterial, diabetes *mellitus*, obesidade, cardiopatias e polimorfismo no gene da apolipoproteína E épsilon-4[1].

Classificação

Inicialmente, era necessário o comprometimento da memória para o diagnóstico do CCL, pois o quadro era entendido como uma manifestação precursora da Doença de Alzheimer (DA). Atualmente entendemos que a apresentação clínica e os domínios acometidos no CCL

Figura 65.1 – *Continuum* do declínio cognitivo do envelhecimento normal e patológico

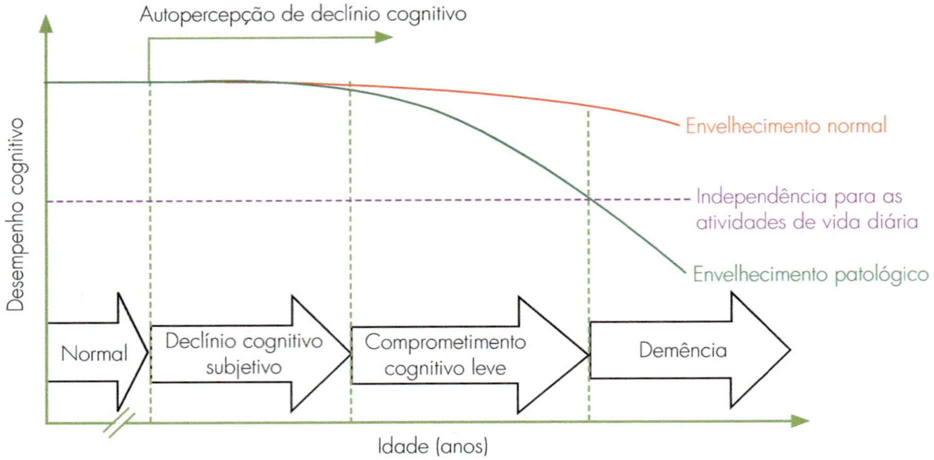

Reproduzida com autorização do Dr. Adalberto Studart Neto.

Quadro 65.1 – Principais causas de comprometimento cognitivo leve (CCL)

- Doenças neurodegenerativas: Doença de Alzheimer (DA) e outras demências; Doença de Parkinson e parkinsonismos atípicos
- Doença cerebrovascular: multi-infarto, infarto estratégico ou doença de pequenos vasos
- Transtornos psiquiátricos: depressão, ansiedade etc.
- Distúrbios metabólicos: hipovitaminose B12, distúrbios da tireoide etc.
- Medicamentos: anticolinérgicos, anti-histamínicos, benzodiazepínicos etc.
- Distúrbios do sono: síndrome da apneia obstrutiva do sono, distúrbio comportamental do sono REM e outras parassonias

podem ser variados, sendo possível a detecção de outros tipos de demência em suas fases prodrômicas. Neste sentido, conforme domínios acometidos, o CCL pode ser classificado nos seguintes subtipos (Figura 65.2):
1. **CCL amnéstico:** é o tipo mais comum, com maior risco de evolução para a demência da DA. Pode ser subdividido em:
    a) **Único domínio:** queixa mnéstica (preferencialmente confirmada pelo acompanhante) com evidência de comprometimento isolado da memória nos testes neuropsicológicos. Funcionalidade relativamente preservada.
    b) **Múltiplos domínios:** a queixa pode ser mnéstica, porém há evidência de comprometimento em outros domínios além da memória nos testes neuropsicológicos.
2. **CCL não amnéstico:**
    a) **Único domínio:** comprometimento desproporcional ou isolado de outro domínio cognitivo (mais comumente das funções executivas, habilidades visuoespaciais ou linguagem). Pode representar fase prodrômica de outras doenças neurodegenerativas (Demência Frontotemporal, Demência com Corpos de Lewy etc.), bem como estar associado aos quadros de depressão. Este tipo é o que apresenta menor taxa de conversão para demência.

Figura 65.2 – Classificação do comprometimento cognitivo leve conforme o acometimento da memória e os diagnóstico diferenciais das etiologias.

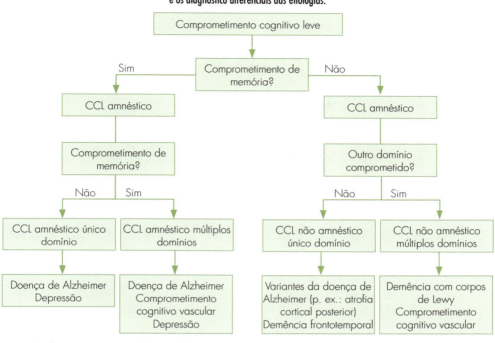

Reproduzida com autorização do Dr. Adalberto Studart Neto.

b) **Múltiplos domínios:** comprometimento de domínios cognitivos variados com relativa preservação da memória. Associado à evolução para demência de outras doenças degenerativas (Demência Frontotemporal, Demência com Corpos de Lewy etc.).

Quadro clínico

Os sintomas do CCL podem ser tanto cognitivos quanto neuropsiquiátricos. Dentre os sintomas cognitivos, a queixa subjetiva de memória é a mais prevalente nos casos amnésticos. Quando o paciente refere estar preocupado com a queixa mnéstica ou quando esta é corroborada pelo acompanhante, existe um maior risco de conversão à demência no futuro[11]. Enquanto os pacientes na fase de demência podem não ter crítica quando ao seu comprometimento cognitivo, os pacientes com CCL costumam perceber o prejuízo funcional, ainda que este seja mínimo.

Dentre os sintomas neuropsiquiátricos, os mais frequentes são humor deprimido, ansiedade, apatia e irritabilidade. A associação entre sintomas depressivos e comprometimento cognitivo é consistente, porém não existe consenso quanto a uma relação de causa e efeito. Ou seja, se por um lado a depressão pode ser uma manifestação precoce do CCL, por outro, o comprometimento da cognição pode ser o sintoma inicial de um transtorno depressivo no paciente idoso. Estudos de coorte observaram que depressão e ansiedade se associaram ao desenvolvimento de CCL[12], sendo a depressão considerada um fator de risco conhecido para demência[13].

Diagnóstico

O diagnóstico do CCL é estritamente clínico, portanto, diante do paciente com queixa cognitiva, deve-se proceder às seguintes etapas durante a consulta médica:

» Caracterizar a queixa e tentar detalhar quais os domínios cognitivos mais prejudicados, bem como idade de início, tempo de história, tipo de evolução (aguda, subaguda, lentamente progressiva);
» Interrogar ativamente por sintomas neuropsiquiátricos: alteração comportamental, impulsividade/inadequação, apatia, anedonia/tristeza, riso ou choro imotivados.
» Abordar qualidade do sono, comorbidades, medicações utilizadas e história familiar de demência;
» Caracterizar o funcionamento basal do indivíduo em casa e no trabalho, observando qual o grau de prejuízo que a queixa determina em sua vida. Pode-se utilizar instrumentos como o Questionário de Atividades Funcionais[14] ou o Inventário de Atividades Instrumentais[15].
» Confrontar e confirmar todas as informações obtidas com o acompanhante, de preferência com familiar ou informante responsável pelo paciente.
» Avaliar as funções cognitivas globalmente através de instrumentos neuropsicológicos como o Miniexame do Estado Mental[16] ou, nos indivíduos de maior escolaridade, o *Montreal Cognitive Assessment* (MoCA)[17] – ambos validados em língua portuguesa no contexto da população brasileira[18,19].
» Diante de um teste global alterado, deve-se proceder a uma avaliação cognitiva formal e mais detalhada, se possível aprofundando em testes que exijam mais do(s) domínio(s) alterado(s);
» Realizar exame clínico e neurológico cuidadosos, em busca de outras condições que possam determinar comprometimento cognitivo;

Após a avaliação inicial, deve-se definir a necessidade de investigação complementar, resumida na Tabela 65.1.

Pode-se então diagnosticar o CCL no paciente que preenche os seguintes critérios do *National Institute on Aging-Alzheimer's Association*[20]:

a) Queixa cognitiva referida pelo paciente, pelo acompanhante ou observada por profissional de saúde;
b) Teste neurocognitivo alterado em um ou mais domínios;
c) Preservação relativa da funcionalidade instrumental e social;
d) Não preenche critérios para demência.

Os pacientes que não preenchem o critério 2 devem ser classificados como declínio cognitivo subjetivo, uma condição que merece avaliação e seguimento pelo risco de conversão ao CCL e demência[11].

Além dos critérios para CCL já estabelecidos, houve a inclusão do termo CCL devido à DA[21], na tentativa de diagnóstico precoce de indivíduos com substrato patológico de DA, porém, antes do estágio de demência, principalmente para fins de pesquisa evolutiva e para tratamento modificador da doença. Assim, probabilidade de um paciente com CCL ter doença de Alzheimer é definido através da mensuração dos biomarcadores (Tabela 65.2).

Tratamento

Tratamento farmacológico

Não existe tratamento farmacológico aprovado para o CCL no contexto de doenças neurodegenerativas. Os fármacos anticolinesterásicos (ex. donepezila, rivastigmina, galantamina) utilizados na demência da DA não possuem qualquer evidência para uso no CCL[7], de maneira que não devem ser prescritos rotineiramente.

Tabela 65.1 – Métodos complementares e seu papel na investigação do paciente com queixa cognitiva

Método complementar	Comentário
Exames gerais	• Solicitar em todos os casos visando ao diagnóstico de condições potencialmente reversíveis • Hemograma, função renal, hepática e tireoidiana, glicemia de jejum, sorologias para HIV e sífilis, vitamina B12;
Avaliação Neuropsicológica	• Solicitar em casos selecionados: 1) queixas consistentes, porém bom desempenho nos testes iniciais; 2) incerteza do comprometimento; 3) no contexto de pesquisa e acompanhamento. • Solicitar a aferição em Z escore ou desvios padrão (DP) da normalidade: desempenho pior que 1,5 DP nos testes devem ser valorizados com cautela
Neuroimagem	• A Tomografia Computadorizada do crânio permite avaliar lesões potencialmente reversíveis como Hidrocefalia de Pressão Normal, lesões expansivas ou coleções subdurais; • Se disponível, a Ressonância Magnética do encéfalo é o exame de escolha, pois permite ainda avaliar achados de interesse como doença cerebrovascular e atrofia hipocampal. Quanto maior o grau das alterações, maior a chance de progressão para demência. • Tomografia por Emissão de Pósitrons (PET) com glicose marcada (FDG) permite pesquisar padrões de hipometabolismo locorregional das doenças neurodegenerativas, porém seu papel na avaliação do CCL ainda está sob investigação. • PET com radiofármaco marcador da proteína beta-amiloide (AB) (ex. F18-Flobetapir, C11-PiB) permite avaliar a carga AB em regiões corticais características na DA. Uso ainda restrito à pesquisa. • PET com radiofármaco marcador da proteína tau. Uso ainda restrito à pesquisa.
Biomarcadores no Líquido Cefalorraquidiano (LCR)	• Dosagem da proteína beta-amiloide 42 no LCR e da relação AB_{42}/AB_{40}, que estão reduzidas na DA. • Dosagem da Tau total, que infere lesão neuronal, inespecífico. • Dosagem da Tau fosforilada, que está aumentada na DA.

Tabela 65.2 – Critérios de pesquisa para comprometimento cognitivo leve (CCL) devido à doença de Alzheimer (DA)

Categoria diagnóstica	Biomarcadores para amiloidose cerebral (liquor ou PET)	Biomarcadores de injúria neuronal (proteína tau, atrofia de hipocampo ou hipometabolismo)
CCL devido a DA – probabilidade baixa	Negativo	Negativo
CCL devido a DA – probabilidade intermediária	Positivo Não testado	Não testado Positivo
CCL devido a DA – probabilidade alta	Positivo	Positivo

Em casos selecionados, como nos pacientes com dificuldade proeminente de memória, pode ser feito um teste terapêutico com um dos inibidores da acetilcolinesterase para controle sintomático, desde que o paciente e os familiares estejam cientes da indicação *off-label* e dos riscos do tratamento[7,22].

Nos pacientes que se apresentam com sintomas de humor ou ansiedade proeminentes, deve-se iniciar imediatamente tratamento sintomático e observar a resposta nos testes cognitivos ao longo do seguimento.

Controle do risco cardiovascular

Tendo em vista a maior prevalência de aterosclerose em pacientes com CCL e demência, além dos altos índices de patologia mista (DA e vascular) no exame pós-morte dos pacientes com demência, tem se recomendado o tratamento agressivo dos fatores de risco cardiovasculares nos indivíduos com CCL. Dentre as intervenções possíveis, o controle da Hipertensão Arterial Sistêmica foi a estratégia com maior eficácia em reduzir a incidência de demência na população geral[22].

Tratamento não farmacológico

Existe evidência de estudos classe II embasando a realização de atividade física regular, com possibilidade de melhora cognitiva em 6 meses[7]. Os estudos avaliaram o desempenho de pacientes com CCL que realizaram atividade física balanceada (aeróbica e resistência), duas vezes por semana, por um período médio de 6 meses, com melhora documentada por meio de testes neuropsicológicos. Embora presente, a melhora foi considerada pequena e não se sabe se os efeitos são sustentados a longo prazo no contexto do CCL. Ainda assim, a prática regular de atividade física tem se demonstrado fundamental para a prevenção de demência em estudos que avaliam a população geral e deve ser recomendada rotineiramente pelo neurologista[23].

As técnicas de reabilitação cognitiva englobam o treinamento de memória, o uso de pistas externas para memorização e auxílio na organização de tarefas. Seu uso está associado a melhora funcional em pacientes controle. Nos pacientes com CCL, os trabalhos mostraram melhora em testes cognitivos isoladamente, sem repercussão global. Ainda não existe evidência a favor ou contra a indicação rotineira de reabilitação cognitiva em CCL, mas o consenso da AAN sugere que pode ser recomendada na prática clínica[7].

Até o presente momento, o estudo mais importante em CCL é o FINGER (*Finnish Geriatric Intervention Study to Prevent Cognitive Impairment and Disability*)**,** publicado em 2015[24]. Nesse estudo finlandês, 1260 idosos normais (sem demência) de 60 a 77 anos foram acompanhados por dois anos, divididos em dois grupos: um grupo controle em que os idosos eram apenas orientados quantos a mudanças de estilo de vida e um grupo intervenção em que os voluntários não eram apenas orientados, como eles foram inseridos em programas de mudança de estilo de vida. Esses programas consistiam em mudança na dieta, atividade física regular, controle de fatores de risco cerebrovascular (controle de hipertensão arterial, diabetes, dislipidemia) e treino cognitivo. Ao final do seguimento de dois anos, o grupo que foi submetido a intervenção apresentou menor incidência de declínio cognitivo e melhor desempenhos nos testes neuropsicológicos.

Prognóstico

Diferentemente do envelhecimento cerebral saudável, o CCL representa fator de risco para o desenvolvimento de demência. Nas doenças neurodegenerativas, existe uma fase silenciosa, também chamada pré-clínica, em que as alterações neuropatológicas já estão instaladas, porém em grau insuficiente para determinar sintomas. Esta fase pode anteceder os sintomas em até 20 anos. O CCL surge com os primeiros sinais de comprometimento, caracterizando a fase prodrômica das demências. Tal evolução pode ser melhor visualizada na Figura 65.1.

Ocorre que o CCL nem sempre está associado a doenças neurodegenerativas, conforme discutido acima. Uma parte significativa dos pacientes apresenta melhora cognitiva, inclusive revertendo à normalidade, quando identificada uma causa tratável (Figura 65.3).

A taxa de conversão de CCL para demência varia entre 5 a 16%[22], sendo que a maioria dos autores aceita o valor médio de 10% como mais realista. No estudo de Porto Alegre[9], 24%

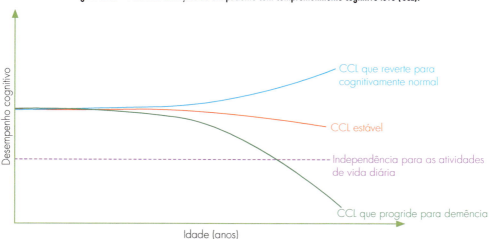

Figura 65.3 – Possíveis evoluções de um paciente com comprometimento cognitivo leve (CCL).

Reproduzida com autorização do Dr. Adalberto Studart Neto.

dos indivíduos permaneceram estáveis e 38% melhoraram ao longo do acompanhamento. Nesse estudo, a taxa de conversão anual de CCL para DA foi de 8,5%. As taxas menores de conversão são vistas em estudos populacionais, enquanto as maiores foram encontradas nos estudos realizados em clínicas de memória.

Conclusões

Todos os indivíduos com dificuldades cognitivas, mesmo leves, devem ser avaliados quanto à possibilidade de CCL antes de ter sua queixa atribuída ao envelhecimento cerebral.

O diagnóstico preciso do CCL é fundamental, pois permite 1) a identificação de causas potencialmente reversíveis; 2) esclarecer ao paciente e seus familiares a natureza de suas dificuldades cognitivas; 3) discutir com o paciente e seus familiares as possibilidades prognósticas, de modo que possam se planejar (ainda que a comunicação do diagnóstico deva ser individualizada caso a caso, levando-se em conta a demanda do paciente e o contexto cultural)

Deve-se recomendar tratamento dos fatores de risco cardiovasculares, o tratamento dos sintomas neuropsiquiátricos e comportamentais, bem como a prática de atividade física regular a todos os pacientes com CCL.

O CCL é uma condição heterogênea e flutuante, com chance de reversão à normalidade, estabilidade ou progressão para demência. Causas potencialmente tratáveis devem ser investigadas ativamente.

Referências

1. Mild cognitive impairment: Epidemiology, pathology, and clinical assessment – UpToDate. Available at: https://www.uptodate.com/contents/mild-cognitive-impairment-epidemiology-pathology-and-clinical-assessment?search=MCI%20&source=search_result&selectedTitle=1~105&usage_type=default&display_rank=1. (Accessed: 24th February 2018)
2. Busse, A., Bischkopf, J., Riedel-Heller, S. G., Angermeyer, M. C. & Leipzig Longitudinal Study of the Aged LEILA75+. Mild cognitive impairment: prevalence and predictive validity according to current approaches. Acta Neurol. Scand. 108, 71-81 (2003).

3. Brucki, S. M. D. Epidemiology of mild cognitive impairment in Brazil. Dement. Neuropsychol. 7, 363-366 (2013).
4. Luck, T. et al. Mild cognitive impairment in general practice: age-specific prevalence and correlate results from the German study on ageing, cognition and dementia in primary care patients (AgeCoDe). Dement. Geriatr. Cogn. Disord. 24, 307-316 (2007).
5. Ward, A., Arrighi, H. M., Michels, S. & Cedarbaum, J. M. Mild cognitive impairment: disparity of incidence and prevalence estimates. Alzheimers Dement. J. Alzheimers Assoc. 8, 14-21 (2012).
6. Larrieu, S. et al. Incidence and outcome of mild cognitive impairment in a population-based prospective cohort. Neurology 59, 1594-1599 (2002).
7. Petersen, R. C. et al. Practice guideline update summary: Mild cognitive impairment: Report of the Guideline Development, Dissemination, and Implementation Subcommittee of the American Academy of Neurology. Neurology 90, 126-135 (2018).
8. César, K. G. et al. Prevalence of Cognitive Impairment Without Dementia and Dementia in Tremembé, Brazil. Alzheimer Dis. Assoc. Disord. 30, 264-271 (2016).
9. Godinho, C., Camozzato, A. L., Onyszko, D. & Chaves, M. L. Estimation of the risk of conversion of mild cognitive impairment of Alzheimer type to Alzheimer's disease in a south Brazilian population-based elderly cohort: the PALA study. Int. Psychogeriatr. 24, 674-681 (2012).
10. Petersen, R. C. Mild Cognitive Impairment. Contin. Minneap. Minn 22, 404-418 (2016).
11. Studart, A. & Nitrini, R. Subjective cognitive decline: The first clinical manifestation of Alzheimer's disease? Dement. Neuropsychol. 10, 170-177 (2016).
12. Tabert, M. H. et al. Functional deficits in patients with mild cognitive impairment: prediction of AD. Neurology 58, 758-764 (2002).
13. Palmer, K. et al. Predictors of progression from mild cognitive impairment to Alzheimer disease. Neurology 68, 1596-1602 (2007).
14. Pfeffer, R. I., Kurosaki, T. T., Harrah, C. H., Chance, J. M. & Filos, S. Measurement of functional activities in older adults in the community. J. Gerontol. 37, 323-329 (1982).
15. Katz, S. Assessing self-maintenance: activities of daily living, mobility, and instrumental activities of daily living. J. Am. Geriatr. Soc. 31, 721-727 (1983).
16. Folstein, M. F., Folstein, S. E. & McHugh, P. R. 'Mini-mental state'. A practical method for grading the cognitive state of patients for the clinician. J. Psychiatr. Res. 12, 189-198 (1975).
17. Nasreddine, Z. S. et al. The Montreal Cognitive Assessment, MoCA: a brief screening tool for mild cognitive impairment. J. Am. Geriatr. Soc. 53, 695-699 (2005).
18. Brucki, S. M. D., Nitrini, R., Caramelli, P., Bertolucci, P. H. F. & Okamoto, I. H. [Suggestions for utilization of the mini-mental state examination in Brazil]. Arq. Neuropsiquiatr. 61, 777-781 (2003).
19. Apolinario, D. et al. Normative data for the Montreal Cognitive Assessment (MoCA) and the Memory Index Score (MoCA-MIS) in Brazil: Adjusting the nonlinear effects of education with fractional polynomials. Int. J. Geriatr. Psychiatry (2018). doi:10.1002/gps.4866
20. Sperling, R. A. et al. Toward defining the preclinical stages of Alzheimer's disease: recommendations from the National Institute on Aging-Alzheimer's Association workgroups on diagnostic guidelines for Alzheimer's disease. Alzheimers Dement. J. Alzheimers Assoc. 7, 280-292 (2011).
21. Albert, M. S. et al. The diagnosis of mild cognitive impairment due to Alzheimer's disease: recommendations from the National Institute on Aging-Alzheimer's Association workgroups on diagnostic guidelines for Alzheimer's disease. Alzheimers Dement. J. Alzheimers Assoc. 7, 270-279 (2011).
22. Mild cognitive impairment: Prognosis and treatment – UpToDate. Available at: https://www.uptodate.com/contents/mild-cognitive-impairment-prognosis-and-treatment?search=Mild%20cognitive%20impairment:%20Prognosis%20and%20treatment&source=search_result&selectedTitle=1~109&usage_type=default&display_rank=1. (Accessed: 9th April 2018)
23. Hörder, H. et al. Midlife cardiovascular fitness and dementia: A 44-year longitudinal population study in women. Neurology (2018).
24. Ngandu T, Lehtisalo J, Solomon A et al. A 2 year multidomain intervention of diet, exercise, cognitive training, and vascular risk monitoring versus control to prevent cognitive decline in at-risk elderly people (FINGER): a randomised controlled trial. Lancet. 2015 Jun 6;385(9984):2255-63.

Capítulo 66
Doença de Alzheimer

Leonel Tadao Takada
Jerusa Smid
Adalberto Studart Neto
Ricardo Nitrini

Introdução

A apresentação inicial da doença de Alzheimer (DA) como entidade clínica e neuropatológica foi feita em um congresso pelo psiquiatra e neurologista alemão Alois Alzheimer em 1906, em uma paciente chamada Auguste Deter com quadro demencial de início pré-senil[1]. Em 1907, Alzheimer publicou o artigo em que constatou intensa atrofia cerebral, perda neuronal, fez a descrição original dos emaranhados neurofibrilares e observou a presença de placas neuríticas.

Apesar da descrição inicial ter ocorrido em 1906, por muito tempo entendeu-se a DA como doença de início pré-senil (antes dos 65 anos de idade), e décadas se passaram até a observação de que a DA também é a causa principal de demência senil. Apenas na década de 80 descobriu-se que as placas neuríticas contêm em seu interior o peptídeo β amiloide e em 1991 que mutações no gene de codifica a proteína precursora de amiloide (*APP*) causam DA[2].

A doença de Alzheimer (DA) é a causa mais comum de demência neurodegenerativa no mundo. Dados da *Alzheimer's Disease International* (ADI) estimam que havia 35 milhões de pessoas com demência no mundo em 2010, e esse número poderia chegar a 115 milhões em[3]. No Brasil, a estimativa é de que haja cerca de 1,1 milhão de casos de demência, sendo a maior parte causada por DA[4].

Nos últimos dois anos têm voltado a ser discutida a questão do emprego excessivo da denominação DA para quase todas as demências que ocorrem no período senil. De fato, estudos neuropatológicos têm demonstrado que neste período são mais comuns as demências mistas, com participação das alterações neuropatológicas da DA, mas também de doença cerebrovascular, esclerose hipocampal, doença com corpos de Lewy e depósitos de proteína TDP-43[5].

Epidemiologia

A prevalência de demência no Brasil é de cerca de 8% entre pessoas com 65 anos ou mais[6]. A DA é a causa mais comum de demência nos estudos populacionais realizados no país, sendo o diagnóstico em cerca de 60% dos casos[6]. O principal fator de risco para DA é a idade: a incidência de DA entre os 65-70 anos de idade é por volta de 0,5% e dobra a cada cinco anos a partir dessa faixa etária[7]. A DA é uma doença primordialmente de início senil (após os 65 anos de idade); DA pré-senil representa menos de 5% do total de casos da doença[8].

Além de idade existem outros fatores de risco, dentre os quais: baixa escolaridade, tabagismo, diabete melito, hipertensão arterial sistêmica, sedentarismo, obesidade, e antecedente de lesão cerebral por traumatismo craniano[7]. É interessante notar que a maioria desses fatores de risco também são fatores de risco para doença cerebrovascular e que juntos, esses fatores de risco podem ser responsáveis por até 50% dos casos da doença.

Existem também fatores de risco genéticos para DA. O polimorfismo do gene da apolipoproteína E (APOE) é considerado o principal deles. O gene possui 3 alelos (ε2, ε3 e ε4), sendo que o alelo ε4 é o que está associado a um aumento de risco de se desenvolver a doença: a presença de um alelo aumenta o risco em três vezes, e a presença de dois alelos aumenta o risco em quinze vezes[9]. É importante ressaltar que o alelo ε4 não está presente em cerca de 20% dos casos de DA esporádica; por isso na prática clínica não se utiliza a pesquisa de polimorfismos da APOE no diagnóstico de DA, já que a ausência de ε4 não exclui e a presença de ε4 não confirma o diagnóstico. Estudos de associação genômica (*genome wide association studies* – GWAS) encontraram polimorfismos em outros genes que estão associados a um aumento de risco (genes como *CLU*, *PICALM*, *SORL1* e outros). No entanto, cada polimorfismo leva a um aumento pequeno no risco e seu significado na prática clínica não parece ser significativo.

Fisiopatologia

Do ponto de vista neuropatológico, a DA é caracterizada macroscopicamente por atrofia cortical predominante em regiões temporais mediais, e preservação relativa dos córtices motor, sensitivo e visual primários. Microscopicamente, ela é caracterizada pela presença de emaranhados neurofibrilares (ENFs) e placas senis (PSs), além de perda neuronal e sináptica, astrogliose e ativação da micróglia. Os ENFs são compostos por proteína tau hiperfosforilada e as PSs contêm em seu interior peptídeo beta-amiloide (Aβ). Essas duas proteínas (Aβ e tau) são consideradas as proteínas principais na fisiopatologia da DA.

A progressão das alterações neuropatológicas da DA no cérebro (particularmente dos ENFs) tem correlação com a progressão dos sintomas, como veremos na seção seguinte. Braak e Braak descreveram a evolução das alterações neurofibrilares com tau no encéfalo de pacientes com DA, e criaram a classificação em estágios I-VI (Figura 66.1)[10]. Hoje se sabe que antes do estágio I de Braak & Braak, as alterações parecem se iniciar em estruturas do tronco encefálico, como *locus ceruleus* e núcleo dorsal da rafe, décadas antes do início dos sintomas da doença[11]. Nos estágios I e II, as alterações são localizadas na região transentorrinal e formação hipocampal. Já nessa fase observa-se perda de neurônios colinérgicos do prosencéfalo basal, onde se localiza o núcleo basal de Meynert. Déficit de acetilcolina nas fases iniciais da DA é a base da "teoria colinérgica", que fundamentou o uso de drogas que inibem a degradação da acetilcolina na fenda sináptica – os chamados inibidores de acetilcolinesterase – no tratamento sintomático da DA (vide seção de tratamento). Nos estágios III e IV (límbicos), as alterações também são encontradas em outras regiões como ínsula, neocórtex temporal e cíngulo anterior. Nos estágios V e VI, chamados de estágios neocorticais, os ENFs são encontrados em todas as regiões do córtex, particularmente nas áreas de associação.

Os ENFs são depósitos intracelulares neuronais que contêm como principal componente a proteína tau hiperfosforilada. A proteína tau é importante para manter a integridade do sistema dos microtúbulos que fazem o transporte de fatores tróficos, neurotransmissores e proteínas entre o corpo celular e dendritos e axônios e vice-versa. Quando hiperfosforilada não se liga às proteínas dos microtúbulos e se agrega na forma de filamentos helicoidais

Figura 66.1 – Propagação das patologias Amiloide e Tau na doença de Alzheimer. Nas figuras da linha superior, observam-se as fases de deposição extracelular de peptídeo β-amiloide (nas formas de placas senis e placas neuríticas). A deposição inicia-se na regiões pré-frontais ventromediais, pré-cúneus e cíngulo posterior e depois se propaga pelo regiões límbicas e córtex de associação e por fim acometendo córtices primários. Já nas figuras da linha inferior, tem-se os estágios de Braak & Braak de distribuição de proteína tau (na forma de emaranhados neurofibrilares intraneuronais). A patologia Tau inicia-se no córtex transentorrinal e entorrinal (estágio I), bem como no locus coeruleus. Depois, ela se propaga para hipocampos (estágio II), sistema límbico (estágios III e IV) e córtex de associação (estágios V e VI). Observa-se que a patologia Amiloide antecede a patologia Tau. DA: doença de Alzheimer, CCL: comprometimento cognitivo leve.

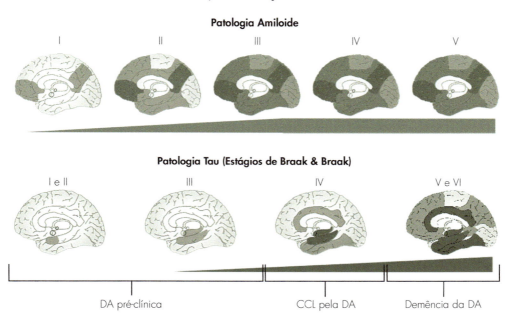

pareados. Com a perda de estabilidade dos microtúbulos, o transporte axonal é comprometido, o que leva a neurodegeneração e o neurônio perde progressivamente suas conexões e caminha para a morte celular. A propagação da tau hiperfosforilada parece ocorrer espraiamento trans-sináptico, em que agregados de tau movem-se de uma célula a outra e induzem agregação de tau na célula seguinte[11]. Esse mecanismo de "infecção" já é conhecido em outra proteína anômala, o príon (que causa a doença de Creutzfeldt-Jakob), e pode ocorrer com outras proteínas de conformação anormal que causam doenças neurodegenerativas (como o peptídeo Aβ, que discutiremos a seguir).

A deposição de peptídeo Aβ no cérebro não segue uma ordem tão estereotipada quanto a da proteína tau, mas se inicia em regiões neocorticais (particularmente nos lobos frontais e temporais). Ela ocorre na forma de PS, que são depósitos extracelulares de Aβ. Quando o peptídeo Aβ se acumula no centro de um agregado de neuritos distróficos, caracteriza-se um subtipo de PS chamado de placa neurítica (PN), que são mais associadas a lesão neuronal. Recentemente observou-se que as regiões com maior depósito de Aβ se sobrepõem às regiões que fazem parte de uma rede neural chamada *Default Mode Network* (DMN)[12]. A DMN é ativada durante o repouso acordado e frequentemente desativada durante tarefas cognitivas. A disfunção da DMN inicia-se em regiões temporais mediais e cíngulo posterior/pré-cúneus, e posteriormente propaga-se para regiões parietais laterais e frontais mediais[12].

O peptídeo Aβ é formado pela clivagem da proteína precursora de amiloide (APP), que é uma proteína transmembrana codificada pelo gene *APP* (Figura 66.2). A APP pode sofrer clivagem por duas enzimas: a α-secretase e a β-secretase (também denominada BACE1 – ß-site

APP-cleaving enzyme). A α-secretase é responsável pela via normal, não patogênica, da clivagem da APP. Na via amiloidogênica (patogênica), as ações da β-secretase e posteriormente da γ-secretase sobre a APP liberam o peptídeo Aβ, principalmente as isoformas formadas por 40 e 42 aminoácidos (dos quais a com 42 é a mais patogênica). A γ-secretase é um complexo formado por várias proteínas, dentre as quais a presenilina 1 e a presenilina 2[13].

O peptídeo Aβ pode se depositar extracelularmente na forma de agregados fibrilares insolúveis nas PNs, ou ser encontrado na forma de oligômeros solúveis. Acredita-se atualmente que os oligômeros são as formas mais neurotóxicas de Aβ[13]. Oligômeros de Aβ inibem a potenciação a longo prazo (*long-term potentiation,* LTP), mecanismo fundamental para formação de memórias, e facilitam a depressão a longo prazo (*long-term depression*) na sinapse, o que leva a disfunção e perda sináptica. Enquanto níveis fisiológicos de Aβ levam a uma facilitação pós-sináptica, altos níveis de Aβ levam a redução da atividade de receptores NMDA (que são necessários para LTP), facilitando assim a LTD e depressão sináptica. Perda sináptica é característica importante da DA. Ela ocorre de maneira desproporcional à perda neuronal e se correlaciona melhor com demência do que a perda neuronal.

O peptídeo Aβ também pode se depositar na parede de vasos, caracterizando a angiopatia amiloide cerebral. A angiopatia amiloide cerebral (AAC) pode ocorrer isoladamente e cuja manifestação se dá com hemorragias lobares), mas pode ocorrer de maneira leve em até 80% dos casos de DA esporádicos e mais frequentemente em mutações de *APP*.

Mutações em genes que codificam a proteína precursora de amiloide (APP) e de duas proteínas que fazem parte do complexo da enzima γ-secretase (presenilina 1, PSEN1 e presenilina 2, PSEN2) podem causar DA genética[2,14]. Mutações nesses genes causam DA com padrão de herança autossômico dominante, com penetrância alta (> 95%)[8]. Formas genéticas de DA são raras, encontradas em cerca de 20-30% dos casos de DA de início pré-senil. O gene da APP localiza-se no cromossomo 21, o que explica por que DA é muito frequente em adultos

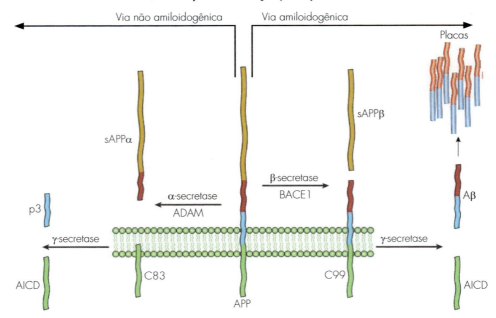

Figura 66.2 – As vias amiloidogênica e não amiloidogênica de clivagem da proteína precursora de amiloide (*Amyloid Precursor Protein* – APP). Na via amiloidogênica há a formação do peptídeo β-amiloide (Aβ) a partir da ação das enzimas β-secretase (ou BACE1: *β-site APP-cleaving enzyme*) e γ-secretase.

com síndrome de Down: a trissomia desse cromossomo aumenta em 50% a possibilidade de ser produzida a APP, e consequentemente o peptídeo Aβ.

A relação entre o peptídeo Aβ e a proteína tau na fisiopatologia da DA ainda não é bem conhecida, mas há evidências que o peptídeo controla a clivagem e hiperfosforilação da tau[13]. Por outro lado, também há evidências de modelos animais que a tau é necessária para algumas formas de neurotoxicidade causada por Aβ[11]. De qualquer modo, atualmente a maior parte dos pesquisadores acredita que os eventos fisiopatológicos na DA se iniciam com o processamento anormal da APP – o que se chama de "Teoria da cascata amiloide" – e o acúmulo de tau hiperfosforilada na forma de ENFs é um evento mais tardio (*downstream*) no processo fisiopatológico (Figura 66.3)[15]. A principal evidência que dá suporte a essa teoria é o fato de que as mutações de genes que estão relacionados ao metabolismo da APP causam DA genética (com acúmulo de Aβ e ENFs), enquanto mutações do gene que codifica a proteína tau (*MAPT*) não levam a acúmulo de Aβ nem causam DA.

Estudos com biomarcadores em indivíduos cognitivamente normais e com pessoas que tenham mutações que causam DA genética tem mostrado que eventos iniciais da fisiopatologia da doença ocorrem ao menos 15 anos antes do aparecimento dos primeiros sintomas (Figura 66.4)[16]. Apesar do grande conhecimento adquirido a respeito da fisiopatologia da DA e de suas proteínas principais, ainda há muitas questões a serem respondidas. Uma delas é: se o peptídeo Aβ é mais importante na fisiopatologia da doença, então porque os sintomas da DA se correlacionam melhor com a distribuição de tau no cérebro do que com a distribuição de Aβ na forma de PSs? É possível que os oligômeros de Aβ, que são solúveis e, portanto, não tão facilmente detectados em estudos de neuropatologia, expliquem ao menos em parte essa

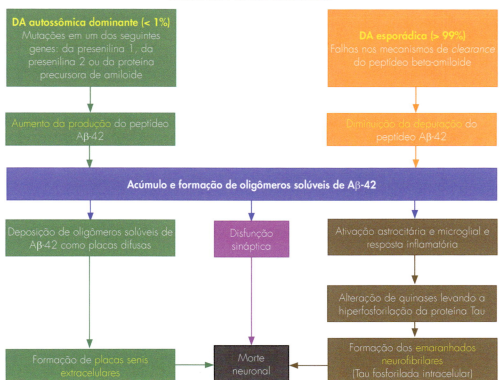

Figura 66.3 – Representação esquemática da fisiopatologia da doença de Alzheimer (DA) de acordo com a "teoria da cascata amiloide"

questão. Outra questão: porque estudos neuropatológicos mostram que a presença de inclusões intraneuronais de tau hiperfosforilada ocorre anos (ou décadas) antes da deposição de placas com Aβ, enquanto estudos com biomarcadores no líquido cefalorraquidiano mostram mudanças no metabolismo de Aβ anos antes de alterações relacionadas a tau? Uma possível explicação é que o aumento de tau no líquido cefalorraquidiano ocorra predominantemente na presença de neurodegeneração e que para ocorrer morte neuronal a presença de Aβ seja fundamental (talvez facilitado pela presença de tau anormal)[11]. Essas questões ainda precisam ser respondidas e provavelmente terão implicações importantes em tratamentos curativos para DA.

Conceito importante a ser considerado na fisiopatologia da DA é o de reserva cognitiva. Estudos neuropatológicos observaram que até 45% dos idosos cognitivamente normais tinham achados neuropatológicos compatíveis com diagnóstico de DA[17]. Outros estudos também demonstraram que um mesmo grau de patologia relacionada a DA podia estar associado a graus diferentes de demência em indivíduos diferentes[18]. Um dos principais fatores modificadores da reserva cognitiva é a escolaridade: indivíduos com escolaridade maior parecem ser mais resistentes às alterações neuropatológicas da DA, desenvolvendo demência mais tardiamente. Talvez por isso em países em que a escolaridade é baixa (como países da América Latina), demência parece ocorrer na população mais precocemente (particularmente na faixa entre 65 e 70 anos)[19]. Outro fator que modula a apresentação cognitiva na DA é a presença de outros achados no cérebro dos pacientes; o principal deles são as alterações vasculares. Indivíduos com maior carga de alterações vasculares têm graus de demência mais avançados do que aqueles sem sinais de vasculopatia, mesmo tendo o mesmo grau de alterações relacionadas a DA.

Figura 66.4 — Modelo hipotético da dinâmica dos biomarcadores de acordo com a teoria da "cascata amiloide"

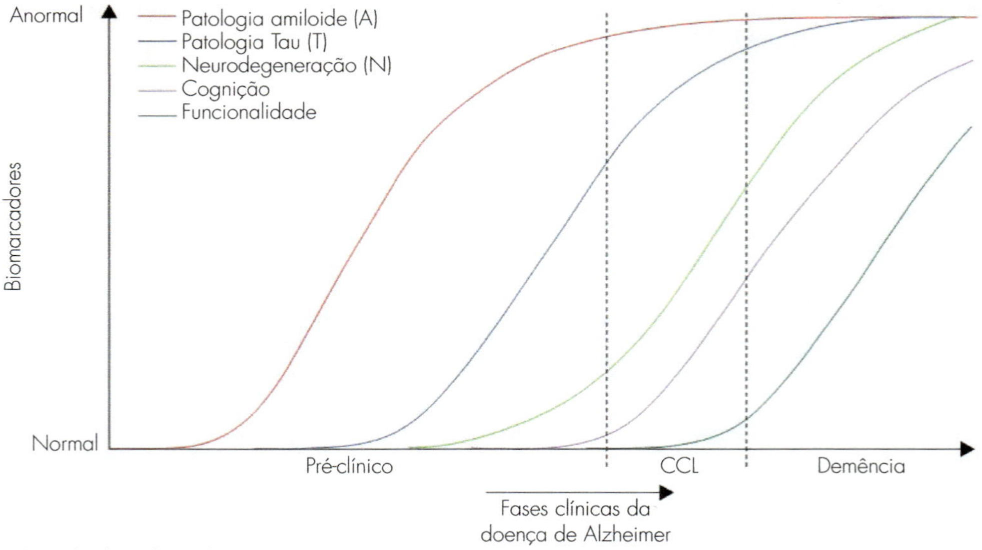

Adaptada de Jack e cols.[16]

Manifestações clínicas

Nos últimos 20 anos muito se aprendeu sobre a apresentação clínica da DA. Enquanto os critérios diagnósticos de 1984 (McKhann) consideravam apenas a apresentação amnéstica da DA (em que o prejuízo de memória episódica predomina nas fases iniciais da doença e as alterações neuropatológicas se concentram inicialmente nas estruturas dos lobos temporais mesiais), os critérios diagnósticos subsequentes admitem apresentações atípicas e incorporaram o uso de biomarcadores para aprimorar o diagnóstico da DA[20-23]. As modificações nos critérios diagnósticos seguem estudos neuropatológicos que mostraram que a DA (entendida com entidade neuropatológica) pode em alguns casos se apresentar de modo atípico (ou não amnéstico), com predomínio de comprometimento de linguagem, de habilidades visuoespaciais, ou de funções executivas nas fases iniciais da doença. Dentre as variantes da DA, as mais comuns e mais bem estabelecidas são a variante logopênica da afasia progressiva primária (vlAPP) e a atrofia cortical posterior (ACP). Outras síndromes clínicas também podem ser causadas pela DA: cerca de 5% dos casos de síndrome corticobasal (SCB) apresentam achados neuropatológicos de DA[24]; e em cerca de 10-15% dos casos diagnosticados como variante comportamental da demência frontotemporal (vcDFT), o diagnóstico neuropatológico é de DA (conhecida como variante frontal da DA)[25].

Nesta seção vamos começar apresentando a forma amnéstica "clássica" da DA, e posteriormente comentaremos sobre as variantes.

Apresentação amnéstica da DA

Sintomas iniciais

Os primeiros sintomas da forma amnéstica da DA relacionam-se a perda da capacidade de reter informações novas. Os pacientes (ou seus familiares) começam a notar dificuldade de guardar recados, nomes de pessoas ou ainda notícias recentes. Eles se tornam repetitivos, fazendo as mesmas perguntas e comentários. Essa dificuldade de memorização está relacionada a degeneração de estruturas da formação hipocampal e do núcleo basal de Meynert, centro de neurônios colinérgicos que se projetam para outras regiões neocorticais, e cuja lesão também está associada a perda de memória episódica.

A correlação clinicopatológica mais evidente na DA é observada com a densidade de ENFs, que nas fases pré-clínicas (estágios I e II de Braak) ocorrem quase exclusivamente em estruturas do sistema límbico como o córtex entorrinal, o subículo e o hipocampo, além da amígdala, núcleo basal de Meynert e córtex temporopolar. De modo geral, os sintomas iniciais da DA ocorrem quando as alterações neurofibrilares acometem também regiões paralímbicas como os giros fusiformes e giros temporais inferior e médio (estágios III e IV de Braak)[10].

Os sintomas iniciam-se leves e intermitentes e vão progredindo com o tempo, e por um tempo o paciente terá diagnóstico de comprometimento cognitivo leve (particularmente amnéstico). Pode ocorrer declínio em outras funções cognitivas, principalmente funções executivas e algumas habilidades relacionadas a linguagem. Quando os sintomas começam a causar dificuldades em atividades de vida diária como trabalho, finanças, tarefas domésticas mais complexas, ou outras atividades habituais, caracteriza-se um quadro demencial devido a DA[20].

Fase de demência leve

Na fase de demência leve ocorre piora progressiva dos sintomas amnésticos, e o comprometimento de outras funções cognitivas fica mais evidente. Declínio na memória operacional pode levar a dificuldade de realizar mais de uma tarefa ao mesmo tempo (como cozinhar e conversar ao telefone). Podem surgir outras dificuldades relacionadas a disfunção executiva (que inclui planejamento, organização, julgamento, solução de problemas), como planejar um almoço para a família, fazer a declaração de imposto de renda, lidar com informações bancárias ou viajar para locais novos. Nessa fase ainda podem ocorrer leve desorientação temporal e espacial e, também, distúrbio de linguagem leve, manifestado principalmente como dificuldade para encontrar palavras.

Esta fase corresponde ao estágio V de Braak, em que a densidade de ENFs no sistema límbico já é muito maior, e aparecem ENFs nas regiões neocorticais de associação como os giros temporais médio e superior (linguagem), córtex pré-frontal, córtex retroesplênico, parietal posterior (disfunções executivas, desorientação espacial). PSs também são evidentes no neocórtex[10].

Sintomas neuropsiquiátricos podem aparecer em todas as fases de evolução da doença, e estão presentes em até 80% dos pacientes[26]. Na DA, as manifestações mais frequentes são apatia, depressão e ansiedade e podem estar presentes desde o início do quadro (sintomas depressivos em particular podem preceder os sintomas cognitivos). De modo geral, quanto mais avançado o grau de demência, aparecem com maior frequência. Falta de crítica em relação ao declínio cognitivo (ou anosognosia) pode ocorrer em até 50% dos pacientes.

Fase de demência moderada

Nesta fase, o indivíduo torna-se mais dependente para as atividades instrumentais da vida cotidiana, embora ainda possa ser capaz de autocuidado. O distúrbio de memória também se torna mais grave, com dificuldades para se recordar de nomes de alguns familiares, eventos remotos e eventos recentes mais significativos. Dificuldades de linguagem são mais evidentes, podendo evoluir para afasia transcortical sensorial. Desorientação no tempo e espaço são frequentes. Apraxia ideomotora e certo grau de agnosia visual e discalculia estão presentes. Outros sintomas neuropsiquiátricos como delírios (tipicamente de traição ou roubo), alucinações e agitação/agressividade podem aparecer.

Esta fase corresponde ao estágio VI de Braak, onde todas as regiões neocorticais mostram grande densidade de ENFs, assim como de placas senis. O acometimento das áreas de associação unimodais (visuais ou auditivas ou somestésicas) e das áreas multimodais (da encruzilhada parieto-temporo-occipital e frontal dorsolateral, por exemplo), são responsáveis pela intensidade da síndrome demencial.

Fase de demência grave

Nesta fase, o paciente é totalmente dependente. A memória é reduzida a fragmentos de informações; e a orientação pessoal e temporal é perdida (mantendo apenas conhecimento de si próprio). Sintomas motores como parkinsonismo e mioclonias podem aparecer nesta fase. Crises epilépticas podem ocorrer em 7-21% dos casos de DA, e ocorrem mais frequentemente nas fases mais avançadas da doença[27]. Com a evolução, o número de palavras ininteligíveis emitidas reduz-se a poucas por dia, é perdida a capacidade de controlar esfíncteres, surge dificuldade para andar e mais tarde para engolir, manter-se sentado e mesmo para sorrir.

Todas as áreas de associação estão densamente acometidas por ENFs, há ENFs nos gânglios da base, o que pode explicar as dificuldades de marcha e de coordenação. Mesmo nesta fase, que corresponde ao estágio VI avançado de Braak, os córtices motor e sensorial contêm muito poucos ENFs.

A sobrevida da DA é em média 7 a 10 anos após o início dos sintomas, mas com grande variabilidade entre pacientes.

Neuropsicologia

Conforme comentado anteriormente, a perda de memória episódica ocorre precocemente na DA. Isso se reflete na avaliação neuropsicológica, em que há perda significativa e precoce de memória episódica; e é observada através de testes de memória verbal, memória visual e memória lógica. A perda de memória episódica ocorre mesmo antes do diagnóstico de demência, na fase conhecida como comprometimento cognitivo leve. Nessa fase pré demência também pode se observar declínio em memória operacional, atenção e funções executivas[28]. Perda de memória semântica também parece ocorrer precocemente na doença, mas declínio de outros aspectos da linguagem costuma acontecer mais tardiamente na forma amnéstica da DA. A perda de memória semântica se manifesta por redução da fluência verbal (classicamente o desempenho em teste de fluência verbal semântica é pior do que em teste de fluência fonêmica) e dificuldades em tarefas que envolvam nomeação de itens e definição de objetos. Prejuízos em habilidades visuoespaciais (visuoperceptuais e visuoconstrutivas) costumam acontecer um pouco mais tardiamente na doença, mas em alguns casos podem ser precoce.

Para avaliação neuropsicológica da DA, o Departamento Científico de Neurologia Cognitiva e do Envelhecimento da Academia Brasileira de Neurologia (DC-NCE-ABN) publicou sugestões de testes e baterias neuropsicológicas a serem utilizadas em avaliação breve ambulatorial ou a beira do leito[4]. O rastreio de comprometimento cognitivo pode ser feito com uma bateria cognitiva breve, dentre as quais a mais utilizada é o Miniexame do Estado Mental (MEEM)[29]. Outras baterias breves que podem ser utilizadas são a Bateria Breve de Rastreio Cognitivo (BBRC)[30] ou o exame cognitivo de Addrenbrooke, ambas validadas para uso na população brasileira. Para testagem de domínios cognitivos específicos, Chaves e cols. recomendam os seguintes testes: a memória pode ser testada com as dez figuras da BBRC, ou com lista de palavras do CERAD. A avaliação de atenção e funções executivas pode ser feita aplicando-se o teste de ordem de dígitos (ordem direta e inversa), teste de fluência verbal (categoria animais) e teste de desenho do relógio. Para avaliação de linguagem o teste de nomeação de Boston, além do teste de fluência verbal, pode ser utilizado; e na avaliação de habilidades visuoespaciais e visuoconstrutivas, o teste de desenho do relógio também é indicado. Nos casos em que a avaliação cognitiva breve for inconclusiva ou deixar dúvidas quanto aos domínios cognitivos afetados (particularmente quando o comprometimento é leve), pode ser necessário solicitar uma avaliação neuropsicológica.

Variantes

Variante logopênica da afasia progressiva primária (vlAPP)

A variante logopênica é uma das três formas atualmente reconhecidas da APP. Assim como as outras formas, é definida como um declínio cognitivo progressivo, em que o distúrbio de linguagem é a manifestação predominante. A vlAPP é caracterizada por fala lenta, pausada por dificuldades em encontrar palavras, e dificuldades na repetição de sentenças. Como achados de neuroimagem, observa-se atrofia (em neuroimagem estrutural) e/ou hipometabolismo/hipofluxo (em neuroimagem funcional – PET/SPECT) predominantemente perisilviana posterior ou parietal. Na maior parte dos casos o achado neuropatológico é de DA[31]. Maiores detalhes serão apresentados no capítulo de "Afasias progressivas primárias".

Atrofia cortical posterior (ACP)

A ACP ou síndrome de disfunção cortical posterior progressiva (SDCPP) é uma variante rara da DA e geralmente se apresenta como uma demência pré-senil (com início entre 50-65 anos)[32]. Ela é caracterizada por disfunção das vias de processamento visual superior, com prejuízo nas habilidades visuoespaciais e visuoperceptivas. Os pacientes com ACP tipicamente se queixam de dificuldades visuais, e frequentemente são encaminhados primeiramente para oftalmologista. Durante a avaliação pode se observar elementos que compõem a síndrome de Bálint (ataxia óptica, apraxia ocular e simultanagnosia), de Gerstmann (acalculia, agrafia, desorientação esquerda-direita e agnosia para dedos) ou ainda desorientação topográfica. A avaliação de campo visual pode ser complexa, e dificuldades no processamento de atenção visual pode levar a um falso diagnóstico de defeito de campo visual (como hemianopsia). Memória episódica, funções executivas e linguagem são domínios preservados nas fases iniciais da doença, mas com a evolução também são comprometidos. Os critérios diagnósticos propostos para a síndrome são os seguintes[33]:

1. Apresentação com distúrbio visual ou visuoespacial progressivo, desde que descartadas causas oftalmológicas;
2. Evidência de distúrbio visual complexo ao exame: elementos da síndrome de Bálint, agnosia visual, apraxia do vestir ou desorientação topográfica;
3. Menor perda de memória ou redução de fluência verbal, proporcionalmente.

Os exames de neuroimagem demonstram atrofia ou mudanças metabólicas nos lobos parietais e occipitais, por vezes estendendo-se para os lobos temporais. Quanto ao diagnóstico neuropatológico, a grande maioria dos casos preenche critérios para DA; no entanto, outras doenças podem se apresentar como a ACP, como demência com corpúsculos de Lewy, degeneração corticobasal ou ainda doença de Creutzfeldt-Jakob[32].

Variante frontal

Caracteriza-se por apresentar uma síndrome disexecutiva e alterações comportamentais como primeiras e mais importantes manifestações clínicas. Dentre os sintomas comportamentais, os pacientes podem apresentar tanto apatia como sintomas de desinibição social e impulsividade. Mais recentemente tem-se sugerido usar o termo variante disexecutiva/comportamental da DA.

O principal diagnóstico diferencial é a variante comportamental da demência frontotemporal (vcDFT). Apesar das semelhanças, os sintomas comportamentais na vcDFT são mais intensos e graves que na variante frontal da DA. Além disso, mesmo na sua variante frontal, o paciente com DA apresenta mais comprometimento de memória episódica e habilidades visuoespaciais que o indivíduo com vcDFT.

Essas diferenças podem ser observadas também nos exames de neuroimagem estrutural e funcional. Pacientes com variante frontal da DA tem um padrão de atrofia e/ou hipometabolismo no córtex de associação temporoparietal, cíngulo posterior e pré-cúneos com extensão frontal (maior que o observado nos sujeitos com a forma amnéstica da DA). Já pacientes com vcDFT tem uma atrofia e hipometabolismo em regiões frontotemporais, ínsula anterior e cíngulo anterior.

Síndrome corticobasal (SCB)

A SCB é definida pela manifestação assimétrica e lentamente progressiva de sintomas motores (parkinsonismo, distonia e mioclonias) e corticais (apraxia, agnosia tátil e mão alienígena). Classicamente, a SCB era associada a uma taupatia-4R primária denominada Degeneração Corticobasal (DCB). Entretanto, mais recentemente, vem se demonstrando diversas séries de casos *post-mortem* cuja patologia era doença de Alzheimer. Maiores detalhes sobre SCB encontram-se no capítulo "parkinsonismos atípicos".

Diagnóstico

Critérios diagnósticos

Em 2011, novos critérios para o diagnóstico da DA foram publicados pela *National Institute on Aging and Alzheimer's Association* (NIA-AA) e, também, pela Academia Brasileira de Neurologia (ABN) (Tabelas 66.1 e 66.2)[20,34]. A mudança proposta para o diagnóstico de demência abandona a obrigatoriedade de haver comprometimento de memória para o diagnóstico de quadro demencial, contemplando formas atípicas da DA[20,34].

Investigação diagnóstica

A investigação diagnóstica tem o objetivo de descartar causas secundárias (e potencialmente tratáveis) de quadros demenciais, e, também, de diagnosticar marcadores estruturais

Tabela 66.1 – Critérios clínicos para o diagnóstico de demência[20,34]

Demência é diagnosticada quando há sintomas cognitivos ou comportamentais que:

A) Interferem com a habilidade no trabalho ou em atividades usuais
B) Representam declínio em relação a níveis prévios de funcionamento e desempenho
C) Não são explicáveis por *delirium* ou doença psiquiátrica maior

O comprometimento cognitivo é detectado e diagnosticado mediante combinação de:

A) Anamnese com paciente e informante que tenha conhecimento da história; e
B) Avaliação cognitiva objetiva, mediante exame breve do estado mental ou avaliação neuropsicológica. A avaliação neuropsicológica deve ser realizada quando a anamnese e o exame cognitivo breve realizado pelo médico não forem suficientes para permitir diagnóstico confiável

Os comprometimentos cognitivos ou comportamentais afetam no mínimo dois dos seguintes domínios:

A) **Memória**, caracterizado por comprometimento da capacidade para adquirir ou evocar informações recentes, com sintomas que incluem: repetição das mesmas perguntas ou assuntos, esquecimento de eventos, compromissos ou do lugar onde guardou seus pertences
B) **Funções executivas**, caracterizado por comprometimento do raciocínio, da realização de tarefas complexas e do julgamento, com sintomas tais como: compreensão pobre de situações de risco, redução da capacidade para cuidar das finanças, de tomar decisões e de planejar atividades complexas ou sequenciais
C) **Habilidades visuais-espaciais**, com sintomas que incluem: incapacidade de reconhecer faces ou objetos comuns, encontrar objetos no campo visual, dificuldade para manusear utensílios, para vestir-se, não explicáveis por deficiência visual ou motora
D) **Linguagem** (expressão, compreensão, leitura e escrita), com sintomas que incluem: dificuldade para encontrar e/ou compreender palavras, erros ao falar e escrever, com trocas de palavras ou fonemas, não explicáveis por déficit sensorial ou motor
E) **Personalidade ou comportamento**, com sintomas que incluem alterações do humor, agitação, apatia, desinteresse, isolamento social, perda de empatia, desinibição, comportamentos obsessivos, compulsivos ou socialmente inaceitáveis

e funcionais da DA. A investigação inicial para quadros de demência recomendada pela ABN engloba os exames listados na Tabela 66.3.

A pesquisa de biomarcadores no liquor e de neuroimagem funcional (PET ou SPECT) não devem ser solicitados de rotina, ficando limitados a casos selecionados tais como demências de início pré-senil (< 65 anos), demências rapidamente progressivas, demências atípicas ou para diagnósticos diferenciais com outras demências neurodegenerativas tais como DFT.

Pesquisa genética (mutações nos genes da APP, PSEN1 e PSEN2) devem ser reservados em casos com história familiar compatível com padrão de herança autossômica dominante. A pesquisa da genotipagem da APOE não deve ser solicitada, ficando limitada a apenas pesquisas.

Exames de neuroimagem

Os exames de neuroimagem estrutural utilizados na avaliação de pacientes com DA são a tomografia computadorizada de crânio e a ressonância magnética de encéfalo. A tomografia do crânio pode ser utilizada para descartar causas secundárias de demência, como hematoma subdural ou hidrocefalia. O exame de ressonância magnética (RM) do encéfalo deve ser realizado sempre que possível porque pode mostrar alterações estruturais encontradas na DA. Os achados característicos são redução volumétrica das estruturais mesiais temporais,

Tabela 66.2 – Critérios diagnósticos para demência na DA provável, possível e definida[20,34]

Demência da doença de Alzheimer provável

Preenche critérios para demência e tem as seguintes características:

A) Início insidioso (meses ou anos)

B) História clara ou observação de piora cognitiva

C) Déficits cognitivos iniciais e mais proeminentes em uma das seguintes categorias:
   a) Apresentação amnéstica (deve haver outro domínio afetado além da memória)
   b) Apresentação não amnéstica (deve haver dois domínios afetados)
      1) **Linguagem** (lembranças de palavras).
      2) **Visuoespacial** (cognição espacial, agnosia para objetos ou faces, simultaneoagnosia e alexia)
      3) **Funções executivas** (alteração do raciocínio, julgamento e solução de problemas).

D) Tomografia ou, preferencialmente, ressonância magnética do crânio deve ser realizada para excluir outras possibilidades diagnósticas ou comorbidades, principalmente doença vascular cerebral.

E) O diagnóstico de demência da DA provável **não** deve ser aplicado quando houver:
   a) Evidência de doença cerebrovascular importante definida por história de AVC temporalmente relacionada ao início ou piora do comprometimento cognitivo; ou presença de infartos múltiplos ou extensos; ou lesões acentuadas na substância branca evidenciadas por exames de neuroimagem; ou
   b) Características centrais de demência com corpos de Lewy (alucinações visuais, parkinsonismo e flutuação cognitiva); ou
   c) Características proeminentes da variante comportamental da demência frontotemporal (hiperoralidade, hipersexualidade, perseveração); ou
   d) Características proeminentes de afasia progressiva primária manifestando-se como a variante semântica (também chamada demência semântica, com discurso fluente, anomia e dificuldades de memória semântica) ou como a variante não fluente, com agramatismo importante; ou
   e) Evidência de outra doença concomitante e ativa neurológica ou não neurológica, ou de uso de medicação que pode ter efeito substancial sobre a cognição

F) Os seguintes itens, quando presentes, aumentam o grau de confiabilidade do diagnóstico clínico da demência da DA provável:
   a) Evidência de declínio cognitivo progressivo, constatado em avaliações sucessivas;
   b) Comprovação da presença de mutação genética causadora de DA (genes da APP e presenilinas 1 e 2);
   c) Positividade de biomarcadores que reflitam o processo patogênico da DA (marcadores moleculares através de PET ou liquor; ou neuroimagem estrutural e funcional)

Demência da doença de Alzheimer possível

O diagnóstico de demência da DA possível deve ser feito quando o paciente preenche os critérios diagnósticos clínicos para demência da DA, porém apresenta alguma das circunstâncias a seguir:

A) Curso atípico: início abrupto e/ou padrão evolutivo distinto daquele observado usualmente, isto é, lentamente progressivo

B) Apresentação mista: tem evidência de outras etiologias conforme detalhado no item E dos critérios de demência da DA provável

C) Detalhes de história insuficientes sobre instalação e evolução da doença

Demência da doença de Alzheimer definida

Preenche critérios clínicos e cognitivos para demência da DA e exame neuropatológico demonstra a presença de patologia da DA segundo os critérios do NIA e do *Reagan Institute Working Group*

Tabela 66.3 – Exames subsidiários para investigação de quadros suspeitos de DA

Para todos os casos
• Hemograma completo • Creatinina • TSH • Albumina • Enzimas hepáticas • Vitamina B12 • Ácido fólico • Cálcio • Reações sorológicas para sífilis • Tomografia ou ressonância magnética do encéfalo
Para casos selecionados*
• Análise do líquido cefalorraquidiano (para pacientes com quadro pré-senil) • Exames de Neuroimagem Funcional (SPECT ou PET com ^{18}FDG) • Pesquisa de mutações de APP, PSEN1 e PSEN2 (recomendada em casos de DA com história familiar compatível com herança autossômica dominante) • Sorologia para HIV (para pacientes com idade inferior a 60 anos, com apresentações clínicas atípicas, ou com sintomas sugestivos)

*Exemplos de casos selecionados: demências de início pré-senil (< 65 anos), demências rapidamente progressivas, demências atípicas ou para diagnósticos diferenciais com outras demências neurodegenerativas

especialmente dos hipocampos (Figura 66.5). Atrofia mais significativa também pode ser observada em regiões temporais inferiores e laterais, e parietais mediais e laterais.

Exames de neuroimagem funcional (perfusão cerebral [SPECT] e metabolismo cerebral [FDG-PET]) podem auxiliar no diagnóstico da DA, mas devem ser solicitados em casos específicos e não fazem parte da investigação habitual. O padrão de déficit metabólico e perfusional tipicamente associado à DA engloba córtex de associação temporoparietal bilateral, cíngulo posterior e pré-cúneus (Figura 66.6). Já as variantes da DA podem apresentar padrões de hipometabolismo/hipoperfusão em regiões corticais que congruentes com sintomatologia não amnéstica, como as regiões temporoparietal esquerda na vlAPP (Figura 66.7) e parietal e temporal posteriores na ACP (Figura 66.8). Os exames de neuroimagem funcional podem ser úteis na diferenciação entre DA e outras formas de demência, como a demência frontotemporal, na qual hipometabolismo/hipoperfusão é observado nas regiões frontais, incluindo cíngulo anterior, e temporais anteriores.

Traçadores para detecção de deposição de proteína amiloide β no PET (PET-amiloide) têm sido amplamente empregados no contexto de pesquisa clínica desde o início dos anos 2000. Esta técnica permite diagnosticar pacientes com DA em fase pré-clínica, no entanto ainda é pouco disponível no Brasil e não é utilizada para a investigação de rotina da DA. O primeiro radiotraçador desenvolvido foi o *Pittsburgh compound* B (PiB) marcado com carbono-11 (Figura 66.9). Nos anos seguintes, diversos outros ligantes de proteína beta-amiloide foram desenvolvidos, todos usando o flúor-18 como radiotraçador. Desses, o florbetapir foi primeiro aprovado para uso clínico em 2012 nos EUA. Todos esses radiofármacos têm alta afinidade com amiloide fibrilar insolúvel em placas neuríticas, mas são insensíveis para os oligômeros de Aβ solúveis e tóxicos. Por isso, o PET amiloide só se torna positivo a partir das fases 3 e 4 da propagação do amiloide (Figura 66.1).

É importante frisar que apenas um PET com traçador de amiloide β positivo não permite o diagnóstico de DA, já que indivíduos cognitivamente normais, com comprometimento cognitivo leve, ou mesmo com outras formas de demência (particularmente demência com corpúsculos de Lewy) podem ter exames positivos para presença de amiloide[35]. Enquanto

Figura 66.5 – Imagens de ressonância magnética de encéfalo na doença de Alzheimer (DA). Imagens na sequencia ponderada em T1 em cortes axial (A) e coronal (B) em uma paciente de 78 anos com diagnóstico de uma forma amnéstica da DA de início senil. Cortes sagitais na sequencia ponderada em T1 (C e D) mostrando atrofia em regiões parietais mediais em um paciente de 61 anos com diagnóstico de atrofia cortical posterior (variante visual da DA).

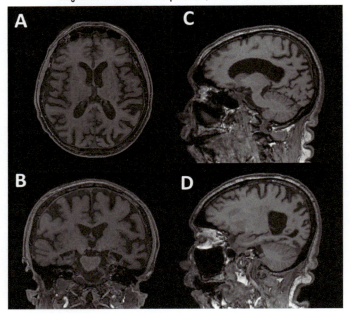

Figura 66.6 – Exame de PET/CT com 18FDG (fluorodeoxiglicose) em um paciente de 59 anos com a forma amnéstica da doença de Alzheimer de início pré-senil. Imagens mostram um hipometabolismo em regiões temporais mediais, cíngulo posterior, pré-cúneus e córtex de associação temporoparietal. (Centro de Medicina Nuclear do Instituto de Radiologia do Hospital das Clínicas da Faculdade de Medicina Nuclear).

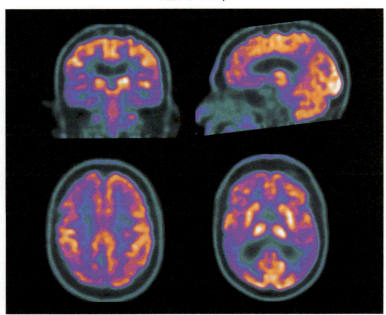

Figura 66.7 – Exame de PET/CT com 18FDG (fluorodeoxiglicose) em um paciente de 64 anos com a variante logopênica de uma afasia progressiva primária. Imagens mostram hipometabolismo em córtex de associação temporoparietal assimétrico, mais acentuado em hemisfério esquerdo, dominante para linguagem (em verde áreas de menor metabolismo e em vermelho as regiões de maior metabolismo). A análise quantitativa com método estatístico paramétrico (Cortex ID), quando comparado com grupo de voluntários normais pareados por faixa etária (escore-z), confirma os achados descritos (áreas em destaque apresentam menor metabolismo).

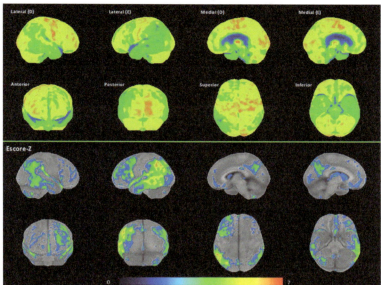

Imagens gentilmente cedidas pelo Dr. Artur Martins Novaes Coutinho e pela Me. Camila de Godoi Carneiro (Centro de Medicina Nuclear do Instituto de Radiologia do Hospital das Clínicas da Faculdade de Medicina Nuclear).

Figura 66.8 – Cintilografia de perfusão cerebral (SPECT cerebral) realizado com 99mTc-ECD em um paciente de 61 anos com diagnóstico de Atrofia Cortical Posterior (variante visual da doença de Alzheimer). Imagens em cortes axial, coronal e sagital mostram hipofluxo sanguíneo cerebral regional em córtex de associação temporoparietal posterior. Imagens da ressonância magnética desse paciente podem ser observadas nas figuras 66.6C e 66.6D.

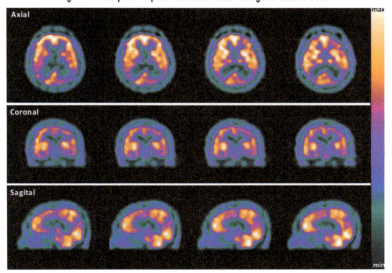

Imagens gentilmente cedidas pelo Dr. Artur Martins Novaes Coutinho e pela Me. Camila de Godoi Carneiro (Centro de Medicina Nuclear do Instituto de Radiologia do Hospital das Clínicas da Faculdade de Medicina Nuclear).

Figura 66.9 – Exames de PET/CT de um paciente de 61 anos com diagnóstico de uma forma amnéstica de doença de Alzheimer de início pré-senil. Imagens de PET/CT com ^{11}C-PIB (*Pittsburgh compound B*) para marcação de placas de amiloide que demonstram acúmulo anômalo do radiofármaco em córtex cerebral, predominantemente em regiões pré-frontais, cíngulo posterior, pré-cuneus e córtex de associação temporoparietal (em verde áreas de menor acúmulo de amiloide e em vermelho marcam regiões de maior acúmulo de amiloide). A análise quantitativa com método estatístico paramétrico (Cortex ID), quando comparado com grupo de voluntários normais pareados por faixa etária (escore-z), confirma os achados descritos.

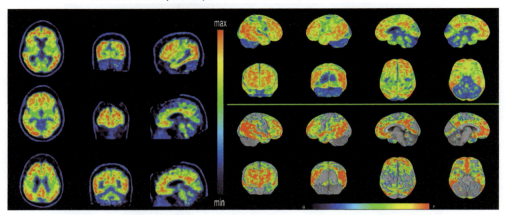

Imagens de projeto de pesquisa apoiado pelo Fundação de Amparo à Pesquisa do Estado de São Paulo (FAPESP, número 2012/50239-6) cedidas pelos Laboratórios de Investigação Médica 43 e 21 da Faculdade de Medicina da Universidade de São Paulo.

cerca de 90% dos pacientes diagnosticados clinicamente com DA têm exames positivos para amiloide, em torno de 30-40% de indivíduos idosos cognitivamente normais acima dos 80 anos também têm exames positivos para amiloide (Figura 66.10)[35]. A Tabela 66.4 resume as vantagens e desvantagens do PET amiloide.

O uso de traçadores para detecção de proteína tau no parênquima cerebral com uso do PET (PET-tau) tem aumentado o valor diagnóstico e a possibilidade de acompanhamento evolutivo da DA, pois existe maior correlação entre a intensidade dos depósitos de proteína tau e sua localização (e sua demonstração pelo tau-PET) com a gravidade do processo demencial e com as características clínicas observadas (como nas formas variantes, por exemplo). Por esta razão, talvez o tau-PET possa vir a ser um bom marcador de desfecho em testes terapêuticos[36].

O desenvolvimento de radiotraçadores para peptídeo amiloide e a proteína tau tem aumentado a acurácia do diagnóstico de DA. Muitos casos que recebem o diagnóstico clínico de DA (pelos critérios mostrados pelas Tabelas 66.1 e 66.2) quando submetidos a PET amiloide demonstram não ter deposição de placas amiloides, o que sugere serem por

Tabela 66.4 – Vantagens e desvantagens do PET amiloide

Vantagens	Desvantagens
• PET amiloide negativo exclui DA • Muito útil para o diferencial de demências de início pré-senil • Permite diferenciar de taupatias e TDP-43patias primárias • PET amiloide positivo tem alto poder preditivo para conversão em DA	• A partir dos 80 anos, 30 a 40% dos idosos normais tem PET amiloide positivo • Pouco útil para diferenciar de demências por alfassinucleinopatias • Alto custo e pouco disponível • Ainda não incorporado aos critérios clínicos de DA

Figura 66.10 – Exames de PET/RM com 11C-PIB (*Pittsburgh compound B*) de dois pacientes cognitivamente normais. Imagens da linha superior são de um paciente de 82 anos e demonstram acúmulo anômalo do radiofármaco em córtex cerebral, predominantemente em regiões frontais (em vermelho). Estudo, portanto, positivo para depósito de amiloide no córtex cerebral. Já imagens da linha inferior são de uma paciente de 83 anos, com distribuição normal do radiofármaco em substância branca encefálica e assim, um estudo negativo para depósito cortical de amiloide.

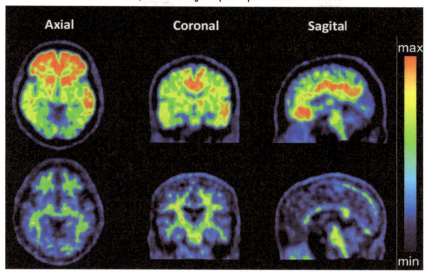

Fonte: Centro de Medicina Nuclear do Instituto de Radiologia do Hospital das Clínicas da Faculdade de Medicina Nuclear.

outras patologias. Esses casos são agrupados como *suspected non-Alzheimer's pathophysiology* (SNAP). Estudos *post-mortem* mostram que eles apresentam diversas outras patologias, dentre elas, a Encefalopatia da proteína TDP-43 relacionada à idade predominantemente no sistema límbico (*Limbic-predominant age-related TDP-43 encephalopathy* ou LATE) e a taupatia primária relacionada a idade (do inglês, *Primary age-related tauopathy* ou PART).

Mas vale salientar que o uso de PET amiloide e PET tau ainda são restritos a pesquisa e não devem ser solicitados de rotina clínica, uma vez que o tratamento disponível até o momento seja sintomático e não modificador de doença.

Exame do líquido cefalorraquidiano (LCR) e uso de biomarcadores liquóricos

O exame do LCR deve ser solicitado nos casos de investigação de demência pré-senil, demência rapidamente progressiva e demências com manifestações atípicas. É importante para descartar causas infecciosas, autoimunes e, também, para a realização do "*tap-test*" nos casos de suspeita de hidrocefalia de pressão normal.

A investigação com a dosagem dos biomarcadores liquóricos pode ser solicitada em casos específicos. Denomina-se "assinatura patológica" da DA quando há as duas condições simultaneamente:
1. **Diminuição** da concentração do peptídeo amiloide β_{42}; e
2. **Aumento** da concentração de proteína tau total e tau-fosforilada.

Lembrando que a proteína tau-fosforilada é mais específica da patologia da DA, enquanto da concentração da tau total está mais associado a morte neuronal (e, portanto, com a neurodegeneração).

Alguns estudos apontam que "assinatura patológica" dos biomarcadores no liquor tem uma sensibilidade e especificidade ao redor de 85% a 90% para diagnóstico de DA. Entretanto, por não haver padronização definitiva em nosso meio, o uso dos biomarcadores liquóricos foi considerado reservado para situações específicas na prática clínica nas Recomendações do Departamento Científico de Neurologia Cognitiva e do Envelhecimento da Academia Brasileira[37]. Tem havido tendência crescente para o emprego dos biomarcadores no diagnóstico de DA e recentemente um novo método automatizado e mais reprodutível de quantificação dessas proteínas no LCR foi desenvolvido[38]. Com este novo método é possível que a pesquisa de biomarcadores se torne mais confiável ampliando a segurança do diagnóstico de DA. Esta segurança é essencial para a pesquisa e principalmente para ensaios clínicos onde a contaminação por casos de outra etiologia pode alterar de modo significativo os resultados.

Definição biológica da doença de Alzheimer (sistema ATN)

Nas duas últimas décadas, vem se discutindo novas propostas de critérios diagnósticos da doença de Alzheimer que incorporem o uso de biomarcadores e que não seja apenas baseado nas manifestações clínicas e na exclusão de outros diagnósticos. Isso se dá devido a sucessivas falhas nos ensaios clínicos de drogas modificadores de doença. O que se argumenta para justificar em parte essas falhas seria que muitos pacientes com diagnóstico clínico de DA na verdade apresentariam ou uma patologia mista ou uma outra doença. O uso de biomarcadores (liquóricos e de neuroimagem), portanto, levaria a uma maior especificidade no diagnóstico *in vivo* da DA.

Os critérios diagnósticos de 2011 do *National Institute on Aging and Alzheimer's Association* (NIA-AA) propuseram um modelo, baseado na hipótese da "cascata amiloide", no qual a DA segue um curso contínuo compreendido por três fases (Figura 66.4)[20,35]:

1. **Fase pré-clínica:** definida pela ausência de um declínio cognitivo em testes neuropsicológicos e pela presença de biomarcadores positivos para doença de Alzheimer.
2. **Fase de comprometimento cognitivo leve (CCL) da doença de Alzheimer:** caracterizado pelo declínio em pelo menos um domínio cognitivo (ou comportamental) em testes neuropsicológicos, pela ausência de prejuízo funcional e por biomarcadores positivos.
3. **Fase de demência da doença de Alzheimer:** comprometimento em pelo menos dois domínios cognitivos (ou um cognitivo e um comportamental) associados a um declínio funcional.

A fase pré-clínica da DA, por sua, vez, seria dividida em três estágios. No estágio 1, chamado de amiloidose assintomática, ocorre acúmulo de Aβ no sistema nervoso central, evidenciado por redução dos níveis de $A\beta_{42}$ no líquido cefalorraquidiano e positividade para ligantes de β-amiloide (como o PiB ou florbetapir) no PET. A redução de $A\beta_{42}$ no líquido cefalorraquidiano começa a ocorrer cerca de 15 anos antes do início dos sintomas da DA. O estágio 2 é caracterizado por amiloidose com neurodegeneração, em que ocorre aumento dos níveis de tau e tau hiperfosforilada no líquido cefalorraquidiano, alterações do metabolismo cerebral observado em estudo de neuroimagem funcional (como no PET com FDG) e os primeiros sinais de atrofia (nos lobos temporais mediais, regiões paralímbicas e córtex de associação temporoparietal). O aumento de tau no líquido cefalorraquidiano parece refletir o processo neurodegenerativo da doença, e começa a ocorrer cerca de 5 anos antes do início dos sintomas. No estágio 3 da fase pré-sintomática da DA surgem os primeiros sinais de declínio cognitivo, que inicialmente são muito sutis (como declínio cognitivo subjetivo), mas eventualmente progridem para a fase sintomática da DA (comprometimento cognitivo leve e demência).

Mais recentemente, em 2018, novos critérios para definição biológica da doença de Alzheimer foram propostos pela NIA-AA para serem aplicados a pesquisa clínica[38]. Esses novos critérios baseiam-se no uso de biomarcadores pelo sistema ATN. A sigla ATN vem de amiloide-tau-neurodegeneração (Tabela 66.5). A partir desse sistema de classificação pelos biomarcadores (ATN), definiu-se a doença de Alzheimer como uma amiloidopatia com taupatia secundária, independente da presença de sintomas clínicos e de neurodegeneração (Tabela 66.6):

» **Alterações patológicas de Alzheimer:** quando há a presença apenas de peptídeo β-amiloide (A+), mas sem a patologia Tau (T-). Representa, portanto, o estágio inicial da DA (amiloidose sem taupatia) de acordo com o Modelo da "Cascata Amiloide".

» **Doença de Alzheimer:** refere-se a presença placas amiloides (A+) e depósito de proteína Tau fosforilada (T+). Ou seja, seria uma amiloidose com taupatia. Não se faz necessário a presença de neurodegeneração (N- ou +).

» **Patologia não Alzheimer:** do inglês: *suspected non-Alzheimer's pathophysiology (SNAP)*. Descreve a situação em que há positividade para biomarcadores de patologia Tau (T+) e/ou neurodegeneração (N+), mas negativo para amiloidose (A-). Supõe-se que, apesar do quadro sugestivo de DA, o fato de não ter evidência de placas amiloides no PET ou diminuição do Aβ42 no LCR excluiria patologia Alzheimer. Nesse caso, levanta-se a suspeita de outra patologia neurodegenerativa não Alzheimer (p.e., outras taupatias, TDP-43).

» **Síndrome clínica de Doença de Alzheimer:** terminologia recomendada para os casos que preencherem os critérios clínicos de DA (amnéstica ou variantes não amnésticas) de possível ou provável, mas que não se tenha informações de biomarcadores amiloide ou tau. A síndrome clínica seguiria o continuum: cognitivamente normal – declínio cognitivo subjetivo – comprometimento cognitivo leve – demência.

Em suma, o que esses novos critérios pelo sistema ATN querem propor é que a doença de Alzheimer seja diagnosticada a partir da presença ou não das duas proteínas patológicas (amiloide e tau) e não mais pelas manifestações clínicas. Ou seja, esses critérios de 2018 apontam uma tendência que no futuro, as demências neurodegenerativas sejam definidas e diagnosticas pelas suas proteinopatias por meio de biomarcadores (definição biológica) e não mais pelos seus sintomas (definição clínica). A Tabela 66.7 resume as diferenças entre os três critérios diagnósticos de DA.

Vale ressaltar que o diagnóstico da DA no dia a dia do consultório ainda deve ser baseado nos critérios clínicos de 2011 (Tabelas 66.1 e 66.2) e que essa proposta de critério diagnóstico usando biomarcadores permanece restrito a pesquisas e a ensaios clínicos para novas drogas. Portanto, o uso de biomarcadores no LCR e em neuroimagem molecular (PET) não se faz necessário para o diagnóstico de todos os casos de suspeita de DA até o presente momento. A recomendação atual do uso clínico de biomarcadores restringe-se a situações especiais como já discutido anteriormente.

Tabela 66.5 – Biomarcadores para doença de Alzheimer segundo o sistema ATN (amiloide-tau-neurodegeneração)[38]

Patologia	Biomarcador
Patologia amiloide (A)	Diminuição do Aβ42 no LCR PET com radiotraçador para amiloide positivo
Patologia tau (T)	Aumento da proteína pTau no LCR PET com radiotraçador para proteína tau positivo
Neurodegeneração (N)	Aumento da proteína Tau total no LCR Atrofia cortical na ressonância magnética de crânio Hipometabolismo no PET com FDG

Aβ42: peptídeo beta-amiloide; FDG: fluordeoxiglicose[18]F; LCR: líquido cefalorraquidiano; pTau: tau fosforilada.

Tabela 66.6 – Categorias diagnósticas segundo o sistema ATN (amiloide-tau-neurodegeneração) dentro do *continuum* da definição biológica da doença de Alzheimer[38]

Perfil ATN	Categoria segundo o perfil de biomarcadores
A– T– N–	Biomarcadores de DA normais
A+ T– N–	Alterações patológicas de Alzheimer
A+ T+ N–	Doença de Alzheimer (sem neurodegeneração)
A+ T+ N+	Doença de Alzheimer (com neurodegeneração)
A+ T– N+	Alterações patológicas de Alzheimer + patologia não Alzheimer*
A– T+ N–	Patologia não Alzheimer*
A– T– N+	Patologia não Alzheimer*
A– T+ N+	Patologia não Alzheimer*

*Do inglês: suspected non-Alzheimer's pathophysiology ou SNAP.

Tratamento

O tratamento da DA pode ser dividido entre terapia antiamiloide (restrito às fases de CCL e de demência leve com confirmação por biomarcador amiloide) e tratamento sintomático (indicado para todas as fases da demência pela DA e sem a necessidade de biomarcador). O tratamento sintomático, por sua vez, pode ser dividido de acordo com os sintomas da doença entre os cognitivos e os comportamentais.

Terapia antiamiloide

Em junho de 2021 o aducanumab tornou-se a primeira droga antiamiloide aprovada pelo FDA (*Food and Drug Administration*) para uso clínico em pacientes com DA. Trata-se do primeiro fármaco com ação direta na fisiopatologia da doença, indicado apenas para pacientes nas fases de CCL e de demência leve pela DA e que apresentem algum biomarcador amiloide positivo.

O aducanumab é um anticorpo monoclonal recombinante humano IgG1 que remove tanto os oligômeros solúveis como as formas fibrilares insolúveis de Aβ [39, 40]. O fármaco é administrado mensalmente por infusão intravenosa. O ensaio clínico fase 1B (estudo PRIME), em uma amostra de 165 pacientes com DA prodrômica ou com demência leve pela DA teve como objetivo principal avaliar a segurança, farmacocinética e a tolerabilidade. Ele mostrou uma redução dose e tempo dependentes da carga amiloide medida por exame de PET amiloide [39]. Embora o desfecho clínico não fosse principal objetivo do estudo, a análise do PRIME também mostrou que dose altas de aducanumab (10 mg/kg) resultaram em uma desaceleração do declínio clínico em 12 meses, conforme mensurado pelo MEEM e pela soma dos boxes do CDR (*Clinical Dementia Rating*). Por outro lado, neste grupo com dose mais alta, 38% dos pacientes apresentaram taxas de efeitos adversos graves, 31% interromperam o uso da medicação devido aos efeitos colaterais e em 47% foram observadas anormalidades de imagem relacionadas ao amiloide (*amyloid-related imaging abnormalities* – ARIA), caracterizadas por edema intraparenquimatoso, micro-hemorragias ou siderose superficial [39].

Em 2015 foram iniciados dois ensaios clínicos fase 3 (estudos EMERGE e ENGAGE) com pacientes com CCL e com demência leve pela DA, todos com PET amiloide positivo. O objetivo dos estudos era avaliar a eficácia clínica do aducanumab [40-42]. Em ambos os estudos, os pacientes incluídos tinham pontuação 0,5 no CDR e MEEM entre 24 e 30 pontos (a média foi de 26). No início de 2019, foi anunciada a interrupção dos estudos após uma análise de futilidade. Todavia, ainda em 2019, em uma reanálise observou-se que o grupo com dose alta apresentou uma redução da carga amiloide no PET e da taxa de declínio cognitivo. No estudo

Tabela 66.7 – Evolução dos critérios diagnósticos de doença de Alzheimer (DA)

McKhann e cols., 1984	McKhann e cols., 2011 (NIA-AA)[15,20]	Jack e cols., 2018 (NIA-AA)[38]
• Primeiros critérios diagnósticos • Obrigatoriedade do comprometimento de memória episódica • Admitia apenas o estágio de demência	• Atuais critérios diagnósticos para uso na prática clínica • O diagnóstico baseia-se na síndrome clínica típica e na exclusão de diagnósticos diferenciais • Passou a admitir as formas não amnésticas • Não há obrigatoriedade do uso de biomarcadores para o diagnóstico, mas admite seu uso em situações especiais • Passou a admitir estágios anteriores a demência: fase assintomática (ou pré-clínica) e CCL	• Proposta de critérios para aplicação em pesquisa clínica • Não são recomendados para uso clínico. • Propõe o diagnóstico de DA por meio de biomarcadores (definição biológica) • DA é definida pela presença de biomarcadores de Amiloide (A+) e Tau (T+). Não é necessário ter neurodegeneração • Síndrome clínica típica sem biomarcadores não define como DA • A DA manifesta-se por um *continuum*: cognitivamente normal – DCS – CCL – demência

CCL: comprometimento cognitivo leve; DCS: declínio cognitivo subjetivo.

EMERGE, os pacientes que receberam 10 mg/kg de aducanumab por 78 semanas apresentaram uma redução de 22% no declínio clínico mensurado pela soma dos boxes do CDR. O grupo que recebeu aducanumab teve uma queda de 2,7 pontos no MEEM nas 78 semanas, enquanto o grupo placebo caiu 3,3 pontos, indicando uma resposta de 18% do monoclonal. Entretanto, o valor de "p" não foi estatisticamente controlado para comparações múltiplas, o que enfraqueceu o poder estatístico do resultado. Ou seja, o aducanumab não se mostrou capaz de interromper a progressão da doença, apenas desacelerando o declínio cognitivo e funcional nas suas fases iniciais. No estudo ENGAGE, por outro lado, não foram observadas diferenças estatisticamente significativas no desfecho clínico primário entre os pacientes tratados com aducanumab e naqueles com placebo[40-42].

Esta discrepância nos resultados entre os dois ensaios fase 3 e a resposta clínica muito modesta tornaram o aducanumab alvo de críticas de vários pesquisadores que consideraram precoce a sua aprovação pelo FDA[41,42]. Os responsáveis pelos estudos, por sua vez, justificaram essas diferenças explicando que os pacientes carreadores do alelo ε4 da APOE nos primeiros 18 meses dos ensaios receberam baixas doses devido ao temor de uma maior frequência de ARIA. Isso resultou em uma menor amostra no braço de dose alta no ENGAGE, em comparação ao grupo de dose alta no EMERGE. Essa diferença na exposição às altas doses do aducanumab seria a principal justificativa paras as divergências entre os estudos. Diante dessas controvérsias, ao aprovar o aducanumab, o FDA impôs a condição da realização de um novo ensaio clínico fase 4 com objetivo de verificar o benefício clínico previsto. Caso esse novo estudo não demonstre uma eficácia clínica, o medicamento será removido do mercado.

Quanto aos efeitos adversos, 41% dos pacientes do estudo EMERGE apresentaram ARIA, dos quais 19,7% foram sintomáticos. Os sintomas mais relatados em pacientes com ARIA foram cefaleia, vertigem, náuseas, vômitos e sintomas visuais. A maioria dos casos de ARIA ocorreram nas primeiras 8 infusões, foram mais frequentes nos portadores do alelo ε4 da APOE e geralmente se resolveram dentro de 4 a 16 semanas. O quadro 1 resume as informações clínicas e farmacológicas relevantes sobre o aducanumab extraídas a partir da bula aprovada pelo FDA[40].

Quadro 66.1 – Informações clínicas e farmacológicas do Aducanumab[40]

Indicação clínica	• Comprometimento cognitivo leve ou demência leve pela doença de Alzheimer (DA) – CDR (*Clinical Dementia Rating*) = 0,5 ou 1,0 ou MEEM = 24 a 30 pontos • Positividade em um biomarcador amiloide (Aβ liquor ou em PET amiloide) • Não indicado em fases moderada ou grave da demência pela DA (CDR = 2,0 ou 3,0)
Mecanismo de ação	• Anticorpo monoclonal recombinante humano IgG1 • Ação sobre oligômeros solúveis e formas fibrilares insolúveis de Aβ.
Apresentação	• Ampola de 170 mg/1,7 mL (100 mg/mL) • Ampola de 300 mg/3 mL (100 mg/mL)
Forma de administração	• Infusão intravenosa em bomba (IV) durante uma hora
Posologia	• Infusão a cada 4 semanas: • 1º e 2º meses: 1 mg/kg • 3º e 4º meses: 3 mg/kg • 5º e 6º meses: 6 mg/kg • A partir do 7º mês: 10 mg/kg
Efeitos adversos	• ARIA – E (35%) • Cefaleia (21%) • ARIA – H micro-hemorragias (19%) • ARIA – H siderose superficial (15%) • Quedas (15%) • Diarreia (9%) • Confusão mental (8%) • Angioedema e urticária durante a infusão

Classificação das anormalidades de imagem relacionadas ao amiloide (ARIA*)	• ARIA – E (edema)
	  – Leve: hiperintensidade no FLAIR confinada ao sulco e ou córtex/substância branca subcortical em um local < 5 cm
	  – Moderado: hiperintensidade no FLAIR 5 a 10 cm, ou mais de 1 local de envolvimento, cada um medindo < 10 cm
	  – Grave: hiperintensidade no FLAIR medindo > 10 cm, frequentemente com substância branca subcortical significativa e/ou envolvimento de sulcos. Um ou mais locais separados de envolvimento podem ser observados.
	• ARIA – H micro-hemorragias
	  – Leve: ≤ 4 novas micro-hemorragias incidentais.
	  – Moderado: 5 a 9 novas micro-hemorragias incidentais.
	  – Grave: ≥ 10 novas micro-hemorragias incidentes.
	• ARIA – H siderose superficial
	  – Leve: 1 área focal de siderose superficial
	  – Moderado: 2 áreas focais de siderose superficial
	  – Grave: > 2 áreas focais de siderose superficial

Monitorização de ARIA*	• Fazer uma ressonância magnética (RM) do encéfalo antes da 1ª, 7ª e 12ª infusões • Se ≥ 10 novas micro-hemorragias incidentais ou > 2 áreas focais de siderose superficial (ARIA – H grave radiográfica) for observada, o tratamento pode ser continuado com cuidado somente após uma avaliação clínica e uma RM de acompanhamento demonstrar estabilização radiográfica (ou seja, sem aumento em tamanho ou número de ARIA – H).

* Do inglês, amyloid-related imaging abnormalities (ARIA).

Tratamento dos sintomas cognitivos

As medicações utilizadas para o tratamento dos sintomas cognitivos são: os inibidores da acetilcolinesterase (iAChE), e a memantina[43].

Os iAChE estão indicados para o tratamento de todas as fases da doença (leve, moderada e grave). Os três iAChE disponíveis para o tratamento da DA são: donepezila, rivastigmina e galantamina (Tabela 66.8). O efeito cognitivo é dose-dependente, recomendando-se que a maior dose tolerada seja alcançada para otimização do tratamento. O efeito sintomático costuma ser modesto, mas essas medicações podem promover um período de estabilização dos sintomas da DA, diminuindo a velocidade de progressão da doença.

A donepezila, derivado da piperidina, é um inibidor seletivo e reversível da AChE. Apresenta uma meia-vida prolongada de aproximadamente 70 horas e metabolização hepática. Deve ser administrada em dose única diária via oral.

A rivastigmina é um inibidor pseudoirreversível da acetilcolinesterase, com meia-vida de cerca de 1 hora. No entanto, o efeito inibidor enzimático persiste por 10 a 12 horas. Além da AChE, a rivastigmina também inibe a butirilcolinesterase (BuChE), outra enzima que também degrada a acetilcolina e encontra-se presente tanto em neurônios como em células da glia. A rivastigmina é metabolizada principalmente pela colinesterase na fenda sináptica, sendo o único iAChE que não tem passagem hepática, o que permite ser usada em pacientes com hepatopatia. Deve ser administrada por via oral duas vezes ao dia ou por via transdérmica, uma vez ao dia.

A galantamina apresenta meia-vida de 7 horas, porém as apresentações *extended-release* (ER) permitem que a medicação seja administrada uma vez ao dia. A galantamina tem dois mecanismos de ação: inibidor reversível da AChE e agonista alostérico do receptor nicotínico. Mas, apesar desse segundo mecanismo adicional, a galantamina não apresenta superioridade terapêutica sobre os demais iAChE. Sua metabolização é hepática e renal.

Os principais efeitos colaterais dos iAChE são: náusea, vômito, diarreia, anorexia, perda de peso, bradicardia e síncope.

O uso dos iAChE deve ser orientado por algumas considerações gerais:

1. Iniciar com a menor dose;
2. Escalonamento de dose deve ser proposto a cada 4 semanas até a dose máxima tolerada;
3. A reavaliação cognitiva deve ser feita após pelo menos 2 meses em dose estável da medicação;
4. Se houver perda da resposta a determinada droga, pode haver troca para outro iAChE.

Como os efeitos colaterais dos iAChE dependem de seus efeitos periféricos, principalmente no sistema nervoso autônomo, foi realizada tentativa de associar fármacos anticolinérgicos com baixa penetração no sistema nervoso central para conseguir elevar as doses dos iAChE sem aumentar os efeitos colaterais. O emprego associado de donepezila a anticolinérgicos indicados para o controle de incontinência urinária com baixo efeito central como o solifenacin. A dose de donepezila pôde ser elevada bem acima dos 10 mg por dia, mas os efeitos sobre a cognição e funcionalidade não foram conclusivos na primeira revisão realizada[44].

A memantina é indicada para tratamento de pacientes com DA moderada e grave. É um antagonista não competitivo de afinidade moderada dos receptores NMDA (N-metil-d-aspartato) de glutamato. A memantina está associada a diminuição da excitotoxicidade neuronal induzida pelo glutamato e mediada pelo cálcio. A meia-vida é de 60 a 80 horas e sua metabolização hepática é mínima. A eliminação é renal. A administração deve ser iniciada com 5 mg ao dia e a dose aumentada em 5 mg/dia a cada semana até atingir 20 mg ao dia, divididos em duas tomadas. Em pacientes com insuficiência renal grave (clearance de creatinina < 30), a

Tabela 66.8 – Inibidores da acetilcolinesterase utilizados no tratamento da DA

Medicação	Apresentações	Dose inicial	Dose terapêutica	Formas de administração
Donepezila	5 mg e 10 mg	5 mg/dia	5-10 mg/dia	Via oral, 1×/dia
Rivastigmina	1,5 mg, 3 mg, 4,5 mg e 6 mg	3 mg/dia	6-12 mg/dia	Via oral, divididos em 2 doses ao dia
Rivastigmina transdérmica*	Adesivos de 9 mg, 18 mg e 27 mg	4,6 mg/dia	4,6 – 9,5 – 13,3 mg/dia	Via transdérmica, 1×/dia
Galantamina	8 mg, 16 mg e 24 mg	8 mg/dia	16 – 24 mg/dia	Via oral, 1×/dia (forma *extended* release)

* Cada adesivo de rivastigmina de 5 cm² contém 9 mg (cujo percentual de liberação é de 4,6 mg em 24 horas). Adesivos de 10cm² contêm 18 mg (com liberação de 9,5 mg em 24 horas). E os de 15 cm² contêm 27 mg (com liberação de 13,3 mg em 24 horas).

dose máxima recomendada é de 10 mg/dia. Mais recentemente foi desenvolvida formulação de memantina que pode ser utilizada como uma única tomada de 20 mg.

A memantina deve ser associada aos iAChE quando o paciente atingir a fase moderada da doença e não há interação medicamentosa entre essas classes medicamentosas. Geralmente é bem tolerada, e os principais efeitos colaterais da memantina são: agitação, insônia, diarreia, incontinência urinária, cefaleia ou alucinações.

Recentemente, compostos nutricionais apareceram como mais uma opção no tratamento da DA. O uso de Souvenaid® foi associado a benefício em escala de memória em pacientes com DA leve que não estavam em uso de iAChE (em dois ensaios clínicos), mas não foi encontrado benefício em estudo feito com DA leve a moderada em pacientes que estavam usando iAChE ou memantina concomitantemente[45].

Além do tratamento farmacológico exposto até agora, medidas não farmacológicas também são importantes no tratamento da DA. A reabilitação cognitiva (estimulação cognitiva, reabilitação de memória, orientação para realidade e reabilitação neuropsicológica) pode ser utilizada como tratamento adjuvante nas fases inicial e moderada da DA. Atividade física, terapia ocupacional, musicoterapia também podem ser utilizadas em associação ao tratamento medicamentoso.

Tratamento dos sintomas comportamentais e psicológicos (SCPs)

Os SCPs são bastante frequentes e podem variar ao longo do curso da doença. Nenhuma medicação está aprovada para o controle desses sintomas, embora muitas vezes exista a necessidade de prescrevê-las. Podemos dividir o tratamento desses sintomas a partir da sintomatologia do paciente[46]:

a) **Agitação:** os cuidadores e familiares devem ser orientados a diminuir fatores estressantes aos pacientes com DA. Muitas vezes os familiares não percebem que fatores estressantes, como, por exemplo, uma conversa com muitas pessoas pode ser a fonte de agitação para o paciente. Quadros de agitação de início recente devem ser investigados como *delirium*. Não há nenhum tratamento de primeira linha indicado para o tratamento da agitação nos pacientes com DA. Inicialmente, as medicações utilizadas para o tratamento da DA – iAChE e memantina – devem ser prescritas para o controle da agitação. Não havendo resposta a estas medicações, a escolha terapêutica deverá ser orientada pelo tipo de sintomatologia de cada paciente. Se, em associação a agitação, o paciente tem sintomas de tristeza, irritabilidade e anedonia, o uso de antidepressivos deve ser a primeira escolha. Se a agitação está associada a alucinações e/ou delírios, antipsicóticos devem ser utilizados como primeira escolha. Se houver concomitância com aumento de atividade motora, labilidade afetiva e discurso acelerado, medicações estabilizadoras de humor ou anticonvulsivantes podem ser utilizados.

b) **Depressão:** o diagnóstico de depressão nos pacientes com DA frequentemente é realizado através de queixas dos cuidadores porque o paciente pode ser incapaz de relatar as alterações de humor. A presença de queixas somáticas injustificadas pode ser um sintoma de depressão, mesmo na ausência dos sintomas maiores. Novamente, a orientação dos familiares e identificação de fatores estressantes devem ser adotados como conduta terapêutica inicial. Quando há necessidade de tratamento medicamentoso, as drogas inibidoras seletivas de recaptação de serotonina devem ser a primeira escolha. Os antidepressivos tricíclicos e inibidores da monoaminoxidase são contraindicados pelo perfil de efeitos colaterais – piora cognitiva e maior probabilidade de efeitos colaterais graves.

c) **Apatia:** caracteriza-se pela diminuição da motivação em realizar atividades. O paciente pode apresentar falta de iniciativa, diminuição do interesse por atividades que o agradavam, incapacidade de planejamento, diminuição de resposta emocional, e/ou afeto embotado. O tratamento medicamentoso, embora não haja evidência robusta de benefícios, pode ser realizado com: iAChE, antidepressivos dopaminérgicos (bupropiona, sertralina), estimulantes (metilfenidato, dextroanfetamina) ou agonistas dopaminérgicos.

O tratamento não farmacológico dos SCP deve ser sempre a primeira tentativa terapêutica para minimizar os efeitos adversos relacionados às condutas medicamentosas, em especial os relacionados ao uso de antipsicóticos.

O modelo teórico *Progressively Lowered Stress Threshold* identifica seis fatores desencadeantes de SCP[46]. Os cuidadores devem ser orientados a lidar com esses fatores desencadeantes, diminuindo a incidência e melhorando os SCP:

1. Cansaço/fadiga: oferecer períodos de descanso durante o dia;
2. Mudança na rotina, cuidador e meio ambiente: manter rotinas diárias; minimizar mudanças de ambiente como viagens, decoração da casa e visitas no domicílio;
3. Demanda excessiva de atividades: perceber as limitações do paciente e oferecer atividades que ele é capaz de realizar; evitar frases que acentuam a deficiência (por exemplo: "tente melhor"; "esforce-se"); não corrigir excessivamente ou testar os limites do paciente;
4. Estímulo excessivo: limitar o número de pessoas; evitar barulho excessivo; evitar estímulos excessivos na fase grave da doença, como televisão; respeitar a vontade do paciente de retirar-se de eventos como festas ou restaurantes;
5. Percepção de perdas resultando em depressão ou raiva: quando possível, principalmente na fase inicial, conversar com o paciente sobre a doença e encorajar a participação em atividades diárias que levem a socialização e estimulação intelectual
6. Mudanças físicas causando *delirium*: estimular exercício físico, consumo adequado de líquidos, descanso adequado; vacinação.

Com relação às drogas utilizadas no controle dos SCPs, algumas considerações precisam ser feitas. Os iAChE e a memantina podem auxiliar no tratamento dos sintomas comportamentais, principalmente nos casos de sintomas leves a moderados. Recomenda-se que estas medicações sejam escolhidas como terapia de primeira linha para os SCP.

Os antipsicóticos/neurolépticos devem ser utilizados quando há quadro de agitação associado a sintomas psicóticos (alucinações ou delírios). Não há estudos que comprovem eficácia maior de uma droga isoladamente em relação às demais. Os antipsicóticos atípicos devem ser utilizados como primeira escolha pela possibilidade de menor ocorrência de efeitos colaterais e eficácia semelhante ao uso de agentes típicos. O uso de antipsicóticos típicos está associado a maior ocorrência de discinesia tardia, acatisia, parkinsonismo, efeitos anticolinérgicos, sedação, alterações na condução cardíaca, hipotensão ortostática, e aumento da mortalidade. O uso de antipsicóticos deve ser iniciado em doses mínimas e a titulação deve ser cautelosa, com objetivo de usar menor dose necessária. A quetiapina causa menos efeitos adversos sobre a motricidade do que os outros antipsicóticos, o que pode ser uma vantagem. O paciente deve ser reavaliado periodicamente em relação à necessidade de manutenção da terapia antipsicótica, que deve permanecer pelo menor tempo possível. Se não houver a resposta esperada, recomenda-se a troca de agente antipsicótico e reavaliação da indicação do uso.

Os antidepressivos podem ser utilizados em pacientes com agitação em associação ou não com sintomas depressivos. São medicações melhor toleradas do que os antipsicóticos. Os antidepressivos mais utilizados são: citalopram, sertralina, escitalopram e trazodona[43].

Os anticonvulsivantes podem ser utilizados em pacientes com sintomatologia de mania, impulsividade, labilidade ou episódios de agressividade grave. O uso de carbamazepina e valproato de sódio pode ser considerado, embora os resultados sejam duvidosos. Devem ser prescritos como tentativa de secunda ou terceira linha. Novos agentes como lamotrigina, gabapentina e topiramato podem ser administrados, embora não haja evidência que apoie seu uso na prática clínica.

Referências

1. Cipriani G, Dolciotti C, Picchi L, Bonuccelli U. Alzheimer and his disease: a brief history. Neurol Sci. 2011;32(2):275-279.
2. Goate A, Chartier-Harlin MC, Mullan M et al. (1991). "Segregation of a missense mutation in the amyloid precursor protein gene with familial Alzheimer's disease." Nature 349(6311): 704-706.
3. International, A. s. D. (2010). World Alzheimer Report 2010. London, Alzheimer's Disease International
4. Chaves MLF, Godinho CC, Porto CS, Mansur LL, Carthery-Goulart MT, Yassuda MSR. Beato Group of Recommendations in Alzheimer's Disease (2011). "Cognitive, functional and behavioral assessment: Alzheimer's disease" Dement Neuropsychiatr 5(3): 153-166.
5. Suemoto CK, Ferretti-Rebustini RE, Rodriguez RD et al. Neuropathological diagnoses and clinical correlates in older adults in Brazil: A cross-sectional study. PLoS Med. 2017;14(3): e1002267.
6. Nitrini R, Bottino CM, Albala C et al. Prevalence of dementia in Latin America: a collaborative study of population-based cohorts. Int Psychogeriatr. 2009;21(4):622-630.
7. Mayeux R, Stern Y. Epidemiology of Alzheimer disease. Cold Spring Harb Perspect Med. 2012;2(8).
8. Cohn-Hokke PE, Elting MW, Pijnenburg YA, van Swieten JC. Genetics of dementia: update and guidelines for the clinician. Am J Med Genet B Neuropsychiatr Genet. 2012;159B(6):628-643.
9. Tanzi RE. The genetics of Alzheimer disease. Cold Spring Harb Perspect Med. 2012;2(10).
10. Braak H, Zetterberg H, Del Tredici K, Blennow K. Intraneuronal tau aggregation precedes diffuse plaque deposition, but amyloid-beta changes occur before increases of tau in cerebrospinal fluid. Acta Neuropathol. 2013.
11. Musiek ES, Holtzman DM. Origins of Alzheimer's disease: reconciling cerebrospinal fluid biomarker and neuropathology data regarding the temporal sequence of amyloid-beta and tau involvement. Curr Opin Neurol. 2012;25(6):715-720.
12. Pievani M, de Haan W, Wu T, Seeley WW, Frisoni GB. Functional network disruption in the degenerative dementias. Lancet Neurol. 2011;10(9):829-843.
13. O'Brien RJ, Wong PC. Amyloid precursor protein processing and Alzheimer's disease. Annu Rev Neurosci. 2011;34:185-204.
14. Sherrington R, Rogaev EI, Liang Y et al. Cloning of a gene bearing missense mutations in early-onset familial Alzheimer's disease. Nature. 1995;375(6534):754-760.

15. Sperling RA, Aisen PS, Beckett LA et al. Toward defining the preclinical stages of Alzheimer's disease: recommendations from the National Institute on Aging-Alzheimer's Association workgroups on diagnostic guidelines for Alzheimer's disease. Alzheimers Dement. 2011;7(3):280-292.
16. Jack Jr CR, Knopman DS, Jagust WJ et al. Hypothetical model of dynamic biomarkers of the Alzheimer's pathological cascade. Lancet Neurol. 2010 Jan;9(1):119-28.
17. Serrano-Pozo A, Frosch MP, Masliah E, Hyman BT. Neuropathological alterations in Alzheimer disease. Cold Spring Harb Perspect Med. 2011;1(1): a006189.
18. Snowdon DA, Greiner LH, Mortimer JA, Riley KP, Greiner PA, Markesbery WR. Brain infarction and the clinical expression of Alzheimer disease. The Nun Study. JAMA. 1997;277(10):813-817.
19. Nitrini R. Dementia incidence in middle-income countries. Lancet. 2012;380(9852):1470.
20. McKhann GM, Knopman DS, Chertkow H et al. The diagnosis of dementia due to Alzheimer's disease: recommendations from the National Institute on Aging-Alzheimer's Association workgroups on diagnostic guidelines for Alzheimer's disease. Alzheimers Dement. 2011;7(3):263-269.
21. Dubois B, Feldman HH, Jacova C et al. Advancing research diagnostic criteria for Alzheimer's disease: the IWG-2 criteria. Lancet Neurol. 2014;13(6): 614-629.
22. Jack CR, Knopman Jr DS, Weigand SD. et al. An operational approach to National Institute on Aging-Alzheimer's Association criteria for preclinical Alzheimer disease. Ann Neurol. 2012;71(6):765-775.
23. Knopman DS, Haeberlein SB, Carrillo MC et a. The National Institute on Aging and the Alzheimer's Association Research Framework for Alzheimer's disease: Perspectives from the Research Roundtable." Alzheimers Dement. 2018;14(4):563-575.
24. Wadia PM, Lang AE. The many faces of corticobasal degeneration. Parkinsonism Relat Disord. 2007;13(Suppl. 3): S336-340.
25. Alladi S, Xuereb J, Bak T, Nestor P, Knibb J, Patterson K, Hodges JR. Focal cortical presentations of Alzheimer's disease. Brain. 2007;130(Pt 10):2636-2645.
26. Gauthier S, Cummings J, Ballard C, Brodaty H, Grossberg G, Robert P, Lyketsos C. Management of behavioral problems in Alzheimer's disease. Int Psychogeriatr. 2010;22(3):346-372.
27. Palop JJ, Mucke L. Epilepsy and cognitive impairments in Alzheimer disease. Arch Neurol. 2009;66(4):435-440.
28. Weintraub S, Wicklund AH, Salmon DP. The neuropsychological profile of Alzheimer disease. Cold Spring Harb Perspect Med. 2012;2(4):a006171.
29. Brucki SM, Nitrini R, Caramelli P, Bertolucci PH, Okamoto IH. Suggestions for utilization of the mini-mental state examination in Brazil. Arq Neuropsiquiatr. 2003;61(3B):777-781.
30. Nitrini R, Lefevre BH, Mathias SC et al. Neuropsychological tests of simple application for diagnosing dementia. Arq Neuropsiquiatr. 1994;52(4):457-465.
31. Gorno-Tempini ML, Hillis AE, Weintraub S et al. Classification of primary progressive aphasia and its variants. Neurology. 2011;76(11):1006-1014.
32. Crutch SJ, Lehmann M, Schott JM, Rabinovici GD, Rossor MN, Fox NC. Posterior cortical atrophy. Lancet Neurol. 2012;11(2):170-178.
33. McMonagle P, Deering F, Berliner Y, Kertesz A. The cognitive profile of posterior cortical atrophy. Neurology. 2006; 66(3):331-338.
34. Frota NAF, Nitrini R, Damasceno BP et al. Criteria for the diagnosis of Alzheimer's disease: Recommendations of the Scientific Department of Cognitive Neurology and Aging of the Brazilian Academy of Neurology. Dement Neuropsychiatr. 2011;5(3):146-152.
35. Sperling RA, Aisen PS, Beckett LA et al. Toward defining the preclinical stages of Alzheimer's disease: recommendations from the National Institute on Aging-Alzheimer's Association workgroups on diagnostic guidelines for Alzheimer's disease. Alzheimers Dement. 2011;7(3):280-292.
36. Holtzman DM, Carrillo MC, Hendrix JA, Bain LJ et al. Tau: From research to clinical development. Alzheimers Dement. 2016;12(10):1033-1039.
37. Caramelli P, Teixeira AL, Buchpiguel CA et al. Diagnóstico de doença de Alzheimer no Brasil. Exames complementares. Dement Neuropsychiatr. 2011;5(Suppl. 1): 11-20.
38. Jack CR, Bennett Jr DA, Blennow K et al. NIA-AA Research Framework: Toward a biological definition of Alzheimer's disease. Alzheimers Dement. 2018;14(4):535-562.

39. Sevigny J, Chiao P, Bussiere T etal. The antibody aducanumab reduces abeta plaques in Alzheimer's disease. Nature. 2016;537:50-56.
40. https://www.biogencdn.com/us/aduhelm-pi.pdf
41. Schneider L. A resurrection of aducanumab for Alzheimer's disease. Lancet Neurol. 2020 Feb;19(2):111-112.
42. Knopman DS, Jones DT, Greicius MD. Failure to demonstrate efficacy of aducanumab: An analysis of the EMERGE and ENGAGE trials as reported by Biogen, December 2019. Alzheimers Dement. 2021 Apr;17(4):696-701.
43. Vale FAC, Neto YC, Bertolucci PHF et al. Tratamento da doença de Alzheimer. Dement Neuropsychiatr. 2011;5(Suppl. 1):34-48.
44. Chase TN, Farlow MR, Clarence-Smith K. Donepezil Plus Solifenacin (CPC-201) Treatment for Alzheimer's Disease. Neurotherapeutics. 2017;14(2):405-416.
45. Scheltens P, Twisk JW, Blesa R et al. Efficacy of Souvenaid in mild Alzheimer's disease: results from a randomized, controlled trial. J Alzheimers Dis. 2012;31(1):225-236.
46. Burke A, Hall G, Tariot PN. The clinical problem of neuropsychiatric signs and symptoms in dementia. Continuum (Minneap Minn). 2013;19(2 Dementia):382-396.

Capítulo 67

Demência com Corpos de Lewy e Demência da Doença de Parkinson

Adalberto Studart Neto
Jacy Bezerra Parmera

Introdução

A demência com corpos de Lewy (DCL) e a doença de Parkinson (DP) representam o espectro de uma mesma enfermidade: doenças neurodegenerativas caracterizadas pela presença de inclusões neuronais de alfa-sinucleína (denominadas de corpos de Lewy) e que se manifestam de forma variável com uma síndrome demencial e com parkinsonismo[1]. A despeito de apresentarem o mesmo substrato anatomopatológico, a DCL e a DP são classificadas como doenças diferentes baseadas na relação temporal dos sintomas cognitivos e motores. Define-se como DCL quando o quadro demencial antecede ou aparece em até um ano do início da síndrome parkinsoniana ("regra do um ano"). Por outro lado, o diagnóstico de demência da doença de Parkinson (DDP) é feito quando a demência aparece após anos de uma DP bem estabelecida clinicamente.

Epidemiologia

Embora existam poucos estudos de incidência e prevalência de DCL, sabe-se que DCL é a segunda causa mais comum de demência neurodegenerativa de início senil (a partir dos 65 anos). Dentre os problemas de se conhecer melhor a epidemiologia da DCL estão a baixa sensibilidade dos critérios clínicos e a alta prevalência de patologia mista (sobretudo em associação a patologia Alzheimer) em estudos *post-mortem*.

Em amostras de banco de encéfalo, a prevalência de DCL/DDP varia de 3 a 10% dentre todos os casos de demência de início senil[2]. Já em estudos populacionais, a prevalência de DCL entre indivíduos acima de 65 anos variou de zero a 5% (média de 0,4%), enquanto a incidência ficou entre 0,6 e 1,4 casos/1000 (média de 0,9 casos/1000). Por outro lado, dentre os casos de demência na comunidade, DCL representou em média 4,2% (variou de zero a 21,9%) de todos os diagnósticos, com uma incidência de 3,8% (variação de 3,2 a 4,5%). Quando os estudos são em centros especializados, a prevalência sobe para 7,5% (variação de 2,2 a 24%). Vale ressaltar que esses dados foram obtidos a partir dos critérios diagnósticos anteriores aos de 2017. A incidência de DCL aumenta proporcionalmente a idade, com uma média de idade de 75 anos, sendo infrequente o início pré-senil[3]. Há poucos dados quanto a distribuição por gênero, mas é descrita uma prevalência maior do sexo masculino baseada nos estudos epidemiológicos com DP. Todavia há divergências, com alguns outros estudos reportando um discreto predomínio do sexo feminino.

Quanto à epidemiologia da DDP, a incidência aumenta conforme o tempo de evolução da enfermidade, sendo o desenvolvimento de demência em 15 a 20% dos pacientes com DP após cinco anos do início dos sintomas motores, 46% em dez anos e até 83% em vinte anos[4]. Mas, antes de evoluírem com uma síndrome demencial, cerca de 24 a 30% dos indivíduos com DP apresentam comprometimento cognitivo leve (CCL) em algum momento na progressão da doença, sendo que 10 a 20% têm CCL ao diagnóstico da DP[4]. Portanto, o tempo de doença é um importante fator de risco para demência em pacientes com DP. Idade de início avançada, forma rígido-acinética, instabilidade postural, depressão, presença de alucinações visuais complexas e transtorno comportamental do sono REM são outros fatores de risco de progressão para demência em pacientes com DP.

Neuropatologia e neurogenética

A DCL e DP, além da Atrofia de Múltiplos Sistemas (AMS), formam um grupo de doenças neurodegenerativas denominadas como alfa-sinucleinopatias. A assinatura patológica desse grupo é a presença de corpos e neuritos de Lewy (inclusões neuronais de alfa-sinucleína intracitoplasmáticas e em prolongamentos axonais, respectivamente). Do ponto de vista anatomopatológico, DCL e DDP são indistinguíveis, caracterizadas pela presença de corpos de Lewy corticais e no tronco encefálico. Portanto, não é possível definir um diagnóstico *post-mortem* sem uma história clínica que esclareça a sequência temporal dos sintomas motores e cognitivos.

A fisiopatologia da DP constitui-se como o protótipo das alfa-sinucleinopatias. A principal hipótese, deduzida a partir de estudos em modelos experimentais, é que haja uma transmissão sináptica de alfa-sinucleína, tal como se dá a propagação de príon nas doenças priônicas[5]. O modelo atual baseia-se na progressão anatômica dos corpos de Lewy, descrita como estágios de Braak, e a sua correlação com os sinais/sintomas da DP (Figura 67.1)[6]:

- » **Estágio I:** Bulbo olfatório e núcleo dorsal do vago.
- » **Estágio II:** *Locus coeruleus*.
- » **Estágio III:** Substância negra.
- » **Estágio IV:** Córtex entorrinal, amígdala e córtex límbico.
- » **Estágio V:** Córtex de associação (neocórtex).
- » **Estágio VI:** Córtices motor e sensitivo primários.

Apesar da presença de alfa-sinucleína cortical ser o principal fator preditivo para progressão para uma demência, não é infrequente patologia mista, sobretudo placas neuríticas com beta-amiloide (chegando a 75 a 90% em séries de casos *post-mortem*). Emaranhados neurofibrilares com proteína tau hiperfosforilada também podem ser encontrados nesses indivíduos. Acredita-se que a quantidade de patologia beta-amiloide desempenhe papéis diferentes nas duas doenças: enquanto na DCL os depósitos de beta-amiloide parecem ter um importante papel no desenvolvimento da demência, na DP é a quantidade de alfa-sinucleína cortical que mais correlaciona com as manifestações cognitivas. Todavia, a presença de patologia mista leva ao desenvolvimento de uma demência mais precoce e grave em pacientes com DP.

Sabe-se que os sintomas de uma doença neurodegenerativa se dão por quais as redes neurais acometidas e não pela proteína que desencadeou supostamente o processo. Várias vias de neurotransmissores são acometidas na evolução da DCL/DP e que justificam, pelo menos em parte, as principais manifestações clínicas:

- » **Vias dopaminérgicas nigroestriatais –** sintomas parkinsonianos.

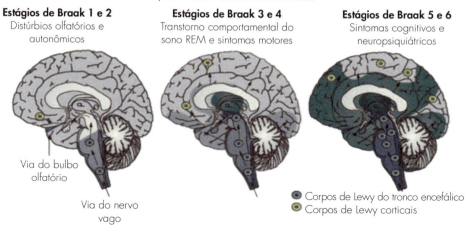

Figura 67.1 – Estágios de Braak da distribuição de alfa-sinucleína em SNC ao longo da evolução da doença de Parkinson e sua correlação com sinais e sintomas da enfermidade.

- » **Vias dopaminérgicas mesolímbicas** – alucinações e delírios.
- » **Vias dopaminérgicas frontoestriatais** – disfunção executiva.
- » **Vias colinérgicas do núcleo basal de Meynert** – flutuação cognitiva e as alucinações visuais.
- » **Vias noradrenérgicas do *Locus coeruleus*** – transtorno comportamental do sono REM e sintomas depressivos.
- » **Vias serotoninérgicas do núcleo dorsal e mediano da rafe** – sintomas depressivos.

A despeito da maioria dos casos de DCL e DP ser esporádico, há descrição de diversos genes associados ao desenvolvimento de formas monogenéticas de DP, sobretudo de início jovem[7,8]. A incidência dessas formas autossômicas é rara, mas o papel desses genes vem ajudando a entender melhor a patogênese da DP e da DCL. O primeiro desses genes a ser descoberto foi o gene da alfa-sinucleína (SNCA). Os principais genes envolvidos em formas hereditárias encontram-se na Tabela 67.1. Além desses genes determinadores de formas autossômicas, outros vêm sendo descritos como terem algum papel nas formas esporádicas. Desses genes, destaca-se o gene GBA que codifica a enzima lisossomal β-glicocerebrosidase. Mutações em homozigose determinam a doença de Gaucher, mas em heterozigose aumentam o risco de desenvolver DP e DCL. O alelo ε4 da apoliproteína E (APOE) também se encontra mais frequentemente na DCL que na população geral, embora essa frequência seja menor que em indivíduos com DA.

Manifestações clínicas da demência com corpos de Lewy

Os atuais critérios diagnósticos de DCL foram definidos por consenso em 2017 conforme demonstrado na Tabela 67.2[9]. O critério anterior (2005) apresentava uma alta especificidade (variando nos estudos entre 79 e 100%), mas baixa sensibilidade (com variação de 12 a 88%)[10,11]. Por isso, com objetivo de melhorar a sensibilidade, o atual consenso passou a incluir o transtorno comportamental do sono REM dentre as manifestações clínicas principais. Além disso, alguns biomarcadores, denominados como indicativos (polissonografia, cintilografia miocárdica e PET/SPECT com radiotraçador para transportador de dopamina), podem ser usados para definir o diagnóstico como provável ou possível de DCL. Ainda assim, é necessário a presença de uma síndrome demencial para o diagnóstico de DCL. Nesses critérios de 2017

Tabela 67.1 – Principais formas monogênicas de doença de Parkinson e de demência com corpos de Lewy[7,8]

Forma genética	Padrão de herança	Gene	Locus	Peculiaridades clínicas
PARK 1	Autossômica dominante	SNCA	4q22.1	Mutação *missense* causando DP clássica. Alta penetrância
PARK 4	Autossômica dominante	SNCA	4q22.1	Duplicação ou triplicação causando DP de início jovem e com quadro demencial proeminente. Triplicação também pode causar uma DCL
PARK 8	Autossômica dominante	LRRK2	12q12	Forma clássica de DP. Forma monogenética com menor frequência de demência
PARK 2	Autossômica recessiva	Parkin	6q26	DP de início jovem e DP juvenil. Principal forma autossômica recessiva. Presença de distonia de membros inferiores
PARK 6	Autossômica recessiva	PINK1	1p36.12	DP de início jovem. Manifestações neuropsiquiátricas são comuns
PARK 7	Autossômica recessiva	DJ1	1p36.23	DP de início jovem. Presença de distonia e blefaroespasmo

não havia menção em comprometimento cognitivo leve (CCL) pela DCL, mas recentemente foram propostos critérios para pesquisa de DCL prodrômica[12].

A síndrome demencial da DCL caracteriza-se por comprometimento mais evidente nos domínios de atenção, funções executivas e habilidades visuoespaciais. Já a memória episódica está menos acometida e, em geral, os pacientes com DCL têm mais dificuldade na evocação espontânea do que na evocação com pistas em testes de memória (como lista de palavras ou figuras). Isso distinguiria dos pacientes com DA, cujo déficit amnéstico não se beneficia com pistas ("amnésia hipocampal"). Por sua vez, a linguagem está comumente preservada, podendo o paciente desenvolver apenas sintomas em fases mais avançadas. As apraxias de membros também não são encontradas em estágios iniciais, diferentemente de outras demências como degeneração corticobasal (DCB) ou DA. Por outro lado, esses pacientes apresentam uma apraxia de construção mais significativa e precoce.

A principal característica cognitiva na DCL é a flutuação cognitiva. Trata-se de uma flutuação na atenção e/ou no nível de consciência. Essa flutuação pode variar desde episódios de desatenção e confusão mental, com pensamento e comportamento desorganizados, até letargia e sonolência diurna excessiva. Essas flutuações podem ocorrer em intervalos de dias ou até de horas dentro de um mesmo dia e comumente lembram episódios de *delirium*, sem que haja fatores sistêmicos ou causas tóxica-metabólicas que justifiquem. As flutuações cognitivas podem ocorrer em fases avançadas de outras demências e, portanto, o valor diagnóstico para DCL se dá quando elas ocorrem em fases iniciais da demência.

As alucinações visuais são outra manifestação clínica importante, sendo o principal sintoma neuropsiquiátrico na DCL. Tipicamente são alucinações complexas, bem formadas e recorrentes, como pessoas e animais, e são variáveis quanto ao grau de *insight*. Assim como as flutuações cognitivas, as alucinações visuais são específicas de DCL quando se manifestam nas fases iniciais da demência, ocorrendo em mais de 80% dos pacientes. Sintomas alucinatórios são típicos de alfa-sinucleinopatias, mas diferentemente de DCL, na DP as alucinações são manifestações mais tardias e mais associadas ao DDP. Inicialmente os pacientes com DP relatam ilusões visuais (p. ex.: quando se vê uma cobra e na realidade há uma corda), fenômenos de passagem e senso de presença. Essa diferença pode ser explicada pela progressão neuroanatômica de alfa-sinucleína e neurodegeneração. Enquanto as alucinações visuais complexas

Tabela 67.2 – Critérios de 2017 para diagnóstico clínico de demência com corpos de Lewy (DCL)[6]

Essencial para o diagnóstico de DCL

1. **Demência** definida como um declínio cognitivo progressivo que interfere nas atividades de vida diária
2. **Déficits em atenção, funções executivas e habilidades visuoespaciais** podem especialmente ser proeminentes e de início precoce
3. **Comprometimento de memória significativo e persistente** pode não ocorrer nos estágios iniciais, mas usualmente torna-se evidente com a evolução da doença

Caraterísticas clínicas principais	Biomarcadores indicativos
1. **Flutuação cognitiva** com variações significativas na atenção e no nível de consciência 2. **Alucinações visuais** complexas recorrentes que são tipicamente bem formadas e detalhadas. 3. **Transtorno comportamental do sono REM,** que pode preceder o declínio cognitivo 4. **Parkinsonismo** com apresentação de um ou mais dos sinais cardinais (bradicinesia, rigidez ou tremor de repouso) **Observação:** as três primeiras manifestações tipicamente ocorrem mais precocemente e mais persistente na evolução).	1. Redução na atividade dos receptores pré-sinápticos de dopamina (DAT) em núcleos da base demonstrado por SPECT ou PET 2. Cintilografia miocárdica com ^{123}I-MIBG anormal (hipocaptação) 3. Polissonografia confirmando sono REM sem atonia

Diagnóstico de DCL provável

a) Duas ou mais manifestações clínicas principais estão presentes, com ou sem evidência de biomarcadores indicativos
ou
b) Apenas uma manifestação clínica principal está presente, mas com um ou mais biomarcadores indicativos
c) DCL provável não deve ser diagnosticada com base apenas de biomarcadores

Diagnóstico de DCL possível

a) Apenas uma manifestação clínica nuclear está presente, sem evidência de biomarcadores indicativos
ou
b) Um ou mais biomarcadores indicativos estão presentes, mas sem apresentar uma manifestação clínica nuclear

Caraterísticas clínicas de suporte	Biomarcadores de suporte
1. Hipersensibilidade a agentes antipsicóticos 2. Instabilidade postural 3. Quedas repetitivas 4. Síncopes ou outros episódios transitórios de arresponsividade 5. Grave disfunção autonômica (p. ex.: constipação, hipotensão ortostática, incontinência urinária) 6. Hipersonia 7. Hiposmia 8. Alucinações não visuais 9. Delírios sistematizados 10. Apatia, ansiedade e depressão	1. Relativa preservação de estruturas mediais do lobo temporal em exames de RM/TC 2. Hipometabolismo ou hipoperfusão em lobo occipital em exames de PET ou SPECT, respectivamente 3. EEG demonstrando atividade posterior com ondas lentas com períodos de flutuação na faixa pré-alfa/teta

DCL é pouco provável

a) Na presença de qualquer outra doença clínica ou neurológica (incluindo doença cerebrovascular) suficiente para explicar em parte ou totalmente o quadro clínico, embora não possa ser possível excluir o diagnóstico de DCL
a) Se parkinsonismo ser a única manifestação nuclear e o seu surgimento preceder o estágio de demência grave

correlacionam-se com acometimento cortical posterior (córtex occipitotemporal ventral) e das vias colinérgicas do núcleo basal de Meynert, bem como das vias dopaminérgicas mesolímbicas, as ilusões e os fenômenos de passagem estão mais ligados ao acometimento das vias subcorticais do olhar no tronco encefálico[13]. Deve-se salientar que os fármacos antiparkinsonianos (em especial os agonistas dopaminérgicos) também participam no desenvolvimento de sintomas psicóticos.

Assim como as alucinações visuais, o transtorno comportamental do sono REM (TCSREM) tem alta especificidade para alfa-sinucleinopatias. Trata-se de uma parassonia caracterizada por perda da atonia durante o sono REM. A suspeita clínica de TCSREM se dá pela história em que normalmente o acompanhante descreve que o paciente apresenta vocalizações anormais, comportamento motor e sonhos vívidos e a confirmação é feita por uma polissonografia. Esses sintomas devem ser questionados ativamente, pois o indivíduo pode vir a desenvolver um TCSREM até quinze anos antes do desenvolvimento da demência ou do parkinsonismo. Em um estudo multicêntrico, 73,5% dos pacientes com TCSREM evoluíram para uma síndrome neurodegenerativa após 12 anos de seguimento, sendo que 56,5% apresentaram parkinsonismo e 43,5% demência[12]. Dentre os diagnósticos diferenciais estão o despertar confuso, pernas inquietas, alterações do ciclo sono-vigília e síndrome da apneia obstrutiva do sono.

Já o parkinsonismo na DCL é uma manifestação menos evidente que os sintomas cognitivos e comportamentais, embora cerca de 85% dos indivíduos com DCL podem desenvolver algum dos sintomas parkinsonianos na evolução. Diferentemente da DP, os sintomas motores na DCL são menos incapacitantes e surgem concomitantes ou após os sintomas cognitivos. Além disso, enquanto na DP a definição de parkinsonismo requer a presença de bradicinesia associada a pelo menos outro sintoma dentre tremor de repouso e/ou rigidez, na DCL, é menos frequente encontrar pelo menos dois dos sinais motores cardinais. Por isso, os critérios de 2017 passaram admitir que para o diagnóstico de DCL basta o paciente apresentar um dos sintomas parkinsonianos. Assim, acredita-se que será possível aumentar a sensibilidade do diagnóstico de DCL. Outras diferenças da DCL em comparação a DP são: o parkinsonismo é mais simétrico, menor frequência de tremor, mais instabilidade postural e menor responsividade a levodopa.

Além das já citadas manifestações clínicas, que se constituem como centrais na DCL, outros sintomas podem estar presentes. Embora a especificidade seja menor, quando presentes, aumentam a probabilidade do diagnóstico, sobretudo na distinção com DA. Esses sintomas denominados como de suporte estão apresentados na Tabela 67.2 e alguns comentários descritos a seguir:

- » **Hipersensibilidade a neurolépticos:** os pacientes com DCL podem não só apresentar piora motora, como também cognitiva, inclusive com mais flutuações.
- » **Delírios:** mais frequentes em fases mais avançadas da doença. Vários tipos de delírios podem estar presentes, inclusive síndrome de Capgras (delírio em que o paciente crê que um conhecido ou familiar foi substituído por um impostor de igual aparência).
- » **Depressão:** até 34% dos pacientes têm depressão maior.
- » **Hiposmia:** passou a ser incluído no último consenso. Embora também esteja presente na DP, ajuda a distinguir de DA.
- » **Hipersonia:** caracteriza-se por uma sonolência diurna excessiva, que pode ser interpretado como um tipo de flutuação cognitiva.
- » **Episódios transitórios de arresponsividade:** também são consideradas formas extremas de flutuação e podem ser indistinguíveis de síncopes verdadeiras.

Biomarcadores na demência com corpos de Lewy

Conforme já referido, alguns biomarcadores passaram a ser usados para estabelecer o diagnóstico de DCL. Nenhum desses biomarcadores definem a presença de alfa-sinucleína *in vivo*, mas refletem de alguma forma repercussões do processo fisiopatológico. Esses biomarcadores foram classificados como indicativos, cuja especificidade é alta o suficiente para definição de probabilidade de DCL, e os de suporte, de menor sensibilidade, mas com boa acurácia para permitir uma suspeita clínica (Tabela 67.2).

Dentre os biomarcadores indicativos, tem-se a polissonografia, cintilografia miocárdica e PET/SPECT com radiotraçador para receptores pré-sinápticos de dopamina. A polissonografia tem como objetivo confirmar a suspeita clínica de TCSREM, demonstrando a perda da atonia na fase REM do sono. De acordo com os critérios de 2017, se um paciente com síndrome demencial se apresenta apenas com sintomas de TCSREM e uma polissonografia demonstrando a parassonia, podemos então definir o diagnóstico de DCL provável, com especificidade acima de 90%, mesmo na ausência das outras características clínicas principais (flutuações, alucinações visuais e parkinsonismo).

A cintilografia miocárdica com meta-iodo-benzil-guanidina marcada com iodo-123 (123I-MIBG) é outro biomarcador com boa sensibilidade (69%) e alta especificidade (87%, chegando a 94% em casos leves) para diferenciar DCL de DA. O MIBG é um radiofármaco captado pelos neurônios noradrenérgicos e por isso é um marcador da inervação simpática pós-ganglionar. Em pacientes com DCL, há uma denervação de fibras simpáticas no miocárdio e por consequência há uma hipocaptação do 123I-MIBG na cintilografia. Cuidado deve-se ter em pacientes diabéticos, com neuropatias autonômicas, cardiopatas e usuários de tricíclicos, pois pode haver nesses indivíduos uma hipocaptação falso-positivo.

E por fim, há o PET ou SPECT com radiotraçador para receptores pré-sinápticos de dopamina (DAT). Aqui tem-se o objetivo de avaliar a integridade das vias dopaminérgicas nigroestriatais por meio do transportador de dopamina, uma proteína pré-sináptica com papel na captação de dopamina. O radiotraçador mais usado é o TRODAT-1 (derivado de tropano marcado com Tecnécio[99]), cuja imagem resultante é feita em SPECT. Na DCL e na DP, há uma hipocaptação em núcleos da base, demonstrando a perda de neurônios dopaminérgicas das vias nigroestriatais (Figura 67.2). A especificidade e a sensibilidade para distinguir de DA é de 90% e 78%, respectivamente, o que justificaria como biomarcador indicativo. Todavia, ele não teria uma boa especificidade para distinguir de outras proteinopatias (como taupatias) com parkinsonismo (p.e., paralisia supranuclear progressiva e degeneração corticobasal), o que o torna questionável como biomarcador indicativo em paciente com apenas parkinsonismo e demência, sem outro sintoma principal[14].

Quanto aos biomarcadores de suporte, os critérios recomendam PET ou SPECT cerebral, o eletroencefalograma (EEG) e a ressonância magnética (RM) de encéfalo. No exame de PET ou SPECT cerebral, espera-se, assim como na DA, que haja um hipometabolismo/hipofluxo temporoparietal. Entretanto, diferentemente de DA, há também um característico hipometabolismo/hipofluxo occipital na DCL, com sensibilidade de 70% e especificidade de 74% (Figura 67.3). Além disso, há uma preservação relativa do cíngulo posterior (que classicamente está acometido na DA), denominada "sinal da ilha do cíngulo posterior"[15]. Por sua vez, a RM de encéfalo na DCL demonstra uma relativa preservação dos hipocampos. Já o EEG também se mostra útil na distinção de DCL e de DA. Caracteristicamente, o EEG pode apresentar um padrão de ondas lentas em derivações posteriores com flutuações periódicas na faixa pré-alfa/teta, o que confere um valor preditivo superior da 90% na diferenciação com DA.

Sobre os biomarcadores para alfa-sinucleína, embora ainda não haja validação na prática clínica, há duas metanálise que demonstraram uma concentração de alfa-sinucleína no liquor menor em pacientes com DCL, comparando-se com pacientes com DA[16,17]. Todavia, os estudos não foram capazes de diferenciar DCL de DP ou de outras doenças neurodegenerativas.

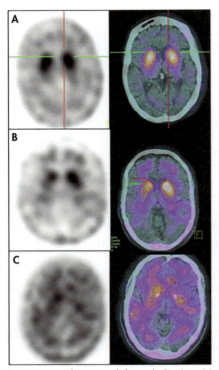

Figura 67.2 – Exemplos de cintilografias cerebrais (SPECT) com traçadores de receptores pré-sinápticos de dopamina (DAT), marcado com tecnécio-99m (99mTc-TRODAT). Coluna à esquerda, imagens SPECT; coluna à direita, imagens de fusão com tomografia (SPECT/CT). A) Exame de paciente controle, sem alterações; B) Imagem de paciente com parkinsonismo em fase inicial, com redução assimétrica da concentração do traçador, reduzida à direita, em maior grau no putâmen. À esquerda (SPECT/CT), exemplo das regiões de interesse delimitando os núcleos da base para quantificação. C) Paciente com parkinsonismo em fase avançada, com redução moderada a acentuada bilateral da concentração do radiofármaco, com aumento da captação cortical inespecífica cortical do radiofármaco.

Imagens gentilmente cedidas pelo Dr. Artur Martins Novaes Coutinho.

Figura 67.3 – Exemplos de PET cerebral com 18FDG para avaliação do metabolismo regional de glicose em repouso. Na linha superior, paciente com doença de Alzheimer (DA) com hipometabolismo temporoparietal posterior bilateral, incluindo pré-cúneos, em maior extensão à esquerda, com extensão para os lobos temporais, também mais evidente à esquerda (setas brancas). Na coluna inferior, nota-se padrão semelhante de hipometabolismo, porém com extensão para o córtex occipital bilateral (setas amarelas), com relativa preservação do cíngulo posterior ("sinal da ilha do cíngulo"). Esse padrão de acometimento occipital, quando presente, é típico da demência com corpos de Lewy (DCL).

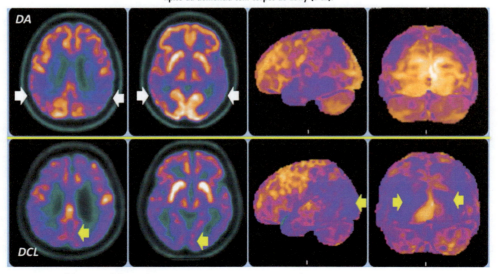

Imagens gentilmente cedidas pelo Dr. Artur Martins Novaes Coutinho.

Recentemente, um pequeno estudo mostrou que a pesquisa de alfa-sinucleína fosforilada em terminações nervosas em pele pode ser um potencial biomarcador. Nele, todos os pacientes com DCL apresentavam o biomarcador positivo, em oposição a nenhum dos controles ou indivíduos com demências "não sinucleinopatias"[18].

Já o uso de biomarcadores de beta-amiloide para diferenciar DA de DCL mostra-se pouco útil, pois conforme já referido, é alta a frequência de patologia mista Alzheimer e corpos de Lewy em indivíduos com diagnóstico clínico de DCL. Por exemplo, mais da metade dos pacientes com DCL podem ter positividade no PET com marcador amiloide ou beta-amiloide diminuído no liquor[7]. Todavia, a redução da concentração liquórica de beta-amiloide pode ser um fator preditor de maior risco de evolução de demência em pacientes com DP.

Demência com corpos de Lewy prodrômica

Em 2020 foi publicada uma proposta de critérios para pesquisa de Demência com corpos de Lewy prodrômica[12]. Nesses critérios, foram sugeridas três formas de DCL prodrômica: DCL de início cognitivo (CCL por DCL), DCL de início por delirium e DCL de início psiquiátrico.

O CCL por DCL caracteriza-se por ter um padrão cognitivo semelhante a fase demência da DCL: comprometimento predominantemente de atenção, funções executivas e habilidades visuoespaciais, com relativa preservação de memória e linguagem. Sendo assim, o CCL por DCL seria não amnéstico múltiplos domínios. Entretanto, devido à alta prevalência de patologia Alzheimer em pacientes com DCL, muitos apresentam também prejuízo em memória episódica (embora menos intenso que em pacientes com doença de Alzheimer). Sendo assim, uma parcela dos pacientes com DCL prodrômica podem manifestar um CCL amnéstico múltiplos domínios. O que os autores do consenso apontam é que CCL amnéstico único domínio seria o perfil neuropsicológico menos provável de uma DCL prodrômica, sendo maior a possibilidade de ser um CCL pela doença de Alzheimer.

Os critérios propostos para CCL por DCL seguem o mesmo roteiro daqueles para a fase demência (Tabela 67.2): CCL e duas características clínicas principais (flutuação cognitiva, alucinações visuais, parkinsonismo e transtorno comportamental do sono REM) ou CCL e uma característica clínica principal e um biomarcador indicativo (PET ou SPECT com radiotraçador para DAT, polissonografia ou cintilografia miocárdica).

A DCL de início por delirium, por sua vez, deve ser suspeitada quando um indivíduo apresenta episódios de delirium (ou seja, flutuações nos estados de alerta e atenção) de forma recorrente, persistente e/ou sem uma causa bem definida (como infecções ou distúrbios sistêmicos). Também pode-se suspeitar de DCL prodrômica quando paciente previamente normal evolui com declínio cognitivo após um episódio de delirium. Já a hipótese de uma DCL de início psiquiátrico pode ser levantada em pacientes idosos com depressão maior e/ou sintomas psicóticos (delírios e alucinações) de início tardio. Essas duas últimas formas de DCL prodrômico ainda carecem de mais estudos para serem validadas, mas chamam a atenção para considerar a possibilidade de DCL em casos de delirium atípico ou transtornos mentais de início senil. Do ponto de vista prático, esses novos critérios alertam que o médico deve ter um maior cuidado na prescrição de certos fármacos que poderiam agravar o quadro cognitivo e motor de uma DCL prodrômica, tais como antipsicóticos e anticolinérgicos, comumente usados no tratamento de delirium e de sintomas neuropsiquiátricos.

Diagnóstico da demência da doença de Parkinson

Em 1817, James Parkinson escreveu no seu estudo "*An Essay on the Shaking Palsy*" que os pacientes acometidos com essa enfermidade não apresentavam comprometimento cognitivo ("*the intellect is uninjured*"). A despeito da sua brilhante descrição da doença que a *posteriori* foi batizada com seu nome, os indivíduos com DP apresentam na evolução uma síndrome demencial. Vale ressaltar mais uma vez que diferentemente da DCL, o quadro demencial na DP só se manifesta após anos de um parkinsonismo bem estabelecido. Entretanto, apesar da demência ser um fenômeno tardio na DP, em estágios mais iniciais os pacientes podem já apresentar um comprometimento cognitivo leve. Nas Tabelas 67.3 e 67.4 encontram-se os últimos critérios de DDP e CCL pela DP, respectivamente[19].

Assim como na DCL, o perfil neuropsicológico na DDP caracteriza-se por acometimento principalmente da atenção, de funções executivas e de habilidades visuoespaciais, além de um bradipsiquismo e diminuição da velocidade de processamento. Na avaliação cognitiva de indivíduos com DP recomenda-se uso de baterias com testes que avaliem esses domínios. O miniexame do estado mental, por exemplo, não é adequado para avaliação de funções executivas, sendo o MoCA mais apropriado. Além dos sintomas cognitivos, pacientes com DDP comumente manifestam sintomas neuropsiquiátricas, sobretudo apatia, depressão, alucinações e delírios. A Tabela 67.5 resume algumas das similaridades e diferenças entre a DCL e DDP.

Tratamento

Até o presente momento não há nenhum tratamento modificador de doença. Todavia, diferentemente do que se acredita, há muito o que se fazer para esses pacientes do ponto de vista terapêutico. Conforme relatada anteriormente, diversas vias de neurotransmissores estão acometidas, levando por sua vez às manifestações clínicas já citadas. Assim, o tratamento da DCL/DDP baseia-se na ação farmacológica nessas vias e assim, por consequência, nos seus respectivos sintomas ("terapia baseada em neurotransmissores")[23,24]. Entretanto, são poucos os ensaios clínicos que testaram formalmente esses fármacos em DCL/DDP, o que torna o tratamento com menor evidência[24,25]. A Tabela 67.6 resume os princípios do tratamento sintomático.

Os inibidores da acetilcolinesterase (iAChE) constituem-se a principal classe terapêutica para os sintomas cognitivos tanto na DCL como na DDP. Rivastigmina e donepezila foram os iAChE mais testados em ensaios clínicos, sendo dois ensaios randomizados e controlados com donepezila em DCL e quatro na DDP e um ensaio com rivastigmina para cada uma das enfermidades[26,27]. De modo geral, os ensaios demonstraram benefícios na impressão clínica global, em avaliações cognitivas e em sintomas neuropsiquiátricos. E estudos de metanálise mostram que há similaridades entre os dois iAChE. Quanto a galantamina, outro iAChE aprovado para DA, não há muitas evidências, pois foram feitos apenas ensaios clínicos abertos (open-label).

Na prática clínica observa-se que os pacientes têm uma resposta aos iAChE talvez melhor que na DA, embora não haja nenhum estudo comparando a resposta terapêutica nas duas doenças. Apesar da dose usual de donepezila seja de 5 a 10 mg/dia, em alguns pacientes, cuja resposta terapêutica foi satisfatória, pode-se tentar off label doses maiores de 15 a 20 mg/dia (desde que não apresente efeitos contralaterais, como sintomas gastrointestinais e cardiovasculares). Há um estudo aberto não controlado com 15 mg de donepezila que demonstrou benefício cognitivos, mas também aumento dos efeitos adversos[24]. Comumente os iAChE não afetam o parkinsonismo, embora uma minoria possa ter alguma piora no tremor. Por outro lado, há menos estudos com memantina e os resultados foram controversos, com alguns mostrando benefícios na impressão global. A despeito de uma menor evidência que os iAChE, a memantina geralmente é bem tolerada, o que permite que ela seja uma opção em estágios moderados a graves. Cuidados com efeitos colaterais devem ser observados em especial quando há associação memantina e amantadina. Sempre atentar que fármacos com ação anticolinérgica (como antidepressivos tricíclicos e anticolinérgicos de ação central usados em incontinência urinária) devem ser suspensos ou evitados.

Tabela 67.3 – Critérios para diagnóstico clínico de demência da doença de Parkinson (DDP)[19]

Manifestações da demência da doença de Parkinson (DDP)

I. Manifestações principais
  1. **Diagnóstico de DP** de acordo com os critérios do Banco de Cérebros de *Queen Square*
  2. **Uma síndrome demencial,** de início insidioso e de lenta progressão, desenvolvida no contexto de uma DP bem estabelecida, e diagnosticada por meio de anamnese e exames clínico e cognitivo, definida como:
      a) Comprometimento de mais de um domínio cognitivo
      b) Declínio em comparação a um estado pré-mórbido
      C) Comprometimento de atividades de vida diária, não atribuível a sintomas motores ou autonômicos

II. Manifestações clínicas associadas
  1. Características cognitivas.
      a) Atenção: desempenho pobre em tarefas atencionais. Pode haver uma flutuação da atenção no mesmo dia ou em dias diferentes
      b) Funções executivas: dificuldades em tarefas que requerem planejamento, flexibilidade mental, formação de conceitos. Diminuição da velocidade de processamento mental (bradifrenia)
      c) Funções visuoespaciais: dificuldade de orientação, percepção ou habilidades visuoconstrutivas
      d) Memória: dificuldade em tarefas que requerem aprendizado e na evocação espontânea, mas com melhora após uso de pista
      e) Linguagem: comumente preservada. Pode haver dificuldade de encontrar palavras ou na compreensão de sentenças complexas
  2. Características comportamentais
      a) Apatia: perda da motivação e do interesse, diminuição da espontaneidade
      b) Alterações na personalidade e no humor, incluindo depressão e ansiedade
      c) Alucinações: predominantemente visuais, usualmente complexas, bem formadas, de pessoas, animais e objetos
      d) Delírios: usualmente paranoides
      e) Sonolência diurna excessiva

III. Manifestações que não excluem DDP, mas tornam o diagnóstico incerto.
  1. Coexistência de qualquer condição patológica que possa justificar os sintomas cognitivos (por exemplo, doença cerebrovascular)
  2. Intervalo de tempo desconhecido entre os sintomas cognitivos e motores

IV. Condições ou doenças que causam declínio cognitivo e que tornam o diagnóstico de DDP improvável de ser feito.
  1. Sintomas cognitivos e comportamentais aparecem no contexto de outras condições:
      a) Estado confusional agudo devido a doenças sistêmicas ou a intoxicação a drogas
      b) Diagnóstico de depressão maior
  2. Preenche critérios de demência vascular provável.

DDP provável

a) Manifestações nucleares devem estar presentes
b) Manifestações clínicas associadas:
  • Comprometimento cognitivo típico de pelo menos dois domínios
  • Presença de pelo menos um sintoma comportamental dá suporte ao diagnóstico, mas a ausência desses sintomas não exclui o diagnóstico de DDP
c) Não preenche os critérios III
d) Não preenche os critérios IV

DDP possível

a) Manifestações nucleares devem estar presentes
b) Manifestações clínicas associadas:
  • Comprometimento cognitivo atípico em pelo menos um domínio, como uma proeminente afasia ou amnésia que não se beneficie de pista e com atenção preservada
  • Sintomas comportamentais podem ou não estar presentes
c) Não preenche os critérios III
d) Não preenche os critérios IV

Tabela 67.4 – Critérios diagnósticos de comprometimento cognitivo leve (CCL) na doença de Parkinson (DP)[20]

I. Critérios de inclusão

- Diagnóstico de DP baseado nos critérios do Banco de Cérebros de *Queen Square*
- Declínio cognitivo gradual, no contexto de uma DP bem estabelecida, reportado pelo paciente ou informante, ou observado pelo médico
- Déficits cognitivos em testes neuropsicológicos formais ou em escalas cognitivas globais
- Déficits cognitivos são insuficientes para interferir significativamente com a independência funcional, embora dificuldades sutis em tarefas complexas possam estar presentes

II. Critérios de exclusão

- Diagnóstico de demência da DP
- Outras causas primárias para o comprometimento cognitivo (p. ex.: *delirium*, AVC, depressão maior, anormalidades metabólicas, efeitos adversos ou trauma cranioencefálico)
- Outras comorbidades associadas a DP (p. ex.: comprometimento motor, ansiedade grave, depressão, sonolência diurna excessiva, ou psicose) que possam interferir no desempenho nos testes cognitivos

III. *Guidelines* específicos para avaliação de CCL pela DP

A. Nível I
   - Comprometimento em escalas globais de cognição validadas para uso em DP.
   - Comprometimento em pelo menos dois testes, quando uma bateria neuropsicológica limitada é aplicada.

B. Nível II
   - Avaliação neuropsicológica que inclua pelo menos dois testes em cada um dos cinco domínios cognitivos.
   - Comprometimento em pelos menos dois testes por domínio ou um teste em ao menos dois domínios.
   - Comprometimento pode ser demonstrado por uma performance de 1 a 2 DP abaixo da média esperada pela idade e escolaridade ou um declínio demonstrado em testes seriados ou declínio a partir de níveis pré-mórbidos.

IV. Classificação dos subtipos de CCL por DP

- CCL-DP domínio único
- CCL-DP múltiplos domínios

Assim como nos sintomas cognitivos, os iAChE são a primeira opção no tratamento das alucinações e dos delírios. Ensaios clínicos com donepezila e rivastigmina mostraram melhora na pontuação de sintomas neuropsiquiátricos[24]. Conforme já citado, o déficit na ativação colinérgica do núcleo basal de Meynert em vias do processamento visual occipitotemporais explica em parte as alucinações visuais em DCL. Já os antipsicóticos, sobretudo os de primeira geração ("típicos"), apresentam um mecanismo antidopaminérgico e por isso podem levar a uma piora do parkinsonismo e dos sintomas cognitivos. Essa hipersensibilidade aos neurolépticos é uma característica marcante das alfa-sinucleinopatias, principalmente na DCL. Além disso, os antipsicóticos estão associados a aumento da mortalidade cardiovascular em idosos com demência. No entanto, em algumas situações, mesmo em uso de iAChE, pode haver persistência dos sintomas psicóticos. Nesses casos, recomenda-se a prescrição de neurolépticos com menor atividade antidopaminérgicas como clozapina ou quetiapina em doses baixas (até 200 mg/dia). Estudos abertos apontaram benefício no uso de quetiapina, mas o único ensaio controlado não demonstrou evidência, embora haja crítica quanto ao tamanho da amostra (foram apenas 23 pacientes com DCL e 9 com DDP. Já a clozapina foi estudada apenas em DP, não havendo ensaios para DCL/DDP. O limitante do uso da clozapina é o risco de agranulocitose e por isso a recomendação é a realização de hemogramas seriados enquanto se titula a dose. Outras drogas vêm sendo testadas, e dentre elas, o pimavanserin, um agonista inverso seletivo de serotonina 5-HT$_{2A}$, que foi aprovado em 2016 pelo FDA para tratamento de

Tabela 67.5 – Similaridades e diferenças entre demência com corpos de Lewy (DCL) e demência da doença de Parkinson (DDP)[19,20]

	DCL	DDP
Cronologia dos sintomas cognitivos e motores	Demência surge antes ou em até um ano dos primeiros sintomas motores	Demência desenvolve-se após vários anos de parkinsonismo bem definido
Sintomas cognitivos	Comprometimento em atenção, funções executivas e habilidades visuoespaciais	Semelhante, embora disfunção executiva seja mais acometido que os domínios
Alucinações visuais	Precoces, bem formadas, complexas e recorrentes	Inicialmente ilusões e fenômenos de passagem, depois alucinações complexas. Surgimento mais tardio na DP. Pode estar associado às medicações antiparkinsonianas
Sintomas parkinsonianos	Mais simétrico, mais rígido-acinético, menos tremor. Pode ter apenas um dos três sintomas cardinais. Menos responsivo a levodopa	Assimétrico. Tanto formas rígido-acinético como tremulante. É necessário bradicinesia mais pelos menos outro sintoma cardinal. Responsivo a levodopa
Transtorno comportamental do sono REM	Pode preceder em anos os sintomas cognitivos e motores	Semelhante
Atividade dos receptores pré-sinápticos de dopamina (DAT) em núcleos da base em SPECT ou PET	Diminuído em núcleos da base. Pode ser necessário para fechar diagnóstico	Também reduzido em núcleos da base, mas não é critério diagnóstico
Neuropatologia	A presença de placas neuríticas com beta-amiloide é mais frequente e tem papel mais proeminente que na DDP	Alfa-sinucleína cortical é o principal substrato para o desenvolvimento da demência, mas a patologia mista (com DA) leva a um declínio cognitivo mais precocemente
Biomarcadores de doença de Alzheimer no liquor	Perfil "Alzheimer" (redução de beta-amiloide, aumento de tau e tau fosforilada) é mais frequente que na DDP	Beta-amiloide reduzido no liquor correlaciona-se com desenvolvimento mais precoce de uma demência em pacientes com DP

sintomas psicóticos em DP[28]. Há um ensaio clínico em andamento para o uso em pacientes com DCL[24]. Até o presente momento, ele não se encontra disponível no Brasil e ainda não foi liberado na Europa.

Sintomas depressivos manifestam-se em até um terço dos pacientes com DCL[24]. Por isso, o médico deve sempre se atentar e fazer uma busca ativa de sintomas de humor em indivíduos com DCL ou DP. Há poucos ensaios clínicos com antidepressivos (por exemplo, com citalopram, paroxetina e venlafaxina), mas com um número pequeno de participantes e com os resultados inconclusivos. Atualmente, recomenda-se o uso de inibidores seletivos de recaptação de serotonina (citalopram, escitalopram, sertralina) ou de inibidores seletivos de recaptação de serotonina e noradrenalina (venlafaxina).

Quanto aos sintomas parkinsonianos, segue-se o mesmo princípio do tratamento de DP (maiores detalhes no capítulo de tratamento da doença de Parkinson). Entretanto, em DCL e DDP, alguns cuidados devem ser observados. Drogas com ação anticolinérgica, como biperideno, são proscritas em DCL e DDP. Além disso, agonistas dopaminérgicos, inibidores da MAO-B e amantadina podem piorar os sintomas psicóticos e por isso devem ser usados com muita precaução e devem ser retirados em caso de aparecimento desses sintomas. A

Tabela 67.6 – Resumo do tratamento sintomático em demência de corpos de Lewy e demência da doença de Parkinson[24]

Manifestação clínica	Tratamento

Sintomas cognitivos	1. Inibidores de acetilcolinesterase:
	   a) Donepezila: 5 a 10 mg 1×/dia (pode-se tentar doses de até 15-20 mg se bem toleradas)
	   b) Rivastigmina: 1,5 mg 12/12 h a 6 mg 12/12h
	   c) Rivastigmina transdérmica: 4,6 mg (5 cm^2) a 13,3 mg (15 cm^2)
	   d) Galantamina de liberação prolongada: 8 a 24 mg 1×/dia (sem estudos randomizados)
	2. Memantina: iniciar 5 mg/dia e aumentar 5 mg/semana até 10 mg 12/12 h (10 mg/dia quando clearance de creatinina < 30)

Alucinações e delírios	1. Inibidores de acetilcolinesterase
	2. Antipsicóticos atípicos:
	   a) Quetiapina: 12,5 a 200 mg/dia
	   b) Clozapina: 12,5 mg/dia a 50 mg 8/8 h
	3. Reduzir ou suspender fármacos antiparkinsonianos.
	4. Pimavanserin: 17 a 34 mg 1×/dia (ainda não disponível no Brasil)

Depressão	1. Inibidores seletivos de receptação de serotonina:
	   a) Fluoxetina: 20 a 40 mg/dia
	   b) Sertralina: 50 a 200 mg/dia
	   c) Citalopram: 10 a 20 mg/dia
	   d) Escitalopram: 5 a 20 mg/dia
	2. Inibidores seletivos de receptação de serotonina e noradrenalina:
	   a) Venlafaxina: 37,5 a 225 mg/dia

Parkinsonismo	1. Levodopa/benserazida: iniciar com 100/25 mg 3×/dia e aumentar conforme resposta nos sintomas motores (sobretudo bradicinesia e rigidez). Dose máxima preconizada 200/50 mg 6×/dia
Transtorno comportamental do sono REM	1. Clonazepam: 0,1 a 1 mg/noite 2. Melatonina: 3 a 12 mg/noite
Hipotensão postural	1. Medidas não farmacológicas. 2. Fludrocortisona: 0,05 a 0,2 mg/dia 3. Midrodrina: 2,5 a 10 mg 8/8h 4. Piridostigmina: 30 mg 12/12 h a 60 mg 8/8 h

ordem de retirada de fármacos antiparkinsonianas em pacientes com DP que desenvolve sintomas cognitivos e neuropsiquiátricos: 1) drogas anticolinérgicas (biperideno); 2) amantadina; 3) iMAOB (selegelina, rasagilina); 4) agonistas dopaminérgicos (pramipexol, rotigotina, ropirinol)[24]. Assim, levodopa passa a ser o fármaco antiparkinsoniano de eleição em DCL e DDP.

Para o TCSREM, as primeiras opções são melatonina e clonazepam. De modo geral, o paciente responde a doses baixas de clonazepam (0,1 mg a 1 mg), mas se deve ter cuidado com piora da cognição e da sonolência diurna. Nessas situações, a melatonina na dose de 3 a 10 mg passa a ser a preferência. Alguns antidepressivos (p.e., Mirtazapina) podem piorar o TCSREM. Em um ensaio clínico controlado e randomizado, a memantina mostrou eficácia em diminuir os sintomas da parassonia.

Com relação aos sintomas disautonômicos, a hipotensão postural é o que mais requer intervenção. Lembrar que os iAChE, antipsicóticos e os fármacos antiparkinsonianos podem acentuar a hipotensão ortostática. A primeira estratégia é sempre não farmacológica, como uso de meias elásticas, aumento da ingesta hídrica e de sódio e a redução ou suspensão de hipotensores. Fludrocortisona, midodrina (agonista alfa-1) e piridostigmina são opções em caso de refratariedade. No caso das duas primeiras opções, deve-se atentar ao risco de hipertensão arterial em supino e, no caso da terceira opção, deve-se observar os efeitos colaterais colinérgicos (lacrimação, aumento da salivação e de secreção brônquicas, cólicas abdominais, bradicardia, lipotimia).

Referências

1. Walker Z, Possin KL, Boeve BF et al. Lewy body dementias. Lancet 2015; 386: 1683-97.
2. Hogan DB, Fiest KM, Roberts JI et al. The Prevalence and Incidence of Dementia with Lewy Bodies: a Systematic Review. Can J Neurol Sci. 2016;43 Suppl 1:S83-95.
3. Vann Jones SA, O'Brien JT. The prevalence and incidence of dementia with Lewy bodies: a systematic review of population and clinical studies. Psychol Med. 2013:1-11.
4. Aarsland D, Creese B, Politis M et al. Cognitive decline in Parkinson disease. Nat Rev Neurol. 2017;13(4):217-231.
5. Goedert M. Alzheimer's and Parkinson's diseases: The prion concept in relation to assembled Ab, tau, and a-synuclein. Science. 2015 7;349(6248):1255555.
6. Goedert M, Spillantini MG, Del Tredici K et al. 100 years of Lewy pathology. Nat Rev Neurol. 2013;9(1):13-24.
7. Kumar, KR, Djarmati-Westenberger, A; Grunewald, A. Genetics of Parkinson's Disease. Semin Neurol 2011; 31:433-440.
8. Poewe W, Seppi K, Tanner CM et al. Parkinson disease. Nat Rev Dis Primers. 2017 Mar 23;3: 17013.
9. McKeith IG, Boeve BF, Dickson DW et al. Diagnosis and management of dementia with Lewy bodies: Fourth consensus report of the DLB Consortium. Neurology. 2017 Jul 4;89(1):88-100.
10. Huang Y, Halliday G. Can we clinically diagnose dementia with Lewy bodies yet? Transl Neurodegener. 2013, 11;2(1):4.
11. Nelson PT, Jicha GA, Kryscio RJ et al. Low sensitivity in clinical diagnoses of dementia with Lewy bodies. J Neurol 2010; 257: 359-66.
12. McKeith IG, Ferman TJ, Thomas AJ. Research criteria for the diagnosis of prodromal dementia with Lewy bodies. Neurology; 94(17): 743-755, 2020 Apr 28.
13. Dominic H. ffytche, Byron Creese, Marios Politis et al. The psychosis spectrum in Parkinson disease. Nat Rev Neurol. 2017 Feb; 13(2): 81-95.
14. Parmera JB, Brucki S, Nitrini R. Reader response/ Diagnosis and management of dementia with Lewy bodies/ Fourth consensus report of the DLB Consortium. Neurology. 2018 Feb 6;90(6):299-300.
15. Graff-Radford J, Murray ME, Lowe VJ et al. Dementia with Lewy bodies: basis of cingulate island sign. Neurology. 2014, 26;83(9):801-9.
16. Lim X, Yeo JM, Green A et al. The diagnostic utility of cerebrospinal fluid alpha-synuclein analysis in dementia with Lewy bodies. Parkinsonism Relat Disord. 2013;19(10):851-8.
17. Wang ZY, Han ZM, Liu QF et al. Use of CSF α-synuclein in the differential diagnosis between Alzheimer's disease and other neurodegenerative disorders. Int Psychogeriatr. 2015 Sep;27(9):1429-38.
18. Donadio V, Incensi A, Rizzo G et al. A new potential biomarker for dementia with Lewy bodies: Skin nerve α-synuclein deposits. Neurology. 2017, 25;89(4):318-326.
19. Jellinger KA. Dementia with Lewy bodies and Parkinson's disease-dementia: current concepts and controversies. J Neural Transm (Vienna). 2018 Apr;125(4):615-650.
20. Galasko D. Lewy Body Disorders. Neurol Clin 35 (2), 325-338. 5 2017.
21. Emre M, Aarsland D, Brown R et al. Clinical Diagnostic Criteria for Dementia Associated with Parkinson's Disease. Mov Disord. 2007, 15;22(12):1689-707.
22. Litvan I, Goldman JG, Troster AI. Diagnostic Criteria for Mild Cognitive Impairment in Parkinson's Disease: Movement Disorder Society Task Force Guidelines. Mov Disord. 2012 Mar; 27(3): 349-356.
23. Velayudhan L, Ffytche D, Ballard C et al. New Therapeutic Strategies for Lewy Body Dementias. Curr Neurol Neurosci Rep. 2017 Sep;17(9):68.

24. Taylor JP, McKeith IG, Burn DJ et al. New evidence on the management of Lewy body dementia. Lancet Neurol. 2020 Feb;19(2):157-169.
25. Gomperts SN. Lewy Body Dementias: Dementia With Lewy Bodies and Parkinson Disease Dementia. Continuum (Minneap Minn). 2016; 22(2 Dementia): 435-463.
26. Stinton C, McKeith I, Taylor JP et al. Pharmacological Management of Lewy Body Dementia: A Systematic Review and Meta-Analysis. Am J Psychiatry. 2015 Aug 1;172(8):731-42.
27. Wang HF, Yu JT, Tang SW et al. Efficacy and safety of cholinesterase inhibitors and memantine in cognitive impairment in Parkinson's disease, Parkinson's disease dementia, and dementia with Lewy bodies: systematic review with meta-analysis and trial sequential analysis. J Neurol Neurosurg Psychiatry. 2015;86(2):135-43.
28. Cummings J, Isaacson S, Mills R et al. Pimavanserin for patients with Parkinson's disease psychosis: a randomised, placebo-controlled phase 3 trial. Lancet 2014; 383: 533-40.

Capítulo 68

Demência Frontotemporal Variante Comportamental

Valéria Santoro Bahia

Conceito

A Demência Frontotemporal variante comportamental (DFTvc) refere-se a uma das variantes da DFT. A DFT é a segunda causa de demência degenerativa pré-senil após a demência da doença de Alzheimer (DA).

O termo DFT é utilizado para designar a síndrome clínica que compreende a variante comportamental (DFTvc) e a de linguagem, que é denominada Afasia Progressiva Primária (APP). Dentre as APPs, existem 3 variantes: a agramática ou não fluente (APPvnf) e a semântica (APPvs) e mais uma variante que não faz parte da síndrome da DFT, a logopênica (APPvl), cuja patologia é comumente por DA. A terminologia Degeneração Lobar Frontotemporal (DLFT) é empregada para a síndrome patológica, referente a achados histopatológicos e genéticos de doenças que causam degeneração dos lobos frontais e polos temporais (Figura 68.1).

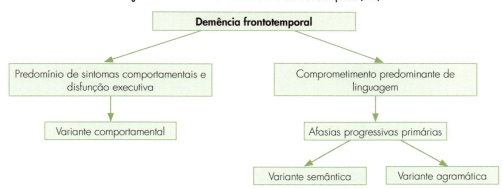

Figura 68.1 – Variantes clínicas das demências frontotemporais (DFT).

Epidemiologia

Uma revisão sistemática evidenciou prevalência de DFT, entre todos os casos de demência, de 2,7% em indivíduos com 65 anos ou mais e 10,2% naqueles com menos de 65 anos[1]. A prevalência de DFTvc foi 4 vezes maior do que das APPs.

Na América Latina a prevalência de DFT foi de 1,5 a 2,8% em indivíduos acima de 55 a 60 anos com demência. No Brasil, a DFTvc foi diagnosticada em 3,4 a 5,1% dos pacientes atendidos em ambulatórios especializados em neurologia cognitiva[2].

A média de idade de início varia de 50 a 60 anos, sendo que 10% dos casos estão acima dos 70 anos. A sobrevida média dos pacientes é de 8 anos a partir dos primeiros sintomas e 4,2 anos a partir do diagnóstico. Existem casos com mutação C9orf72 com sobrevida mais longa, de até 22 anos.

Quadro clínico

O quadro geralmente se inicia com alteração de comportamento e personalidade apresentando depois os distúrbios cognitivos. São sintomas: comportamentais: comportamento antissocial, desinibição, apatia, impulsividade, comportamento de utilização, pobreza de julgamento, inflexibilidade, atitudes pueris, falta de *insight* (autoconsciência dos seus sintomas), atos motores repetitivos, uso de vestimentas excêntricas, alterações exacerbadas de convicções políticas e ou religiosas.

Do ponto de vista neuroanatômico, os sintomas de desinibição e alteração de personalidade estão associados ao acometimento do córtex orbitofrontal e suas conexões córtico-subcorticais, enquanto a apatia corresponde mais ao acometimento do córtex frontal medial e cíngulo anterior. Mais recentemente estudos de neuroimagem tem demonstrado que a doença se inicia pelo córtex cingulado anterior, orbitofrontal lateral, insula anterior, núcleo *accumbens* e amígdala. Essas estruturas formam uma circuitaria chamada de rede de saliência, necessária para o indivíduo detectar o valor emocional e motivacional para um estímulo externo e assim direcionar a sua atenção e o seu comportamento.

Outra característica marcante é a perda de empatia, dificuldade em inferir tanto o pensamento do outro (empatia cognitiva) como a sua emoção (empatia emocional). Trata-se de uma função cognitiva essencial para o convívio e organização social que se encontra prejudicada no paciente com demência frontotemporal.

Pacientes com atrofia mais pronunciada no lobo temporal direito apresentam mais distanciamento emocional, perda de empatia, excentricidade (como hiper-religiosidade) e comportamentos compulsivos e ritualísticos. Alguns pacientes com DFTvc podem apresentar ocasionalmente prosopagnosia, indicando acometimento mais posterior e ventral do lobo temporal direito. Lesões anteriores do lobo temporal esquerdo levam mais a perda de memória semântica e anomia e quando precoces caracterizam a variante semântica das APP.

Já a disfunção executiva caracteriza-se pela desatenção, dificuldade de planejamento, organização, controle inibitório, abstração, flexibilidade mental, automonitoramento, alteração da memória operacional. Caracteristicamente, os sintomas cognitivos são menos intensos do que os comportamentais. A disfunção executiva, diferentemente dos sintomas comportamentais, relaciona-se mais com lesão do córtex pré-frontal dorsolateral e suas conexões subcorticais.

Alteração dos hábitos alimentares é um dos sintomas sugestivos de DFTvc e APPvs. São frequentes os sintomas de voracidade (ingerir grande quantidade de alimentos, colocando um grande volume de comida na boca, prejudicando a mastigação e provocando engasgos) e preferência por alimentos doces. Em fases muito avançadas pode haver hiperoralidade. Esses sintomas alimentares estão relacionados com a degeneração da insula anterior, striatum ventral (*accumbens*) e hipotálamo posterior.

Alucinações e delírios bizarros ou somáticos costumam ser raros, mas podem estar presentes, especialmente nos casos com achados patológicos da proteína FUS (*Fused in Sarcoma*) e nos casos de mutação C9orf72 (*chromosome 9 open reading frame 72*). Sintomas parietais (alexia, agrafia, acalculia, apraxia, disfunção visuoespacial) também são muito raros, mas podem ser observados em alguns indivíduos com mutação do C9orf72 ou da progranulina (GRN)

Sintomas motores, tais como, parkinsonismo e de doença do neurônio motor podem estar presentes[3,4]. Parkinsonismo pode estar presente em até 20% dos casos, em especial nos casos com mutação do gene codificador das proteínas MAPT (proteína tau associada a microtúbulos), uma forma autossômica dominante também chamada de DFT-parkinsonismo ligada ao cromossomo 17.

CASO 1

JCS, 38 anos, balconista. Há 2 anos, passou a conversar menos. A esposa passou a interferir mais no controle das finanças pois ele parecia ter uma certa dificuldade em se organizar. Há 18 meses, o filho menor caiu da bicicleta e quebrou o braço e ele não se importou com o estado de saúde do filho. Depois de 3 meses, perdeu o emprego pois discutiu com um cliente por motivo banal e proferiu palavras ofensivas ao seu chefe. Não conseguiu novo emprego e, também não parece se importar com as necessidades financeiras da família. Há um ano, passou a comer mais doces e a pegar a comida do prato de quem estiver ao seu lado e comer de forma compulsiva. Nos últimos meses, a família deixou de ter convívio social pois o paciente não se comporta adequadamente pois faz observações grosseiras sobre as pessoas. A esposa o levou ao neurologista. A avaliação neuropsicológica evidenciou disfunção executiva com leve déficit de memória episódica. Os exames de neuroimagem foram compatíveis com DFTvc.

DFT associado à doença do neurônio motor (DFT-DNM)

Há uma associação entre a DFT e doença do neurônio motor, em especial, a Esclerose Lateral Amiotrófica (ELA). Essa associação é muito mais comum na DFTvc. Sintomas cognitivos e/ou comportamentais ocorrem com frequência, podendo ser diagnosticada em aproximadamente 50% dos pacientes com ELA, sendo que apenas 5% chegam a apresentar quadro demencial. Por outro lado, ELA é diagnosticada em cerca de 12,5 a 15% dos casos de DFT, principalmente na variante comportamental. Quadros leves de DNM podem ocorrer em 40% dos pacientes com DFTvc[5]. A associação das duas doenças implica em pior prognóstico, com uma média de sobrevida de 3 anos a partir do início do quadro.

CASO 2

MDF, 58 anos, advogado. Há 1 ano, começou a perder prazos em seus processos, o que nunca lhe havia acontecido. Seus colegas de escritório notaram que ele estava com muita dificuldade em redigir e defender suas argumentações. Mas ele não admitia isso e ficava muito irritado quando lhe chamavam a atenção. Perdeu duas clientes devido assédio sexual e acabou sendo processado por elas. Está flertando com a estagiária, o que fez com que a esposa pedisse o divórcio. Todos estavam perplexos pois ele sempre se orgulhou de sua família e era apaixonado pela esposa. Há 3 meses, passou a cansar-se facilmente e tinha dificuldade em subir escadas. Há 15 dias, foi passar o final de semana na praia com a irmã e assim que ele tirou a camisa ela percebeu fasciculações em dorso e músculos deltoides bilaterais. Os achados do exame de eletroneuromiografia foram compatíveis com o diagnóstico de Esclerose Lateral Amiotrófica. Os exames de neuroimagem foram compatíveis com o diagnóstico de DFTvc.

Diagnóstico diferencial

Os diagnósticos diferenciais mais importantes são: DA, neurossífilis, demência associada ao HIV, encefalopatia hepática, transtornos da tireoide, depressão, transtorno bipolar, uso de drogas ilícitas, alcoolismo. Esses diagnósticos devem ser excluídos na investigação dos casos de DFTvc.

Há indivíduos que apresentam sintomas clínicos sugestivos de DFTvc, porém, a progressão da doença é muito lenta ou mesmo estável e os exames de neuroimagem são normais. Esses casos podem preencher critérios de DFTvc "possível", mas não de "provável" e mesmo assim, permanece uma dúvida quanto à presença da degeneração pois os exames são normais e a progressão é atípica. Eles são denominados fenocópias. As possíveis doenças associadas a esse diagnóstico podem ser: transtorno bipolar, transtorno obsessivo compulsivo, Asperger, forma esporádica ou genética da DFTvc com progressão lenta (C9orf72) e distúrbios psicológicos[6].

Neuropatologia

A DLFT caracteriza-se por perda neuronal, gliose e degeneração microvacuolar em lobos frontais, temporais, cíngulo anterior e ínsula anterior. Nas regiões frontais mesiais e ínsula anterior, inicialmente há uma perda seletiva de um grupo especial células chamadas de neurônios de von Economo, que são importantes nos mecanismos neurais de cognição social.

Três proteínas estão envolvidas na patologia da DLFT, formando inclusões intracitoplasmáticas em neurônios e em células da glia (Figura 68.2):
1. Proteína associada a microtúbulos (Tau),
2. *Transactive response DNA binding protein* de 43 Kd (TDP-43)
3. *Protein fused in sarcoma* (FUS).

Josephs e cols. demonstraram, em um estudo multicêntrico, que a DFTvc foi associada à patologia TDP-43 em 50% dos casos, à patologia TAU em 40% e FUS a menos de 10%[7]. Menos de 5% são casos cuja proteína é não identificável, também chamada de DFT-U (com imuno-histoquímica positiva para proteínas do sistema de ubiquitina-proteassoma). Interessantemente, a patologia típica de DA foi constatada em 6 a 10% dos casos clinicamente diagnosticados como DFTvc[8].

Figura 68.2 – Espectro de neuropatologias, fenótipos e alguns genes relacionados a degeneração lobar frontotemporal (DLFT).

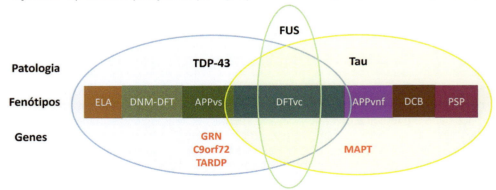

Adaptada de Meeter e cols., 2017 [13].

DFT: demência frontotemporal; ELA: esclerose lateral amiotrófica; DNM: doença do neurônio motor; APPvs: Afasia progressivas primárias variante semântica; APPvnf: Afasia progressivas primárias variante não fluente (ou agramática); DCB: degeneração corticobasal; PSP: paralisia supranuclear progressiva; MAPT: microtubule-associated protein tau; GRN: progranulina; TDP: TAR DNA-binding protein; C9ORF72: chromosome 9 open reading frame 72; TARDBP: TAR DNA-binding protein; FUS: Fused in sarcoma.

A proteína Tau faz parte das proteínas que dão sustentação e estabilidade aos microtúbulos que são encontrados nos axônios. Ela é codificada pelo gene MAPT (cromossomo 17). A hiperfosforilação da proteína Tau leva a formação de filamentos insolúveis, que por sua vez depositam-se como inclusões intracelulares, levando por fim a morte celular.

A proteína tau existe em seis isoformas distribuídas em dois grupos em iguais proporções: três isoformas apresentam três repetições (Tau 3R) e as outras três têm quatro repetições (Tau 4R) da sequência de aminoácidos que se ligam aos microtúbulos. Em alguns casos de DLFT predomina a taupatia-3R, em outras taupatias-4R. Dentre as taupatias-3R, existe um subgrupo cujas inclusões intracitoplasmáticas são características: são os corpúsculos de Pick. Importante salientar que até os anos 90, doença de Pick era sinônimo de DFT, mas a partir da descoberta dos outros subgrupos histopatológicos, o termo "doença de Pick" ficou restrito ao diagnóstico patológico da taupatia-3R com os corpúsculos de Pick. Já no grupo das taupatias-4R destacam-se os seguintes fenótipos: Degeneração Corticobasal (DCB), Paralisia Supranuclear Progressiva (PSP), DFT com parkinsonismo e a APPvnf. Parte dos pacientes com DFTvc familial são por mutação do gene MAPT, mas a maioria dos casos de DLFT por taupatias são esporádicas. No caso da doença de Alzheimer, tem-se uma taupatia secundária (a amiloidopatia) com presença dos dois subtipos de tau (3R e 4R)

A proteína TDP-43 constitui-se de cerca de metade dos casos de DLFT e quase todos os casos de DFT-DNM. A TDP-43 é uma proteína nuclear codificada pelo gene TARDBP (cromossomo 1) e apresenta diversas funções de regulação de *splicing* e transcrição de RNAm. Os principais fenótipos das TDP-43patias são: DFTvc, DFT-DNM e a variante semântica das APPvs. Alguns casos de DFTvc ou DFT-DNM por TDP-43 têm um padrão de herança autossômica dominante e são decorrentes de mutações de alguns genes: C9orf72, GRN e TARDBP.

A proteína FUS representa a terceira proteína mais encontrada nos casos de DLFT. Trata-se de uma proteína ligadora de ácidos nucleicos cujas funções parecem assemelhar-se aos da TDP-43. O único fenótipo conhecido para a proteinopatia FUS até o momento é o da forma esporádica de DFTvc.

Genética

Antecedente familiar está presente em 40% dos casos, sendo que em 10% o modelo de herança é autossômico dominante. Mutações nos genes codificadores das proteínas MAPT (proteína tau associada a microtúbulos), GRN (progranulina) e C9orf72 são responsáveis por quase todas as mutações conhecidas em DFTvc. Outras mutações são raras (Tabela 68.1)[9].

A mutação do gene MAPT leva a uma taupatia com fenótipos variáveis: DFTvc, DFT com parkinsonismo e, mais raramente, DCB, PSP e APPvnf. A idade de início varia entre a 3ª e 6ª década de vida e o padrão de herança é autossômico dominante com alta penetrância (> 95%). Caracteriza-se por iniciar-se em regiões anteriores do lobo temporal e depois progredir para lobo frontal e ínsula.

A mutação C9orf72 é a mais comum causa genética de DFTvc, DFT-DNM e ELA familiar (40%). Trata-se de uma expansão repetida de um hexanucleotídeo e por isso tem penetrância variável e fenômeno de antecipação. Além de indivíduos com fenótipo clássico de DFTvc, em alguns casos com mutação C9orf72, outros fenótipos podem ser observados: sintomas de neurônio motor (DFT-DNM), ELA clássica, DFT com sintomas psicóticos (alucinações e delírios) e DFTvc de lenta evolução. A patologia subjacente é uma TDP-43patia.

Outra forma genética que leva a formação de agregados de TDP-43 é a mutação da progranulina (GRN). Responsável por 5 a 10% dos casos de DLFT genética, tem um padrão de herança autossômica dominante e o mecanismo se dá por haploinsuficiência (a mutação leva a diminuição da produção de GRN). Mas, o mecanismo de como essa deficiência de GRN leva a formação de agregados de TDP-43 ainda é desconhecido. A idade de início é variável (da 3ª a 8ª décadas). O padrão de atrofia caracteriza-se por ser assimétrico e pode eventualmente envolver regiões mais posteriores do córtex parietal.

Tabela 68.1 – Mutações genéticas associadas à degeneração lobar frontotemporal com o respectivo achado patológico associado

Gene	Cromossomo	DLFT – % familial	DLFT – % esporádico	Patologia
MAPT*	17q21.31	6,3	1,5	TAU
GRN*	17q21.31	5-15	5	TDP-43
C9ORF72*	9p21.2	21	6	TDP-43
VCP	9p13.3	<1	Raro	TDP-43
CHMP2B	3p11.2	<1	Raro	P62+
TARDBP	1p36.21	1	Raro	TDP-43
FUS	16p11.2	Raro	3	Ubiquitina+
SQSTM1	5q35.3	1-3	1-3	TDP-43
UBQLN2	Xp11.21		2	Ubiquitina+
TBK1	12q14.2	3	2-4	TDP-43
TREM2	6p21.1	Raro	Raro	Não descrito
CHCHD10	22q11.23	Raro	Raro	Fibras vermelhas rajadas em biópsia muscular

* Em vermelho as três principais mutações (adaptado de Deleon e Miller, 2018).

C9ORF72 = chromosome 9 open reading frame 72, CHCHD10 = coiled-coil-helix-coiled-coil-helix domain-containing protein, CHMP2B = chromatin-modifying protein 2B, DLFT = Degeneração Lobar Frontotemporal, FUS = Fused in sarcoma, GRN = progranulin, MAPT = microtubule-associated protein tau, SQSTM1 = sequestosome 1, TARDBP = TAR DNA-binding protein, TBK1 = Tank-binding kinase 1, TDP = TAR DNA-binding protein, TREM2 = Triggering receptor expressed on myeloid cells-2, UBQLN2 = ubiquilin-2, VCP = Valosin-containing protein gene.

Diagnóstico

Avaliação neuropsicológica

Os pacientes com DFTvc costumam apresentar comprometimento mais acentuado das funções executivas e bom desempenho em testes de orientação e função visuoespacial. O déficit de memória episódica pode estar presente, o que pode tornar às vezes difícil distinguir de alguns pacientes com DA, sobretudo na sua variante frontal[10]. Por isso, testes de habilidades visuoespaciais são mais interessantes para distinguir a duas patologias.

Os testes mais utilizados e clássicos para a investigação de funções executivas são: *Wisconsin card sorting test* (WCST), Teste de *Stroop*, teste do desenho do relógio (Figura 68.3), fluência verbal fonêmica e semântica, extensão de dígitos em ordem inversa, *Trail making test*, Torre de Hanoi e *Iowa gambling tas*t. Testes de cognição social são muito importantes para o diagnóstico diferencial. Testes de reconhecimento de emoções (p.e., *Reading the Eyes Test*, Faces de Eckman), de empatia (p.e., *Faux Pas*, charges), escalas de julgamento, de impulsividade são muito úteis nas fases iniciais da doença.

Para a investigação dos sintomas comportamentais, a escala mais utilizada é o Inventário Neuropsiquiátrico (INP) que avalia a frequência e a intensidade dos seguintes sintomas: delírios, alucinações, agitação, depressão, ansiedade, euforia, apatia, desinibição, irritabilidade, comportamento motor aberrante, alteração do sono e alteração dos hábitos alimentares e avalia também o estresse do cuidador relacionado a cada sintoma[11]. O INP mostrou-se um instrumento útil para distinguir DFT de DA.

Figura 68.3 – Evolução do desempenho no teste do desenho do relógio de uma paciente de 61 anos com a diagnóstico da variante comportamental da demência frontotemporal com seis (A), dez (B) e quinze meses (C) do início dos sintomas

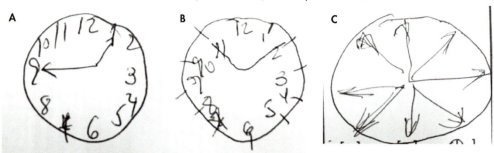

Imagens gentilmente cedidas pelo Dr. Adalberto Studart Neto

Neuroimagem

O diagnóstico precoce das demências degenerativas pode ser crucial para possível indicação de terapias modificadoras da doença e orientações aos cuidadores e, talvez, no futuro, tratamento curativo. Até o presente momento, na prática clínica, os métodos de imagem que se dispõe são a ressonância magnética e a neuroimagem molecular como PET ou SPECT.

O processo degenerativo se inicia na ínsula e no córtex cingulado anterior com predominância à direita. De modo geral, na ressonância magnética de encéfalo, há a atrofia cortical dos lobos frontais e temporais polares com quatro tipos de apresentação: dominância frontal, dominância temporal (Figura 68.4), frontotemporal e frontotemporoparietal. Estruturas subcorticais também são acometidas: hipocampo, amígdala, núcleos da base e tálamos. Em pacientes cuja patologia subjacente é uma taupatia (em especial na doença de Pick), a atrofia frontotemporal anterior pode ser muito pronunciada em comparação ao córtex temporoparietal posterior (atrofia em lamina de faca ou "*knife-edge*").

Pacientes com mutações MAPT apresentam um modelo de atrofia relativamente simétrico das regiões orbitofrontal, pré-frontal lateral e principalmente dos lobos temporais anteriores. Em alguns pacientes com mutação da MAPT pode haver proeminente atrofia temporal mesial, incluindo formações hipocampais. Por outro lado, nos indivíduos portadores das mutações da GRN, a atrofia é assimétrica, com extensão para lobo parietal. Já nos pacientes com patologia FUS caracteristicamente há uma atrofia dos núcleos caudados e córtex frontal ventral. Nos casos de mutações de C9orf72 o grau de atrofia é variável e pode haver acometimento talâmico.

Já o PET-FDG (tomografia por emissão de pósitrons com traçador de fluordeoxiglicose-18) pode demonstrar um hipometabolismo no córtex orbitofrontal, dorsolateral, ventromedial, cíngulo anterior, polos temporais e núcleos da base, frequentemente assimétrico (Figura 68.5). Em casos mais leves, o PET pode ser útil quando na ressonância magnética não se observa uma atrofia pronunciada. Outro importante papel do PET é no diagnóstico diferencial entre DFTvc e DA. Mesmos nos casos da variante frontal da DA, o padrão é um hipometabolismo em córtex de associação temporoparietal, cíngulo posterior e pré-cúneus, às vezes com extensão frontal. Estudos mostram que o acometimento do cíngulo anterior é a região cortical que melhor distingue a DFTvc de uma DA, em favor da primeira. Nos últimos anos, esforços têm sido concentrados em radiofármacos marcadores de proteína Tau (PET Tau), mas ainda não são uma realidade em nosso meio.

Figura 68.4 – Imagens de ressonância magnética de encéfalo ponderadas em T1 de um paciente com diagnóstico da variante comportamental da demência frontotemporal demonstrando uma atrofia predominantemente temporal bilateral, mais evidente em regiões polares e assimétrica, pior à direita.

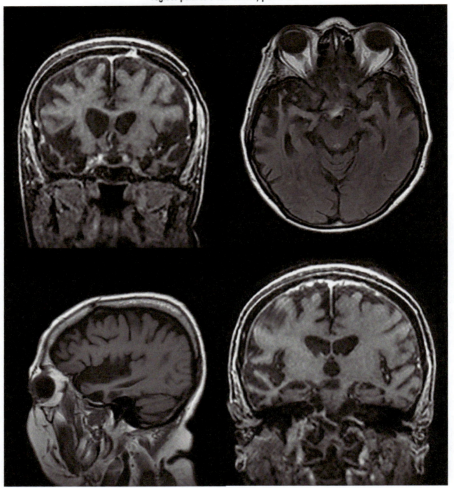

Imagens gentilmente cedidas pelo Dr. Adalberto Studart Neto.

Biomarcadores séricos e no liquor cefalorraquiano

Não há marcadores específicos para o diagnóstico de DFT. Altos níveis de fosfo-tau (pTau) e tau-total e baixos de $A\beta_{42}$ são encontrados em pacientes com DA e servem para diagnóstico diferencial com DFTvc[12,13]. Por outro lado, na DFTvc pode não haver aumento significativo de Tau/pTau.

Um dos biomarcadores que tem se estudado é a pesquisa de neurofilamentos de cadeia leve no liquor e no sangue. Trata-se de proteínas presentes no citoesqueleto de neurônios e que aumentam em situações de neurodegeneração. Portanto, não são específicos da patologia de DFT, mas estudos tem mostrado que pode se correlacionar bem com a gravidade da doença. Em indivíduos com mutações da GRN, há uma redução no nível sérico da progranulina precocemente, mesmo quando portadores assintomáticos. Vale ressaltar que tanto a pesquisa de neurofilamentos de cadeia leve como a dosagem sérica de neurofilamentos ainda está restrito a pesquisas.

Figura 68.5 – Exame de PET/CT com 18FDG (fluorodeoxiglicose) em uma paciente de 61 anos com a diagnóstico da variante comportamental da demência frontotemporal (a mesma paciente cujo teste do relógio foi mostrado na Figura 68.3). Coluna da esquerda: Imagens tridimensionais mostram hipometabolismo em córtex frontal bilateral. Coluna da direita: A análise quantitativa com método estatístico paramétrico (Cortex ID), quando comparado com grupo de voluntários normais pareados por faixa etária (escore-z), confirma os achados descritos.

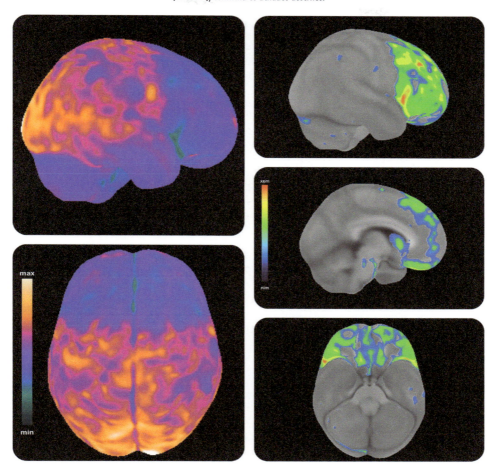

Imagens gentilmente cedidas pelo Centro de Medicina Nuclear do Instituto de Radiologia (InRAD) do HCFMUSP.

Critérios diagnósticos

O último consenso definiu os critérios diagnósticos de DFTvc em possível, quando há apenas os sintomas comportamentais e cognitivos, e em provável quando há alterações em neuroimagem estrutural (ressonância magnética) ou molecular (PET ou SPECT)[14]. O diagnóstico definitivo só pode ser definido a partir de achados neuropatológicos ou identificação de mutação patogênica conhecida. A Tabela 68.2 traz os critérios diagnósticos de DFTvc.

Tabela 68.2 – Critérios de Consenso para Demência Frontotemporal variante comportamental

Doença neurodegenerativa
O seguinte sintoma deve estar presente para o diagnóstico de DFTvc
A) Deterioração progressiva do comportamento e/ou cognição atestada pela observação ou anamnese com um informante

DFTvc possível
Três dos seguintes sintomas comportamentais/cognitivos devem estar presentes para o diagnóstico. Tais sintomas devem ser persistentes ou recorrentes nos últimos três anos e não eventos únicos ou raros.

A) Desinibição precoce (um dos seguintes sintomas deve estar presente)
   A.1. Comportamento social inapropriado
   A.2. Perda do decoro ou bons modos
   A.3. Ações impulsivas, descuidadas ou imprudentes

B) Apatia ou inércia precoce (um dos seguintes sintomas deve estar presente)
   B.1. Apatia
   B.2. Inércia

C) Perda da empatia emocional ou cognitiva (um dos seguintes sintomas deve estar presente)
   C.1. Pouca resposta aos sentimentos ou necessidades de outras pessoas.
   C.2. Pouco interesse social ou afeto pessoal

D) Comportamento perseverativo, estereotipado ou compulsivo/ritualístico precoce (um dos seguintes sintomas deve estar presente)
   D.1. Movimentos repetitivos simples
   D.2. Comportamentos complexos, compulsivos ou ritualísticos
   D.3. Estereotipia da fala

E) Hiperoralidade ou alterações da dieta (um dos seguintes sintomas deve estar presente)
   E.1. Alteração das preferências alimentares
   E.2. Consumo de grandes quantidades de comida, álcool ou cigarros
   E.3. Exploração oral ou consumo de objetos não comestíveis

F) Perfil neuropsicológico de disfunção executiva com relativa preservação da memória e funções visuoespaciais (um dos seguintes sintomas deve estar presente)
   F.1. Déficit em tarefas de funções executivas
   F.2. Relativa preservação da memória
   F.3. Relativa preservação das funções visuoespaciais

DFTvc provável
Todos os seguintes sintomas devem estar presentes
A) Preencher os critérios para DFTvc possível
B) Exibir declínio funcional significativo (relatado por um informante ou evidenciado com o uso da Clinical Dementia Rating Scale ou Questionário de Atividades Funcionais)

C) Resultados de exames de neuroimagem compatíveis com DFTvc. (um dos seguintes deve estar presente)
   C.1. Atrofia frontal e/ou temporal anterior na tomografia ou ressonância magnética de crânio
   C.2. Hipoperfusão ou hipometabolismo frontal e/ou temporal anterior no SPECT ou PET, respectivamente

DFTvc definida
A) Preenche critérios para possível ou provável DFTvc
B) Evidência histopatológica de DLFT na biópsia ou na análise pós-morte
C) Presença de mutação patogênica conhecida

Critérios de exclusão de DFTvc
Critérios A e B devem ser negativos para qualquer diagnóstico de DFTvc. O critério C pode ser positivo para DFTvc possível, mas não para DFTvc provável
A) O quadro pode ser melhor explicado por outras doenças não neurodegenerativas ou condição clínica
B) O distúrbio de comportamento é melhor explicado por doença psiquiátrica
C) Biomarcadores fortemente positivos para doença de Alzheimer ou outras doenças neurodegenerativas

Adaptado de Rascovsky e cols., 2011.

Tratamento

Não há tratamento curativo ou modificador do curso da doença, somente medicação sintomática para os sintomas comportamentais. O uso de inibidores de recaptação seletivos de serotonina ou de inibidores de recaptação de serotonina e norepinefrina são recomendados para os sintomas comportamentais, em especial, a impulsividade e comportamentos compulsivos. Citalopram, Escitalopram e Sertralina estão entre os IRSS mais utilizados.

Há poucos estudos sobre terapia sintomática em DFTvc. Dentre eles, destaca-se um ensaio clínico randomizado com Trazodona, um antidepressivo atípico, com ação serotoninérgica. O uso de doses de até 300 mg foi eficiente em reduzir a pontuação no INP. Os principais efeitos colaterais são sedação (principalmente em dose baixas), hipotensão (em doses mais elevadas) e raramente pode causar priapismo em homens.

Neurolépticos podem ser necessários quando os sintomas comportamentais são muito intensos, com riscos ao paciente e muito desgaste do cuidador. Deve-se, no entanto, considerar o risco de tais medicações no tocante às doenças cardiovasculares e risco de quedas.

Inibidores de acetilcolinesterase não são recomendados uma vez que não há déficit colinérgico na DFTvc, podendo apresentar inclusive piora dos sintomas comportamentais. Também não houve evidência de benefício com o uso de memantina[4,15].

Referências

1. Hogan DB, Jetté N, Fiest KM et al.The Prevalence and Incidence of Frontotemporal Dementia: a Systematic Review. Can J Neurol Sci. 2016 Suppl 1:S96-S109.
2. Custódio, N; Herrera-Perez, E; Lira, D et al. Prevalence of frontotemporal dementia in community-based studies in Latin America. A systematic review. Dement Neuropsychol,2013;7(1): 27-32.
3. Bang J, Spina S, Miller BL.Frontotemporal dementia. Lancet. 2015;386(10004):1672-82.
4. Olney NT, Spina S, Miller BL. Frontotemporal Dementia. Neurol Clin. 2017;35(2):339-374.
5. Couratier P, Corcia P, Lautrette G et al.ALS and frontotemporal dementia belong to a common disease spectrum. Rev Neurol (Paris). 2017;173(5):273-279.
6. Gossink FT, Dols A, Kerssens CJ et al., Psychiatric diagnoses underlying the phenocopy syndrome of behavioral variant frontotemporal dementia. J Neurol Neurosurg psychiatry 87(1):64-8; 2016.
7. Josephs KA, Hodges JR, Snowden JS et al. Neuropathological background of phenotypical variability in frontotemporal dementia. Acta Neuropathol. 2011;122(2):137-53.
8. Mann DMA, Snowden JS. Frontotemporal lobar degeneration: Pathogenesis, pathology and pathways to phenotype.Brain Pathol. 2017;27(6):723-736.
9. Deleon J, Miller BL. Frontotemporal dementia. Handb Clin Neurol. 2018;148:409-430.
10. Hornberger, M; Wong, S; Tan, R et al. In vivo and post-mortem memory circuit integrity in frontotemporal dementia and Alzheimer's disease. Brain.2012;135:3015-25.
11. Cummings, JL; Mega, M; Gray, K et al. The neuropsychiatric inventory: comprehensive assessment of psychopathology in dementia. Neurology 1994; 44:2308-14.
12. Gordon E, Rohrer JD, Fox NC.Advances in neuroimaging in frontotemporal dementia.J Neurochem. 2016;138 Suppl 1:193-210.
13. Meeter LH, Kaat LD, Rohrer JD, van Swieten JC. Imaging and fluid biomarkers in frontotemporal dementia. Nat Rev Neurol. 2017;13(7):406-419.
14. Rascovsky K, Hodges JR, Knopman D et al. Sensitivity of revised diagnostic criteria for the behavioural variant of frontotemporal dementia. Brain. 2011;134(Pt 9):2456-77.
15. Young JJ, Lavakumar M, Tampi D et al. Frontotemporal dementia: latest evidence and clinical implications. Ther Adv Psychopharmacol. 2018;8(1):33-48.

Capítulo 69
Afasias Progressivas Primárias

Leonel Tadao Takada

Introdução

O termo afasia progressiva primária (APP) é utilizado para englobar as formas de afasia neurodegenerativa, e com o avanço das pesquisas sobre a APP nas décadas de 1980 a 2000, foram-se caracterizando variantes da APP, a partir da observação de que as manifestações clínicas, os achados de neuroimagem e da neuropatologia podiam variar significativamente entre pacientes com APP. As APPs começaram a ser melhor estudadas após a publicação de um artigo seminal pelo Dr. M-Marsel Mesulam em 1982. Os critérios diagnósticos de Degeneração Lobar Frontotemporal (DLFT) de Neary e cols., publicados em 1998, definia duas formas de afasia primária: a demência semântica (DS) e a afasia progressiva não fluente (APNF). Em 2004, Gorno-Tempini e cols. descreveram uma terceira variante da APP, que denominaram afasia progressiva logopênica (APL).

Em 2011, foram publicados critérios diagnósticos da APP e de suas variantes, em uma tentativa de harmonizar a nomenclatura das variantes da APP nas publicações científicas. Esses critérios definem três variantes da APP: a variante semântica da APP (vsAPP, que corresponde à DS), a variante não fluente ou agramática da APP (vaAPP, que corresponde à APNF), e a variante logopênica da APP (vlAPP, que corresponde à APL). De acordo com esses critérios diagnósticos, em primeiro lugar, deve-se estabelecer um diagnóstico de APP, conforme os critérios da Tabela 69.1. Apesar de as três variantes terem sido bem caracterizadas, há pacientes que desenvolvem APP com sintomas e sinais de mais de uma variante (chamada de variante mista da APP), e cerca de 20% dos casos de APP não são classificáveis de acordo com os critérios diagnósticos atuais.

O quadro clínico da APP varia conforme a variante, por isso cada variante será apresentada separadamente. É importante ressaltar que frequentemente os pacientes com APP (ou seus familiares) apresentam na consulta uma queixa de "esquecimento". Mas diferentemente do esquecimento da doença de Alzheimer (DA), em que tipicamente os pacientes se esquecem de informações recentes e se tornam repetitivos, os pacientes com APP apresentam "esquecimentos" de palavras, com dificuldade para nomear objetos e se expressar. Distúrbio de linguagem pode acontecer na doença de Alzheimer, mas caracteristicamente ocorre nas fases mais avançadas da doença, enquanto nas APPs, problemas com a linguagem aparecem logo no início dos sintomas. Como o comprometimento é isolado da linguagem nas fases iniciais das APPs (em geral nos primeiros dois anos de evolução), os pacientes muitas vezes conseguem manter certa funcionalidade para atividades de vida diária a despeito de ter desempenho ruim em testes cognitivos (como no Miniexame do Estado Mental, que é um teste cujo desempenho depende muito da preservação da linguagem).

Tabela 69.1 – Critérios de inclusão e exclusão para o diagnóstico de APP

Critérios de inclusão: os três devem estar presentes
1) O sintoma mais proeminente é a dificuldade com linguagem
2) Esses déficits são a causa principal de limitação nas atividades de vida diária
3) Afasia deve ser o déficit mais proeminente no início dos sintomas, e nas fases iniciais da doença
Critérios de exclusão: os quatro devem estar ausentes
1) Os déficits são melhor explicados por doenças não degenerativas do sistema nervoso, ou por doenças clínicas
2) O distúrbio cognitivo é melhor explicado por diagnóstico psiquiátrico
3) Perda de memória episódica, memória visual, e declínio nas habilidades visuoperceptivas como sintomas proeminentes iniciais
4) Distúrbio comportamental proeminente no início do quadro

Variante semântica da afasia progressiva primária

Epidemiologia

A vsAPP faz parte do espectro clínico da demência frontotemporal (DFT), da qual também fazem parte a vaAPP e a variante comportamental da DFT. Apesar de não haver estudos epidemiológicos populacionais que tenham investigado especificamente a epidemiologia da vsAPP, sabe-se que a incidência de DFT é de 1-17 casos por 100.000 habitantes/ano. Dentre as DFTs, a vsAPP corresponde a cerca de 2-7% dos casos, e a vcDFT é cerca de 3 vezes mais frequente do que a vsAPP. A média de idade de início dos sintomas é de 60 anos (o início dos sintomas geralmente acontece entre a sexta e oitava décadas de vida), e a mediana de sobrevida é de 12 anos. De modo geral, a prevalência entre homens e mulheres é similar.

Manifestações clínicas

A vsAPP é uma síndrome clínica caracterizada por distúrbio de linguagem fluente, com perda progressiva do conhecimento de palavras (levando a anomia e dificuldade de compreensão de palavras). Em pacientes com a vsAPP, a queixa mais frequentemente apresentada é a de "esquecimento", mas uma anamnese mais cuidadosa permite verificar que o esquecimento é específico para o conceito dos objetos (algo que chamamos de memória semântica). Assim, os pacientes com a variante semântica podem perguntam coisas como "o que é um abacate?", pois perderam o conceito de o que é um abacate, ou então deixam de nomear os objetos pelos nomes corretos e passam a utilizar palavras mais genéricas como "coisa" ou "negócio".

Os pacientes podem tem dificuldade de reconhecer objetos (particularmente itens pouco frequentes ou com os quais estão menos familiarizados), além de apresentar parafasias semânticas e dislexia/disgrafia de superfície. Parafasias semânticas são caracterizadas por trocas de palavras na fala, como chamar um caderno de caneta. Dislexia e disgrafia de superfície são caracterizadas por erros na leitura (dislexia) ou escrita (disgrafia) de palavras irregulares. Palavras irregular é aquela cuja pronúncia (ou escrita) não segue as normas comumente utilizadas; como a forma de se escrever ou ler uma palavra irregular faz parte do conhecimento semântico, os pacientes com vsAPP desenvolvem dificuldades com essas palavras. Um exemplo de palavra irregular é a palavra "pizza", que é lida como "pitza" ao invés de "piza". Na disgrafia de superfície, por exemplo, um paciente poderia escrever "xeque" ao invés da grafia correta ("cheque").

Com a progressão da doença e comprometimento dos lobos frontais e temporais (em média 4-5 anos após o início dos sintomas), os pacientes com vsAPP desenvolvem sintomas neuropsiquiátricos similares aos observados na vcDFT, como apatia, desinibição, comportamentos repetitivos e estereotipados, distanciamento emocional, e/ou mudanças nos hábitos alimentares. A Tabela 69.2 apresenta os critérios diagnósticos da vsAPP.

Tabela 69.2 – Critérios diagnósticos para a variante semântica da APP

Diagnóstico clínico de vsAPP
Ambos critérios centrais devem estar presentes: • Comprometimento da nomeação por confrontação • Comprometimento na compreensão de palavras isoladas
Ao menos 3 das seguintes características devem estar presentes: • Comprometimento do conhecimento de objetos • Dislexia ou disgrafia de superfície • Repetição preservada • Produção de fala preservada (gramática e aspectos motores da fala)
Diagnóstico de vsAPP com suporte de neuroimagem
Ambos critérios devem estar presentes: • Diagnóstico clínico de vsAPP • Neuroimagem deve mostrar uma ou mais dos seguintes achados: – Atrofia predominante no lobo temporal anterior – Hipoperfusão ou hipometabolismo predominante no lobo temporal anterior

Diagnósticos diferenciais

» vcDFT: como os pacientes com vsAPP frequentemente desenvolvem ao longo da evolução da doença sintomas comportamentais similares aos observados na vcDFT, a vcDFT é um diagnóstico diferencial a se considerar. Mas na vcDFT, não ocorre perda precoce da memória semântica e os sintomas comportamentais são proeminentes desde o início e o padrão de atrofia observado na neuroimagem é diferente.
» DA: O fato de os pacientes ou seus acompanhantes referirem frequentemente "esquecimentos" como sintoma inicial e apresentarem atrofia dos lobos temporais podem levar a diagnóstico de DA. Mas através de uma anamnese cuidadosa, pode-se identificar que os esquecimentos ocorrem primariamente devido à perda de memória semântica ao invés de perda de memória episódica. O padrão de atrofia da vsAPP é diferente do da DA pois acomete os polos temporais e amigdala de maneira desproporcional à atrofia dos hipocampos.

Exames complementares

Além dos exames de sangue que devem ser solicitados na investigação do quadro cognitivo, e dependendo da idade do paciente (se o quadro for de início antes dos 65 anos), da análise do líquido cefalorraquidiano, a neuroimagem tem papel muito importante no diagnóstico de vsAPP. Na neuroimagem estrutural (Figura 69.1), observa-se atrofia das porções anteriores dos lobos temporais, assimétrica, com comprometimento predominante do lobo temporal esquerdo. Nos cortes coronais (Figura 69.1), pode-se observar melhor a atrofia do polo e das regiões anteriores dos lobos temporais, e notar que o padrão de atrofia é diferente do observado na DA (em que a atrofia predomina nos lobos temporais mesiais). Apesar de ser infrequente, pacientes com vsAPP podem ter história familiar positiva para doenças do espectro da DFT, e nesses casos, deve-se considerar realizar uma investigação genética, com sequenciamento de painel de genes relacionados a doenças neurodegenerativas ou de exoma, além da pesquisa de expansão de hexanucleotídeos no gene *C9ORF72* (*chromosome 9 open reading frame 72*).

Figura 69.1 – Neuroimagem nas variantes da afasia progressiva primária. 1) Variante semântica da APP: ressonância magnética de encéfalo em sequencias ponderadas em T1 de paciente de 63 anos com vsAPP. Corte coronal (esquerda) e axial (direita) mostrando atrofia assimétrica dos lobos temporais anteriores, pior à esquerda. 2) Variante agramática da APP: à esquerda ressonância magnética de encéfalo (axial, T1) de paciente de 67 anos com vaAPP, mostrando atrofia perisylviana esquerda; e à direita corte axial de cintilografia de perfusão cerebral (SPECT) mostrando hipoperfusão frontal esquerda. 3) Variante logopênica da APP: à esquerda ressonância magnética de encéfalo (axial, T1) de paciente de 73 anos com vlAPP, mostrando atrofia perisylviana posterior no hemisfério esquerdo; à direita corte axial de tomografia de emissão de pósitrons com fluordeoxiglicose (PET-FDG) mostrando hipometabolismo que predomina na região parietal esquerda.

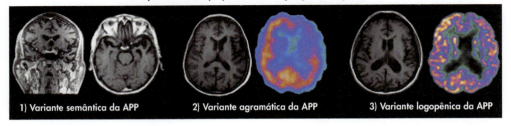

Neuropatologia

Cerca de 80% dos casos de vsAPP têm como achado neuropatológico a presença de inclusões intracelulares com a proteína TDP-43, e, portanto, são diagnosticados do ponto de vista neuropatológico com degeneração lobar frontotemporal com proteína TDP-43 (DLFT-TDP). Menos frequentemente, são encontradas inclusões com proteína tau associada a microtúbulos (DLFT-tau), e em alguns casos de svAPP, o diagnóstico neuropatológico é de DA.

Tratamento

Não existe tratamento farmacológico específico para a svAPP. Nas fases iniciais da doença, quando o comprometimento da linguagem é o predominante, a terapia fonoaudiológica pode auxiliar o paciente a manter o conhecimento das pessoas e objetos mais frequentes em seu cotidiano por tempo maior. Com a progressão da doença, os pacientes frequentemente desenvolvem sintomas comportamentais como os vistos na vcDFT, e por isso requerem o uso de medicações como antidepressivos (como inibidores seletivos da recaptação de serotonina e/ou a trazodona) e eventualmente, o uso de neurolépticos atípicos (que devem ser evitados na medida do possível, não apenas devido aos riscos cardio e cerebrovasculares, mas também pelo fato de os pacientes com svAPP terem uma predisposição maior a desenvolver sintomas parkinsonianos).

Variante não fluente ou agramática da afasia progressiva primária

Epidemiologia

A vaAPP também faz parte do espectro clínico da DFT, e corresponde a cerca de 15% dos casos de DFT. A média de idade de início dos sintomas é de 67 anos, e o início dos sintomas em geral acontece entre a sexta e oitava décadas de vida. A mediana de sobrevida após o início dos sintomas é de cerca de 9 anos. A prevalência é um pouco maior entre mulheres do que em homens.

Manifestações clínicas

A vaAPP é caracterizada por fala espontânea não fluente, com presença de agramatismo, parafasias fonêmicas e anomia. Agramatismo é caracterizado por simplificação nas formas gramaticais, com presença de erros e omissões gramaticais (como falta de conjugação de verbos, ou erros na concordância de números ou gênero). Os sintomas podem se iniciar com redução na produção de palavras, redução da extensão das frases e dificuldades na compreensão de frases sintaticamente complexas (como frases em que o sujeito não está no início da frase – na frase "A zebra foi perseguida pelo leão", por exemplo, os pacientes com vaAPP podem ter dificuldade para saber que o sujeito é o leão, e não a zebra).

Alguns pacientes podem apresentar dificuldade no planejamento articulatório das palavras, denominada apraxia da fala (e por isso parecem ter que realizar um esforço grande para conseguir falar), e na avaliação neuropsicológica podem apresentam também sinais de disfunção executiva e déficits em memória operacional. A apraxia da fala é caracterizada por erros na fala (como inserções, substituições, ou omissões de fonemas), e os pacientes apresentam ensaio articulatório (tentar falar uma palavra várias vezes até conseguir falar a palavra corretamente) e dificuldade maior para iniciar a fala. A apraxia da fala ocorre mais frequentemente com palavras de baixa frequência ou mais longas (ou seja, os pacientes têm dificuldade maior para falar palavras como helicóptero ou dromedário, do que casa ou cachorro), e caracteristicamente os erros são inconsistentes (os pacientes ao repetir uma palavra diversas vezes, pode articular a palavra de formas diferentes). A inconsistência nos erros ajuda a diferenciar uma apraxia da fala de uma disartria. Apesar das dificuldades de linguagem, os pacientes podem manter a funcionalidade e independência por alguns anos.

Com a progressão da doença, podem se associar às dificuldades de linguagem quadro extrapiramidal compatível com paralisia supranuclear progressiva ou síndrome corticobasal, ou ainda sintomas comportamentais como os observados na vcDFT. Os critérios diagnósticos encontram-se na Tabela 69.3.

Tabela 69.3 – Critérios diagnósticos para a variante agramática da APP

Diagnóstico clínico de vaAPP
Ao menos um dos critérios centrais deve estar presente: • Agramatismo • Apraxia da fala
Ao menos duas das seguintes características devem estar presentes: • Comprometimento da compreensão de frases complexas • Preservação da compreensão de palavras isoladas • Preservação do conhecimento de objetos
Diagnóstico de vaAPP com suporte de neuroimagem

Ambos critérios devem estar presentes:
• Diagnóstico clínico de vaAPP;
• Neuroimagem deve mostrar uma ou mais dos seguintes achados:
   – Atrofia predominante na região fronto-insular posterior esquerda;
   – Hipoperfusão ou hipometabolismo predominante na região fronto-insular posterior esquerda.

Diagnósticos diferenciais

Além das outras variantes da APP, outros diagnósticos diferenciais são aqueles fenótipos para os quais a vaAPP pode evoluir, como paralisia supranuclear progressiva, síndrome corticobasal ou vcDFT. A presença de apraxia da fala pode levar à suspeita de uma forma de demência vascular, mas a neuroimagem descarta essa possibilidade.

Exames complementares

Os exames de neuroimagem são importantes no diagnóstico de vaAPP, e tipicamente mostram alterações predominantemente na região perisylviana anterior e frontal inferior do hemisfério esquerdo (Figura 69.1). A investigação de casos suspeitos de vaAPP inclui também exames de sangue, e eventualmente, a coleta de líquido cefalorraquidiano (a investigação é similar à de casos suspeitos de doença de Alzheimer ou outras formas de demência). Alguns pacientes com vaAPP têm história familiar positiva para doenças do espectro das DFTs, e nesses casos, deve-se considerar a possibilidade de se realizar uma investigação genética. O fenótipo vaAPP já foi descrito em diversas formas de DFT monogênica, como a associada a mutações do gene da progranulina (*GRN*), do gene da proteína tau associada a microtúbulos (*MAPT*), e expansões de hexanucleotídeos em *C9ORF72*, entre outros.

Neuropatologia

A maior parte dos casos de vaAPP (cerca de 70%) apresentam inclusões com a proteína tau associada a microtúbulos, sendo então casos de degeneração lobar frontotemporal associados à proteína tau (DLFT-tau). Os demais casos são classificados como DLFT-TDP.

Tratamento

O tratamento da vaAPP também é sintomático. Nas fases iniciais da doença, o treinamento cognitivo realizado com fonoaudiólogo(a) ou neuropsicólogo(a) especializado em tratamento de doenças neurodegenerativas pode ser benéfico. Com a progressão da doença, os sintomas comportamentais devem ser manejados de modo não farmacológico e/ou farmacológico. Dentre os tratamentos farmacológicos, pode-se utilizar antidepressivos (especialmente os inibidores seletivos da recaptação de serotonina) para tratar sintomas ansiosos, depressivos, agitação, agressividade, irritabilidade e/ou distúrbios do sono. Como os pacientes com vaAPP têm maior chance de desenvolver sintomas parkinsonianos (e evoluir como formas de parkinsonismo atípico), deve-se utilizar neurolépticos atípicos com cautela. Os sintomas parkinsonianos nesses casos tipicamente não respondem ao uso de levodopa, e esses pacientes com sintomas motores podem se beneficiar de terapias de reabilitação com fisioterapeutas e/ou fonoaudiólogos.

Variante logopênica da afasia progressiva primária

Epidemiologia

A vlAPP é uma forma atípica da DA, e tipicamente é uma forma de comprometimento cognitivo de início pré-senil (ou seja, antes dos 65 anos de idade). A prevalência da vlAPP na população não é conhecida, tendo em vista ser uma síndrome rara e conhecida há pouco mais de 10 anos.

Manifestações clínicas

Clinicamente, os pacientes com vlAPP apresentam fala espontânea caracterizada pela presença de hesitações para encontrar palavras, principalmente para palavras menos frequentemente usadas, e tipicamente a dificuldade é maior para substantivos do que para verbos.

A fala se torna mais lenta e as pausas para tentar encontrar as palavras vão se tornando mais frequentes com a progressão da doença e os pacientes passam a fazer circunlóquios ou substituir palavras específicas por palavras mais gerais, como "coisa". Os aspectos gramaticais da linguagem estão preservados na vlAPP, diferentemente do que pode ocorrer com pacientes que têm a variante não fluente/agramática da APP. Outra característica central da vlAPP é a dificuldade para compreender e repetir frases longas, que é causada por comprometimento da memória operacional verbal ou fonológica. A repetição de palavras isoladas tipicamente é preservada, pois não depende da memória operacional verbal.

Em testes de nomeação de figuras por confrontação, os pacientes com vlAPP têm desempenho um pouco melhor do que os pacientes com a variante semântica da APP. Pacientes com vlAPP podem apresentar dificuldades maiores com cálculos e desempenho inferior em testes de memória episódica, em relação a pacientes com outras formas de APP. Em relação a sintomas neuropsiquiátricos, apatia é frequente, e ansiedade, irritabilidade e agitação também podem aparecer.

A progressão da vlAPP é bastante variável. Os pacientes podem permanecer com comprometimento quase exclusivo da linguagem, com padrão logopênico, por vários anos, e só desenvolver demência mais tardiamente. Outros pacientes, evoluem com declínio da memória episódica, e desenvolvem um fenótipo de demência do tipo Alzheimer. Uma outra parcela de pacientes com vlAPP, depois de algum tempo, passam a desenvolver sintomas de variante semântica ou variante agramática, como se a vlAPP fosse uma fase prodrômica dessas variantes. Na Tabela 69.4 encontra-se os critérios diagnósticos da vlAPP.

Tabela 69.4 – Critérios diagnósticos para a variante logopênica da APP

Diagnóstico clínico de vlAPP

Ambos critérios centrais devem estar presentes:
- Comprometimento da recuperação de palavras na fala espontânea e nomeação
- Comprometimento da repetição de frases e sentenças.

Ao menos 3 das seguintes características devem estar presentes:
- Erros fonológicos na fala espontânea e nomeação
- Preservação da compreensão de palavras isoladas e conhecimento de objetos
- Preservação dos aspectos motores da fala
- Ausência de agramatismo franco

Diagnóstico de vlAPP com suporte de neuroimagem

Ambos critérios devem estar presentes:
- Diagnóstico clínico de vlAPP
- Neuroimagem deve mostrar uma ou mais dos seguintes achados:
  – Atrofia predominante em região perisylviana posterior ou parietal esquerda
  – Hipoperfusão ou hipometabolismo predominante região perisylviana posterior ou parietal esquerda

Diagnóstico diferencial

Os principais diagnósticos diferenciais desta forma de APP são as outras variantes da APP (vaAPP e vsAPP). O diagnóstico diferencial entre as variantes da APP deve ser feito com base nos critérios diagnósticos, nos quais na vlAPP não deve haver sinais de agramatismo ou perda de conhecimento semântico. Mas nem sempre o diagnóstico diferencial é simples, especialmente tendo em vista que alguns casos apresentam características de mais de uma variante, e que na evolução da vlAPP, os pacientes podem desenvolver sintomas e sinais de vaAPP ou vsAPP.

Exames complementares

A vlAPP em geral se apresenta na faixa pré-senil, então a investigação diagnóstica inclui exames de neuroimagem, exames de sangue (para descartar possíveis etiologias metabólicas, infecciosas e/ou inflamatórias) e, geralmente, a coleta de líquido cefalorraquidiano. As alterações típicas na neuroimagem são encontradas na região perisylviana posterior e parietal do hemisfério esquerdo (Figura 69.1). Os biomarcadores no líquido cefalorraquidiano podem mostrar um padrão sugestivo de DA, com redução nos níveis de beta amiloide e aumento de proteína tau e tau fosforilada.

Neuropatologia

Mais de 70% dos casos de vlAPP têm alterações neuropatológicas compatíveis com diagnóstico de DA (com placas neuríticas com acúmulo de proteína beta amiloide e emaranhados neurofibrilares intracelulares com proteína tau hiperfosforilada), e por esse motivo, a vlAPP é considerada uma forma atípica da DA (ao contrário das outras variantes da APP, que fazem parte do espectro das degenerações lobares frontotemporais).

Tratamento

Como a vlAPP é considerada uma forma atípica de DA, em geral são indicados inibidores da acetilcolinesterase (como rivastigmina, galantamina ou donepezila) e – nas fases moderada a avançada de demência – memantina, apesar de não haver ensaios clínicos que comprovem o benefício dessas medicações em formas atípicas da DA. Os sintomas comportamentais, como depressão, irritabilidade, agressividade, ansiedade, distúrbios do sono, entre outros, em geral são manejados com uso de antidepressivos (particularmente inibidores seletivos da recaptação de serotonina), e quando se faz necessário (e pelo menor tempo possível), o uso de neurolépticos atípicos. Nas fases iniciais da vlAPP, a fonoterapia voltada para a linguagem tem um papel importante no treinamento cognitivo desses pacientes.

Como avaliar pacientes com suspeita de APP?

Na anamnese de pacientes com declínio cognitivo uma das informações mais importantes é tentar caracterizar quais foram os sintomas iniciais do paciente. Em pacientes com APP, como mencionado anteriormente, a queixa do(a) paciente pode ser de "esquecimento", mas é fundamental tentar determinar se o esquecimento é devido à perda de memória episódica, se é devido à déficit atencional e/ou de funções executivas, ou ainda se há sinais de que o esquecimento pode ser devido a comprometimento da linguagem. O comprometimento predominante da linguagem pode ser identificado, por exemplo, quando os pacientes ou seus familiares relatam dificuldades para encontrar palavras, para se lembrar de nomes de pessoas e/ou objetos (ou mesmo para que determinados objetos servem), se têm dificuldade para articular palavras (a apraxia da fala frequentemente é descrita como "gagueira"), e/ou trocam fonemas ou palavras quando falam ou escrevem. É muito importante observar a fala espontânea do(a) paciente, e saber que o comprometimento da linguagem pode interferir significativamente no desempenho nos testes realizados em avaliações cognitivas breves.

Nos casos em que houver suspeita de APP devido ao comprometimento isolado da linguagem, ou quando houver declínio das habilidades linguísticas desproporcional ao dos outros domínios cognitivos (como memória episódica, habilidades visuoespaciais e/ou funções executivas), deve-se encaminhar o paciente para realização de avaliação neuropsicológica. Se houver disponibilidade, uma avaliação de linguagem com fonoaudiólogo especializado pode auxiliar no diagnóstico diferencial tanto entre APPs e outras síndromes cognitivas, quanto entre as variantes da APP e, também pode guiar estratégias para treinamento cognitivo. A avaliação da linguagem deve englobar as seguintes funções: produção da fala (aspectos motores e gramática), nomeação por confrontação, repetição de palavras e frases, compreensão de palavras e frases, conhecimento de objetos, escrita e leitura.

Em algumas regiões do país, o acesso de pacientes a avaliações neuropsicológicas ainda é restrito, e por isso, quando houver limitações para a investigação de casos suspeitos de APP, os pacientes devem preferencialmente ser encaminhados para centros de referência em transtornos cognitivos (geralmente encontrados em hospitais universitários). O diagnóstico das variantes da APP é importante pois tem repercussões sobre o manejo e prognóstico dos pacientes, como foi comentado anteriormente.

Os exames de neuroimagem também auxiliam no diagnóstico das APPs, como visto nas Tabelas 69.2, 69.3 e 69.4. A ressonância magnética de encéfalo é o método de escolha para avaliação estrutural do encéfalo, pois permite avaliar o padrão de atrofia com maior acurácia do que a tomografia computadorizada de crânio. Os estudos de neuroimagem funcional como a cintilografia de perfusão cerebral (*SPECT* cerebral) ou a tomografia por emissão de pósitrons com fluorodeoxiglicose (FDG-PET) podem auxiliar no diagnóstico quando a neuroimagem estrutural deixa dúvidas.

Referências

1. Bang J, Spina S, Miller BL. Frontotemporal Dementia. Lancet. 2015;386(10004):1672-1682.
2. Gorno-Tempini ML, Hillis AE, Weintraub S et al. Classification of primary progressive aphasia and its variants. Neurology. 2011;76(11):1006-14.
3. Grossman M. Primary progressive aphasia: clinicopathological correlations. Nat Rev Neurol. 2010;6(2):88-97.
4. Grossman M. The non-fluent/agrammatic variant of primary progressive aphasia. Lancet Neurology. 2012;11(6):545-55.
5. Henry ML, Gorno-Tempini ML. The logopenic variant of primary progressive aphasia. Curr Opin Neurology. 2010;23(6):633-7.
6. Hodges JR, Patterson K. Semantic dementia: a unique clinicopathological syndrome. Lancet Neurol. 2007;6(11):1004-14.
7. Mesulam MM, Rogalski EJ, Wieneke C et al. Primary progressive aphasia and the evolving neurology of the language network. Nat Rev Neurol. 2014;10(10):554-569.
8. Rascovsky K, Hodges JR, Knopman D et al. Sensitivity of revised diagnostic criteria for the behavioural variant of frontotemporal dementia. Brain. 2011;134(Pt 9):2456-77.
9. Senaha MLH, Caramelli P, Brucki SMD, Smid J, Takada LT, Porto CS. et al. Primary progressive aphasia: Classification of variants in 100 consecutive Brazilian cases. Dement Neuropsychol. 2013;7(1): 110-121.
10. Coyle-gilchrist ITS, Dick KM, Vázquez P, Wehmann E, Wilcox A, Lansdall CJ et al. Prevalence, characteristics, and survival of frontotemporal lobar degeneration syndromes. Neurology. 2016;86(18):1736-43.
11. Kansal K, Mareddy M, Sloane KL, Minc AA, Rabins P V., McGready JB et al. Survival in Frontotemporal Dementia Phenotypes: A Meta-Analysis. Dement Geriatr Cogn Disord. 2016;41(1-2):109-22.
12. Grossman M, Irwin DJ. Primary Progressive Aphasia and Stroke Aphasia. Contin Lifelong Learn Neurol. 2018;24(3):745-67.
13. Erkkinen MG, Kim M, Geschwind MD. Clinical Neurology and Epidemiology of the Major Neurodegenerative Diseases. Cold Spring Harb Perspect Biol. 2018;10(4):a033118.
14. Vandenberghe R. Classification of the primary progressive aphasias: principles and review of progress since 2011. Alzheimers Res Ther. 2016;1-9.

Capítulo 70

Comprometimento Cognitivo Vascular

Eduardo Sturzeneker Tres
Raphael Ribeiro Spera

Introdução

O comprometimento cognitivo vascular (CCV) é a segunda causa mais comum de demência reconhecida na atualidade, atrás apenas da doença de Alzheimer (DA). Se excluirmos as causas degenerativas, figura como a etiologia mais comum, proporcionando ominoso efeito sobre sistemas de saúde com assistência insuficiente, como o Brasil. Para melhor compreender o CCV e como é aceito hoje como um espectro sindrômico e patológico diverso, pesa também a forma como foi primeiro entendido e construído ao longo da história. Ora situada em posição de destaque causal em determinados quadros patológicos, ora posta como coadjuvante menor, a etiologia vascular é primeiro dissecada com atenção em 1894, por Otto Binswanger[1]. O proeminente autor relatou uma série de oito casos, em cujos anatomopatológicos observou uma "degeneração cerebral arteriosclerótica", por ele retratados como "*encephalitis subcorticalis chronica progressiva*".

Foi caracterizada através do tempo, essencialmente, como a combinação variada de declínio cognitivo flutuante, estável ou progressivo no seu curso; alteração de marcha e ocorrência de sinais focais, na presença de fatores de risco vasculares e evidente comprometimento de estruturas subcorticais[2]. Alois Alzheimer, em 1902, cunha o termo Doença de Binswanger (DB) ao se debruçar sobre os achados iniciais do autor[3]. Depois, a contribuição de outros nomes conhecidos das ciências neurológicas (p. ex.: Nissl, Olszewski) solidificou a DB por muito tempo como o protótipo da demência vascular.

Hoje é sabido que a DB apenas inaugurou o entendimento de uma entidade nosológica mais abrangente, representando apenas um dos subtipos de CCV vinculados à doença de pequenos vasos. Outros fenótipos de CCV já são bem conhecidos, nos quais são implicadas também estruturas corticais e diferentes mecanismos fisiopatológicos intimamente relacionados à doença cerebrovascular (DCV), variando a depender da combinação lesional presente no encéfalo. Neste capítulo iremos descrever um tema, portanto, heterogêneo em termos conceituais, com definições em evolução e crescente peso diagnóstico. Fruto de diversos mecanismos hoje bastante estudados e antes pouco considerados, o CCV repousa sobre destaque crescente como influência adjuvante e sinérgica a potenciais patologias degenerativas coexistentes, bem como etiologia primária em muitos casos[4].

Epidemiologia

O envelhecimento populacional resultante do aumento da expectativa de vida carrega consigo o peso de números consideráveis de indivíduos portadores de demência, chegando à estimativa de 66 milhões até 2030 e 115 milhões até 2050[5,6]. Por seu turno, a demência vascular (DVa) propriamente dita, manifestação final do *continuum* do CCV, atinge até 20% desse montante e é considerada a segunda causa mais comum de demência após a DA[7]. Nessa corrente, apesar da variação conceitual utilizada em diferentes trabalhos, se incluirmos também as formas pré-demenciais de CCV (manifestações iniciais do *continuum*), fica clara a relação entre prevalência e incidência do CCV com a idade. A primeira, a partir dos 65 anos, atingindo dígitos variando entre 1,2 e 4,2%; a segunda sendo estimada em 6-12 casos por 1.000 habitantes acima de 70 anos, por exemplo[8]. Curiosamente, em determinado trabalho, observou-se que formas não demenciais de CCV, potenciais alvos de prevenção, ultrapassavam o número de DVa na faixa etária entre 64-85 anos, com o risco de progredir para DVa dobrando a cada 5.3 anos em outro estudo[9]. Ademais, apesar da relação da prevalência e incidência se manter com o envelhecimento, nos sujeitos muito idosos essa tendência diminui em intensidade, possivelmente pela maior presença de outras causas degenerativas e patologia mista (degenerativa e vascular); contextos mais frequentes em grupos etários bastante avançados (>80 anos). Outro aspecto que participa dessa diminuição é a menor expectativa de sobrevida dos sujeitos com etiologia vascular quando comparados a DA. Por outro lado, modificações de estilo de vida, políticas de saúde pública e tratamento de doenças vasculares reduziram a incidência de demência como um todo, mas o número total ainda tende a se elevar pelo crescimento populacional aliado à maior longevidade, consequente ao aumento da expectativa de vida moderna[10].

Em países do leste asiático chegou-se a considerar a DVa como mais frequente do que a DA. Contudo tal padrão não se provou verdadeiro em estudos mais recentes, seguindo a tendência da epidemiologia mundial, em que a causa degenerativa ocupa o primeiro posto.

No Brasil, um estudo populacional realizado na cidade de Catanduva apontou prevalência de 9,4% de CCV[11]; chegando a 13.4% a 24.9% em amostras de outros trabalhos ambulatoriais de centros especializados[12,13]. Outro estudo brasileiro de 2017, que realizou avaliação clínico-anatomopatológica dos indivíduos, demonstrou que 35% dos casos avaliados preenchiam critério para DVa, numa amostra de 1092 participantes com faixa etária média de 74 anos[14].

Por fim, especula-se que em países com baixo acesso a serviços de saúde, tenha-se números maiores de CCV na prática, em função de subnotificação/subdiagnóstico e do pobre controle de fatores de risco envolvidos na fisiopatologia da doença, detalhados a seguir.

Fatores de risco

Os fatores de risco associados ao CCV são essencialmente os mesmos atribuídos a doenças vasculares de maneira geral. Encontram-se sumarizados e identificados quanto a sua causalidade conhecida até o momento na Tabela 70.1. Podem ser divididos em modificáveis e não modificáveis. Para fins didáticos e pelo maior grau de peso na literatura, discutiremos com maior escrutínio a hipertensão arterial sistêmica (HAS), tecendo comentários breves sobre alguns conceitos. Para revisão detalhada dos fatores de risco, tarefa que foge ao escopo deste manual, recomenda-se ao leitor interessado recorrer à literatura aqui referenciada[15].

O conhecimento gerado a partir da influência de doenças vasculares sobre a cognição tem provocado a criação de recomendações diversas relacionadas à boa prática médica para o controle de fatores de risco e, ainda, a elaboração de estudos direcionados para a criação de metas. Neste contexto, o conceito de vitalidade cerebral e cérebro saudável ganharam importância. Aquela definida por Fillit *et al* como a capacidade em se adaptar e aprender; sendo a segunda referida como a competência em realizar todos os processos mentais que albergam

Tabela 70.1 – Fatores de risco para comprometimento cognitivo vascular (CCV)

Fatores de risco	Grau de evidência
Não modificáveis	
Idade	Forte
Sexo feminino	Alguma evidência para DVa pós AVC
Fatores genéticos	Fraca (poucos genes específicos conhecidos)
Modificáveis	
Educação	Alguma evidência
Tabagismo	Alguma evidência
Atividade física	Alguma evidência
Obesidade e índice de massa corporal	Alguma evidência
Hipertensão	Forte para HAS na meia idade
Diabetes Mellitus e hiperglicemia crônica	Forte
Hiperlipidemia	Alguma evidência para colesterol total na meia idade

Adaptado de Dichgans e cols.[23]

a cognição, como a habilidade de julgar, utilizar a linguagem e aprender[16]. Em última instância, seria a capacidade ótima em funcionar de forma bem adaptada ao meio. Consonante com este cenário, a American Heart Association/American Stroke Association (AHA/ASA) publicou recomendações para promoção e manutenção da saúde cerebral, cujos objetivos miram na prevenção de eventos/lesões vasculares e surgimento de comprometimento cognitivo[17]. Tais metas seriam atingidas seguindo sete regras simples (*AHA´s simple 7*), quais sejam: não fumar, atividade física realizada em intensidade recomendada, IMC < 25, dieta saudável (dirigida por guidelines), pressão arterial não tratada < 120/80 mmHg, colesterol não tratado < 200 mg/dL e glicemia de jejum menor do que 100 mg/dL. Somadas ao *"AHA´s simple 7"*, outras recomendações deveriam ser praticadas, entre elas a realização de atividades cognitivamente estimulantes, acesso e acompanhamento adequados para o tratamento de fatores de risco e eventos cerebrovasculares, além da criação de políticas de saúde pública e privada para cumprir esses objetivos. Um deles é a HAS adequadamente controlada.

    Esta ganhou ainda maior notoriedade a partir da década de noventa, após a publicação de resultados do estudo Syst-Eur, que apontaram a redução de 50% sobre a incidência de demência em indivíduos tratados com um anti-hipertensivo bloqueador de cálcio. Desde então, diversos trabalhos com diversas drogas vêm falhando em reproduzir resultados similares de maneira consistente, mesmo logrando sucesso em estabelecer de maneira clara a relação de HAS na meia idade e risco de piora cognitiva[18]. Vários deles (ADVANCE, HYVET-COG, SCOPE, ACCORD-MIND, PROGRESS) estabeleceram três questões mais proeminentes. A primeira delas, oriunda mormente de estudos de natureza observacional, é a relação mencionada entre HAS na meia idade (40-64 anos) e pior desfecho cognitivo. A segunda, a ausência de benefício claro em estudos de intervenção com agentes anti-hipertensivos e possível proteção cognitiva. Por último, se o rigor dessas metas em indivíduos mais idosos (a partir de 75-80 anos) teria ou não efeito benéfico, ou mesmo prejudicial, particularmente se levarmos em consideração nessa população a possibilidade de maior dependência de débito cardíaco para fluxo cerebral adequado devido a perda de autorregulação vascular cerebral, entre outros mecanismos fisiopatológicos[16]. A relação entre idade e níveis de HAS, concluiu-se, gera, na grande maioria das análises, o que se conhece como curva em "J". Tal padrão se refere ao benefício no controle pressórico na meia idade e tendência de piora em sujeitos muito idosos submetidos ao mesmo tratamento. Contudo, produções mais recentes da literatura indicam novos resultados assinalando o oposto, sugerindo tratamento com metas mais rigorosas para todas as faixas etárias, além de padronização particular para população negra. Dados mais precisos (p. ex.: estudo SPRINT-MIND) ainda são aguardados.

Em relação à dislipidemia e IMC também encontramos resultados controversos. Para a primeira, sabe-se até o momento que níveis elevados de colesterol total na meia idade promovem aumento de risco para demência, mas o mesmo não pode ser dito em idades mais avançadas. Estudos com estatinas também não resultaram como protetores em termos de desfecho cognitivo, apesar de serem recomendadas como prevenção contra lesões vasculares. Em relação ao IMC, por sua vez, sabe-se que obesidade na meia idade aumenta o risco de demência e sua presença em idade avançada aparenta proteger contra declínio cognitivo. Essa relação com idade mais avançada pode refletir indiretamente a fragilidade naqueles com IMC mais baixo, estando mais sujeitos a déficit calórico-nutricional e a consequências indiretas sobre o desempenho cognitivo. Indivíduos portadores de DM, em seu turno, têm risco aumentado para demência por participar do surgimento da patologia vascular. Tabagismo é associado ao aumento de risco para demência de Alzheimer e para doença cerebrovascular, portanto alvo de grande importância para controle.

Em última análise, a despeito dos resultados e associação direta ou indireta de cada fator de risco, as recomendações a serem seguidas devem utilizar a boa prática clínica como norteamento para condutas preventivas primárias e secundárias. Tal comportamento reduziria a influência da patologia vascular na saúde cerebral, voltando à discussão inicial deste segmento do capítulo, no qual se menciona as sugestões da AHA/ASA (*AHA´s simple 7*).

Aspectos fisiopatológicos

As consequências clínicas das lesões de origem vascular que pesam sobre o desempenho cognitivo interferem com a integridade estrutural do encéfalo em diferentes maneiras, também comprometendo a conectividade funcional de sistemas diversos, local e remotamente à lesão estabelecida, podendo exercer sua ação principal em locais estratégicos que classicamente cursam com disfunção cognitiva e esgotando mecanismos compensatórios que evitam o surgimento dos sintomas[19]. São diversos os estudos que apontam para a perda de acoplamento cerebrovascular, perturbação da integridade da barreira hematoencefálica, extravasamento de produtos inflamatórios no espaço perivascular, entre outros fenômenos ainda sob entendimento. Do ponto de vista histopatológico, há ainda considerável variação encontrada na nomenclatura neuropatológica, o que dificulta a acurácia diagnóstica e comparação entre estudos[20]. Diferente de determinadas entidades nosológicas, como DA e demência com corpos de Lewy, em que placas neuríticas e corpos de Lewy compõem marcos histopatológicos, o CCV carece de tais achados específicos e podem, inclusive, ser encontrados em cérebros de indivíduos saudáveis ou em paralelo a outras etiologias degenerativas. O grupo de manifestações sob a tutela do CCV é fruto, portanto, de uma série de distúrbios em vasos de diferentes calibres e eventos hemorrágicos de variadas montas e causas, produzindo uma miríade de lesões teciduais. No que toca os distúrbios de vasos, podemos dividi-los em grandes e pequenos vasos. Abaixo discutiremos sumariamente e em separado os principais mecanismos que podem levar ao CCV.

Doença de grandes vasos

Relacionada principalmente à aterosclerose, que ocorre sobretudo em vasos de médio e grande calibre (*e.g.* polígono de Willis, sistema carotídeo e vertebrobasilar) e culmina na formação de placas de ateroma. O processo inicia-se pela proliferação intimal, seguida por acúmulo de proteínas e lipídios séricos, chegando à formação das placas e degeneração fibrótica dos vasos. Estes acabam por promover estenose do vaso e, em último caso, oclusão pelo seu estreitamento progressivo ou formação de trombo na eventualidade de sua ruptura. Infartos secundários a doença de grandes vasos são chamados de grandes infartos (maior que 1,5 cm^3 ou 1 cm de diâmetro). Também merecem menção, no tocante aos mecanismos envolvendo grandes vasos, os chamados infartos de zona de fronteira. Estes ocorrem quando uma eventual queda pressórica produz hipoperfusão no limite de território irrigado por ramos terminais de duas artérias, o que pode ser potencializado por estenoses a jusante, levando a um infarto hemodinâmico no parênquima em que a irrigação depende de ambas. Por fim, oclusão por embolia cardíaca pode levar ao bloqueio parcial ou completo de ramos calibrosos, promovendo grandes infartos.

Doença de pequenos vasos

O processo patológico envolvido na doença de pequenos vasos ocorre por arteriosclerose, arterioloesclerose e lipohialinose. Sua presença é altamente correlacionada com sujeitos acima de 60 anos, especialmente aqueles com fatores de risco vasculares, ocupando o posto de principal causa de CCV. Afetam especialmente a substância branca (SB), estruturas subcorticais e artérias leptomeníngeas, além de tálamo e substância branca cerebelar. Lesões produzidas por essa causa são classificadas como infartos lacunares (0,5 a 1,5 cm ou 0,5 a 1,5 cm^3) e microinfartos (<0,5cm).

Eventos hemorrágicos

A causa mais comum de hemorragia intraparenquimatosa é a hipertensão associada a doença de pequenos vasos, seguida por angiopatia cerebral amiloide (AAC), gerando maiores volumes de sangramento em regiões profundas. Micro-hemorragias, por seu turno, são usualmente descritas como extravasamento de sangue em torno de espaços perivasculares/Virchow-Robin ou pequenas hemorragias intracerebrais medindo menos de 10mm em diâmetro, usualmente atribuídas a fragilidade vascular por doença de pequenos vasos. Quando presentes no córtex, contudo, se relacionam mais com AAC. Por fim, participando em com menor destaque, a hemorragia subaracnóidea pode induzir, dependendo de seu volume, lesões indiretas causadas por vasospasmo arterial consequente à irritação promovida por produtos de degradação de hemoglobina.

Aspectos clínicos e de imagem

A combinação, topografia e intensidade das lesões leva a diferentes fenótipos de CCV, que formam um continuum de achados localizatórios, cognitivos e neuropsiquiátricos (e.g. apatia, ansiedade e depressão). Assim, não há um conjunto único de sinais e sintomas que alberga todas as possibilidades clínicas do CCV. Um indivíduo pode assumir características patológicas mais relacionadas ao comprometimento subcortical (disfunção executiva, redução da velocidade de processamento e atenção; alteração psiquiátrica) por doença de pequenos vasos. Por outro lado, também afetando estrutura subcortical, há quadros que se relacionam predominantemente a comprometimento amnéstico anterógrado secundário a lesão estratégica em tálamo (especialmente grupamentos anteriores e dorso mediais). Em seu turno, lesões corticais estratégicas corticais resultam, a depender de localização, em quadros dramáticos como a síndrome de Balint (e.g. infartos parietais em zonas de fronteira) e Gerstmann (e.g. giro angular no lobo parietal esquerdo), ou mesmo em distúrbios afásicos múltiplos. Outros casos com lesões corticais não estratégicas, ao se somarem, produzem quadros menos específicos em termos de sinais e sintomas, mas que reduzem o desempenho global do indivíduo.

Esse espectro clínico, consequente a diferentes lesões, pode ser visto desde fases pré-demenciais, como o declínio cognitivo subjetivo (piora cognitiva autopercebida, sem comprometimento em testes psicométricos ou perda funcional) e CCL; até fases finais, a DVa propriamente dita[21]. Discutindo, então, as implicações das lesões vasculares, podemos dividi-las nos seguintes tipos, que podem ou não se combinar, como seguem: grandes infartos/múltiplos infartos, infartos estratégicos, lesões de substância branca e lacunas, hemorragias cerebrais, hipoperfusão global, causas mais raras (CADASIL, CARASIL, vasculites etc.) e patologia mista (vascular e degenerativa)[22]. Discutiremos brevemente os tipos mais pertinentes ao tema e que obedecem a finalidade desse manual, dando ênfase a ressonância nuclear magnética como modalidade radiológica que proporciona maior quantidade de informações.

Múltiplos infartos/grandes infartos

Diz respeito a ocorrência de lesões (Figura 70.1), distintas em tamanho e localização, afetando principalmente estruturas corticais, podendo também envolver regiões subcorticais. Apesar de diversos estudos sobre o tema, não há consenso quanto ao volume e extensão mínimos para precipitar o quadro cognitivo, este dependente de outros fatores como a eloquência da porção encefálica afetada, se há concomitância de outras patologias e mesmo a capacidade individual de compensação do déficit.

Infartos estratégicos

Mesmo um infarto de pequeno tamanho pode levar à considerável limitação cognitiva se localizado em regiões estratégicas (Figura 70.2), cortical ou subcortical, para o funcionamento de determinadas redes e funções. Alguns exemplos clássicos são o tálamo, gânglios da base (especialmente caudado, putâmen e globo pálido), pré-cúneus e giros angular, frontal e occipital superior.

Figura 70.1 – Imagem de ressonância (FLAIR) com duas lesões córtico-subcorticais, uma delas sequelar (seta cheia) e a segunda subaguda (seta vazia).

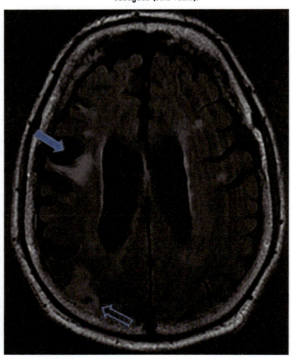

Figura 70.2 – Imagens ponderadas em T2, coronais, mostram múltiplas lesões em núcleos da base. Nas sequências ponderadas em T2 e T1, do mesmo corte do plano axial, encontramos lesão talâmica.

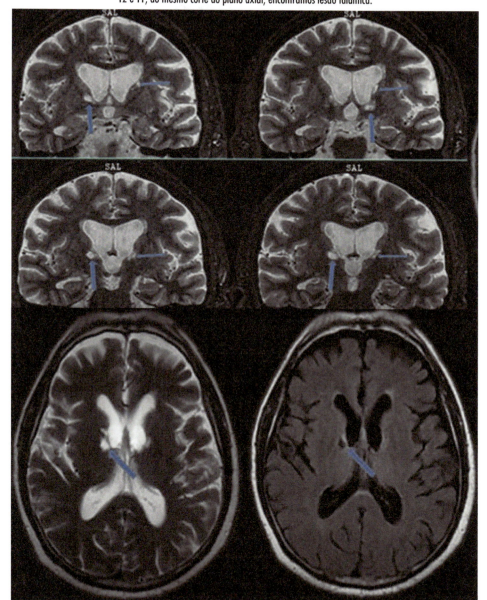

Lesões de substância branca e lacunas

Considerada a causa mais comum de CCV, a doença de pequenos vasos causa principalmente lesões isquêmicas da substância branca periventricular e lacunas (exemplificada na lesão talâmica lacunar da Figura 70.2). Estas últimas podem ser facilmente associadas a uma síndrome clínica quando acometem regiões estratégicas (discutidas acima), ou serem silenciosas. Neste último caso não dispõem de sintomas agudos, não obstante incorrem em prejuízo cognitivo (principalmente atenção, velocidade de processamento, função executiva), e mesmo motores (alteração da marcha) em alguns pacientes, ao se somarem a outras lacunas de mesma natureza no longo prazo. Predomina em porções periventriculares, porém também pode ocorrer na SB profunda de maneira independente e é classificada radiologicamente pela escala de Fazekas[23]. O aspecto radiológico clássico dessas lesões corresponde a hiperintensidades nas sequências ponderadas em T2/FLAIR, como exemplificado na Figura 70.3. Já existem estudos apontando a correlação entre a carga das chamadas hiperintensidades de SB e pior desempenho cognitivo, entretanto com limites ainda pouco claros quanto ao volume necessário para provocar declínio. Por fim, sabe-se hoje que, além das lesões diretas observadas na SB, atrofia cortical se relaciona com tais achados e, portanto, pode-se observar sinais neurológicos corticais de forma mais rara.

Figura 70.3 – Cortes coronais na sequência FLAIR da ressonância com evidente presença de hipersinal periventricular confluente (Fazekas 3) acometendo SB.

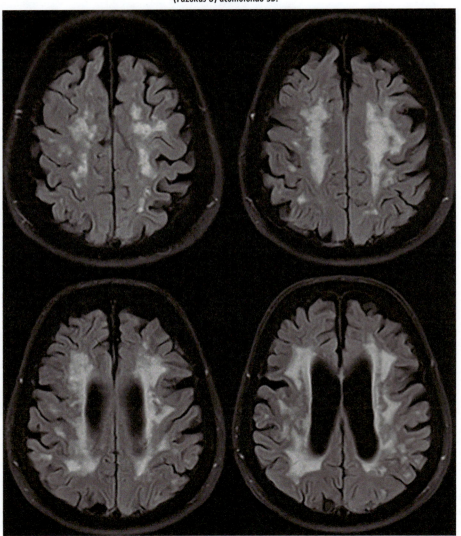

Hemorragias cerebrais

Tanto sangramentos macroscópicos, quanto microscópicos (microssangramentos), podem levar ao declínio cognitivo. Os que ocorrem na substância profunda do encéfalo, de maior volume, geralmente se relacionam a etiologia hipertensiva e costumam gerar, também, sintomas sobre nível de consciência e localizatórios (Figura 70.4). Os sangramentos lobares têm maior vínculo com angiopatia amiloide cerebral (AAC), principalmente nos pacientes idosos, e podem ocorrer em pequenas quantidades, de maneira clinicamente silente ou produzindo sintomas relacionados a áreas mais eloquentes.

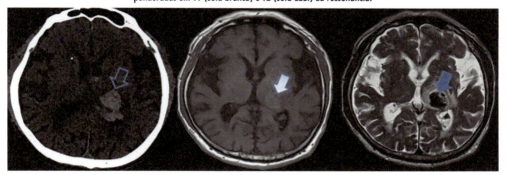

Figura 70.4 – Hematoma intraparenquimatoso ocupando a substância profunda do cérebro, com grande repercussão talâmica, do mesmo paciente. Vemos na sequencia os mesmos cortes pela tomografia de crânio (seta vazia) e, dois dias depois, nas sequências ponderadas em T1 (seta branca) e T2 (seta azul) da ressonância.

Angiopatia amiloide cerebral (AAC)

A angiopatia amiloide cerebral (AAC) caracteriza-se pelo depósito da proteína β-amiloide (Aβ) na parede dos vasos, mais especificamente de arteríolas e capilares de localização cortical e leptomeníngea. A forma esporádica é a mais comum e identificada em indivíduos com alelo ε2 e ε4 da ApoE, entretanto pode-se observar essa doença em indivíduos mais jovens e formas mais severas nas mutações relacionadas à forma genética da DA (principalmente gene da proteína precursora do amiloide – PPA). Estimativas sugerem que essas alterações ocorrem em 57% dos indivíduos idosos assintomáticos e 85% dos pacientes com demência. A AAC avançada é observada em 25% dos casos de DA. Ademais, 50% dos óbitos de pacientes com forma hemorrágica da AAC demonstram-se patologia DA no parênquima[24]. Tais achado evidenciam sua correlação, mas que também corroboram que podem ocorrer de forma isolada.

A forma $Aβ_{1-40}$ deriva da clivagem da proteína precursora do amiloide e é mais solúvel, sendo mais facilmente acumulada nos vasos do SNC. O acúmulo desta substância cursa com alteração funcional, estreitamento do vaso e perda da integridade[25], podendo cursar com lesões micro ou macro-hemorrágicas, espaço perivascular aumentado, siderose cortical, isquemia cortical e microangiopatia – todas elas identificáveis através do exame de RM (Figura 70.5). Pode ocorrer redução do *clearence* do Aβ produzido nas estruturas cerebrais, com posterior acúmulo do mesmo e aumento da formação de placas senis. O predomínio das lesões é identificado nos lobos occipital e temporal[26].

Clinicamente, o paciente pode apresentar AVC hemorrágico de característica lobar, com os sintomas neurológicos focais sendo determinados por sua localização. Quadros recorrentes e associados a microssangramentos (*microbleeds*) são relatados, com desfecho funcional e mortalidade aumentada. A AAC pode causar declínio cognitivo de forma independente à DA, com predomínio de funções executivas, atencionais e velocidade do processamento de

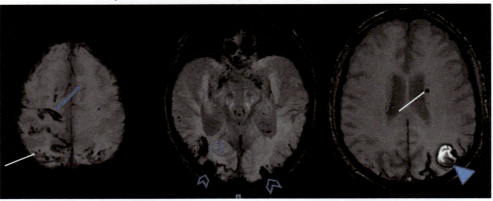

Figura 76.5 – Sequências de ressonância (SWI) mostram microssangramentos (setas brancas), siderose superficial cortical (seta azul), hemorragia antiga possivelmente associada a angiopatia amiloide cerebral (cabeça de seta vazia) e hemorragia lobar subaguda com hemoglobina em diferentes fases de degradação (triângulo azul) também por AAC.

informações quando relacionadas a lesões profundas e hiperintensidade de substância branca observadas na RM encéfalo, ou sinais corticais a depender da localização (apraxia, agnosia etc.), quando associados à quadros pós-AVC hemorrágico.

O principal critério diagnóstico (Tabela 70.2) foi incorporado através das sequências de susceptibilidade magnética (SWI ou GRE) do exame de RM[27]. Podem ser divididos em "possível" e "provável", sendo o segundo com alto valor preditivo quando comparado aos exames histopatológicos. Os definidores do critério não caracterizam o tamanho da lesão e são baseados em paciente pós-AVC hemorrágico lobar, não contemplando, portanto, os casos com microhemorragia assintomática. Deve-se desenvolver ao longo dos próximos anos estudos com correlação anátomo-radiológica que contemple tais achados, altamente sugestivos de CAA.

O exame do LCR com pesquisa dos biomarcadores pode contribuir com o diagnóstico demonstrando redução de ambos os subtipos $A\beta_{1-40}$ e $A\beta_{1-42}$, em contrapartida com os casos clássicos de DA que alteram individualmente o segundo[24]. Não há tratamento específico para a AAC, entretanto deve-se lembrar que tais pacientes se encontram em risco aumentado de sangramento através do uso de antiagregantes e anticoagulantes, que devem ser utilizados com parcimônia.

Raramente a entidade pode-se apresentar na forma inflamatória de vasculite primária do SNC, denominada, na literatura, CAA-ri (*cerebral amyloid angiopathy-related inflammation*), com evolução subaguda caracterizada como declínio cognitivo e alteração comportamental, cefaleia, crises epilépticas e menos frequentemente déficits focais. A RM contribui com o diagnóstico, demonstrando edema vasogênico extenso e assimétrico de substância branca nas sequências T2 e FLAIR, eventualmente com captação de contraste e os achados correlatos de AAC em sequências SWI e GRE. Não há critério diagnóstico consensual até o momento e o tratamento é realizado com corticosteroide em altas doses na forma de "pulsoterapia" e imunossupressores poupadores de esteroides. A resposta é variável, com melhora em alguns indivíduos e a terapia de manutenção ainda é controversa[1].

Hipoperfusão global

Redução global do fluxo encefálico induzida por variados mecanismos (hipotensão, choque, estenose carotídea importante etc.), pode levar a lesão de áreas vulneráveis como regiões limítrofes de diferentes leitos vasculares que se complementam (zonas de fronteira) ou mesmo estruturas mais sensíveis a injúria hipóxico-isquêmica (hipocampos). Também podem

Tabela 70.2 – Critérios modificados de Boston para angiopatia amiloide cerebral (AAC)[27]

AAC definitiva

Exame patológico *post-mortem* demostrando todos os achados a seguir:
1. Hemorragia lobar, córtico-subcortical
2. Grave vasculopatia com AAC
3. Ausência de outras lesões diagnósticas

AAC provável com suporte da patologia

Dados clínicos e de histopatológicos (a partir de tecido obtido da drenagem de hematomas lobares ou de biópsias) demonstrando:
1. Hemorragia lobar, cortico-subcortical (incluindo HIP*, microssangramentos ou siderose cortical superficial)
2. Presença de AAC no tecido analisado
3. Ausência de outras lesões diagnósticas

AAC provável

Dados clínicos e de neuroimagem demonstrando:
1. Múltiplas hemorragias (HIP*, microssangramentos) restritos a regiões lobares, córtico-subcorticais ou uma única hemorragia lobar associada a siderose cortical superficial (focal ou disseminada).
Idade ≥ 55 anos
Ausência de outras causas de hemorragia

AAC possível

Dados clínicos e de neuroimagem demonstrando:
1. Hemorragia lobar (córtico-subcortical) ou microssangramentos ou siderose cortical superficial (focal ou disseminada).
2. Idade ≥ 55 anos
3. Ausência de outras causas de hemorragia

* HIP: hemorragia intraparenquimatosa

---

causar lesões mais difusas corticais em situações de interrupção mais dramática de perfusão global, como a parada cardiorrespiratória (necrose laminar cortical).

Patologia mista

Particularmente em idades mais avançadas, encontramos comumente lesões vasculares em paralelo a patologias degenerativas, especialmente aquelas do tipo Alzheimer.

Investigação e diagnóstico

A investigação de todo quadro cognitivo exige, em diferentes pesos, a combinação de exames neurológico somático, cognitivos e complementares (imagem e laboratório). Como mencionado nos itens acima, alterações de exame neurológico reúnem diversos achados possíveis, como síndrome piramidal de déficit e liberação, alteração de marcha e outros sinais e sintomas localizatórios.

Do ponto de vista cognitivo, o mesmo pode ser dito em termos de variedade de apresentação e relação com cada estrutura afetada, discutidos nos itens acima. Neste excerto do capítulo, ressalta-se a necessidade do uso de instrumentos de rastreio que contemplem também modalidades mais relacionadas às funções frontais e subcorticais, como o Montreal Cognitive Assesment (MoCa), permanecendo a avaliação neuropsicológica o padrão ouro de avaliação cognitiva[28]. Vale ressaltar a importância de uma bem treinada propedêutica semiológica que vise testar modalidades corticais específicas envolvidas em síndromes clássicas já mencionadas (Balint, Gerstman, por ex.), além do uso de instrumentos que permitam investigar e classificar sintomas neuropsiquiátricos e avaliar o paciente funcionalmente em suas atividades básicas e instrumentais.

Somando os achados clínicos mencionados aos instrumentos radiológicos, conseguimos estabelecer se a síndrome clínica, guiada pela história de instalação e progressão dos sintomas, se relaciona com os achados de imagem e preenchem os critérios diagnósticos de CCV. Para revisão completa dos métodos de imagem, o leitor interessado deve recorrer à literatura aqui referenciada[29].

Critérios diagnósticos

O primeiro critério diagnóstico amplamente utilizado foi o de Hachinski na década de 70[30]. A despeito da fácil aplicabilidade clínica, tornou-se obsoleto ao focar principalmente em achados relacionados às lesões de grandes vasos. Por exemplo, nesse critério pontua-se com maior relevância o início abrupto dos sintomas, a história de AVC previamente e sinais e sintomas focais. Quadros isquêmicos silenciosos e de curso progressivo, como o observado atualmente em CCV atribuído a lesões de pequenos vasos, podem não ser identificados por meio dessa escala. Por seu turno, outro critério clássico, do NINDS-AIREN (National Institute of Neurological Disorders and Stroke and Association Internationale pour la Recherché et l'Enseignement en Neurosciences), tem sido cada vez menos utilizado na prática clínica pela necessidade de comprometimento da memória como domínio cognitivo e não especificar o CCL no espectro do CCV.

Hodiernamente, os critérios mais aceitos, com aplicabilidade e reprodutibilidade clínica, que incluem o CCL e o quadro demencial secundário ao CCV, e possibilita o diagnóstico dessa entidade tão abrangente e heterogênea, são os da DMS-V[31] e da *American Heart Association* (Tabela 70.3)[32].

Tabela 70.3 – Critérios de comprometimento cognitivo vascular (CCV) segundo a *American Heart Association*

CCV refere-se à todas as formas de declínio cognitivo de origem vascular, variando de CCL até demência. O diagnóstico deve ser baseado em avaliação cognitiva envolvendo no mínimo 4 domínios, incluindo atenção/funções executivas, memória, linguagem e habilidade visuoespacial

Demência vascular: declínio da função cognitiva e déficit em performance envolvendo 2 ou mais domínios, que sejam suficientes para interferir nas atividades de vida diária

CCL vascular inclui 4 subtipos: amnéstico, amnéstico múltiplos domínios, não amnéstico único domínio e não amnéstico múltiplos domínios. O diagnóstico deve ser baseado na suposição de um declínio na função cognitiva. As atividades de vida diária devem ser normais ou minimamente alteradas

Provável: diagnóstico de DV ou CCL vascular requer:
1. Evidência de imagem demonstrando doença cerebrovascular e (a) clara relação temporal entre o evento vascular (p. ex.: AVC) e o início do declínio cognitivo ou (b) clara relação entre a severidade e padrão do declínio cognitivo e a presença de patologia vascular subcortical difusa
2. Ausência de história de declínio cognitivo gradualmente progressivo, sugerindo a presença de doença neurodegenerativa

Possível: evidência de imagem demonstrando doença cerebrovascular e não há clara relação entre a patologia vascular e o declínio cognitivo, se o critério "provável" não for cumprido, se afasia impede a avaliação cognitiva adequada ou se há história de câncer, doença psiquiátrica ou distúrbio metabólico ativo que possa afetar a função cognitiva

CCL vascular instável: indivíduos cujos sintomas revertem ao normal

Classificação

No final de 2016 foi publicado um consórcio internacional de múltiplos especialistas da área – VICCCS – para organizar e classificar os subtipos de CCV, abranger os que ocorrem isoladamente ou relacionados à outras patologias e, assim, formalizar a subdivisão de declínio demência e não demência (maior e menor respectivamente)[32].

O objetivo da força-tarefa foi tornar claro à comunidade internacional o melhor método de subdividir o CCV, para que os estudos futuros pudessem direcionar seus esforços especificamente para cada tipo de patologia de forma clara, como por exemplo os ensaios clínicos terapêuticos (Figura 70.6).

Figura 76.6 – Classificação do comprometimento cognitivo vascular (*Vascular Impairment of Cognition Classification Consensus Study*).

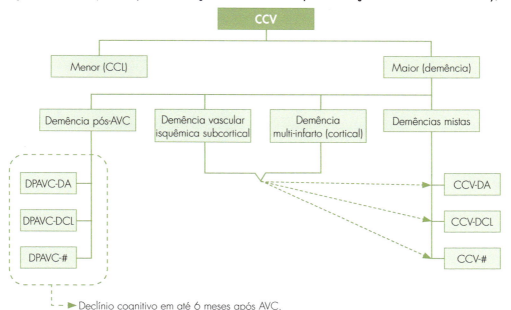

- - - ▶ Declínio cognitivo em até 6 meses após AVC.

Diagnóstico diferencial

O diagnóstico do CCV é estabelecido na medida em que uma relação temporal entre um evento cerebrovascular agudo e o declínio cognitivo se torna evidente. Quando há progressão "em escada", ou seja, períodos de rápido declínio seguidos por estabilidade clínica, com comprometimento cognitivo primordial da função executiva e da velocidade do processamento de informações, além de associação a déficits neurológicos focais, em conjunto com achados de neuroimagem que ratifiquem a presença da patologia vascular; esta etiologia se impõe como provável. Nos casos de CCL, suspeita-se clinicamente da etiologia vascular principalmente nos comprometimentos de múltiplos domínios, seja amnéstico ou não[33].

Entretanto, muitas vezes essa relação não é claramente demonstrável e o curso da doença se mostra progressivo, não existindo a identificação de uma síndrome clínica neurovascular aguda no relato do caso; tampouco sendo identificável a presença de déficits focais ao exame neurológico. Portanto, a suspeita da etiologia vascular como responsável pelo comprometimento cognitivo surge apenas pelos achados psicométricos oriundos de instrumentos e baterias de avaliação cognitiva, aliados aos exames de imagem. As primeiras permitiriam a distinção dos domínios acometidos e os segundos poderiam demonstrar, em combinações variadas, lesões de substância branca, múltiplas lesões vasculares de pequenos ou grandes vasos ou evidência de micro hemorragias. Desta feita, suscitariam etiologia vascular como possível. Nesse contexto é difícil demonstrar sua magnitude e real contribuição para com o declínio cognitivo, tendo em vista, também, que em muitos casos existe uma sobreposição com outras doenças neurodegenerativas, principalmente com a DA[15].

Portanto, sendo o CCV heterogêneo em aspectos clínicos e patológicos, faz-se mister o diferencial com todos os tipos de demência, principalmente quando não há relação causal claramente demonstrável conforme discutido acima. Dentre elas, salienta-se a DA em fases iniciais, quando o declínio da memória não é evidente e predominam os sintomas de função executiva, atenção e apatia. Outro diferencial importante é a hidrocefalia de pressão normal (HPN), pelo perfil do acometimento cognitivo semelhante, assim como a incontinência urinária e alteração da marcha com características similares, cuja presença é também observada em pacientes que desenvolvem parkinsonismo vascular.

Tratamento preventivo

Objeto de pesquisa entre vários estudos, ainda não há consenso sobre as estratégias com real impacto na prevenção do CCV. O estudo de Framinghan demonstrou uma redução da incidência de demência nas últimas 4 décadas, de forma mais demarcada a DVa[34]. Em parte, atribui-se à melhor abordagem do paciente em relação ao diagnóstico e tratamento das comorbidades cardiovasculares, entretanto o estudo é claro ao demonstrar que esse não é o único fator que justifica tal redução. A prevalência da DVa tende à estabilidade, devido ao aumento da sobrevida desses pacientes e ao envelhecimento populacional.

Em sua maioria, os estudos de intervenção multimodal não demonstraram redução da incidência de DV. Por exemplo, o estudo pré-DIVA após aproximadamente 7 anos de seguimento dos pacientes, randomizados com grupo de tratamento convencional *versus* abordagem multidisciplinar, apresentou resultado negativo[35]. Parte da crítica feita ao estudo, que poderia ter sido determinante no seu resultado negativo, reside no fato da abordagem dos pacientes ter sido realizada somente após os 70 anos de idade, da boa qualidade da assistência dispensada aos pacientes em geral num país desenvolvido europeu (Holanda), além da baixa incidência e bom controle das comorbidades, culminando na potencial menor relevância da interferência multimodal nessa faixa etária.

Há poucos dados referentes à modificação de dieta, perda de peso, interrupção de tabagismo, educação e treino cognitivo como fatores protetores ao desenvolvimento de CCV. Ademais, são poucos e conflitantes os dados que individualmente relacionem tratamento específico de AVC, HAS, DM, DLP e patologias cardiovasculares à prevenção do surgimento do CCV. Entretanto, por conduta de boa prática médica, recomenda-se fortemente que tais entidades sejam tratadas de acordo com as diretrizes específicas, principalmente antes do surgimento das lesões vasculares e do declínio cognitivo. Outrossim, também não há consenso em relação ao tratamento dos pacientes que apresentam lesão extensa de substância branca ou lesões vasculares silenciosas em exame de neuroimagem, quando evidenciadas na investigação direcionada, entretanto o tratamento profilático pode ser considerado[15].

Tratamento sintomático

Atualmente, o tratamento com inibidores da acetilcolinesterase (iAChE's) e Memantina não é aprovado pelo FDA e Europa Medicines Agency para o CCV. Contudo, 30% dos casos de demência pós-AVC e vascular isquêmica subcortical apresentam copatologia de Doença de Alzheimer[10]. Deve-se ratificar que, sendo uma patologia heterogênea em apresentação clínica, radiológica e patológica, com diversos modos de classificação e diagnóstico, não há estudos ou ensaios clínicos que avaliem esses pacientes de forma categorizada.

Por meio de metanálise, observou-se que o uso de tais medicações aumentou discretamente o desempenho cognitivo, entretanto sem significância clínica, exceto a Donepezila na dose de 5 mg ao dia, que demonstrou melhora da impressão clínica global do paciente[36]. Utilizando-se a dose de 10 mg ao dia, foi observado melhora em escala de funcionalidade após padronização da análise. A memantina foi bem tolerada, sem diferença em relação ao grupo placebo, no que diz respeito à suspensão do medicamento por efeitos adversos. Entretanto, esse dado não foi observado com os iAChE's, quando houve maior frequência de hiporexia, náusea, vômito e diarreia. Outra metanálise mais recente avaliou isoladamente os IAChe's e apresentou resultados semelhantes[37].

Em análise de subgrupo, os iAChE's apresentaram melhores resultados naqueles pacientes com atrofia hipocampal e múltiplos infartos corticais, enquanto a memantina demonstrou melhor benefício quando havia predomínio de lesão subcortical. Portanto, o uso dessas medicações pode ser considerado nessas condições e principalmente quando há suspeita de patologia mista (DA + CCV)[36].

A abordagem dos sintomas neuropsiquiátricos e comportamentais é semelhante ao dos pacientes com outras demências, como doença de Alzheimer. Pode-se utilizar os medicamentos antidepressivos, priorizando ISRS (inibidores seletivos de captação de serotonina) em detrimento dos tricíclicos, devido à tolerabilidade e menor repercussão cognitiva. Os antipsicóticos devem ser usados com parcimônia, tendo em vista que os típicos, como o haloperidol, e atípicos mais antigos, como a risperidona; podem levar à síndrome metabólica e aumento de mortalidade. Não é recomendado o uso de benzodiazepínicos nessa população. Maiores detalhes encontram-se no capítulo específico de tratamento de DA.

Deve-se estar atento com outros sintomas que podem conduzir à piora clínica do paciente, como disfagia, dificuldade em equilíbrio e marcha, parkinsonismo, epilepsia estrutural, isolamento social, desnutrição e baixo acesso à alimentos e água. Portanto, a abordagem multidisciplinar é fundamental, com avaliação fisioterápica, fonoaudiológica, terapia ocupacional, profissionais de enfermagem e nutricionista. O cuidador deve receber atenção especial pois tais pacientes, além da disfunção cognitiva, muitas vezes dispõem de ainda maior fragilidade física, levando à mais acentuada limitação e demanda por cuidados, o que culmina com maiores índices de estresse do cuidador.

Prognóstico

Resta clara, na evolução da doença vascular, que sua progressão possui íntima relação com o tipo de patologia de base subjacente. Na maior parcela dos casos, os sujeitos apresentam, concomitantemente, lesão de grandes e pequenos vasos, o que torna difícil prever o desfecho a longo prazo. Soma-se a isso, sobremaneira, as limitações físicas e funcionais que advêm do acometimento de determinadas estruturas relacionadas à motricidade, equilíbrio, marcha e outras funções não cognitivas que, aliadas às inúmeras comorbidades clínicas, pesam de forma ominosa na qualidade de vida e longevidade desses pacientes.

De forma geral, os pacientes com lesão de pequenos vasos e acometimento vascular subcortical silencioso evoluem de forma progressiva, "simulando" uma doença neurodegenerativa. Quando ocorre CCV multi-infato, pode-se observar a clássica evolução "em degraus". Outros não declinam ao longo de muitos anos, como os que apresentam demência vascular por infarto estratégico.

Demonstrou-se que, após 5 anos do diagnóstico, os indivíduos com CCV (incluindo CCL) são institucionalizados de forma mais frequente que os sem declínio cognitivo, entretanto menos que os pacientes com DA isolada. Em relação à mortalidade em 5 anos, os pacientes com CCV possuem risco relativo próximo ao dobro dos indivíduos assintomáticos, não obstante diferença não foi observada em relação aos pacientes com DA. Outro estudo com *follow-up* de 14 anos, comparou DA com demência multi-infartos. Evidenciou-se que, nesse período, apenas 1,7% dos pacientes do grupo vascular sobreviveram, com estimativa média de 6,4 anos, indicando pior evolução que indivíduos com DA (2,4% e 7,3 anos, respectivamente)[36].

Conclusão

Finalmente, o CCV hoje tem sido examinado com grande interesse em função da alta prevalência, possibilidade de prevenção e intervenção que possam surgir, especialmente quando ponderamos sua relação com fatores de risco cardiovasculares, cuja presença se torna cada vez maior com o envelhecimento populacional, a despeito do melhor tratamento instituído nas últimas décadas.

Novas formas de classificação e critérios diagnósticos irão permitir estudos com melhor agrupamento e homogeneidade sendo, portanto, aguardados para mais perfeita compreensão, prevenção e tratamento desta etiologia de manifestações clínicas e patológicas tão diversas.

Referências

1. Blass JP, Hoyer S, Nitsch R. A translation of Otto Binswanger's article, 'The delineation of the generalized progressive paralyses'. 1894. Arch. Neurol. 1991;48:961-972.
2. Huisa BN, Rosenberg GA. Binswanger's disease: Diagnosis and Management. Expert Rev. Neurother. 2014;14:1203-1213.
3. Caplan LR. Binswanger's disease--revisited. Neurology. 1995;45:626-633.
4. Sweeney MD, Kisler K, Montagne A, Toga AW, Zlokovic BV. The role of brain vasculature in neurodegenerative disorders. Nat. Neurosci. 2018;21:1318.
5. Wortmann M. Dementia: a global health priority – highlights from an ADI and World Health Organization report. 2012;p. 3.
6. Prince M et al. The global prevalence of dementia: A systematic review and metaanalysis. Alzheimers Dement. 2013;9:63-75.e2.
7. Gorelick PB et al. Vascular Contributions to Cognitive Impairment and Dementia: A Statement for Healthcare Professionals From the American Heart Association/American Stroke Association. Stroke. 2011;42:2672-2713.
8. Hébert R, Brayne C. Epidemiology of vascular dementia. Neuroepidemiology. 1995;14:240-257.
9. Lobo A et al. Prevalence of dementia and major subtypes in Europe: A collaborative study of population-based cohorts. Neurologic Diseases in the Elderly Research Group. Neurology. 2000;54:S4-9.
10. van der Flier WM et al. Vascular cognitive impairment. Nat. Rev. Dis. Primer. 2018;4:18003.
11. Herrera Junior E, Caramelli P, Nitrini R. Estudo epidemiologico populacional de demencia na cidade de Catanduva, estado de Sao Paulo, Brasil. São Paulo. Rev Psiquiatr Clín. 1998;25:70-3.
12. Takada LT et al. Prevalence of potentially reversible dementias in a dementia outpatient clinic of a tertiary university-affiliated hospital in Brazil. Arq. Neuropsiquiatr. 2003;61:925-929.
13. Nitrini R et al. Evaluation of 100 patients with dementia in São Paulo, Brazil: correlation with socioeconomic status and education. Alzheimer Dis. Assoc. Disord. 1995;9:146-151.
14. Suemoto CK et al. Neuropathological diagnoses and clinical correlates in older adults in Brazil: A cross-sectional study. PLoS Med. 2017;14:e1002267.
15. Dichgans M, Leys D. Vascular Cognitive Impairment. Circ. Res. 2017;120:573-591.
16. Goshgarian C, Gorelick PB. Perspectives on the relation of blood pressure and cognition in the elderly. Trends Cardiovasc. Med. 2018;doi:10.1016/j.tcm.2018.05.011
17. Gorelick PB et al. Defining Optimal Brain Health in Adults: A Presidential Advisory From the American Heart Association/American Stroke Association. Stroke. 2017;48:e284-e303.
18. Gottesman RF. How to Use Blood Pressure Guidelines for Best Cognitive Outcomes. JAMA Neurol. 2017;74:1172.
19. Ter Telgte A et al. Cerebral small vessel disease: from a focal to a global perspective. Nat. Rev. Neurol. 2018;14:387-398.
20. Grinberg L. T. Current concepts and nomenclature harmonization. 2012; p. 5.

21. Benedictus, M. R. et al. White Matter Hyperintensities Relate to Clinical Progression in Subjective Cognitive Decline. Stroke 46, 2661-2664 (2015).
22. Wallin, A. et al. Update on Vascular Cognitive Impairment Associated with Subcortical Small-Vessel Disease. J. Alzheimers Dis. 62, 1417-1441 (2018).
23. Fazekas, F. et al. CT and MRI Rating of White Matter Lesions.
24. Husain, E. Schott, J.M. Oxford Textbook of Cognitive Neurology and Dementia. Oxford University Press. 2016.
25. Greenberg SM, Bacskai BJ, Hernandez-Guillamon M et al. Cerebral amyloid angiopathy and Alzheimer disease – one peptide, two pathways. Nat Rev Neurol. 2020 Jan;16(1):30-42.
26. Graff-Radford J. Continuum (Minneap Minn). 2019 Feb;25(1):147-164. doi: 10.1212/CON.0000000000000684. Review.
27. Greenberg SM, Charidimou A. Diagnosis of Cerebral Amyloid Angiopathy: Evolution of the Boston Criteria. Stroke. 2018 Feb;49(2):491-497.
28. Koski L. Validity and Applications of the Montreal Cognitive Assessment for the Assessment of Vascular Cognitive Impairment. Cerebrovasc. Dis. 2013;36:6-18.
29. Heiss W-D, Rosenberg GA, Thiel A, Berlot R, de Reuck J. Neuroimaging in vascular cognitive impairment: a state-of-the-art review. BMC Med. 2016; p. 14.
30. Hachinski VC et al. Cerebral blood flow in dementia. Arch. Neurol. 1975;32:632-637.
31. DSM-5. Available at: https://www.psychiatry.org/psychiatrists/practice/dsm. (Accessed: 2nd August 2018)
32. Skrobot OA et al. The Vascular Impairment of Cognition Classification Consensus Study. Alzheimers Dement. J. Alzheimers Assoc. 2017;13:624-633.
33. Petersen RC. Mild Cognitive Impairment. Contin. Minneap. Minn. 2016;22:404-418.
34. Satizabal CL et al. Incidence of Dementia over Three Decades in the Framingham Heart Study. N. Engl. J. Med. 2016;374:523-532.
35. Moll van Charante EP et al. Effectiveness of a 6-year multidomain vascular care intervention to prevent dementia (preDIVA): a cluster-randomised controlled trial. Lancet Lond. Engl. 2016;388:797-805.
36. Kavirajan H, Schneider LS. Efficacy and adverse effects of cholinesterase inhibitors and memantine in vascular dementia: a meta-analysis of randomised controlled trials. Lancet Neurol. 2007;6:782-792.
37. Chen Y, Zhang J, Wang Y, Yuan J, Hu W. Efficacy of Cholinesterase Inhibitors in Vascular Dementia: An Updated Meta-Analysis. Eur. Neurol. 2016;75:132-141.
38. Mölsä PK, Marttila RJ, Rinne UK. Long-term survival and predictors of mortality in Alzheimer's disease and multi-infarct dementia. Acta Neurol. Scand. 1995;91:159-164.

Capítulo 71
Doenças priônicas

Jerusa Smid

Introdução

As doenças priônicas (DP) são doenças degenerativas raras e fatais do sistema nervoso central, com incidência anual estimada em 1 a 1,5 casos por milhão. As DP correspondem à etiologia principal dos casos de demência rapidamente progressiva em centros especializados.[1,2]

O agente etiológico é denominado príon. Esse nome é derivado do termo em inglês *proteinaceous infectious particle*. O príon é a isoforma patogênica (também chamada de proteína priônica *scrapie*) que se origina após a conversão da proteína priônica celular (normal), com maior do conteúdo de alfa-hélices, em proteína anormal, com aumento de folhas beta-pregueadas. A isoforma patogênica atua como molde, promovendo novas transformações da proteína normal em príon, espalhando a reação de forma exponencial.[3]

As DP são denominadas encefalopatias espongiformes transmissíveis. O termo espongiforme se refere ao aspecto anatomopatológico de vacuolização do SNC. E transmissíveis porque podem ser transmitidas entre representantes da mesma espécie animal ou de espécies diferentes.

De forma peculiar, as DP porque podem ocorrer de forma esporádica, genética e adquirida (infecciosa). As formas esporádicas constituem 80-95% dos casos, as formas genéticas 10 a 15%, e menos de 1% dos casos são de formas adquiridas.

Recentemente, a forma de acometimento cerebral semelhante às DP (denominada *prion-like*) foi descrita em outras doenças degenerativas, aumentando o interesse no estudo da patogenia dessas doenças.

Formas esporádicas das doenças priônicas

Doença de Creutzfeldt-Jakob esporádica

A Doença de Creutzfeldt-Jakob esporádica (DCJ-e) é a forma mais comum de DP., é rapidamente fatal, com sobrevida média de 6 meses, sendo que 85 a 90% dos pacientes não sobrevive mais do que 12 meses. A média de idade de início da doença é de 55 a 75 anos (mediana 67 anos).[2,4,5]

Apresenta-se clinicamente como demência rapidamente progressiva, associada a ataxia, sinais extrapiramidais e mioclonias. Sintomas constitucionais inespecíficos são frequentes no início do quadro, como tontura, insônia, fadiga, cefaleia e perda de peso. Distúrbios visuais e disfunção oculomotora podem ocorrer na evolução da doença e mesmo em suas fases iniciais. A apresentação com sintomas visuais intensos no início da doença é chamada de variante de Heidenhain da DCJ-e. Já a forma que se inicia com ataxia cerebelar é denominada variante de Brownell-Oppenheimer.[2]

Sintomas corticais focais também podem ser a apresentação inicial da doença, algumas vezes com instalação abrupta, mimetizando quadros vasculares. Como a doença pode atingir qualquer área cerebral, diversos sintomas neurológicos estão associados à DCJ-e, sendo considerada por alguns autores como "a grande imitadora".

A forma esporádica pode ser classificada de acordo com o subtipo do príon e do polimorfismo no codon 129 do gene da proteína priônica celular (PRNP). Os subtipos diferem quanto ao peso molecular após clivagem pela proteinase K e são denominados tipo 1 e tipo 2. O códon 129 codifica metionina (M) ou valina (V), resultando nos polimorfismos MM, VV e MV. Essas subdivisões apresentam pouca aplicabilidade prática, mas vale lembrar que a forma VV2 é denominada insônia fatal esporádica por alguns autores. Essa classificação também está associada à diferença de especificidade e sensibilidade dos métodos diagnósticos utilizados para a investigação das DP.[5,6]

Os exames complementares que auxiliam o diagnóstico de quadros suspeitos de DCJ-e são: ressonância magnética do encéfalo (RM), líquido cefalorraquidiano (LCR) e eletroencefalograma (EEG).

A RM é o método de imagem estrutural de escolha para investigação das DP. A alteração característica é a presença de hipersinal cortical ou nos núcleos da base, que é mais facilmente visível à sequência de difusão (Figura 71.1). O coeficiente de difusão aparente deve confirmar as alterações para que elas tenham valor diagnóstico. O FLAIR é menos sensível e pode estar normal. Dessa forma, nos casos de demência rapidamente progressiva, a sequência de difusão deve ser realizada para aumentar a sensibilidade do método para o diagnóstico de DCJ. A sensibilidade da RM é de 92 a 96% e a especificidade de 93-94%, com acurácia diagnóstica de 97%.[2,7]

A alteração característica do EEG é a presença de descargas periódicas generalizadas (*GPD's*), em 1 a 2 Hz, além de alentecimento da atividade de base (Figura 71.2). A sensibilidade do EEG para o diagnóstico da DCJ-e é de 70%, e a especificidade é de cerca de 85%. A sensibilidade do EEG aumenta nos quadros mais avançados da doença, havendo necessidade de repetição do exame ao longo do curso clínico caso o primeiro exame não mostre as alterações características.[5,8]

As alterações da RM e do EEG não são patognomônicas de DCJ e devem ser interpretadas em associação com o quadro clínico e achados do LCR. Descrição recente de casos de encefalites imunomediadas com alterações de RM semelhantes às encontradas na DCJ reforçam a necessidade da determinação do agente etiológico nos casos suspeitos de DP.

A análise quimiocitológica do LCR geralmente é normal, podendo haver discreta hiperproteinorraquia em até 1/3 dos casos. A proteína 14-3-3 pode ser utilizada como marcador de situações em que há destruição maciça do tecido encefálico e, portanto, encontra-se elevada na DCJ-e, mas também na fase aguda de infartos cerebrais e de encefalites. A sensibilidade da presença da 14.3.3 é bastante variável em diferentes casuísticas, assim como a especificidade.[9]

Concentrações elevadas de proteína tau total no LCR (>1200 ng/L) apresentam alta especificidade e sensibilidade moderada para o diagnóstico de DJC-e.[10]

Figura 71.1 – Alterações da ressonância magnética encefálica sugestivas de doença de Creutzfeldt-Jakob. Imagens axiais A, B e C mostrando alterações muito sutis na sequência ponderada em FLAIR (A). A sequência ponderada em difusão (B) e o mapa de ADC (C) são bastante sensíveis e mostram hipersinal cortical temporal e no cúneo bilateralmente e no putâmen à esquerda. Nas imagens D (FLAIR), E (difusão) e F (mapa ADC) podemos notar o acometimento estriatal e talâmico posterior e medial bilateral, mostrando o gradiente anteroposterior, com maior intensidade do sinal nas estruturas anteriores. Nota-se também hipersinal no córtex insular bilateral. O comprometimento da porção medial e do pulvinar do tálamo bilateralmente é denominado sinal duplo do taco de hóquei (*double hockey stick sign*).

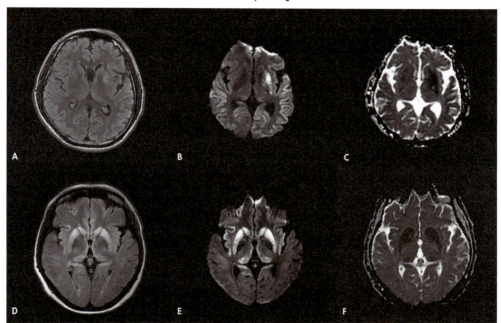

A detecção do príon no LCR (ou em esfregaço de mucosa olfatória) é o exame padrão-ouro para o diagnóstico da DCJ-e em vida. O método determinado *real-time quaking induced conversion* (RT-QuIC) amplifica os príons em fibrilas amiloides identificando o agente etiológico na amostra testada. O exame apresenta alta sensibilidade e especificidade[11,12,13]. A possibilidade da detecção do agente etiológico é a única forma de estabelecer o diagnóstico de certeza em vida, já que as alterações sugestivas de RM e EEG não são patognomônicas da DCJ-e.

As características anatomopatológicas são: degeneração espongiforme, perda neuronal, astrogliose e depósito de PrPsc, que em 10% dos pacientes assume a forma de placas. O príon é detectado através de técnica de imunohistoquímica. A biópsia cerebral para o diagnóstico da DCJ deve ser evitada por possibilidade de contaminação de materiais cirúrgicos e transmissão da doença. Atualmente, a possibilidade de detecção do príon *in vivo* pela técnica de RT-QuiC faz com que a necessidade da biópsia seja muito remota.

A pesquisa de mutações do PRNP deve ser realizada em todos os casos de suspeita DCJ-e porque a ausência de antecedente familiar é frequente nos casos genéticos e ocorre em cerca de 50% das vezes.[14] A Tabela 71.1 apresenta os critérios clínicos para o diagnóstico de DCJ-e provável.

Prionopatia variavelmente sensível à protease

A prionopatia variavelmente sensível à protease foi descrita em 2008 e é uma forma rara de DP esporádica, com 37 casos descritos até o momento.[15] A principal diferença molecular em relação à DCJ-e constitui na redução da resistência do príon à digestão pela protease.

Figura 71.2 – Eletroencefalograma (EEG) sugestivo de doença de Creutzfeldt-Jakob. Traçado de EEG obtido no Sistema Internacional 10-20 para colocação de eletrodos mostrando descargas periódicas generalizadas (GPD) com frequência de 1-2 Hz.

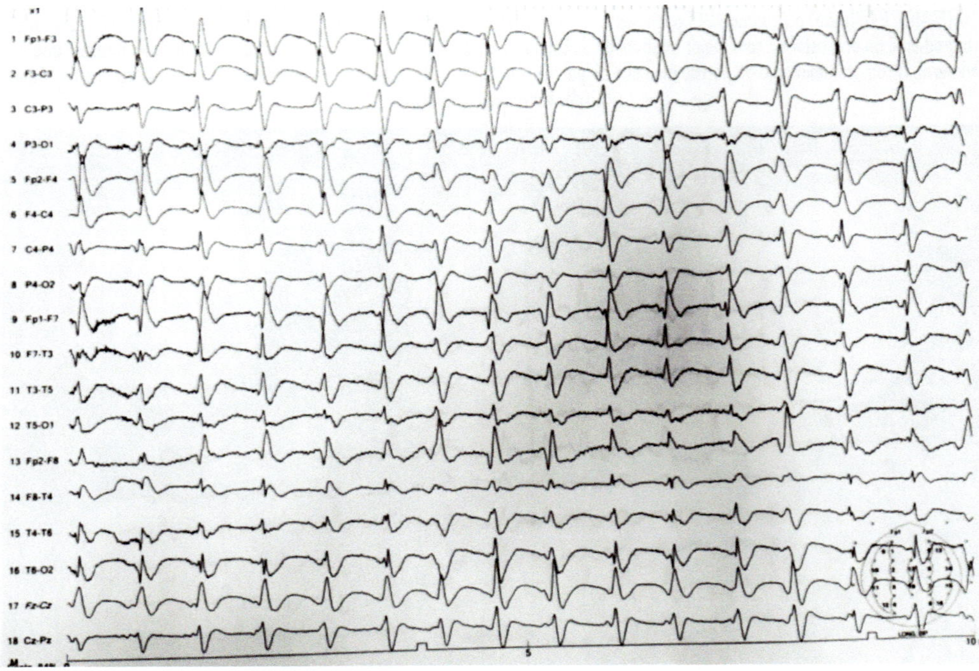

A doença tem evolução mais lenta, com mediana de 2 anos de sobrevida, e as características clínicas mais comuns são demência, afasia, sintomas psiquiátricos e parkinsonismo. A RM mostra atrofia cortical e o EEG não mostra alterações específicas.[16,17] O encontro dos dois tipos de proteínas em pacientes com DCJ-e e prionopatia variavelmente sensível à protease sugere haver superposição entre as doenças.[18]

Formas genéticas das doenças priônicas

As principais formas de DP genéticas são: DCJ genético, insônia familiar fatal (IFF) e doença de Gerstmann-Sträussler-Scheinker (GSS). Estão associadas a mutações do gene da proteína príon celular (PRNP) e apresentam padrão de herança autossômica dominante com penetrância variável. Diversas mutações estão associadas às DP genéticas, a maioria delas mutações *missense*. A história familiar de DP está ausente em cerca de 50% pacientes com DP genética.[14]

As DP genéticas apresentam variedade fenotípica ampla, com diferentes idades de início, tempo de duração da doença e quadro clínico. Algumas vezes podem mimetizar outros quadros degenerativos (como doença de Alzheimer, por exemplo).

O diagnóstico das DP genéticas é confirmado pela análise do PRNP e determinação da mutação.

DCJ genético

A mutação mais frequente associada à DCJ-g é a E200K. Entretanto, mais de 20 mutações estão associadas ao fenótipo da DCJ.

Tabela 76.1 – Critérios diagnósticos de Doença de Creutzfeldt-Jakob esporádica provável

Critérios da OMS (1998)	Critério da Universidade da Califórnia, São Francisco (2007)*	Critério do Consenso Europeu RM-DCJ (2009)	Critérios da Universidade de Edimburgo (2017)
Demência progressiva	Declínio cognitivo rápido	Demência progressiva	Comprometimento cognitivo rapidamente progressivo
Dois dos quatro sintomas/sinais seguintes: 1. Mioclonias 2. Sintomas piramidal/extrapiramidal 3. Disfunção visual/cerebelar 4. Mutismo acinético	**Dois dos seis sintomas/sinais:** 1. Mioclonias 2. Disfunção piramidal/extrapiramidal 3. Disfunção visual 4. Disfunção cerebelar 5. Mutismo acinético 6. Sinais corticais focais (p. ex.: negligência, afasia, acalculia, apraxia)	**Um dos seguintes sinais/sintomas:** 1. Mioclonias 2. Sintomas piramidal/extrapiramidal 3. Disfunção visual/cerebelar 4. Mutismo acinético	**Dois dos quatros sintomas/sinais seguintes:** 1. Mioclonias 2. Sintomas piramidal/extrapiramidal 3. Disfunção visual/cerebelar 4. Mutismo acinético
• EEG típico ou proteína 14.3.3 presente no LCR com duração de doença < 2 anos	• EEG e/ou RM* típicos	• EEG típico **ou** • Proteína 14.3.3 presente no LCR (com duração total de doença < 2 anos) **ou** • RM típica&	• EEG típico **ou** • Proteína 14.3.3 presente no LCR **ou** • RM típica& **ou** • Síndrome neurológica progressiva e RT-QuIC positivo no LCR ou outros tecidos
• Investigação rotineira não deve sugerir diagnóstico alternativo	• Outras investigações não devem sugerir um diagnóstico alternativo	• Investigação rotineira não deve sugerir diagnóstico alternativo	

DCJ = doença de Creutzfeldt-Jakob; EEG = eletroencefalograma; LCR = líquido cefalorraquidiano; OMS = Organização Mundial da Saúde; RM = ressonância magnética.
* hiperintensidade à difusão mais brilhante do que em FLAIR no cíngulo, striatum e/ou mais de um giro neocortical, idealmente poupando o giro pré-central e o mapa de coeficiente aparente de difusão confirmando a restrição à difusão.
& hiperintensidade em FLAIR ou difusão no núcleo caudado e putâmen (ambos) **ou** pelo menos em duas regiões corticais cerebrais (temporal, occipital ou parietal, excluindo regiões límbica ou frontal)

As características clínicas são semelhantes à dos casos esporádicos. Geralmente a idade de início é um pouco mais jovem do que nos casos esporádicos (média de 55 anos) e o curso da doença um pouco mais lento (sobrevida de média de 15 meses). Os casos genéticos apresentam variabilidade maior em relação à idade de início e ao tempo de evolução de doença do que os casos esporádicos, com descrição de casos com início dos sintomas na 2a década de vida e duração de doença de mais de 8 anos.[14]

A sensibilidade para detecção do príon pela técnica de RT-QuIC nos casos de DCJg também é alta.[12]

Doença de Gerstmann-Straüssler-Scheinker

O quadro clínico da GSS caracteriza-se clinicamente por ataxia cerebelar axial e de membros progressiva associada tardiamente a demência e sinais piramidais. Geralmente a doença inicia-se na quinta e sexta década de vida, com sobrevida mais longa do que as outras DP, com sobrevida média de 5 a 6 anos. A mutação mais frequente é a P102L, responsável por cerca de 80% dos casos. No entanto, dentro de uma mesma família, pode haver grande heterogeneidade fenotípica, com casos fenotipicamente semelhantes à DCJ.[14,19,20,21]

O exame de RM mostra atrofia cerebelar e o EEG não tem alterações típicas. As características anatomopatológicas são presença de placas amiloides multicêntricas imunorreativas para príon, principalmente no cerebelo, e, em situações particulares, presença de emaranhados neurofibrilares corticais.[20,22]

Insônia fatal familiar

A IFF é uma forma de DP extremamente rara, associada a mutação D178N com metionina na posição cis no códon 129. O quadro clínico é caracterizado por insônia progressiva e distúrbios autonômicos. Evolutivamente, ocorrem alucinações complexas, mioclonias, sinais piramidais, sonhos vívidos e demência. A idade média de início da doença é de 50 anos, com sobrevida média de 13 a 15 meses. O exame eletrográfico do sono mostra alterações no sono REM e nos fusos do sono não REM, que podem estar reduzidos ou ausentes. A RM e o EEG não mostram alterações específicas. O exame de FDG-PET mostra hipometabolismo no cíngulo e tálamos.[6]

Doenças priônicas genéticas descritas recentemente

Em 2013 houve descrição de nova doença priônica genética, mutação Y163X, com o quadro clínico caracterizado por diarreia de início na idade adulta e neuropatia autonômica. Epilepsia e declínio cognitivo ocorrem tardiamente. Outras mutações associadas a esse fenótipo são D203X e Y169X.[23,24]

Mutações associadas à angiopatia amiloide cerebral priônica foram descritas mais recentemente: Q160X, Y145X, Y226X e Y227X.[24,25]

E nova inserção de repetição de 12 octapeptídeos no PRNP foi descrita associada quadro clínico semelhante à demência frontotemporal, ataxia e epilepsia.[26]

Formas adquiridas das doenças priônicas

Variante da DCJ

A forma variante da DCJ (DCJ-v) é a forma adquirida por ingestão de carne bovina contaminada por príons (única forma de transmissão interespécies conhecida envolvendo seres humanos). Existem 178 casos de DCJ-v diagnosticados no mundo, a maior parte deles no Reino Unido.[27]

Nos inícios dos anos 90, houve uma epidemia de encefalopatia espongiforme bovina (nome dado à DP no gado, popularmente conhecida como "doença da vaca louca") no Reino Unido. A contaminação do gado ocorreu pela ingestão de ração contaminada pelo *scrapie* (nome da DP ovina). O uso de derivados proteicos animais na produção de ração para o gado é prática atualmente abolida.

Em meados dos anos 90, os primeiros casos de DCJ-v foram descritos, e o pico da epidemia ocorreu em 1999-2000. A maioria dos casos ocorreu no Reino Unido, embora poucos casos foram descritos em outros países: França, Irlanda, Itália, Estados Unidos da América, Canadá, Arábia Saudita, Japão, Holanda, Portugal, Espanha e Taiwan. Não existem casos de DCJ-v no Brasil.[27]

O quadro clínico caracteriza-se por proeminência de sintomas psiquiátricos nos primeiros 6 meses. Evolutivamente, os pacientes apresentam disestesia, ataxia cerebelar, declínio cognitivo e alterações extrapiramidais. A idade média de início dos sintomas na DCJ-e é de 28 anos (intervalo de 12-74 anos) e o curso da doença é mais lenta do que os casos esporádicos (média 14 meses).[28]

A RM mostra alteração típica, caracterizada por hipersinal no pulvinar do tálamo em T2, FLAIR e difusão, mais intensa do que no putâmen (chamado de "sinal do pulvinar"). O EEG não apresenta GPD's.[28]

Como a transmissão da DCJ-v se dá por contaminação oral, há contaminação do sistema linforreticular nessa forma de DP, e, portanto, o diagnóstico pode ser feito pelo encontro do príon na tonsila palatina através da técnica de imunohistoquímica. Ao exame anatomopatológico, há presença de placas floridas (depósitos do príon em placas amiloides circundadas por vacúolos).[22,28]

Doenças priônicas iatrogênicas

As formas iatrogênicas são as DP associadas à transmissão do príon por procedimentos médicos. Existem cerca de 460 casos descritos, a maioria secundária ao uso de hormônio de crescimento extraído de cadáveres (prática abolida em 1977) e ao uso de enxerto de dura-máter. O uso de eletrodos intracorticais, transplante de córnea e uso de hemoderivados contaminados também são outras formas de contaminação. Os poucos casos de contaminação por uso de hemoderivados foram relacionados ao material biológico originado de pacientes com DCJ-v (nesta forma, o príon é encontrado no tecido linforreticular, o que não ocorre nas outras formas de DP).[29,30]

Kuru

O Kuru é uma DP associada à prática de canibalismo entre os indivíduos da tribo Fore, na região da Papua Nova Guiné. É caracterizada por longo tempo de incubação e rápida evolução da doença (6 a 12 meses). O quadro clínico é caracterizado por ataxia cerebelar progressiva, com alteração de marcha, tremor e fala escandida. *Kuru* na língua local significa tremer de febre e frio.[31]

Polimorfismo do códon 129

Em todas as DP, o polimorfismo do códon 129 influencia no fenótipo da doença. Como dito anteriormente, a subclassificação dos casos de DCJ-e é realizada de acordo com o genótipo no códon 129 e o subtipo molecular do príon.

Na mutação D178N, a metionina na posição cis do códon 129 relaciona-se com o fenótipo IFF. Diferentemente, nos casos em que a valina está na posição cis do alelo mutado, o fenótipo é DCJ.[6]

Todos os casos de DCJ-v apresentam homozigose para metionina no códon 129, exceto um caso provável de heterozigose.[28]

A homozigose para metionina é fator de risco para DCJ-e e para as formas iatrogênicas da doença.[29,32]

Tratamento

Não há tratamento específico para as DP. Os sintomas neurológicos e comportamentais podem ser tratados com medicações apropriadas. O uso de antidepressivos, antipsicóticos, indutores de sono, antiepilépticos pode ajudar a controlar os sintomas da evolução do quadro neurológico, porém não interferem na sobrevida do paciente.

Notificação compulsória

As doenças priônicas são de notificação compulsória no Brasil desde 2005.

Agradecimento ao Dr. Adalberto Studart Neto pelas imagens que estão apresentadas no capítulo.

Referências

1. Chitravas N, Jung RS, Kofskey DM et al. Treatable neurological disorders misdiagnosed as Creutzfeldt-Jakob disease. Ann Neurol 2011;70(3):437-444. doi:10.1002/ana.22454.
2. Geschwind MD. Prion Diseases. Continuum. 2015;21: 1612-1638.
3. Prusiner SB. Prions. Proc Natl Acad Sci U S A 1998;95:13363-13383. doi:10.1073/pnas.95.23.13363.
4. Collins SJ, Sanchez-Juan P, Masters CL et al. Determinants of diagnostic investigation sensitivities across the clinical spectrum of sporadic Creutzfeldt-Jakob disease. Brain 2006;129:2278-2287. doi:http:// dx.doi.org/10.1093/brain/awl159 2278-2287.
5. Puoti G, Bizzi A, Forloni G et al. Sporadic human prion diseases: molecular insights and diagnosis. Lancet Neurol 2012;11: 618-628. doi:10.1016/S1474-4422(12)70063-7.
6. Brown K, Mastrianni JA. The prion diseases. J Geriatr Psychiatry Neurol 2010;23(4):277-298. doi:10.1177/0891988710383576
7. Young GS, Geschwind MD, Fischbein NJ,et al. Diffusion-weighted andfluid-attenuated inversion recovery imagingin Creutzfeldt-Jakob disease: high sensitivityand specificity for diagnosis. AJNR Am J Neuroradiol 2005;26:1551-1562.
8. Steinhoff BJ, Zerr I, Glatting M et al. Diagnostic value of periodic complexes in Creutzfeldt-Jakob disease. Ann Neurol 2004;56:702-708. doi:10.1002/ana.20261.
9. Muayqil T, Gronseth G, Camicioli R. Evidence-based guideline: diagnostic accuracy of CSF 14-3-3 protein in sporadic Creutzfeldt-Jakob disease: report of the guideline development subcommittee of the American Academy of Neurology. Neurology 2012;79:1499-1506. doi:10.1212/WNL.0b013e31826d-5fc3.
10. Skillbäck T, Rosén C, Asztely F, Mattsson N, Blennow K, Zetterberg H. Diagnostic performance of cerebrospinal fluid total tau and phosphorylated tau in Creutzfeldt-Jakob disease: results from the Swedish Mortality Registry. JAMA Neurol. 2014 Apr;71(4):476-83. doi: 10.1001/jamaneurol.2013.6455.
11. Atarashi, R. et al. Ultrasensitive human prion detection in cerebrospinal fluid by real-time quaking-induced conversion. Nat Med 2011; 17:175-178
12. Sano K, Satoh K, Atarashi R et al. Early Detection of Abnormal Prion Protein in Genetic Human Prion Diseases Now Possible Using Real-Time QUIC Assay. PLoS One. 2013; 8(1): e54915.
13. Foutz A, Appleby BS, Hamlin C et al. Diagnostic and prognostic value of human prion detection in cerebrospinal fluid. Ann Neurol. 2017;81:79-92. doi: 10.1002/ana.24833.
14. Kovacs GG, Puopolo M, Ladogana A et al.Genetic prion disease: the EUROCJD experience. Hum Genet 2005;118:166-174. doi:10.1007/s00439-005-0020-1.
15. Notari S, Appleby BS, Gambetti P. Variably protease-sensitive prionopathy. Handb Clin Neurol 2018;153:175-190. doi: 10.1016/B978-0-444-63945-5.00010-6.
16. Gambetti P, Dong Z, Yuan J et al. A novel human disease with abnormal prion protein sensitive to protease. Ann Neurol 2008; 63:697.
17. Gambetti, P, Puoti, G, Zou, WQ. J Mol Neurosci 2011; 45: 422.
18. Head MW, Yull HM, Ritchie DL et al. Variably protease-sensitive prionopathy in the UK: a retrospective review 1991-2008. Brain 2013; 136:1102.
19. Hsiao K, Baker HF, Crow TJ et al. Linkage of a prion protein missense variant to Gerstmann-Straussler syndrome. Nature; 1989; 338:342-345.

20. Wadsworth JD, Joiner S, Linehan JM et al. Phenotypic heterogeneity in inherited prion disease (P102L) is associated with differential propagation of protease-resistant wild-type and mutant prion protein. Brain; 2006; 129:1557-1569.
21. Smid J, Studart A Neto, Landemberger MC et al. High phenotypic variability in Gerstmann-Sträussler-Scheinker disease. Arq Neuropsiquiatr. 2017;75:331-338. doi: 10.1590/0004-282X20170049.
22. Budka H. Neuropathology of prion diseases. Br Med Bull 2003; 66: 121-30.
23. Mead S, Gandhi S, Beck J et al. A novel prion disease associated with diarrhea and autonomic neuropathy. N Engl J Med 2013; 369:1904.
24. Capellari S, Baiardi S, Rinaldi R et al. Two novel PRNP truncating mutations broaden the spectrum of prion amyloidosis. Ann Clin Transl Neurol. 2018;5:777-783. doi: 10.1002/acn3.568. eCollection 2018 jun.
25. Jayadev S, Nochlin D, Poorkaj P et al. Familial prion disease with Alzheimer disease-like tau pathology and clinical phenotype. Ann Neurol 2011; 69:712.
26. Kumar N, Boeve BF, Boot BP et al. Clinical characterization of a kindred with a novel 12-octapeptide repeat insertion in the prion protein gene. Arch Neurol 2011; 68:1165.
27. The national CJD research & surveillance unit. Universidade de Edimburgo. http://cjd.ed.ac.uk. Último acesso em 28 de junho de 2018.
28. Heath CA, Cooper SA, Murray K, Lowman A, HenryC, MacLeod MA, Stewart G, Zeidler M, McKenzie JM, Knight RS et al. Diagnosing variant Creutzfeldt-Jakob disease: a retrospective analysis of the first 150 cases in the UK. J Neurol Neurosurg Psychiatry 2011; 82:646-51
29. Brown P, Brandel JP, Preece M, Sato T. Iatrogenic Creutzfeldt-Jakob disease: the waning of an era. Neurology 2006;67:389-393.
30. Knight R. The risk of transmitting prion disease by blood or plasma products. Transfus Apher Sci 2010;43:387-391. doi:10.1016/j.transci.2010.09.003.
31. Collinge J, Whitfield J, McKintosh E et al. Kuru in the 21 st century – an acquired human prion disease with very long incubation periods. Lancet 2006;367:2068-74.
32. Parchi P, Giese A, Capellari S, Brown P et al. Classification of sporadic Creutzfeldt-Jakob disease based on molecular and phenotypic analysis of 300 subjects. Ann Neurol 1999; 46:224-33.

Capítulo 72

Hidrocefalia de Pressão Normal

Raphael Ribeiro Spera
Tarcila Marinho Cippiciani

Introdução

Hidrocefalia de Pressão Normal (HPN)[1] é uma patologia caracterizada pela associação da tríade de Hakim, que consiste em distúrbio da marcha, incontinência urinária e declínio cognitivo, com pressão de abertura liquórica normal, com evidência radiológica de dilatação ventricular e com melhora clínica após derivação. Enquanto síndrome, a HPN pode ser secundária – que se desenvolve como consequência de desordens como hemorragia subaracnoide, trauma ou meningite infecciosa – ou idiopática (HPNi)[2]. Aquela ocorre em todas as faixas etárias, enquanto esta é prevalente em idosos e tem importância epidemiológica no diagnóstico diferencial das demências. O adjetivo idiopático é importante e significa que, a despeito dos avanços na compreensão da sua fisiopatologia, a causa da HPNi persiste desconhecida.

A introdução da HPN na literatura médica se deve fundamentalmente ao trabalho meticuloso e persistente do neurocirurgião colombiano Salomón Hakim. Enquanto realizava autópsias de pacientes com Doença de Alzheimer (DA) para sua tese de doutorado, ele notara que alguns pacientes apresentavam aumento de ventrículos desproporcional ao grau de atrofia cerebral. Ele descreveu o quadro clínico característico, mas só veio a publicar após documentar a reversão dos sintomas pela derivação ventricular em um paciente[3]. Mais de cinquenta anos depois, a tríade de Hakim continua fortemente associada à HPNi, porém, apesar de ser considerada tradicionalmente uma causa reversível de demência, a resposta à derivação não é universal. Por conseguinte, a definição de HPNi como uma síndrome clínico-radiológica reversível pelo shunt só é aplicável retrospectivamente, de modo que, no manejo prático de pacientes com suspeita de HPNi, o esforço de diagnóstico consiste essencialmente em estabelecer as chances de resposta ao tratamento[4,5,6].

Epidemiologia

A HPNi afeta principalmente indivíduos na sétima e oitava décadas de vida sem predileção de gênero[4]. Pelas dificuldades inerentes ao diagnóstico dessa condição, uma estimativa de sua prevalência global não é fácil de ser estabelecida. Os clássicos componentes da síndrome podem ser inespecíficos em idosos, e a necessidade de punção lombar para o diagnóstico compromete a exequibilidade de estudos populacionais. Consequentemente, grande parte dos estudos de prevalência de HPNi corresponde a amostras hospitalares, frequentemente diversas regional e etnicamente, e, não menos importante, com critérios diagnósticos heterogêneos[7]. Desde o início dos anos 2000, porém, tem havido um esforço para a construção de consensos diagnósticos[8,9], que se espera favoreçam a realização de estudos mais amplos. A seguir, comentamos alguns estudos disponíveis.

No Japão, estudos populacionais usando a definição de HPN possível – baseada na presença de ventriculomegalia e alargamento desproporcional dos espaços liquóricos, com presença ou não de sintomas, e sem a realização de estudo liquórico – resultaram numa prevalência média de HPNi em 1,1% dos idosos[10]. Prevalências similares foram encontradas em estudos ocidentais[11]. Já num estudo com HPNi provável (com história clínica e imagens compatíveis, mais punção lombar) na Noruega, o único com esforço público para recrutamento de pacientes com HPN na literatura, a prevalência foi de 21.9/100.000, enquanto a incidência foi de 5.5/100.000 habitantes/ano[12].

Nas séries de pacientes com declínio cognitivo, a prevalência varia entre 3.5% e 10%. No Brasil, Vale e Miranda observaram que HPN representou 5,38% dos casos de demência num hospital terciário[13]. Quando o quadro é motor, os números podem ser maiores. A HPN foi responsável 19% dos casos suspeitos de parkinsonismo num estudo alemão[11].

Fisiopatologia

A HPN é classicamente definida como uma hidrocefalia comunicante, com dilatação ventricular desproporcional ao grau de atrofia cortical e com pressão de abertura normal ao exame do LCR. Divide-se entre primária (idiopática) ou secundária, sendo essa frequentemente relacionada à hemorragia subaracnóidea, meningite ou traumatismo cranioencefálico. É presumido que essas condições levem a um processo inflamatório das granulações aracnóideas, com redução da reabsorção do LCR e alteração da dinâmica do fluxo liquórico, resultando em dilatação ventricular.

Na HPN idiopática, os estudos anatomopatológicos são heterogêneos. Dentre os achados descritos estão afilamento e fibrose das meninges e membranas aracnóideas, inflamação das granulações aracnóideas, alterações vasculares, patologia DA, ruptura do epêndima ventricular e gliose subependimária.

A minoria de casos descritos (10-20%) apresenta aumento do perímetro cefálico, sugerindo que possa ter como base uma hidrocefalia congênita que se tornou sintomática com o passar dos anos. Outras causas raras relacionadas são doença de Paget óssea acometendo a base do crânio, mucopolissacaridose das meninges e acondroplasia.

Apesar de não observado aumento da pressão intracraniana durante a punção lombar, conjectura-se que exista um efeito de pressão local e na substância branca periventricular adjacente que contribua com as lesões, assim como aumento da pressão de pulsatilidade intracraniana, redução da complacência encefálica e do suprimento vascular por acometimento de vasos arteriais terminais, com isquemia subcrítica, mas sem infarto propriamente dito.

Essas alterações levam principalmente a disfunção de estruturas subcorticais, denotando comprometimento de vias relacionadas ao lobo frontal e suas conexões, preservando inicialmente as funções corticais superiores como gnosia, praxia, linguagem e habilidade visuoespacial.

Manifestações clínicas

O diagnóstico se baseia principalmente na história e exame neurológico. A tríade clássica (Tabela 72.1), descrita por Hakim, Adams e Fisher em 1965, compõe-se de distúrbio da marcha, deterioração cognitiva e incontinência urinária[1]. O curso normalmente é lentamente progressivo e os sintomas ocorrem mais comumente nessa ordem, durante o período mínimo de três meses[14]. Considerando-se a faixa etária tardia ao diagnóstico, deve-se imaginar que esses ou sintomas semelhantes possam estar presentes por outras causas não relacionadas à HPN. Do mesmo modo, o paciente com HPN pode apresentar sintomas distintos não descritos na doença pelas comorbidades associadas, o que torna o diagnóstico desafiador. A tríade nem sempre está presente de forma completa, principalmente nos estágios iniciais da doença, não sendo necessária para o diagnóstico[4].

Tabela 72.1 – Características clínicas na Hidrocefalia de Pressão Normal

Tríade de Hakim	Manifestação Clínica
Distúrbio da marcha	Sintoma mais precoce na maior parte dos casos. Marcha apráxica ou magnética: postura inclinada, locomoção lenta, passos curtos, base alargada, movimento em bloco; semelhante à marcha parkinsoniana, mas sem rigidez associada. Pode reproduzir o movimento da marcha quando sentado ou em decúbito dorsal.
Incontinência urinária	Bexiga neurogênica não inibida, com urgência, aumento da frequência, com ou sem incontinência nas fases iniciais.
Declínio cognitivo	Principais domínios comprometidos: • Velocidade do processamento de informações • Função executiva • Atenção sustentada • Pensamento abstrato • Planejamento • Tomada de decisões • Resolução de problemas • Memória relativamente preservada nas fases iniciais, grau variado na evolução • Comportamental: perda da volição, apatia e humor deprimido

O distúrbio da marcha é o sintoma mais frequente e, na maioria dos casos, o mais precoce. Rotulada principalmente como "marcha apráxica" ou "marcha magnética", observa-se heterogeneidade entre os pacientes. Caracteristicamente, o paciente se locomove de forma mais lenta, passos curtos, base alargada e muda de direção utilizando vários passos, sendo o movimento fragmentado ou em bloco. Pode-se apresentar postura em inclinação anterior do tronco, dificuldade em subir degraus e em realizar movimentos de transição, como sentar-se e levantar-se. É possível reproduzir com maior facilidade o movimento da marcha na posição sentado ou decúbito dorsal, entretanto não consegue realizar quando em ortostase.

Instabilidade postural é comum nesses pacientes, podendo levar a quedas frequentes. A despeito de algumas características semelhantes à marcha parkinsoniana, deve-se destacar que o paciente não apresenta rigidez, festinação, tremor de membros superiores e hipomimia facial. Também não se beneficia de estímulos ou pistas visuais e auditivas como visto na Doença de Parkinson. O relato de fraqueza e cansaço nos membros inferiores não é infrequente, entretanto o exame neurológico não demonstra tais alterações.

Em geral, o distúrbio da marcha é o sintoma que mais responde à terapêutica, sendo também o melhor avaliado nos testes pré-cirúrgicos, como será descrito adiante. Deve-se salientar que distúrbios da marcha são frequentes na população idosa, principalmente acima de 75 anos, quando podem estar presentes em até 20% dos casos e inclusive predizer o risco do desenvolvimento de demência.

O declínio cognitivo é secundário à disfunção das vias frontais-subcorticais, que leva principalmente à lentificação da velocidade do processamento de informações e disfunção executiva. O paciente pode apresentar quadro demencial propriamente dito, como também comprometimento cognitivo leve. Observa-se dificuldade em atenção sustentada, pensamento abstrato, planejamento, tomada de decisões e resolução de problemas. A memória encontra-se relativamente preservada nas fases iniciais, mas sua alteração nas fases seguintes é variável. Como alteração comportamental, pode-se observar perda da volição e apatia. Humor deprimido é prevalente.

Os sintomas urinários são definidos como uma bexiga neurogênica não inibida, com urgência, aumento da frequência, com ou sem incontinência nas fases iniciais. Deve-se definir bem na história esse tipo de achado, pois também é um sintoma muito prevalente na população acima de 60 anos.

A presença de outros sintomas corticais, como alteração de linguagem, apraxia, agnosia, prosopoagnosia e perda da habilidade visuoespacial sugerem outro diagnóstico, ou uma comorbidade. Sintomas lateralizados ou dimidiados são atípicos para a doença, assim como rigidez, tremor, bradicinesia, espasticidade, hiperreflexia e outros sinais de acometimento do neurônio motor superior ou inferior, especialmente nas fases iniciais. Curso rapidamente progressivo é incomum, entretanto existem casos descritos numa coorte grega recente[15].

Existem guidelines e critérios diagnósticos, sendo os mais utilizados o Internacional[6] e o da Sociedade Japonesa de HPN[4], o qual é descrito na Tabela 72.2.

Tabela 72.2 – Critérios diagnósticos – hidrocefalia de pressão normal idiopática (HPNi) – *Japanese Diagnostic Criteria of Idiopatic Normal Pressure Hydrocephalus* (2012)

Possível – contempla os 5 itens abaixo
1. Indivíduos que desenvolvam seus sintomas com idade igual ou maior à 60 anos
2. Mais do que 1 dos sintomas da tríade (distúrbio da marcha, incontinência urinária e comprometimento cognitivo)
3. Dilatação ventricular (índice de Evans > 0,3)
4. Sintomas acima não podem ser completamente explicados por outra doença, neurológica ou não neurológica
5. Doenças prévias com possibilidade de causar dilatação ventricular não estão presentes, incluindo hemorragia subaracnoidea, meningite, traumatismo cranioencefálico, hidrocefalia congênita e estenose aqueduto
Critérios de suporte para HPNi possível
a) Marcha com passo curto, instabilidade durante a marcha e aumento da instabilidade na mudança de direção
b) Sintomas com lenta progressão. Entretanto, eventualmente curso oscilante e períodos de exacerbação é observado
c) Desordem da marcha é o sintoma mais prevalente, seguido de comprometimento cognitivo e urgência urinária
d) Comprometimento cognitivo é detectado em testes apropriados
e) Fissura Sylviana e cisterna basal estão usualmente dilatadas
f) Outras doenças neurológicas como Doença de Parkinson, Doença de Alzheimer e Doença Cerebrovascular podem coexistir. Entretanto, devem ser leves
g) Alterações periventriculares não são essenciais
h) Exames laboratoriais são úteis para diferencial entre outras causas
Provável – contempla todos os 3 abaixo
1. Preenche critérios para HPN possível
2. Exame do LCR sem alterações e com pressão de abertura menor do que 200 mmH20
3. Ao menos um dos achados de investigação deve estar presente
a) Achatamento dos sulcos e espaço subaracnóideo na alta convexidade cerebral em exame de neuroimagem
b) Melhora dos sintomas após *tap test*
c) Melhora dos sintomas após drenagem LCR por outro método
Definitivo
Melhora dos sintomas após tratamento através de procedimento de *shunt*

Diagnóstico diferencial

O diagnóstico de HPNi é realizado de forma isolada na menor parte dos casos. Como já mencionado, o paciente idoso pode ter múltiplas comorbidades que levam aos sintomas cardinais de HPN. Osteoartrose de grandes articulações e coluna vertebral (por exemplo, espondilose cervical e estenose canal lombossacral), neuropatia periférica, redução de massa muscular e até mesmo baixa acuidade visual, auditiva e polifarmácia são exemplos de etiologias relatadas para cada um desses sintomas. Entretanto, deve-se ter atenção principalmente às doenças neurodegenerativas que se apresentam com sinais e sintomas que possam levar ao diagnóstico equivocado de HPN. As principais características de cada uma delas são:

» **Doença com Corpos de Lewy**: declínio cognitivo com alteração predominante da habilidade visuoespacial e disfunção executiva, alucinações visuais complexas, parkinsonismo e flutuação da consciência e cognição. Pode-se observar intolerância à neurolépticos e boa resposta inicial aos anticolinesterásicos.

» **Doença de Parkinson**: parkinsonismo evidente nas fases iniciais e com características singulares (tremor repouso, rigidez com roda denteada, bradicinesia e marcha parkinsoniana com instabilidade postural), marcadamente assimétrico, resposta importante à levodopa podendo levar à discinesia e manifestação cognitiva de evolução mais tardia, em geral após anos do início dos sintomas.

» **Comprometimento Cognitivo Vascular**: quanto aos quadros pós-AVC e doença de grandes vasos, o diferencial não é difícil: os achados são achados assimétricos, observa-se déficits focais, alterações piramidais precoces (reflexos exaltados, espasticidade e presença do sinal de Babinski), instalação aguda e evolução em degraus ou estabilidade cognitiva quando doença controlada. O diferencial com a demência vascular subcortical é mister, pois pode simular uma doença neurodegenerativa ou HPN.

» **Parkinsonismo vascular**: presença de sintomas parkinsonianos que predominem nos membros inferiores e alteração de marcha. A investigação com neuroimagem demonstra microangiopatia e/ou lesões isquêmicas lacunares nas regiões periventriculares e dos núcleos da base, entretanto pode confundir com os achados de HPN. A resposta a levodopa é precária.

» **Paralisia supranuclear progressiva**: pode ter acometimento precoce da marcha e quedas frequentes. Entretanto, evolui com sintomas parkinsonianos com rigidez axial, alteração de motricidade ocular extrínseca (inicialmente vertical), distonia cervical e facial, que levam a expressão de perplexidade característica da doença (sinal do ômega). Resposta insatisfatória a levodopa.

» **Doença de Alzheimer**: pode estar associada à HPN, principalmente quando o quadro apresenta alterações amnésticas proeminentes e déficits sugestivos de disfunção cortical, como perda das funções visuoperceptivas e visuoespaciais, alteração da linguagem e apraxia. Deve-se salientar que a alteração de marcha não é comum nas fases iniciais da DA, quando ocorre isoladamente.

Investigação e exames complementares

Neuroimagem

O exame de imagem evidenciando ventriculomegalia é essencial para o diagnóstico, assim como excluir outras causas que possam mimetizar a HPN. A TC crânio é capaz de determinar o alargamento dos ventrículos laterais e terceiro ventrículo, assim como outros achados típicos da doença, entretanto a RM encéfalo possui maior acurácia.

Vários achados são descritos e em conjunto auxiliam na definição diagnóstica. O Índice de Evans, um dos primeiros a serem descritos, é capaz de determinar e quantificar a ventriculomegalia. O cálculo é feito através da razão entre o maior diâmetro entre os cornos frontais dos ventrículos laterais sobre o maior diâmetro da cavidade da calota craniana observado no mesmo corte axial. A razão maior que 0,3 indica dilatação ventricular[14] (Figura 72.1). Deve-se salientar que esse achado não é específico ou patognomônico de HPN.

Pode-se observar achatamento dos sulcos corticais na alta convexidade com alargamento fissura silviana e dilatação ventricular[14] (Figura 72.2), hipersinal marginal aos ventrículos laterais nas sequências ponderadas em T2 ou FLAIR, devido a transudação ependimária do LCR (Figura 72.3) e dilatação do terceiro ventrículo (Figura 72.4). A redução do ângulo caloso no corte coronal[16] (Figura 72.5), como também aumento da velocidade do fluxo liquórico no aqueduto Sylvius com presença de *flow void* (Figura 72.6) são descritos e considerados possíveis preditores da resposta à DVP[17], como será discutido adiante. Previamente acreditava-se existir uma inversão do fluxo liquórico no aqueduto em sentido cranial, mas esse achado não se confirmou em estudo recente através de RM por contraste de fase. Entretanto, foi demonstrado aumento da variabilidade e pulsatilidade do fluxo liquórico no aqueduto, com redução da pulsatilidade do fluxo na região cervical. Esses achados poderão ser incorporados futuramente para auxílio no diagnóstico e avaliação do prognóstico pós-operatório. Não se deve observar obstrução ao fluxo do LCR, como por exemplo estenose de aqueduto ou malformação de Chiari.

Por fim, é importante lembrar que ventriculomegalia não implica HPN. Em um estudo japonês, Iseki e cols. (2009) observaram que 1% dos idosos de uma localidade apresentavam achados compatíveis com HPN na RM sem qualquer sintoma da síndrome. Entretanto, 25% destes desenvolveram clínica sugestiva de HPN ao longo do follow-up, sugerindo que dilatação ventricular pode antecipar a o desenvolvimento da sintomatologia[18].

Figura 72.1 – Corte axial na sequência FLAIR (*Fluid-Attenuated Inversion Recovery*) demonstrando importante ventriculomegalia e aumento do índice de Evans, calculado pela razão do diâmetro do corno frontal bilateral pelo maior diâmetro da cavidade da calota craniana, sendo nesse caso o valor estimado igual à 0,39 (alterado se acima de 0,3).

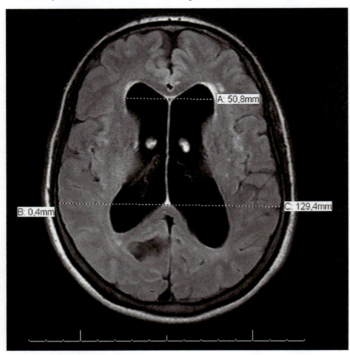

Figura 72.2 – Corte axial na sequência FLAIR (*Fluid-Attenuated Inversion Recovery*) demonstrando achatamento dos sulcos corticais na alta convexidade das regiões frontoparietais.

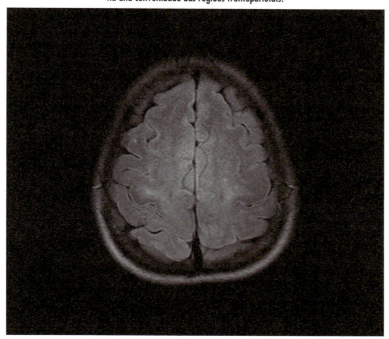

Figura 72.3 – Corte axial na sequência FLAIR (*Fluid-Attenuated Inversion Recovery*) demonstrando hipersinal margeando os ventrículos laterais, sugerindo transudação ependimária do LCR.

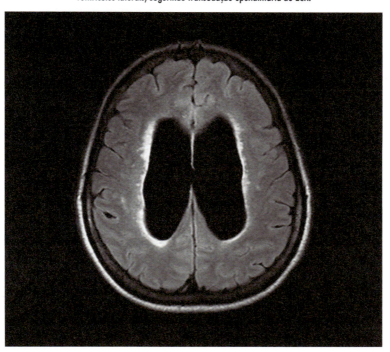

Figura 72.4 – Corte axial na sequência FLAIR (*Fluid-Attenuated Inversion Recovery*) demonstrando dilatação proeminente do III ventrículo.

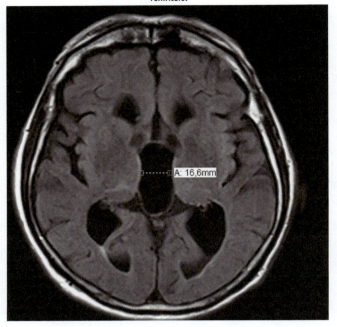

Figura 72.5 – Corte coronal na sequência T1 com gadolíneo demonstrando redução do ângulo calosal.

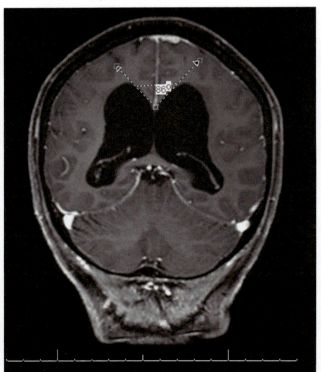

Figura 72.6 – Corte axial na sequência FLAIR (*Fluid-Attenuated Inversion Recovery*) demonstrando dilatação do aqueduto de Sylvius, caracterizado como flow-void.

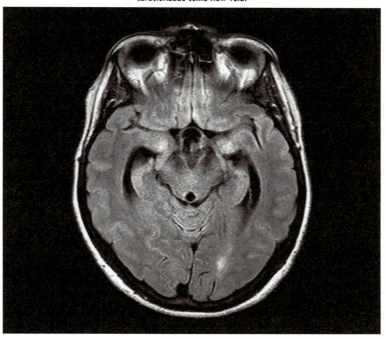

Exame do liquor (LCR)

A análise do LCR frequentemente é normal, notadamente a pressão de abertura e pode ser usada para afastar outras patologias. Em relação aos biomarcadores, demonstrou-se uma redução das proteínas derivadas do precursor amiloide (Aß38, Aß40 e Aß42), em contraste com o declínio específico da Aß42, visualizado na DA. Atribui-se esse achado a uma possível redução na produção ou à redução do clearence extracelular dessas proteínas.

SPECT e PET-CT

SPECT e PET-CT podem auxiliar no diagnóstico, demonstrando redução do fluxo e metabolismo das regiões periventriculares e frontais, respectivamente. Possivelmente, seu principal papel é no diferencial de outras demências neurodegenerativas que possuem achados típicos nesse exame. O PET-PiB tem papel discutível no diagnóstico diferencial, tendo em vista a idade média avançada desses pacientes, 32% dos pacientes demonstram depósito de amiloide ao exame[15].

Espectroscopia por ressonância magnética (ERM)

Alguns parâmetros da ERM foram sugeridos como potencialmente úteis no diagnóstico e seguimento de pacientes com HPNi. Em um estudo, um pico de lactato no ventrículo lateral distinguiu pacientes com HPNi de controles e pacientes com DA. Na ERM protônica (ERM-H1), a razão N-Acetil-Aspartato/Creatina foi significantemente mais baixa nos pacientes com HPNi que em controles saudáveis, e a melhora clínica pós derivação ventricular se correlacionou com aumento do NAA/Cr frontal em alguns estudos, contudo esses achados não puderam ser confirmados[19]. Atualmente, o valor da espectroscopia para diagnóstico e seguimento de resposta na HPNI é controverso, sendo pouco utilizado na prática clínica.

Cisternografia com radioisótopo

A cisternografia envolve a injeção no espaço subaracnoide, via punção lombar, de um radioisótopo ou contraste, com posterior obtenção de imagens seriais para observação da progressão liquórica. A cisternografia por RM com gadolínio é o método mais moderno[20], mas o mais usado é a imagem híbrida SPECT/CT com os radioisótopos 99Tc ou 111In-DTPA[21]. Na HPNi, a leitura é geralmente feita após 24-48h. Os achados típicos de HPN são refluxo intraventricular e estase do radioisótopo na superfície cerebral. Embora a cisternografia com radioisótopo (CRI) tenha sido considerada necessária para o diagnóstico de HPN (secundária ou idiopática), a realização desse teste não acrescentou acurácia diagnóstica em pacientes com clínica e TC de crânio compatíveis com HPNi. Com efeito, alguns estudos mostram que a CRI é inferior ao *tap test* ou à derivação lombar externa como preditor de resposta ao shunt[22].

Considerando-se que não há evidência suficiente para determinar seu valor na seleção dos bons candidatos ao shunt dentre pacientes já com suspeita clínico-radiológica de HPNi e que se trata de um exame invasivo, atualmente a CRI não é indicada no diagnóstico de HPNi, embora possa útil para investigar obstrução de circulação liquórica.

Outros exames

Os outros métodos diagnósticos envolvem a avaliação da dinâmica do fluxo liquórico no espaço subaracnóideo. Além de auxílio no estabelecimento diagnóstico, podem predizer a resposta a derivação de forma substancial e serão descritos adiante. Deve-se lembrar que o *screening* básico para avaliação de demência, já citado em outros capítulos desse manual, devem ser realizados de forma rotineira na suspeita diagnóstica.

Testes confirmatórios e preditores de eficácia do tratamento

O tratamento da HPN é cirúrgico e com potencial risco de complicações, portanto está indicado a realização de testes que possam predizer a resposta terapêutica após a cirurgia, além da análise clínica e das comorbidades de forma pormenorizada, sendo a decisão terapêutica individualizada.

Tap Test (TT)

Teste universal desde a descrição da doença, considera-se importante como avaliação pré-cirúrgica e auxilia no diagnóstico quando sua resposta é positiva. É simples, de fácil execução, com baixos índices de complicação (43), sendo realizado em regime hospitalar sem internação ou necessidade de centro cirúrgico.

Realiza-se a punção lombar de forma habitual, com a retirada de 30-50 mL de LCR. Antes e após o procedimento o paciente é avaliado quanto sua cognição e marcha. Nesse aspecto, carece na literatura padronização quanto aos métodos de avaliação, como também em relação ao tempo de avaliação após a punção, sendo os trabalhos heterogêneos[23].

Em geral, avalia-se a marcha através da cadência, velocidade, tamanho do passo e mudança de direção. Pode-se utilizar o Time Up and Go (TUG) para quantificação, como também outras escalas, a depender da experiência do serviço. No TUG, solicita-se que o paciente sentado em uma cadeira, levante-se, caminhe por 3 metros em linha reta, contorne um obstáculo e retorne a cadeira para novamente se sentar. O examinador então calcula o tempo que o paciente leva para percorrer esse trajeto e o número de passos que ele executa. Uma variação do TUG chama-se TUG cognitivo, onde o paciente faz a mesma prova de marcha, ao mesmo tempo que executa uma tarefa mentalmente (por exemplo, subtrações seriadas, contar de 1 a 20 na ordem inversa ou soletrar uma palavra na ordem inversa). A marcha é o sintoma que mais responde ao TT, como já mencionado.

Com relação à avaliação cognitiva, pode-se utilizar o consagrado Miniexame do Estado Mental, com intuito de comparação pré e pós punção e seguimento longitudinal posterior. O serviço do HC-FMUSP complementa a avaliação com dígitos (ordens direta e inversa), teste do desenho do relógio, fluência verbal fonêmica e semântica[24].

O tempo médio de avaliação pós-procedimento situa-se entre 30 minutos e 4 horas, entretanto alguns trabalhos mencionam até 24-48 horas ou mesmo 1 semana. A melhora da marcha foi prevalente, mas a resposta cognitiva ocorreu em apenas 2 estudos da metanálise. Melhora da continência urinária não foi observada. A duração da resposta também foi variável[23].

Uma revisão sistemática recente demonstrou que o TT possui um elevado valor preditivo positivo, em geral acima de 90% (73-100%). Entretanto, o valor preditivo negativo é heterogêneo e tende a ser baixo, menor do que 20% em alguns trabalhos (18-50%). A acurácia geral foi de 62%[23]. Esses dados indicam que o paciente pode não responder ao procedimento, entretanto quando o diagnóstico é presumido como provável e existe alta suspeição de resposta a derivação, a realização da derivação ainda pode ser considerada a despeito do resultado do TT. Outras possibilidades seriam a repetição do TT e/ou realização sequencial em 3 dias com a retirada de 40 mL por dia (total 120 mL), como também a utilização de outro método de avaliação.

Teste de resistência à infusão lombar (TI-LCR)

O teste de infusão do LCR baseia-se na perturbação da hidrodinâmica do LCR, observada na HPNi e considerada um aspecto central da sua fisiopatologia. Essa alteração se reflete num aumento da resistência à infusão de líquido no espaço subaracnoide[25]. O TI-LCR é realizado injetando-se salina ou LCR artificial no espaço subaracnoide e medindo-se as pressões inicial e final (*plateau*). O parâmetro de resistência mais utilizado é o *outflow resistance* (Ro), que é calculado subtraindo-se a pressão inicial (Pi) da pressão *plateau* (Pp) e dividindo-se a diferença pela razão de infusão [Ro=(Pp-Pi)/razão de infusão][5].

Apesar dessa base fisiopatológica, a utilidade do TI-LCR como preditor de resposta ao shunt tem sido difícil de se estabelecer, devido a resultados conflitantes[24]. Um problema é a dificuldade de se definir um valor de corte para Ro. Valores abaixo de 12 mmHg/mL/min têm sido geralmente considerados normais[26], todavia valores tão baixos quanto 10 mmHg/mL/min já foram associados com HPNi[27] e valores tão altos quanto 17 mmHg/mL/min foram observados em idosos saudáveis[28]. Apesar dessa variabilidade, resultados positivos no TI-LCR têm sido associados a desfecho favorável pós *shunt*, com valores preditivos positivos em torno de 80-90%[5]. Em geral, quanto mais alto o valor de corte de Ro, maior o valor preditivo positivo, porém maior a chance de se excluir potenciais bons candidatos ao shunt. Num estudo cujo Ro médio entre pacientes suspeitos de HPNi foi de 16 mmHH/mL/min, Wikkelso e cols., testaram valores crescentes de Ro, obtendo valores preditivos positivos de até 94%, mas o valor preditivo negativo foi sempre menor que 20%[29]. Assim, o TI-LCR pode ser indicado como um método de auxílio para pacientes com suspeita de HPNi e TT negativo, e pacientes com TT-LCR positivo devem ser considerados potenciais respondedores, mas um Ro baixo não implica não resposta ao shunt.

Drenagem lombar externa

A drenagem lombar externa (DLE) consiste numa derivação do espaço subaracnoide lombar, com um sistema de drenagem conectado a uma válvula e bolsa de coleta. Como o objetivo é predizer a resposta ao shunt, a razão de drenagem é geralmente similar à de uma derivação ventriculoperitoneal com válvula de pressão média. O procedimento é mantido por um período de três a cinco dias. Como no *tap test*, avaliações da marcha e cognição devem ser realizadas antes e depois do procedimento.

Um resultado positivo na DLE tem sido associado com alta chance de resposta ao shunt, porém o valor preditivo negativo desse teste tem sido baixo. Num estudo classe III, mais de 80% dos pacientes com um teste DLE positivo responderam ao shunt, usando-se a marcha como parâmetro. Entretanto, um paciente com DLE negativo (de um total de três) também teve desfecho favorável após derivação. A conclusão de um consenso recente é de que não há evidência suficiente para afirmar que melhora clínica com a DLE prediga resposta ao *shunt*[5].

Fatores que limitam a utilização da DLE são a sua característica invasiva – com maior chance de efeitos adversos sérios, como hematoma e infecções – e a necessidade de internação, visto que esse procedimento é realizado no centro cirúrgico.

Monitorização contínua da pressão intracraniana

Apesar do nome hidrocefalia de pressão normal, aumentos transitórios da pressão intracraniana são observados em pacientes com HPNi, principalmente no período noturno. Dentre as alterações relatadas, destaca-se o aumento da frequência de ondas B, especialmente durante o sono REM. A ocorrência de ondas B foi associada a uma maior taxa de resposta ao shunt, mas essa correlação não foi confirmada em estudos mais recentes[30]. Novos estudos são necessários para estabelecer a utilidade da monitorização contínua da pressão liquórica na avaliação de pacientes com suspeita de HPNi.

Tratamento

A derivação ventricular é o tratamento de escolha na HPNi, porém, diferentemente da HPN secundária – em que essa terapia está bem estabelecida – nesse grupo de pacientes a experiência com a derivação ventricular é permeada por dificuldades tais como respostas variáveis, passageiras ou imprevisíveis, além de riscos significativos[31]. Isso posto, pacientes considerados bons candidatos ao shunt (por exemplo: clínica e imagem compatíveis, mais *tap test* positivo) devem ser avaliados quanto à presença de comorbidades que influenciem no desfecho ou aumentem os riscos do procedimento.

A derivação ventricular pode ser feita tanto para o peritônio (derivação ventriculoperitoneal) como para o átrio (Derivação Ventrículo-Atrial), não havendo diferença de prognóstico entre as duas. Pacientes que apresentam contraindicações à DVP ou DVA podem ser submetidos à derivação lomboperitoneal (DLP)[32]. Entretanto, não houve comparação direta entre a DLP e os outros tipos de derivação. A DLP está associada a menor taxa que infeção que a DVP, porém maior risco de perda de funcionalidade do sistema.

As válvulas utilizadas na derivação podem ser tanto de pressão fixa (baixa, média ou alta), assim com ajustáveis por fluxo e por pressão. Esse último tipo pode ser o mais indicado, pois possibilita a correção de algumas complicações, como o higroma por hiperdrenagem, sem a necessidade de intervenção cirúrgica, entretanto com custo direto mais omnioso.

As complicações decorrentes da cirurgia são diversas, desde aquelas relacionadas aos fatores de risco do paciente, como cardiovasculares, até complicações inerentes ao procedimento, como hematoma subdural. O risco de efeitos adversos graves foi recentemente estimado entre 10-11%[33].

Quanto aos fatores que podem modificar o desfecho, a idade isolada não é considerada um preditor de resposta ruim, e não está claro o efeito de múltiplas comorbidades, entretanto na prática clínica a presença de comorbidades denota em geral uma resposta pior e menos duradoura. Considerando os riscos, porém, não é prudente oferecer o shunt para pacientes com sintomalogia frustra, e pacientes com ventriculomegalia assintomática não devem ser considerados para tratamento.

Prognóstico

O efeito da derivação ventricular em pacientes com HPNi é bom, com cerca de 90% e 80% dos pacientes apresentando-se melhorada aos 6 e 12 meses pós cirurgia, respectivamente[34]. A resposta cai com o tempo, com menos da metade dos pacientes sustentando melhora de todos os sintomas da apresentação após 18 meses.

Os parâmetros de avaliação de resposta são variáveis, mas geralmente incluem medidas de dependência, como a escala de Rankin modificada e/ou medidas da gravidade dos sintomas da HPNi. Um escore de HPNi bastante utilizado atribui pontos para marcha, continência urinária e cognição. A marcha é geralmente o déficit mais sensível ao shunt, com cerca de 83% dos pacientes apresentando melhora na marcha cronometrada (número de passos e segundos para percorrer 10m em velocidade livre), seguida por medidas de cognição, como tempo de reação e memória.

Não há estudos investigando o prognóstico de longo prazo dos pacientes não considerados adequados para a cirurgia, e não há evidência de que drenagens liquóricas temporárias tenham algum efeito sustentado.

Conclusão

A HPN é uma condição relativamente prevalente, principalmente em faixas etárias mais elevadas. Embora o achado mais comum seja o distúrbio da marcha, observa-se declínio cognitivo de forma associada, sendo a HPN classicamente considerada uma causa potencialmente reversível de demência. Portanto, é necessário que se direcionem esforços ao diagnóstico, muitas vezes difícil e subestimado. O exame de imagem é essencial para determinar a ventriculomegalia e outros achados típicos. Entretanto, nem todos os pacientes com achados clínicos e de imagem compatíveis com HPN apresentam melhora após tratamento. Para se avaliar as chances de resposta, outros testes auxiliares são geralmente recomendados. Dentre estes, destaca-se o *tap test*, por ter um valor preditivo positivo adequado, ser amplamente estudado e com baixos índices de complicação.

Nos casos apropriados, a derivação ventricular pode ser indicada após discussão com os familiares e paciente. A possibilidade de melhora dos sintomas e da qualidade de vida do paciente deve ser ponderada com as comorbidades e os riscos inerentes ao procedimento.

Referências

1. Adams Rd, Fisher Cm, Hakim S, Ojemann Rg, Sweet Wh. Symptomatic Occult Hydrocephalus With "Normal" Cerebrospinal-Fluid Pressure.A Treatable Syndrome. N Engl J Med 1965 Jul 15;273:117-126.
2. Ishikawa M. Clinical guidelines for idiopathic normal pressure hydrocephalus. Neurol Med Chir (Tokyo) 2004 Apr;44:222-223.
3. Wallenstein MB, McKhann GM. Salomon Hakim and the discovery of normal-pressure hydrocephalus. Neurosurgery 2010 Jul;67:155-159.
4. Mori E, Ishikawa M, Kato T et al. Guidelines for management of idiopathic normal pressure hydrocephalus: second edition. Neurol Med Chir (Tokyo) 2012;52:775-809.
5. Halperin JJ, Kurlan R, Schwalb JM, Cusimano MD, Gronseth G, Gloss D. Practice guideline: Idiopathic normal pressure hydrocephalus: Response to shunting and predictors of response: Report of the Guideline Development, Dissemination, and Implementation Subcommittee of the American Academy of Neurology. Neurology 2015 Dec 8;85:2063-2071.
6. Relkin N, Marmarou A, Klinge P, Bergsneider M, Black PM. Diagnosing idiopathic normal-pressure hydrocephalus. Neurosurgery 2005 Sep;57:S4-16.

7. Hiraoka K, Meguro K, Mori E. Prevalence of idiopathic normal-pressure hydrocephalus in the elderly population of a Japanese rural community. Neurol Med Chir (Tokyo) 2008 May;48:197-199.
8. Marmarou A, Black P, Bergsneider M, Klinge P, Relkin N. Guidelines for management of idiopathic normal pressure hydrocephalus: progress to date. Acta Neurochir Suppl 2005;95:237-240.
9. Ishikawa M, Hashimoto M, Kuwana N et al. Guidelines for management of idiopathic normal pressure hydrocephalus. Neurol Med Chir (Tokyo) 2008;48 Suppl:S1-23.
10. Tanaka N, Yamaguchi S, Ishikawa H, Ishii H, Meguro K. Prevalence of possible idiopathic normal-pressure hydrocephalus in Japan: the Osaki-Tajiri project. Neuroepidemiology 2009;32:171-175.
11. Trenkwalder C, Schwarz J, Gebhard J et al. Starnberg trial on epidemiology of Parkinsonism and hypertension in the elderly. Prevalence of Parkinson's disease and related disorders assessed by a door-to-door survey of
12. Brean A, Eide PK. Prevalence of probable idiopathic normal pressure hydrocephalus in a Norwegian population. Acta Neurol Scand 2008 Jul;118:48-53.
13. Vale FA, Miranda SJ. Clinical and demographic features of patients with dementia attended in a tertiary outpatient clinic. Arq Neuropsiquiatr 2002 Sep;60:548-552.
14. Williams MA, Malm J. Diagnosis and Treatment of Idiopathic Normal Pressure Hydrocephalus. Continuum (Minneap Minn) 2016 Apr;22:579-599.
15. Papageorgiou SG, Kontaxis T, Bonakis A, Karahalios G, Kalfakis N, Vassilopoulos D. Rapidly progressive dementia: causes found in a Greek tertiary referral center in Athens. Alzheimer Dis Assoc Disord 2009 Oct;23:337-346.
16. Cagnin A, Simioni M, Tagliapietra M et al. A Simplified Callosal Angle Measure Best Differentiates Idiopathic-Normal Pressure Hydrocephalus from Neurodegenerative Dementia. J Alzheimers Dis 2015;46:1033-1038.
17. Virhammar J, Laurell K, Cesarini KG, Larsson EM. The callosal angle measured on MRI as a predictor of outcome in idiopathic normal-pressure hydrocephalus. J Neurosurg 2014 Jan;120:178-184.
18. Iseki C, Kawanami T, Nagasawa H et al. Asymptomatic ventriculomegaly with features of idiopathic normal pressure hydrocephalus on MRI (AVIM) in the elderly: a prospective study in a Japanese population. J Neurol Sci 2009 Feb 15;277:54-57.
19. Algin O, Hakyemez B, Parlak M. Proton MR spectroscopy and white matter hyperintensities in idiopathic normal pressure hydrocephalus and other dementias. Br J Radiol 2010 Sep;83:747-752.
20. Algin O, Hakyemez B, Ocakoglu G, Parlak M. MR cisternography: is it useful in the diagnosis of normal-pressure hydrocephalus and the selection of "good shunt responders"? Diagn Interv Radiol 2011 Jun;17:105-111.
21. Thut DP, Kreychman A, Obando JA. (1)(1)(1)In-DTPA cisternography with SPECT/CT for the evaluation of normal pressure hydrocephalus. J Nucl Med Technol 2014 Mar;42:70-74.
22. Kilic K, Czorny A, Auque J, Berkman Z. Predicting the outcome of shunt surgery in normal pressure hydrocephalus. J Clin Neurosci 2007 Aug;14:729-736.
23. Mihalj M, Dolic K, Kolic K, Ledenko V. CSF tap test – Obsolete or appropriate test for predicting shunt responsiveness? A systemic review. J Neurol Sci 2016 Mar 15;362:78-84.
24. Kahlon B, Sundbarg G, Rehncrona S. Comparison between the lumbar infusion and CSF tap tests to predict outcome after shunt surgery in suspected normal pressure hydrocephalus. J Neurol Neurosurg Psychiatry 2002 Dec;73:721-726.
25. Katzman R, Hussey F. A simple constant-infusion manometric test for measurement of CSF absorption. I. Rationale and method. Neurology 1970 Jun;20:534-544.
26. Sorteberg A, Eide PK, Fremming AD. A prospective study on the clinical effect of surgical treatment of normal pressure hydrocephalus: the value of hydrodynamic evaluation. Br J Neurosurg 2004 Apr;18:149-157.
27. Boon AJ, Tans JT, Delwel EJ et al. Dutch normal-pressure hydrocephalus study: prediction of outcome after shunting by resistance to outflow of cerebrospinal fluid. J Neurosurg 1997 Nov;87:687-693.
28. Malm J, Jacobsson J, Birgander R, Eklund A. Reference values for CSF outflow resistance and intracranial pressure in healthy elderly. Neurology 2011 Mar 8;76:903-909.

29. Wikkelso C, Hellstrom P, Klinge PM, Tans JT. The European iNPH Multicentre Study on the predictive values of resistance to CSF outflow and the CSF Tap Test in patients with idiopathic normal pressure hydrocephalus. J Neurol Neurosurg Psychiatry 2013 May;84:562-568.
30. Woodworth GF, McGirt MJ, Williams MA, Rigamonti D. Cerebrospinal fluid drainage and dynamics in the diagnosis of normal pressure hydrocephalus. Neurosurgery 2009 May;64:919-925.
31. Kahlon B, Sjunnesson J, Rehncrona S. Long-term outcome in patients with suspected normal pressure hydrocephalus. Neurosurgery 2007 Feb;60:327-332.
32. Bergsneider M, Black PM, Klinge P, Marmarou A, Relkin N. Surgical management of idiopathic normal-pressure hydrocephalus. Neurosurgery 2005 Sep;57:S29-S39.
33. Farahmand D, Hilmarsson H, Hogfeldt M, Tisell M. Perioperative risk factors for short term shunt revisions in adult hydrocephalus patients. J Neurol Neurosurg Psychiatry 2009 Nov;80:1248-1253.
34. Klinge P, Hellstrom P, Tans J, Wikkelso C. One-year outcome in the European multicentre study on iNPH. Acta Neurol Scand 2012 Sep;126:145-153.

Capítulo 73

Psicofarmacologia e Tratamento de Sintomas Neuropsiquiátricos em Demência

Silvia Stahl Merlin

Definições

Os sintomas neuropsiquiátricos relacionados a demência, também conhecidos como sintomas psicológicos e comportamentais das demências (SPCD), são comuns nas diferentes formas de demência, sendo sua ocorrência observada em 60 a 90% dos pacientes com doenças degenerativas do sistema nervoso central. É um grupo de sintomas heterogêneo (Figura 73.1), que indicam inadequado funcionamento cerebral e que contribui de forma significativa nas alterações funcionais dos pacientes, na sobrecarga dos cuidadores e tem grande impacto na decisão de institucionalização dos indivíduos[7,11,13].

Figura 73.1 – Descrição dos sintomas neuropsiquiátricos relacionados às demências.

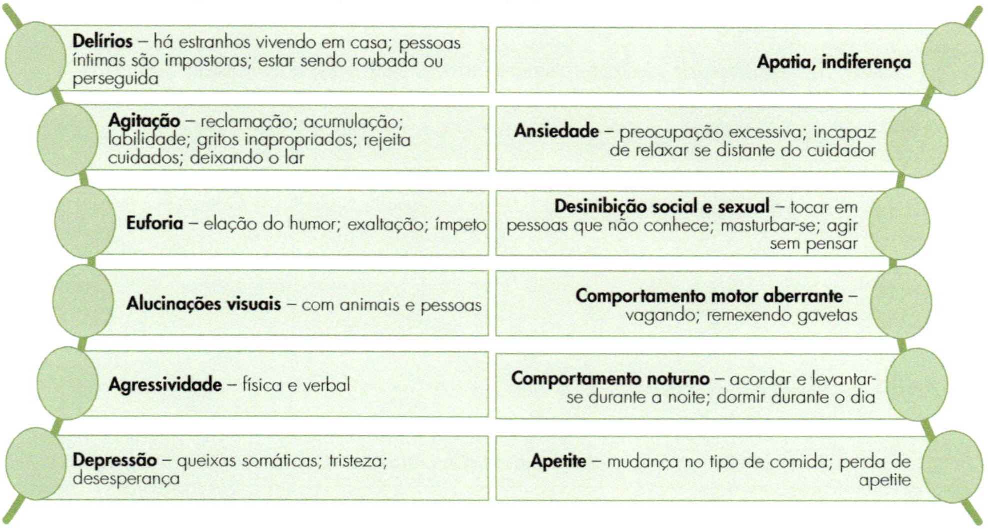

Delírios – há estranhos vivendo em casa; pessoas íntimas são impostoras; estar sendo roubada ou perseguida	**Apatia, indiferença**
Agitação – reclamação; acumulação; labilidade; gritos inapropriados; rejeita cuidados; deixando o lar	**Ansiedade** – preocupação excessiva; incapaz de relaxar se distante do cuidador
Euforia – elação do humor; exaltação; ímpeto	**Desinibição social e sexual** – tocar em pessoas que não conhece; masturbar-se; agir sem pensar
Alucinações visuais – com animais e pessoas	**Comportamento motor aberrante** – vagando; remexendo gavetas
Agressividade – física e verbal	**Comportamento noturno** – acordar e levantar-se durante a noite; dormir durante o dia
Depressão – queixas somáticas; tristeza; desesperança	**Apetite** – mudança no tipo de comida; perda de apetite

As causas dos sintomas neuropsiquiátricos relacionados a demência são de etiologias complexas. Sabe-se que diversos sintomas neuropsiquiátricos como agitação, apatia e psicose, ocorrem por sobreposição de disfunções nos circuitos pré-frontal-subcortical-talâmico associado a alterações dos neurotransmissores no cíngulo anterior, ínsula, amígdala e córtex frontal. Essa falta de especificidade entre os mecanismos cerebrais de diferentes distúrbios neuropsiquiátricos possivelmente explicam o motivo de não possuirmos, até o momento, um tratamento padronizado para a síndrome comportamental (Tabela 73.1). Sendo assim, o manejo dos distúrbios neuropsiquiátricos relacionando a demência deve ser sintomático e individualizado[10].

Tabela 73.1 – Correlação entre sintomas neuropsiquiátricos das demências e mecanismos neurobiológicos (Adaptado de Nowrangi e cols., 2015)

Sintomas neuropsicológicos	Neurotransmissores	Achados de neuroimagem
Depressão	Disfunção monoaminérgica (5HT); noradrenérgica e gabaérgica.	Redução da espessura cortical do córtex entorrinal, atrofia do cíngulo anterior e hipometabolismo frontal.
Apatia	Diminuição do transporte de dopamina e do receptor de acetilcolina.	Diminuição metabólica do córtex orbitofrontal, cíngulo anterior e regiões frontais mediais inferiores
Agitação e agressividade	Déficit de receptores colinérgicos, aumento da disponibilidade de receptores dopaminérgicos (D2/D3); defeito na transmissão monoadrenérgicos (5HT2A)	Atrofia cortical em cíngulo anterior, lobo frontal, insula, amígdala e hipocampo. Menor atividade metabólica em rede de saliência.
Psicose	Aumento da disponibilidade do receptor D2/D3, monoaminérgicos e colinérgicos	Hipofluxo no giro angular e lobo occipital; atrofia em neocórtex frontal, parietal e cíngulo

Na prática sabe-se que alguns comportamentos respondem mais efetivamente ao uso de medicações, no entanto, outros não tem qualquer resposta com uso de psicofármacos. Nesses, as estratégias não farmacológicas são as únicas formas possíveis de tratamento. Alguns exemplos estão enumerados na Tabela 73.2.

Tabela 73.2 – Comportamentos relacionados a demência que responsivos ao uso de medicamentos psicotrópicos

Comportamento Responsivo à Medicação	Comportamento Não Responsivo à Medicação
• Agressividade física e verbal • Ansiedade e irritabilidade • Choro e tristeza • Distúrbios do sono • Alucinações e delírios • Comportamento sexual inapropriado	• Urinar e defecar inapropriadamente • Comportamento verbal repetitivo • Comer compulsivamente • Isolamento social • Atividades perseverante (vestir e despir/autolesão)

Riscos no diagnóstico

Em muitos pacientes as mudanças comportamentais anunciam o desequilíbrio da homeostase física indicando uma infecção, toxicidade por medicação, dor ou sono inadequado. Essas possibilidades devem ser descartadas antes do início de qualquer tratamento e identificar a gênese do comportamento anormal é fundamental para a efetiva gestão. Caso não seja encontrado causas orgânicas para a intensificação ou aparecimentos dos sintomas comportamentais, deve-se refletir quais mudanças da rotina pode ter sido o fator estressor[1,3].

Tratamento

O manejo clínico dos sintomas neuropsiquiátricos da demência deve contemplar abordagens não farmacológicas e farmacológicas. As diretrizes e organizações médicas recomendam estratégias não farmacológicas como o tratamento preferencial, dando lugar aos fármacos quando os sintomas possuem gravidade relevante (riscos de segurança para si ou para outros) e persistência.

Dentre as abordagens não farmacológicas destaca-se: Informações aos cuidadores sobre a evolução da doença e caráter não intencional das manifestações comportamentais; estabelecer rotinas de banho, comida, sono e cuidados; adaptação do ambiente as necessidades do paciente; evitar atividades excessivamente demandantes e evitar confrontamento com o paciente. Estratégias como atividade físicas, musicoterapia e aromaterapia também se demostram úteis na redução dos sintomas comportamentais[7,9,13].

O uso de medicamento deve, sempre que possível, seguir o seguinte fundamento: medicar apenas quando realmente necessário, iniciar com dose baixa, aumentar lentamente até eficácia terapêutica e reavaliar periodicamente a necessidade da manutenção do uso da medicação. As principais classes de drogas utilizadas encontram-se na Figura 73.2.

Os medicamentos inibidores da colinesterase devem sempre que possível ser iniciado pois, além de trazer algum benefício na cognição, tem eficácia no tratamento de diversos sintomas neurocomportamentais (Tabela 73.3). Essa premissa é válida para maior parte das demências exceto para demência frontotemporal, na qual essa classe de medicamento pode intensificar os sintomas comportamentais. Para o grupo das demências fronto temporais pode-se fazer uso da memantina, porém ela não possui evidências científicas robusta para esse fim[8].

Em paciente com sintomas depressivos associados a demência, os antidepressivos respondem de forma menos eficaz do que em idosos com apenas depressão. Entre os antidepressivos, a classe de escolha são os inibidores seletivos da recaptação de serotonina, pois estes têm poucos efeitos sedativos, cardiotóxicos, anticolinérgicos e anti-histamínicos (Tabela 73.4). Porém, apresentam evidências limitadas de eficácia no tratamento de sintomas neuropsiquiátricos de demência além da depressão. Nessa classe farmacológica não temos nenhum subtipo com maior superioridade que os demais[8,11,12].

Os antipsicóticos atípicos ou neurolépticos de segunda geração são frequentemente escolhidos para o tratamento de sintomas psicóticos e agitação em pacientes com demência (Tabela 73.5). No entanto, esses medicamentos não são aprovados pelas agências de saúde para tratamento de distúrbios comportamentais em pacientes com demência. Isso porque, os antipsicóticos podem aumentar o risco de eventos cardiovasculares e cerebrovasculares

Figura 73.2 – Classes de medicações utilizadas para diferentes sintomas neurocomportamentais.

Agitação e agressividade
- Inibidores da colinesterase
- Antidepressivo
- Neuroléptico
- Anticonvulsivante
- Ansiolíticos

Delírios e alucinações
- Neuroléptico típicos e atípicos

Depressão e ansiedade
- Antidepressivo
- Ansiolíticos

Alterações do sono
- Antidepressivos específicos – mirtazapina e trazodona
- Indutor do sono
- Anti-histamínicos
- Melatonina

Impulsividade e euforia
- Neurolépticos
- Estabilidade de humor

Desinibição
- Inibidores de colinesterase
- Antidepressivos
- Antipsicóticos
- Cimetidina
- Agentes hormonais

Apatia
- Inibidores de colinesterase
- Metilfenidato

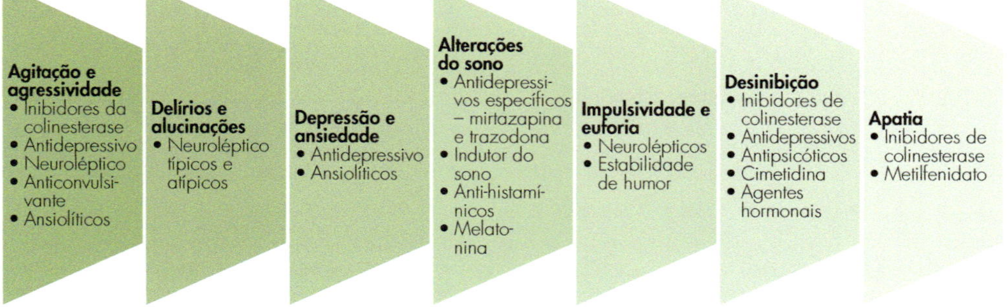

Tabela 73.3 – Medicações inibidores da colinesterase e antagonista NMDA para uso em alterações neuropsiquiátricas

Medicação	Dose inicial	Dose terapêutica	Cuidados especiais
Donepezila	5 mg	5-15 mg/dia	Efeitos gastrointestinais e bradicardia. Metabolismo hepático
Rivastigmina	1,5 mg	6-12 mg/dia	Efeitos gastrointestinais e bradicardia. Uso possível em paciente com insuficiência hepática (metabolismo sináptico)
Galantamina	8 mg	16-24 mg/dia	Efeitos gastrointestinais e bradicardia. Metabolismo hepático
Memantina	5 mg	20 mg/dia	Antagonista dos receptores NMDA. Usar dose menores em paciente com insuficiência renal. Uso em quadros com Miniexame estado mental < 15

Tabela 73.4 – Antidepressivos para uso em alterações neuropsiquiátricas

Medicação	Dose inicial	Dose terapêutica	Cuidados especiais
Inibidores seletivos de recaptação de serotonina (ISRS)			
Sertralina	25 mg	100-200 mg/dia	Hiponatremia, insônia
Escitalopram	5 mg	10-20 mg/dia	Hiponatremia, constipação
Fluoxetina	10 mg	20-40 mg/dia	Meia-vida longa e mais interações medicamentosas do que outros serotoninérgicos.
Citalopram	10 mg	20 mg/dia	Frequentemente causa disfunções sexuais. Bloqueador parcial de H1(histamínico)
Paroxetina	10 mg	10-40 mg/dia	É o mais anticolinérgico dos serotoninérgicos, portanto, pode afetar a cognição.
Inibidores seletivos de recaptação de serotonina e noradrenalina (ISRSN)			
Venlafaxina	37,5 mg	75-300 mg/dia	Antidepressivo serotoninérgico e noradrenérgico em doses maiores que 225 mg. Pode ter ação dopaminérgica a partir de 375 mg. Descontinuação deve ser feita lenta e gradual. Há poucos estudos em demência
Duloxetina	30 mg	30-60 mg/dia	Antidepressivo serotoninérgico e noradrenérgico. Ação em dor crônica e incontinência urinaria. Há poucos estudos em demência.
Antidepressivos atípicos			
Bupropiona	75 mg	150-300 mg/dia	Antidepressivo noradrenérgico e dopaminérgico. Possibilidade de causar insônia, tremor, agitação e crises convulsivas.
Trazodona	50 mg	50-150 mg/dia	O seu mecanismo combina inibição da recaptação de serotonina e antagonismo dos receptores pós-sinápticos 5-HT2. Também é bloqueador do receptor alfa-adrenérgico (mais afinidade para receptores alfa 1), o que leva ao risco de priapismo, de hipotensão postural e arritmia em altas doses. Uso da formulação *retard* com pouca eficácia na indução de sono.
Mirtazapina	7,5 mg	15-45 mg/dia	Antidepressivo dual (noradrenérgico e serotoninérgico), com efeito histamínico que causa aumento de apetite e sonolência. Há poucos estudos em demência. Doses menores mais sedativas

por levarem ao aumento de peso, hiperinsulinemia e diabetes. No entanto, seus benefícios muitas vezes ainda superam seus riscos. Entre os antipsicóticos típicos não há evidência de benefícios pois além de serem altamente sedativos e com mais efeitos extrapiramidais, tem maior atividade anticolinérgica que pode piorar a memória e a cognição. Na prática clínica costuma-se fazer uso de quetiapina para sintomas comportamentais leves e moderados e olanzapina para quadros mais severos[6,8,11,12,13].

Tabela 73.5 – Antipsicóticos para uso em alterações neuropsiquiátricas[13]

Medicação	Dose inicial	Dose terapêutica	Cuidados especiais
Risperidona	0,5 mg	2 mg/dia	Sedação, Risco de síndrome extrapiramidal mais proeminente que demais neurolépticos atípicos. Único antipsicótico aprovado na Europa para distúrbios comportamentais na demência
Olanzapina	2,5 mg	10 mg/dia	Sedação e propriedades mais anticolinérgicas que demais atípicos e importantes efeitos no metabolismo lipídico e glicídico
Quetiapina	12,5 mg	100-400 mg/dia	Sedação
Aripiprazol	2,5 mg	5-15 mg/dia	Sedação
Clozapina	6,25 mg	100 mg/dia	Sedação excessiva, ganho de peso; risco de agranulocitose. Menor efeito extrapiramidal
Haloperidol	1 mg	5 mg/dia	Discinesia tardia, síndrome extrapiramidal importante, risco de hipotensão, queda e efeitos anticolinérgicos

Os benzodiazepínicos não são recomendados para o tratamento de sintomas neuropsiquiátricos em demência. Os efeitos colaterais desse incluem piora da marcha, potencial agitação paradoxal, aumento do risco de queda e possível dependência. Sendo assim o uso deve ser feito apenas em eventos pontuais e com medicamento de curto efeito (meia vida curta). A melatonina apresenta boa resposta no controle de distúrbio do ritmo circadiano do sono e os anti-histamínicos são utilizados para distúrbios leves do sono, mas devem ser desencorajados devido a altas taxas de efeitos colaterais, particularmente para medicamentos com efeitos anticolinérgicos. Os agonistas seletivos de receptores benzodiazepínicos (zolpidem) devem ser utilizados apenas em quadros de insônia aguda por tempo curto, com alto risco de induzir estados confusionais e parassonias (Tabela 73.6)[8,11].

Anticonvulsivantes atualmente não possuem provas suficientes para recomendar seu uso para sintomas neuropsiquiátricos, porém a carbamazepina pode ser utilizada para controlar explosões de agressividade em pacientes com SPCD resistentes ao tratamento com antipsicóticos. Dose inicial de 100 mg até 400 mg/dia[4].

Apatia é um sintoma comum que pode existir com e sem depressão comórbida. As estratégias de tratamento da apatia incluem um inibidor da colinesterase, um teste terapêutico de um antidepressivo e uma dose baixa metilfenidato. O metilfenidato pode ser usado para tratamento adjuvante na apatia (dose de 5 a 10 mg/dia), porém as respostas não são significativas. O seu uso deve ser evitado em pacientes portadores de arritmia e pode levar a insônia se administrado no período vespertino. Até o momento não temos evidência do uso do modafinil para tratamento da apatia[4,8,11,12].

As evidências apoiam o uso do acetato de ciproterona na hipersexualidade relacionada a demência, porém a ciproterona aumenta o risco de osteoporose e de trombose devendo ser utilizado com cautela. Por fim, existe pouca evidência disponível sobre canabinóides no SPCD até o momento[4]

Tabela 73.6. Medicações para regulação do sono em alterações neuropsiquiátricas

Medicação	Dose inicial	Dose terapêutica	Cuidados especiais
Lorazepam	0,25 mg	2 mg/dia	Risco de sedação, disfunção cognitiva, efeito paradoxal e ataxia. Grande risco de dependência e tolerância com o uso crônico. Risco de quedas
Melatonina	1,5 mg	3-10 mg/dia	Boa resposta para transtornos do ritmo do sono
Zolpidem	5 mg	10 mg/dia	Agonista seletivo de receptor benzodiazepínico GABA A. Risco de estado confusional do sono e amnesia. Metabolização hepática. Aumento risco de quedas.
Prometazina	25 mg/dia	25-75 mg/dia	Causa boca seca, tremor e tem efeitos colinérgicos anticolinérgicos. Risco de sedação excessiva.

Cuidados

Em todos os pacientes utilizando psicofármacos deve-se atentar para o risco aumentado de arritmias (QT longo, hipocalemia, hipomagnesemia, doença cardíaca ativa) e a recomendação é de descontinuar o uso em pacientes com QT corrigido maior que 500 milissegundos. Se os benefícios do uso ainda assim superam os riscos deve-se informar o pacientes e famílias dos riscos potenciais, incluindo o aumento da mortalidade[8,10,11].

O tratamento medicamentoso deve ser mantido somente se os benefícios forem evidentes e a interrupção deve ser tentada regularmente. A Associação Americana de Psiquiatria recomenda que se tente diminuir e ou retirar a terapia antipsicótica dentro de quatro meses após o início da terapêutica. No entanto em alguns pacientes a interrupção não é possível[2,8,10,11]. A Figura 73.3 resume o manejo dos sintomas neuropsiquiátricos.

Figura 73.3 – Manejo de sintomas neuropsiquiátricos relacionados as demências (adaptado de Madhusoodanan, 2014).

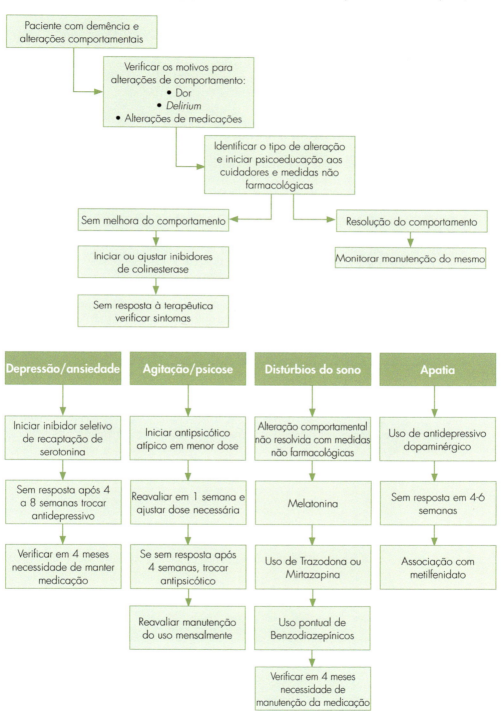

Referências

1. Burke A, Hall G, Tariot PN. The Clinical Problem of Neuropsychiatric Signs and Symptoms in Dementia. Continuum (Minneap Minn) 2013;19(2):382-396.
2. Calsolaro V, Antognoli R, Okoye C and Monzani F. The Use of Antipsychotic Drugs for Treating Behavioral Symptoms in Alzheimer's Disease. Front. Pharmacol. 2019. 10:1465. doi: 10.3389/fphar.2019.01465.
3. Chiadi U. Onyike CU. Psychiatric Aspects of Dementia – Continuum (Minneap Minn) 2016;22(2):600-614.
4. Davies SJC, Amer M Burhan AM, Kim D et al. Sequential drug treatment algorithm for agitation and aggression in Alzheimer's and mixed dementia Journal of Psychopharmacology 2018, Vol. 32(5) 509-523.
5. Declercq T, Petrovic M, Azermai M et al. Withdrawal versus continuation of chronic antipsychotic drugs for behavioural and psychological symptoms in older people with dementia. Cochrane Database of Systematic Reviews 2013, Issue 3. Art. No.: CD007726.
6. Johnson DK, Niedens M, Wilson JR et al. Treatment Outcomes of a Crisis Intervention Program for Dementia With Severe Psychiatric Complications: The Kansas Bridge Project. The Gerontologist. 2012; Vol. 53 (No. 1):102-112.
7. Kolanowski A, Boltz M, Galik E et al. Determinants of behavioral and psychological symptoms of dementia: A scoping review of the evidence. Nursing Outlook, 2017;65(5):515-529.
8. Madhusoodanan S, Ting MK. Pharmacological management of behavioral symptoms associated with dementia. World J Psychiatr. 2014 December 22; 4(4): 72-79
9. Majda Azermaia M, Petrovica M, Elseviersa MM et al. Systematic appraisal of dementia guidelines for the management of behavioural and psychological symptoms. Ageing Research Reviews. 2012;11: 78-86
10. Nowrangi MA, Lyketsos CG, Rosenberg PB. Principles and management of neuropsychiatric symptoms in Alzheimer's dementia. Alzheimer's Research & Therapy (2015) 7:12
11. Phan SV, Osae S, Morgan JC, Inyang M, Fagan SC. Neuropsychiatric Symptoms in Dementia: Considerations for Pharmacotherapy in the USA Drugs in R&D (2019) 19:93-115 https://doi.org/10.1007/s40268-019-0272.
12. Theleritis CG, Siarkos KT, Politis AM. Unmet Needs in Pharmacological Treatment of Apathy in Alzheimer's Disease: A Systematic Review. Front. Pharmacol. 10:1108. doi: 10.3389/fphar.2019.01108
13. Wang J, Yu JT, Wang HF et al. Pharmacological treatment of neuropsychiatric symptoms in Alzheimer's disease: a systematic review and meta-analysis. J Neurol Neurosurg Psychiatry 2015;86:101-109.

Parte 10

Neuroinfectologia

Capítulo 74
Manifestações Neurológicas na Infecção pelo HIV

Hélio Rodrigues Gomes

Em torno de 35 milhões de pessoas em todo o mundo estão cronicamente infectadas pelo HIV, e estima-se que 20 milhões estejam sob tratamento antirretroviral. O HIV chega ao sistema nervoso precocemente através da migração de células mononucleares e macrófagos e infecta macrófagos perivasculares, células da micróglia, oligodendrócitos e astrócitos. O comprometimento neurológico associado ao HIV é um fator de grande impacto na morbilidade e mortalidade da infecção sistêmica e é cada vez mais reconhecido. O sistema nervoso (SN), se sabe desde o início da epidemia, funciona como um reservatório para a replicação viral, o que tem implicações importantes para as estratégias de erradicação do HIV[1,3].

O acesso global à terapia antirretroviral diminuiu significativamente a frequência das infecções oportunistas, aumentando a sobrevida dos pacientes, permitindo que alterações cognitivas, doença cerebrovascular, neuromusculares e neuropatia periférica sejam mais frequentemente diagnosticadas.

As complicações neurológicas ocorrem em 39% a 70% dos pacientes com AIDS e têm impacto significativo na capacidade funcional, qualidade de vida e sobrevida. Em 90% das autópsias dos pacientes infectados pelo HIV encontram-se alterações neuropatológicas. As principais causas de envolvimento neurológico na infecção pelo HIV são as infecções oportunistas, as síndromes primárias relacionadas ao HIV, as alterações inflamatórias e alterações causadas por medicamentos[1] (Tabela 74.1).

Antes do uso de terapia antirretroviral de alta eficácia (TARV), as infecções oportunistas do SN eram frequentes. A leucoencefalopatia multifocal progressiva (LEMP), no entanto, continua sendo um desafio diagnóstico em indivíduos infectados pelo HIV, atualmente nenhum tratamento antiviral eficaz para a LEMP está disponível e o risco de LEMP pode aumentar com o avançar da idade. As complicações neurológicas primárias da infecção aguda pelo HIV incluem meningite asséptica e polineuropatia desmielinizante inflamatória aguda (AIDP), que não mudaram a sua frequência desde a disponibilidade da TARV[1,9].

Tabela 74.1 – Comprometimento do sistema nervoso associado à infecção pelo HIV

Síndrome relacionada ao HIV	• HAND • Polineuropatia associada ao HIV • Miopatia associada ao HIV
Infecções oportunistas	• Neurotoxoplasmose • Neurocriptococose • Neurocitomegalovirose • Leucoencefalopatia multifocal progressiva • Linfoma primário do sistema nervoso • Neurotuberculose
Doenças inflamatórias	• Neuropatia desmielinizante • Meningite asséptica
Tratamento	• Miopatia indizida pela Zidovudina • Neuropatia induzida pelos inibidores da transcriptase reversa

Distúrbios neurocognitivos associados ao HIV

Dentre as complicações neurológicas da infecção crônica pelo HIV, os distúrbios neurocognitivos associados ao HIV (HAND) permanecem mais prevalentes. O uso da terapia antirretroviral reduziu muito a gravidade da HAND, sob a qual predominava a demência progressiva associada ao HIV, a uma forma crônica mais leve de comprometimento neurocognitivo potencialmente incapacitante. A persistência de HAND em indivíduos com supressão virológica sugere a necessidade de terapias adjuvantes para limitar sua morbidade, e sua prevalência pode aumentar com o avanço da idade dessa população.[7]

A prevalência de distúrbios cognitivos é significativamente maior nos indivíduos infectados pelo HIV quando comparados aos indivíduos soronegativos.[4]

A demência associada ao HIV (HAD), manifestação mais grave dos distúrbios neurocognitivos associados ao HIV (HAND), ocorria muito frequentemente no início da epidemia de AIDS principalmente em pacientes com doença avançada por HIV e baixa contagem de células CD4. A terapia antirretroviral (TARV) revolucionou o tratamento do HIV, melhorando a qualidade de vida, aumentando a sobrevida dos indivíduos infectados e transformando a infecção pelo HIV em uma doença crônica. A recuperação imunológica associada ao acesso ao TARV conduziu a um novo espectro de apresentações imunomediadas da infecção, fenotipicamente distintas das condições observadas na doença avançada.[4]

Os distúrbios neurocognitivos associados ao HIV (HAND, HIV-associated neurocognitive disorder) podem ser divididos em três tipos, de acordo com os critérios de Frascati: assintomático ou ANI (asymptomatic neurocognitive impairemet) em que há alterações em dois ou mais habilidades, mas sem impacto funcional; leve ou NMD (Mild neurocognitive disorder),- com alterações cognitivas e discreto prejuízo funcional; e demência associada ao HIV ou HAD (HIV-associated dementia), onde há alterações cognitivas e grave impacto funcional.[1,4]

Apesar da diminuição importante da frequência de demência associada ao HIV com o uso de TARV, ainda se observam alterações cognitivas das mais variadas, sobretudo as formas mais leves, sem impacto funcional importante. Estima-se que metade dos infectados HIV na Europa e nos EUA podem ter algum comprometimento cognitivo. A prevalência de formas leves de comprometimento cognitivo varia de 20% a 50% dos indivíduos infectados, significativamente maior que na população geral.[4,8]

Os mecanismos fisiopatogênicos dessas alterações podem estar relacionados com as baixas capacidades de penetração dos fármacos antirretrovirais no sistema nervoso, permitindo a replicação viral, a despeito de a carga viral sistêmica estar sob controle (CNS scape). Outras causas podem ser a ativação persistente das células infectadas, a neurotoxicidade da

TARV e de outras drogas psicoativas, os efeitos indiretos de comorbidades, como doenças cerebrovasculares causadas pelo HIV e pela TARV, e a coinfecção pelo vírus da hepatite C, fatores genéticos (APOE ε 4), distúrbios psicológicas, idade e baixa escolaridade.[4,10]

A HAND é subdiagnosticada na população HIV-positiva (especialmente em suas formas mais leves, ANI ou MND), apesar de vários testes de avaliação neurocognitiva estarem disponíveis para uso na clínica, alguns dos quais relativamente simples e breves. Por exemplo, os questionários em inglês MOS-HIV (*Medical Outcomes Study – HIV*) e o PAOFI (*Patient's Assessment of Own Functioning Index* ou Índice de Funcionamento Pessoal do Paciente) são autoadministrados e podem ser preenchidos pelo paciente na sala de espera e servindo assim como ferramenta de base de avaliação. Mais longos, detalhados e específicos são a Escala de Demência do HIV (*HIV Dementia Scale*), a Escala Internacional de Demência do HIV (*International HIV Dementia Scale*) e a Avaliação Cognitiva de Montreal (*Montreal Cognitive Assessment*).[9,10]

A European AIDS Clinical Society tem enfatizado a necessidade de identificação dos pacientes em risco de HAND e sugere que, como parte da avaliação de rotina dos indivíduos infectados pelo HIV, três perguntas de triagem devem ser feitas: Você tem perda de memória frequente? Você sente que está mais lento para raciocinar, planejar atividades ou resolver problemas? Você tem dificuldades para prestar atenção? Uma resposta positiva a qualquer uma dessas perguntas deve ser seguida de um exame neuropsicológico completo. A Tabela 74.2 apresenta alguns testes utilizados no diagnóstico e avaliação da cognição em indivíduos HIV+.

A TARV é a única medida terapêutica específica para os indivíduos HIV+ com complicações neurocognitvas. A penetração das drogas antirretrovirais no sistema nervoso depende da sua lipossolubilidade e peso molecular.[9,10]

O grupo CHARTER (H (CNS HIV Antiviral Therapy Effects Research) foi um dos primeiros a publicar dados sobre a farmacocinética dos fármacos antirretrovirais no LCR. Usando dados de carga viral do LCR de 615 pacientes, eles construíram um sistema de classificação de penetração do SNC para antirretrovirais (Tabela 74.3).[9]

O objetivo da terapêutica antirretroviral em doentes com HAND é a obtenção níveis adequados do fármaco no SNC sem provocar efeitos neurotóxicos, além de terapias adjuvantes para controlar a neuroinflamação e o estresse oxidativo. Experimentalmente, a diminuição da neurotoxicidade pode ser demonstrada com o uso de Maraviroc, um inibidor CCR5 aprovado para o tratamento do HIV, tem efeito limitado sobre o SNC.[2]

Além do uso de TARV, outros medicamentos como antioxidantes, inibidores da reabsorção da serotonina, lítio, ácido valproico e selegilina foram testados como tratamentos adjuntos da HAND com resultados controversos. A minociclina, um antibiótico de tipo tetraciclina, demonstrou suprimir SIV em cérebros de macaco através de um mecanismo que envolve a inibição da quinase de regulação do sinal de apoptose (ASK) 1 e é uma das drogas que está sendo testada para uso clínico em seres humanos. Ultimamente, os inibidores da HMG-CoA redutase (atorvastatina, sinvastatina) ganharam interesse devido a observação *in vitro* da modulação do sistema imunitário, da ativação celular e possivelmente da replicação do HIV. Outras opções terapêuticas potenciais para a HAD têm sido testadas, incluindo a eritropoietina, o fator de crescimento insulina-like, as neurotrofinas, os antibióticos, os inibidores da p38 MAPK e os bloqueadores dos canais cálcio.[2] Estudos necroscópicos identificaram o que pode ser uma "assinatura" única do cérebro naqueles com HAND: uma deficiência da enzima citoprotetora heme oxigenase-1. A heme oxigenase-1 é uma enzima citoprotetora enzimática rapidamente indutível que serve para reduzir a lesão citotóxica em células submetidas a estresse oxidativo a partir de uma variedade de insultos. Estratégias terapêuticas para aumentar a expressão de heme oxigénio-1 em várias doenças inflamatórias estão sendo estudadas em estudos pré-clínicos e in vitro. Outras estratégias neuroprotetoras adjuntas para a MÃO que direcionam vias de ativação e ativação imune têm sido sugeridas.[12]

Tabela 74.2 – Testes usualmente utilizados na avaliação neuropsicológica dos pacientes HIV+

Teste	Descrição	Vantagens	Limitações
Escala de demência do HIV (Hds – Hiv dementia scale)	• Ferramenta de triagem breve validada principalmente para uso ambulatorial para identificar demência em pessoas com HIV, avaliando cognição concentração e memória	• Rápido (3-5 minutos) para administrar e interpretar. • Muito específico	• Baixa sensibilidade (80% quando a pontuação foi ≤ 10 para um máximo de 16 pontos) levando a altas taxas de falso-negativos • Alta sensibilidade apenas para HAD • Requer um examinador treinado para avaliar o movimento ocular antissacádico • Não é suficientemente sensível para detectar HAND leve em indivíduos com alta escolaridade.
Escala internacional de demência do HIV (iHds – international Hiv dementia scale)	• Teste de triagem rápido, validado para a população brasileira que, de acordo com o ponto de corte estabelecido, pode detectar todas as formas do HAND • Baseia na avaliação da velocidade motora e psicomotora • Sensibilidade de 78% e especificidade de 52%	• Rapidez (2-3 minutos) e requer apenas um cronômetro • Sensibilidade e especificidade para demência • Não requer um examinador treinado • Pode ser facilmente aplicado em diferentes contextos e culturas	• Baixa sensibilidade para detecção de déficit cognitivo outro que não demência • Pode sofrer influência de quadros depressivos
Escala cognitiva-funcional do MOS-HIV (Medical Outcomes Study HIV Health Survey)	• Usado como screnning e na avaliação da qualidade de vida dos indivíduos HIV+	• Sensível às alterações do comportamento	• Não há sensibilidade para a avaliação da atenção e apenas sensibilidade limitada para a avaliação da memória • A sensibilidade nas formas leves de HAND não foi demonstrada

Doenças neuromusculares

A infecção pelo HIV está associada a comprometimentos em todos os níveis do sistema nervoso periférico. A infecção por HIV pode causar essas condições devido à ação do vírus em si, à desregulação imune resultante, às infecções oportunistas encontradas em pacientes não tratados e à terapia usada no tratamento do vírus. Antes do advento da terapia antirretroviral, as doenças neuromusculares associadas ao HIV frequentemente resultavam de infecções oportunistas. Com os avanços da terapia antirretroviral, as complicações neuromusculares se tornam mais frequentemente associadas de exposição prolongada ao HIV, comorbidades e efeitos colaterais dos medicamentos. Além dessas condições, os indivíduos HIV+ podem apresentar polineuropatia simétrica distal, neuropatia autonômica, polineuropatia desmielinizante inflamatória, mononeuropatia, mononeuropatia múltipla, polirradiculopatias, mielopatia, doença do neurônio motor.[6]

Tabela 74.3 – Escala de penetração de antirretrovirais (penetração 4: melhor penetração; penetração 1: pior penetração)

Classe de ARV	Penetração 4	Penetração 3	Penetração 2	Penetração 1
Nucleosideos inibidores da transcriptase reversa (nucleosídeos)	Zidovudina	Abacavir Emtricitabina	Didanosina Lamivudina Staudina	Tenofovir
Inibidores da transcriptase reversa (não nucleosídeos)	Nevirapina	Delavirdina Efavirenz	Etravirina	
Inibidores de protease	Indinavir + Ritonavir	Darunavir + Ritonavir Indinavir Lopinavir + Ritonavir Fosamprenavir + Ritonavir	Atazanavir Fosamprenavir	Nelfinavir Ritonavir Saquinavri Tipranavir
Inibidores de integrase		Raltegravir		
Inibidores da CCR5		Marovic		
Inibidor de fusão				Enfuvirtide

Adaptado: Letendre, 2011.

Estima-se que até 25% dos pacientes com AIDS apresentem miopatia. Já na soroconversão podem ocorrer mialgias e na doença avançada, podem ocorrer infecções musculares oportunistas, particularmente em pacientes não tratados. Pacientes infectados pelo HIV em tratamento ativo podem desenvolver miopatia inflamatória relacionada à reconstituição imunológica ou miopatia induzida por drogas. Uma nova classe de medicamentos antirretrovirais, inibidores da integrasse (raltegravir), está potencialmente ligado a uma maior prevalência de toxicidade muscular esquelética. Essa associação não parece ser concentração nem tempo dependente e não está associada a níveis elevados de CK. A estavudina, o atazanavir e o AZT são conhecidos indutores de miopatia devido à toxicidade mitocondrial. A Figura 74.1 apresenta mecanismos propostos de neurotoxicidade na infecção pelo HIV e a Tabela 74.4 apresenta as alterações musculares mais comuns na infecção pelo HIV.[3,11]

O advento da terapia ART em 1996 apresentou uma nova categoria de complicações neurológicas associadas à terapia do HIV, em vez do próprio vírus. A estavudina, que vem sendo descontinuada, está associada à uma síndrome (*HIV-Associated Neuromuscular Weakness Syndrome* – HANWS). caracterizada por fraqueza ascendente progressiva aguda (semelhante à AIDP), acidose láctica e hepatomegalia, devido à toxicidade mitocondrial. O inibidor da integrase, raltegravir, está potencialmente relacionado com uma maior prevalência de toxicidade muscular esquelética sintomática. Essa associação não parece ser concentração nem tempo dependente e não está associada a alterações dos níveis de CPK. Pesquisadores do projeto SCOLTA (estudo prospectivo, observacional, multicêntrico, para avaliar a incidência de eventos adversos em novos antirretrovirais na prática clínica) observaram que os sintomas musculares (5,2%) e as elevações da CPK (21,1%) ocorreram com frequência em 21 meses de acompanhamento em pacientes que recebem essa terapia. Entretanto, dada a raridade e a limitada evidência de miopatia associada ao raltegravir, é essencial avaliar o paciente quanto a outras possíveis causas de miopatia.[7,11]

A neuropatia relacionada ao tratamento do HIV (HIV-ATN) apresenta um início clínico mais rápido dos sintomas, geralmente 2 a 3 meses após o início do tratamento com TARV. Os pacientes geralmente apresentam dormência simétrica distal, sensação de aperto, dor em queimação e parestesias semelhantes à DSP, embora o HIV-ATN frequentemente afete as mãos mais cedo do que no DSP. O curso do tempo pode ser o parâmetro mais útil na distinção entre essas duas condições, uma vez que essas neuropatias não podem ser diferenciadas eletrofisiologicamente. Alguns inibidores da transcriptase reversa podem causar neuropatia periférica devido à toxicidade mitocondrial. Essas drogas podem inibir a polimerase do DNA mitocondrial, levando a mutações genéticas, particularmente em genes envolvidos nos processos de respiração celular.[5,7]

Tabela 74.4 – Características clínicas, laboratoriais e terapêuticas das miopatias associadas ao HIV

Miopatia	Patogenese	Diagnóstico	Conduta
Miopatia causada pelo AZT	• AZT causa alterações mitocondriais, aumenta o estresse oxidativo e causa apoptose miofibrilar	• Fadiga, fraqueza, dor muscular proximal a atrofia • Alta relação lactato/piruvato e elevação de CK	• Suspensão do AZT • Carnitina VO
Miosite com corpúsculos de inclusão	• Diminuição dos níveis de CD4	• Fraqueza lenta e progressiva proximal e distal. CK elevado	• Imunossupressores • Imunoglobulina EV
Miopatia nemalínica	• Alterações fibrilares causadas pela resposta imune ao HIV	• Fraqueza proximal lentamente progressiva e atrofia. CK elevado	• Corticoide
Miopatias inflamatórias	• Disfunção de células T	• Fraqueza muscular proximal de início subagudo e simétrico. Mialgias. CK elevado	• Imunossupressores • Corticoide • Imunoglobulina EV
Piomiosite	• Infecção muscular por S. aureus	• Dor local e sinais flogísticos. Ck elevado ou normal.	• Antibiótico
Miopatia associada à síndrome da linfocitose infiltrativa difusa (DILS)	• Processo infiltrativo muscular de células T CD8 em indivíduos com carga viral elevada	• Infiltração de órgãos (pulmão, rins, parótida) polineuropatia axonal, polimiosite	• Corticoide • Antirretroviral

Adaptada de Prior e cols., 2018.

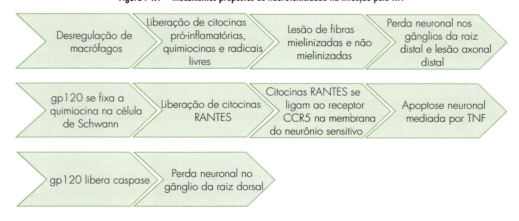

Figura 74.1 – Mecanismos propostos de neurotoxicidade na infecção pelo HIV

Adaptada de Prior e cols., 2018.

Referências

1. Bowen LN, Smith B, Reich D, Quezado M, Nath A. HIV-associated opportunistic CNS infections: pathophysiology, diagnosis and treatment. Nat Rev Neurol. 2016;12(11):662-674.
2. Calcagno A, Di Perri G, Bonora S. Treating HIV Infection in the Central Nervous System. Drugs. 2017;77(2):145-157.
3. Calza L, Danese I, Colangeli V, Vandi G, Manfredi R, Girometti et al. Skeletal muscle toxicity in HIV-1-infected patients treated with a Raltegravir-containing antiretroviral therapy: a cohort study. AIDS Res. Hum. Retrovir. 2014;30: 1162-1169.
4. Elbirt D, Mahlab-Guri K, Bezalel-Rosenberg S, Gill H, Attali M, Asher I.HIV-associated neurocognitive disorders (HAND). Isr Med Assoc J. 2015;17(1):54-9
5. Gonzalez-Duarte A, Robinson-Papp J, Simpson DM, Diagnosis and management of HIV-associated neuropathy, Neurol. Clin.2008; 26: 821-832.
6. Kadu M, Simpson DM. HIV neuropathy, Curr. Opin. HIV AIDS 2014;9: 521-526.
7. Kolson D. Neurologic Complications in Persons With HIV Infection in the Era of Antiretroviral Therapy. Top Antivir Med. 2017;25:97-101.
8. Le LT, Spudich Serena S. HIV-Associated Neurologic Disorders and Central Nervous System Opportunistic Infections in HIV. Semin Neurol 2016; 36(04): 373-381.
9. Letendre SL, Ellis RJ, Ances BM, Mc-Cutchan JA. Neurologic complications of HIV disease and their treatment. Top HIV Med 2010; 18: 45-55.
10. Nightingale S, Winston A, Letendre S, Michael BD, McArthur JC, Khoo S, Solomon T. Controversies in HIV-associated neurocognitive disorders. Lancet Neurol. 2014;13(11:1139-1151.
11. Prior DE, Song N, Cohen JA. Neuromuscular diseases associated with Human Immunodeficiency Virus infection. J Neurol Sci 2018;387:27-36.
12. Saylor D, Dickens AM, Sacktor N et al. HIV associated neurocognitive disorder – pathogenesis and prospects for treatment. Nat Rev Neurol 2016;12:309.

Capítulo 75
Meningites Crônicas

Bruno Fukelmann Guedes
Hélio Rodrigues Gomes

Definição

Meningites são situações em que há inflamação do sistema nervoso central, com envolvimento predominante das meninges. Sua marca é a presença de alterações inflamatórias na análise do LCR, principalmente pleocitose. Podem ser classificadas quanto à etiologia (viral, bacteriana, micobacteriana, autoimune etc.), e apresentação temporal. Em meningites agudas, os sintomas se desenvolvem e tendem a se resolver em até 2 semanas. Meningites crônicas são definidas como situações em que a inflamação liquórica persiste além de 4 semanas. Isso pode ser demonstrado com exame de LCR (2 exames demonstrando pleocitose por período superior a 1 mês), ou quando os sinais e sintomas da doença demonstram a evolução crônica até o momento da coleta do primeiro LCR alterado[1,2].

Enquanto meningites agudas têm um diagnóstico diferencial restrito (virais, bacterianas e autoimunes), meningites crônicas admitem ampla gama de diagnósticos (Tabela 75.1), e sua investigação e manejo são particularmente difíceis. Meningites subagudas evoluem em período de 1 a 4 semanas, e admitem os mesmos diferenciais dos outros dois grupos.

História e exame clínico

Caracterização clínica detalhada é a primeira etapa na investigação de meningites crônicas. Uma história detalhada deve incluir: dados epidemiológicos como disfunção imune prévia (infecção pelo HIV, imunodeficiência primaria ou imunossupressão sugerem tuberculose, infecções fúngicas ou virais), histórico de viagens, exposição a situações de risco para patógenos específicos (como exposição a ISTs, trabalho em áreas rurais, institucionalização em presídios ou asilos); sintomas sistêmicos – febre é muito comum em doenças infecciosas em oposição a autoimunes ou neoplásicas; sintomas respiratórios sugerem acometimento pulmonar, como pode ocorrer em sarcoidose, tuberculose ou criptococose; emagrecimento acontece em carcinomatose meníngea e tuberculose, mas não em artrite reumatoide.

O exame clínico deve enfatizar a busca de sinais de encefalopatia e irritação meníngea que sugiram um processo mais agressivo como tuberculose, sinais de hipertensão intracraniana

Tabela 75.1 – Principais etiologias de meningite crônica no Brasil

Vírus
HIV, HTLV-1 e 2, HSV-2, EBV, LCMV
Bactérias e espiroquetas
Lysteria monocytogenes, Treponema pallidum (sífilis), Leptospira sp.
Micobactérias
Mycobacterium tuberculosis
Parasitas
Taenia solium (cisticercose), Schistosoma mansoni
Fungos
Histoplasma capsulatum, Cryptococcus neoformans, Paracoccidioides brasiliensis
Autoimunes
Sarcoidose, artrite reumatoide, doença de Behçet, granulomatose de Wegener, vasculites sistêmicas, lúpus eritematoso sistêmico, doença de Vogt-Koyanagi-Harada
Neoplásicas
Carcinomatose meníngea, linfomatose meníngea

como papiledema (comum em tuberculose e criptococose), neuropatias cranianas (meningites de base de crânio e neurossífilis) e sinais focais (granulomas intraparenquimatosos).

Ver Tabela 75.2 para relação de dados clínicos/radiológicos com etiologia.

Investigação complementar

Meningites crônicas frequentemente levam a investigações extensas, com necessidade de muitos exames complementares. Pacientes em bom estado físico geral e neurológico podem ser investigados ambulatorialmente, mas é comum a opção por investigação em regime hospitalar, em especial em pacientes mais graves.

Neuroimagem

Toda investigação começa com exame de neuroimagem, mesmo antes da coleta de liquor. TC-crânio com contraste e, preferencialmente, ressonância magnética com contraste, realizadas no primeiro momento, ajudam a direcionar a investigação a etiologias específicas. Hidrocefalia não comunicante é comum em meningites de base de crânio como tuberculose ou neurocisticercose, e hidrocefalia comunicante é comum em meningites infecciosas como criptococose e tuberculose. Hidrocefalia pode ocorrer, mas é incomum em meningites autoimunes. Realce nas cisternas da base e em nervos cranianos são sugestivos de meningite de base de crânio. Sinais de vasculite como realce em parede de vasos e isquemias multifocais são indicativos de neurossífilis, doença por micobactérias ou fungos, ou vasculopatia pelo HIV.

Exames laboratoriais

Alguns exames laboratoriais são de fácil obtenção e têm significado diagnósticos óbvios, devendo ser realizados em todos os pacientes. São eles: sorologia para sífilis (teste treponêmico como FTA-ABS e não treponêmico como RPR ou VDRL), sorologia para HIV, provas de atividade inflamatória sistêmica e doenças autoimunes (Proteína C-Reativa, FAN, fator reumatoide, anti-DNA, C3, C4, eletroforese de proteínas séricas e urinárias). Quando há suspeita

Tabela 75.2 – Pistas clínicas para etiologia

Epidemiologia	Etiologias possíveis
• Trabalhador rural • Imunossuprimido • Antecedente de câncer	• Histoplasmose, cisticercose • Tuberculose, fungos • carcinomatose

Achados clínicos	Etiologias possíveis
• Febre • Síndrome consuptiva • Sintomas respiratórios • Artrite, alterações renais e hematológicas • Papiledema • Neuropatias cranianas • Perda visual • Hipopituitarismo • Encefalopatia/rebaixamento • Assintomáticos • Úlceras genitais ou orais	• Infecção – micobactérias, fungos, espiroquetas • Tuberculose, criptococose, HIV, carcinomatose meníngea • Tuberculose, criptococose, sarcoidose • Artrite reumatoide, lúpus eritematoso sistêmico • Tuberculose, criptococose • Sífilis, tuberculose, cisticercose, carcinomatose meníngea • Vogt-Koyanagi-Harada, sífilis, vasculites • Sarcoidose • Infeções graves – tuberculose, fungos em geral • Virais (HIV), autoimunes • Herpes II, doença de Behçet

Achados radiológicos	Etiologias possíveis
• Meningite de base de crânio • Hidrocefalia • Alterações de substância branca • Nódulos meníngeos • Vasculite • Exame normal ou quase-normal	• Tuberculose, fungos, cisticercose • Tuberculose, fungos, cisticercose • HIV • Sífilis, sarcoidose, tuberculose, granulomatose de Wegener, artrite reumatoide • Tuberculose, Sífilis, fungos (aspergilose), HIV, autoimunes granulomatosas – Wegener, sarcoidose • Autoimunes não granulomatosas – artrite reumatoide, lúpus; HIV

clínica, outros exames podem ser solicitados, como dosagem de enzima conversora de angiotensina (ECA) e interleucina 2 em sarcoidose, antigenemia para cryptococcus neoformans em criptococose e pacientes imunossuprimidos em geral.

Exame de liquor

O exame de liquor (LCR) é certamente a etapa mais importante na investigação de meningites crônicas. Como há inúmeras possibilidades de análises no material, é muito importante ter uma boa caracterização epidemiológica e clínico-radiológica no momento da punção.

Alguns parâmetros básicos são analisados universalmente: contagem global de leucócitos e diferencial, proteínas, glicose, lactato, adenosina deaminase (Tabela 75.3). Exames direcionados a agentes específicos de alta prevalência devem sempre ser considerados: teste treponêmico (sífilis-ELISA, hemaglutinação) e VDRL, cultura e pesquisa (pBAAR) de micobactérias, cultura e pesquisa (tinta da china) de fungos. Quando há suspeita de meningite fúngica, é importante adicionar pesquisa de antígeno solúvel para *Cryptococcus* neoformans (látex ou *Lateral Flow Assay*) e provas imunológicas para outros fungos como *hystoplasma capsulatum*, *Paracoccidioides braziliensis*, *Aspergilus fumigatum* (imunodifusão, fixação de complemento, contraimunoeletroforese), porque o ganho desses exames é superior ao de culturas e pesquisas diretas. PCR para *Mycobacterium* tuberculosis ajuda no diagnóstico de neurotuberculose. Quando há suspeita de linfomatose ou carcinomatose meníngea, podem ser acrescentadas análises de citometria de fluxo e pesquisa de células neoplásicas.

Tabela 75.3 – Análise de LCR e resultados nas etiologias mais comuns

	Tuberculose	Sífilis	Fungos	Neoplásica	Autoimunes e virais
Celularidade	5-1.000	5-500	5-500	0-100	5-100
Diferencial	Linfocítico/ meio a meio	Linfocítico	Linfocítico/ ocasionalmente neutrofílico	Linfocítico com macrófagos	Linfocítico
Proteínas	++	+	+	+/++	Normal/+
Glicose	– –	normal	–/– –	Normal/–	Normal
ADA	++	Normal	Normal	Normal	Normal
Lactato	+	normal	+	Normal/+	Normal

Biópsia meníngea

Biópsia meníngea ou meningo-cerebral pode ser um último recurso diagnóstico em casos selecionados. É um procedimento associado a risco de complicações baixo, mas não desprezível. O ganho diagnóstico costuma ser baixo – a taxa de diagnóstico é próxima a 30%[3], mas pode ser próxima a 80% se for biopsiada região da meninge que apresente realce à RM[54] yr. Os diagnósticos patológicos mais comuns são "inflamação inespecífica" e carcinomatose meníngea. Como regra geral, biópsia meníngea ou meningo-cortical deve ser reservada a pacientes com extensa investigação laboratorial e radiológica sem diagnóstico etiológico, graves, e com realce meníngeo no alvo cirúrgico em exames de neuroimagem, em especial quando há necessidade de confirmação de carcinomatose meníngea.

Grandes grupos diagnósticos

Micobactérias (Neurotuberculose)

Neurotuberculose é uma das causas mais comuns de meningite crônica grave no Brasil, e afeta tanto imunossuprimidos quanto imunocompetentes. Sintomas sistêmicos são comuns – neurotuberculose costuma acontecer no contexto de doença disseminada com acometimento pulmonar ou ganglionar concomitante – atenção para febre, sintomas respiratórios, síndrome consuptiva.

Seus achados clínicos mais típicos incluem a presença marcante de sinais meníngeos, alteração de consciência, neuropatias cranianas, sinais de hipertensão craniana. Exames de imagem podem revelar realce nas cisternas da base do crânio, nódulos meníngeos e, eventualmente, nodulações intraparenquimatosas (tuberculomas). O exame de liquor costuma mostrar valores muito elevados de proteínas, por vezes superando 1.000 mg/dL, e graus variados de pleocitose, geralmente na casa das centenas de células/mm³, com predomínio linfomonocitário ou padrão "meio a meio". Hipoglicorraquia geralmente acontece em algum momento da evolução. Adenosina deaminase é um interessante marcador não específico do LCR, facilmente dosado. Valores superiores a 8U/L têm baixa sensibilidade, mas especificidade considerável no diagnóstico de meningite tuberculosa.

A sensibilidade da maioria dos ensaios moleculares e de microbiologia é insatisfatória: pesquisa de bacilo álcool-ácido resistente tem sensibilidade entre 10 e 60%; Cultura em meio específico tem cerca de 25-75%, e o inconveniente de poder demorar semanas até o resultado; Testes moleculares (PCR) têm sensibilidade próxima a 60%.

Sendo assim, dada a alta prevalência, potencial de gravidade e baixa sensibilidade das provas específicas, o tratamento deve geralmente ser iniciado quando há alto grau de suspeição clínica, no aguardo de resultados de culturas. O diagnóstico presuntivo pode ser baseado nas características clinico-laboratoriais discutidas acima, ou em escores clínicos validados como os de Twaites e o Lancet Consensus score[5].

O tratamento é realizado segundo o esquema brasileiro para tuberculose: Rifampicina, Isoniazida, Pirazinamida e Etambultol por 2 meses, seguidos de Rifampicina e Isonizida nos 7 meses subsequentes[6]. Corticoides devem ser associados na maioria dos casos, por período mínimo de 8 semanas, com desmame lento no período[7,8].

Fungos

Criptococose é a forma mais comum de meningite crônica fúngica no mundo. Particularmente comum em imunossuprimidos, em particular pacientes com HIV e transplantados de órgãos sólidos (principalmente *Cryptocccus neoformans* var neoformans), também pode acometer imunocompetentes (*Cryptococcus neoformans* var *gatti*). A grande marca da meningite criptocócica é a hipertensão intracraniana, por vezes muito acentuada, podendo estar associada a hidrocefalia comunicante ou não. Pleocitose linfomonocitária, mas ocasionalmente neutrofílica, menos exuberante que na tuberculose, é comum, assim como hipoglicorraquia.

O diagnóstico é realizado com pesquisa (tinta da china) e cultura para fungos (de baixa sensibilidade) e, principalmente, quando há disponibilidade, dos ensaios de detecção de antígeno (látex ou Lateral *Flow Assay*, LFA). Os testes de detecção de antígenos têm sensibilidade e especificidade muito altas, próximas a 100%, e testes negativos excluem criptococose com razoável grau de segurança.

O tratamento consiste em três fases: indução, consolidação e manutenção. A droga mais importante na fase de indução é a Anfotericina B, na dose de 0,7 a 1 mg/kg/dia, em associação com 5 flucitosina 100 mg/kg/dia ou Fluconazol 800-1.600 mg/dia, geralmente usada em período de 2 a 6 semanas a depender do caso. Na fase de consolidação é mantida dose alta de fluconazol, geralmente 400 mg/dia, por até 10 semanas. A fase de manutenção tem durações variadas, geralmente até reestabelecimento da imunidade em pacientes com HIV ou por tempo indeterminado/incerto em outros grupos de pacientes.

Medidas ativas devem ser buscadas para normalização da pressão intracraniana, com punções liquóricas diárias e ocasionalmente derivações ventrículo-peritoneais em pacientes com hipertensão intracraniana persistente após os primeiros dias a semanas[9,10].

Histoplasma capsulatum é uma causa menos frequente de meningite, que pode acometer tanto imunocompetentes como imunossuprimidos. Alguns pacientes podem apresentar meningites muito indolentes, com curso benigno por longos períodos a despeito de LCR muito alterado, mas que podem se agravar após meses a anos. Em oposição à criptococose, o diagnóstico de histoplasmose pode ser particularmente difícil. Testes de pesquisa e cultura têm sensibilidade muito baixa. A adição de pesquisa antígeno específico em LCR, sangue ou urina pode aumentar a taxa de diagnósticos, mas o exame é de difícil acesso no Brasil. Como alternativa, podem ser utilizados testes imunológicos, como fixação de complemento ou imunodifusão em LCR e soro. O tratamento é semelhante ao da criptococose[11].

Espiroquetas (Neurossífilis)

A infecção do sistema nervoso central pelo treponema pallidum pode se apresentar de formas variadas, e é classicamente dividida em 4 grandes síndromes: forma meníngea, forma meningovascular, *tabes dorsalis* ou demência na sífilis/paralisia geral

A forma meníngea é um diferencial de meningite subaguda ou crônica. Clinicamente se caracteriza por cefaleia progressiva e poucos sinais de irritação meníngea, por vezes associada a neuropatias cranianas – neurite óptica, perda auditiva neurossensorial e paralisia facial são particularmente comuns.

O exame de liquor costuma mostrar pleocitose moderada, com celularidade menor que 500 céls./mm³, glicose normal, e níveis elevados de proteínas (geralmente maior que 100 mg/dL).

O diagnóstico se baseia em achados imunológicos. VDRL reagente no LCR é diagnóstico. Em pacientes com VDRL não reagente, o diagnóstico pode ser realizado se um teste treponêmico for reagente em LCR e soro e o LCR mostrar pleocitose ou hiperproteinorraquia.

O tratamento consiste em antibioticoterapia com penicilina cristalina endovenosa por 14 a 21 dias. Na indisponibilidade de penicilina cristalina, podem ser usados ceftriaxona endovenosa e, em última instância, doxiciclina oral por 28 dias.

Após o tratamento, a maioria dos pacientes melhora clinicamente no primeiro mês. A pleocitose tende a se resolver nos primeiros meses; títulos de VDRL sérico ou liquórico caem cerca de ¼ em 1 ano. Níveis de proteínas no LCR podem demorar até 2 anos para se resolver[12].

Autoimune

Muitas doenças autoimunes são causas de meningite crônica, em particular doenças granulomatosas (sarcoidose, granulomatose de Wegner). Lúpus eritematoso sistêmico, doença de Behçet e artrite reumatoide também podem levar a meningite. Muitos pacientes, apesar de não ter manifestação sistêmica classificável em nenhum desses diagnósticos, têm meningites crônicas benignas e responsivas a corticoides, sugerindo haver um amplo grupo de meningites autoimunes inespecíficas.

Nos casos de doença granulomatosa, a clínica consiste na presença de cefaleia com associação muito frequente de neuropatias cranianas como neurite óptica ou paralisia facial, assim como envolvimento da hipófise e hipotálamo, com pan-hipopituitarismo. Exame de ressonância magnética revela realce leptomeníngeo nodular ou paquimeningite.

A clínica de meningite nas doenças não granulomatosas como lúpus e Behçet ou em artrite reumatoide costuma ser particularmente benigna, com cefaleia isolada e intermitente, sem outros sintomas neurológicos e com neuroimagem normal.

O diagnóstico depende em grande parte do diagnóstico da doença sistêmica, como por exemplo por biópsia de linfonodo torácico em sarcoidose ou rim ou seios da face em granulomatose Wegner, e através de marcadores sorológicos em artrite reumatoide ou lúpus. Eventualmente, biópsia meníngea leva ao diagnóstico de doença granulomatosa, guardando diferencial com tuberculose.

O tratamento consiste em observação e sintomáticos em casos benignos como na doença de Behçet. Em casos mais complicados, pode ser necessária imunoterapia, inicialmente com corticoides, mas eventualmente imunossupressores podem ser associados.

Neoplásica

Disseminação de neoplasia de órgão solido (carcinomatose) ou hematológica (linfomatose) para meninges é importante causa de meningite crônica. Ocorre frequentemente em pacientes com câncer de mama, pulmão ou melanoma[13].

Encefalopatia, confusão mental e graus variados de rigidez de nuca ou cefaleia podem ocorrer. Neuropatias cranianas e mielorradiculopatias são particularmente comuns, e a doença pode se apresentar como meningite de base de crânio, com realce nodular nas cisternas da base, à semelhança de neurotuberculose. Exame quimiocitológico de LCR costuma mostrar graus variados de pleocitose, podendo inclusive ser baixa, níveis muito elevados de proteínas e, eventualmente, hipoglicorraquia.

O diagnóstico consiste na detecção de células neoplásicas em exame de LCR. A sensibilidade de uma amostra isolada de LCR é de cerca de 70% para carcinomatose, mas essa sensibilidade é maior de 90% a partir de 3 amostras seriadas[14]. Em neoplasias hematológicas, é fundamental realizar imunofenotipagem por citometria de fluxo, pois as células neoplásicas podem ser morfologicamente semelhantes a linfócitos normais, mas têm população monoclonal.

Em pacientes com diagnóstico estabelecido de neoplasia sistêmica, mesmo na ausência de detecção de células neoplásicas em múltiplas amostras de LCR, o diagnóstico baseado em ressonância magnética pode ser suficiente. Quando necessário, biópsia meníngea pode ajudar na obtenção de certeza diagnóstica.

O tratamento consiste em associar quimioterapia intratecal à terapia sistêmica, associada a radioterapia para tratamento de doença volumosa com nódulos meníngeos ou parenquimatosos.

Abordagem prática das meningites crônicas sem diagnóstico

Após uma primeira fase de investigação clínica, radiológica e laboratorial, uma boa parte dos pacientes ganham diagnóstico específico, e devem iniciar tratamento o quanto antes. No entanto, grande parte dos pacientes segue sem diagnóstico após investigação extensa, suscitando dúvidas quanto ao valor de se iniciar alguma terapia empírica.

É importante observar alguns pontos: ainda que alguns pacientes nunca recebam diagnóstico mesmo anos após o início dos sintomas, a maioria dos pacientes que permanecem longos períodos sem diagnóstico tem apresentação benigna e bom prognóstico; o uso de antimicobaterianos, antifúngicos e corticoides costuma ser prolongado, associado a efeitos adversos e de difícil avaliação de resposta/eficácia. Sendo assim, como regra geral, em pacientes estáveis e oligossintomáticos, é prudente não iniciar tratamentos empíricos, enquanto se programa reinternações ou reinvestigação ambulatorial. Alguns pacientes podem ser muito sintomáticos ou ter risco de deterioração clínica (alteração cognitiva, encefalopatia, neuropatia craniana, hipoglicorraquia importante, imunossuprimidos). Em casos selecionados, podem ser empregadas algumas terapias "guarda-chuva", com ação sobre as etiologias mais comuns: esquema antituberculose, antifúngicos ou corticoides.

A Figura 75.1 mostra proposta de fluxo estruturado para abordagem de meningites crônicas, baseado na opinião e experiência dos autores.

Terapia antituberculosa

A maioria das provas específicas para tuberculose (pBAAR, cultura em LCR, PCR) tem sensibilidade intermediária. É comum encontrar pacientes com achados clínicos, radiológicos ou laboratoriais sugestivos de tuberculose (ver Tabelas 75.2 e 75.3). Quando o conjunto dos achados sugere tuberculose e o estado clínico do paciente sugere risco de deterioração, é recomendado iniciar terapia com esquema RIPE, frequentemente em associação com corticoides em baixa dose. Uma reavaliação radiológica e laboratorial deve ser realizada preferencialmente entre 2 e 4 semanas do início do tratamento. Em pacientes com achados clínicos menos típicos, o benefício da terapia antituberculosa é menos estabelecido. Na série de Anderson e Willoughby, 28 pacientes da Nova Zelândia com meningites crônicas sem diagnóstico receberam esquema anti-TB, dos quais 50% tiveram resposta ao tratamento, sugerindo que esta pode ser uma estratégia em países em desenvolvimento como o Brasil[15].

Antifúngicos

O principal agente fúngico associado a meningite crônica sintomática, particularmente em imunodeprimidos, mas também em imunocompetentes, é *cryptococcus neoformans*. Em décadas passadas, quando o diagnóstico contava exclusivamente com exames de tinta da china e cultura para fungos, uma parcela considerável dos pacientes com meningite criptocócica tinha investigação negativa. A incorporação da pesquisa de antígeno criptocócico por látex ou *lateral flow assay* foi revolucionaria – a sensibilidade destes ensaios é muito próxima

Figura 75.1 – Proposta de fluxo estruturado para abordagem de meningites crônicas.

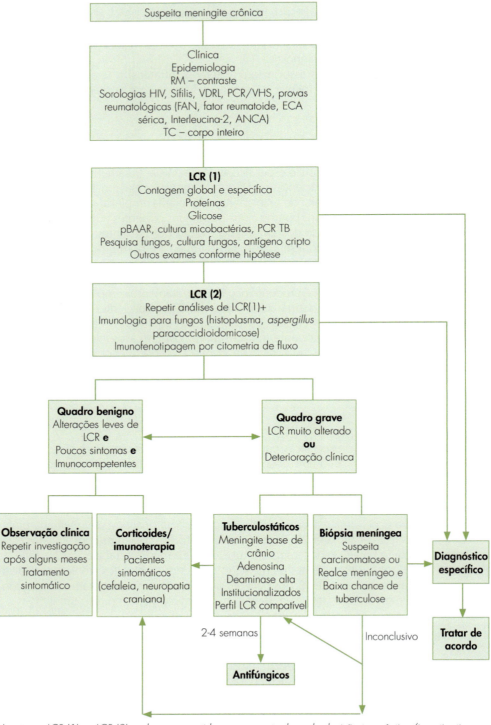

As etapas LCR (1) ou LCR (2) podem ser repetidas no momento de cada decisão terapêutica/investigativa.

de 100%, e falso-negativos passaram a ser extremamente raros. Como a maioria das outras causas de meningite fúngica é muito incomum, tratamento empírico com antifúngicos de alta toxicidade como fluconazol, itraconazol ou anfotericina geralmente não se justifica.

Em alguns casos muito selecionados, com alterações exuberantes de LCR, com pleocitose, proteinorraquia ou glicorraquia muito alteradas, particularmente em imunossuprimidos, tratamento antifúngico pode ser considerado, em especial em não respondedores a tratamento inicial com RIPE. Cursos de anfotericina de 2-6 semanas são seguidos de muitos meses de imidazólico oral, direcionados a hipótese de histoplasmose de sistema nervoso central. Tal procedimento deve preferencialmente ser realizado em serviço terciário, com experiência em medicina tropical e micologia médica.

Conclusão

Meningites são doenças que cursam com inflamação meníngea e pleocitose liquórica, com semanas a meses de evolução. Admitem principalmente os diagnósticos nosológicos de doença autoimune, neoplásica ou infecciosa, com destaque às infecciosas. Uma abordagem diagnóstica e terapêutica sistemática, em oposição a baterias irrestritas de exames, e principalmente, o uso racional de terapias empíricas, podem levar a melhores desfechos clínicos.

Referências

1. Helbok R, Broessner G, Pfausler B, Schmutzhard E. Chronic meningitis. J Neurol. 2009;256:168-175.
2. Hildebrand J, Aoun M. Chronic meningitis: still a diagnostic challenge. J Neurol. 2003;250:653-660.
3. Bai HX, Zou Y, Lee AM, Lancaster E, Yang L. Diagnostic Value and Safety of Brain Biopsy in Patients With Cryptogenic Neurological Disease: A Systematic Review and Meta-analysis of 831 Cases. Neurosurgery. 2015;77:283-295; discussion 295.
4. Cheng TM, O'Neill BP, Scheithauer BW, Piepgras DG. Chronic meningitis: the role of meningeal or cortical biopsy. Neurosurgery. 1994;34:590-595; discussion 596.
5. Imam YZ, Ahmedullah H, Chandra P, Almaslamani M, Alkhal A, Deleu D. Accuracy of clinical scoring systems for the diagnosis of tuberculosis meningitis in a case mix of meningitides a retrospective cohort study. J Neurol Sci. 2020;416:116979.
6. Ministério da Saúde. Secretaria de Vigilância em Saúde. Departamento de Vigilância Epidemiológica. Manual de recomendações para o controle da tuberculose no Brasil. Ministério da Saúde. Secretaria de Vigilância em Saúde. Departamento de Vigilância Epidemiológica; 2011.
7. Thwaites G, Fisher M, Hemingway C et al. British Infection Society guidelines for the diagnosis and treatment of tuberculosis of the central nervous system in adults and children. J Infect. 2009;59:167-187.
8. Thwaites GE, van Toorn R, Schoeman J. Tuberculous meningitis: more questions, still too few answers. Lancet Neurol. 2013;12:999-1010.
9. Williamson PR, Jarvis JN, Panackal AA et al. Cryptococcal meningitis: epidemiology, immunology, diagnosis and therapy. Nat Rev Neurol. 2017;13:13-24.
10. Moretti ML, Resende MR, Lazéra MDS, Colombo AL, Shikanai-Yasuda MA. [Guidelines in cryptococcosis--2008]. Rev Soc Bras Med Trop. 2008;41:524-544.
11. Wheat LJ, Musial CE, Jenny-Avital E. Diagnosis and management of central nervous system histoplasmosis. Clin Infect Dis Off Publ Infect Dis Soc Am. 2005;40:844-852.
12. Marra CM. Neurosyphilis. Contin Minneap Minn. 2015;21:1714-1728.
13. Clarke JL. Leptomeningeal metastasis from systemic cancer. Contin Minneap Minn. 2012;18:328-342.
14. Glantz MJ, Cole BF, Glantz LK et al. Cerebrospinal fluid cytology in patients with cancer: minimizing false-negative results. Cancer. 1998;82:733-739.
15. Anderson NE, Willoughby EW. Chronic meningitis without predisposing illness--a review of 83 cases. Q J Med. 1987;63:283-295.

Capítulo 76
Abcesso Cerebral

Bruno Fukelmann Guedes

Definição

Abcessos são infecções focais do parênquima encefálico, que podem se apresentar com grande variabilidade clínica. Podem ser causados por bactérias, micobactérias, fungos, protozoários e helmintos, mas tipicamente não por vírus. Trata-se de patologia rara, com incidência menor que 1 para cada 100.000 pessoas/ano, mas seu tratamento é particularmente complexo e desafiador, em particular com relação a diagnóstico etiológico preciso e manejo medicamentoso/cirúrgico. Enquanto meningites e encefalites são amplamente estudadas, e há diretrizes robustas com relação a seu melhor manejo, abcessos cerebrais são historicamente negligenciados, e as condutas dependem em grande parte da opinião de especialistas.

Neste capítulo, discutiremos a abordagem de abcessos cerebrais com ênfase em pacientes imunocompetentes.

Apresentação clínica

Classicamente, abcessos cerebrais são caracterizados pela tríade de cefaleia, febre e sinais neurológicos focais. Apesar de típica, a tríade completa é incomum. Aproximadamente 70% dos pacientes se apresentam com cefaleia; 50% dos pacientes desenvolvem sinais focais, e 50% apresentam febre. A combinação dos 3 sintomas ocorre em apenas 20% dos pacientes. Alteração de consciência, crises convulsivas e sinais de hipertensão intracraniana são comuns. Rigidez de nuca é observada em apenas 1/3 dos pacientes.

A presença de sinais focais tem intima relação com a localização dos abcessos. Lesões orbito-frontais estão associadas a apatia e sinais de frontalização, lesões frontais posteriores a hemiparesia, afasia e heminegligência, etc[1,2].

Embora seja comum o entendimento de que pacientes com abcesso cerebral costumam ter curso arrastado, com semanas de sintomas antes do diagnóstico, o tempo médio de sintomas antes do diagnóstico é de cerca de 8 dias. Alguns pacientes ainda assim podem ter sinais focais sutis e febre de instalação indolente por muitas semanas antes de um primeiro exame de neuroimagem. Muitos autores citam trabalhos clássicos de estadiamento de abcessos em fases, classificando os pacientes em cerebrite inicial, cerebrite avançada, cápsula em formação ou estabelecida, mas essa classificação é pouco útil na prática clínica.

Investigação inicial

Neuroimagem

Em qualquer paciente com suspeita de infecção de sistema nervoso central e sinais focais, exames de neuroimagem são necessariamente a primeira etapa diagnóstica. À TC-crânio, os sinais mais comuns são focos de edema cerebral, com áreas circunscritas de hipoatenuação no exame sem contraste. A adição do contraste pode revelar realce por vezes anelar, em torno de um centro necrótico. Tal achado, num contexto clínico adequado, é fortemente sugestivo de abcesso, embora o achado de imagem isoladamente seja pouco específico. Tumores, particularmente metástases, e eventualmente gliomas, podem ter apresentação semelhante. A incorporação de exame de ressonância magnética, atual padrão-ouro, trouxe grandes avanços no diagnóstico de abcessos.

O diagnóstico por ressonância se baseia na combinação principalmente das aquisições de difusão e T1 pós-contraste. A cápsula é uma banda geralmente circunferencial, fina, com hipossinal em T2, hipersinal em T1, e realce anelar pelo gadolínio. O centro necrótico tem sinal geralmente bastante alto na difusão, e baixo no coeficiente de ADC (restrição à difusão), frequentemente homogêneo. A combinação desses achados tem sensibilidade e especificidade próximas de 95% para o diagnóstico de abcesso cerebral[3]. Espectroscopia geralmente traz poucas informações adicionais, e apesar de muito citada é geralmente desnecessária. A maioria dos abcessos tem um halo de edema visível como área de edema vasogênico, com hipersinal em T2 e FLAIR no entorno da lesão. Cerca de 20% dos pacientes têm lesões múltiplas. A Tabela 76.1 mostra os achados de RM típicos de abcessos, em oposição a tumores cerebrais.

A Figura 76.1 mostra um exemplo de paciente com abcesso cerebral, em comparação com outro com tumor cerebral.

Tabela 76.1 – Achados de ressonância magnética de encéfalo em abcessos e tumores cerebrais

	Abcesso	Tumor cerebral
Centro necrótico		
Difusão	Sinal aumentado	Sinal diminuído
ADC	Sinal diminuído	Sinal aumentado
T1 com contraste	Sem realce	Realce central
Cápsula/periferia		
T1 com contraste	Realce anelar homogêneo	Realce anelar incompleto

Liquor

Indispensável ao diagnóstico de meningites e encefalites, o exame de LCR tem papel menos relevante em abcessos cerebrais. O quimiocitológico é normal em 16% dos pacientes, e 29% dos pacientes não tem pleocitose. Agentes etiológicos são identificados por cultura em apenas 24% das punções. Por outro lado, 7% dos pacientes apresentam deterioração após punção liquórica. Em algumas séries, cerca de 1 quinto dos pacientes tiveram complicações da coleta de LCR, incluindo 5% de pacientes que morreram após a coleta[2,4,5]. A relação risco-benefício costuma, portanto, ser desfavorável à realização do exame, que deve ser reservado a pacientes sem efeito de massa significativo ou hidrocefalia não comunicante nos quais há perspectiva de benefício mais evidente.

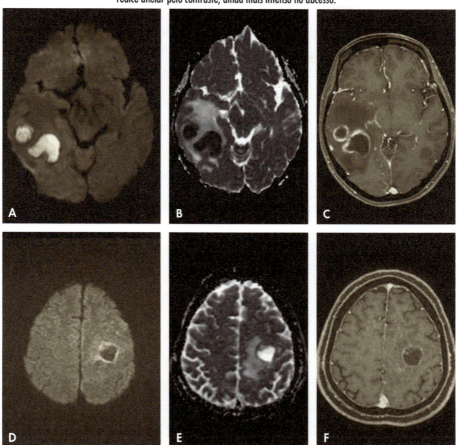

Figura 76.1 – Ressonância magnética em abcesso × tumor cerebral. A imagem mostra um abcesso (A, B, C) e uma metástase cerebral (D, E, F). No centro necrótico dos abcessos é fácil observar que há sinal muito alto na difusão (A), e muito baixo no coeficiente de ADC (B), compatíveis com restrição à difusão. Já o tumor tem achado inverso: sinal baixo na difusão (D) e alto no coeficiente de ADC (E), compatíveis com difusão facilitada. Nas sequências de T1 com gadolínio (C, F), ambas as lesões mostram realce anelar pelo contraste, ainda mais intenso no abcesso.

Laboratório geral

Provas de atividade inflamatória, frequentemente usadas no diagnóstico etiológico ou seguimento de outras infecções sistêmicas e do sistema nervoso central (ver o capítulo "meningites agudas"), também têm baixa acurácia no diagnóstico de abcesso cerebral. 40% dos pacientes têm proteína C-reativa dentro dos limites da normalidade.

Hemocultura é um exame de baixo custo e baixo potencial de iatrogenia, ao que deve ser realizada em todos os pacientes, pela importância do reconhecimento de agente etiológico, mas reconhecendo sua sensibilidade limitada – apenas 28% dos exames são positivos[2,5].

Etiologia

Historicamente, em cerca de 70% dos pacientes nos quais são realizadas culturas há identificação de agentes etiológicos, principalmente em cultura de amostras colhidas diretamente do abcesso durante cirurgia. Enquanto culturas de sangue e LCR têm sensibilidade inferior a 30%, a taxa de positividade de cultura do abcesso é maior que 50%.

Os agentes mais comumente encontrados são *Streptococcus* (principalmente do grupo *viridans*, raramente pneumoniae), *Staphylococcus* (na grande maioria *S. aureus*), e bacilos gram-negativos. Cerca de 10 a 20% das culturas identificam mais de um patógeno. A Tabela 76.2 lista os agentes mais comuns.

Tabela 76.2 – Agentes implicados em abcessos cerebrais

Agente	Porcentagem de culturas positivas
Streptococcus spp. – (principalmente *viridans*)	34% (sendo 13% *viridans*)
Staphylococcus spp. – (principalmente *aureus*)	18% (sendo 13% *aureus*)
Bacilos gram-negativos (variados)	15%
Nocardia, micobactérias, fungos e parasitas	< 1% cada

É provável, no entanto, que a frequência de abcessos polimicrobianos, assim como a importância de anaeróbios, sejam subestimadas em estudos baseados em culturas. Ainda distantes da prática clínica do dia a dia, algumas técnicas de diagnóstico molecular emergentes (PCR, sequenciamento de DNA ribossomal ou 16S, sequenciamento de nova geração (NGS)) aumentam a taxa de detecção principalmente de agentes fastigiosos, anaeróbios e agentes instáveis nos meios de cultura tradicional. Usando técnicas moleculares avançadas, a taxa de abcessos em que se detectam múltiplos agentes chega a mais de 40%, sendo que na maioria dos abcessos polimicrobianos é identificado ao menos um anaeróbio[6].

Patologias associadas

A maioria dos abcessos cerebrais está associada a patologias predisponentes. Em cerca de 40% dos pacientes a doença se desenvolve a partir de contiguidade entre um foco infeccioso paramenígeo (sinusite, otomastoidite, neurocirurgia) e o compartimento intracraniano. Estes abcessos mais frequentemente são únicos e costumam ocorrer nas regiões fronto-basal (sinusite) ou temporal (mastoidite). Em 30% dos casos, o abcesso se origina de disseminação hematogênica a partir de foco cardíaco como endocardite, ou de shunts pulmonares (telangiectasia hemorrágica hereditária, cardiopatia congênita). Nesse caso são comuns lesões múltiplas em focos variados, incluindo regiões profundas dos hemisférios cerebrais. O restante dos pacientes, cerca de um terço, não tem patologia associada evidente.

Ecocardiograma e tomografia para avaliação de seios da face e mastoides são fundamentais na investigação dessas patologias associadas. Em todos os pacientes com abcesso cerebral é importante descartar tais afecções, e tratar infecções contiguas ou à distância em parceria com otorrinolaringologista, neurocirurgião, dentista ou cardiologista.

Tratamento

As duas principais medidas terapêuticas em abcessos cerebrais são antibioticoterapia e cirurgia.

Cirurgia

Abcessos são coleções de material necrótico geralmente com alta carga de patógenos, e com uma cavidade isolada do restante do parênquima por uma capsula. O tempo de antibioticoterapia é prolongado, podendo chegar a alguns meses; esta terapia tem riscos de efeito adverso de drogas e de falha de resposta a terapia empírica. Nesse contexto, cirurgia é fundamental para identificação de agentes etiológicos, e para controle local da infecção. Ao menos um procedimento cirúrgico deve sempre ser considerado em todos os pacientes com abcesso, salvo raros pacientes com lesões pequenas e profundas.

O risco de complicações cirúrgicas costuma ser francamente superado pelo benefício no controle de foco infecioso e identificação de agentes para direcionamento da antibioticoterapia. Além disso, a cirurgia pode evitar complicações, como drenagem espontânea de material purulento para o sistema ventricular, hidrocefalia e hipertensão intracraniana. Enquanto antigamente a abordagem habitual era a ressecção em bloco do abcesso, técnicas mais avançadas permitiram a migração para procedimentos mais seguros: drenagem aberta em casos de grandes lesões, por vezes com auxílio de neuronavegação, e biópsia/aspiração estereotáxica, que é seguramente realizada em virtualmente qualquer lesão supratentorial com mais de 1 cm de diâmetro. Para indicações de cirurgia, ver Tabela 76.3.

Tabela 76.3 – Indicações de cirurgia

Características do abcesso	Cirurgia proposta
Cada lesão com diâmetro > 2,5 cm	Drenagem
Lesões com diâmetro > 1 cm	Aspiração diagnóstica estereotáxica (ao menos 1 lesão)
Lesões periventriculares, principalmente se realce ventricular pelo contraste	Considerar drenagem (risco de ruptura)
Hidrocefalia	Derivação ventricular externa (DVE) ou DVP
Ruptura para sistema ventricular	DVE ou DVP
Grande lesão com efeito de massa e risco de herniação	Drenagem ou ressecção

Antibioticoterapia

Terapias empíricas devem incluir drogas com ação sobre os principais agentes etiológicos, lembrando da natureza polimicrobiana da doença. Cefalosporinas de 3ª geração, geralmente ceftriaxona, têm ação sobre streptococcus e staphylococcus de comunidade, assim como eventuais bacilos Gram-negativos. Metronidazol acrescenta cobertura contra anaeróbios. A combinação inicial ceftriaxona + metronidazol é amplamente difundida e eficaz na maioria dos casos. Quando há suspeita de doença causada por Gram + hospitalar, como em endocardites de prótese ou em pacientes com múltiplas invasões vasculares, é razoável a associação com Vancomicina. Outras drogas, como esquema tuberculostático, antifúngicos ou esquema direcionado a nocardiose, devem ser empregados apenas em imunossuprimidos, e quando há hipótese de doença associada a esses patógenos. Em pacientes com infecção pelo HIV, em particular os que têm sorologia positiva para toxoplasmose, pode ser interessante o tratamento empírico com esquema baseado em sulfas, por algumas semanas, antes de biópsia ou associação de outras drogas.

Com relação ao tempo de início antibiótico, algumas considerações precisam ser tomadas. Quando há perspectiva de cirurgia no primeiro dia e o paciente tem bom estado geral, é razoável aguardar a cirurgia para iniciar antibióticos, otimizando o ganho diagnóstico da cultura intraoperatória. Quando há perspectiva de atraso em dias para realização da cirurgia, ou quando o paciente está clinicamente grave, o ideal é começar antibióticos empiricamente no primeiro momento.

Preferencialmente, após o início do tratamento, devem ser realizados controles de imagem somente após 4 a 6 semanas nos pacientes em boa evolução, ou em menos tempo em casos de evolução desfavorável. O principal sinal radiológico de resposta é a diminuição do sinal na sequência de difusão, assim como o aumento do sinal no coeficiente de ADC, na região central da lesão.

O tempo de tratamento habitual com antibióticos é de 6 a 8 semanas, mas pode ser variável. Em pacientes com evolução favorável, e nos quais se identificou agente sensível a antibióticos orais, pode ser feita transição para drogas orais após as primeiras 2 a 4 semanas. Esquemas orais eventualmente utilizados incluem amoxicilina, ciprofloxacina e metronidazol, e podem ser mantidos por muitas semanas.

Corticoides não têm impacto claro sobre a evolução clínica, mas podem ser utilizados em alguns casos de lesões com edema intenso e risco de herniação, até melhora clínico-radiológica.

Complicações

A complicação mais temida de um abcesso cerebral é a rotura espontânea do conteúdo do abcesso para o sistema ventricular. É uma complicação muito grave. Pacientes com rotura do abcesso para ventrículos têm taxa de mortalidade próxima a 80%. Clinicamente, deve-se suspeitar de rotura nos pacientes que, previamente alertas e sem sinais de meningite, desenvolvem sinais meníngeos evidentes, ou deterioração neurológica rápida com hipertensão intracraniana e hidrocefalia. Rotura para o sistema ventricular é mais comum em lesões próximas aos ventrículos. Dois parâmetros clinico-radiológicos sugerem maior risco: sinais meníngeos e realce pelo contraste na parede do ventrículo, próximo ao abcesso[7,8].

Quando há rotura para sistema ventricular, cirurgia, com derivação ventricular externa e eventualmente lavagem da cavidade ventricular, deve ser considerada. O sistema de derivação deverá ser removido com extrema cautela, preferencialmente semanas após a rotura do abcesso.

A principal forma de prevenção de rotura de abcessos para o sistema ventricular é a drenagem ou aspiração cirúrgica precoces.

A Figura 76.2 mostra os achados de RM de um paciente com drenagem espontânea de abcesso para o sistema ventricular. Neste caso, 2 meses após pericardite bacteriana espontânea, um paciente com cefaleia, febre, e sinais multifocais de lenta evolução desenvolveu rebaixamento de consciência e hidrocefalia agudas.

Figura 76.2 – Ressonância magnética em rotura de abcesso. Nessa sequência de T1 pós-contraste num paciente com múltiplos abcessos, há uma lesão na cabeça do núcleo caudado, que se rompeu, drenando conteúdo purulento para o ventrículo lateral esquerdo. Notar o realce na superfície ependimária do ventrículo (ventriculite).

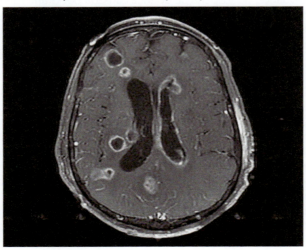

Conclusão

Abcessos cerebrais são doenças extremamente complexas, com alto potencial de gravidade. Seu manejo é focado principalmente em 3 grandes propostas: a busca exaustiva pela identificação laboratorial dos patógenos envolvidos; antibioticoterapia precoce, de amplo espectro e longa duração; e tratamento cirúrgico precoce.

Ver fluxograma com proposta de abordagem a pacientes com suspeita de abcesso cerebral (Figura 76.3).

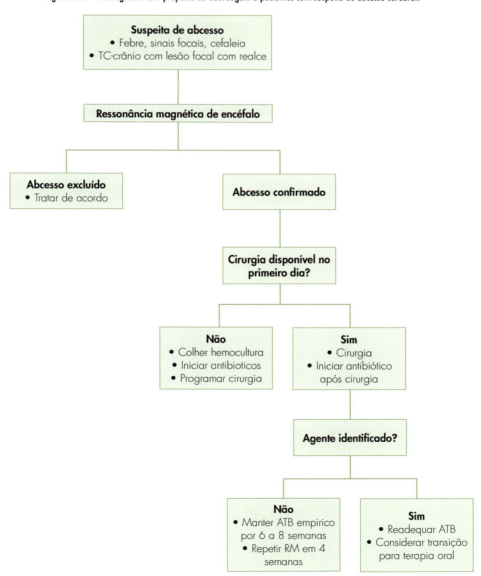

Figura 76.3 – Fluxograma com proposta de abordagem a pacientes com suspeita de abcesso cerebral.

Referências

1. Sonneville R, Ruimy R, Benzonana N et al. An update on bacterial brain abscess in immunocompetent patients. Clin Microbiol Infect Off Publ Eur Soc Clin Microbiol Infect Dis. 2017;23:614-620.
2. Brouwer MC, Coutinho JM, van de Beek D. Clinical characteristics and outcome of brain abscess: systematic review and meta-analysis. Neurology. 2014;82:806-813.
3. Reddy JS, Mishra AM, Behari S et al. The role of diffusion-weighted imaging in the differential diagnosis of intracranial cystic mass lesions: a report of 147 lesions. Surg Neurol. 2006;66:246-250-251.
4. Nadvi SS, Nathoo N, van Dellen JR. Lumbar puncture is dangerous in patients with brain abscess or subdural empyema. South Afr Med J Suid-Afr Tydskr Vir Geneeskd. 2000;90:609-610.
5. Brouwer MC, van de Beek D. Epidemiology, diagnosis, and treatment of brain abscesses. Curr Opin Infect Dis. 2017;30:129-134.
6. Mishra AK, Dufour H, Roche P-H, Lonjon M, Raoult D, Fournier P-E. Molecular revolution in the diagnosis of microbial brain abscesses. Eur J Clin Microbiol Infect Dis Off Publ Eur Soc Clin Microbiol. 2014;33:2083-2093.
7. Takeshita M, Kawamata T, Izawa M, Hori T. Prodromal signs and clinical factors influencing outcome in patients with intraventricular rupture of purulent brain abscess. Neurosurgery. 2001;48:310-316-317.
8. Engh JA, Mintz A, Kassam AB. Diffusion-weighted magnetic resonance imaging demonstrating intraventricular rupture of a cerebral abscess and subsequent therapeutic response. Surg Neurol. 2008;70:526-530.

Capítulo 77
Encefalites Virais

Bruno Fukelmann Guedes

Definição

Encefalites se caracterizam pelo envolvimento do parênquima encefálico – por isso se destacam alterações de consciência (a grande marca de encefalites agudas), crises convulsivas e sinais focais. Sua apresentação clínica é mais diversa que a de meningites agudas, o que torna mais difícil definir um caso. Embora tenha algumas limitações, a definição do *International Encephalitis Consortium*[1] abrange a maior parte das encefalites infecciosas e autoimunes (ver Tabela 77.1).

Em geral, deve-se considerar encefalite em qualquer paciente com encefalopatia (confusão mental, alteração de personalidade, rebaixamento de consciência) prolongada (>24h), associada a sinais clínicos ou paraclínicos típicos de infecção/inflamação do parênquima – febre, pleocitose no LCR, crises convulsivas, sinais focais, alterações de eletroencefalograma ou exame de neuroimagem.

Tabela 77.1 – Critérios diagnósticos para encefalite

Critério maior (necessário)
Encefalopatia (confusão, rebaixamento de consciência, alteração comportamental) por mais de 24 h, sem causa alternativa
Critérios menores (2 para encefalite possível; ≥ 3 para encefalite provável ou confirmada)
Febre ≥ 38,0° nas 72 h que precedem ou sucedem a apresentação
Crise convulsiva focal ou generalizada não explicada por epilepsia prévia
Sinais focais novos ao exame neurológico
Pleocitose com celularidade ≥ 5céls./mm^3 de liquor
Alteração parenquimatosa ao exame de imagem sugestiva de encefalite aguda
Alteração de eletroencefalograma sugestiva de encefalite aguda

Embora possam ter apresentação aguda, encefalites autoimunes tipicamente se desenvolvem de forma subaguda/crônica, e seu prognóstico é menos modificado por terapias precoces na emergência. Na avaliação inicial de encefalites e meningoencefalites, é prudente considerar inicialmente etiologias infecciosas, dentre as quais se destacam as encefalites virais. Para encefalites autoimunes, ver o capítulo "Encefalites autoimunes" na seção de Neuroimunologia.

A seguir, discutiremos os três vírus de maior importância clínica e epidemiológica nas meningoencefalites em imunocompetentes. Ao final do capítulo, o leitor encontra recomendações para abordagem prática de meningoencefalites desde a apresentação até o diagnóstico definitivo.

Herpes *simplex* (HSV-1/2)

Infecção pelo HSV-1 é a causa mais comum de encefalite viral no mundo, e certamente a mais grave. Inicialmente, se apresenta com cefaleia, febre e confusão mental. Conforme a doença evolui, frequentemente surgem os sinais mais preocupantes (e específicos) da doença: crises convulsivas, sinais focais como afasia ou hemiparesia e rebaixamento de consciência acometem a maioria dos pacientes em combinações variadas. Um terço dos pacientes evoluem para coma. Ver Tabela 77.2 para a frequência desses achados clínicos em pacientes com encefalite pelo HSV. O subgrupo de pacientes com HSV-2 costuma ter maior variedade de apresentação, frequentemente mais benigna[2].

Tabela 77.2 – Sintomas e sinais em pacientes com meningoencefalite por HSV

Achado	Porcentagem dos pacientes
Febre	80
Confusão/desorientação	72
Alteração de consciência	58
Coma	33
Crises convulsivas	54
Sinais focais	41

Adaptada de Gnann e Whitley[2].

Laboratório

A grande maioria dos pacientes com encefalite por HSV tem pleocitose, com mais de 5 células/mm³ de LCR (aproximadamente 95-97%). Alguns raros casos (em especial imunossuprimidos) podem ter celularidade normal. Pleocitose > 1.000 células é rara. O padrão celular é de predomínio linfocítico, embora haja alguns casos com neutrorraquia, especialmente no início da doença. A maioria dos pacientes têm proteinorraquia pouco elevada, geralmente 50-100 mg/dL, e os níveis de glicose são quase invariavelmente normais. O exame quimiocitológico portanto é semelhante a qualquer outra meningoencefalite viral, mas distinguível de meningites bacterianas ou micobacterianas. Ver Tabela 77.3 para frequência dos achados paraclínicos em pacientes com meningoencefalite herpética.

O teste de escolha para o diagnóstico é o PCR, com sensibilidade e especificidade de 95-100%. É comum o uso de kits comerciais ou *in-house* com primers direcionados a região conservada do código genético comum a HSV- e HSV-2. Um exame positivo nesse caso não diferencia o subtipo de HSV, mas isso não tem impacto no manejo.

Tabela 77.3 – Alterações paraclínicas em encefalite herpética

	Pacientes com achados (%)
Pleocitose LCR	> 95%
RM alterada	> 95%
EEG alterado	> 80%
1º PCR positivo	> 95% (pode ser negativo até 3º dia de sintomas)

Na prática clínica, PCR negativo é extremamente raro, e em geral associado a coleta no início da doença (primeiros 3 dias de sintomas), ou quando há interferentes na amostra (LCR com acidente de punção, contaminação laboratorial). Nesses pacientes a repetição do PCR em uma segunda amostra é positiva na maioria dos casos.

O uso de aciclovir por até 1 semana não tem impacto sobre a sensibilidade do PCR, que segue próxima a 100%, mas cai para 50% entre 8 e 14 dias de tratamento e 20% após 2 semanas de tratamento[3].

Imagem

Após alguns dias de sintomas, >95% dos pacientes têm alteração sugestiva de encefalite herpética em exame de ressonância magnética de encéfalo. As alterações típicas incluem principalmente alteração de sinal em difusão e T2/FLAIR nos lobos temporais (hipocampos depois polos temporais), ínsulas e regiões orbito-frontais. As alterações são tipicamente assimétricas, mas quando bilaterais são ainda mais sugestivas de encefalite herpética. Sequencias de difusão são mais sensíveis, em especial no início da doença. (ver Figura 77.1 e Tabela 77.4). Pacientes com encefalite por HSV-2 têm maior variação da apresentação de imagem, com envolvimento mais frequente de córtex extralímbico e maior proporção de pacientes com imagem normal.

Eletroencefalograma

Mais de 80% dos pacientes com encefalite herpética têm exame de eletroencefalograma alterado. Os achados mais característicos são descargas periódicas lateralizadas, (PLEDS o LPD), mas o mais comum é o padrão inespecífico de surtos de ondas lentas, lateralizadas ou não.

Até 50% dos pacientes com encefalite viral podem apresentar crises eletrográficas durante monitorização eletroencefalográfica contínua[4]. Em pacientes com encefalite que apresentam alteração grave de consciência com flutuações, pode ser interessante acrescentar EEG contínuo por período de ao menos 24-48h. É, no entanto, um recurso indisponível na maioria dos serviços.

Tabela 77.4 – Padrões de imagem e agentes possíveis

Hipersinal FLAIR/T2 hipocampos, ínsula, orbitofrontal	Herpes *simplex* 1
Hipersinal FLAIR/T2	Herpes *simplex* 2
Córtex extralímbico	Varicela-zóster
Vasculite	Varicela-zóster
Ventriculite	Citomegalovírus
Exame normal	Varicela-zóster Enterovírus Autoimune

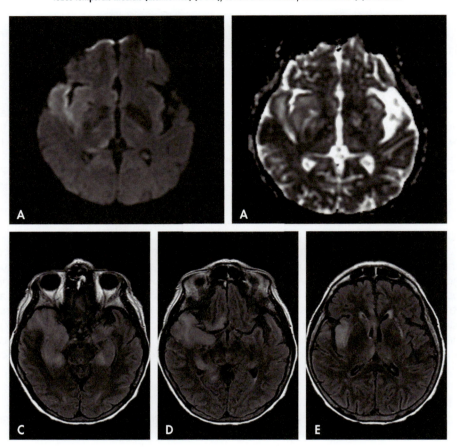

Figura 77.1 – Ressonância magnética na meningoencefalite herpética. Hipersinal no córtex temporal na sequência de difusão (A), e seu correspondente hipossinal no mapa de ADC (B); em FLAIR, é possível ver a distribuição típica das alterações de sinal: lobos temporais mediais (assimétrica) (C e D), córtex orbitofrontal, córtex insular (E) e tálamo.

Tratamento

Na era pré-aciclovir, a mortalidade da meningoencefalite associada ao HSV era próxima de 70%, com 15% dos pacientes retomando vida normal após alta. O tratamento com aciclovir diminui a mortalidade para cerca de 25%, enquanto 40-50% dos pacientes retomam funcionalidade. O prognostico, no entanto, depende da rapidez na introdução de aciclovir. Pacientes que iniciam aciclovir > 24 horas após admissão hospitalar têm desfecho sabidamente pior. Não há consenso quanto ao tempo total ideal de tratamento, e a maioria das estratégias inclui tratamento por 14 a 21 dias. Tratamentos de 14 dias costumam ser suficientes. Quando a evolução clínica é desfavorável, duas estratégias são recomendáveis – tratamento de 21 dias para todos os pacientes ou repetir exame de LCR com PCR após 2 semanas de tratamento. Se PCR positivo, completar 21 dias de tratamento; se negativo, interromper. A principal complicação do tratamento com aciclovir é insuficiência renal. Em função disso, a função renal deve ser monitorizada diariamente durante o tratamento, e quedas da função renal precisam levar a ajustes na dose de Aciclovir. Como a disfunção renal é majoritariamente transitória, o prognóstico da encefalite é muito dependente do uso de aciclovir, e não há antiviral alternativo na prática clínica, mesmo com disfunção renal grave deve-se buscar ao menos 14 dias de tratamento com aciclovir endovenoso em pacientes com diagnóstico de encefalite confirmado.

Recorrência

Deterioração clínica tardia após período inicial de melhora é descrita com frequência variável. Curiosamente, a imensa maioria dos pacientes com piora clínica, a despeito de ter pleocitose e alteração de imagem, tem HSV-PCR negativo no LCR, e tem crescido o reconhecimento do papel de mecanismos autoimunes na piora – uma encefalite autoimune com características próprias, semelhante à encefalite herpética, com anticorpos anti-NMDA como marcador, e responsiva a imunoterapia. Quando há suspeita de recorrência ou piora após o tratamento de encefalite por HSV, é fundamental repetir exame de PCR para HSV no LCR e, se negativo, pesquisa de anticorpo anti-NMDA. Imunoterapia com corticoides em alta dose pode ser benéfica e deve ser fortemente considerada enquanto se aguarda o resultado da pesquisa de anticorpos[5].

Varicela-Zóster (VZV)

O vírus da varicela-zóster é segunda causa infecciosa mais comum de encefalite aguda no ocidente. Além da frequência, se destaca pelo potencial de gravidade e pela responsividade ao aciclovir.

Enquanto encefalite por HSV tem curso relativamente previsível, no caso de doença associada a VZV a clínica, assim como achados paraclínicos, é muito variada. Enquanto alguns pacientes podem ter somente alteração de consciência, pleocitose e crises convulsivas, se assemelhando assim a encefalite por HSV, muitos podem ter acometimento exclusiva ou predominantemente cerebelar (cerebelite) ou medular (mielite), em associação ou não com encefalite; neuropatias cranianas e radiculopatias são muito comuns, assim como infartos cerebrais decorrentes de vasculite.

As taxas de mortalidade e morbidade são geralmente menores, mas relevantes – sem tratamento, até 35% dos pacientes morrem, e 40% dos sobreviventes desenvolve sequelas graves[6].

Imagem

À ressonância magnética, pacientes com encefalite associada a VZV podem ter achados semelhantes a pacientes com HSV-1, mas com maior frequência têm alteração em córtex extralímbico. Ressonância magnética normal, rara em HSV, é achado bastante comum em encefalite por VZV. Muito rara em HSV, vasculite é extremamente comum em reativações de VZV, e a presença de infartos multifocais, estenoses de vasos intracranianos ou realce em parede vascular, em um paciente com encefalite, são sugestivos de doença associada a VZV (Figura 77.2 e Tabela 77.4).

Diagnóstico

Quando um paciente com herpes zoster cutâneo desenvolve encefalite, geralmente 1 a 4 semanas após ou poucos dias antes do surgimento das lesões, o diagnóstico etiológico é facilmente determinado. No entanto, grande parte dos pacientes tem complicações neurológicas sem nunca ter tido zoster cutâneo, ou apresentam sintomas meses após o surgimento de lesões. Sendo assim, sempre que disponível, deve-se incorporar o PCR para VZV na rotina diagnóstica de meningoencefalites, particularmente quando há clínica sugestiva (imunossuprimidos, neurites cranianas, mielites ou vasculites associadas). Embora tenham alta sensibilidade, ensaios com PCR têm sensibilidade menor para o diagnóstico de encefalite por VZV do que na encefalite por HSV. Por isso, quando possível, deve-se associar pesquisa imunológica

Figura 77.2 – Alteração vascular associada a VZV. Protocolo de estudo de parede de vasos por RM (Vessel – *wall imaging*) mostra realce pelo gadolínio na parede a artéria cerebral média direita de uma paciente que teve AVCi semanas após meningoencefalite por VZV (seta).

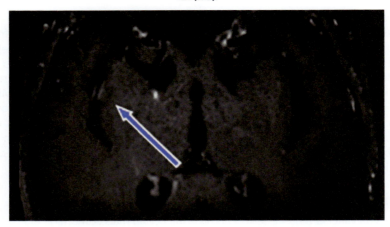

para VZV em soro e LCR. O diagnóstico pode ser realizado quando há demonstração de produção intratecal de anticorpo anti-VZV[7,8]. O diagnóstico de encefalite por VZV pode ser realizado por 3 caminhos (proposta baseada na experiência do autor):

» **Encefalite VZV possível:** IgG+ para VZV no LCR com índice de produção intratecal desconhecido.
» **Encefalite VZV provável:** IgG + para VZV no LCR com demonstração de produção intratecal de anticorpos ou presença de herpes zoster concomitante (ou precedendo) o quadro.
» **Encefalite VZV definida:** PCR + para VZV no LCR

Nos casos descritos como prováveis ou possíveis, é importante verificar que diagnósticos alternativos como encefalite por HSV ou outros herpes vírus foram excluídos.

Tratamento

O tratamento de qualquer doença invasiva associada a VZV consiste em aciclovir endovenoso na mesma posologia que a recomendada para encefalite herpética. O tempo habitual de tratamento é de 14 dias. Pacientes com doenças de evolução mais insidiosa com tendência a cronificação, como mielites ou vasculites, podem se beneficiar de usos prolongados de antivirais orais, como valaciclovir, em alguns casos por meses, embora tal conduta não seja baseada em evidências (opinião do autor).

Enterovírus

Enterovírus (EV) são na verdade um grande grupo de vírus humanos que inclui poliovírus, coxackievírus, echovírus e outros. A sobreposição clínica das infecções pelas variadas cepas de enterovírus, assim como sua semelhança molecular, torna adequado à prática clínica considerá-los todos como um grupo.

Enterovírus são a causa mais comum de meningite asséptica (sem encefalite) no mundo (ver capítulo "meningites agudas", item "meningites assépticas"). Embora a grande maioria dos pacientes com meningite por enterovírus tenha somente cefaleia, febre e algum grau de pleocitose, com recuperação após poucos dias, alguns pacientes eventualmente desenvolvem confusão mental, sinais focais e crises convulsivas, sendo eventualmente reclassificados como casos de meningoencefalite.

As manifestações clínicas são benignas na maioria dos casos: confusão mental leve (coma é muito raro), crises convulsivas ocorrem em 13% dos pacientes, são isoladas e de fácil controle; sinais focais acometem 27% dos pacientes; a mortalidade é de cerca de 9%[9,10]. Exames de neuroimagem são normais na maioria dos casos.

Diagnóstico

O diagnóstico se baseia na detecção molecular do vírus. Como quase todos os EV têm uma mesma região conservada não traduzida em seu código genético, ensaios com primers genéricos permitem detectar a maioria dos EV com um único exame, de alta sensibilidade, >80%, e especificidade próxima a 100%.

A sensibilidade pode ser ainda maior se forem incorporados testes moleculares em swab de garganta e fezes – nas fezes, EV podem permanecer detectáveis por semanas após meningoencefalite.

Tratamento

O tratamento geralmente consiste em suporte: sintomáticos para cefaleia, uso de drogas antiepilépticas durante a fase aguda se crises convulsivas. Após detecção molecular de EV, a maioria dos pacientes com meningite recebe alta com segurança, e pacientes que melhoraram dos sinais de encefalite podem receber alta em poucos dias.

Abordagem prática das meningoencefalites agudas – ênfase em encefalites virais

O diagnóstico etiológico específico das encefalites agudas costuma demorar alguns dias a semanas, muito dependente dos resultados de testes moleculares, de cultura e outros dados paraclínicos. No entanto, as duas causas infecciosas mais relevantes se beneficiam de tratamento precoce. Em meningoencefalite herpética o prognóstico é sensivelmente pior quando há atrasos >24h no início do aciclovir, e é provável que um efeito semelhante seja observado na doença por VZV.

Na prática clínica, a maioria dos dados que permitem suspeitar de encefalite (confusão, febre, crises convulsivas) são disponíveis na primeira avaliação clínica, ou após poucas horas (liquor com pleocitose). Toda encefalite aguda precisa ser tratada empiricamente considerando a possibilidade de encefalite herpética, assim que se obtém o resultado do primeiro LCR, ou antes se o exame for indisponível. Quando há dúvida quanto à possibilidade de meningite bacteriana, associam-se antibióticos (ver capítulo "Meningites agudas").

Este tratamento deve ser mantido até a primeira grande oportunidade de revisão diagnóstica: com aproximadamente 2-4 dias, adicionam-se aos dados clínicos iniciais os resultados de exames de neuroimagem (ressonância magnética, ver Tabela 77.4), biologia molecular (PCR para HSV-1/2, VZV, EV) e eletroencefalograma, além de alguns dias de observação clínica.

Pacientes com PCR negativo para HSV-1/2 e VZV, com EEG e RM normais ou sem pleocitose têm meningoencefalite herpética (principal preocupação) descartada. Na persistência da suspeita clínica, é prudente manter o tratamento, e repetir exame de LCR com novo PCR para HSV enquanto se considera diagnósticos alternativos. Um segundo exame negativo, realizado entre 4 e 7 dias do início dos sintomas, costuma dar grande segurança para exclusão de encefalite por HSV. Ver Figura 76.3 com esquema de abordagem de encefalites agudas.

Figura 77.3 – Fluxograma para esquema de abordagem de encefalites agudas.

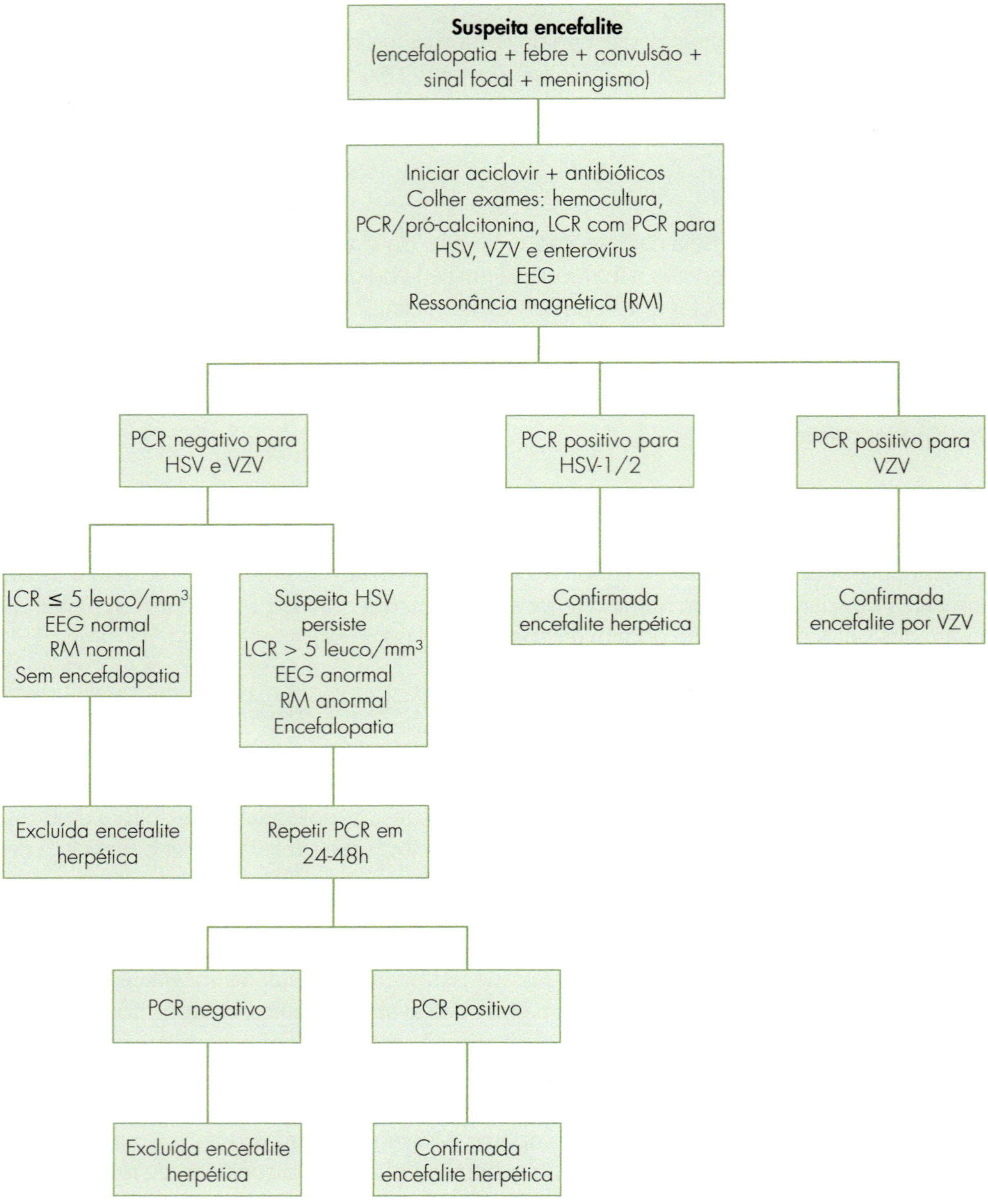

```
                    Suspeita encefalite
            (encefalopatia + febre + convulsão +
                 sinal focal + meningismo)
                            │
                            ▼
            Iniciar aciclovir + antibióticos
            Colher exames: hemocultura,
      PCR/pró-calcitonina, LCR com PCR para
                HSV, VZV e enterovírus
                         EEG
                Ressonância magnética (RM)
                            │
        ┌───────────────────┼───────────────────┐
        ▼                   ▼                   ▼
  PCR negativo para    PCR positivo para   PCR positivo para
    HSV e VZV             HSV-1/2               VZV
        │                   │                   │
   ┌────┴────┐         Confirmada          Confirmada
   ▼         ▼       encefalite herpética  encefalite por VZV
LCR ≤ 5    Suspeita HSV
leuco/mm³  persiste
EEG normal LCR > 5 leuco/mm³
RM normal  EEG anormal
Sem        RM anormal
encefalopatia Encefalopatia
   │           │
Excluída    Repetir PCR em
encefalite  24-48h
herpética       │
           ┌────┴────┐
           ▼         ▼
      PCR negativo  PCR positivo
           │         │
      Excluída    Confirmada
      encefalite  encefalite
      herpética   herpética
```

Conclusão

Encefalites são quadros sindrômicos em que há associação de sinais de inflamação do sistema nervoso central associada a disfunção do parênquima encefálico. Uma abordagem sistemática priorizando inicialmente terapia empírica para encefalite herpética, seguida de revisão após exames de imagem, biologia molecular e imunologia, permite condução segura da maioria dos casos.

Referências

1. Venkatesan A, Tunkel AR, Bloch KC et al. Case definitions, diagnostic algorithms, and priorities in encephalitis: consensus statement of the international encephalitis consortium. Clin Infect Dis Off Publ Infect Dis Soc Am. 2013;57:1114-1128.
2. Gnann JW, Whitley RJ. Herpes Simplex Encephalitis: an Update. Curr Infect Dis Rep. 2017;19:13.
3. Lakeman FD, Whitley RJ. Diagnosis of herpes simplex encephalitis: application of polymerase chain reaction to cerebrospinal fluid from brain-biopsied patients and correlation with disease. National Institute of Allergy and Infectious Diseases Collaborative Antiviral Study Group. J Infect Dis. 1995;171:857-863.
4. Carrera E, Claassen J, Oddo M, Emerson RG, Mayer SA, Hirsch LJ. Continuous electroencephalographic monitoring in critically ill patients with central nervous system infections. Arch Neurol. 2008;65:1612-1618.
5. Armangue T, Moris G, Cantarín-Extremera V et al. Autoimmune post-herpes simplex encephalitis of adults and teenagers. Neurology. 2015;85:1736-1743.
6. De Broucker T, Mailles A, Chabrier S, Morand P, Stahl J-P, steering committee and investigators group. Acute varicella zoster encephalitis without evidence of primary vasculopathy in a case-series of 20 patients. Clin Microbiol Infect Off Publ Eur Soc Clin Microbiol Infect Dis. 2012;18:808-819.
7. Reiber H, Lange P. Quantification of virus-specific antibodies in cerebrospinal fluid and serum: sensitive and specific detection of antibody synthesis in brain. Clin Chem. 1991;37:1153-1160.
8. Grahn A, Studahl M. Varicella-zoster virus infections of the central nervous system – Prognosis, diagnostics and treatment. J Infect. 2015;71:281-293.
9. Fowlkes AL, Honarmand S, Glaser C et al. Enterovirus-associated encephalitis in the California encephalitis project, 1998-2005. J Infect Dis. 2008;198:1685-1691.
10. 10. Jubelt B, Lipton HL. Enterovirus/picornavirus infections. Handb Clin Neurol. 2014;123:379-416.

Capítulo 78
Neurossífilis

Ricardo Nitrini

Conceito

Neurossífilis (NS) é a denominação para manifestações neurológicas da sífilis em qualquer fase da infecção pelo *Treponema pallidum*.

Na fase primária da infecção raramente podem ocorrer sinais clínicos de acometimento do sistema nervoso (SN) como cefaleia, meningismo e discreta pleocitose no exame do líquido cefalorraquidiano (LCR). Tanto os sintomas como as alterações do LCR são incomuns nessa fase e quase sempre desaparecem espontaneamente. Na sífilis secundária, que ocorre semanas ou meses após a infecção, há bacteremia com sinais e sintomas sistêmicos e já são mais comuns cefaleia, discretos sinais meníngeos, enquanto ainda são raros os sinais de envolvimento de nervos cranianos. Quando o LCR é solicitado nesta fase há pleocitose mais evidente e as reações de floculação como o VDRL ou de fixação de complemento como a de Wassermann podem ser positivas.[1]

Mais frequentemente, esses sintomas e sinais neurológicos passam relativamente despercebidos e desaparecem espontaneamente ou mesmo têm recidivas durante o primeiro e até o segundo ano depois da infeção, período que é chamado de sífilis recente. Sem tratamento, a sífilis pode evoluir para o período latente, no qual o LCR pode normalizar-se espontaneamente indicando que não evoluirá para NS. Ou o LCR pode continuar a demonstrar pleocitose, aumento de proteínas e reações positivas para sífilis, caracterizando a NS assintomática recente ou tardia (esta, depois do segundo ano da infecção).[1]

Se a NS assintomática não for diagnosticada e tratada, há tendência de manifestar-se clinicamente depois de tempo variável. A maioria dos casos de NS ocorrem na fase tardia da sífilis e podem ser divididas em formas meningovasculares, relativamente mais precoces em relação à primo-infecção, ou como formas parenquimatosas, ainda mais tardias (Figura 78.1)[2]. Antes de passarmos a apresentar os quadros clínicos das formas de NS, é conveniente discutir os métodos diagnósticos, que são comuns a todas as formas. Também deixaremos para o fim, o tratamento, que também é praticamente o mesmo para todas as formas.[3,4]

Figura 78.1 – Formas clínicas de neurossífilis e a evolução ao longo do tempo das reações imunológicas para sífilis no soro e no liquor (LCR).

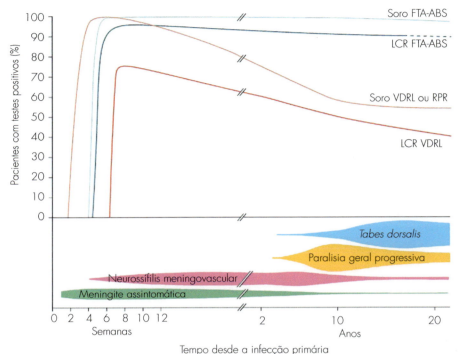

Adaptada de Ropper 2019[2].

Diagnóstico laboratorial

Os primeiros exames a serem solicitados na suspeita de NS é o exame de sangue com testes para a presença de anticorpos antitreponêmicos (também chamados testes treponêmicos que incluem testes de imunofluorescência, hemaglutinação ou aglutinação de micropartículas, conforme a disponibilidade e experiência do laboratório) e testes não treponêmicos (VRDL, reação de Wassermann ou similar). Ou seja: só pode ser NS se o diagnóstico de sífilis for comprovado. Vamos às possibilidades quanto ao soro:
a) Se os testes treponêmicos e não treponêmicos forem ambos negativos, sífilis (e NS) estará excluída.
b) Se o teste treponêmico for negativo e o não treponêmico for positivo, é um resultado falso-positivo para sífilis, o que não é raro no soro; não é sífilis ou NS.
d) Se ambos os tipos de teste forem positivos é sífilis e pode ser NS.
e) Apenas o teste treponêmico for positivo, pode indicar que o paciente teve sífilis no passado pois os testes treponêmicos podem manter-se positivos muitos anos depois de tratamento bem-sucedido da sífilis. Mas como os testes treponêmicos são mais sensíveis no soro do que os não treponêmicos, é possível que a sífilis e a NS estejam em atividade.

A Tabela 78.1 resume essas possibilidades.

Nas hipóteses C) e D) o exame de LCR é obrigatório e deve incluir a pesquisa de testes treponêmicos e não treponêmicos. Os testes treponêmicos no LCR são muito sensíveis, e por isso, excluem o diagnóstico de NS quando negativos. Mas se uma pequena quantidade de anticorpos antitreponêmicos tiver passado do soro para o LCR, o resultado do teste treponêmico

Tabela 78.1 – Exames sorológicos para o diagnóstico de sífilis e neurossífilis (NS)

	Teste treponêmico	Teste não treponêmico	Diagnóstico
A	Não reagente	Não reagente	Sífilis (e NS) excluída
B	Não reagente	Reagente	Falso-positivo para sífilis
C	Reagente	Reagente	Sífilis (pode ser NS)
D	Reagente	Não reagente	"Cicatriz" sorológica ou sífilis em atividade (pode ser NS)

poderá ser positivo no LCR na ausência de NS. E como estes anticorpos tendem a permanecer por muitos anos mesmo depois do tratamento eficaz da sífilis, a possibilidade de passagem do sangue para o LCR não é infrequente. Logo, o resultado positivo de teste treponêmico no LCR não confirma o diagnóstico de NS.

Os testes não treponêmicos detectam a presença de anticorpos contra cardiolipina e por isso não são muito específicos para sífilis no sangue, mas têm elevada especificidade no LCR, embora sejam menos sensíveis que os testes treponêmicos. Quando ambos (teste treponêmico e VDRL, por exemplo) são positivos no LCR não deixam dúvida: é NS (*diagnóstico definido*). Mas se o VDRL for negativo e o teste treponêmico for positivo ainda pode ser NS (diagnóstico provável ou possível). Apenas o teste não treponêmico positivo (com teste treponêmico negativo) é uma impossibilidade.

Uma vez feito o diagnóstico de NS, é necessário verificar se há evidências de um processo inflamatório no LCR. Se houver evidência de um processo inflamatório, a NS estará em atividade. O marcador mais importante do processo inflamatório em atividade no SNC é a presença de pleocitose, geralmente entre 5 e 100 leucócitos/mm^3 na NS. Em seguida, também indicam atividade inflamatória o aumento de proteínas (entre 40 e 100 mg/dL) e o aumento do teor de gamaglobulinas na eletroforese de proteínas do LCR, que é elevado em algumas formas de NS, como veremos adiante.

Tomando esses dados em conjunto, podem-se encontrar, no LCR, os testes treponêmicos e VDRL positivos, com pleocitose, aumento de proteínas e de gamaglobulinas, sendo a pleocitose o marcador mais importante de atividade – *NS definida em atividade*; ou teste treponêmico positivo (VDRL negativo) com pleocitose e aumento de proteínas e de gamaglobulinas, – *NS provável em atividade*; ou apenas o teste treponêmico positivo (VDRL negativo) sem pleocitose com aumento de proteínas e/ou de gamaglobulinas– *NS possível*. A Tabela 78.2 resume estas possibilidades.

Tabela 78.2 – Líquido cefalorraquidiano na suspeita de Neurossífilis (NS)

Teste treponêmico	VDRL (ou similar)	Leucócitos (mm^3)	Proteínas (mg/mL)	IgG (ou gamaglobulinas)	Diagnóstico
Reagente	Reagente	> 5	> 40	> 14%	NS definida em atividade
Reagente	Não reagente	> 5	> 40	> 14%	NS provável em atividade
Reagente	Não reagente	0-5	> 40	> 14%	NS possível
Reagente	Não reagente	0-5	< 40	< 14%	Não é NS
Não reagente	Reagente	-	-	-	Falso-positivo

No caso de suspeita de NS possível, o tratamento para NS deve ser indicado se não houver melhor hipótese diagnóstica para a síndrome clínica, mas o acompanhamento clínico e laboratorial deverá ser ainda mais rigoroso. Existe a possibilidade de que o tratamento cause mudanças no LCR que reforçariam o diagnóstico (por exemplo, o aparecimento de pleocitose na primeira semana do início do tratamento).

Recentemente tem sido discutido o valor de um teste de PCR para sífilis no LCR. Em um estudo, a especificidade do PCR foi muito alta (97%)[5] o que poderá vir a ser de valor para o diagnóstico em casos de possível NS.

Formas clínicas de neurossífilis

Neurossífilis assintomática

Caberia aqui a denominação NS pré-clínica. O conhecimento desta forma é tão importante que merece ser discutida antes. Como o diagnóstico de NS assintomática só pode ser confirmado pelo exame do LCR, pode parecer que seria raro deparar-se com a situação de um indivíduo assintomático que se submete a um exame de LCR. E é, de fato. Mas se um paciente é submetido a um exame de sangue de rotina e detectam-se reações antitreponêmicas e/ou não treponêmicas reagentes, e não há história clara de antecedentes de sífilis ou de tratamento adequado, é obrigatório solicitar-se exame do LCR. O diagnóstico da NS assintomática, neste caso, leva ao tratamento que impede a evolução para NS sintomática.

Neurossífilis meningovascular

Formas meningovasculares manifestam-se mais frequentemente nos primeiros 2 a 10 anos depois da infecção como quadros meningíticos que podem lembrar uma meningite viral, associada ou não com alterações de nervos cranianos, em particular do segundo nervo, ou como uma meningite de base. Noutras vezes, manifestam-se como crises epilépticas ou como episódio isquêmico que pode ter gravidade variável, desde episódio rapidamente reversível até grande e grave infarto cerebral. Angiografia convencional com técnicas mais recentes pode revelar aspecto de vasculite. O acometimento isolado ou associado da medula espinhal, na forma de meningomielites agudas ou crônicas também pode ocorrer.

O diagnóstico da NS meningovascular era mais simples quando exames do LCR (e sangue) incluíam rotineiramente tanto as reações não treponêmicas (como o VDRL ou reação de Wassermann) como as antitreponêmicas. Atualmente, é necessário pensar na hipótese diagnóstica e solicitar alguns desses exames no sangue e no LCR. A pleocitose pode variar de poucas células mononucleares a celularidade alta, mas em geral é inferior a 100 células mononucleares/mm3[1].

As formas meningovasculares oligossintomáticas como uma crise epiléptica ou um episódio isquêmico reversível podem entrar em remissão clínica tornando-se novamente assintomáticas e voltar a eclodir mais tarde como formas meningovasculares mais graves, ou como formas parenquimatosas.

Neurossífilis parenquimatosa

Este nome deriva da hipótese antiga de que o parênquima do SN central era o principal sítio de acometimento e não o sistema vascular. Entretanto, é possível que todas as formas de NS tenham mediação vascular.

Alguns classificam como NS parenquimatosa apenas a Paralisia Geral Progressiva e a *Tabes Dorsalis*, enquanto outros incluem entre elas a Atrofia Óptica. A associação da *tabes dorsalis* com paralisia geral (taboparalisia) ou com formas meningovasculares tardias não era infrequente.

Paralisia geral progressiva

Cerca de 5% dos pacientes que não recebem tratamento para sífilis evoluem para a demência denominada paralisia geral progressiva (PGP), usualmente 10 a 25 anos depois da infeção. No período anterior à introdução da penicilinoterapia, o diagnóstico de PGP era realizado quando os doentes tinham de 35 a 50 anos, na maioria dos casos.[6,7]

PGP deve ter sido a forma mais comum de demência até o início do século XX quando começaram a surgir as formas de tratamento com razoável sucesso, como a malarioterapia. E interessante que o sucesso da malarioterapia foi tão grande que seu introdutor, Wagner von Jauregg, recebeu o prêmio Nobel de Medicina por esta descoberta em 1927, dez anos mais tarde. Mas foi com a penicilina que todas as formas de NS tornaram-se mais raras.

No período de 1961 a 1980, foram internados 92 casos com NS nas enfermarias da Clínica Neurológica do Hospital das Clínicas da Faculdade de Medicina da Universidade de São Paulo e destes, 25 (27,2%) tinham PGP.[8] A epidemia de infecção pelo HIV-1 provavelmente causou um aumento na incidência de meningite sifilítica, mas aparentemente não alterou a incidência de PGP.[7,8]

Patologia da PGP

Nesta forma de NS há uma meningoencefalite crônica causada pela invasão do parênquima cerebral pelo *Treponema pallidum*. Os achados mais visíveis são a atrofia cortical, mais marcadamente nas porções anteriores do cérebro, espessamento das meninges e aumento dos ventrículos. Pode haver infiltrados linfoplasmocitários mais evidentes nas meninges e seus vasos, que se acumulam formando um manguito nos espaços perivasculares do cérebro. Graus variáveis de proliferação da camada íntima com estreitamento e oclusão da luz do vaso são observados em pequenos capilares e vênulas, que provavelmente são responsáveis pela perda acentuada de neurônios, astrogliose e células microgliais que ocorrem no córtex cerebral, cerebelo e gânglios da base. Em outros casos, o infiltrado linfoplasmocitário é menor e as alterações degenerativas predominam com atrofia cortical mais grave. Exemplares do *Treponema pallidum* são difíceis de encontrar, mas com avaliação cuidadosa, podem ser detectados no córtex cerebral em 25 a 40% dos casos.

Quadro clínico da PGP

A PGP inicia-se de modo insidioso, geralmente com alterações do humor ou da personalidade sutis que precedem por meses ou anos o declínio cognitivo. Por vezes, o início é marcado por crises convulsivas ou por episódios sugestivos de episódios isquêmicos transitórios. Nos 25 casos de PGP atendidos no período de 1961 a 1980 no Hospital das Clínicas e mencionados acima, o início foi insidioso em 19 doentes enquanto em três casos foi marcado por crises convulsivas, em dois por episódios sugestivos de acidente vascular cerebral e em um caso manifestou-se depois de um traumatismo craniencefálico.[8]

São clássicas as descrições de delírios de grandeza, delírios paranoides e manifestações maníaco-depressivas que tanto podem ocorrer nas fases em que o declínio cognitivo ainda não é manifesto como na fase de demência. No imaginário popular encontram-se os dementes que dizem ser muito poderosos, com Napoleão como o arquétipo, que quase certamente foram descritos no século XIX, quando a PGP era muito frequente. Muitas vezes, ocorre um quadro menos exuberante onde destaca-se apenas o empobrecimento intelectual progressivo, que era denominado "forma demencial simples da PGP". Na casuística acima descrita, predominou a forma demencial simples e apenas 3 casos apresentaram delírios de grandeza ou ideação paranoide. É importante ressaltar que em grandes casuísticas do passado, as formas expansivas, consideradas clássicas, ocorreram em apenas 10 a 20% dos casos. Crise convulsiva ou acidente vascular transitório também pode se manifestar ao longo da evolução, deixando claro que os sintomas comportamentais decorrem de uma afecção neurológica que simula um transtorno psiquiátrico.

O exame neurológico frequentemente revela anormalidade pupilar (anisocoria, perda do reflexo fotomotor com preservação da miose ao olhar para perto) tremores nos lábios e língua, disartria, e reflexos hiperativos. Na ausência de tratamento o paciente evolui para demência progressiva, convulsões, incapacidade de caminhar e morte depois de 3 a 4 anos do início.[6]

No Brasil, a Academia Brasileira de Neurologia recomenda o emprego de testes diagnósticos para o diagnóstico de demência de etiologia desconhecida.[9]

A frequência de NS em um serviço especializado em declínio cognitivo maior (3,3%) em 2003[10], do que em publicação mais recente realizada no mesmo serviço (0.77%).[11]

Diagnóstico

Alguns pontos são importantes para um médico que suspeita de NS em um caso de demência ou que esteja ainda com alterações comportamentais.

Em primeiro lugar, tomografia computadorizada ou ressonância magnética que revelem atrofia não descartam (até podem sugerir) PGP, quando a suspeita clínica for grande. A atrofia tende a predominar nas regiões frontotemporais, mas pode afetar as regiões temporais mesiais, quando pode sugerir o diagnóstico de doença de Alzheimer.[5] Mesmo a tomografia por emissão de pósitrons (FDG-PET) pode ser compatível com o diagnóstico de doença de Alzheimer.[12]

O primeiro exame a ser solicitado na suspeita de que demência é de origem sifilítica é a pesquisa de anticorpos antitreponêmicos, como já discutido acima. E, se o resultado do exame sorológico for positivo, proceder ao exame completo do LCR. Na PGP os níveis de gamaglobulina são os mais elevados dentre todas as formas de NS podendo atingir mais de 40,0% do total (normalmente até 14,0%)

Tabes dorsalis

Esta é a forma mais tardia de NS ocorrendo usualmente mais de 20 anos depois da infecção, embora possa originar-se mais precocemente. A característica mais marcante é a ataxia sensitiva caracterizada pelo sinal de Romberg positivo, marcha talonante com intensa piora ao fechar os olhos, sensibilidade profunda acometida principalmente nos membros inferiores e abolição dos reflexos profundos.

Esta síndrome decorre do acometimento das fibras grossas nas raízes dorsais, o que leva à degeneração dos cordões posteriores.

Também muito frequente na *Tabes dorsalis* são as crises de dor lancinantes nos membros inferiores, costas, face e outros locais do corpo que podiam ser rápidas ou mais longas. E crises de dor epigástrica com vômitos.

Muitas vezes o exame de LCR nos casos de *Tabes dorsalis* revelavam anormalidades mais discretas, com VDRL negativo, por exemplo, talvez porque já tivessem recebido outros tratamentos ao longo da evolução ou devido ao longo tempo desde a infecção.

Além da ataxia e das dores, observam-se anormalidades pupilares e na *Tabes dorsalis* pode ocorrer também perda visual progressiva causada pela atrofia óptica sifilítica, que pode fazer parte da *Tabes* ou mais raramente da PGP, ou manifestar-se quase isoladamente como uma neuropatia óptica progressiva, mas que se acompanha de alterações discretas da NS no LCR. Além da atrofia óptica que é uma manifestação tardia da NS, são descritas anormalidades oculares de diversos tipos na NS, desde queratites, uveítes anterior e posterior e vasculite retiniana, que podem estar acompanhadas ou não de meningite sifilítica, mais frequentes nas fases relativamente recente da infecção.

Formas atípicas

Nas últimas duas décadas têm sido descritos alguns casos de demência rapidamente progressiva[13], ou que simulam encefalite herpética[14] ou encefalite límbica pelo acometimento da porção mesial do lobo temporal na NS.[5] Estes casos são de difícil classificação e, embora raros, tornam obrigatório incluir a NS no diagnóstico diferencial dessas doenças.

Tratamento

O tratamento mais eficaz para a NS ainda é a penicilina G cristalina aquosa, utilizada em doses altas de 18a 24 milhões de unidades por dia administrada como 3-4 milhões de unidades por via intravenosa a cada 4 horas ou infusão contínua por 10-14 dias (Centers for Disease Control – CDCs, 2015).[15] Os CDCs incluem, para pacientes que certamente seguirão a orientação médica, a alternativa de utilizar penicilina procaína 2,4 milhões de unidades por via intramuscular por dia durante 10 a 14 dias associada com probenecid 500 mg, 4 vezes ao dia, por via oral. Os CDCs sugerem que ao término desses tratamentos, sejam utilizadas uma dose por semana de penicilina benzatina 2,4 milhões de unidades por via intramuscular durante 3 semanas. Nossa experiência foi sempre a de estender a terapia com penicilina intravenosa por 20 dias.

Para as formas mais graves de NS, entre as quais a PGP e a neurite óptica, nós recomendamos utilizar 60 mg de prednisona ou dose equivalente de dexametasona 24 horas antes da primeira dose de penicilina para evitar a reação de Jarisch-Herxheimer. Esta reação, descrita principalmente na sífilis secundária, caracteriza-se pela piora aguda dos sintomas provavelmente causada pela liberação aguda de antígenos treponêmicos pela ação da penicilina.

Melhora clínica significativa ocorre quando o tratamento é administrado no início dos sintomas ou, melhor ainda, na NS assintomática. A avaliação clínica ao longo e depois do tratamento é importante, mas o exame do LCR é fundamental para avaliar se a NS foi tratada com sucesso. Imediatamente depois do tratamento pode haver redução considerável da pleocitose, mas o teor de gamaglobulinas pode estar mais elevado do que antes do tratamento.[16] Deve-se repetir a punção lombar com intervalo de seis meses até dois anos. Quando o tratamento tiver sido eficaz, a pleocitose deve ter se normalizado (<5 células/mm³) em seis meses. Nos casos de infecção concomitante pelo HIV-1 têm sido recomendados intervalos de 3 meses no primeiro ano. Os níveis de proteína no LCR e os títulos de VDRL no LCR e no soro têm valor bem menor para o acompanhamento do tratamento pois reduzem-se bem mais lentamente. Quando a pleocitose se mantém, deve-se retratar com penicilina.[3,4]

Em doentes com alergia à penicilina ou na ausência de penicilina, pode ser utilizada ceftriaxona 2 gramas por dia, por via muscular ou intravenosa durante 10 dias, mas como há poucos dados que apoiem a eficácia da ceftriaxona, recomenda-se um acompanhamento cuidadoso. Doxiciclina 100 mg de 12 em 12 horas, por via oral, durante 14 dias é uma alternativa na sífilis precoce quando há alergia à penicilina. A facilidade de uso e boa penetração no SNC tornam a doxiciclina na dose de 200 mg de 12 em 12 horas por 28 dias, uma alternativa atraente,[16,17] mas é necessário acompanhar cuidadosamente a evolução do LCR. Nesses casos, assim como já indicado para quando há infecção concomitante pelo HIV-1, recomenda-se exames de LCR com intervalos de 3 meses no primeiro ano.[3,16]

Sífilis ocular ou otológica devem ser tratadas com os mesmos esquemas terapêuticos indicados para a NS, mesmo se não houver NS associada.

Referências

1. Nitrini R. Neurossífilis: análise de alguns aspectosclínicos e laboratoriais. Dissertação de Mestrado. Faculdade de Medicina da Universidade de São Paulo, 1981.
2. Ropper AH. Neurosyphilis. N Engl J Med. 2019;381(14):1358-1363.
3. Nitrini R. Clinical and Therapeutic Aspects of Dementia in Syphilis and Lyme Disease. Handb Clin Neurol 2008; 89: 819-823.
4. Nitrini R, de Paiva ARB, Takada LT, Brucki SMD. Did you rule out neurosyphilis? Dement Neuropsychol. 2010;4:338-345.
5. Bash S, Hathout GM, Cohen S. Mesiotemporal T2-weighted hyperintensity: neurosyphilis mimicking herpes encephalitis. Am J Neuroradiol 2001; 22: 314-316.
6. Kang-Birken SL, Castel U, Prichard JG. Oral doxycycline for treatment of neurosyphilis in two patients infected with human immunodeficiency virus. Pharmacotherapy. 2010;30(4):119e-122e.
7. Katz DA, Berger JR, Duncan RC (1993). Neurosyphilis: a comparative study of the effects of infection with human immunodeficiency virus. Arch Neurol1993; 50: 243-249.
8. Mehrabian S, Raycheva M, Traykova M, Stankova T, Penev L, Grigorova O et al. Neurosyphilis with dementia and bilateral hippocampal atrophy on brain magnetic resonance imaging. BMC Neurol. 2012; 20:12:96.
9. TatarZ, Cansiz A, Köksal A, Kurt E. A case of neurosyphilis presenting with dementia and psychiatric symptoms. J Neuropsychiatry Clin Neurosci 2014; 26:E39-E40.
10. Merritt HH, Adams RD, Solomon HC. Neurosyphilis. Oxford University Press New York, New York, 1946.
11. Storm-Mathisen A. Syphilis. In: PJ Vinken, GW Bruyn (Eds.), Infections of the Nervous System, part I. Handbook of Clinical Neurology, vol. 33. Elsevier, North-Holland Biomedical Press, Amsterdam, New York, Oxford, cap. 17, pp. 337-394, 1978.
12. Souza MC, Nitrini R. Effects of human immunodeficiency virus infection on the manifestations of neurosyphilis. Neurology 1997; 49: 893-894, 1997.
13. Nitrini R, Caramelli P, Bottino CM, Damasceno BP, Brucki SM, Anghinah R; et al. [Diagnosis of Alzheimer's disease in Brazil: diagnostic criteria and auxiliary tests. Recommendations of the Scientific Department of Cognitive Neurology and Aging of the Brazilian Academy of Neurology]. Arq Neuropsiquiatr. 2005;63:713-719.
14. Takada LT, Caramelli P, Radanovic M, Anghinah R, Hartmann APBJ, Guariglia CC, Bahia VS, Nitrini R. Prevalence of potentially reversible dementias in a dementia outpatient clinic of a tertiary university-affiliated hospital in Brazil. Arq Neuropsiquiatr2003;61: 925-929.
15. Nitrini R. Demência na Neurossífilis. In Brucki SDM et al. Ed. Demências: Enfoque Multidisciplinar. 2a. Ed. no prelo
16. Verjans S, Van Laere K, Vandenberghe R. Neurosyphilis mimicking young-onset Alzheimer's disease: a case report explaining the pitfalls of FDG-PET. Acta Neurol Belg. 2016;116:207-210.
17. Stefani A, Riello M, Rossini F, Mariotto S, Fenzi F, Gambina G et al. Neurosyphilis manifesting with rapidly progressive dementia: report of three cases. Neurol Sci. 2013;34:2027-2030.
18. Bash S, Hathout GM, Cohen S. Mesiotemporal T2-weighted hyperintensity: neurosyphilis mimicking herpes encephalitis. Am J Neuroradiol 2001; 22: 314-316.
19. Sexually transmitted diseases treatment guidelines. Centers for Disease Control and Prevention. 2015
20. Nitrini R, Spina-França A. [Intravenous penicillin therapy in high doses in neurosyphilis: study of 62 cases. I. Clinical evaluation] Arq Neuropsiquiatr 1987; 45: 99-108.

Capítulo 79
Neuroesquistossomose

Helio Rodrigues Gomes
José Ernesto Vidal Bermudez

Conceito

A neuroesquistossomose pode ser definida como o conjunto de manifestações neurológicas da esquistossomose mansônica, uma doença parasitária causada pelo *Schistosoma mansoni*[1]. A sua manifestação mais relevante clinicamente é a mielorradiculopatia esquistossomótica.

Epidemiologia

A infecção por *S. mansoni* é endêmica na América do Sul, Caribe, África e Médio Oriente[2]. No Brasil, a infecção constitui importante problema de saúde pública, existindo, aproximadamente, 6-10 milhões de pessoas infectadas. Os Estados de Minas Gerais e Bahia respondem por 70% dos casos. Inclusive, algumas áreas desses dois Estados podem ter prevalências de infecção pelo *S. mansoni* superiores al 15%[3]. Adicionalmente, estudos brasileiros mostram que ao redor de 5% dos pacientes admitidos por mielopatias não traumáticas apresentam mielorradiculopatia esquistossomótica[4].

Patogenia

Os mecanismos fisiopatológicos da mielorradiculopatia esquistossomótica são parcialmente conhecidos. O mecanismo mais aceito consiste na resposta inflamatória do hospedeiro, secundária à presença dos ovos do parasita. Secundariamente, é possível um mecanismo imunomediado, que pode causar vasculite e isquemia, podendo ter efeitos sinérgicos com o mecanismo inflamatório[5]. A resposta inflamatória varia em intensidade, causando formas oligossintomáticas até quadros graves. Contudo, depósitos de ovos sem sinais de inflamação nem manifestações clínicas são possíveis. Inclusive, a neuroesquistossomose mansônica assintomática é mais frequente do que as formas sintomáticas[6]. Os ovos e os parasitas podem ser transportados dentro do fluxo venoso retrógrado no plexo venoso vertebral de Batson, o qual não tem válvulas. Esse plexo, conecta o sistema venoso portal e a veia cava inferior às veias espinhais e cerebrais[7] permitindo que os ovos cheguem ao sistema nervoso central por oviposição *in situ* ou por um processo embólico, principalmente, na região lombro-sacra[5]. Esse particular mecanismo de migração explica a predileção anatômica e a maior frequência da mielorradiculopatia esquistossomótica dentre as apresentações neurológicas. Na história natural da esquistossomose mansônica, a mielorradiculopatia, caracteristicamente, costuma se apresentar na forma hepatointestinal crônica, e, mais raramente, na forma aguda. A neuroesquistossomose é mais frequente em homens jovens, provavelmente devido à maior incidência de esquistossomose mansônica em trabalhadores rurais[5].

Manifestações clínicas
Mielorradiculopatia

A apresentação neurológica mais importante na prática clínica diária é a mielorradiculopatia. As síndromes neurológicas principais incluem: (i) mielite transversa, caracterizada por paraplegia flácida arefléxica aguda com nível sensorial torácico e disfunção esfincteriana, e (ii) mielorradiculopatia progressiva caracterizada por fraqueza de membros inferiores, dor, parestesias nos dermátomos lombo-sacros, e disfunção esfincteriana. Os sintomas iniciais mais frequentemente relatados são dor lombossacral e parestesias em membros inferiores, nessa ordem. Dentre as queixas urinárias, retenção urinária é a mais frequente. Usualmente, a mielite transversa aguda é resultado de lesão granulomatosa e causa mielorradiculopatia assimétrica crônica. Menos comumente, a esquistossomose pode imitar neoplasia espinhal, causando paraparesia progressiva; síndrome de compressão espinhal devido a granulomas extra-axiais, ou infarto espinhal, devido a oclusão da artéria espinhal anterior[2,4,5,8,9].

Esquistossomose cerebral

A apresentação mais comum é a forma assintomática ou oligossintomática em pacientes com infecção crônica, como evidenciado em estudos anatomopatológicos, os quais demonstram que aproximadamente 25% dos pacientes com a forma hepatoesplênica crônica tem evidência de presença do parasita no cérebro. A esquistossomose cerebral sintomática compreende as seguintes apresentações (i) quadro agudo, caracterizado por febre, cefaleia e manifestações neuropsiquiátricas; (ii) crise convulsiva, focais ou generalizadas; e (iii) pseudotumoral, presentando hipertensão intracraniana e déficits focais. As manifestações respondem à presença do efeito de massa e localização dos granulomas. Raramente, hemorragia intracerebral ou subaracnóidea pode acompanhar às lesões[2,4,7,8].

Diagnóstico laboratorial
Mielorradiculopatia

Os exames parasitológicos de fezes revelam *S. mansoni* em aproximadamente 40% dos casos, incluso quando três ou mais amostras são examinadas, achado provavelmente relacionado à baixa carga parasitária nessas amostras. A biópsia retal apresenta sensibilidade entre 95-100% na identificação de ovos de *S. mansoni*. A gravidade clínica não parece ter relação com a carga parasitária nos exames antes citados. O exame de liquor usualmente mostra leve a moderada pleocitose a predomínio linfomonocitário, leve a moderado aumento de proteínas, níveis normais de glicose e presença de eosinófilos (~50% dos casos). Eosinorraquia, apesar de ser principalmente atribuída a infecção parasitária, é um achado inespecífico e pode ser secundário a outras infecções, doenças inflamatórias, neoplasias e reações medicamentosas. Provas sorológicas reagentes não têm valor diagnóstico em pessoas de áreas endêmicas[2,4,7,8,9]. O uso combinado de provas sorológicas (por exemplo hemaglutinação indireta e ELISA) aumenta a sensibilidade e especificidade[1]. A detecção de anticorpos de *S. mansoni* no liquor, através de ELISA parece ser específico para o diagnóstico. Alguns estudos sugerem o benefício da identificação de DNA de *S. mansoni* em amostras de liquor[1].

Esquistossomose cerebral

A presença de ovos de S. mansoni nas fezes ou em tecido retal é um achado frequente e sugere o diagnóstico. Devido às contraindicações frequentes para punção lombar em pacientes com lesões expansivas e/ou hipertensão intracraniana, existe pouca informação sobre o perfil liquórico, mas costuma ser normal ou discretamente alterado. Provas sorológicas (p.e Westen blot) podem detectar anticorpos anti-Schistosoma mansoni, porém, não permitem diferenciar infecção antiga de uma recente. Em áreas endêmicas, a sorologia é sensível, mas inespecífica para identificar infeção ativa. Contudo, um resultado negativo permite excluir a infecção. Entretanto, entre os viajantes de áreas não endêmicas que têm uma exposição recente, breve e bem definida ao parasita, uma sorologia positiva sugere fortemente infecção ativa, mesmo na presença de fezes sem Schistosoma. Por tanto, na esquistossomose cerebral, o valor das sorologias e mais relativo, sendo mais relevante as imagens na suspeita diagnóstica e a biópsia cerebral para a confirmação diagnóstica[2,4,7,8].

Diagnóstico radiológico

Mielorradiculopatia

Recomenda-se a ressonância magnética, por sua maior sensibilidade, comparada à tomografia computadorizada. Frequentemente se observam alterações, mas são inespecíficas. O achado mais comum é alargamento da medula espinhal (particularmente na sua porção inferior ou do conus medullaris) e engrossamento das raízes espinhais (especialmente aquelas que formam a cauda equina), em T1 com gadolínio; hipersinal em T2; e um padrão heterogêneo de realce após o contraste[7,10]. A mielografia convencional e a mielografia por tomografia computadorizada podem ser normais ou mostrar realce da medula espinhal, o qual pode causar bloqueio completo ou parcial e engrossamento das raízes nervosas. A ressonância magnética tem substituído as técnicas mielográficas antes descritas.

Esquistossomose cerebral

Na tomografia computadorizada se descrevem lesões hiperdensas, únicas ou múltiplas, com realce variável, usualmente com bordas irregulares, rodeados por edema e efeito de massa variável. Na ressonância magnética se observam múltiplos nódulos com padrões variáveis de realce, por vezes linear e proeminente edema perilesional ou realce linear "arborizado", circundado por realces puntiformes. Também têm sido descritos casos de esquistossomose cerebral com hematomas cerebrais e hemorragia subaracnóidea[7,11].

Diagnóstico histopatológico em sistema nervoso central

A identificação de granulomas ou ovos de Esquistossoma em amostras de sistema nervoso central (medula espinhal ou cérebro, obtidas por biópsia) constitui o padrão ouro diagnóstico[9,12]. Por vezes, pacientes de áreas endêmicas, submetidos a biópsia cerebral, como parte da investigação de lesões expansivas, tem o diagnóstico revelado apenas após esse procedimento.

Abordagem diagnóstica

Mielorradiculopatia

Considerando que o padrão ouro diagnóstico, a biópsia medular, é pouco acessível na prática clínica diária, a integração dos seguintes critérios pode facilitar a abordagem do diagnóstico presuntivo da esquistossomose mielorradicular: (i) evidencia clínica de lesão medular; (ii) evidência de exposição ao S. mansoni, (iii) achados compatíveis com liquor inflamatório, e

(iv) exclusão de outras doenças (ver diagnóstico diferencial)[9]. Na Tabela 79.1 se apresentam as diretrizes para o diagnóstico provável da esquistossomose mielorradicular.

Esquistossomose cerebral

Informação epidemiológica, clínica e radiológica fundamenta a suspeita diagnóstica, mas sua confirmação requer de estudo histopatológico[2,4]. Na Tabela 79.2 se apresentam as diretrizes para o diagnóstico da esquistossomose cerebral.

Tabela 79.1 – Diretrizes para o diagnóstico provável de esquistossomose mansônica mielorradicular

1. Manifestações clínicas de mielopatia ou mielorradiculopatia
• Manifestações de doença medular na coluna torácica baixa, lombossacral, cone ou cauda equina, incluindo dor lombar, dor nos membros inferiores, sensibilidade alterada nos membros inferiores, disfunção urinária e intestinal, disfunção erétil (isolada ou combinada) E ausência de evidência clínica sugestiva de outras doenças da medula espinhal
2. Evidência de exposição ao *Schistosoma*
• Exame parasitológico em fezes positivo (métodos de Hoffman, Pons e Janer, Kato-Katz) ou biópsia retal positiva **e/ou** • Prova imunológica anti-*Schistosoma* positiva no soro e/ou liquor • ELISA, imunofluorescência indireta, hemaglutinação indireta, Western blot
3. Evidência de lesão inflamatória na medula espinhal
• Liquor: níveis elevados de proteínas e pleocitose com predomínio linfomononuclear; presença de eosinófilos, níveis normais de glicose e níveis elevados de gamaglobulina; ausência de infecção bacteriana ou fúngica; reação imunológica anti-*Schistosoma* no liquor **e** • Imagens: ausência de alterações ósseas e sinais de mielopatia ou mielorradiculopatia inflamatória na ressonância magnética
4. Exclusão de outras doenças
• Trauma medular, injeção intratecal, radioterapia, tumores, deficiência de vitamina B12, síndrome antifosfolipídica, diabetes ou vasculite autoimune, mielite associada ao HIV, HTLV, HCV ou HSV, sífilis, abscessos medulares, tuberculose, siringomielia, neurocisticercose, hérnia do disco lombar, polirradiculoneurite

Adaptada de Vale e cols., 2012.

Tabela 79.2 – Diretrizes para o diagnóstico de esquistossomose mansônica cerebral

- **Epidemiologia:** paciente de área endêmica para *S. mansoni* ou viajante retornando de país com transmissão da infecção
- **Manifestações clínicas:** convulsões, cefaleia de início recente, déficits neurológicos, sinais de hipertensão intracraniana, status mental alterado.
- **Imagens compatíveis:** tomografia computadorizada e/ou ressonância magnética de encéfalo mostrando lesão ou lesões tumorais intracranianas, isoladas ou múltiplas. Lesão rodeada por múltiplos nódulos puntiformes (aparência "arboriforme") é altamente sugestiva de esquistossomose cerebral.
- **Biópsia estereotáxica de lesão cerebral:** na avaliação histopatológica, a presença de paredes dos ovos ácido-álcool resistentes com espinhos laterais confirma esquistossomose cerebral causada por *S. mansoni*

Adaptada de Vale e cols., 2012.

Diagnóstico diferencial
Mielorradiculopatia
Diversas condições têm apresentação similar à esquistossomose mielorradicular: infecções virais (HIV-1, HTLV-1, herpes simplex, vírus varicela-zoster, hepatite B e C), infecções bacterianas (sífilis, abscessos medulares, tuberculose), infecções parasitárias (neurocisticercose), doenças autoimunes (esclerose múltipla, síndrome antifosfolípide), tumores, deficiência de vitamina B12, entre outras[7,9].

Esquistossomose cerebral
Devido a apresentação inespecífica, usualmente de lesão focal expansiva, os diagnósticos diferenciais incluem outras infecções (tuberculomas, criptococomas, neurocisticercose) e tumores (primários ou metastáticos)[7].

Tratamento
As ferramentas terapêuticas incluem medicamentos anti-*Schistossoma*, corticosteroides e/ou cirurgia. Contudo, abordagem multidisciplinar é fundamental no manejo dos pacientes.

Mielorradiculopatia
Os medicamentos anti-*Schistossoma* destroem o parasita adulto, interrompendo a produção de ovos. Desta forma, eliminam a causa da reação inflamatória na medula. Os corticosteroides reduzem a inflamação nas áreas ao redor dos ovos que são responsáveis pela compressão e destruição do tecido nervoso. O benefício de doses elevadas de corticosteroides, nos primeiros dias, é inequívoco. Embora a duração total dos corticosteroides não esteja plenamente definida, se recomendam períodos de duração não menores de 6 meses, para evitar o risco de recorrência das manifestações neurológicas. A cirurgia, raramente é necessária e fica reservada para pacientes que apresentam paraplegia aguda e obstrução do fluxo liquórico[7,9]. Na Tabela 79.3 se apresenta protocolo de tratamento da mielorradiculopatia esquistossomótica.

Esquistossomose cerebral
O benefício do tratamento antiparasitário e dos corticosteroides se extrapola das formas mielorradiculares. A necessidade de neurocirurgia deve ser discutida caso a caso[7]. Na Tabela 79.4 se apresenta protocolo de tratamento da esquistossomose mansônica cerebral.

Prognóstico
Mielorradiculopatia
A evolução desta apresentação neurológica pode ser classificada em 4 padrões clínicos: (i) recuperação completa; (ii) recuperação parcial sem limitação funcional; (iii) recuperação parcial com limitação funcional; e (iv) ausência de recuperação. Após tratamento, a maioria de pacientes com esquistossomose mielorradicular (aproximadamente 70%) se enquadram nos dois primeiros padrões descritos. Os outros pacientes persistem com sequelas que podem variar de leves até graves[8].

Esquistossomose cerebral
Esta apresentação apresenta melhor prognóstico quando comparado à mielorradiculopatia. A maioria de pacientes tratados apresenta recuperação rápida e sem sequelas neurológicas[8].

Tabela 79.3 – Protocolo de tratamento da esquistossomose mansônica mielorradicular

1. Profilaxias de possíveis complicações terapêuticas
• Ivermectina 200 mg/kg, dose oral única (pacientes > 5 anos de idade) ou albendazol 400 mg/dia, dose oral, durante 3 dias (crianças entre 2 e 5 anos de idade), para o tratamento de possível estrongiloidíase • Ranitidina ou omeprazol para profilaxias de lesões gastroduodenais secundárias ao uso de corticosteroides
2. Tratamento específico
• Praziquantel 50 mg/kg (adultos) ou 60 mg/kg (crianças < 15 anos de idade), dividido em duas doses orais com intervalo de 4 horas • Prednisona 1 mg/kg, dose oral única, pela manhã, durante 6 meses, precedida ou não de pulsoterapia intravenosa com metilprednisolona 15 mg/kg/dia, dose máxima diária de 1 g, durante 5 dias. Prednisona deve ser reduzida progressivamente ao final do tratamento para evitar insuficiência suprarrenal. A descontinuação antes dos 6 meses somente está recomendada para pacientes que apresentaram recuperação completa das alterações neurológicas
3. Manejo multidisciplinar
• Cateterização vesical intermitente em caso de retenção urinária. • Diagnóstico, tratamento e profilaxia de infecções do trato urinário. • Fisioterapia motora. • Profilaxia e cuidados em relação às úlceras de decúbito. • Psicoterapia. • Terapia ocupacional.

Adaptada de Vale e cols., 2012

Tabela 79.4 – Protocolo de tratamento da esquistossomose mansônica cerebral

1. Na presença de sinais de hipertensão intracraniana e/ou hidrocefalia
• Avaliação neurocirúrgica imediata e remoção da lesão • Praziquantel 60 mg/kg, dose única, dividido em duas doses orais com intervalo de 4 horas • Dexametasona 0,15 mg/kg/dia, durante 7 dias • Anticonvulsivantes, caso existam crises convulsivas
2. Na ausência de sinais de hipertensão intracraniana e/ou hidrocefalia
• Praziquantel 60 mg/kg, dose única, dividido em duas doses orais com intervalo de 4 horas • Prednisona 1 mg/kg/dia, pela manhã, durante 60 dias • Anticonvulsivantes, caso existam crises convulsivas

Adaptada de Vale e cols., 2012.

Referências

1. Weerakoon KG, Gobert GN, Cai P, McManus DP. Advances in the Diagnosis of Human Schistosomiasis. Clin Microbiol Rev. 2015;28:939-67.
2. Carod Artal FJ, Vargas AP, Horan TA, Marinho PB, Coelho-Costa PH. *Schistosoma mansoni* myelopathy: clinical and pathologic findings. Neurology 2004; 63: 388-91.
3. Coura JR, Amaral RS. Epidemiological and control aspects of schistosomiasis in Brazilian endemic areas. Mem Inst Oswaldo Cruz 2004;99 (Suppl.1):13-9.
4. Carod-Artal FJ. Neuroschistosomiasis. Expert Rev Anti Infect Ther. 2010;8:1307-18.
5. Silva LC, Maciel PE, Ribas JG, Pereira SR, Serufo JC, Andrade LM et al. Schistosomal myeloradiculopathy. Rev Soc Bras Med Trop 2004;37:261-72.

6. Lambertucci JR, Silva LC, do Amaral RS. Guidelines for the diagnosis and treatment of schistosomal myeloradiculopathy. Rev Soc Bras Med Trop. 2007;40:574-81.
7. Vale TC, de Sousa-Pereira SR, Ribas JG, Lambertucci JR. Neuroschistosomiasis mansoni: literature review and guidelines. Neurologist. 2012;18:333-42.
8. Ferrari TC, Moreira PR, Cunha AS. Clinical characterization of neuroschistosomiasis due to Schistosoma mansoni and its treatment. Acta Trop. 2008;108:89-97.
9. Lambertucci JR. *Schistosoma mansoni*: pathological and clinical aspects. In: Jordan P, ed. *Human Schistosomiasis*. Wallingford:Cab International;1993:195-235.
10. Bennett G, Provenzale JM. Schistosomal myelitis: findings at MR imaging. Eur J Radiol 1998;27:268-70.
11. Liu H, Lim CC, Feng X et al. MRI in cerebral schistosomiasis: characteristic nodular enhancement in 33 patients. AJR Am J Roentgenol 2008;191:582-8.
12. Pittella JE. Pathology of CNS parasitic infections. Handb Clin Neurol 2013;114:65-88.

Capítulo 80
Neurocisticercose

Helio Rodrigues Gomes
José Ernesto Vidal Bermudez

Conceito

A Neurocisticercose (NCC) é a infecção do sistema nervoso (SN) pelo cisticerco (*Cysticercus cellulosae* ou *Cysticercus racemosus*), as formas larvárias da *Taenia solium*, sendo a causa mais importante de crises convulsivas nas regiões onde é uma doença endêmica. Além de crises convulsivas, a NCC pode cursar com hipertensão intracraniana (HIC), síndromes meningorradiculares ou de nervos cranianos, de acordo com a localização dos cisticercos.

Etiologia

NCC é uma doença parasitária do SN causada pelas formas larvárias da *Taenia solium*. Em condições naturais, o ciclo da doença compreende o homem como hospedeiro definitivo da *Taenia solium* (teníase) e os suínos como hospedeiros intermediários infectados pela forma larvária da tênia (cisticercose). A ingestão pelo homem de carne suína como cisticercos viáveis provoca a teníase.

A cisticercose humana ocorre quando o homem ingere ovos da *T. solium*, ocupando assim a posição de hospedeiro intermediário da doença reservada aos suínos no ciclo natural. Ao ser ingerido, o ovo da *T. solium* eclode na cavidade gástrica e a forma cística penetra na circulação e, por apresentar forte neurotropismo, se instala sobretudo no parênquima cerebral ou nas vias de circulação do liquor (LCR), além da retina. O cisticerco apresenta quatro formas evolutivas: a forma cística, a forma coloidal, a forma granulomatosa ou granular-coloidal e a forma calcificada. Alguns indivíduos podem evoluir de forma assintomática e o diagnóstico ser feito ao acaso, através de exame de imagem. O cisticerco também apresenta tropismo pela musculatura esquelética.[1]

Epidemiologia

A NCC é uma doença endêmica na América Latina, África Subsaariana e algumas regiões da Asia, onde é responsável por quase 30% dos casos de crises convulsivas[2,3,4]. Em função da globalização e das correntes migratórias atuais, a NCC tem ganhado importância em regiões com grande afluxo de imigrantes vindos das regiões de alta endemicidade[5,6]. No Brasil, os dados são subestimados e no início dos anos 2000 mostrou-se que a NCC correspondia a 0.3% da admissões hospitalares gerias, 1,5% das necropsias e 3,0% dos estudos clínicos. Os estados de maior frequência são São Paulo, Minas Gerais, Paraná e Bahia e em cidades do interior de São Paulo foram verificadas prevalência de até 96:100.000[7].

Anteriormente restrita à população rural e às criações de porcos sem controle ou vigilância epidemiológica, a NCC passou a ser frequente nos grandes centros urbanos devido às mudanças nos hábitos alimentares. As pessoas se alimentam mais fora de casa e a higienização desses alimentos não é adequada. A cisticercose foi incluída numa lista prioritária de seis doenças humanas (poliomielite, caxumba, rubéola, dracunculose, filariose linfática e cisticercose) direcionadas para a erradicação global[8].

Patogenia

Ao atingir o SN, o se fixa no parênquima cerebral (mais frequentemente) ou no compartimento liquórico. O cisticerco apresenta-se sob a forma de vesícula delimitada por uma membrana fina, translúcida e bastante friável, de diâmetro variável entre 0,5 e 1,5 cm. Dentro da vesícula, envolvido por líquido transparente, se encontra o escólex. Os cisticercos racemosos são maiores, não apresentam escólex invaginado, podem assumir formas variadas (por vezes com aspecto de cachos de uvas), atingindo diâmetros que variam entre 4 e 12cm.

A membrana que constitui a parede da vesícula é recoberta de microvilosidades aumentando em mais de 100 vezes a sua superfície de adesão. Externamente, a superfície do cisticerco é recoberta por uma frouxa rede de substâncias produzidas pelo parasita. O adequado funcionamento da interface entre parasita e hospedeiro permite que o cisticerco sobreviva no sistema nervoso durante um período médio de quatro a seis anos, havendo relatos de cisticercos vivos até 20 anos após a infecção.

No parênquima cerebral, as microrrupturas do cisticerco levam a um processo inflamatório pericístico com edema de diferentes magnitudes e que pode desencadear a crise convulsiva.[1]

O processo inflamatório é importante para que haja a involução do cisto. Da forma vesicular o cisto começa o seu processo de degeneração com o líquido intracístico se tornando mais espesso e se transformando em um coloide, a membrana fica mais irregular e perde a forma arredondada. Posteriormente, o liquido intracísitco se transforme em um estroma menos gelatinoso e mais sólido (forma nodular-granular) e se depositam sais de cálcio. A fase final é um botão calcificado que apresenta tamanhos variados. Todas as formas evolutivas podem desencadear um processo inflamatório pericístico, inclusive a forma calcificada. Os cistos calcificados ou erroneamente chamados inativos também podem causar crises convulsivas recorrentes, uma vez que o antígeno cisticercótico pode permanecer na matriz calcificada e ser exposto sempre que essa matriz sofre alguma alteração[9,10].

Diagnóstico

A Tabela 80.1 apresenta os critérios diagnósticos aceitos para o diagnóstico da NCC baseando-se nos aspectos clínicos, epidemiológicos, imunológicos e radiológicos. Esses critérios incluem quatro categorias, absolutos, maiores, menores e epidemiológicos, de acordo com a presença de um ou mais itens por eles estabelecidos. Os critérios absolutos permitem o diagnóstico inequívoco de NC. Já os critérios maiores sugerem fortemente o diagnóstico, mas sozinhos não confirmam a doença, enquanto os menores são inespecíficos. Os critérios epidemiológicos são circunstanciais e indicam a possibilidade de o indivíduo ter NC. Pode-se considerar como diagnóstico definitivo, a presença de um critério absoluto ou dois maiores associados a um critério menor e um critério epidemiológico. Como diagnóstico provável, devem ser considerados um critério maior e dois menores ou então um maior, um menor e um epidemiológico, ou por fim, três menores associados a três epidemiológicos[1].

Tabela 80.1 – Critérios diagnósticos para a NCC

Critérios	Características
Absolutos	• Demonstração histológica do parasita através de biópsia • Presença de cistos com escólex através de exames de neuroimagem • Visualização de vesícula cisticercótica retina no exame de fundo olho • Resolução espontânea de lesão única pequena captante de contraste
Maiores	• Evidência de lesões altamente sugestíveis de NCC nos exames de neuroimagem • Pesquisa positiva de anticorpos anticisticercose através de EITB • Resolução de lesão cística intracraniana com albendazol ou praziquantel
Menores	• Evidência de lesões altamente sugestíveis de NCC nos exames de neuroimagem • Presença de manifestações clínicas sugestíveis de NCC • ELISA positivo no liquor para anticorpos ou antígenos positivo no liquor • Evidência de cisticercose fora do SN
Epidemiológicos	• Procedência de zona endêmica • Viagens frequentes às áreas endêmicas • Evidência de contato doméstico com indivíduos com teníase

Adaptada de Del Brutto e cols., 2001.

Manifestações clínicas

O quadro clínico da NCC é bastante heterogêneo e varia sobretudo com a localização do cisto, mas também de acordo com a idade e o sexo do paciente e com o número o estágio evolutivo dos cistos. Os indivíduos podem ser desde assintomáticos até apresentar graves e complexos sintomas neurológicos.[9,10,11] Polimorfismos genéticos específicos do hospedeiro, que determinam respostas inflamatórias distintas, também levam a diferentes apresentações clínicas[5,9,10]. Aparentemente, os indivíduos sintomáticos apresentam maior permeabilidade da barreira hematoencefálica (BHE) e níveis séricos mais altos metalopeptidase 9 da matriz (MMP-9), sugerindo que o processo inflamatório mais importante esteja relacionado ao polimorfismo do gene da MMP-9.[10] É provável, também, que diferenças genotípicas da *T solium* desencadeiem quadros clínicos diferentes.[5]

Os cistos parenquimatosos mais comumente causam crises convulsivas e/ou HIC por efeito de massa, cistos nos ventrículos e cisternas, causam hidrocefalia com HIC, por obstrução ao fluxo liquórico e cistos no espaço liquórico medular, causa sintomas neurológicos relacionados à compressão medular ou bloqueio liquórico, bem como meningite. A presença de cistos na base do crânio pode levar à hipertensão intracraniana, comprometimento de raízes nervosas e de nervos cranianos. As formas hipertensivas associadas ou não à epilepsia são as mais severas e de mais longa evolução.

Crises convulsivas são as manifestações clínicas mais frequentes, sobretudo nas formas parenquimatosas, podendo ser a manifestação única ou primária em quase 70% a 90% dos casos. Elas podem ser focais com ou sem generalização secundária ou menos frequentemente, generalizadas. Como afirmado anteriormente, a NC é a causa mais comum de epilepsia em regiões onde ela é endêmica.

A HIC ocorre em aproximadamente 30% dos casos estando associada ou não a crises convulsivas ou a sinais focais. A causa mais comum é a hidrocefalia quer pela presença de cistos nos espaços ventriculares ou cisternas, quer pela presença de aracnoidites e ependimite. Nessas circunstâncias, o fluxo liquórico fica prejudicado ou interrompido. HIC também pode estar presente sempre que se deflagra resposta imune severa, sendo tanto mais grave quanto mais intensa for a resposta do hospedeiro ou o número de cistos desencadeadores da resposta inflamatória. Nesses casos, além dos sinais clássicos de HIC, como cefaleia, náuseas e vômitos, podem ser encontradas alterações do nível de consciência, alterações de comportamento e diminuição da acuidade visual.

Nas formas parenquimatosas, podem ocorrer desordens neuropsicológicas que podem variar de alterações cognitivas mínimas até quadros demenciais severos. Em torno de 3% dos pacientes com NC podem apresentar acidentes vasculares cerebrais, que são secundários a vasculites.

Sinais de comprometimento medular, como dores radiculares, fraqueza de membros inferiores ou superiores, podem acontecer quando há cistos no interior da medula espinal ou comprimindo-a extrinsecamente e podem ocorrer entre 1e 5% dos casos. Distúrbios visuais e endócrinos podem ser encontrados quando há cistos na região selar e cisticercos intraoculares levam a diminuição da acuidade visual ou alterações no campo visual.[4,11]

Diagnóstico laboratorial

Não é possível estabelecer um método laboratorial 100% sensível e específico, sobretudo nos casos de lesões únicas. No caso de lesões múltiplas, existem relatos de 100% de especificidade e até 98% de sensibilidade do EITB (*enzyme-linked immunoelectrotransfer blot*) utilizando antígeno glicoproteico de *T. solium*, que podem aplicados tanto no soro quanto no liquor. Estudos comparativos entre EITB e o ELISA (*enzyme-linked immunosorbent assay*) mostram que o primeiro ensaio apresenta melhores resultados, porém é mais complexo e custoso do ponto de vista financeiro. A realização de testes imunológicos para NC deve ser sempre utilizada. A sua positividade permite o diagnóstico da NC, mas os testes negativos não afastam a doença. Além disso, em áreas endêmicas os indivíduos podem ter exames imunológicos positivos sem que tenham NC.[3]

A positividade dos testes imunológicos realizados no liquor depende da localização dos cistos. Os cistos parenquimatosos só sinalizam imunologicamente para o liquor se estes estiverem próximos às vias de circulação liquórica. Neste caso, além dos testes imunológicos positivos, podem ser encontrados outros sinais de inflamação, como pleocitose, com eosinofilorraquia, e aumento dos teores proteicos. A meningite cisticercótica ou a presença de cistos no espaço subaracnóideo pode apresentar liquor com pleocitose às custas de neutrófilos e eosinófilos e baixos teores de glicose.

Diagnóstico radiológico

O diagnóstico da neurocisticercose mudou drasticamente com o aprimoramento das técnicas de neurorradiologia. Através da tomografia computadorizada de crânio (TC) e da ressonância magnética (RM), é possível estabelecer de forma precisa o número e a localização dos cistos, bem como os seus estágios evolutivos. A RM é mais sensível que a TC na visualização do escólex e na graduação do processo inflamatório e no diagnóstico das formas extraparenquimatosas, enquanto a TC é mais útil na detecção de calcificações, sobretudo nas de menor tamanho. (Figuras 80.1 e 80.2). Os exames de neuroimagem são menos sensíveis para lesões que estejam localizadas na fossa posterior. As vesículas cisticercóticas intraparenquimatosas aparecem tanto na TC quanto na RM como cistos bem delimitados e sem sinais de edema ao redor ou captação de contraste. A membrana vesicular é pouco visualizada e o líquido intracístico apresenta o mesmo sinal do liquor. No interior desses cistos, pode ser encontrada uma estrutura excêntrica nodular e hiperdensa representando o escólex do parasita, caracterizando o sinal patognomônico da NC (Figura 80.2). As aquisições em FLAIR (*fluid attenuated inversion recovery*) e difusão da RM permitem melhor visualização do escólex. À medida que o cisticerco evolui e se transforma em coloidal e granular, surge um edema parenquimatoso perilesional, o fluido intracístico torna-se mais evidente e a injeção de contraste evidencia um halo de captação ao redor da lesão. A reação inflamatória e o edema parenquimatoso podem levar a sinais de HIC com desvio da linha média, apagamento de sulcos e de ventrículos (Figuras 80.3 e 80.4). Finalmente, os cistos parenquimatosos desaparecem ou se calcificam, sendo, neste caso, melhor detectados à TC (Figura 80.1). A Figura 80.5 apresenta a imagem de cistos racemosos.

Figura 80.1 – Tomografia (TC) de crânio mostrando: A) Múltiplas calcificações esparsas em ambos os hemisférios cerebrais; B) Lesão cística com edema pericístico; C) Após administração de contraste; e D) Cisto com escólex.

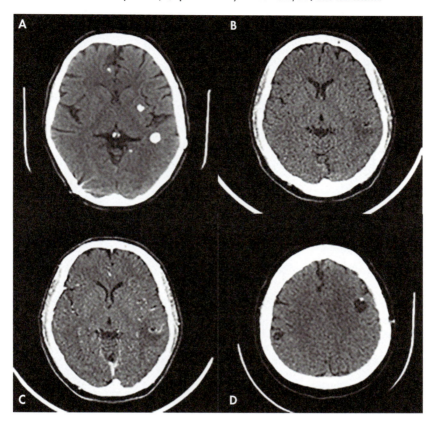

Figura 80.2 – Ressonância magnética de encéfalo (sequência ponderada em T1) mostrando lesão cística parietal com escólex evidente.

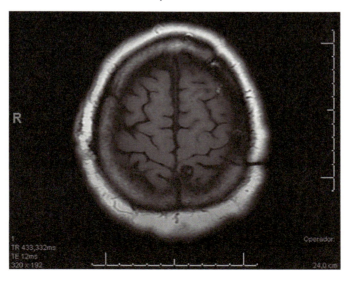

Figura 80.3 – Ressonância magnética de encéfalo (sequência ponderada em T1) mostrando lesão cística occipital com escólex evidente e realce da membrana cística pós-contraste.

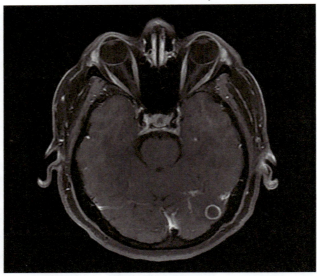

Figura 80.4 – Ressonância magnética de encéfalo com sequência ponderada em FLAIR (A) e T2 (B) mostrando lesão cística com escólex evidente e edema perilesional. (C) Ressonância magnética de encéfalo (sequência ponderada em T1) mostrando lesões racemosas.

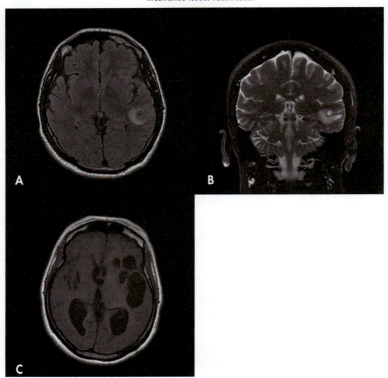

As formas extraparenquimatosas da NC incluem a presença de cisticercos nos ventrículos e cisternas da base. Uma vez que a membrana do cisto é muito fina e o líquido vesicular isodenso com relação ao liquor, sua visualização através da CT quase impossível e à RM na maior parte das vezes somente são percebidas alterações secundárias como a hidrocefalia ou a alteração da conformação das cisternas. Eles também podem aparecer como lesões multilobuladas que deslocam as estruturas cerebrais (Figura 80.5).

Figura 80.5 – Ressonância magnética de encéfalo mostrando lesões císticas nas vias de circulação do LCR.

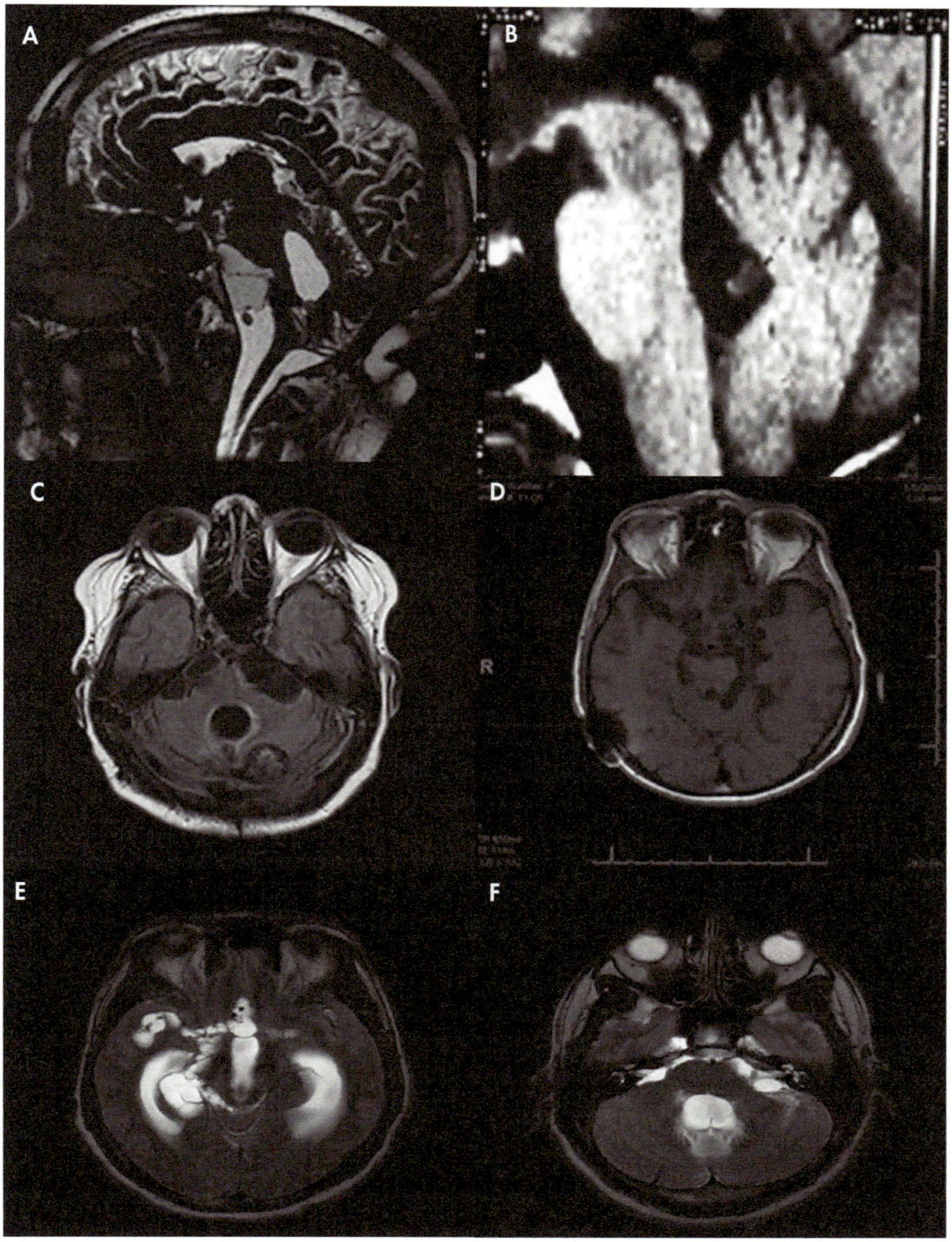

Diagnósticos diferenciais

Devido à sua apresentação pleomórfica, a NCC deve ser considerada como diagnóstico diferencial de algumas patologias que cursam com convulsões, HIC, sinais focais e nas meningites crônicas, sobretudo nas áreas onde é endêmica e quando os exames de neuroimagem não evidenciam lesões com escólex. Devem ser considerados os tuberculomas, os micro abscessos, a toxoplasmose, os cistos de aracnoide, os tumores císticos de baixo grau e as metástases císticas.

Tratamento

A terapêutica a ser instituída na NCC depende do quadro clínico do paciente, que por sua vez depende, como apresentado, da localização e números das lesões, do estágio em que elas se encontram e da resposta inflamatória presente. Um paciente que chega a um serviço de emergência com quadro agudo de crises convulsivas e/ou com sinais de HIC deve ser abordado terapeuticamente de forma diferente de um paciente que apresenta um cisto parenquimatoso assintomático. No primeiro caso, deve ser introduzida terapia com corticosteroides e anticonvulsivantes, e no segundo caso, o paciente deve ser observado e eventualmente ser abordado cirurgicamente.[3,4,11]

Cisticidas

O uso de cisticidas é questionado. Alguns estudos mostram que o uso de cisticidas promove a destruição do cisto, mas não altera o curso natural da doença. Outros relatam melhora clínica e prognóstico mais favorável com o uso dessas drogas, independentemente do estágio evolutivo da lesão. As drogas antiparasitárias mais utilizadas são o praziquantel (isoquinolona) ou o albendazol (derivado imidazólico). Os cisticidas podem, ao levar à degeneração dos cistos, desencadear uma grande reação inflamatória, tanto no parênquima encefálico, no caso dos cistos parenquimatosos, quanto nas meninges, foramens e epêndima, no caso de cistos extraparenquimatosos. Por essa razão, sua utilização deve ser bastante ponderada e a corticoidoterapia deve ser instituída previamente. É desnecessária a utilização de cisticidas nas formas calcificadas da NCC. Os argumentos contrários à utilização de cisticidas na NCC levam em consideração o fato de: 1) desencadear ou potencializar as reações inflamatórias, 2) piorar o prognóstico a longo prazo das crises convulsivas devido às reações inflamatórias e 3) ser desnecessário, uma vez que o parasita morre naturalmente. Uma das indicações do uso do antiparasitário é tratar uma eventual parasitose que o indivíduo possa ter.

Com relação às doses de praziquantel, sugere-se, no caso de vários cistos parenquimatosos, a dose de 50 mg/kg/dia fracionados em três vezes por 15 dias, e 75 a 90 mg/kg em um dia, fracionados em três vezes com intervalo de duas horas. No caso do albendazol, a dose sugerida é de 15 mg/kg por dia por três dias a uma semana, podendo ser aumentada até 30 mg/kg por dia no caso de cistos intraventriculares.

Corticoides

Os corticoides devem ser sempre utilizados como tratamento anti-inflamatório, quer na fase aguda inicial da doença, quer nas recrudescências que porventura possam ocorrer durante a evolução da doença. Na fase aguda, deve ser optado pela dexametasona, que apresenta ação mais rápida e de mais fácil biodisponibilidade. Devido aos seus efeitos mineralocorticoides, a dexametasona não deve ser mantida por longo período e pode ser substituída pela prednisona. A duração do tratamento com corticoides depende da quantidade de cistos e da intensidade da reação inflamatória, mas não deve ultrapassar de 10 a 15 dias. A dose preconizada é de até 20 mg por dia de dexametasona ou de até 90 mg por dia de prednisona.

Antiepilépticos

O controle das crises convulsivas é fundamental no prognóstico da doença. Os esquemas terapêuticos dependem dos tipos de crises e das suas capacidades de resposta à droga anticonvulsivante. As drogas mais comumente utilizadas são a Fenitoína e a Carbamazepina. Nos casos de maior dificuldade no controle das crises, deve-se pensar na associação de drogas ou na utilização de anticonvulsivantes de última geração, como a Lamotrigina, ou de benzodiazepínicos. É importante que tenha mente que o surgimento de crises convulsivas em pacientes controlados, podem significar exacerbamento do processo inflamatório.

Cirurgia

A abordagem neurocirúrgica deve ser considerada quando há hidrocefalia, NCC intraventricular, HIC, pseudotumor refratário, cistos parenquimatosos comprimindo estruturas cerebrais ou nervos cranianos, nas formas espinais com compressão medular ou de raízes e na cisticercose ocular. Cistos simples, únicos e parenquimatosos, próximos à corticalidade, podem ser retirados através de cirurgia estereotáxica. Cistos extraparenquimatosos (ventriculares e cisternais), podem ser abordados e removidos através de cirurgia neuroendoscópica. Paciente com hidrocefalia, ventriculites, aracnoidites e ependimites, que alteram a produção/absorção do liquor, devem ser submetidos à colocação de sistema de derivação ventriculoperitoneal.

A Tabela 80.2 apresenta o consenso para o esquema terapêutico da NCC.

Tabela 80.2 – Consenso terapêutico para a NCC

Formas		Tratamento
Parenquimatosas	Cistos viáveis	Cisticida + corticoide
	Cistos calcificados	Sem tratamento
	Lesões com realce à TC/RM	Anticonvulsivante + cisticida + corticoide
	Encefalite	Altas doses de corticoide + diurético osmótico ou imunossupressor + cisticida
Extraparenquimatosas	Cisto intraventricular	Remoção neuroendoscópica
	Cisto subaracnoide	Cisticida + corticoide. DVP se necessário
	Hidrocefalia sem cisto viável	DVP apenas
	Hidrocefalia +cisto viável	DVP + cisticida
	Ocular	Remoção cirúrgica
	Espinal	Tratamento cirúrgico

DVP: derivação ventrículo peritoneal.
Adaptada de Garcia e cols., 2002.

Prognóstico

O prognóstico depende igualmente da quantidade e da localização dos cistos, bem como dos sintomas que o indivíduo apresenta. Os sintomas convulsivos podem tanto desaparecer, quanto o paciente desenvolver epilepsia refratária ao tratamento. Os cistos presentes nas vias de circulação do LCR podem causar aracnoidites e levar a sintomas radiculares permanentes e siringomielia.

Referências

1. Del Brutto OH. Neurocysticercosis: new thoughts on controversial issues. Curr Opin Neurol 2013, 26:289-294.
2. Coyle CM, Mahanty S, Zunt JR et al. Neurocysticercosis: neglected but not forgotten. PLoS Negl Trop Dis 2012; 6:e1500.
3. Garcia HH, Nash TE, Del Brutto OH. Clinical symptoms, diagnosis, and treatment of neurocysticercosis. Lancet Neurol 2014; 13:1202-15.
4. White AC, Coyle CM, Rajshekhar V, Singh G, Hauser WA, Mohanty A, Garcia HH, Nash TE. Diagnosis and treatment of Neurocysticercosis:2017. Clinical practice guidelines by the Infectious Diseases Society of America (IDSA) and the American Society of Tropical Medicine and Hygiene (ASMTMH). Am J Trop Med Hyg. 2018 Apr;98(4):945-966.
5. Carpio A, Fleury A, Hauser WA. Neurocysticercosis: Five new things. Neurol Clin Pract 2013; 3(7):118-125.
6. O'Keefe KA, Eberhard ML, Shafir SC, Wilkins P, Ash LR, Sorvillo FJ. Cysticercosis – related hospitalizations in the United States, 1998-2011. Am J Trop Med Hyg 2015; 92:354-9.
7. Svetlana Agapejev. Aspectos clínico-epidemiológicos da neurocisticercose no Brasil. Arq Neuropsiquiatr 2003;61(3-B):822-828.
8. WHO. World Health Organization. Global plan to combat neglected tropical diseases 2008-2015. Disponível em: <http://whqlibdoc.who.int/hq/2007/WHO_CDS_NTD_2007.3_eng.pdf.>.
9. Rathore C, Radhakrishnan K. What causes seizures in patients with calcified neurocysticercal lesions? Neurology 2012; 78:612-613.
10. Gupta RK, Awasthi R, Rathore RKS et al. Understanding epileptogenesis in calcified neurocysticercosis with perfusion MRI. Neurology 2012; 78:618-625.
11. Ruth Ann Baird RA, Wiebe S, Zunt JR, Halperin JJ, Gronseth G, Roos KL. Evidence-based guideline: Treatment of parenchymal neurocysticercosis Report of the Guideline Development Subcommittee of the American Academy of Neurology. Neurology 2013; 80:124-29.

Parte 11

Doenças Neuromusculares

Capítulo 81

Esclerose Lateral Amiotrófica e Doenças do Neurônio Motor

Frederico Mennucci de Haidar Jorge
Gerson Chadi

Introdução

A Esclerose Lateral Amiotrófica (ELA) é a doença degenerativa mais comum do sistema do neurônio motor. A doença foi batizada por Charcot em 1869 com um nome que compreende a sua própria fisiopatologia, com "esclerose lateral" referindo-se ao comprometimento degenerativo (gliose) dos axônios dos neurônios motores superiores (NMS) na coluna lateral da medula espinhal. "Amiotrófica" com referência à atrofia das fibras musculares, que são desnervadas com a degeneração dos neurônios motores inferiores (NMI) situados no corno anterior da medula. Ou seja, no próprio nome da doença está implícito o acometimento dos NMS e NMI no paciente[1]. Ela também pode ser denominada doença de Charcot. Nos EUA, ela é conhecida como doença de Lou Gehrig, famoso jogador de beisebol que faleceu aos 37 anos em 1941 decorrente de uma ELA.

Atualmente, descreve-se sua incidência e prevalência mundiais, as quais variam de 0,46 a 2,39 e 2,01 a 11,3 por cem mil habitantes, respectivamente[3]. Por razões desconhecidas, atinge, ligeiramente, mais o sexo masculino, com proporção masculino: feminino de 1,5:1, porem esta proporção de acometimento nos gêneros fica invertida na forma bulbar da doença. A idade média habitual de aparecimento da doença ocorre entre os 55-65 anos de idade, embora, em alguns casos, cerca de 5% possam manifestar-se a partir da segunda década de vida[2,3].

ELA é uma doença progressiva e fatal, com uma sobrevida média em torno de 3 anos após o início da fraqueza[4]. Entretanto 10% dos pacientes atingem mais do que 10 anos de doença. Pneumonia aspirativa e complicações médicas da imobilidade contribuem para a morbidade, além da insuficiência respiratória que é a principal causa da mortalidade dos pacientes nesta doença.

A causa da ELA é desconhecida, contudo a presença de uma história familiar com a doença é vista em 5% dos pacientes. Em alguns casos a ELA sobrepõe clinicamente, patologicamente e biologicamente com a demência frontotemporal (DFT), e pode compartilhar os mesmos mecanismos biológicos com a doença de Alzheimer, doença de Parkinson e outras doenças neurodegenerativas[5].

Efeitos degenerativos

A ELA resulta do desmantelamento sistemático do sistema de neurônios motores, com as manifestações clínicas em cada paciente decorrentes do local de surgimento da doença (segmento cefálico ou membros), do tipo de células envolvidos (NMS e/ou NMI) e a taxa de progressão da doença[6].

Em sua forma clássica, a ELA afeta os neurônios motores em dois ou mais níveis da rede de neurônios motores (bulbar, cervical, torácico e lombossacral). Ela afeta os neurônios motores inferiores que residem no corno anterior da medula espinhal e no tronco cerebral, neurônios motores superiores corticoespinhais que residem no giro pré-central e, frequentemente, neurônios motores pré-frontais que estão envolvidos no planejamento ou orquestração do trabalho dos neurônios motores superiores e inferiores.[7]

A perda de NMI leva à fraqueza muscular progressiva, perda de massa (atrofia), fasciculações, câimbras, perda de reflexos e tônus muscular. A perda de NMS geralmente leva a uma fraqueza mais leve associada à rigidez (espasticidade), perda de destreza e reflexos exaltados (liberação piramidal).

A perda de neurônios pré-frontais pode resultar em formas especiais de comprometimento cognitivo que incluem, mais comumente, disfunção executiva, mas que também pode incluir uma percepção alterada das implicações sociais de suas circunstâncias e, consequentemente, comportamentos sociais mal-adaptativos.[8]

Fisiopatologia

A ELA não deve ser considerada uma entidade nosológica única, mas sim um diagnóstico clínico para diferentes cascatas fisiopatológicas que compartilham em comum a perda progressiva do NM.

A maioria dos pesquisadores e clínicos concordam que vários fatores, possivelmente uma combinação deles, levam ao desenvolvimento da doença. Pesquisas mais recentes se concentraram no processamento de RNA, pois vários fatores de risco genéticos para ELA estão envolvidos nessa via metabólica, e a agregação de proteínas envolvidas no metabolismo de RNA tem sido observada na maioria das formas de ELA.[9] O acúmulo de proteínas malformadas tem paralelos com outras doenças neurodegenerativas, incluindo doença de Alzheimer, Parkinson e Huntington.

A ELA, como doença degenerativa, apresenta um processo patológico que surge dentro e se dissemina através do sistema de neurônios motores. Da mesma forma, o início focal (com disseminação subsequente) pode ser comparado com a patogênese da doença priônica (início focal de uma proteína malformada e sua disseminação) ou com um padrão de malignidade (uma única mutação no DNA ou mutações somáticas, que conferem a atividade patológica e sua disseminação subsequente).[10]

Alterações adquiridas dos ácidos nucleicos são apontados como o gatilho para o início da doença. Essa teoria é suportada pelo fato de termos 3 fatores de risco para doença que justamente têm como uma de suas ações promoverem alterações nas bases de ácidos nucleicos nas pessoas. O tabagismo, o envelhecimento e finalmente a participação de toxinas exógenas, sendo a mais estudada a neurotoxina BMAA presente num tipo de planta na ilha de Guam. Estas três condições estão associadas a uma maior incidência de ELA.

Degeneração axonal

Os axônios motores morrem por degeneração Walleriana na ELA e os neurônios motores grandes são afetados em maior extensão do que os menores. Os ramos colaterais de axônios sobreviventes na área circundante podem ser vistos tentando reinervar as fibras musculares desnervadas. Na biópsia muscular, vários estágios de atrofia são observados a partir desse padrão de desnervação e subsequente reinervação das fibras musculares. Caminhos para a morte celular[11]:

» Excitotoxicidade (resultante da deficiência na remoção do glutamato das sinapses em virtude da alteração na expressão/atividade do transportador de glutamato EAAT2 em astrócito).
» Estresse no retículo endoplasmático, induzido por interações anormais entre SOD1 (superóxido dismutase) mutada e proteínas malformadas. A SOD participa da dismutação do radical livre superóxido, íon altamente lesivo para as células.
» Inibição do proteossomo decorrente de superestimulação da via de degradação proteossômica com agregados proteicos ubiquitinados.
» Disfunção mitocondrial mediada pela deposição de SOD1 mutada na membrana da mitocôndria provocando liberação do citocromo C em neurônio e estresse oxidativo nos astrócitos.
» Produção de radicais livres pelas células gliais.
» Defeitos no transporte axonal.
» Suporte trófico mediado pelas células de Schwann.

Diagnóstico

O diagnóstico de esclerose lateral amiotrófica é basicamente clínico. Quando a doença progride muito em seu curso e envolve muitas partes do corpo, tanto a aparência do paciente como os achados no exame neurológico fornecem evidências suficientemente claras para o diagnóstico. Quando um paciente apresenta apenas os primeiros sintomas, no entanto, fazer o diagnóstico é um desafio. Na maioria dos casos do início do primeiro sintoma até a confirmação diagnóstica demora 1 ano e é estimado que no início da doença já foram comprometidas mais de 50% das unidades motoras.[2]

Pode-se suspeitar de ELA sempre que um indivíduo desenvolve perda insidiosa de função ou fraqueza gradual, lentamente progressiva e indolor em uma ou mais regiões do corpo, sem alterações na sensibilidade e que não tenha nenhuma outra causa imediatamente evidente.

No envolvimento do NMI, as fasciculações podem ocorrer precocemente na doença, particularmente na língua e nos membros. Pacientes com envolvimento do NMS, geralmente, os primeiros sinais são os reflexos exaltados e a hipertonia muscular. Porém os reflexos podem estar diminuídos devido ao envolvimento concomitante de NMI.

Outros sinais de NMS que podem ser observados em pacientes com ELA são afeto pseudobulbar (risos e/ou choros imotivados), os reflexos axiais da face inesgotáveis e reflexos patológicos tais como sinal de Babinski, protrusão labial e de preensão palmar.

Em 75-80% dos pacientes, os sintomas começam com o envolvimento nos membros o que pode ser classificado como ELA forma espinhal, enquanto 20-25% dos pacientes apresentam sintomas bulbares iniciais que são classificados como ELA forma bulbar.

O teste de eletroneuromiografia (ENMG) contribui para a precisão do diagnóstico, descartando diagnósticos diferenciais e contribuindo para a identificação de comprometimento dos NMI. Segundo os critérios da Federação Mundial de Neurologia El Escorial[12], o diagnóstico de ELA exige a presença do seguinte:

» Sinais de degeneração do neurônio motor inferior por exame clínico, eletrofisiológico ou neuropatológico.
» Sinais de degeneração do neurônio motor superior por exame clínico.
» Propagação de sinais dentro de uma região e para outras regiões.
» Juntamente com a ausência de:
» Evidência eletrofisiológica de outros processos patológicos que possam explicar os sinais de degenerações NMI e/ou NMS; e
» Evidência de neuroimagem de outros processos patológicos que possam explicar os sinais clínicos e eletrofisiológicos observados.

As categorias são as seguintes:
- » **ELA clinicamente definida:** sinais de comprometimento de NMS e NMI em pelo menos 3 segmentos corporais.
- » **ELA clinicamente provável:** NMS e NMI comprometidos em pelo menos 2 segmentos corporais sendo os sinais NMS em um segmento rostral aos sinais NMI.
- » **ELA clinicamente provável com suporte laboratorial:** sinais de 1 segmento com comprometimento de NMS e pelo menos 2 segmentos comprometidos de NMI por eletromiografia.
- » **ELA clinicamente possível:** NMS e NMI comprometidos em 1 segmento.

Outro critério diagnóstico para ELA é o da *International Federation of Clinical Neurophysiology* (critério de Awaji). Esse critério difere do de El Escorial revisado por incluir fasciculações nas alterações da eletromiografia de repouso (além de fibrilações e ondas positivas), o que aumenta a sua sensibilidade (de 28% para 60%), sem diminuir a especificidade.

Exames de imagem são necessários apenas para exclusão de diagnósticos diferenciais tais como mielopatias cervicais. Nos casos em que a doença está mais avançada, a atrofia do córtex motor primário e da área pré-motora também podem ser vistas. Nos últimos anos, alguns métodos de ressonância magnética (p. ex.: *Diffusion Tensor Imaging* – DTI e Transferência de Magnetização ou MTC) têm se mostrados úteis em demonstrar o comprometimento das vias motoras descendentes.

Em relação ao prognóstico dos pacientes temos hoje a aplicação da escala ALSFR-R (Tabela 81.1), uma escala funcional a qual verifica a taxa de progressão da doença e quais sistemas estão sendo acometidos. Outra ferramenta são os exames de função respiratória (CVF, SNIP, PImáx) que indicam a gravidade da função primordial da sobrevivência e da necessidade de utilizar aparelhos como BIPAP e VM além de guiarem o momento adequado para realização de outros procedimentos como por exemplo a gastrostomia (GTT). Por fim outro método possível de avaliar a progressão da doença é através da ENMG aplicando o index do MUNE (do inglês, *motor unit number estimate*) que quantifica uma estimativa do número de unidades motoras presentes num músculo específico avaliado, mas ainda restrito nos dias de hoje à centros de pesquisa.

Diagnósticos diferenciais

As principais condições a serem atentadas no início da doença como possíveis diagnósticos diferenciais com base na região afetada e o tipo de neurônio motor comprometido são as seguintes:
- » Sinais de comprometimento bulbar de NMS: AVC, siringobulbia e doenças desmielinizantes centrais.
- » Sinais de comprometimento bulbar de NMI: paralisia de nervos cranianos
- » Sinais de comprometimento em membros de NMS: as diversas causas de mielopatia e paraparesia espástica hereditária.
- » Sinais de comprometimento em membros de NMI: radiculopatias, plexopatias, neuropatias e miopatias.

Dos diagnósticos diferenciais, destacam-se três: neuropatia motora multifocal, doença de Kennedy e atrofia monom**é**lica de Hirayama.

A **neuropatia motora multifocal** é uma variante motora da polirradiculoneurite inflamatória crônica caracterizada por uma fraqueza assimétrica, não comprimento dependente, que pode mimetizar uma doença do neurônio motor inferior, inclusive com amiotrofia e fasciculações. Entretanto, na eletroneuromiografia, apresenta sinais de neuropatia desmielinizante com bloqueios de condução, em contraponto ao padrão de comprometimento axonal visto em doenças do NMI. Trata-se de um diagnóstico diferencial importante por se tratar de uma neuropatia autoimune, responsiva a imunoterapia, em especial a imunoglobulina intravenosa.

Tabela 81.1 – Escala funcional *Amyotrophic Lateral Sclerosis Functional Rating Scale* – Revised (ALSFRS-R)

Domínio	Achados	Pontuação
1) Fala	Processo de fala normal	4
	Alguns distúrbios detectáveis	3
	Compreensível com repetição	2
	Fala combinada com comunicação não verbal	1
	Perda ou fala ineficaz	0
2) Salivação	Normal	4
	Leve excesso de salivação na boca; talvez apresente escorrimento da saliva durante o sono	3
	Moderado excesso de saliva na boca; mínimo escorrimento diurno	2
	Marcante excesso de saliva na boca; algum escorrimento diurno	1
	Marcante escorrimento de saliva diurno; requer uso de lenço constante	0
3) Ato de engolir	Hábitos alimentares normais	4
	Problemas alimentares recentes; ocasionais engasgos	3
	Alterações na consistência dos alimentos	2
	Necessita de suplementação alimentar por sonda	1
	Alimentação exclusivamente parental ou enteral	0
4) Caligrafia	Normal	4
	Devagar ou malfeito; todas as letras são legíveis	3
	Nem todas as palavras são legíveis	2
	Capaz de segurar a caneta, mas incapaz de escrever	1
	Incapaz de segurar a caneta	0
5a) Cortar comida e manipular utensílios (pacientes sem gastrostomia)	Normal	4
	Um pouco devagar e desajeitado, mas não necessita de auxílio	3
	Consegue cortar a maioria dos alimentos embora devagar e desajeitado; necessita de pouca ajuda	2
	A comida deve ser cortada por outra pessoa, mas consegue se alimentar sozinho vagarosamente	1
	Necessita ser alimentado	0
5b) Cortar comida e manipular utensílios (pacientes com gastrostomia)	Normal	4
	Desajeitado, mas capaz de realizar todas as manipulações	3
	Necessita de auxílio com fechos e prendedores	2
	Fornece a mínima ajuda ao cuidador	1
	Incapaz de realizar qualquer aspecto da tarefa	0

Continua >>

Tabela 81.1 – Escala funcional *Amyotrophic Lateral Sclerosis Functional Rating Scale – Revised* (ALSFRS-R) (continuação)

Domínio	Achados	Pontuação
6) Ato de vestir e higiene	Normal	4
	Independente no autocuidado com esforço ou redução da eficiência	3
	Assistência ocasional ou métodos adaptados	2
	Necessita de ajuda para o autocuidado	1
	Total dependência	0
7) Mudança de decúbito na cama e ajustar o lençol	Normal	4
	Lento e desajeitado, mas não necessita de auxílio	3
	Consegue mudar de posição ou ajustar o lençol sozinho com muita dificuldade	2
	Capaz de iniciar o movimento, mas não consegue se virar ou ajustar o lençol	1
	Necessita de auxílio	0
8) Caminhar	Normal	4
	Dificuldade para deambular recente	3
	Caminha com ajuda	2
	Deambulação não funcional, apenas realiza os movimentos	1
	Sem movimentação voluntária das pernas	0
9) Subir escadas	Normal	4
	Devagar	3
10) Dispneia	Nenhuma	4
	Ocorre quando caminha	3
	Ocorre em uma ou mais situações: enquanto come, toma banho ou se veste	2
	Ocorre ao repouso, mesmo quando a pessoa está sentada ou deitada	1
	Significante dificuldade, considerando o suporte mecânico	0
11) Ortopneia	Nenhuma	4
	Alguma dificuldade em dormir, respiração curta, não usa rotineiramente mais do que 2 travesseiros	3
	Necessita de travesseiros extras para dormir (mais de 2)	2
	Apenas consegue dormir na postura sentada	1
	Incapaz de dormir	0
12) Insuficiência respiratória	Nenhuma	4
	Uso intermitente do BiPAP	3
	Uso contínuo do BiPAP durante a noite	2
	Uso contínuo do BiPAP durante o dia e a noite	1
	Invasivo suporte respiratório (intubação/traqueostomia)	0

A doença de Kennedy, também conhecida como atrofia bulboespinhal ligada ao X, trata-se de uma enfermidade neurodegenerativa genética com herança recessiva ligada ao cromossomo X. A causa é uma mutação de expansão do trinucleotídeo CAG que codifica receptor de androgênio. Por ser uma herança recessiva ligada ao X, afeta quase invariavelmente homens, com início dos sintomas variável entre a 3ª e a 5ª décadas. Clinicamente o paciente apresenta uma síndrome do neurônio motor inferior associado a sinais de hipogonadismo, tais como infertilidade, ginecomastia e atrofia testicular.

A amiotrofia monomélica de Hirayama, por sua vez, trata-se de uma doença do neurônio motor inferior restrita a um membro, em geral um superior. Trata-se de uma patologia benigna e lentamente progressiva. O diagnóstico é confirmado a partir de uma ressonância magnética de coluna cervical dinâmica que demonstra compressão da medula cervical quando há flexão do pescoço.

Tipos de doença do neurônio motor (DNM)

ELA clássica

O termo ELA clássica é reservado para a forma de doença que envolve tanto os NMS quanto os NMI. A forma clássica da ELA esporádica geralmente começa como disfunção ou fraqueza em uma parte do corpo e se espalha gradualmente e concomitante dentro dessa parte e para o resto do corpo. A falência ventilatória resulta em morte em média 3 anos após o início da fraqueza focal. A taxa de progressão da doença, porém, varia muito com alguns pacientes morrendo alguns meses depois do primeiro sintoma e outros ainda andando 10 anos depois.[13]

Flail Arm e Flail Leg

A variante "*flail arm*" (ou diplegia amiotrófica braquial) caracteriza-se pelo predomínio do NMI com acometimento inicial nos MMSS, tanto proximal quanto distal, com uma fraqueza neste segmento desproporcional a fraqueza dos demais segmentos, conhecida também como homem no barril. Apresenta um melhor prognóstico e acomete majoritariamente o sexo masculino.

Já a variante "*flail leg*", também chamada de forma pseudoneuropática de Patrikios, ocorre quando o NMI se inicia nos miótomos distais dos membros inferiores, de forma simétrica, simulando uma polineuropatia comprimento dependente. Assim como a forma *flail arm*, essa variante também tem um bom prognóstico.

Atrofia muscular progressiva

A atrofia muscular progressiva é uma variante da doença que o acometimento fica restrita aos NMI. Representa cerca de 8% das DNM e acomete mais homens do que mulheres. O acometimento bulbar normalmente é o último segmento a ser afetado o que acarreta num melhor prognóstico em comparação com a ELA clássica.[14]

Esclerose lateral primária

A doença é chamada de esclerose lateral primária (ELP) quando apenas os NMS estão envolvidos. O curso da ELP difere do da ELA e é geralmente medido em décadas. Nesta variante há um predomínio do sexo feminino e representa cerca de 3% dos casos de DNM. Existe também um subtipo desta que é a variante de Mill, também com acometimento exclusivo do NMS, porém neste caso em apenas um dimidio do corpo[15]. As formas que apresentam acometimento dos NMS cursam com maior labilidade emocional, principalmente quando há comprometimento dos NMS que inervam os núcleos bulbares.

Paralisia bulbar progressiva ou ELA forma bulbar

Raramente, a doença é restrita aos músculos bulbares, caso em que é chamada paralisia bulbar progressiva (PBP). Na maioria dos pacientes que apresentam envolvimento inicial dos músculos bulbares, a doença evolui para ELA podendo neste caso ser chamada de ELA forma bulbar. Esse é o subtipo com pior prognostico, devido ao acometimento precoce da função respiratória e da deglutição.

ELA familiar

Em todo o mundo, uma história familiar de ELA é obtida em cerca de 5% dos casos. A maioria das ELA familiar é herdada em um padrão autossômico dominante, frequentemente com penetrância reduzida, mas outros padrões, como herança ligada ao cromossomo X ou autossômica recessiva, também são vistos. Destaca-se a importância das mutações: SOD1 por ter sido a primeira a ser descoberta e a mutação mais utilizada no modelo experimental com animais; C9ORF72, mutação comum entre a ELA e a DFT, que neste caso se comportam como espectros fenotípicos diferentes de uma mesma etiopatogenia e é a mutação de maior prevalência na Europa, principalmente nos países nórdicos, e alta incidência como primo mutação em pessoas sem antecedente familiar e, finalmente, a VAPB forma mais prevalente no Brasil, que apresenta um predomínio de NMI, acometimento de musculatura mais axial e presença de um tremor fino[16]. A ELA esporádica, responsável por 95% dos casos, também pode ter uma contribuição genética na sua fisiopatologia.

Complicações e tratamento

As principais complicações da ELA podem incluir os seguintes aspectos:
» deterioração da deambulação;
» disfagia com pneumonia por aspiração e desnutrição;
» insuficiência respiratória;
» complicações por estarem restritos as cadeiras de rodas ou acamados, incluindo úlceras de decúbito e infecções de pele;
» tromboses de veias profundas e êmbolos pulmonares;
» dor por imobilismo;
» incapacidade progressiva de realizar atividades da vida diária.

O papel do médico é identificar tanto o risco de desenvolver essas complicações como também o diagnóstico precoce delas para um melhor tratamento e orientação, proporcionando uma melhor qualidade de vida aos pacientes. Neste sentido se faz fundamental a caracterização adequada de qual subtipo de doença do neurônio motor que o paciente apresenta, pois cada uma tem uma particularidade de fenótipo e prognóstico.

Fazer um diagnóstico é importante para os pacientes e suas famílias, permitindo que eles parem de procurar causas alternativas da deficiência do paciente e concentrem suas atenções ao tratamento. Embora a ELA seja incurável, existem tratamentos que podem prolongar a duração e a melhoria da qualidade de vida dos pacientes. Atualmente, a base da terapia da ELA é o tratamento adaptativo direcionado às manifestações clínicas da doença.

O principal foco das pesquisas atuais para tratamento é na propagação da doença e não no reparo da perda dos neurônios já degenerados. Os próprios ensaios com células tronco, por exemplo, até o momento têm sinalizado benefícios no sentido de liberação de substâncias neurotróficas, que agiriam protegendo os neurônios ainda funcionantes, do que propriamente a substituição da rede neuronal já acometida.

O tratamento da ELA pode ser dividido em educação ao paciente/família, tratamento específico do mecanismo da doença e tratamento adaptativo de suporte frente as limitações.

Tratamento farmacológico

A despeito do grande número de ensaios clínicos que estão em execução, ainda não há tratamento efetivo disponível para ELA. Foi somente nos anos 90 que a primeira droga foi aprovada para o tratamento de pacientes com ELA. O riluzole é mundialmente prescrito, um agente antiglutamatérgico que bloqueia a liberação pré-sináptica do glutamato, mas a sua eficiência é questionável, com benefício terapêutico aparente mínimo de cerca de 3-4 meses de aumento da sobrevivência e sem efeito algum nos parâmetros clínicos da doença[17].

Nos EUA (2017) e no Japão (2015) está aprovado também o uso do endaravone, um agente antioxidante que elimina os radicais livres de pirazolona, para diminuir o declínio funcional em pacientes com ELA. Embora o mecanismo preciso pelo qual o edaravone funcione na ELA seja desconhecido, ele pode diminuir os efeitos do estresse oxidativo, que é considerado um provável fator no início e progressão da ELA. Para tratamento sintomático, algumas opções são:

- » Câimbra: baclofeno; quinidina.
- » Depressão: IRSS
- » Espasticidade: baclofeno; tizanidina
- » Fasciculações: carbamazepina; gabapentina.
- » Insônia: antidepressivo tricíclico; trazodona; mirtazapina; zolpiden.
- » Riso e Choro imotivados: destrometorfan e quinidina.
- » Sialorreia: amitriptilina, propantelina, escopolamina patch, toxina botulínica em glândula submandibular e colírio de atropina.

Suporte ventilatório

Foi demonstrado que o suporte ventilatório não invasivo melhora a qualidade de vida dos pacientes e prolonga a vida quando aplicado adequadamente, indicado quando os pacientes começam a experimentar os efeitos iniciais da insuficiência ventilatória, incluindo a interrupção do sono ou com valores na CVF menor que 70% do previsto ou no teste de SNIP menor que 40cmH2O, este é um teste simples e de rápida realização com vantagem de não depender da prensa bucal, muitas vezes já comprometida, para a sua avaliação. A eficácia da ventilação não invasiva é apoiada por um estudo randomizado e controlado.[18]

Considerações dietéticas

Paciente portador de ELA deverá receber uma dieta hipercalórica e hiperproteica. Quanto melhor o componente nutricional do paciente melhor será o seu prognóstico. Consultas com um nutricionista e com um fonoaudiólogo devem ser solicitadas para ajudar o paciente a compensar o emagrecimento e a disfagia.

A colocação de uma GTT deve ser considerada em pacientes que não conseguem manter a ingestão calórica adequada como resultado de dificuldades de deglutição e que têm uma CVF acima de 50% do previsto. A GTT é fundamental para uma melhor qualidade de vida num estágio mais avançado da doença, permitindo ao paciente ter hidratação e nutrição adequada, além de ser uma via para administração medicamentosa, sendo imperativo ao médico ficar atento ao momento adequado e orientar corretamente o paciente. O procedimento deve ser realizado antes da completa incapacidade alimentar oral do paciente, correndo o risco de não ser possível a realização num estágio avançado devido a necessidade de anestésicos em pacientes que não desejam a realização de traqueostomia.

Atividade física

Inicialmente, nenhuma restrição de atividade é necessária. De fato, no início do curso da ELA, os pacientes devem ser incentivados a continuar as atividades de rotina. Entretanto, os pacientes não devem se exceder ao ponto de fadiga. A atividade física ajuda a estimular as vias funcionantes e a reinervação, importante respeitar o próprio limite de fadiga muscular e cansaço do paciente pois após esse limiar aí sim pode evoluir com sobrecarga e sofrimento das vias ainda ativas.

Considerações de fim de vida

Questões de fim de vida devem começar a serem discutidas e esclarecidas precocemente. No entanto, isso pode não funcionar bem para alguns pacientes. O médico deve estar ciente do estado individual e das leis nacionais que regulam essas questões; encorajar, se apropriado para o paciente, a conclusão de diretivas antecipadas; e documentar as preferências do paciente nos registros médicos. Importante saber informar as opções, esclarecer as dúvidas e ressoar com as dificuldades do cenário do paciente[19].

Referências

1. Charcot JM, Joffroy A. Deux cas d'atrophie musculaire progressive avec lesion de la substance grise et des faisceaux antero-lateraux de la moelle epiniere. Arch Physiol Neurol Path. 1869;2:744-54.
2. Chiò A, Logroscino G, Hardiman O, Swingler R, Mitchell D, Beghi E, Traynor BG. Prognostic factors in ALS: A critical review. Amyotroph Lateral Scler. 2009 Oct-Dec;10(5-6):310-23.
3. Chiò A, Logroscino G, Traynor BJ, Collins J, Simeone JC, Goldstein LA, White LA. Global epidemiology of amyotrophic lateral sclerosis: a systematic review of the published literature. Neuroepidemiology. 2013;41(2):118-30.
4. Hardiman O, van den Berg LH, Kiernan MC. Clinical diagnosis and management of amyotrophic lateral sclerosis. Nat Rev Neurol. 2011 Oct 11. 7(11):639-49.
5. Ravits JM, La Spada AR. ALS motor phenotype heterogeneity, focality, and spread: deconstructing motor neuron degeneration. Neurology. 2009 Sep 8. 73(10):805-11.
6. Wijesekera LC, Leigh PN. Amyotrophic lateral sclerosis. Orphanet J Rare Dis. 2009 Feb 3. 4:3.
7. Armon C. Epidemiology of ALS/MND. Shaw P and Strong M, eds. Motor Neuron Disorders. Elsevier Sciences: 2003. 167-206.
8. Armon C. ALS 1996 and Beyond: New Hopes and Challenges. A manual for patients, families and friends. Fourth Edition. California: Published by the LLU Department of Neurology, Loma Linda; 2007
9. Shaw PJ. Molecular and cellular pathways of neurodegeneration in motor neurone disease. J Neurol Neurosurg Psychiatry. 2005 Aug. 76(8):1046-57
10. Kanouchi T, Ohkubo T, Yokota T. Can regional spreading of amyotrophic lateral sclerosis motor symptoms be explained by prion-like propagation? J Neurol Neurosurg Psychiatry. 2012 jul. 83(7):739-45.
11. Rothstein JD. Current hypotheses for the underlying biology of amyotrophic lateral sclerosis. Ann Neurol. 2009 jan. 65 Suppl 1:S3-9.
12. Brooks BR, Miller RG, Swash M, Munsat TL. El Escorial revisited: revised criteria for the diagnosis of amyotrophic lateral sclerosis. World Federation of Neurology Research Group on Motor Neuron Diseases. Amyotroph Lateral Scler Other Motor Neuron Disord. 2000 Dec;1(5):293-9.
13. Ravits JM, La Spada AR. ALS motor phenotype heterogeneity, focality, and spread: deconstructing motor neuron degeneration. Neurology. 2009 Sep 8. 73(10):805-11.
14. Wijesekera LC, Mathers S, Talman P, Galtrey C, Parkinson MH, Ganesalingam J et al. Natural history and clinical features of the flail arm and flail leg ALS variants.
15. Almeida V, de Carvalho M, Scotto M, Pinto S, Pinto A, Ohana B et al. Primary lateral sclerosis: predicting functional outcome. Amyotroph Lateral Scler Frontotemporal Degener. 2013 Mar. 14(2):141-5
16. Chadi G, Maximino JR, Jorge FMH, Borba FC, Gilio JM, Callegaro D, Lopes CG, Santos SND, Rebelo GNS. Genetic analysis of patients with familial and sporadic amyotrophic lateral sclerosis in a Brazilian Research Center. Amyotroph Lateral Scler Frontotemporal Degener. 2017 May;18(3-4):249-255.

17. Ludolph AC, Jesse S. Evidence-based drug treatment in amyotrophic lateral sclerosis and upcoming clinical trials. Ther Adv Neurol Disord. 2009 Sep;2(5):319-26.
18. Bourke SC, Tomlinson M, Williams TL, Bullock RE, Shaw PJ, Gibson GJ. Effects of non-invasive ventilation on survival and quality of life in patients with amyotrophic lateral sclerosis: a randomised controlled trial. Lancet Neurol. 2006. 5:140-147.
19. Armon C. ALS 1996 and Beyond: New Hopes and Challenges. A manual for patients, families and friends. Fourth Edition. California: Published by the LLU Department of Neurology, Loma Linda; 2007.

Capítulo 82

Síndromes Miastênicas

Eduardo de Paula Estephan

Síndromes miastênicas são síndromes decorrentes de distúrbios da junção neuromuscular. O principal sintoma das síndromes miastênicas em geral é a fraqueza fatigável, que virtualmente pode acometer qualquer músculo estriado. Na maioria das vezes, em algum ponto do curso da doença, há o acometimento da musculatura extraocular e/ou do levantador da pálpebra, geralmente associado a alteração de outros músculos. A fraqueza fatigável decorre de distúrbios da junção neuromuscular, que levam a diminuição da eficácia da transmissão do impulso nervoso para a fibra muscular.

Esses distúrbios causam prejuízo do fator de segurança da transmissão neuromuscular, que é a despolarização extra da membrana pós-sináptica, acima do limiar de contração da fibra (Figura 82.1). O fator de segurança seria, então, um lastro da despolarização da membrana pós-sináptica, o que a permite ser acima do limiar mesmo em condições em que há prejuízo da liberação da acetilcolina, ou do prejuízo de sua afinidade com o receptor. Dessa forma, em condições que o fator de segurança esteja prejudicado, como nas síndromes miastênicas, fatores que levam a diminuição do potencial da membrana pós-sináptica (por exemplo, um estímulo repetitivo) acabam por causar fraqueza muscular.

Transmissão neuromuscular

Quando o impulso nervoso chega ao nervo terminal, a despolarização do nervo permite o influxo de cálcio através dos canais de cálcio voltagem-dependentes (VGCCs) localizados na membrana dessa região. A entrada de cálcio no axônio terminal resulta na liberação de acetilcolina na fenda sináptica, pois o cálcio promove a fusão das vesículas sinápticas com a membrana pré-sináptica. Quando na fenda sináptica, a acetilcolina liga-se ao seu receptor (receptor de acetilcolina – AChR). O AChR é um canal catiônico intramembrana, localizado na membrana pós-sináptica. Quando em ligação com duas moléculas de acetilcolina o AChR permite um influxo de cátions, principalmente sódio, na membrana pós-sináptica. A ação somatória de muitos receptores pós-sinápticos que tem seus canais abertos pela ligação de acetilcolina produz o potencial da placa terminal. Se a magnitude desse potencial for maior ou igual ao limiar de excitação para despolarização do sarcolema circundante, um potencial

Figura 82.1 – A) Amplitude do potencial da membrana pós-sináptica é reduzida na *miastenia gravis* (MG), estreitando o fator de segurança da transmissão neuromuscular. Com repetidas estimulações, a amplitude do potencial fica abaixo do limiar de ativação da fibra muscular – falha na transmissão neuromuscular. B) Quando um número crítico de potenciais falha, uma resposta decremental é vista em estudos de estimulação nervosa repetitiva na eletroneuromiografia.

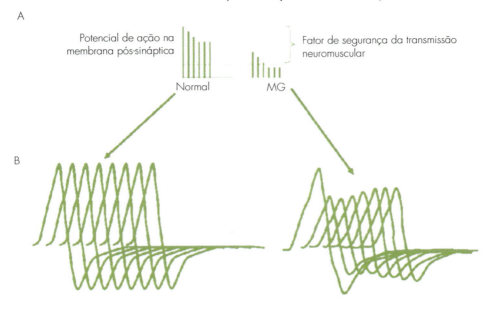

de ação da fibra muscular é produzido. Esse potencial de ação inicia uma série de abertura de canais de cálcio que no fim resulta em contração da fibra muscular.

A acetilcolina liga-se a seu receptor de forma transitória. Depois, ou se difunde para fora da junção neuromuscular ou é hidrolisada pela acetilcolinesterase, ancorada na lâmina basal. Isso encerra os efeitos da despolarização da membrana pós-sináptica.

O agrupamento dos AChRs na crista da membrana pós-sináptica, e a função deles são influenciadas por várias outras proteínas na placa muscular. A agrina, secretada pelo nervo terminal, interage com a tirosina quinase músculo-específica (MuSK) através do seu correceptor, a proteína relacionada ao receptor de lipoproteína de baixa densidade 4 (LRP4). O complexo resultante MuSK-LRP4, leva a ativação e agrupamento dos AChRs na junção neuromuscular. Esse sistema, agrina-MuSK-LRP4 é a principal via envolvida na maturação e manutenção da junção neuromuscular.

Eletroneuromiografia nos distúrbios de junção

O exame de eletroneuromiografia é realizado em pacientes com suspeita de distúrbios de junção neuromuscular para confirmar defeitos na transmissão neuromuscular e para se excluir outras possíveis doenças da unidade motora. Em distúrbios de junção não há alterações no estudo convencional de condução nervosa. Na eletromiografia pode haver um leve padrão miopático, especialmente em casos com fraqueza mais pronunciada. No entanto é na estimulação repetitiva (de baixa e de alta frequência) e/ou no estudo de fibra única que se encontram os achados típicos de distúrbios de transmissão neuromuscular.

Estimulação repetitiva

Durante a estimulação de baixa frequência (2 Hz a 5 Hz), a liberação de acetilcolina diminui gradualmente à medida que os estoques pré-sinápticos de vesículas de acetilcolina são esgotados, com um nadir na quarta ou quinta estimulação em uma série de estímulos. Em indivíduos saudáveis, isso nunca atinge significância por causa do fator de segurança. Entretanto, quando a quantidade de acetilcolina disponível para liberação é diminuída (como na Síndrome Miastênica de Lambert-Eaton) ou o número de AChRs disponíveis é reduzido (como na MG), a despolarização da fibra muscular pode falhar (Figura 82.1). Quando muitas fibras falham, isso resulta em um decremento nos estudos de estimulação repetitiva de baixa frequência. Na MG há caracteristicamente decremento de ao menos 10% em protocolos de estimulação repetitiva de baixa frequência. A sensibilidade do estudo de estímulo repetitivo para o diagnóstico de MG varia de 53% a 100% para MG generalizada, e de 10% a 17% para a MG ocular[1]. Para obter o máximo de rendimento diagnóstico, múltiplos músculos devem ser testados, particularmente músculos clinicamente afetados.

Por outro lado, durante a estimulação de alta frequência (20 Hz a 50 Hz) ou após uma contração voluntária máxima breve (10 segundos), o cálcio intracelular aumenta no terminal nervoso pré-sináptico, aumentando a liberação de acetilcolina. A contração voluntária máxima é equivalente a estimulação de alta frequência, pois o nervo dispara a aproximadamente 20 Hz durante uma contração máxima. O aumento do cálcio intracelular pode superar a transmissão neuromuscular defeituosa; na Síndrome de Lambert-Eaton, na qual o defeito da junção é principalmente a abertura de poucos canais de cálcio na região pré-sináptica, isso resulta em facilitação ou incremento após a estimulação de alta frequência ou contração voluntária máxima. Dessa forma, na eletroneuromiografia de um paciente com Síndrome de Lambert-Eaton há um potencial de ação muscular composto mais baixo que o normal, o qual apresenta um incremento após estimulação repetitiva de alta frequência.

Avaliação de jitter (fibra única)

A falha em despolarizar a membrana pós-sináptica também pode ser detectada na eletromiografia de fibra única, aparecendo como bloqueio ou como aumento de jitter se a diferença da amplitude de potencial da placa terminal for suficiente para produzir uma despolarização atrasada das fibras musculares. A eletromiografia de fibra única é o teste clínico mais sensível para detecção de um defeito na transmissão neuromuscular, e sua sensibilidade permite a demonstração de anormalidades em músculos clinicamente não afetados. A sensibilidade da eletromiografia de fibra única para o diagnóstico de MG varia de 82% a 99%, com a maior sensibilidade alcançada quando até três músculos são testados. Se o estímulo repetitivo é normal e há alta suspeita de um distúrbio de junção neuromuscular, a eletromiografia de fibra única de pelo menos um músculo sintomático deve ser realizado. É importante entender que a sensibilidade aumentada da EMG de fibra única vem ao preço de especificidade reduzida e que o jitter pode estar aumentado em doenças de nervo ou mesmo de músculo, quando há nesses casos distúrbios secundários da placa motora. Estudos de condução nervosa e eletromiografia convencional devem ser feitos em todos os casos quando eletromiografia de fibra única é anormal para descartar distúrbios de nervo e músculo que podem estar associados a defeitos na transmissão neuromuscular[1].

Miastenia gravis

A *miastenia gravis* (MG) adquirida é o distúrbio da transmissão neuromuscular mais comum, sendo resultante da ligação de autoanticorpos aos componentes da junção neuromuscular, mais comumente o receptor de acetilcolina (AChR). É uma das doenças autoimune com mecanismo patofisiológico mais bem estabelecido[2]. A incidência varia de 0,3 a 2,8 por

100.000, sendo estimado que a MG afete por volta de 700000 pessoas ao redor o mundo[3]. No entanto, tantos dados de incidência como de prevalência variam muito de acordo com a região considerada. Cálculos de incidência e prevalência total de MG, baseados em 55 estudos abrangendo 1950-2007, estimam uma taxa de incidência combinada de 5,3 por milhão de pessoas por ano e uma taxa de prevalência de 77,7 casos por milhão da população[4]. No entanto, é notório que a prevalência da doença vem aumentando desde meados do século passado, devido a reconhecimento e diagnóstico aprimorados, avanços médicos e de cuidados intensivos e longevidade do paciente[5]. Antes dos 30 anos, considerando casos adultos (acima de 15 anos), a incidência é maior em mulheres. No entanto, a incidência aumenta com a idade em ambos os sexos, atingindo um pico entre 60 e 80 anos, e torna-se cada vez mais prevalente em homens. Depois dos 50 anos há maior prevalência em homens. Em países asiáticos há uma marcada maior incidência de casos juvenis (menores que 15 anos), faixa etária na qual não parece haver diferença de incidência entre os sexos.

Etiopatogenia

Na maioria dos pacientes, anticorpos IgG1 e/ou IgG3 contra AChR causam fraqueza fatigável dos músculos esqueléticos com início ocular. Os anticorpos contra o AChR ou outros alvos da junção neuromuscular reduzem o número, função ou agrupamento de AChRs na junção neuromuscular, causando prejuízo do fator de segurança da transmissão neuromuscular. Os anticorpos anti-AChR são diretamente responsáveis pela alteração patológica na placa terminal em pacientes com MG, sendo a produção de autoanticorpos dependente de células T, com células T CD4 + estimulando as células B a produzirem os auto-anticorpos[2], sugerindo importante papel do timo na patogênese da doença. Outro fato que mostra a importância do timo na doença é a geração espontânea de anticorpos anti-AChR por timócitos de pacientes com MG em cultura[6]. Além disso, a maioria dos pacientes com MG tem anormalidades tímicas, sendo que mais de 50% dos pacientes anti-AChR positivos apresentam hiperplasia tímica e de 10% a 15% tumor tímico, geralmente timoma.

Pelo menos três mecanismos estão por trás da perda de AChRs funcionais na MG anti--AChR-positiva: (1) lise mediada por complemento da placa motora terminal resultando em distorção e simplificação da membrana muscular pós-sináptica; (2) internalização acelerada e consequente degradação dos AChRs; e (3) raramente, o bloqueio do AChR por anticorpos ligados aos locais de ligação à acetilcolina.

Aproximadamente 50% dos casos soro negativo para anticorpos anti-AChR há anticorpos anti-MuSK. MuSK é uma proteína pós-sináptica que é fundamental para o desenvolvimento e manutenção da junção neuromuscular. Os anticorpos anti-MuSK são principalmente IgG4, em contraste com a dominância IgG1 e IgG3 dos anticorpos AChR, não dependendo de timo para sua produção, e não sendo capazes de ativar complemento. Em pacientes com anticorpos anti-MuSK, a via de sinalização agrina/MuSK tem sua integridade funcional alterada, prejudicando a manutenção normal de uma alta densidade de AChRs nas cristas da junção neuromuscular, e então resultando em um número reduzido de AChRs funcionais[7]. Devido à perda de AChRs funcionais, o potencial de placa terminal gerado pelo estímulo do nervo terminal fica prejudicado. A consequência fisiológica desses fenômenos em geral é que a magnitude do potencial de placa terminal agora está significantemente mais próxima ao limiar de despolarização necessário para o disparo da fibra muscular. Essa redução no fator de segurança da transmissão neuromuscular torna as placas terminais afetadas mais vulneráveis a depleção dos depósitos de acetilcolina durante a estimulação repetitiva ou a contração sustentada.

A fraqueza muscular fatigável característica da MG surge quando amplitudes dos potenciais de placas terminais são suficientes para gerar potenciais de ação de fibras musculares em repouso ou após poucos estímulos nervosos, mas não com esforço muscular repetido/

sustentado, pois ficam abaixo do limiar necessário para desencadear contração da fibra muscular. Já a fraqueza basal, que se apresenta com o paciente em repouso, ocorre quando as amplitudes do potencial de placa terminal são muito pequenas para gerar potenciais de ação de fibras musculares mesmo sem a depleção de acetilcolina do esforço muscular repetitivo/sustentado.

Anticorpos anti-LRP4 foram relatados em pacientes japoneses e europeus. Os anticorpos são do tipo IgG1 de ativação do complemento e impedem o agrupamento de AChRs induzido pela agrina. Esses anticorpos já foram examinados por vários grupos e, em geral, sua presença em soros soronegativos varia amplamente[8-11].

Avaliação clínica

A MG é caracterizada clinicamente por fraqueza flutuante e fatigável dos músculos extraoculares, orofaríngeos, axiais e/ou dos membros, com sensibilidade e reflexos normais. Geralmente a queixa principal dos miastênicos é a respeito de fraqueza ou disfunção específica, relacionada a grupos musculares específicos, que pioram com esforço desses, e melhora com o repouso. Dessa forma, pacientes com suspeita de MG devem ser examinados para que se constate fraqueza fatigável em tais grupos musculares. De qualquer forma, na maioria das vezes haverá alguma fraqueza detectável da abertura palpebral e/ou da musculatura extraocular quando examinados com cuidado, independentemente de esses grupos musculares serem objetivos de queixa sintomática. A fraqueza miastênica tipicamente flutua durante o dia, geralmente sendo menos intensa pela manhã e pior à medida que o dia avança, especialmente após o uso prolongado dos músculos afetados. Os sintomas oculares podem ser intermitentes nos estágios iniciais, tipicamente piorando à noite ou durante a leitura, ao assistir à televisão, ou ao dirigir, especialmente sob a luz do sol. A fadiga também é um sintoma comum da MG que geralmente se manifesta desde o início da doença.

Em dois terços dos casos há sintomas oculares desde o início do quadro, com acometimento dos músculos oculares extrínsecos e/ou levantadores da pálpebra, e em 90% dos casos tais sintomas aparecem dentro de 2 anos de doença[12]. No entanto, por vezes o diagnóstico pode ser dificultado por uma apresentação clínica atípica. Fraqueza bulbar, com disartria/disfonia, disfagia e/ou fraqueza da musculatura mastigatória, pode ser o principal sintoma inicial em até 15% dos casos, muitas vezes sem sintomas oculares proeminentes. Esse tipo de apresentação inicial é mais comum em idosos. Embora mais raramente, também é possível um início de doença com fraqueza de um grupo muscular isolado, como extensores da cabeça, músculos respiratórios, músculos fonatórios, ou mesmo grupos musculares isolados de algum membro. Além dessas apresentações atípicas, em casos sem tratamento por muito tempo, os músculos acometidos podem evoluir com atrofia, o que leva a aparência de uma miopatia, também contribuindo para dificuldade diagnóstica.

O curso da doença é variável, mas geralmente progressivo nos primeiros anos. A fraqueza permanece restrita aos músculos oculares em aproximadamente 10% a 15% dos casos, embora tenha sido relatado em maior proporção em populações asiáticas[13]. No restante dos casos, a fraqueza progride para envolver os músculos não oculares durante os primeiros 3 anos, envolvendo face, musculatura orofaríngea e músculos dos membros (MG generalizada). A máxima fraqueza se instala durante o primeiro ano em dois terços dos pacientes. Antes da introdução de corticosteroides para tratamento, aproximadamente um terço dos pacientes melhorava espontaneamente, um terço piorava e um terço morria pela doença. A melhoria, ou mesmo a remissão, pode ocorrer no início, mas raramente é permanente (ou seja, há uma recaída subsequente). Sintomas normalmente flutuam durante um período relativamente curto e, em seguida, tornam-se mais grave (estágio ativo). Mesmo sem tratamento, a fase ativa costuma ser seguida por uma fase inativa, em que flutuações na força ainda ocorrem, mas são atribuíveis à fadiga, doença concomitante, ou outros fatores identificáveis de descompensação de miastenia. Tais fatores podem ser: transtornos emocionais, doença sistêmica (especialmente infecções respiratórias virais), hipotireoidismo ou hipertireoidismo, gravidez, ciclo menstrual, drogas que afetam a junção neuromuscular (Tabelas 82.1 e 82.2) e febre. Muitas vezes, é útil classificar a distribuição e a gravidade da doença, uma vez que esses fatores têm impacto nas decisões terapêuticas. Uma escala útil para fins clínicos gerais e de pesquisa é a *Myasthenia Gravis Foundation of America Clinical Classification*[14] (Tabela 82.3). Independente da causa, exacerbações clínicas da doença muito importantes, que levam a insuficiência respiratória ou a fraqueza bulbar com grave disfagia, são chamadas de crise miastênica, e demandam tratamento emergencial específico (imunoglobulina ou plasmaférese).

Em pacientes anti-MuSK positivo é mais comum uma apresentação clínica atípica, na qual, em geral há acometimento proeminente de musculatura bulbar, facial, respiratória e do pescoço, poupando relativamente a musculatura ocular. Quadros semelhantes aos vistos em anti-AChR forma generaliza também são comuns e por vezes a diferenciação clínica entre esses dois tipos de miastenia é impossível[15]. No entanto, são muitos raros os quadros puramente oculares em paciente anti-MuSK. Geralmente os sintomas se iniciam mais precocemente, na terceira ou quarta década de vida, sendo mais comumente acometidas as mulheres. Alterações tímicas não são comumente vistas. Além dessas características, pacientes anti-MuSK positivo são geralmente mais graves, e as crises miastênicas tendem a ser mais frequentes neles, por vezes inclusive sendo a primeira manifestação. Esses pacientes têm uma tendência a responderem melhor a plasmaférese do que a imunoglobulina para tratamento de exacerbações e crises miastênicas. Quanto a tratamento de manutenção, eles tendem a ter boa resposta a rituximab[16].

Tabela 82.1 – Medicamentos que devem ser evitados em pacientes com *miastenia gravis* ou outros distúrbios de junção neuromuscular

Tipo de medicação	Medicações a evitar
Antibióticos aminoglicosídeos	• Tobramicina • Gentamicina • Netilmicina • Neomicina • Estreptomicina • Canamicina
Antibióticos fluorquinolonas	• Ciprofloxacina • Norfloxacina • Ofloxacina • Cetolídeos • Telitromicina (Ketek)
Outros antibióticos	• Tetraciclinas • Sulfonamidas • Penicilinas • Antibióticos de aminoácidos • Macrolídeos • Azitromicina • Claritromicina • Ritonavir • Nitrofurantoína
Outras medicações	• Contraste iodado • Toxina botulínica • D-penicilamina • Interferon alfa • Quinidina • Quinino • Cloroquina

Tabela 82.2 – Medicamentos que devem ser utilizados com cautela em pacientes com *miastenia gravis* ou outros distúrbios de junção neuromuscular

Tipo de medicação	Medicações a se utilizar sob cautela
Anti-hipertensivos	• Betabloqueadores • Verapamil
Anticonvulsivantes	• Fenitoína • Barbitúricos • Etossuximida • Carbamazepina • Gabapentina
Outras drogas utilizadas na neurologia	• Riluzol • Acetato de glatiramer
Psicotrópicos	• Carbonato de lítio • Fenotiazinas • Amitriptilina • Imipramina • Anfetaminas • Haloperidol • Benzodiazepínicos
Outras medicações	• Timolol (ocular) • Cloridrato de betaxolol (ocular) • Procainamida • Bretilio • Trimetafan • Fludarabina • Cisplatina • Interleucina-2

Tabela 82.3 – Classificação clínica da *miastenia gravis* – MGFA

Classificação	Distribuição da fraqueza/Gravidade
Tipo I	• Sintomas puramente oculares
Tipo II IIa IIb	• Leve generalizada • Predomínio em membros/axial • Predomínio orofaríngeo/músculos respiratórios
Tipo III IIIa IIIb	• Moderada generalizada • Predomínio em membros/axial • Predomínio orofaríngeo/músculos respiratórios
Tipo IV IVa IVb	• Grave generalizada • Predomínio em membros/axial • Predomínio orofaríngeo/músculos respiratórios
Tipo V	• Necessidade de ventilação mecânica (intubação)

Testes e sinais clínicos

Teste do edrofônio

Ao inibir a ação normal da acetilcolinesterase, o cloreto de edrofônio e outros inibidores da acetilcolinesterase (como o brometo de piridostigmina, por exemplo) permitem que as moléculas de acetilcolina se difundam mais amplamente por toda a fenda sináptica, aumentando a amplitude e a duração do potencial de placa terminal. Seu rápido início (30 segundos) e curta duração do efeito (5 a 10 minutos) tornam o edrofônio um agente ideal para um teste diagnóstico. O teste consiste em administrar o edrofônio por via intravenosa e observar uma melhora na força muscular. Comumente é administrada uma dose teste de 2 mg seguida por doses subsequentes de 3 mg a 8 mg até que haja uma resposta positiva ou um total de 10 mg seja administrado. O paciente é observado por 90 segundos entre as doses e por 3 a 5 minutos após a dose total de 10 mg ser administrada. Os efeitos colaterais do edrofônio incluem salivação, sudorese, náuseas, cólicas estomacais e fasciculações musculares. Hipotensão e bradicardia são infrequentes e geralmente se resolvem com o repouso na posição supina, mas a atropina (0,4 mg a 2 mg) deve estar disponível, e o paciente deve ser submetido ao teste sob monitorização cardíaca, devido ao risco (pequeno) de bradicardia persistente.

Teste do gelo

Aplica-se uma bolsa de gelo na pálpebra superior ptótica fechada por 2 minutos, e depois compara-se a fenda palpebral com a presente antes do teste. Uma melhora na ptose após aplicação do gelo (geralmente 2 mm ou mais) sugere fortemente uma fraqueza Miastênica do elevador da pálpebra. Esse teste apresenta sensibilidade de mais de 80%, e especificidade de quase 100%[17]. Acredita-se que além do resfriamento do músculo esquelético (que inibe a atividade da acetilcolinesterase), o próprio repouso do músculo exerça um papel importante na fenomenologia desse teste. É importante salientar que se a bolsa de gelo for deixada por mais de dois minutos, o teste torna-se cada vez mais desconfortável para o paciente e a redução da temperatura da fibra muscular abaixo de 22 °C reduz a força contrátil do próprio músculo o que pode levar a possíveis falsos negativos.

Teste de Simpson (também chamado de Mingazzini das pálpebras)

Foi descrito pela primeira vez pelo neurologista escocês John Alexander Simpson, que observou que no olhar para cima sustentado, a ptose geralmente se intensifica temporariamente. Pede-se ao paciente que sustente o olhar máximo para cima, por 1 ou 2 minutos, e observa-se o comportamento das pálpebras. Aparecimento, ou intensificação de ptose palpebral caracteriza o teste positivo. Diplopia por fatigabilidade da musculatura ocular extrínseca também pode ser vista.

Sinal do aumento da ptose

O sinal do aumento da ptose é demonstrado durante a sustentação do olhar para cima em pacientes com ptose bilateral, quando o examinador eleva a pálpebra mais ptótica do paciente segurando-a com o dedo em uma posição fixa. Após alguns segundos, a pálpebra oposta cai lentamente e pode chegar a fechar completamente. Durante o teste, o paciente é orientado a não piscar os olhos, o que pode levar a descanso da placa muscular e consequente prejuízo do teste. O teste pode ser explicado pela lei de Hering da inervação equivalente dos músculos oculares. Segundo esta lei, os músculos com a mesma ação em ambos os olhos têm intensidade de inervação igual. A elevação passiva de uma das pálpebras diminui o esforço exercido naquele lado, levando a diminuição bilateral de estímulo nos elevadores da pálpebra, e consequente fechamento do olho contralateral.

Sinal da contração da pálpebra de Cogan

O sinal de contração da pálpebra de Cogan, característico da MG, consiste em um breve movimento de retração da pálpebra após o retorno súbito dos olhos para a posição primária após um período do olhar para baixo[18]. A pálpebra irá se contrair brevemente, ficando mais aberta que na posição primária por brevíssimo período, para depois se acomodar novamente na posição que estava ao repouso. Uma breve abertura similar pode ocorrer ao olhar rapidamente para o lado da posição primária (salto palpebral). Em uma série de 117 pacientes, a especificidade do sinal de contração da pálpebra de Cogan foi de 99%, a sensibilidade foi de 75% e a taxa de falso-positivo foi de 1%[19].

Língua trisulcada de Wilson

O sulco triplo, a língua trisulcada ou língua em tridente, é uma manifestação rara, mas característica, da MG, na qual uma linha média e dois sulcos longitudinais paralelos aparecem na língua (Figura 82.2). O padrão de sulcação incomum geralmente é acompanhado por atrofia lingual, e pode desaparecer com o tratamento da doença. A atrofia muscular não é tipicamente parte da MG, sendo a atrofia da língua e da musculatura facial mais comumente vistos na variante MuSK da doença.

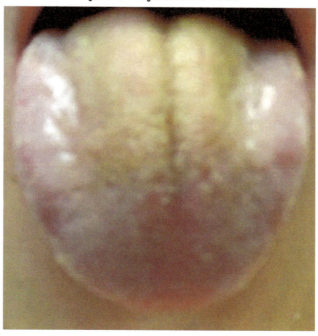

Figrua 82.2 – Língua trisulcada de Wilson.

Fácies miastênica

Em repouso, a fácies miastênica se caracteriza por ptose palpebral assimétrica, que é parcialmente compensada pela contração assimétrica o músculo frontal, levantando a sobrancelha ipsilateral (Figura 82.3). Durante tentativa de sorriso, há contração da porção medial do lábio superior e contração horizontal dos cantos da boca sem a natural ondulação para cima, produzindo um sorriso de "desdém", chamado de esgar miastênico.

Sinal do lago oftálmico

Sinal do lago oftálmico, ou da espiada, na MG. Durante sustentado fechamento forçado da pálpebra, o paciente é incapaz de enterrar os cílios, e após 30 segundos, ele é incapaz de manter as pálpebras totalmente fechadas, deixando evidente um lago oftálmico.

Diagnóstico

O quadro clínico típico como o descrito, e os eventuais fenômenos de distúrbio de junção evidenciados na eletroneuromiografia (com estímulo repetitivo e/ou exame de fibra única) fecham o diagnóstico de distúrbio de junção neuromuscular. Apesar de MG ser o distúrbio de junção neuromuscular mais comum, para se confirmar o diagnóstico é necessário

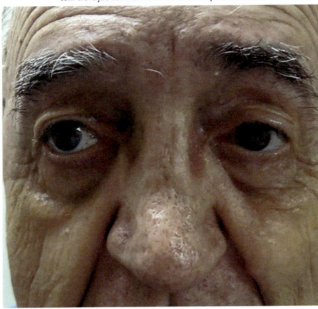

Figura 82.3 – Fácies miastênica. Ptose palpebral assimétrica, parcialmente compensada pela contração assimétrica o músculo frontal, com elevação assimétrica da sobrancelha, e estrabismo.

comprovar a existência de autoanticorpos. Na Tabela 82.4 há diagnósticos diferenciais de miastenia que devem ser considerados quando não houver quadro clínico ou eletrofisiológico típico da doença.

Anticorpos antirreceptores de acetilcolina (anti-AChR)

Em geral, uma concentração elevada de anticorpos ligadores anti-AChR em um paciente com características clínicas compatíveis confirma o diagnóstico de MG, mas as concentrações normais de anticorpos não excluem o diagnóstico. Anticorpos ligadores anti-AChR são detectados em aproximadamente 80% a 85% dos pacientes com MG generalizada, mas apenas em 55% daqueles com sintomas puramente oculares[20]. As concentrações séricas de anticorpos de ligação a AChR variam muito entre os pacientes com graus de fraqueza semelhantes e não podem prever com segurança a gravidade da doença.

Tabela 82.4 – Diagnósticos diferenciais de *miastenia gravis*

Localização clínica da lesão	Doenças/síndromes a considerar
Oftalmológica	• Oftalmopatia de Graves (com hipertireoidismo); forias, tropias
Sistema nervoso central	• Blefaroespasmo, lesão de tronco cerebral (p. ex.: esclerose múltipla, isquemia, lesão com efeito de massa, encefalopatia de Wernicke)
Alterações de nervo	• Neuropatia microvascular (III/VI diabético), síndrome de Horner, síndrome de Miller Fisher, Guillain-Barré, neuropatias focais que afetam a função craniobulbar
Outras alterações de junção neuromuscular	• Botulismo, síndrome miastênica congênita, toxicidade por organofosforado, síndrome de Lambert-Eaton
Miopatias	• Oftalmoplegia externa progressiva, outras miopatias mitocondriais, distrofia oculofaríngea, distrofia miotônica

Além dos anticorpos ligadores, há ainda dois outros tipos de anticorpos anti-AChR: os bloqueadores e os moduladores. Os anticorpos bloqueadores inibem a ligação da acetilcolina à AChR por ligação ao sítio de ligação da acetilcolina ou por inibição alostérica. Eles representam uma minoria de anticorpos AChR e geralmente ocorrem em associação com anticorpos de ligação a AChR. Como menos de 1% dos pacientes com MG têm apenas anticorpos bloqueadores de soro, eles adicionam pouco à sensibilidade diagnóstica. Já os anticorpos moduladores se ligam ao AChR na membrana e aumentam sua taxa de degradação, ocorrendo em cerca de 3% a 4% dos pacientes negativos para anticorpos ligadores. Altos níveis de anticorpos moduladores da AChR parecem ser associados a ocorrência de timoma[21].

Anticorpos antimúsculo estriado

Anticorpos antimúsculo estriado foram os primeiros autoanticorpos descobertos em MG. Eles estão altamente associados ao timoma, sendo positivos em 75% a 80% dos pacientes com MG com timoma, mas também são positivos na MG sem timoma, particularmente em pacientes idosos. Os anticorpos para o músculo estriado são mais úteis como um marcador de timoma em pacientes com início de MG antes dos 40. Entretanto, os anticorpos antimúsculo estriado podem ser um marcador valioso para a MG em pacientes de meia-idade ou idosos com doença leve, onde podem ser a única anormalidade sorológica.

Anticorpos anti-MuSK

Uma proporção de pacientes com MG generalizada anti-AChR-negativo apresenta anticorpos IgG para MuSK, uma proteína da junção neuromuscular que desempenha um papel importante no agrupamento de AChRs. Os anticorpos anti-MuSK normalmente não são encontrados na MG positiva para anticorpos anti-AChR ou na MG ocular, embora tenham sido publicados alguns relatos de casos de pacientes com MG ocular e anticorpos anti-MuSK. Aproximadamente 50% dos pacientes com MG generalizada anti-AChR negativa têm anticorpos anti-MuSK[7].

Anticorpos anti-LRP4

Anticorpos anti-LRP4 foram relatados em pacientes japoneses e europeus. Geralmente o quadro clínico é leve, comumente puramente ocular. Por vezes pode ser encontrado em concomitância com anticorpos anti-AChR ou anti-MuSK, podendo nesses casos o quadro clínico ser mais grave. Os anticorpos anti-LRP4 são do tipo IgG1 de ativação do complemento e impedem o agrupamento de AChRs induzido pela agrina. Esses anticorpos já foram examinados por vários grupos e, em geral, sua presença em soros soronegativos varia amplamente[8-11].

Outras abordagens diagnósticas

TC de tórax deve ser realizada em todos os pacientes com MG para excluir a presença de um timoma. Nesses casos, a ressonância magnética não melhora o rendimento diagnóstico. Como os contrastes iodados podem exacerbar os sintomas miastênicos, o uso desses agentes não é recomendado na investigação de rotina de um paciente com MG. Como a MG frequentemente coexiste com outros distúrbios autoimunes, particularmente tireoidites, o teste basal da função tireoidiana deve ser obtido no momento do diagnóstico de MG, e outras sorologias autoimunes devem ser consideradas se clinicamente indicadas.

Tratamento

Uma vez que o diagnóstico de MG é feito, a terapia geralmente começa com inibidores da colinesterase, mas a maioria dos pacientes necessitará de terapia imune. O uso crescente de terapias imunomoduladoras tem sido um fator importante na melhora do prognóstico de pacientes com MG nos últimos anos[22].

Tratamento sintomático

A MG é tratada sintomaticamente com piridostigmina, que inibe a acetilcolinesterase na junção neuromuscular, aumentando acetilcolina disponível na fenda sináptica. No entanto, a piridostigmina não trata a imunopatogênese subjacente. O medicamente tem poucos efeitos colaterais graves e, se eficaz, funciona rapidamente. A partir de 30 mg a cada 4 horas durante o dia acordado, com o primeiro comprimido a ser tomado dentro de uma hora após o despertar, é uma estratégia razoável. A menos que sintomas noturnos ocorram, uma dose na última hora antes de dormir é em geral um desperdício. Se necessário, a dose pode ser aumentada para 60 mg a cada 4 horas em 3 a 7 dias. Caso tenha ocorrido uma resposta parcial, aumentos adicionais de 30 mg a 60 mg em cada dose podem ser feitos em intervalos de 1 a 2 semanas até um máximo de 480 mg/dia, dependendo da tolerância. Doses mais altas são improváveis de produzir benefícios adicionais. Diarreia, um dos efeitos colaterais mais comuns, muitas vezes é autolimitada, mas se não o for, loperamida acaba ajudando na maioria dos casos. Uma crise colinérgica, em que a fraqueza é agravada pelo aumento das doses de piridostigmina, raramente ocorre. Quase sempre, uma história cuidadosa revelará piora nos sintomas de MG antes do aumento da dose de piridostigmina[23,24].

Em casos de miastenia ocular, inicia-se tratamento apenas com medicação sintomática. Se não houver resposta, recomenda-se acrescentar tratamento para imunossupressão. Nos casos de miastenia generalizada, pelo menos nos primeiros anos de doença é recomendado já se iniciar medicamentos para imunossupressão juntamente com sintomáticos desde o início do tratamento. A dose de piridostigmina deve ser ajustada conforme necessário com base nos sintomas, e se por acaso o paciente conseguir interromper seu uso, ou diminuir muito a dose, pode ser um indicador de que o paciente atingiu os objetivos do tratamento imunossupressor e serve como bom parâmetro para a redução das outras terapias.

Na hipótese de ficar cinicamente óbvio que nenhuma resposta ocorreu com piridostigmina, a medicação pode ser interrompida. Pacientes anti-MuSK positivo tendem a ter menor benefício (ou mesmo falta total de benefício) e mais efeitos colaterais com a piridostigmina.

Tratamento imunossupressor

A prednisona é muito útil em pacientes com MG, embora seja necessária paciência. A evidência em adultos de que a prednisona administrada em dias alternados é de menor probabilidade de causar efeitos adversos é praticamente inexistente, mas essa estratégia é amplamente usada. Ocasionalmente, os pacientes flutuam e pioram no dia em que não há dose de prednisona, e o controle glicêmico usando a abordagem de dia alternativo é difícil em diabéticos, então às vezes, iniciar ou reverter para uma dose diária equivalente é necessário. Doses baixas de prednisona (geralmente 25 mg em dias alternados) ajudará a maioria dos pacientes com quadros leves em cerca de 3 a 4 meses[25]. Se depois de 3 a 4 meses, os sintomas não estão melhorando o suficiente a dose deve ser aumentada progressivamente até controle satisfatório. Cerca de 2 a 3 meses após o controle satisfatório dos sintomas, pode ser apropriado começar a diminuir a dose. Os sintomas frequentemente recorrem em doses menores que 5 mg/dia, e muitos pacientes necessitam de prednisona em dose baixa em longo prazo. Diminuir muito rapidamente ou enquanto o paciente ainda estiver sintomático quase sempre resultará em uma recaída, geralmente alguns meses após a redução. Por outro lado, se doses altas (acima de 30 mg/dia) forem usadas inicialmente, cerca de 40% dos pacientes com MG podem piorar inicialmente antes de começarem a melhorar, e 10% pioram significativamente. Estratégias para evitar esse agravamento inicial dos sintomas incluem iniciar em doses baixas (por exemplo, 10 mg/dia) com aumentos a cada 3 a 5 dias em passos de 10 mg até atingir a dose desejada[26]. O uso de IVIg ou plasmaférese no início da prednisona também pode impedir o agravamento inicial. Doses de prednisona de mais de 1 mg/kg/dia raramente são necessárias, geralmente usa-se uma dose máxima de 0,5 mg/kg/dia a 0,75 mg/

kg/dia[27]. Quanto aos efeitos colaterais, antecipar o agravamento da hipertensão e do controle glicêmico é útil e melhora o cuidado dos pacientes. Indivíduos com idade superior a 50 anos que estejam tomando mais de 7,5 mg/dia por mais de 3 meses devem fazer uso de profilaxia para osteoporose no início.

A azatioprina pode ser usada na MG, isoladamente como substituto da prednisona ou junto com a prednisona em pacientes em que se queira reduzir a dose de prednisona. A azatioprina também pode ser adicionada à prednisona se resposta satisfatória com prednisona não ocorre dentro de 6 a 9 meses ou se o paciente piorar quando já com dose alta. O efeito da azatioprina em geral demora por volta de 3 meses para começar a ser percebido, podendo demorar de 6 a 12 meses para o máximo efeito se estabelecer. Dessa forma recomenda-se paciência para redução de dose de prednisona após introdução de azatioprina. A dose alvo da medicação deve ser entre 2,5 e 3 mg/kg/dia. Uma boa maneira de aumentar gradualmente a dose é iniciar com 25 mg/dia e dobrar a dose a cada 2 semanas, o que diminuiria a chance de efeitos colaterais. Monitoração de enzimas hepáticas (alanina amino transferase, aspartato aminotransferase e gama glutamil transferase) e hemograma completo é necessária mensalmente. O uso por tempo prolongado da medicação aumenta o risco de malignidades, principalmente de pele, sendo que pacientes já com risco de câncer de pele devem ser rigorosamente monitorizados para tal, embora o risco absoluto seja baixo[28].

Em pacientes que não respondem ou toleram azatioprina, outros medicamentos imunossupressores podem ser usados. Evidências de ensaios clínicos randomizados dão suporte ao uso de ciclosporina em MG, mas potenciais efeitos colaterais graves e interações medicamentosas limitam seu uso. Embora evidências de ensaios clínicos randomizados não suportem o uso de micofenolato e tacrolimus em MG, ambos são amplamente utilizados, e um ou ambos são recomendados em várias diretrizes nacionais de tratamento de MG[29-31]. Para agentes imunossupressores não esteroidais, uma vez atingidos os objetivos do tratamento e mantidos por 6 meses a 2 anos, a dose deve ser reduzida gradualmente até a quantidade mínima efetiva. Os ajustes de dosagem não devem ser feitos com uma frequência maior do que a cada 3-6 meses. Geralmente é necessário manter alguma imunossupressão por muitos anos, às vezes por toda a vida[32].

Para pacientes com MG refratária as seguintes terapias também podem ser usadas: imunoglobulina ou plasmaférese cronicamente; ciclofosfamida; rituximabe. Rituximabe, para o qual evidências de eficácia em MG anti-AChR estão sendo construídas (o estudo BetaMG, um ensaio clínico randomizado, duplo-cego, controlado, que analisa a segurança e eficácia do rituximabe em pacientes anti-AChR), está atualmente em revisão), deve ser considerado como uma opção terapêutica precoce em pacientes com MuSK-MG que apresentam uma resposta insatisfatória à imunoterapia inicial[32]. Essa recomendação ganhou mais um suporte em 2017, vido a uma grande revisão multicêntrica cega que comparou pacientes com MG positivos para MuSK que receberam rituximabe com aqueles que receberam outros medicamentos imunossupressores[16]. Em 2017, o eculizumabe foi aprovado para MG com base no estudo REGAIN[17]. Os pacientes incluídos neste estudo duplo-cego placebo eram miastênicos anti-AChR com forma generalizada, definida como refratária (sem melhora ou com piora após a introdução de corticosteroides e pelo menos dois outros agentes imunossupressores utilizados em doses adequadas por um período adequado).

Há ainda novos medicamentos com estudos preliminares que talvez se tornem realidade em futuro próximo. Os exemplos mais promissores atualmente são: Rozanolixizumabe (UCB7665) e Efgartigimod (ARGX-113), ambos anticorpos monoclonais humanizados antirreceptor humano Fc (FcRn) que reduzem níveis de IgG patogênico, estando o último em fases mais avançadas de estudo clínico.

Timectomia

Com raras exceções, todos os pacientes com MG e timoma devem ser submetidos à cirurgia para remover o tumor. Todo o tecido do timo deve ser removido junto com o tumor. O tratamento adicional do timoma será ditado pela classificação histológica e pelo grau de excisão cirúrgica. Timomas incompletamente ressecados devem ser tratados após a cirurgia com uma abordagem de tratamento interdisciplinar (radioterapia, quimioterapia). Em pacientes idosos ou com múltiplas comorbidades além do timoma, a radioterapia paliativa pode ser considerada.

Na MG não timomatosa (sem diagnóstico de timoma) com presença de anticorpos anti-AChR, a timectomia é realizada como uma opção para minimizar a dose ou a duração da imunoterapia, como opção para casos que não responderam a um teste inicial de imunoterapia, ou como alternativa para paciente que apresentaram efeitos colaterais intoleráveis a outras terapias. Devido a longa demora no início do efeito, a timectomia para MG é um procedimento eletivo. Deve ser realizado quando o paciente estiver estável e for considerado seguro submetê-lo a um procedimento no qual a dor pós-operatória e os fatores mecânicos podem limitar a função respiratória, além da piora funcional da decorrente de estresse metabólico.

A timectomia pode ser considerada em pacientes com MG generalizada sem anticorpos anti-AChR detectáveis se eles não responderem adequadamente à terapia imunossupressora, mas devido à falta de evidência nesses casos, a indicação deve ser mais cautelosa. Com as evidências disponíveis atualmente, não é recomendado timectomia em pacientes com anticorpos MuSK, LRP4 ou agrina. O valor da timectomia no tratamento de pacientes pré-púberes com MG não é claro, mas pode ser considerada em crianças com MG generalizada com anticorpo anti-AChR. Para crianças diagnosticadas com MG generalizada soronegativa, a possibilidade de uma síndrome miastênica congênita ou outra condição neuromuscular deve ser considerada, e a avaliação em um centro especializado em doenças neuromusculares é valiosa antes de se considerar timectomia.

Abordagens endoscópicas e robóticas para timectomia são cada vez mais realizadas e têm um bom histórico de segurança em centros experientes. Dados de estudos de comparação controlados e randomizados não estão disponíveis. Com base em comparações entre estudos, abordagens de timectomia menos invasivas parecem produzir resultados semelhantes a abordagens mais agressivas.

Imunoglobulina e plasmaférese

Uma crise miastênica iminente requer internação hospitalar e observação atenta das funções respiratória e bulbar, com a capacidade de ser transferida para uma unidade de terapia intensiva se ela progredir para manifestar crise. Imunoglobulina humana (IVIg) e plasmaférese (PLEX) são usados como tratamento de curta duração para essas situações. Os corticosteroides ou outros agentes imunossupressores são frequentemente iniciados ao mesmo tempo para obter uma resposta clínica sustentada. Como os corticosteroides podem causar um agravamento transitório da fraqueza miastênica, pode ser apropriado esperar alguns dias para que a PLEX ou a IVIg tenham um efeito benéfico antes de iniciá-los. A escolha entre PLEX e IVIg depende de fatores individuais do paciente (por exemplo, PLEX não pode ser usado em pacientes com sepse e IVIg não pode ser usado na insuficiência renal) e da disponibilidade de cada um deles. Ambos são provavelmente igualmente eficazes no tratamento da MG grave generalizada, mas a eficácia da IVIg é menos certa em MG leve ou ocular. Além disso, PLEX pode ser mais eficaz que IVIg em pacientes anti-MuSK. Por fim, apesar da falta de evidência, é consenso entre especialistas que a PLEX tem efeito mais rapidamente[32].

Outras situações em que está indicado o uso de IVIg ou PLEX: em preparação para cirurgia em pacientes com disfunção bulbar ou respiratória significativa; quando é necessária uma resposta rápida ao tratamento; quando outros tratamentos são insuficientemente eficazes; e antes de iniciar os corticosteroides, se necessário, para prevenir ou minimizar as exacerbações.

Gravidez e MG

O planejamento para a gravidez deve ser instituído com bastante antecedência em pacientes com MG para permitir tempo para a otimização do estado clínico miastênico e minimizar os riscos para o feto. Desde que a miastenia esteja sob bom controle antes da gravidez, a maioria das mulheres permanecerão estáveis durante a gestação. Quando ocorre piora (em aproximadamente 1/3 dos casos), geralmente é nos primeiros meses após o parto[32].

A piridostigmina oral é o tratamento de primeira linha durante a gravidez. Anticolinesterásicos endovenosos podem produzir contrações uterinas e não devem ser usados durante a gravidez. Dentre os agentes imunossupressores, a prednisona é o agente de escolha durante a gravidez. As informações atuais indicam que a azatioprina e a ciclosporina são relativamente seguras em gestantes que não são satisfatoriamente controladas ou que não toleram corticosteroides. As evidências atuais indicam que o micofenolato mofetil e o metotrexato aumentam o risco de teratogenicidade e são contraindicados durante a gravidez[34]. Plasmaférese e imunoglobulina são úteis quando uma resposta rápida, embora temporária, é necessária durante a gravidez. É necessária uma consideração cuidadosa de ambos os problemas maternos e fetais, ponderando os riscos desses tratamentos contra a necessidade de uso durante a gravidez e seus possíveis benefícios[32].

O parto vaginal espontâneo deve ser o objetivo e, portanto, ativamente encorajado. Em caso de eclampsia, o sulfato de magnésio não é recomendado para tratamento devido aos seus efeitos de bloqueio neuromuscular; barbitúricos ou fenitoína geralmente são alternativas possíveis. Por fim, todos os bebês nascidos de mães miastênicas devem ser examinados em busca de evidências de síndrome miastênica transitória (miastenia neonatal), mesmo se a miastenia da mãe for bem controlada, e devem ter acesso rápido ao suporte de cuidados intensivos neonatais[32].

Síndrome de Lambert-Eaton

Na Síndrome miastênica de Lambert-Eaton (LEMS), os anticorpos contra os canais de cálcio voltagem-dependentes (VGCCs) inibem o influxo de cálcio no terminal nervoso e reduzem a liberação de acetilcolina na fenda sináptica após a despolarização dos nervos. Na junção neuromuscular do músculo esquelético, isso pode resultar em falha na transmissão neuromuscular. Envolvimento do mesmo VGCC em sinapses autonômicas produz disfunção autonômica[35]. A LEMS pode ser paraneoplásica ou primariamente autoimune. Na LEMS paraneoplásica, câncer de pulmão de pequenas células subjacente está quase sempre presente. Em crianças com LEMS, os distúrbios linfo proliferativos podem estar associados.

A LEMS é rara, com uma incidência estimada de 0,5 em 1 milhão e uma prevalência de 2,3 em 1 milhão. Em relação à MG, a prevalência de LEMS é reduzida em comparação com sua incidência[36]. Isso reflete a baixa sobrevida na LEMS paraneoplásica. Aproximadamente 40% a 50% dos pacientes com LEMS têm um distúrbio autoimune primário, e em 50% a 60%, a LEMS ocorre como um distúrbio paraneoplásico, quase sempre com um câncer de pulmão de pequenas células subjacente. Estudos sugerem que a LEMS ocorre em 2% a 3% dos casos de câncer de pulmão de pequenas células e provavelmente não é subdiagnosticada[37]. Quando é primariamente autoimune está frequentemente associada a outra doença autoimune subjacente, como doença autoimune da tireoide, diabetes mellitus, artrite reumatoide ou lúpus eritematoso sistêmico.

Quadro clínico

Embora muito menos comum que a MG, é importante que os neurologistas reconheçam as características clínicas da LEMS e estejam familiarizados com seu manejo. A tríade clínica característica da LEMS é mais bem lembrada como os três As: Apraxia, Arreflexia e envolvimento Autonômico. Embora não se trate de uma apraxia verdadeira, esta é uma maneira útil de lembrar que a fraqueza de membros inferiores produzindo dificuldades na marcha é a característica clínica mais proeminente e que, frequentemente, os pacientes com LEMS têm mais dificuldades funcionais do que o previsto pela força dos músculos individuais. Essa é uma característica marcante na LEMS: o paradoxo entre comprometimento funcional significativo para a marcha, com apenas leve fraqueza ao exame físico.

A fraqueza quase sempre começa nos membros inferiores, proximal, e causa dificuldades para andar, embora fraqueza dos membros superiores também seja comum. O início é frequentemente subagudo e a flutuação é menos proeminente do que na MG[38,39]. A natureza insidiosa dos sintomas da LEMS significa que os pacientes podem esperar por meses ou anos antes de se apresentar ao seu médico, com um provável atraso adicional desde a apresentação até o diagnóstico.

A fraqueza da musculatura ocular extrínseca, ptose palpebral e sintomas bulbares geralmente estão ausentes ou, se presentes, ocorrem como manifestações tardia. A presença de envolvimento ocular e/ou bulbar no início é um sinal contra o diagnóstico de LEMS e sugere mais MG[40]. Assim, a LEMS começa nos membros inferiores e evolui ascendendo, enquanto a MG geralmente começa com o envolvimento craniobulbar e então desce. Assim como sintomas bulbares, o envolvimento respiratório é incomum.

Os reflexos tendinosos profundos estão quase sempre reduzidos ou ausentes, especialmente os patelares. Assim, a diminuição dos reflexos tendinosos profundos em um paciente com suspeita de MG sugere LEMS. Curiosamente, em até 40% dos pacientes com LEMS, um reflexo tendinoso profundo previamente ausente ou significativamente reduzido retorna ao normal após 10 segundos de contração voluntária máxima[41], fenômeno semelhante ao de facilitação. A facilitação é quando a segunda contração de um grupo muscular tem força aumentada em relação à primeira. Embora não seja um sinal muito confiável, por ser demasiadamente sujeito a viés do examinador, é um fenômeno classicamente descrito na doença.

O envolvimento do sistema simpático e talvez mais frequentemente parassimpático ocorre em 80% a 90% dos pacientes com LEMS e pode produzir quase qualquer manifestação autonômica. Boca seca, constipação e disfunção erétil em homens são particularmente comuns, mas perda de sudorese, hipotensão ortostática e anormalidades pupilares também são observadas[41]. O envolvimento autonômico é muitas vezes constatado por uma história cuidadosa, embora muitos pacientes não revelem sintomas sugestivos de envolvimento autonômico, a menos que solicitado. Já perda sensorial ou alterações cerebelares não são características da LEMS, mas podem sugerir uma desordem paraneoplásica sobreposta associada a um câncer de pulmão de pequenas células subjacente.

Diagnóstico

Uma vez suspeitado, o diagnóstico da LEMS pode ser feito com base em anormalidades eletrofisiológicas características, que o distinguem de MG. A confirmação sorológica do diagnóstico também é importante.

Na eletroneuromiografia a tríade de anormalidades eletrofisiológicas da LEMS consiste no seguinte: 1) amplitudes motoras difusamente reduzidas em estudos de condução nervosa motora, geralmente com menos de 50% dos limites inferiores; 2) decremento com estimulação de baixa frequência (2 ou 3 Hz) – ao contrário da MG, onde o decréscimo é geralmente máximo na quarta ou quinta estimulação, na LEMS o decréscimo máximo pode ocorrer em ondas mais tardias; 3) incremento com estimulação de alta frequência ou facilitação após 10 segundos de contração voluntária máxima. Estudos com contração voluntária máxima são tão sensíveis e melhor tolerados do que a estimulação de alta frequência[42]. Incrementos de mais de 100% são muito sugestivos de LEMS, mas não são exclusivos da síndrome e ocorrem em alguns casos de botulismo e MG. As anormalidades podem ser sutis no início do curso da doença. Embora a fraqueza dos membros inferiores seja o que predomina na LEMS, os estudos eletrodiagnósticos dos nervos ulnar ou mediano têm as maiores sensibilidades[43]. Anormalidades na eletromiografia de fibra única geralmente não distinguem a LEMS da MG.

Quanto aos estudos sorológicos, os anticorpos anti-VGCC são mais de 90% sensíveis para LEMS autoimune primária e se aproximam de 100% para LEMS paraneoplásica[41]. Anticorpos anti-VGCC não são específicos e são encontrados no câncer de pulmão de pequenas células sem LEMS, bem como outros distúrbios paraneoplásicos[44]. Dada a essa associação, os pacientes devem sempre ser investigados para câncer de pulmão de pequenas células subjacente, especialmente em idosos fumantes com perda de peso. Se a tomografia de tórax inicial for negativa, a broncoscopia ou tomografia por emissão de pósitrons (PET) pode ser indicada em pacientes de alto risco. Com as investigações iniciais, é recomendável repeti-las a cada 3 a 6 meses por pelo menos os primeiros 2 anos, após o qual é menor a chance de um câncer de pulmão de pequenas células aparecer[45].

Como diagnóstico diferenciais a MG é o distúrbio mais comum. Miopatias, especialmente dermatomiosite, pode simular LEMS no contexto de um câncer de pulmão de pequenas células subjacente. A síndrome de Guillain-Barré, polirradiculoneuropatia desmielinizante inflamatória crônica (PDIC) e outras neuropatias subagudas motoras predominantes ocasionalmente mimetizam a LEMS.

Tratamento

O tratamento sintomático mais eficaz na LEMS é a 3,4-diaminopiridina (3,4-DAP). Através do bloqueio do canal de potássio voltagem-dependente, o 3,4-DAP prolonga a despolarização terminal dos nervos e aumenta a liberação de acetilcolina. A melhora após cada dose é geralmente observada em 30 minutos e é máxima em 90 minutos. As doses iniciais são geralmente de 5 mg a 10 mg, três a quatro vezes ao dia, com aumentos graduais de até 80 mg/dia, divididos em quatro a seis doses. Muitos pacientes respondem com doses entre a 40 mg/dia e 60 mg/dia. Efeitos adversos comuns incluem parestesia perioral, máximo cerca de uma hora após cada dose, náusea, dor abdominal, taquicardia e palpitações. A insônia pode ser minimizada evitando a última dose na hora de dormir. Doses de mais de 100 mg/dia podem aumentar o risco de convulsões, embora seja provavelmente um efeito adverso raro[46]. Em teoria, a piridostigmina deve ser sinérgica com o 3,4-DAP, mas muitos pacientes com LEMS não se beneficiam da piridostigmina isoladamente ou em combinação com o 3,4-DAP[47].

Dada sua imunopatogênese, a imunossupressão também pode ser útil no tratamento do LEMS[48]. A escolha de drogas imunossupressoras na LEMS é semelhante à MG. No entanto, evitar a imunossupressão na LEMS paraneoplásica pode ser aconselhável devido a preocupações com a redução da imunovigilância e a progressão do tumor. Assim, os imunossupressores podem ser úteis na LEMS autoimune primária se o 3,4-DAP isoladamente for insuficiente. A IVIg, PLEX e rituximabe também podem ser úteis, embora a evidência da eficácia deles no tratamento da LEMS é mais fraca[48]. O tratamento do câncer de pulmão de pequenas células subjacente pode melhorar a LEMS paraneoplásica, embora seja difícil distinguir um efeito da intervenção da imunossupressão[49]. O LEMS autoimune primário tem um excelente prognóstico e a maioria dos pacientes responde bem ao tratamento, embora o tratamento por toda vida seja frequentemente necessário. O prognóstico na LEMS paraneoplásica é pobre e é determinado pelo câncer de pulmão de pequenas células subjacente[48].

Referências

1. Meriggioli MN, Sanders DB. Advances in the diagnosis of neuromuscular disorders. Am J Phys Med Rehabil 2005;84(8):627-638.
2. Conti-Fine BM, Milani M, Kaminski HJ. Myasthenia gravis: past, present and future. J Clin Invest 2006;116(11):2843-2854.
3. Deenen JCW, CGC Horlings, Verschuuren JJGM, Verbeek ALM. The epidemiology of neuromuscular disorders: a compreensive overview of the literature. J Neuromuscul Dis 2015, 2: 73-85.
4. Carr AS, Cardwell CR, McCarron PO, McConville J. A systematic review of population based epidemiological studies in Myasthenia Gravis. BMC Neurol. 2010,10:46.
5. Phillips LH 2nd, Torner JC Neurology. Epidemiologic evidence for a changing natural history of myasthenia gravis. 1996 Nov; 47(5):1233-8
6. Le Panse R, Cizeron-Clairac G, Cuvelier M et al. Regulatory and pathogenic mechanisms in human autoimmune myasthenia gravis. Ann NY Acad Sci 2008;1132:135-142.
7. McConville J, Farrugia ME, Beeson D, Kishore U, Metcalfe R, Newsom-Davis J, Vincent A. Detection and characterization of MuSK antibodies in seronegative myasthenia gravis. Ann Neurol. 2004 Apr;55(4):580-4
8. Higuchi O, Hamuro J, Motomura M, Yamanashi Y. Autoantibodies to low-density lipoprotein receptor-related protein 4 in myasthenia gravis. Ann Neurol. 2011 Feb;69(2):418-22.
9. Pevzner A, Schoser B, Peters K et al. Anti-LRP4 autoantibodies in AChR- and MuSK-antibody negative myasthenia gravis. J Neurol. 2012;259(3):427-435.
10. Zhang B, Tzartos JS, Belimezi M et al. Autoantibodies to lipoprotein-related protein 4 in patients with double-seronegative myasthenia gravis. Arch Neurol. 2012;69(4):445-451.
11. Zisimopoulou P, Evangelakou P, Tzartos J et al. A comprehensive analysis of the epidemiology and clinical characteristics of anti-LRP4 in myasthenia gravis. J Autoimmun. 2014;52:139-145. doi: 10.1016/j.jaut.2013.12.004.
12. Sanders DB, Massey JM. Clinical features of myasthenia gravis. Handb Clin Neurol. 2008;91:229-52.
13. Meriggioli MN1, Sanders DB. Autoimmune myasthenia gravis: emerging clinical and biological heterogeneity. Lancet Neurol. 2009 May;8(5):475-90.
14. Jaretzki A 3rd, Barohn RJ, Ernstoff RM, Kaminski HJ, Keesey JC, Penn AS, Sanders DB. Myasthenia gravis: recommendations for clinical research standards. Task Force of the Medical Scientific Advisory Board of the Myasthenia Gravis Foundation of America. Neurology. 2000 Jul 12;55(1):16-23.
15. Grativvol RS, Silva AM, Guedes BF, Estephan EP, Mendonça RH, Zambon AA, Heise CO, Zanoteli E. Facial and bulbar muscle atrophy in acetylcholine receptor antibody-positive myasthenia gravis. Arq Neuropsiquiatr. 2017 Mar;75(3):197-198.
16. Hehir MK, Hobson-Webb LD, Benatar M, Barnett C, Silvestri NJ, Howard JF Jr, Howard D, Visser A, Crum BA, Nowak R, Beekman R, Kumar A, Ruzhansky K, Chen IA, Pulley MT, LaBoy SM, Fellman MA, Greene SM, Pasnoor M, Burns TM. Rituximab as treatment for anti-MuSK myasthenia gravis: Multicenter blinded prospective review. Neurology. 2017 Sep 5;89(10):1069-1077.
17. Golnik KC, Pena R, Lee AG, Eggenberger ER. An ice test for the diagnosis of myasthenia gravis. Ophthalmology 1999;106:1282-6
18. Cogan DG. Myasthenia gravis: a review of the disease and a description of lid twitch as a characteristic sign. Arch Ophthalmol. 1965 Aug;74:217-21.
19. Singman EL, Matta NS, Silbert DI. Use of the Cogan lid twitch to identify myasthenia gravis. J Neuroophthalmol. 2011 Sep;31(3):239-40.
20. Keesey JC. Clinical evaluation and management of myasthenia gravis. Muscle Nerve 2004;29(4):484-505.
21. Vernino S, Lennon VA. Autoantibody profiles and neurological correlations of thymoma. Clin Cancer Res. 2004 Nov 1;10(21):7270-5.
22. Grob D, Brunner NG, Namba T, Pagala M. Lifetime course of myasthenia gravis. Muscle Nerve 2008;37:141-149.

23. Evoli A, Iorio R. Characteristics of myasthenia gravis with antibodies to muscle-specific kinase and low-density lipoprotein-related receptor protein 4. Clin Exp Neuroimmunol 2015;6(1):40Y48.
24. Guptill JT, Sanders DB, Evoli A. Anti-MuSK antibody myasthenia gravis: clinical findings and response to treatment in two large cohorts. Muscle Nerve 2011;44(1): 36Y40.
25. Benatar M, Mcdermott MP, Sanders DB et al. Efficacy of prednisone for the treatment of ocular myasthenia (EPITOME): a randomized, controlled trial. Muscle Nerve 2016;53(3):363Y369.
26. Seybold ME, Drachman DB. Gradually increasing doses of prednisone in myasthenia gravis. Reducing the hazards of treatment. N Engl J Med 1974;290(2):81Y84.
27. Sanders DB, Siddiqi ZA. Lessons from two trials of mycophenolate mofetil in myasthenia gravis. Ann N Y Acad Sci 2008;1132:249Y253.
28. Pedersen EG, Pottegård A, Hallas J et al. Risk of non-melanoma skin cancer in myasthenia patients treated with azathioprine. Eur J Neurol 2014;21(3): 454Y458.
29. Fuhr P, Gold R, Hohlfeld R et al. Diagnostik und therapie der myasthenia gravis und des Lambert-Eaton Syndroms. In: Diener HC, Weimar C, Deuschl G et al. eds. Leitlinien für Diagnostik und Therapie in der Neurologie, 5th ed Stuttgart: Thieme; 2012:830-856.
30. Murai H. Japanese clinical guidelines for myasthenia gravis: putting into practice. Clin Exp Neuroimmunol 2015;6:21-31.
31. Sussman J, Farrugia ME, Maddison P, Hill M, Leite MI, Hilton-Jones D. Myasthenia gravis: association of British Neurologists' management guidelines. Pract Neurol 2015;15:199-206
32. Sanders DB, Wolfe GI, Benatar M, Evoli A, Gilhus NE, Illa I et al. International consensus guidance for management of myasthenia gravis. Neurology 2016;87:419-425
33. Howard JF, Jr, Utsugisawa K, Benatar M et al.: Safety and efficacy of eculizumab in anti-acetylcholine receptor antibody-positive refractory generalised myasthenia gravis (REGAIN): a phase 3, randomised, double-blind, placebo-controlled, multicentre study. Lancet Neurol. 2017;16(12):976-86. 10.1016/S1474-4422(17)30369-1
34. US Food and Drug Administration. Pregnancy and Lactation Final Rule [online]. Available at: http://www.fda.gov/Drugs/DevelopmentApprovalProcess/DevelopmentResources/Labeling/ucm093307.htm.
35. Tarr TB, Wipf P, Meriney SD. Synaptic pathophysiology and treatment of Lambert-Eaton myasthenic syndrome. Mol Neurobiol 2015;52(1):456Y463.
36. Wirtz PW, Nijnuis MG, Sotodeh M et al. The epidemiology of myasthenia gravis, Lambert-eaton myasthenic syndrome and their associated tumours in the northern part of the province of South Holland. J Neurol 2003;250(6):698Y701. doi:10.1007/ s00415-003-1063-7.
37. Payne M, Bradbury P, Lang B et al. Prospective study into the incidence of Lambert Eaton myasthenic syndrome in small cell lung cancer. J Thorac Oncol 2010;5(1):34Y38. doi:10.1097/JTO.0b013e3181c3f4f1.
38. Gilhus NE. Lambert-Eaton myasthenic syndrome; pathogenesis, diagnosis, and therapy. Autoimmune Dis 2011;2011:973808.
39. Titulaer MJ, Wirtz PW, Kuks JB et al. The Lambert-Eaton myasthenic syndrome: a clinical picture in 97 patients. J Neuroimmunol 2008;201Y202:153Y158.
40. Wirtz PW, Sotodeh M, Nijnuis M et al. Difference in distribution of muscle weakness between myasthenia gravis and the Lambert-Eaton myasthenic syndrome. J Neurol Neurosurg Psychiatry 2002;73(6):766Y768. doi:10.1136/jnnp.73.6.766.
41. Titulaer MJ, Lang B, Verschuuren JJ. Lambert-Eaton myasthenic syndrome: from clinical characteristics to therapeutic strategies. Lancet Neurol 2011;10(12):1098Y1107.
42. Tim RW, Sanders DB. Repetitive nerve stimulation studies in the Lambert-Eaton myasthenic syndrome. Muscle Nerve 1994;17(9):995Y1001. doi:10.1002/ mus.880170906.
43. Tim RW, Massey JM, Sanders DB. Lambert-Eaton myasthenic syndrome (LEMS). Clinical and electrodiagnostic features and response to therapy in 59 patients. Ann N Y Acad Sci 1998;841:823Y826.
44. Elrington GM, Murray NM, Spiro SG et al. Neurological paraneoplastic syndromes in patients with small cell lung cancer. A prospective survey of 150 patients. J Neurol Neurosurg Psychiatry 1991;54(9):764Y767.

45. Titulaer MJ, Soffietti R, Dalmau J et al. Screening for tumours in paraneoplastic syndromes: report of an EFNS task force. Eur J Neurol 2011;18(1):19Ye3. doi:10.1111/j.1468-1331.2010.03220.x.
46. Lindquist S, Stangel M. 3,4-Diaminopyridine (amifampridine) for the treatment of Lambert-Eaton myasthenic syndrome. Expert Opin Orphan Drugs 2014;2(3):293Y300.
47. Wirtz PW, Verschuuren JJ, van Dijk JG et al. Efficacy of 3,4-diaminopyridine and pyridostigmine in the treatment of Lambert-Eaton myasthenic syndrome: a randomized, double-blind, placebo-controlled, crossover study. Clin Pharmacol Ther 2009;86(1):44Y48.
48. Verschuuren JJ, Wirtz PW, Titulaer MJ et al. Available treatment options for the management of Lambert-Eaton myasthenic syndrome. Expert Opin Pharmacother 2006;7(10):1323Y1336.
49. Chalk CH, Murray NM, Newsom-Davis J et al. Response of the Lambert-Eaton myasthenic syndrome to treatment of associated small-cell lung carcinoma. Neurology 1990;40(10):1552Y1556.

Capítulo 83

Polirradiculoneurites Crônicas

Angelina Maria Martins Lino

Conceito

As polirradiculoneurites crônicas são um grupo heterogêneo do ponto de vista clínico, imunológico e eletrofisiológico[1,2].

Como esquematizado na Figura 83.1, os distintos fenótipos clínicos têm em comum a progressão da doença em período superior a dois meses, acometimento das fibras nervosas independente de seu comprimento e, geralmente, padrão desmielinizante à eletroneuromiografia (ENMG). Dentro deste grupo, a polirradiculoneurite inflamatória desmielinizante crônica é a apresentação clínica observada em mais da metade dos pacientes[2].

Na prática médica, o diagnóstico combina aspectos clínicos e critérios eletrofisiológicos de desmielinização. Neste capítulo serão utilizadas as siglas inglesas devido a ampla utilização em nosso meio.

Polirradiculoneuropatia inflamatória desmielinizante crônica (*Chronic inflammatory demyelinating polyradiculoneuropathy – CIDP*)

Caso clínico

Mulher, 50 anos, inicia seguimento no HCFMUSP em agosto de 2016 por queixas de formigamento em ambos os pés desde 2014, que ao longo de 8 meses, somaram-se formigamento em mãos, perda de sensibilidade nos pés e dificuldade para andar e subir escadas até que em 2016 deixou de deambular. Exame clínico geral foi normal. As alterações encontradas ao exame neurológico foram, força muscular (FM) grau 3 à extensão dos pés, flexão das coxas e abdução dos braços; FM grau 4 nos demais grupamentos avaliados; reflexos profundos abolidos globalmente; hipoestesia superficial com predomínio distal a partir dos punhos e do terço médio das pernas; sensibilidade vibratória normal nos membros superiores (mmss), diminuída em terço proximal das tíbias e ausente em hálux bilateralmente, anartrestesia em ambos os hálux. A investigação sistêmica foi normal e o líquido cefalorraquidiano (LCR)

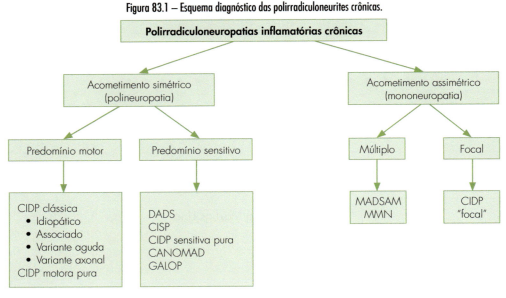

Figura 83.1 – Esquema diagnóstico das polirradiculoneurites crônicas.

CANOMAD: *chronic ataxic neuropathy, ophtalmoplegia, M protein, cold agglutinins, disialosyl antibodies;* CIDP: *chronic inflammatory demyelinating polyradiculoneuropathy;* CISP: *chronic immune sensory polyradiculopathy;* DADS: *distal acquired demyelinating sensory neuropathy;* GALOP: *gait ataxic late age onset polyneuropathy;* MADSAM: *multiple acquired demyelinating sensory and motor neuropathy;* MMN: *multiple motor neuropathy.*

mostrou 3 células/mm^3 e 98 mg/dL de proteína. A ENMG revelou redução da velocidade de condução, dispersão temporal em todos os potenciais de ação dos nervos motores examinados e aumento da latência da onda F; o estudo sensitivo demonstrou acentuada redução da velocidade de condução, moderada redução da amplitude dos potenciais de ação e nervos surais inexcitáveis.

Epidemiologia

Esta é a apresentação clínica mais comum dentro do grupo de neuropatias inflamatórias crônicas, tem prevalência que varia de 0,8 a 8,9 casos/100.000 que aumenta com a idade[3]. A média de idade para início dos sintomas varia de 48 a 60 anos, tem pico de prevalência na 8ª. década e o gênero masculino é afetado de 1,4 a 4,7 vezes mais que o feminino[4]. O curso é progressivo em 14,5% dos casos, recorrente em 71% e monofásico em 14,5% dos pacientes[4]. Em 5 a 16% dos casos o início é agudo, simulando síndrome de Guillain-Barré.

Patogênese

A imunopatogênese da CIDP ainda não foi esclarecida. Acredita-se que a tolerância imunológica e/ou função regulatória dos leucócitos estão comprometidas, resultando em ativação do sistema imune de base celular e humoral. Consequentemente, há síntese de anticorpos policlonais, desmielinização direta e/ou indireta mediada por monócitos/macrófagos e síntese de citocinas derivadas de linfócitos T que perpetuam o processo inflamatório; as células de Schwann são capazes de potenciar as imunidades inata e adquirida, mas incapazes de induzir a apoptose das células T para cessar persistentemente o processo inflamatório[5]. Grande número de anticorpos foi identificado, poucos têm utilidade clínica (Tabela 83.1). A classe da imunoglobulina à qual pertence o anticorpo parece determinar o tipo celular envolvido e a magnitude da agressão, entretanto menos de 25% dos pacientes apresentam anticorpos contra constituintes da célula de Schwann/mielina e menos de 10% os têm contra estruturas nodais/paranodais que embasa o conceito emergente de nodo-paranodopatia causada por autoanticorpos de classe IgG4, comumente associado a apresentações atípicas[6,7].

Tabela 83.1 – Anticorpos nas neuropatias inflamatórias crônicas

Fenótipo		Anticorpo anti-	Considerações
CIDP	Clássico	CNTN1	Se início agudo, curso agressivo
		CASPR-1	Se dor neuropática intensa
	Associado	FAN/FR/SSA-Ro/SSB-La/ANCA/FGFR3	Se manifestações sistêmicas
		CRMP5/Hu/VEGF	Se suspeita de neoplasia
		NF186/NF140	Se presença de nefrosclerose
DADS/CANOMAD/GALOP/CISP/CIDP sensitiva pura		MAG	Se gamopatia IgM
		Gangliosídeos disialosil (GD1a/GD1b/GD3/GM3/GQ1b/GT1b)	Se gamopatia não IgM
		NF155	Se ausência de gamopatia, curso agressivo, tremor
		LM1	Se ataxia
		CNTN1	Vide anterior
		Hu	Se manifestações assimétricas
		FGFR3/Hu	Se sensitivo puro
MMN/CIDP motora pura		GM1 e/ou complexos GM1-galactocerebrósido	Predomínio de classe IgM, com ou sem bloqueio de condução
		CASPR2	Se miocimia, fasciculação, neuromiotonia
		NF186/gliomedina	Controverso

ANCA: anticorpo anticitoplasma de neutrófilo; CANOMAD: chronic ataxic neuropathy, ophtalmoplegia, M protein, cold agglutinins, disialosyl antibodies; CASPR1: proteína 1 associada a contactina; CASPR2: proteína 2 associada a contactina; CIDP: chronic inflammatory demyelinating polyradiculoneuropathy; CISP: chronic imune sensory polyradiculopathy; CNTN1: contactina 1; CRMP5: proteína 5 mediadora da resposta da colapsina; DADS: distal acquired demyelinating symmetric neuropathy; FAN: fator antinuclear; FGFR3: receptor 3 do fator de crescimento do fibroblasto; FR: fator reumatoide; GALOP: gait ataxia late age onset polyneuropathy; GD: diasialogangliosideo; GM1: monosialotetrahexosilgangliosideo; GQ: tetrasialogangliosideo; GT: trisialogangliosideo; Hu: família de 4 proteínas ligantes de RNA; LM1: sialosilneolactotetraosilceramide; MAG: glicoproteína associada à mielina; NF: neurofascina; SSA/Ro: ligase TRIM 21 proteína-ubiquitina E3; SSB/La: proteína La; VEGF: fator de crescimento do endotélio vascular.

Manifestações clínicas

Com sensibilidade e especificidade de 81% e 96%, respectivamente, os critérios diagnósticos mais utilizados na prática clínica são da *European Federation of Neurological Societies and the Peripheral Nerve Society* (EFNS/PNS)[8]. Segundo estes, deve haver predomínio de fraqueza muscular, distal e proximal, associada a déficit sensitivo em todos os membros que se instalam em pelo menos dois meses. Os reflexos profundos podem estar diminuídos ou abolidos, os nervos cranianos podem ser afetados, porém o sistema nervoso autonômico não é comumente comprometido.

Na literatura, a sigla CIDP é usada para esta apresentação clássica e cuja investigação laboratorial complementar não demonstrou doença sistêmica, portanto considerada idiopática. O termo CIDP-associada é empregado quando alguma doença sistêmica é detectada no contexto da investigação laboratorial (Tabela 83.2). Do ponto de vista clínico e eletrofisiológico não há evidência suficiente para considerar a CIDP-associada distinta da CIDP idiopática[8].

Considerando a CIDP de início agudo, a maioria dos pacientes recebe inicialmente o diagnóstico de síndrome de Guillain-Barré, porém deve-se suspeitar dessa variante quando a piora clínica progride por mais de 2 meses ou ocorra três ou mais recidivas após a terapêutica ou se apresente precocemente com sintomas e sinais sensitivos exuberantes[8].

Tabela 83.2 – Doenças sistêmicas identificadas em associação a polirradiculoneuropatia inflamatória desmielinizante crônica

Condição	Exemplos
Vasculite	Vasculites primárias e secundárias
Infecção	HIV, borreliose, VHB, VHC
Metabólica	Diabetes *mellitus*, deficiência de vitamina B12
Anormalidade hematológica	Gamopatia de significado indeterminado, linfomas, mielomas, macroglobulinemia de Waldenström
Outra	Doença intestinal inflamatória, transplante de órgão (sólido ou medula), glomerulonefrite membranosa

HIV: vírus da imunodeficiência humana adquirida; VHB: vírus da hepatite B; VHC: vírus da hepatite C.

Diagnóstico diferencial

Dependendo da forma da apresentação clínica, os diagnósticos diferenciais variam para as formas clássica e atípicas e alguns são apresentados na Tabela 83.3.

Tabela 83.3 – Diagnóstico diferencial das polirradiculoneurites crônicas

Padrão da neuropatia	Fenótipo	Diagnóstico diferencial
Polineuropatia	CIDP	CMT desmielinizante (principalmente tipo 1 A e ligada ao X)
	A-CIDP	Síndrome de Guillain-Barré e seus diferenciais
	CIDP motora pura	DNM (amiotrofia espinal)
	DADS/CISP/CANOMAD/GALOP	Ganglionopatia ou neuronopatia sensitiva, polineuropatia diabética, polineuropatia axonal idiopática, deficiência de vitamina B12, síndrome de Sjögren
Neuropatia múltipla	MADSAM	HNPP, neuropatia vasculítica, neuropatia compressiva, sarcoidose, hanseníase
	MMN	DNM (atrofia muscular progressiva), CIDP motora pura
Neuropatia focal	Variante focal	Neuropatias compressivas, sarcoidose, tumores do nervo periférico ou dos plexos, neuropatias focais e plexopatias associadas ao *diabetes mellitus*

A-CIDP: acute-chronic inflammatory demyelinating polyradiculoneuropathy; CANOMAD: chronic ataxic neuropathy, ophtalmoplegia, M protein, cold agglutinins, disialosyl antibodies; CIDP: chronic inflammatory demyelinating polyradiculoneuropathy; CISP: chronic immune sensory poliradiculopathy; CMT: doença de Charcot-Marie-Tooth; DADS: distal acquired demyelinating symmetric neuropathy; DNM: doença do neurônio motor; GALOP: gait ataxia late age onset polyneuropathy; HNPP: neuropatia hereditária com labilidade à pressão; MADSAM: multifocal acquired demyelinating sensory and motor neuropathy; MMN: multifocal motor neuropathy.

Exames laboratoriais diagnósticos

A EFNS/PNS recomenda que o processo de desmielinização seja confirmado pela ENMG (Tabela 83.4)[8], ressaltando que em cerca de 33% dos casos esses critérios não são preenchidos e 70% dos pacientes já apresentam sinais de lesão axonal.

Como suporte ao diagnóstico, o LCR acusa dissociação proteino-citológica com contagem celular inferior a 10/mm³ em 80 a 90% dos casos (nível A) e a ressonância nuclear magnética (RNM) pode demonstrar hipertrofia e/ou impregnação das raízes nervosas da cauda equina, lombossacrais e cervicais ou dos plexos braquial e lombossacral (nível C)[8]. Atualmente pouco realizada devido à baixa especificidade e sensibilidade para demonstração da desmielinização, a biópsia de nervo periférico deve mostrar evidência inequívoca de desmielinização e/ou remielinização à microscopia eletrônica ou disseção de fibra única, porém o nível de recomendação é de boas práticas[8].

Tabela 83.4 – Critérios eletrofisiológicos para desmielinização na polirradiculoneuropatia inflamatória desmielinizante crônica[8]

Categoria diagnóstica	Parâmetros
Definitiva: pelo menos um de a a g	a) Prolongamento da latência distal ≥ 50% acima do LSN em dois nervos (excluindo o n. mediano no punho se presença de túnel do carpo) b) Redução da velocidade de condução motora ≥ 30% abaixo do LIN em dois nervos c) Prolongamento da latência da onda F ≥ 30% acima do LSN em dois nervos (≥ 50% se amplitude distal CMAP for < 80% do LIN) d) Ausência de onda F em dois nervos se estes tiverem CMAP ≥ 20% do LIN + outro parâmetro desmielinizante (de a-g) em pelo menos um outro nervo e) Bloqueio de condução parcial: redução ≥ 50% na amplitude do CMAP proximal em relação ao distal, se CMAP distal for ≥ 20% do LIN em dois nervos, ou em um nervo + pelo menos um outro parâmetro desmielinizante pelo menos mais outro nervo f) Dispersão temporal anormal (retardo >30% entre os CMAP proximal e distal em dois ou mais nervos g) Aumento da duração do CMAP distal em mais de um nervo + um ou mais parâmetros de desmielinização (critérios de a a g) em mais de um outro nervo
Provável	• Redução ≥ 30% da amplitude do CMAP proximal em relação ao distal em dois nervos, excluindo o n. tibial posterior, se o CMAP distal for ≥ 20% do LIN **OU** • Esse achado em um nervo + um ou mais parâmetros de desmielinização (critérios de a a g) em um ou mais nervos
Possível	• Critérios para classe definida são encontrados em apenas um nervo

CMAP: potencial de ação motor composto; LIN: limite inferior da normalidade; LSN: limite superior da normalidade.

Exames complementares

A investigação complementar visa identificar condições clínicas associadas, que se presentes definem o termo CIDP-associada e assim direcionar o tratamento. O consenso internacional sugere que sejam feitos: imunofixação ou imunoeletroforese de proteínas séricas e urinárias, glicemia de jejum, hemograma completo, fator antinuclear e testes de função hepática, renal e tireoidiana. Porém, sob escrutínio clínico, outros exames podem se fazer necessários, como por exemplo, estudo de ossos longos e crânio, teste de tolerância à glicose, marcadores inflamatórios sistêmicos, sorologias para doenças infecciosas, enzima conversora da angiotensina, tomografias torácica e abdominal ou até mesmo estudo genético[8].

Apesar da RNM ser o único método de imagem que faz parte dos critérios diagnósticos, o exame ultrassonográfico de alta resolução pode ser útil pois além de mais econômico, pode também demonstrar não só aumento focal no diâmetro do nervo e/ou de seus fascículos, mas também alterações na ecogenicidade dos mesmos[9].

Conduta

Na ausência de consenso terapêutico nacional, as diretrizes da EFNS/PNS são as mais seguidas, entretanto, por deixarem dúbios alguns aspectos, diversos grupos especializados mantêm protocolos próprios. Pela EFNS/PNS, imunoglobulina humana intravenosa (IgIV) ou corticosteroides são opções de primeira linha e, como boa prática, se houver eficácia a dose deve ser mantida até que o benefício máximo seja atingido, seguindo-se por redução gradual[8]. Apesar de eficácia similar, plasmaférese é considerada como segunda linha. Sem indicar um fármaco particular, diferentes imunossupressores podem ser utilizados em casos de ineficácia terapêutica (Tabela 83.5)[4,8]. A Figura 83.2 esquematiza as terapêuticas utilizadas.

Tabela 83.5 – Outras condutas terapêuticas na polirradiculoneuropatia inflamatória desmielinizante crônica

Classe terapêutica	Fármacos
Imunossupressores	Azatioprina, metotrexato, ciclofosfamida, ciclosporina A, tacrolimus, micofenolato de mofetila, etanercepte, fludarabina
Anticorpos monoclonais	Rituximabe, alentuzumabe, eculizumabe, natalizumabe
Imunomoduladores	Interferon (beta1a, alfa), fingolimode, ácido polisinico-policitilico, laquinimode*
Outros	Transplante de células tronco (autólogo e alogênico), irradiação linfoide total, imunoadsorção

* eficácia em modelo experimental.

Recomenda-se que na variante motora pura da CIDP, a IgIV deve ser escolhida prioritariamente. Apesar da demonstração de benefício clínico, não há recomendação quanto a imunoglobulina subcutânea[4].

Neuropatia simétrica desmielinizante distal adquirida (*Distal acquired demyelinating symmetric neuropathy* – DADS)

Caso clínico

Homem de 66 anos inicia seguimento no HCFMUSP em 2009 por formigamento nos pés de instalação insidiosa nos dois anos anteriores, e há 5 meses da admissão queixava-se tropeços que progrediram para incapacidade de caminhar. Negava qualquer manifestação sistêmica associada. O exame clínico foi normal. As anormalidades do exame neurológico foram FM grau 4 na extensão das pernas, grau 1 à extensão dos pés e grau 3 à flexão e extensão dos quirodáctilos; reflexos profundos globalmente abolidos; hipoestesia em bota até joelhos e luva até punhos, sensibilidade vibratória ausente em hálux e terço proximal da tíbia bilateralmente e diminuída nos demais pontos examinados em membros superiores e inferiores (mmii), marcha atáxica, sinal de Romberg presente e pseudoatetose em pododáctilos. A investigação sistêmica excluiu doenças inflamatórias, infecciosas e neoplásicas, apesar da presença de gamopatia monoclonal (IgA lambda). Apresentava 1 célula/mm³ e 88 mg/dL de proteína (fração gama de 16%) na análise do LCR e a ENMG revelou polineuropatia sensitivo-motora, predomínio distal e padrão lesivo desmielinizante.

Figura 83.2 – Esquemas de tratamento utilizados para polirradiculoneuropatia inflamatória desmielinizante crônica[4,8].

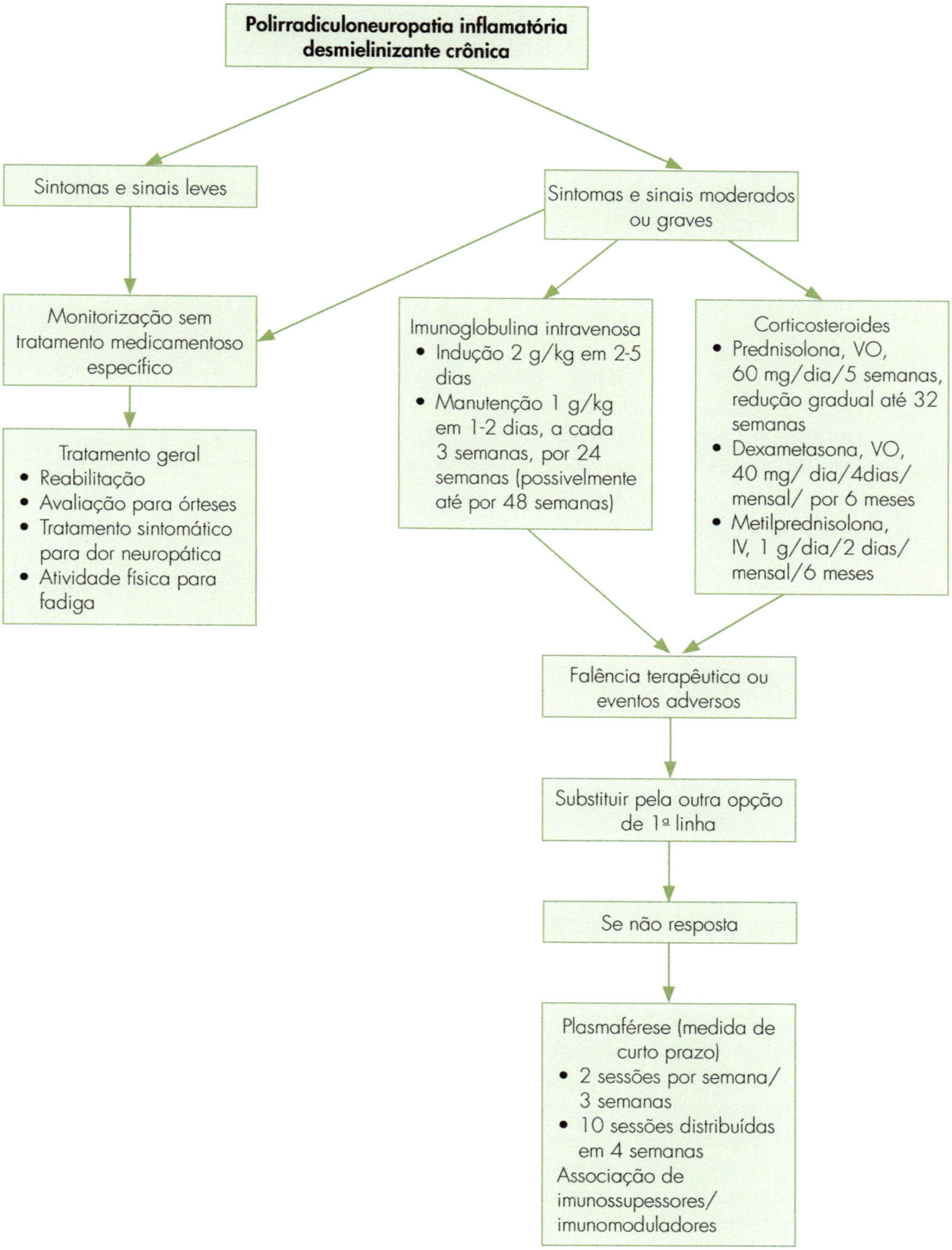

```
┌─────────────────────────────────────┐
│  Polirradiculoneuropatia inflamatória│
│       desmielinizante crônica        │
└─────────────────────────────────────┘
```

Sintomas e sinais leves

Sintomas e sinais moderados ou graves

Monitorização sem tratamento medicamentoso específico

Imunoglobulina intravenosa
- Indução 2 g/kg em 2-5 dias
- Manutenção 1 g/kg em 1-2 dias, a cada 3 semanas, por 24 semanas (possivelmente até por 48 semanas)

Corticosteroides
- Prednisolona, VO, 60 mg/dia/5 semanas, redução gradual até 32 semanas
- Dexametasona, VO, 40 mg/dia/4dias/mensal/por 6 meses
- Metilprednisolona, IV, 1 g/dia/2 dias/mensal/6 meses

Tratamento geral
- Reabilitação
- Avaliação para órteses
- Tratamento sintomático para dor neuropática
- Atividade física para fadiga

Falência terapêutica ou eventos adversos

Substituir pela outra opção de 1ª linha

Se não resposta

Plasmaférese (medida de curto prazo)
- 2 sessões por semana/3 semanas
- 10 sessões distribuídas em 4 semanas

Associação de imunossupessores/imunomoduladores

IV: intravenoso; VO: via oral.

Epidemiologia

Considerada como CIDP atípica, esta apresentação é detectada em 2 a 17% dos casos. Cerca de 66% dos pacientes apresentam gamopatia monoclonal de significado indeterminado (MGUS), denominado por alguns como DADS-M, dos quais em dois terços a gamopatia é de classe IgM-kappa e IgG ou IgA no terço restante[1,10,11]. Os pacientes com este fenótipo e MGUS-IgM são em 90% dos casos do gênero masculino, o início dos sintomas ocorre na sexta década e em aproximadamente metade deles a imunoglobulina tem atividade de anticorpo contra a glicoproteína associada à mielina (MAG). Cerca de 34% dos casos não têm gamopatia monoclonal identificada e assim considerados idiopáticos (DADS-I)[1]. Atualmente, este grupo tem recebido a denominação de neuropatia paraproteinêmica associada a MGUS, com distinção entre os de classe IgM daqueles de classe IgG/IgA.

Patogênese

Nos pacientes em que a paraproteína tem atividade anti-MAG, este anticorpo é patogênico pois ativa a cascata do complemento quando depositado no tecido e sua transferência passiva causa neuropatia nos modelos experimentais[11]. No caso de paraproteína IgG ou IgA, não há nenhum anticorpo consistentemente associado à neuropatia.

Manifestações clínicas

Marcante na DADS é o proeminente déficit sensitivo de fibras grossas (ataxia sensitiva) e a presença de tremores. A fraqueza muscular é simétrica, porém é leve no início dos sintomas e de nítido predomínio distal. Os reflexos profundos estão hipoativos ou ausentes nos quatro membros. A maioria dos pacientes com MGUS-IgM anti-MAG positivo apresenta este fenótipo e uma minoria apresenta o fenótipo CIDP clássico, o inverso é observado quando a MGUS é IgG ou IgA[10,11].

Diagnóstico diferencial

Os diagnósticos diferenciais mais importantes são apresentados na Tabela 83.3.

Exames laboratoriais diagnósticos

Elevação da concentração proteica no LCR é observada em 75 a 85% dos pacientes. A ENMG obedece aos critérios de desmielinização e tipicamente as anormalidades são uniformes, simétricas e predominantemente distais, sem bloqueio de condução[10,11].

Exames complementares

Importante é a detecção e quantificação da paraproteína, recomenda-se imunoeletroforese ou imunofixação por serem mais sensíveis que eletroforese sérica. Na maioria das vezes é MGUS, porém é importante a investigação com imagem e biópsia para descartar-se anormalidade hematológica. A detecção de anti-MAG não tem utilidade diagnóstica, terapêutica ou prognóstica[10]. A biópsia de nervo periférico pode ser útil se mostrar delaminação da bainha de mielina, característica da presença de anti-MAG, ou acusar depósitos de imunoglobulina por imunohistoquímica[10].

Conduta

De modo geral apenas 30% dos pacientes melhoram com a terapêutica, cujas diretrizes são do consenso de neuropatia associada a paraproteína, estabelecendo[10]:
» Monitorização da doença hematológica com consulta hematológica regular, dosagem da paraproteína sérica, paraproteína urinária, função renal, cálcio sérico, beta 2 micro-

globulina e hemograma completo anualmente para MGUS, a cada 6 meses para macroglobulinemia de Waldenström ou a cada 3 meses se risco elevado de transformação maligna.

» Se constatada gamopatia IgM, as evidências são inadequadas para recomendar um tratamento particular seja anti-MAG positivo ou negativo. As condutas terapêuticas utilizadas isoladamente ou em associação são plasmaférese (classe II), corticosteroides (classe IV), IgIV (classe II), rituximabe (classe II, III e IV), ciclofosfamida e corticoide (classe I), interferon-alfa (classe II), clorambucila (classe III), fludarabina (classe III). Se a incapacidade neurológica for leve e não houver indicação de tratamento pela doença hematológica, não há evidência para a utilização de imunossupressor ou imunomodulador.

» Se constatada gamopatia IgG ou IgA com apresentação clínica semelhante à CIDP, a presença da gamopatia não justifica tratamento diferente da CIDP clássica. Se condição hematológica maligna for encontrada, deve-se seguir a orientação oncológica.

Neuropatia motora e sensitiva desmielinizante multifocal adquirida (*Multifocal acquired demyelinating sensory and motor neuropathy* – MADSAM) ou síndrome de Lewis-Sumner

Caso clínico

Paciente de 52 anos, mulher, inicia seguimento no HCFMUSP em 2005 por parestesias em 4º e 5º dedos e dificuldade de movimentar a mão à esquerda que se iniciaram em 1994. As manifestações permaneceram inalteradas até 1998 quando teve queda da mão direita. Funcionalmente tinha dificuldade para escrever e abrir garrafas. Com exame clínico normal, as alterações ao exame neurológico foram FM 3 à extensão do punho direito e grau 4 na flexão e extensão do punho e flexão dos quirodáctilos à esquerda; hipoestesia em face dorsal e palmar do 5º. dedo e região hipotênar da mão esquerda; reflexos simetricamente hipoativos em mmss. À ENMG, mononeuropatia sensitivo-motora múltipla de padrão lesivo desmielinizante com sinais esparsos de desnervação e reinervação crônicas e bloqueio de condução motora detectado no nervo radial direito no braço, no nervo ulnar esquerdo na axila e no cotovelo. O LCR revelou 4 células/mm^3 e concentração proteica de 28 mg/dL. A investigação sistêmica descartou processos inflamatório, infeccioso ou neoplásico associados.

Epidemiologia

MADSAM perfaz 6 a 15% dos casos de CIDP[3,12]. A média de idade de início dos sintomas varia de 41 a 43 anos e os homens são de 1,2 a 1,8 vezes mais acometidos que mulheres.

Patogênese

Apesar das biópsias de nervo demonstrarem desmielinização sem infiltrado inflamatório, aceita-se que resulte de agressão imunomediada. Não se conhece ainda a causa da predileção por mmss, sendo sugerido que um antígeno seja preferencialmente distribuído nesses nervos[12].

Manifestações clínicas

Os sintomas são assimétricos com mais da metade dos pacientes mostrando acometimento sensitivo e motor, que na maioria das vezes iniciam-se em mmss. O déficit predomina distalmente, a progressão para outros membros ocorre em até 85% dos casos e os nervos cranianos podem ser afetados em 10 a 27% dos pacientes[12]. O exame neurológico confirma a assimetria dos déficits, reconhecendo-se o território de distribuição dos nervos individuais e o déficit motor predomina sobre os sensitivos. Os reflexos profundos inicialmente estão hipoativos ou abolidos na distribuição dos nervos afetados, porém pode haver progressão para arreflexia generalizada nas fases mais tardias. O curso em geral é lentamente progressivo.

Diagnóstico diferencial

Os diagnósticos diferenciais incluem doenças que causam acometimento focal e multifocal dos nervos periféricos (Tabela 83.3).

Exames laboratoriais diagnósticos

O LCR é dissociado em 42 a 80% dos pacientes e a alteração característica à ENMG (bloqueio de condução multifocal persistente) é registrada em 80 a 90% dos casos[3,12]. Evidência de inflamação em plexo braquial à RNM é observada em 42% dos pacientes[12].

Exames complementares

A investigação sistêmica é normal e raramente há MGUS. O painel de anticorpos para constituintes do nervo geralmente é negativo e anti-GM1 é detectado em baixos títulos em menos de 5% dos pacientes[3,12].

Conduta

Embasadas por relatos de casos e estudos observacionais, as recomendações são semelhantes às utilizadas para CIDP clássico. A IgIV é considerada de 1ª. linha e usada por 2 a 3 meses com benefício em 67 a 80% dos pacientes; naqueles sem resposta, corticosteroides seriam indicados na sequência, porém mostram benefício em 25 a 65% dos pacientes quando utilizados como primeira escolha[12]. Deterioração clínica e dependência medicamentosa são descritas com ambas as condutas, implicando em associação de imunossupressores. Estabilização clínica sem tratamento é descrita em 33-40% dos pacientes[12].

Neuropatia motora multifocal (*multifocal motor neuropathy – MMN*)

Caso clínico

Mulher, 37 anos, inicia atendimento do HCFMUSP em maio de 1999 por dificuldade de movimentar a mão direita que se iniciou em 1998, após dois meses notou queda do pé esquerdo e após 6 meses associou-se dificuldade para digitar com a mão esquerda. Negava história familiar e qualquer outro sintoma neurológico ou sistêmico. Sem alterações ao exame clínico, as anormalidades encontradas ao exame neurológico foram marcha escarvante à esquerda com FM grau 1 à dorsiflexão do pé esquerdo, FM grau 4 e 3 à flexão do punho e dos 4º e 5º quirodáctilos, respectivamente, à esquerda; FM grau 4 à pronação do antebraço e não realizava abdução e oponência do polegar à direita; reflexos profundos normais nos quatro membros. A investigação sistêmica foi negativa, o LCR foi normal e a ENMG revelou estudo sensitivo normal, condução motora com bloqueio de condução nos nervos mediano e fibular à direita, dispersão temporal no nervo ulnar esquerdo no cotovelo, latências tardias e ondas F estavam normais nos mmii e não obtidas nos nervos medianos esquerdo e direito e ulnar esquerdo.

Epidemiologia

A prevalência é de 0,6 casos/100.000. A média de idade de início dos sintomas é 40 anos, com a maioria dos pacientes tendo o primeiro sintoma antes dos 50 anos. O gênero masculino é mais afetado que o feminino (2,7: 1,1)[13].

Patogênese

O bloqueio de condução é um marco diagnóstico, muitas vezes com registro dependente da atividade muscular, decorrente de anormalidades de membrana compatíveis com despolarização, hiperpolarização ou ambas. Neste contexto surgem os anticorpos antigangliosídeos direcionados contra epítopos localizados nos nodos de Ranvier e suas circunjacências. Destes, o mais estudado é o anticorpo IgM-anti-GM1 que não só ativa, mas também causa deposição de componentes do complemento com consequente agressão tecidual e modificações na disposição dos canais de sódio, gerando comprometimento da condução nervosa[13].

Manifestações clínicas

Pela EFNS/PNS[14], os critérios clínicos mandatórios para diagnóstico são: curso lentamente progressivo ou escalonado de déficit motor assimétrico em pelo menos dois nervos por mais de 1 mês (usualmente 6 meses) e sem anormalidades objetivas de sensibilidade, exceto por déficit leve na percepção vibratória distal em membros inferiores. Como critérios de suporte estão predomínio em mmss, reflexos diminuídos ou ausentes nos nervos afetados, ausência de acometimento de nervos cranianos (porém déficit no XII nervo já foi descrito), presença de cãibras e fasciculações no membro afetado, melhora objetiva da incapacidade ou força com o tratamento, título elevado de anti-GM1, aumento de proteína no LCR, RNM com aumento de sinal em T2 associado a inchaço difuso dos nervos no plexo braquial e, na ENMG, bloqueio de condução definido ou provável em pelo menos um nervo. Como critérios de exclusão estão: presença de sinais de neurônio motor superior, marcante envolvimento bulbar, comprometimento sensitivo importante e fraqueza simétrica e difusa no início dos sintomas.

Diagnóstico diferencial

O principal diagnóstico diferencial é o grupo das doenças do neurônio motor inferior (Tabela 83.3), principalmente quando não há evidência de bloqueio de condução à ENMG ou qualquer outro sinal compatível com processo de desmielinização (ENMG, RNM ou ultrassonografia).

Exames laboratoriais diagnósticos

Apesar de ser considerado a marca registrada desta doença à ENMG, o bloqueio de condução multifocal, apenas em nervos motores e fora dos habituais locais anatômicos de compressão nervosa, é achado de suporte ao diagnóstico pois só é encontrado em 31% dos pacientes, porém outras anormalidades compatíveis com desmielinização podem estar presentes[1,14]. O LCR é dissociado em apenas 34% dos pacientes[1,14] e a RNM pode mostrar aumento da intensidade do sinal e do calibre do plexo braquial em 40-50% dos pacientes[9]. Anticorpo IgM policlonal anti-GM1 é detectado em 30 a 80% dos pacientes. Os três últimos exames não são necessários para diagnóstico nos pacientes que preenchem os critérios clínicos e eletrofisiológicos de MMN[14].

Exames complementares

Os exames para investigação sistêmica são idênticos aos especificados para a CIDP clássica. Convém ressaltar que a maioria dos pacientes com MMN não apresentam gamopatia monoclonal.

Conduta

Quando a incapacidade é grave, o consenso internacional indica IgIV como 1ª. escolha (nível A) na dose de 2g/kg administrada em 2 a 5 dias. Se esta conduta inicial for efetiva, a IgIV deve ser repetida na dose de 1g/kg a cada 2 ou 4 semanas ou 2g/kg a cada 1 ou 2 meses (nível C)[14]. A frequência e dose da aplicação devem ser individualmente guiadas pela resposta do paciente. Se a IgIV isoladamente não for eficaz, apesar de nenhum fármaco ter se mostrado benéfico, deve-se considerar algum tratamento imunossupressor. Com eficácia similar mostrada em diversas séries de casos, a ciclofosfamida é considerada uma opção menos desejável pela EFNS/PNS[14]. Em relação à IgIV, cerca de 30% dos pacientes não respondem, 68% necessitam de doses repetidas e alguns trabalhos mostraram que resposta favorável se associava à presença de títulos elevados de anti-GM1, bloqueio de condução definido, creatinoquinase inferior a 180 U/l, ausência de amiotrofia e menor idade no início dos sintomas. Corticosteroides e plasmaférese não são recomendados[14].

Outras possíveis variantes da CIDP

As variantes citadas abaixo são as que apresentam maior dificuldade para diagnóstico. Os exames subsidiários e conduta não diferem daqueles utilizados para a forma clássica da CIDP, desde que nenhuma condição sistêmica associada seja identificada.

CIDP sensitiva pura

A ocorrência desta apresentação varia de 4 – 35% dos casos de CIDP. O termo puro denota que não há sintomas ou sinais motores e a ENMG acusa desmielinização sensitiva com o estudo motor normal. Alguns autores incluem nesta variante a polirradiculopatia sensitiva imune crônica (CISP) que geralmente apresenta ENMG normal. As manifestações clínicas são idênticas à forma DADS, porém sem o acometimento motor. Como durante o curso desta variante pode aparecer anormalidade de condução motora, alguns autores consideram-na como parte do espectro DADS[1,2]. A investigação laboratorial complementar é costumeiramente normal, as conduta e resposta terapêutica são semelhantes à variante DADS.

CIDP motora pura

Esta variante perfaz de 4 a 10% dos casos de CIDP. As manifestações clínicas são puramente motoras com o déficit simétrico proximal e distal, porém com predomínio distal. O achado de bloqueio de condução à ENMG é comum. O curso geralmente é recorrente e IgIV é a primeira escolha terapêutica recomendada[8].

Focal

Representando até 2% dos casos de CIDP, as manifestações clínicas de déficit motor e/ou sensitivo são restritas a um membro e nas quais se reconhece o território de inervação de um nervo ou plexo. No diagnóstico diferencial se incluem uma série de etiologias que causam lesões em plexos e nervos isoladamente[2].

Forma axonal

A existência da variante axonal da CIDP surgiu da constatação de que em alguns pacientes os critérios eletrofisiológicos de desmielinização não eram preenchidos e a histologia de nervo periférico acusar alterações predominantemente axonais, entretanto as manifestações clínicas, LCR e resposta à imunoterapia eram similares à CIDP clássica[1]. Possivelmente a autoimunidade para constituintes nodais e paranodais possa explicar esse padrão lesivo.

CANOMAD

CANOMAD é o acrônimo de **C**hronic **A**taxic **N**europathy, **O**phtalmoplegia, **M** protein, cold **A**gglutinins, **D**isialosyl antibodies. Clinicamente é uma polineuropatia com predomínio sensitivo que leva a franca ataxia sensitiva e é marcante o acometimento dos nervos da motricidade ocular extrínseca, porém na evolução outros nervos podem ser afetados. À ENMG o padrão lesivo é misto ou axonal. Laboratorialmente o achado de MGUS é comum, frequentemente de classe IgM, que reconhece o grupamento disialosil presente nos gangliosídeos GD1b, GD3, GQ1b e GT1b[6,15].

GALOP

GALOP é o acrônimo de **G**ait **A**taxia **L**ate age **O**nset **P**olyneuropathy. Clinicamente, o déficit predominante é sensitivo, lentamente progressivo, distal e simétrico; tremor é um achado clínico comum. Geralmente afeta indivíduos com idade acima de 50 anos; a ENMG comumente mostra padrão lesivo misto ou axonal. Cerca de 80% dos pacientes têm MGUS e atualmente é considerada como uma variante da síndrome do anticorpo antissulfatide (glicoesfingolípide acídico da mielina)[16].

POEMS

POEMS é o acrônimo de **P**olyneuropathy, **O**rganomegaly, **E**ndocrinopathy, **M**-protein, **S**kin changes, uma rara polineuropatia paraneoplásica causada por doenças linfoproliferativas plasmocitárias de origem monoclonal[17]. Caracteriza-se por ser uma polineuropatia desmielinizante de início subagudo e, diferente de outras neuropatias associada a paraproteinemias, é acompanhada por diversas manifestações sistêmicas como sugere o acrônimo. O pico de incidência é por volta da sexta década de vida.

Tipicamente a polineuropatia é sensitiva-motora, simétrica e distal, frequentemente dolorosa (com alodínea). A desordem plasmocitária monoclonal é quase exclusivamente por IgA ou IgG lambda e pode ser identificada em exames de eletroforese de proteínas do soro ou imunofixação sérica ou urinária. Biópsia de medula óssea pode confirmar a neoplasia plasmocitária, embora em pacientes com doença localizada, a biópsia pode vir normal. Dentre outras manifestações que podem ser encontradas no POEMS, têm-se:

- » Doença Castleman: rara adenopatia generalizada associada a altos níveis de IL-6. Vale saliente que a própria doença pode causar uma polineuropatia de predomínio sensitivo distal sem estar associada a POEMS.
- » Lesões osteoescleróticas.
- » Organomegalia (espleno-, hepato- e adenomegalia)
- » Endrocrinopatias (hipogonadismo, tireoidiopatias, diabetes, hiperprolactinemia, anormalidades do cálcio, insuficiência adrenal)
- » Lesões dermatológicas (hiperpigmentação, hemangiomas, hipertricose, livedo reticular infiltrativo com necrose, fenômeno de Raynaud, dentre outros).
- » Papiledema
- » Trombocitose e policitemia.

Outro achado típico da doença é o aumento dos níveis plasmáticos do fator de crescimento endotelial vascular (*Vascular endothelial growth factor* – VEGF). Além de muito útil para o diagnóstico, o VEGF pode ser usado como marcador de prognóstico. A Tabela 83.6 resume os critérios diagnósticos. Por se tratar de uma síndrome paraneoplásica, o tratamento principal é oncológico, com radioterapia para as lesões ósseas, uso de diversos agentes quimioterápicos e até transplante de medula óssea. Mais recentemente tem-se usado o anticorpo monoclonal anti-VEGF (bevacizumabe)[17], entretanto os resultados têm sido pouco promissores. Uso de imunoglobulina ou corticosteroides para neuropatia tem efeito limitado, com benefícios questionáveis.

Tabela 83.6 – Critérios diagnósticos de POEMS (*Polyneuropathy, Organomegaly, Endocrinopathy, M-protein, Skin changes*)

Critérios obrigatórios	Critérios maiores
• Polineuropatia • Doença linfoproliferativa plasmocitária monoclonal	• Lesões osteoescleróticas • Doença de Castleman • VEGF elevado
Critérios menores	**Outros sinais e sintomas**
• Organomegalia • Edema, ascite, derrame pleural • Endocrinopatia • Lesões dermatológicas • Papiledema • Trombocitose/policitemia	• Perda de peso • Hiper-hidrose • Hipertensão pulmão/pneumopatia restritiva • Hipovitaminose B12 • Diarreia

Diagnóstico = critérios obrigatórios + 2 maiores + 1 menor

Referências

1. Saperstein DS, Katz JS, Amato AA, Barohn RJ. Clinical spectrum of chronic acquired demyelinating polyneuropathies. Muscle Nerve 2001; 24: 311-324.
2. Viala K. Diagnosis of atypical forms of chronic inflammatory demyelinating polyradiculoneuropathy: a practical overview based on some case studies. Int J Neurosci 2016; 126: 777-785.
3. Rajabally YA, Simpson BS, Beri S, Bankart J, Gosalakkal JA. Epidemiologic variability of chronic inflammatory demyelinating polyneuropathy with different diagnostic criteria: a study of a UK population. Muscle Nerve 2009; 39: 32-38.
4. Oaklander AL, Lunn MPT, Hughes RAC, van Shaik IN, Frost C, Chalk CH, Treatment for chronic inflammatory demyelinating polyradiculoneuropathy (CIDP): an overview of systematic reviews (Review). Cochrane Database Syst Rev 2017; DOI: 10.1002/14651858. CD0103369.
5. Ubogu EE. Inflammatory neuropathies: pathology, molecular markers and targets for specific therapeutic intervention. Acta Neuropathol 2015; 130: 445-468.
6. Querol L, Deveaux J, Rojas-Garcia R, Illa I. Autoantibodies in chronic inflammatory neuropathies: diagnostic and therapeutic implications. Nature Rev 2017; 13: 533-547.
7. Koike H, Katsuno M. Pathophysiology of chronic inflammatory demyelinating polyneuropathy: insights into classification and therapeuthic strategy. Neurol Ther 2020. doi: 10.1007/s40120-020-00190-8.
8. Joint Task Force of the EFNS/PNS. European Federation of Neurological Societies and Peripheral Nerve Society guideline on management of chronic inflammatory demyelinating polyradiculoneropathy: report of a joint task force of the European Federation of Neurological Societies and Peripheral Nerve Society – first revision. J Periph Nerv Syst 2010; 15: 1-9.
9. Decárd BF, Pham M, Grimm A. Ultrasound and MRI of nerves for monitoring disease activity and treatment effects in chronic dysimmune neuropathies – current concepts and future directions. Clin Neurophysiol 2018; 129: 155-167.
10. Joint Task Force of the EFNS/PNS. European Federation of Neurological Societies and Peripheral Nerve Society guideline on management of paraproteinemic demyelinating neuropathies. Report of a joint task force of the European Federation of Neurological Societies and Peripheral Nerve Society – first revision. J Periph Nerv Syst 2010; 15: 185-195.
11. Lunn MPT, Nobile-Orazio E. Immunotherapy for IgM anti-myelin-associated glycoprotein paraprotein-associated peripheral neuropathies (Review). Cochrane Database Syst Rev 2016; DOI: 10.1002/14651858.CD002827.
12. Rajabally YA, Chavada G. Lewis-Sumner syndrome of pure upper-limb onset: diagnostic, prognostic, and therapeutic features. Muscle Nerve 2009; 39: 206-220.

13. Vlan L, Cats EA, Harschnitz O, Jansen MD, Piepers S, Vedink JH et al. Multifocal motor neuropathy: diagnosis, pathogenesis and treatment strategies. Nat Rev Neurol 2011; 8: 48-58.
14. Joint Task Force of the EFNS/PNS. European Federation of Neurological Societies and Peripheral Nerve Society guideline on management of multifocal motor neuropathy. Report of a joint task force of the European Federation of Neurological Societies and Peripheral Nerve Society – first revision. J Periph Nerv Syst 2010; 15: 295-301.
15. Garcia-Santibanez R, Zaidman CM, Sommerville RB, Lopate G, Weihl CC, Pestronk A et al. CANO-MAD and other chronic ataxic neuropathies with disialosyl antibodies (CANDA). J Neurol 2018; DOI: 10.1007/s00415-018-8853-4.
16. Minagar A. GALOP syndrome: a treatable immunemediated late-age onset polyneuropathy with gait ataxia. South Med J 2004; 97: 333-4.
17. Brown R, Ginsberg L. POEMS syndrome: clinical update. J Neurol. 2019 Jan;266(1):268-277.

Capítulo 84
Neuropatias Infecciosas e Inflamatórias

André Macedo Serafim da Silva
Murillo Dório Queiroz

Padrões de apresentação das neuropatias

A determinação do padrão de distribuição dos sintomas motores e sensitivos, através da anamnese (desde a forma de instalação até a progressão dos sintomas) e da avaliação eletrofisiológica, é fundamental como primeiro passo na abordagem dos pacientes com neuropatias periféricas. Os principais padrões encontrados são: polineuropatia, polirradiculoneuropatia, mononeuropatia múltipla e ganglionopatia.[1,2]

O reconhecimento desses padrões direciona a investigação etiológica de forma mais assertiva. Por exemplo, as neuropatias relacionadas a agentes infecciosos ou vasculites, que serão tratadas neste capítulo, não costumam se apresentar de forma distal, simétrica e com alteração sensitiva em bota-e-luva, como se poderia pensar em uma polineuropatia periférica clássica. Frequentemente, nessas condições, deparamo-nos com comprometimento de múltiplos nervos, de forma assimétrica e não comprimento-dependente.

Por definição, a polineuropatia é o acometimento de mais de um nervo periférico, geralmente de forma simétrica e com predomínio distal (comprimento-dependente), sobretudo nas pernas, desde seu início. Nesses casos, apenas quando as parestesias alcançam os joelhos, os sintomas começam a aparecer nos dedos das mãos, configurando o clássico padrão em bota-e-luva. Essa é a apresentação mais comum das neuropatias periféricas e as principais etiologias são endócrinas (especialmente o diabetes mellitus), carenciais, tóxicas, hereditárias e idiopáticas.

Quando nos referimos às polirradiculoneuropatia, além do envolvimento distal e simétrico, ocorre também fraqueza proximal, distúrbios esfincterianos ou dor radicular, indicando comprometimento mais proximal no sistema nervoso periférico, nas raízes nervosas. Essa apresentação envolve condições essencialmente adquiridas e de origem inflamatória. Classicamente, as polirradiculoneurites inflamatórias desmielinizantes aguda e crônica apresentam esta forma de distribuição, bem como a infecção por alguns vírus, como o HIV e o CMV.

A mononeuropatia múltipla também é o acometimento de mais de um nervo periférico, mas sua principal característica é o início assimétrico e não necessariamente distal. A fraqueza e as alterações sensitivas (perda da sensibilidade ou as parestesias) seguem a distribuição de um ou mais nervos, geralmente de forma descontínua (Figura 84.1). Entretanto, com a evolução do quadro, pode haver confluência do comprometimento e o paciente, após algum tempo, pode apresentar um quadro mais simétrico, confundindo com a polineuropatia (apresentação conhecida como mononeuropatia múltipla confluente). Nesses casos, uma anamnese bem detalhada revela que o início não foi simétrico e a evolução pode ter sido em degraus. Nesse grupo de apresentação estão a hanseníase, as vasculites sistêmicas e de nervos periféricos (de patologia axonal, essencialmente) e as neuropatias desmielinizantes multifocais de origem inflamatória, como a neuropatia motora multifocal e a neuropatia motora e sensitiva desmielinizante multifocal (MADSAM ou doença de Lewis-Sumner).

Ganglionopatia é o termo utilizado para o comprometimento do corpo do neurônio sensitivo, que se encontra nos gânglios das raízes dorsais. Clinicamente os pacientes apresentam um padrão de parestesias e déficit sensitivo, que pode ou não ser comprimento-dependente (em até metade dos pacientes os sintomas começam nos membros superiores), com algum grau de assimetria, arreflexia e uma proeminente ataxia sensitiva (profunda diminuição da sensibilidade vibratória e proprioceptiva). Metade dos pacientes apresenta etiologia idiopática e os demais apresentam como principais causas doenças inflamatórias (síndrome de Sjögren), infecciosas (HIV, HTLV-1, herpes zoster) e paraneoplásicas (neoplasia com anticorpos anti-Hu).

Como importante pista diagnóstica, toda vez que houver um comprometimento de mononeuropatia múltipla ou uma neuropatia não comprimento-dependente (polirradiculoneuropatias e ganglionopatias) deve-se estar atento para a possibilidade de se tratar de uma neuropatia infecciosa ou inflamatória, potencialmente tratável.

Figura 84.1 – Diferença de distribuição dos sintomas motores e sensitivos na polineuropatia e na mononeuropatia múltipla.

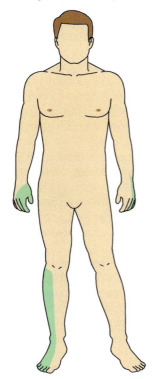
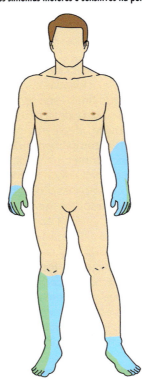
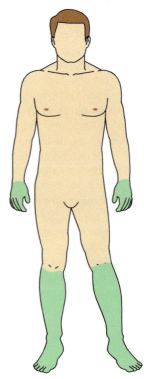

Mononeuropatia múltipla   Mononeuropatia múltipla confluente   Polineuropatia

Neuropatias infecciosas

Os nervos periféricos podem ser comprometidos diretamente por agentes infecciosos como bactérias e vírus ou, secundariamente, de forma parainfecciosa, através de mecanismos de autoimunidade, como nos casos de Síndrome de Guillain-Barré associada a infecção (Tabela 84.1).[3]

Nesta seção, abordaremos as neuropatias causadas diretamente por agentes infecciosos, com enfoque em hanseníase, infecção pelo HIV, citomegalovírus, vírus varicela zoster, vírus das hepatites B e C e borreliose brasileira.

Tabela 84.1 – Principais agentes envolvidos em neuropatias infecciosas

Bactérias
• *Mycobacterium leprae*
• *Borrelia burgdorferi*
• *Corynebacterium diphtheriae*

Vírus
• Vírus da imunodeficiência humana (HIV)
• Vírus T-linfocítico humano tipo 1 (HTLV-1)
• Citomegalovírus (CMV)
• Herpes Varicela Zoster (HVZ)
• Hepatites B e C

Hanseníase

Hanseníase (no inglês: *leprosy*) é uma infecção crônica causada por um bacilo álcool-ácido resistente, o *Mycobacterium leprae*, e é a principal causa tratável de neuropatia periférica no mundo. A pele, os nervos periféricos e as mucosas (do nariz e dos olhos) são os locais preferidos para a infecção. A transmissão é de pessoa a pessoa através de gotículas nasais ou contato com lesões de pele de acometidos.[3,4]

A doença se manifesta como um espectro. Em um lado há um polo cuja resposta celular é proeminente através de citocinas Th1 (IL-2 e INF-gama), com poucas lesões em pele, hipocrômicas, bem definidas e envolvimento de alguns nervos periféricos, sendo este polo conhecido como a forma Tuberculoide. No outro lado, a manifestação clínica é decorrente da ausência de resposta celular, predominando citocinas Th2 (IL-4, IL-5 e IL-10), com muitas lesões em pele, pápulas e infiltrados, além de acometimento nervoso mais difuso em forma de polineuropatia, sendo este polo conhecido como a forma Lepromatosa. Entre essas duas formas clínicas, os pacientes podem manifestar características intermediárias, sendo classificados como formas borderlines (Tabela 84.2).[3]

O comprometimento nervoso mais comum na hanseníase é a mononeurite isolada ou múltipla, principalmente em membros superiores. Os principais nervos envolvidos são o ulnar, mediano, auricular posterior, radial superficial, fibular e sural. Comumente há espessamento desses nervos devido à reação inflamatória, fazendo da palpação dos nervos um instrumento semiológico mandatório. Alguns nervos cranianos, como o V e o VII podem ser acometidos. Essa forma de apresentação está principalmente associada a forma Tuberculoide e a pesquisa de lesões de pele em todo o corpo é útil no diagnóstico. Essas lesões têm características bem circunscritas, halo eritematoso, por vezes elevados e centro hipocrômico, geralmente com hipoestesia térmica e dolorosa. Entretanto, deve-se considerar que as lesões de pele podem estar ausentes.[4]

Tabela 84.2 – Características da neuropatia por hanseníase

	Tuberculoide	**Borderline**	**Lepromatosa**
Lesões de pele	• Poucas lesões, bem demarcadas, maculas eritematosas com bordos elevados e centro hipocrômico	• Quantidade, tamanho e aparência são intermediários entre os 2 polos	• Múltiplas lesões maculopapulares
Histologia	• Infiltrados inflamatórios, formação de granulomas e células gigantes. • Geralmente nenhum bacilo	• Granulomas, sem células gigantes • Pode haver alguns poucos bacilos	• Alguns linfócitos e muitos bacilos
Neuropatias	• Mononeuropatia isolada ou múltiplas	• Mononeuropatia ou polineuropatia	• Polineuropatia distal e simétrica, mais comum que mononeuropatias
Tratamento	• Dapsona • Rifampicina • Duração de 6 meses	• Adota-se tratamento de um dos polos	• Dasona • Rifampicina • Clofazimina • Duração de 12 meses

A polineuropatia sensitiva distal e simétrica é outra manifestação que pode ocorrer, menos frequente que a anterior, geralmente associada às formas Lepromatosa e Borderline. O acometimento preferencial se dá em fibras finas e, portanto, a clínica predominante é hipoestesia térmica e dolorosa de distribuição em bota e luva, com parestesias e dor neuropática, frequentemente com preservação dos reflexos profundos e da força (ou seja, uma neuropatia de fibras finas). Nesses casos não é incomum a neuropatia não ser acompanhada de lesões de pele, principalmente em regiões endêmicas, o que faz o diagnóstico mais difícil.

Observamos, portanto, que tanto na apresentação em mononeuropatia, como em polineuropatia, os pacientes podem não apresentar as típicas lesões de pele. Chamamos assim de hanseníase neurítica pura (no inglês, *pure neuritic leprosy – PNL*). Estima-se que até 10% dos pacientes com hanseníase tenha a forma neurítica pura. Ela pode ocorrer em qualquer um dos espectros (tuberculoide, borderline, lepromatoso) e se apresenta em cerca de 80% das vezes como mononeuropatias múltipla ou isolada.[3,4]

Diagnóstico

O diagnóstico é sobretudo clínico. Os sinais clássicos são: lesões de pele hipopigmentadas com anestesia, espessamento de nervos periféricos, positividade do esfregaço de pele para bacilos ácido-álcool resistentes. Reações cutâneas, como o teste da lepromina (reação de Mitsuda), ajudam pouco.[3,5]

Em casos com predomínio da neuropatia periférica, o diagnóstico pode ser desafiador. Os sintomas do acometimento nervoso são sobretudo sensoriais, mas pode haver fraqueza, atrofia, deformidades e alterações autonômicas, com mudanças na coloração e temperatura da pele. A eletroneuromiografia costuma revelar alterações axonais, sobretudo sensitivas, mas pode ser normal nos casos de neuropatia de fibras finas. Dentre os exames complementares, destacamos a ultrassonografia de nervos, pois espessamento nervoso é encontrado em 40-70% dos pacientes.[4]

Para o diagnóstico definitivo a biopsia de pele é útil nas fases iniciais, mas o exame padrão-ouro é a biopsia de nervo, sendo mais informativa e específica que a biopsia de pele. Ela é mandatória nos casos de hanseníase neural pura. Os sítios mais indicados são: ramo sensitivo do ulnar, ramo superficial do radial, sural e ramo cutâneo do fibular. Histologicamente, na forma Tuberculoide (geralmente mononeuropatia), poucos ou nenhum bacilo é encontrado, mas há espessamento e infiltração perineural e frequente extensão ao endoneuro, com perda parcial ou total de fibras, podendo haver caseificação e formação de pequenos abscessos. Nas formas Lepromatosas (geralmente polineuropatia), encontra-se reação inflamatória, poucos ou nenhum granuloma e muitos bacilos nas células de Schwann, células endoteliais e macrófagos. Em casos avançados observa-se intensa fibrose e espessamento no perineuro, epineuro e endoneuro. Além da técnica de Ziehl-Neelsen para pesquisa de bacilos ácido-álcool resistentes (BAAR), pode-se utilizar PCR para pesquisa de *M. leprae* e reação para BCG (bacilo de Calmette e Guérin).[3]

Tratamento

A Organização Mundial de Saúde recomenda a classificação operacional dos pacientes em paucibacilares (até 5 lesões de pele) e multibacilares (mais que 5 lesões de pele). Mas no caso de neuropatia por hanseníase, pode não haver lesões de pele. Na prática o comprometimento de nervo isolado, ou presença de características que sugerem a forma Tuberculoide, recomenda-se tratar como paucibacilar, enquanto nos pacientes com polineuropatia e outras características que lembrem a forma lepromatosa, ou nos casos Borderline, recomenda-se o tratamento como multibacilar.[3,5]

O tratamento com poliquimioterapia, conhecido como MDT (do inglês, *multi drug therapy*) consiste na combinação de rifampicina, dapsona e clofazimina, conforme a Tabela 84.3.[5]

No geral, o tratamento, apesar de prolongado, é bem tolerado e alguns efeitos adversos podem acontecer, como escurecimento da pele (clofazimina), urina avermelhada (rifampicina), hepatotoxicidade (rifampicina), rash cutâneo (dapsona) e neuropatia axonal (dapsona).

Tabela 84.3 – Esquema para tratamento da hanseníase com poliquimioterapia recomendado pela Organização Mundial de Saúde (OMS)

Forma	Medicação	Frequência	Tempo
Paucibacilar	Rifampicina 600 mg	Mensal	6 meses
	Dapsona 100 mg	Diária	
Multibacilar	Rifampicina 600 mg	Mensal	12 a 24 meses
	Dapsona 100 mg	Diária	
	Clofazimina 300 mg	Mensal	

Reações hansênicas

Em alguns casos, nos primeiros meses de tratamento, pode acontecer uma exacerbação da resposta celular do indivíduo, conhecida como reação hansênica do tipo 1 (ou reação reversa), caracterizada por exacerbação da mononeuropatia, com dor, edema, vermelhidão nos nervos periféricos acometidos, eventualmente com reaparecimento de lesões de pele. Ela costuma acontecer principalmente nas formas paucibacilares, por exacerbação da resposta celular (Th1) aos antígenos liberados, consistindo em uma reação de hipersensibilidade do tipo IV. A evolução é lenta e pode haver sequelas neurológicas graves.[4]

Nos casos multibacilares, pode ocorrer a reação hansênica do tipo 2 (ou eritema nodoso hansênico), caracterizada por aparecimento brusco de nódulos eritematosos, dolorosos à palpação, com febre, astenia, mialgia, náuseas (estado totêmico) e dor articular. Trata-se de uma reação inflamatória aguda e sistêmica, como hiper-reatividade imunológica em resposta ao antígeno, mediada pelo fator de necrose tumoral-alfa (TNF-α) e imunocomplexos, com infiltração de linfócitos Th2.

Ambas as reações podem, menos frequentemente, acontecer antes do tratamento, meses a anos após o tratamento e até mesmo como manifestação inicial da doença. A presença das reações não deve postergar o início do tratamento, nem o interromper. A conduta adequada é a associação de medicações para controle imunológico. Nos casos de reação tipo 1, está recomendado o uso de prednisona na dose de 1-2 mg/kg. Nos casos de reação tipo 2, além da prednisona, associa-se a talidomida na dose de 100 a 400 mg ao dia. O tratamento das formas reacionais deve ser mantido até regressão dos sintomas.[5]

Por causa da possibilidade de tais reações, alguns autores recomendam na forma multibacilar a associação de pequena dose de corticoide (20 mg de prednisona, por exemplo) nos primeiros 2-3 da poliquimioterapia.

Vírus da Imunodeficiência Humana (HIV)

Indivíduos infectados pelo HIV podem manifestar complicações neuromusculares por 3 mecanismos: lesão direta causada pelo vírus, lesão por infecções oportunistas e efeito adverso de medicações[3]. As complicações periféricas mais comuns são as polineuropatias e as miopatias. Dentre as polineuropatias, as apresentações mais comuns são:
1. polineuropatia distal simétrica;
2. polirradiculoneurite desmielinizante inflamatória (incluindo formas agudas ou crônicas);
3. mononeuropatias múltiplas (incluindo vasculites e CMV);
4. polirradiculoneurite associado ao CMV;
5. neuropatia autonômica;
6. ganglionopatia sensitiva.

Polineuropatia distal simétrica associada ao HIV

Esta é a forma mais comum de comprometimento de nervos periféricos nos pacientes com HIV. Caracteriza-se por parestesias e dor neuropática de distribuição distal em bota e luva. Os reflexos em geral estão preservados, exceto os aquileus que costumam estar comprometidos. A força muscular é normal ou apenas levemente diminuída.[6]

A fisiopatologia não é bem definida, mas acredita-se haver participação de partículas virais em dano direto aos axônios e indiretamente através de ativação de inflamação e lesão secundária nos nervos. Adicionalmente, é comum encontrar deficiência de vitamina B12 nesses pacientes.

A eletroneuromiografia evidencia polineuropatia axonal e predominantemente sensitiva. Exame de liquor em pacientes com HIV pode apresentar hiperproteinorraquia e pleocitose de forma independente da polineuropatia. Biopsia de nervo não está indicada.

Não há tratamento específico e a abordagem tem o controle da dor neuropática como pilar principal, associado a reposição de vitaminas B1, B6 e B12, quando deficientes.

Polirradiculoneurite inflamatória desmielinizante associada ao HIV

Na sua forma aguda, a polirradiculoneurite pode acontecer na fase de soroconversão da infecção pelo HIV, sendo indistinguível clinicamente da Síndrome de Guillain-Barré. A polirradiculoneurite inflamatória desmielinizante crônica (PIDC) pode ocorrer em qualquer fase da doença, levando a um quadro clínico de fraqueza proximal e distal, abolição de reflexos e alteração de sensibilidade e a eletroneuromiografia mostra sinais clássicos de desmielinização: diminuição na velocidade de condução, aumento das latências distais, bloqueio de condução e dispersão temporal.[3,6]

Em ambas as apresentações o liquor mostra aumento da proteína, mas associadamente há aumento da celularidade, dado que ajuda na diferenciação desses casos das formas idiopáticas de síndrome de Guillain-Barré e PIDC.

O tratamento está indicado com o uso de imunoglobulina humana ou plasmaférese. Corticoide deve ser evitado nesses casos, embora possa ser usado com cautela no PIDC.

Mononeuropatia múltipla (incluindo vasculites e CMV)

Pacientes com HIV podem desenvolver acometimento um ou mais nervos. A patogênese inclui vasculite por depósito direto de antígenos virais, infecção concomitante por vírus das hepatites (B ou C) e pelo citomegalovírus. A lesão no nervo é axonal e a eletroneuromiografia é essencial para diante da suspeita. Biopsia de nervo pode ser utilizada no diagnóstico e demonstra degeneração axonal com inflamação nos vasos ou perivascular. O quadro clínico é de mononeuropatia múltipla, com fraqueza, parestesias e dor em território dos nervos acometidos. O tratamento é com corticoterapia e, nos casos de infecções concomitantes, tratamento específico, como ganciclovir, na suspeita de citomegalovírus.[3]

Polirradiculoneurite associada ao CMV

Pacientes com infeção por HIV, geralmente em fases mais avançadas de imunodepressão podem apresentar um acometimento grave das raízes lombares e sacrais. O quadro clínico é caracterizado por fraqueza em membros inferiores e perda de sensibilidade, geralmente assimétrica, envolvendo região perineal e bastante dor radicular. A eletroneuromiografia demonstra alterações axonais com sinais de desnervação ativa, com distribuição não comprimento-dependente, o que é útil na diferenciação das outras formas de acometimento de nervo periférico no HIV. O exame de liquor mostra aumento de proteína, diminuição da glicose e pleocitose neutrofílica. O tratamento deve ser logo instituído na suspeita dessa condição, incluindo ganciclovir ou foscarnet associados a corticoterapia e tratamento para dor neuropática. O prognóstico dessa condição não costuma ser bom.[3,6]

Neuropatia autonômica relacionada ao HIV

Caracteriza-se por sinais e sintomas autonômicos, como diarreia, incontinência urinária, disfunção erétil e hipotensão postural, podendo se instalar de forma aguda ou crônica. O liquor pode apresentar hiperproteinorraquia e pleocitose. A eletroneuromiográfica geralmente mostra uma polineuropatia de predomínio sensitivo e as pesquisas de anormalidades de fibras tipo C autonômicas estão alteradas. A patogênese é provavelmente imunomediada e o tratamento pode ser feito com corticoterapia, imunoglobulina humana ou plasmaférese.[3,6]

Ganglionopatia associada ao HIV

Muito raramente, pacientes com infecção pelo HIV podem apresentar uma ganglionite levando a uma ataxia sensitiva proeminente e comprometimento sensitivo não comprimento-dependente. A eletroneuromiografia revela redução da amplitude dos potenciais sensitivos, usualmente sem acometimento das fibras motoras. As opções de tratamento incluem corticoterapia, imunoglobulina humana e plasmaférese.[3,6,7]

Neuropatia associada ao Herpes Varicela Zoster (HVZ)

A infecção pelo HVZ primariamente causa a catapora ou varicela. Sua reativação tardia em nervos periféricos é chamada de herpes zoster e ocorre após anos de latência albergado no gânglio da raiz dorsal. O principal fator de risco para reativação é a imunossupressão. A maioria se manifesta com dor e parestesia em um ou poucos dermátomos, sobretudo das raízes torácicas e lombares, seguido por vesículas, dentro de uma ou duas semanas. Neuropatia motora com fraqueza muscular é vista em até 30% dos pacientes, acompanhando os sintomas sensitivos e vesiculares. Os pacientes usualmente se apresentam com déficits motores de flexão de quadril, extensão de joelhos e pé caído, representando comprometimento de raízes lombares principalmente.

O exame de liquor mostra elevação de proteína, com ou sem aumento de celularidade e a eletroneuromiografia revela redução do potencial de ação sensitivo, com preservação do potencial de ação motor no estudo de condução nervosa (indicando comprometimento de raízes e gânglios sensitivos). O tratamento se dá com aciclovir oral e nos casos de imunossupressão e comprometimento mais extenso ou motor mais grave, usualmente é dado aciclovir intravenoso, podendo ser associado corticoide. A dor pode ser tratada com adesivo de lidocaína, com boa resposta. Medicações para dor neuropática como gabapentina, pregabalina e antidepressivos tricíclicos pode sem usados para dor persistente.[3]

Neuropatia associada aos vírus das hepatites B e C

Os vírus das hepatites B e C podem se associar a diferentes formas de apresentação de neuropatias periféricas como o PIDC a síndrome de Guillain-Barré e a mononeuropatia múltipla, na forma de neuropatia vasculítica. A poliarterite nodosa (PAN) e a crioglobulinemia tem como uma de suas etiologias, a infecção pelo vírus da hepatite B e C, respectivamente.[3,8]

Nos casos de polirradiculoneuropatia desmielinizante aguda ou crônica, o tratamento inclui o uso de imunoglobulina humana ou plasmaférese, e posteriormente deve ser considerada a terapia antiviral. Nos pacientes com apresentação vasculítica (mononeuropatia múltipla), o tratamento é iniciado com corticoterapia e ciclofosfamida, podendo-se utilizar imunoglobulina ou plasmaférese também. Nesses casos a terapia antiviral geralmente está indicada.

Neuropatia associada à doença de Lyme-símile brasileira (síndrome de Baggio-Yoshinari)

No Brasil, a literatura relata a existência da doença de Lyme com características distintas daquelas descritas no Hemisfério Norte, sob a designação de síndrome de Baggio-Yoshinari ou doença de Lyme-símile brasileira, de ocorrência predominante nos estados do sudeste e centro-oeste do país. A doença é causada por espiroquetas de diferentes espécies, chamadas de *Borrelia burgdorferi sensu lato*, transmitidas por carrapatos, principalmente dos gêneros *Amblyomma* e *Rhipicephalus*, distintas das descritas na América do Norte (onde o gênero *Ixodes* é o principal). No Brasil, nenhuma espécie de *Borrelia burgdorferi* foi adequadamente cultivada em laboratório, embora estudos de PCR confirmaram a existência da *Borrelia burgdorferi senso lato* em sangue de pacientes acometidos. Além dessa diferença epidemiológica, a doença no Brasil apresenta maior incidência de sintomas psiquiátricos e maior recorrência de sintomas.[9]

A fase aguda da doença é caracterizada por rash localizado (no sítio da picada do carrapato) e ocorre em menos da metade dos casos, seguido de uma fase secundária com sintomas sistêmicos, como artralgia, mialgia, febre e cefaleia. Nessa fase, os pacientes podem apresentar meningite e encefalite. Em estágios mais tardios, as manifestações neurológicas incluem meningoencefalite crônica, neuropatias cranianas, radiculites e mononeuropatia múltipla. A literatura brasileira descreve a presença dessas manifestações em cerca de 30-40% dos pacientes confirmados, sendo a meningite e as neuropatias cranianas (principalmente paralisia facial) os achados mais frequentes.[9,10]

Além das neuropatias cranianas, ocorre também mononeuropatia múltipla, geralmente na forma de multirradiculite. Os pacientes apresentem dor lombar assimétrica, assimetria de reflexo patelar e déficit motor localizado a alguns miótomos lombares. Há relato também de polineuropatia sensitivo-motora distal, plexopatias e polirradiculoneuropatia. O envolvimento dos nervos é predominantemente axonal, em estudo de eletroneuromiografia.[10]

O diagnóstico é difícil e depende de uma história epidemiológica suspeita e testes sorológicos específicos (ELISA e Werstern-Blotting). O liquor revela pleocitose linfomonocitária com aumento de proteínas e anticorpos também podem ser identificados através do método de ELISA.

O tratamento recomendado no Brasil é ceftriaxone 2 g/dia intravenoso por 2 a 4 semanas, seguido de doxiciclina oral 200 mg/dia por 1 a 3 meses, para evitar recorrência. Pacientes alérgicos a penicilinas podem fazer todo o tratamento com doxiciclina. Corticoide pode ser utilizado em casos de radiculite e neuropatias cranianas.[9]

Neuropatias inflamatórias vasculíticas

Vasculites são desordens imunomediadas contra os vasos sanguíneos, levando a inflamação vascular e isquemia tecidual. Podem ser classificadas em[8]:

- » **Vasculites de grandes vasos:** arterite de Takayasu, arterite de células gigantes.
- » **Vasculites de médios vasos**: poliartrite nodosa, doença de Kawasaki.
- » **Vasculite de pequenos vasos:** vasculites associadas ao ANCA (granulomatose com poliangeíte – anteriormente granulomatose de Wegener –, poliangeíte microscópica e granulomatose eosinofílica com poliangeíte – anteriormente síndrome de Churg-Strauss ou associadas a imunocomplexos (vasculite crioglobulinêmica, vasculite por IgA – anteriormente Henoch-Schonlein –, doença do anticorpo antimembrana basal glomerular – anteriormente Goodpasture).
- » **Vasculites de vasos variáveis:** síndrome de Behçet.
- » **Vasculites associadas a doenças sistêmicas:** artrite reumatoide, lúpus eritematoso sistêmico, síndrome de Sjögren, sarcoidose, infecções, neoplasias.

As neuropatias vasculíticas podem ocorrer em qualquer vasculite sistêmica, mas são mais comuns em vasculites de pequenos e médios vasos (primárias) ou associadas a doenças sistêmicas (secundárias). A incidência de neuropatia periférica nessas condições é bastante variável na literatura e os percentuais descritos nesta seção são estimativas combinadas dos números nos diferentes artigos e textos. Em geral, estima-se que até 2/3 dos pacientes com vasculites sistêmicas apresentem envolvimento de nervo periférico.[1,12]

A apresentação é, predominantemente, na forma de mononeuropatia múltipla clássica, também chamada de mononeurite multiplex, com acometimento nitidamente assimétrico e aditivo de diferentes nervos, ou como uma mononeuropatia múltipla confluente, quando o comprometimento de múltiplos nervos é bilateral, generalizado, lembrando a uma polineuropatia, embora preserve certo grau de assimetria. O início geralmente ocorre nos nervos dos membros inferiores, o que difere por exemplo da hanseníase, que costuma se iniciar em membros superiores. Cerca de um terço dos pacientes se apresenta como uma polineuropatia distal e simétrica. Mais raramente, pode haver apresentação na forma de poliradiculoplexopatia, caracteristicamente visto na vasculopatia diabética[13].

Os sintomas mais comuns são dor e fraqueza no território do nervo envolvido, de início agudo e evolução de dias a algumas semanas, embora a apresentação em surtos e degraus também possa ocorrer. A dor costuma ser muito intensa e é um marco das neuropatias vasculíticas[14]. Os pacientes podem apresentar sintomas sistêmicos como perda de peso, febre, sudorese noturna, rash cutâneo e astenia, sendo, portanto, mandatória uma anamnese ativa. Os reflexos podem estar assimetricamente diminuídos, de acordo com qual nervo foi comprometido. Laboratorialmente, a maioria dos pacientes apresenta um dos seguintes achados: anemia, leucocitose, aumento de VHS e PCR, presença de crioglobulinas, fator reumatoide aumentado, FAN positivo, ANCA presente, hematúria e proteinúria que, junto com as sorologias para HIV e vírus B e C, são os principais exames a serem solicitados na suspeita de mononeuropatia múltipla (Tabela 84.4).

A eletroneuromiografia mostra alterações axonais (redução da amplitude dos potenciais de ação motor e sensitivo com pouca ou nenhuma alteração na velocidade de condução e latência distal) de forma assimétrica. Caso haja sinais desmielinizantes assimétricos, como bloqueios de condução, deve-se considerar o diagnóstico diferencial com neuropatia adquirida sensitivo-motora desmielinizante crônica (MADSAM ou Lewis-Sumner), que é uma forma de PIDC. Em casos de bloqueios de condução assimétricos e puramente em nervos motores, o diagnóstico é de neuropatia motora multifocal (NMM). MADSAM e NMM são os principais diagnósticos diferenciais das neuropatias vasculíticas, além da hanseníase, apresentada no início do capítulo.

A biopsia de nervo periférico está indicada, na suspeita de neuropatia vasculítica, quando não foi possível o diagnóstico através de dados sistêmicos, sendo uma das poucas indicações atuais para este procedimento. Os nervos sural, fibular superficial (ramo sensitivo) e radial superficial, que são puramente sensitivos, são os de escolha, preferindo-se aquele nervo que apresentou alterações no estudo de condução nervosa na eletroneuromiografia. Recomenda-se associar a retirada do nervo com biopsia muscular no mesmo local, já que em até 30% dos casos as alterações vasculíticas são encontradas também no músculo. Os critérios diagnósticos são a presença de infiltrado inflamatório transmural e necrose fibrinoide nos vasos. Comumente há degeneração axonal e perda de fibras de forma assimétrica dentro do próprio nervo. O rendimento da biópsia de nervo é em torno de 60% para o diagnóstico das vasculites.[16]

As neuropatias vasculíticas são consideradas graves, com alto potencial de morbidade por sequelas neurológicas e, inclusive mortalidade, a depender da causa de base. Assim, o tratamento tende a ser mais agressivo e o diagnóstico precisa ser rápido, comumente justificando internação precoce.

Tabela 84.4 – Investigação recomendada na suspeita de neuropatia vasculítica

Investigação de rotina
• Hemograma (atenção a eosinofilia)
• Glicemia, hemoglobina glicada e teste de tolerância oral a glicose
• Ureia, creatinina, eletrólitos e urina tipo I
• Eletroforese de proteínas no soro e na urina e imunofixação
• TGO, TGP, albumina, tempo de protrombina
• VHS, PCR
• Sorologia para HBV, HCV
• Crioglobulinas
• ANCA, Fator Reumatoide, FAN, anti-DNAds, anti-Sm, anti-SSA (Ro), anti-SSB (La), C3, C4
• Radiografia de tórax
Investigação em casos selecionados
• Tomografia de seios da face e tórax, em casos sintomáticos ou alta suspeita
• Proteinase-3 e mieloperoxidase, se ANCA presente
• Dosagem de enzima conversora da angiotensina, na suspeita de sarcoidose
• B2-microglobulina e anticorpos paraneoplásicos, na suspeita de malignidade
• Liquor e ressonância magnética lombossacral, em casos de polirradiculoneuropatia
• Sorologias para HIV, Lyme, HVZ, CMV, quando houver suspeita de vasculite infecciosa
• Biopsia de nervo, quando o diagnóstico não é possível com critérios clínico-laboratoriais

Vasculites primárias
Poliarterite nodosa (PAN)

A PAN é uma vasculite de vasos médios não associada ao ANCA que se apresenta geralmente entre 40 e 60 anos. Quase todos os órgãos podem ser envolvidos, levando a uma constelação de alterações: hipertensão, insuficiência renal, dor testicular, dor abdominal, sangramento gastrointestinal, aneurismas em artérias abdominais e envolvimento de pele com livedo reticular, nódulos subcutâneos e úlceras. Em cerca de 30-70% dos pacientes, a mononeuropatia múltipla é a manifestação clínica principal.[13] Tipicamente, a PAN não apresenta envolvimento pulmonar nem glomerulonefrite, o que ajuda a diferenciá-la das demais vasculites sistêmicas de vasos de pequeno calibre. Como regra, a VHS e a PCR estão aumentadas e até 1/3 dos pacientes podem ter hepatite B. Raros casos estão relacionados a hepatite C e HIV. O achado histopatológico típico é a vasculite necrosante em vasos de médio calibre, em geral na pele, músculos e nervos.[8] A biopsia de nervo na PAN, em geral, é muito útil para o diagnóstico da doença e mostra um infiltrado transmural de vasos de médio calibre, necrose fibrinoide e, tipicamente, sem a presença de granulomas, infiltrado eosinofílico e acometimento de arteríolas, vênulas e capilares.

Granulomatose com poliangeíte (GPA, anteriormente Granulomatose de Wegener)

A GPA é a mais comum vasculite de pequenos vasos ANCA-associada, costuma se iniciar em adultos, após os 40 anos, com sintomas de via aérea superior e inferior (como tosse, secreção nasal, hemoptise) associados ao comprometimento renal por glomerulonefrite pauci-imune. Cerca de 20-25% dos pacientes evoluem com comprometimento de nervo periférico, podendo ser polineuropatia distal e simétrica ou mononeuropatia múltipla.[13] O ANCA com padrão citoplasmático está presente em 90% dos casos, associado à positividade da proteinase-3 (c-ANCA, PR3-ANCA), sendo um marcador fundamental. O achado histopatológico típico é a vasculite necrosante de pequenos vasos com granulomas.[8] A biópsia dos nervos raramente é necessária, mas evidencia a inflamação das arteríolas epineurais, a qual pode causar lesões isquêmicas com perda axonal; os granulomas podem estar ausentes.

Poliangeíte microscópica (PAM)

A PAM é uma vasculite de pequenos vasos ANCA-associada que geralmente se inicia após os 50 anos e se apresenta tipicamente com glomerulonefrite rapidamente progressiva pauci-imune e capilarite pulmonar, com sintomas constitucionais presentes em cerca de 70% dos pacientes na apresentação. A incidência de neuropatia periférica está entre 40-50%.[13] Cerca de 80-90% dos pacientes apresentam ANCA com padrão perinuclear e positividade da mieloperoxidade (p-ANCA, MPO-ANCA). O achado histopatológico típico é a vasculite necrosante de pequenos vasos sem a presença de granulomas.[8] A biópsia dos nervos raramente é necessária e mostra o infiltrado inflamatório intramural com necrose fibrinoide dos *vasa nervorum*.

Granulomatose eosinofílica com poliangeíte (GEPA, anteriormente Síndrome de Churg-Strauss)

A GEPA é uma vasculite de pequenos vasos ANCA-associada que geralmente se inicia após os 50 anos e se apresenta tipicamente com envolvimento de via aérea superior (rinite, polipose nasal, sinusite), asma de início tardio e marcante eosinofilia, podendo ocorrer glomerulonefrite pauci-imune. É a vasculite sistêmica com a maior frequência de neuropatia periférica, cerca de 60 a 80%, em geral do tipo mononeuropatia múltipla.[8,13] A eosinofilia (acima de 10%) é a principal pista diagnóstica. O ANCA é menos frequente (< 50%) e, na maior parte dos casos tem padrão perinuclear, associado à positividade da mieloperoxidade (p-ANCA, MPO-ANCA). O achado histopatológico típico é a vasculite necrosante de pequenos vasos com granuloma e rica em eosinófilos.[3]

Vasculite crioglobulinêmica

A vasculite crioglobulinêmica é a vasculite de pequenos vasos desencadeada por depósitos de crioglobulinas nos vasos, envolvendo principalmente a pele, as articulações, os rins e os nervos periféricos.[8] As crioglobulinas são imunoglobulinas ou uma mistura de imunoglobulinas e complemento que precipitam em baixas temperaturas (4 °C) e voltam a se solubilizar quando aquecidas (37 °C). A sua produção no organismo está associada ao desenvolvimento da crioglobulinemia, classificada em 3 tipos:

» Crioglobulinemia tipo I: ocorre com aumento monoclonal de IgM ou IgG e está associada a gamopatia monoclonal e outras discrasias sanguíneas, como Macroglobulinemia de Waldenström e mieloma múltiplo.
» Crioglobulinemia mista tipo II: está associada a uma combinação de pico monoclonal de IgM e aumento policlonal de IgG; o fator reumatoide é positivo (IgM com atividade de fator reumatoide). Associada a infecção crônica pelo vírus da hepatite C.
» Crioglobulinemia mista tipo III: está associada com aumento policlonal de IgG e IgM; o fator reumatoide é positivo. Associada com infecções crônicas (VHC, VHB, HIV, endocardite bacteriana) e doenças autoimunes (Sjögren, lúpus, artrite reumatoide).

A grande maioria dos casos de crioglobulinemia mista estão associados ao vírus da hepatite C e mais raramente com o vírus da hepatite B, HIV, infecções sistêmicas e doenças autoimunes. Em contrapartida, estima-se que até 50% dos pacientes com hepatite C apresentam crioglobulinemia. A justificativa para a alta incidência na hepatite C é a hiperimunogenicidade do vírus, levando a uma alta proliferação de linfócitos B e produção de anticorpos. Quando nenhuma causa para produção das crioglobulinas é encontrada, a condição é chamada de crioglobulinemia mista essencial.

A crioglobulinemia é uma condição grave, com altas taxas de morbimortalidade, quando não reconhecida e tratada adequadamente. Neuropatia é encontrada em mais de 50% dos pacientes. A apresentação clássica é de mononeuropatia múltipla, associada a púrpura palpável, artralgia e glomerulonefrite, com fator reumatoide positivo e complemento baixo. Alguns casos podem se manifestar como polineuropatia sensitiva, dolorosa, simétrica, distal ou como neuropatia de fibras finas. Os achados anatomopatológicos incluem vasculite leucocitoclástica com deposição de imunocomplexos.[13]

Vasculite isolada de nervo periférico

Estima-se que de 10-50% dos pacientes com neuropatia vasculítica não apresentem evidência de doença sistêmica, configurando a condição de vasculite isolada de nervo periférico. Essa condição se manifesta em nervos periféricos clínica e eletrofisiologicamente de forma parecida com outras vasculites primárias, porém sem o acometimento de outros órgãos e sistemas. A idade de início é tardia, por volta dos 60 anos, sendo as mulheres mais cometidas do que os homens. O curso costuma ser mais lento e menos agressivo que nas outras vasculites. Nesses casos a realização de biopsia de nervo é imprescindível e, usualmente, revela comprometimento de pequenos vasos no epineuro e perineuro, com infiltrado linfocitário transmural e necrose fibrinoide.[13,15]

Cerca de 10% dos pacientes com comprometimento isolado de nervo periférico podem posteriormente evoluir para um quadro de vasculite sistêmica, fazendo-nos compreender essa condição como um espectro dentro das vasculites sistêmicas. Assim, o seguimento e monitoramento destes pacientes é essencial, já que podem abrir quadros sistêmicos tardiamente.[3]

Vasculites secundárias
Artrite reumatoide (AR)
A AR é uma doença autoimune caracterizada por poliartrite, predominantemente, mas manifestações em diferentes órgãos e sistemas são comuns, incluindo o sistema nervoso periférico. A frequência de envolvimento dos nervos periféricos variava de 1 a 18%, porém está cada vez menor devido ao uso das medicações imunobiológicas no tratamento.[17] A maioria dos pacientes se apresenta com uma polineuropatia sensitivo-motora axonal, comprimento-dependente, geralmente com a doença de longa data, erosiva, com fator reumatoide positivo. Entretanto, tal envolvimento dos nervos periféricos não é necessariamente por vasculite, sendo a fisiopatologia pouco compreendida. Menos de 10% apresentam mononeurite múltipla em sua forma clássica e, nesses casos, o mecanismo de uma real vasculite deve ser considerado.

Lúpus eritematoso sistêmico (LES)
Cerca de 10% dos pacientes com LES apresentam neuropatia periférica. Caracteristicamente sua apresentação é na forma de polineuropatia sensitivo-motora, simétrica e comprimento-dependente, semelhante ao que ocorre na artrite reumatoide.[18]

Síndrome de Sjögren
A Síndrome de Sjögren é uma doença autoimune que acomete, predominantemente, glândulas exócrinas. O quadro clínico é caracterizado por olhos secos e boca seca (síndrome sicca), devido inflamação das glândulas lacrimais e salivares. Comprometimento de nervos periféricos ocorre em 2 a 25% dos pacientes e o espectro de apresentação inclui ganglionopatia sensitiva, neuropatia periférica sensitivo-motora distal, neuropatia de fibras finas e, menos comumente, mononeuropatia múltipla.[19] O diagnóstico envolve identificação de infiltrados linfocitários nas glândulas salivares, redução da produção lacrimal e pesquisa de anticorpos. Assim, a investigação básica para o diagnóstico da doença inclui FAN, Fator Reumatoide, anti-SSA (Ro), anti-SSB (La), teste de Schirmer, pesquisa de ceratite com uso de corantes e, quando necessário, biópsia de glândulas salivares menores.[20]

Sarcoidose
A sarcoidose é uma doença granulomatosa que pode se apresentar com infiltração de qualquer órgão, embora as principais manifestações sejam pulmonares e oculares. As manifestações mais comuns em sistema nervoso periférico estão presentes em menos de 5% dos pacientes e são as neuropatias cranianas (principalmente do nervo facial) e polirradiculoneuropatia axonal, geralmente assimétrica.[21] Pode haver aumento da proteína no liquor e hipersinal em T2 e captação de contraste em raízes na ressonância magnética de coluna lombossacra.

Tratamento das neuropatias vasculíticas
Basicamente todos os pacientes devem receber imunossupressão, variando de acordo com o tipo de vasculite. A participação do reumatologista é fundamental na condução dessas doenças. O tratamento é dividido em fase de indução por 3-6 meses, seguido de uma fase de manutenção por 18-24 meses[22]:
» **Indução**: recomenda-se, como regra geral, nos casos com grave comprometimento de nervo periférico (envolvimento motor multifocal) ou sistêmico, iniciar com pulsoterapia intravenosa com metilprednisolona 1 g/dia por 3 a 5 dias combinado com ciclofosfamida IV por 3 a 6 meses (esquema 1: 15 mg/kg IV, máximo 1.200 mg, a cada 2 semanas por 1 mês e, após, a cada 3 semanas; esquema 2: 0,5 a 1 g/m² mensal) ou rituximabe

(esquema 1: duas infusões de 1.000 mg com intervalo de 2 semanas; esquema 2: quatro doses de 375 mg/m² com intervalo semanal). Em geral a apresentação mais grave ocorre na GEPA, PAM, GPA, crioglobulinemia e, eventualmente, na PAN. Nos demais casos, considerados não graves, pode-se tratar com prednisona 1 mg/kg/dia via oral com ou sem ciclofosfamida oral (2 mg/kg/dia), embora na prática usamos mais a forma venosa nas doses referidas anteriormente. Em casos refratários pode-se associar plasmaférese e imunoglobulina.

» **Manutenção**: é recomendado terapia prolongada por 2 anos, com prednisona na menor dose possível, associado a imunossupressor oral (azatioprina, mofetil, metotrexato) ou rituximabe (500 mg IV a cada 6 meses).

Os pacientes precisam ser monitorados para os efeitos adversos do tratamento, geralmente agressivo. Ciclofosfamida pode causar supressão de medula óssea, cistite hemorrágica, e infecções sistêmicas graves. Assim, hemograma e urina tipo I precisam ser realizados rotineiramente, a cada 4 semanas, na fase de indução. Para os outros imunossupressores, devemos monitorar periodicamente o hemograma e as funções hepática e renal.

A melhora costuma ser observada em semanas a alguns meses, sendo a dor o primeiro sintoma a diminuir. Alguns pacientes levam mais de 6 meses para apresentar efetiva melhora.

Ganglionopatia

Neuronopatia é o termo utilizado para definir as condições que acometem predominantemente o corpo celular do neurônio, podendo ser motora (quando acomete o corno anterior da medula) ou sensitiva (quando acomete o gânglio sensitivo). **Ganglionopatia** é o termo utilizado como sinônimo de **neuronopatia sensitiva** e tem como principais etiologias causas inflamatórias e infecciosas, sendo incluído, portanto, neste capítulo.[2,3]

A apresentação clínica clássica é ataxia de início recente, secundária a prejuízo da sensibilidade proprioceptiva (sensibilidade profunda), ou seja, uma ataxia sensitiva. Ao fechar os olhos e levantar os membros, podem ser notados movimentos anormais, lentos em dedos, contorcendo-os, conhecido como pseudoatetose, devido a perda do sentido de posição. O sinal de Romberg também é visto na maioria dos pacientes. Adicionalmente, há parestesias e perda sensitiva de forma não comprimento-dependente, envolvendo precocemente membros superiores e regiões proximais do tronco. Os reflexos tendinosos profundos estão ausentes ou bastante diminuídos. A força motora usualmente está preservada. O curso costuma ser subagudo quando associado a doenças inflamatórias e imunomediadas, podendo ser mais arrastado nas formas idiopáticas.[7]

Etiologia

Metade dos pacientes não apresenta etiologia definida e é classificada como idiopática. A segunda causa mais comum é inflamatória ou imunomediada, sendo que a Síndrome de Sjögren e a ganglionopatia paraneoplásica associada aos anticorpos anti-Hu e anti-CV2/CRMP5, sobretudo em carcinoma de pequenas células de pulmão, são as principais causas. Infecções virais crônicas também são associadas a ganglionopatia como HIV, EBV, VZV e HTLV-1. Causas metabólicas e tóxicas também são causas de dano ao gânglio sensitivo, como deficiência de vitamina B12, cobre, vitamina E, ácido fólico, excesso de vitamina B6 (piridoxina) e quimioterapia com agentes baseados em platina (cisplatina, oxaliplatina, carboplatina).[23]

Diagnóstico

A eletroneuromiografia é o primeiro exame a ser solicitado e mostra redução ou ausência dos potenciais de ação sensitivos, com velocidade de condução normal ou apenas levemente diminuída. A distribuição não segue um padrão comprimento-dependente.

Usualmente, a condução motora está normal, exceto nos casos paraneoplásicos, que podem ter acometimento simultâneo do neurônio motor e levar a redução da amplitude do potencial de ação motor.

Para investigação da etiologia está indicada a solicitação dos seguintes exames: anti-SSA/SSB; FAN, VHS, PCR, HIV, HTLV-1, EBV, VZV, dosagem de vitamina B6, vitamina B12, cobre e ácido fólico. O exame do liquor também é realizado, sendo que, interessantemente, nas formas paraneoplásicas o liquor costuma estar alterado (aumento de celularidade e proteína) e normal nas formas inflamatórias. Em casos de resultados negativos, deve-se prosseguir com pesquisa de anticorpos paraneoplásicos (anti-Hu e anti-CV2) e tomografia computadorizada de tórax, abdome e pelve, seguido de PET-CT de corpo inteiro, se a tomografia for negativa. Testes adicionais podem ser realizados, como biopsia de glândulas salivares e pesquisa de doença celíaca (anticorpos antigliadina e anti-transglutaminase). Caso toda investigação seja negativa, conclui-se como ganglionopatia idiopática, embora mesmo assim seja recomendada a repetição da investigação em 6-12 meses, principalmente devido a etiologia paraneoplásica, que pode se tornar aparente mais tardiamente.[3,23]

Ressonância magnética de coluna cervical e torácica pode ajudar no diagnóstico, por demonstrar hipersinal em T2 na coluna dorsal da medula espinhal, principalmente nos quadros crônicos, devido a degeneração dos prolongamentos centrais dos neurônios sensitivos.[23]

Tratamento

O tratamento dependerá da etiologia encontrada. Nas formas imunomediadas, incluindo as paraneoplásicas, mesmo não havendo ensaios clínicos direcionados, recomenda-se pela maioria dos autores, infusões mensais de imunoglobulina (2 g/kg) ou pulsoterapia mensal com metilprednisolona (1.000 mg ao dia por 3 a 5 dias) por 3 a 6 meses. Opções alternativas como prednisona oral 1 mg/kg, plasmaférese e imunossupressores podem ser utilizados. Obviamente, quando identificado, o câncer deve ser tratado, o que provavelmente é mais eficaz que a própria imunossupressão. Nas formas relacionadas a deficiências metabólicas, a reposição da vitamina ou oligoelemento é suficiente. Quando há exposição tóxica à vitamina B6 ou aos quimioterápicos, esses devem ser interrompidos imediatamente. As formas idiopáticas não possuem tratamento específico, mas quando graves ou limitantes, podem ser submetidas a teste terapêutico com imunoglobulina ou metilprednisolona, como nas formas imunomediadas.[3,7,23]

Referências

1. Bromberg MB. An approach to the evaluation of peripheral neuropathies. Semin Neurol 2010;30:350-355.
2. Russel JA. General approach to peripheral nerve disorders. Continuum (Minneap Minn) 2017;23(5):1241-1262.
3. Amato AA, Russel JA. Neuropathies Associated with Infections. In: Neuromuscular Disorder. 2nd edition. Ed McGraw-Hill Education. 2016
4. de Freitas MR, Said G. Leprous neuropathy. Handb Clin Neurol. 2013; 115:499-514
5. Brasil. Ministério da Saúde. Secretaria de Políticas de Saúde. Departamento de Atenção Básica. Guia para o Controle da hanseníase. Brasília: Ministério da Saúde, 2002.
6. Verma S, Simpson DM. Peripheral neuropathy in HIV infection. Handb Clin Neurol. 2007;85:129-37.
7. Sheikh Si, Amato AA. The dorsal root ganglion under attack: the acquired sensory ganglionopathies. Pract Neurol 2010; 10: 326-334
8. Jennette JC, Falk RJ, Bacon PA, et al. 2012 revised International Chapel Hill Consensus Conference Nomenclature of Vasculitides. Arthritis Rheum. 2013 Jan;65(1):1-11.

9. Basile RC, Yoshinari NH, Mantovani E et al. Brazilian borreliosis with special emphasis on humans and horses. Braz J Microbiol. 2017;48(1):167-172.
10. Gouveia EA, Alves MF, Mantovani E et al. Profile of patients with Baggio-Yoshinari Syndrome admitted at "Instituto de Infectologia Emilio Ribas". Rev Inst Med Trop Sao Paulo. 2010 Nov-Dec;52(6):297-303.
11. Bril V, Katzberg HD. Acquired Immune Axonal Neuropathies. Continuum (Minneap Minn) 2014;20(5):1261-1273.
12. Sampaio L, Silva LG, Terroso G et al. Vasculitic neuropathy. Acta Reumatol Port 2011;36(2):102Y109.
13. Graf J, Imboden J. Vasculitis and peripheral neuropathy. Curr Opin Rheumatol. 2019;31(1):40-45.
14. Gwathmey KG, Burns TM, Collins MP, Dyck PJ. Vasculitic neuropathies. Lancet Neurol. 2014;13(1):67.
15. Davies L, Spies JM, Pollard JD, McLeod JG. Vasculitis confined to peripheral nerves. Brain. 1996;119 (Pt 5):1441.
16. Miles JD, Cohen ML. Skeletal muscle and peripheral nerve disorders. In: Neuropathology, 2nd ed, Prayson RA (Ed), Saunders, Philadelphia 2005.
17. Fleming A, Dodman S, Crown JM et al. Extra-articular features in early rheumatoid disease. Br Med J. 1976;1(6020):1241.
18. Bertsias GK, Ioannidis JP, Aringer M, et al. EULAR recommendations for the management of systemic lupus erythematosus with neuropsychiatric manifestations: report of a task force of the EULAR standing committee for clinical affairs. Ann Rheum Dis. 2010;69(12):2074-82.
19. Mori K, Iijima M, Koike H et al. The wide spectrum of clinical manifestations in Sjögren's syndrome-associated neuropathy. Brain. 2005;128(Pt 11):2518.
20. Shiboski CH, Shiboski SC, Seror R et al. 2016 American College of Rheumatology/European League Against Rheumatism Classification Criteria for Primary Sjögren's Syndrome: A Consensus and Data-Driven Methodology Involving Three International Patient Cohorts. Arthritis Rheumatol. 2017;69(1):35-45.
21. Terushkin V, Stern BJ, Judson MA et al. Neurosarcoidosis. The Neurologist 2010;16(1):2-15.
22. Yates M, Watts RA, Bajema IM et al. EULAR/ERA-EDTA recommendations for the management of ANCA-associated vasculitis. Annals of the Rheumatic Diseases 2016;75(9): 1583-1594.
23. Gwathmey KG. Sensory polyneuropathies. Continuum (Minneap Minn) 2017;23(5):1411-1436.

Capítulo 85
Neuropatias Carenciais e Metabólicas

Vitor Marques Caldas

Introdução

Doenças sistêmicas, toxinas, medicamentos e deficiências nutricionais frequentemente causam danos ao sistema nervoso periférico, podendo corresponder até 40% das causas de todas as neuropatias periféricas em algumas séries[1]. O conhecimento das apresentações clínicas mais características de cada tipo de neuropatia carencial e tóxico-metabólica pode facilitar um diagnóstico e tratamento mais precisos.

Realizar uma história clínica detalhada é fundamental para o diagnóstico de neuropatias causadas por doenças sistêmicas e medicamentos, especialmente quando estes já tiveram seu uso descontinuado, pois pode inclusive haver persistência do efeito neurotóxico da medicação, como ocorre com alguns quimioterápicos e antirretrovirais. Atenção cuidadosa deve ser dada à exposição laboral e domiciliar à agentes industriais e metais pesados. Antecedentes de cirurgia gástrica, hiperêmese gravídica, doença celíaca, doença inflamatória intestinal, anorexia nervosa ou o alcoolismo podem ser a chave para o diagnóstico de uma deficiência de vitaminas. Pacientes usuários de drogas, moradores de rua e refugiados de países em guerra civil vivendo em condições de desnutrição crônica também possuem maior risco para neuropatias por deficiências nutricionais.

Um detalhe fisiopatológico muito importante é que a maioria das neuropatias metabólicas e carenciais apresenta-se como uma neuropatia periférica sensitivo-motora ou puramente sensitiva, simétrica, progressiva, com gradiente distal-proximal (neuropatia comprimento-dependente, pior distal) e com padrão axonal na eletroneuromiografia. Esse fenômeno de "*dying back*" distal, como é chamado, significa que há um predomínio distal da degeneração axonal do nervo[1] e é um achado comum associado ao comprometimento metabólico do sistema nervoso periférico. Portanto, em uma neuropatia com comprometimento radicular ou proximal, assimetria significativa e/ou instalação súbita a hipótese de neuropatia carencial ou metabólica deve ser um diagnóstico de exclusão, salvo em algumas exceções notáveis, melhor detalhadas a seguir.

Por fim, é importante notar que muitas neuropatias carenciais e metabólicas podem se manifestar em conjunto com sintomas sistêmicos ou neurológicos mais ou menos específicos e que podem ajudar no raciocínio etiológico (Tabela 85.1).

Tabela 85.1 – Complicações sistêmicas associadas a neuropatias carenciais e metabólicas

Sistema	Complicação	Etiologia
Hematológico	Anemia	Deficiência de vitamina B6, B12, cobre Intoxicação por chumbo
	Pancitopenia	Intoxicação por arsênico
Renal	Insuficiência renal	*Diabetes Mellitus* Intoxicação por mercúrio
	Proteinúria	*Diabetes Mellitus*
Geniturinário	Impotência sexual	Diabetes Mellitus (disautonomia)
Cardiovascular	Disfunção miocárdica	Deficiência de tiamina (beribéri)
	Arteriosclerose	*Diabetes Mellitus*
	Arritmias cardíacas	*Diabetes Mellitus*
Gastrointestinal	Diarreia	Deficiência de vitamina E, Diabetes Intoxicação por arsênico e tálio
	Gastroparesia	*Diabetes Mellitus* (disautonomia), Intoxicação por chumbo
	Hepatopatia	Deficiência de vitamina E Intoxicação por arsênico
Musculoesquelético	Miopatia	Deficiência de vitamina E, cloroquina
Pele e fâneros	Alopecia	Intoxicação por chumbo, arsênico e tálio
	Alterações ungueais	Intoxicação por arsênico e tálio
	Alterações cutâneas	Diabetes Mellitus (disautonomia), Deficiência de B1 (beribéri) e B3 (pelagra)
Ocular	Neuropatia óptica	Etambutol, Deficiência de Vitamina B12
	Retinopatia	*Diabetes Mellitus*
Sistema Nervoso Central	Declínio cognitivo progressivo	Deficiência de vitaminas B12, B3 (pelagra) e B1 (Wernicke-Korsakoff), Intoxicação por chumbo, arsênico e tálio
	Encefalopatia	Metronidazol, Quinolonas
	Ataxia cerebelar	Deficiência de vitamina E Intoxicação por mercúrio
	Sintomas piramidais	Deficiência de vitamina B12 e cobre
	Ataxia sensitiva	Deficiência de B12 e cobre (medular) Intoxicação por vitamina B6 (ganglionar)

De maneira didática, vamos dividir esse capítulo em neuropatias associadas a doenças sistêmicas, neuropatias carenciais ou nutricionais e neuropatias tóxicas e medicamentosas.

Neuropatias associadas a doenças sistêmicas

Neuropatia diabética

Sabe-se que até 66% dos pacientes diabéticos insulinodependentes e 59% daqueles não insulinodependentes podem evoluir com alguma forma de neuropatia periférica ao longo da doença[2], sendo que a polineuropatia sensitivo-motora distal é a sua forma mais frequente, correspondendo até 54% dos casos[1]. É uma complicação crônica da diabetes, normalmente associada a outras patologias microvasculares diabéticas como retinopatia e nefropatia[2]. Manifesta-se como uma polineuropatia simétrica, lentamente progressiva, com comprometimento inicial de fibras sensitivas finas e grossas, com gradiente distal-proximal (comprimento-dependente). As queixas começam geralmente como disestesias nos dedos e solas dos pés, podendo evoluir lentamente para os membros superiores. As mãos são afetadas geralmente quando os sintomas sensitivos já atingem o nível dos joelhos. Em até 25% dos casos, há queixa objetiva de dor neuropática, pior à noite. A inspeção das solas dos pés e regiões interdigitais é fundamental, pois há elevado risco de ulcerações traumáticas indolores. Os reflexos osteotendíneos tendem a ser hipoativos globalmente, com aquileus abolidos. Fraqueza muscular clínica significativa não é comum nos primeiros anos, mas pode haver amiotrofia dos músculos intrínsecos dos pés e/ou alterações motoras subclínicas na eletroneuromiografia[3]. Com a progressão da neuropatia, amiotrofia distal nos quatro membros pode ser observada.

A eletroneuromiografia evolutiva revela uma neuropatia periférica sensitivo-motora, comprimento-dependente, de predomínio axonal, mas com moderada queda de velocidades de condução motoras. Essa alteração, entretanto, não chega configurar uma desmielinização típica, ou seja, com queda de velocidades maior do que 20-30% do limite inferior da normalidade. Bloqueio de condução motor também não é observado. A esse tipo de achado na neurocondução denomina-se neuropatia mista, que significa que é impossível definir uma etiologia puramente axonal ou desmielinizante para a neuropatia. Esse padrão misto é típico da neuropatia diabética sensitivo-motora distal clássica[1]. Associadamente, bloqueio de condução motor não é um achado esperado nessa condição. Para maiores detalhes da neurofisiologia evolutiva da neuropatia diabética (Tabela 85.2).

Em alguns pacientes diabéticos ou mesmo naqueles apenas com intolerância oral a glicose, há apenas queixas sensitivas termoálgicas e dor neuropática, que muitas vezes é limitante e refratária, com comprometimento exclusivo de fibras finas de dor e temperatura, podendo ou não haver sintomas de disfunção autonômica. Ao exame neurológico, não há alterações de força, trofismo, sensibilidade vibratória ou reflexos osteotendíneos. A eletroneuromiografia é normal. Essa condição é conhecida como neuropatia de fibras finas (Tabela 85.2), e seu diagnostico só pode ser confirmado por meio de biópsia de pele, que apesar de ser o teste padrão-ouro, é um procedimento invasivo, não amplamente disponível[3]. Normalmente, com a evolução da diabetes, costuma transformar-se em uma neuropatia sensitivo-motora distal clássica[1].

Por fim, não se pode deixar de citar a neuropatia autônoma diabética, que pode manifestar-se como uma neuropatia isolada em mais de 5% dos pacientes diabéticos[1], mas que também pode estar associada a neuropatia de fibras finas e polineuropatia sensitivo-motora. Sabe-se, por exemplo, que com avaliação clínica detalhada e estudos neurofisiológicos direcionados, alguns estudos encontraram disfunção autonômica em 54% dos diabéticos tipo 1 e 73% dos diabéticos tipo 2[4,5]. A prevalência dessa neuropatia aumenta progressivamente em proporção direta com a idade, a duração da diabete, presença concomitante retinopatia e o mau controle glicêmico[6].

Os sintomas dependem de qual componente do sistema autonômico é afetado, variando desde alterações pupilares (pupila tônica), sintomas sudomotores ou vasomotores (hiper-hidrose, palidez, cianose), sintomas gastrointestinais (gastroparesia, constipação, diarreia crônica) a sintomas geniturinários (impotência sexual nos homens e incontinência urinária em mulheres)[1].

O teste neurofisiológico mais disponível na prática clínica para pesquisa de disautonomia é o reflexo cutâneo simpático, que pode ser feito na eletroneuromiografia convencional, mas tem uma sensibilidade menor que 50% para disautonomia insipiente, e pode ser inclusive ausente em idosos normais. Como alternativa, pode-se valer do reflexo axonal sudomotor

Tabela 85.2 – Classificação neurofisiológica da polineuropatia diabética

Tipo de neuropatia diabética	Técnica	Achado neurofisiológico
Neuropatia autonômica	RCS, QSAR Avaliação espectral da VFC Manobras de Ewing	Redução de sudorese Redução da variabilidade cardíaca
Neuropatia de fibras finas	Eletroneuromiografia convencional	Normal
Polineuropatia axonal distal de predomínio sensitivo (forma leve)	Eletroneuromiografia convencional: polineuropatia leve	Redução da amplitude e velocidade dos potenciais sensitivos nos membros inferiores ± alteração de respostas tardias dos nervos tibiais (H e F)
Polineuropatia axonal/mista nos membros inferiores (sensitivo-motora, forma moderada)	Eletroneuromiografia convencional	Potenciais sensitivos indetermináveis nos membros inferiores ± redução da amplitude e velocidade dos potenciais motores nos membros inferiores ± alteração nas ondas F dos nervos ulnares
Polineuropatia axonal/mista nos quatro membros (sensitivo-motora)	Eletroneuromiografia convencional	Potenciais motores indetermináveis nos membros inferiores ± Redução da amplitude dos potenciais sensitivos nos membros superiores ± alterações das amplitudes e velocidades dos potenciais motores nos membros superiores

Manobras de Ewing: manobras de respiração profunda, valsava e ortostase no registro da VFC; QSART: quantitative sudomotor axonal reflex test; RCS: reflexo cutâneo simpático; VFC: variabilidade da frequência cárdica.

quantitativo (QSART), que é um teste muito útil para a avaliar a função sudomotora simpática pós-ganglionar, com sensibilidade de até 80% para disautonomia[7], mas que possui difícil implementação na prática clínica atual pelo seu alto custo, sendo normalmente restrito a centros de pesquisa.

Outra forma neuropatia autonômica diabética que não deve ser negligenciada é neuropatia autonômica cardíaca (NAC), caracterizada por sintomas como taquicardia em repouso, intolerância ao exercício, hipotensão ortostática e síncopes de repetição. É uma condição que deve ser sempre suspeitada pois pode estar associada a maior mortalidade em pacientes diabéticos, com potencial surgimento arritmias cardíacas e isquemia miocárdica silenciosa[6]. Apesar disso, a neuropatia autonômica cardíaca ainda é uma condição muito subdiagnosticada.

Para o diagnóstico precoce da NAC, utilizam-se alguns parâmetros que podem ser realizados em um laboratório de neurofisiologia: análise espectral das três bandas da variabilidade em repouso da frequência cardíaca (alta frequência, baixa frequência e muito baixa frequência) por um mínimo de 5 minutos, seguida das três manobras de Ewing (respiração profunda por 1 minuto, manobra de Valsalva e teste ortostático) e da pesquisa clínica de hipotensão ortostática[6,7]. O *Tilt-test* pode ser um exame adicional para documentação de hipotensão postural[7]. O diagnóstico de neuropatia autonômica cardíaca definida é realizado quando pelo menos três destes testes estão alterados, com uma especificidade de 100%. Denomina-se neuropatia autonômica cardíaca incipiente quando apenas 2 desses testes são anormais, com uma especificidade de 98%[6].

Essa avaliação já é atualmente recomendada pela Associação Americana de Diabetes e Academia Americana de Neurologia logo ao diagnóstico de Diabetes Mellitus tipo 2 e após cinco anos do diagnóstico para o Diabetes Mellitus tipo 1, como teste de triagem para NAC. Após a primeira pesquisa, os testes devem ser repetidos anualmente, como se faz para o rastreio de nefropatia e retinopatia diabética[6]. A Figura 85.1 demonstra um exemplo de paciente com neuropatia autonômica documentada.

Figura 85.1 – Avaliação neurofisiológica autonômica cardíaca. Na primeira linha, em paciente normal, observe a variação normal da frequência cardíaca em repouso (A) e durante a respiração profunda (C), com espectro de frequências normal (B). Na segunda linha, em paciente com neuropatia autonômica cardíaca avançada, observe a ausência de variabilidade da frequência cardíaca no repouso (C) e durante a respiração profunda (F), com espectro de frequências altas acentuadamente comprometido (E).

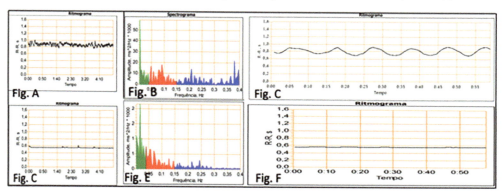

Vale ressaltar, que mesmo em pacientes com diagnóstico de diabetes documentado, a presença de polineuropatia periférica obriga uma mínima investigação laboratorial complementar para descartar causas associadas de neuropatias, como gamopatia monoclonal de significado indeterminado e deficiências vitamínicas.

Atualmente, não existem tratamentos eficazes para a reversão da neuropatia diabética. No entanto, a doença pode ser estabilizada com bom controle glicêmico, e, mais importante, pode ser prevenida, com a identificação e tratamento precoce de pacientes com intolerância oral a glicose. Medicações como a benfotiamina (300-600 mg/dia)[8] e o ácido alfa-lipoico (600-1.200 mg/dia)[9] tem eficácia limitada e controversa, sendo mais indicadas para alívio de dor crônica na neuropatia diabética.

Uma vez instalada, a neuropatia diabética deve ser tratada no rol das complicações do diabetes, de forma multidisciplinar e com mudanças de estilo de vida, com readequação alimentar, inicio de atividades físicas aeróbicas regulares, controle de comorbidades, especialmente a hiperlipidemia[3]. Além disso, medicações para dor neuropática como amitriptilina, gabapentina, pregabalina e duloxetina tem boa evidência para controle de dor e devem ser consideradas, uma vez que essa queixa pode ser incapacitante para muitos pacientes[3].

Neuropatia associada a insuficiência renal crônica

A insuficiência renal crônica pode levar a neuropatia periférica por efeito tóxico da própria uremia e da hipercalemia crônica[10]. Manifesta-se como uma neuropatia periférica sensitivo-motora, comprimento-dependente, de padrão misto, predomínio axonal, mas com moderada queda de velocidades de condução motoras, a semelhança do que se observa na neuropatia diabética. Assim como os achados da eletroneuromiografia, as características anatomopatológicas observadas na biópsia de nervo de pacientes com neuropatia urêmica demonstram uma atrofia axonal com sinais de desmielinização segmentar secundária[3].

Graças ao advento da diálise e do transplante renal, a neuropatia urêmica em pacientes renais crônicos tornou-se mais rara como causa isolada da neuropatia. Por isso, em um paciente renal crônico dialítico, a instalação de uma neuropatia periférica requer extensa investigação de outras etiologias, como a própria diabetes mellitus, mieloma múltiplo e a presença de medicações neurotóxicas.

Neuropatias carenciais ou nutricionais

Deficiência de vitamina B12 (cobalamina)

Uma dieta contendo produtos animais mínimos fornece vitamina B12 suficiente a um adulto, por isso uma deficiência significativa por baixa ingesta ocorre apenas no caso de vegetarianismo estrito. Após a ingestão, a cobalamina liga-se ao fator intrínseco secretado pelas células parietais gástricas e esse complexo cobalamina-fator intrínseco é absorvido no íleo. Vários processos podem impedir a absorção normal da cobalamina, sendo a anemia perniciosa a causa mais comum, pela produção de autoanticorpos contra o fator intrínseco. Outras causam são uso prolongado de antiácidos, gastrectomia, doença celíaca, doença inflamatória intestinal e pancreatite crônica[11].

A deficiência de vitamina B12 ocasiona acúmulo sistêmico de homocisteína e metilmalonil-coenzima A, interferindo no metabolismo lipídico e levam à formação de ácidos graxos anormais, que, incorporados à mielina, produzem variadas alterações no sistema nervoso central e periférico[1], desde neuropatia óptica a declínio cognitivo[12].

A neuropatia periférica associada a deficiência de vitamina B12 é uma neuropatia axonal simétrica distal, de predomínio sensitivo, geralmente com sintomas clássicos de hipoestesia e parestesias nos pés, com progressão gradual para regiões mais proximais dos membros inferiores e membros superiores, com hiporreflexia. Fraqueza muscular clínica é um achado tipicamente tardio, geralmente muito mais leve do que aquele visto em pacientes com neuropatia diabética avançada, ainda que alterações motoras subclínicas também possam ser evidenciadas na eletroneuromiografia. Comprometimento autonômico não é típico[1,12].

Quando os sintomas motores predominam, outra condição deve ser suspeitada. Isso porque a neuropatia também pode vir associada a sintomas neurológicos centrais mais graves, como sintomas piramidais e ataxia sensitiva, por comprometimento dos tratos corticoespinhais e das colunas posteriores da medula espinhal cervical e torácica, ao que chamamos degeneração combinada subaguda[9]. A rápida instalação dos sintomas, o início simultâneo de sintomas sensitivos em mãos e pés, com ataxia sensitiva, espasticidade, hiperreflexia, reflexo cutâneo-plantar extensor (sinal de Babinski) e alteração de marcha significativa são achados semiológicos importantes para sua suspeita. Sua confirmação topográfica por ser feita por meio da ressonância magnética de coluna[12].

Testes para confirmar a deficiência vitamina B12 não devem limitar-se a sua dosagem sérica. A dosagem de homocisteína e ácido metilmalônico tem maior sensibilidade diagnóstica, pois são marcadores mais precisos dos níveis celulares estocados de vitamina B12[1]. Além disso, a dosagem de vitamina pode estar falsamente normal no sangue em pacientes com insuficiência renal crônica, hepatopatias ou doenças mieloproliferativas. Também deve-se pesquisar anemia megaloblástica. Após confirmação da deficiência, a triagem para anemia perniciosa é mandatória. Níveis elevados de gastrina associados a presença de anticorpos antifator intrínseco e/ou anticorpos anticélulas parietais podem estabelecer o diagnóstico[1].

O tratamento da deficiência de B12 deve ser feito com suplementação de vitamina B12 por via parenteral, geralmente intramuscular. A frequência da suplementação de vitamina B12 tem várias maneiras descritas, mas uma forma tradicional de fazê-la é administrar 1.000 mg de vitamina B12 intramuscular semanalmente por 1 mês, e então manter doses mensais, até reversão da doença de base, ou indefinidamente, como em pacientes gastrectomizados[10].

Pacientes com degeneração combinada subaguda beneficiam-se de reposições mais agressivas, com infusões diárias na primeira semana para normalização mais rápida dos níveis de B12[10]. Paralelamente, recomenda-se sempre checar os níveis de folato e repor sua deficiência[1].

A suplementação vitamínica normalmente interrompe a progressão da neuropatia periférica, mas muitos pacientes permanecem com sintomas crônicos residuais. A recuperação de doentes com degeneração combinada subaguda, por sua vez, tende a ser mais lenta e incompleta[1].

Deficiência de cobre

Cobre é um elemento essencial para humanos encontrado em castanhas, sementes e frutos do mar, sendo um importante componente enzimático do ciclo energético mitocondrial. Sua absorção ocorre no estômago e duodeno proximal, e pode ser bloqueada pelo zinco. Por esse motivo, a ingesta excessiva de zinco, presente em suplementos dietéticos ou em dentifrícios diversos, é uma das principais etiologias atribuídas à deficiência de cobre. Além disso, história de cirurgia gástrica, síndromes de má absorção intestinal e a ingestão excessiva de ferro são outras causas documentadas[1].

A deficiência de cobre assemelha-se clinicamente a deficiência de vitamina B12 e deve ser investigada em paralelo em pacientes com sintomas de neuropatia periférica e de mielopatia. A neuropatia periférica, ainda que de padrão axonal simétrico e de predomínio distal, pode ter mais alterações motoras do que a deficiência de B12. A presença de bexiga neurogênica no contexto de mielopatia também sugere mais essa deficiência[1]. Anemia não responsiva a reposição de ferro é outro achado comum[11]. Seu diagnóstico pode ser feito com a detecção de baixos níveis de cobre e ceruloplasmina no sangue e de cobre na urina de 24 horas[12].

O tratamento deve combinar suplementação de cobre com identificação e remoção da ingestão excessiva de zinco, caso confirmada. A reposição de cobre deve ser feita inicialmente com cobre elementar, por via oral, na dose de 8 mg ao dia, por 1 semana. A seguir deve-se fazer reduções semanais da dose diária para 6 mg, 4 mg e 2 mg a cada semana, respectivamente, em um total de 4 semanas de tratamento inicial. Após esse período, deve-se manter a dose de 2 mg por dia indefinidamente ou até que a causa da deficiência seja tratada[12]. Com o tratamento, observa-se regressão da anemia, parada de progressão da mielopatia e da neuropatia periférica, muitas vezes com melhora dos sintomas sensitivos, ainda que sua reversibilidade total seja limitada[1].

Deficiência de vitamina B1 (tiamina)

A tiamina é uma vitamina lipossolúvel amplamente encontrada em cereais, legumes e castanhas. Pacientes desnutridos podem apresentar deficiência vitamínica em 1 a 3 meses de baixa ingesta alimentar balanceada. Etilistas, além da própria desnutrição crônica, possuem absorção intestinal e estoques hepáticos reduzidos de tiamina, por efeitos tóxicos direitos do álcool sobre enterócitos e hepatócitos[1]. Além disso, pacientes com vômitos persistentes (hiperêmese gravídica, bulimia) ou com síndromes de má absorção intestinal também são susceptíveis[1].

A deficiência de tiamina pode causar ao menos três síndromes clínicas distintas no adulto[1]: síndrome de Wernicke-Korsakoff, caraterizada por encefalopatia, oftalmoparesia e ataxia, podendo evoluir com amnésia anterógrada e confabulações; "beribéri molhado", caraterizada por sintomas de insuficiência cárdica congestiva; e "beribéri seco", no qual o principal sintoma é uma polineuropatia periférica axonal sensitivo-motora simétrica, de predomino distal, com acometimento simultâneo de fibras sensitivas grossas e finas, que geralmente causam leve ataxia sensitiva e disestesias dolorosas nos pés, e fibras nervosas motoras, com frequentes câimbras, fasciculações e atrofia muscular distal. Alguns pacientes podem inclusive apresentar neuropatia autonômica, com comprometimento vagal, caracterizado por disautonomia cardíaca, disfagia e rouquidão[1]. Já foi descrito envolvimento exclusivo de nervos cranianos (paralisia dos VII, XII pares e paresia de cordas vocais)[1]. Em raros casos, também pode haver evolução mais rápida e de maior gravidade, indistinguível uma síndrome de Guillain-Barré[12].

Uma vez que os níveis séricos de tiamina não refletem os estoques orgânicos da vitamina, a sua dosagem no sangue tem pouco valor prático. Uma concentração de transcetolase eritrocítica no sangue menor que 0,017U/dL é o exame padrão-ouro para esse diagnóstico, ainda que não seja um teste amplamente disponível. Seus níveis e os de tiamina normalizam rapidamente com a suplementação da vitamina[1].

Em pacientes com encefalopatia de Wernicke-Korsakoff, a reposição endovenosa de altas doses de tiamina devem ser feita, inicialmente na posologia de 500 mg, 2 a 3x ao dia, por 3 a 5 dias, na fase aguda da encefalopatia[11]. Pacientes com sintomas de Guillain-Barré e deficiência de tiamina devem ser submetidos a imunoterapia apropriada concomitante, independentemente da reposição vitamínica agressiva[1].

Em casos menos severos, como em pacientes com polineuropatia periférica progressiva, pode-se fazer a reposição oral diária de 200 a 300 mg, o que pode estabilizar a progressão da neuropatia[12].

Deficiência ou intoxicação por vitamina B6 (piridoxina)

A piridoxina é uma vitamina hidrossolúvel disponível em alimentos derivados de animais, castanhas, legumes e frutas. É uma coenzima fundamental no metabolismo de aminoácidos e proteínas biológicas.

Sua deficiência pode ser vista em casos de desnutrição crônica, anorexia nervosa, síndromes de má absorção intestinal, etilistas e usuários de algumas medicações específicas, como isoniazida, hidralazina, penicilamina e até alguns contraceptivos orais, que interferem com o metabolismo da piridoxina[1].

Sua manifestação clínica normalmente assemelha-se ao da polineuropatia por deficiência de vitamina B12, sendo uma neuropatia periférica de fibras grossa de instalação insidiosa, de padrão axonal, com predomínio sensitivo, e pior nos membros inferiores, geralmente sem maior comprometimento motor ou da marcha[12].

O diagnóstico de deficiência de B6 pode ser feito pela sua dosagem sérica, que deve estar reduzida, associada a níveis elevados de homocisteína. Anemia microcítica e hipocrômica pode vir associada. Deve ser tratada com suplementação oral de 50 mg de piridoxina, diariamente. Pacientes em uso regular de isoniazida ou penicilamina também devem receber suplementação profilática[1].

A intoxicação por piridoxina, por sua vez, pode ser vista em pacientes sob suplementação excessiva da vitamina. As doses de ingesta diária para causar essa condição geralmente superam os 2g/dia, ainda que alguns relatos de casos demonstrem pacientes sintomáticos com reposições habituais de 50 mg/dia por longos períodos. Uma única ingesta de altas doses (acima de 180 gramas) também já foi descrita[1].

A piridoxina em excesso tem efeito tóxico no nervo periférico e no gânglio da raiz dorsal, por suposta inibição do metabolismo da metionina[1]. Sua principal manifestação clínica é a neuronopatia/ganglionopatia sensitiva, caraterizada por uma neuropatia puramente sensitiva, assimétrica, não comprimento-dependente, podendo afetar mãos, pés, tronco e face simultânea ou alternadamente, com importante ataxia sensitiva e arreflexia. Há mínimo ou nenhum sintoma motor. Alguns pacientes podem apresentar pseudoparesia, por significativo comprometimento da propriocepção, mas sem fraqueza muscular objetiva[12]. Nas fases iniciais, a eletroneuromiografia demonstra um comprometimento axonal sensitivo assimétrico e multifocal nos quatro membros, com abolição do reflexo H dos nervos tibiais, sem alteração significativas do estudo de condução motora ou da eletromiografia por agulha.

Em casos mais avançados, com diagnóstico tardio, a ganglionopatia sensitiva pode evoluir para uma forma confluente, podendo assumir a apresentação clínica de clássica "neuropatia de bota e luva simétrica distal". A eletroneuromiografia nessas fases apresenta um acentuado comprometimento axonal sensitivo puro, com potenciais sensitivos globalmente abolidos nos quatro membros, mantendo estudo de condução motora normal. Um dado neurofisiológico adicional para diferenciar essa condição de uma polineuropatia sensitiva clássica é a alteração aferente do reflexo do piscamento dos nervos faciais (*blinking reflex*), sugestivo de comprometimento sensitivo trigeminal[14,15].

O tratamento da ganglionopatia sensitiva por excesso de piridoxina deve ser feita com a suspensão da suplementação vitamínica e reabilitação neuromuscular, sendo muitas vezes uma condição grave e irreversível. Deve-se também descartar outras etiologias, como neoplasia oculta e doença de Sjogren, mesmo em pacientes sem sintomas de síndrome *sicca*[14]. Nessas duas condições, à diferença dos casos por excesso de piridoxina, deve-se investir em imunoterapia, que se iniciada precocemente, pode estabilizar e até reverter alguns dos sintomas instalados, evitando grande morbidade[12,16].

Deficiência de vitamina E

A vitamina E é uma vitamina lipossolúvel encontrada em óleos vegetais, leguminosas verdes, ovos e sementes de girassol. Sua forma biológica mais ativa é o α-tocoferol. Sua deficiência adquirida geralmente é relacionada a má absorção de lipídeos e outras vitaminas lipossolúveis, e não necessariamente à ingesta inadequada. Doença de Crohn, colestase crônica, cirrose biliar primária, fibrose cística e outras doenças hepatobiliares, especialmente em crianças, podem causar sua deficiência adquirida.

Embora o déficit neurológico primário em casos de deficiência de vitamina E seja um ataxia cerebelar, muitas vezes os pacientes evoluem com uma neuropatia periférica axonal de fibras grossas, de predomínio sensitivo, com arreflexia e reflexo cutâneo-plantar extensor, sendo muitas vezes indistinguível clinicamente da ataxia de Friedreich. Neuropatia periférica isolada é um achado raro. Outros sintomas mais incomuns incluem oftalmoparesia, retinopatia e tremor[1].

Doenças genéticas também podem ser a causa de deficiência de vitamina E. Abetalipoproteinemia é causada por deficiência congênita da apolipoproteína B, uma proteína necessária para absorção de vitamina E pelos enterócitos, e seus sintomas incluem polineuropatia de fibras grossas de predomínio sensitivo progressiva, ataxia e retinopatia em crianças[12]. A ataxia com deficiência isolada de vitamina E, por sua vez, é uma doença neurodegenerativa autossômica recessiva causada por deficiência seletiva no transportador de α-tocoferol no fígado, com níveis normais de vitamina A e D (outras vitaminas lipossolúveis). Essa síndrome causa arreflexia, ataxia e reflexo cutâneo-plantar extensor de início na infância[1].

O diagnóstico de deficiência de vitamina E é feito pela dosagem sérica de vitamina E. Deve-se pesquisar os níveis de vitamina A, D e K associadamente. Hiperlipidemia deve sempre ser descartada, uma vez que mascara os níveis séricos baixos de vitamina E[1].

Estratégias para tratar a deficiência de vitamina E incluem melhorar a absorção de gordura e suplementação oral de vitamina E. As doses de reposição recomendadas variam de 50 a 200 UI diárias, por via oral, a depender da gravidade dos sintomas, podendo ser guiada pelos níveis séricos da vitamina. Em pacientes com abetalipoproteinemia a reposição pode chegar a 6.000 UI diárias e deve ser feita o mais rápido possível. Assim como nas deficiências vitamínicas previamente descritas, a reposição de vitamina E evita a progressão da neuropatia periférica, mas dificilmente a reverte por completo[12].

Deficiência de vitamina B3 (niacina ou ácido nicotínico)

A vitamina B3 é uma vitamina lipossolúvel disponível em carnes, ovos, leite, peixes, grãos, vegetais e no café. Pode também ser endogenamente produzida pelo metabolismo do triptofano. A deficiência de vitamina B3, conhecida por pelagra, ainda pode ser vista em países subdesenvolvidos, especialmente pacientes etilistas ou em situações de abandono, mas é mais rara em países desenvolvidos, onde o pão geralmente é enriquecido nutricionalmente. Também pode ocorrer em pacientes com tumor carcinoide, que desvia o metabolismo de triptofano para a síntese de serotonina[1].

A pelagra é conhecida clinicamente pela síndrome dos 3 "D": dermatite (eritema descamativo pruriginoso); diarreia (sintomas gastrointestinais diversos e língua avermelhada); e demência (sintomas neuropsiquiátricos, como encefalopatia, psicose e depressão). A neuropatia periférica, ainda que seja rara, é muitas vezes negligenciada, sendo caracterizada por uma neuropatia de fibras finas, dolorosa, com hipoestesia termo-álgica, alodínea e disestesias em choque e queimação nas extremidades. Pode-se observar também uma polineuropatia sensitivo-motora distal em certos pacientes, mas geralmente com outras deficiências vitamínicas associadas[1].

O diagnóstico da pelagra envolve a detecção de níveis de N-metilnicotinamida abaixo de 0,8 mg na urina de 24 horas. Seu tratamento pode ser feito com suplementação de nicotinamida, melhor tolerada que o ácido nicotínico, nas doses de 40-500 mg por dia, por via oral, em doses divididas. Deve-se também corrigir a desnutrição e interromper o etilismo nesses pacientes[1].

Neuropatias tóxicas e medicamentosas

Neuropatia alcoólica

A prevalência de neuropatia em pacientes etilistas chega até 49% dos casos em alguns estudos[1]. Sua fisiopatologia varia desde deficiências multivitamínicas associadas à desnutrição crônica até o efeito neurotóxico direto do álcool. É uma neuropatia geralmente de evolução lentamente progressiva, axonal, simétrica, com gradiente distal-proximal, de predomínio sensitivo, com comprometimento de fibras finas, levando a dor neuropática, e relativa preservação de reflexos osteotendíneos. Sintomas autonômicos são raros, e geralmente atribuídos a deficiência de tiamina concomitante[1,12]. Comprometimento motor leve também pode ser visto na eletroneuromiografia.

O tratamento da neuropatia periférica associado ao alcoolismo exige abstinência alcóolica, um retorno a uma dieta bem equilibrada e reposições vitamínicas, quando necessário.

Neuropatia atribuída a medicamentos

Muitas medicações estão associadas ao desenvolvimento de neuropatia periférica. De todo modo, uma história clínica completa para sua investigação envolve conferir todas as medicações de uso atual e pregresso, sendo fundamental tentar fazer uma boa correlação temporal com o início dos sintomas neurológicos.

De um modo geral, a maioria das neuropatias secundarias a medicações tem instalação insidiosa, sendo caracterizadas por um comprometimento sensitivo ou sensitivo-motor progressivo, simétrico, de predomínio distal, com padrão axonal na eletroneuromiografia. As medicações que geralmente fogem a essa regra valem menção mais detalhada abaixo.

Amiodarona, procainamida, cloroquina e sais de ouro podem causar polineuropatias desmielinizantes, cuja principal diferença em relação a outras neuropatias medicamentosas será identificada por meio de estudo neurofisiológico. No caso da procainamida, a gravidade dos sintomas pode inclusive mimetizar a polineuropatia inflamatória desmielinizante crônica adquirida (PIDC)[12].

Cloranfenicol, leflunomida e alguns antirretrovirais como a didanosina e estavudina podem causar uma polineuropatia axonal puramente sensitiva com comprometimento de fibras finas, associadas a dor neuropática[12].

A dapsona pode causar uma neuropatia periférica subaguda, assimétrica, de padrão axonal e com predomínio motor, similar a mononeurite múltipla vasculítica.

Em pacientes renais crônicos, o óxido nitroso pode oxidar a cobalamina e causar degeneração combinada subaguda. Já a nitrofurantoína pode levar a uma neuropatia periférica de instalação ainda mais rápida, sensitivo-motora, de grau acentuado, inclusive com limitação para deambular, podendo mimetizar as formas axonais da síndrome de Guillain-Barré[12].

Para melhor elucidação, vide a Tabela 85.3 com a lista das principais medicações associadas a neuropatia periférica, com seu padrão clínico e neurofisiológico característico.

Neuropatia atribuída a quimioterápicos

Sabe-se que até 30% dos pacientes recebendo quimioterápicos evoluem com neuropatia periférica, sendo essa uma das principais limitações da dose total administrada dessas medicações. Mais recentemente, evidências apontam para que não apenas o tipo de quimioterápico e sua dose possam causar neuropatia periférica, havendo também contribuição do tipo de câncer e da predisposição genética do paciente[10]. Apesar disso, em pacientes oncológicos que desenvolvem neuropatias no contexto da quimioterapia, deve-se sempre investigar em paralelo outras causas etiológicas, para não deixar de identificar uma neuropatia infecciosa e paraneoplásica tratável.

A maioria dos casos de neuropatia periférica secundária a quimioterápicos tem apresentação clínica clássica, com predomínio distal, comprimento-dependente, em bota e luva, simétrica, puramente sensitivo ou sensitivo-motor e de padrão axonal na eletroneuromiografia. A exceção notável a essa regra são os compostos à base de platina (cisplatina, carboplatina e oxaliplatina), que podem causar uma ganglionopatia sensitiva por toxicidade primária dos gânglios das raízes dorsais da medula. Essa neuropatia geralmente se inicia durante o período de administração dos quimioterápicos e pode progredir por semanas a meses, mesmo após a descontinuação da medicação (fenômeno de *coasting*)[12]. A oxaliplatina, além disso, pode causar dor neuropática transitória em mãos e rosto, induzida pelo frio. Isso se deve provavelmente por alterações na excitabilidade neural secundárias a medicação, sendo geralmente revertidos com a suspensão da mesma[9] (Tabela 85.3).

Neuropatia associada a intoxicação por metais pesados

A exposição a metais pesados está cada vez mais rara nas sociedades modernas. Ainda assim, alta suspeita diagnóstica deve ser mantida sempre que houver risco de exposição ocupacional.

A intoxicação crônica por chumbo se dá por meio produtos industrializados a base de chumbo, como tintas e suplementos de gasolina[11]. Normalmente apresenta-se com um quadro clínico sistêmico caracterizado por encefalopatia, sintomas gastrointestinais, hipotermia, hipotensão, anemia microcítica e um padrão de neuropatia periférica de instalação subaguda e com predomínio motor, não comprimento-dependente, e inicialmente com predileção pelos nervos radiais, com típica apresentação de punhos caídos[12]. A suspeita clínica pode ser confirmada com a dosagem de chumbo na urina de 24 horas e seu tratamento envolve a terapia de quelação do chumbo, como o EDTA e o 2,3-dimercaotopropanol (BAL)[17].

A intoxicação por arsênico inorgânico pode ocorrer de contaminação de poços artesianos, exposição acidental a agentes agrícolas ou no cenário de intenção de autoextermínio. A intoxicação aguda por arsênico manifesta inicialmente com um quadro intenso de náuseas, vômitos e diarreia. Após duas semanas, surgem sintomas de uma polineuropatia distal de predomínio sensitivo, com dor neuropática. Em alguns pacientes, pode evoluir como uma

Tabela 85.3 – Neurofisiologia das neuropatias periféricas carenciais e tóxico-metabólicas

Tipo de neuropatia	Etiologia	Comentário
Neuropatia autonômica	*Diabetes Mellitus*, deficiência de vitamina B1	Risco de mortalidade por arritmia
Neuropatia de fibras finas	Intolerância oral a glicose, *diabetes Mellitus*, leflunomida, didanosina, estavudina, cloranfenicol	Intolerância oral a glicose é uma causa negligenciada de neuropatia de fibras finas. Exige pesquisa ativa com teste de tolerância oral
Polineuropatia axonal de predomínio sensitivo e distal	Colchicina, cloranfenicol, hidralazina, isoniazida, penicilamina, etambutol, leflunomida, metronidazol, talidomida, intoxicação crônica por arsênico	A neuropatia induzida por isoniazida pode ser prevenida com reposição de vitamina B6 (piridoxina)
Polineuropatia axonal de predomínio motor e distal	Deficiência de vitamina B1, dapsona, intoxicação por chumbo, organofosforados	Deficiência de vitamina B1 pode causar neuropatia grave mimetizando formas axonais de Guillain-Barré
Polineuropatia axonal sensitivo-motora de predomínio distal	Álcool, dissulfiram, fenitoína, óxido nitroso, nitrofurantoína, deficiência de vitamina B12, vincristina, vimblastina, paclitaxel (antineoplásicos)	Nitrofurantoína associada a uremia pode causar neuropatia grave mimetizando formas axonais da síndrome de Guillain-Barré, oxido nitroso, deficiência de B12 e cobre causam mieloneuropatia
Polineuropatia mista sensitivo-motora de predomínio distal	*Diabetes Mellitus*, insuficiência renal crônica	Apresentação típica da neuropatia diabética, de padrão misto, sensitivo-motor, distal
Mononeuropatia múltipla	*Diabetes Mellitus*, dapsona, carfilzomibe (antineoplásico), intoxicação por chumbo	*Diabetes Mellitus* pode levar a múltiplas neuropatias focais compressivas (túnel do carpo, ulnar no cotovelo etc.)
Ganglionopatia sensitiva	Quimioterápicos a base de platina (cisplatina, oxaliplatina, carboplatina) Intoxicação por mercúrio orgânico ou vitamina B6	Neuropatia por derivados de platina tem evolução de *coasting*, ou seja, pode progredir mesmo após sua suspensão
Polineuropatia sensitivo-motora desmielinizante	Amiodarona, procainamida, cloroquina, sais de ouro, suramin (antineoplásico), intoxicação por arsênico e tálio	Intoxicação aguda por arsênico e tálio podem causar neuropatia grave mimetizando formas desmielinizantes de Guillain-Barré
Neuropatia craniana	*Diabetes Mellitus*, deficiência de vitamina B1	Paralisia do III, IV, VI e VI pares Paralisia do VII, X e XII pares

polirradiculoneuropatia sensitivo-motora grave, mimetizando uma síndrome de Guillain-Barré[9]. A exposição crônica ao arsênico, por sua vez, pode causar uma polineuropatia sensitivo-motora, lentamente progressiva, de padrão desmielinizante na eletromiografia. Para o diagnóstico, a amostragem de urina 24 horas é insuficiente, devendo-se avaliar os níveis do composto em cabelos e unhas, para investigar efeitos tardios de uma única exposição antiga ou por exposições repetidas[10]. O BAL é um agente quelante que pode ser usado no tratamento da intoxicação por arsênico[17].

O tálio já foi causa frequente de intoxicação em humanos por contato com pesticidas e rodenticidas, mas com a retirada desses compostos do mercado, sua intoxicação tornou-se muito rara. Assim como na intoxicação por arsênico, o quadro se inicia com sintomas gastrointestinais intensos, muitas vezes fatais. Após 1 a 2 dias, os pacientes também podem evoluir com uma neuropatia sensitiva dolorosa, que piora em questão de horas a dias, para grave comprometimento motor, mimetizando uma síndrome de Guillain-Barré. A tríade clássica da intoxicação por tálio é fechada após 3 semanas, com o aparecimento de alopecia. O azul da Prússia deve ser usado no seu tratatamento[17] (Tabela 85.4).

Tabela 85.4 – Condições tóxico-metabólicas que mimetizam síndrome de Guillain-Barré

Intoxicação por arsênico e tálio

Nitrofurantoína em pacientes renais crônicos

Deficiência de tiamina (vitamina B1)

As principais fontes de intoxicação por mercúrio provêm de peixes contaminados (mercúrio orgânico) e sais de mercúrio industrial (mercúrio inorgânico). O mercúrio orgânico pode levar a um quadro de ganglionopatia sensitiva, por acometimento das raízes dorsais, com particular comprometimento do gânglio trigeminal, seguida de encefalopatia e outros sintomas de comprometimento do sistema nervoso central. O mercúrio inorgânico normalmente não causa sintomas no sistema nervoso periférico, apesar de gerar insuficiência renal grave e manifestações psiquiátricas[12]. A terapia de quelação com BAL ou uso de D-penicilamina devem ser tentados em pacientes sintomáticos com exposição confirmada[17].

Referências

1. Donofrio PD. Textbook of peripheral neuropathy. Demos Medical, 2012: 69-83.
2. Dick PJ, Kratz KM, Karnes JL et al. The prevalence by stage severity of various types of diabetic neuropathy, retinopathy, and nephropathy in a population-based cohort: the Rochester Diabetic Neuropathy Study. Neurology, 1993; 43 (4): 817-824. Donofrio, PD. Textbook of peripheral neuropathy. Demos Medical, 2012: 69-83.
3. Russell JW, Zilliox LA. Diabetic Neuropathies. Continuum (Minneap Minn) 2014;20(5):1226-1240.
4. Low PA, Benrud-Larson LM, Sletten DM et al. Autonomic symptoms and diabetic neuropathy. A clinical and pathological study. Diabet Care. 2004; 27 (12): 2942-2947.
5. Low PA, Zimmerman BR, Dyck Pj. Comparison of distal sympathetic with vagal function in diabetic neuropathy. Musle nerve. 1986; 9(7):592-596.
6. Rolim LCSP, de Sá JR, Chacra AR, Dib SA. Neuropatia autonômica cardiovascular diabética: fatores de risco, impacto clínico e diagnóstico precoce. Arq Bras Cardiol 2008; 90(4): e24-e32.
7. Low PA. Laboratory avaluation of autonomic function. AANEM workshop, 2003.
8. Haupt E, Ledermann H, Kopcke W. Benfothiamine in the treatment of diabetic polyneuropathy- a three-week randomized, controled pilot study (BEDIP study). Int J Clin Pharmacol Therm, 2005. Feb; 43(2):71-7.
9. Ziegler D, Hanefel M, Ruhnau KJ, Lobisch M, Schutte K, Kerum G, Malessa R. Treatment of symptomatic diabetic polyneuropathy with the antioxidant alpha-lipoic acid. A 7-month multicenter randomized controlled trial (ALADIN II study). Diabetes Care, 1999. Aug; 22(8): 1296-301.
10. Krishnan AV, Phoon RK, Pussell BA et al. Ischaemia induces paradoxical changes in axonal excitability in end-stage kidney disease. Brain 2006;129(pt 6):1585Y1592.
11. Savage DF, Lindenbaum J. Neurologic complications of acquired cobalamin deficiency: clinical aspects. Bailiere Clin Haematol. 1995; 8: 657-677.

12. Nathan P, Windebank AJ. Peripheral Neuropathy Due to Vitamin Deficiency, Toxins, and Medications. Continuum (Minneap Minn) 2014;20(5):1293-1306.
13. Thomson AD, Cook, CCH, Touquet R, Henry JA. The royal college of physicians report on alcohol: Guidelines for managing wernicke's encephalopathy in the accident and emergency department. Alcohol & Alcoholism Vol. 37, No. 6, pp. 513-521, 2002.
14. Kirk VH Jr, Litchy WJ, Karnes JL, Dyck PJ. Measurement of blink reflexes not useful in detection or characterization of diabetic polyneuropathy (abstract). Muscle & Nerve, 1991, 14:910-11.
15. Auger RG, Windebank AJ, Lucchinetti CF, Chalk CH. Role of the blink reflex in the evaluation of sensory neuronopathy. Neurology, 1999, 53:407-8.
16. Sghirlanzoni A, Pareyson D, Lauria G. Sensory neuron diseases. Lancet Neurol. 2005 Jun;4(6):349-61.
17. Sincropini MS et al. Chemical and biological properties of toxic metals and use of chelanting agents for pharmacological treatment of metal poisonig. Achives of toxicology, 84 (7), pp 501-502.

Capítulo 86
Neuropatias Hereditárias

Ronnyson Susano Grativvol
Letícia Prandi Barbarioli Grativvol
Carlos Otto Heise

Introdução

As neuropatias hereditárias compreendem um grupo de doenças frequentemente subdiagnosticadas e com grande variabilidade genética e fenotípica. Apesar de relativamente raras, representam cerca de 50% das neuropatias periféricas, sem etiologia esclarecida, encaminhadas aos grandes centros de referência em doenças neuromusculares[1].

A presença de história familiar positiva consiste no principal fator a ser considerado em uma possível nosologia hereditária, porém esse dado é frequentemente difícil de ser obtido durante a anamnese. Dessa forma, o médico deve questionar ativamente o paciente e seus familiares sobre a presença de consanguinidade ou de membros da família com dificuldade para deambular sem um diagnóstico estabelecido. Outros dados da história que direcionam para neuropatia hereditária são: idade de início precoce; queixas predominantemente motoras; curso lentamente progressivo; relatos de entorse de tornozelos; fraturas recorrentes de pés ou tornozelos; desempenho ruim nas atividades físicas da escola (muitas vezes são vistas como "crianças desajeitadas"); e presença de úlceras e calos nas formas predominantemente sensitivas[2].

No exame físico, devemos nos atentar para as seguintes dicas diagnósticas: pé caído observado pelo médico e não percebido pelo próprio paciente; pés cavos e dedos em martelo; aparência em "garrafa de *champagne* invertida" ou "perna de ave" nos membros inferiores, com atrofia da musculatura das pernas e preservação dos músculos das coxas (Figura 86.1); deformidades em varo ou em valgo dos tornozelos; úlceras plantares indolores e recorrentes; nervos espessados e facilmente palpáveis nas variantes desmielinizantes; alteração de sensibilidade importante sem a presença de sintomas sensitivos positivos na história (parestesias, queimação ou dor)[2]. Se possível, uma rápida inspeção dos pés dos familiares pode também evidenciar deformidades típicas, mesmo na ausência de qualquer queixa.

De forma didática, podemos dividir as neuropatias hereditárias em 3 grandes grupos (Tabela 86.1):

1. Neuropatias hereditárias com envolvimento exclusivo do sistema nervoso periférico;

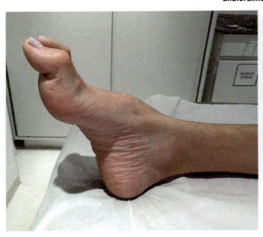 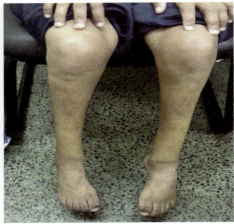

Figura 86.1 – Observe o pé cavo e os dedos em martelo de uma paciente com diagnóstico de doença de Charcot-Marie-Tooth (CMT) tipo 1. Abaixo, o sinal clássico da aparência de "garrafa de champanhe invertido" nos membros inferiores e um "pé caído" bilateralmente.

2. Neuropatias hereditárias com envolvimento do sistema nervoso periférico e do sistema nervoso central;
3. Neuropatias hereditárias com envolvimento sistêmico de outros órgãos (pele, rim, coração e fígado).

Neuropatias hereditárias com envolvimento exclusivo do sistema nervoso periférico

Os nomes das neuropatias hereditárias com envolvimento exclusivo do sistema nervoso periférico representam basicamente os tipos de fibras acometidas. Entre as doenças que pertencem a esse grupo, a neuropatia motora e sensitiva hereditária (HMSN ou doença de Charcot-Marie-Tooth) é a mais encontrada na prática neurológica e será discutida com maiores detalhes neste capítulo. Posteriormente, abordaremos a neuropatia hereditária com susceptibilidade a paralisia por pressão (HNPP) e as neuropatias hereditárias sensitivas e autonômicas (HSAN).

Doença de Charcot-Marie-Tooth (CMT)

CMT representa a neuropatia hereditária mais comum na prática médica, com prevalência estimada de 1 paciente para cada 1.200-2.500 indivíduos[3]. O quadro clínico mais típico caracteriza-se por um doente da primeira a terceira década de vida, com desenvolvimento motor normal e queixa de fraqueza simétrica e distal nos membros inferiores com curso lentamente progressivo. Além disso, o exame neurológico frequentemente revela importante diminuição da sensibilidade (superficial e profunda), reflexos profundos globalmente abolidos ou hipoativos e a presença de pés cavos e dedos em martelo. No entanto, vale lembrar que a CMT apresenta grande variabilidade genética e fenotípica, mesmo dentro de uma única família. Assim, alguns pacientes podem iniciar a doença mais precocemente, com atraso dos marcos clássicos do desenvolvimento motor, enquanto outros manifestam os sintomas tardiamente (acima dos 40 anos idade), com curso clínico muito variável. Devido a essa grande heterogeneidade, diferentes classificações que incluem parâmetros neurofisiológicos e

Tabela 86.1 – Classificação das neuropatias hereditárias

Neuropatias com envolvimento exclusivo do sistema nervoso periférico

- Neuropatia motora e sensitiva hereditária (HMSN ou doença de Charcot-Marie-Tooth)
- Neuropatia sensitiva e autonômica hereditária (HSAN)
- Neuropatia sensitiva hereditária (HSN)
- Neuropatia motora hereditária distal (dHMN)
- Neuropatia hereditária com susceptibilidade a paralisia por pressão (HNPP)
- Neuropatia hereditária com envolvimento do plexo braquial (HBPN)

Neuropatias com envolvimento do sistema nervoso periférico e central

- Neuropatias relacionadas a ataxias cerebelares
- Neuropatias relacionadas a paraplegias espásticas hereditárias (SPG)

Neuropatias com envolvimento sistêmico de outros órgãos

- Polineuropatia amiloidótica familiar (PAF)
- Doença de Fabry
- Porfiria
- Leucodistrofias
- Doenças peroxissomais
- Doenças mitocondriais

Miscelânea

- Neuropatia axonal gigante
- Neurofibromatose tipos 1 e 2
- Outras neuropatias hereditárias

padrões de herança foram propostas para o melhor entendimento e organização desse grande grupo de neuropatias hereditárias (Tabela 86.2)[1].

CMT1 compreende as formas autossômicas dominantes de predomínio desmielinizante e que apresentam velocidades de condução motoras uniformemente reduzidas. O ponto de corte inicialmente proposto era velocidade de condução motora do nervo mediano no antebraço abaixo de 38 m/s. No entanto, alguns autores consideram os valores de corte em 35 m/s e outros em 25 m/s. CMT2 indica as formas autossômicas dominantes de predomínio axonal, com velocidades de condução relativamente preservadas (> 45 m/s) e diminuição das amplitudes dos potenciais de ação sensitivos e motores. Dessa forma, admite-se como formas intermediárias aquelas que apresentam velocidades de condução motoras entre 25 e 45 m/s. CMTX, a segunda forma mais comum, tipicamente exibe velocidades intermediárias e geralmente não tão homogêneas como CMT1, podendo ser erroneamente diagnosticada como uma forma adquirida. CMT3 originalmente fazia referência a formas infantis graves, também chamada de doença de Dejérine-Sottas ou hipomielinização congênita, que exibiam velocidades abaixo de 10 m/s. Com o advento da biologia molecular, verificou-se que as mutações responsáveis por CMT3 eram as mesmas da CMT1 (PMP22, MPZ e EGR2) e esta categoria caiu em desuso. Por fim, CMT4 inclui as raras neuropatias hereditárias sensitivo-motoras com padrão de herança autossômica recessiva, sendo a maioria desmielinizante.

Tabela 86.2 – Classificação da doença de Charcot-Marie-Tooth (CMT)

Tipo	Patologia/fenótipo	Padrão de herança	% dos casos	Subtipo	Gene/cromossomo
CMT1	Desmielinizante; fraqueza distal, atrofia, perda de sensibilidade; início entre 5-20 anos; VCN < 25-35 m/s	Autossômica Dominante	50-80	CMT1A CMT1B CMT1C CMT1D CMT1E CMT1F/2E Outros	PMP22 (duplicação) MPZ LITAF EGR2 PMP22 NEFL
CMT2	Axonal; fraqueza distal, atrofia, envolvimento sensitivo variável; início pode ser mais tardio; VCN > 45 m/s	Autossômica Dominante (maioria)	10-15	CMT2A1 CMT2A2 CMT2B CMT2C CMT2D CMT2E/1F Outros	KIF1B MFN2 RAB7A TRPV4 GARS NEFL
CMT3	Desmielinizante; VCN < 5-10 m/s	Variável	Raro		PMP22 MPZ ERG2
CMT4	Desmielinizante; apresentações clínicas variáveis	Autossômica Recessiva	Raro	CMT4A CMT4B1 CMT4B2 CMT4C Outros	GDAP1 MTMR2 MTMR13 SH3TC2
CMTX	Predomínio axonal; VCN entre 25-45 m/s	Ligada ao X	10-15	CMT1X CMT2X Outros	GJB1 PRPSI

VCN: velocidade de condução nervosa motora.

CMT1 corresponde a aproximadamente 50-80% dos pacientes com o diagnóstico de doença de Charcot-Marie-Tooth, enquanto CMTX e CMT2 representam individualmente cerca de 10 a 15% dos casos. As manifestações clínicas podem ser indistinguíveis, embora alguns achados possam ser mais sugestivos de uma ou de outra forma. Quase 2/3 dos pacientes com CMT1 apresentam fraqueza e atrofia distal nos membros superiores, manifestação menos comum nos pacientes com CMT2. Os pacientes com CMT1 geralmente apresentam atrofia predominante no compartimento anterior das pernas (musculatura relacionada ao nervo fibular), enquanto os doentes com CMT2 e CMTX apresentam atrofia com predomínio no compartimento posterior (músculos gastrocnêmio e sóleo). Outra característica que pode ser evidenciada é a presença de tremor essencial em cerca de 1/3 dos pacientes com CMT1 (síndrome de Roussy-Levy). Os pacientes com CMTX podem raramente manifestar sintomas compatíveis com síndromes neurovasculares agudas e exibir alterações transitórias da substância branca cerebral na ressonância magnética[1].

A maioria dos pacientes com diagnóstico de CMT apresenta mutações nos genes PMP22 (CMT1A – forma mais comum e responsável por aproximadamente 50% de todos os casos de CMT). Outras mutações comuns acometem os genes GJB1 ou conexina 32 (CMTX), MPZ (CMT1B), LITAF (CMT1C), EGR2 (CMT1D) e MFN2 (CMT2A)[4]. O conhecimento e a quantidade de genes relacionados a CMT aumenta rapidamente a cada ano e podem ser consultadas em websites como o Omin e a *Neuromuscular Homepage*.

Apesar dos avanços genéticos, a eletroneuromiografia ainda apresenta papel importante na avaliação dos pacientes com suspeita de CMT. Os achados neurofisiológicos associados aos achados clínicos permitem classificar as neuropatias, direcionar a solicitação dos testes genéticos, avaliar o dano neuronal e excluir outros diagnósticos diferenciais. Os achados eletroneuromiográficos de velocidades de condução motoras uniformemente diminuídas (padrão desmielinizante), em um contexto clínico apropriado, sugere fortemente o diagnóstico de CMT1. A presença de outros achados de desmielinização (bloqueio de condução ou dispersão temporal patológica – Figura 86.2) apontam para possível etiologia adquirida (CIDP, por exemplo), apesar de também serem encontrados em alguns subtipos de CMT (como a CMTX) e na HNPP, descrita abaixo. Em relação as formas axonais, a eletroneuromiografia evidencia diminuição das amplitudes dos potenciais com preservação relativa das velocidades de condução – achados idênticos aos encontrados nos casos de polineuropatia axonais crônicas adquiridas. Vale ressaltar que, ao contrário das polineuropatias adquiridas, as neuropatias hereditárias axonais não costumam manifestar sintomas sensitivos positivos (parestesias, dor, queimação), apesar das alterações evidentes no exame neurológico.

Neuropatia sensitiva e autonômica hereditária (HSAN)

HSAN constitui um raro grupo neuropatias hereditárias em que, ao contrário da CMT, a disfunção sensitiva e autonômica predomina sobre a perda da função motora (Tabela 86.3)[5].

HSAN I é o subtipo mais comum e se diferencia dos demais pelo padrão de herança autossômica dominante e início do quadro entre a segunda e quarta década de vida. O quadro clínico típico se caracteriza por instalação lentamente progressiva e acometimento preferencial das fibras nervosas pouco mielinizadas e não mielinizadas, resultando em perda da sensibilidade térmica e dolorosa nas mãos e nos pés. Embora a maioria dos pacientes não relatem dormência, muitos se queixam de queimação, dor e ardência. Esse acometimento pode levar ao desenvolvimento de úlceras, artropatias de Charcot, deformidades nos pés e até mesmo infecções e amputações dos dedos. Os envolvimentos motor e autonômico não são características proeminentes dessa forma, porém podem existir de forma variável (disfunção urinária e redução da sudorese nos pés) ao longo do curso da doença.

HSAN II se manifesta ao nascimento ou na infância precoce e se caracteriza por uma grave perda da sensibilidade para todas as modalidades e maior envolvimento autonômico. Esse importante prejuízo da sensibilidade pode levar ao aparecimento de úlceras de pressão, infecções ósseas recorrentes e amputação dos dedos dos pés e das mãos.

HSAN III (síndrome de Riley-Day) compreende uma rara neuropatia hereditária, com alta morbimortalidade, que se manifesta na infância com importante disfunção autonômica e se caracteriza por prejuízo da sucção, choro sem lágrimas e flutuações inesperadas da temperatura corporal e da pressão arterial. Outras manifestações autonômicas incluem dismotilidade gastrointestinal, sudorese excessiva, pupilas tônicas e hipotensão postural. A maioria dos pacientes são de famílias de judeus Ashkenazi, onde a incidência de casos chega a atingir 1 para cada 3.700 nascidos vivos[5].

HSAN IV (insensibilidade congênita a dor com anidrose) consiste em uma neuropatia hereditária autossômica recessiva extremamente rara que se manifesta na infância e se caracteriza por insensibilidade a dor, anidrose e automutilações dos dedos, da face e das regiões ao redor da boca. Os indivíduos afetados são extremamente poiquilotérmicos e apresentam alto risco para desenvolver hipertermia devido ao prejuízo da sudorese em altas temperaturas.

HSAN V (indiferença congênita a dor) apresenta características semelhantes ao HSAN IV, porém com fenótipo mais leve. Os pacientes com HSAN V não reconhecem ou reagem aos estímulos dolorosos desde o nascimento, apesar de apresentarem sensibilidade normal para as demais modalidades sensitivas.

Figura 86.2 – Observe os diferentes tipos de padrões de neurocondução motora. Na primeira figura, evidencia-se um estudo de velocidade de condução motora normal do nervo mediano. Na figura do meio, podemos notar uma redução da velocidade de condução motora (VCN = 26,9 m/s) do nervo mediano, sem outros achados de desmielinização. Na última figura, observamos a presença de dispersão temporal patológica (aumento da duração do potencial proximal > 30% em relação ao distal), achado sugestivo de uma possível etiologia adquirida.

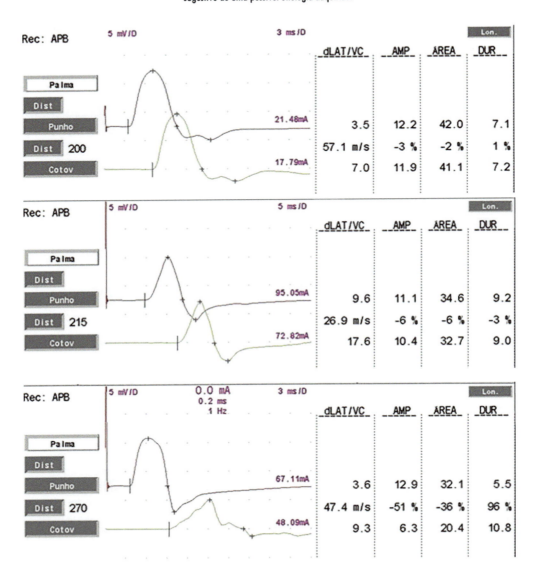

Os estudos de condução nervosa na HSAN são muito variáveis e basicamente refletem os tipos de fibras mais acometidos clinicamente. HSAN I, na maioria das vezes, apresenta estudos de condução normais ou com leve diminuição das amplitudes dos potenciais sensitivos. HSAN II geralmente evidencia ausência das respostas sensitivas, com preservação dos potenciais motores. HSAN III, devido ao maior envolvimento de fibras autonômicas, pode mostrar apenas leve redução das amplitudes dos potenciais sensitivos ou não evidenciar anormalidades.

Tabela 86.3 – Classificação das neuropatias sensitivas e autonômicas hereditárias (HSAN)

HSAN	Início	Herança	Gene	Sensibilidade	Motor	Autonômico	Manifestações clínicas
HSAN I	Adolescência/ Adulto	AD	SPTLC1 (HSAN IA)	Acometimento predominante	Mínimo	Mínimo	Perda da sensibilidade térmica e dolorosa; funções autonômicas relativamente preservadas; artropatias e úlceras são comuns; fraqueza distal pode ocorrer tardiamente
HSAN II	Infância	AR	WNK1 (HSAN IIA)	Acometimento predominante	Mínimo	Mínimo	Acometimento severo da sensibilidade para todas as modalidades (particularmente toque/vibração); mutilação de mãos e pés; prejuízo da sudorese, disfunção erétil e urinária
HSAN III	Nascimento/ Infância	AR	IKAP (HSAN IIIA)	Acometimento moderado	Ausente	Acometimento predominante	Disfunção autonômica severa, com alta morbimortalidade
HSAN IV	Nascimento/ Infância	AR	trkA/ NGF	Acometimento moderado	Ausente	Leve acometimento	Ausência de sensibilidade térmica e dolorosa; auto-mutilações; anidrose
HSAN V	Infância	AR	NGFB	Leve acometimento	Ausente	Mínimo	Indiferença congênita a dor a despeito de sensibilidade normal para as demais modalidades

AD: autossômica dominante; AR: autossômica recessiva.

Neuropatia hereditária com susceptibilidade a paralisia por pressão (HNPP)

HNPP ou neuropatia tomacular (aspecto em "salsicha") consiste em uma neuropatia hereditária com padrão de herança autossômica dominante e que geralmente se manifesta por volta da segunda a terceira década de vida. Alguns indivíduos podem manifestar os sintomas já na infância, enquanto outros podem ser assintomáticos durante toda a vida.

Os pacientes geralmente se queixam de dormência e/ou fraqueza na distribuição de um único nervo periférico, embora o padrão de acometimento de múltiplos nervos (mononeuropatia múltipla) possa também acontecer. Algumas vezes podemos encontrar na anamnese fatores precipitantes triviais como: carregar mochila, apoiar os cotovelos ou cruzar as pernas mesmo durante curto período. Os sítios mais comuns de compressão são: nervo mediano no punho (túnel do carpo), nervo ulnar no cotovelo, nervo radial no sulco espiral e nervo fibular na cabeça da fíbula. Grande parte dos indivíduos acometidos podem ainda apresentar leve polineuropatia sensitivo-motora sobreposta ao quadro de mononeuropatia, com padrão progressivo ou recorrente-remitente. Os ataques de perda de sensibilidade ou fraqueza focal tendem a melhorar com o tempo, embora possam demorar semanas até meses. O exame neurológico frequentemente revela diminuição difusa da sensibilidade superficial e profunda, com reflexos geralmente diminuídos e presença de deformidades no pés (pés cavos e dedos em martelos).

Embora os sinais e sintomas sejam tipicamente focais, a eletroneuromiografia pode evidenciar desmielinização em múltiplos sítios compressivos e, por vezes, sobreposto a polineuropatia periférica distal. Aproximadamente 80% destes casos apresentam deleção em heterozigose da região 17p11.2, onde se localiza o gene PMP22, o mesmo gene que duplicado determina a CMT1A[6]. Microinserções, microdeleções e mutações de ponto podem também ser encontradas. A biópsia nervosa, se realizada, pode evidenciar um aspecto de espessamento tomacular (aspecto em "salsicha") característico.

Neuropatias hereditárias com envolvimento do sistema nervoso periférico e central

Neuropatias relacionadas a ataxias cerebelares

O acometimento do sistema nervoso periférico pode também ocorrer no contexto de outras síndromes genéticas bem estabelecidas. Na doença de Machado-Joseph (SCA 3), por exemplo, a neuropatia pode ser uma característica marcante e esses pacientes geralmente apresentam menor número de repetições CAG no gene mutante (ATXN3)[7]. Na ataxia de Friedreich, forma mais comum de ataxia cerebelar autossômica recessiva, frequentemente encontramos redução da sensibilidade vibratória e da propriocepção associada a diminuição dos reflexos profundos e respostas plantares em extensão. Os estudos de condução nervosa geralmente evidenciam ausência ou redução das amplitudes dos potenciais de ação sensitivo em ambas as doenças descritas anteriormente.

Neuropatias relacionadas a paraplegias espásticas hereditárias (SPG)

As SPG constituem um grupo heterogêneo de doenças genéticas e com manifestação clínica predominante de fraqueza e espasticidade progressiva nos membros inferiores. Quando essas manifestações ocorrem de forma isolada, chamamos de SPG "forma pura". No entanto, se outras anormalidades neurológicas (ataxias, crises epilépticas, alterações cognitivas ou neuropatias) estiverem presentes, denominamos de SPG "forma complicada". As SPG com neuropatias, portanto, pertencem as variantes complicadas. Existem diversas descrições de SPG e os detalhes sobre cada uma delas foge do propósito desse capítulo (Tabela 86.4)[6].

Neuropatias hereditárias com envolvimento sistêmico ou de outros órgãos

As neuropatias hereditárias com envolvimento sistêmico de outros órgãos são frequentemente causadas por defeitos genéticos em proteínas ou enzimas que participam das vias metabólicas responsáveis pela manutenção das células do nosso organismo. O reconhecimento do acometimento de outros órgãos é essencial para buscarmos os prováveis diagnósticos e as possíveis intervenções terapêuticas. Discorreremos abaixo sobre algumas doenças que, apesar de relativamente incomuns, são frequentemente discutidas em nossa prática neurológica.

Tabela 86.4 – Neuropatias relacionadas a SPG

Doença	Gene ou Locus	Comentários Clínicos
Autossômica Dominante		
3A	ATL1	Uma família com neuropatia sensitiva
9	10q23	Doença do neurônio motor inferior
10	KIF5A	Amiotrofia distal
17	BSCL2	Atrofia de mãos, síndrome de Silver
Autossômica Recessiva		
7	SPG7	Neuropatia, disartria, disfagia, palidez do nervo óptico
11	SPG11	Atrofia do corpo caloso, retardo mental, nistagmo
15	ZFYVE26	Doença do neurônio motor inferior, mácula pigmentada, disartria
20	SPG20	Atrofia distal, síndrome de Troyer
39	NTE	Amiotrofia de extremidades proeminentes
Ligada ao X		
2	PLP	Doença da substância branca do SNC, neuropatia periférica
16	Xq11	Afasia motora, retardo mental, problemas gastrointestinais

Polineuropatia amiloidótica familiar (PAF)

A PAF consiste em um grupo heterogêneo de doenças autossômicas dominantes causadas por mutações em diferentes genes: transtirretina ou TTR (PAF I e II), apolipoproteína A-1 (PAF III) e gelsolina (PAF IV). A maioria dos pacientes com PAF apresentam mutações no gene TTR e podem apresentar 2 fenótipos clínicos bem distintos: PAF I e PAF II[8].

Os pacientes com PAF I, descrita inicialmente em famílias portuguesas, desenvolvem quadro insidioso de dormência e parestesias dolorosas nas regiões distais dos membros inferiores por volta da terceira ou quarta década de vida. Esses indivíduos classicamente também apresentam importante comprometimento autonômico (diminuição da sudorese, disfunção erétil, dismotilidade gastrointestinal, disfunção vesical e hipotensão ortostática) e fraqueza e atrofia muscular podem surgir no curso natural da doença. O depósito amiloide pode também ocorrer em outros órgãos (coração, rins, fígado e córneas) e esses doentes morrem geralmente após cerca de 10-15 anos do início dos sintomas por complicações cardiovasculares.

A PAF II, uma forma menos severa e associada a mutação TTR, foi descrita inicialmente em famílias da Índia e da Suíça e se caracteriza pela presença de síndrome do túnel do carpo bilateral associada a leve polineuropatia axonal sensitivo-motora. Nesses casos, ao contrário da PAF I, o envolvimento autonômico ou de outros órgãos é ausente ou mínimo, o que geralmente indica maior sobrevida.

O diagnóstico de PAF requer a detecção de depósitos amiloides através de biópsias (gordura abdominal ou nervos) ou a confirmação através de testes genéticos. Vale lembrar que até 50% das biópsias de nervos não demonstram o depósito de amiloide nos pacientes com PAF, provavelmente secundário a erro de amostra[9].

O transplante de fígado tem sido usado no tratamento das PAF associadas a mutações TTR uma vez que esse órgão é o principal produtor da proteína defeituosa. Esse procedimento diminui ou cessa a progressão da doença, mas o dano existente não é revertido. Os pacientes com mutações Val30Met (a mais comum) do gene TTR apresentam melhor prognóstico do que aqueles com outras mutações – 74% vs. 44% de sobrevida em 10 anos, respectivamente[10]. Atualmente, alternativas terapêuticas têm sido usadas, entre as quais destacamos o Tafamidis e o Diflunisal – medicamentos que agem estabilizando a TTR mutada e evitam a formação de depósitos amiloides. Terapias emergentes utilizando oligonucleotídeos *antisense* para bloquear a produção da TTR (Patisiran e Revusiran) são também opções promissoras para o tratamento da PAF I[11].

Porfiria

As porfirias consistem em um grupo de 8 doenças hereditárias autossômicas dominantes causadas por diferentes defeitos na biossíntese do heme (Figura 86.3)[5]. Desse grupo, 3 formas estão mais associadas a neuropatias periféricas: porfiria intermitente aguda, coproporfiria hereditária e porfiria variegata. Essas duas últimas podem apresentar rash cutâneo fotossensível. Ao contrário das demais neuropatias hereditárias descritas anteriormente, a apresentação clínica das porfirias caracteriza-se por instalação aguda.

Figura 86.3 – Representação esquemática da síntese do heme.

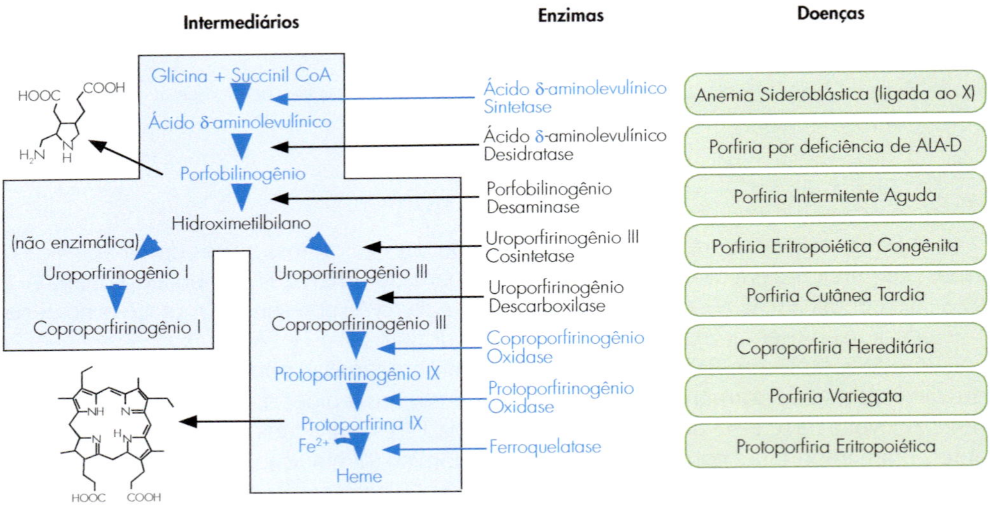

As manifestações neurológicas agudas são muito similares entre essas 3 doenças e podem ser precipitadas por algumas medicações (geralmente aquelas metabolizadas pelo sistema P450), mudanças hormonais (gravidez ou fase lútea do ciclo menstrual) ou restrições alimentares. O quadro clínico clássico compreende dor abdominal aguda que pode preceder agitação psicomotora, alucinações e crises convulsivas. Alguns dias depois, dor lombar com fraqueza nos membros inferiores pode aparecer, mimetizando os achados da síndrome de Guillain-Barré. O envolvimento motor pode ser assimétrico e acometer preferencialmente a musculatura proximal, tanto nos membros inferiores ou nos membros superiores. A sensibilidade é muitas vezes de difícil avaliação devido ao quadro de encefalopatia associado e os reflexos profundos geralmente encontram-se diminuídos. Manifestações autonômicas por hiper-reatividade simpática (dilatação pupilar, taquicardia e hipertensão) podem também ser encontradas.

O diagnóstico é realizado a partir da avaliação da urina ou das fezes desses pacientes em busca do acúmulo de precursores intermediários do heme (ácido δ-aminolevulínico, porfobilinogênio, uroporfirinogênio, coproporfirinogênio e protoporfirinogênio). A urina pode apresentar aspecto acastanhado devido à alta concentração dos metabólitos da porfirina. A redução da atividade enzimática pode também ser mensurada em eritrócitos ou leucócitos. Testes genéticos também estão disponíveis para confirmar o defeito específico. Os achados eletroneuromiográficos são caracterizados por uma polineuropatia de predomínio axonal. O diagnóstico diferencial com formas axonais da síndrome de Guillain-Barré (AMAN e AMSAN) é difícil com base apenas nos achados neurofisiológicos.

O tratamento desses pacientes deve ser feito com hematina e glicose com o objetivo de reduzir o acúmulo dos precursores do heme. Glicose endovenosa é administrada inicialmente em uma taxa de 10-20 g/hora. Caso não ocorra melhora dentro de 24 horas, hematina endovenosa (ao longo de 30-60 minutos) 2-5 mg/kg/dia durante 3-14 dias deve ser considerada[5]. Além do tratamento da fase aguda, os pacientes devem ser orientados quanto aos fatores precipitantes e a evitar as drogas que potencialmente deflagram os ataques agudos.

Doença de Fabry

Trata-se de uma doença lisossomal com herança ligada ao X e causada pela deficiência de α-galactosidase A (gene GLA). A neuropatia afeta predominantemente fibras finas. Os pacientes apresentam parestesias distais acompanhadas de crises dolorosas e associadas a sintomas autonômicos gastrointestinais e diminuição da sudorese. Eventos cerebrovasculares podem ocorrer e estão relacionados a diminuição da expectativa de vida. Os doentes podem também apresentar disfunção renal, cardiomiopatia, surdez e opacidade da córnea. Deve-se pesquisar ativamente uma lesão cutânea característica, particularmente nas regiões inguinais ou periumbilical: o angioqueratoma. O reconhecimento desse achado é muito importante para a suspeita diagnóstica, pois atualmente existe terapia de reposição enzimática disponível[12].

Referências

1. Ramchandren S. Charcot-Marie-Tooth Disease and Other Genetic Polyneuropathies. Continuum (Minneap Minn). 2017 Oct;23(5, Peripheral Nerve and Motor Neuron Disorders):1360-1377.
2. Saporta MA. Charcot-Marie-Tooth disease and other inherited neuropathies. Continuum (Minneap Minn). 2014 Oct;20(5, Peripheral Nervous System Disorders):1208-1025.
3. Fridman V, Reilly MM. Inherited Neuropathies. Semin Neurol. 2015 Aug;35(4):407-423.
4. Saporta MA, Shy ME. Inherited peripheral neuropathies. Neurol Clin. 2013 May;31(2):597-619.
5. Amato AA, Russel JA. Neuromuscular disorders. 2nd ed. New York: McGraw Hill; 2016.
6. Klein CJ, Duan X, Shy ME. Inherited neuropathies: clinical overview and update. Muscle Nerve 48:604-622, 2013.
7. Graves TD, Guiloff RJ. SCA3 presenting as an isolated axonal polyneuropathy. Arch Neurol 2011;68:653-655.
8. Planté-Bordeneuve V, Said G. Familial amyloid polyneuropathy. Lancet Neurol. 2011 Dec;10(12):1086-1097
9. Luigetti M, Conte A, Del Grande A et al. TTR-related amyloid neuropathy: Clinical, electrophysiological and pathological findings in 15 unrelated patients. Neurol Sci. 2013;34(7):1057-1063.
10. Iodice V, Sandroni P. Autonomic neuropathies. Continuum (Minneap Minn). 2014 Oct;20(5 Peripheral Nervous System Disorders):1373-1397.
11. Kerschen P, Planté Bordeneuve V. Current and Future Treatment Approaches in Transthyretin Familial Amyloid Polyneuropathy. Curr Treat Options Neurol. 2016 Dec;18(12):53.
12. El-Abassi R, Singhal D, England JD. Fabry´s disease. J Neurol Sci. 2014 Sep 15;344(1-2):5-19.

Capítulo 87

Afecções das Raízes, Plexos e Nervos

Renan Seikitsi Gushi
Carlos Otto Heise

Introdução

Doenças e lesões que acometem o sistema nervoso periférico têm uma vasta gama de apresentações e etiologias. As afecções podem ser comuns e relativamente simples, como a Síndrome do túnel do Carpo, ou lesões complexas de plexos braquial ou lombossacral. O conhecimento anatômico e etiológico dessas doenças é importante para que o diagnóstico seja preciso, e o tratamento correto.

Neste capítulo abordaremos as principais afecções do sistema nervoso periférico: radiculopatias; plexopatias braquiais e lombossacrais; e neuropatias focais, com ênfase no diagnóstico, investigação e tratamento.

Radiculopatias

Anatomia

Os seres humanos apresentam 31 pares de nervos espinhais (8 cervicais, 12 torácicos, 5 lombares, 5 sacrais e 1 coccígeo), e cada nervo espinhal é formado pela junção das raízes dorsal e ventral de cada nível medular. A raiz ventral é composta por axônios originários do corno anterior da medula. Na raiz dorsal localiza-se o gânglio espinhal (estrutura extramedular, onde se localizam os corpos celulares dos neurônios sensitivos pseudounipolares), cujos prolongamentos centrais e periféricos formam a raiz.

O nervo espinhal divide-se em ramo ventral e dorsal, e este último se distribui aos músculos e a pele da região dorsal do tronco, nuca e região occipital. Os ramos ventrais se distribuem para as estruturas dos membros e face anterolateral do pescoço e do tronco. Nos níveis cervicais e lombossacrais os ramos ventrais se fundem para a formação dos plexos braquial e lombossacral (que serão discutidos mais à frente neste capítulo).

Cada ramo ventral é responsável por um território cutâneo específico (dermátomo) e um território motor (miótomo), porém há sobreposição entre os dermátomos e entre os miótomos (a maioria dos grupos musculares são inervados por duas ou mais raízes)[1].

Aspectos clínicos
Radiculopatias cervicais

Os níveis mais acometidos são de C5 a C8, particularmente o nível C7 (Figura 87.1). As causas mais comuns de radiculopatias são as compressivas por herniação discal ou degeneração da coluna espinhal, porém existem várias outras causas compressivas e não compressivas listadas na Tabela 87.1.

A sintomatologia varia conforme a(s) raiz(es) acometida(s), mas geralmente há dor cervical com irradiação para o membro superior ipsilateral. A dor pode ser exacerbada quando se pressiona a cabeça do paciente para baixo, enquanto ele a rotaciona em direção ao lado afetado e estende o pescoço (manobra de Spurling), pois nesta posição o forame vertebral é estreitado, ocorrendo uma compressão adicional à raiz acometida. Outra manobra semiológica consiste em solicitar ao paciente que eleve o braço, colocando a mão sobre a cabeça: em casos de radiculopatia corre o alívio dos sintomas nesta posição[2,3].

Figura 87.1 – Dermátomos das raízes cervicais.

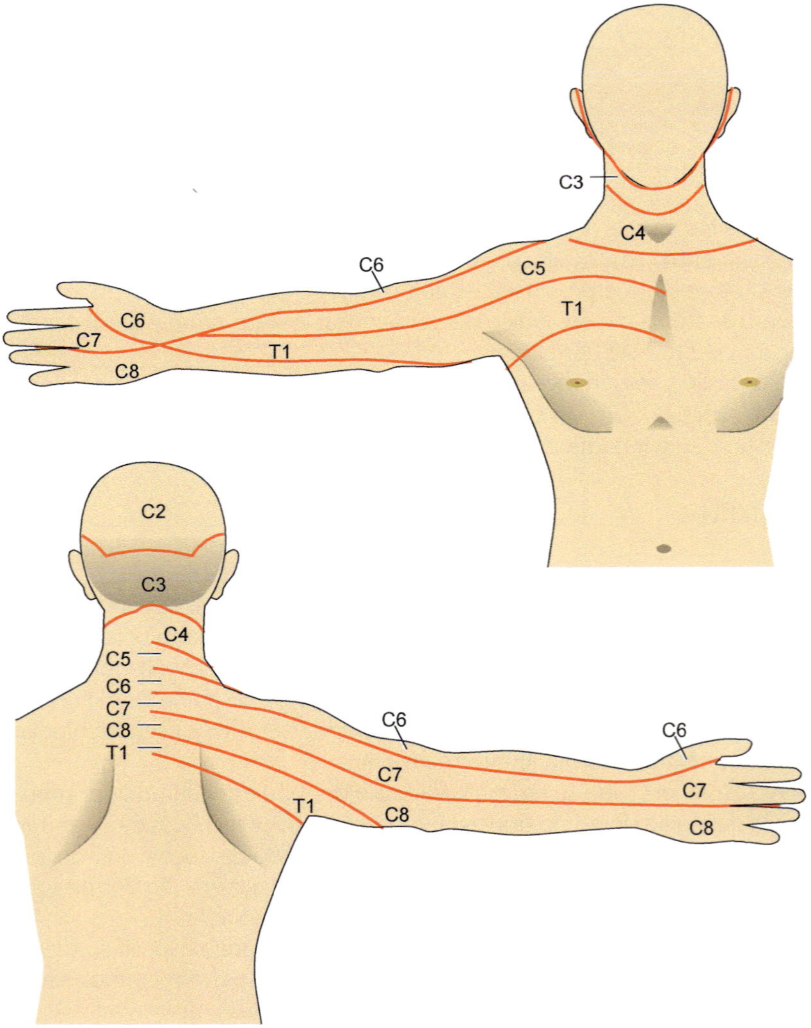

Tabela 87.1 – Causas de radiculopatias

- Hérnia de disco
- Degeneração das articulações vertebrais
- Artrite reumatoide
- Trauma
- Massa extradural (hematoma, abcesso, meningioma etc.)
- Carcinomatose meníngea
- Diabetes
- Sarcoidose
- Infecção (herpes zoster, citomegalovírus, sífilis etc.)

Radiculopatia C5

Pacientes com radiculopatia de C5 podem apresentar fraqueza para abdução e rotação externa do ombro, e flexão do cotovelo, além de dor na região do ombro do lado acometido. Pode haver assimetria do reflexo bicipital, com hipoatividade do reflexo do lado acometido.

Radiculopatia C6

O quadro clínico da radiculopatia de C6 é bastante semelhante ao da radiculopatia de C5, porém pode ocorrer acometimento da extensão do cotovelo e fraqueza mais distal (para pronação, flexão e extensão do punho). Há déficit sensitivo na face lateral do antebraço, podendo acometer o primeiro e o segundo dedos.

Radiculopatia C7

Os pacientes geralmente queixam-se de dor cervical com irradiação para região posterior do membro superior até o terceiro dedo. Podem apresentar fraqueza na extensão do cotovelo e do punho e o reflexo tricipital geralmente é reduzido/abolido do lado acometido.

Radiculopatia C8/T1

Clinicamente, é muito difícil a distinção entre radiculopatia de C8 e T1, pois há muita interposição entre os miótomos dessas raízes (músculos intrínsecos da mão e extensores e flexores dos dedos), porém há alguns aspectos que podem ajudar na diferenciação clínica: há um predomínio de T1 nos músculos da face tenar, enquanto na face hipotenar predomina a inervação da raiz C8; e a inervação sensitiva difere entre as raízes (C8 – face medial do antebraço e quarto e quinto dedos, T1 face medial do braço).

Radiculopatias lombossacrais

A anatomia da coluna lombossacral é mais complexa do que a da coluna cervical, devido à cauda equina e da própria angulação da coluna lombossacra. Uma hérnia discal em apenas um nível pode causar sintomas em raízes mais inferiores (herniação central), na raiz logo abaixo (herniação lateral) ou no mesmo nível (herniação foraminal). Essa diferença anatômica somada à maior carga mecânica torna a presença de acometimento de múltiplas raízes muito mais comum nesta região do que na cervical.

Dor é a queixa mais comum dos pacientes (assim como nas radiculopatias cervicais), porém a dor pode iniciar-se na região glútea e não na região lombar, com piora na flexão do tronco e com a elevação do membro inferior (sinal de Lasègue). A reprodução dos sintomas quando se eleva o membro não afetado ou à manobra de valsalva são sinais relativamente específicos para radiculopatia, porém pouco sensíveis. O padrão de fraqueza pode diferir entre os indivíduos por variações anatômicas e pode ocorrer após a melhora da dor[1].

As raízes mais acometidas nesta região são de L4 a S1, sendo mais comum o acometimento de L5 (Figura 87.2).

Figura 87.2 – Dermátomos das raízes lombossacrais.

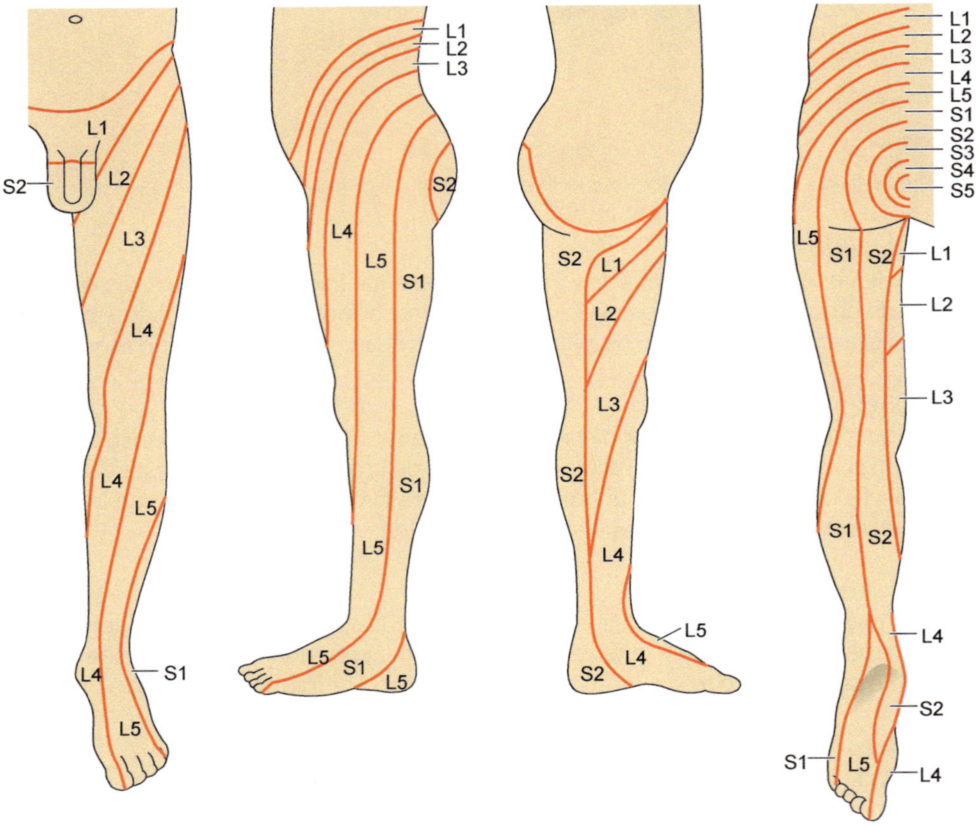

Radiculopatia L4

O quadro clínico é de dor na face anteromedial da coxa, medial do joelho e perna, com ou sem hipoestesia. A fraqueza ocorre para flexão do quadril, adução da coxa e extensão do joelho, mas como a musculatura da coxa é bastante forte, o paciente e mesmo o examinador podem não perceber fraquezas sutis. Os reflexos patelar e adutor podem estar hipoativos/abolidos no lado afetado.

Radiculopatia L5

O paciente pode apresentar dor e hipoestesia na região lateral da perna e no dorso do pé. A fraqueza ocorre para dorsiflexão, inversão e eversão do pé, extensão do hálux e, se houver envolvimento dos músculos glúteo mínimo e médio, fraqueza para abdução do membro inferior.

Radiculopatia S1

Há dor irradiada para região posterior da coxa e perna até o pé, podendo ocorrer hipoestesia na mesma região. Ocorre fraqueza mais importante para flexão plantar, além de acometimento para extensão do quadril e flexão do joelho. A ausência do reflexo aquileu do lado acometido é típica desta radiculopatia.

Investigação
Imagem

A ressonância magnética é o exame de escolha na radiculopatia, corroborando com o diagnóstico. Devido ao fato de protusões e hérnias discais serem comuns, principalmente em paciente com mais idade, os achados radiológicos ajudam no diagnóstico, porém não deve ser o único fator avaliado, sendo o fator mais importante o quadro clínico do paciente[4].

Além de suporte diagnóstico, os exames de imagem ajudam a afastar causas não degenerativas de radiculopatias (citadas na Tabela 87.1).

Eletroneuromiografia

A eletroneuromiografia é um bom exame para avaliar a correlação entre a imagem e a clínica do paciente, ou quando os achados radiológicos não são conclusivos[5], auxiliando na avaliação de diagnósticos diferenciais que possam mimetizar as radiculopatias (como as mononeuropatias). Também é útil para avaliar o tempo de evolução da doença, ajudando a compreender melhor se estamos diante de uma doença aguda/subaguda ou de sintomas residuais de uma radiculopatia crônica.

Em casos com história e exame físicos compatíveis, em paciente com baixo risco de causas infecciosas, neoplásicas ou inflamatórias, e evolução clínica satisfatória, a investigação complementar pode não ser necessária. Porém, em casos de radiculopatias associadas à febre, perda de peso, fraqueza severa e progressiva, alterações esfincterianas ou sinais de mielopatia, sinal de Lhermitte ou antecedente de câncer, a investigação com propedêutica armada é mandatória. Em alguns casos a análise do liquor pode ser fundamental para a conclusão diagnóstica

Tratamento

Nos casos de radiculopatias secundárias a alterações degenerativas, o foco inicial do tratamento é o alívio da dor, com uso de medicações analgésicas (analgésicos simples, anti-inflamatórios, opioides etc.) ou específicos para dor neuropática (antiepiléticos ou tricíclicos). Infiltrações com corticóide ou bloqueios anestésicos podem ser utilizados para este propósito. Em casos de dor refratária ou déficit motor importante, a descompressão cirúrgica pode ser considerada. Nos casos não degenerativos o foco do tratamento deve ser na patologia de base.

Plexopatias

Plexo braquial

Anatomia

O plexo braquial é composto pelos ramos ventrais dos nervos espinhais de C5 a T1 (Figura 87.3). As raízes de C5 e C6 juntam-se para formar o tronco superior, a de C7 continua seu trajeto como tronco médio e as de C8 e T1 fundem-se para formar o tronco inferior. Antes de se unirem nos troncos do plexo braquial, as raízes dão origem a três nervos: nervo frênico (contribuição da raiz C5); nervo torácico longo (C5, C6 e C7) e o nervo escapular dorsal (C5). As funções e doenças dos nervos serão discutidas mais adiante neste capítulo.

Figura 87.3 – Representação esquemática do plexo braquial.

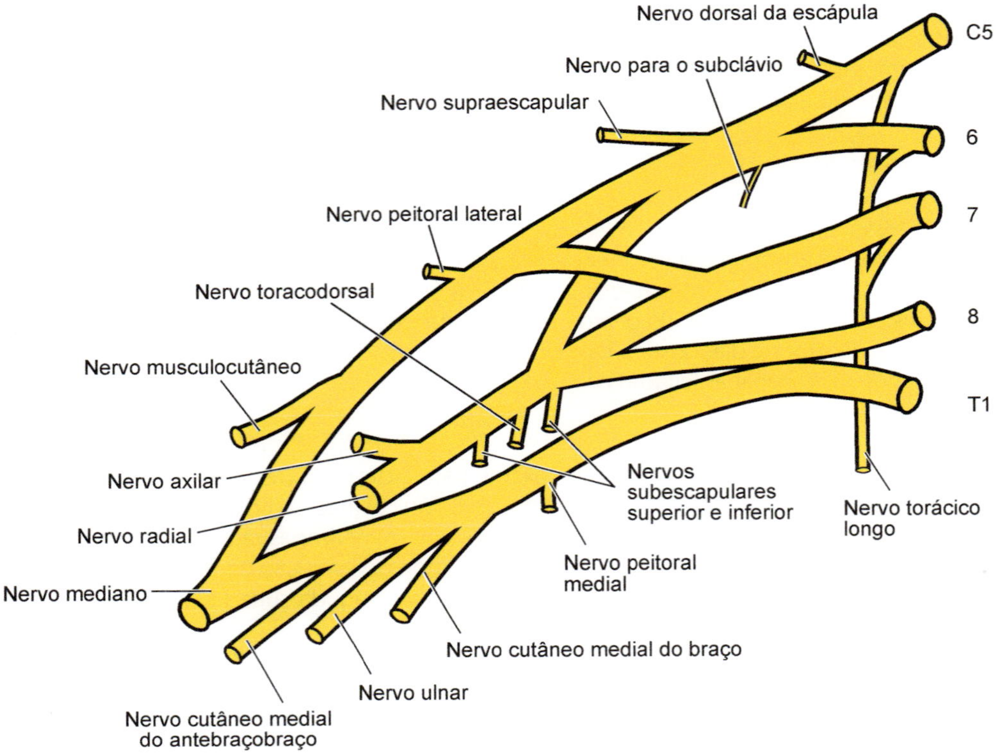

Após sua formação, os troncos passam entre os músculos escalenos anterior e médio, em direção à clavícula. Na porção supraclavicular, o tronco superior dá origem aos nervos supraescapular e subclávio.

No nível da clavícula, cada tronco se bifurca nas divisões anterior e posterior. As divisões posteriores de cada tronco fundem-se no cordão posterior, as divisões anteriores do tronco superior e médio formam o cordão lateral e a divisão anterior do tronco inferior continua como cordão medial (o nome de cada cordão se dá pela sua relação anatômica com a artéria axilar).

Na porção infraclavicular do plexo (distal), o cordão lateral origina o nervo peitoral lateral, emite um ramo para contribuição do nervo mediano e continua-se como o nervo músculo cutâneo; o cordão medial emite os nervos peitoral medial, cutâneo medial do braço e cutâneo medial do antebraço (na ordem de proximal para distal), emite o outro ramo para formação do nervo mediano e continua-se como nervo ulnar; e o cordão posterior emite os nervos subescapular, toracodorsal e o nervo axilar, antes de tornar-se o nervo radial[1,6].

Doenças do plexo braquial

Existem várias etiologias que acometem o plexo braquial: compressivas, traumáticas, metabólicas, inflamatórias, isquêmicas, neoplásicas e secundária à radiação. Assim como as etiologias, existem uma série de doenças que podem acometer o plexo braquial. Neste capítulo focaremos nas doenças mais relevantes.

Plexopatias traumáticas

Esta é a forma mais comum de acometimento do plexo braquial, tanto traumatismos fechados como abertos (estes últimos costumam ser acompanhados de lesões vasculares, causando isquêmicas secundárias)[7].

As plexopatias traumáticas comumente estão associadas com avulsões radiculares. Devido a sua angulação, as raízes mais baixas (C8 e T1) são mais susceptíveis a avulsões após traumas que causam estiramento dos membros superiores, já as raízes mais altas são mais susceptíveis a lesões pós-ganglionares. A investigação de plexopatias traumáticas é realizada com ressonância magnética[8] e eletroneuromiografia, que além de topografarem o nível da lesão, também podem sugerir se a lesão é do tipo avulsão (pré ganglionar) ou extra foraminal (pós ganglionar)[9,10], apesar de frequentemente os dois mecanismos estarem associados. A diferenciação do tipo da lesão é importante, pois lesões exclusivamente pós-ganglionares podem ser passíveis de correção cirúrgica.

O tratamento, na maioria dos casos, é a intervenção cirúrgica, cujas técnicas variam desde enxertos nervosos até transposição de nervos e músculos. Para melhores resultados, o tratamento cirúrgico deve ser realizado em até 6 meses do trauma, devido a questões de viabilidade muscular e taxa de crescimento axonal.

Apesar das várias técnicas cirúrgicas já desenvolvidas, o prognóstico das lesões traumáticas do plexo braquial é ruim. Estudos mostram que quase metade dos pacientes não conseguem voltar às atividades laborais.

Neuralgia amiotrófica (síndrome de Parsonage-Turner)

É uma doença rara e ainda pouco compreendida, de etiologia não esclarecida. A hipótese mais aceita atualmente é que esteja envolvido um mecanismo autoimune, uma vez que a maioria dos pacientes apresentam algum fator desencadeante, como: infecção, imunização, trauma ou cirurgias.

A síndrome de Parsonage-Turner é uma patologia multifocal do plexo braquial e dos nervos periféricos dos membros superiores, podendo acometer qualquer nervo. Apesar do quadro clínico ser bastante variável (a depender dos nervos acometidos), os paciente apresentam duas características principais: dor de início súbito, seguida de fraqueza e atrofia muscular. A dor geralmente é de forte intensidade (geralmente no ombro ou região proximal do membro superior) e de difícil controle, com duração de até 4 semanas e pode acometer ambos os membros superiores, porém sempre assimetricamente. A fraqueza desenvolve-se algum tempo depois do início dos sintomas álgicos, juntamente com presença de atrofia muscular, acometendo principalmente os músculos inervados pelos nervos do tronco superior e médio, e menos frequentemente do tronco inferior. Escápula alada é um achado frequente nestes pacientes. Frequentemente o local da dor não respeita o território de inervação sensitiva dos nervos motores acometidos[11].

Os nervos mais acometidos nessa síndrome são: o nervo supraescapular, torácico longo, interósseo anterior, axilar e musculocutâneo, porém, como já citado anteriormente, qualquer nervo e qualquer parte do plexo braquial pode ser afetada[12].

O diagnóstico da neuralgia amiotrófica é clínico. Os exames complementares servem como suporte diagnóstico.

Um dos exames mais importantes nesta doença é a eletroneuromiografia[11], pois este exame pode topografar as múltiplas lesões e documentar desnervação na eletromiografia, além de afastar as mononeuropatias mais comuns dos membros superiores.

Exames de imagem podem colaborar com o diagnóstico. Os achados mais comuns da ressonância magnética são: realce do plexo braquial pelo meio de contraste, espessamento e estreitamentos multifocais[8]. O ultrassom pode ser aplicado nesta situação, e as alterações que podem ser encontradas são: torção fascicular, estreitamentos focais ou hipertrofia difusa.

Apesar dos achados de imagem serem relativamente específicos, sua sensibilidade é muito baixa, principalmente nas fases iniciais da doença.

O manejo inicial é focado no alívio da dor, frequentemente sendo necessário o uso de opioides, e, apesar de nenhum estudo comprovar a eficácia, alguns autores advogam pelo uso de corticoesteróides[13].

A doença é monofásica e após a fraqueza e atrofia iniciais o paciente evolui com uma melhora lenta e gradual dos déficits motores, recuperando os déficits em anos. O prognóstico é favorável na maioria dos casos, porém sequelas leves são frequentes[14].

Síndrome do desfiladeiro torácico

Este termo é usado para várias síndromes que acometem o membro superior, com a seguinte característica comum: compressão de pelo menos uma estrutura neurovascular que passa pelo desfiladeiro torácico. Existem 5 tipos de síndromes do desfiladeiro torácico: venoso; arterial; traumático; neurogênico e controverso. Neste capítulo iremos focar na síndrome do desfiladeiro torácico neurogênico (SDTn).

O SDTn é muito raro, com a incidência estimada em 1:1.000.000, acometendo mulheres em uma proporção de 9:1 homens.

A região do desfiladeiro torácico é aquela compreendida entre a região inferior do pescoço, passando pela clavícula até a região do ombro, entre os músculos esternocleidomastoide e trapézio, envolvendo também a região anterior do ombro.

As estruturas contidas nesta região são: os músculos escalenos (anterior e médio), peitoral menor, o plexo braquial, a veia subclávia, artéria subclávia, a clavícula e a primeira costela. Os pontos mais comuns de compressão são: o triângulo intercostoescalênico (entre os músculos escalenos e a primeira costela), espaço costoclavicular (entre a primeira costela e a clavícula) e o espaço retrocoracopeitoral (entre o músculo peitoral menor e a clavícula).

O ponto de compressão principal na SDTn ocorre na região do triângulo intercostoescalênico e pode ter diversas etiologias, tais como: anormalidades da vértebra C7, persistência da costela cervical, hipertrofia do tendão dos músculos escalenos e presença de banda fibrosa que conecta a primeira costela à vértebra C7 (etiologia mais comum). A compressão ocorre de baixo para cima, acometendo o tronco inferior, e de forma mais acentuada a raiz T1[15].

O quadro clínico é unilateral, predominantemente motor e lentamente progressivo, fazendo com que a reinervação colateral consiga suprir a perda axonal nas fases iniciais da doença. Isso faz com que o paciente não procure atenção médica até as fases mais avançadas da doença.

As queixas mais comuns são: perda da destreza, fraqueza ou hipotrofia da mão acometida. Como a inervação de T1 é mais importante na face tenar, é nesta localização que ocorre atrofia de maneira mais acentuada. A perda sensorial restringe-se aos dermátomos de T1 e C8, de forma mais frequente e acentuada no dermátomo T1.

O exame mais importante para avaliação desta síndrome é a eletroneuromiografia. O padrão de acometimento motor dos nervos mediano e ulnar, de maneira muito mais acentuada do nervo mediano, associado à alteração sensitiva do nervo cutâneo medial do antebraço (CMA) e do nervo ulnar (mais acentuado no nervo CMA), poupando a parte sensitiva do nervo mediano, é muito sugestiva deste diagnóstico[15].

Exames de imagem podem auxiliar no diagnóstico etiológico. Radiografia de tórax pode evidenciar a presença da costela cervical (CC). A presença da CC é, na maioria das vezes, um achado de imagem, visto que sua prevalência estimada na população varia de 0,5-2% (número muito maior do que a prevalência de SDTn). Sendo assim, a presença da CC não faz diagnóstico da síndrome.

A ressonância magnética consegue evidenciar a banda fibrosa, o edema e a distorção causada no plexo braquial, porém sua sensibilidade é muito baixa.

O tratamento é a descompressão cirúrgica. Como a compressão é na região acima da clavícula, a incisão supraclavicular é a mais adequada.

Após o tratamento cirúrgico as queixas sensitivas melhoram bastante e o quadro motor se estabiliza. A melhora motora é muito infrequente, devido à distância dos músculos afetados do sítio de compressão e, devido à lenta evolução, a reinervação colateral costuma estar em seu máximo.

Plexopatia neoplásica

Os tumores mais frequentemente associados são: tumor não pequenas células de pulmão, câncer de mama e linfoma. O acometimento pode ser por invasão primária ou por metástases.

Lesões neoplásicas primárias, como schwannomas e neurofibromas, são raras, ocorrendo mais frequentemente em paciente com neurofibromatose tipo 1.

O quadro clínico geralmente inicia-se com dor no membro superior, podendo estar associado a déficits neurológicos. Mais frequentemente a invasão ocorre de baixo para cima (p. ex.: tumor de Pancoast), acometendo inicialmente o tronco inferior. A dor inicia-se no cotovelo e espalha-se para a região medial do antebraço e mão, podendo ser acompanhado de fraqueza no território de inervação do tronco inferior e de síndrome de Horner (presente em quase 75% dos pacientes). Quando a invasão ocorre de cima para baixo (geralmente secundário a metástases linfonodais), a dor localiza-se na região do ombro e parte superior do membro superior, e os déficits neurológicos são decorrentes do acometimento do tronco superior.

O histórico do paciente (tabagismo, antecedente pessoal de câncer, perda de peso inexplicada), em conjunto com alterações no exame físico, contribui para a suspeita diagnóstica.

Deve ser feita a investigação do sítio primário com exames complementares (TC de tórax e pescoço, mamografia), além da confirmação da invasão neoplásica. A ressonância magnética de plexo braquial pode ajudar no diagnóstico, porém algumas vezes é necessário a realização de biópsia de plexo.

Plexopatia induzida por radiação (PIR)

Ocorre em paciente que receberam radiação na região do plexo braquial, desenvolvendo-se, geralmente, após 10 meses do procedimento. Há dois mecanismos envolvidos nesse tipo de plexopatia: lesão direta dos axônios pela radiação e microinfartos, devido ao comprometimento da *vasa nervorum*.

A probabilidade de o paciente desenvolver esta complicação é relativamente baixa, cerca de 1 a 5%. Quanto maior a carga de radiação, maior a probabilidade de desenvolver a PIR.

A evolução é lenta e a dor é muito menos evidente comparada aos casos de invasão tumoral, geralmente ocorrendo em fases mais avançadas da doença. Em contrapartida, fraqueza e parestesias são muito mais comuns na PIR do que na plexopatia neoplásica. Síndrome de horner é rara nesta situação.

A presença de fasciculações e, principalmente, mioquimias no exame de eletroneuromiografia são fortes evidências a favor do diagnóstico de PIR, porém não são achados universais e nem patognomônicos.

A diferenciação entre plexopatia neoplásica e por irradiação pode ser difícil, uma vez que a maior parte dos pacientes com irradiação de plexo braquial são aqueles tratados de tumor de pulmão ou de mama. Alguns fatores podem ajudar nesta diferenciação, como a presença de dor importante e síndrome de horner ou mioquimias no exame de eletroneuromiografia. Outro exame que pode ajudar nesta diferenciação é o Pet Scan, que, em casos de invasão neoplásica, evidência hipermetabolismo.

O prognóstico dessas lesões costuma ser reservado. Tendo em vista que não há tratamento específico, o controle dos sintomas, principalmente da dor, é o principal objetivo a ser atingido. Nos casos de plexopatia neoplásica, tratamento com radioterapia pode ser considerado.

Plexo lombossacral
Anatomia

O plexo lombossacral é a união do plexo lombar com o plexo sacral, composto pelos ramos anteriores dos nervos espinhais dos níveis L1 a S4.

O plexo lombar é formado pelas raízes L1 a L4 (Figura 87.4). Os ramos de L2 a L4 dividem-se novamente em divisão anterior e posterior: a união das divisões anteriores formará o nervo obturador, das divisões posteriores de L2-L4 formará o nervo femoral e de L2 e L3 formará o nervo cutâneo lateral da coxa. Os nervos ílio-hipogástrico e ilioinguinal emergem da raiz L1 e a junção dos níveis L1 e L2 formará o nervo genitofemoral.

Os ramos anteriores dos nervos espinhais dos quatro primeiros níveis sacrais formam o plexo sacral, que termina se unindo ao tronco lombossacral (Figura 87.5). Assim como no plexo lombar, os ramos anteriores dos níveis L4 à S2 bifurcaram-se em divisões anterior e posterior. A junção das divisões posteriores originará a porção fibular do nervo ciático, enquanto a junção das divisões anteriores junto com o nível S3 originará a porção tibial deste nervo.

O plexo lombossacral também dará origem aos nervos: Glúteo Superior (L4, L5 e S1), Glúteo Inferior (L5, S1 e S2), Cutâneo Posterior da Coxa (S1, S2 e S3) e Pudendo (S2, S3 e S4)[1].

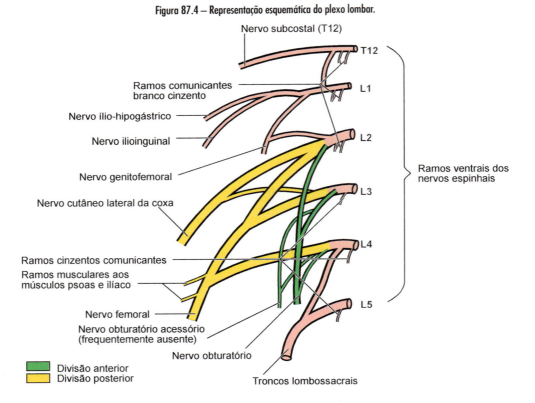

Figura 87.4 – Representação esquemática do plexo lombar.

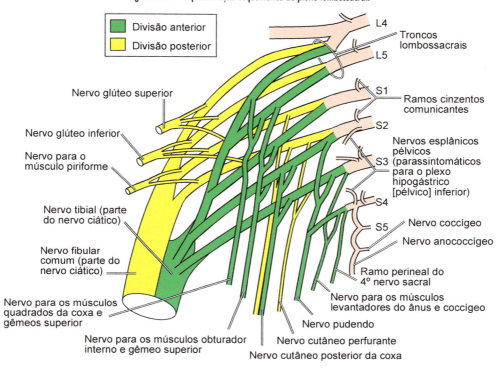

Figura 87.5 – Representação esquemática do plexo lombossacral.

Doenças do plexo lombossacral

Assim como ocorre com o plexo braquial, existem várias etiologias que acometem o plexo lombossacral (compressivas, traumáticas, metabólicas, inflamatórias, isquêmicas, neoplásicas e secundária à radiação). Neste capítulo discutiremos as causas mais relevantes.

Amiotrofia diabética

A amiotrofia diabética, também conhecida como síndrome de Bruns-Garland, é a principal causa de plexopatia lombossacral. Entretanto, esta condição não se restringe ao plexo, podendo acometer as raízes e os nervos periféricos, inclusive nos membros superiores (de forma muito menos comum). A etiologia mais provável é de microvasculite não sistêmica.

Dor de início súbito e assimétrico, podendo progredir com fraqueza proximal dos membros inferiores, também assimétrica, disfunção autonômica (hipotensão ortostática, disfunção esfincteriana, disfunção sexual, taquicardia etc.) e perda de peso são os sintomas clássicos da doença. Em alguns meses ocorre o acometimento do membro contralateral e da região distal dos membros inferiores. Cerca de um terço dos pacientes iniciam os sintomas pela região distal[16].

Os pacientes geralmente são diabéticos tipo II com controle razoável da doença.

O diagnóstico é essencialmente clínico. Achados de degeneração axonal sensitivo-motora nos nervos e músculos proximais dos membros inferiores na eletroneuromiografia corroboram com a hipótese diagnóstica. Com a evolução da doença os achados difundem-se para as regiões distais.

A ressonância magnética pode mostrar hipersinal em T2 e impregnação de contraste no plexo lombossacral, além de hipertrofia de raízes e nervos periféricos, porém a maior utilidade do exame de imagem é descartar lesões estruturais.

A melhora clínica é a regra, porém poucos pacientes têm melhora completa do quadro (cerca de 6%). Quase metade dos pacientes necessitam de cadeira de rodas em algum momento da doença, porém dois anos após o início dos sintomas, cerca de 10% dos pacientes ainda se encontram cadeirantes.

Não há tratamentos com eficácia comprovada para esta doença, porém alguns estudos retrospectivos apontam melhora clínica com imunossupressão[17,18].

Plexopatia traumática

É uma complicação de traumas de alta energia associados à fratura do arco pélvico. É considerada uma complicação pouco frequente, porém provavelmente é subestimada pela dificuldade no diagnóstico, pois muitos destes pacientes encontram-se em estados graves, muitas vezes com comprometimento da consciência, o que impossibilita uma avaliação neurológica mais completa.

O tratamento é restrito a procedimentos cirúrgicos, como enxertos nervosos ou transferência nervosa ou muscular. Apesar das intervenções cirúrgicas, o prognóstico destas lesões é ruim.

Causas vasculares de plexopatia

A principal forma de acometimento é compressiva, por aneurismas, pseudoaneurismas ou hematomas. Isquemias do plexo lombossacral são raras, devido ao abundante suprimento vascular dessa estrutura. São descritas lesões isquêmicas após procedimentos cirúrgicos (como transplante renal e cirurgias para tratamento de isquemias mesentéricas) em paciente com doença aterosclerótica importante, e por dissecção de aorta.

Hematoma retroperitoneal é a causa mais comum de compressão por complicações vasculares. É uma complicação rara de cateterização da artéria ou veia femorais e de bloqueios anestésicos do plexo, geralmente ocorrendo em pacientes em uso de anticoagulantes.

Hematomas pequenos acometem principalmente o nervo femoral, enquanto hematomas maiores podem acometer todo plexo lombar e, mais raramente, o plexo sacral, causando fraqueza predominantemente proximal do membro inferior acometido, associado a parestesias na coxa.

Exames de imagem (como ressonância magnética, tomografia computadorizada e arteriografia) são essenciais para confirmação diagnóstica das anormalidades vasculares e hematomas, além de afastar outras causas de compressão nervosa.

O tratamento consiste na correção da anormalidade vascular e drenagem de possíveis hematomas, além de estabilização clínica do paciente. O prognóstico costuma ser muito favorável.

Neuropatias focais

As neuropatias focais podem acometer virtualmente todos os nervos periféricos. Várias etiologias são possíveis, como: compressão nervosa, trauma, infecção, inflamação e isquemia. Neste capítulo revisaremos as mononeuropatias focais mais comuns e também as etiologias mais comuns (em geral compressivas).

Nas fases iniciais das neuropatias compressivas ocorre apenas uma lentificação focal de alguns axônios que passam através do sítio de compressão. Nesta fase não há déficits focais e os sintomas costumam ocorrer em posições específicas.

Conforme a lesão vai se agravando, alguns axônios não conseguem transmitir o potencial de ação através do sítio de compressão (traduzida como bloqueio de condução nos exames neurofisiológicos). Nesta fase os sintomas costumam ser mais constantes, ainda com exacerbação em determinadas posições. Hipoestesia e fraqueza vão se tornando cada vez mais proeminentes. Nas fases mais avançadas, já há lesão axonal e degeneração Walleriana secundária, levando a atrofia muscular e sintomas fixos.

O exame de eletroneuromiografia tem papel central para o diagnóstico dessas neuropatias, pois consegue identificar o local da lesão do nervo, além de avaliar o prognóstico. O exame de ultrassom vem ganhando espaço nos últimos anos, com identificação de alterações locais e ingurgitamento focal no nervo, no sítio de compressão, além de avaliar compressões extrínsecas.

Nervo mediano

Anatomia

O nervo mediano (NM) tem contribuição dos cordões lateral (maior contribuição sensitiva) e medial (maior contribuição motora). Após sua formação, ele desce pelo braço lateralmente à artéria braquial. Aproximadamente na metade do braço este nervo cruza a artéria braquial, permanecendo medial a ela até o cotovelo (no sulco intermuscular). Na porção proximal ao cotovelo o NM não emite nenhum ramo.

Na face antecubital o nervo passa medialmente ao tendão do bíceps e se aprofunda na região do antebraço, passando na fáscia bicipital, entre as cabeças do músculo pronador redondo e, logo em seguida, entre as duas cabeças do flexor superficial dos dedos, seguindo distalmente entre os músculos flexor superficial e profundo dos dedos. Aproximadamente na metade do antebraço o NM emite o ramo interósseo anterior, nervo motor puro que inerva os músculos flexor profundo dos dedos, flexor longo do polegar e pronador quadrado.

Distalmente, aproximadamente 5 cm antes do punho, o NM superficializa-se antes de entrar na estrutura denominada túnel do carpo. Após passar pelo túnel do carpo, o NM se bifurca no ramo recorrente tenar motor, que inerva os músculos da face tenar da mão, e em um ramo profundo, que inerva os músculos lumbricais.

Síndrome do túnel do carpo (STC)

É a mononeuropatia mais comum. Ocorre devido a compressão do nervo mediano ao passar pelo túnel do carpo, que pode ocorrer por hipertrofia/inflamação dos tendões, espessamento do ligamento transverso, edema ou inflamação das estruturas por doença sistêmica ou artrite reumatoide e lesões com efeito de massa (cistos ou tumores). Quando nenhuma causa específica é encontrada, a STC é considerada idiopática (maioria dos casos).

Sua prevalência pode chegar a 3,4%, predomina no sexo feminino em uma proporção de 3:1. Os fatores de risco para essa síndrome incluem: obesidade, hipotireoidismo, diabetes, gestação, esforço repetitivo e doenças do tecido conectivo.

O quadro clínico é de dor e parestesias no território do nervo mediano, geralmente piora à noite (muitas vezes acordando o paciente) e melhorando quando o paciente mexe ou chacoalha as mãos. Ao exame clínico o paciente apresenta os sinais de Tinel (sensação de formigamento ou choque na percussão do nervo mediano no punho) e Phalen (piora dos sintomas ao fletir o punho a 90° por 30 a 90 segundos). Nas fases mais avançadas o paciente pode apresentar hipotrofia da região tenar[20].

O tratamento inicial para casos leves e moderados pode ser conservador, com o uso de tala rígida durante o sono e durante as atividades que exacerbam os sintomas. Infiltração com corticoide pode ser uma alternativa temporária para alívio dos sintomas. Os casos acentuados ou aqueles que não responderam às medidas conservadoras devem ser submetidos à descompressão cirúrgica. O prognóstico STC costuma ser bastante favorável[21].

Síndrome do pronador redondo

Todas as outras síndromes do nervo mediano são muito mais raras do que a STC, incluindo a síndrome do pronador redondo.

Esta patologia ocorre quando o NM é comprimido ao passar através das cabeças do pronador redondo (PR) ou do flexor superficial dos dedos. Geralmente acomete pessoas que praticam atividade física intensa, como atletas profissionais. O paciente geralmente apresenta dor na região proximal do antebraço quando solicitado a realizar pronação forçada ou à palpação do músculo pronador redondo. A hipoestesias acomete toda área de inervação do NM, incluindo a sensibilidade da região tenar (geralmente poupada na STC), além de fraqueza em todos os músculos da mão e do antebraço, poupando o PR, pois o ramo que o inerva deixa o NM proximal a ele.

O tratamento inicial é conservador, com afastamento ou redução da atividade que promovem a sintomatologia, além do tratamento da dor com medicamento orais, infiltrações e bloqueios anestésicos. Caso os sintomas persistam por meses após o início do tratamento conservador, a descompressão cirúrgica deve ser considerada.

Síndrome do interósseo anterior (SIA)

A SIA é muito rara como neuropatia isolada, e não é uma neuropatia compressiva como as síndromes citadas anteriormente. Geralmente é decorrente de trauma do antebraço. Lesões do nervo interósseo anterior podem estar associadas à neuralgia amiotrófica.

Devido ao acometimento do músculo flexor profundo dos dedos e do flexor longo do polegar, o paciente não consegue fletir as falanges distais do primeiro e segundo dedos, impossibilitando-o de fazer o "sinal do Ok"[1].

O tratamento é conservador, quando não associado à neuralgia amiotrófica, sendo o tratamento cirúrgico exceção.

Nervo ulnar

Anatomia

O cordão medial continua-se como o nervo ulnar (NU), que segue seu trajeto pelo braço medialmente à artéria braquial. Aproximadamente na metade do braço o NU passa a ser "envelopado" pela cabeça medial do tríceps, na parte distal do braço. Logo antes de sair debaixo do músculo tríceps, o NU passa por uma estrutura chamada arcada de Struthers (espessamento do septo intermuscular), presente em cerca de metade das pessoas. O nervo ulnar não emite nenhum ramo no braço.

Ao atingir o cotovelo, o NU passa pelo sulco retroepicondilar (ponto mais frequente de compressão) e, após passar por essa estrutura, o NU aprofunda-se entre as cabeças do flexor ulnar do carpo através da fáscia de Osborne. No antebraço, segue em direção ao osso pisiforme, entre o músculo flexor ulnar do carpo e flexor profundo dos dedos.

Antes de seguir para mão ele passa por uma estrutura chamada canal de Guyon, formada pelo osso pisiforme (medial), osso hamato (lateral), ligamento carpal transverso (assoalho) e o ligamento carpal palmar (teto). Na porção distal do canal o nervo ulnar bifurca-se no ramo superficial sensitivo e motor profundo[1,19].

Neuropatia do nervo ulnar no cotovelo

É a segunda neuropatia compressiva mais comum[22], perdendo somente para a síndrome do túnel do carpo. Existem cinco pontos de compressão do nervo ulnar no cotovelo, e o mais importante deles localiza-se no sulco retroepicondilar. As causas de podem ser: trauma, sinovites, artrites ou bandas fibrosas anômalas.

O paciente geralmente apresenta parestesias e hipoestesias no quarto e quinto quirodáctilos, na região hipotenar e na face ulnar do dorso da mão, bem como dor na região medial do cotovelo. Os sintomas pioram com movimentos repetitivos de flexão-extensão do cotovelo e à noite[19]. Em fases mais avançadas o paciente pode apresentar fraqueza e atrofia dos músculos intrínsecos da mão, e nos casos mais extremos pode desenvolver garra ulnar. Os sinais clínicos observados nas neuropatias ulnares são: sinal de Wartenberg (o paciente apresenta abdução passiva do quinto dedo da mão por fraqueza do terceiro interósseo palmar) e sinal de Froment (solicita-se que o paciente segure uma folha de papel entre o primeiro e segundo dedos da mão. O examinador puxa a folha de papel e observa a flexão da falange distal do polegar, evidenciando fraqueza do músculo adutor do polegar)

O diagnóstico pode ser confirmado com o exame de eletroneuromiografia, que também é útil para excluir diagnósticos diferenciais (como radiculopatia C8) e para inferir o prognóstico da lesão, e ultrassom, que mostra espessamento focal do nervo e também pode evidenciar tumorações ou compressão extrínsecas.

O tratamento conservador consiste no paciente evitar situações que levem à piora da compressão do NU, como apoiar-se nos cotovelos, evitar manter os cotovelos flexionados por períodos prolongados e evitar esforços repetitivos com o cotovelo. Pode-se tentar enrolar uma toalha no cotovelo ao deitar, para evitar que ocorra a flexão do cotovelo durante o sono. Caso as medidas conservadoras não funcionem, ou a lesão do nervo já estiver avançada, o tratamento cirúrgico é a melhor opção, realizando a descompressão e transposição do nervo[22].

Neuropatia do nervo ulnar no punho

É uma neuropatia muito mais rara do que a neuropatia anterior. Geralmente acomete pessoas que exercem atividades que geram uma pressão externa sobre o punho, como ciclistas[23] ou cadeirantes, mas também pode ser causado por traumas, artrite reumatoide ou cistos.

O paciente queixa-se de parestesias e hipoestesias no quinto e quarto dedos da mão, porém não há sintomas na face ulnar dorsal da mão, pois a inervação sensitiva desta área deixa o nervo ulnar antes dele entrar no canal de Guyon. O paciente também apresenta falta de destreza na mão acometida, pela fraqueza da musculatura intrínseca da mão. Em casos extremos o paciente pode desenvolver garra ulnar, de forma mais evidente do que aqueles pacientes com neuropatia do nervo ulnar no cotovelo (devido à preservação do músculo flexor profundo dos dedos há um desbalanço maior entre os músculos agonistas e antagonistas).

A compressão pode acometer o NU em várias topografias do canal de Guyon:
1. lesão proximal, haverá o acometimento do tronco principal e o paciente apresentará sintomas sensitivos e motores;
2. lesão apenas do ramo motor; e
3. lesão apenas do ramo sensitivo.

A investigação também é feita com eletroneuromiografia e ultrassonografia, com os mesmos objetivos da investigação da neuropatia ulnar no cotovelo.

O tratamento conservador consiste no afastamento das atividades que causem pressão externa sobre o punho e tala rígida no punho ao dormir[19,23]. Em casos refratários ou mais acentuados a descompressão cirúrgica deve ser considerada.

Nervo radial

Anatomia

O cordão posterior continua-se como nervo radial, que segue posteriormente a artéria braquial e desce para a região póstero-medial do braço, pela face anterior da cabeça longa do tríceps. Logo após atingir o braço, o nervo radial entra no sulco espiral (compreendido entre a cabeça longa e medial do tríceps) e segue para face póstero-lateral do braço. Após sair do sulco espiral, segue por debaixo dos músculos braquiorradial, extensor radial longo e curto, e logo após bifurca-se nos nervos radial superficial e interósseo posterior. O nervo radial superficial segue diretamente para o punho, enquanto o nervo interósseo posterior segue para debaixo do músculo supinador, pela arcada de Frohse[1,24].

Neuropatia do nervo radial no sulco espiral

O sulco espiral é a região mais comumente afetada nas neuropatias do nervo radial, principalmente após fraturas do úmero ou por compressão extrínseca prolongada (após uma noite de sono profundo em posição desfavorável do braço, geralmente após ingestão de bebidas alcoólicas. Neuropatia conhecida como "paralisia do sábado à noite").

O paciente apresenta fraqueza dos músculos extensores do punho, dos dedos e do músculo braquiorradial, preservando o tríceps, pois sua inervação ocorre antes do nervo radial atingir o sulco espiral. Ocorre também hipoestesia na face dorsal lateral da mão, do primeiro dedo e das falanges proximais do segundo ao quarto dedos. É comum o paciente apresentar fraqueza relativa dos músculos inervados pelo nervo ulnar e dos abdutores do polegar, uma vez que para exercer sua plena capacidade é necessária a estabilização do punho pelos músculos extensores[24].

O prognóstico é favorável na maioria dos casos. A descompressão cirúrgica é restrita aos casos de déficit progressivo ou quando há evidência de compressão extrínseca[19].

Neuropatia do nervo interósseo posterior

Lesões neste nervo podem ocorrer por compressão extrínseca, trauma, compressão pelo músculo supinador (síndrome do supinador) ou relacionado à neuralgia amiotrófica.

O paciente apresenta fraqueza para extensão dos dedos, porém não tem mão caída, pois os músculos extensores radial curto e longo do carpo não são afetados. Ocorre um desvio radial do punho por fraqueza do músculo extensor ulnar do carpo. Apesar da sensibilidade estar preservada, o paciente pode queixar-se de dor na região proximal do antebraço[25].

O prognóstico geralmente é bom e o tratamento descompressivo deve ser considerado apenas em casos de déficits progressivos ou evidências de compressão extrínseca (assim como na neuropatia do nervo radial no sulco espiral).

Nervo cutâneo lateral da coxa (CLC)

Anatomia

O nervo CLC passa abaixo do ligamento inguinal chegando até o tecido subcutâneo da coxa, onde irá inervar a pele da face anterolateral. Uma minoria dos pacientes apresenta variações anatômicas, nas quais o nervo passa sobre o ligamento inguinal ou em qualquer topografia compreendida entre espinha ilíaca anterior e o púbis.

Meralgia parestésica

O principal ponto de compressão do nervo CLC é no ligamento inguinal. Mais raramente, o nervo pode ser comprimido em sua porção subcutânea na coxa. Esta condição está associada à obesidade, idade avançada, diabetes mellitus, uso de cintos apertados e cirurgia na região proximal do membro inferior (p. ex.: colocação de prótese de quadril).

Os pacientes queixam-se de queimação e parestesias na face anterolateral da região proximal da coxa, geralmente com área bem definida. A sensação geralmente é contínua, porém pode ser exacerbada com manobra de valsalva, extensão do quadril ou longos períodos em ortostase. Os sintomas são exclusivamente sensitivos, pois o nervo CLC não tem componente motor[26].

O diagnóstico é clínico, em pacientes com história típica e exame físico com alterações apenas sensitivas na face anterolateral da coxa. É importante a avaliação da motricidade e pesquisa dos reflexos osteotendinosos, que não devem estar alterados nesta condição. Alterações não sensitivas no exame físico podem apontar para outras patologias, como radiculopatias ou plexopatias.

A eletroneuromiografia auxilia no diagnóstico, porém em paciente idosos e/ou obesos (maioria dos casos) há muita dificuldade técnica na pesquisa dos potenciais de ação sensitivos do nervo CLC. Portanto, o achado de maior valor é a assimetria entre o lado acometido e o saudável.

O ultrassom também pode ser utilizado para avaliação da compressão do nervo CLC, porém deve ser realizado por um profissional muito experiente neste tipo de exame, pois sua visualização é muito difícil.

Os sintomas costumam ser autolimitados. Os pacientes devem ser orientados a perder peso e evitar o uso de cintos apertados. Medicamentos como a gabapentina podem ser associados ao tratamento. Bloqueios anestésicos e infiltrações com corticóide podem ser considerados nos casos em que os sintomas persistirem após 2 a 3 meses do início do tratamento conservador.

Cirurgia descompressiva do nervo é considerada em casos refratários às medidas citadas anteriormente. Em casos extremos, a secção do nervo pode ser adotada como medida curativa[22].

Nervo ciático

Anatomia

Após a sua origem no plexo lombossacral, o nervo ciático sai da pelve pelo forame ciático maior, passa abaixo do músculo piriforme e desce pela coxa, pela região medial posterior, até o joelho, quando se bifurca nos nervos tibial e fibular comum. Em seu trajeto pela coxa, o nervo ciático inerva os músculos da face posterior da coxa: semitendíneo, semimembranáceo, cabeça longa do bíceps femoral (porção tibial) e cabeça curta do bíceps femoral (porção fibular)[1].

Lesões do nervo ciático

O sítio mais comum de lesões do nervo ciático é a região glútea, geralmente secundária a traumatismos, ferimentos por armas brancas ou de fogo, fratura de fêmur, luxação de quadril, cirurgias de colo fêmur, compressão por decúbito prolongado (p. ex.: coma) ou lesões intrapélvicas (p. ex.: hematomas). Menos frequentemente, o nervo ciático pode ser lesado no meio da coxa por fraturas de fêmur ou tumores[27].

Pacientes com lesões de nervo ciático apresentam fraqueza da maioria da musculatura da perda e da região posterior da coxa, afetando os movimentos do pé e flexão do joelho. Abdução, adução, flexão e extensão do quadril estão preservadas, assim como a extensão do joelho. Hipoestesia e dor na perna e no pé são sintomas frequentes, poupando a região anteromedial da perna, região inervada pelo nervo safeno (ramo do nervo femoral).

O tratamento irá depender da causa primária da lesão, com prognóstico geralmente favorável. Preservação da força da dorsiflexão e flexão plantar são sinais de melhor prognóstico.

Nervo fibular

Anatomia

O nervo ciático dá origem ao nervo fibular comum logo acima do joelho. O nervo fibular desce para região póstero-lateral do joelho e atravessa a cabeça da fíbula, quando se bifurca nos nervos fibular superficial (majoritariamente sensitivo) e fibular profundo (majoritariamente motor). O nervo fibular superficial segue abaixo do músculo fibular longo, emitindo seus únicos ramos motores (para o músculo fibular longo e curto). O nervo se superficializa aproximadamente na metade da perna, gerando a inervação sensitiva da face anterolateral da perna e da maior parte da face dorsal do pé.

O nervo fibular profundo segue para o tornozelo, anterior à tíbia e abaixo do músculo extensor longo dos dedos, emitindo os ramos para os músculos tibial anterior, extensor longo dos dedos e extensor longo do hálux. Ao atingir o tornozelo, o nervo fibular profundo passa pelos dois retináculos dos extensores (superior e inferior), região conhecida como túnel do tarso anterior, e divide-se no ramo lateral (músculo extensor curto dos dedos) e medial (sensitivo)[1].

Neuropatia do nervo fibular na cabeça da fíbula

A principal neuropatia do nervo fibular ocorre na cabeça da fíbula. Geralmente a compressão é por fatores externos, como decúbito prolongado (por internação longa ou cirurgias) ou por emagrecimento importante.

O paciente apresenta hipoestesia em todo território de inervação sensitiva do nervo fibular comum, fraqueza para eversão do pé e para dorsiflexão (pé caído), desenvolvendo a marcha escarvante[28]. A inversão do pé está preservada, pois é realizada pelo nervo tibial. Caso esteja acometida, deve-se considerar a possibilidade de lesão do nervo ciático, lesão do nervo tibial concomitante ou radiculopatia L5.

O prognóstico varia com a gravidade da lesão. Lesões que preservam alguma força muscular costumam ter um bom prognóstico.

O tratamento é dirigido para a reabilitação do paciente, evitando enrijecimento articular e encurtamento tendinoso. Cirurgia é um tratamento de exceção, visto que a maior parte das lesões ocorre por compressões externas, porém a descompressão do nervo pode ser considerada se o déficit neurológico for progressivo e não houver nenhuma outra causa aparente, além da compressão na cabeça da fíbula[28].

Nervo tibial

Anatomia

O nervo tibial segue em linha reta da fossa poplítea até o tornozelo, passando abaixo dos músculos gastrocnêmios e sóleo. Em seu trajeto pela perna emite ramos para os músculos gastrocnêmios, sóleo, tibial posterior, flexor longo dos dedos e flexor longo do hálux (nesta sequência).

Ao chegar no tornozelo, o nervo tibial passa posteriormente ao maléolo medial, abaixo do retináculo dos flexores (ligamento que une o maléolo medial ao calcâneo). O espaço compreendido abaixo do retináculo é chamado túnel do tarso.

Ao passar pelo túnel do tarso, o nervo tibial bifurca-se nos nervos plantar lateral e medial, os quais são responsáveis pela inervação sensitiva da face plantar do pé a dos músculos intrínsecos do pé[1].

Síndrome do túnel do tarso (STT)

É a síndrome mais importante do nervo tibial. As causas mais comuns são fraturas ou deslocamentos das estruturas ósseas adjacentes (calcâneo, maléolo medial e o tálus). Outras causas menos comuns são artrite reumatoide e tumorações.

O paciente apresenta dor, queimação e hipoestesia na face plantar do pé e nos dedos, geralmente pior à noite, podendo piorar com a ortostase. Fraqueza e atrofia dos músculos intrínsecos do pé ocorrem em casos mais acentuados. Sinal de tinel na percussão da região posterior do maléolo lateral é um achado comum[26].

O diagnóstico da síndrome geralmente é feito com uma história típica com antecedente de trauma, pois, ao contrário da STC, a STT idiopática é muito rara. O diagnóstico eletroneuromiográfico é difícil, mas geralmente evidencia aumento da latência motora distal e assimetria dos potenciais sensitivos dos nervos plantar lateral e medial.

O tratamento consiste em alívio da dor, com medicamentos orais ou infiltrações anestésicas, uso de calçados adequados e fisioterapia. Descompressão cirúrgica está indicada em casos de evidência clara de compressão nervosa ou em casos em que não responderam ao tratamento conservador[26].

Referências

1. Examination of Peripheral Nerve Injuries: An Anatomical Approach by Susan Russell. (Thieme Medical Publishers, 2006).
2. Iyer S, Kim HJ. Cervical radiculopathy. Curr Rev Musculoskelet Med 9, 272-280 (2016).
3. Radhakrishnan K, Litchy WJ, O'Fallon WM, Kurland L. T. Epidemiology of cervical radiculopathy. A population-based study from Rochester, Minnesota, 1976 through 1990. Brain 117 (Pt 2), 325-335 (1994).
4. Jensen MC et al. Magnetic resonance imaging of the lumbar spine in people without back pain. N. Engl. J. Med. 331, 69-73 (1994).
5. Tsao BE, Levin KH, Bodner RA. Comparison of surgical and electrodiagnostic findings in single root lumbosacral radiculopathies. Muscle Nerve 27, 60-64 (2003).
6. Ferrante MA. Brachial plexopathies: classification, causes, and consequences. Muscle Nerve 30, 547-568 (2004).
7. Wilbourn AJ. Plexopathies. Neurol Clin 25, 139-171 (2007).
8. Sureka J, Cherian RA, Alexander M, Thomas BP. MRI of brachial plexopathies. Clin Radiol 64, 208-218 (2009).
9. Ferrante MA, Wilbourn AJ. The utility of various sensory nerve conduction responses in assessing brachial plexopathies. Muscle Nerve 18, 879-889 (1995).
10. Simmons Z. Electrodiagnosis of brachial plexopathies and proximal upper extremity neuropathies. Phys Med Rehabil Clin N Am 24, 13-32 (2013).
11. Seror P. Neuralgic amyotrophy. An update. Joint Bone Spine 84, 153-158 (2017).
12. Ferrante MA, Wilbourn AJ. Lesion distribution among 281 patients with sporadic neuralgic amyotrophy. Muscle Nerve 55, 858-861 (2017).
13. Smith DPW, Elliott JA, Helzberg JH. Intravenous corticosteroid therapy for bilateral parsonage-turner syndrome: a case report and review of the literature. Reg Anesth Pain Med 39, 243-247 (2014).
14. Tsairis P, Dyck PJ, Mulder DW. Natural history of brachial plexus neuropathy. Report on 99 patients. Arch. Neurol. 27, 109-117 (1972).
15. Ferrante MA, Ferrante ND. The thoracic outlet syndromes: Part 1. Overview of the thoracic outlet syndromes and review of true neurogenic thoracic outlet syndrome. Muscle Nerve 55, 782-793 (2017).
16. Dyck PJB, Windebank AJ. Diabetic and nondiabetic lumbosacral radiculoplexus neuropathies: new insights into pathophysiology and treatment. Muscle Nerve 25, 477-491 (2002).
17. Pascoe MK, Low PA, Windebank AJ, Litchy WJ. Subacute diabetic proximal neuropathy. Mayo Clin. Proc. 72, 1123-1132 (1997).
18. Krendel DA, Costigan DA, Hopkins LC. Successful treatment of neuropathies in patients with diabetes mellitus. Arch. Neurol. 52, 1053-1061 (1995).
19. Evaluation and Treatment of Upper Extremity Nerve Entrapment Syndromes – ScienceDirect. Available at: https://www.sciencedirect.com/science/article/pii/S0095454313000900?via%3Dihub. (Accessed: 28th June 2018)
20. Wahab KW, Sanya EO, Adebayo PB, Babalola MO, Ibraheem HG. Carpal Tunnel Syndrome and Other Entrapment Neuropathies. Oman Med J 32, 449-454 (2017).
21. Calandruccio JH, Thompson NB. Carpal Tunnel Syndrome: Making Evidence-Based Treatment Decisions. Orthop. Clin. North Am. 49, 223-229 (2018).

22. Eberlin KR, Marjoua Y, Jupiter JB. Compressive Neuropathy of the Ulnar Nerve: A Perspective on History and Current Controversies. J Hand Surg Am 42, 464-469 (2017).
23. Brubacher JW, Leversedge FJ. Ulnar Neuropathy in Cyclists. Hand Clin 33, 199-205 (2017).
24. Ljungquist KL, Martineau P, Allan C. Radial nerve injuries. J Hand Surg Am 40, 166-172 (2015).
25. Naam NH, Nemani S. Radial tunnel syndrome. Orthop. Clin. North Am. 43, 529-536 (2012).
26. Thoma A, Levis C. Compression neuropathies of the lower extremity. Clinics in Plastic Surgery 30, 189-201 (2003).
27. Yuen EC, Olney RK, So YT. Sciatic neuropathy: clinical and prognostic features in 73 patients. Neurology 44, 1669-1674 (1994).
28. Anderson JC. Common Fibular Nerve Compression: Anatomy, Symptoms, Clinical Evaluation, and Surgical Decompression. Clin Podiatr Med Surg 33, 283-291 (2016).

Capítulo 88

Distrofias Musculares e Miopatias Congênitas

Edmar Zanoteli
Umbertina Conti Reed

Introdução

As miopatias incluem um grupo amplo de doenças geneticamente determinadas ou adquiridas durante a vida, causadas por alterações no tecido muscular esquelético, associadas ou não a comprometimento do músculo cardíaco. As formas adquiridas são usualmente relacionadas com efeitos tóxicos de drogas e medicamentos, processos infecciosos e doenças sistêmicas. Um grupo importante de miopatias adquiridas são as inflamatórias autoimunes, incluindo polimiosite, dermatomiosite, miopatia necrotizante e miosite por corpos de inclusão. Dentre as miopatias de causa genética, as mais frequentes são as distrofias musculares, as miopatias congênitas, as síndromes miotônicas e as miopatias metabólicas. Uma classificação das miopatias hereditárias baseada nos defeitos moleculares tem sido atualizada anualmente, em publicação do periódico *Neuromuscular Disorders* e disponibilizada no site da *World Muscle Society* (musclegenetable.fr). Neste capítulo serão abordadas de forma prática as principais formas de distrofias musculares e de miopatias congênitas com ênfase especial aos aspectos clínicos e de diagnóstico.

Distrofinopatias

As distrofinopatias são distrofias musculares causadas por mutações no gene da distrofina (*DMD*) localizado no cromossomo X (Xp21).[1,2] O gene *DMD* codifica a proteína distrofina – uma proteína de 427 kDa localizada junto a parte interna da membrana plasmática das fibras musculares (Figura 88.1). A deficiência da distrofina resulta em deterioração das fibras musculares com substituição progressiva das fibras musculares por tecido conjuntivo e gorduroso. Trata-se de doença de herança recessiva ligada X, e que, portanto, afeta indivíduos do sexo masculino, sendo as mulheres portadoras.[1,2] As duas principais formas são a distrofia muscular de Duchenne (DMD), mais grave, e a distrofia muscular de Becker (DMB) (Tabela 88.1). Também faz parte do grupo das distrofinopatias, as mulheres que são portadoras da mutação e que apresentam algum grau de comprometimento muscular, sendo conhecidas como portadoras manifestantes.

Tabela 88.1 – Aspectos gerais na distrofia muscular de Duchenne e de Becker[1,2]

	Distrofia muscular de Duchenne	Distrofia muscular de Becker
Incidência	1/3.000 meninos nascidos	1/18.000
Época de início	3-5 anos	Após 7 anos
Perda da marcha	9-13 anos	Após 16 anos
CK	Acima 10 × normal	Acima de 5 × normal
Biópsia muscular e nível de distrofina	Distrófica com redução acentuada da distrofina	Distrófica com redução parcial da distrofina
Cognitivo	Déficit em até 40% dos casos	Normal
Marcha miopática e levantar de Gowers	Presente	Presente
Pseudo-hipertrofia panturrilhas (Figura 88.2A)	Presente	Presente
Mutação	Deleções no gene DMD de 1 ou mais exons em até 60 a 75% dos casos. Mutação de ponto em até 15 a 20%	Deleções no gene DMD de 1 ou mais exons em até 60 a 75% dos casos. Mutação de ponto em até 15 a 20%
Efeito da mutação	Rompimento da matriz de leitura (proteína truncada)	Manutenção da matriz de leitura (proteína menor ou disfuncional)
Tratamento	Corticoterapia (deflazacort (0,9 mg/kg/dia, VO, uso contínuo) e a prednisolona (0,75 mg/kg/dia, VO, uso contínuo ou alternado). Medicamentos cardiológicos	Medicamentos cardiológicos

Distrofias musculares de cinturas (LGMD)

As distrofias musculares de cinturas, ou *"limb-girdle muscular dystrophies"* (LGMD), formam um grupo de miopatias de herança autossômica dominante ou recessiva, de caráter progressivo, e com grande variabilidade clínica e genética (Tabela 88.2).[3] A classificação proposta divide a doença em tipos 1 e 2. As formas de herança autossômica dominante constituem o tipo 1 (LGMD1) e as formas autossômicas recessivas, o tipo 2 (LGMD2) (Tabela 88.3).[3] No grupo LGMD2, os tipos mais comuns, e que correspondem a mais de 90% dos casos de LGMD são causados pela deficiência das proteínas calpaína (LGMD2A), disferlina (LGMD2B), sarcoglicanas (α, β, γ e δ) (LGMD2C a 2F), e anoctamina 5 (LGMD2L) e FKRP (LGMD2I) (Figura 88.1). As formas de LGMD1 são mais raras tanto no Brasil quanto em outras partes do mundo, e os principais tipos são causados por mutações nos genes da miotilina, caveolina-3, lamina A/C e desmina.

Outras formas de distrofias musculares

A distrofia muscular de Emery-Dreifuss é uma forma rara de distrofia muscular que pode ser:
» De herança recessiva ligada ao X, quando há mutação no gene da emerina (*EMD*) ou, mais raramente, no gene *FHL1;*
» Autossômica tanto dominante quanto recessiva, quando há mutação no gene da lamina A/C (*LMNA*) (Tabela 88.4).[4]

Embora não esteja incluída no grupo das LGMD, seu quadro clínico apresenta fraqueza e atrofia muscular de evolução lentamente progressiva, predominando na musculatura

Tabela 88.2 – Aspectos clínicos gerais das distrofias musculares de cinturas (LGMD)[3]

Distrofias musculares de cinturas (características gerais)
• Herança autossômica dominante (LGMD1) ou recessiva (LGMD2)
• Época de início variável, a partir dos 2 anos de idade
• Fraqueza proximal (cinturas pélvica e escapular) de evolução lentamente progressiva
• Gravidade variável, com perda da marcha em qualquer faixa etária a depender do tipo da LGMD
• CK sérica elevada na maioria dos casos (acima de 5 vezes o normal)
• Biópsia muscular com achados distróficos inespecíficos. Análise imunohistoquímica ou de Western blot pode demonstrar o defeito proteico específico
• Eventual comprometimento cardiológico e respiratório

LGMD: limb-girdle muscular dystrophies.

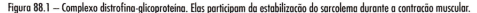

Figura 88.1 – Complexo distrofina-glicoproteína. Elas participam da estabilização do sarcolema durante a contração muscular.

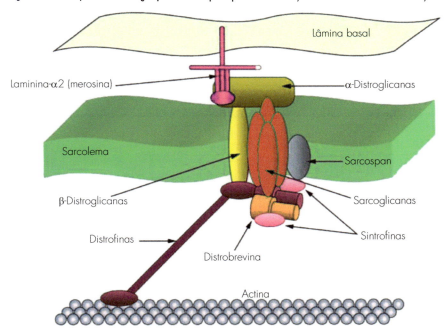

umeral e peroneal. Caracteristicamente ocorrem retrações musculares de início precoce afetando preferencialmente as articulações dos cotovelos, calcâneos e joelhos (Figura 88.2B). Há limitação para os movimentos da coluna vertebral e para flexão do pescoço. A maioria dos pacientes, em especial quando ligado à deficiência de emerina, apresenta cardiomiopatia e defeitos da condução atrioventricular, os quais exigem implante de marca-passo cardíaco nas primeiras duas décadas de vida.

Tabela 88.3 – Classificação das distrofias musculares de cinturas (LGMD) baseada na herança genética e na deficiência proteica[3]

LGMD tipo 1		LGMD tipo 2			
1A	Miotilina	2A	Calpaina-3*	2L	Anoctamina 5*
1B	Lâmina A/C	2B	Disferlina*	2M	Fukutina
1C	Caveolina	2C	γ-sarcoglicana*	2N	POMT2
1D	Desmin	2D	α-sarcoglicana*	2O	POMGnT1
1E	DNAJB6	2E	β-sarcoglicana*	2P	α-dystroglicana
1F	Transportina 3	2F	δ-sarcoglicana*	2Q	Plectina
1G	HNRNPDL	2G	Teletonina	2R	Desmina
1H	?	2H	TRIM32	2S	TPPC11
		2I	FKRP*	2T	GMPPB
		2J	Titina	2U	ISPD
		2K	POMPT1	2V	Maltase ácida
				2W	LIMS2

LGMD tipo 1: herança autossômica dominante; LGMD tipo 2: herança autossômica recessiva.
* Subtipos mais frequentes, responsáveis por mais de 90% dos casos.

A distrofia fácio-escápulo-umeral (FEU) é uma miopatia de herança autossômica dominante, causada pela deleção de um pequeno fragmento de DNA no braço longo do cromossomo 4 (Tabela 88.4).[5] D4Z4 é um fragmento de DNA de 3.3 kb, que se apresenta de forma repetida no braço longo do cromossomo 4, e tem função de regular a metilação gênica de diversos genes.[5] Em indivíduos normais há mais de 11 destes fragmentos repetidos, o que mantém esta região hipermetilada e, portanto, com poucos genes ativos. Ao contrário, em torno de 95% dos pacientes com FEU (FEU tipo 1) mostram encurtamento desta região (menos de 11 repetições), com consequente hipometilação e maior atividade de alguns genes, dentre eles o *DUX4*, causando disfunção da fibra muscular.[5] Em 5% dos pacientes ocorrem mutações no gene *SMCHD1* (FEU tipo 2) que atua regulando a metilação do *DUX4*. Clinicamente, as duas formas de FEU se caracterizam pelo envolvimento assimétrico da musculatura da cintura escapular, da face e dos músculos umerais (bíceps e tríceps) (Figura 88.2C). Os músculos fixadores da escápula são caracteristicamente afetados, assim como os peitorais. A época do início dos sintomas é variável, mas em geral as manifestações clínicas são notadas antes dos 20 anos de idade. Menos de 20% dos pacientes evoluem para perda da marcha. Comprometimento cardiorrespiratório não é comum nestes casos.

A distrofia miotônica (DM) ou doença de Steinert, é uma miopatia de herança autossômica dominante caracterizada por miotonia, fraqueza muscular de predomínio nas porções distais dos membros, envolvimento da musculatura mastigatória (Figura 88.2D) e manifestações sistêmicas (catarata, endocrinopatias, cardiopatias, calvície precoce) (Tabela 88.4).[6] É a forma de distrofia muscular mais comum na vida adulta, afetando 1 em cada 8.000 pessoas. Pelo menos três formas clínicas são reconhecidas:

» Forma leve, caracterizada por catarata e miotonia, com sobrevida normal;
» Forma clássica, caracterizada por fraqueza muscular, catarata, miotonia, alterações frequentes na condução cardíaca, com redução da capacidade funcional e da sobrevida na vida adulta; e
» Forma congênita, em que há hipotonia e fraqueza difusa já nos primeiros meses de vida, frequentemente complicadas com insuficiência respiratória e alta mortalidade, além de déficit cognitivo e dificuldade na fala quando as crianças sobrevivem. É característico a face com boca "em carpa" e comprometimento da musculatura bucomaxilofacial.

Figura 88.2 – Aspectos clínicos de algumas formas de distrofia muscular. Note a pseudohipertrofia de panturrilhas (seta) na distrofia muscular de Duchenne (A). B) Retração de cotovelo (seta) na distrofia muscular de Emery-Dreifuss. C) Escápula alada (seta) e atrofia dos músculos bíceps braquial e tríceps na distrofia fáscio-escápulo-umeral. D) Face alongada, com atrofia da musculatura mastigatória e maloclusão dentária na distrofia miotônica de Steinert.

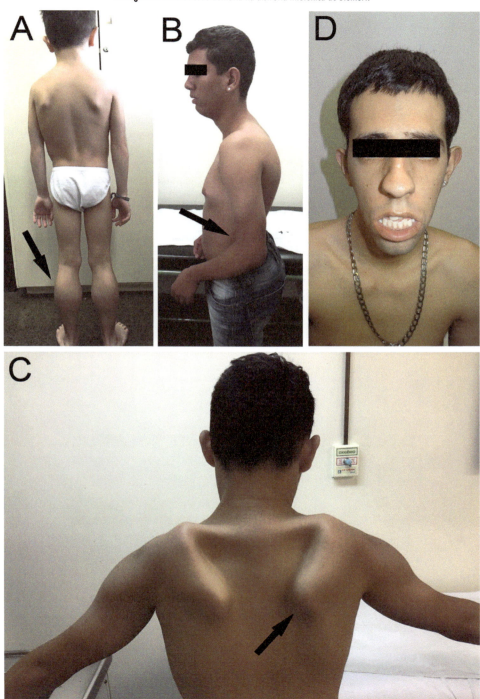

Na DM tipo 1, a mutação é causada por uma repetição expandida do trinucleotídeo CTG na região 3', não traduzida do gene *DMPK*, localizado na porção proximal do braço longo do cromossomo 19 (19q13.3), o que acarreta uma falha na produção da proteína miotonina-quinase.[6] Em gerações sucessivas ocorre o fenômeno da antecipação gênica, em que as manifestações clínicas se tornam mais graves e de início mais precoce devido ao aumento na expansão do CTG que ocorre de geração para geração.

Uma forma de DM com quadro clínico semelhante está associada à expansão de CCTG no íntron 1 do gene *CNBP*, e é conhecida como DM tipo 2.[6] As duas formas são muito similares clinicamente, embora o tipo 2 tenda a ser mais brando e com envolvimento muscular mais proximal, além de não manifestar a forma congênita.

A distrofia óculo-faríngea (DOF) é uma forma rara de distrofia muscular de início após a quinta década de vida que se caracteriza por ptose palpebral, disfagia, disfonia e fraqueza dos grupos musculares proximais dos membros (Tabela 88.4).[7] Pode ser decorrente tanto de herança autossômica dominante quanto recessiva; e as duas formas são causadas por expansão do trinucleotídeo GCG no primeiro exon do gene *PABPN1* (14q11.1), responsável pela poliadenilação do RNAm no núcleo celular. Alelos normais contém dez repetições do trinucleotídeo GCN. Nas formas autossômicas dominantes ocorre expansão do GCG de 12 a 17 vezes em um dos alelos, enquanto nas formas autossômicas recessivas ocorrem 11 repetições do GCG nos dois alelos.[7]

Tabela 88.4 – Aspectos gerais de algumas formas de distrofia muscular[4-7]

Distrofia	Defeito genético e herança	Principais manifestações	Exames
Fácio-escápulo-umeral	Deleção (região D4Z4) em 4q35 (gene *homeobox* duplo 4 – DUX4), herança AD	Acometimento assimétrico de músculos faciais, umerais e cintura escapular	CK normal, ENMG miopático, Biópsia miopática inespecífica
Emery-Dreifuss	Emerina (EMD) (RLX), lamina A/C (LAMA) (AD ou AR), proteína 1 do domínio LIM quatro-e-meio (FHL1) (RLX)	Retrações cervicais e cotovelos, graves alterações cardíacas, morte súbita	CK normal ENMG miopática Biópsia distrófica
Distrofia miotônica de Steinert	Expansão CTG em 19q afetando o gene DMPK (DM1); expansão CCTG afetando o gene ZNF9 (DM2); ambas com herança AD	Manifestações sistêmicas (catarata, diabetes, endocrinopatias), miotonia, fraqueza de predomínio distal, forma congênita grave	CK normal ENMG miopática e com miotonia Biópsia miopática
Distrofia óculo-faríngea	Expansão do GCG em 14q11.1 (PABPN1); herança AD (expansão de 12 a 17 vezes em um dos alelos) ou AR (11 repetições nos dois alelos)	Ptose palpebral, disfagia, disfonia e fraqueza proximais de início após os 50 anos	CK normal ENMG miopática Biópsia miopática com vacúolos marginados

AD: autossômica dominante; CK: creatinofosfoquinase; DAR: herança recessiva; ENMG: eletroneuromiografia; MD: distrofina; RLX: recessiva ligada ao X.

Miopatias distais e miopatias miofibrilares

As miopatias distais (MD) são um grupo heterogêneo de doenças musculares, onde o predomínio do comprometimento da força muscular ocorre nas porções distais das extremidades (mãos e pés), diferindo do quadro clássico de fraqueza predominantemente proximal das principais miopatias, como as distrofias musculares. Neste grupo estão incluídas condições bem caracterizadas:[8]
- Miopatia de Welander (gene *TIA1*);
- Miopatia distal de Udd (gene *TTN*);
- Miopatia distal de Laing (gene *MYH7*);
- Miopatia de Nonaka (gene *GNE*);
- Miopatia distal de Myoshi (gene *DYSF*);
- Miopatias miofibrilares.

A forma de Welander apresenta início na vida adulta com herança autossômica dominante e manifesta-se com paresia inicialmente nas mãos e posteriormente nas pernas, de evolução lentamente progressiva. A forma Finlandesa também apresenta início na vida adulta e herança autossômica dominante, com a fraqueza predominando nas porções distais dos membros inferiores. Na forma de Miyoshi, o início ocorre em geral após a primeira década de vida e a fraqueza predomina nos músculos do compartimento posterior dos membros inferiores. Na forma de Nonaka a fraqueza predomina inicialmente nos músculos do compartimento anterior dos membros inferiores.

As miopatias miofibrilares, por sua vez, se referem a doenças musculares esqueléticas e cardíacas, com alterações nas proteínas do disco-Z do sarcômero e de filamentos intermediários, que levam à formação de agregados proteicos e desarranjo das miofibrilas, sendo, portanto, um grupo amplo dentro das miopatias distais, eventualmente estudado como um grupo a parte, pela sua heterogeneidade e importância.[8] As miopatias miofibrilares apresentam características morfológicas semelhantes na biopsia muscular, que continua sendo o método atual de diagnóstico desta condição. Os principais achados histológicos incluem presença de massas intracitoplasmáticas ou áreas de desarranjo miofibrilar, usualmente reagentes para desmina. A maioria dos pacientes inicia as manifestações após a segunda década de vida. Desde as primeiras descrições na década de 90, mutações em pelo menos nove diferentes genes já foram relacionadas a essa condição: *DES* (desmina), *CRYAB* (αB-cristalina), *LDB3* (proteína Zasp), *MYOT* (miotilina), *FLNC* (filamina C), *BAG3*, *FHL1*, *TTN* (titina), *PLEC* (plectina) e *DNAJB6*.[8] Uma característica marcante deste grupo de miopatias é a frequente ocorrência de complicações cardiológicas. A principal forma de transmissão genética é a autossômica dominante, embora sejam descritas formas ligadas ao X ou de herança autossômica recessiva.

Distrofias musculares congênitas (DMC)

As DMC são caracterizadas por comprometimento muscular notado desde o nascimento ou no primeiro ano de vida, resultando usualmente em síndrome da criança hipotônica com atraso do desenvolvimento motor (Tabela 88.5).[19,20] Na biópsia muscular nota-se tecido muscular de aspecto distrófico, mas sem substrato histopatológico específico. As principais características clínicas incluem hipotonia muscular, fraqueza, atrofia muscular e retrações fibrotendíneas. O curso é usualmente estacionário ou lentamente progressivo.

A maioria dos casos de DMC é causada por mutações em genes que codificam proteínas localizadas na matriz extracelular (MEC).[9,10] A α-distroglicana (α-DG), localizada na face externa do sarcolema, para efetivar as suas ligações com os componentes da MEC, necessita de adição de açúcares (glicosilação), o que ocorre através da ação de enzimas denominadas glicosiltransferases. Depois de glicosilada, a α-DG liga-se com diferentes proteínas da MEC, das quais a mais abundante é a laminina α-2 (merosina) que por sua vez estabelece ligações indiretas com a rede de miofibrilas formada pelas três unidades do colágeno VI. As formas mais frequentes de DMC resultam de mutações nos genes que codificam a merosina e as três subunidades do colágeno VI, o que leva a um defeito na estabilidade mecânica da fibra. Por outro lado, mutações nos genes que codificam as diversas formas de glicosiltransferases levam a um grupo de DMC caracterizado por defeitos de glicosilação da α-DG. Há também outras formas mais raras de DMC, cuja etiopatogenia relaciona-se ao déficit de proteínas não diretamente relacionadas com a estabilidade do sarcolema.

Tabela 88.5 – Principais formas clínicas de distrofia muscular congênita (DMC): características clínicas, defeito gênico e herança genética[9,10]

Tipo clínico	Características clínicas	Gene/herança genética
DMC com deficiência de merosina	Anormalidades da substância branca do SNC, ausência de marcha, aumento sérico de CK	LAMA2/AR
DMC com deficiência do colágeno VI (forma de Ullrich)	Frouxidão ligamentar distal, retrações proximal, ausência de marcha, queloide, hiperplasia folicular, CK sérica normal	COL6A1, COL6A2, COL6A3/AD ou AR
DMC com deficiência do colágeno VI (forma de Bethlem)	Leve comprometimento motor, retrações das falanges, queloide, hiperplasia folicular, CK sérica normal	COL6A1, COL6A2, COL6A3/AD ou AR
Forma de Fukuyama	Anormalidades estruturais do SNC, retardo mental e convulsões, CK sérica elevada	FKTN/AR
Doença músculo-olho-cérebro	Retardo mental, anormalidades estruturais do SNC e oculares e convulsões, CK sérica elevada	POMGnT1, FKTN, FKRP, LARGE, POMT1, POMT2/AR
Doença de Walker-Warburg	Retardo mental, anormalidades oculares e lisencefalia tipo II, CK sérica elevada	POMGnT1, FKTN, FKRP, LARGE, POMT1, POMT2/AR
DMC com cabeça caída	Grave comprometimento motor, queda da cabeça (fraqueza cervical), CK sérica variável	LAMA/AD
DMC com espinha rígida	Contratura da coluna vertebral, insuficiência ventilatória, CK sérica normal	SEPN1/AR

AD: autossômica dominante, AR: autossômica recessiva, CK: creatinofosfoquinase

Miopatias congênitas estruturais

As miopatias congênitas estruturais compõem um grupo de miopatias cuja manifestações são notadas já ao nascimento ou no primeiro ano de vida (Tabela 88.6). Caracteristicamente tendem a evoluir com pouca ou nenhuma progressão do quadro motor.[11,12] O quadro clínico se apresenta com deformidades osteo-esqueléticas, hipotonia, atrofia e fraqueza muscular, afetando porções proximais e distais dos membros, musculatura axial e musculatura craniofacial. De acordo com a época do início das manifestações e a gravidade do comprometimento motor, são reconhecidas pelo menos três formas clínicas de manifestações: neonatal grave, início na infância e início na vida adulta. As miopatias congênitas estruturais são classificadas conforme a anormalidade estrutural presente nas fibras musculares, sendo, portanto, diagnosticadas pelo exame de biópsia muscular. Mais de 30 tipos já foram descritos, sendo as mais frequentes as miopatias centronuclear, miotubular, nemalínica, *central-core*, *minicore*, e desproporção congênita de fibras.[11]

Tabela 88.6 – Principais formas de miopatias congênitas estruturais[11,12]

Tipo	Características clínicas	Gene/herança genética
Nemalínica	Fraqueza muscular apendicular e craniofacial com evolução estável, eventualmente com predomínio distal da fraqueza, deformidades osteoesqueléticas. Presença de bastões na biópsia muscular	NEB (AR) (50%), ACTA1 (AR) (25%) e TPM3. Formas raras: TPM2, TNNT1, CFL2, KBTBD13, KHLH40, KHL41, LMOD3
Central-core	Fraqueza muscular apendicular e ptose palpebral com evolução estável. Presença de falha central na atividade oxidativa na biópsia muscular.	RYR1 (AD)
Multi-mini core	Fraqueza muscular apendicular e craniofacial com evolução estável. Presença de múltiplas falhas focais na biópsia muscular.	RYR1 (AR), SENP1 (AR)
Centronuclear	Fraqueza muscular apendicular e craniofacial com evolução estável, época de início variável. Presença de núcleo anormalmente internalizado na biópsia muscular	RYR1 (AR), DNM2 (AR ou AD), BIN1 (AD ou AR)
Miotubular	Grave envolvimento neonatal com alta mortalidade nos primeiros 2 anos de vida, evolução estável. Presença de núcleo centralizado na biópsia, com fibra muscular simulando fibra muscular fetal	MTM1 (RLX)
Desproporção congênita de fibras	Fraqueza muscular apendicular e craniofacial com evolução estável. Presença de atrofia de fibras do tipo 1 na biópsia muscular.	SENP1 (AR), RYR1 (AR)

AD: autossômica dominante, AR: autossômica recessiva, RLX: recessiva ligada ao X.

Referências

1. Verma S, Anziska Y, Cracco J. Review of Duchenne muscular dystrophy (DMD) for the pediatricians in the community. Clin Pediatr (Phila) 49(11):1011-7, 2010.
2. Bushby K, Finkel R, Birnkrant DJ, Case LE, Clemens PR, Cripe L et al. Diagnosis and management of Duchenne muscular dystrophy, part 1: diagnosis, and pharmacological and psychosocial management. Lancet Neurol 9(1):77-93, 2010.
3. Iyadurai SJ, Kissel JT. The Limb-Girdle Muscular Dystrophies and the Dystrophinopathies. Continuum (Minneap Minn) 22 (6, Muscle and Neuromuscular Junction Disorders):1954-77, 2016.
4. Bonne G, Quijano-Roy S. Emery-Dreifuss muscular dystrophy, laminopathies, and other nuclear envelopathies. Handb Clin Neurol 113:1367-76, 2013.
5. DeSimone AM, Pakula A, Lek A, Emerson CP Jr. Facioscapulohumeral Muscular Dystrophy. Compr Physiol 7(4):1229-79, 2017.
6. Yum K, Wang ET, Kalsotra A. Myotonic dystrophy: disease repeat range, penetrance, age of onset, and relationship between repeat size and phenotypes. Curr Opin Genet Dev 44:30-7, 2017.
7. Brais B. Oculopharyngeal muscular dystrophy. Handb Clin Neurol 101:181-92, 2011.
8. Palmio J, Udd B. Myofibrillar and distal myopathies. Rev Neurol (Paris) 172(10):587-93, 2016.
9. Falsaperla R, Praticò AD, Ruggieri M, Parano E, Rizzo R, Corsello G et al. Congenital muscular dystrophy: from muscle to brain. Ital J Pediatr 42(1):78, 2016.
10. Durbeej M. Laminin-α2 Chain-Deficient Congenital Muscular Dystrophy: Pathophysiology and Development of Treatment. Curr Top Membr 76:31-60, 2015.
11. Gonorazky HD, Bönnemann CG, Dowling JJ. The genetics of congenital myopathies. Handb Clin Neurol 148:549-64, 2018.
12. Zanoteli E. Centronuclear myopathy: advances in genetic understanding and potential for future treatments. Expert Opinion on Orphan Drugs, 2018 (in press).

Capítulo 89

Miopatias Metabólicas e Miopatias Inflamatórias

Edmar Zanoteli
Rodrigo de Holanda Mendonça

Introdução

As miopatias compõem um grupo amplo de doenças geneticamente determinadas ou adquiridas durante a vida que cursam com algum tipo de disfunção do tecido muscular esquelético. Dentre as miopatias de causa genética as mais frequentes são as distrofias musculares, as miopatias congênitas, as síndromes miotônicas e as miopatias metabólicas, todas podendo apresentar formas congênitas com manifestações já no primeiro ano de vida, formas de início na infância e formas de início em jovens ou adultos. Quanto às miopatias adquiridas, muitas são autolimitadas e transitórias, persistindo apenas enquanto há um evento sistêmico causal, como por exemplo, um efeito tóxico medicamentoso ou processos infecciosos virais. Várias formas de doenças sistêmicas podem afetar o tecido muscular, dentre as quais se destacam as endocrinopatias, colagenoses, neoplasias e infecções. Um grupo importante de miopatias adquiridas são as inflamatórias, incluindo a polimiosite, a dermatomiosite, a miopatia necrotizante e a miosite por corpos de inclusão. Neste capítulo serão abordadas as principais formas de miopatias metabólicas e inflamatórias com ênfase especial ao diagnóstico e abordagem terapêutica.

Miopatias metabólicas

As miopatias metabólicas são um grupo de doenças causadas por defeitos nas vias bioquímicas relacionadas à produção de ATP. Podem ser divididas em três grandes grupos: glicogenoses, lipidoses e mitocondriopatias.

Glicogenoses

Glicogenoses (*glycogen storage diseases* – GSD) são distúrbios do metabolismo dos carboidratos, e muitas de suas formas acometem o músculo esquelético (Tabela 89.1).[1-5] Um grupo de pacientes cursa com fraqueza muscular fixa, normalmente progressiva, e com envolvimento multissistêmico, como nas deficiências de maltase ácida (GSD 2, doença de Pompe), Amilo-1,6-glucosidase (GSD 3, doença de Cori-forbes) e Amilo-1,4-1,6-transglucosidase (GSD

4, doença de Andersen). Outro grupo de pacientes desenvolve sintomas recorrentes caracterizados por fraqueza, câimbras, mialgia e mioglobinúria, normalmente relacionados à atividade física, com exame clínico normal entre as crises, como observados nas deficiências de miofosforilase (GSD 5, doença de McArdle), fosforilase quinase (GSD 9), fosfofrutoquinase (GSD 7, doença de Tarui), fosfoglicerato mutase (GSD 6), lactato desidrogenase (GSD 11) e aldolase (GSD 12).

Algumas GSDs afetam principalmente o fígado (Tabela 89.1). Estas incluem os tipos 0, 1, 2, 6 e 9. Estes tipos (exceto para o tipo 0 de GSD) podem causar hepatomegalia. Um fígado aumentado geralmente está ligado a episódios de hipoglicemia porque o excesso de glicogênio é armazenado no fígado em vez de ser liberado como glicose na corrente sanguínea.

Tabela 89.1 – Principais tipos de glicogenoses (GSD)[1-5]

Tipo – epônimo	Deficiência enzimática (gene)	Quadro clínico
GSD 0 (doença de Lewis)	Glicogênio sintase (*GYS2*)	Hipoglicemia, eventuais câimbras
GSD 1 (doença de von Gierke)	Glicose 6 fosfatase (*G6PC/SLC37A4*)	Hipoglicemia, hepatomegalia, hiperlipidemia, déficit de crescimento, acidose láctica
GSD 2 (doença de Pompe)	Alfa-glucosidase ácida (*GAA*)	Forma neonatal (hepatomegalia, cardiopatia, hipotonia), forma de início tardia (fraqueza muscular, miopatia axial, insuficiência respiratória)
GSD 3 (doença de Cori-Forbes)	Enzima desramificadora de glicogênio-amilo-1,6-glucosidase (*AGL*)	Hipoglicemia, hepatomegalia, hiperlipidemia, fraqueza distal nas pernas
GSD 4 (doença de Andersen)	Enzima ramificadora de glicogênio-amilo-1,4-1,6-transglucosidase (*GBE1*)	Hepatomegalia, cirrose, miopatia, cardiomiopatia, déficit de crescimento, início na infância
GSD 5 (doença de McArdle)	Miofosforilase (*PYGM*)	Intolerância a exercício, câimbra, rabdomiólise, fenômeno "segundo fôlego"
GSD 6 (doença de Hers)	Glicogênio fosforilase hepática (*PYGL*) e fosfoglicerato mutase muscular (*PGAM2*)	Hipoglicemia, hepatomegalia, hiperlipidemia
GSD 7 (doença de Tarui)	Fosfofrutoquinase (*PKFM*)	Intolerância a exercício, câimbra, fraqueza, anemia hemolítica
GSD 8	Fosforilase quinase hepática	Hepatomegalia, retardo do crescimento, hipercolesterolemia
GSD 9	Fosforilase quinase (*PHKA2, PHKB, PHKG2, PHKA1*)	Hipoglicemia, hepatomegalia, hiperlipidemia, atraso desenvolvimento motor
GSD 10	Enolase 3 (*ENO3*)	Mioglobinúria, aumento de CK, mialgia, intolerância ao exercício
GSD 11	Lactato desidrogenase A muscular (*LDHA*)	Intolerância ao exercício, mioglobinúria, aumento de CK
GSD 12	Aldolase A (*ALDOA*)	Intolerância a exercício, câimbra, rabdomiólise, anemia hemolítica
GSD 13	Beta-enolase (*ENO3*)	Intolerância a exercício, câimbra, elevação de CK
GSD 14	Fosfoglucomutase 1 (*PGM1*)	Câimbras induzidas por exercício, mioglobinúria, fraqueza proximal
GSD 15	Glicogenin-1 (*GYG1*)	Miopatia, atrofia muscular

Os sintomas de hipoglicemia incluem sudorese, tremores, sonolência, confusão e, às vezes, convulsões. Algumas GSDs, como os tipos 5 e 7, afetam principalmente os músculos esqueléticos. Fraqueza muscular e cãibras musculares são os sintomas mais comuns desses tipos.

A doença de Pompe (glicogenose tipo 2) é causada por mutações no gene *GAA* (cromossomo 17) levando a deficiência da enzima alfa-glicosidase ácida (GAA) ou maltase ácida, a qual é responsável pela quebra do glicogênio em glicose nos lisossomos (Tabela 89.2).[6] O acúmulo de glicogênio nos lisossomos leva a disfunção em vários tecidos tais como músculo esquelético e cardíaco, fígado e sistema nervoso. Há uma forma neonatal presente nos primeiros meses de vida, uma forma infantil em que o diagnóstico é feito nos primeiros anos de vida, e uma forma de início juvenil e já na vida adulta – início tardio. Recém-nascidos e lactentes com a doença de Pompe apresentam cardiomegalia, hipotonia, insuficiência respiratória, fraqueza muscular, hepatomegalia, macroglossia, dificuldades alimentares, atraso motor e de crescimento, e falecem, em média, antes do final do primeiro ano de vida devido a complicações cardiopulmonares. Na forma de início na infância ou na vida adulta a manifestação principal é fraqueza muscular lentamente progressiva de predomínio nas cinturas e muitas vezes em associação com comprometimento respiratório. O exame de escolha para triagem destes casos é a medida da atividade da enzima GAA usando gota seca de sangue em papel de filtro, mas o diagnóstico definitivo é obtido através da determinação da redução da atividade enzimática em cultura de fibroblasto, de leucócitos ou exame de DNA. A biópsia muscular típica nestes casos demonstra a presença de vacúolos intracitoplasmáticos com acúmulo de glicogênio (PAS-positivos) e aumento da atividade na fosfatase ácida – indicando ser um vacúolo de origem lisossomal (Figuras 89.1A e B). O tratamento medicamentoso é baseado na reposição enzimática intravenosa usando uma GAA recombinante biologicamente ativa (alfa-glicosidase ácida, rhGAA), a qual parece prolongar a sobrevida melhorando especialmente a função respiratória.[6]

A doença de McArdle é a glicogenose mais frequente, apresenta herança autossômica recessiva e é causada pela deficiência da enzima miofosforilase devido a mutações no gene *PYGM* (cromossomo 11q13).[1-5] A doença se manifesta em crianças ou em adultos jovens com intolerância ao exercício (Tabela 89.3). Os pacientes referem o aparecimento de câimbras e mialgia após a realização de atividades físicas curtas e intensas. Contraturas e fraqueza muscular podem acompanhar o quadro. Quase todos os pacientes apresentam o chamado fenômeno "second wind" (ou segundo fôlego) que se caracteriza por alívio dos sintomas quando a atividade física é mantida em níveis mais brandos por pelo menos 10 minutos. A CK encontra-se aumentada, mas pode ser normal no período intercrise. O teste do antebraço isquêmico

Tabela 89.2 – Principais manifestações clínicas na doença de Pompe

Formas clínicas	Manifestações
Forma neonatal	• Hipotonia • Cardiomiopatia dilatada • Insuficiência respiratória • Óbito precoce • Hepatomegalia • Macroglossia • Atividade enzimática da GAA acentuadamente reduzida
Forma de início tardio	• Fraqueza muscular predominando nas cinturas • Insuficiência respiratória • Curso lentamente progressivo • Macroglossia • Atividade enzimática da GAA parcialmente reduzida

GAA: maltase ácida.

mostra um aumento no nível de amônia sérica, mas sem aumento significativo do ácido lático. Na biópsia muscular encontram-se vacúolos subsarcolemais e acúmulo subsarcolemal e intermiofibrilar de material PAS-positivo (glicogênio) (Figuras 89.1C e D), com reação histoquímica negativa para miofosforilase. O estudo do gene *PYGM* detecta mutações em até 90% dos casos. Orientações gerais quanto ao tratamento das glicogenoses estão demonstradas na Tabela 89.4.

Tabela 89.3 – Principais manifestações clínicas na doença de McArdle

Glicogenose tipo 5 (doença de MacArdle)
• Intolerância ao exercício
• Fadiga e câimbras relacionadas ao exercício
• Fenômeno "segundo fôlego" ("second wind")
• Início na segunda década de vida
• Rabdomiólise
• Crises exacerbadas com jejum e infecções
• Força muscular e creatinofosfoquinase usualmente normais entre as crises

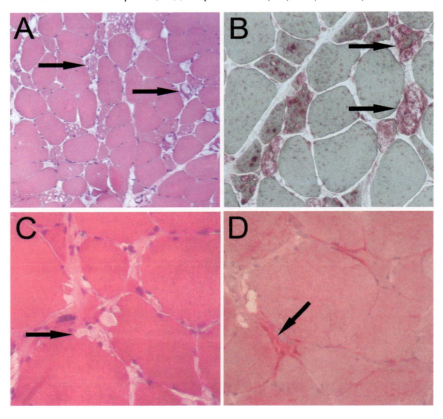

Figura 89.1 – Achados histológicos musculares na doença de Pompe e na doença de McArdle. Presença de fibras musculares com degeneração vacuolar (setas) (Hematoxilina & Eosina, HE, 40×). A) com grande aumento da atividade lisossomal (setas) (fosfatase ácida, 40×); B) na doença de Pompe de início na vida adulta. Presença de vacúolos subsarcolemais (seta) (HE, 40×); C) e de acúmulo de material PAS-positivo (seta) (ácido periódico de Shiff, PAS, 40×); D) na doença de McArdle.

Tabela 89.4 – Tratamento das miopatias metabólicas[2-5,8,9]

Doença	Tratamento
Glicogenoses	- Exercício físico progressivo controlado - Glicose antes de exercício físico nos defeitos glicogenolíticos (p. ex.: McArdle) - Jejum durante a noite nos defeitos glicolíticos (ex. Tarui) - Monoidrato de creatina (0,1 g/kg/dia)
Defeito na oxidação dos ácidos graxos	- Exercício físico progressivo controlado, evitar exercício durante infecções - Evitar jejum - L-carnitina (somente se nível reduzido ou nas mutações em *SLC22A5*). Iniciar com 300 mg, duas vezes ao dia - Dieta rica em carboidrato - Usar carboidrato antes e durante exercícios
Miopatia mitocondrial	- Exercício físico progressivo controlado, evitar exercício durante infecções - Evitar jejum - Co10 ou idebenone (5-15 mg/kg/dia), ácido alfa-lipoico, vitamina E, monoidrato de creatina (0,1 g/kg/dia) - L-carnitina (somente se nível reduzido). Iniciar com 300 mg, duas vezes ao dia

Lipidoses

A oxidação dos ácidos graxos é responsável por boa parte da energia utilizada para manutenção do músculo em repouso e do tônus muscular, na recuperação muscular após uma atividade física e pela manutenção do funcionamento muscular durante períodos de atividade intensa e prolongada na qual a demanda por ATP aumenta com o passar do tempo de atividade. Os ácidos graxos não são utilizados no início do exercício, começando a ganhar importância após alguns minutos do exercício continuado, e após algum tempo de exercício eles representam a maior fonte de energia. Assim, defeitos no metabolismo dos lipídios causam sintomas durante exercício prolongado. O metabolismo oxidativo requer inicialmente que esses ácidos graxos sejam mobilizados para a corrente sanguínea e então sejam carreados para o meio intracelular e sucessivamente para o interior da mitocôndria. A membrana mitocondrial normal é impermeável aos ácidos graxos, sendo necessários, portanto, transportadores para este fim. O transporte é realizado por um sistema específico composto por carnitina, carnitina palmitoiltransferase 1 (CPT1) (parte externa da membrana) e carnitina palmitoiltransferase 2 (CPT2) (parte interna da membrana). A carnitina palmitoiltransferase (CPT) é a enzima que liga a carnitina com ácidos graxos de cadeia longa, necessária ao transporte da carnitina para dentro da mitocôndria (CPT1) e para separar a carnitina do complexo com os ácidos graxos (CPT2). As desordens do metabolismo lipídico (lipidoses) se manifestam mais comumente com intolerância a exercícios e mioglobinúria, tanto em adultos quanto em crianças e nem sempre cursam com deposito de lipídios visível na biópsia muscular (Tabela 89.5).[2-5,7] As principais lipidoses que se apresentam com miopatia isolada ocorrem devido à deficiência de CPT2, acil-CoA desidrogenase de cadeia muito longa (mais que 14 carbonos), e proteína trifuncional.

O envolvimento muscular e cardíaco é raro na deficiência de CPT1 ligada à oxidação dos ácidos graxos de cadeia longa. A deficiência de CPT2 é a anormalidade bioquímica mais comum do músculo e tem herança autossômica recessiva. A sintomatologia consiste em dor muscular e mioglobinúria após exercícios prolongados, jejum prolongado ou dieta rica em

Tabela 89.5 – Principais tipos de lipidoses com comprometimento muscular[2-5,7]

Deficiência enzimática/gene	Aspectos gerais	Perfil acilcarnitina/ácidos orgânicos urinários (AOU)/carnitina
CPT2 (carnitina palmitoil transferase 2)/*CPT2*	• Intolerância ao exercício, mialgia, mioglobinúria desencadeada por jejum, frio, estresse e infecções	• Elevado: C16:0, C18:1 • Baixo: C2/AOU normais/carnitina normal
VLCAD (acil-Coa desidrogenase de cadeia muito longa)/*ACADVL*	• Intolerância ao exercício, mialgia, mioglobinúria desencadeada por jejum, frio, estresse e infecções	• Elevado: C14:1 cis-5, C14:1/AOU normais/carnitina normal ou baixa
OCTN2 transportador de carnitina/*SLC22A5*	• Criança com hipoglicemia, hepatomegalia, encefalopatia, elevação de amônia. Crianças maiores com cardiomiopatia, fraqueza, hipotonia e aumento de CK	• Normal/AOU normais/carnitina total e livre muito reduzida
Proteína trifuncional e LCHAD (3-hidroxiacil-Coa desidrogenase de cadeia longa)/*HADHA* ou *HADHB*	• Criança com neuropatia periférica, mialgia pós exercício, rabdomiólise	• Elevado: C16-OH, C16:1-OH, C18-OH, C18:1-OH/aumento de AOU (ácido 3-hidroxi-dicarboxílico)/carnitina normal
MCAD (acil-Coa desidrogenase de cadeia média)/*ACADM*	• Muito rara, adolescência ou vida adulta, mioglobinúria, aumento de CK, encefalopatia, náusea	• Elevado: C6-C10:1/aumento de AOU (ácidos dicarboxílicos de cadeia média)/carnitina normal
SCAD (acil-Coa desidrogenase de cadeia curta)/*ACADS*	• Muito rara, criança com atraso motor, fraqueza, fraqueza craniofacial, adultos com fraqueza e mioglobinúria	• Elevado: C4/aumento de AOU (ácido etilmalônico, ácidos dicarboxílicos)/carnitina normal
MADD (acidúria glutárica tipo 2) (deficiência múltipla de acil-Coa desidrogenase)/*ETFA, ETFB, ETFDH*	• Intolerância ao exercício, fraqueza, mialgia, insuficiência respiratória, ótima resposta com a reposição de riboflavina	• Elevado: C4-C12/aumento de AOU (ácido glutárico, ácido isovalerico, ácidos dicarboxílicos alifáticos)/carnitina normal

C: carbono.

gorduras e pobre em carboidratos que depletam o glicogênio do músculo. Embora as dores e cãibras possam estar presentes desde a infância, a mioglobinúria é incomum antes da adolescência. Muitos pacientes podem apresentar mioglobinúria após exercícios prolongados, especialmente antes do café da manhã. As crises de mioglobinúria na deficiência de CPT podem ser desencadeadas por jejum, quadros infecciosos ou até mesmo estresse emocional, e são mais graves do que nas desordens da glicólise, tendendo a causar lesão renal. A CK é normal em repouso e aumenta bastante após exercícios prolongados e pode haver aumento de triglicérides e ácidos graxos no soro por estar prejudicada sua utilização. Na biópsia muscular, a análise bioquímica revela deficiência de CPT. O tratamento é feito com dieta rica em hidratos de carbono e pobre em gorduras. Devem-se evitar exercícios prolongados que possam produzir mioglobinúria e usar barras de açúcar durante exercícios. A forma hepatocardio-muscular, muito grave da deficiência de CPT, apresenta evolução fatal nos primeiros meses de vida por falência hepática, renal ou cardíaca. O estudo molecular revela mutações em genes distintos: o gene *CPT1B* associado à deficiência de CPT1 e o gene *CPT2* à deficiência de CPT2.[2-5,7] Orientações gerais quanto ao tratamento estão demonstrada no Tabela 89.5.

Miopatias mitocondriais

As mitocôndrias são a principal fonte de energia para a célula. A sua principal função é a síntese de ATP através da obtenção de energia pela combustão de substratos oxidáveis. Substratos como ácidos graxos, piruvato e aminoácidos são transportados pela membrana para dentro da matriz mitocondrial, onde são processados para formar acetil-CoA. Essa molécula entra no ciclo do ácido cítrico (ciclo de Krebs) e é oxidada para dióxido de carbono, enquanto a nicotinamida adenina dinucleotídeo (NAD) e a flavina adenina dinucleotídeo (FAD) são reduzidas para NADH e FADH2, respectivamente. Esses dois últimos compostos carregam elétrons pelo mecanismo de transferência de elétrons para a cadeia respiratória, localizada na membrana interna mitocondrial, onde ocorre a fosforilação oxidativa. A cadeia respiratória é formada por cinco complexos enzimáticos proteicos denominados: complexo I (NADH: ubiquinona oxirredutase); complexo II (succinato: ubiquinona oxirredutase); complexo III (ubiquinol: citocromo C oxidase); complexo IV (citocromo C oxidase-COX); e complexo V (ATP-sintase). Como as proteínas destes complexos são codificadas tanto pelo DNA mitocondrial (DNAmt) como pelo DNA nuclear, a genética destas doenças envolve ambos os genomas.

As doenças mitocondriais apresentam dois padrões de herança; as doenças causadas por mutações em genes nucleares obedecem a herança mendeliana e as causadas por mutações do DNAmt, a herança materna. O DNAmt é transmitido pela mãe; logo, na formação do zigoto apenas o ovócito contribui com o DNAmt, conferindo uma herança materna às mutações do genoma mitocondrial. Somente as mulheres podem transmitir as mutações aos descendentes (transmissão vertical), mas os filhos de ambos os sexos herdarão o DNAmt anormal. Tecidos ricos em mitocôndrias e que requerem maior demanda de energia como músculo esquelético, coração, sistema nervoso e fígado são mais vulneráveis às alterações da fosforilação oxidativa, com maior frequência de manifestações clínicas nesses órgãos.

As apresentações clínicas nas doenças mitocondriais são variadas, podendo iniciar em qualquer idade, ser precipitadas por diferentes tipos de estresse ou infecções, e se enquadrar em alguma das várias síndromes clínicas descritas. O curso clínico geralmente é progressivo e com envolvimento multissistêmico.

Manifestações neuromusculares são as mais comumente encontradas nos pacientes com doenças mitocondriais.[8,9] Miopatia pode ocorrer como manifestação isolada, mas usualmente se apresenta dentro de um amplo espectro de manifestações clínicas. Dentre as miopatias, a fraqueza muscular proximal tipo cinturas é o achado mais comum principalmente quando relacionada à intolerância aos exercícios. Dor muscular e rabdomiólise estão associados a algumas mutações. O achado morfológico comum às mitocondriopatias é a presença de fibras rasgadas vermelhas (RRF-ragged red fibers) na coloração de Gomori modificado (Figura 89.2A), representando proliferação de mitocôndrias na biópsia muscular. Ocorre também a presença de fibras musculares com redução da reação ao COX (Figura 89.2B). Dentre as síndromes mitocondriais que cursam com envolvimento muscular na vida adulta as mais comuns são as síndromes de MELAS (*Mitochondrial encephalomyopathy*, *lactic acidosis*, *stroke-like episodes*), MERRF (*Myoclonic epilepsy with ragged red fibers*) e a oftalmoplegia externa progressiva (OEP).[8,9]

Síndrome de Kearns-Sayre (SKS) é caracterizada pela presença de ptose palpebral acompanhada de oftalmoplegia, retinite pigmentar e bloqueio da condução cardíaca. Esses sintomas são frequentemente associados à surdez, ataxia, hiperproteinorraquia, hipodesenvolvimento pondo-estatural e disfunção endócrina. A fraqueza muscular generaliza-se anos após a manifestação ocular, ocorrendo disfagia e disfonia. Os sintomas quase sempre se iniciam antes da segunda década da vida, tendo curso grave. O óbito ocorre por parada cardíaca, sendo indicado o uso de marca-passo como medida preventiva nos pacientes com bloqueio cardíaco grave. Deleções do DNAmt ocorrem em 80 a 90% dos casos de SKS. O teste genético deve ser feito em tecido muscular, pois essas deleções segregam em baixos níveis em leucócitos, não sendo possível o diagnóstico em amostras de sangue periférico.

A oftalmoplegia externa progressiva (OEP) é a forma miopática mais comum das doenças mitocondriais. Observa-se ptose palpebral, oftalmoparesia com ou sem fraqueza de cinturas. Não apresentam manifestações sistêmicas. Pacientes com deleções do DNAmt apresentam disfonia e disfagia associadas à fraqueza muscular. Há uma heterogeneidade genética com formas de OEP com herança autossômica dominante, autossômica recessiva e formas esporádicas. A CK e o lactato podem estar elevados ou normais. O ECG ao contrário da SKS não demonstra defeitos da condução cardíaca. A biópsia muscular mostra RRF, fibras negativas a reação de citocromo C oxidase (COX) e positivas a reação de succinato desidrogenase (SDH), à semelhança dos achados na SKS.

A encefalomiopatia mitocondrial com acidose láctica e episódios de AVC (MELAS) caracteriza-se por episódios agudos e recorrentes de déficits neurológicos focais que se assemelham a acidentes vasculares cerebrais. A epilepsia mioclônica com fibras ragged red (MERRF) caracteriza-se por epilepsia mioclônica progressiva, crises parciais, crises tônico-clônicas e *drop attacks*. Adicionalmente, pode-se observar ataxia cerebelar de gravidade variável, demência em geral leve, miopatia com intolerância a exercícios, acidose láctica, hipoacusia neurossensorial, atrofia óptica, retinite pigmentar, oftalmoplegia, neuropatia, baixa estatura e lipomas cervicais.

No momento, para o tratamento das doenças mitocondriais, recomenda-se vários complexos vitamínicos e cofatores (Tabela 89.5).[5] Os mais utilizados são: 1) coenzima Q10 (100 a 200 mg/dia) em pacientes com RRF, porque protege a membrana mitocondrial da peroxidação; 2) tiamina (200 mg/dia) e ácido lipoico em deficiência do complexo piruvato desidrogenase; 3) vitamina E (400 a 800 UI/dia) e vitamina C (> 1 g/dia) também previnem os danos celulares provocados pelos radicais livres; 4) L-carnitina (100 mg/kg/dia) é obrigatório no déficit de transporte de carnitina, juntamente com dieta pobre em gordura; 5) riboflavina (100 a 300 mg/dia), na deficiência múltipla da desidrogenase da acilCoA e na deficiência do complexo I; 6) ácido fólico para os pacientes com SKS; 7) biotina na deficiência de biotinidase, que pode afetar a piruvato carboxidase; e 8) o dicloroacetato, a qual tem sido usado nos defeitos do complexo piruvato desidrogenase, pois mantém essa enzima em atividade máxima, abaixando a concentração de lactato sérico. Deve ser evitado o uso de valproato de sódio e barbitúricos, porque inibem a cadeia respiratória e podem desencadear insuficiência hepática. Também devem ser evitados a tetraciclina e o cloranfenicol porque inibem a síntese proteica mitocondrial.

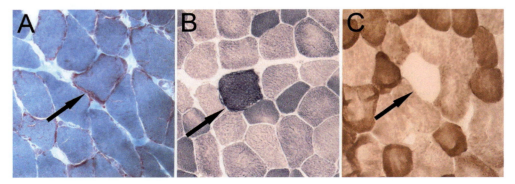

Figura 89.2 – Biópsia de músculo bíceps braquial de paciente com oftalmoplegia externa progressiva (mitocondriopatia): A) presença de fibra rasgada vermelha (seta) (coloração de Gomori modificado, 40×); B) fibra com aumento na expressão para succinato desidrogenase (SDH, 40×) (seta); e C) fibra com deficiência da citocromo C oxidase (COX, 40×) (seta).

Miopatias inflamatórias

As doenças agrupadas entre as miopatias inflamatórias possuem as seguintes características em comum: fraqueza muscular proximal de início insidioso, níveis elevados de Creatinoquinase (CK), com presença de infiltrado inflamatório a biópsia muscular e resposta a terapia imunossupressora. As miopatias inflamatórias englobam comumente a dermatomiosite (DM), a polimiosite (PM), a miosite com corpos de inclusão (MCI) e a miopatia necrotizante (Tabela 89.6).[10-13] Vale ressaltar que a MCI, embora classicamente considerada uma miopatia inflamatória, não apresenta quase nenhuma das características comuns a esse grupo de miopatias, a exceção da presença de infiltrado inflamatório na biópsia muscular. A DM e PM têm mecanismo patogênico primariamente autoimune, o que pode ser observado pela associação com outras doenças autoimunes e pelas evidências imunohistoquímica de miotoxicidade mediada por linfócitos T na PM e microangiopatia ativada pelo complemento na DM. A miopatia necrotizante é na verdade um diagnóstico histológico inespecífico que ocorre relacionado a diversas causas, tais como o uso de estatinas, neoplasias e infecções virais.

A PM ocorre mais frequentemente em mulheres e na vida adulta, sendo rara na infância. Clinicamente manifesta-se com fraqueza muscular proximal simétrica e progressiva, de intensidade variável, que se desenvolve em semanas a meses.[10,11] Pode haver comprometimento orofaríngeo e disfagia. Ao lado do quadro clínico característico, o diagnóstico é baseado na dosagem da CK, e na biopsia muscular. A CK tende a aumentar acima de 10 vezes o valor de referência nos períodos de atividade da doença. A biopsia muscular demonstra presença de infiltrado inflamatório endomisial com invasão de fibras não necróticas, em associação com fibras em necrose, presença de linfócitos CD8 e aumento da expressão para o antígeno de histocompatibilidade (MHC classe I).

A DM é mais comum em mulheres e apresenta um pico de incidência na infância (5 a 14 anos) e outro na idade adulta (40 a 55 anos).[10,11] O comprometimento cutâneo diferencia a DM das demais formas de miopatias inflamatórias. As alterações cutâneas caracterizam-se por "rash" generalizado, heliotropo (lesão arroxeada da pálpebra superior) e sinal de Gottron (lesão eritematosa sobre a face extensora das articulações). As manifestações musculares se caracterizam por fraqueza muscular proximal associada a mialgias e elevação de CK. Pode haver envolvimento cardíaco e respiratório (doença pulmonar intersticial). O exame de biopsia muscular demonstra a presença de infiltrado inflamatório perimisial (Figura 89.3B) e perivascular, em associação com atrofia e sinais degenerativos das fibras musculares perifasciculares (Figura 89.3A).

A MCI é a doença muscular mais comum após os 50 anos de idade (prevalência de 5-10/1.000.000), predominando no sexo masculino.[10-12] Apresenta evolução lentamente progressiva com a fraqueza predominando nas porções proximais dos membros inferiores e distais nos membros superiores, em associação com diminuição dos reflexos profundos e disfagia. Caracteristicamente há envolvimento precoce dos músculos quadríceps, iliopsoas, dorsiflexores dos tornozelos e flexores profundo dos dedos e da mão. Em geral os músculos respiratórios são poupados. Alguns achados ao exame neurológico são fortes indicadores de MCI. Por exemplo, a flexão dos punhos e dedos tende a ser mais comprometida do que a flexão do bíceps, e a extensão dos joelhos é mais afetada em comparação com a flexão dos quadris. Uma neuropatia sensitiva leve pode ocorrer em até 30% dos casos, detectada em estudo eletroneuromiográfico. O nível da CK encontra-se levemente aumentado ou mesmo normal. Na biópsia muscular de pacientes com MCI há uma combinação de degeneração muscular com inflamação mediada por células T. A degeneração muscular na MCI é caracterizada por vacuolização (vacúolos marginados, Figura 89.3D), alterações mitocondriais (Figura 89.3C) e acúmulo intramuscular de proteínas ubiquitinadas e agregados de proteínas com aspecto congofílico.

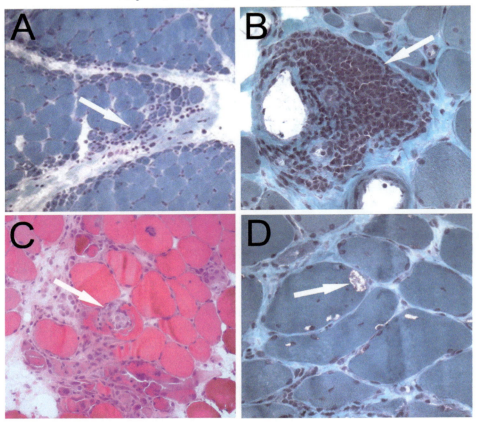

Figura 89.3 – Achados histológicos característicos das miopatias inflamatórias. A) presença de marcada atrofia de fibras musculares perifasciculares (seta) (coloração Tricrômio de Gomori, GO, 20×); B) inflamação perivascular (seta) (GO, 40×), na dermatomiosite; C) infiltrado inflamatório endomisial (seta) e perimisial (Hematoxilina & Eosina, 40×), na polimiosite; D) presença de vacúolo marginado (seta) (GO,40×), na miosite por corpos de inclusão.

A miopatia necrotizante imunomediada pode ser subclassificada de acordo com a presença de autoanticorpos: anti-hidroxi-metil-glutaril-coenzima A redutase (HMGCoAR) ou antipartícula reconhecedora de sinal (SRP).[10,11] Pacientes com anti-HMGCoAR estão associados à exposição prévia a estatinas em até dois terços dos casos. O quadro clínico é geralmente agudo/subagudo, com nível sérico elevado de enzimas musculares, curso mais grave e com recidivas frequentes.

A síndrome antissintetase se caracteriza pela presença de tríade clássica: miopatia inflamatória, doença pulmonar intersticial e acometimento articular.[10,11] Outros achados incluem: febre, "mãos de mecânico" e fenômeno de Raynaud. Laboratorialmente, é caracterizada pela presença de autoanticorpos séricos antiaminoacil-tRNA sintetases, em especial o anti-Jo-1.

Miosite pode ocorrer como parte de uma síndrome reumatológica de sobreposição, na qual polimiosite e dermatomiosite estão associadas com outras doenças do tecido conectivo tais como esclerodermia, doença mista do tecido conjuntivo, síndrome de Sjögren, lúpus eritematoso sistêmico e artrite reumatoide.[10,11]

Os exames de imagem como a ressonância magnética e o ultrassom são de grande valor para a avaliação das miopatias inflamatórias, podendo auxiliar na avaliação do grau da atrofia muscular, substituição gordurosa, grau de edema, cronicidade da doença e músculos preferencialmente afetados.[10-12] Biópsia muscular é essencial para definir as características da inflamação e predomínio do tipo de célula inflamatória. Os achados tanto na dermatomiosite quanto na MCI são muito característicos, como exposto acima (Figura 89.3). O exame deve sempre ser indicado quando há dúvida quanto ao diagnóstico e quando a resposta terapêutica não é satisfatória.[10-12]

O tratamento da DM, PM e miopatia necrotizante autoimune envolve corticoterapia e outras formas de imunossupressão (azatioprina, metotrexato, ciclofosfamida, imunoglobulina), em geral com boa resposta, apesar de haver casos refratários.[13] Não existe um tratamento eficaz para a MCI. O consenso é de que terapia imunossupressora convencional não é benéfica. Pacientes acima de 50 anos com diagnóstico de polimiosite e sem resposta ao tratamento imunossupressor mais provavelmente apresentam MCI. É importante lembrar que todas estas formas de miopatias inflamatórias podem acompanhar doenças neoplásicas, especialmente em pacientes mais idosos. A seguir, a Tabela 89.6 resume as principais características das miopatias inflamatórias.

Tabela 89.6 – Resumo das características gerais das miopatias inflamatórias

	Dermatomiosite	Polimiosite	Miosite com corpos de inclusão	Necrotizante
Sexo	F > M	F > M	M > F	M = F
Idade início	Infância e adulto	Adulto	> 55 anos	Adultos
Fraqueza	Proximal	Proximal	Proximal MMII e distal MMSS	Proximal
Níveis CK	Normal ou até 50×	Até 50×	Normal ou até 10x	> 10x
Lesões cutâneas	Sim	Não	Não	Não
Biópsia muscular	Atrofia perifascicular Inflamação perivascular	Inflamação linfocitária endomisial	Vacúolos marginados e inflamação linfocitária endomisial	Fibras necróticas, inflamação macrofágica
Resposta a terapia	Sim	Sim	Pouca ou nenhuma	Sim

F: feminino; M: masculino.

Referências

1. Godfrey R, Quinlivan R. Skeletal muscle disorders of glycogenolysis and glycolysis. Nat Rev Neurol 12(7):393-402, 2016
2. Tarnopolsky MA. Metabolic Myopathies. Continuum (Minneap Minn). 2016;22(6, Muscle and Neuromuscular Junction Disorders):1829-1851.
3. Toscano A, Barca E, Musumeci O. Update on diagnostics of metabolic myopathies. Curr Opin Neurol. 2017;30(5):553-562.
4. Lilleker JB, Keh YS, Roncaroli F, Sharma R, Roberts M. Metabolic myopathies: a practical approach. Pract Neurol. 2018;18(1):14-26
5. Ørngreen MC, Vissing J. Treatment Opportunities in Patients with Metabolic Myopathies. Curr Treat Options Neurol. 2017;19(11):37.
6. Dasouki M, Jawdat O, Almadhoun O, Pasnoor M, McVey AL, Abuzinadah A, Herbelin L, Barohn RJ, Dimachkie MM. Pompe disease: literature review and case series. Neurol Clin. 2014; 32(3):751-767.

7. Laforêt P, Vianey-Saban C. Disorders of muscle lipid metabolism: diagnostic and therapeutic challenges. Neuromuscul Disord 20(11):693-700, 2010.
8. Molnar MJ, Kovacs GG. Mitochondrial diseases. Handb Clin Neurol 145:147-55, 2017.
9. Pitceathly RD, Mc Farland R. Mitochondrial myopathies in adults and children: management and therapy development. Curr Opin Neurol 2014; 27(5):576-582.
10. Lazarou IN, Guerne PA. Classification, diagnosis, and management of idiopathic inflammatory myopathies. J Rheumatol 2013; 40(5):550-564.
11. Shinjo SK. Miopatias autoimunes sistêmicas. Rev Paul Reumatol. 2017;16(4):6-11.
12. Mastaglia FL, Needham M. Inclusion body myositis: A review of clinical and genetic aspects, diagnostic criteria and therapeutic approaches. J Clin Neurosci 2015; 22(1):6-13.
13. Miossi R. Tratamento medicamentoso em miopatias autoimunes sistêmicas. Rev Paul Reumatol. 2017;16(4):17-20.

Parte 12

Neurogenética

Capítulo 90
Ataxias de Etiologia Genética

Bruno Della Ripa Rodrigues Assis
Fernando Kok

Introdução e aspectos gerais

As ataxias de etiologia genética correspondem a um conjunto de doenças que tem a incoordenação como a principal manifestação, podendo apresentar-se como único achado ou associada a uma miríade de sinais e sintomas, tais como retinopatia, neuropatia periférica, parkinsonismo, espasticidade, entre outros.

Com o avanço nas técnicas diagnósticas das doenças genéticas e o aumento do número de condições reconhecidas, criou-se uma classificação para as ataxias cerebelares autossômicas dominantes, então denominadas SCA's (*Spinocerebellar Ataxias*), que leva em consideração a cronologia de sua descrição e compreensão dos mecanismos moleculares envolvidos, enquanto as ataxias recessivas mantiveram sua denominação relacionada aos genes ou características envolvidas. Atualmente, encontra-se também em uso na literatura o termo SCAR (*Spinocerebellar Ataxia Autossomal Recessive*), a fim de sistematizar a classificação das ataxias recessivas.

Atualmente, o número de novas doenças neurogenéticas descritas (e de manifestações atípicas de doenças já conhecidas) vem aumentando exponencialmente, sendo necessário manter-se constantemente atualizado. Portanto, o objetivo deste capítulo é o de trazer as características mais importantes das principais ataxias de origem genética, de herança autossômica (Dominantes e Recessivas), com as quais o neurologista geral poderá ter a oportunidade de travar contato. Para uma visão geral sobre as ataxias e outros diagnósticos diferenciais, sugerimos conferir o capítulo "Ataxias".

Para atualizações e maiores informações sobre o tema, sugerimos também conferir as databases:

- » OMIM – Online Mendelian Inheritance in Man (http://omim.org);
- » Gene Reviews, em www.ncbi.nlm.nih.gov/books/NBK1116;
- » Orphanet – https://www.orpha.net/consor/cgi-bin/index.php

Ataxias cerebelares autossômicas dominantes

Ataxias espinocerebelares (*spinocerebellar ataxias* – SCA)

As SCA´s são as ataxias hereditárias mais comuns na população, com uma prevalência mundial de 1-5:100.000[1].

Até o momento, encontram-se descritas 44 SCA´s. Entre elas, a SCA 3 é a mais comum mundialmente e no Brasil, apresentando uma prevalência 1.8-5:100.000 indivíduos, de acordo com a região[2]. Seguem-se em prevalência no país as SCA 1, 2, 6, 7 e 10[2].

O principal mecanismo molecular envolvido na fisiopatologia das SCA´s é a expansão poliglutamínica (PoliQ), dada pelo aumento no número de repetições do tripleto CAG. As principais ataxias causas por este processo são a SCA1, 2, 3, 6, 7, 12, 17 e a chamada Atrofia dentato-rubro-palido-luisiana (DRPLA). O grupo das ataxias poliglutamínicas perfazem as SCA´s mais comuns.

Observa-se também um fenômeno denominado antecipação, que consiste na relação inversa entre idade de início e tamanho do número de repetições (ou seja, quanto maior a expansão, mais cedo a doença deverá manifestar-se) e na maior gravidade das manifestações clínicas nas gerações sucessivas. A presença destas repetições leva à maior instabilidade meiótica e, portanto, maior risco de aumento das expansões nas gerações sucessivas.

Além da expansão das repetições dos tripletos CAG, outros mecanismos moleculares presentes são mutações convencionais em genes que levam à:

1. Disfunção de canais iônicos (como na SCA 5, 6,13, 15, 19 e 27);
2. Genes envolvidos nas vias de transdução da sinalização intracelular (SCA 11, 12, 14 e 23);
3. Expansões de regiões não codificantes, que acabam por levar à toxicidade do RNA (tripleto CTG na SCA8, pentanucleotídeo ATTCT na SCA10, tripleto CAG no promotor do gene PPP2R2B na SCA 12, pentanucleotídeo TGGAA na SCA 31 e hexanucleotídeo GGCCTG na SCA 36).

A seguir, detalharemos as SCA´s de maior prevalência no Brasil e no mundo (Tabela 90.1).

Ataxia espinocerebelar tipo 1 – SCA 1 – OMIM # 164400

Antigamente denominada ataxia de Marie, ataxia de Friedreich atípica ou atrofia olivopontocerebelar (nomenclaturas não mais utilizadas atualmente), a SCA 1 tem sua idade de início entre os 30 e 40 anos, porém existem casos descritos em literatura de formas juvenis (com manifestações iniciadas aos 13 anos e de evolução rápida) e formas mais tardias, após os 60 anos. A prevalência mundial estimada é de 1-2:100.000 indivíduos, variando de acorda com região e etnia.

O quadro clínico é composto por ataxia cerebelar, disartria e disfunção bulbar progressiva (atrofia de músculos da face e mastigatórios, fasciculações periorais e disfagia), podendo-se ter como achados adicionais atrofia dos nervos ópticos, hipermetria sacádica, nistagmo, oftalmoparesia, manifestações extrapiramidais (bradicinesia, tremor postural, distonia, coreoatetose) e polineuropatia. Espasticidade é um achado possível, com a presença de descrição literária de casos com fenótipo de paraparesia espástica como manifestação inicial da doença[3]. O comprometimento cognitivo é frequente e costumeiramente de evolução mais rápida em comparação às SCA 2 e 3, sendo predominantemente composto por disfunção executiva, atencional e alentecimento da velocidade de processamento.

A investigação complementar com neuroimagem, especialmente a ressonância magnética do encéfalo, mostra atrofia pontocerebelar. Também é possível encontrar-se atrofia da medula espinhal[4]. A eletroneuromiografia pode evidenciar alterações sugestivas de polineuropatia sensitiva e motora mista[4].

O mecanismo molecular consiste na presença de aumento das repetições do tripleto CAG maior que 39 no gene ATXN1, que dá origem à proteína ataxina-1. Tal proteína encontra-se em localização citoplasmática e nuclear, portanto envolvida na regulação da transcrição e processamento do RNA. A penetrância acima de 39 repetições é completa.

Assim como ocorre nas doenças por expansão poliglutamínica de modo geral, observa-se o fenômeno de antecipação, que se traduz em um aumento da precocidade de instalação e gravidade dos sintomas, por vezes com curso mais rápido e agressivo.

Não há um tratamento medicamentoso específico, devendo-se priorizar o uso de medicações para alívio sintomático e reabilitação neurológica com equipe multiprofissional.

Ataxia espinocerebelar tipo 2 – SCA 2 – OMIM # 183090

A SCA 2 manifesta-se de modo heterogêneo e, em sua maioria, clinicamente indistinguível da SCA 1. Portanto, caracteriza-se por ataxia cerebelar, disartria, nistagmo, oftalmoparesia, disfagia, polineuropatia sensitiva, fraqueza e atrofia muscular, cãibras, fasciculações, mioquimias, comprometimento cognitivo e sinais extrapiramidais (parkinsonismo, tremor postural e cinético, coreoatetose e distonia).

A hipometria sacádica pode ser marcante, sendo mais comum do que em outras SCA´s, onde predominam sacadas hipermétricas[5]. Conforme observado por Velazquez-Perez e cols.[6], a Velocidade Sacádica Máxima parece guardar correlação inversa com o tamanho da expansão poliglutamínica, portanto com sacadas mais lentas conforme maior o número de repetições do tripleto CAG.

Sinais piramidais como hiperreflexia e resposta do reflexo cutâneo plantar em extensão podem ser encontrados nos estágios iniciais da doença, dando lugar à hiporreflexia e reflexo cutâneo plantar não evocável conforme a evolução da doença[8].

Comprometimentos dos estágios do sono surgem ao longo da evolução, como diminuição do tempo de sono REM (na fase prodrômica), diminuição do tempo de sono NREM (na fase atáxica inicial), e achados de Síndrome de Pernas Inquietas, Síndrome de Movimentos Periódicos de Membros Inferiores e Atonia do Sono REM (em estágios evolutivos moderado e grave)[6].

Além destas características clínicas, foram descritos fenótipos do tipo parkinsonismo L-Dopa responsivo[7] e ELA-like[8], sem sintomas de ataxia cerebelar aparentes.

A idade de início dos sintomas é variável, com relatos de início até na primeira infância, mas com média de apresentação entre 30 e 40 anos de idade. O fenômeno de antecipação é observado. O tempo de evolução varia entre 10 e 30 anos do início dos sintomas, sendo possível observar uma divisão evolutiva em estágio assintomático (indetectável); fase prodrômica (oligossintomática, com início cerca de 15 anos antes da instalação da ataxia); fase atáxica, dividida em leve, moderada e grave[6].

A prevalência mundial estimada é semelhante à SCA 1, porém muito mais frequente em Cuba, chegando a até 182:100.000, por provável efeito fundador, conforme demonstrado por Auburger e cols.[9]

A investigação de neuroimagem com ressonância magnética do encéfalo mostra atrofia da ponte e cerebelar, global e progressiva; atrofia leve da região cortical frontal do cérebro também é descrita. A eletroneuromiografia mostra uma polineuropatia sensitiva e motora mista em até 90% dos casos, com predomínio axonal[4].

O mecanismo molecular dá-se por alelos com número de repetições CAG no gene ATXN2 maior que 33, sendo mais comum a faixa entre 37-39 repetições. O gene ATXN 2 é responsável proteína Ataxina-2, de localização citoplasmática, responsável pela interação com a proteína de ligação da ataxina-2. Tal interação parece atuar sobre a tradução e transporte do mRNA. Estudos in vitro e em modelos de ratos mostraram que a proteína ataxina-2 com expansão dos resíduos do aminoácido glutamina parecem levar a uma interação com

Tabela 90.1. Características das principais ataxias espinocerebelares (SCA's)

Doença #OMIM	Gene	Herança	Idade de início	Manifestações clínicas	Imagem	Estudo eletrofisiológico	Outros achados complementares	Exames laboratoriais	Tratamento
SCA 1 #164400	ATXN 1 (> 38 repetições CAG)	AD	3ª-4ª décadas	Ataxia cerebelar, disfunção bulbar progressiva, sinais piramidais	Atrofia cerebelar/pontocerebelar e da medula espinhal	Polineuropatia mista sensitiva e motora	Espasticidade, comprometimento cognitivo	NDN	Suporte e reabilitação multiprofisisional
SCA 2 #183090	ATXN 2 (> 33 repetições)	AD	3ª década	Ataxia cerebelar, hipometria sacádica, sinais piramidais e extrapiramidais, neuropatia periférica, mioquimias	Atrofia cerebelar pontocerebelar, atrofia cortical frontal	Polineuropatia axonal sensitiva e motora	Hipometria sacádica marcante, síndrome de pernas inquietas. Fenótipos ELA-like e parkinsonismo L-DOPA responsivo	NDN	Suporte e reabilitação multiprofisisional
SCA 3 #109150	ATXN 3 (> 60 repetições)	AD	2ª-5ª décadas	Ataxia cerebelar, espasticidade, parkinsonismo, coreia, mioquimia, neuropatia periférica	Atrofia pontocerebelar	Polineuropatia axonal sensitiva e motora	Comprometimento cognitivo visuoespacial, executivo, depressão e ansiedade (síndrome cognitivo-afetiva cerebelar)	NDN	Suporte e reabilitação multiprofisisional
SCA 6 #183086	CACNA1A (>19 repetições)	AD	4ª-5ª décadas	Ataxia cerebelar pura e/ou com sinais piramidais e distonia	Atrofia cerebelar	—	Ataxia Episódica tipo 2 e Migrânea Hemiplégica Familiar são alélicas	NDN	Suporte e reabilitação multiprofisisional

SCA 7 #164500	ATXN 7 (> 200 repetições)	AD	Variável (infância – adultos jovens)	Ataxia cerebelar, Retinopatia pigmentar	Atrofia cerebelar/ pontocerebelar	Polineuropatia axonal sensitiva (menos comum)	Pode iniciar com hemeralopia (retinopatia). Sinais extrapiramidais (coreia, distonia, parkinsonismo), demência, alt. sensibilidade profunda	NDN	Suporte e reabilitação multiprofisisional
SCA 10 #603516	ATXN10 (> 800 repetições ATTCT)	AD	3°-4° década	Ataxia cerebelar, epilepsia (pacientes brasileiros não costumam ter epilepsia)	Atrofia cerebelar global	—	No Brasil, epilepsia é pouco frequente. Podem ocorrer disfunção cognitiva leve, distonia, sinais sistêmicos (hematológico, hepatológico e cardíaco).	NDN	Suporte e reabilitação multiprofisisional
SCA 17 #607136	TBP (> 49 repetições CAG/CAA)	AD	~3° década	Coreia, ataxia cerebelar, parkinsonismo, demência	Atrofia cerebelar, do tronco cerebral e cortical (frontal e límbico)	—	Fenótipos muito variados. Também chamada de Doença de Huntington-like tipo 4	NDN	Suporte e reabilitação multiprofisisional
Atrofia Dentatorubro-palidolusiana #125370	ATN 1 (>48 repetições CAG)	AD	~2° e 3° décadas	Coreoatetose, demência, ataxia cerebelar, epilepsia mioclônica progressiva	Atrofia pontocerebelar, hiperintensidades T2/FLAIR cerebrais subcorticais	—	Instalação antes dos 20 anos => Epilepsia Mioclônica Progressiva. Coreoatetose e transtornos psiquiátricos podem ser muito mais proeminentes que outros sintomas.	NDN	Suporte e reabilitação multiprofisisional

o receptor tipo 1 do inositol trifosfato, causando um aumento anormal da liberação de Ca++ intracelular e contribuindo para o mecanismo apoptótico celular[10].

Não há um tratamento farmacológico específico, dando-se ênfase na reabilitação neurológica multiprofissional.

Ataxia espinocerebelar tipo 3 – SCA 3 (Doença de Machado-Joseph) – OMIM # 109150

Definitivamente, a SCA 3 é o protótipo das ataxias poliglutamínicas, sendo a mais prevalente e mais estudada em todo o mundo. Uma série de manifestações clínicas encontra-se descrita na literatura, sendo as principais a ataxia cerebelar, disartria, parkinsonismo, distonia, coreia, mioclonias, mioquimia facial, oftalmoparesia, espasticidade, atrofia muscular, fasciculações, neuropatia periférica, com combinações de tais sinais e sintomas. Outras alterações menos frequentes já descritas são paralisia de corda vocal, vestibulopatia, disautonomia, disfunção olfativa e transtorno comportamental do sono REM. O comprometimento cognitivo também é comumente observado, predominando disfunção visuoespacial, executiva, aprendizado e memória verbais, depressão e ansiedade, perfazendo a chamada síndrome cognitivo afetiva cerebelar[11].

A conjunção de retração palpebral e abaulamento do globo ocular ("bulging eyes") leva a uma expressão facial que pode parecer demonstrar espanto. Contudo, tal achado não é patognomônico da SCA 3, podendo estar presente em outras SCA´s, como 1 e 2.

A idade de início SCA 3 é bastante variável, com média entre a segunda e quinta décadas, assim como o tempo de progressão da doença, sendo ambas correlatas ao tamanho da expansão CAG e o fenômeno de antecipação. No Brasil, a literatura demonstrou idade média de instalação aos 36 anos, com média de tempo de progressão de 21 anos[12].

Apesar de não haver uma estimativa correta (devido a variabilidade entre os países), a doença de Machado-Joseph é a ataxia espinocerebelar mais comum no mundo, principalmente no Brasil, Portugal, China, Holanda, Alemanha e Japão[13]. No Brasil, os locais de maior prevalência da SCA 3 são a região Sul (1,8 – 3,5:100.000), região nordeste de São Paulo (5:100.000).[2]

À investigação complementar, a RM do encéfalo demonstra atrofia pontocerebelar com alargamento do quarto ventrículo[18,19]. A ENMG pode demonstrar alterações sugestivos de uma polineuropatia axonal sensitiva e motora[20].

O número de repetições do tripleto CAG acima de 60 a 87, no gene ATXN3, traduz-se em patogenicidade, levando aos fenótipos descritos na SCA3. Assim como em outras doenças por expansão poliQ, o fenômeno de antecipação é notório, justificando manifestações grave e tão precoces quanto em crianças de 5 e 11 anos com, respectivamente, 86 e 83 repetições CAG[14].

O gene ATXN3 codifica a proteína ataxina-3, uma enzima de-ubiquitinizante, encontrada por todo o corpo e participando de modo importante no controle de qualidade das vias celulares de proteínas ubiquitina-dependentes[15]. No neurônio, a ataxina-3 é uma proteína predominantemente citoplasmática.

Contudo, quando ocorrida a expansão patogênica poliglutamínica, a ataxina 3 parece tornar-se alta suscetível a erros de dobramento e agregação, tornando-se altamente concentrada no núcleo das células neuronais e formando inclusões intranucleares neuronais e axonais e agregados proteicos, que culminam em toxicidade degenerativa[16].

O tratamento baseia-se no alívio dos sintomas como espasticidade, cãibras e distonia, assim como reabilitação neurológica multiprofissional. Estudos clínicos envolvendo sulfametoxazol-trimetoprima, vareniclina e carbonato de lítio não foram capazes de mostrar benefícios com significância estatística[17-19].

Ataxia espinocerebelar tipo 6 – SCA 6 – OMIM # 183086

Trata-se de doença composta por ataxia cerebelar de evolução lenta e progressiva, associada à disartria, diplopia e disfagia. A presença de nistagmo evocado pelo olhar, tanto horizontal quando vertical, é mais comumente encontrada do que em outras SCA's, além de comprometimento dos reflexos vestíbulo-ocular e seguimento ocular com intrusões sacádicas, nistagmo periódico alternante e nistagmo de rebote[20]. Sinais de comprometimento da via piramidal (hiperreflexia, resposta cutâneo plantar em extensão) e extrapiramidal (distonia, blefarospasmo) também podem estar presentes. O comprometimento cognitivo não costuma fazer parte do quadro.

A faixa de idade de início é extensa, entre os 19 e 71 anos, com idade média entre a quarta e quinta décadas. Pode ocorrer variabilidade em indivíduos da mesma família e com o mesmo número de repetições, com descrição de intervalo, para o início dos sintomas, de até 12 anos entre irmãos[21].

A prevalência é variável entre as regiões, com estimativa mundial entre 0,02-0,31:100.000 indivíduos, sendo mais comum no Japão, Alemanha, Austrália, Coreia do Sul, EUA, China, França e Espanha. Estudos mostraram porcentagem de 5% a 43% de indivíduos sem história familiar, mas sem ser possível concluir se se tratava de casos "de novo", devido à morte prematura dos progenitores.

Estudos de neuroimagem com RM Encéfalo demonstram atrofia cerebelar isolada, sem comprometimento do tronco cerebral.

O gene envolvido na SCA 6 é o CACNA1A, onde a doença manifesta-se a partir da presença de 19 a 33 repetições do tripleto CAG, sendo mais comum 22 repetições. O CACNA1A é o gene responsável pela codificação da subunidade α1A dos canais de cálcio voltagem-dependentes, envolvidos na sinalização pré e pós-sináptica de íons Ca^{2+} e na expressão gênica. Diferentemente do encontrado em outras SCA's, o fenômeno de antecipação não é observado.

Envolvendo o mesmo gene, existem duas doenças alélica ao SCA 6, denominadas Ataxia Episódica tipo 2 e a Migrânea Hemiplégica Familiar. Tais doenças tem mecanismo molecular diferente da expansão poliglutamínica, ocorrendo por meio de variantes patogênicas missense; clinicamente, iniciam-se em idade mais precoce, na infância ou adolescência, com manifestações e evolução mais graves. Por vezes, acabam sobrepondo-se às manifestações da SCA 6 no período mais tardio, ao ponto em que alguns autores acreditam talvez não serem doenças alélicas, mas sim a mesma doença, com uma grande variabilidade fenotípica frente aos diferentes mecanismos moleculares[22].

O tratamento consiste em medicações sintomáticas e reabilitação neurológica multiprofissional.

Ataxia espinocerebelar tipo 7 – SCA 7 – OMIM # 164500

A SCA 7 é uma das ataxias cerebelares autossômicas dominantes de maior variabilidade quanto às manifestações clínicas, curso evolutivo e idade de apresentação. A apresentação clínica dá-se por ataxia cerebelar e retinopatia pigmentar com degeneração macular. As manifestações visuais podem preceder a ataxia, apresentando-se entre o final da adolescência e início da segunda década de vida, primeiramente com quadro paucissintomático como erros na distinção de visão colorida azul-amarelo, evoluindo com hemeralopia (diminuição da visão no período crepuscular ou sob iluminação artificial habitual), fotofobia e acuidade da visão central, com surgimento de escotomas. A acuidade visual pode chegar a 20/200, quando o comprometimento macular torna-se evidente a perda da capacidade de distinção entre todas as cores.

Outras manifestações clínicas possíveis são sinais piramidais, (hiperreflexia, espasticidade), extrapiramidais (parkinsonismo, distonia, coreia), disfagia, comprometimento cognitivo com evolução para demência, comprometimento da sensibilidade profunda, alentecimento sacádico e oftalmoparesia supranuclear.

Apesar da alta frequência de comprometimento visual, nem todos os pacientes apresentarão tais sintomas; contudo, a presença de outros familiares com os achados acima descritos deve chamar atenção para a possibilidade de SCA 7.

A idade de início é bastante variável, inclusive pela presença marcante do fenômeno de antecipação. Formas infantis precoces encontram-se descritas na literatura, com início aos 9 meses com hipotonia neonatal e atraso do DNPM e evolução para o quadro clínico típico e morte aos 29 meses[23]. A velocidade de progressão da doença é diretamente proporcional à idade de início dos sintomas.

A prevalência mundial da SCA 7 é de menos de 1:100.000 indivíduos, demonstrando-se ser mais frequente na Suécia, África do Sul e México. Na África do Sul, os Africanos Negros nativos são os mais comumente afetados, o que pode refletir a maior prevalência de SCA 7, no Brasil, na região Sudeste (discute-se a possibilidade de possível origem africana nestes pacientes, devido ao regime escravagista durante o período colonial)[24,25]. Também foram descritas duas grandes famílias provenientes do estado do Ceará[2].

O gene envolvido na patogênese da SCA 7 é o ATXN 7, onde repetições CAG entre 36 e 200 demonstram penetrância completa para a doença, com relatos literários de até 460 repetições. O fenômeno de antecipação na transmissão paterna é explícito, sendo responsável pelas formas de manifestação infantis supracitadas. A proteína codificada a partir desse gene é a Ataxina-7, de distribuição principal cerebral e retiniana. A ataxina 7 encontra-se predominantemente no núcleo celular, onde exerce um papel importante na formação de um complexo coativador da transcrição denominado STAGA. Além disso, tem papel citoplasmático na estabilização de microtúbulos intracelulares. O mecanismo patogênico desencadeado pelas proteínas anômalas produzidas a partir da expansão do tripleto CAG no gene ATXN 7 ainda não é compreendido, mas há evidências de indução do aumento na produção de espécies reativas de oxigênio, culminando em citotoxicidade[26].

O tratamento consiste no alívio sintomático, reabilitação neurológica multiprofissional e seguimento neuroftalmológico para avaliação de dispositivos visuais que possam auxiliar na redução do comprometimento funcional ocasionado pela retinopatia.

Ataxia espinocerebelar tipo 10 – SCA 10 – OMIM # 603516

A SCA 10 é uma doença de progressão lenta, caracterizada por ataxia cerebelar e epilepsia, esta última frequente e manifestando-se um pouco mais tardiamente, com crises recorrentes, podendo generalizadas ou focais motoras disperceptivas, por vezes de difícil controle e com risco de evolução para *status epilepticus*[27]. No Brasil, apenas raramente os pacientes apresentam crises convulsivas, em contraponto aos pacientes mexicanos.

Outras manifestações possíveis são anormalidades oculomotoras (seguimento com intrusões sacádicas, dismetria ocular e flutter e nistagmo de piora progressiva, mas com velocidade sacádica preservada), disfunção cognitiva leve, transtornos de humor, alterações comportamentais, sinais piramidais leves (hiperreflexia e resposta cutâneo plantar em extensão), distonia, neuropatia periférica.

Manifestações sistêmica já foram descritas, incluindo acometimento hematológico, hepático e cardíaco.

A SCA 10 é uma doença exclusivamente descrita na América Latina, com pacientes no Brasil, México, Argentina, Venezuela, Colômbia e Peru. Acredita-se que tal característica regional esteja relacionada a uma origem ancestral Ameríndia comum aos pacientes relatados com SCA 10. No Brasil, os pacientes concentram-se predominantemente na região sul do país e o fenótipo mais comum é de uma ataxia cerebelar pura e/ou com sinais piramidais discretos, sendo baixa a frequência de epilepsia nestes pacientes, em contraponto aos pacientes de origem mexicana[28].

A RM do Encéfalo demonstra atrofia cerebelar global, com preservação do córtex e tronco cerebral, assim como da medula espinhal. O EEG pode apresentar sinais de disfunção cortical, com ou sem atividade epileptiforme paroxística focal interictal.

O gene envolvido é denominado ATXN10, onde a ocorrência de 800 a 4500 repetições do pentanucleotídeo ATTCT levam à doença. Este gene é responsável pela produção da proteína Ataxina-10, encontrada em células do cérebro, coração, fígado e rins. Acredita-se que esta proteína esteja envolvida na sobrevivência e diferenciação das células neuronais. Por sua localização intrônica, a repetição ATTCT não codifica proteínas. O mecanismo patogênico da SCA 10 não é conhecido.

Como nas outras SCA´s, o tratamento é sintomático, uso de anticonvulsivantes (quando presença de epilepsia) e de reabilitação neurológica multiprofissional.

Ataxia espinocerebelar tipo 17 – SCA 17 – OMIM # 607136

Também chamada de Doença de Huntington-like tipo 4, a SCA 17 pode caracterizar-se com grande variabilidade fenotípica, com manifestações além da ataxia cerebelar, como demência, comprometimento psiquiátrico, sinais extrapiramidais (distonia, coreia, parkinsonismo), sinais piramidais.

A idade de início tem uma extensa faixa, dos três aos 75 anos, com média de idade de 34 anos, com tempo de evolução variável.

A SCA 17 é bastante rara, com menos de 100 famílias descritas na literatura. A prevalência é maior no Japão (0,47:1.000.000) e no nordeste da Inglaterra (0,16:100.000). Acredita-se que a sua similaridade fenotípica com a Doença de Huntington possa levar a uma prevalência subestimada por casos não identificados.

A investigação com neuroimagem pode demonstrar graus variáveis de atrofia cerebral (predominantemente frontal e límbico), cerebelar e do tronco cerebral. A atrofia seletiva do núcleo caudado, presente na Doença de Huntington, não foi descrita na SCA 17.

A doença ocorre pelo aumento no número de repetições da sequência CAG/CAA no gene *TBP*, quando em números maiores que 49. Alelos com repetições entre 41 e 48 apresentam penetrância variável e, portanto, podem ou não desenvolver os sintomas, também graus variados. A correlação entre o número de repetições e a idade de início dos sintomas não é forte como descrito em outras doenças com expansão poliglutamínica, assim como o fenômeno de antecipação.

O gene *TBP* codifica uma proteína de mesmo nome, sigla para *TATA-box binding protein*. A proteína *TBP* é um importante fator sinalizador do início da transcrição, portanto sendo crucial para a expressão gênica.

O tratamento é baseado na reabilitação neurológico multiprofissional e terapêutica farmacológica sintomática.

Atrofia dentato-rubro-palido-lusiana – DRPLA – OMIM # 125370

A DRPLA ou síndrome de Haw River (em menção a uma família afro-americana da Carolina do Norte), é composta de ataxia cerebelar e comprometimento cognitivo, com presença de coreoatetose e transtornos psiquiátricos em adultos e mioclonias e epilepsia em crianças. Nos pacientes com idade de instalação antes dos 20 anos, observa-se um fenótipo epilepsia mioclônica progressiva. Conforme mais tardia a idade de início da doença, menor a prevalência de epilepsia entre os indivíduos acometidos. A coreoatetose, a demência e o comprometimento psiquiátrico (incluindo quadros psicóticos) muitas vezes são mais importantes do que a ataxia.

A idade de manifestação da doença é bastante variável (0-75 anos, média de 31 anos) assim como seu tempo de duração, de 0-35 anos, com média de 8 anos. A prevalência é maior no Japão, estimada em 0,48:100.000 indivíduos, mas com casos descritos também nos EUA, Europa (Itália e Portugal) e América do Sul (Venezuela).

A Ressonância Magnética do Encéfalo demonstra atrofia cerebelar e do tegmento pontino, podendo também encontrar-se hiperintensidades em T2 na substância branca cerebral profunda, conforme descritas nos pacientes afro-americanos.

A doença ocorre quando há mais de 48 repetições do tripleto CAG no gene *ATN1*, que codifica a proteína *Atrofina-1*. Esta proteína parece funcionar como uma reguladora da transcrição; a expansão poliglutamínica nesta proteína parece levar à formação de agregados intra e perinucleares neuronais, ocasionando toxicidade celular e apoptose.

O tratamento baseia-se em reabilitação multiprofissional, drogas antiepilépticas, antipsicóticos e outras medicações para controle sintomático.

Ataxias episódicas (EA)

As Ataxias Episódicas, EA´s, formam um grupo de doenças genéticas caracterizadas por ataxia cerebelar de instalação aguda/ictal e recorrente, com períodos de duração e frequência dos eventos variáveis, geralmente acompanhados de sensação vertiginosa. Os gatilhos possíveis para os ataques são estresse, quadros infecciosos, esgotamento físico e privação do sono. Comemorativos interictais possíveis são migrânea, mioquimia, coreia e crises convulsivas. Os pacientes costumam conseguir definir o início e o fim dos ataques e a consciência mantém-se intacta nos episódios. Sua prevalência é rara, perfazendo cerca de 1:100.000 quando combinadas.

No total, são 8 ataxias episódicas descritas até o momento. Contudo, três duas são as mais frequentes e melhor caracterizadas: EA 1 e 2. Estas serão caracterizadas a seguir.

Ataxia episódica tipo 1 – EA 1 – OMIM # 160120

A EA 1 é uma doença caracterizada por ataques rápidos (segundos a minutos) de contrações espásticas da musculatura esquelética axial e apendicular, associadas à ataxia cerebelar, vertigem e diaforese. Outros sintomas concomitantes descritos são coreoatetose, neuromiotonia, hipo e hipertermia. Os ataques são desencadeados por estresse, ansiedade, excitação, fadiga, aumentos de temperatura ambiente, movimentos e mudanças posturais abruptas, exercícios repetidos, estimulação vestibular, ingestão de substâncias como cafeína, álcool, chocolate, laranja e comidas ricas em sal/industrializadas.

A mioquimia é um achado constante, presente tanto no período ictal quanto interictal, mais evidentes nas regiões perioral, periorbital e em quirodáctilos, com piora ao estímulo com água quente. Outros achados interictais frequentes são transtornos cognitivos, hipertrofia muscular (predominantemente de panturrilhas), hipertonia, encurtamento de tendões, contraturas, cifoescoliose, dismorfismos faciais menores e crises convulsivas.

Um estudo brasileiro demonstrou uma família com 21 acometidos entre 46 membros com fenótipo de espasmos musculares recorrentes, tetania episódica, tremores, fraqueza e mioquimia facial com importante hipomagnesemia[29].

A idade de início ocorre entre a primeira e segunda décadas de vida e sua prevalência estimada é de 1:500.000 indivíduos.

Os estudos de imagem podem ser normais, com alguns casos demonstrando atrofia cerebelar leve. A eletroneuromiografia demonstra atividade espontânea contínua das unidades motoras, em repouso.

O diagnóstico molecular da EA dá-se pela presença de variantes patogênicas em heterozigose no gene KCNA1. Este gene é responsável pela produção do canal de potássio voltagem-dependente subunidade Kv1.1, onde variantes patogênicas levam a um canal disfuncional, com diminuição do efluxo celular de íons K^+. Tais canais encontram-se em grande número na membrana das células em cesto e células de Purkinje do córtex cerebelar, em situação pré-sináptica. Nestas, o comprometimento da subunidade Kv1.1 leva ao aumento da excitabilidade da membrana celular e prolongamento do potencial de ação e aumento do influxo de Ca^{++} e aumento da liberação de GABA, levando a uma redução dos impulsos inibitórios das células de Purkinje cerebelares, o que se postular levar aos fenômenos cerebelares vistos na EA 1[30].

O tratamento consiste no uso de Acetazolamida, Carbamazepina e Sultiame, visando a redução na duração e frequência dos ataques. A Fenitoína também parece auxiliar na melhora da performance motora e do tônus, por vezes substituindo a acetazolamida nos pacientes que não foram capazes de tolerar os efeitos adversos.

Ataxia episódica tipo 2 – EA 2 – # 108500

A EA 2 é ataxia episódica com maior número de casos descritos e apresentando grande variabilidade fenotípica, inclusive entre indivíduos da mesma família. A manifestação clínica é caracterizada por ataques de ataxia cerebelar, por vezes associados a outros sintomas, tais como vertigem, tinnitus, distonia, diplopia, cefaleia e hemiplegia. Inicialmente, o período interictal costuma ser assintomático; contudo, com o tempo instalam-se sintomas de ataxia cerebelar fixa, nistagmo, distonia, alterações sacádicas e do seguimento ocular e migrânea. Mais raramente, torcicolo, comprometimento intelectual e transtornos psiquiátricos já foram descritos como alterações interictais[31].

A duração dos ataques pode ser de horas a dias, com frequência ampla, de 2-3 episódios/ano a 3-4 vezes/semana. Os fatores desencadeantes dos ataques descritos em literatura são estresse, cafeína, exercícios extenuantes, álcool, uso de Fenitoína, febre e elevação da temperatura ambiente.

A idade de início dos sintomas é variável, geralmente na infância ou adolescência, mas com faixa descrita dos 2 a 32 anos de idade (mas com casos de instalação na sexta década de vida descritos em literatura)[32]. A prevalência estimada da doença é de 1:100.000 indivíduos.

A Ressonância Magnética do Encéfalo demonstra atrofia do vermis cerebelar.

A presença de variantes patogênicas no gene CACNA1A confirma o diagnóstico de EA 2, com a presença de diferentes tipos descritos na literatura, sendo as nonsense e pequenas deleções e/ou inserções as mais comumente encontradas. O CACNA1A é o gene que codifica a subunidade $α_{1A}$ do canal de cálcio voltagem-dependente do tipo P/Q Cav2.1, que se encontra em situação pré-sináptica nas células cerebelares granulares e de Purkinje e na junção neuromuscular.

É importante lembrar que há duas doenças alélicas à EA 2 que podem causar episódios paroxísticos de ataxia cerebelar. A SCA 6, já descrita anteriormente neste capítulo, pode manifestar-se com quadros episódicos atáxicos nos primeiros anos de sua manifestação. A Migrânea Hemiplégica Familiar, caracterizada por cefaleia migranosa precedida de aura hemiplégica e associação com pelo menos um sintoma entre hemianopsia, hemi-hipoestesia ou afasia, pode apresentar-se de maneira "pura", em cerca de 80% dos pacientes, mas 20% dos acometidos apresentam sintomas cerebelares interictais[33].

O tratamento farmacológico consiste na tentativa de redução da frequência e duração dos ataques através do uso de acetazolamida, em dose inicial de 125 mg/dia e incrementos conforme necessidade e tolerância aos efeitos adversos. O bloqueador de canal de potássio, 4-aminopiridina (fampridine), na dose de inicial de 15 mg/dia dividido em três tomadas pode ser uma opção aos que não responderem ou tolerarem a acetazolamida. Além disso, é de grande importância manter a reabilitação neurológico multiprofissional, visto a ocorrência de ataxia cerebelar permanente conforme a evolução da doença.

Ataxias cerebelares autossômicas recessivas

As ataxias cerebelares autossômicas recessivas é um grupo de doenças que apresenta grande variabilidade fenotípica, com mais de 100 genes associados descritos em literatura (Tabela 90.2). Juntas, perfazem pouco mais de 50% das ataxias de origem genética, com prevalência de cerca de 3-4:100.000 indivíduos, com um número crescente de genes envolvidos relatados em literatura. Dada a variabilidade fenotípica, diferentes nomenclaturas foram criadas com o intuito de organizar a classificação dessas doenças, como as ARCA´s (Autossomal Recessive Cerebellar Ataxias) e SCAR´s (Spinocerebellar Ataxias, recessive). As ARCA´s foram divididas em 03 tipos, como segue: ARCA 1 – ataxias cerebelares com neuropatia sensitiva pura; ARCA 2 – ataxias cerebelares com polineuropatia sensitiva e motora; ARCA 3 – ataxias cerebelares sem polineuropatia. As SCAR´s foram criadas à luz da das SCA; contudo, há uma sobreposição frequente e, por vezes, redundante dentre estas nomenclaturas, o que pode ocasionar certa dificuldade na elucidação da classificação das doenças. Outras possibilidades de classificar este grupo de doenças são por mecanismos moleculares comuns (doenças de reparo do DNA, transtornos do metabolismo mitocondrial, transtornos do controle de qualidade proteico...). De modo prático, neste capítulo não adotaremos as divisões acima citadas, mas sim pela denominação clássica da doença e/ou gene envolvido.

Ataxia de Friedreich – FRDA – OMIM # 229300

A Ataxia de Friedreich é a doença mais comum neste grupo, assim como também a ataxia genética mais frequente, com prevalências estimadas em 1:25.000 a 1:50.000 indivíduos. As manifestações clínicas são variadas e dependem da idade de início dos sintomas, que leva a apresentações típicas (75%) e atípicas (25%).

Nas formas típicas, a idade de início dá doença dá-se antes dos 25 anos, com média de idade de 15 anos (mas com casos descritos de até 2 anos de idade), composta por ataxia progressiva e disartria. A ataxia costuma ser a manifestação mais precoce, ocorrendo por comprometimento das vias espinocerebelares e perda da propriocepção, com quedas frequentes e desequilíbrio que se acentua à pouca ou nenhuma luminosidade ou ao fechar os olhos, com presença do sinal de Romberg. A presença do reflexo cutâneo plantar em extensão reflete o comprometimento do trato longo piramidal, porém com reflexos aquileus e patelares comumente abolidos (pelo comprometimento sensitivo).

Com a evolução do quadro, ocorre maior degeneração da coluna posterior, gânglio da raiz dorsal, trato corticoespinhal, trato espinocerebelar e cerebelo, manifestando-se por piora da ataxia, polineuropatia axonal sensitiva, disfagia, disfonia, surdez sensorineural, atrofia óptica, alterações oculomotoras (como os nistagmos de onda quadrada ou *square wave jerks*), pes cavus, escoliose, deformidade equinovara em membros inferiores, contraturas, fraqueza muscular (inicialmente, predominando em extensores e abdutores dos quadris, mas evoluindo também com fraqueza distal e atrofia). Comprometimento autonômico também é comum, com (cianose acral e sintomas urgeincontinentes. Outras manifestações comuns são diabetes mellitus/resistência insulínica e cardiomiopatia hipertrófica com evolução para cardiomiopatia dilatada, associada à insuficiência cardíaca e arritmias como a fibrilação atrial. Comprometimento cognitivo (atenção, memória de trabalho, inflexibilidade, planejamento motor, alentecimento na velocidade de processamento), depressão, labilidade emocional e manifestações psicóticas também podem ser encontradas. Transtornos relacionados ao sono, como Síndrome de apneia obstrutiva do sono, síndrome de pernas inquietas e transtorno do movimento periódico de pernas no sono[34].

As formas atípicas podem ser dividas em:
» Ataxia de Friedreich com reflexos mantidos (FARR – Friedreich´s Ataxia With Retained Reflexes): ocorre em cerca de 12% dos indivíduos homozigotos, sendo que alguns podem apresentar hiperreflexia e clônus, com idade de início mais tardia e menor incidência de cardiomiopatia e deformidades esqueléticas. Com a evolução da doença, os reflexos tendem a diminuir conforme o comprometimento da coluna posterior e dos gânglios da raiz dorsal aumenta.

» Ataxia de Friedreich de início tardio (Late-Onset ou LOFA) e muito tardio (Very Late-Onset ou VLOFA): a forma LOFA dá-se com início entre os 26 e 39 anos, correspondendo a cerca de 15% dos pacientes com ataxia de Friedreich. Estes indivíduos costumam apresentar características clínicas mais brandas que o fenótipo clássico e ainda uma aparente correlação com um menor número de expansões. A VLOFA é a forma de instalação mais tardia, acima dos 40 anos, sendo o relato mais tardio de início aos 80 anos.
» Paraparesia espástica sem ataxia: raros casos descritos na literatura de um fenótipo de paraparesia espástica pura ao início do quadro, com instalação tardia, porém evoluindo com surgimento de ataxia ao longo do tempo.

A investigação com ressonância magnética do encéfalo costuma ser normal nos primeiros anos da doença, porém evoluindo com leve atrofia do vermis superior e pedúnculo cerebelar superior, acúmulo de ferro nos núcleos denteados, atrofia do bulbo e medula espinhal com diminuição do diâmetro anteroposterior. O Doppler Transcraniano pode demonstrar hiperecogenicidade dos núcleos denteados e hipoecogenicidade da substância nigra, o que parece correlacionar-se com a maior incidência de Síndrome de Pernas Inquietas nestes pacientes[35]. A eletroneuromiografia indica alterações sugestivas de polineuropatia axonal sensitiva.

O diagnóstico molecular da Ataxia de Friedreich dá-se pela detecção de variantes patogênicas bialélicas que contenham um aumento acima de 66 no número de repetições da sequência GAA no intron 1 do gene FXN, em 96% dos casos. Discute-se a possibilidade de repetições limítrofes (44-66 repetições), mas com penetrância completa, serem o mecanismo que leva às formas atípicas LOFA/VLOFA[36]; outra possibilidade é que tais expansões sejam pequenas, mas com interrupções da sequência por outros nucleotídeos, quebrando a distribuição típica em tandem do tripleto GAA e levando à instabilidade da repetição.

O gene FXN é responsável pela codificação da proteína *Frataxina*, de localização predominantemente mitocondrial, responsável pela ligação com o ferro intracelular e formação de enzimas dos complexos I, II e III da cadeia respiratória. A deficiência da *frataxina* resultante da perda de função do gene FXN ao comprometimento funcional da cadeia respiratória e aumento do estresse oxidativo, implícitos na patogênese da doença.

Tendo em vista o mecanismo patogênico, foram propostos esquemas terapêuticos com antioxidantes (vitamina E, coenzima Q10, idebenona, alfatocoferil quinona), terapia de quelação de ferro intramitocondrial (deferiprona), compostos que elevam a frataxina intracelular (Interferon Gama, resveratrol) e outras como Vareniclina, tiamina e terapia gênica. Contudo, nenhuma das terapias propostas até o momento foi capaz de demonstrar significância estatística no tratamento da ataxia de Friedreich[37]. Para maiores informações e atualizações dos trials correntes, recomendamos acompanhar o trabalho da FARA (*Friedreich´s Ataxia Research Alliance*) em http://curefa.org/pipeline.html

Ataxia por deficiência de vitamina E (AVED) – OMIM # 277460

A ataxia por deficiência de vitamina E tem quadro clínico bastante semelhante a ataxia de Friedreich, contudo sendo uma doença potencialmente tratável quando identificada em tempo hábil (Tabela 90.3). Manifesta-se por ataxia cerebelar e sensitiva, disartria, arreflexia, perda da acuidade visual (com ou sem retinite pigmentosa), presença do sinal de Babinski, alterações esfincterianas. A presença de tremor cefálico (titubeação) é comum e sugere o diagnóstico de AVED (achado costumeiramente ausente na FRDA). A cardiomiopatia pode ocorrer, mas em frequência muito menor do que na Ataxia de Friedreich.

A idade de início costuma ser antes dos 20 anos, mas há relatos na literatura de início dos sintomas aos 62 anos. O tempo de evolução é variável e o curso da doença pode ser estabilizado a partir do tratamento adequado. A prevalência desta doença é muito variável de acordo com a região, sendo a ataxia cerebelar autossômica recessiva mais comum após a FRDA no Norte da África (por um efeito fundador aparente).

Tabela 90.2 – Características clínicas das principais ataxias cerebelares autossômicas recessivas

Doença #OMIM	Ataxia de Friedreich # 229300	Ataxia por Deficiência de Vitamina E (AVED) # 277460	Abetalipoproteinemia # 200100	Ataxia com Apraxia Oculomotora tipo 1 (AOA1) # 208920
Gene	FMR1	TTPA	MTTP	APTX
Herança	AR	AR	AR	AR
Idade de Início	1°-2° décadas; LOFA – 25 – 40 a; VLOFA > 40 a	1°-2° décadas	1°-2° décadas	1° e 2° décadas
Manifestações Clínicas	Ataxia mista, polineuropatia, atrofia óptica, cardiomiopatia, sinais piramidais, nistagmo onda quadrada, deformidades esqueléticas, Sd de Pernas Inquietas	Ataxia cerebelar, distonia, retinopatia pigmentar, tremor cefálico, comprometimento proprioceptivo	Ataxia cerebelar e sensitiva, fraqueza muscular, retinopatia, distonia e outros sintomas extrapiramidais	Ataxia cerebelar, apraxia oculomotora, pés cavus, escoliose, amiotrofia distal, comprometimento cognitivo, coreoatetose, distonia
Imagem	Ausência de atrofia cerebelar (tardio, atrofia vermis superiores); DTC => hiperecogenicidade nn. Denteados.	RM normal em estágios iniciais, evolução com atrofia cerebelar	RM Encéfalo pode ser normal ou demonstrar atrofia cerebelar	Atrofia cerebelar global
Estudo eletrofisiológico	Polineuropatia axonal sensitiva	ENMG nl/polineuropatia axonal sensitivo.	Polineuropatia axonal sensitiva, PEV com aumento da latência (<50%)	Polineuropatia axonal sensitivo-motora
Outros achados complementares	Cardiomiopatia hipertrófica, arritmias, diabetes melitus	Sinais piramidais +/-; cardiomiopatia +/-; cognitivo normal em geral	Sintomas iniciais são os de sd. disabsortiva desde os primeiros meses de vida (diarreia, vômitos, esteatorréia) e piora com alimentos gordurosos.	Apraxia oculomotora pode progredir para oftalmoparesia; coreia e distonia são achados comuns;
Exames laboratoriais	NDN	Vitamina E sérica < 2,0 mg/L, outras vitaminas normais	Deficiência de Vitamina E e outras lipossolúveis (A, D e K); VLDL, LDL baixos/ausentes, CT baixo e triglicérides muito baixo; acantocitose é frequente	Hipoalbuminemia, hipercolesterolemia. Alfafetoproteina normal
Tratamento	Suporte e reabilitação multiprofissional	Reposição de Vitamina E em altas doses, guiada por nível sérico e sintomas	Reposição de vitamina E em altas doses e Vitaimna A; dieta pobre em gorduras; Vitamina K se necessário	Suporte e reabilitação multiprofissional

Doença #OMIM	Ataxia com Apraxia Oculomotora tipo 2 (AOA2) # 606002	Ataxia-Telangiectasia # 208900	Ataxia Espástica Autossômica Recessiva de Charlevoix-Saguenay (ARSACS) # 270550	Ataxia relacionada ao SYNE-1 # 610743
Gene	SETX	ATM	SACS	SYNE-1
Herança	AR	AR	AR	AR
Idade de Início	1-3ª décadas	1ª década (adultos nas formas atípicas)	1ª-2ª décadas	2ª-5ª décadas
Manifestações Clínicas	Ataxia cerebelar, distonia, coreia, apraxia oculomotora (~50%), progressão lenta, cognitivo preservado/alt. leve.	Ataxia cerebelar, apraxia oculomotora, telangiectasias oculocutâneas, coreoatetose, distonia, parkinsonismo	Ataxia Cerebelar, espasticidade, hiperreflexia, amiotrofia distal, neuropatia periférica	Ataxia cerebelar pura e/ou associada à espasticidade, amiotrofia
Imagem	Atrofia cerebelar	Atrofia cerebelar	Atrofia cerebelar, hipointensiddades T2 na ponte	Atrofia cerebelar global, pedúnculo cerebelar superior
Estudo eletrofisiológico	Polineuropatia axonal sensitivo-motora	Polineuropatia Axonal sensitivo-motora	Polineuropatia mista sensitivo-motora	Polineuropatia axonal, sinais de alt. neurônio motor inferior
Outros achados complementares	Relatos de falência ovariana precoce, hipogonadismo hipogonadotrófico, dermatofibrossarcoma.	Imunodeficiência, infecções de repetição, risco aumentado de câncer	Fibras retinianas hipermielinizadas	Relato de doença multissistêmica com início precoce
Exames laboratoriais	Alfafetoproteína elevada, hipercolesterolemia, aumento de IgG e IgA	Alfafetoproteína elevada, IgA e IgG diminuídos	—	—
Tratamento	Suporte e reabilitação multiprofisional	Suporte e reabilitação multiprofisional	Suporte e reabilitação multiprofisional	Suporte e reabilitação multiprofisional

Doença #OMIM	Ataxia relacionado ao ADCK3 # 612016	Ataxia relacionada ao ANO 10 # 613728	Síndrome de Boucher-Neuhauser # 215470	Síndrome de Gordon-Holmes # 212840
Gene	ADCK3	ANO10	PNPLA6	RNF216
Herança	AR	AR	AR	AR
Idade de Início	1º-2º décadas	1º-3º décadas	1º-2º décadas	1º-2º décadas
Manifestações Clínicas	Ataxia cerebelar, coreia, distonia, mioclonia, epilepsia, fraqueza proximal	Ataxia cerebelar, sinais piramidais; casos descritos de sd. neurônio motor inferior, pés cavus e demência	Ataxia cerebelar, sd. piramidal, neuropatia periférica, tr. Cognitivo, distrofia coriorretiniana	Ataxia cerebelar, demência proeminente, transtornos do movimento (coreia, principalmente)
Imagem	Atrofia cerebelar	Atrofia cerebelar	Atrofia cerebelar	Atrofia cerebelar; lesão subst.. branca difusa (possível)
Estudo eletrofisiológico	—	—	Polineuropatia axonal sensitivo motora	—
Outros achados complementares	—	Coenzima Q10 diminuída em biopsia muscular	Hipogonadismo hipogonadotrófico	Hipogonadismo Hipogonadotrófico
Exames laboratoriais	Aumento de lactato sérico e no LCR	Coenzima Q 10 plasmática pode estar baixa, discreta elevação de alfafetoproteína	—	—
Tratamento	Suporte e reabilitação multiprofisisional	Reposição de Coenzima Q10 em altas doses	Suporte e reabilitação multiprofisisional	Suporte e reabilitação multiprofisisional
Doença #OMIM	Niemann-Pick Tipo C # 2572220	Ataxias relacionadas ao POLG (MIRAS, SANDO, MEMSA) # 607459	Xantomatose Cerebrotendínea # 213700	Doença de Refsum # 266500
Gene	NPC 1 e NPC 2	POLG	CYP27A1	PHYH (>90%) e PEX7 (< 10%)
Herança	AR	AR	AR	AR
Idade de Início	Variável – infância a adultos, com manifestações diferentes	1º-2º décadas	1º-2º décadas	Variável, geralmente final da adolescência até a 5ª década

Manifestações Clínicas	Infância – adolescência: ataxia cerebelar, epilepsia, distonia, disartria, cataplexia gelástica, paresia do olhar vertical; Adulto: demência precoce, tr. Psiquiátrico esquizofreniforme	MIRAS – Ataxia cerebelar, neuropatia periférica, encefalopatia e epilepsia; SANDO – Ataxia sensitiva, neuropatia, disartria e oftalmoplegia; MEMSA – Epilepsia mioclônica, miopatia e ataxia sensitiva	Ataxia cerebelar, paraparesia espástica, demência e sintomas psiquiátricos, catarata, xantomas em tendões (acúmulo de colestanol); paralisia pseudobulbar, neuropatia	Tétrade clássica – Retinite pigmentar, neuropatia, ataxia e hiperproteinorraquia. Forma aguda costuma ser completa; forma crônica costuma ter retinite como o principal, outros sintomas são sutis
Imagem	Atrofia cerebelar e cerebral cortical, corpo caloso, tronco cerebral, hiperintensidades T2 em corpo caloso e periventriculares (EMlike);	Atrofia cerebelar leve, hiperintensidades T2/FLAIR em cerebelo e tálamo	Hiperintensidades T2/FLAIR em pedúnculos cerebrais, substância branca subcortical e em núcleos denteados e substância branca cerebelar	Hiperintensidades T2/FLAIR em corpo caloso, vias piramidais, núcleos denteados; atrofia cerebelar. Pode haver realce ao contraste
Estudo eletrofisiológico	—	Polineuropatoa axonal sensitiva, motora ou sensitivomotora	Polineuropatia axonal sensitivo-motora ou axonal motora ou desmielinizante motora	Polineuropatia mista sensitivomotora
Outros achados complementares	Paralisia do olhar vertical e nistagmo Round-The-House, em adulto jovem com alteração psiquiátrica prévia, podem sugerir a doença. Adultos podem começar a doença com hepato e esplenomegalia, assintomáticos.	O gene POLG está envolvido em diversas doenças, com diferentes manifestações, como Alpers-Huttenlocher, Espectro Ataxia-Neuropatia (SANDO, MIRAS), MEMSA, Oftalmoplegia Externa Progressiva	A manifestação inicial da doença pode ser de diarreia crônica desde a infância, evoluindo então com catarata precoce, xantomas, osteoporose e sintomas neurológicos, incluindo epilepsia e parkinsonismo	Na forma clássica, o quadro inicia-se com nictalopia pela retinopatia pigmentar, evoluindo com anosmia, ataxia cerebelar, surdez, polineuropatia, ictiose e arritmia cardíaca. Metacarpos e quarto metatarsais encurtados.
Exames laboratoriais	Em crianças, costuma haver alterações de enzimas hepáticas junto ao quadro. Em adultos, pode estar presente mas não obrigatoriamente.	—	Elevação do Colestanol sérico e álcoois biliares	Elevação de ácido fitânico, hiperproteinorraquia
Tratamento	Miglustat (Zavesca®) 200 mg 3 vezes ao dia.	Suporte e reabilitação multiprofissional	Ácido Quenodeoxicólico 250 mg 3 vezes ao dia. Estatinas podem auxiliar no tratamento	Dieta pobre em ácido fitânico, plasmaférese nas agudizações

Tabela 90.3 – Sinais clínicos que podem auxiliar no diagnóstico de AVED × FDRA

Sinais clínicos	AVED	Ataxia de Friedreich
Neuropatia periférica	Sim (leve)	Sim
Tremor cefálico	Sim	Não
Distonia	Sim	Não
Pés cavus	Não	Sim
Retinite pigmentar	Sim	Não
Acuidade visual ↓	Sim	Sim (rara)
Cardiomiopatia	Sim (rara)	Sim
Fraqueza Muscular	Não	Sim
Diabetes melitus	Não	Sim

A investigação complementar com ressonância magnética do encéfalo pode demonstrar atrofia cerebelar moderada, porém podendo apresentar-se normal nos estágios iniciais da doença. A eletroneuromiografia evidencia, na maioria dos casos, redução moderada da amplitude dos potenciais de ação sensitivos, com velocidades da condução sensitiva normais, sugerindo presença de neuropatia axonal sensitiva, em graus variáveis. Porém, casos com neuropatia axonal motora pura e axonal sensitiva e motora já foram descritos. Nos casos em que a eletroneuromiografia é normal, o potencial evocado somatossensitivo pode auxiliar na documentação do comprometimento das vias somatossensitivas, ao demonstrar uma resposta N20 indetectável e resposta P40 ausente após estimulação do nervo tibial.

A investigação laboratorial de rotina não apresenta alterações, incluindo a ausência de acantócitos em esfregaço e perfil lipídico. Contudo, a dosagem sérica de vitamina E sempre gravemente diminuída, geralmente menor que 2 mg/L (valores de referência costumam ser entre 5 e 15 mg/L). Outras vitaminas lipossolúveis, como A, D e K costumam estar normais.

A confirmação molecular dá-se pela identificação de variantes patogênicas bialélicas no gene TTPA, por meio de ferramentas como técnicas de sequenciamento de nova geração (NGS). O gene TTPA codifica a Proteína Transferidora de alfa-tocoferol, responsável por incorporar a vitamina E nas lipoproteínas.

O tratamento baseia-se na reposição de Vitamina E via oral, na dose habitual entre 800 e 2.000 mg/dia, preferencialmente junto à alimentação para melhor absorção. Não há uma dose limite, necessitando-se manter dosagens séricas rotineiras da vitamina E para ajustes de dose e observação de efeitos adversos. A reposição vitamínica visa estabilizar a evolução dos sintomas ou diminuir a sua velocidade de progressão, sendo que uma parcela destes pacientes. Também é importante identificar familiares do probando que sejam portadores da variante, mas ainda pré-sintomáticos, para que a devida reposição seja feita e os sintomas não se instalem.

Abetalipoproteinemia – OMIM # 200100

Também conhecida como doença de Bassen-Kornzweig, a Abetalipoproteinemia tem quadro clínico bastante semelhante à AVED e FRDA, consistindo em ataxia mista (cerebelar e sensitiva), neuropatia desmielinizante, hiporreflexia, fraqueza muscular, retinopatia pigmentar, distonia e outros sinais extrapiramidais e, em alguns pacientes, paraparesia espástica. Os sintomas neurológicos costumam manifestar-se entre a primeira e segunda décadas de vida sendo que, na infância, o quadro inicia-se por uma síndrome má absortiva, com esteatorreia, hepatomegalia, aumento de enzimas hepáticas, esteatose hepática, associadas à redução sérica de vitaminas lipossolúveis (A, D, E e K), colesterol, triglicérides, ausência de apolipoproteína B e presença de acantócitos em esfregaço de sangue.

O diagnóstico confirmatório dá-se pela presença de variantes patogênicas no gene *MTTP*, responsável pela produção da *proteína transferidora de triglicerídeos microssomais*. Variantes patogênicas no *APOB* e *ANGPTL3* levam à uma doença semelhante, denominada hipobetalipoproteinemia.

Ataxias com apraxia oculomotora 1, 2, 3 e 4 (AOA's)

As AOA's formam um grupo de doenças com algumas características clínicas em comum: ataxia cerebelar, apraxia oculomotora (também denominada dissociação oculocefálica) e neuropatia periférica.

A apraxia oculomotora tipo 1, ou AOA 1 (OMIM # 208920), é caracterizada por ataxia cerebelar progressiva, polineuropatia axonal sensitivo-motora, apraxia oculomotora (que pode progredir para uma oftalmoparesia com o avançar da doença), pés cavos, escoliose, atrofia distal, sinais extrapiramidais hipercinéticos (coreoatetose e distonia), comprometimento cognitivo leve a moderado.

A idade de início é entre 2 e 10 anos, geralmente com incoordenação, progredindo com os sinais acima descritos na segunda década, com um tempo de progressão de 12 a 58 anos. Não há uma prevalência mundial estimada; em Portugal, calcula-se por volta de 0,41:100.000 indivíduos, sendo a segunda ataxia cerebelar recessiva mais comum após a FDRA[38]. No Japão, a AOA 1 parece ser a ataxia cerebelar autossômica recessiva mais frequente.

A investigação complementar demonstra uma atrofia cerebelar global na RM de Encéfalo e a ENMG confirma os sinais clínicos de neuropatia axonal sensitivo-motora. Exames laboratoriais demonstram hipoalbuminemia (< 3,8g/L) e um aumento do colesterol total; com a progressão da doença, os níveis de albumina tendem a aproximar-se do valor de referência, ao passo em que a hipercolesterolemia avança. Os valores de alfafetoproteína são normais.

O diagnóstico molecular consiste na identificação de variantes patogênicas no *APTX*, responsável pela codificação da proteína *aprataxina*. A presença de variantes missense parece estar envolvida nos casos de instalação mais tardia. A *aprataxina* é uma proteína envolvida no reparo do DNA.

O tratamento consiste em reabilitação neurológica multiprofissional e terapêutica farmacológica sintomática. Terapêutica dietética com alto índice proteico e baixo índice lipídico é aconselhada (visando diminuir o edema causado pela hipoalbuminemia e o presumível aumento do risco cardiovascular pela hiperlipidemia), mas sem evidências de melhora no sintoma das doenças.

A apraxia oculomotora tipo 2, ou AOA 2, ou SCAR 1 (OMIM # 606002), é fenotipicamente muito semelhante à AOA 1; contudo, estima-se que a apraxia oculomotora encontra-se em menor proporção (cerca de 50% dos acometidos), necessitando-se de maior suspeição frente ao quadro de ataxia cerebelar progressiva e polineuropatia. Sinais piramidais também parecem ser mais frequentes na AOA 2 e o comprometimento costuma ser leve, quando presente. Manifestações sistêmicas são incomuns, mas já foram descritas, como falência ovaria primária, hipogonadismo hipogonadotrópico com amenorreia, síndrome dos ovários policísticos e dermatofibrossarcoma[39].

A idade de início é mais tardia, entre 7 e 25 anos, com casos descritos de até 40 anos. Não há uma prevalência estimada, mas se acredita que a AOA 2 corresponda a cerca de 3% de todas as ataxias cerebelares autossômicas recessivas.

A investigação laboratorial demonstra elevação da alfafetoproteína acima dos valores de referência (> 20 ng/mL), o que pode auxiliar na diferenciação com a AOA 1. A hipercolesterolemia também pode estar presente, com relatos de aumento da CPK e níveis de IgA e IgG.

A RM de Encéfalo demonstra atrofia cerebelar global importante e a ENMG mostra sinais de neuropatia axonal em 90-100% dos indivíduos.

O diagnóstico molecular é feito pela identificação de variantes patogênicas no *SETX*, que produz a proteína *senataxina*, também envolvida em mecanismos de reparo do DNA.

Assim, como nas outras AOA´s, os pilares do tratamento são reabilitação multiprofissional e sintomáticos.

A ataxia oculomotora tipo 3, ou AOA 3 (OMIM # 615217), foi apenas recentemente descrita, com quadro clínico bastante semelhante à AOA 2 (incluindo elevação da alfafetoproteína), iniciado por volta dos 14 anos, em 4 irmãos de pais consanguíneos de uma família da Arábia Saudita. Variantes patogênicas no *PIK3R5* foram descritas como causadores da doença[40].

A ataxia oculomotora tipo 4, ou AOA4 (OMIM # 616267), foi descrita em 11 pacientes de 8 famílias portuguesas sem correlação, os quais demonstraram quadro distônico de início na primeira década, evoluindo com ataxia cerebelar, amiotrofia distal grave, neuropatia periférica, comprometimento cognitivo e apraxia oculomotora, entre as segunda e terceira décadas de vida. A investigação molecular demonstrou variantes patogênicas no *PNKP*, responsável por codificar uma proteína fosfatase envolvida nos mecanismos de reparo do DNA[41].

Ataxia-telangiectasia (AT) – OMIM # 208900

A ataxia-telangiectasia é uma doença de fenótipo pleomórfico, com formas típicas e atípicas e variadas idades de início.

A forma clássica, de início na infância (antes dos 5 anos), é formada por ataxia cerebelar, apraxia oculomotora, coreoatetose, distonia, mioclonias, imunodeficiência, infecções recorrentes, aumento do risco de malignidades (linfoma e leucemia) por hipersensibilidade à radiação ionizante e telangiectasias oculocutâneas (esclera, superfície malar, dorso das mãos, fossa poplítea e cubital, mucosa sublingual, orelhas). Também foram descritos envelhecimento prematuro e doenças endocrinológicas, como *diabetes mellitus* e falência ovariana precoce.

As formas atípicas descritas são:
» AT de início no adolescente/adulto: fenótipo mais brando da AT, com início tardio (segunda e terceira décadas), com curso mais lento;
» Distonia AT-relacionada: distonia segmentar ou generalizada, de início na infância, sem ataxia;
» Distonia progressiva de início tardio;
» Atrofia muscular espinhal de início no adulto;
» Distonia cervical Dopa-responsiva, de início na adolescência;

A prevalência da forma clássica de AT é estimada entre 1:40.000 a 1:100.000 indivíduos. O tempo de progressão da doença varia de acordo com a forma manifesta, sendo que na forma clássica as crianças encontram-se cadeirantes até por volta dos 10 anos e nas formas tardias alguns pacientes ainda permanecem deambulantes após os 40 anos de idade.

Os níveis séricos de alfafetoproteína costumam estar elevados em todos os fenótipos e a RM do encéfalo pode demonstrar atrofia cerebelar hemisférica e vermiana.

A presença de variantes patogênicas no *ATM* confirma o diagnóstico de AT. A proteína codificada é uma proteína quinase da família PI3K (fosfatidil inositol 3-quinase), responsável por mecanismos de reparo no DNA.

Devido à importante sensibilidade à radiação ionizante e risco desenvolvimento de câncer, deve-se evitar exposição à exames de imagem como Raio X e TC, radioterapia e agentes quimioterápicos radiomiméticos, além de exposição solar. Indivíduos com infecções muito frequentes e/ou graves e níveis de IgG muito baixos podem beneficiar-se de terapia com imunoglobulina humana parenteral.

Ataxia espástica autossômica recessiva de Charlevoix-Saguenay (ARSACS)

A ARSACS é tipicamente descrita na região nordeste de Quebec, composta pela tríade clássica de ataxia cerebelar, espasticidade de membros inferiores e polineuropatia mista sensitivo-motora; contudo, cerca de 20% dos pacientes podem apresentar-se com formas atípicas, sem espasticidade (imitando um fenótipo de Charcot-Marie-Tooth) e/ou sem polineuropatia. Outras características comuns, especialmente na forma clássica, são retardo mental, prolapso de valva mitral, amiotrofia distal, nistagmo horizontal evocado pelo olhar e presença de estrias amareladas correspondentes, a fibras hipermielinizadas, na retina, associada à hipertrofia das fibras retinianas em avaliação por OCT (Tomografia de Coerência Óptica).

A idade de início da forma clássica é de 2 a 10 anos, porém com casos descritos de até 40 anos. A prevalência mundial é desconhecida, mas podendo chegar 1:21 indivíduos na região de Saguenay-Lac-St-Jean, nordeste de Quebec, por um provável efeito fundador.

A neuroimagem pode evidenciar atrofia cerebelar predominantemente do vermis cerebelar superior, hipodensidades lineares pontinhas em T2 (chamadas estrias medulares) e hiperintensidades em T2/FLAIR da transição entre a ponto e os pedúnculos cerebelares médios (que podem encontrar-se espessados).

O diagnóstico molecular é feito pela presença de variantes patogênicas no *SACS*, responsável pela codificação da proteína *sacsina*, cuja função ainda é desconhecida.

Ataxia relacionada ao SYNE1 – OMIM # 610743

Também conhecida como ARCA 1 ou SCAR 8, foi inicialmente descrita em indivíduos da região de Quebec, que apresentavam um fenótipo de ataxia cerebelar pura. Contudo, foram descritos casos da doença no mundo todo, sendo que o fenótipo clássico se apresenta em apenas 20% dos pacientes. Segundo a literatura recente, podemos dividir a ataxia relacionado ao *SYNE1* em três grupos[42]:

» Ataxia cerebelar pura: geralmente de início tardio em relação às outras ataxias recessivas, com início entre 17 e 46 anos, associada à disartria e hiperreflexia em membros inferiores[43].
» Ataxia cerebelar associada a um ou dois outros sistemas comprometidos: paraparesia espástica, doença do neurônio motor inferior, escoliose, cifose, neuropatia periférica, oftalmoparesia.
» Síndrome neurodegenerativa complexa/multissistêmica: de início precoce (6-10 anos), com ataxia cerebelar associada a espasticidade, fraqueza, atrofia muscular, retardo mental, disfagia, pés cavos, anormalidades esqueléticas (cistos sacrais, pseudoartrose de clavícula, contraturas tendíneas, hipertelorismo e outras) e evolução com insuficiência respiratória e morte prematura.

A RM de Encéfalo demonstra uma proeminente atrofia cerebelar em praticamente todos os casos, além de atrofia dos pedúnculos cerebelares superiores.

O diagnóstico molecular é feito a partir da identificação de variantes patogênicas bialélicas em homozigose no *SYNE1*. Este gene é responsável pela codificação de uma proteína da família da espectrinas, de função estrutural e que parece estar envolvida na arquitetura cerebelar e no funcionamento da junção neuromuscular.

Ataxia relacionada ao ADCK3 – OMIM # 612016

Também conhecida como ARCA 2 ou SCAR 9, esta doença está dentro do espectro das Deficiências Primárias de Coenzima Q10, um grupo de condições caracterizadas por redução dos níveis de Coenzima Q10, um importante componente lipídico da cadeia respiratória mitocondrial.

As características clínicas são ataxia cerebelar, distonia, mioclonia, coreia, tremores, deficiência intelectual, síndrome do neurônio motor superior, intolerância ao exercício, fraqueza muscular proximal e epilepsia.

A idade de início dá-se entre a primeira e segunda décadas, com curso lentamente progressivo (a maioria dos pacientes mantém-se deambulantes mesmo após 20 anos de doença).

A RM de encéfalo demonstra atrofia cerebelar e a investigação laboratorial demonstra aumento do lactato sérico e no liquor.

O diagnóstico molecular de confirmação dá-se pela identificação de variantes patogênicas bialélicas, em homozigose ou heterozigose composta, no *ADCK3* (também conhecido como *COQ8A*).

Apesar de tentativas de tratamento com reposição de Coenzima Q10, idebenona e ubidecarenone, não há até o momento tratamento específico que tenha demonstrado sucesso em interromper a evolução da doença, baseando-se em reabilitação neurológica multiprofissional.

Ataxia relacionada ao ANO10 – OMIM # 613728

Conhecida como ARCA 3 ou SCAR 10, é uma doença recentemente descrita e composta de ataxia cerebelar e sinais piramidais, além de casos descritos com síndrome de neurônio motor inferior, pês cavos e demência[44]. Tem início descrito entre os 6 e 45 anos (média de 21) e seu curso evolutivo costuma ser lento.

A investigação complementar demonstra atrofia cerebelar em exames de neuroimagem, além de discreta elevação da alfafetoproteína e baixos níveis de CoQ10 em biópsia muscular.

A presença de variantes patogênicas em homozigose ou heterozigose composta no *ANO10* confirmam o diagnóstico. Este gene codifica uma proteína pertencente à uma família de canais de cloro ativados pelo cálcio.

Um estudo que detectou baixos níveis de coenzima Q10 plasmático e na biópsia muscular de pacientes acometidos também demonstrou benefício terapêutico com a reposição de Coenzima Q10 em altas doses, com melhora clínica na fadiga e marcha, além de alguma melhora cognitiva[77].

Síndrome de Boucher-Neuhauser (BNS)/síndrome de Gordon-Holmes (GHS)

A síndrome de Boucher-Neuhauser (OMIM # 215470) costuma manifestar-se com ataxia cerebelar, sinais de comprometimento do neurônio motor superior (espasticidade, hiperreflexia, resposta cutâneo plantar em extensão), comprometimento cognitivo, neuropatia periférica axonal sensitivo-motora, hipogonadismo hipogonadotrófico e comprometimento visual progressivo por distrofia coriorretiniana. A idade de início é variável, geralmente entre a primeira e segunda décadas de vida, assim como a ordem de surgimento dos sintomas. Contudo, casos mais tardios encontram-se descritos na literatura.

Exames de neuroimagem apresentam atrofia cerebelar difusa. O diagnóstico molecular é feito pela identificação de variantes patogênicas em homozigose ou heterozigose composta no *PNPLA6*.

Já a síndrome de Gordon-Holmes (OMIM # 212840) é uma doença bastante semelhante à BNS, também com hipogonadismo hipogonadotrófico, porém com quadro demencial mais acentuado, presença de transtornos do movimento (predominantemente, coreia) e ausência de comprometimento visual. A idade de início também se dá entre a primeira e segunda décadas de vida. A RM de encéfalo pode demonstrar lesões de substância branca profunda difusa e dos núcleos da base, cápsula externa e interna, poupando o corpo caloso. O gene envolvido é o *RNF216*.

Um importante diagnóstico diferencial de ambas as condições é a ataxia relacionada ao STUB1, ou SCAR 16 (OMIM # 615768), que costuma apresentar-se por volta da segunda década com ataxia cerebelar, neuropatia periférica axonal sensitiva, sinais de comprometimento do neurônio motor superior e hipogonadismo hipogonadotrófico em alguns casos.

Doença de Niemann-Pick tipo C (NPC)

A NPC é uma doença do acúmulo de lipídios, com diferentes manifestações nas faixas etárias:

- » Neonatos – hepatopatia grave com ascite e insuficiência respiratória;
- » Início da infância – hipotonia e atraso do desenvolvimento, com ou sem lesão hepática e/ou pulmonar;
- » Infância tardia/adolescência – Ataxia, comprometimento cognitivo, epilepsia, distonia, disartria, disfagia, cataplexia gelástica e paralisia do olhar vertical supranuclear;
- » Adultos – Demência e transtornos psiquiátricos esquizofreniformes, evoluindo com quadro semelhante ao de adolescentes;

Contudo, os pacientes adultos também podem apresentar formas viscerais assintomáticas, com hepatomegalia e esplenomegalia, que antecedem o surgimento de alterações neurológicos, como ataxia, coreia, distonia, mioclonias, tremores, anormalidades oculomotoras (paralisia do olhar vertical supranuclear, nistagmo "*round-the-house*", hipometria sacádica) e surdez, associados ao quadro demencial progressivos e sintomas psicóticos.

A Ressonância Magnética do Encéfalo pode não demonstrar um padrão de alterações, porém com achados descritos de atrofia cerebelar, atrofia cortical de predomínio frontal, corpo caloso afilado, atrofia do tronco cerebral e hiperintensidades em T2 nas regiões periventriculares e corpo caloso, que podem lembrar um padrão semelhante ao da Esclerose Múltipla.

O diagnóstico baseia-se em achados laboratoriais e moleculares. Os testes laboratoriais utilizados são a coloração de Filipin em fibroblastos cultivados a partir de biópsia de pele (cuja finalidade é demonstrar a presença de redução da habilidade na esterificação do colesterol, ou seja, comprometimento da homeostase intracelular do metabolismo do colesterol) e a elevação de oxiesteróis no plasma. Pela maior rapidez, facilidade de realização e precisão, o diagnóstico molecular tem sido usado com maior frequência para a confirmação diagnóstica, consistindo na detecção de variantes patogênicas no *NPC 1* (em sua maioria, heterozigose composta) e *NPC 2* (sendo este mais raramente envolvido).

O Miglustat é um inibidor da glucosilceramida sintase, enzima catalisadora que participa da primeira etapa da biossíntese dos glicoesfingolipídeos. Atualmente, é o único tratamento específico para a NPC, tendo sido capaz de demonstrar a estabilidade e até mesmo melhora nos sintomas neurológicos, sendo recomendado que seja oferecida a todos os pacientes com sintomas neurológicos, cognitivos e/ou psiquiátricos. Deve-se levar em conta que a medicação pode demorar de 6 meses a um ano, ou até mais (para as doenças de instalação mais tardia), para demonstrar efeito terapêutico.

Referências

1. Ruano L, Melo C, Silva MC, Coutinho P. The global epidemiology of hereditary ataxia and spastic paraplegia: a systematic review of prevalence studies. Neuroepidemiology. 2014; 42:174-83.
2. Cintra VP, Lourenço CM, Marques SE, de Oliveira LM, Tumas V, Marques W Jr. Mutational screening of 320 Brazilian patients with autosomal dominant spinocerebellar ataxia. J Neurol Sci. 2014 Dec 15;347(1-2):375-9.

3. Pedroso JL, de Souza PV, Pinto WB, Braga-Neto P, Albuquerque MV, Saraiva-Pereira ML, Jardim LB, Barsottini OG. SCA1 patients may present as hereditary spastic paraplegia and must be included in spastic-ataxias group. Parkinsonism Relat Disord. 2015 Oct;21(10):1243-6
4. Linnemann C, Tezenas du Montcel S, Rakowicz M, Schmitz-Hübsch T, Szymanski S, Berciano J, et al. Peripheral neuropathy in spinocerebellar ataxia type 1, 2, 3, and 6. Cerebellum (2016) 15(2):165-73. doi:10.1007/s12311-015-0684-6.
5. Moscovich M, Okun MS, Favilla C, Figueroa KP, Pulst SM, Perlman S, Wilmot G, Gomez C, Schmahmann J, Paulson H, Shakkottai V, Ying S, Zesiewicz T, Kuo SH, Mazzoni P, Bushara K, Xia G, Ashizawa T, Subramony SH. Clinical evaluation of eye movements in spinocerebellar ataxias: a prospective multicenter study. J Neuroophthalmol. 2015 Mar;35(1):16-21.
6. Velázquez-Pérez L, Seifried C, Santos-Falcón N, Abele M, Ziemann U, Almaguer LE et al (2004) Saccade velocity is controlled by polyglutamine size in spinocerebellar ataxia 2. Ann Neurol 56:444-7.
7. Gwinn-Hardy K, Chen JY, Liu HC, Liu TY, Boss M, Seltzer W et al (2000) Spinocerebellar ataxia type 2 with parkinsonism in ethnic Chinese. Neurology 55:800-805.
8. Elden AC, Kim HJ, Hart MP, Chen-Plotkin AS, Johnson BS, Fang X et al (2010) Ataxin-2 intermediate-length polyglutamine expansions are associated with increased risk for ALS. Nature 466:1069-1075
9. Auburger G, Diaz GO, Capote RF, Sanchez SG, Perez MP, del Cueto ME, et al. Autosomal dominant ataxia: genetic evidence for locus heterogeneity from a Cuban founder-effect population. Am J Hum Genet (1990) 46(6):1163-77.
10. Liu J, Tang TS, Tu H, Nelson O, Herndon E, Huynh DP, Pulst SM, Bezprozvanny I. Deranged calcium signaling and neurodegeneration in spinocerebellar ataxia type 2. J Neurosci. 2009;29:9148-62
11. Roeske S, Filla I, Heim S et al. Progressive cognitive dysfunction in spinocerebellar ataxia type 3. Mov Disord 2013; 28:1435-1438
12. Kieling C, Prestes PR, Saraiva-Pereira ML, Jardim LB. Survival estimates for patients with Machado-Joseph disease (SCA3). Clin Genet. 2007; 72:543-5.
13. Mendonça N, França MC Jr, Gonçalves AF, Januário C. Clinical features of Machado-Joseph Disease. In: Polyglutamine Disorders, Adv Exp Med Biol. 2018;1049:255-273, Springer 2018
14. Zhou YX, Takiyama Y, Igarashi S, Li YF, Zhou BY, Gui DC, Endo K, Tanaka H, Chen ZH, Zhou LS, Fan MZ, Yang BX, Weissenbach J, Wang GX, Tsuji S. Machado-Joseph disease in four Chinese pedigrees: molecular analysis of 15 patients including two juvenile cases and clinical correlations. Neurology. 1997; 48:482-5
15. Costa Mdo C, Paulson HL. Toward understanding Machado Joseph disease. Prog Neurobiol. 2012;2012; 97:239-57
16. Schmidt T, Lindenberg KS, Krebs A, Schöls L, Laccone F, Herms J, Rechsteiner M, Riess O, Landwehrmeyer GB. Protein surveillance machinery in brains with spinocerebellar ataxia type 3: redistribution and differential recruitment of 26S proteasome subunits and chaperones to neuronal intranuclear inclusions. Ann Neurol. 2002; 51:302-10.
17. Thorsten Schulte RM (2001) Double-blind crossover trial of trimethoprim-sulfamethoxazole in spinocerebellar ataxia type 3/Machado-Joseph disease. Arch Neurol 58:1451-1457.
18. Zesiewicz TA et al (2012) A randomized trial of varenicline (Chantix) for the treatment of spinocerebellarataxia type 3. Neurology 78:545-550
19. Saute JA et al (2014) A Randomized, phase 2 clinical trial of lithium carbonate in Machado-Joseph disease. Mov Disord 29:568-573.
20. Yabe I, Sasaki H, Takeichi N, Takei A, Hamada T, Fukushima K, Tashiro K. Positional vertigo and macroscopic downbeat positioning nystagmus in spinocerebellar ataxia type 6 (SCA6). J Neurol. 2003; 250:440-3.
21. Gomez CM, Thompson RM, Gammack JT, Perlman SL, Dobyns WB, Truwit CL, Zee DS, Clark HB, Anderson JH. Spinocerebellar ataxia type 6: gaze-evoked and vertical nystagmus, Purkinje cell degeneration, and variable age of onset. Ann Neurol. 1997; 42:933-50.
22. Alonso I, Barros J, Tuna A, Coelho J, Sequeiros J, Silveira I, Coutinho P. Phenotypes of spinocerebellar ataxia type 6 and familial hemiplegic migraine caused by a unique CACNA1A missense mutation in patients from a large family. Arch Neurol. 2003; 60:610-4.

23. Ansorge O, Giunti P, Michalik A, Van Broeckhoven C, Harding B, Wood N, Scaravilli F. Ataxin-7 aggregation and ubiquitination in infantile SCA7 with 180 CAG repeats. Ann Neurol. 2004; 56:448-5.
24. de Castilhos RM, Furtado GV, Gheno TC et al. Spinocerebellar ataxias in Brazil--frequencies and modulating effects of related genes. Cerebellum. 2014 Feb;13(1):17-28.
25. Greenberg J, Solomon GAE, Vorster AA, Heckmann J, Bryer A. Origin of the SCA7 gene mutation in South Africa: implications for molecular diagnostics. Clin Genet. 2006; 70:415-7.
26. Ajayi A, Yu X, Lindberg S, Langel U, Ström AL. Expanded ataxin-7 cause toxicity by inducing ROS production from NADPH oxidase complexes in a stable inducible Spinocerebellar ataxia type 7 (SCA7) model. BMC Neurosci. 2012; 13:86.
27. Grewal RP, Achari M, Matsuura T, Durazo A, Tayag E, Zu L, Pulst SM, Ashizawa T. Clinical features and ATTCT repeat expansion in spinocerebellar ataxia type 10. Arch Neurol. 2002; 59:1285-90.
28. Teive HA, Ashizawa T. Spinocerebellar ataxia type 10: from Amerindians to Latin Americans. Curr Neurol Neurosci Rep. 2013 Nov;13(11):393.
29. Glaudemans, B., van der Wijst, J., Scola, R. H., Lorenzoni, P. J., Heister, A., van der Kemp, A. W., Knoers, N. V., Hoenderop, J. G., Bindels, R. J. A missense mutation in the Kv1.1 voltage-gated potassium channel-encoding gene KCNA1 is linked to human autosomal dominant hypomagnesemia. J. Clin. Invest. 119: 936-942, 2009.
30. D'Adamo MC, Imbrici P, Sponcichetti F, Pessia M. Mutations in the KCNA1 gene associated with episodic ataxia type-1 syndrome impair heteromeric voltage-gated K(+) channel function. FASEB J. 1999; 13:1335-45.
31. Nachbauer W, Nocker M, Karner E, Stanovic I, Unterberger I, Eigentler A, Schneider R, Poese W, Delazer M, Boesch S. Episodic ataxia type 2: phenotype characteristics of a novel CACNA1A jutation and review of the literature. J Neurol. 2014; 261:983-91.
32. Imbrici P, Eunson LH, Graves TD, Bhatia KP, Wadia NH, Kullmann DM, Hanna MG. Late-onset episodic ataxia type 2 due to an in-frame insertion in CACNA1A. Neurology. 2005; 65:944-6.
33. Ducros A, Denier C, Joutel A, Cecillon M, Lescoat C, Vahedi K, Darcel F, Vicaut E, Bousser MG, Tournier-Lasserve E. The clinical spectrum of familial hemiplegic migraine associated with mutations in a neuronal calcium channel. N Engl J Med. 2001; 345:17-24.
34. Corben LA, Ho M, Copland J, Tai G, Delatycki MB. Increased prevalence of sleep-disordered breathing in Friedreich ataxia. Neurology. 2013 Jul 2;81(1):46-51.
35. Synofzik M, Godau J, Lindig T, Schöls L, Berg D. Transcranial sonography reveals cerebellar, nigral, and forebrain abnormalities in Friedreich's ataxia. Neurodegener Dis. 2011;8(6):470-5.
36. Sierra M, Infante J, Berciano J. Substantia nigra echogenicity in Friedreich's ataxia patients. Cerebellum. 2013 Aug;12(4):437-4.
37. Stolle CA, Frackelton EC, McCallum J, Farmer JM, Tsou A, Wilson RB, Lynch DR. Novel, complex interruptions of the GAA repeat in small, expanded alleles of two affected siblings with late-onset Friedreich ataxia. Mov Disord. 2008; 23:1303-6.
38. Silva MC, Coutinho P, Pinheiro CD, Neves JM, Serrano P. Hereditary ataxias and spastic paraplegias: methodological aspects of a prevalence study in Portugal. J Clin Epidemiol. 1997; 50:1377-84.
39. Anheim M, Monga B, Fleury M, Charles P, Barbot C, Salih M, Delaunoy JP, Fritsch M, Arning L, Synofzik M, Schöls L, Sequeiros J, Goizet C, Marelli C, Le Ber I, Koht J, Gazulla J, De Bleecker J, Mukhtar M, Drouot N, Ali-Pacha L, Benhassine T, Chbicheb M, M'Zahem A, Hamri A, Chabrol B, Pouget J, Murphy R, Watanabe M, Coutinho P, Tazir M, Durr A, Brice A, Tranchant C, Koenig M. Ataxia with oculomotor apraxia type 2: clinical, biological and genotype/phenotype correlation study of a cohort of 90 patients. Brain. 2009; 132:2688-98.
40. Al Tassan, N., Khalil, D., Shinwari, J., Al Sharif, L., Bavi, P., Abduljaleel, Z., Abu Dhaim, N., Magrashi, A., Bobis, S., Ahmed, H., AlAhmed, S., Bohlega, S. A missense mutation in PIK3R5 gene in a family with ataxia and oculomotor apraxia. Hum. Mutat. 33: 351-354, 2012.
41. Bras, J., Alonso, I., Barbot, C., Costa, M. M., Darwent, L., Orme, T., Sequeiros, J., Hardy, J., Coutinho, P., Guerreiro, R. Mutations in PNKP cause recessive ataxia with oculomotor apraxia type 4. Am. J. Hum.
42. Synofzik M, Smets K, Mallaret M, Di Bella D, Gallenmüller C, Baets J, Schulze M, Magri S, Sarto E, Mustafa M, Deconinck T, Haack T, Züchner S, Gonzalez M, Timmann D, Stendel C, Klopstock T, Durr A, Tranchant C, Sturm M, Hamza W, Nanetti L, Mariotti C, Koenig M, Schöls L, Schüle R, de Jonghe P,

Anheim M, Taroni F, Bauer P. SYNE1 ataxia is a common recessive ataxia with major non-cerebellar features: a large multi-centre study. Brain. 2016 May;139(Pt 5):1378-93.

43. Gama MT, Houle G, Noreau A, Dionne-Laporte A, Dion PA, Rouleau GA, Barsottini OG, Pedroso JL. SYNE1 mutations cause autosomal-recessive ataxia with retained reflexes in Brazilian patients. Mov Disord. 2016 Nov;31(11):1754-1756.

44. Vermeer S, Hoischen A, Meijer RP et al (2010) Targeted nextgeneration sequencing of a 12.5 Mb homozygous region reveals ANO10 mutations in patients with autosomal-recessive cerebellar ataxia. Am J Hum Genet 87(6):813-819.

Capítulo 91
Paraplegias Espásticas Hereditárias

Fernando Freua
Fernando Kok

Introdução

As paraplegias espásticas hereditárias (ou HSP, a partir da sigla em inglês de *Hereditary Spastic Paraplegia*) compreendem um grupo heterogêneo de doenças geneticamente determinadas cuja característica clínica predominante é a espasticidade e fraqueza de membros inferiores, que podem ocorrer com graus variáveis de intensidade. As manifestações neurológicas têm início desde a infância precoce (podendo ser confundida com paralisia cerebral, dada a idade de instalação e lenta progressão) até a maturidade. As HSP podem ser herdadas de forma autossômica recessiva ou dominante, ligada ao cromossomo X ou transmitida pelo DNA mitocondrial. As formas dominantes de HSP podem ser transmitidas de um dos genitores ou ocorrer como um evento mutacional *de novo* (i.e., não herdado). Mesmo dentro de uma mesma família, a HSP pode apresentar uma grande variabilidade na intensidade de sintomas e na idade de início (ou seja, ter expressividade variável)[1,2].

O *locus* gênico para HSP é designado SPG (termo derivado de *Spastic Gait*), e é numerado em ordem crescente da data de seu reconhecimento, de SPG1 até a recém identificada SPG78. Muitas vezes, o nome do gene associado a HSP é o mesmo do *locus*, tal como ocorre com SPG4 e SPG11.

Por muitos anos, a HSP foi denominada doença de Strumpell-Lorrain, em homenagem aos médicos que primeiramente a descreveu; no entanto, com o avanço da genética molecular, esta terminologia caiu em desuso[2,3]. Na última década um grande impulso no reconhecimento de novas formas de HSP com a emergência do sequenciamento de nova geração. Também se tornou muito mais acessível o uso clínico de testes genéticos, que tiveram uma drástica redução de preço e aumento da sensibilidade e especificidade diagnósticas.

Fisiopatologia

Os movimentos voluntários nos humanos são realizados pelas longas e complexas vias do sistema motor piramidal. O sistema piramidal compreende uma via multissináptica que se estende do córtex motor até a junção mioneural. Os neurônios motores superiores formam o trato córtico-espinhal e comunicam-se com os neurônios motores inferiores localizados ao longo de todo o corno anterior da medula; estes, por sua vez, formam a via final até a junção neuromuscular. Os longos axônios dos neurônios motores superiores possibilitam uma conexão rápida com músculo, mas, por outro lado, necessitam de um sistema de transporte intracelular para, a partir do corpo celular, fazer chegar à extremidade do axônio nutrientes, organelas e elementos do citoesqueleto. Isto torna estes neurônios vulneráveis a processos patológicos tanto decorrentes de agressões externas como dependentes de alterações herdadas na constituição molecular[4].

O mecanismo lesional associado as HSPs está intimamente relacionado ao comprimento do axônio, sendo os da via piramidal e da coluna posterior os mais susceptíveis e os axônios das vias espinocerebelares os mais resistentes[4,5].

Poucos estudos funcionais foram realizados para investigar o mecanismo de lesão associados a HSP, uma vez que muitos dos genes associados a esta condição foram descritos muito recentemente. Contudo, existem evidências de que há degeneração axonal distal, envolvendo principalmente os axônios mais longos, com um processo conhecido como *"dying back"*[6]. Como os axônios corticoespinhais mais longos controlam os neurônios motores inferiores que envolvem os músculos dos membros inferiores, esses achados são consistentes com as principais características clínicas das HSPs, principalmente nas formas não complicadas. Corroborando estes achados, é sabido que alguns tipos específicos de HSPs podem cursar com achados típicos de afilamento medular nos exames de ressonância magnética de coluna[7]. Curiosamente, principalmente nas formas não complicadas, há pouca morte neuronal, mesmo em estágios avançados da doença.

Diagnóstico e diagnóstico diferencial

Primordialmente, o diagnóstico de HSPs é baseado em:
» Achados típicos do exame neurológico, tais como marcha espástica e fraqueza de membros inferiores;
» História familiar, nem sempre presente, de comprometimento similar em parente de primeiro grau;
» Exclusão de outras condições sem base genética.

As condições neurológicas que constituem o diagnóstico diferencial com as HSPs incluem toda e qualquer afecção que curse com os achados clínicos clássicos deste grupo de doenças (Tabela 91.1). A diferenciação com as formas adquiridas de paraplegia espástica baseia-se nos seguintes pontos: 1. Presença de história familiar ou de consanguinidade parental. 2. Evolução da doença; 3. Achados dos exames complementares, entre os quais merecem ser considerados a análise do liquido cefalorraquiano com testes infecciosos e de autoimunidade, neuroimagem por ressonância magnética de crânio e coluna, e exames laboratoriais como provas sorológicas, dosagem de hormônios, metais pesados e vitaminas, além de provas de autoimunidade.

As HSP são classificadas como complicadas ou não complicadas sendo:
» **Não Complicadas:** o déficit neurológico é limitado a fraqueza espástica de membros inferiores, comprometimento de esfíncter urinário (como hipertonia do detrusor) e discreta diminuição da sensibilidade vibratória (profunda) de membros inferiores.
» **Complicadas:** Os achados da HSP não complicada adicionado a qualquer alteração sistêmica ou neurológica como ataxia, crises convulsivas, comprometimento extrapiramidal, comprometimento cognitivo, amiotrofia, neuropatia periférica e demência, sempre na ausência de causa presumível para estes achados adicionais.

A SPG4, cujo produto gênico é a espastina, é a forma de HSP de herança autossômica dominante mais frequente, correspondendo a cerca de 40% dos casos com este padrão de transmissão. Ela apresenta-se em geral como uma forma não complicada de HSP.

Tabela 91.1 – Diagnóstico diferencial nas paraparesias espásticas hereditárias

Doenças da medula espinhal
• Mielopatias compressivas
• Siringomielia
• Tumores e massas medulares
• Anomalias vasculares medulares

Doenças imunomediadas
• Esclerose múltipla
• Mielopatia nas doenças reumáticas (ex.: Sjogren, LES)
• Mielopatias em síndromes paraneoplásicas (ex.: sindrome da pessoa rígida)

Doenças infecciosas
• HTLT 1 e 2
• Sífilis
• Doença de Lyme e Lyme-símile

Doenças por hipovitaminose e metabólicas
• Deficiência de vitamina B12
• Deficiência de vitamina E
• Abetalipoproteinemia
• Doença de Wilson

Outras doenças
• Leucodistrofias (ex.: leucodistrofia metacromática)
• Doença de Segawa (distonia levodopa responsiva)

A SPG11, que codifica a proteína espastacsina, é a forma de herança autossômica recessiva mais frequente. Ela vem acompanhada de deficiência intelectual e, após sua instalação pode ocorrer declínio cognitivo, ataxia e neuropatia periférica sensitivo-motora axonal. Um achado típico desta condição é visto na ressonância magnética de crânio, que evidencia afilamento do corpo caloso acompanhado do sinal da "orelha do lince" (Figura 91.1) Esta forma representa cerca de 50% dos casos HSPs autossômicas recessivas.

Outras formas que devem ser lembradas de HSPs e que não são listadas entre as SPGs incluem erros de metabolismo, tais como a deficiência de arginase e a xantomatose cerebrotendínea. A deficiência de arginase, decorrente de mutações bialélicas em *ARG1*, pode manifestar-se na primeira infância retardo do desenvolvimento neuropsicomotor, espasticidade progressiva e com elevação da amônia e da arginina sérica. A RM de encéfalo evidência atrofia cortical e lesões de substância branca.

A xantomatose cerebrotendínea, de herança autossômica recessiva, é causada por mutações em *CYP27A1* e cursa clinicamente com xantomas tendinosos (principalmente aquilianos), ataxia cerebelar, espasticidade progressiva de membros inferiores e demência. O diagnóstico é estabelecido por meio da dosagem sérica de colestanol, que é um precursor do colesterol, e confirmado pelo exame genético. Esta é uma forma tratável de HSP, pois o uso de ácido quenodeoxicólico promove melhora e evita a progressão dos sintomas.

Na suspeita clínica de uma possível HSP, dados clínicos que incluam o exame físico, história familiar e dados de exames complementares, como neuroimagem, podem fornecer

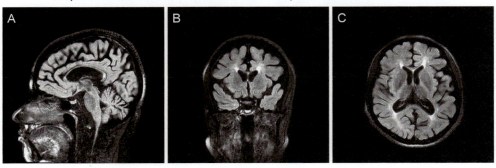

Figura 91.1 – A) Corpo caloso afilado em paciente com SPG11; B e C) Sinal radiológico chamado "Orelha de lince" que corresponde ao hipersinal nos cornos anteriores dos ventrículos laterais em aspecto semelhante ao da orelha do animal.

indicações que contribuem para o estabelecimento diagnóstico, a exemplo do que ocorre com o afilamento do corpo caloso, característico, mas não exclusivo, da SPG11.

De maneira geral, a identificação da mutação causadora é sempre o ponto chave e o diagnóstico definitivo das HSPs. Embora no passado os painéis de genes para HSP baseados em sequenciamento Sanger fossem confiáveis, seu custo era proibitivo e a taxa de positividade baixa. Com uso mais intensivo do sequenciamento de nova geração, seja em painéis de genes, seja por meio do sequenciamento completo do exoma, com análise direcionada de genes suspeitos[8], este cenário mudou. A definição diagnóstica permite uma melhor orientação terapêutica e aconselhamento genético. Espera-se que no futuro possibilite também tratamentos específicos.

HSP: genes e pontos marcantes

As Tabelas 91.2 a 91.5 resumem as HSP descritas até o momento em que foi redigido este texto. O resumo que consta nestas tabelas foi baseado em um banco de dados internacional[9]. Cada tabela apresenta o gene/locus, a proteína alterada (quando disponível) e pontos clínicos marcantes de cada tipo.

Tratamento

O tratamento das HSP baseia-se, primordialmente, em reabilitação física e medidas de atenuação dos sintomas. Relaxantes musculares de ação central, tais como o baclofeno, podem ser utilizados para minimizar a espasticidade e dor. No entanto, em alguns casos o uso destas medicações promove perda de funcionalidade, uma vez que a marcha pode ser facilitada pela espasticidade. O uso de toxina botulínica guiado também pode ser de auxílio no controle dos sintomas. Para os tipos que apresentam associadamente síndrome extrapiramidal, o uso de agonistas dopaminérgicos também auxilia no controle de sintomas.

Recomenda-se seguimento no mínimo anualmente, para avaliar a progressão clínica e a necessidade de novas intervenções.

Conclusão

A grande variabilidade de tipos, sinais, sintomas e apresentações clínicas torna o diagnóstico das HSPs bastante desafiador. É comum a confirmação ser estabelecida apenas com o uso de exames genéticos dedicados a investigar em um único teste, diferentes possibilidades diagnósticas.

Tabela 91.2 – HSP: genes e pontos marcantes (herança autossômica dominante)

Gene/locus	Proteína	Síndrome Clínica (resumo)
ATL1/SPG3A	Atlastina-1	• HSP não complicada • Inicio na infância (geralmente não progressivo) ou idade adulta (progressivo) • Sem penetrância genética relatada • Mutação De Novo reportada como paralisia cerebral espástica diplégica
SPAST/SPG4	Spastina	• HSP não complicada • Forma mais comum de HSP AD (~ 40%) • Inicio da infância até a senelitude • Pode ocorrer comprometimento cognitivo
NIPA1/SPG6	Transportador de magnésio NIPA1	• HSP pura • Término da adolescência e adulto jovem, lentamente progressiva • Raramente complicada com epilepsia ou neuropatia periférica
KIAA0196/SPG8	**KIAA0196** (WASH complex subunit strumpellin)	• HSP não complicada
SPG9 (10q23.3-q24.1)	Desconhecido	• HSP complicada • Catarata, refluxo gastresofágico e neuropatia motora
KIF5A/SPG10	Quinesina de cadeia pesada isoforma 5A	• HSP não complicada ou complicada por amiotrofia distal
RTN2/SPG12	Reticulon-2	• HSP não complicada
HSPD1/SPG13	Proteína de choque térmico 60, HSP60, Chaperonina 60	• HSP não complicada • Início: adolescência e idade adulta
BSCL2/SPG17	BSCL2 (Seipina)	• HSP Complicada • Amiotrofia dos músculos da mão (Síndrome de Silver)
SPG19 (9q)	Desconhecido	• HSP não complicada
SPG29 (1p31.1-21.1)	Desconhecido	• HSP complicada • Hipoacusia e vômitos persistentes decorrente de hérnia hiatal adiquirida
REEP1/SPG31	Aumento da expressão de receptores da Proteína 1	• HSP pura • Ocasionalmente relacionada com polineuropatia periférica
ZFYVE27/SPG33	Protrudina	• HSP pura
SPG36 (12q23-q24)	Desconhecido	• Início: 14-28 anos • Neuropatia sensitivo-motora
SPG37 (8p21.1-q13.3)	Desconhecido	• HSP pura
SPG38 (4p16-p15)	Desconhecido	• Em 5 membros de uma única família • Início dos 16-21 anos • Amiotrofia dos músculos intrínsecos das mãos
SPG40 (locus desconhecido)	Desconhecido	• HSP pura • Início a partir dos 35 anos
SPG41 (11p14.1-p11.2)	Desconhecido	• Presente em uma única família chinesa • Início na adolescência • Moderada fraqueza nos músculos intrínsecos das mãos
SLC33A1/SPG42	Transportador de Acetil-coenzima A	HSP não complicada identificado em uma única família Início dos 4-40 anos

Tabela 91.3 – HSP: genes e pontos marcantes (herança autossômica recessiva)

Gene/*locus*	Proteína	Síndrome Clínica (resumo)
CYP7B1/SPG5a	Proteína CYP7B1	• HSP não complicada ou complicada por neuropatia axonal, amiotrofia distal ou generalizada e leucodistrofia ou anormalidades de substância branca em RM de crânio.
SPG7/SPG7	Paraplegina	• HSP não complicada ou complicada • Anormalidades mitocondriais em biópsia de músculo esquelético • Disartria, disfagia, palidez de disco de n. óptico, neuropatia axonal, atrofia cerebelar ou cerebral em RM de crânio.
SPG11/SPG11	Espatacsina	• Refere-se a quase 50% das HSP AR • Forma não complicada ou complicada • Afilamento de corpo caloso, deficiência intelectual, paresia de membros superiores, disartria e nistagmo • Síndrome de Kjellin (início na infância, paraparesia espástica progressiva com retinite pigmentar, deficiência metal, disartria e amiotrofia distal
SPG14 (3q27-q28)	Desconhecido	• HSP complicada em 3 membros de uma mesma família italiana • Início ao redor dos 30 anos • Retardo mental e neuropatia axonal
ZFYVE26/SPG15	Zync finger FYVE domain-containing protein 26	• HSP complicada • Variabilidade de apresentações: maculopatia pigmentar, amiotrofia distal, disartria, deficiência intelectual e demência (Síndrome de Kjellin)
ERLIN2/SPG18	Erlin-2	• HSP complicada • Amiotrofia distal (Síndrome de Troyer)
SPG21/SPG21	Masparidina	• HSP complicada • Demência, ataxia cerebelar e sinais extrapiramidais, afilamento de corpo caloso e anormalidades de substância branca na RM de crânio (Síndrome de Mast)
SPG23 (1q24-q32)	Desconhecida	• HSP complicada • Início na infância • Anormalidades dos pigmentos cutâneos (Vitiligo), envelhecimento prematuro, fácies característica, Síndrome de Lison
SPG24 (13q14)	Desconhecida	• HSP complicada • Disartria piramidal e sinais pseudo-bulbares. • Início na infância
SPG25 (6q23-q24.1)	Desconhecida	• Em 4 membros de uma família consanguínea italiana • Dor lombar e cervical relacionada a deslocamento de disco intervertebral e neuropatia periférica
SPG26 (12p11.1-q14)	Desconhecida	• HSP complicada. Presente em 5 membros de uma família consanguínea Beduína • Início dos 7 – 8 anos • Paraparesia espástica progressiva com disartria e amiotrofia distal em membros superiores e inferiores • Deficiência mental moderada • RM de crânio normal
SPG27 (10q22.1-q24.1)	Desconhecida	• HSP não complicada em 7 membros de uma mesma família • HSP complicada em 3 membros de uma segunda família (ataxia, disartria, deficiência mental, polineuropatia sensitivo-motora, dismorfismo facial e baixa estatura)

Continua >>

Tabela 91.3 – HSP: genes e pontos marcantes (herança autossômica recessiva) (continuação)

Gene/*locus*	Proteína	Síndrome Clínica (resumo)
DDHD1/SPG28 (14q21.3-q22.3)	DDHD1	• HSP não complicada ou complicada • Inicio na infância • Variabilidade de apresentações: neuropatia axonal, perda de sensibilidade distal e distúrbios da motilidade ocular.
KIF1A/SPG30	KIF1A	• HSP complicada • Seguimento sacádico, neuropatia periférica e discretos sinais cerebelares
SPG32 (14q12-q21)	Desconhecida	• Deficiência intelectual moderada, disrafia do tronco encefálico, atrofia cerebelar assintomática
FA2H/SPG35	Ácido graxo 2-hidroxilase	• HSP complicada • Início dos 6-11 anos • Sinais extrapiramidais, disartria progressiva, demência e crises convulsivas • Anormalidades da substância branca e acúmulo de ferro intracerebral
PNPLA6/SPG39	NTE	• HSP complicada • Amiotrofia distal de membros superiores e inferiores
C19orf12/SPG43	C19orf12	• Presente em 2 irmãs do Mali • Inicio aos 7 e 12 anos • Paraparesia espástica progressiva com disartria e amiotrofia dos músculos intrínsecos das mãos
GJC2/SPG44	Proteína de junção GJA12/GJC2, também conhecida como conexina 47 (Cx47)	• HSP complicada • Início na 1ª e 2ª década • Fenótipo moderado com deficiência intelectual, paraparesia espástica lentamente progressiva e disartria • RM de crânio com espectroscopia evidencia leucoencefalopatia hipomielinizante • Pelizeaus-Merzbacher-like
SPG45 (10q24.3-q25.1)	Desconhecida	• HSP presente em 5 membros de uma família consanguínea da Turquia • Início antes do primeiro ano • Deficiência intelectual, contraturas e espasticidade de membros inferiores, atrofia óptica em 1 indivíduo, nistagmo pendular em 2 indivíduos e RM de crânio normal em 1 indivíduo.
GBA2/SPG46	Glucosilceramidase não lisossomal	• Demência, catarata congênita, ataxia e afilamento de corpo caloso
AP4B1/SPG47	Complexo AP-4 subunidade beta-1	• HSP complicada, presente em 2 irmãos de uma família Árabe consanguínea • Paraparesia espástica lentamente progressiva com deficiência intelectual e crise convulsiva • Um irmão com alargamento dos ventrículos e outro com anormalidades de substância branca periventricular
AP5Z1/SPG48	Complexo AP-5 subunidade zeta-1	• HSP não complicada, presente em 2 irmãos com variantes homozigóticas patogênicas • Início na 6ª década de vida.

Continua >>

Tabela 91.3 – HSP: genes e pontos marcantes (herança autossômica recessiva) (continuação)

Gene/*locus*	Proteína	Síndrome Clínica (resumo)
TECPR2/SPG49	TECPR2	• HSP complicada, presente em 5 indivíduos de 3 famílias não correlatas judaicas. • Hipotonia, atraso severo do desenvolvimento mental, baixa estatura e outros aspectos dismórficos • Espasticidade e ataxia na infância • Corpo caloso afilado e atrofia cerebelar em 2 indivíduos
AP4M1/SPG50	Complexo AP-4 subunidade mu-1	• Em 5 membros de uma família consanguínea Marroquina • Quadriplegia não progressiva e severo comprometimento cognitivo. • Ventriculomegalia com anormalidades em substância branca e variável atrofia cerebelar • Desordens neuroaxonais e mielínicas em análise *post-mortem*
AP4E1/SPG51	Complexo AP-4 subunidade épsilon-1	• HSP complicada em 2 irmãos de uma família Palestina Jordaniana e 2 irmão em uma família Síria. • Microcefalia, hipotonia, tetraplegia espástica, dismorfismo facial e difuso comprometimento de substância branca na RM de crânio
AP4S1/SPG52	Complexo AP-4 subunidade sigma-1	• Em 5 membros de uma família Síria consanguínea • Hipotonia neonatal e severo comprometimento cognitivo • Progressiva paraparesia espástica com dismorfismo facial, microcefalia e baixa estatura
VPS37A/SPG53	Proteína vacuolar 37A	• HSP complicada, presente em 9 pessoas de duas famílias Árabe Muçulmanas
DDHD2/SPG54	DDHD2	• HSP complicada em 4 famílias não correlatas • Atraso psicomotor com comprometimento cognitivo, afilamento de corpo caloso e anormalidades de substância branca periventricular • Disartria, disfagia, estrabismo e hipoplasia óptica
C12orf65/SPG55	C12orf65, mitocondrial	• HSP complicada, presente em 2 irmãos japoneses de família consanguínea
CYP2U1/SPG56	Citocromo P450 2U1	• HSP complicada, presente em 5 famílias não correlatas • Afilamento de corpo caloso, calcificações em gânglios da base, anormalidades de substância branca
GAD1/sem designação SPG	Glutamato descarboxilase 1	• Em 4 irmãos de uma família Paquistanesa consanguínea • Paralisa cerebral espástica e comprometimento cognitivo de moderado a grave
Síndrome SPOAN (11q13)	KLC2	• HSP complicada • SPOAN (paraparesia espástica relacionada a atrofia óptica e neuropatia)
Argininemia	ARG1	• HSP complicada • Quadriplegia espástica progressiva • Início na infância • Elevação de amônia sérica e arginina sérica
Xantomatose cerebrotendínea	CYP27A1	• HSP complicada • Xantomas tendinosos e xantelasmas • Tratamenco com acido quenodesoxicólico • Ataxia cerebelar e alterações de subastância branca cerebelares e cerebrais em RM de crânio

Tabela 91.4 – HSP: genes e pontos marcantes (herança ligada ao X)

Gene/*locus*	Proteína	Síndrome clínica (resumo)
L1CAM/ SPG1	Molécula de adesão celular neuronal L1	• HSP complicada • Deficiência mental • Variabilidade de apresentações: hidrocefalia, afasia e polegares aduzidos
PLP1/SPG2	Proteína proteolipídica mielínica	• HSP complicada • Variabilidade de apresentações: Anormalidades de substância branca em RM de crânio, neuropatia periférica
SPG16 (Xq11.2)	Desconhecida	• HSP não complicada ou complicada • Afasia motora, baixa acuidade visual, nistagmo, moderado comprometimento cognitivo, disfunções esfincterianas.
SLC16A2/ SPG22	Monocarboxilato transportador 8	• Síndrome de Allan-Herndon-Dudley • Hipotonia dos músculos do pescoço na infância, déficit cognitivo, disartria, ataxia, paraparesia espástica, fácies anormal.
SPG34 (Xq24-q25)	Desconhecido	• HSP não complicada • Início dos 15-25 anos

Tabela 91.5 – HSP: genes e pontos marcantes (herança mitocondrial)

Gene/*locus*	Proteína	Síndrome clínica (resumo)
Sem designação SPG	ATP6 gene mitocondrial	• Paraparesia espástica progressiva • Início no adulto • Sintomas moderados a severos • Neuropatia axonal, demência tardia e cardiomiopatia

A história clínica pessoal e familiar detalhada unida ao grande arsenal de complementação de investigação (laboratorial e imagem) são os pontos marcantes para firmar a suspeita destas doenças. É recomendado testagem genética em todos os casos de alta suspeição.

O seguimento com equipe multiprofissional que inclua reabilitação em todos os níveis e o controle de sintomas formam a base do tratamento destas doenças.

Referências

1. Strümpell A. Beitragezur Pathologie des Rückenmarks. Arch PsychiatrNervenkr. 1880;10(3):676-717.
2. Faber I, Pereira ER, Martinez ARM, França Jr M, Teive HAG. Hereditary spastic paraplegia from 1880 to 2017: an historical review. Arq. Neuro-Psiquiatr. 2017;75(11): 813-818.
3. Engmann B, Wagner A, Steinberg H. Adolf von Strümpell: a key neglected protagonist of neurology. J Neurol. 2012;259(10):2211-20
4. Blackstone C. Cellular pathways of hereditary spastic paraplegia. Annu Rev Neurosci. 2012;35: 25-47.
5. Behan WMH, Maia M. Strumpell's familial spastic paraplegia: genetics and neuropathology. J Neurol Neurosurg Psychiatry. 1974; 37: 8-20.
6. DeLuca GC, Ebers GC, Esiri MM. The extent of axonal loss in the long tracts in hereditary spastic paraplegia. Neuropathol Appl Neurobiol. 2004; 30: 576-584.
7. Hedera P, Eldevik OP, Maly P et al. Spinal cord mag-netic resonance imaging in autosomal dominant hereditary spastic paraplegia. Neuroradiology. 2005; 47: 730-734.
8. Klein CJ, Foroud TM. Neurology individualized medicine: when to use next-generation sequencing panels. Mayo Clin Proc. 2017;92: 292-305.
9. https://www.ncbi.nlm.nih.gov/omim, acessado em 29/06/2018

Capítulo 92

Leucodistrofias no Adulto

Anderson Rodrigues Brandão de Paiva
Fernando Kok

Introdução

Pacientes adultos com acometimento difuso da substância branca cerebral visualizado nas imagens de ressonância magnética (RM) representam muitas vezes uma tarefa diagnóstica complexa. As causas adquiridas, como doenças desmielinizantes, infecciosas, pós-infecciosas, tóxicas, metabólicas, neoplásicas e vasculares são as mais comuns, mas são as causas genéticas que em geral constituem os maiores desafios diagnósticos[1].

Antes de prosseguirmos sobre como abordar tais pacientes, algumas definições são importantes. O termo leucoencefalopatia refere-se a doenças com comprometimento predominante da substância branca cerebral, independentemente da causa. O termo leucodistrofia (LD) pode ser usado para definir doenças genéticas que afetam primariamente a substância branca do sistema nervoso central, com ou sem comprometimento do sistema nervoso periférico. Essas doenças têm em comum anormalidades na bainha de mielina e a neuropatologia evidencia principalmente o envolvimento de células da glia.

Já o termo leucoencefalopatia genética (LG) pode ser usado para definir as doenças hereditárias da substância branca que não preenchem critérios para leucodistrofias, ou seja, secundárias a outros mecanismos de lesão, como alterações neuronais, vasculares ou sistêmicas[2-6].

Tais definições foram recentemente questionadas[7,8] e uma nova definição de leucodistrofia foi proposta, a saber: doenças geneticamente determinadas que afetam primariamente a substância branca do sistema nervoso central, independentemente do componente estrutural da substância branca envolvido, do mecanismo molecular ou do curso da doença[7].

É importante ficarmos atentos a estas definições, especialmente quando forem feitas buscas na literatura, pois eventualmente o termo leucodistrofia pode ser mais restritivo. Neste capítulo adotaremos a nova definição de leucodistrofias, que não faz distinção entre leucodistrofias e leucoencefalopatias genéticas. Ressalta-se que são três os cenários possíveis com os quais o neurologista pode se deparar:
1. Doenças que se iniciaram na infância e o paciente chegou à idade adulta (não é incomum que chegue sem diagnóstico);

2. Doenças que tipicamente se iniciam na infância, mas tiveram início tardio – em outras palavras, doenças que os genes podem se expressar na infância, adolescência ou na vida adulta;
3. Doenças que se manifestam exclusivamente na vida adulta.

Antes de prosseguirmos com o detalhamento de como abordar os casos em que se suspeita de uma etiologia genética, vamos discutir brevemente como excluir patologias adquiridas.

Excluindo leucoencefalopatias adquiridas comuns

É imperativo que causas comuns e tratáveis sejam excluídas antes de prosseguirmos com a investigação de leucodistrofias. Características que comumente sugerem uma causa adquirida são: instalação aguda/subaguda, resposta a corticosteroides, presença de sintomas e sinais sistêmicos, impregnação pelo gadolínio na RM de crânio e acometimento de medula cervical. No entanto, qualquer uma destas características também pode ocorrer em leucodistrofias.

Como investigação mínima, todos os pacientes com estas características devem ser testados para HIV, sífilis, hepatites B e C e tuberculose[5]. Para aqueles com história de imunossupressão, deve ser realizada a pesquisa do vírus JC no liquor para excluir a possibilidade de leucoencefalopatia multifocal progressiva (LEMP).

Deve-se manter um alto índice de suspeição para possíveis neoplasias, particularmente linfoma primário do sistema nervoso central (SNC) e gliomatose cerebral – para o que a contribuição de um neurorradiologista experiente é imprescindível.

Uma história detalhada pode revelar exposição a quimioterapia ou radioterapia (atenção para 5-fluoracil e metotrexato), ou uso recreacional de drogas ilícitas, tais como cocaína. Deve-se ter especial atenção para o uso de heroína – 'chasing the dragon' –, metanol (por vezes gerado na produção clandestina de bebidas alcóolicas), ou a combinação de álcool e cigarro levando a síndrome de Marchiafava-Bignami, na qual há um predomínio de acometimento parieto-occipital. A Tabela 92.1 traz uma sugestão de investigações iniciais a serem realizadas.

Microangiopatia grave ou leucoencefalopatia genética?

Muitos pacientes com acometimento de difuso da substância branca terá como diagnóstico final microangiopatia grave. Tais pacientes tipicamente se apresentam em uma idade mais avançada, têm fatores de risco cardiovascular, não apresentam história familiar que sugira origem genética e são clinicamente assintomáticos ou apresentam declínio cognitivo indolente.

As imagens de RM de crânio mostram hipersinal em T2/FLAIR em substância branca com predomínio periventricular e acometimento de núcleos da base, ponte e cerebelo, com presença de lacunas e micro-hemorragias.

Em pacientes com mais de 60 anos e estas características é improvável que uma investigação genética extensa revele alguma causa. No entanto, estas mesmas características em pacientes mais jovens sugerem doença de pequenos vasos possivelmente genética, como CADASIL, por exemplo.

Quando pensar em possível etiologia genética?

O diagnóstico de leucodistrofia raramente é suspeitado antes da realização da RM de crânio. Isto se deve ao fato de as manifestações clínicas em adultos serem muitas vezes inespecíficas e diversas daquelas encontradas em crianças.

Em adultos, as manifestações clínicas em geral são crônicas e as mais comuns são as cognitivo-comportamentais e as alterações de marcha por acometimento de tratos longos,

Tabela 92.1 – Investigações iniciais

Investigação	Comentários
Sangue	
Hemograma, ureia, creatinina, eletrólitos, perfil hepático, função tireoidiana, perfil lipídico, VHS, vitamina B12, ácido fólico, homocisteína total, ácido metilmalônico	Os níveis de homocisteína total e de ácido metilmalônico são melhores indicadores de deficiência de vitamina B12 do que os níveis dela isoladamente; ambos podem estar muito elevados em casos de homocistinúria.
Sorologias para HIV, sífilis, hepatite B e hepatite C	
FAN, fator reumatoide, ANCA, anti-DNA de dupla hélice, anticorpos anticoagulante lúpico e anticardiolipina, complemento, imunoeletroforese de proteínas plasmáticas, enzima conversora de angiotensina, anticorpos antineuronais	Excluir síndromes neuro-inflamatórias, particularmente neurossarcoidose, neurolúpus e síndromes paraneoplásicas.
Vitamina E, cobre, ceruloplasmina, lactato, amônia, monóxido de carbono	Há alguns relatos de caso de doença de Wilson com acometimento extenso da substância branca. Deficiência de cobre pode ter apresentações clínicas indistinguíveis da deficiência de vitamina B12
Liquor	
Quimiocitológico, pesquisa de bandas oligoclonais (BOC), índice de IgG e biomarcadores para doença de Alzheimer	BOC e índice de IgG sugerem doenças inflamatórias
Exames de imagem	
RM de crânio e medula cervical, pedir sempre com gadolínio e T2* para excluir micro-hemorragias	Ver item: Avaliação Neurorradiológica"
PET-FDG	Para excluir condições inflamatórias e malignas
Eletroneuromiografia	

Adaptada de Ahmed e cols., 2014[5].

como espasticidade e ataxia. Movimentos anormais, manifestações bulbares, neuropatia periférica e mais raramente epilepsia também podem estar presentes[4].

O padrão de acometimento visto na RM de crânio mais comum é bilateral e simétrico ou confluente, embora tal regra tenha muitas exceções – é o mesmo padrão da causas tóxico-metabólicas e há muitos exemplos de casos de origem genética com acometimento assimétrico.

Manifestações clínicas

Embora as manifestações clínicas das leucodistrofias sejam muitas vezes inespecíficas, tanto em crianças como em adultos, alguns achados neurológicos e extraneurológicos podem ser muito úteis para direcionar o diagnóstico (Tabela 92.2).

Como manifestações neurológicas mais relevantes citamos a presença de disautonomia, em geral precoce, na leucodistrofia autossômica dominante do adulto, relacionada a *LMNB1*; o tremor palatal em pacientes com doença de Alexander do adulto; a presença de enxaqueca, em geral com aura, em pacientes com CADASIL; e a ocorrência de acidentes vasculares encefálicos isquêmicos recorrentes em CADASIL, CARASIL ou CARASAL. O antecedente de traumatismo cranioencefálico não é incomum em pacientes com doença da substância branca evanescente e adrenoleucodistrofia ligada ao X (ALD-X).

Tabela 92.2 – Achados neurológicos e extraneurológicos de maior valor diagnóstico

Neuropatia periférica axonal	ADL/AMN-X Doenças mitocondriais Xantomatose cerebrotendínea Doença de Fabry Doença por corpos de poliglicosanos do adulto	
Neuropatia periférica desmielinizante	Leucodistrofia metacromática	
Alterações visuais	Catarata	• Xantomatose cerebrotendínea • Doença relacionada ao COL4A1 • Doenças mitocondriais
	Córnea verticillata	• Doença de Fabry
	Tortuosidades arteriolares e hemorragias retinianas	• Doença relacionada ao COL4A1
	Retinite pigmentosa	• Doenças mitocondriais
	Telangiectasias retinianas	• Microangiopatia cerebrorretiniana com calcificações e cistos (síndrome de Labrune)
	Atrofia óptica	• Doenças mitocondriais
Hipoacusia	• Doença de Fabry • Doenças mitocondriais	
Disautonomia	• Leucodistrofia autossômica dominante desmielinizante do adulto • Doença por corpos de poliglicosanos do adulto	
Tremor palatal	• Doença de Alexander	
Enxaqueca	• CADASIL	
Acidente vascular encefálico	• CADASIL • CARASIL • CARASAL • Doença de Fabry	
Alterações cutâneas	Xantomas tendíneos	• Xantomatose cerebrotendínea
	Angioqueratomas	• Doença de Fabry
	Hipercromia	• AMN/ALD-X
Alterações endocrinológicas	Insuficiência adrenal	• AMN/ALD-X; • Leucodistrofia 4H
	Falência ovariana precoce	• Doença da substância branca evanescente; • Leucoencefalopatia relacionada a AARS2; • Síndrome do tremor-ataxia ligada ao X; • Galactosemia
	Diabetes	• Doenças mitocondriais
	Hipogonadismo Hipogonadotrófico	• Leucodistrofia 4H; • Distúrbios relacionados a PNPLA6
Alterações viscerais	Diarreia	• Xantomatose cerebrotendínea
	Dismotilidade gastrointestinal	• Encefalopatia mitocondrial neurogastrointestinal
	Colelitíase	• Leucodistrofia metacromática
	Cardiopatia	• Doença de Fabry; • Doenças mitocondriais
	Nefropatia	• Doença de Fabry; • Doença relacionada a COL4A1
Alterações ósseas	Síndrome de Nasu-Hakola	

Adaptada de Ahmed e cols., 2014[5].

As manifestações extraneurológicas também podem ajudar sobremaneira. Destacamos a hipercromia vista na síndrome de Addison em pacientes com adrenoleucodistrofia/adrenomieloneuropatia ligada ao X (ALD/AMN-X); a presença de xantomas tendíneos na xantomatose cerebrotendínea; e o hipogonadismo hipogonadotrófico visto na síndrome de Gordon-Holmes e na doença relacionada a *POLR³*.

História familiar

Ao contrário do que ocorre na infância, onde predominam as leucodistrofias autossômicas recessivas, em adultos os casos esporádicos e as leucodistrofias autossômicas dominantes parecem ser mais comuns, embora isto nem sempre fique claro pela história. Há também casos de mutação de novo, como ocorre na doença de Alexander e em alguns casos de (ALD/AMN-X), e casos de doenças autossômicas dominantes com penetrância incompleta – como a leucoencefalopatia com esferoides axonais e glia pigmentada de início no adulto[5] (Tabela 92.3).

Tabela 92.3 – Padrão de herança genética das principais leucodistrofias

Autossômicas dominantes	• CADASIL • Leucodistrofia autossômica dominante desmielinizante do adulto • Leucoencefalopatia com esferoides axonais e glia pigmentada de início no adulto • Doença de Alexander • Doença relacionada a *COL4A1* • Leucodistrofia cerebral com vasculopatia retiniana (*TREX1*)
Ligadas ao X	• ALD/AMN-X • Síndrome tremor-ataxia ligada ao X • Doença de Fabry • Doença de Pelizaeus-Merzbacher
Autossômicas recessivas	• Todas as demais

Avaliação neurorradiológica

Embora as leucodistrofias sejam muito heterogêneas enquanto grupo, cada entidade costuma ter um padrão de imagem bastante característico e consistente que permite que seu diagnóstico seja suspeitado. Sendo assim, muitas entidades podem ser diagnosticadas pelo reconhecimento de padrões de imagem.

Assim, ficou clara a necessidade de uma abordagem sistemática dos exames de RM para orientar a investigação destes casos. O trabalho de Schiffmann e van der Knaap de 2009 pode ser apontado como o mais abrangente e prático para uma abordagem inicial, incluindo dentre os diagnósticos diferenciais as doenças adquiridas e separando as doenças de substância branca inicialmente em 2 grandes grupos, hipomielinizantes *versus* as demais (desmielinizantes), sendo as primeiras muito raras em adultos.

No entanto, tal abordagem precisou ser refinada, principalmente para abordagem de casos suspeitos de leucodistrofias em adultos, o que foi feito por Labauge e cols., 2014[10] e Ayrignac e cols., 2015[11]. Estes autores separaram as leucodistrofias em 3 grandes grupos: vasculares, cavitantes e não vasculares, não cavitantes.

A identificação de achados específicos, como acometimento de tronco encefálico em alguns tratos específicos ou de medula espinhal e a presença de calcificações e/ou cistos podem ajudar ainda mais a direcionar o diagnóstico. Uma avaliação neurorradiológica sistematizada em busca destes achados foi proposta por Resende e cols., 2019[12]. A Figura 92.1 e as Tabelas 92.4 e 92.5 a seguir trazem as principais características distintivas. As Figuras de 92.2 a 92.9 ilustram algumas imagens de ressonância magnética.

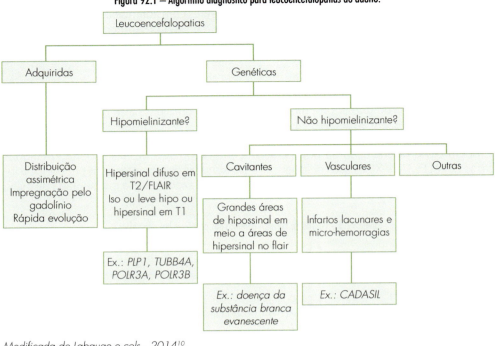

Figura 92.1 – Algoritmo diagnóstico para leucoencefalopatias do adulto.

Modificada de Labauge e cols., 2014[10].

Caracterização genética

Após as avaliações clínica e neurorradiológica minuciosas podemos já ter uma hipótese diagnóstica a ser confirmada. Muitas vezes um diagnóstico bioquímico é possível, como nos casos de ALD/AMN-X ou acidúria L2-hidroxiglutárica. No entanto, existem algumas "armadilhas" do diagnóstico bioquímico que só podem ser contornadas com a avaliação genética – como o caso de mulheres portadoras de AMN-X nas quais a pesquisa de ácidos graxos de cadeia muito longa no sangue pode ser normal e o diagnóstico só seria confirmado pela pesquisa de mutação em *ABCD1*.

É interessante também notar que mesmo após uma avaliação clínica e neurorradiológica sistematizada associada a avaliação laboratorial extensa, um percentual relevante dos casos podem continuar sem diagnóstico.

Em 2015, Ayrignac e cols.[11] publicaram uma série de 154 casos de leucodistrofias de início na idade adulta na qual um diagnóstico final foi possível em 64% dos casos.

Em 2017, Lynch e cols.[6], utilizando sequenciamento de nova geração, avaliaram 100 pacientes adultos com leucodistrofias não resolvidos mesmo após extensa avaliação laboratorial, independentemente da idade de início dos sintomas, e obtiveram um diagnóstico final em 26 deles.

Ainda não há na literatura uma recomendação formal sobre o melhor algoritmo diagnóstico a seguir no que se refere ao uso de testes genéticos em pacientes adultos com leucodistrofias. No entanto, é evidente que a avaliação não enviesada de todos os genes produtores de proteínas feita pelo uso do exoma completo é muito atraente quando se lida com fenótipos complexos e múltiplos genes[13] – como é o caso das leucodistrofias.

Tabela 92.4 – Leucodistrofias em adultos divididas conforme o padrão de acometimento

Padrão de acometimento	Características da imagem por ressonância magnética	Doenças mais comuns	Principais exames
Vascular	• Hipersinal em T2/FLAIR em substância cinzenta profunda, • Ponte, lobos temporais e cápsulas externas; • Infartos subcorticais; • Micro-hemorragias; • Calcificações; • Espaços perivasculares dilatados	• CADASIL (Figura 92.3) • CARASIL • Doenças relacionadas a COL4A1/COL4A2 • Microangiopatia cerebrorretinal com calcificações e cistos • Doença de Fabry • Xantomatose cerebrotendínea (Figura 92.7)	• *NOTCH3* • *COL4A1* • Colestanol • Atividade de α-galactosidase A
Cavitante	Associação de hipossinal com grandes áreas de desmielinização visualizadas em FLAIR	• Doença da substância branca evanescente • Leucoencefalopatia megalencefálica com cistos subcorticais • Doenças mitocondriais	• *EIF2B1-5*
Outro (não vascular; não cavitante)	• Outro padrão que não sugira acometimento vascular ou cavitante	• Adrenoleucodistrofia ligada ao X (Figura 92.2) • Leucodistrofia metacromática • Doença de Krabbe • Xantomatose cerebrotendínea • Leucoencefalopatia com esferoides axonais e glia pigmentada de início no adulto (Figura 92.4)	• Ácidos graxos de cadeia muito longa • Arilsulfatase A • Galactocerebrosidase • Colestanol • Homocisteína
Hipomielinização	• Hipersinal difuso e homogêneo da substância branca em T2/FLAIR • Iso- ou hipo- ou hipersinal (leve) em T1	• Doença de Pelizaeus-Merzbacher • Doença de Pelizaeus-Merzbahcer-like • Leucodistrofia hipomielinizante com atrofia de gânglios da base e cerebelo • Síndrome 4H	• *PLP1* • *GJC2* • *TUBB4A* • *POLR3A/POLR3B*

Certamente, quando há um fenótipo muito típico, como pode ocorrer por exemplo em CADASIL, pedir a testagem de um único gene (*NOTCH3* no caso) é mais custo efetivo. Mesmo assim, não se pode excluir de antemão alguma surpresa, e na verdade estarmos frente um caso de uma doença nova, simulando uma condição já bem descrita – como em pacientes com CARASAL, uma condição muito semelhante a CADASIL[14]. Assim, no momento de escolher entre pedir um único teste genético, um painel de genes ou o sequenciamento completo do exoma (SCE), temos os possíveis cenários descritos na Tabela 92.6. A Tabela 92.7 traz alguns detalhes das principais leucodistrofias encontradas em adultos.

Tabela 92.5 – Achados adicionais de imagem que podem ajudar no diagnóstico

Padrões na IRM	Doenças
Tratos corticoespinhais	• AMN/ALD-X (Figura 92.2) • Doença de Krabbe • Leucoencefalopatia megalencefálica com cistos subcorticais • Leucodistrofia autossômica dominante desmielinizante do adulto • Leucoencefalopatia com acometimento de tronco encefálico e medula espinhal e elevação de lactato
Calcificações	• Síndrome de Labrune • Doenças associadas ao *COL4A1* e *COL4A2* • Doença de Fabry • Leucoencefalopatia com esferoides axonais e glia pigmentada de início no adulto (Figura 92.4) • Doenças mitocondriais
Cistos/cavitações	• Doença da substância branca evanescente (Figura 92.6) • Leucoencefalopatia com esferoides axonais e glia pigmentada de início no adulto (Figura 92.4) • Leucoencefalopatia megalencefálica com cistos subcorticais • Síndrome de Labrune • Acidúria L2-hidroxiglutárica (Figura 92.8)
Predomínio frontal	• Leucodistrofia metacromática • Leucoencefalopatia com esferoides axonais e glia pigmentada de início no adulto • ALD-X (Figura 92.2) • Doença de Alexander
Predomínio parieto-occipital	• ALD-X (Figura 92.2) • Doença de Krabbe
Acometimento de tronco encefálico	• Leucoencefalopatia com acometimento de tronco encefálico e medula espinhal e elevação de lactato • Doenças peroxissomais • Doença de Alexander (Figura 92.5) • Leucodistrofia autossômica dominante desmielinizante do adulto • Doença por corpos de poliglicosanos do adulto
Acometimento cerebelar	• Xantomatose cerebrotendínea (Figura 92.7) • Síndrome tremor-ataxia relacionado ao X • Leucodistrofia autossômica dominante desmielinizante do adulto • Leucoencefalopatia com acometimento de tronco encefálico e medula espinhal e elevação de lactato • Doenças mitocondriais
Pedúnculos cerebelares médios	• Síndrome tremor-ataxia relacionado ao X • Leucodistrofia autossômica dominante desmielinizante do adulto • Leucoencefalopatia com acometimento de tronco encefálico e medula espinhal e elevação de lactato (Figura 92.9)
Acometimento de medula espinhal	• Leucoencefalopatia com acometimento de tronco encefálico e medula espinhal e elevação de lactato (Figura 92.9) • Doença de Alexander • Doenças mitocondriais
Impregnação pelo contraste	• AMN/ALD-X • Síndrome de Labrune • Doença de Alexander

Adaptada de Labauge 2014[10] e Resende 2019[12].

Tabela 92.6 – Solicitação de testes genéticos

Cenários possíveis	O que fazer	Vantagens	Desvantagens
Fenótipo bem definido + Um gene candidato	• Sequenciar gene suspeito	• Maior disponibilidade • Acurácia elevada • Fácil interpretação	• Apenas um gene testado. • Relação custo-benefício desfavorável se probabilidade de teste positivo for baixa.
Fenótipo bem definido + Múltiplos genes candidatos	• Solicitar painel de genes de leucodistrofia	• Bom para sobreposição de fenótipos • Boa relação custo-benefício • Disponibilidade crescente • Acurácia elevada • Fácil interpretação	• Quais genes serão testados (pode variar conforme o laboratório)?
Fenótipo não característico + Múltiplos genes candidatos	• Sequenciamento completo do exoma	• Melhor para fenótipos atípicos/pouco definidos • Possibilidade de identificação de novos genes ou genes sabidamente patológicos não previamente relacionados ao fenótipo investigado	• Maior dificuldade de interpretação, requerendo boa interação clínico-laboratório; • Necessária a discussão prévia de achados incidentais

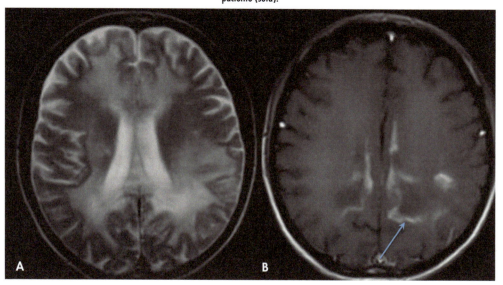

Figura 92.2 – A) paciente de 35 anos com adrenoleucodistrofia ligada ao X, há 4 anos para paraparesia espástica e sintomas neuropsiquiátricos. Axial T2 mostra acometimento frontal e parieto-occipital; B) impregnação pelo gadolíneo no axial T1 do mesmo paciente (seta).

Figura 92.3 – A) axial FLAIR de paciente com infartos subcorticais por CADASIL (seta); B) axial FLAIR mostrando acometimento de pólos temporais do mesmo paciente (seta).

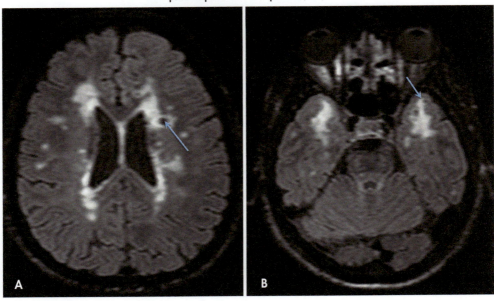

Figure 92.4 – A) mulher de 40 anos com leucoencefalopatia com esferóides axonais e glia pigmentada de início no adulto. Axial FLAIR mostrando acometimento de substância branca; B) difusão da mesma paciente mostrando restrição da movimentação das molécular de água em esplênio do corpo caloso; C) TC de crânio da mesma paciente 3 anos mais tarde mostrando calcificações.

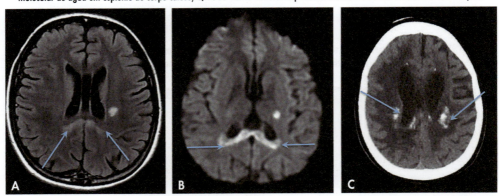

Figura 92.5 – Mulher, 37 anos, com doença de Alexander. Sagital T1 com gadolíneo mostra atrofia do bulbo e medula cervical – "sinal do girino".

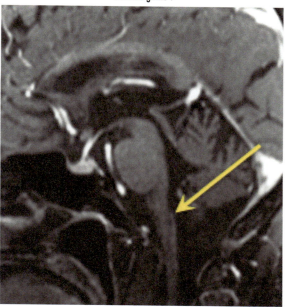

Figura 92.6 – Homem de 48 anos com doença da substância branca evanescente. Axial FLAIR mostrando acometimento simétrico de substância branca com cavitações/cistos.

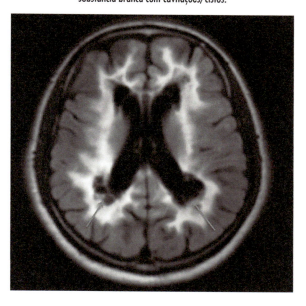

Figura 92.7 – A) homem de 47 anos com diagnóstico de xantomatose cerebrotendínea. Axial FLAIR mostrando acometimento simétrico da substância branca; B) axial T2 do mesmo paciente mostrando acometimento cerebelar; C) espectroscopia mostrando aumento dos picos de lactato e lipídios e redução do pico de N-acetil-aspartato (NAA).

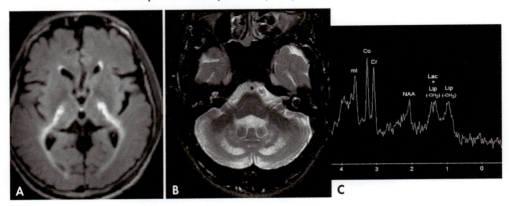

Figura 92.8 – A) mulher de 22 anos com diagnóstico de acidúria L2-hidroxiglutárica. Axial T2 mostra o acometimento das fibras subcorticais em "U"; B) coronal T2 mostra acometimento de cerebelo na mesma paciente.

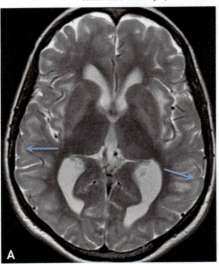 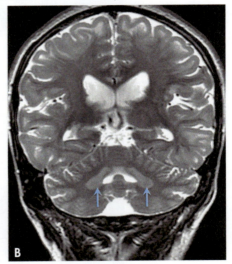

Figura 92.9 – A) paciente de 22 anos com diagnóstico de leucoencefalopatia com acometimento de tronco encefálico e medula espinhal e elevação de lactato (LBSL). Axial FLAIR mostrando acometimento simétrico de substância branca; B) sagital T2 mostrando acometimento de medula espinhal; C) axial T2 mostrando acometimento de tronco encefálico e cerebelo.

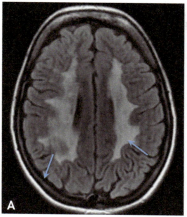
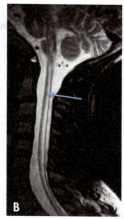
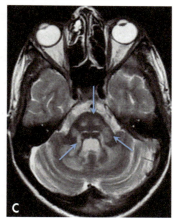

Tabela 92.7 – Leucodistrofias em adultos

Doença	Herança	Idade de início	Investigações úteis	Gene
Doenças associadas a testes bioquímicos alterados				
Adrenomieloneuropatia/ Adrenoleucodistrofia ligada ao X (AMN/ALD-X)	Ligada ao X	Da infância à vida adulta	Dosagem sérica dos ácidos graxos de cadeia muito longa	ABCD1
Doença de Krabbe	AR	Até 60 anos	Atividade da enzima galactocerebrosidase (GALC)	GALC
Leucodistrofia metacromática	AR	Até 70 anos	Atividade da enzima arilsulfatase A (ARSA)	ARSA
Xantomatose cerebrotendínea (XCT)	AR	Da adolescência à vida adulta	Perfil de esteróis (colestanol). Álcoois biliares na urina	CYP27A1
Doenças mitocondriais	Maternal	Da infância à vida adulta	Lactato (sangue e liquor)	Vários
Homocistinúria	AR	Da infância à vida adulta	Perfil de aminoácidos plasmáticos/ homocisteína	CBS
Deficiência de metileno-tetra-hidrofolato redutase	AR	Da infância à vida adulta	Perfil de aminoácidos plasmáticos	MTHFR
Acidúria L2-hidroxiglutárica	AR	Da infância à vida adulta	Pesquisa de ácidos orgânicos na urina	L2HGDH

Continua >>

Tabela 92.7 – Leucodistrofias em adultos (continuação)

Doença	Herança	Idade de início	Investigações úteis	Gene
Leucodistrofias que requerem teste molecular para confirmação diagnóstica					
Leucoencefalopatia com esferoides axonais e glia pigmentada de início no adulto (ALSP)	AD	15 a 78 anos	Biópsia cerebral (substituída por testagem genética)	CSF1R
Arteriopatia cerebral autossômica dominante com infartos subcorticais e leucoencefalopatia (CADASIL)	AD	Enxaqueca: da infância à vida adulta; Eventos isquêmicos – 20 a 70 anos (média 50 anos)	Microscopia eletrônica de biópsia de pele	NOTCH3
Arteriopatia autossômica recessiva com infartos subcorticais e leucoencefalopatia (CARASIL)	AR	20 a 50 anos	—	HTRA1
Cathepsin A-related arteriopathy with strokes and leukoencephalopathy (CARASAL)	AD	20 a 40 anos	—	CTSA
Doença por corpos de poliglicosanos do adulto	AR	40 a 60 anos	Biópsia de nervo sural. Atividade de GBE em fibroblastos	GBE
Doença de Alexander	AD	Da infância à vida adulta	Biópsia cerebral (substituída por testagem genética)	GFAP
Leucodistrofia autossômica dominante desmielinizante do adulto (ADLD)	AD	30 a 50 anos	—	LMNB1
Doença da substância branca evanescente	AR	Da infância à vida adulta	Hormônios sexuais	EIF2B1-5
Doença de Nasu-Hakola	AR	10 a 45 anos	Radiografia das mãos	TREM2 TYROBP
Leucoencefalopatia progressiva com falência ovariana relacionada a AARS2	AR	Da infância à vida adulta	Hormônios sexuais	AARS2
Leucoencefalopatia com acometimento de tronco encefálico e medula espinhal e elevação de lactato (LBSL)	AR	Da infância à vida adulta	Pico de lactato na espectroscopia	DARS2
Encefalopatia mitocondrial neurogastrointestinal	AR	10 a 40 anos	—	TYMP
Síndrome de Labrune	AR	Da infância à vida adulta	—	SNORD118
Síndrome de Gordon Holmes	AR	20 a 40 anos	Hormônios sexuais	RNF216
Doença de Pelizaeus-Merzbacher	Ligada ao X	Da infância à vida adulta	—	PLP1
Leucodistrofia hipomielinizante com atrofia de gânglios da base e cerebelo (H-ABC)	AD	H-ABC: início na infância; DYT4: início na vida adulta	—	TUBB4A

Adaptado de Ahmed e cols., 2014[5].

Conclusão

Pacientes adultos com leucodistrofias constituem um grupo bastante heterogêneo, mas no qual apresentações clínicas únicas e certos padrões de RM de crânio permitem diagnósticos precisos quando há uma boa correlação fenótipo-genótipo.

No entanto, uma significativa parcela dos pacientes apresenta manifestações clínicas e neurorradiológicas inespecíficas. Neste grupo, uma investigação bioquímica/metabólica extensa tende a ser infrutífera após uma investigação inicial focada em excluir as causas mais comuns[5]. Para estes, as técnicas de sequenciamento de nova geração oferecem, sem dúvida, uma abordagem mais eficiente[6].

Restarão ainda aqueles pacientes que, mesmo após o sequenciamento completo do exoma continuarão sem diagnóstico. São pacientes que possuem mutações não detectáveis pelas técnicas atuais de sequenciamento de nova geração (mutações intrônicas ou variação no número de cópias) ou eventualmente doenças adquiridas. Este é um grupo particularmente desafiador em que estudos de sequenciamento completo do exoma/genoma associado a estudos de segregação e estudos funcionais podem solucionar no futuro[6].

Agradecimentos

Agradecemos enormemente as contribuições do Dr. Lucas Lopes Resende e do Prof. Dr. Leandro Tavares Lucato, ambos do Instituto de Radiologia (InRad – HC-FMUSP), na seleção e preparo das imagens que ilustram este capítulo.

Referências

1. Ashrafi MR, Tavasoli AR. Childhood leukodystrophies: A literature review of updates on new definitions, classification, diagnostic approach and management. Brain Dev. 2017;39(5):369-85.
2. Renaud D. Adult-onset leukoencephalopathies. Continuum (Minneap Minn) 2016;22(2):559-78.
3. Vanderver A. Genetic leukoencephalopathies in adults. Continuum (Minneap Minn) 2016;22(3):916-42.
4. Leite CC, Lucato LT, Santos GT, Kok F, Brandão AR, Castillo M. Imaging of adult leukodystrophies. Arq Neuropsiquiatr 2014;72(8):625-32.
5. Ahmed RM, Murphy E, Parton M, Schott JM, Mummery CJ, Rohrer JD, Lachmann RH, Houlden H, Fox NC, Chataway J. A practical approach to diagnosing adult onset leukodystrophies. J Neurol Neurosurg Psychiatry 2014;85:770-81.
6. Lynch DS, Paiva ARB, Zhang WJ et al. Clinical and genetic characterization of leukoencephalopathies in adults. Brain 2017;140(5):1204-11.
7. Kevelam SH, Steenweg ME, Srivastava S, Helman G, Naidu S, Schiffmann R, Blaser S, Vanderver A, Wolf NI, van der Knaap MS. Update on Leukodystrophies: A historical perspective and adapted definition. Neuropediatrics 2016;47:349-54.
8. Van der Knaap MS, Bugiani M. Leukodystrophies: a proposed classification system based on pathological changes and pathogenetic mechanisms. Acta Neuropathol. 2017;134(3):351-82.
9. Schiffmann R, van der Knaap MS. Invited article: an MRI-based approach to the diagnosis of white matter disorders. Neurologu 2009;72(8):750-9.
10. Labauge P, Carra-Dalliere C, Champfleur NM, Ayrignac X, Boespflug-Tanguy O. MRI pattern approach of adult-onset inherited leukoencephalopathies. Neurol Clin Pract 2014;4:287-95.
11. Ayrignac X, Carra-Dalliere C, Champfleur NM et al. Adult-onset genetic leukoencephalopathies: A MRI pattern-based approach in a comprehensive study of 154 patients. Brain 2015;138:284-92.
12. Resende LL, Paiva AR, Kok F, Leite CC, Lucato LT. Adult leukodystrophies: a step-by-step diagnostic approach. Radiographics 2019;39:153-68.

13. Fogel BL, Satya-Murti S, Cohen BH. Clinical exome sequencing in neurologic disease. Neurol Clin Pract 2016;6:164-76.
14. Bugiani M, Kevelam SH, Bakels HS, Waisfisz Q, Ceuterick-de Groote C, Niessen HW, Abbink TE, Lesnik Oberstein SA, van der Knaap MS. Cathepsin A-related arteriopathy with strokes and leukoencephalopathy (CARASAL). Neurology 2016;87(17):1777-86.

Parte 13

Sono

Capítulo 93

Transtornos do Sono

Álvaro Pentagna

Fisiologia do sono

O sono pode ser definido como um estado comportamental onde:
1. observa-se uma redução da movimentação;
2. demonstra um maior limiar de resposta aos estímulos externos e do próprio organismo;
3. ocorre preferencialmente sob uma postura e local específicos;
4. tem reversibilidade; e
5. ocorre um rebote homeostático quando há privação dele.

Este padrão de comportamento não é uma exclusividade de mamíferos, aves e répteis, também podendo ser observado em peixes, nematódeos e insetos. Destacam-se estudos realizados no peixe peixe-zebra ornamental (*Danio rerio*), no verme *Caenorhabditis elegans* e na famosa *Drosophila melanogaster*[1].

O sono e a vigília se alternam ao longo das 23h56min da rotação da Terra. Este comportamento que ocorre durante o período de um dia é denominado ritmo circadiano. Um ritmo ultradiano é aquele que se repete ao longo do período de um dia, como os ciclos dos estágios do sono ou a secreção hormonal de GH. Um ritmo infradiano é aquele que se repete num período maior que um dia, como o ciclo menstrual.

Os estados de sono e vigília se alternam neurofisiologicamente com a alternância do predomínio do tônus de neurotransmissores. Durante a vigília o sistema ativador reticular ascendente (SARA) mantem este comportamento através da neurotransmissão de monoaminas (noradrenalina, histamina e serotonina) e acetilcolina sobre o tálamo e o córtex. O SARA, por sua vez, é estimulado pelo neuropeptídeo hipocretina, ou orexina, produzido por pequenos grupamentos de 10.000 a 20.000 neurônios no hipotálamo lateral.

O grande marcapasso deste processo é o núcleo supraquiasmático (NSQ), no hipotálamo anterior, que corresponde a 50.00 neurônios que recebem aferências sinápticas diretas de 35 áreas diferentes do sistema nervoso e indiretas, através de aferências multissinápticas, de aproximadamente outras 50 regiões. O NSQ projeta eferências a outras 15 partes do sistema nervoso central, entre elas o hipotálamo lateral, regulando a via hipocretinérgica, o núcleo pré-óptico ventrolateral (VLPO), que vai inibir o SARA e a pineal, estimulando a secreção de melatonina, hormônio sinalizador para todo o organismo da aproximação do período de sono.

Se na vigília predomina o tônus monoaminérgico e acetilcolinérgico do SARA sobre o córtex, durante o sono o tônus gabaérgico é o dominante e seu grande indutor é o VLPO. A redução da luminosidade ambiental é percebida pela retina e transmitida ao NSQ através da via retino-hipotalâmica. Este, por sua vez, estimula as células do VLPO a inibirem o SARA e gradualmente o indivíduo vai transitar entre a vigília, a sonolência e o sono propriamente dito.

O ciclo circadiano de sono e vigília é a resultante da interação entre dois processos: o da homeostase do sono, ou processo S, e o do ritmo circadiano, ou processo C (Figura 93.1). O processo S é a expressão da atividade neuronal ao longo do dia. O acúmulo de adenosina é o produto desta atividade e gera a atuação de vias neuronais do prosencéfalo basal em direção a todo córtex cerebral induzindo o sono. Estudos recentes sugerem que esta via esteja relacionada a células que expressam a óxido nítrico sintase neuronal e receptores NK da substância P (nNOS/NK1), que se ativam de forma proporcional à intensidade do processo S, provavelmente participando na promoção do sono de ondas lentas[2]. Assim, quanto mais atividade neuronal ocorreu ao longo do dia, mais cansaço um indivíduo sente e mais há pressão homeostática do sono, gerando mais sono N3. Um importante exemplo de antagonista da adenosina é a cafeína. O processo C é o resultado da interação entre os *zeitgebers* e os *clock genes*. Os *zeitgebers* são os sinais que o organismo recebe ao longo das 24 horas determinando se é dia ou noite, quando é momento para dormir ou permanecer acordado. Os principais *zeitgebers* são a luminosidade, a alimentação e a atividade física. Os *clock genes* são genes cujas expressões seguem o ritmo circadiano e regem vários processos metabólicos e de atividade hormonal, função reprodutiva e neuronal. Os principais *clock genes* em mamíferos são os genes PER, CRY, CLOCK, BMAL-1, REV-ERB e ROR. Eles interagem entre si como autorreguladores e assim determinam a ciclicidade de expressão[3].

Durante a noite o primeiro estágio de sono a ocorrer é o chamado não REM (NREM). A transição entre a vigília e o sono é denominada N1, o sono consolidado é o estágio N2 e o sono de ondas lentas, mais profundo e de maior propriedade restauradora, N3. O sono NREM alterna-se com o sono REM (*rapid eye movement*) em ciclos que duram entre 70 e 120min. Durante uma noite de sono são geralmente entre 4 e 6 ciclos, sendo que o estágio N3 predomina na primeira parte da noite e o REM na segunda parte. É importante ressaltar que não

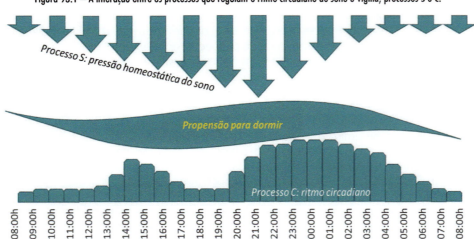

Figura 93.1 – A interação entre os processos que regulam o ritmo circadiano de sono e vigília, processos S e C.

obrigatoriamente os estágios de sono se alternam de forma sucessiva, mas geralmente N1 é o primeiro estágio de sono e N2 comumente precede N3 ou REM. Na Tabela 93.1 encontram-se as características eletrofisiológicas de cada estágio de sono e a Figura 93.2 demonstra a distribuição dos estágios de sono ao longo de uma noite, o hipnograma.

Propedêutica

De forma didática pode-se afirmar que todos os pacientes com alguma queixa de distúrbio do sono devem apresentar uma, duas ou as três das seguintes queixas:
1. dificuldade para dormir;
2. sonolência excessiva; e
3. sono inquieto ou agitado.

Tabela 93.1 – Em azul está o traçado eletroencefalográfico (EEG), em vermelho está o eletro-oculograma (EOG) e em verde o eletromiograma (EMG)

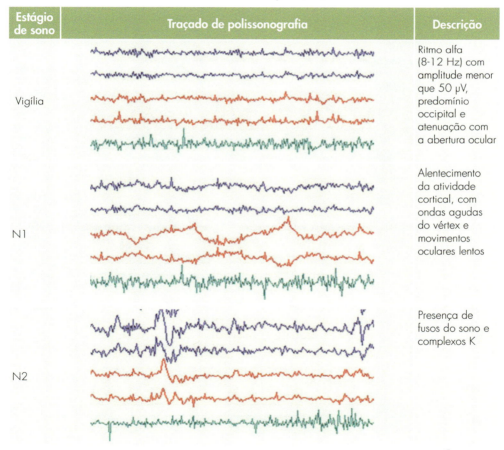

Continua >>

Tabela 93.1 – Em azul está o traçado eletroencefalográfico (EEG), em vermelho está o eletro-oculograma (EOG) e em verde o eletromiograma (EMG) (continuação)

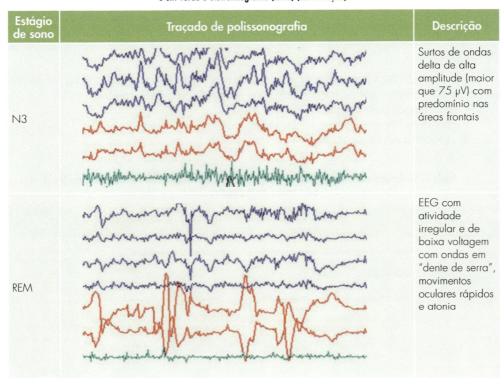

Estágio de sono	Traçado de polissonografia	Descrição
N3		Surtos de ondas delta de alta amplitude (maior que 75 μV) com predomínio nas áreas frontais
REM		EEG com atividade irregular e de baixa voltagem com ondas em "dente de serra", movimentos oculares rápidos e atonia

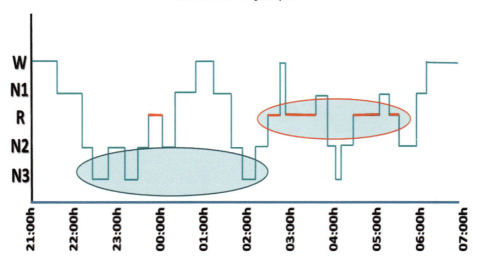

Figura 93.2 – Hipnograma. Note que estão destacados o predomínio de sono N3 na primeira parte da noite e de sono REM (em vermelho) na segunda parte.

A partir desta queixa principal e com a preciosa complementação de dados fornecidos por acompanhantes de quarto, deve-se seguir o tradicional formato de anamnese com um detalhamento relacionado à sua duração, periodicidade, fatores de melhora e piora, intensidade, sintomas e características e que a acompanham. O examinador deve continuar dissecando as informações sobre os diversos aparelhos, antecedentes pessoais, familiares e histórico farmacológico. Durante a realização da história, é fundamental o conhecimento de que na medicina do sono há sintomas diurnos e noturnos e isto pode facilitar e enriquecer o interrogatório (Tabela 93.2).

Tabela 93.2 – Queixas noturnas e diurnas mais comumente relatadas

Queixas noturnas	Queixas diurnas
• Dificuldade para dormir • Pesadelo • Noctúria • Ronco • Engasgos • Sensação de refluxo • Movimentos involuntários • Comportamentos anormais • Desconfortos pelo corpo • Dores • Sensação de frio ou calor • Tosse • Dispneia • Paralisia • Alucinações	• Sonolência excessiva • Prostração • Perda do entusiasmo • Cefaleia • Redução da libido • Alteração do humor • Falha de memória • Acidentes frequentes • Mal desempenho laboral/acadêmico • Irritabilidade • Sono não restaurador • Falta de concentração • Dores • Ganho de peso

Uma parte importante na anamnese dos transtornos do sono é o diário de sono. Ele pode ser obtido tanto na consulta inicial, determinando com o paciente seu quotidiano: horários de deitar-se, adormecer, despertar, levantar, trabalho, refeições, atividades físicas, cochilos, durante a semana e o final de semana, quanto pode ser feito através de um diário de sono, no qual o paciente é solicitado a preencher como foi seu dia anterior quando se levantar, com os horários de cada atividades e tempos de sono. Geralmente solicita-se o preenchimento de um diário por cerca de duas semanas.

Além do exame físico habitual, algumas medidas não podem faltar: peso, da altura e circunferência cervical. O exame da cavidade oral é fundamental e a análise do tamanho da língua, marcas de dentes sobre ela indicando um tamanho desproporcional, hipertrofia de tonsilas e presença de secreção são pontos a não serem esquecidos. A classificação de Mallampati modificada (realizada com a língua em repouso dentro da cavidade oral) não pode faltar. Outras alterações craniofaciais e pesquisa de comorbidades relacionadas às queixas dos pacientes como sintomas de polineuropatias demandam uma avaliação mais específica.

É igualmente importante o médico ter conhecimento dos questionários de sono existentes pois eles serão utilizados em projetos de pesquisa e podem eventualmente serem utilizados como uma forma objetiva de mensurar a resposta terapêutica. O mais comumente utilizados são:
» **Pittsburgh Sleep Quality Index (PSQI):** quantifica a qualidade de sono;
» **Sleep Disorders Inventory for Students – Children and Adolescent form e Sleep Disturbance Scale for Children:** avaliam os padrões sono-vigília e hábitos de sono na infância;
» **Epworth Sleepiness Scale (ESS):** quantifica a sonolência diurna subjetiva;

- » **Insomnia Severity Index (ISI):** quantifica a gravidade da insônia;
- » **Morningness-Eveningness Questionnaire (MEQ) e Munich Chronotype Questionnaire (MCQ):** classificam o padrão de comportamento circadiano entre vespertino e matutino;
- » **Berlin Questionnaire e STOP-Bang:** estratificam o risco para apresentar apneia do sono.

Exames complementares

Apesar de ignorar as novas tecnologias que vêm surgindo, tradicionalmente os métodos para o diagnóstico do sono são divididos em 4 tipos[4]:
- » **Tipo I:** polissonografia completa;
- » **Tipo II:** polissonografia completa desacompanhada por um técnico, característica de alguns exames domiciliares;
- » **Tipo III:** mensura os parâmetros cardiopulmonares de forma limitada, com pelo menos dois medidores respiratórios, como esforço ventilatório e fluxo aéreo, saturação de O_2 e uma variável cardíaca, como eletrocardiograma ou frequência cardíaca. Comumente denominada poligrafia;
- » **Tipo IV:** mensura apenas um ou dois parâmetros, geralmente a saturação de O_2 e a frequência cardíaca, ou ainda apenas o fluxo aéreo.

A polissonografia completa é um exame de noite de sono onde são monitorados vários parâmetros fisiológicos do paciente. O estadiamento do sono é determinado pela atividade elétrica cerebral, uso de eletro-oculograma e eletromiograma de mento. O registro respiratório é determinado por uma cânula de pressão e um sensor de temperatura do fluxo aéreo, cintas que medem o esforço respiratório torácico e abdominal e um oxímetro de pulso. Ainda é mensurada a frequência cardíaca pelo próprio oxímetro e por um canal simples eletrocardiográfico. Por fim, eletromiogramas de membros inferiores são utilizados para se evidenciar o movimento de membros. O uso de sensores de posição, microfone de ronco e câmera de vídeo melhoram ainda mais a qualidade do exame. Conforme a necessidade, é possível complementar o estudo com eletromiogramas musculares de extremidades para o diagnóstico de sono REM sem atonia, de masseteres para bruxismo ou eletroencefalograma estendido com 18 ou 21 canais para pesquisa de atividade epileptiforme[5].

Além da polissonografia, a actigrafia é o outro método complementar específico mais comum na medicina do sono. Através de um sensor de movimento colocado no pulso como um relógio, pode-se estimar o tempo total de sono, os horários habituais de sono e o tempo de vigília após o início do sono. Seu principal uso está na análise do ritmo circadiano ou em condições onde estimar o tempo total de sono seja o objetivo[6], como na má percepção do sono. Alguns modelos também medem a intensidade de exposição à luminosidade e a temperatura corporal.

Classificação dos distúrbios do sono

Atualmente os distúrbios do sono são classificados desde 2014 pela terceira edição da *International Classification of Sleep Disorders – ICSD-3*[7]. São seis grandes grupos onde cada doença está catalogada conforme suas características:
1. Insônia.
2. Distúrbios respiratórios relacionados ao sono:
    - » Apneia obstrutiva;
    - » Apneia centrais;
    - » Hipoventilação;
    - » Hipoxemia.

3. Hipersonias de origem central.
4. Distúrbios do ritmo circadiano sono-vigília.
5. Parassonias:
   » do sono NREM;
   » do sono REM.
6. Distúrbios do movimento relacionados ao sono.

Este capítulo pretende explanar sobre os transtornos do sono mais comuns e como eles se relacionam com várias doenças neurológicas do cotidiano do especialista.

Insônia

Doença que acomete cerca de 10-15% da população geral, principalmente as mulheres, idosos e indivíduos de pior condição socioeconômica[7].

Não são conhecidas evidências morfológicas, metabólicas ou funcionais suficientes para se determinar uma etiologia da insônia, no entanto, são bem determinadas disfunções no eixo hipotálamo-hipófise-adrenal, do sistema nervoso autônomo e alterações volumétricas no hipocampo e no cíngulo.

Seu diagnóstico é eminentemente clínico e o uso de polissonografia deve ser reservado apenas no caso de suspeita que alguma outra alteração esteja colaborando com a fragmentação do sono, como a apneia obstrutiva do sono (Tabela 93.3). Todavia, nestes casos, recomenda-se que primeiro seja iniciado um trabalho de melhora na qualidade do sono para depois realizar a polissonografia para se evitar uma noite de grande desconforto para o paciente. Como já foi dito, a actigrafia pode ser usada na suspeita de má percepção do sono, ou seja, o paciente acredita dormir muito pouco ou quase nada apesar de efetivamente dormir um tempo maior.

Durante a anamnese, deve-se estar atento às características dos subtipos de insônia[7]:
» Psicofisiológica, onde há um estado de despertar facilitado, com comportamentos desadaptativos, em que o paciente faz ações pensando em auxiliar o sono, mas dificultam, como ver TV ou realizar afazeres domésticos. É comum uma antecipação, ou seja, acordar já imaginando que a próxima noite será tão ruim quanto a anterior.
» Idiopática, de longa duração, desde a infância ou juventude, possivelmente com algum componente de comprometimento no sistema de despertar do indivíduo.
» Paradoxal, ou má percepção do sono, com frequente subestimação do tempo real de sono.
» Má higiene, onde o ambiente ou os hábitos de dormir são os fatores de descompensação da qualidade de sono.

Também são destacados e comuns, as insônias por fármacos ou substâncias, condições médicas e doenças mentais.

A associação com transtornos de humor e ansiedade é muito comum. Hoje a insônia é considerada uma comorbidade destas condições pois pode precedê-las antes que a clínica principal de humor e ansiedade ocorra, pode persistir após o controle dos sintomas maiores e isto aumenta o risco de recorrência da doença, geralmente demanda um tratamento específico além daquele direcionado à doença psiquiátrica e este tratamento pode ser fundamental para a resolução da doença mental.

A estratégia de tratamento deve ser baseada no uso da terapia cognitiva comportamental com técnicas específicas para insônia (TCCi) e/ou numa estratégia farmacológica[8].

A TCCi baseia-se na mudança de hábitos e *zeitgebers*, além de desmistificar e aprender a lidar com conceitos equivocados sobre o sono e a insônia que perpetuam a dificuldade de sono. São utilizadas regras de controle de estímulo, restrição do tempo de sono e mesmo técnicas de relaxamento[9].

Tabela 93.3 – Classificação da insônia crônica da ICSD-3

A) O paciente refere ou seus pais ou cuidadores observam um ou mais dos seguintes:
1. Dificuldade para iniciar o sono
2. Dificuldade para manter o sono
3. Despertar antes do desejado
4. Resistência em ir para a cama no horário apropriado
5. Dificuldade para dormir sem intervenção do cuidador

B) O paciente refere ou seus pais ou cuidadores observam um ou mais dos seguintes, relacionados à dificuldade para dormir à noite:
1. Fadiga/mal-estar
2. Comprometimento de atenção, concentração ou memória
3. Alteração de humor/irritabilidade
4. Sonolência diurna
5. Alteração de comportamento (hiperatividade, impulsividade, agressividade)
6. Redução da motivação, energia, iniciativa
7. Propensão a erros e acidentes
8. Preocupações em relação à noite mal dormida ou insatisfação com o sono

C) As queixas de sono ou diurnas não podem ser explicadas somente oportunidade de sono insuficiente ou ambiente de sono inadequado

D) O distúrbio do sono e os sintomas diurnos associados ocorrem pelo menos 3 vezes por semana

E) O distúrbio do sono e os sintomas diurnos associados devem estar presentes há pelo menos 3 meses

F) A dificuldade de sono-vigília não é melhor explicada por outro transtorno do sono

Os principais mecanismos alvo do tratamento medicamentoso são os agonismos gabaérgico e melatoninérgico, o antagonismo $5HT_{2A}$ e $5HT_{2C}$, o antagonismo histaminérgico, noradrenérgico, colinérgico e hipocretinérgico. A opção terapêutica deve basear-se nas propriedades farmacológicas do medicamento e nas características da insônia e das comorbidades do paciente[10]. Dessa forma, benzodiazepínicos são uma opção interessante para paciente com transtorno de ansiedade generalizada e neurolépticos de maior propriedade hipnótica, como a olanzapina e a quetiapina, podem ser utilizados em pacientes com doenças psiquiátricas que demandam um antipsicótico. A gabapentina pode ser uma opção para a má percepção do sono pela sua propriedade de aumento na porcentagem de sono REM e N3.

Antidepressivos de propriedade hipnótica são amplamente utilizados na medicina do sono, mas deve-se destacar que as doses terapêuticas para insônia são menores que aquelas utilizadas para o episódio depressivo e a ansiedade. Os mais utilizados são a mirtazapina (15-30 mg/noite), a trazodona (50-150 mg/noite), a doxepina (3-6 mg/noite) e a amitriptilina (25-50 mg/noite).

Com grande destaque atual, as chamadas drogas Z, zolpidem e zopiclona no mercado brasileiro, são opções para a indução do sono e mesmo manutenção em apresentação de liberação controlada. No entanto, o cuidado com estes medicamentos deve ser semelhante àquele recomendado com os benzodiazepínicos pelo risco de abuso. O zolpidem foi o primeiro medicamento que o FDA (*Food and Drug Administration*) recomendou uma dose menor para mulheres em relação aos homens. Além disso, ele foi posteriormente recomendado para idosos pois houve um aumento no risco de parassonias, sonolência excessiva residual e, principalmente, acidentes automobilísticos.

Além das técnicas de TCCi e dos efeitos medicamentosos, é fundamental uma boa higiene do sono, ou seja, medidas que que podem auxiliar na melhora da qualidade de sono. Seguem algumas regras de higiene do sono com algumas medidas de controle de estímulo:

» O ambiente de sono deve ser escuro, silencioso, limpo e com temperatura agradável;
» Cama sempre limpa e arrumada;

» A cama deve ser usada exclusivamente para dormir e para atividade sexual. Não coma, não use telefone, não assista TV, não brinque, não faça nenhuma outra atividade na cama.
» Durante a noite, evite assistir TV, usar celular, computador ou outros aparelhos eletrônicos com emissão de luz até a hora de dormir;
» Se você tem sonolência durante a leitura, pode ler até a hora de dormir;
» À noite, dê preferência às luzes indiretas em casa;
» Evite bebidas cafeinadas, alcoólicas, tabaco e alimentos pesados após 17:00h;
» Dê preferência para realizar suas atividades físicas no período matutino e ao ar livre. No entanto, não deixe de praticar exercícios físicos caso não seja possível realizar esta recomendação;
» Tenha horário para acordar diariamente e evite cochilos prolongados durante o dia;
» Procure criar um horário habitual para se deitar, mas lembre-se: vá para a cama somente quando estiver com sono à noite;
» Não role na cama. Se acordar durante a madrugada e percebeu que não vai adormecer novamente, saia do quarto e espere o sono voltar em outro local, escuro, silencioso, limpo e confortável.

Apneia obstrutiva do sono

Por ser o principal distúrbio respiratório relacionado ao sono, a apneia obstrutiva do sono (AOS) será o principal objetivo deste texto. No entanto, vale ressaltar que, além da apneia obstrutiva, existem as apneias centrais, destacando-se a associada à respiração de Cheyne-Stokes, apneia central por efeito de medicamentos e a apneia central das grandes altitudes. Os outros dois grupos que fecham os distúrbios doenças respiratórios relacionados ao sono são as hipoventilações e as hipoxemias[7].

A AOS tem uma maior prevalência entre homens (3-7%) do que em mulheres (2-5%). A idade avançada e a obesidade também são fatores importantes no aumento desta prevalência. Na infância, destacam-se as hipertrofias de tonsilas como causa mais comum e a classificação diagnóstica é diferente em relação aos adultos.

O mecanismo fisiopatológico da AOS é determinado pelo colabamento das estruturas contidas na faringe durante o sono levando a uma obstrução total (apneia) ou parcial (hiponeia) do fluxo aéreo. Na altura da faringe, a via aérea superior tem musculatura e tecido adiposo como principais componentes de suas paredes. Com o ganho de peso ocorre um aumento do tecido adiposo nesta região reduzindo a luz da via aérea. O aumento do volume da língua, que apresenta um importante componente de tecido adiposo, também participa disto, principalmente durante o sono em decúbito dorsal. O avanço da idade colabora com acúmulo adiposo e flacidez das estruturas de sustentação. Por fim, a expansão da caixa torácica traciona as estruturas da parede faríngea auxiliando na sua abertura. Durante o sono REM observa-se uma menor expansão torácica que, associada à atonia muscular, aumenta o risco obstrutivo (Figura 93.3).

Como a Figura 93.4 demonstra, a apneia e a hipopneia obstrutiva do sono terminam com um evento de dessaturação da oxi-hemoglobina e/ou com um despertar ou microdespertar (duração entre 4 e 15 s)[5]. Os despertares são promovidos por estímulo monoaminérgico e comumente se observa um pico pressórico e da frequência cardíaca. Fragmentação do sono com despertares e microdespertares recorrentes geram sonolência diurna, prostração e cefaleia. Dessaturação da oxi-hemoglobina e descargas monoaminérgicas relacionam-se a alterações de humor, memória, sonolência diurna residual, doenças cardiovasculares e metabólicas. Muitas vezes desconhecidas também estão as consequências do aumento do esforço ventilatório para vencer a resistência oferecida pela obstrução da via aérea superior: refluxo e noctúria por estímulo da secreção do peptídeo natriurético. No item 4 do critério diagnóstico

Figura 93.3 – Resumo do registro de sono. Observe como as pausas respiratórias (linhas verticais roxas e verdes do quadro do meio) e as dessaturações da oxi-hemoglobina (traçado azul do quadro inferior) predominam durante os períodos de sono REM (linhas vermelhas no hipnograma do quadro superior). A linha azul do quadro do meio é a posição de decúbito e também pode-se observar uma concentração das pausas respiratórias no período de decúbito dorsal.

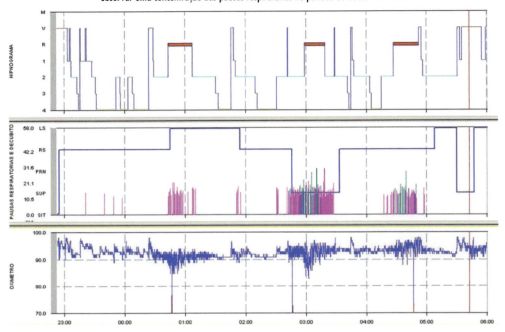

Figura 93.4 – Extrato de polissonografia durante o sono REM demonstrando apneia obstrutiva do sono com duração de 42s (quadro verde ao centro, *obstructive apnea*): observe a dessaturação da oxi-hemoglobina a níveis próximos de 75% (quadro azul-escuro na parte inferior, *desaturation*), o aumento da frequência cardíaca de 55bpm para 76bpm, logo abaixo da linha da dessaturação e o microdespertar (quadro azul-claro na parte superior, *arousal*).

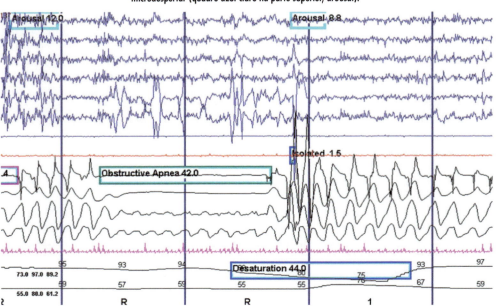

Na Tabela 93.4, pode-se verificar a importância das consequências da AOS com várias doenças de alta prevalência na população. Existem três fenótipos mais comuns da apneia obstrutiva do sono: aqueles com sonolência excessiva diurna, os oligossintomáticos e os pacientes com fragmentação do sono[11].

A apneia do sono é classificada conforme o índice de pausas ocorridas por hora de sono, índice de apneias e hiponeias (IAH):
- Normal: 0 a 5/hora;
- Leve: 5 a 15/hora;
- Moderada: 15 a 30/hora;
- Grave: maior que 30/hora.

Tabela 93.4 – Classificação da apneia obstrutiva do sono no adulto da ICSD-3

A) Presença de um ou mais dos seguintes:
1. O paciente se queixa de sonolência excessiva diurna, sono não restaurador, fadiga ou sintomas de insônia
2. O paciente desperta com sintomas de paradas respiratórias, sufocamento ou engasgos
3. O companheiro de quarto ou outro observador relata ronco, pausas respiratórias ou ambos durante o sono do paciente
4. O paciente foi diagnosticado com hipertensão arterial sistêmica, transtorno de humor, comprometimento cognitivo, doença arterial coronariana, acidente vascular encefálico, insuficiência cardíaca congestiva, fibrilação atrial ou diabetes tipo II

B) Polissonografia ou poligrafia demonstra:
1. Cinco ou mais eventos respiratórios predominantemente obstrutivos por hora de sono durante a polissonografia ou por hora de monitoramento de poligrafia

C) Polissonografia ou poligrafia demonstra:
1. Quinze ou mais eventos respiratórios predominantemente obstrutivos por hora de sono durante a polissonografia ou por hora de monitoramento de poligrafia

Para o diagnóstico de síndrome da apneia obstrutiva do sono no adulto: A **e** B **ou** apenas C satisfazem os critérios

O diagnóstico é realizado através de polissonografia ou poligrafia. Pacientes com doença cardiopulmonar grave, doenças neuromusculares, antecedente de acidente vascular encefálico, uso crônico de opiáceos, insônia grave ou que apresentem fatores pessoais que dificultem um exame sem monitoramento mais rigoroso devem realizar um método tipo I (polissonografia em laboratório). Pelo seu menor custo e facilidade, a poligrafia é uma opção interessante para a maioria dos pacientes, que não apresentam estas complexidades acima descritas[4].

A técnica de *split-night* é um exame onde na primeira metade da noite é feito um registro basal e na segunda parte procede-se com uma titulação de CPAP. É um método que deve ser restrito para pacientes onde o diagnóstico de AOS é praticamente uma certeza já que pode não haver tempo suficiente para titular uma pressão de CPAP adequada e perdem-se situações importantes na caracterização da AOS, como períodos de sono REM e em decúbito dorsal.

As apneias leves podem ser tratadas com o uso de aparelhos intraorais de avanço mandibular e casos selecionados, geralmente jovens, magros, com Mallampati I ou II e amígdalas grandes podem se beneficiar do tratamento cirúrgico. Há ainda a opção de terapia fonoaudiológica, mas também com um uso restrito em relação à população que pode se beneficiar desta técnica.

A apneia classificada como moderada ou grave deve ser tratada como uso de aparelhos de pressão aérea positiva contínua (CPAP) ou de dois níveis pressórico (BiPAP®). O BiPAP® é utilizado em pacientes que necessitem de pressão inspiratória mais elevada, geralmente acima de 15cm H$_2$O. Uma titulação pode ser realizada através de laboratório de sono com polissonografia ou pelo uso de um aparelho de pressão aérea positiva automático (APAP). No entanto, esta técnica com o APAP não deve ser aplicada nem para diagnóstico da AOS, nem para titulação de pressão em pacientes com doença cardiopulmonar grave, que possam apresentar dessaturação da oxi-hemoglobina por outro motivo além da AOS, que não roncam e com risco de apneia central[12].

A apneia central é uma consequência de distúrbios relacionados aos mecanismos de controle neural da respiração. No registro polissonográfico não se evidencia esforço ventilatório que seria demandado pela pausa respiratória. Exemplos mais comuns são na readaptação dos quimiorreceptores em pacientes com insuficiência cardíaca congestiva e na lesão do sistema nervoso central nos casos de acidente vascular encefálico agudo (estudos sugerem sua ocorrência em 26-50% destes pacientes).

A hipoventilação tem como ponto primordial a hipercapnia e é uma consequência frequente nos casos de limitação da expansão da caixa torácica, por exemplo obesos grau III e doenças neuromusculares, doenças pulmonares graves como observado na doença pulmonar obstrutiva crônica e por efeito medicamentoso, comum no uso de opiáceos.

Narcolepsia

A narcolepsia é uma hipersonia caracterizada pela instabilidade entre a vigília e o sono REM (Tabela 93.5). A sonolência intensa é o principal sintoma e é marcante uma recuperação após cochilos breves de 15min a 30min. São pacientes que não necessitam de períodos prolongados de sono noturno, apesar de comumente apresentarem um sono algo fragmentado. Outras características desta instabilidade entre estados de funcionamento encefálico são:

» **Cataplexia:** a intrusão da atonia do sono REM durante a vigília. Pode ser total, como uma crise epiléptica atônica, ou parcial, como uma síndrome piramidal ou algo atáxica. Comumente desencadeada por sustos ou situações de gargalhadas;
» **Paralisia do sono:** é o despertar com a manutenção da atonia, com incapacidade de movimentação e geralmente acompanhado por sensação de angústia. Duração geralmente breve;
» **Alucinações hipnagógicas** (na transição para o sono) e hipnopômpicas na transição para o despertar). Pode ser considerada como a ocorrência do sonho de REM durante o estado de vigília.

A narcolepsia pode ser classificada em tipo 1, com cataplexia e/ou baixo nível de hipocretina 1 no liquor, e tipo 2, sem cataplexia e com níveis liquóricos de hipocretina 1 acima de 110 pg/mL. O diagnóstico demanda a realização de um teste das múltiplas latências do sono (TMLS), onde o paciente recebe a oportunidade de cinco cochilos por 15min a cada 2 horas.

Tabela 93.5 – Classificação da narcolepsia tipo 1 da ICSD-3

A)	O paciente apresenta períodos diários de necessidade incontrolável de dormir ou lapsos diurnos de adormecimento há pelo menos três meses
B)	A presença de um ou ambos dos seguintes 1. Cataplexia e um teste das múltiplas latências do sono (TMLS) demonstrando uma latência média de sono ≤8min e pelo menos 2 episódios de sono REM precoce 2. Hipocretina 1 liquórica ≤110pg/mL em técnica de imunorreatividade ou $<1/3$ do valor obtido em indivíduos saudáveis com a mesma técnica padronizada

Para o diagnóstico de narcolepsia tipo 1: A **e** B devem estar presentes

A média das latências de sono de cada oportunidade de cochilo deve ser igual ou menor que 8min para indicar a sonolência excessiva diurna e deve ser identificado sono REM em pelo menos duas oportunidades para confirmar narcolepsia[13].

Trata-se de uma doença rara e comumente associada a quadros autoimunes. É muito importante realizar uma polissonografia basal e estar certo de que o paciente vem dormindo confortavelmente e com tempo de sono suficiente antes de realizar o teste para se evitar falso positivo no TMLS.

O tratamento medicamentoso da sonolência excessiva diurna é baseado no uso de modafinila e metilfenidato. As crises catapléticas requerem o uso de antidepressivos com efeito noradrenérgico como tricíclicos e inibidores seletivos da recaptação de serotonina e noradrenalina.

Outras duas hipersonias de origem central são a hipersonia idiopática e a síndrome de Kleine-Levin. Na hipersonia idiopática o paciente apresenta períodos prolongados (maior que 9 horas por noite) de sono não reparador com cochilos prolongados durante o dia igualmente não reparador. Não há a instabilidade entre estágios de funcionamento encefálico como na narcolepsia e, portanto, não há sono REM precoce no TMLS. A síndrome de Kleine-Levin é extremamente rara e caracteriza-se por salvas esporádicas de alguns dias com sono prolongado, além de 12 horas, intercalados por períodos de torpor e confusão mental com características de parassonia NREM[7].

Distúrbios do ritmo circadiano

Os distúrbios do ritmo circadiano são classificados em intrínsecos, avanço da fase de sono, atraso, irregular e não 24 horas e extrínsecos, *jet lag* e trabalhador de turno.

A Figura 93.5 demonstra os padrões intrínsecos[14].

» **Atraso da fase de sono:** trata-se de uma alteração comum na adolescência; é o paciente que tem preferência por deitar e acordar tarde. Corresponde a 10% dos pacientes que buscam um especialista com queixa de insônia recorrente. A melatonina é uma boa opção terapêutica, devendo ser administrada no horário do pôr-do-sol;

» **Avanço da fase de sono:** preferência por deitar e despertar muito cedo. É comum nos idosos, mais sensíveis à pressão homeostática do sono. Cochilo diurno e exposição luminosa são medidas que podem ser utilizadas. O uso de um estimulante pode ser uma segunda opção;

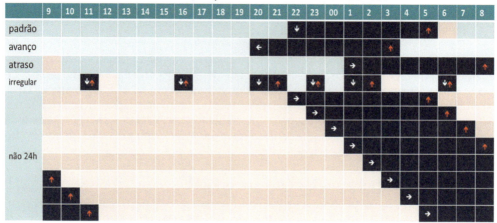

Figura 93.5 – Padrões de distúrbios intrínsecos do ritmo circadiano. Note que todos os pacientes dormem 8 horas por dia, mas em horários diferentes. Seta branca para baixo: adormecer; seta vermelha para cima: despertar; seta para a esquerda: avanço do horário de adormecer; seta para a direita: atraso no horário de adormecer.

» **Ritmo circadiano irregular:** comumente encontrado nos pacientes com deficiência intelectual e nos casos de síndrome demencial. Os períodos de sono são distribuídos por períodos breves ao longo do dia e comumente os cuidadores se queixam que "o paciente não dorme". A melatonina e o uso de antipsicóticos com propriedades hipnóticas costumam ser as opções terapêuticas. O preenchimento do dia com atividades sociais e físicas auxiliam muito na manutenção da vigília durante o dia para estes pacientes;

» **Ritmo de sono não 24 horas:** característico dos pacientes com amaurose, que seguem exclusivamente o ritmo circadiano endógeno pois perdem o principal *zeitgeber*, a luminosidade. Atividades físicas e sociais diurnas são boas opções de reforço dos *zeitgebers* destes pacientes. Melatonina e agonistas melatoninérgicos são opções medicamentosas.

Os casos de distúrbio circadiano extrínseco requerem o uso de medidas comportamentais. Para períodos de noite com necessidade de vigília pode-se expor o trabalhador à luminosidade. Quando o trabalhador deve dormir de manhã para descansar, redução da exposição luminosa no retorno para casa e o uso de melatonina. O uso da melatonina no momento do pôr-do-sol para acerto dos horários de sono também é uma importante opção no *jet lag*[15].

Parassonias do sono NREM

As parassonias do sono NREM, ou parassonias do despertar, são caracterizadas por eventos comportamentais indesejáveis que ocorrem por um despertar parcial durante o sono NREM, principalmente no estágio N3, onde há um maior estado de inércia do sono, ou seja, condição de torpor pelo predomínio Gabaérgico encefálico. Dois relatos de caso demonstraram atividade de vigília em áreas motoras concomitante a atividade de sono em áreas da consciência durante um evento de parassonia NREM, um caso em eletrocorticografia[16] e o outro durante um SPECT[17]. Assim, observam-se duas características importantes da parassonia NREM: uma interação parcial com o ambiente e a amnésia parcial ou completa do episódio.

Elas são classificadas conforme o comportamento apresentado[7]:

» **Terror noturno:** reação de terror extremo e descarga adrenérgica que ocorre principalmente em pré-escolares;
» **Sonambulismo:** onde há deambulação e conversação. Predomina em escolares e adolescentes, comumente com histórico familiar e precedida na infância por terror noturno.
» **Despertar confusional:** comportamento de agitação, confusão e mesmo agressividade. Atualmente as sexomnias encaixam-se neste grupo. Há um comportamento desde vocalizações sexualizadas até um ato sexual de forma agressiva;
» **Distúrbio alimentar relacionado ao sono:** comportamento de alimentação, com preferência por alimentos mais calóricos, podendo ocorrer evento de comer não alimentos, como cinzas de um cinzeiro.

Como as parassonias NREM ocorrem geralmente durante o estágio N3 e dependem de fragmentação do sono para o despertar parcial, é importante evitar situações de rebote do estágio N3, como privação de sono e situações que gerem a fragmentação, como ingesta de álcool e bebidas cafeinadas durante a noite, além de tratar eventual AOS. O tratamento medicamentoso baseia-se no uso de benzodiazepínicos ou antidepressivos tricíclicos em doses baixas para aumentar o limiar de despertar do paciente. A maioria dos casos melhoram na idade adulta e o tratamento medicamentoso deve ser reservado para casos de comportamento com risco de auto ou heteroagressão.

Transtorno comportamental do sono REM

Juntamente com os pesadelos e a paralisia do sono recorrente, o transtorno comportamental do sono REM (TCSR) é uma parassonia do sono REM (Tabela 93.6).

Tabela 93.6 – Diferenciação entre as parassonias do sono não REM (NREM) e o transtorno comportamental do sono REM (TCSR)

Parassonia NREM	TCSR
• Jovens	• Idosos
• Predomina na primeira parte da noite	• Predomina na segunda parte da noite
• Interação parcial com ambiente	• Interação exclusiva com o sonho
• Amnésia do evento	• Recordação do episódio
• História familiar	• Doenças neurodegenerativas

Trata-se da perda de atonia durante o sono REM e o indivíduo apresenta interação como os sonhos. A temática é geralmente de violência e não há qualquer interação com o ambiente, como nas parassonias NREM. Os pacientes comumente se recordam do ocorrido.

O TCSR é decorrente da lesão do núcleo sublaterodorsal na transição pontomesencefálica. A inibição glicinérgica promovida pelo núcleo medular medial sobre o neurônio motor inferior está comprometida uma vez que esta estrutura é ativada pelo núcleo sublaterodorsal durante o sono REM. Assim, o sinal motor que é gerado durante o sonho efetivamente chega até o músculo e o movimento ocorre quando deveria estar ausente. A principal causa está associada a doenças neurodegenerativas, principalmente a sinucleinopatias. Entre 81% e 91% dos indivíduos com transtorno comportamental do sono REM apresentam alguma doença neurodegenerativa em até 16 anos[18,19]. Além disso, sugere-se que sua presença seja um preditor de pior evolução na doença de Parkinson. Atualmente é um importante fator diagnóstico na demência por corpúsculos de Lewy.

Com a suspeita clínica, é importante realizar um estudo de polissonografia com montagem de eletromiogramas de superfície nas extremidades para identificação do sono REM sem atonia[5].

As duas opções terapêuticas são benzodiazepínicos e melatonina.

Síndrome das pernas inquietas

A síndrome das pernas inquietas (SPI), ou síndrome de Willis-Ekbom, tem um componente genético e outro secundário. Conforme os fatores se somam, surgem os sintomas em intensidade variável (Tabela 93.7). As principais causas secundárias são: carência de ferro, enxaqueca, polineuropatias, diabete melito, insuficiência renal e doença de Parkinson[20]. Antidepressivos e o terceiro trimestre da gestação também são fatores de risco.

Tabela 93.7 – Classificação da síndrome das pernas inquietas da ICSD-3

A) **Urgência em movimentar as pernas, geralmente acompanhado pela sensação de ser provocada por desconforto ou sensações desagradáveis nas pernas. Estes sintomas devem:**
   1. Começar ou piorar durante períodos de descanso ou inatividade como deitar-se ou sentar-se
   2. Ser parcial ou totalmente aliviado por movimentação, como caminhar ou esticar as pernas, pelo menos enquanto o movimento é realizado
   3. Ocorrer exclusivamente ou predominantemente à noite

B) **As características acima não são relacionadas a outra condição médica ou comportamental**

C) **Os sintomas causam preocupação, estresse, sono perturbado ou comprometimento mental, físico, social, ocupacional, educacional, comportamental ou de outras áreas importantes do funcionamento**

Para o diagnóstico de síndrome das pernas inquietas, os critérios A **a** C devem estar presentes

Entre 70% e 80% dos pacientes com SPI demonstram movimentos periódicos de membros inferiores em uma polissonografia[7], no entanto, a apresentação exclusiva dos movimentos periódicos não significa tratar-se de um caso de SPI.

O tratamento baseia-se no ajuste da ferritina sérica em pacientes com carência de ferro e no uso de agonistas dopaminérgicos: pramipexol, ropinirol e rotigotina. A gabapentina e opiáceos também são opções possíveis[21].

Um efeito colateral do tratamento com agonistas dopaminérgicos é o chamado fenômeno de *"aumentação"*, que se caracteriza pela expansão do horário de acometimento, da área afetada e do desconforto. A principal proposta terapêutica é a redução de dose do medicamento[21].

Outros distúrbios do movimento relacionados ao sono com certo destaque são os já citados movimentos periódicos de membros e o bruxismo.

Referências

1. Miyazaki S, Liu CY, Hayashi Y. Sleep in vertebrate and invertebrate animals, and insights into the function and evolution of sleep. Neurosci Res [Internet]. 2017;118:3-12. Available from: http://dx.doi.org/10.1016/j.neures.2017.04.017
2. Williams RH, Vazquez-DeRose J, Thomas AM, Piquet J, Cauli B, Kilduff TS. Cortical nNOS/NK1 Receptor Neurons are Regulated by Cholinergic Projections From the Basal Forebrain. Cereb Cortex [Internet]. 2017;(September):1-21. Available from: https://academic.oup.com/cercor/article-lookup/doi/10.1093/cercor/bhx102
3. Pilorz V, Helfrich-Förster C, Oster H. The role of the circadian clock system in physiology. Pflugers Arch Eur J Physiol. 2018;470(2):227-39.
4. Kapur VK, Auckley DH, Chowdhuri S, Kuhlmann DC, Mehra R, Ramar K et al. Clinical Practice Guideline for Diagnostic Testing for Adult Obstructive Sleep Apnea: An American Academy of Sleep Medicine Clinical Practice Guideline. Sleep. 2017;13(3):479-504.
5. Berry RB, Brooks R, Gamaldo CE, Harding SM, Marcus CL, Vaughn B V. The AASM Manual for the Scoring of Sleep and Associated Events. Second edi. Vol. 53, American Academy of Sleep Medicine. Darien, IL: American Academy of Sleep Medicine; 2013. 1689-1699 p.
6. Morgenthaler T, Alessi C, Friedman L, Owens J, Kapur V, Boehlecke B et al. Practice parameters for the use of actigraphy in the assessment of sleep and sleep disorders: An update for 2007. Sleep. 2007;30(4):519-29.
7. Medicine AA of S. International Classification of Sleep Disorders. Thrid Edit. Darien, IL: American Academy of Sleep Medicine; 2014.
8. Schutte-rodin S, Broch L, Ph D, Buysse D, Dorsey C, Ph D et al. Clinical guideline for the evaluation and management of chronic insomnia in adults. J Clin Sleep Med. 2008;4(5):487-504.
9. Morgenthaler T, Kramer M, Alessi C, Friedman L, Boehlecke B, Brown T et al. Practice parameters for the psychological and behavioral treatment of insomnia: an update. An american academy of sleep medicine report. Sleep [Internet]. 2006;29(11):1415-9. Available from: http://www.ncbi.nlm.nih.gov/pubmed/17162987
10. Sateia MJ, Buysse DJ, Krystal AD, Neubauer DN, Heald JL. Clinical Practice Guideline for the Pharmacologic Treatment of Chronic Insomnia in Adults: An American Academy of Sleep Medicine Clinical Practice Guideline. J Clin Sleep Med J Clin Sleep Med J Clin Sleep Med [Internet]. 2017;1313(2):307-49. Available from: http://dx.doi.org/10.5664/jcsm.6470
11. Pien GW, Ye L, Keenan BT, Maislin G, Björnsdóttir E, Arnardottir ES et al. Changing Faces of Obstructive Sleep Apnea: Treatment Effects by Cluster Designation in the Icelandic Sleep Apnea Cohort. Sleep. 2018;41(3):1-13.
12. Morgenthaler TI, Aurora RN, Brown T, Zak R, Alessi C, Boehlecke B et al. Practice parameters for the use of autotitrating continuous positive airway pressure devices for titrating pressures and treating

adult patients with obstructive sleep apnea syndrome: An update for 2007 – An American Academy of Sleep Medicine Report. Sleep. 2008;31(1):141-7.
13. Littner MR, Kushida C, Wise M, Davila DG, Morgenthaler T, Lee-Chiong T et al. Practice parameters for clinical use of the multiple sleep latency test and the maintenance of wakefulness test. Sleep. 2005;28(1):113-21.
14. Task Force (TF) Members: R. Robert Auger, MD, Mayo Center for Sleep Medicine, Rochester, MN; Helen J. Burgess, PhD, Rush University Medical Center, Chicago, IL; Jonathan S. Emens, MD, Portland VA Medical Center, Portland, OR; Ludmila V. Deriy, PhD, Americ R. Clinical practice guideline for the treatment of intrinsic circadian rhythm sleep-wake disorders An update for 2015. 2015;11(10).
15. Morgenthaler TI, Lee-Chiong T, Alessi C, Friedman L, Aurora RN, Boehlecke B et al. Guideline Update. J Clin Sleep Med [Internet]. 2015;11(10):1199-236. Available from: http://www.aasmnet.org/Resources/PracticeParameters/PP_CircadianRhythm.pdf
16. Terzaghi M, Sartori I, Tassi L, Didato G, Rustioni V, LoRusso G et al. Evidence of dissociated arousal states during NREM parasomnia from an intracerebral neurophysiological study. Sleep [Internet]. 2009;32(3):409-12. Available from: http://www.pubmedcentral.nih.gov/articlerender.fcgi?artid=2647795&tool=pmcentrez&rendertype=abstract
17. Bassetti C, Vella S, Donati F, Wielepp P. SPECT during sleepwalking For personal use only. Not to be reproduced without permission of The Lancet. Incidence of childhood precursor B-cell acute lymphoblastic leukaemia in north-west England For personal use only. Not to be reproduced without perm. Lancet. 2000;356:484-5.
18. Schenck CH, Boeve BF, Mahowald MW. Delayed emergence of a parkinsonian disorder or dementia in 81% of older men initially diagnosed with idiopathic rapid eye movement sleep behavior disorder: A 16-year update on a previously reported series. Sleep Med [Internet]. 2013;14(8):744-8. Available from: http://dx.doi.org/10.1016/j.sleep.2012.10.009
19. Iranzo A, Fernández-Arcos A, Tolosa E, Serradell M, Molinuevo JL, Valldeoriola F et al. Neurodegenerative disorder risk in idiopathic REM sleep behavior disorder: Study in 174 patients. PLoS One. 2014;9(2).
20. Trenkwalder C, Allen R, Paulus W, Winkelmann J. Restless legs syndrome associated with major diseases A systematic review and new concept. 2016;
21. Aurora RN, Kristo DA, Bista SR, Rowley JA, Zak RS, Casey KR et al. The Treatment of Restless Legs Syndrome and Periodic Limb Movement Disorder in Adults—An Update for 2012: Practice Parameters with an Evidence-Based Systematic Review and Meta-Analyses. Sleep [Internet]. 2012;35(August). Available from: https://academic.oup.com/sleep/article-lookup/doi/10.5665/sleep.1988.

Parte 14

Neuro-Oncologia

Capítulo 94

Neoplasias do Sistema Nervoso Central
Aspectos diagnósticos e terapêuticos

Hugo Sterman Neto
Iuri Santana Neville
Mateus Mistieri Simabukuro

Introdução

Os tumores cerebrais são um grupo de neoplasias provenientes de células do próprio sistema nervoso central (SNC) ou de cânceres sistêmicos que apresentam metástases encefálicas. As primeiras são também chamadas de neoplasias primárias do SNC, enquanto as últimas são consideradas neoplasias secundárias. Os estudos epidemiológicos mostram uma grande variação da incidência de tumor cerebral e mortalidade ao longo do tempo, região geográfica, etnia, idade, gênero, tipo histológico e localização intracraniana da lesão[1].

Em adultos, especialmente após a 4ª década de vida, as metástases cerebrais são os tumores intracranianos mais comuns[2]. A incidência desse tipo de tumor cerebral tem aumentado, fruto dos avanços recentes nas terapias sistêmicas contra os mais diferentes tipos de câncer e aumento de sobrevida dos pacientes.

Quando analisados apenas os tumores cerebrais primários, ou seja, aqueles em que a célula neoplásica é proveniente do próprio SNC, 31% desses tumores são gliomas (e outros tumores neuroepiteliais) e 37% são meningiomas. Os demais tumores cerebrais primários são distribuídos entre: os originados dos nervos cranianos (8%), da hipófise (14%), linfomas (2%) e embrionários, incluindo o meduloblastoma (1%). Apesar de serem relativamente raros em comparação aos tumores cerebrais secundários na idade adulta, as neoplasias primárias apresentam uma série de peculiaridades em termos de rotina diagnóstica e estratégias terapêuticas, além de estarem associadas a significativa morbidade e mortalidade.

Epidemiologia

Os tumores metastáticos para sistema nervoso central são o tipo mais comum de neoplasia de sistema nervoso central, sendo até 10 vezes mais frequentes que as neoplasias primárias de sistema nervoso central, ocorrendo em até 10% durante a evolução da doença de todos os pacientes com diagnóstico de câncer. Em adultos, os sítios primários mais associados a metástases são câncer de pulmão, câncer de mama, melanoma e carcinoma de células renais[1,3].

Com relação às neoplasias primárias de sistema nervoso central no Brasil, o Instituo Nacional do Câncer (INCA) estima 5.810 casos novos de câncer do sistema nervoso central, em homens, e 5.510 em mulheres a cada ano para o biênio de 2018/2019. Esses valores correspondem a um risco de estimado de 5,62 casos novos a cada 100 mil homens e 5,17 para cada 100 mil mulheres, sendo a décima neoplasia mais frequente em homens e a nona em mulheres[4]. A incidência dos tumores primários de sistema nervoso central varia de acordo com a idade, gênero. Em pacientes mais jovens, os tipos histológicos mais comuns são astrocitoma pilocítico, tumor do plexo coroide, tumor neuronal, tumores da região pineal e tumores de células germinativas. Glioblastoma (grau IV OMS) é a forma mais comum de glioma em adultos, representando 67% dos gliomas. Quanto às diferenças entre os gêneros, as neoplasia de sistema nervoso central são ligeiramente mais frequentes em homem (1,3 vezes), por outro lado, os meningiomas são 2 vezes mais frequentes no sexo feminino[1].

Fatores de risco

Desconhece-se a relação causal para a maioria dos casos para neoplasia de sistema nervoso central. Exposição à radiação ionizante é um fator de risco ambiental bem estabelecido para neoplasia de sistema nervoso central. Essa associação foi demonstrada em estudos com crianças submetidas à irradiação de crânio para tratamento de câncer, tratamento de *Tiena capitis* (no passado era comum usar baixas doses de radiação para tratar micose de couro cabeludo) e indivíduos expostos à bomba atômica e testes com armas nucleares. A maioria dos estudos não demonstrou incidência aumentada em pacientes expostos à radiação para procedimentos diagnósticos.

O risco de gliomas não é aumentado por exposição a telefones celulares, outros tipos de campos eletromagnéticos, traumatismo craniano, alimentos contento N-nitrosaminas, aspartame, fatores de riscos ocupacionais, pesticidas, ou estação do ano de nascimento[5].

Outro fator de risco bem estabelecido é demonstrado através de algumas raras síndromes genéticas, entre elas:
» Síndrome de Li-Fraumeni, associada à mutação do gene TP53 (*tumor protein* p53) e a gliomas malignos;
» Neurofibromatose tipo 1, associada à mutação do gene NF1, gliomas das vias ópticas e tronco;
» Neurofibromatose tipo 2, associada à mutação do gene NF2, neurinoma acústico e meningioma;
» Síndrome de von Hippel-Lindau, associada à mutação do gene VHL hemangioblastoma de cerebelo e medula espinhal;
» Síndrome de Turcot, associada a mutações do gene APC, glioblastoma e meduloblastoma;
» Síndrome de Gorlin, associada à mutação do gene PTCH1 e meduloblastoma;
» Outras: Síndrome de Lynch, esclerose tuberosa, scwannomatose familiar.

O risco de glioma é inversamente associado com a presença de doenças atópicas como asma, eczema, rinite alérgica.

Classificação da OMS e graduação dos tumores do SNC

Por aproximadamente um século, a classificação dos tumores cerebrais tem sido baseada em conceitos de histogênese. As características histológicas têm como base a aparência microscópica nas sessões histológicas coradas com hematoxilina-eosina (HE), a expressão imuno-histoquímica de proteínas e a avaliação ultraestrutural com microscopia eletrônica. Em 2016, a classificação da OMS sofreu uma atualização e incorporou parâmetros moleculares na classificação dos gliomas, rompendo a tradição de utilizar apenas os já consolidados aspectos histológicos de forma isolada[6]. Dessa forma, a inclusão de marcadores moleculares é capaz de predizer de forma mais eficaz a sobrevida do doente do que a antiga classificação, possibilitando a identificação de pacientes com subtipos mais favoráveis a estratégias terapêuticas individualizadas[7].

A graduação histológica tem por objetivo predizer o comportamento biológico de uma neoplasia. De forma geral, os tumores classificados como grau I geralmente apresentam baixo potencial proliferativo e a possibilidade de cura após a remoção cirúrgica. As lesões grau II geralmente são infiltrativas e com alta taxa de recidiva, apesar de apresentarem relativa baixa atividade proliferativa. Alguns tumores grau II tendem a progredir para graus mais elevados de malignidade. Por sua vez, os tumores grau III são aqueles com claras evidências histológicas de malignidade, como atipia nuclear e elevada atividade mitótica. Por último, os tumores grau IV são lesões com achados inequívocos de malignidade, mitoticamente ativos, com alta propensão a apresentarem necrose e muito associados a rápida progressão da doença e mau prognóstico, geralmente com evolução fatal. Os glioblastomas e a maior parte dos tumores embrionários são exemplos clássicos de tumores com grau IV[6].

Sobrevida e fatores prognósticos em tumores cerebrais primários

Para indivíduos com tumores cerebrais primários malignos, o tipo histológico e a idade são importantes fatores prognósticos. Além destes, o grau do tumor (segundo a classificação da Organização Mundial da Saúde – OMS), extensão da ressecção, localização do tumor, envolvimento de "áreas eloquentes", radioterapia e quimioterapia também influenciam a sobrevida destes pacientes.

A graduação dos tumores segundo a classificação da OMS é um importante fator prognóstico. Pacientes com tumor grau II OMS tipicamente apresentam sobrevida acima de 5 anos, enquanto aqueles com grau III OMS sobrevivem por 2 a 3 anos. Pacientes com glioblastoma (grau IV OMS) comumente falecem dentro de um ano.

Mais recentemente, os marcadores moleculares têm ganhado destaque como valiosos fatores prognósticos em pacientes com gliomas. Os principais marcadores associados a melhor prognóstico são: codeleção dos cromossomos 1p19q em tumores oligodendrogliais, mutações dos genes *IDH1*, *IDH2* e *ATRX* em tumores astrocitários. A metilação da região promotora *O^6-methylganine-DNA-methyltransferase* (MGMT) é também um marcador de desfecho favorável, especialmente nos pacientes submetidos ao tratamento com temozolamida, um agente alquilante. Por outro lado, mutações somáticas no promotor TERT (*telomerase reverse transcriptase*) estão associadas a menor sobrevida nos pacientes com glioblastoma.

Diagnóstico

Apresentação clínica

Os fatores determinantes para os sintomas e sinais de pacientes dependem dos seguintes fatores:
» localização;
» velocidade de crescimento;
» tamanho;
» secreção de substâncias.

Tumores supratentoriais frequentemente se apresentam com crises epilépticas, enquanto tumores infratentoriais estão mais associados à cefaleia e vômitos. Lesões localizadas nas chamadas áreas "eloquentes" (termo usado pelos neurologistas para indicar estruturas vitais para linguagem, movimento ou percepção sensitiva somática) geralmente apresentam sintomas focais negativos (déficit motor ou afasia, por exemplo) ou crises epilépticas focais.

A velocidade de crescimento também está associada às manifestações clínicas. Tumores de crescimento lento (p. ex.: astrocitomas) geralmente se manifestam com crises epilépticas sem evidência de outros déficits neurológicos, enquanto tumores de rápido crescimento (p. ex.: glioblastomas) geralmente apresentam-se com déficits focais. No caso dos adenomas hipofisários, por exemplo, vide sessão adenomas hipofisários a diante, os sintomas, além do efeito local, estão associados à secreção de hormônios (p. ex.: galactorreia em prolactinomas, acromegalia em tumor produtor de hormônio do crescimento).

Fisiopatologicamente os sinais e sintomas das neoplasias de sistema nervoso central estão relacionadas a um ou mais dos seguintes mecanismos:

» **Invasão:** invasão com substituição do parênquima normal;
» **Compressão:** tumor e o edema circunjacente comprime o tecido normal e os vasos sanguíneos, provocando distorção e isquemia. Compressão é um mecanismo frequente em tumores focais como metástase e meningiomas. O fluxo sanguíneo fica diminuído em áreas peritumorais, sendo que os capilares podem colapsar, levando à isquemia cerebral;
» **Obstrução do líquido cefalorraquidiano:** a lesão obstrui as vias de circulação liquórica levando à hidrocefalia. Em alguns casos os sintomas do tumor podem ser somente devido à hidrocefalia como nos cistos coloides do forame de Monro, papiloma do plexo coroide, meningiomas intraventriculares, ependimoma de quarto ventrículo
» **Herniação:** tumores de grandes dimensões e edema peritumoral podem herniar estruturas cerebrais normais abaixo da foice cerebral, pelo tentório cerebelar ou pelo forame Magnum, provocando descompensação neurológica e por outras vezes levando a sinais falso localizatórios.

Como resultado desses mecanismos os sintomas neurológicos podem ser divididos em:

» Sintomas generalizados causados pelo aumento da pressão intracraniana. Nessa categoria de sintomas incluem-se a cefaleia, vômitos, alteração do estado mental, papiledema.
» Sintomas focais, causados pela invasão, compressão e isquemia. Por exemplo: crise focal, hemiparesia, hipo/parestesias, déficits cognitivos, focais, incoordenação;
» Sintomas falso localizatórios causados por desvios das estruturas cerebrais, por exemplo paralisia do VI nervo, zumbido[8].

Cefaleia

Cefaleia é muito comum em pacientes neoplasia de sistema nervoso central, acometendo até 50% dos pacientes na ocasião do diagnóstico, sendo o sintoma inicial em cerca de 30-4% dos casos[9].

No entanto, dificilmente é um sintoma isolado (apenas em 8% dos pacientes) e geralmente é inespecífica. No entanto, as características abaixo devem levantar suspeita para neoplasia de sistema nervoso central:

» Início recente;
» Pacientes acima de 50 anos;
» Mudança no padrão da cefaleia crônica prévia;
» Intensidade e frequência progressivas;
» Desperta o paciente do sono, mesmo quando de leve intensidade;
» Dor unilateral;
» Déficits focais associados (diferentemente de auras de migrânea, as quais são reversíveis, se desenvolvem ao logo de minutos e duram menos que 1 hora);
» Sintomas cognitivos e comportamentais associados;
» Associação com náuseas e vômitos (difícil diferenciar de migrânea);
» Presença de papiledema

Náuseas e vômitos

Náuseas e vômitos ocorrem quando a zona postrema no assoalho do IV ventrículo é estimulada, geralmente indicando hipertensão intracraniana ou acometimento direto do tumor (ependimomas e meduloblastoma do IV ventrículo). Cefaleia aguda imediatamente sucedida imediatamente por vômito é típica de tumor cerebral e indica hipertensão intracraniana. Vômito "em jato" é um sintoma comum de tumores de sistema nervoso central em crianças, mas não em adultos. *Ictus emeticus* ou vômito ictal, pode ocorrer como manifestação epiléptica de tumores localizados na ínsula.

Papiledema

Papiledema é um indicador de hipertensão intracraniana, sendo menos frequente em pacientes idosos e crianças pequenas (em pacientes idosos devido à atrofia cerebral e a fibrose da bainha do nervo óptico; em crianças pequenas, pelo fato da fusão das fissuras cranianas não estar concluída). Quando na fase aguda e em casos leves, não costuma provocar alterações na acuidade visual, sendo o aumento da mancha cega o único achado do exame neurológico. Geralmente é bilateral, mas pode ser assimétrico. Algumas situações mais crônicas, como por exemplo, tumores do lobo frontal e meningioma da goteira olfatória, podem provocar atrofia do nervo óptico ipsilateral (pela compressão crônica) e papiledema do lado contralateral, devido à hipertensão intracraniana. Tal condição e conhecida como síndrome de Foster-Kennedy.

Alterações do estado mental

Alterações no cognitivas e comportamentais podem ser divididas em 2 tipos:
» **Específicas:** alterações resultantes de lesões focais em áreas eloquentes, como por exemplo afasia, agnosia, alexia e apraxias;
» **Inespecíficas:** geralmente sintomas sutis, iniciando-se com irritabilidade evoluindo para apatia, alteração de personalidade. Sugerem acometimento de fibras talamocorticais, corpo caloso, formação reticular e por vezes lobos frontais. A falta de iniciativa e apatia podem ser confundidas com transtorno depressivo. Variações de comportamento podem variar de acordo com a área afetada. Em lesões do lobo frontal dorsolateral, ocorre a apatia e abulia, enquanto em lesões do lobo orbitofrontal há desinibição e impulsividade. Comportamento agressivo e impulsivo pode ser encontrada em lesões acometendo a amígdala. Por vezes crises epilépticas do lobo temporal podem levar a alterações comportamentais, como rompantes de raiva em pacientes com glioma de lobo temporal. Halucinose peduncular pode acontecer em lesões mesencefálicas ou lesões de fossa posterior que comprimem o tronco.

Em linfoma primário de sistema nervoso central, por exemplo, as alterações comportamentais são sintomas iniciais frequentes, devido a predileção pelos lobos frontais.

Crises epilépticas

Crise epiléptica é o sintoma focal mais frequente em pacientes com neoplasia de sistema nervoso central, acomete cerca de 30% dos pacientes, sendo mais comum nos gliomas de baixo grau. Quando ocorrem tardiamente no curso clínico, tendem a ser mais responsivas ao tratamento do que quando ocorrem mais precocemente. Epilepsia com controle inicial, mas que retornam junto com a recidiva tumoral, tendem a ser mais refratária. Cerca de metade dos pacientes com epilepsia sintomática secundária a glioma apresentam recorrência de crises, enquanto isso ocorre em apenas 11% dos pacientes com metástase cerebral.

Obstrução do LCR

Tumores intraventriculares como cisto coloide, ependimoma, papilomas de plexo coroide podem agir como um mecanismo válvula esfera, levando à hidrocefalia obstrutiva episódica, manifestando-se clinicamente com cefaleia de instalação súbita, vômitos e sintomas vestibulares provocado por mudança brusca na posição da cabeça (síndrome de Bruns)[10]. Disseminação leptomeníngea da neoplasia também pode levar à hidrocefalia comunicante.

Neuroimagem

A neuroimagem é parte integral do manejo dos pacientes com neoplasia de sistema nervoso central, mas seu papel principal depende de indicações clínicas específicas. De maneiras geral, os escopos consistem em[11,12]:
1. estabelecer que há alterações;
2. caracterizar tal alteração:
   a) determinar o compartimento da lesão, isto é, intraxial (originário de estruturas do SNC, tendo como protótipo o glioma) ou extra-axial (estruturas externas ao SNC: meninge, vasos, osso, outros componentes de partes moles, tendo como exemplo: meningiomas e schwanommas);
   b) determinar se é um tumor primário de SNC ou uma lesão secundária de um tumor externo ao SNC;
   c) determinar se de fato trata-se de uma lesão neoplásica ou de uma outra etiologia não neoplásica que pode mimetizar tumor;
3. auxiliar no plano terapêutico; e finalmente
4. avaliação pós-terapêutica.

As formas mais comumente utilizadas na avaliação de doenças neurológicas são a tomografia computadorizada (TC) e a ressonância magnética de encéfalo (RM). O papel da tomografia é limitado ao cenário clínico agudo, pelo seu baixo custo, maior disponibilidade, curto tempo de aquisição de imagem e excelente capacidade de detectar hemorragias. Entretanto, a RM oferece melhor detalhes anatômicos, melhor sensibilidade, e possibilidade de realização de alguns métodos avançados de imagem, sendo a modalidade de escolha para a avaliação de neoplasias do sistema nervoso central.

Ressonância magnética convencional[12]

As sequências utilizadas na RM convencional são: T1, T2, *fluid atenuated inversion recovery* (FLAIR), difusão, T2* gradiente eco e sequências pós-contraste em T1. Apesar das vantagens dos métodos, uma das limitações é a de que em muitos casos a RM não é capaz de identificar de forma acurada o grau do glioma e o seu subtipo histológico.

O realce pelo contraste associado a outras características morfológicas como efeito de massa, necrose e hemorragia são considerados como indicadores de gliomas de alto graus agressivos. Embora seja um achado comum para gliomas de alto grau, o realce pelo contraste não é um achado específico, uma vez que até 1/3 dos gliomas de alto grau não demonstram realce pelo contraste, enquanto até 50% dos oligodendrogliomas de baixo grau apresentam realce pelo contraste.

Embora o tumor e o edema apareçam com hipersinal no T2, o edema geralmente apresenta maior hipersinal. Às vezes o tumor e o edema podem ser diferenciados pelo fato de o edema poupar o córtex, produzindo projeções digitiformes com hipersinal em T2 entre os giros corticais aparentemente sem alterações. De forma inversa, os tumores infiltrativos acometem o córtex, acarretando mudança do sinal cortical e expandindo os giros.

As metástases apresentam halo regular e esférico, geralmente são múltiplas, sendo que 50% dos pacientes apresentam lesões com metástases apresentam múltiplas lesões enquanto apenas 5% dos gliomas são multifocais.

Técnicas avançadas

A RM convencional é capaz de fornecer uma avaliação estrutural do tamanho do tumor, localização anatômica, padrão de contrastação. Porém é limitada para avaliar algumas propriedades patofisiológicas, como infiltração tumoral microscópica, características microvasculares, resposta precoce e a relação do tumor com áreas eloquentes.

Algumas técnicas avançadas, como imagem pesada em difusão, imagem por tensor de difusão (DTI, difusor tensor *imaging*), imagem pesada em perfusão, espectroscopia, e RM funcional são capazes de avaliar as propriedades celulares, hemodinâmicas, metabólicas e funcionais dos tumores do sistema nervoso central.

Espectroscopia

A espectroscopia por RM é uma técnica não invasiva que produz um espectro de metabólitos, ao invés de gerar imagens anatômicas. Os principais metabólitos detectados pela RM são o N-acetil a aspartato (NAA), colina, creatina, mio-inositol, lipídios, lactato. Cada metabólito se associa a um processo bioquímico:
1. N-acetil aspartato: marcador da densidade neuronal e axonal, portanto um marcador da integridade neuronal. Está diminuído em processos de lesão neuronal como neoplasia, isquemia, necrose, infecção;
2. Colina: marcador do turnover na membrana plasmática;
3. Creatina: marcadores de sistemas dependentes de energia;
4. Lactato: marcador de glicólise não oxidativa. Também visto em necrose e hipóxia;
5. Lipídios: Marcador de necrose celular/ destruição tecidual;
6. Mio-inositol, marcador astrocítico;
7. Glutamato: marcadores excitatórios.

As aplicações clínicas potenciais da espectroscopia são: 01) auxiliar no diagnóstico diferencial de outras etiologias, 2) guiar biópsia cerebral e 3) graduação do glioma.

Nos abscessos cerebrais, por exemplo, há geralmente ausência de creatina, colina, NAA e picos de lactato. Doenças desmielinizantes caracterizam-se por NAA normal ou diminuído e aumento de colina.

Na programação de biópsia, a espectroscopia pode guiar o procedimento para áreas de maior celularidade.

A presença de lipídios é sugestiva de gliomas de alto grau, uma vez que esses são marcadores de necrose tecidual, mais frequentemente encontrada em gliomas malignos.

Entretanto, há diversas limitações para o uso de da espectroscopia: pela limitação do tamanho do voxel, o volume total do tumor pode não ser incluído na análise, sendo que áreas importantes do tumor pode na análise podem ser perdidas. Também, não há nenhuma assinatura característica que se correlaciona com malignidade e achados inespecíficos não são infrequentes. Por último, o processamento de dados da imagem é complexo, em especial, nos casos de dados multidimensionais[12].

Aplicações clínicas

As principais aplicações clínicas da RM, tanto convencional como a estrutural, são:
1. Diagnóstico diferencial com outras lesões.
2. Gradação do glioma e identificação do subtipo histológico;
3. Identificar transformação maligna em gliomas de baixo grau;
4. Planejamento e orientação do tratamento;
5. Avaliação da reposta ao tratamento.

Diagnósticos diferenciais

A RM estrutural nem sempre é capaz de fazer o diagnóstico diferencial de gliomas de outras lesões tumor-símile. Em uma série alemã de 5000 biópsias estereotáticas, 69% foram compatíveis com neoplasia cerebral primária (36% de gliomas de alto grau e 33% de gliomas de baixo grau), os 31% restantes incluíam metástases, linfoma, doença desmielinizante, abscessos e lesões isquêmicas[13].

Embora nenhum achado de imagem isoladamente apresente acurácia, sensibilidade e especificidade elevadas, algumas estratégias que se baseiam em conjunto de achados aumentam a acurácia diagnóstica, predizendo os de achados histopatológicos, isto é diferencial entre etiologias neoplásicas e não neoplásicas; e entre discriminação entre lesões de alto grau × baixo grau. Tais achados incluem[11,14]:

1. Realce pelo contraste (indicando quebra da barreira hematoencefálica, hiperemia ou alta vascularização);
2. Restrição à difusão (DWI, difusion no componente sólido/captador de contraste (indicando hipercelularidade ou isquemia aguda)
3. Artefatos nas sequências de suscetibilidade magnética (indicando hemorragia intratumoral)
4. Perfusão elevada (indicando hiperemia ou hipervascularização)
5. Elevação de colina e redução de NAA na espectroscopia (indicando turnover celular alterado e perda neuronal)
6. Hipermetabolismo no FDG-18 PET (indicando aumento de utilização de glicose)
7. Edema e herniação (efeito de massa excessivo corresponde com rápido crescimento tumoral).

Diferenciando glioma de metástase solitária

Não existe nenhuma característica extremamente precisa na RM convencional para diferenciar gliomas de alto grau de metástase solitária, mas algumas características falam a favor de um diagnóstico ou outro.

As metástases geralmente são lesões com limites melhor definidos e tendem a localizar-se em áreas de fronteira vascular e fossa posterior.

Enquanto os gliomas de alto grau, as margens são menos definidas, a interface entre a substância branca e cinzenta não é claro, nas alterações perilesionais do sinal de FLAIR, geralmente a localização é periventricular nos lobos temporais, frontais, parietais e occipitais.

Algumas características das margens das lesões podem auxiliar na diferenciação: o glioblastoma tipicamente infiltra a substância branca e cinzenta circunjacente às suas margens, enquanto as lesões metásticas demonstram edema extenso edema vasogênico ao invés de apresentar infiltração de suas margens.

Quando comparados aos gliomas de alto grau as metástases apresentam maiores valores de coeficientes de difusão aparente (*Apparent Diffusion Coefficient* – ADC) em suas margens. Na espectroscopia alterações perilesionais, como aumento da relação Colina/Creatina e diminuição da relação Colina/N-acetil-aspartato inferindo maior densidade celular devido à infiltração celular, são sugestivas de gliomas de alto grau. Alguns estudos demonstram 100% de sensibilidade e 89,9% de especificidade do método para diferenciar gliomas de alto grau de metástases solitárias[12].

Diferenciando glioma com centro necrótico de abscesso cerebral

Abscessos cerebrais se formam quando áreas de cerebrite coalescem em áreas de necrose encapsuladas por colágeno. Na RM a cerebrite associa-se com hipersinal em T2, realce irregular pelo contraste, enquanto o abscesso consiste em halo com ávido e uniforme realce pelo contraste, com um cerne não contrastante.

A sequências DWI auxilia na diferenciação entre abscesso e glioma com centro necrótico. Na cavidade do abscesso, devido ao conteúdo viscoso, existe restrição à difusão das moléculas de água, ou seja, hipersinal em DWI e hipossinal na sequência ADC. Nos casos de GBM com componente cístico/ componente necrótico que não capta contraste, geralmente ocorre o inverso, pois geralmente não há restrição à movimentação das moléculas de água, não restringindo à difusão[12]. Por sua vez as áreas de cerebrite apresentam perfusão elevada, enquanto não há aumento de perfusão no interior do abscesso. Na espectroscopia pode ocorrer pico de lactato[11].

Diferenciando glioma de lesões inflamatórias

Por vezes, lesões desmielinizantes agudas podem apresentar-se de forma focal e tumefativa, podendo ser erroneamente diagnosticadas como gliomas de alto grau. Além dos aspectos demográficos e dados da história devem ser levados em consideração para determinar a probabilidade de doença desmielinizante. A presença de outras lesões desmielinizantes não agudas, auxilia no diagnóstico, evitando biópsias desnecessárias.

Muitas das lesões desmielinizantes agudas apresentam um padrão de realce ao contraste, na forma de um anel incompleto, no entanto, esse achado nem sempre está presente e sua ausência não exclui a possibilidade de doença desmielinizante.

O estudo de perfusão auxilia na diferenciação, sendo que as lesões inflamatórias pseudotumorais apresenta um rCBV (volume sanguíneo cerebral relativo) menor em relação a gliomas de alto grau. A sequências de difusão (*diffusion-weighted imaging* – DWI) têm valor limitado, uma vez que as lesões pseudotumorais apresentam padrões variáveis de restrição à difusão, que se correlacionam ao tempo de evolução. Agudamente, essas lesões podem apresentar restrição à difusão (*diffusion-weighted imaging* – DWI) como ocorre no componente sólido dos gliomas de alto grau.

Com a espectroscopia ocorre o mesmo, havendo sobreposição dos achados entre etiologia neoplásica e inflamatória[11,12,15].

Diferenciando glioma de linfoma

Na maioria das vezes as sequências de RM convencional identificam Linfoma Primário de Sistema Nervoso Central (LPSNC) de forma confiável baseado em sua homogeneidade de sinal e locação periventricular típica.

Cerca de 90% dos LPSNC encefálicos ocorrem na região supratentorial. Metade a 2/3 dos casos ocorre nos hemisférios cerebrais, sendo a substância branca dos lobos frontais a localização mais frequente, seguida pelos lobos temporais, parietais e occipitais. Lesões localizadas na substância cinzenta profunda (núcleo da base, tálamo e hipotálamos) reladas como "clássicas" correspondem a 1/3 dos casos. Uma das características do LPSNC é a tendência de entrar em contato com a superfície epidendimária ou meníngea, sendo que o acometimento leptomeníngeo ocorre em 12% dos casos. O acometimento do corpo caloso é comum, sendo que um dos padrões clássicos é o padrão em "asa de borboleta", quando a lesão do lobo frontal atravessa o joelho do corpo caloso. Outro achado característico é efeito de massa e edema relativamente pequenos em relação ao tamanho da lesão[15].

Na sequência T1 as lesões são bem demarcadas e com isossinal ou hipossinal em relação à substância cinzenta. Na sequência T2/FLAIR, isso pode variar, porém mais da metade das lesões apresentam isossinal ou hipossinal em relação à substância cinzenta. A lesão geralmente capta contraste de forma homogênea. No entanto, em algumas situações, em especial quando alguns GBMs apresentam padrão de contraste pelo contraste do componente que se assemelha com PSNC ou quando alguns LPNS atípicos demonstram áreas de necrose.

A despeito da semelhança morfológica, GBM e LPSNC possuem diferenças marcantes em suas características fisiológicas, que ajudam a interpretar e a corretamente diferenciar essas duas entidades. Os LPSNC apresentam alta densidade celular com espaço extracelular reduzido, fazendo com que geralmente apresentem restrição à difusão (DWI).

Também existem diferenças no aspecto microvascular. Os LPSNC são caracterizados por baixa densidade de vasos e fluxo sanguíneos (baixo volume cerebral reativo, rCBV), enquanto nos GBMs ocorre formação de numerosos e imaturos vasos sanguíneos (elevado rCBV). Portanto a sequências de difusão (*diffusion-weighted imaging* – DWI) e perfusão pode ser altamente discriminativas, sendo que a combinação podem aumentar as probabilidades de diferenciar GBM e LPSNC, chegando a predizer o subtipo histológico em 95% dos casos de LPSNC e 96% dos casos de pacientes com GBM atípico[16].

Diferenciando acidente vascular isquêmico (AVC) de glioma

AVC isquêmico e hemorrágico na fase subaguda podem apresentar características variáveis. Quando não é possível pela história, estabelecer o tempo e o modo de instalação dos sintomas e quando as lesões ocorrem em localizações atípicas para eventos cerebrovasculares, pode ser difícil excluir a possibilidade de um tumor. A ausência de melhora dos sintomas, progressão dos sintomas ou edema cerebral desproporcional ao que seria esperado na evolução de um evento cerebrovascular pode sugerir a presença de um tumor subjacente. Sendo assim, o seguimento com neuroimagem pode ser necessário nesses casos[11].

Identificando transformação maligna em gliomas de baixo grau

Cerca de 2/3 dos gliomas de baixo grau progridem para tumores de alto grau após 4-5 anos. Na RM convencional, deve-se suspeitar de transformação quando há um rápido aumento das dimensões tumorais ou quando surgem novas áreas com captação de contraste. A desdiferenciação maligna associa-se com aumento da angiogênese, sendo que as sequências de perfusão podem identificar malignização 6-12 meses antes impregnação pelo contraste.

Planejamento do tratamento

A neuroimagem auxilia no planejamento terapêutico identificando a extensão do tumor, localização do componente agressivo do tumor e avaliação cuidadosa das relações do tumor com as áreas cerebrais (córtex e substância branca) eloquentes ao seu redor.

Guiando a cirurgia

A histologia é o padrão-ouro para a graduação dos gliomas, mas existe uma limitação ao método nos casos em que existe grande heterogeneidade das células tumorais, havendo risco de subestimar o grau da lesão. O mapeamento de áreas volume sanguíneo cerebral (CBV) e espectroscopia é usada rotineiramente em vários centros para guiar a biópsia.

Geralmente, a extensão tumoral geralmente vai além dos limites demonstrado pelas alterações da RM convencional. Alguns estudos demonstram que métodos avançados como perfusão, difusão (*diffusion-weighted imaging* – DWI) e espectroscopia fornecem informações importantes a respeito da infiltração tumoral e na distinção entre infiltração tumoral de edema vasogênico periférico[12].

Através da tratografia é possível avaliar a relação do tumor com os principais tratos da substância branca, além de avaliar o grau de infiltração tumoral e o deslocamento das estruturas provocado pelo tumor. Nos últimos anos, o uso clínico translacional da RM funcional vem ganhando espaço, por ser uma ferramenta em potencial suprir a necessidade de identificar as áreas corticais eloquentes e sua relação com o tumor, melhorando o planejamento cirúrgico. Na prática clínica, o mapeamento das funções motoras é bastante confiável, demonstrando excelente relação espacial com a estimulação cortical intraoperatória, ao contrário do que acontece com as áreas da linguagem. Alguns autores demonstram que o resultado da incorporação dessa tecnologia afeta a tomada de decisão ao permitir uma abordagem cirúrgica mais agressiva e reduzindo os tempos operatórios[17].

Guiando a radioterapia

A programação da radioterapia é baseada nos dados da RM convencional. No entanto, há um crescente interesse na aplicação das técnicas avançadas de neuroimagem para melhorar o planejamento radioterápico em três aspectos:
1. Melhor identificação das células tumorais: alguns autores demonstram que o uso da espectroscopia identifica um volume alvo maior em relação à RM convencional;
2. Melhor avaliação da relação do tumor com áreas eloquentes subjacentes, para reduzir o risco de complicações decorrentes da lesão de tecido saudável, como acontece na programação cirúrgica;
3. Avaliação precoce da resposta ao tratamento convencional, baseado nas características basais tumorais ou mudanças precoces em resposta à terapia, o que poderia levar a uma mudança ou adaptação na programação de radioterapia.

Mensurando e predizendo resposta terapêutica

Critérios de avaliação de resposta

Desde os anos 80 existe uma preocupação no que diz respeito à padronização dos critérios de resposta ao tratamento oncológico visando propósitos clínicos e de pesquisa. Atualmente o critério mais utilizado é o RANO (*Response Assessment in Neuro-Oncology*) publicado em 2010, dividido em 4 categorias com seus respectivos pré-requisitos[18]:
1. Resposta completa – todos os seguintes:
   a) Desaparecimento completo de todo o tumor que capta contraste, mensurável ou não mensurável em T1, sustentado durante pelo menos 4 semanas.
   b) Ausência de novas lesões.
   c) Estabilização ou melhoria das lesões que não captam contraste em T2/FLAIR.
   d) Sem uso de corticosteroides (ou apenas com doses fisiológicas de substituição);
   e) Estabilização ou melhoria clínica.
2. Resposta Parcial – todos os seguintes:
   a) Diminuição de ≥ 50% das lesões que captam contraste, sustentada durante pelo menos 4 semanas.
   b) Ausência de progressão da doença não mensurável.
   c) Estabilização ou melhoria das lesões que não captam de contraste, em T2/FLAIR, com manutenção ou diminuição da dose de corticosteroides.
   d) Manutenção ou diminuição da dose de corticosteroides.
   e) Estabilização ou melhoria clínica.
3. Doença estável – todos os seguintes:
   a) Doente não se qualifica para resposta completa, resposta parcial ou progressão.
   b) Estabilização das lesões não captantes de contraste em T2/FLAIR com doses estáveis ou diminuídas de corticosteroides.
   c) Estabilização clínica.
4. Progressão – qualquer dos seguintes:
   a) Aumento de ≥ 25%, das lesões que captam contraste, com doses estáveis ou progressivas de corticosteroides.
   b) Aumento significativo em T2/FLAIR das lesões que não captam contraste, com doses estáveis ou progressivas de corticosteroides comparativamente com a imagem inicial ou com a melhor resposta após início da terapia.
   c) Aparecimento de qualquer nova lesão.

d) Progressão clara de lesões não mensuráveis.
e) Deterioração clínica clara não atribuível a outras causas ou à diminuição da dose de corticosteroides. A não avaliação do doente por morte ou deterioração clínica também deve ser considerada progressão.

À despeito da atualização dos critérios de resposta, o advento de novos tratamentos pode produzir alterações que podem levar à uma interpretação equivocada de progressão. Nos primeiros 3 meses após o término da radioterapia, cerca de 20-30%[18] das imagens de seguimento dos pacientes com GBM tratados com radioterapia e temozolomida evoluem com aumento da captação do contraste e alteração progressiva do hipersinal em T2. Tais alterações se resolvem sem tratamento adicional ao decorrer do seguimento neurorradiológico. Podendo associar-se ou não a deterioração clínica. A esse fenômeno denomina-se "pseudoprogressão" e associa-se a um melhor prognóstico.

Diferenciando progressão verdadeira de pseudoprogressão

Técnicas avançadas de neuroimagem são necessárias para diferenciar de forma acurada a identificação de progressão tumoral verdadeira.

Quando ocorre restrição à difusão na sequência DWI, isso corresponde a um aumento da celularidade, favorecendo a hipótese de progressão tumoral.

Na perfusão os valores do rCBV (volume sanguíneo cerebral relativo) são menores nos casos de pseudoprogressão quando comparados à com a progressão verdadeira. Um estudo demonstrou que um limiar de CBV 100%[19].

Identificando pseudorresposta e detecção de tumor não contrastante

De forma análoga ao fenômeno de pseudoprogressão, também pode ocorrer o efeito de "pseudorresposta", o qual se refere à melhora radiológica, como a redução da captação pelo contraste, sem que haja redução uma redução verdadeira. A pseudorresposta é vista no tratamento com drogas antiangiogênicas (p. ex.: terapias guiadas contra o fator de crescimento endotelial vascular, bevacizumabe), as quais levam à uma rápida redução na permeabilidade capilar tumoral, e redução da contrastação.

O tumor que não capta contraste pode ser detectado nas sequências convencionais como o FLAIR, no entanto a limitação reside na difícil diferenciação de outros processos como gliose, edema vasogênico. As técnicas de estudo de perfusão podem auxiliar na diferenciação entre infiltração (parâmetros maiores de perfusão) e edema vasogênico.

Os estudos de difusão (*diffusion-weighted imaging* – DWI) se baseiam na hipótese que a infiltração tumoral está associada a amor celularidade e, portanto, restringe à difusão DWI, ao contrário do edema vasogênico. No entanto o estudo de difusão dever ser interpretado com cautela nesse contexto, uma vez que o tratamento com drogas antiangiogênicas podem levar ao aparecimento de áreas com restrição à difusão persistente, assim como o surgimento de lesões stroke-like que mimetizam tumor não contrastante[12].

Complicações clínicas dos tumores cerebrais e seus tratamentos

Epilepsia relacionada ao tumor

Tumores cerebrais frequentemente estão associados a crises epilépticas m sendo a principal causa primeira crise em pacientes mais velhos. Tumores de crescimento lento (como por exemplo: gliomas de baixo grau, ganglioglioma) são altamente epileptogênicos, sendo que 60-100% dos pacientes portadores desses tipos histológicos desenvolvem epilepsia associada a tumor.

Nos casos de tumores cerebrais de crescimento rápido 50% desenvolve epilepsia. Pacientes com tumor cerebral conhecido que apresentam a primeira crise devem ser submetidos à tomografia de crânio para afastar hemorragia intracraniana. Geralmente outros exames são desnecessários, exceto se os sintomas e sinais localizatórios da crise não correspondem com achados esperados para o tumor previamente conhecido.

No tratamento da epilepsia associada a tumor cerebral, assim como outras etiologias sintomáticas é importante visar o tratamento da etiologia associada à introdução de drogas antiepilépticas (DAEs).

Em pacientes com neoplasia cerebral, as crises geralmente são precipitadas por fatores que devem ser tratados, como: crescimento tumoral, alterações da pressão intracraniana, complicações vasculares e distúrbios metabólicos.

A ressecção cirúrgica de tumores benignos, são eficazes na redução ou cessação das crises epilépticas. Radioterapia também pode levar a um melhor controle de crises em pacientes com glioma de baixo grau. Embora com evidência mais limitada, até a quimioterapia pode melhorar o controle de crises.

Uma questão controversa é o uso profilático de DAEs no período perioperatório, com estudos demonstrando resultados conflitantes. Alguns estudos demonstram que a ocorrência de crises epilépticas com relevância clínica é baixa que não requer profilaxia, enquanto outros estudos demonstram que ocorre redução no risco de crise e que as DAEs são toleradas. Aqui deve se fazer a ressalva que alguns estudos que favorecem o uso de profilaxia lançaram mão de DAEs não indutoras e com menor risco de efeitos colaterais graves, como o levetiracetam, medicação a qual, até esse momento não está disponível para a população de pacientes do SUS para essa finalidade. A duração da profilaxia também vária de 1-6 semanas para alguns neurocirurgiões, enquanto a Academia Norte Americana recomenda a DAE profilática seja descontinuada de 1-2 semanas após a cirurgia[20].

A despeito da alta incidência de epilepsia em pacientes com tumores cerebrais, não há evidência que suporte o uso de profilaxia fora do contexto perioperatório. Estudos mais antigos que utilizaram DAE de geração mais antiga (fenobabrintal, fentoína, ácido valproico, carbamazepina) não demonstraram eficácia e se associaram a maior toxicidade. Há uma carência de estudos com DAEs mais atuais.

A escolha de DAEs deve levar em conta o diagnóstico do paciente, suas comorbidades e o uso concomitante de quimioterapia e corticosteroides devido às interações medicamentosas. De forma mais didática podemos utilizar algumas etapas na escolha das DAEs[21].

Primeiro passo consiste em avaliar comorbidades dos pacientes com indicação de uso de DAE. Algumas toxicidades associadas às DAEs podem piorar ou exacerbar algumas comorbidades frequentemente encontrada em pacientes com tumores cerebrais devendo ser levadas em conta, como por exemplo:

- **fadiga e sedação:** são efeitos comuns a quase todas às drogas antiepilépticas, podendo ser exacerbada pela fadiga relacionada ao câncer, radio/quimioterapia, desmame de corticosteroides;
- **sintomas neuropsiquiátricos:** levetiracetam associar-se com sintomas psiquiátricos do uso de corticosteroides;
- **plaquetopenia:** valproato, uma DAE associada a plaquetopenia pode piorar ainda mais a plaquetopenia associada à agentes quimioterápicos;
- **ganho de peso:** pacientes geralmente estão em uso de corticosteroides, podendo haver mais ganho de peso com o uso concomitante de valproato;
- **afasia:** pacientes com tumores localizados em áreas de linguagem, podem ter a afasia piorada pelo uso de topiramato;
- **hiponatremia:** pacientes com hipertensão intracraniana ou de forma paraneoplásica podem apresentar hiponatremia secundária à Síndrome de Secreção Inapropriada de

Hormônio Antidiurético, devendo-se neste contexto uso de DAE que podem provocar hiponatremia como a carbamazepina e oxcarbazepina;
- **farmacodermia:** drogas com risco de farmacodermia grave como lamotrigina e fenitoína devem ser evitadas durante a radioterapia;
- **tremor:** tanto valproato quanto corticosteroides podem associar-se com tremor, sendo que seu uso concomitante pode exacerbá-lo.

O segundo passo é levar em conta o regime de quimioterapia. É imperioso levar em conta a relação das DAEs com quimioterapia, uma vez que as DAEs indutoras enzimáticas aumentam o metabolismo dos quimioterápicos potencialmente diminuindo sua eficácia. Entre as DAEs indutoras enzimáticas encontram-se:
- fenitoína;
- carbamazepina;
- oxcarbazepina;
- fenobarbital;
- primidona.

Dentre os agentes quimioterápicos com eficácia reduzida pelo uso de DAEs indutoras enzimáticas estão:
- nitrosureias como lomustina, carmustina, fotemustina;
- irinotecano;
- topotecano;
- metotrexate;
- erlotinibe;
- imatinibe;
- sorafenibe;
- sunitinibe;
- vemurafenibe;
- everolimus;
- temsirolimus;
- bortezomibe.

Por sua vez, o valproato, um inibidor das isoenzimas do citocromo P450 pode potencializar a toxicidade de algumas medicações, como por exemplo:
- nitrosureias;
- cisplatina;
- etoposídeo;
- irinotecano;
- vorinostat

Uma exceção às interações entre DAEs e quimioterápicos se faz ao uso de temozolamida, droga comumente utilizada nas neoplasias primárias de SNC, a qual não é afetada por DAEs indutoras enzimáticas.

Terceiro passo é escolher a DAE mais adequada. Abaixo uma lista de DAEs não indutoras enzimáticas:
- gabapentina;
- lacosamida;
- lamotrigina;
- levetiracetam;
- pregabalina;
- topiramato (atentar para o fato de que doses maiores a 200 m/dia podem apresentar propriedades indutoras enzimáticas);
- valproato;
- zonisamida.

Edema vasogênico

O edema vasogênico é resultado de aumento da permeabilidade capilar provocada pelos tumores cerebrais, disseminando-se de forma mais proeminente pela substância branca, sendo que sua manifestação clínica depende de sua localização. Nem sempre a magnitude do edema encontrado na RM de encéfalo (melhor avaliado nas sequências T2 e FLAIR) nem sempre se correlaciona com os sintomas do paciente. É importante ter isso em mente, uma vez que o tratamento do edema é feito com uso de corticosteroides, os quais se relacionam a diversos efeitos colaterais, sendo que a decisão de tratar dever ser baseada na necessidade clínica de tratar os sintomas do paciente e não baseado no exame de imagem apenas.

Por seu menor efeito mineralocorticoide e meia-vida longa, a dexametasona (36-72 horas) é o corticosteroide de escolha. Um dos princípios que deve guiar o uso de corticosteroides, é sempre utilizar a menor dose possível.

Em pacientes com sintomas graves uma dose de ataque de 10-24 mg de dexametasona intravenosa pode ser utilizada para diminuir a hipertensão intracraniana e melhorar os sintomas, seguida por doses de 4 mg, 2 a 4×/dia. Doses maiores a 8 mg/dia devem ser reservadas apenas a pacientes com déficits graves que impactam na funcionalidade. Na maioria dos casos uma dose de 4 mg, 2×/dia, é suficiente e melhor tolerada. Para evitar insônia, a segunda dose da dexametasona pode ser administrada à tarde.

Deve-se prosseguir com o desmame de corticosteroides até que os pacientes estejam na menor dose efetiva[22].

Na fase aguda, não há grandes alterações na neuroimagem, por isso não se devem ser usadas para guiar a decisões clínicas. O manejo do desmame dos corticosteroides é difícil, não havendo fórmulas mágicas, devendo ser feito de forma gradual. Alguns pacientes necessitam de aumento de dose durante a radioterapia.

Quando há piora clínica do paciente durante o desmame de corticosteroides deve-se distinguir entre recidiva ou piora do edema cerebral e insuficiência adrenal pela supressão prolongada do eixo hipotalâmico-hipofisário. No caso de insuficiência adrenal os sintomas serão de fadiga, sonolência, dor abdominal, anorexia, alteração do humor, artralgias e até hipotensão em casos mais graves. No entanto esses sintomas podem piorar déficits neurológicos focais, tornando a interpretação difícil. A documentação de baixos níveis de cortisol basal auxilia na confirmação de insuficiência adrenal e pode ser tratado com doses equivalentes de hidrocortisona ou prednisona, com lento desmame e orientações de doses adicionais ("doses de estresse") se ocorrerem intercorrências clínicas (sepse etc.).

Nas situações em que a piora clínica durante o desmame de corticosteroides é devida à persistência do edema, ocasionando piora do déficit focal ou crise, pode ser necessário manter ou aumentar a dose de corticosteroides e reavaliar após algumas semanas.

Para alguns pacientes, pode haver reticências a respeito da diminuição da dose de corticosteroides pois muitos relatam efeitos positivos no apetite, dores e bem-estar geral. No entanto devido ao risco de outras complicações associadas ao uso crônico, deve-se encorajar doses menores.

Tromboembolismo venoso

Os tumores cerebrais, junto com câncer ovariano e câncer de pâncreas correspondem às neoplasias com maiores riscos de tromboembolismo venoso. Até 30% dos pacientes com gliomas são afetados, principalmente no período pós-operatório, embora o risco persista posteriormente.

No período perioperatório é indicada tripla-profilaxia com meias compressivas, compressão pneumática e profilaxia farmacológica com heparina de baixo peso molecular, a qual pode ser instituída 24-48 horas após craniectomia e continuada em pacientes que não deambulam. Fora do período perioperatório não há evidências que suportem a anticoagulação profilática.

Para pacientes que evoluem com tromboembolismo venoso e não possuem neuroimagem recente, uma tomografia de crânio dever ser realizada para excluir sangramentos recentes. Outros cuidados devem ser tomados antes de iniciar a anticoagulação, entre eles[23]:

1. Craniectomia na última semana: embora alguns especialistas recomendem evitar anticoagulação com dose plena nos primeiros 10-14 dias após craniectomia, alguns estudos sugerem que a anticoagulação pode ser iniciada mais precocemente, de preferência sem bolus.
2. É importante notar que um achado comum em neuroimagem no período pós-operatório é a presença de sangue no leito cirúrgico e não constitui uma contraindicação absoluta para anticoagulação. Presença de tumores com alto risco de hemorragia, como por exemplo:
    a) Carcinoma de tireoide;
    b) Melanoma;
    c) Carcinoma de células renais;
    d) Coriocarcinoma;
    e) Sangramento intratumoral;

Embora a relação entre a probabilidade de hemorragia espontânea e hemorragia associada à anticoagulação não tenha sido estabelecida, muitos clínicos evitam anticoagulação em pacientes com tumores com alto risco de hemorragia intracraniana.

3. Outras contraindicações para anticoagulação
    a) Contagem plaquetas abaixo de 50.000.
    b) Hepatopatia.

Em pacientes com sintomas graves e progressivos a heparina não fracionada pode ser preferível, além de ter uma meia-vida menor e poder facilmente sua anticoagulação revertida. O uso de dose de ataque deve ser reservado aos casos nos quais o risco de trombose progressiva é superior ao risco de sangramento associado com anticoagulação mais agressiva.

Em casos menos graves pode-se usar heparina de baixo peso molecular, as quais são mais eficazes em relação a varfarina na prevenção de recorrência de eventos tromboembólicos, além de um menor risco de sangramento intracraniano.

Deve-se monitorizar a contagem de plaquetas durante a anticoagulação devido ao risco de plaquetopenia induzida por heparina. Somente naqueles em que a anticoagulação é contraindicada deve proceder-se a inserção do filtro de veia-cava. Esse dispositivo está associado a um risco maior de fenômeno trombóticos e síndrome pós-flebítica.

Embora não requeiram monitorização, não apresentem interação com outras drogas e seja mais conveniente, não há dados suficientes acerca do uso de novos anticoagulantes orais em pacientes com tumores cerebrais. A anticoagulação deve ser mantida por pelo menos 6 meses. Mas pode ser mantida prolongadamente nos casos de tromboembolismo recorrente, doença oncológica ativa ou imobilidade persistente.

Tromboembolismo arterial

As etiologias de AVCi em pacientes oncológicos difere da população não oncológica. Entre as particularidades de mecanismo de AVCi na população oncológica devemos considerar[21]:

1. Coagulopatia:
    » trombofilia associada à neoplasia;
    » coagulação intravascular disseminada
    » Endocardite não bacteriana trombótica
    » Hiperviscosidade

2. Embolia paradoxal (tumor pulmonar, tromboembolismo venoso)
3. Infecção
   » Vasculopatia associada à infecção por *vírus varicela Zoster*
   » Endocardite bacteriana ou fúngica
   » Invasão vascular fúngica
4. Neoplasmas
   » Linfoma intravascular
   » Compressão ou invasão vascular (dural, leptomeníngea, parasselar)
   » Embolia tumoral (mixoma, tumor pulmonar)
5. Vasculopatia induzida por radiação:
   » Estenose de carótida após radiação de pescoço
   » Doença de pequenos vasos
   » Síndrome de Moyamoya
   » Angeite
6. Quimioterapia
   » L-asparaginase
   » Bevacizumabe e outros inibidores do fator de crescimento endotelial vascular
   » Talidomida
   » Estrógenos
   » Tamoxifeno

As mais recentes diretrizes da AHA para tratamento para o manejo de AVCi na fase aguda, recomendam que a administração de alteplase em pacientes com tumores intracranianos intra-axiais é potencialmente prejudicial (classe de evidência III prejudicial, risco maior que benefício; nível de evidência: consenso de especialista baseado na experiência clínica)[24].

O risco de recorrência de eventos tromboembólicos após AVCi em pacientes oncológicos também é elevado. Alguns estudos demonstram 34% recorreram, sendo que 1/3 das recorrências eram novos AVCis. Nesse mesmo estudo não houve diferença na recorrência de tromboembolismo entre pacientes tratados com anticoagulação ou antiagregação[25].

A escolha da profilaxia secundária com anticoagulação deve ser feita individualmente pesando-se o risco da anticoagulação com as condições clínicas do paciente, tipo de tumor e mecanismo do AVCi, até que novos estudos respondam a essas questões[21].

O uso de bevacizumabe é um fator de risco importante para eventos trombóticos arteriais. Alguns AVCis são assintomáticos, apresentando-se como novas áreas de restrição à difusão nas sequências de difusão. Dependendo do contexto clínico pode ser necessária a suspensão da medicação.

Tratamento

O papel da cirurgia no tratamento dos tumores cerebrais

A cirurgia para ressecção dos tumores cerebrais é uma importante modalidade de tratamento e conhecer as principais vantagens e as complicações associadas a esta estratégia terapêutica é de fundamental importância.

Independentemente da classificação do tumor cerebral (primário *vs.* secundário, benigno *vs.* maligno), a cirurgia é a única modalidade capaz de produzir imediata resolução do efeito de massa causado pela lesão expansiva intracraniana. Além disso, possibilita a coleta de material para análise histológica e molecular, permitindo a adequada caracterização do tumor. Desta forma, o tratamento cirúrgico é comumente indicado quando:

1. Não há diagnóstico histológico confirmado, ou em caso de dúvida
2. Presença de hipertensão intracraniana causada por efeito de massa
3. Presença de déficit neurológico causado por compressão de estruturas cerebrais

O papel da cirurgia no tratamento dos gliomas está bem definido. A máxima e segura ressecção cirúrgica da neoplasia é um importante fator preditor de bom prognóstico, sendo um dos principais objetivos no tratamento de pacientes com bom *status* neurológico.

Em pacientes com glioma, a remoção completa do tumor (90-100%), comparada a ressecção subtotal (50-89%) ou biópsia (< 50%), está associada a aumento da sobrevida livre de doença e redução da mortalidade[26,27].

A taxa geral de complicações associadas a craniotomias para ressecção de tumor cerebral varia de 25 a 35% das cirurgias[28]. Esta taxa inclui desde as complicações sistêmicas (tromboembolismo venoso, infecções do trato urinário e respiratório, hemorragia digestiva, infarto agudo do miocárdio), como as neurológicas (déficit motor ou sensorial, distúrbios de linguagem, alteração de campo visual etc.) e regionais (crise convulsiva, hidrocefalia, hematoma cerebral, meningite, fístula liquórica). A Figura 94.1 ilustra um caso de complicação pós-operatória grave.

Figura 94.1 – Tomografia de crânio sem contraste após ressecção cirúrgica de metástase cerebral de adenocarcinoma de cólon localizada na fossa posterior. A) presença de volumoso hematoma no leito cirúrgico acometendo ambos os hemisférios cerebelares e o vérmis; B) nota-se aumento importante das dimensões de ambos os cornos temporais dos ventrículos laterais bem como o III ventrículo, causando hidrocefalia obstrutiva.

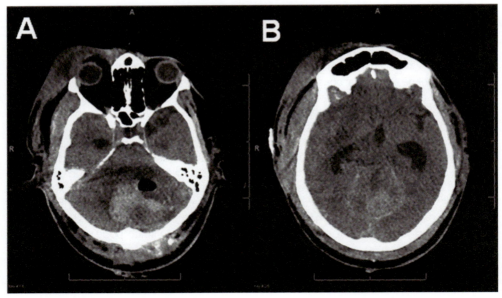

Reconhecer os fatores de risco para complicações cirúrgicas é fundamental na escolha da modalidade de tratamento a ser instituída. Assim, em pacientes com presumido elevado risco de piora neurológica perioperatória, ou com *status* neurológico muito comprometido e com baixa perspectiva de melhora após a cirurgia (geralmente casos em que a hipótese diagnóstica principal é de tumor maligno e há invasão/destruição de estruturas cerebrais críticas), pode ser oferecida a biópsia estereotáxica para obtenção de tecido tumoral e confirmação diagnóstica, reduzindo assim a chance de morbidade associada ao procedimento cirúrgico.

Radioterapia

O tratamento padrão em pacientes com glioma maligno inclui a radioterapia como uma das modalidades terapêuticas, na dose de 60Gy em 30 frações de 2Gy cada, aplicadas ao longo de 5 dias por semana, durante 6 semanas. Fracionamentos alternativos, como a radioterapia hipo ou hiperfracionada, têm sido também investigadas em subgrupos de doentes. Independentemente da extensão da ressecção cirúrgica do tumor, a radioterapia pode aumentar a sobrevida de doentes com gliomas malignos. Em casos de recidiva do tumor, a possibilidade de reirradiação através de técnica de radioterapia estereotáxica em regiões focais pode ser oferecida em casos selecionados.

Já em pacientes com gliomas grau II OMS, a radioterapia também demonstrou ser capaz de retardar a progressão da doença para graus mais elevados e de prolongar a sobrevida, sendo aplicada em uma dose menor (54 Gy). Entretanto, ainda não há consenso se a radioterapia deve ser aplicada em todos os casos logo após o diagnóstico ou se somente naqueles pacientes com fatores de risco para evolução desfavorável. A neurotoxicidade associada à radioterapia pode ocorrer de forma aguda ou crônica. Os efeitos adversos precoces ocorrem durante o tratamento e geralmente são decorrentes do aumento do edema cerebral levando a déficit neurológico focal. A longo prazo, a radionecrose é a complicação mais proeminente, ocorrendo em até 15% dos pacientes submetidos à radioterapia. Tanto a radionecrose quanto os efeitos do tratamento radioterápico (p. ex.: pseudoprogressão) podem ser facilmente confundidos com recidiva tumoral, uma vez que se apresentam radiologicamente como aumento do efeito de massa tumoral, edema cerebral e exibem captação de contraste. Apenas as modalidades de exames de imagem mais recentes, como ressonância magnética com espectroscopia e perfusão ou o PET (*positron-emission tomography*), são capazes de monitorar adequadamente a resposta ao tratamento destes doentes.

As alterações cognitivas decorrentes da radioterapia também merecem destaque. Douw e cols. publicaram uma série de casos com 65 pacientes com gliomas submetidos a radioterapia e reportaram declínio cognitivo (atenção e função executiva)[29].

Quimioterapia

O tratamento dos tumores cerebrais primários com a quimioterapia foi alvo de consideráveis debates até a publicação de um estudo fase 3 em 2005 com 573 pacientes[30]. Este estudo seminal demonstrou que houve maior sobrevida nos pacientes que receberam Temozolamida concomitantemente à radioterapia *vs.* radioterapia isolada, elevando a sobrevida média de 12,1 para 14,6 meses, estabelecendo assim a Temozolamida, um agente alquilante, como o quimioterápico de escolha em pacientes com glioblastoma. Apenas um ano após a aprovação do *Food and Drug Administration* (FDA), 60% dos pacientes nos Estados Unidos com glioblastoma recém diagnosticado receberam temozolamida adjuvante[31]. Este benefício parece ser ainda mais evidente em pacientes com metilação da região promotora MGMT, que apresentam uma chance de 46% de sobrevida em 2 anos e 10 a 15% de chance de sobrevida maior do que cinco anos[32].

Já para pacientes com gliomas grau II, o grupo de pacientes que receberam quimioterapia (composta por procarbazina, lomustina e vincristina) associado a radioterapia apresentou aumento da sobrevida livre de progressão e também da sobrevida geral, quando comparado ao grupo de pacientes que recebeu exclusivamente radioterapia[33].

O Bevacizumabe, um anticorpo monoclonal que inibe o fator de crescimento endotelial A (VEGF-A), recebeu em 2009 a aprovação da FDA para o tratamento do glioblastoma recidivado, baseado em estudos fase 2 que demonstraram aumento do tempo para progressão da doença e dramáticas respostas nos exames de imagem. Entretanto, poucos anos depois, grandes ensaios clínicos randomizados não demonstraram ganho de sobrevida nos pacientes tratados com Bevacizumabe acrescentado à quimioterapia padrão. Desta forma, o papel deste agente no tratamento do glioblastoma permanece incerto.

Referências

1. Ostrom QT, Gittleman H, Fulop J, Liu M, Blanda R, Kromer C et al. CBTRUS Statistical Report: Primary Brain and Central Nervous System Tumors Diagnosed in the United States in 2008-2012. Neuro-Oncol. 2015 Oct;17 Suppl 4:iv1-62.
2. Wrensch M, Minn Y, Chew T, Bondy M, Berger MS. Epidemiology of primary brain tumors: current concepts and review of the literature. Neuro-Oncol. 2002;4(4):278-99.
3. Walsh KM, Ohgaki H, Wrensch MR. Epidemiology. In: Handbook of Clinical Neurology [Internet]. Elsevier; 2016 [cited 2019 Jan 7]. p. 3-18. Available from: https://linkinghub.elsevier.com/retrieve/pii/B9780128029978000013
4. INCA – Instituto Nacional de Câncer – Estimativa 2018 [Internet]. [cited 2018 Jul 8]. Available from: http://www.inca.gov.br/estimativa/2018/
5. Bondy ML, Scheurer ME, Malmer B, Barnholtz-Sloan JS, Davis FG, Il'yasova D et al. Brain tumor epidemiology: Consensus from the Brain Tumor Epidemiology Consortium. Cancer. 113(7):1953-68.
6. Louis DN, Perry A, Reifenberger G, Deimling A von, Figarella-Branger D, Cavenee WK et al. The 2016 World Health Organization Classification of Tumors of the Central Nervous System: a summary. Acta Neuropathol (Berl). 2016 May 9;131(6):803-20.
7. Cancer Genome Atlas Research Network, Brat DJ, Verhaak RGW, Aldape KD, Yung WKA, Salama SR et al. Comprehensive, Integrative Genomic Analysis of Diffuse Lower-Grade Gliomas. N Engl J Med. 2015 Jun 25;372(26):2481-98.
8. Alentorn A, Hoang-Xuan K, Mikkelsen T. Presenting signs and symptoms in brain tumors. In: Handbook of Clinical Neurology [Internet]. Elsevier; 2016 [cited 2019 Jan 7]. p. 19-26. Available from: https://linkinghub.elsevier.com/retrieve/pii/B9780128029978000025
9. Forsyth PA, Posner JB. Headaches in patients with brain tumors: a study of 111 patients. Neurology. 1993 Sep;43(9):1678-83.
10. Krasnianski M, Müller T, Stock K, Zierz S. Bruns syndrome caused by intraventricular tumor. Eur J Med Res. 2007 Dec 14;12(12):582-4.
11. Klein JP, Dietrich J. Neuroradiologic Pearls for Neuro-oncology: Contin Lifelong Learn Neurol. 2017 Dec;23(6):1619-34.
12. Pope WB, Djoukhadar I, Jackson A. Neuroimaging. In: Handbook of Clinical Neurology [Internet]. Elsevier; 2016 [cited 2019 Jan 7]. p. 27-50. Available from: https://linkinghub.elsevier.com/retrieve/pii/B9780128029978000037
13. Tilgner J, Herr M, Ostertag C, Volk B. Validation of intraoperative diagnoses using smear preparations from stereotactic brain biopsies: intraoperative versus final diagnosis-influence of clinical factors. Neurosurgery. 2005 Feb;56(2):257-65; discussion 257-265.
14. Al-Okaili RN, Krejza J, Woo JH, Wolf RL, O'Rourke DM, Judy KD et al. Intraaxial Brain Masses: MR Imaging-based Diagnostic Strategy—Initial Experience. Radiology. 2007 May;243(2):539-50.
15. Newton HB, editor. Handbook of neuro-oncology neuroimaging. Second edition. Amsterdam ; Boston: Elsevier/AP, Academic Press is an imprint of Elsevier; 2016. 841 p.
16. Kickingereder P, Wiestler B, Sahm F, Heiland S, Roethke M, Schlemmer H-P et al. Primary Central Nervous System Lymphoma and Atypical Glioblastoma: Multiparametric Differentiation by Using Diffusion-, Perfusion-, and Susceptibility-weighted MR Imaging. Radiology. 2014 May 3;272(3):843-50.
17. Stippich C, Rapps N, Dreyhaupt J, Durst A, Kress B, Nennig E et al. Localizing and lateralizing language in patients with brain tumors: feasibility of routine preoperative functional MR imaging in 81 consecutive patients. Radiology. 2007 Jun;243(3):828-36.
18. Wen PY, Macdonald DR, Reardon DA, Cloughesy TF, Sorensen AG, Galanis E et al. Updated Response Assessment Criteria for High-Grade Gliomas: Response Assessment in Neuro-Oncology Working Group. J Clin Oncol. 2010 Apr 10;28(11):1963-72.
19. Larsen VA, Simonsen HJ, Law I, Larsson HBW, Hansen AE. Evaluation of dynamic contrast-enhanced T1-weighted perfusion MRI in the differentiation of tumor recurrence from radiation necrosis. Neuroradiology. 2013 Mar;55(3):361-9.

20. Glantz MJ, Cole BF, Forsyth PA, Recht LD, Wen PY, Chamberlain MC et al. Practice parameter: anticonvulsant prophylaxis in patients with newly diagnosed brain tumors. Report of the Quality Standards Subcommittee of the American Academy of Neurology. Neurology. 2000 May 23;54(10):1886-93.
21. Pruitt AA. Medical management of patients with brain tumors. Contin Minneap Minn. 2015 Apr;21(2 Neuro-oncology):314-31.
22. Mohile NA. Medical Complications of Brain Tumors: Contin Lifelong Learn Neurol. 2017 Dec;23(6):1635-52.
23. Gerber DE, Grossman SA, Streiff MB. Management of Venous Thromboembolism in Patients With Primary and Metastatic Brain Tumors. J Clin Oncol. 2006 Mar 10;24(8):1310-8.
24. Powers WJ, Rabinstein AA, Ackerson T, Adeoye OM, Bambakidis NC, Becker K et al. 2018 Guidelines for the Early Management of Patients With Acute Ischemic Stroke: A Guideline for Healthcare Professionals From the American Heart Association/American Stroke Association. Stroke. 2018;49(3):e46-110.
25. Navi BB, Singer S, Merkler AE, Cheng NT, Stone JB, Kamel H et al. Recurrent thromboembolic events after ischemic stroke in patients with cancer. Neurology. 2014 Jul 1;83(1):26-33.
26. Vuorinen V, Hinkka S, Färkkilä M, Jääskeläinen J. Debulking or biopsy of malignant glioma in elderly people – a randomised study. Acta Neurochir (Wien). 2003 Jan;145(1):5-10.
27. Sanai N, Berger MS. Glioma extent of resection and its impact on patient outcome. Neurosurgery. 2008 Apr;62(4):753-64; discussion 264-266.
28. Sawaya R, Hammoud M, Schoppa D, Hess KR, Wu SZ, Shi WM et al. Neurosurgical outcomes in a modern series of 400 craniotomies for treatment of parenchymal tumors. Neurosurgery. 1998 May;42(5):1044-55; discussion 1055-1056.
29. Douw L, Klein M, Fagel SS, van den Heuvel J, Taphoorn MJ, Aaronson NK et al. Cognitive and radiological effects of radiotherapy in patients with low-grade glioma: long-term follow-up. Lancet Neurol. 2009 Sep;8(9):810-8.
30. Stupp R, Mason WP, van den Bent MJ, Weller M, Fisher B, Taphoorn MJB et al. Radiotherapy plus concomitant and adjuvant temozolomide for glioblastoma. N Engl J Med. 2005 Mar 10;352(10):987-96.
31. Yabroff KR, Harlan L, Zeruto C, Abrams J, Mann B. Patterns of care and survival for patients with glioblastoma multiforme diagnosed during 2006. Neuro-Oncol. 2012 Mar;14(3):351-9.
32. Hegi ME, Diserens A-C, Gorlia T, Hamou M-F, de Tribolet N, Weller M et al. MGMT gene silencing and benefit from temozolomide in glioblastoma. N Engl J Med. 2005 Mar 10;352(10):997-1003.
33. Buckner JC, Shaw EG, Pugh SL, Chakravarti A, Gilbert MR, Barger GR et al. Radiation plus Procarbazine, CCNU, and Vincristine in Low-Grade Glioma. N Engl J Med. 2016 Apr 7;374(14):1344-55.

Capítulo 95

Neoplasias Benignas e Malignas do Sistema Nervoso Central

Hugo Sterman Neto
Iuri Santana Neville
Mateus Mistieri Simabukuro

Nesse capítulo serão discutidas particularidades das principais neoplasias benignas e malignas do SNC.

Tumores primários benignos

De acordo com a classificação da OMS de 2016, tumores benignos são aqueles classificados histologicamente como grau 1[1]. Embora exista um número grande de tumores primários benignos, iremos nos restringir às lesões mais frequentes e de maior interesse na prática neurológica cotidiana.

Os tumores benignos constituem cerca de 55% das lesões expansivas intracranianas. Os mais frequentes são os meningiomas (36%) e adenomas hipofisários (10-15%). Do restante das lesões, apesar de incidência extremamente baixa, algumas merecem citação, pois geralmente geram dúvidas em relação ao diagnóstico e conduta por conta do desconhecimento da existência dessas entidades.

É importante notar, que algumas síndromes genéticas estão associadas a maior incidência de tumores benignos do sistema nervoso central:
» Neurofibromatose tipo 1 e 2: schwannoma, neurofibroma, astrocitoma pilocítico.
» Síndrome de Von Hippel-Lindau: hemagioblastoma.
» Esclerose tuberosa: astrocitoma subependimário de células gigantes.
» Síndrome de Li-Fraumeni: papiloma de plexo coroide.

Algumas lesões não neoplásicas também podem ocorrer no espaço intracraniano ou na calota craniana e merecem destaque, já que podem gerar ansiedade em relação ao diagnóstico. Dessa forma, o conhecimento de sua existência, ajuda a elaborar o diagnóstico diferencial.
» Cisto de aracnoide.
» Cisto coloide de terceiro ventrículo.
» Colesteatoma.
» Granulomas e xantogranulomas.
» Hamartomas.
» Cisto neuroentérico.
» Cisto de Rathke.

Meningioma

Os meningiomas são classificados como lesões meningoteliais meningeomatosas, sendo originados das células da aracnoide dos vilos aracnóideos. Os mais diversos tipos deste tumor são agrupados de acordo com sua graduação histológica:

» **Grau I:** meningotelial, fibroso, transicional, psamomatoso, angiomatoso, microcístico, secretor, linfoplasmocitário e metaplásico.
» **Grau II:** cordoide, de células claras e atípico.
» **Grau III:** rabdoide, papilífero e maligno.

Os meningiomas de qualquer tipo podem ser classificados como atípicos (grau II) e malignos ou anaplásicos (grau III), com base nas suas características histopatológicas. Cerca de 15 a 20% dos meningiomas grau I possuem características que os incluem como atípicos (p. ex.: invasão do parênquima cerebral) e estão associados a taxas de recorrência mais elevada. São mais frequentes em pacientes do sexo feminino (cerca de 2:1 em relação aos homens) e durante a sexta e sétima décadas de vida. Já as lesões grau II e III apresentam maior incidência em pacientes do sexo masculino. Em crianças, esses tumores possuem comportamento mais agressivo.

O quadro clínico dos pacientes portadores de meningiomas possui um grande espectro: desde achado incidental em exames de imagem até sintomatologia decorrente da presença do tumor. Nesse caso, o quadro clínico depende da localização e tamanho da lesão: o paciente pode apresentar disfunção do tecido adjacente ao tumor levando à déficits neurológicos focais progressivos e/ou crise convulsiva focal. Além disso, os pacientes podem desenvolver Síndrome de Hipertensão Intracraniana, seja pelo tamanho da lesão propriamente dito ou pela obstrução da circulação do líquido cefalorraquidiano, além de quadros relacionados à obstrução do seio sagital superior (principalmente do seu terço distal).

O aspecto radiológico da lesão, tanto na tomografia computadorizada (TC) como na ressonância magnética (RM) do crânio, possui características muito peculiares. Além disso, a localização da lesão (ou seja, o epicentro de origem da lesão) é importante ser destacada pois ajuda tanto no diagnóstico como na decisão da via de acesso e técnica cirúrgica deve ser empregada (os meningiomas ocorrem em regiões com maior concentração de vilos aracnóideos e suturas cranianas, sendo o seu suprimento sanguíneo previsto através do conhecimento da origem da lesão). Em ambos os exames de imagem citados, a lesão costuma exibir captação intensa e homogênea de contraste. Comumente são lesões extra-axiais e possuem base de implantação ampla com a paquimeninge. Alguns sinais podem ajudar na avaliação radiológica dos meningiomas (Figuras 95.1 e 95.2):

» Sinal da fenda liquórica: plano liquórico ao redor da lesão (melhor apreciado na RM do encéfalo ponderada em T2) que sugere fortemente a origem extra-axial da lesão.
» *Tail* dural: espessamento e realce da dura-máter adjacente à base de implantação da lesão.
» *Spoke wheel sign*: aspecto centrífugo dos vasos no interior das lesões, que dá um aspecto semelhante aos raios de sol.
» Hiperostose: reação óssea do tipo osteoblástica relacionada ao osso que dá origem à lesão (melhor apreciado na TC de crânio).
» Calcificações intralesionais.

A Figura 95.3 ilustra as diversas localizações intracranianas dos meningiomas. As mais frequentes são:

» Convexidade: 35%.
» Parassagital: 20%.
» Asa do esfenoide: 20%.
» Infratentorial: 13%.
» Tubérculo da sela: 3%.
» Outros: 9%.

Figura 95.1 – Aspecto radiológico típico do meningeoma: A) tomografia computadorizada de crânio com contraste iodado; B) ressonância magnética do encéfalo após a injeção de gadolínio, ponderada em T1. As imagens são de um paciente com meningeoma grau I, que exibem marcante e homogênea captação de contraste, com contorno bocelados.

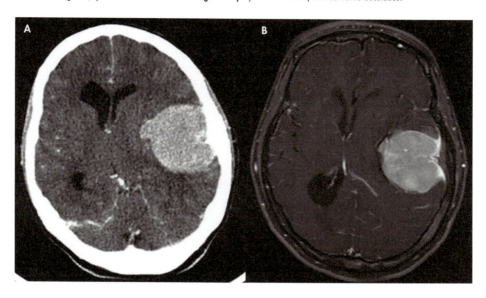

Figura 95.2 – Sinais radiológicos típicos dos meningeomas: A) tomografia computadorizada de crânio sem contraste iodado, com janela óssea, que evidencia a reação óssea temporal do lado esquerdo; B) ressonância magnética do encéfalo ponderada em T2 com a presença da fenda liquórica, caracterizada pelo sutil hiperssinal contornando o tumor.

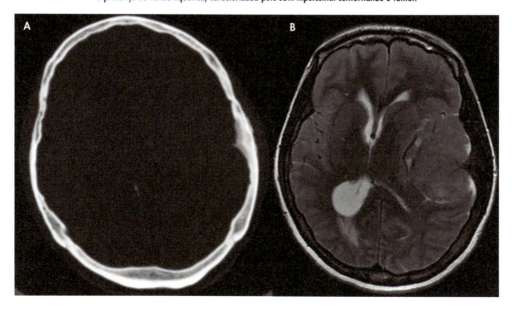

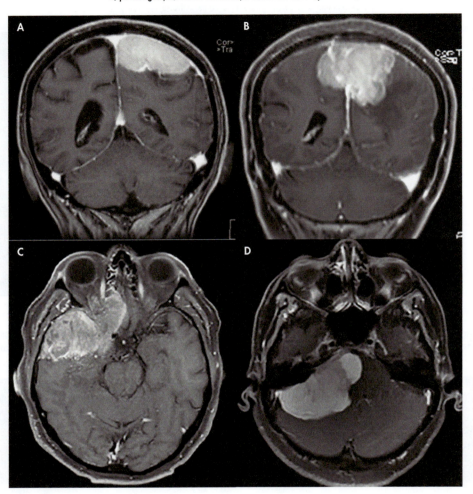

Figura 95.3 – Localizações frequentes em ordem decrescente de acordo com as suas respectivas incidências: A) convexidade; B) parassagital; C) asa do esfenoide; e D) infratentorial (petroclival).

A escolha da modalidade de tratamento dos Meningiomas depende de alguns fatores. Considerando a relativa alta prevalência na população geral e de forma assintomática (cerca de 2,8% em estudos de autópsias), o diagnóstico de Meningioma incidental não é incomum[2]. Dessa forma, avaliar a relação do achado imagenológico com os sintomas é de suma importância. Geralmente são lesões de crescimento muito lento, sendo a idade do paciente um fator fundamental que deve ser sempre levado em consideração para a decisão terapêutica: lesões pequenas ou oligossintomáticas em paciente com idade avançada devem ser acompanhadas através de exames de imagem seriados ou tratadas cirurgicamente de forma menos agressiva (remoção parcial/subtotal).

Para o planejamento operatório, a RM e a TC de crânio são utilizadas de forma rotineira e, naquelas lesões próximas de artérias do polígono de Willis ou de seios venosos, a angiografia arterial e venosa por ressonância, tomografia, ou até mesmo a angiografia digital, devem ser incluídas. De forma geral, a ressecção do tumor possui papel muito importante no que diz respeito ao controle da doença. Em alguns casos, a exérese completa e com segurança pode ser uma tarefa extremamente desafiadora ou até mesmo não factível, como ocorre em pacientes com lesões localizadas na base do crânio envolvendo estruturas neurovasculares nobres (p. ex.: nervos cranianos e/ou artéria carótida interna). Nestes casos, a radioterapia pode ser uma modalidade terapêutica eficaz, uma vez que confere o controle crescimento tumoral e é uma estratégia segura.

O grau de ressecção cirúrgica é outro importante fator preditor do risco de recidiva dos Meningiomas. A classificação de Simpson (1957), apesar de antiga, ainda é bastante útil e gradua em 5 níveis a extensão da exérese do tumor:

- » **Grau 1:** ressecção completa da lesão incluindo a dura-máter e osso adjacente; taxa de recorrência em 10 anos de 9%.
- » **Grau 2:** ressecção completa do tumor e coagulação da dura-máter adjacente; taxa de recorrência em 10 anos de 19%.
- » **Grau 3:** ressecção completa, porém sem coagulação da dura-máter; taxa de recorrência em 10 anos de 29%.
- » **Grau 4:** ressecção subtotal; recorrência em 10 anos de 44%.
- » **Grau 5:** descompressão simples ou biópsia.

Schwannoma Vestibular (ou neurinoma do acústico)

O neurinoma do acústico é um tumor com características únicas e peculiares, motivo pelo qual existe literatura extensa sobre o assunto. Tão grande quanto à produção científica acerca do tema é a divergência de definições exatas em relação ao tratamento, a começar pela sua nomenclatura: na histopatologia não se trata de um neurinoma e nem tampouco a sua origem é na porção coclear do oitavo nervo craniano. A neoplasia tem origem nas células de Schwann presentes na transição da mielina entre o sistema nervoso central e o periférico, notadamente no nervo vestibular inferior (90%). Porém, utiliza-se com frequência o termo neurinoma do acústico por razões históricas: aqui utilizaremos a mais correta e atual: schwannoma vestibular (SV).

Os schwannomas constituem cerca de 8% dos tumores intracranianos e em 85% dos casos ocorrem na região do ângulo pontocerebelar, no nervo vestibulococlear. O restante dos schwannomas ocorrem em outros nervos cranianos, nos nervos espinhais e no sistema nervoso periférico (localização mais comum).

A grande maioria dos SVs são esporádicos e ocorrem entre a quarta e sexta décadas de vida. Existe uma relação íntima entre a ocorrência bilateral e a idade jovem na facomatose conhecida como Neurofibromatose tipo 2 (critério diagnóstico da doença), porém cerca de 95% são esporádicos e unilaterais.

O quadro clínico mais comum é caracterizado pelo acometimento de múltiplos nervos cranianos (NC), como: hipoacusia e síndrome vestibular (VIII NC), alterações sensitivas da face (V NC) e paralisia facial (VII NC). Há também sintomas relacionados à compressão direta do tronco encefálico, além de síndrome de hipertensão intracraniana secundária à hidrocefalia obstrutiva. Esta última pode ser tanto do tipo não comunicante, ocasionada pela obstrução do fluxo liquórico através do IV ventrículo, quanto comunicante, decorrente da hiperproteinorraquia causada pelo tumor e que leva à redução da absorção liquórica nas granulações aracnóideas.

Assim como ocorre nos outros schwannomas, a lesão cresce a partir de um fascículo e, ao invés de infiltrar os demais, deslocam e os separam, característica que torna o tratamento cirúrgico desse tumor bastante desafiador. Assim, os fascículos do nervo facial acometido estão deformados e especialmente sensíveis à manipulação cirúrgica, podendo causar paralisia facial periférica, que é uma das complicações mais comuns na cirurgia dos SVs.

As características radiológicas dessa lesão são bastante típicas e estão ilustradas na Figura 95.4. Na RM do encéfalo, a lesão possui topografia no complexo dos VII e VIII NCs e a grande maioria possui um componente intracanalicular no conduto auditivo interno, que está caracteristicamente alargado nas lesões de maior dimensão. Em alguns casos ocorre a formação de componentes císticos e focos de depósito de hemossiderina.

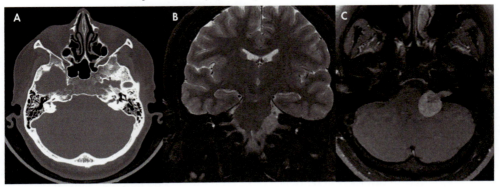

Figura 95.4 – Características radiológicas do schwannoma vestibular: A) TC de crânio sem contraste no corte axial, janela óssea, com típico alargamento do conduto auditivo interno do lado direito; B) RM do encéfalo ponderada em T2, corte coronal, demonstrando a lesão ocupando o ângulo pontocerebelar do lado esquerdo; e C) RM do encéfalo no plano axial, ponderada em T1 e após a injeção de gadolínio, com captação homogênea do meio de contraste.

O tratamento dessas lesões deve ser discutido extensamente com o paciente e se baseia em fatores relevantes, como:
- Idade do paciente
- Tamanho da lesão e extensão do componente intracanalicular
- Audiometria (tonal e vocal): quase a totalidade dos pacientes possuem alterações de origem neurossensorial no momento do diagnóstico[3,4].

Classicamente, o tratamento dos SVs é através da ressecção cirúrgica, sendo que existem diversas vias para o acesso da lesão, a depender dos fatores enumerados acima. Independente do acesso cirúrgico, um dos objetivos principais é remover a lesão com segurança, preservando a função do nervo facial e vestibulococlear. A escala globalmente utilizada para avaliação da função do nervo facial é a de House-Brackmann:
- Função facial normal
- Disfunção leve: fraqueza leve percebida somente com proximidade
- Disfunção moderada: paresia óbvia, porém sem desfigurar; assimetria notável; fechamento ocular completo presente com esforço
- Disfunção acentuada: paresia óbvia com assimetria desfigurante; fechamento ocular incompleto
- Disfunção grave: assimetria nítida em repouso; fechamento ocular inexistente; discreta movimentação
- Plegia: ausência de movimentação

A literatura médica, acerca do risco de lesão do nervo facial de acordo com as diversas modalidades de tratamento, é extensa. No geral, o tratamento exclusivo com radiocirurgia é uma opção reservada para tumores com diâmetro inferior a 3,0 cm. Nesta modalidade, a taxa de disfunção do nervo facial é de cerca de 5%. Para o tratamento cirúrgico, existe correlação entre o tamanho da lesão e o risco de paralisia facial: desde 96% de preservação para tumores menores do que 2,0 cm até 38% em tumores maiores do que 4,0 cm. Em relação à preservação da função auditiva, os resultados obtidos através do tratamento com radioterapia são bastante heterogêneos. Para o tratamento cirúrgico, os bons resultados obtidos em centros de referência no tratamento dos SVs variam de 25 a 50% dos casos, a depender do tamanho da lesão.

Em alguns casos, devido ao crescimento lento da lesão (cerca de 1mm^3 por ano), o seguimento clínico radiológico juntamente com audiometria são suficientes. Além disso, o tratamento pode combinar diferentes modalidades (p. ex.: cirurgia seguido de radioterapia) ou ser exclusivamente feito com radioterapia, seja esta estereotática fracionada ou radiocirurgia. A discussão multidisciplinar é de suma importância para a tomada de decisão.

Adenoma hipofisário

O adenoma hipofisário é o tumor mais comum da região selar (cerca de 50% dos casos). Sua incidência em autópsias pode chegar a até 27% das glândulas estudadas e constitui cerca de 10% dos tumores intracranianos, sendo originados das células da adeno-hipófise (ou lobo anterior da hipófise).

O quadro clínico pode ser decorrente do efeito compressivo direto do tumor sobre estruturas neurais vizinhas ou devido a distúrbios hormonais. A compressão dos nervos ópticos causa déficits de acuidade e de campo visual, enquanto os distúrbios hormonais podem ser devido ao aumento ou diminuição da produção de um determinado hormônio. De forma menos frequente, o quadro clínico pode se apresentar de forma súbita em decorrência da apoplexia (necrose isquêmica ou hemorrágica) hipofisária. Alguns tumores possuem uma maior capacidade de invasão, podendo levar a sintomas relacionados à invasão do seio cavernoso propriamente dito e dos nervos cranianos que por lá transitam (oculomotor, troclear, ramos oftálmico e maxilar do trigêmeo, e abducente). Por último, as neoplasias da hipófise podem ser detectadas de forma incidental.

A região selar ainda pode abrigar outras lesões que não se originam na adeno-hipófise e devem ser levadas em consideração, já que algumas podem apresentar quadro clínico muito semelhante. São elas:

» Craniofaringioma.
» Germinoma.
» Meningioma.
» Cisto dermoide/epidermoide.
» Outros tumores hipofisários: pituicitoma, oncocitoma.
» Metástase.
» Glioma de vias ópticas.
» Histiocitose/sarcoidose.
» Hipofisite linfocítica.
» Cisto de Rathke.
» Aneurismas da artéria comunicante anterior.

O estudo de RM dirigido para a região hipofisária (selar), a TC da região selar e a angiorressonância ou angiotomografia podem auxiliar na diferenciação entre as lesões[5,6]. Baseado no diâmetro da lesão, os adenomas hipofisários podem ser classificados em micro e macroadenomas, utilizando 10mm como valor de corte. As Figuras 95.5 e 95.6 trazem alguns exemplos de adenomas hipofisários com diferentes dimensões e invasão de estruturas adjacentes.

Após o diagnóstico de adenoma hipofisário, a avaliação do paciente é imperativa. O exame neurológico deve ser complementado por avaliação da acuidade e campo visual, especialmente naqueles casos em que há nítida compressão do quiasma óptico.

A avaliação neuroendocrinológica do paciente é mandatória e deve incluir uma análise do eixo hipotálamo-hipofisário. Embora não seja o objetivo dessa discussão, vale a pena lembrar que a neuro-hipófise (ou lobo posterior da hipófise) secreta dois hormônios produzidos pelo hipotálamo: o ADH (*antidiuretic hormone* – hormônio antidiurético) e a oxitocina.

Figura 95.5 – Adenomas hipofisários avaliados através da RM ponderada em T1 e após a injeção de gadolínio no plano coronal: A) microadenoma; B) macroadenoma com expansão suprasselar; e C) macroadenoma invasivo, invadindo ambos os seios cavernosos e envolvendo vasos do polígono de Willis.

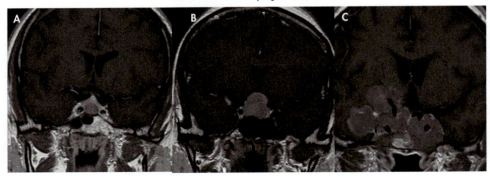

Figura 95.6 – Adenomas hipofisários avaliados através da RM ponderada em T2 no plano coronal: A) lesão selar sem contato com o quiasma óptico; e B) adenoma hipofisário com áreas císticas, causando deslocamento (elevação) e compressão do quiasma óptico.

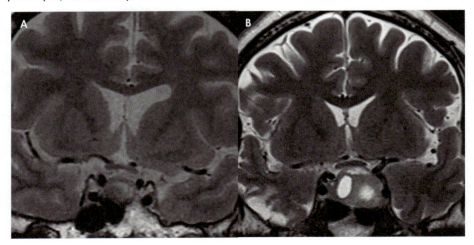

Além do déficit visual decorrente de compressão das vias ópticas por macroadenomas, o quadro clínico depende da capacidade do tumor de secretar hormônios: cerca de 65% dos tumores são produtores enquanto o restante é compreendido pelos não funcionantes. Assim, a avaliação clínica e o exame físico devem ser cuidadosos no sentido de investigar sintomas ou sinais de hiper ou hipofunção hipofisária. Para isso, deve ser incluída a avaliação do ciclo menstrual (nas mulheres), da função sexual (em ambos os sexos), alterações de peso, aumento de extremidades, sintomas de hipotensão postural, galactorreia e alterações de pele, como estrias violáceas e aumento de pelos corporais.

Cefaleia é um sintoma comum a todos eles, mas os sintomas decorrentes do diabetes insipidus, como poliúria e polidipsia, são raros nos adenomas hipofisários e devem sugerir outros diagnósticos diferenciais, como os craniofaringiomas ou tumores malignos, tanto primário ou quanto secundário, da região selar, além das hipofisites. O quadro clínico dos tumores mais frequentes, relacionado às disfunções hormonais, está detalhado a seguir.

Tumor produtor de prolactina (prolactinoma)

É o mais frequente (cerca de 50% dos tumores). O quadro clínico em mulheres é caracterizado por amenorreia secundária e galactorreia. Em homens, perda da libido e galactorreia. O diagnóstico é feito com a comprovação de níveis elevados de prolactina sérica (em macroprolactinomas a concentração sérica da prolactina deve ser superior a 200 ng/mL, enquanto em microprolactinomas estará acima do limite superior da normalidade, porém geralmente inferior a 200 ng/mL).

Tumor produtor de GH (growth hormone – hormônio de crescimento)

Ocorre em 10% a 20% dos tumores hipofisários. O quadro clínico em adultos é conhecido por acromegalia. Caracteriza-se pelo aumento lento e progressivo de extremidades, que frequentemente não são notados pelo paciente, sendo necessário muitas vezes confrontar com fotos antigas. O paciente possui *fascies* típica. O aumento do número de calçados, dificuldade de utilizar anéis e perda auditiva são algumas das queixas relatadas. Esses pacientes podem apresentar hipertensão arterial sistêmica, alterações do metabolismo da glicose, como o pré-diabetes ou até mesmo o *diabetes mellitus*.

Além disso, apresentam aumento da mortalidade principalmente relacionadas às causas cardiovasculares, além de risco aumentado para pólipos colônicos. Quando a doença ocorre na faixa etária pediátrica, quando as placas epifisárias ainda não fundiram, é chamada de gigantismo. O diagnóstico é feito com a comprovação da produção excessiva de GH, utilizando como marcador a elevação sérica do IGF-1 (*insulin-like growth factor 1*), já que aquele possui meia-vida reduzida e marcante variação circadiana. A perda da supressão do GH com a hiperglicemia também pode ser utilizada como critério diagnóstico.

Tumor produtor de ACTH
(adrenocorticotropic hormone – hormônio adrenocorticotrófico)

O tumor produtor de ACTH, causador da doença de Cushing (DC), ocorre em cerca de 6% a 10% dos tumores hipofisários. O diagnóstico da síndrome de Cushing de origem central possui algumas nuances: após analisar o quadro clínico (*fascies* de lua cheia, ganho ponderal, obesidade centrípeta, giba, estrias, hipertensão arterial sistêmica, hiperglicemia), deve-se confirmar o aumento da produção de cortisol, que pode ser feito através da demonstração da perda do ritmo circadiano (pela coleta do cortisol sérico ou salivar à meia-noite), pela produção aumentada acumulada nas 24 horas (através da mensuração do cortisol urinário de 24 horas) ou ainda pela perda do controle de retroalimentação (através da coleta do cortisol sérico às 8hs após administração de dexametasona 1 mg à meia-noite), já que a coleta do cortisol basal pela manhã, por causa da variação circadiana, não possui valor diagnóstico.

Após a comprovação do hipercortisolismo, deve-se analisar sua relação com o ACTH: níveis séricos de ACTH "normais" ou elevados confirmam a síndrome de Cushing dependente do ACTH. Uma vez confirmada a dependência, o próximo passo é a realização da imagem hipofisária que, se revelar a presença de lesão sugestiva de adenoma, confirmará o diagnóstico de doença de Cushing. Quando não demonstrada lesão hipofisária, o que pode acontecer em 50% dos casos de DC, estará indicada a pesquisa de lesão tumoral em outra localização por imagem de tórax e abdome, na pesquisa de tumor ectópico produtor de ACTH, e com o cateterismo do seio petroso com coleta simultânea de ACTH em seios petrosos direito, esquerdo e periférico para confirmar ou afastar a produção hipofisária de ACTH.

Tumor produtor de TSH
(thyroid-stimulating hormone – hormônio tireotrófico)

Tumor de ocorrência muito rara (cerca de 1% das lesões hipofisárias) que pode ocorrer com cossecreção de GH e/ou prolactina. A demonstração de hipertireoidismo com níveis de TSH inapropriadamente "normais" devem levantar a suspeita diagnóstica.

Tumor não funcionante

Esse tipo de lesão frequentemente é diagnosticado por sintomas relacionados ao efeito de massa, como cefaleia e perda visual. A hipofunção hipofisária (hipopituitarismo) acontece em grande parte dos casos, com quadro clínico que inclui perda da libido, queda de pelos, astenia, sonolência e perda de peso. Os exames hormonais podem comprovar hipotireoidismo, hipocortisolismo e hipogonadismo (pan-hipopituitarismo).

Avaliação laboratorial

A avaliação laboratorial do paciente deve contemplar os seguintes exames, que devem ser colhidos preferencialmente pela manhã (concentração sérica basal hormonal) para investigar a função hipofisária:
- » TSH e T4 livre (T4L).
- » GH e IGF-1.
- » Prolactina.
- » ACTH e cortisol.
- » FSH/LH (*follicle-stimulating hormone* e *luteinizing hormone* – hormônios folículo estimulante e luteinizante): em mulheres com amenorreia ou em idade de menopausa e em homens com testosterona baixa.
- » Hormônios sexuais: testosterona, no caso de pacientes masculinos, e estrógeno e progesterona, no caso de pacientes do sexo feminino.
- » Cálcio e PTH (*parathyroid hormone* – paratormônio) na suspeita de Neoplasia Endócrina Múltipla tipo 1 (NEM tipo 1).

Algumas questões relacionadas aos resultados da dosagem sérica da prolactina devem ser destacadas:
- » A elevação dos níveis de prolactina não necessariamente faz o diagnóstico de tumor produtor de prolactina. Diversas medicações podem causar aumento sérico da substância, p.ex.: pílulas anticoncepcionais, antipsicóticos, fenotiazinas, tricíclicos, cimetidina, anti-hipertensivos, entre outros e devem ser afastados antes do diagnóstico de um prolactinoma, principalmente quando a prolactina for inferior a 200 ng/mL[7].
- » A simples presença da lesão expansiva na região selar pode, por um fenômeno chamado de efeito de haste (*stalk effect*), elevar os níveis de prolactina (devido a interrupção da inibição realizada pela dopamina hipotalâmica sobre a glândula pituitária). Em ambas situações, o incremento no nível sérico de prolactina geralmente não é maior do que 100 ng/mL[8].
- » Comumente, os níveis séricos do hormônio em paciente portadores de macroprolactinomas, geralmente acima de 200 ng/mL, podem ser extremamente altos, em especial em tumores muito grandes. Nestes casos pode acontecer o chamado de efeito gancho, um artefato laboratorial, que pode levar a resultados falsamente normais ou baixos (inferiores a 200 ng/mL). Por isso, é sempre importante solicitar em pacientes com macroadenomas invasivos o exame de prolactina sérica com diluição.
- » Valores maiores do que 200 ng/mL sugerem fortemente o diagnóstico de tumor produtor de prolactina.

Tratamento

Com exceção dos prolactinomas, todos os tumores hipofisários sintomáticos são tratados primariamente com a ressecção cirúrgica. Os tumores produtores de prolactina são tratados inicialmente com agonistas dopaminérgicos (bromocriptina ou cabergolina) com resultados extremamente satisfatórios, tanto em normalização da prolactina como em rápida redução do tumor, em até 90% dos casos.

A melhor via para a cirurgia depende da extensão tumoral e função visual do paciente, sendo a decisão tomada após discussão multidisciplinar (neurocirurgião, otorrinolaringologista e endocrinologista, experientes na cirurgia hipofisária). Na grande maioria dos casos, a via indicada será a endonasal transesfenoidal (endoscópica ou microcirúrgica) na dependência da experiência da equipe cirúrgica. As vias transcraniana ou combinada são indicadas em raros casos quando a maior parte do tumor se encontra fora da linha média ou em reoperação com resíduo tumoral suprasselar.

No seguimento dos pacientes, normalmente realizado por endocrinologistas, os exames hormonais evidenciam o estado da doença: cura ou remissão dos tumores produtores, avaliação das recidivas e necessidade de reposição hormonal no pan-hipopituitarismo. Nos casos com resíduo pós-operatório ou com recidiva, a discussão multidisciplinar é importante para decidir sobre a continuidade do tratamento que pode envolver novo procedimento cirúrgico, radioterapia ou terapia medicamentosa (análogos da somatostatina, agonistas dopaminérgicos ou mesmo medicações para bloqueio da produção do cortisol). Frequentemente é necessária a combinação ou combinação das modalidades terapêuticas.

Astrocitoma pilocítico

Conhecido também como astrocitoma pilocítico juvenil, é definido como um glioma grau I (ou de baixo grau). Como regra, é uma lesão de bom prognóstico e, apesar de raramente ocorrer disseminação pelo neuroeixo, a evolução histológica para graus maiores não acontece.

Trata-se de uma lesão que pode ocorrer em qualquer região do SNC, porém com predileção de acometimento na fossa posterior em crianças, principalmente no córtex cerebelar. Apesar de representar, no geral, apenas 5% dos gliomas, em pacientes com menos de 14 anos representa 33%. Outras regiões de ocorrência são: vias ópticas e hipotálamo (principalmente em pacientes portadores de Neurofibromatose tipo 1), tronco encefálico, gânglios da base e tálamo, córtex supratentorial (nesse caso, faz diagnóstico diferencial com outros gliomas de baixo grau, como o xantoastrocitoma pleomórfico e lesões neurogliais) e medula espinhal.

O quadro clínico depende da localização da lesão. Na avaliação com RM, o aspecto típico da lesão é sólido-cístico com componente captante na parede do cisto (nódulo mural). A Figura 95.7 demonstra alguns exemplos com apresentação radiológica clássica, enquanto a Figura 95.8 são de pacientes com quadros menos frequentes.

O tratamento do astrocitoma pilocítico é eminentemente cirúrgico. Apesar disso, em alguns casos, o grau de envolvimento ou infiltração de estruturas importantes, torna a ressecção completa da lesão um desafio (como no caso de lesões acometendo as vias ópticas e hipotálamo, tronco encefálico e tálamo). Nestes casos, o tratamento adjuvante com QT e RDT costuma ter resultado pouco satisfatório.

Tumores neurogliais

Compreende os tumores que possuem origem mista: glial e neuronal. São tumores de ocorrência rara (cerca de 1% das neoplasias primárias), porém frequentemente associados a epilepsia e possuem taxa de crescimento extremamente baixa.

Incidem com maior frequência na população jovem (segunda a quarta décadas de vida) e podem ocorrem tanto em regiões de paleo, arqui e neocórtex.

Os tipos mais frequentes são:
» **Tumor neuroepitelial disembrioplásico (DNET):** frequentemente associado a displasia cortical, esse tumor benigno (OMS, grau I) é classicamente encontrado em crianças e adultos jovens com história de epilepsia de longa data. Originam-se a substância cinzenta e a maioria é centrada no córtex. Em 60% dos casos a localização ocorre no lobo temporal, 30% no lobo frontal e o restante no caudado, cerebelo e ponte. O as-

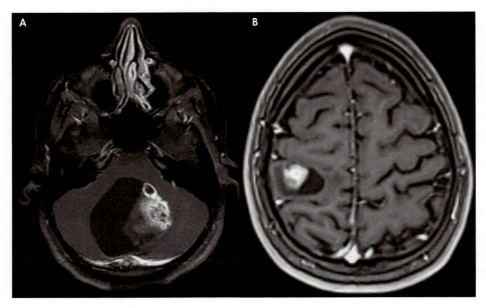

Figura 95.7 – Avaliação por RM em corte axial, ponderada em T1, após a injeção de gadolínio, de pacientes com astrocitoma pilocítico. A – lesão cerebelar e B – lesão em giro pré-central direito. Ambas apresentam a típica característica de aspecto sólido-cístico com nódulo captante.

pecto na RM convencional é o de uma lesão cortical pseudocística e bolhosa, com hipossinal em T1 e hipersinal intenso em T2. Realce pelo contraste é observado na menor parte dos casos

» **Ganglioglioma:** Tumor de baixo grau (OMS, grau I e II) acomete preferencialmente adultos jovens (< 30 anos). Localizam-se mais frequentemente no lobo temporal (em 70% dos casos) e com componente sólido e cístico com realce mural. Podem apresentar-se como lesão sólida, com iso ou hipersinal em T1 e hipersinal em T2. O componente cístico apresenta sinal variável em T2, na dependência da presença de material proteico. Pode ocorrer *blooming* e o realce pelo contraste é variável.

» **Gangliocitoma:** é a lesão mais rara, ocorrendo com maior frequência em crianças e podem apresentar captação de contraste e calcificação nos exames de imagem.

» **Neurocitoma central**: Tumor de baixo grau (OMS, grau II), acomete preferencialmente adultos jovens, o aspecto à RM é o de uma lesão bolhosa heterogênea no ventrículo lateral aderida ao septo pelúcido. A lesão apresenta isossinal em T1 e hipersinal em T2 com contrastação heterogênea e fraca pelo contraste. Pode ocorrer calcificação, com *blooming* nas sequências de suscetibilidade magnética.

Na sua grande maioria são tumores benignos (grau I) segundo a classificação da OMS de 2016, apesar de algumas formas poderem progredir para graus mais elevados (como o ganglioglioma anaplásico, grau III), de ocorrência bastante rara (existem somente relatos de casos na literatura).

A avaliação com a RM ajuda na suspeição dessas lesões, já que na maioria das vezes possuem achados típicos e nenhum edema vasogênico associado. A TC também pode auxiliar na investigação: como são lesões de crescimento muito lento, quando se desenvolvem em regiões corticais superficiais, possuem a capacidade de remodelamento ósseo da díploe (calota craniana).

Figura 95.8 – Avaliação por RM de pacientes com astrocitoma pilocítico em diferentes localizações intracranianas: A e B) vias ópticas e hipotálamo; C) tálamo-mesencefálica; e D) pedúnculo cerebelar médio direito.

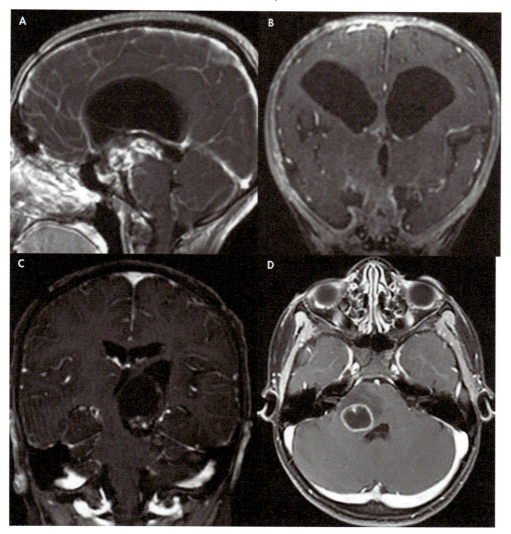

Muitos pacientes são tratados não por conta da doença oncológica, mas sim pela epilepsia desenvolvida ou dúvida diagnóstica. Via de regra, o tratamento cirúrgico é reservado para os casos de epilepsia de difícil controle, quando há progressão da lesão ou possibilidade de ressecção com baixo risco para o paciente. Nos indivíduos com indicação de ressecção pela refratariedade das crises convulsivas, a avaliação neurofisiológica é importante na tentativa de prever resultados cirúrgicos favoráveis, isto é, que o foco das crises tenha origem na lesão tumoral e possam ser, portanto, tratados de forma definitiva com a exérese cirúrgica. As Figuras 95.9 e 95.10 ilustram alguns exemplos de tumores neurogliais.

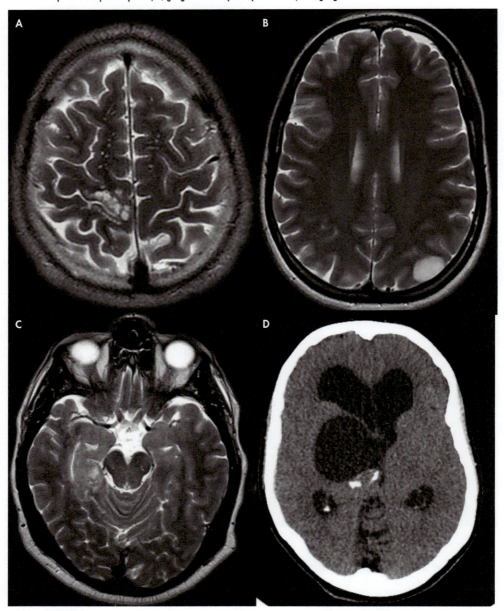

Figura 95.9 – Aspecto radiológico de tumores neurogliais: A) DNET cortical no giro pré-central direito; B) ganglioglioma parieto-occipital esquerdo; C) gangliocitoma hipocampal à direita; e D) ganglioma cístico talâmico à direita.

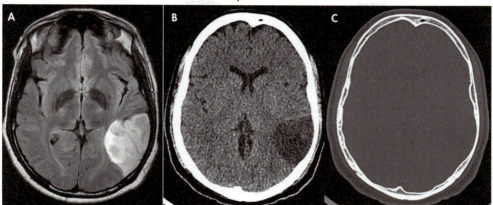

Figura 95.10. Investigação radiológica de paciente com DNET temporal esquerdo: A) RM do encéfalo na sequência FLAIR demonstrando a presença de lesão expansiva cortico-subcortical no lobo temporal esquerdo com relativo pouco efeito de massa nas estruturas cerebrais adjacentes; B) TC crânio sem contraste, janela para parênquima cerebral, com lesão hipodensa temporal esquerda; e C) TC crânio, janela óssea, com o remodelamento ósseo, caracterizado pelo afilamento do osso temporal e parietal esquerdos.

Tumores ependimários

Ependimoma

Acometem crianças geralmente, mas também pode acometer adultos em localização infra ou supratentorial. Ependimomas infratentoriais tendem a originar-se do quarto ventrículo e expandir pelo forame de Luschka e Magendie. As lesões supratentoriais podem ser variáveis e difíceis de diferenciar entre oligodendroglioma e astrocitoma. Caracterizam-se por imagens com iso/hiposinal em T1 e hipersinal em T2 em relação à substância branca. Pode ocorrer *blooming* e pode haver restrição à difusão nos componentes sólidos. Impregnação pelo contraste ocorre, porém de forma heterogênea.

Subependimoma

Tumor de baixo grau (OMS, grau I) são quase exclusivamente encontrados em adultos. São considerados como uma variação e ocorrem preferencialmente no sistema ventricular. Na RM são tipicamente homogêneos, com iso/hipossinal em T1, e hipersinal em T2 e FLAIR. Pode ocorrer calcificação e geralmente não contrastam.

Tumores cerebrais primários malignos

Considerações gerais

A designação "maligno" se refere ao comportamento biológico de um tumor que lhe confere a capacidade de proliferação anormal, invasão e potencial de apresentar metástases. Apesar da consolidada classificação da OMS considerar os tumores grau III e IV como "malignos", hoje em dia existe uma tendência de incluir os gliomas difusos (grau II OMS) neste grupo, dada a alta taxa de progressão desses tumores para graus III e IV e mau prognóstico a longo prazo. Em adultos, os tumores cerebrais primários malignos mais comuns são (Figura 95.11):
- » Astrocitoma difuso (grau II OMS).
- » Oligodendroglioma (grau II OMS).
- » Astrocitoma anaplásico (grau III OMS).
- » Oligodendroglioma anaplásico (grau III OMS).
- » Glioblastoma (grau IV OMS).
- » Linfoma primário do SNC (grau IV OMS).

Figura 95.11 – Aspecto na RM de pacientes com gliomas: A e B) RM de paciente com Astrocitoma difuso (grau II OMS) acometendo o lobo frontal direito ponderadas em T2 e T1 pós-gadolínio, respectivamente. Não se observa captação de contraste; C e D) RM de paciente com glioblastoma (grau IV OMS) em lobo temporal esquerdo, nas sequências FLAIR e T1 pós-gadolínio, respectivamente. Note a presença de captação de contraste, além do edema perilesional.

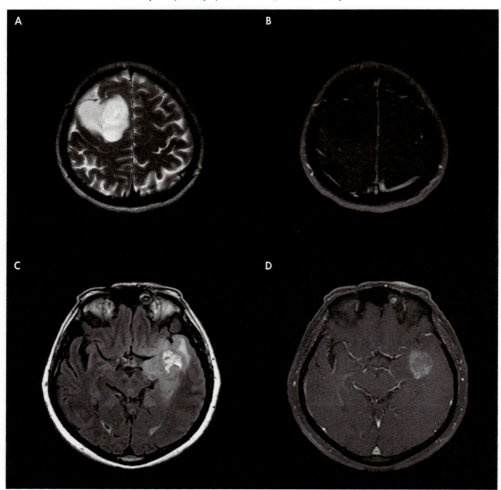

Os gliomas malignos possuem algumas características marcantes: são tumores altamente infiltrativos, com grande potencial de invasão através dos tratos que compõem a substância branca e de recidiva em regiões cerebrais adjacentes. A disseminação para órgãos fora do SNC é extremamente rara.

Tumores astrocíticos
Astrocitoma difuso de baixo grau
Tumor de baixo grau (OMS grau II), geralmente tem o aspecto de massas homogêneas bem circunscritas, apresentando hipossinal em T1 e hipersinal em T2/FLAIR. Hemorragia, edema e calcificações não são comuns. Ausência de realce pelo contraste e ausência de restrição à difusão são caracteres das típicas (Figura 95.11).

Astrocitoma anaplásico

Tumor de alto grau (OMS, grau III) tipicamente apresenta-se como massas heterogêneas com hipersinal em T2/FLAIR. Em T1 há heterogeneidade com áreas de iso e hipossinal. Esses tumores podem ser infiltrativos com bordas menos definidas os tumores grau II quando apresentar edema subjacente. A presença contratação e necrose podem ser indicativas transformação maligna (GBM, OMS grau IV).

Glioblastoma

Glioma de alto grau (OMS, grau IV), tipicamente tem o aspecto radiológico de massa heterogênea infiltrativas com margens irregulares e áreas de necrose (Figura 95.11). Edema extenso adjacente e contrastação heterogênea são comuns. Por tratar-se de lesões altamente esses atrativos, podem ultrapassar a linha média invadindo o corpo caloso em direção ao hemisfério contralateral. Lesões satélites tumorais podem ser encontradas. Hemorragia ocorre frequentemente, resultando em artefato suscetibilidade nas imagens gradiente eco.

Tumores oligodendrogliais
Oligodendroglioma

Esse tumor de baixo grau (OMS, grau II) é comumente associada calcificações, as quais observadas em 70 90% dos casos. Na RM esses tumores são heterogêneos devido as formações císticas e hemorragia que ocorrem até 20% dos casos. A massa apresenta iso ou hipossinal em T1 e hipersinal em T2/FLAIR. Artefatos de suscetibilidade (conhecidos como *blooming*) estão presentes na sequência gradiente eco devido a presença das hemorragias e calcificações. Não há restrição de fusão mais captação heterogênea e compras pode ocorrer em mais da metade dos casos

Oligodendorglioma anaplásico

Esse tumor de alto grau (OMS, grau III) representa 20 a 50% de todos os oligodendrogliomas não pode ser diferenciado do olinodendroglioma grau II pela RM convencional. Passar desde que as imagens são similares embora a presença de hemorragia e realce pelo contraste sejam mais comuns.

Tratamento

O tratamento dos gliomas malignos é baseado em um tripé: cirurgia, quimioterapia e radioterapia. A maior parte dos pacientes são submetidos a essas três modalidades de tratamento.

Apesar da cirurgia ser uma importante etapa do tratamento, há muito tempo já se sabe que os gliomas malignos não são curáveis cirurgicamente. Em 1928, Walter E. Dandy reportou a sua casuística de hemisferectomias para o tratamento de pacientes com glioblastoma e concluiu que, mesmo após a remoção completa do hemisfério cerebral acometido pelo tumor, os pacientes sucumbiram à doença. Apesar da máxima ressecção cirúrgica de forma segura não ser capaz de curar o paciente, ela prolonga a sobrevida, além de preservar as funções neurológicas por maior duração.

Desta forma, o objetivo da cirurgia em pacientes com glioma é: permitir a máxima e segura remoção do tumor com preservação, e até mesmo restauração, das funções neurológicas. Uma casuística com 500 pacientes com glioblastoma submetidos ao tratamento cirúrgico revelou uma clara correlação entre a extensão da ressecção e a sobrevida. Os pacientes submetidos a exérese de 100%, 90%, 80% e 78% do tumor apresentaram sobrevida de 16; 13,8; 12,8 e 12,5 meses, respectivamente[9].

No capítulo "Neoplasias do Sistema Nervoso Central: aspectos diagnósticos e terapêuticos" são discutidos com maiores detalhes o tratamento cirúrgico e oncológico (radio- e quimioterapia).

Linfoma primário do sistema nervoso central (LPSNC)

O LPSNC é um linfoma não Hodgkin raro e bastante agressivo confinado ao neuroeixo, incluindo o parênquima cerebral, leptomeníngeas, olhos e medula espinhal. Em 90% os LPSNC são do tipo difuso de grandes células B e negativos para o vírus Epstein-Barr (VEB), diferentemente dos LPSNC em pacientes imunocomprometidos, que geralmente estão associados à presença do VEB.

Apresentação clínica

Os sintomas provenientes do acometimento cerebral são os mais comuns (cefaleia, transtornos cognitivos e da personalidade, crises convulsivas) seguidos de oculares, leptomeníngeo e medular.

Devido à alta taxa de proliferação celular, o tempo entre os primeiros sintomas e o diagnóstico definitivo não costuma ser superior a 3 meses.

Em 20% dos casos há acometimento ocular, que pode ser unilateral ou bilateral. Os principais sintomas são: moscas volantes, turvação e redução da acuidade visual.

Diagnóstico

A RM do encéfalo é a modalidade de escolha para avaliar as lesões, que tipicamente apresentam baixo sinal em T1 e intenso realce pelo gadolínio. Essas lesões são múltiplas em 40% dos casos, podendo chegar a 90% quando associadas à síndrome da imunodeficiência adquirida (SIDA). Além disso, o LPSNC apresenta marcante restrição à difusão, confirmada com baixo sinal no mapa de ADC (*apparent diffusion coefficient*), conforme demonstrado no exemplo apresentado na Figura 95.12.

A pesquisa no liquor dos biomarcadores CXC chemokine ligand (CXCL)[13] e interleucina-10 (IL-10) através da imunofenotipagem por citometria de fluxo permite classificar os elementos celulares em subpopulações e os padrões de mono ou policlonalidade. O padrão monoclonal é compatível com doença neoplásica, principalmente nos casos de leucemias e de linfomas não Hodgkin. Essa técnica confere aumento de sensibilidade e de especificidade para o diagnóstico de LPSNC quando comparada à análise de rotina do liquor, podendo ser utilizada como alternativa à biópsia cerebral, além de ser útil para monitorar a resposta ao tratamento. A Tabela 95.1 mostra a rotina de investigação a ser realizada em casos com suspeita de LPSNC.

Tabela 95.1 – Exames complementares essenciais para o diagnóstico e estadiamento de pacientes com LPSNC

- RM de encéfalo com gadolínio
- Avaliação oftalmológica (incluindo o exame com lâmpada de fenda)
- Sorologia para SIDA
- RM da medula espinhal
- Análise do liquor com imunofenotipagem
- Biópsia esterotáctica ou neuronavegada

Figura 95.12 – Ressonância magnética de paciente com LPSNC occipital à esquerda. Ressonância Magnética do encéfalo em paciente com LPSNC. A) imagem ponderada em T1 após injeção intravenosa de gadolínio demonstrando lesão expansiva com captação de contraste em lobo occipital esquerdo; B) imagem ponderada em T2 revela hipersinal adjacente à lesão expansiva sugerindo a presença de edema vasogênico perilesional; C) difusão revela a presença de restrição à difusão na lesão occipital esquerda, confirmado como D) baixo sinal no mapa de ADC.

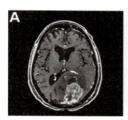
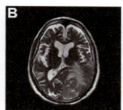
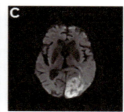
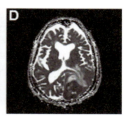

Tratamento

O LPSNC é um tumor sensível à quimioterapia e radioterapia. O uso de corticoide antes da biópsia deve ser evitado, uma vez que pode causar um resultado falso-negativo no material coletado, além de induzir respostas semelhantes nos exames de imagem em outras doenças do SNC, como a esclerose múltipla e a sarcoidose.

A ressecção cirúrgica do LPSNC não oferece vantagem em termos de sobrevida, devendo ser considerada apenas em casos de hipertensão intracraniana descompensada com o objetivo de reduzir o efeito de massa. Assim, na maior parte dos pacientes, o papel do neurocirurgião deve ser focado na obtenção de material para permitir o diagnóstico histopatológico, sendo a biópsia estereotática a modalidade de escolha.

Os esquemas quimioterápicos geralmente incluem corticosteroides associados a agentes imunossupressores, sendo o metotrexato em altas doses incluído na maior parte dos casos. A radioterapia de crânio total pode ou não ser combinada ao tratamento, mas os riscos de neurotoxicidade, principalmente em pacientes idosos, devem ser levada em consideração e a decisão definida de forma individualizada.

Neoplasias secundárias do sistema nervoso central
Aspectos gerais

O SNC é frequente sítio de disseminação de neoplasia malignas. As lesões malignas cerebrais constituem aproximadamente 45% dos tumores cerebrais, sendo que as metástases são cerca de 5 vezes mais frequentes que os tumores primários. Estima-se que até 40% dos pacientes com neoplasias malignas sistêmicas apresentarão acometimento do SNC em algum momento de sua história.

Algumas neoplasias sistêmicas acometem o SNC com maior frequência: de pulmão 50-60%), de mama (15-20%) e melanoma maligno (5-10%). Em pacientes mais jovens, há maior ocorrência de doenças mielo e linfoproliferativas, além de sarcomas, o que faz com que o SNC nessa faixa de idade seja também acometido por essas neoplasias. Por outro lado, quando se avalia a propensão de um determinado câncer em apresentar metástase cerebral, o melanoma é aquele com maior chance de apresentar essa evolução, com incidência de metástases cerebrais variando de 6 a 43% nos estudos clínicos e entre 12 e 90% das autópsias. Em segundo lugar está o câncer de pulmão, com incidência de 18 a 65% dos casos.

Vias de acometimento do SNC pela doença metastática

O SNC pode ser acometido pelos tumores malignos de algumas formas e vias:
1. Hematogênica: via mais comum. Clones do tumor primário migram pela corrente sanguínea e, aqueles com capacidade de infiltração na barreira hematoencefálica, lá se estabelecem. O quadro clínico depende da localização da lesão, mas normalmente é um síndrome focal associada ou não à síndrome de hipertensão intracraniana. Na RNM, são vistas lesões intra-axiais, variando de uma a diversas, com realce após aplicação do contraste, porém não apresentam características infiltrativas como nos gliomas. Algumas podem ter componente cístico e/ou necrótico.
2. Contiguidade: tumores malignos de face e pele podem infiltrar a profundidade dos tecidos e atingir a calota craniana ou base do crânio. Além disso, alguns tumores (como o carcinoma adenoide cístico) possuem capacidade de disseminação através dos nervos cranianos devidos ao seu neurotropismo.
3. Leptomeníngea/liquórica: forma rara de disseminação, porém, com o avanço do tratamento sistêmico, principalmente com advento de imunoterapia e terapia alvo, uma maior frequência desses casos tem sido vista. O quadro clínico constitui de associação de hipertensão intracraniana secundária à hidrocefalia comunicante e síndrome de múltiplos pares cranianos (e na medula espinal, síndrome multirradicular).
4. Paquimeníngea/meningotelial: algumas lesões metastáticas podem apresentar-se como lesões meningotelial (lembrando os meningiomas), porém o surgimento delas não depende do tipo de tumor primário, mas sim das características do clone da neoplasia.

Diagnóstico

O diagnóstico frequentemente é simples, já que a maioria dos pacientes possui algum antecedente de uma neoplasia sistêmica em tratamento ou seguimento, e evoluiu com sintomas neurológicos novos que demandaram investigação. Porém, em alguns casos, o paciente pode apresentar-se com lesão cerebral isolada. Nesse caso, a avaliação das características do tumor auxilia na investigação da etiologia. O exame de escolha é a Ressonância Nuclear Magnética, na qual as características, como localização, número, realce entre outros, ajuda a suspeitar de lesão neoplásica secundária. Caso o paciente não possua antecedente de neoplasia sistêmica, a investigação deve prosseguir com Tomografias de tórax, abdômen e pelve, além de anamnese dirigida procurando queixas relacionadas e do exame clínico, a procura da lesão primária (avaliação da pele, testículos nos homens e mamas nas mulheres). A sorologia para HIV auxilia na apreciação do caso em relação às hipóteses diagnósticas.

Aspectos terapêuticos

A administração de corticosteroides (preferencialmente dexametasona endovenosa ou por via oral, com doses variando desde 4 mg[10] a 16 mg por dia, dependendo da intensidade dos sintomas) produzem alívio sintomático na grande maioria dos pacientes de forma temporária. Deve-se evitar o uso prolongado devido aos seus efeitos colaterais. Para tanto, o tratamento definitivo deve ser instituído para que o esteroide possa ser descontinuado.

Historicamente, as metástases cerebrais não respondem bem ao tratamento com medicação sistêmica. Porém, com o avanço recente das terapias-alvo e imunoterapia, talvez esse paradigma mude. Infelizmente ainda, a realidade do tratamento das metástases cerebrais deve, sempre que possível, ser discutido de forma multidisciplinar com neurocirurgião, oncologista e radio-oncologista e é baseado em cirurgia, radioterapia ou associação dos dois. Alguns parâmetros são considerados para a escolha do melhor tratamento:

» Histologia da neoplasia primária: existem tumores com maior resistência ao tratamento com radioterapia (carcinoma de mama, melanoma maligno, carcinoma de células renais) e, portanto, o tratamento cirúrgico é favorecido.

- » Volume de doença: variável de difícil quantificação.
- » Performance clínica do paciente (escala de Karnofsky e ECOG).
- » Volume de doença no SNC: número de lesões, volume das lesões.
- » Idade do paciente.
- » Quadro neurológico.

O papel da cirurgia no tratamento das metástases pode ser resumido nas seguintes indicações:

- » Metástase solitária: lesão expansiva do SNC de características secundárias em paciente sem neoplasia primária conhecida. O papel da cirurgia, nesses casos, é tanto para alívio de sintomas como para diagnóstico histopatológico.
- » Síndrome de Hipertensão Intracraniana.
- » Déficit focal passível de reversão com cirurgia.
- » Metástase única.
- » Metástase isolada.

Em contrapartida, existem contraindicações, ainda que relativas, para cirurgia em metástases intracranianas:

- » Paciente com performance clínica abaixo de 70 (no KPS), não explicável pelo quadro neurológico.
- » Idade > 70 anos.
- » Grande volume de doença sistêmica, com possibilidade de tratamento limitada.
- » Grande volume de doença em SNC (disseminação liquórica-leptomeníngea; grande número de lesões).

Três ensaios clínicos randomizados na década de 1990 demonstraram que, em termos de sobrevida, o tratamento composto por cirurgia seguida de radioterapia de crânio total foi superior à radioterapia isoladamente, demonstrando o papel importante da cirurgia no tratamento das metástases no SNC[11-14].

Em contrapartida, a complementação com radioterapia após ressecção cirúrgica demonstrou ser superior à cirurgia isoladamente. Por isso, a remoção da lesão costuma ser seguida de irradiação[3].

Além do tratamento cirúrgico, alguns pacientes podem se beneficiar do tratamento exclusivo com radioterapia, no caso, na modalidade de radiocirurgia. Algumas condições devem ser levadas em consideração nesse caso:

- » Número de lesões intracranianas: até quatro
- » Baixo volume de doença sistêmica
- » Poucos (ou nenhum) sintomas neurológicos
- » Lesões menores do que 2,5-3,0cm no maior diâmetro
- » Idade menor do que 70 anos

Em resumo, o tratamento da metástase cerebral deve sempre visar o controle dos sintomas neurológicos, prolongando a sobrevida livre de sintomas e promovendo melhora da qualidade de vida[15-18].

Referências

1. Louis DN, Perry A, Reifenberger G, Deimling A von, Figarella-Branger D, Cavenee WK et al. The 2016 World Health Organization Classification of Tumors of the Central Nervous System: a summary. Acta Neuropathol (Berl). 2016 May 9;131(6):803-20.
2. Alentorn A, Hoang-Xuan K, Mikkelsen T. Presenting signs and symptoms in brain tumors. In: Handbook of Clinical Neurology [Internet]. Elsevier; 2016 [cited 2019 Jan 7]. p. 19-26. Available from: https://linkinghub.elsevier.com/retrieve/pii/B9780128029978000025
3. Samii M, Matthies C. Management of 1000 vestibular schwannomas (acoustic neuromas): the facial nerve--preservation and restitution of function. Neurosurgery. 1997 Apr;40(4):684-94; discussion 694-695.
4. Rosenberg SI. Natural history of acoustic neuromas. The Laryngoscope. 2000 Apr;110(4):497-508.
5. Kawaguchi T, Ogawa Y, Tominaga T. Diagnostic pitfalls of hyperprolactinemia: the importance of sequential pituitary imaging. BMC Res Notes. 2014 Aug 20;7:555.
6. Pisaneschi M, Kapoor G. Imaging the sella and parasellar region. Neuroimaging Clin N Am. 2005 Feb;15(1):203-19.
7. Torre DL, Falorni A. Pharmacological causes of hyperprolactinemia. Ther Clin Risk Manag. 2007 Oct;3(5):929-51.
8. Bergsneider M, Mirsadraei L, Yong WH, Salamon N, Linetsky M, Wang MB et al. The pituitary stalk effect: is it a passing phenomenon? J Neurooncol. 2014 May 1;117(3):477-84.
9. Sanai N, Polley M-Y, McDermott MW, Parsa AT, Berger MS. An extent of resection threshold for newly diagnosed glioblastomas. J Neurosurg. 2011 Jul;115(1):3-8.
10. Vecht CJ, Hovestadt A, Verbiest HB, van Vliet JJ, van Putten WL. Dose-effect relationship of dexamethasone on Karnofsky performance in metastatic brain tumors: a randomized study of doses of 4, 8, and 16 mg per day. Neurology. 1994 Apr;44(4):675-80.
11. Patchell RA, Tibbs PA, Walsh JW, Dempsey RJ, Maruyama Y, Kryscio RJ et al. A randomized trial of surgery in the treatment of single metastases to the brain. N Engl J Med. 1990 Feb 22;322(8):494-500.
12. Vecht CJ, Haaxma-Reiche H, Noordijk EM, Padberg GW, Voormolen JH, Hoekstra FH et al. Treatment of single brain metastasis: radiotherapy alone or combined with neurosurgery? Ann Neurol. 1993 Jun;33(6):583-90.
13. Noordijk EM, Vecht CJ, Haaxma-Reiche H, Padberg GW, Voormolen JH, Hoekstra FH et al. The choice of treatment of single brain metastasis should be based on extracranial tumor activity and age. Int J Radiat Oncol Biol Phys. 1994 Jul 1;29(4):711-7.
14. Mahajan A, Ahmed S, McAleer MF, Weinberg JS, Li J, Brown P et al. Post-operative stereotactic radiosurgery versus observation for completely resected brain metastases: a single-centre, randomised, controlled, phase 3 trial. Lancet Oncol. 2017;18(8):1040-8.
15. Weltman E, Salvajoli JV, Brandt RA, de Morais Hanriot R, Prisco FE, Cruz JC et al. Radiosurgery for brain metastases: a score index for predicting prognosis. Int J Radiat Oncol Biol Phys. 2000 Mar 15;46(5):1155-61.
16. Kaal EC, Niël CG, Vecht CJ. Therapeutic management of brain metastasis. Lancet Neurol. 2005 May 1;4(5):289-98.
17. Vecht CJ, Haaxma-Reiche H, Noordijk EM, Padberg GW, Voormolen JH, Hoekstra FH et al. Treatment of single brain metastasis: radiotherapy alone or combined with neurosurgery? Ann Neurol. 1993 Jun;33(6):583-90.
18. Lin X, DeAngelis LM. Treatment of Brain Metastases. J Clin Oncol Off J Am Soc Clin Oncol. 2015 Oct 20;33(30):3475-84.

Parte 15
Dor

Capítulo 96

Avaliação e Tratamento do Paciente com Dor

Gabriel Taricani Kubota
Manoel Jacobsen Teixeira
Daniel Ciampi Araújo de Andrade

Definições e conceitos fundamentais

De acordo com a Associação Internacional para o Estudo da Dor (IASP, na sigla em inglês), a dor é uma experiência sensitiva e emocional desagradável, associada a uma lesão tecidual real ou potencial, ou ainda descrita em termos de tais[1]. A dor pode ser classificada como aguda (ou fisiológica) e crônica.

A dor aguda é fortemente associada a um dano tecidual e tem papel adaptativo importante[2]. Ela sinaliza ao indivíduo a presença de uma lesão real ou iminente. Isso permite com que ele modifique seu comportamento de modo a evitar com que a lesão se estabeleça e/ou aumente, ou ainda de modo a permitir a recuperação do tecido comprometido. A perda da percepção da dor aguda, como ocorre em polineuropatias de fibras finas, predispõe ao surgimento de lesões importantes de pele que tardam a cicatrizar ou evoluem com complicações graves. Um exemplo frequente disso é o pé diabético que se desenvolve, em parte, pela perda da sensibilidade dolorosa protetora devido à polineuropatia relacionada a essa doença.

Por outro lado, a dor crônica é um processo patológico mal-adaptativo[2]. Apesar de ela poder surgir a partir de uma dor aguda devido a um dano tecidual, modificações tanto a nível periférico quanto central dos processos relacionados à percepção da dor permitem com que ela persista mesmo após a resolução do dano tecidual inicial[3]. De fato, na dor crônica não é infrequente a dissociação entre grau de lesão tecidual e intensidade de dor. Um exemplo ilustrativo desse conceito é a osteoartrite de joelhos. Enquanto, na prática clínica, encontram-se frequentemente indivíduos com grandes alterações radiológicas da articulação e sem queixa de dor importante, há também aqueles com alterações discretas radiológicas e dor incapacitante. O porquê de alguns indivíduos desenvolverem dor crônica e outros não ainda é motivo de debate na literatura.

Dessa forma, a diferença entre dor aguda e crônica é mais do que apenas temporal, e sim conceitual. Como o período para que haja a recuperação de um dano tecidual é muito variável, é discutível se há como estabelecer um critério temporal para distinguir a dor aguda da crônica. Ainda assim, na literatura, utilizam-se arbitrariamente os períodos de três a seis meses para definir-se uma dor como crônica[1,2].

Epidemiologia da dor crônica

A dor crônica tem prevalência variável, afeta até 28% da população geral e é uma condição altamente incapacitante, que interfere de forma significativa nas atividades diárias, nos relacionamentos e na capacidade profissional e intelectual[4]. Ela gera custos diretos e indiretos para o sistema de saúde, como perda de produtividade e aposentadoria precoce. No Brasil, conforme inquérito populacional, mais de um terço da população julga que a dor crônica compromete as tarefas habituais, e mais de três quartos a consideram limitante para atividades recreativas, relações sociais e familiares[4]. A despeito da sua importância epidemiológica e apesar dos avanços nas pesquisas que visam à compreensão dos seus mecanismos fisiopatológicos, ainda há carência de modalidades terapêuticas eficazes para o alívio da dor crônica[4].

Dentre as principais causas de anos vividos em incapacidade levantados pela OMS na população mundial, dor lombar, cefaleia tipo tensão, cervicobraquialgias e dores musculoesqueléticas encontram-se entre as dez causas mais prevalentes dentre todas as doenças reunidas.

Abordagem translacional da dor

Inicialmente, os esforços no estudo da abordagem e tratamento da dor foram voltados a patologias e contextos clínicos específicos[5]. No entanto, atualmente compreende-se que os processos responsáveis por gerar dor não são específicos a cada doença. De fato, mecanismos de dor semelhantes podem ser encontrados em doenças diversas, e frequentemente, múltiplos mecanismos diferentes podem ser encontrados em um mesmo doente[5].

Um exemplo disso é a dor pós-acidente vascular cerebral encefálico (AVE)[6,7]. Ela é uma condição frequente e presente em 11% a 55% dos pacientes que sofreram AVE. Apesar de acidentes vasculares cerebrais em tálamo, bulbo dorsolateral e opérculo parietal classicamente estarem associados ao desenvolvimento de dor neuropática central, a minoria dos portadores de dor pós-AVE apresentam dor neuropática. Grande parte desses doentes, na verdade, apresentam uma gama de condições dolorosas diversas, as quais incluem cefaleia, síndrome de dor complexa regional, dor relacionada à espasticidade e dor musculoesquelética (que compreende a síndrome dolorosa miofascial), síndrome do ombro doloroso e outras dores articulares. Em geral, há sobreposição dessas condições[6,7].

Também na Doença de Parkinson, descrevem-se quadros dolorosos de naturezas distintas. Nessa patologia, a dor é classificada em cinco grupos principais[8] – musculoesquelética, distônica, neuropática, central e acatisia. O mesmo ocorre para a dor no doente com lesão medular, seja por causa traumática ou não[9,10]. Nesses indivíduos o tipo de dor mais frequente é musculoesquelético, possivelmente secundária à sobrecarga mecânica em ombros, punhos, dorso e região lombar[9,10]. A dor neuropática de origem central surge em 40% a 50% desses pacientes, em geral no primeiro ano após a lesão[9,10]. Ademais, essa dor é heterogênea e pode ser dividida em dor no nível da lesão (secundária a alterações na própria medula e raízes nervosas) e dor abaixo do nível da lesão (relacionados à modificação da rede de processamento de dor a nível encefálico). Ainda, podem estar presentes no doente portador de mielopatia: dor por ossificação heterotópica, dor relacionada a espasmos musculares e contraturas, dor abdominal de origem visceral relacionada à constipação[9,10].

Essa perspectiva de abordagem da dor e direcionamento do seu tratamento voltado ao seu provável mecanismo ou síndrome dolorosa em questão, e não de acordo com a doença de base do indivíduo, é denominada abordagem translacional[5]. Atualmente, os mecanismos de dor (ou síndromes dolorosas) são divididas em: neuropática, nociceptiva, nocidisplástica e mista. O gerenciamento racional da dor crônica requer análise dos mecanismos prováveis de geração de dor, como guia para o tratamento. Ressalta-se que apesar de a síndrome dolorosa não definir uma causa subjacente, essa causa deve ser esclarecida sempre que possível. Neste capítulo, serão abordadas brevemente as principais síndromes dolorosas e a estratégia terapêutica direcionada a cada uma.

Síndromes dolorosas

Dor nociceptiva

A dor nociceptiva é definida pela IASP como a dor resultante de dano real ou potencial ao tecido não neural, por efeito da ativação de nociceptores, com funcionamento preservado das vias somatossensoriais[1]. O termo foi designado para contrastar o conceito de dor neuropática, na qual se observa lesão ou doença das vias somatossensoriais. Em outras palavras, a dor nociceptiva seria aquela gerada pela ativação de nociceptores periféricos por um estímulo nocivo, dado que as vias somatossensitivas periféricas e centrais estejam estrutural e funcionalmente íntegras[2].

A dor nociceptiva resulta da ativação de nociceptores (fibras A-delta e C) por estímulos nociceptivos térmicos, químicos ou mecânicos. Os nociceptores podem ser sensibilizados por estímulos químicos endógenos, tais como serotonina, substância P, bradicinina, prostaglandina e histamina[2]. A sensibilização periférica das terminações nervosas, dos gânglios da raiz do dorsal e, posteriormente, do corno posterior da medula — influenciada pelas vias descendentes do tronco cerebral — e a percepção final da dor no córtex sensitivo compõem os estágios dos mecanismos da dor nociceptiva. Entre os exemplos de dor nociceptiva, incluem-se: síndrome dolorosa miofascial, osteoartrite, tendinopatia do manguito rotador, epicondilite lateral e medial, dor visceral entre outros[2].

A estratégia de tratamento da dor nociceptiva varia de acordo com o contexto clínico. No entanto, de forma geral ela envolve o emprego de analgésicos simples (como a dipirona e o paracetamol), anti-inflamatórios não esteroidais e, em circunstâncias específicas, corticosteroides. Ainda, relaxantes musculares e antidepressivos heterocíclicos e duais podem ser associados ao tratamento. Em caso de refratariedade, o uso de opioides pode ser considerado.

Síndrome dolorosa miofascial

Como já descrito, a síndrome dolorosa miofascial (SDM) é um subtipo de dor nociceptiva circunscrita a uma região do corpo. Ela é definida como dor muscular que se origina de pontos dolorosos específicos, chamados pontos-gatilho[11,12]. Nesses pontos, foi observado que o fluído extracelular dessa região é ácido, com pH de 4 a 5, e contém acúmulo de neurotransmissores e citocinas[11,12]. Os pontos-gatilho produzem estímulos nociceptivos periféricos, capazes de induzir sensibilização central e periférica;

O diagnóstico da SDM depende da identificação do ponto-gatilho[11,12]. Esse é o ponto mais doloroso uma banda de contração muscular, tensa à palpação, presente no músculo. A reprodução da dor do paciente, ou de parte dela, através da palpação desses pontos é o aspecto mais característico da síndrome. Apesar de sua natureza localizada, a dor associada à SDM muitas vezes, a dor manifesta-se a distância. Esse fenômeno é denominado de dor miofascial referida, e é mediada por mecanismos de sensibilização central e periférica. Apesar de o diagnóstico da SDM ser clínico, as bandas de tensão podem ser visualizadas, como regiões hipoecoicas, por meio de ultrassonografia[11,12].

Os pontos-gatilho podem ser divididos em ativos e latentes. Os primeiros são os que reproduzem, à palpação, a dor familiar ao paciente. Já os segundos, apesar de poderem ser dolorosos à palpação, não causam a dor espontânea do doente. Ambos podem apresentar efeitos remotos, como a presença de dor referida. A título de exemplo, um ponto-gatilho no músculo infraespinhoso pode causar dor na região anterior do ombro e inferior do braço, simulando radiculopatia cervical, assim como um ponto no esternocleidomastóideo é capaz de causar dor na região temporal, parietal e periorbital[11,12].

Traumas, inflamações, desequilíbrios estruturais ou metabólicos podem gerar tensão da fáscia e da musculatura levar à formação de pontos-gatilho. Por outro lado, outros fatores como a espasticidade, postura não ergonômica e rigidez muscular atuam como perpetuantes de pontos-gatilhos ativos[11,12]. Alguns desses fatores são descritos na Tabela 96.1.

Tabela 96.1 – Fatores potencialmente associados à síndrome dolorosa miofascial

Fatores mecânicos	Fatores metabólicos e nutricionais
• Dismetria de membros • Escoliose • Espondilose • Osteoartrite • Estresse mecânico postural relacionado ao trabalho • Lesão por esforço repetitivo • Síndrome de hipermobilidade	• Estados hipometabólicos (ex.: hipotireoidismo) • Deficiência de ferro • Deficiência de vitamina D • Deficiência de vitamina B12

Adaptada de Gerwin RD, 2016.

É importante ressaltar que, não infrequentemente, a SDM é erroneamente diagnosticada como dor neuropática. A confusão em geral se dá porque a dor referida da SDM pode mimetizar o padrão de irradiação da dor por lesão de um tronco nervoso. Ademais, a SDM pode levar a alterações de sensibilidade locais e no território de dor referida. O diagnóstico diferencial entre essas duas síndromes pode ser feito através da reprodução da dor referida através da palpação do ponto-gatilho ativo, achado sugestivo de SDM. Ademais, enquanto na dor neuropática, há comprometimento da sensibilidade térmica e dolorosa circunscrita a um território de inervação de um tronco nervoso, na SDM a sensibilidade térmica tende a ser preservada e a área de alteração de sensibilidade pode não corresponder ao território suprido por um nervo ou raiz específicos[11,12].

Por outro lado, não é infrequente a coexistência da SDM e da dor neuropática em um mesmo quadro doloroso. A desenervação do músculo por uma lesão de estruturas nervosas pode gerar a formação de pontos gatilhos. De fato, a SDM está presente em 67,5% dos doentes com dor neuropática após AVE e em 42% dos pacientes com lesão medular de diferentes etiologias, em tratamento para dor crônica[7]. Ademais, quadros de neuralgia intercostal pós-herpética relacionam-se, ocasionalmente, a pontos-gatilho formados na musculatura intercostal, os quais cursam com dor referida ou irradiada e respondem a tratamento direcionado para dor miofascial[13].

O enfoque do tratamento da dor miofascial é multidisciplinar, com ênfase na medicina física, fisioterapia e reabilitação. Essas abordagens visam à desativação de pontos-gatilho, correção de fatores que perpetuam ou desencadeiam a dor e educação do paciente. A inativação manual e a invasiva, através de agulhamento seco ou injeção de anestésico local, são tratamentos efetivos. Relaxantes musculares, antidepressivos tricíclicos ou duais e analgésicos simples podem ser associados à abordagem multidisciplinar e terapia física, porém não substituem elas. O tratamento da SDM, além de produzir alívio da dor, pode levar à melhoria do controle postural e da mobilidade[11,12].

Os fatores predisponentes para a ativação de pontos-gatilhos e perpetuação das bandas de tensão devem ser abordados para prevenção de recorrência. Dessa forma, são indispensáveis a anamnese e exame físico cuidadosos voltados a avaliar-se a postura do doente durante o trabalho e outras atividades cotidianas, hábitos alimentares, comorbidades, qualidade do sono, transtornos do humor, sinais de sobrecarga biomecânica e de hipermobilidade.

Embora a síndrome dolorosa miofascial seja frequentemente encontrada na prática clínica, são raros os estudos que exploram o tema em associação com doenças do sistema nervoso.

Dor visceral

Apesar de não ser considerado uma síndrome dolorosa separada, a dor visceral é um quadro particular. Por um lado, um número significativo de quadros dolorosos viscerais (como a síndrome do intestino irritável, dispepsia funcional e a cistite intersticial crônica) ocorrem na ausência aparente de alterações estruturais, bioquímicas ou inflamatórias viscerais que possam justificar os sintomas. Esses quadros são, portanto, considerados como síndromes dolorosas nocidisplásticas. Por outro lado, existem dores viscerais que provêm da ativação de nociceptores localizados na cápsula das vísceras sólidas, por processos inflamatórios locais e/ou estiramento secundários a alterações anatômicas e/ou funcionais. Esse conjunto de dores viscerais são, portanto, nociceptivas. Exemplos de dores viscerais nociceptivas incluem: pancreatite crônica, colites e dores decorrentes de infiltração pelo câncer[14,16].

A dor visceral crônica usualmente se caracteriza por ser mal localizada, associada a reações autonômicas e alterações da função visceral. Pacientes apresentam baixo limiar de resposta a estímulos provocativos (cistometria, distensão da ampola retal) e queixa de aumento de sensibilidade durante funções viscerais fisiológicas. Um fenômeno frequentemente observado nas dores viscerais é a dor referida viscerosomática. Esse fenômeno é caracterizado pela percepção da dor em uma região da pele, com origem embriológica comum à víscera acometida. Esse fenômeno se dá pela convergência das vias somatossensitivas provenientes dessas duas estruturas. Nessa região, ainda, pode ocorrer fenômenos sensitivos positivos como hiperestesia e hiperalgesia[14,15,16].

O tratamento da dor visceral é, com frequência, limitado, especialmente nas síndromes nocidisplásticas, pois os mecanismos envolvidos são poucos conhecidos. Os pilares do tratamento são medidas farmacológicas, fisiátricas e psicoterapêuticas. Entre as medicações utilizadas, encontram-se opioides, anti-inflamatórios, antiespasmódicos, antidepressivos e neurolépticos[14,15,16].

Nos quadros de dor visceral nociceptiva, especialmente quando relacionadas ao câncer, as abordagens cirúrgicas são alternativas àqueles que não respondem ao tratamento medicamentoso supracitado. O tratamento cirúrgico baseia-se na instalação de sistema de infusão intratecal de fármacos ou interrupção de vias nociceptiva. A interrupção das vias nociceptivas pode ser obtido por meio da lise do plexo celíaco e neurotomia dos nervos esplâncnicos (para o tratamento da dor visceral de aorta abdominal, esôfago terminal, estômago, pâncreas, fígado e vias biliares), da rizotomia percutânea (para dor localizada na região cervical, torácica, abdominal ou pélvica), das cordotomias anterolaterais percutâneas (para dor que acomete tórax, abdômen ou pelve) e da mielotomia extraleminiscal esterotáxica cervicobulbar para o tratamento da (dor pelviperineal ou torácica bilateral)[14,15,16].

Dor neuropática

A IASP define dor neuropática (DN) como aquela causada por lesão ou doença do sistema nervoso (SN) somatossensitivo, seja a nível periférico, seja a nível central[1]. Em outras palavras, a DN resulta do comprometimento das próprias vias que devem sinalizar o estímulo doloroso ao sistema nervoso central (SNC). O termo "doença" refere-se a processos como inflamação, condições autoimunes, canalopatias, enquanto "lesão" remete a danos macroscópica ou microscopicamente identificáveis. É importante enfatizar que a definição atual de dor neuropática restringe o comprometimento ao sistema somatossensitivo e não ao sistema nervoso como um todo. Isso permite segregar dores nociceptivas decorrentes de danos em outras partes do sistema nervoso, as quais não deveriam ser confundidas com a DN, como a dor relacionada à espasticidade ou rigidez[17]. Muitas etiologias podem resultar nessa síndrome dolorosa (Tabela 96.2).

Tabela 96.2 – Causas possivelmente relacionadas à dor neuropática, subdividas em lesões centrais, periféricas e suas principais subclassificações

Causas de dor neuropática	
Sistema nervoso periférico — com distribuição predominantemente simétrica	**Sistema nervoso periférico — com distribuição predominantemente assimétrica**
• Polineuropatias – Intolerância à glicose – Diabetes – Álcool – Hipotireoidismo/hipertireoidismo – Toxicidade por fármacos – fenitoína, metronidazol, amiodarona, piridoxina, estatinas – Quimioterápicos – cisplatina, taxel (placitaxel, docitaxel), talidomida, vincristina – Carenciais – deficiência de vitamina B12, B1, cobre – Infecciosas – HIV, Hepatite C • Polirradiculoneuropatias – Polirradiculoneuropatia inflamatória desmielinizante aguda – PIDA – Síndrome de Guillain-Barré – Polirradiculoneuropatia inflamatória desmielinizante crônica – PIDC	• Mononeuropatias – Compressão – síndrome do túnel do carpo, compressão do nervo ulnar – Traumáticas • Mononeuropatias múltiplas – Hanseníase – Hepatite C – Neuropatia Hereditária Susceptível a Pressão – Síndrome de Lewis Sumner – Vasculites – LES, Síndrome de Sjögren • Plexopatias – Traumáticas – lesão e/ou avulsão de plexo braquial* – Compressivas – Síndrome de Pancoast – Plexopatia actínica
Sistema nervoso central	
• Acidente vascular encefálico • Esclerose múltipla • Neuromielite óptica • Isquemia medular • Trauma raquimedular	• Mielopatia actínica • Siringomielia • Neoplasias • Dor no membro fantasma*
Mistas (dor neuropática central e periférica)	
• Neuralgia pós-herpética* • Síndrome de dor complexa regional • Avulsão de plexo braquial	

*Nos casos de neuralgia pós-herpética, dor do membro fantasma e dor após avulsão de plexo, há componentes centrais e periféricos.

A DN, assim como os demais quadros de dor crônica, apresenta fisiopatologia complexa, e é ainda foco de pesquisa. Entre os mecanismos geradores de dor atribuídos à DN pode-se citar: presença de potenciais ectópicos por concentração anormal de canais de sódio, processo de sensibilização central e periférica e ativação patológica de células da glia[17].

Da mesma forma que para outras síndromes dolorosas, o diagnóstico da DN é clínico e depende da identificação de descritores típicos, associados a uma distribuição topográfica e achados de exame físico compatíveis com a lesão de uma estrutura nervosa. Diferentemente das outras síndromes, a DN tende a manifestar-se como dor contínua em queimação e/ou em frio doloroso, ou paroxística, usualmente como um choque ou alfinetada. Além disso, pode haver prurido ou sensações parestésicas no local da dor, como dormência e/ou formigamento[18,19].

Além dos sintomas supracitados, alguns sinais encontrados no exame físico também subsidiam esse diagnóstico. Esses achados podem ser divididos em positivos ou negativos. Os primeiros incluem: hiperalgesia (percepção aumentada da intensidade de um estímulo doloroso), hiperestesia (percepção aumentada da intensidade de um estímulo não doloroso), alodínea (dor provocada por estímulos habitualmente não dolorosos, como o toque leve de tecidos) e a disestesia (percepção anormal de um estímulo sensitivo). Já, entre os segundos, encontram-se: hipoalgesia e a hipoestesia térmica e/ou tátil. É importante considerar que apesar de a alodinia, hiperalgesia e a hiperestesia poderem estar presentes no contexto da DN, eles também podem estar presentes da dor miofascial e dor nociceptiva. No entanto, a anestesia, analgesia, hipoestesia, parestesia e hiperpatia são achados mais específicos de DN[18,19].

Também, as anormalidades tróficas (como a amiotrofia, a distrofia do tegumento, dos anexos da pele, dos ossos e das articulações) podem estar presentes nas neuropatias, através do comprometimento de produção e liberação de fatores tróficos, do imobilismo e/ou da perda de sensibilidade protetora levando a traumatismos localizados não percebidos. Esses sinais fortalecem a suspeita de uma neuropatia e aumentam a probabilidade de que o mecanismo da dor seja neuropático[18,19].

Além dos sinais e sintomas mencionados acima, a DN também tende a apresentar distribuições topográficas típicas, a depender da estrutura nervosa lesionada. Nas polineuropatias, por exemplo, a dor predomina nas extremidades distais dos membros, de forma simétrica. Nos casos de dor central, como ocorre no acidente vascular cerebral do tálamo, a dor situa-se no hemicorpo contralateral, especialmente na região perioral e na extremidade distal do membro superior. Já nas mielopatias, a dor pode ser de nível (distribuindo-se, nesse caso, de três dermátomos acima a três dermátomos abaixo do nível da lesão) ou abaixo do nível da lesão (tendo predomínio nas extremidades distais dos membros inferiores)[10,18,19].

A estratégia de tratamento da DN envolve o uso de fármacos antiepiléptico, antidepressivos heterocíclicos, antidepressivos inibidores da recaptação de serotonina e norepinefrina, opioides e toxina botulínica. Considerando que há diversos mecanismos geradores atribuídos à DN, recomenda-se a farmacoterapia combinada racional. Entre as combinações mais comumente utilizadas estão: os antidepressivos e anticonvulsivantes, antidepressivos e opioides, anticonvulsivantes e opioides. A Figura 96.1 ilustra o tratamento baseado em evidências para dor neuropática[20,21].

Apesar de a literatura inicial sobre DN ter focado na resposta à farmacoterapia de acordo com a etiologia subjacente à neuropatia, estudos mais recentes têm se voltado para uso racional dos fármacos a depender do mecanismo predominante suposto para a DN do indivíduo. De fato, aparentemente, doentes com fenotípicos clínicos distintos de DN e, portanto, com mecanismos geradores predominantes diferentes, têm benefício maior com o uso de classes de fármacos específicos[22,23,24].

Resultados de análises *post hoc* de ensaios clínicos sugerem que algumas medicações teriam eficácia variável, quando os doentes são classificados de acordo com os seus sinais e sintomas. Por exemplo, os doentes que apresentam preservação das fibras finas (isto é, ausência de hipoestesia térmica) concomitantemente à alodínea e à hiperalgesia apresentam maior resposta terapêutica com o uso de bloqueadores de canais de sódio (como a carbamazepina, lamotrigina e a lidocaína). Acredita-se que o mecanismo de DN desses indivíduos seria predominantemente relacionado com a atividade ectópica e desregulação nos canais de sódio. De fato, estudos demonstraram que pacientes que sofreram lesão medular, e que possuem alodínea e hiperpatia na maior região de dor, apresentam maior resposta positiva à lamotrigina do que aqueles sem dor evocada. Apesar de promissora, a seleção da estratégia de farmacoterapia de acordo com o fenótipo clínico do doente ainda carece de maiores estudos na literatura[22,23,24].

Por fim, deve-se lembrar que, da mesma forma que para outras síndromes de dor crônica, a abordagem da DN é multidisciplinar. O tratamento engloba o indivíduo como um todo e leva em consideração as suas comorbidades (como distúrbios do sono e transtornos do humor, com destaque para depressão e ansiedade). Ademais, além do tratamento

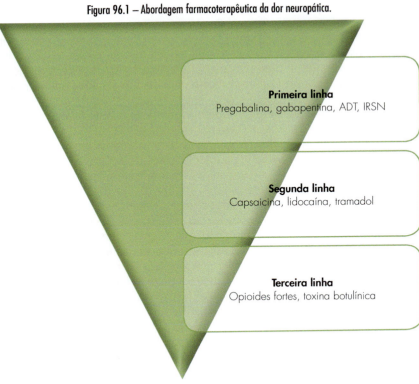

Figura 96.1 – Abordagem farmacoterapêutica da dor neuropática.

ADT: antidepressivo tricíclico; IRSN: inibidores da recaptação de serotonina e noradrenalina.
Essa ilustração foi adapada de Finnerup et al (2015). Os tratamentos tópicos com lidocaína, capsaicina e toxina botulínica são empregados para dor neuropática periférica.

farmacológico, há evidência de benefício para psicoterapia, terapia física e reabilitação e, para casos refratários, neuromodulação invasiva e não invasiva, cirurgias ablativas e infusão intratecal de drogas.

Dor nociplástica

A dor nocidisplástica ou nociplástica, de acordo com a IASP, é definida como aquela que surge da nocicepção alterada, na ausência de evidência clara de lesão tecidual real ou potencial que leve à ativação de nociceptores, ou da evidência de doença ou lesão do sistema somatossensorial[1]. Ou seja, é o conjunto de condições que não se encaixam nas definições de dor neuropática e de dor nociceptiva, e que têm em comum a ausência de lesão tecidual clara que explique a presença da dor. Esse mecanismo de dor inclui diversas doenças frequentes na prática clínica, incluindo: a enxaqueca e outras cefaleias primárias, a síndrome da ardência bucal, a síndrome do intestino irritável e a fibromialgia[25,26,27].

A fisiopatologia da dor nocidisplástica ainda é motivo de estudo na literatura. Até o presente momento não há biomarcadores que subsidiem diagnóstico, e muito menos o prognóstico, dessas condições. No entanto, alguns achados têm sido descritos nessas síndromes dolorosas, implicando o envolvimento do sistema nervoso central na sua geração. Entre esses achados, estão: alterações de parâmetros de excitabilidade cortical, epigenéticas e anormalidades estruturais em termos de substância branca e cinzenta têm sido descritas nas síndromes disfuncionais. Ainda, é descrita a associação com vários potenciais fatores desencadeantes e morbidades, como traumas, infecções, depressão, ansiedade, estressores, sedentarismo. No entanto, questiona-se se essas associações refletem de fato uma relação de causalidade com essa síndrome dolorosa, ou são apenas epifenômenos dela[25,26,27].

Como já mencionado, as síndromes dolorosas nocidisplásticas abrangem uma grande variedade de entidades clínicas. Como, por definição, não há evidências de lesões teciduais que justifiquem a dor, essas doenças são diagnosticadas pelas suas características clínicas particulares. Da mesma forma, exames complementares são frequentemente necessários para afastar a presença de outra causa subjacente que justifique o quadro doloroso[25,26,27].

Além da ausência de lesão tecidual evidente, as síndromes dolorosas nocidisplásticas também têm em comum a associação com a presença de sintomas relacionados a diversos sistemas. Por exemplo, na enxaqueca, fenômenos neurovegetativos como náuseas e vômitos, são frequentes. Também na fibromialgia, pode haver a associação com constipação, síndromes dispépticas, comprometimento cognitivo (conhecido como *fibro fog*) e sintomas urinários funcionais. Tendo isso em vista, os critérios diagnósticos para grande parte dessas doenças, também contemplam a associação com esses sintomas associados[25,26,27].

Outro fato em comum das síndromes nocidisplásticas é a frequente sobreposição dessas condições entre si. De fato, não é raro que um mesmo indivíduo seja portador de quaisquer combinações das seguintes síndromes dolorosas: enxaqueca, disfunção temporomandibular, fibromialgia, síndrome do intestino irritável, vulvodínea, síndrome da fadiga crônica, cistite intersticial, endometriose, cefaleia tensional, e lombalgia crônica. Esse fato faz levantar-se a questão de se essas síndromes compartilham de um mecanismo subjacente comum que se manifestaria de forma diferente em cada indivíduo, a depender de fatores ambientais e genéticos. Poder-se-ia supor, nesse caso, haver um espectro clínico no qual casos mais leves manifestariam uma única dessas síndromes dolorosas, enquanto os mais graves experienciariam sintomas pertinentes a várias delas[28].

A estratégia terapêutica de cada uma dessas síndromes dolorosas varia entre si. Porém, de forma geral, o uso de agentes farmacológicos com múltiplos mecanismos de ação, como os antidepressivos heterocíclicos tendem a ser amplamente utilizados nessas condições. Ademais, nessas doenças não é infrequente que a farmacoterapia isolada obtenha resultados insatisfatórios. Dessa forma, enfatiza-se a importância da associação de tratamento medicamentoso com intervenções não farmacológicas para obter maiores benefícios no alívio da dor e no ganho de funcionalidade[25,26,27].

Dor mista

A divisão das condições dolorosas em síndromes, conforme apresentado acima, é uma forma organizada e didática de abordagem clínica do doente com dor crônica. Ainda, como já mencionado, essa abordagem permite agrupar condições relacionadas a um mesmo mecanismo gerador de dor e, portanto, com maior resposta a estratégias terapêuticas em comum. Também, essa abordagem estratificada pode favorecer o direcionamento da investigação clínica, voltada a identificar o processo etiológico subjacente responsável pelo quadro de dor[5].

Entretanto, na prática clínica, não é incomum o doente com dor crônica sofrer de mais de um tipo de síndromes dolorosas. A dor lombar, por exemplo, pode ter tanto um componente nociceptivo miofascial (com presença de pontos-gatilho em músculos como o quadrado lombar, glúteos, piriforme e/ou paravertebrais), um componente nociceptivo (associado a dor ligamentar ou articular), um componente neuropático (secundária à compressão de uma raiz nervosa) e mesmo nocidisplástico (caso o doente com dor lombar também seja portador de fibromialgia, por exemplo).

A depender do contexto clínico, um desses componentes pode ser mais importante do que outros. Em portadores de lesão pós-traumática do plexo braquial com queixa de dor no ombro do membro paralisado, apesar de poder haver um componente neuropático de dor, em geral o principal mecanismo gerador dela é a SDM produzida pelas alterações biomecânicas do ombro acometido e sobrecarga sobre os grupamentos musculares desse. Por outro lado, na neuralgia pós herpética, na neuralgia do trigêmeo e na dor do membro fantasma, frequentemente, o principal mecanismo de dor relacionado é o neuropático[13]. É importante ressaltar que a participação dos diferentes mecanismos geradores de dor pode variar com o tempo. Por exemplo, na neuralgia pós-herpética, como já mencionado, é comum que o componente inicial principal da dor seja neuropático. No entanto, após a introdução de farmacoterapia para esse componente, alguns doentes podem manter queixa de dor, porém dessa vez associada a SDM proeminente, não tratada no primeiro momento.

A avaliação sistematizada da presença e importância de cada uma das síndromes dolorosas presentes num quadro de dor crônica é fundamental, pois, a partir dela é possível direcionar os esforços terapêuticos ao componente mais intenso da dor e obter melhores resultados terapêuticos[5].

Referências

1. International Association for the Study of Pain. Classification of chronic pain. Descriptions of chronic pain syndromes and definitions of pain terms. Pain Suppl. editors, Harold Merskey,
2. Teixeira MJ. Fisiopatologia da dor. In: Alves Neto O, Costa CMC, Siqueira JTT, Teixeira MJ, organizadores. Fisiopatologia da dor. Porto Alegre: Artmed; 2009. 145-175
3. Tracey I, Bushnell MC. How neuroimaging studies have challenged us to rethink: is chronic pain a disease? J Pain. 2009;10(11):1113-1120.
4. Teixeira MJ. Epidemiologia clínica da dor. In: Dor- Manual para o clínico.Ed. Atheneu 2006;1-8.
5. Breen J. Transitions in the concept of chronic pain. ANS Advances in nursing science. 2002;24(4):48-59.
6. Choi-Kwon, Choi SH, Suh M et al. Musculoskeletal and central pain at 1 year post-stroke: associated factors and impact on quality of life S. Acta Neurol Scand 2016; xx: 1-7
7. Oliveira RA, de Andrade DC, Machado AG et al. Central poststroke pain: somatosensory abnormalities and the presence of associated myofascial pain syndrome. BMC Neurol. 2012;12:89.
8. Cury, R.G., Galhardoni, R., Fonoff, E.T.et al. (2014). Effects of deep brain stimulation on pain and other nonmotor symptoms in Parkinson disease. Neurology 2014; 83: 1403-1409.
9. Finnerup NB Pain in patients with spinal cord injury Pain 2013;54: S71-S76
10. Rogano L, Teixeira MJ, Lepski G. Chronic pain after spinal cord injury: clinical characteristics. Stereotact Funct Neurosurg. 2003;81:65-69
11. Gerwin RD Myofascial Trigger Point Pain Syndromes Semin Neurol 2016;36:469-473.
12. Chen SM1, Chen JT, Kuan TS et al Myofascial trigger points in intercostal muscles secondary to herpes zoster infection of the intercostal nerve Arch Phys Med Rehabil. 1998;79(3):336-338.
13. Weiner DK, Schmader KE. Postherpetic pain: more than sensory neuralgia? Pain Med. 2006 (3):243-249.
14. Lepski G, Teixeira MJ. Dor visceral. In: Teixeira MJ. Dor— manual para o clínico. Editora Atheneu 2007.
15. Mayer EA Gupta A, Kilpatrick LA et al Imaging Brain Mechanisms in Chronic Visceral Pain Pain. 2015;156(0 1): S50-S63.
16. Schwartz ES, G. F. Gebhart Visceral Pain Curr Topics Behav Neurosci 2014; 20: 171-197
17. Baron R, Binder A, Wasner G. Neuropathic pain: diagnosis, pathophysiological mechanisms, and treatment. Lancet Neurol 2010; 9: 807-819.
18. Bouhassira D, Lantéri-Minet M, Attal N et al. Prevalence of chronic pain with neuropathic characteristics in the general populations. Pain. 2008; 127 (3);380-387.
19. Treede RD, Jensen TS, Campbell JN et al Neuropathic pain: redefinition and agrading system for clinical and research purposes. Neurology 2008;70:1630-1635.

20. Attal N, Cruccu G, Haanpaa M et al. EFNS Task Force. EFNS guidelines on pharmacological treatment of neuropathic pain. Eur J Neurol 2006; 13: 1153-1569.
21. Klit H, Finnerup NB, Jensen TS. Central post-stroke pain: clinical characteristics, pathophysiology, and management Lancet Neurol 2009; 8: 857-868
22. Baron R, Dickenson AH. Neuropathic pain: precise sensory profiling improves treatment and calls for back-translation. Pain. 2014;155(11):2215-2217.
23. Demant DT, Lund K, Vollert J et al. The effect of oxcarbazepine in peripheral neuropathic pain depends on pain phenotype: a randomised, double-blind, placebo-controlled phenotype-stratified study. Pain. 2014;155(11):2263-73.
24. Demant DT Lund K, Finnerup NB et al. Pain relief with lidocaine 5% patch in localized peripheral neuropathic pain in relation to pain phenotype: a randomised, double-blind, and placebo-controlled, phenotype panel study Pain. 2015;156(11):2234-2244.
25. de Andrade DC, Maschietto M, Galhardoni R et al. Epigenetics insights into chronic pain: DNA hypomethylation in fibromyalgia-a controlled pilot-study. Pain. 2017 Jun 15. No prelo.
26. Mhalla A, de Andrade DC, Baudic S et al. Alteration of cortical excitability in patients with fibromyalgia.Pain 2010;149: 495-500. N. Bogduk. – Segunda Edição 2002.
27. Primary headaches: dysfunctional pains Cefaleias primárias: dores disfuncionais Speciali JG, Fleming NRMP, Ida Fortini I Rev Dor. São Paulo, 2016;17(Suppl 1):72-74
28. Stuginski-Barbosa J, F Dach F, Speciali JG. Relação entre cefaleia primária e fibromialgia: revisão de literatura Rev. bras. reumatol 47 (2), 114-120.

Parte 16

Miscelânea

Capítulo 97
Cuidados Paliativos em Neurologia

Laura Cardia Gomes Lopes
Sergio Seiki

Introdução

De acordo com a Organização Mundial de Saúde (OMS)[1], o cuidado paliativo é uma abordagem que melhora a qualidade de vida de pacientes (adultos e crianças) e de seus familiares que enfrentam problemas associados a doenças que ameaçam a vida. Atua na prevenção e no alívio do sofrimento através da identificação precoce, avaliação correta e tratamento da dor e outros problemas físicos, psicossociais ou espirituais.

Nos últimos anos, atenção especial tem sido dispensada à intervenção precoce do Cuidado Paliativo, ao mesmo tempo em que tratamento modificador é realizado, no contexto de doenças graves e progressivas, com evidências de aumento da qualidade de vida, maior sobrevida, melhora no controle de sintomas e aumento da satisfação do cuidador[2].

Em neurologia, existe uma ampla gama de doenças progressivas e incuráveis, que ameaçam a continuidade da vida e causam grande sofrimento ao paciente e a seus familiares. Assim, a consciência da necessidade de Cuidados Paliativos para doenças neurológicas progressivas vem crescendo, com recomendações das principais entidades relacionadas a integração precoce, treinamento de neurologistas e capacitação em habilidades de comunicação[2].

Por estes motivos, a medicina paliativa tem sido considerada uma subespecialidade emergente na neurologia[2,3], além de enfatizada pela Academia Americana de Neurologia que este conhecimento deve fazer parte da formação do neurologista, uma vez que muitos pacientes com doenças neurológicas morrem após um curso prolongado de doença, durante a qual este foi o principal médico a fornecer os devidos cuidados e auxiliar na tomada de decisões.

O respeito a autonomia do indivíduo deve prevalecer no processo de planejamento de cuidados, levando em consideração um equilíbrio entre o conhecimento técnico de cada doença e os valores de vida do paciente em questão.

Para que este conhecimento específico alcance a maioria dos neurologistas, vem sendo proposto o ensino de cuidados paliativos de nível primário[4] para médicos residentes, consistindo em técnicas de comunicação de más notícias, capacidade de estimar prognóstico e controlar sintomas visando desenvolver metas adequadas de cuidados. Quando em fase avançada de doença, na qual os sintomas e intercorrências se tornam frequentes e complexos, uma equipe especializada deve ser acionada.

Indicações de cuidados paliativos neurológicos

Uma das questões centrais se relaciona ao momento mais adequado para a abordagem de uma equipe multidisciplinar especializada em Cuidados Paliativos. A grande variabilidade no curso das diferentes doenças neurológicas, com evoluções que podem variar de dias a anos (Tabela 97.1), dificulta a percepção de benefício por parte dos profissionais de saúde, uma vez que muitos associam o Cuidado Paliativo apenas com o cuidado de fim de vida.

Tabela 97.1 – Mostra exemplos de doenças com possibilidade de indicação de cuidados paliativos

Início rápido e com piora progressiva
• Acidente vascular cerebral (AVC)   • Hemorragia subaracnóidea (HSA)   • Encefalite ou meningite
Início lento com piora progressiva
• Esclerose lateral amiotrófica (ELA)   • Neoplasia primária SNC de evolução desfavorável (ex.: glioblastoma multiforme)   • Doença de Huntington   • Distrofias musculares   • Esclerose múltipla   • Demência   • Doença de Parkinson
Lesões cerebrais sequelares
• Estado vegetativo (ex.: pós-anoxia, pós-trauma)

Habilidades de comunicação

A comunicação na área da saúde é reconhecida há tempos como necessária na educação médica e representa um pilar importante dentro das boas práticas do cuidado, com a necessidade de diálogos francos e honestos com os pacientes e/ou familiares, com peso importante nos momentos críticos do processo de adoecimento, mas de preferência o mais precoce possível, quando esta evolução é previsível[5].

Existem protocolos especificamente criados para auxiliar no processo de comunicação (Tabela 97.2). Eles podem servir como apoio durante conversas mais difíceis, porém o treinamento constante, seja em situações reais ou em atividades de educação, é essencial para a maturidade e confiança da comunicação. Trata-se de uma habilidade que todo profissional que lida com doenças graves deve dominar.

Nos cuidados paliativos neurológicos, mais do que em outras doenças, é fundamental a reavaliação contínua da evolução clínica e neurológica, permitindo comunicação constante com a família sobre cada decisão tomada, alinhando expectativas de estudos populacionais ao caso clínico individual. Dessa maneira, podemos com mais clareza identificar o momento de limitar ou suspender medidas que, dentro dos valores conhecidos do paciente, já não representam condutas compatíveis com uma qualidade de vida aceitável.

Acidente vascular cerebral

Prognóstico

Estimar o prognóstico e comunicar adequadamente à família de pacientes com AVC é fundamental para a tomada de decisões. Como o primeiro atendimento é usualmente realizado na unidade de emergência, recomenda-se que todos os profissionais deste cenário tenham conhecimento e treinamento em cuidados paliativos neurológicos primários[3,4].

Tabela 97.2 – Protocolo SPIKES para auxílio na comunicação de más notícias[6]

S	Setting up	*Preparando-se* para o encontro. Escolha o local, de preferência onde haja privacidade e acomodações para sentar-se. Reserve tempo para a conversa.
P	Perception	*Percebendo* o paciente. Utilize perguntas abertas: o que você sabe sobre sua doença (ou de seu familiar)? O que você teme sobre sua condição? Atente para os sinais não verbais durante as respostas e identifique sinais de ansiedade ou sofrimento exacerbado.
I	Invitation	*Convidando* para o diálogo. Apesar da maioria dos pacientes desejarem saber todas as informações sobre a doença, alguns podem não querer saber. Você gostaria de conversar sobre os detalhes da sua doença?
K	Knowledge	*Transmitindo informações*. Informe com tom de voz suave, utilizando vocabulário adequado a compreensão. Seja claro e faça pausas para que o paciente tenha oportunidade para falar. Valide a compreensão fazendo perguntas curtas.
E	Emotions	*Expressando emoções*. Identifique e nomeie as emoções que o paciente apresenta, verbalize disponibilidade para ouvi-lo.
S	Strategy and Summary	*Resumindo e organizando estratégias*. Resuma o que foi falado até agora, pergunte se o paciente está pronto para discutir os próximos passos. Fale sobre a possibilidade de tratamento e o prognostico, estabeleça metas de curto e médio prazo e as ações para atingi-las, verbalize a disponibilidade para o cuidado e o não abandono.

Prognosticar um paciente com AVC é importante para que a equipe de saúde tenha informações sobre risco de morte, riscos relacionados a procedimentos invasivos (p. ex.: craniectomia), e a quais sequelas o paciente poderá ser exposto caso sobreviva à fase aguda. Com tais informações é possível se comunicar de maneira mais adequada com a família e o responsável legal do paciente (caso este não tenha condições de se expressar), a fim de se chegar na melhor decisão.

Existem escalas e escores que indicam critérios de mau prognóstico no AVC[7,8], mas é importante ressaltar que elas estimam a chance de sobrevida e de sequelas graves, porém não devem ser usados isoladamente para a tomada de decisões evitando que ocorra um "viés de retirada" ou "profecia autocumprida"[4].

Via de regra, para se estabelecer prognóstico em doenças neurológicas agudas como o AVC é necessário levar em consideração fatores prévios ao insulto agudo além do tipo e extensão do AVC (Tabela 97.3). Os dados relacionados ao paciente devem ser colhidos o mais rápido possível através de conversa com os familiares ou cuidadores ainda no cenário de emergência.

Outro grande desafio, além de estimar o prognóstico, é encaixar cada desfecho dentro dos valores de vida e dignidade de um indivíduo único. Por exemplo, o peso de uma vida de total dependência pode ser diferente para indivíduos distintos, podendo ser aceitável para um, enquanto para outro seria intolerável.

Em cuidados paliativos, muitas vezes é necessário se estabelecer objetivos do tratamento com o paciente em relação a utilização ou não de medidas invasivas como intubação orotraqueal ou reanimação cardíaca. Entretanto, é comum que não exista essa conversa previamente nos casos de pacientes com AVC agudo, exceto em situações que o paciente já tinha comorbidades graves ou AVCs prévios e esse tema já tinha sido abordado.

Devido a imprevisibilidade do AVC e devido ao fato do paciente muitas vezes chegar no pronto socorro com comprometimento respiratório e indicação de intubação, em torno de 1 a cada 15 pacientes com AVC é submetido a ventilação mecânica na admissão[4], sendo mais frequente em pacientes com AVC hemorrágico (AVCh)[9]. A mortalidade desses indivíduos varia

Tabela 97.3 – Fatores que configuram pior prognóstico no paciente com AVC

Relacionados ao próprio AVC	Relacionados ao paciente
• AVC isquêmico (AVCi) de artéria basilar que se apresenta com coma e apneia • AVCi maligno de artéria cerebral media • Hemorragia intraparenquimatosa: levar em conta o tamanho do hematoma, se há inundação ventricular e origem infratentorial 1. HSA: levar em conta o tamanho do aneurisma, sua localização, volume de sangramento e complicações tardias como ressangramento e vasospasmo. • Pior escore na escala de NIHSS[7]	• Idade avançada • Capacidade funcional previa comprometida (ex.: escala de Rankin ≥ 3) • Comprometimento nutricional (caquexia, perda de peso não intencional de mais de 10% do peso nos últimos 6 meses, hipoalbuminemia) • Comorbidades (ex.: ICC, FA, lesão cerebral previa, lesão renal em dialise, câncer, IAM prévio) • Infecções de repetição

nos estudos de 46 a 75%. A ventilação invasiva prolongada está associada a pior prognóstico, principalmente em pacientes com mais de 60 anos, pior nível de consciência na admissão (escala de coma de glasgow < 10) e pacientes com lesão cerebral preexistente. Existem poucos dados em relação ao prognostico e sequelas nesses pacientes que sobreviveram a ventilação mecânica (VM) prolongada após AVC.

No caso de não ser indicada a VM (após decisão compartilhada da equipe e dos familiares ou em caso de diretiva prévia do paciente), é fundamental que seja realizado acompanhamento com equipe de cuidados paliativos. Deve ocorrer um controle impecável dos principais sintomas que ocorrem em situações como esta (dispneia, ansiedade, dor) e um acompanhamento psicológico da família.

Principais sintomas associados

O olhar atento para identificar a presença de sofrimento em todas as esferas (física, psíquica, social, espiritual) deve sempre estar presente. O fato do paciente ser submetido a tratamento intensivo com medidas invasivas não exclui esse olhar que busca prevenir e aliviar sintomas, pois eles devem ocorrer concomitantemente.

Após a fase aguda, alguns pacientes, muitas vezes portadores de sequelas, podem apresentar sintomas que são responsáveis por um impacto negativo na qualidade de vida. Os principais sintomas são apresentados na Tabela 97.4.

Limitação de terapias artificiais de manutenção da vida

Em boa parte dos doentes que morrem de AVC isso ocorre após suspensão ou limitação de terapias modificadoras de doença tanto na fase aguda quando após longo tempo de internação devido a intercorrências clínicas/infecciosas. Estes pacientes estão em risco de desenvolver sintomas graves como dor, dispneia, agitação ou delirium de fase final de vida. Eles requerem uma avaliação continua e muito atenta da equipe de cuidados paliativos para identificar e tratar qualquer sinal de sofrimento, incluindo sinais indiretos como aumento de frequência respiratória ou da frequência cardíaca, presença de tensão muscular, fáceis de dor e careteamento. A abordagem inicial é preferencialmente com medicações de horário sendo escalonadas de acordo com a necessidade. As medicações mais frequentemente utilizadas são os opioides (p. ex.: morfina) e os benzodiazepínicos (p. ex.: Midazolam). É necessário preparar os familiares e explicar quais são os sinais de sintomas do paciente em fase final de vida (diminuição de ingesta hídrica e alimentar, respiração ruidosa ou "sororoca", diminuição do nível de consciência, agitação, mudança do padrão respiratório). Nem sempre esses sintomas são visíveis, isso irá depender por exemplo da gravidade dos sintomas neurológicos e se o paciente está ou não intubado.

Nos casos de sintomas refratários pode ser indicada a sedação paliativa que deve preferencialmente ser feita por equipe de cuidados paliativos.

Tabela 97.4 – Sintomas frequentes no paciente pós-AVC

- **Dor central pós-AVC:** ocorre em 1 a 12%. Dor crônica nas áreas do corpo que perderam parte de sua inervação sensitiva
- **Ombro doloroso:** em 50% dos pacientes que evoluem com sequela de hemiparesia
- **Espasticidade:** sintomática em 1/3 dos pacientes com AVC
- **Fadiga:** presente 50% após 1 ano do evento
- **Incontinência urinária:** 20% persistem com incontinência urinaria após 6 meses do AVC
- **Disfunção sexual:** importante declínio na atividade sexual após o 1º AVC mesmo que o paciente tenha sequelas mínimas. Tem múltiplas causas. Segurança e eficácia do uso de Sildenafil: estudo com 12 pacientes sugere que seja seguro
- **Depressão:** em pelo menos um terço dos pacientes pós-AVC é subdiagnosticado e subtratado
- **Ansiedade:** aproximadamente 20% dos pacientes apresentam, nos primeiros 3 anos pós-AVC, transtorno de ansiedade generalizada

Esclerose lateral amiotrófica

Apesar de vários esforços recentes para controlar a progressão da ELA, o tratamento médico ainda está centrado principalmente no controle sintomático que objetiva diminuição da velocidade de progressão dos sintomas, prevenção de complicações, medidas de conforto e qualidade de vida.

Já foi demonstrado que o seguimento desses pacientes por uma equipe especializada e multidisciplinar foi capaz de melhorar qualidade de vida e prolongar a sobrevida[10]. O único medicamento aprovado no Brasil para a doença é o Riluzol, entretanto ele prolonga o tempo de vida do paciente quando ele já está na fase mais avançada da doença (fase 4), com mais limitações funcionais[11].

As técnicas de comunicação para criação de um bom vinculo médico-paciente-família, devem ser utilizadas desde a primeira conversa, em que será dada a confirmação desse diagnóstico para o paciente. É preferível que o prognostico seja comunicado ao longo das consultas de acordo com a velocidade de progressão da doença e com a identificação dos critérios de mau prognostico, principalmente a queda da função ventilatória.

Critérios prognósticos

» Função Ventilatória: distúrbio ventilatório restritivo com capacidade vital forçada (CVF) < 50%[12].
» Tipo de DNM: os doentes com a forma Bulbar tem pior prognostico[13].
» Idade: a doença progride mais rápido quanto maior a idade do doente.
» Velocidade de queda da funcionalidade (escala ALSFRS-R) que deve ser aplicada periodicamente.
» Comprometimento nutricional: As perdas de mais de 10% do peso corpóreo com queda rápida do IMC no início dos sintomas são associadas a pior prognóstico.
» Complicações clínicas: Pneumonia aspirativa recorrente; Infecção do trato urinário superior; Sepse; Febre recorrente após a terapia antibiótica.

Aspectos nutricionais

É recomendado avaliação da disfagia por um fonoaudiólogo a cada 3 meses e o paciente deve ser pesado em todas as consultas. Se for detectado que o paciente apresenta disfagia leve, o tratamento inicial consiste em orientação e mudança da consistência dos alimentos. A colocação de gastrostomia deve ser indicada e discutida com o paciente se ele continuar apresentando perda de peso ou desidratação ou broncoaspiração apesar das orientações clinicas[10].

A colocação da gastrostomia é considerada segura quando o paciente ainda apresenta CVF > 50%, por técnica endoscópica, com sedação. A gastrostomia deve ser considerada com objetivo de manter e estabilizar o peso do paciente e também existem evidencias de aumento de sobrevida se for realizada precocemente14. Entretanto não há evidência de melhora da qualidade de vida.

Comunicação

A perda da habilidade de comunicação em um paciente com cognição preservada é uma das situações que mais comprometem qualidade de vida e predispõe a ansiedade/depressão.

A intervenção da fala deve se concentrar em aprender a economizar energia para tarefas de fala prioritárias e descansar frequentemente para reduzir a fadiga em vez de aumentar o esforço com exercícios de fala. Os doentes devem aprender a evitar situações adversas de fala/audição, silenciando a televisão, convidando as pessoas a falar com elas em um lugar calmo e não em uma sala lotada, e usando amplificação de voz ao falar em ambientes ruidosos. À medida que o discurso se torna difícil de entender, muitos doentes complementam seu discurso identificando a primeira letra de cada palavra em uma placa de alfabeto ou identificando o tópico em uma placa de comunicação.

Talvez o avanço mais significativo na tecnologia de acesso tenha ocorrido com a disponibilidade de sistemas de rastreamento ocular para permitir que o controle do cursor com o movimento dos olhos acesse dispositivos de alta tecnologia.

Ventilação

A fraqueza na musculatura respiratória geralmente ocorre na fase final da ELA, e a detecção precoce é importante tanto para discussão de diretivas antecipadas de vontade quanto para manejo do sintoma de dispneia.

A ventilação não invasiva (VNI) é indicada na ELA quando há insuficiência respiratória com objetivo de aumentar a sobrevida e diminuir a velocidade de queda da CVF[10]. Em um estudo randomizado controlado os pacientes que usaram a VNI tiveram benefício de aumento médio de sobrevida de 205 dias[15]. Também existem evidências de aumento de qualidade de vida com melhora dos sintomas de perda de energia, falta de ar, sonolência diurna, depressão e qualidade do sono. O fluxograma abaixo mostra a recomendação de como deve ser feita a avaliação ventilatória (Figura 97.1).

Sintomas "não motores"

Além dos sintomas relacionados diretamente a degeneração do neurônio motor, outros sintomas também são comuns nesses doentes e devem ser abordados objetivando melhor qualidade de vida possível (Tabela 97.5).

Fase final de vida

A maioria dos portadores de ELA morrem em decorrência de falência ventilatória, que ocorre em média após 3 a 5 anos do início dos sintomas motores. Os doentes geralmente sabem que estão próximos de morrer mesmo que não seja conversado abertamente sobre isso, e os sintomas de ansiedade e depressão podem se agravar.

Figura 97.1 – Fluxograma da avaliação de suporte ventilatório em paciente com ELA.

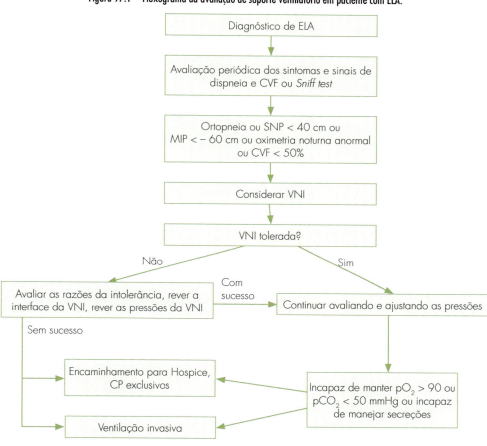

CVF = capacidade vital forçada. MIP = maximal inspiratory pressure. Oximetria noturna anormal: queda da saturação abaixo de 90% por mais de 1 minuto consecutivo. SNP = sniff nasal pressure. VNI: ventilação não invasiva.

Apesar dos pacientes terem medo de falecer em decorrência de um engasgo, essa ocorrência é rara. O suicídio como causa registrada de óbito também é raro em pacientes com ELA.

Resultados de estudos da Alemanha e do Reino Unido mostraram que entre 88% e 98% dos pacientes com ELA morrem em paz. Dos que morreram em sofrimento, sintomas mal controlados incluíram tosse como resultado de congestão das vias aéreas por muco, dor, dificuldades respiratórias, insônia e inquietação, ansiedade e medo. A preferência da maioria das pessoas é morrer em sua própria casa; no entanto, o sofrimento do paciente e a sobrecarga do cuidador podem levar à necessidade de serviços de cuidados paliativos ou *hospices*[16].

Discussões e tomada de decisão sobre o fim da vida geralmente abordam as preferências para o controle de sintomas, e nos estágios finais, suporte nutricional e respiratório, incluindo inserção de gastrostomia, VNI, ventilação mecânica invasiva. Tais práticas são muitas vezes adiadas ou só ocorrem numa situação de piora clínica pela ocorrência de complicações potencialmente fatais. Pacientes com ELA geralmente desejam uma oportunidade de discutir questões do fim da vida com seu médico[16]. No entanto, as discussões sobre cuidados de final

Tabela 97.5 – Principais sintomas "não motores" relacionados à ELA e os tratamentos recomendados

Dor	Sialorreia
• Analgésicos/anti-inflamatórios • Relaxantes musculares (baclofeno) • Opioides • Mobilização passiva/massagem de conforto • Colchão ou almofada especial para aliviar pontos de pressão	• Antidepressivos tricíclicos (ex.: amitriptilina) • Anticolinérgicos • Toxina botulínica em glândulas salivares • Aspirador mecânico de secreções
Espasticidade	**Depressão e ansiedade**
• Fisioterapia • Relaxantes musculares (baclofeno, tizanidina) • Benzodiazepínicos	• Acompanhamento com psicologia • Antidepressivos • Benzodiazepínicos
Câimbras	**Distúrbios do sono**
• Fisioterapia • Massagens • Relaxante muscular • Carbamazepina/Fenitoína	• Procurar e tratar uma causa subjacente, principalmente distúrbio ventilatório restritivo com indicação de ventilação não invasiva • Benzodiazepínicos • Zolpidem • Antidepressivos tricíclicos
Labilidade emocional	**Constipação intestinal**
• Orientar os pacientes e cuidadores sobre o sintoma • Antidepressivos • Dopaminérgicos • Associação de dextrometorfano com quinidina (não disponível no Brasil)	• Mudanças na dieta • Aumentar ingesta hídrica • Uso de laxantes

de vida nunca são fáceis. Médicos com capacitação em cuidados paliativos e em técnicas de comunicação de más notícias são mais propensos a ter essas conversas em momento mais precoce e oportuno com seus pacientes.

Demências

Introdução

A demência engloba um grupo de doenças representadas pela Doença de Alzheimer (60 a 70% dos casos), seguidas pela Demência Vascular, Demência por Corpúsculos de Lewy e o grupo de demências ligada a Demência Frontotemporal. Em 2015, cerca de 47 milhões de pessoas foram afetadas pela doença, com projeções de 75 milhões em 2030 e 132 milhões em 2050[17].

A demência avançada apresenta características semelhantes ao *Global Deterioration Scale* (GDS) estágio 7, incluindo incapacidades importantes, como déficits profundos de memória (não reconhecer familiares), habilidades verbais mínimas, impossibilidade de deambular e de realizar atividades básicas de vida diária, além de incontinências urinária e fecal[18]. O reconhecimento da demência como doença terminal é recente, e os pacientes que se encontram em quadros avançados não recebem o Cuidado Paliativo adequado, levando a um prolongamento da fase final de vida, muitas vezes com sintomas não controlados (como dor, dispneia, constipação, agitação), em um momento de total dependência e quando já não são mais capazes de participar da tomada de decisões.

Processo tomada de decisão

O pilar central relacionado a abordagem do paciente com demência é o planejamento de cuidados[18], embasado na educação dos cuidadores a respeito da trajetória da doença e no conhecimento dos valores do paciente, seja através de diretivas antecipadas de vontade ou pelo auxílio de seus representantes, alinhado ao que se define como sendo de maior interesse ao paciente, tornando concreta a escolha melhores tratamentos de acordo com os objetivos do cuidado estabelecidos. Decisões relacionadas a medidas invasivas de suporte de vida, desejo de não hospitalização, uso de sondas de alimentação devem ser definidas preferencialmente antes de acontecimentos agudos que exijam definições imediatas, causando menos angústia aos familiares, assim como aos profissionais de saúde responsáveis pelo paciente.

Prognóstico

O prognóstico no contexto da demência é complexo, apresentando uma grande variabilidade de sobrevida mediana, quando se compara a outras doenças[19]. Sua evolução se caracteriza pela deterioração clínica progressiva (queda de funcionalidade, incontinência dupla, perda ponderal, surgimento de lesões por pressão, albumina baixa) associada a diversos períodos críticos de intercorrências clínicas (principalmente infecções respiratórias ou urinárias de repetição), muitas delas com necessidade de hospitalização, podendo ser comparada a evolução da doença pulmonar obstrutiva crônica (DPOC), por exemplo. Apesar de dificilmente ser possível afirmar quando ocorrerá a intercorrência que acarretará o óbito do paciente, sabe-se que o aumento da frequência destes eventos tem correlação com tempo de sobrevida.

O National Hospice Organization descreveu a associação da reconhecida escala *Functional Assessment Stage* (FAST) com uma lista específica de comorbidades como ferramenta prognóstica para mortalidade em 6 meses (Tabela 97.6), muito embora existam críticas para o seu uso, não havendo um modelo considerado padrão ouro até o momento.

Tabela 97.6 – *Guidelines* para estimar prognóstico menor que seis meses no paciente com demência[18]

Paciente deve preencher os dois critérios abaixo:
1. Escala FAST igual ou acima do estagio 7c, **e** apresentar todas as características do estágio 6a ao 7c (dependente para atividades básicas de vida diária, incontinência urinaria e fecal, incapaz para andar de forma independente)
2. Ter apresentado pelo menos uma das complicações clínicas abaixo no último ano: • Pneumonia aspirativa • Pielonefrite, ou outra infecção do trato urinário alto • Ulceras por pressão múltiplas, no estágio 3 ou 4 • Febre recorrente após uso de antibioticoterapia • Alterações nutricionais, definido como ingesta alimentar ou hídrica insuficiente para manutenção da vida (ex.: pacientes em uso de SNE ou gastrostomia, perda de mais de 10% do peso nos últimos 6 meses, ou albumina sérica < 2,5 g/dL)

Manutenção ou suspensão de medicamentos

Alguns estudos avaliando pacientes com limitada expectativa de vida, apesar da população não ser composta exclusivamente de pacientes com demências, têm demonstrado que o uso de muitos medicamentos no fim de vida é inapropriado, podendo estes estar expostos a fármacos cujos efeitos benéficos já não sejam claros, com maior risco de efeitos adversos[20].

Os medicamentos de uso habitual devem estar alinhados com os objetivos do cuidado, e os fármacos de benefício questionável devem ser descontinuados. Dentre os medicamentos mais comumente prescritos e que necessitam de avaliação crítica no seu uso, podem ser citados os inibidores da colinesterase, a memantina e as estatinas[18].

Alterações relacionadas a alimentação

As alterações relacionadas a alimentação oral são complicações frequentes na demência avançada[20]. A exclusão de causas possivelmente reversíveis, como por exemplo causas dentárias, xerostomia, efeitos colaterais de medicamentos ou náuseas devem sempre ser pesquisadas e tratadas, com nova reavaliação após. Por muitas vezes se apresentar como consequência da progressão do quadro de base, decisões devem ser realizadas de acordo com as evidências existentes[18].

Apesar de não haver estudos controlados e randomizados, os estudos observacionais existentes na literatura não apresentam evidência de que, em pacientes com demência avançada, a alimentação por sonda é superior a alimentação manual cuidadosa por via oral em desfechos como sobrevida, pneumonia aspirativa, funcionalidade ou estado nutricional[21].

Outra questão importante é a exposição a riscos relacionados a determinadas escolhas. A presença de sonda nasoenteral (SNE) ou de gastrostomia frequentemente representa justificativa para contenção mecânica e/ou química, elevando a incidência de agitação e podendo causar lesões por pressão ou dificultar a melhora daquelas já existentes. Outras possíveis consequências incluem complicações locais como lesões de rinofaringe, esôfago, no caso da SNE, ou de pele e subcutânea, no caso de sonda de gastrostomia.

Fatores ligados a papel social da alimentação, crenças e questões culturais devem ser respeitadas e levadas em consideração no processo de tomada de decisões[21]. Treinamento em técnicas de comunicação é de extrema importância neste momento, para adequado acolhimento do sofrimento do familiar que vivencia tal experiência, escuta relacionada aos motivos pelos quais a alteração alimentar causa angústia e dor, seguida do fornecimento de informações a respeito dos riscos e benefícios envolvidos.

Pela ausência de trabalhos com qualidade, além dos aspectos éticos envolvidos em se realizar estudos controlados e randomizados sem levar em consideração a autonomia do paciente e a visão dos familiares, algumas entidades, como a *Royal College of Physicians* e a *British Society of Gastroenterologists*[22], são cuidadosos em afirmar que os estudos atuais não provam que a gastrostomia nunca deve ser indicada no contexto da demência, mas mostram que sua indicação deve ser muito rara. Como consequência, alguns pontos específicos devem ser apontados como exemplos de boas práticas (vide Tabela 97.7).

Tabela 97.7 – Boas práticas no contexto de vias de nutrição e demência

- Precocemente, discutir sobre futuros problemas relacionados a alimentação e deglutição, além de educação relacionada a nutrição artificial, para documentação de desejos pessoais.
- Avaliação médica especializada em suporte nutricional e fonoaudiológica antes da admissão em instituições de longa permanência.
- A adaptação de consistência de dieta e fluidos, em casos de alterações na deglutição, como por exemplo espessamento de líquidos, pode tornar a alimentação possível, além de preservar a qualidade de vida, sendo opção preferível, quando comparado a dieta via sonda.
- Avaliação contínua e suporte de nutrição oral e hidratação com modificação progressiva da dieta em direção a alimentos pastosa e líquidos espessados.

Principais sintomas associados

A fase final de vida nos pacientes portadores de demência pode ocorrer com o surgimento de sintomas que causam desconforto e pioram a qualidade de vida. Um estudo holandês[23] detectou, através de entrevistas com familiares de pacientes com demência falecidos em instituições de longa permanência, sendo os principais sintomas relatados no final de vida foram dor (52%), agitação (35%) e desconforto respiratório (32%). Os medicamentos opioides foram os mais utilizados para controle de dor e dispneia, e o ansiolíticos para quadros de agitação.

O treinamento dos profissionais para detectar alterações de sinais vitais e comportamentais (face, posturas antálgicas, reações de defesa, inquietude, irritabilidade) relacionados a dor, associar ao estado clínico e elaborar hipóteses causais possíveis é fundamental para se alcançar a melhor conduta farmacológica e não farmacológica. Do mesmo modo, habilidades para detecção de causas de agitação (dor, delirium, constipação, retenção urinária) e para dispneia (infecções, comorbidades como DPOC ou insuficiência cardíaca) são importantes no sentido de realizar um tratamento para uma causa reversível ou priorizar o controle de sintoma.

Referências

1. World Health Organization. Palliative care [Internet]. Available from: http://www.who.int/mediacentre/factsheets/fs402/en/
2. The Lancet Neurology Editorial. Integrating palliative care into neurological practice. Lancet Neurol. Elsevier Ltd; 2017;16(7):489.
3. Dallara A, Tolchin DW. Emerging subspecialties in neurology: Palliative care. Neurology. 2014;82(7):640-2.
4. Holloway RG, Arnold RM, Creutzfeldt CJ, Lewis EF, Lutz BJ, McCann RM et al. Palliative and end-of-life care in stroke: A statement for healthcare professionals from the American heart association/american stroke association. Vol. 45, Stroke. 2014. 1887-1916 p.
5. Brighton LJ, Bristowe K. Communication in palliative care: Talking about the end of life, before the end of life. Postgrad Med J. 2016;92(1090):466-70.
6. Baile WF. SPIKES--A Six-Step Protocol for Delivering Bad News: Application to the Patient with Cancer. Oncologist [Internet]. 2000;5(4):302-11. Available from: http://theoncologist.alphamedpress.org/cgi/doi/10.1634/theoncologist.5-4-302
7. Nedeltchev K, Renz N, Karameshev A, Haefeli T, Brekenfeld C, Meier N et al. Predictors of early mortality after acute ischaemic stroke. Swiss Med Wkly. 2010;140(17-18):254-9.
8. Saposnik G, Kapral MK, Liu Y, Hall R, O'Donnell M, Raptis S et al. IScore: A risk score to predict death early after hospitalization for an acute ischemic stroke. Circulation. 2011;123(7):739-49.
9. Huttner HB, Kohrmann M, Berger C, Georgiadis D, Schwab S. Predictive factors for tracheostomy in neurocritical care patients with spontaneous supratentorial hemorrhage. Cerebrovasc Dis. 2006;21(3):159-65.
10. Miller RG, Jackson CE, Kasarskis EJ, England JD, Forshew D, Johnston W et al. Practice parameter update: the care of the patient with amyotrophic lateral sclerosis: multidisciplinary care, symptom management, and cognitive/behavioral impairment (an evidence-based review): report of the Quality Standards Subcommittee of the American. Neurology. 2009;73(15):1227-33.
11. Fang T, Al Khleifat A, Meurgey JH, Jones A, Leigh PN, Bensimon G et al. Stage at which riluzole treatment prolongs survival in patients with amyotrophic lateral sclerosis: A retrospective analysis of data from a dose-ranging study. Lancet Neurol [Internet]. The Author(s). Published by Elsevier Ltd. This is an Open Access article under the CC BY 4.0 license; 2018;4422(18):1-7. Available from: http://dx.doi.org/10.1016/S1474-4422(18)30054-1
12. Czaplinski A, Yen AA, Appel SH. Forced vital capacity (FVC) as an indicator of survival and disease progression in an ALS clinic population. J Neurol Neurosurg Psychiatry. 2006;77(3):390-2.
13. Swinnen B, Robberecht W. The phenotypic variability of amyotrophic lateral sclerosis. Nat Rev Neurol. 2014;10(11):661-70.
14. Group PS. Gastrostomy in patients with amyotrophic lateral sclerosis (ProGas): a prospective cohort study. Lancet Neurol [Internet]. ProGas Study Group. Open Access article distributed under the terms of CC BY; 2015;14(7):702-9. Available from: http://linkinghub.elsevier.com/retrieve/pii/S1474442215001040.

15. Bourke SC, Tomlinson M, Williams TL, Bullock RE, Shaw PJ, Gibson GJ. Effects of non-invasive ventilation on survival and quality of life in patients with amyotrophic lateral sclerosis: A randomised controlled trial. Lancet Neurol. 2006;5(2):140-7.
16. Connolly S, Galvin M, Hardiman O. End-of-life management in patients with amyotrophic lateral sclerosis. Lancet Neurol [Internet]. Elsevier Ltd; 2015;14(4):435-42. Available from: http://dx.doi.org/10.1016/S1474-4422(14)70221-2
17. Global action plan on the public health response to dementia 2017-2025 [Internet]. 2017th ed. World Health Organization; 2017. Available from: www.who.int/mental_health/neurology/dementia/en
18. Mitchell SL. Advanced Dementia. N Engl J Med [Internet]. 2015;372(26):2533-40. Available from: http://www.nejm.org/doi/10.1056/NEJMcp1412652
19. Sekerak RJ, Stewart JT. Caring for the Patient With End-Stage Dementia. Ann Long Term Care [Internet]. 2014;22(12):36-43. Available from: http://search.ebscohost.com/login.aspx?direct=true&db=cin20&AN=107811352&lang=ja&site=ehost-live
20. Parsons C, Hughes CM, Passmore AP, Lapane KL. Withholding, Discontinuing and Withdrawing Medications in Dementia Patients at the End of Life. Drugs Aging [Internet]. 2010;27(6):435-49. Available from: http://www.ncbi.nlm.nih.gov/pubmed/20524704
21. Cegelka A. American Geriatrics Society feeding tubes in advanced dementia position statement. J Am Geriatr Soc. 2014;62(8):1590-3.
22. ROYAL COLLEGE OF PHYSICIANS BSOG. Oral feeding difficulties and dilemmas. A guide to practical care, particularly towards the end of life. [Internet]. London: Royal College of Physicians; 2010. Available from: https://www.rcplondon.ac.uk/projects/outputs/oral-feeding-difficulties-and-dilemmas
23. Hendriks SA, Smalbrugge M, Hertogh CMPM, Van Der Steen JT. Dying with dementia: Symptoms, treatment, and quality of life in the last week of life. J Pain Symptom Manage [Internet]. Elsevier Inc; 2014;47(4):710-20. Available from: http://dx.doi.org/10.1016/j.jpainsymman.2013.05.015

Capítulo 98
Transtorno Neurológico Funcional
(Transtorno Conversivo)

Eduardo Genaro Mutarelli
Bruna Bartorelli

Introdução

O transtorno neurológico funcional (TNF) ou transtorno conversivo historicamente é um ponto de interseção entre a psiquiatria e a neurologia caracterizando-se por alteração motora ou sensorial inconsistente com uma doença neurológica de base. As manifestações são incompatíveis com mecanismos fisiopatológicos ou vias anatômicas conhecidas podendo coexistir patologias orgânicas, porém estas não são condizentes com o exame neurológico encontrado e não são a causa dos déficits referidos.

Epidemiologia

Estudos mostram dados bastante variáveis, dependendo da amostra. Na população geral a incidência é de 4 a 12/100.000 por ano, ou seja, de 0,004 a 0,012%. Em pacientes vistos por neurologista a incidência aumente consideravelmente, sendo de 2% para pacientes internados e 6% para os ambulatoriais[1].

No que se refere à prevalência, o índice varia de duas até dez vezes mais em pessoas do sexo feminino, sendo mais comuns em adultos jovens. Dados apontam também a presença de uma maior prevalência na população com menor poder socioeconômico e na área rural, porém os estudos não discutem as eventuais explicações para as diferenças nessas taxas.

Frequentemente acomete pessoas na adolescência ou no início da idade adulta (entre 10 e 35 anos), mas pode ocorrer em qualquer idade. As crises epilépticas funcionais notadamente surgem em idade menor que as alterações de força ou distúrbios de movimento funcionais.

Quadro clínico

Pacientes com distúrbios funcionais comumente procuram atenção médica devido a queixas que sugerem déficit neurológico. Os sintomas podem ser dos mais variados: paralisias, parestesias, tremores, crises epilépticas, alterações da visão, fala e audição, pseudoalucinações, distonias, déficits de memória, perda de força súbita, quedas, dor, episódios de desorientação, entre outros. Segundo os critérios diagnósticos do DSM-5 é necessário que as atividades diárias estejam comprometidas e que os déficits levem à procura por atenção médica[2].

É importante sempre lembrar que nestes casos os sintomas apresentados são inconscientes e não dependem do controle do paciente, sendo a manifestação de conflitos psíquicos impossíveis de lidar naquele momento. Muitas vezes o médico pode ter o sentimento negativo de estar sendo enganado, mas em realidade essa foi a maneira que o paciente, inconscientemente, tem para pedir ajuda. Manter isso em mente pode auxiliar no estabelecimento de vínculo empático entre o médico e o paciente.

A *belle indifférence* é característica frequente do exame psicopatológico e causa estranhamento pois o paciente chega gravemente acometido, por exemplo, não consegue andar, manifesta preocupação no discurso sobre sua doença, mas seus gestos não traduzem essa preocupação: o afeto se encontra dissociado.

Os sintomas podem aparecer agudamente, muitas vezes após um evento traumático, sendo comum a relação temporal entre o início dos sintomas e algum evento estressante. O diagnóstico correto precoce é muito importante para evitar a cronificação e atrofia por desuso dos membros acometidos e muitas vezes é necessário interconsulta de um neurologista experiente para avaliar a organicidade ou não do quadro. Uma vez descartada organicidade, a denominação mais adequada para estes quadros é funcional (por exemplo: tremor funcional, paralisia funcional, crise epiléptica funcional etc.) devendo-se evitar termos pejorativos como pseudo, DNV (distúrbio neurovegetativo ou "doença não verídica), piti, crise histérica.

Etiologia

Ainda não existe uma explicação unânime da etiologia e fisiopatologia dos TNF, mas certamente fatores biológicos, psicológicos e ambientais estão envolvidos nestes quadros. Estes fatores podem predispor indivíduos a desenvolverem sintomas neurológicos funcionais e a perpetuá-los[3].

Há algumas evidencias preliminares de alterações funcionais corticais. Por exemplo, identificou-se hiperatividade do sistema límbico em exames de imagem, que possivelmente estaria levando a supressão e hipoatividade de circuitos neurais responsáveis pelas funções sensitivas e/ou motoras afetadas; uma anormalidade na atividade da junção temporoparietal poderia estar relacionada com a alteração da noção de "*self-agency*", ou seja, a noção de que se é o sujeito da própria ação.

Em geral, pessoas com personalidade mal adaptada, histórico de abuso sexual ou negligência na infância, presença de eventos estressantes, presença de doenças neurológicas com sintomas orgânicos, outros transtornos psiquiátricos como ansiedade e depressão e queixas físicas inespecíficas como fadiga, dor e déficit cognitivo tendem a ter predisposição para o desenvolvimento de quadros funcionais.

É preciso mencionar também os mecanismos psicodinâmicos envolvidos, não apenas pelo seu valor histórico, mas também, porque estes estão implicados nas teorias mais aceitas para explicar a conversão e tratá-la. O Transtorno Conversivo (TC) atende a um mecanismo de dissociação: a ideia inaceitável é reprimida e o afeto que acompanha essa ideia é deslocado para o corpo criando o sintoma. Enquanto o sujeito tramita o conflito dessa forma a angústia está controlada e observamos a característica indiferença afetiva desse quadro, a *belle indifférence*.

A teoria cognitiva para explicar a etiologia deste tipo de transtorno justificaria seu aparecimento a partir de uma tendência individual para valorizar alterações mínimas na fisiologia corporal. Isso levaria a um estado de hipervigilância para os insultos. Consequentemente, a atenção se voltaria para tudo que corroborasse com a doença e desviaria de tudo que a afastasse. É comum que os pacientes tenham história de violência sexual na infância e convivência com pessoas com doenças neurológicas e que ocorra um padrão de "modeling", em que o paciente "imita" (de forma inconsciente) doenças com as quais teve contato durante a infância.

Diagnóstico

O diagnóstico é clínico e engloba os critérios relacionados na Tabela 98.1, segundo o DSM-5[2]. Vale ressaltar que apesar de poder existir doenças neurológicas orgânicas concomitantes, os sintomas funcionais não podem ser causados por elas e os sintomas devem interferir nas atividades diárias do paciente e causar angústia levando à procura de atenção médica. O exame neurológico minucioso e exames complementares são de suma importância na avaliação do paciente com TNF para que seja possível diferenciar os quadros funcionais dos orgânicos e que a terapêutica correta seja instituída. Erros diagnósticos podem contribuir para cronificação do quadro funcional ou agravamento de doenças neurológicas orgânicas passíveis de tratamento medicamentoso.

Tabela 98.1 – Critérios diagnósticos de transtorno conversivo pelo Manual Diagnóstico e Estatístico de Transtornos Mentais (DSM-5)

Transtorno conversivo (transtorno de sintomas neurológicos funcionais)
A. Um ou mais sintomas de função motora ou sensorial alterada.
B. Achados físicos evidenciam incompatibilidade entre o sintoma e as condições médicas ou neurológicas encontradas.
C. O sintoma ou déficit não é mais bem explicado por outro transtorno mental ou médico.
D. O sintoma ou déficit causa sofrimento clinicamente significativo ou prejuízo no funcionamento social, profissional ou em outras áreas importantes da vida do indivíduo ou requer avaliação médica.

Nota para codificação: o código da CID-9-MC para transtorno conversivo é 300.11, o qual é atribuído independentemente do tipo de sintoma. O código da CID-10-MC depende do tipo de sintoma, ver a seguir:

Especificar o tipo de sintoma:
    (F44.4) Com fraqueza ou paralisia
    (F44.4) Com movimento anormal (p. ex.: tremor, movimento distônico, mioclonia, distúrbio da marcha)
    (F44.4) Com sintomas de deglutição
    (F.44.4) Com sintoma de fala (p. ex.: disfonia, fala arrastada)
    (F.44.5) Com ataques ou convulsões
    (F.44.6) Com sintoma sensorial especial (p. ex.: perturbação visual, olfatória ou auditiva)
    (F44.7) Com sintomas mistos

Especificar se:
    Episódio agudo: sintomas presentes há menos de seis meses
    Persistente: sintomas ocorrendo há seis meses ou mais

Especificar se:
    Com estressor psicológico *(especificar estressor)*
    Sem estressor psicológico

Avaliação neurológica

Relataremos mais abaixo uma série de técnicas que auxiliam desvendar a natureza funcional dos sintomas neurológicos destes pacientes, mas o melhor método é a observação. É muito difícil ser coerente com sintomas neurológicos o tempo todo, a doença se manifesta conforme o imaginário do paciente, o déficit é produzido pela mente deste paciente. Durante a avaliação um paciente paralisado se acomoda na maca ou ajuda nesta transição com auxílio da parte paralisada, movimenta coordenadamente o membro que alega estar completamente anestesiado, o que é impossível. Padrões funcionais de marcha também devem ser observados (Figura 98.1). Outro, a despeito de ser "cego", fixa o olhar em um movimento inesperado na sala (como em um inseto andando na parede) ou mexe o membro paralisado quando está dormindo. Pela nossa experiência, a observação cuidadosa do paciente, antes mesmo do exame clínico, é a que mais ajuda na suspeita diagnóstica. Em nosso ambulatório de distúrbios de somatização, temos duas pacientes com extrema dificuldade para falar por afonia e anartria que nunca se engasgam e nunca tiveram uma pneumonia aspirativa, por anos, o que é altamente improvável.

Figura 98.1 – Padrão de marcha funcional chamada de "marcha não econômica" em paciente supostamente com uma paraparesia crural. Nessa marcha, o paciente faz flexão e extensão dos quadris e dos joelhos, movimentos que exigem mais energia e força do que o normal.

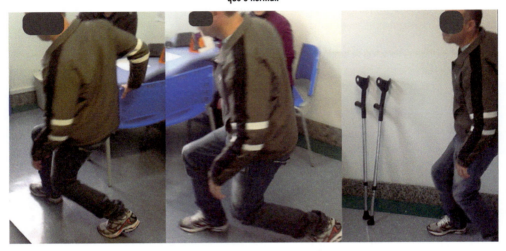

Fraqueza

A fraqueza do paciente funcional é variável, pois não temos certeza da quantidade de força que exercemos, nosso sistema sensitivo-motor foi feito para realizarmos tarefas não para medir quanto de força estamos fazendo. Assim, nas manobras de oposição (contrapor a força do examinador à do examinado, como numa queda de braço) ora o paciente resiste mais, ora resiste menos, especialmente quando examinamos o mesmo grupo muscular de maneiras diferentes como por exemplo, pedir para lhe apertar a mão (como num comprimento mais vigoroso) e mais tarde o examinador contrapor a flexão dos dedos do paciente[4]. Além disso, para deixar claro sua debilidade, o paciente desiste de resistir ou, como alguns dizem, "dar passagem", enquanto na fraqueza de origem orgânica, o mais fraco vai cedendo terreno progressivamente, não em saltos ou de repente, mas como numa queda de braço. É possível, também nas manobras de oposição, avaliar a musculatura sinergista de determinado movimento e com isso estabelecer se o paciente de fato está colaborando com o exame, ou mesmo perceber força normal do músculo parético quando este está sendo examinado de maneira indireta, como sinergista do movimento solicitado. Como exemplo, a perna fraca exerce força normal ou próxima ao normal quando se pede para o paciente, deitado na maca, abrir ou elevar a perna boa, e, vice-versa, a perna boa, apesar de apta, não se esforça para movimentar a perna parética. O teste de Hoover consiste em pedir para o paciente, em decúbito dorsal, comprimir o calcanhar contra a maca; a perna fraca falha, porém ao se pedir para que o paciente eleve a perna boa, por sinergismo, a perna fraca comprime o calcanhar contra a maca (Figura 98.2). Já no paciente paraplégico ou tetraplégico, o primeiro passo é observar o "pé caído"; em seguida podemos colocar o paciente em posição para a realização das manobras deficitárias para pacientes que não colaboram (rebaixamento de consciência), como na posição de Barré ou Raimiste. Pode-se notar que, em posição de equilíbrio, o paciente sem alteração orgânica tende a facilitar a queda para um dos lados e dessa maneira é possível perceber a contração muscular onde não havia qualquer movimento.

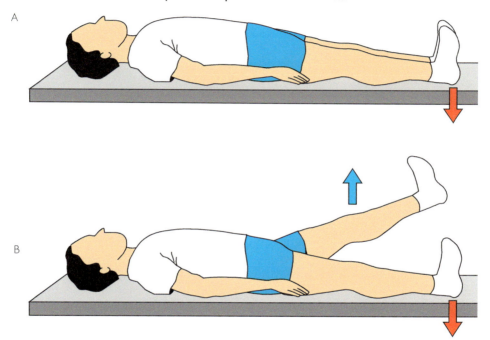

Figura 98.2 – O sinal de Hoover para avaliação de hemiparesia funcional. Solicita-se ao paciente, em decúbito dorsal, que comprima o calcanhar contra a maca e a perna supostamente fraca falha. Porém, ao se pedir que o paciente eleve a perna boa, por sinergismo, a perna fraca comprime o calcanhar contra a maca.

Sensibilidade

A falta de sensibilidade de um hemicorpo por doença orgânica nunca respeita exatamente a linha média, isto é, um paciente com hemianestesia orgânica passa a sentir um pouco antes de chegarmos à linha média pois na linha média existe uma sobreposição de inervação (entrelaçamento neural)[5]. A simples e ingênua manobra de pedirmos para o paciente, de olhos fechados, dizer "sim" quando está sentindo e "não" quando não está sentindo demonstra que o paciente está sentindo o lado anestesiado, pois ele responde "não" no exato momento em que está sendo tocado. Por fim, pode-se lançar mão da manobra de Bowlus e Currier, em que, com as mãos rodadas de maneira que os polegares estejam apontando para baixo, cruzam-se os braços, entrelaçam-se os dedos das mãos, mas não os polegares, e então rodam-se os braços por dentro até que eles fiquem junto ao esterno do paciente, de maneira que os polegares estarão do lado contrário à sua origem e os outros dedos estarão em seus respectivos lados (Figura 98.3). Então testa-se a sensibilidade. Os somatizadores terão a chance de errar e lentidão na resposta, enquanto os factícios demonstrarão insegurança, falta de colaboração, e sua resposta deveria ser imediata, pois não é preciso pensar para dizer se sente ou não quando é tocado.

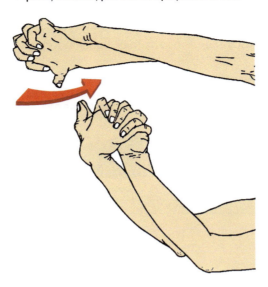

Figura 98.3 – Posicionamento para o teste Bowlus-Currier para hemi-hipoestesia funcional. Inicialmente, pede-se ao paciente que estenda e gire internamente seus braços, cruze as mãos da direita para a esquerda enquanto mantém a orientação original, junte as palmas das mãos e depois interdigitar os dedos. Em seguida, as mãos são giradas para baixo (seta curva), em seguida, em direção ao peito e, finalmente, para cima até a posição final de teste.

Por sua natureza subjetiva e por ser muito difícil de constatar, a dor é um sintoma frequente em pacientes com distúrbio factício. O sintoma doloroso sugere ser de natureza factícia por ser desproporcional à intensidade da dor referida ao estímulo que a provoque ou a possível lesão tecidual. Além disso, paciente com dor verdadeira perde a função do membro doloroso por guarda, diminuição do movimento, retirada e, às vezes, espasmo muscular, o que não acontece quando a dor não é orgânica. A natureza factícia da dor pode ser constatada pela ausência de reação autonômica como sudorese, taquicardia, hipertensão arterial e dilatação pupilar diante de um estímulo doloroso, o que nem sempre é fácil de constatar.

Visão

O paciente cego, mas com a propriocepção (sensibilidade profunda) preservada, deveria acompanhar com os olhos que não enxergam seu próprio dedo em movimento à sua frente, enquanto o paciente funcional não o faz. No paciente completamente cego não deveria ocorrer o nistagmo optocinético (o ato de seguir o poste de dentro de um trem em movimento para, ao término da excursão, os olhos pularem para o próximo poste e assim por diante), porém, ao colocar-se à frente dos olhos do paciente com distúrbio funcional uma faixa listrada em movimento, ele poderá apresentar o nistagmo optocinético, demonstrando visão, pois é difícil não fixarmos o olhar em um ponto. Caso a dúvida persista, pode-se lançar mão do eletroencefalograma, pois normalmente o ritmo alfa occipital desaparece ao se abrirem os olhos, demonstrando a preservação da visão.

No paciente que alegue perda da visão de um olho com preservação do outro é possível demonstrar visão preservada no alegado olho cego usando o diafragma de Harman. Basta fazer um buraco numa folha de papel e colocá-la a meio caminho de uma linha horizontal de números ou letras. Uma vez que não tem consciência de qual olho está usando para olhar através dessa passagem, o paciente enxerga os dois lados da fileira, demonstrando a visão do olho "cego". Pode se lançar mão do nistagmo optocinético ocluindo o olho que enxerga. Outra manobra é a de se antepor um filtro vermelho à frente do suposto olho preservado e pedir que o paciente leia um texto com letras de diversas cores, inclusive a vermelha ou utilizar o teste das figuras de Ishihara. Caso ele consiga ler, fica comprovada a preservação da visão do olho dito cego, uma vez que o filtro vermelho "apaga" as letras de mesma cor.

Pode-se desvendar a queixa de perda de parte do campo visual em paciente funcional aproximando-o e afastando-o de determinada cena, que em geral ele não respeitará a perspectiva adequada da cena, isto é, o limite entre o que se alega ver e a perda visual é fixo.

Distúrbio dos movimentos

Movimentos involuntários são um dos mais frequentes sintomas em pacientes com distúrbio funcional, porém, são um pouco menos comuns em pacientes com distúrbio factício[6]. Os movimentos involuntários funcionais mais comuns são, pela ordem decrescente de frequência: Tremor; Distonia; Mioclonia e Parkinsonismo. Alguns sinais de que a natureza dos movimentos involuntários é funcional são: início súbito, movimento bizarro, incongruência e inconsistência nos movimentos, normalização ou pelo menos diminuição na anormalidade com manobras de distração, lentidão excessiva para realizar movimento e às vezes resposta à sugestão. Podemos também demonstrar que o tremor é funcional quando ele muda de direção, por exemplo o tremor é no eixo pronação/supinação e ao mudarmos o membro de posição passa para o plano flexão/extensão, quando muda de segmento, por exemplo o tremor apresenta-se na mão e ao seguramos a mão o tremor passa para o cotovelo ou ombro, quando a frequência do tremor muda por influência da frequência em movimento de outra parte do corpo (*entrainment*), por exemplo o paciente tem um tremor na mão esquerda de 10 Hz e voluntariamente produzimos movimentos de abrir e fechar a mão de 4 Hz e o tremor passa a frequência de 4Hz.

Fala

São relativamente comuns pacientes sem doença orgânica que se apresentem com distúrbio fonatório e disártrico. A perda da fala costuma ser abrupta na sequência de algum trauma psíquico. A manipulação de pacientes com factício é tamanha que duas pacientes de nosso ambulatório foram submetidas a procedimentos invasivos iatrogênicos, sendo que uma delas foi submetida a gastrostomia e a colocação de pinos nos côndilos mandibulares e a outra, a cirurgia da mandíbula. É muito interessante a avaliação das duas pacientes. Estão sempre bem arrumadas, com maquiagem e adereços e as duas alegam sérias limitações para movimentar as mãos. As duas, por suas posturas e atitudes de que tudo está bem e que elas são felizes, são exemplos típicos da *belle indifférence*. Uma delas ainda mantém a fonação, porém ao pedirmos para emitir o som "aaaa..." ela o faz com rouquidão que até então não tinha. São capazes de tossir, o que só se faz com a adução das cordas vocais, e a respiração das duas não está prejudicada ou obstruída, demonstrando que suas cordas vocais estão abduzidas.

Desmaios/perda da consciência

A crise funcional é frequente em pacientes epilépticos e as vezes é de difícil distinção, mas algumas dicas podem levar ao diagnóstico correto (Tabela 98.2). As crises epilépticas, por iniciarem no mesmo local, são em geral estereotipadas, muito semelhantes umas das outras tanto na fenomenologia quanto na intensidade, e raramente o paciente fecha os olhos durante a crise, enquanto nas crises não epilépticas é muito frequente que ele os feche e que a fenomenologia da crise varie ou que ela seja incompatível como por exemplo virar a cabeça de um lado ao outro ou manter o contato verbal em uma crise generalizada. Paciente com crise não epiléptica pode ter liberação esfincteriana e mordedura da língua, porem o paciente epilético morde a língua na lateral enquanto o não epilético morde na ponta da língua.

Tabela 98.2 – Diagnóstico diferencial de episódios de perda da consciência

	Epilepsia	Síncope	Somatização
Consciência	Com/sem perda	Com/sem perda	"Com"/sem perda
Duração	Prolongada (min.)	Curta (seg.)	Variável
Pródromo	Produtivo Coisas acontecem	Negativo Coisas deixam de acontecer	Início progressivo Em crescendo
Liberação de esfíncter	Mais comum	Menos comum	Pode acontecer
Movimentos involuntários	Presente	Ausente	Variável e estereotipado
Traumatismo	Sim Com mordedura de língua	Menos frequente	Variável
Pele	Quente, cianótica/rubor	Fria e pálida	Variável
Pós-crítico	Prolongado, confusão	Curto	Variável
ECG	Normal	Normal/alterado	Normal
EEG intercrítico	Alterado (90%)	Normal (98%)	Normal (98%)

Diagnóstico diferencial

O primeiro passo é identificar se os sintomas são secundários ou não a uma doença neurológica conhecida, dentre elas: Acidente vascular cerebral, Esclerose múltipla, Miastenia grave, Paralisia periódica, Epilepsia, Miopatia Mioglobinúrica, Polimiosite e outras miopatias, Guillain-Barré, dentre outras.

Se após investigação adequada conclui-se que os sintomas não são provocados por doença orgânica, pode-se pensar em uma doença psiquiátrica como causa do quadro. Dentre as doenças psiquiátricas, o TC é o mais comum, porém existem duas condições que merecem consideração dentre os diagnósticos diferenciais: Transtorno Factício (TF) e Simulação (S). Em ambos os casos o paciente conscientemente e intencionalmente produz ou falsifica sintomas. No primeiro caso, o objetivo é receber cuidados médicos e no segundo caso a intenção é algum ganho objetivo como receber aposentadoria ou livrar-se de obrigações.

Diferentemente dos pacientes com distúrbio funcional, os indivíduos com distúrbio factício costumam ter conhecimento médico, ou por trabalharem na área de saúde ou por terem frequentado previamente outros serviços, dificultando diferenciá-lo de alterações orgânicas. O paciente com distúrbio factício tem, durante a consulta, comportamento de receio, desconfiança e mau humor, evita olhar nos olhos e apresenta pouca colaboração, ao contrário dos pacientes com somatização, que, por se sentirem de fato doentes, são colaborativos e ávidos por um diagnóstico que os ajude. Entretanto, nos dois casos, as alterações neurológicas não são consistentes com doença orgânica, embora, as alterações e a avaliação neurológica sejam muito parecidas.

Deve-se ter muito cuidado em estabelecer o diagnóstico de factício. Muitas vezes é difícil ou mesmo impossível se ter certeza, mesmo porque alguns destes pacientes têm de fato uma doença orgânica que justifica parte de seus sintomas, mas que são incompatíveis com tantas alterações, ou seja, eles exageram, aumentam e difundem seus males. Litigantes e manipuladores como são esses pacientes, um pequeno erro é tudo de que eles precisam para provar como estão doentes e como a classe médica é incompetente. Tais pacientes confrontados com o diagnóstico, comumente abandonam o tratamento para irem a outro centro de saúde. Já os pacientes com distúrbio funcional seguem o tratamento.

Prognóstico

É melhor quando o diagnóstico é precoce, há desencadeantes identificáveis e comorbidade com ansiedade ou depressão, quando ocorre em pacientes com melhores funções cognitivas e com boa resposta ao tratamento inicial. No entanto, geralmente, o curso é crônico e persiste, piora ou recorre em 44 a 60% dos pacientes. Ausência de insight e transtorno de personalidade são fatores de mau prognóstico.

Tratamento

O tratamento deve focar em primeiro lugar a proteção do paciente contra procedimentos desnecessários e potencialmente iatrogênicos assim como o uso excessivo de medicamentos e lesões irreversíveis por desuso nos casos graves de queixas dolorosas ou quadros conversivos motores. Quanto mais precoce o diagnóstico, melhores são as chances de evolução mais favorável. A remissão dos sintomas não deve ser o foco e objetivo principal do tratamento, sendo que a manutenção e/ou recuperação da funcionalidade e preservação da integridade física e psicológica do paciente são o foco principal[3].

Não existe um tratamento medicamentoso específico para TNF que seja eficaz em reduzir ou reverter os sintomas conversivos, devendo-se somente tratar com psicotrópicos as comorbidades psiquiátricas, se houverem. Vale lembrar que é desejável dar preferência a medicações com um perfil de efeitos colaterais mais tolerável devido à sensibilidade exacerbada e sugestionabilidade dos pacientes funcionais.

A fase mais importante da consulta para o neurologista é a de comunicar o diagnóstico. No caso dos pacientes com distúrbios funcionais é importante, fundamental, iniciarmos reconhecendo o enorme sofrimento que o paciente vem tendo, é preciso verbalizar que se é empático com tal sofrimento. Nunca, em hipótese alguma, deve-se desdenhar ou duvidar das dificuldades do paciente. Primeiro, porque o déficit é produzido inconscientemente, ou seja, o paciente não tem controle sobre o déficit (da mesma maneira que o paciente com delírio não tem poder sobre suas alucinações). Segundo ele não irá acreditar, nem mesmo demonstrando-se cartesianamente, que o déficit não é possível; terceiro porque é contraproducente, só vai retardar a recuperação e provavelmente gerará uma nova consulta com outro profissional. Em seguida deve-se reconhecer o déficit, que ele existe, para então declarar que há possibilidade de recuperação completa uma vez que a doença não causou danos orgânico, isto é, a nossa avaliação constatou que o déficit é em consequência a alterações funcionais e que o sistema nervoso está integro.

Os pacientes somatizadores beneficiam-se de psicoterapia e fisioterapia. Alguns deles estão com déficit há muito tempo e apresentam retrações tendíneas e ligamentares que a psicoterapia não vai resolver. Só mesmo fisioterapia intensiva e, em alguns casos, só a cirurgia para correção do problema[1,3].

Em um segundo momento, a consulta psiquiátrica é introduzida como parte da própria investigação. É importante que o médico permaneça disponível como referência do paciente até ele vincular com o psiquiatra, depois como consultor da especialidade ou, inclusive, como coordenador do tratamento multidisciplinar – se for o caso.

A psicoterapia é o padrão ouro no tratamento destas patologias. Não existe uma estratégia específica, nem um tempo determinado de tratamento para cada transtorno. Um processo analítico não se restringe a uma ou outra questão, trata-se de um trabalho que considera a vida mental do sujeito como um todo e segue um padrão técnico específico coerente com seu método, que visa tornar conscientes os desejos, fantasias e conflitos, assim como elucidar as defesas, traumas e deficiências da estrutura de personalidade do indivíduo, tudo. É um trabalho que demanda investimento de ambos os envolvidos e costuma ser demorado. Porém seus efeitos são perenes, diferentemente dos resultados obtidos com outras técnicas, mais rápidas, que com a mesma celeridade que apresentam ganhos, os perdem.

Tornar este tratamento viável será a meta de todos os profissionais envolvidos no atendimento destes pacientes, que implica na passagem de uma queixa física para uma queixa psíquica sobre a qual será possível trabalhar: uma queixa tratável.

Referências

1. Stone J. Conversion disorder in adults: epidemiology, pathogenesis, and prognosis. Waltham, MA: UpToDate Inc. [citado 24 abr. 2018]. Disponível em: https://www.uptodate.com/contents/conversion-disorder-in-adults-epidemiology-pathogenesis-and-prognosis/print 1/11.
2. American Psychiatric Association. Manual diagnóstico e estatístico de transtornos mentais: DSM-5. 5a ed. Porto Alegre: Artmed, 2015.
3. Hallet M, Stone J, Carson A. Functional Neurologig Disosrder. Amsterdan: Elsevier 2016.
4. De Jong RN. The Neurologic Examination. Philadelphia. Harper and Row 1979.
5. Bowlus WE and Currier RD. A Test for Hysterical Hemianalgesia. N Engl J Med. 1963 269:1253-4.
6. Hallet M, Fahn S, Jankovic J. et al. Psychogenic Movement Disorder – Neurology and Neuropsychiatry. Philadelphia. Lippincott Willians and Wilkins 2006.

Índice Remissivo

A

Abcesso cerebral, 339, 1115
  apresentação clínica, 1115
  complicações, 1120
  definição, 1115
  etiologia, 1117
  exame de LCR, 1116
  investigação inicial, 1116
  laboratório geral, 1117
  neuroimagem, 1116
  patologias associadas, 1118
  tratamento, 1118
Abdução
  da coxa, 102
  do polegar, 102
Abetalipoproteinemia, 1312
Abordagem inicial ao paciente em coma, 376
Abstração, 33
Abulia, 34
Acetato de glatirâmer, 780, 785
Acetazolamida, 680
Acetilcolina, 1174
Acidente vascular
  cerebral, 251
    abordagem na fase aguda, 405
    complicações, 413
    cuidados paliativos neurológicos, 1430
    definições, 405
    hemorrágico, 589
      diagnóstico diferencial, 594
      etiopatogenia, 589
      exames complementares, 593
      fatores prognósticos, 595
      quadro clínico, 592
      tratamento, 595
        cirúrgico, 596
    isquêmico, 567
      de glioma, 1378
      diagnóstico, 568
      epidemiologia, 567
      fisiopatologia, 568
      prevenção de recorrência, 580
      reabilitação, 583
      tratamento na fase aguda, 572
    manejo
      durante e após a trombólise endovenosa, 410
      inicial, 406
    tratamento endovascular, 411
  encefálico, 852
Ácido
  nicotínico, 1234
  valproico, 943
Acinesia pura com *freezing* de marcha, 892
Acromatopsia, 64
Actigrafia, 1354
ADEM (*acute disseminated encephalomyelitis*), 540, 795
Adenoma hipofisário, 1397
Adução
  do polegar, 102
  do quadril, 102
Afasia(s), 585, 1381
  anômica, 49
  de Broca, 47, 48
  de condução, 49, 50, 65, 66
  de Wernicke, 48, 50
  global, 49
  motora, 47
  não fluente, 47
  óptica, 62, 66
  progressiva primária, 42, 1033
    variante agramática, 49
    variante frontal da, 986
    variante logopênica, 49, 51, 985, 1038
    variante não fluente ou agramática da, 1036
    variante semântica, 49, 1034
  sensitiva ou de compreensão, 50
  subcortical
    motora, 48, 50
    sensitiva, 49
  transcortical
    motora, 48, 66
    sensitiva, 49, 66
Afecções das raízes, plexos e nervos, 1251
Agitação, 999, 1088
Agnosia
  digital, 52
  para cores, 64
  verbal auditiva, 229
  visual, 62
    associativa, 66
    para letras, 62

para objetos, 61
Agonistas
 dopaminérgicos, 882
 β3-adrenérgicos, 281
Agrafia apráxica, 47
Agressividade, 1088
Akineton®, 936
Alentuzumabe, 777, 781, 790
Alexia(s), 46
 afásica, 46
 com agrafia, 46
 pura, 46, 62, 65, 66
 sem agrafia, 46
Alodínea, 150
Alodinia cutânea, 629
Alteplase, 407
Alteração(ões)
 cognitiva, 895
 da consciência, 373
 da motricidade ocular supranuclear, 532
 de campo visual, 534
 do estado mental, 1373
 na fixação ocular, 194
 na vergência, 195
 pupilares, 197
 prévias, 401
Alucinações
 hipnagógicas, 1360
 visuais, 1008
Amantadina, 880, 883
Amaurose, 175
Ambiente do exame sensitivo, 146
Amiotrofia, 93, 108
 diabética, 1261
 monomélica de Hirayama, 1167
Amnésia, 36
 anterógrada, 36
 diencefálica, 37, 38
 frontal, 37, 38
 hipocampal, 37, 38
Amplitude do movimento, 105
Analgesia, 150, 441
Analgésicos comuns e anti-inflamatórios não hormonais, 633
Análise
 do jitter, 353
 dos anticorpos do LCR, 832
Anartrestesia, 150
Anestesia, 150
 Aneurisma(s)
 carotídeo, 241
 não rotos, 610
Angeite
 granulomatosa, 838
 linfocítica, 838
 necrotizante com necrose fibrinoide da parede associado a processo inflamatório agudo, 838
Angioedema orolingual associado a alteplase, 413

Angiografia, 299
 cerebral, 605
 digital cerebral, 552
Angiopatia amiloide cerebral, 1051
Angioplastia carotídea, 561
Angiorressonância de vasos cervicais e cerebrais, 552
Angiotomografia, 605
 de crânio, 552
Anisocoria, 197
Anomia, 62
 para cores, 64, 66
Anormalidades
 epileptiformes, 327
 metabólicas adquiridas, 516
 não epileptiformes, 325
Anosognosia, 60
Antagonistas dopaminérgicos, 501
Anterocolo (*dropped head*), 898
Antiagregantes plaquetários, 562
Anticoagulação, 562
Anticolinérgicos, 883
Anticonvulsivantes, 1001, 1091
 estimulantes do SNC, 501
Anticorpos
 anti-LRP4, 1183
 anti-MuSK, 1183
 antimúsculo estriado, 1183
 antirreceptores de acetilcolina, 1182
 monoclonais, 789
 anti-CGRP e antagonistas, 650
Antidepressivos, 1001
 atípicos, 1090
 para uso em alterações neuropsiquiátricas, 1090
Antiepilépticos, 752, 1157
 no tratamento de crises
 focais, 752
 generalizadas, 753
Antifúngicos, 1111
Antipsicóticos, 1000
 para uso em alterações neuropsiquiátricas, 1091
Apalestesia, 150
Apatia, 1000, 1088, 1091
Apneia
 neurogênica central, 381
 obstrutiva do sono, 1357
 pós-hiperventilação, 381
Apraxia(s), 52, 895
 calosa, 53, 66
 classificação das, 53
 conceitual, 53, 55
 de construção, 53, 60
 de fala, 43, 53
 de marcha, 53, 169
 de membros, 53, 54
 dissociativa, 53, 66
 verbal, 55
 visual, 55
 do vestir-se, 53, 56

ideatória, 53, 55
ideomotora, 55
   variante frontal, 53, 66
   variante parietal, 53
melocinética, 53, 55
oculomotora, 57
orobucolingual, 53, 56
simpatética, 66
"tarefa-específicas", 56
Área(s)
   corticais primárias, 15
   de Brodmann, 88
   motora suplementar, 89
Armazenamento de "novas memórias", 36
Arquicerebelo, 158
Arreflexia, 115
Artane®, 936
Artéria
   central da retina, 528
   oftálmica, 528
Artrestesia, 148
Artrite reumatoide, 862, 1221
Assimbolia para dor, 66
Assimetria, 325
   do seguimento horizontal, 190
Astrocitoma
   anaplásico, 1407
   difuso de baixo grau, 1406
   pilocítico, 1401
Ataque isquêmico transitório, 549
   aterotrombótico ou lacunar, 558
   avaliação de risco em pacientes com, 553
   emergência médica, 550
   etiologia, 551
   hospitalização, 555
   incidência, 550
   investigação, 552
   quadro clínico, 551
   tratamento, 557
Ataxia(s) 169, 947
   agudas, 948
   aspectos semiológicos das, 947
   associadas a eventos imunomediados e autoimunidade, 952
   cerebelar(es), 828
      associada, 255
      autossômicas
         dominantes, 1296
         recessivas, 1305
      associada a um ou dois outros sistemas comprometidos, 1315
      pura, 1315
   classificação das, 948
   com apraxia oculomotora
      1, 2, 3 e 4, 1313
      tipo I, 953
      tipo II, 953
   com início após os 50 anos, 956

   crônicas, 952
   de etiologia genética, 1295
   de Friedreich, 953, 1306
      com reflexos mantidos, 1306
      de início tardio, 1307
   de início
      na fase adulta, 954
      precoce, 953
   episódica(s), 1304
      tipo 1, 1304
      tipo 2, 1305
   espástica autossômica recessiva de Charlevoix-Saguenay, 954, 1315
   espinocerebelar(es), 1296
      tipo 1, 1296
      tipo 2, 1297
      tipo 3, 1300
      tipo 6, 1301
      tipo 7, 1301
      tipo 10, 1302
      tipo 17, 1303
   óptica, 56
   por deficiência de vitamina E, 1307
   relacionada
      ao ADCK3, 1315
      ao ANO10, 1316
      ao SYNE1, 1315
   subagudas, 951
   tratamento, 963
Ataxia-telangiectasia, 953, 1314
Atenção, 7, 28
   espacial, 58
Atenuação, 327
Ateromatose
   de grandes artérias, 551
   intracraniana, 562
Atetose, 137
Atividade lenta
   contínua, 325
   intermitente, 325
Atos motores alternados, 31
Atraso da fase de sono, 1361
Atrofia
   bulboespinhal ligada ao X, 1167
   cortical posterior, 986
   de múltiplos sistemas, 278, 897
   dentato-rubro-palido-lusiana, 1303
   livopontocerebelar, 897
   miogênica, 108
   muscular, 93, 108
      progressiva, 1167
   neurogênica, 108
Audiograma formal, 225
Aura, 700
   da enxaqueca, 627
   persistente sem infarto, 629
Ausência
   atípica, 706

de atividade elétrica cerebral, 341
típica, 706
Automatismos, 700, 706
Autorregulação cerebral, 433
Avaliação
  cognitiva
    de Montreal, 26, 27, 79
    global, 7
  da escrita, 47
  da motricidade ocular, 181
  da propriocepção, 148
  da resposta a estímulos verbais e físicos, 7
  de jitter (fibra única), 1175
  e tratamento do paciente com dor, 1415
  neurourológica de sintomas urinários, 280
Avanço da fase de sono, 1361
Azatioprina, 813

B

Baclofeno, 937, 938
Barbitúricos, 442
Barreira hematoencefálica, 309
Bastão de Maddox, 181, 182
Bateria
  breve de rastreio cognitivo, 83
  do Addenbrooke, 45
Belle indifférence, 1442
Benserazida, 880, 936
Benzodiazepínicos, 1091
Betainterferona, 779, 780, 785
Bexiga
  autônoma, 278
  não inibida, 277
  neurogênica, 273
    classificação da, 277
    em alguns grupos de doenças neurológicas, 278
  reflexa, 277
Bibalismo, 136
Binômio síndrome-topografia, 4
Biomarcadores, 312
  na demência
    com corpos de Lewy, 1011
    frontotemporal variante comportamental, 1028
  na doença de Alzheimer, 994
Biópsia meníngea, 1108
Biperideno, 880, 936
Blefaroespasmo, 138, 932, 939
Bloqueadores de canal de cálcio, 501
Bobbing ocular, 386
  inverso, 386
  reverso, 386
Botulismo, 515
Bradicinesia, 132, 869
Brivaracetam, 465, 466

C

Cafeína, 688
Calcanhar-joelhos, exame, 161
Calcificações intralesionais, 1392

Cálculo, 52
Calosotomia, 761
Campylobacter jejunii, 508
Canal auditivo externo, 227
CANOMAD, 1205
Carbidopa, 880
Carcinoma nasofaríngeo, 244
Carcinomatose meníngea, 245
Cataplexia, 1360
Catatonia, 134, 398
Cefaleia(s), 600, 623, 1398
  aguda
    emergente, 476
    recorrente, 474
  conforme evolução temporal, 474
  crônica, 685
    diária, 685, 686
      comorbidades psiquiátricas, 688
      diagnóstico e classificação, 686
      epidemiologia, 686
      fatores de risco para cronificação, 687
      fisiopatologia da cronificação, 686
      frequência basal de crises, 688
      tratamento, 689
        não farmacológico, 689
        profilático, 689
    não progressiva, 475
    progressiva, 475
  de base, 686
  de curta duração, 685
    unilaterais, neuralgiformes (SUNCT/SUNA), 652
  de longa duração, 685
  em relação à etiologia, 472
  em salvas, 481, 647, 648
    crônica, 648, 687
    episódica, 648
  exame clínico do paciente com, 473
  neoplasia de sistema nervoso central e, 1372
  no pronto-socorro, 471
  orientações de alta ao paciente com, 481
  persistente diária desde o início, 687
  por abuso de medicações, 685
  por uso excessivo de analgésicos, 687, 690
    tratamento, 691
  pós-punção, 314
  primárias, 472
  secundárias, 472
    no contexto de pronto atendimento, 476
  tensional, 480, 641
    crônica, 687
  tipo tensão, 641
    critérios diagnósticos, 643
    crônica, 644
    episódica frequente, 644
    fisiopatologia, 641
    tratamento da, 644
  trigêmino autonômicas, 647
Centro pontino da micção, 274

Cerebelo, 157
    divisão funcional do, 160
Cerebrocerebelo, 160
Choque hemodinâmico, 401
Ciclo circadiano de sono e vigília, 1350
Ciclofosfamida, 777
Cinesia paradoxal, 132
Cinetol®, 936
Cintilografia cerebral, 302
Circuitaria dos núcleos da base, 130
Circuito de Papez, 34
Circulação posterior, 260
Circunlóquios, 43
Cisternografia com radioisótopo, 1080
Cisticidas, 1156
Cladribina, 777, 781, 792
Clipagem, 610
Clonazepam, 500, 936, 937, 943
Clonias, 705
Clono, 115
Clônus, 115
    de aquileu, 121
Clostridium botulinum, 515
Clozapina, 935
Cobalamina, 1230
Cobre, 1231
Cognição, 15
Coma, 373, 601
    avaliação de prognóstico de pacientes em, 390
    diagnósticos diferencias de, 398
    etiologias de, 388
    por encefalopatia anóxico-isquêmica, 392
Componente motor exploratório, 59
Comportamento, 15
Compreensão auditiva, 44
Comprometimento
    cognitivo leve, 969
        amnéstico, 970
        classificação, 969
        diagnóstico, 972
        não amnéstico, 970
        prognóstico, 974
        quadro clínico, 971
        tratamento, 972
            não farmacológico, 974
    cognitivo vascular, 1043, 1075
        aspectos clínicos e de imagem, 1047
        aspectos fisiopatológicos, 1046
        classificação, 1054
        critérios diagnósticos, 1054
        diagnóstico diferencial, 1055
        epidemiologia, 1044
        eventos hemorrágicos, 1047
        fatores de risco, 1044
        investigação e diagnóstico, 1053
        prognóstico, 1057
        tratamento
            preventivo, 1056
            sintomático, 1056
    motor, 585
Comunicação, 1430, 1434
    no exame sensitivo, 146
Consciência, 373
Consolidação de memórias, 36, 40
Constipação, 887
Controle
    inibitório, 31
    neural da bexiga, 273
    respiratório, 233
Coordenação, 9, 157
    apendicular, 160
    axial, 162
Cordoma, 244
Coreia(s), 136, 919
    abordagem diagnóstica das, 923
    achados do exame neurológico, 924
    aguda, 499
    de Sydenham, 922
    diagnóstico etiológico, 920
    esporádica de início no adulto, 922
    familiares, 922
    fenomenologia, 919
    fisiopatologia, 919
    forma de instalação e curso, 924
    história familiar, 923
    idade de início, 923
    parainfecciosas, 922
    uso de drogas/medicações, 923
Coreoatetose, 137
Córtex
    cerebral anatomia funcional do, 17
    de associação
        heteromodal, 15
        unimodal, 15
    orbitofrontal, 34
    parietal, 155
    pré-motor, 89
    visual primário, 173
Corticoides, 1156
Corticosteroides, 635
Corticoterapia, 527
Crioglobulinemia
    tipo I, 1220
    mista
        tipo II, 1220
        tipo III, 1220
Criptococose, 1109
Crise(s)
    atônica, 705
    autonômicas, 707
    convulsiva, 413
    da ínsula/giro do cíngulo, 744
    do lobo temporal lateral ou neocortical, 743
    do lobo temporal mesial, 740
    emocionais, 707
    epiléptica, 458, 697, 727, 1373

avaliação do risco de recorrência, 458
classificação de, 699
de ausência, 455
do lobo
   frontal, 455
   occipital, 455
   parietal, 455
   temporal, 455
em paciente com diagnóstico prévio de epilepsia, 460
mioclônicas, 455
na emergência, 453
não provocadas, 454
neonatais
   familiares autolimitadas e farmacorresponsivas, 732
   idiopáticas autolimitadas e farmacorresponsivas, 731
primeira crise não provocada, 460
provocada, 454, 459
reflexa, 454
sintomática aguda, 454, 459
desencadeada por aura da enxaqueca, 629
não epilépticas de origem psicogênica, 458
pré-centrais, 743
   dorsolaterais, 743
   orbitofrontais, 743
pré-motoras, 743
tônica, 705
visuais, 707
Cryptococcus neoformans, 246
Cuidados paliativos neurológicos, 1429, 1430

D

Dança dos tendões, 166
Declínio cognitivo, 1073
Decomposição do movimento, 161
Defeito(s)
   na oxidação dos ácidos graxos, 1285
   visuais altitudinais, 176
Deficiência
   de cobre, 1231
   de vitamina
      B1, 1231
      B3, 1234
      B6, 1232
      B12, 1230
      E, 1233
Déficits
   de sensibilidade de acordo com a topografia, 151
   focais, 838
Degeneração
   axonal, 1162
   corticobasal, 893
   estriatonigral, 897
Déjà vu, 706
Delírios, 1010

Delirium, 373, 394
   hiperativo tratamento farmacológico em, 397
Demência(s), 19, 278
   associada ao HIV, 1098
   avançada alterações relacionadas a alimentação oral, 1438
   com corpos de Lewy, 899, 1005
      biomarcadores na, 1011
      epidemiologia, 1005
      manifestações clínicas, 1007
      neurogenética, 1006
      neuropatologia, 1006
      parkinsonismo na, 1010
      prodrômica, 1013
      síndrome demencial da, 1008
      tratamento, 1014
   cuidados paliativos neurológicos, 1436
   da doença de Parkinson, 1005, 1013
   frontotemporal associado à doença do neurônio motor, 1023
   frontotemporal variante comportamental, 1021
      avaliação neuropsicológica, 1026
      critérios diagnósticos, 1029
      diagnóstico, 1026
         diferencial, 1024
      epidemiologia, 1022
      genética, 1025
      neuroimagem, 1027
      neuropatologia, 1024
      quadro clínico, 1022
      tratamento, 1031
   psicofarmacologia em, 1087
   tratamento de sintomas neuropsiquiátricos em, 1087
Depletores de dopamina, 501
Depressão, 585, 1010, 1088
   doença de Alzheimer e, 999
   epilepsia e, 762
Desalinhamento ocular vertical, 386
Descondicionamento cardiopulmonar, 585
Desmaios/perda da consciência, 1447
Desmopressina, 281
Despertar confusional, 1362
Desvio
   do olhar conjugado, 59
      horizontal, 386
      vertical, 386
   oblíquo (desvio skew), 386
   skew, 216, 488, 489
Diabetes *mellitus*, 248, 279
Diagnóstico em neurologia, 3
   anatômico, 3
   etiológico, 3
   nosológico, 3
   sindrômico, 3
   topográfico, 3
Diazepam, 936
Dietas cetogênicas, 761
Difusão, 293

Dimetilfumarato, 788
Diplopia, 179, 530
Dipping ocular, 386
    reverso, 386
Disartria, 231
    cerebelar, 162
Disartria *clumsy-hand*, 265
Disautonomia, 897
Discinesias, 129
Disdiadococinesia, 161
Disestesia, 150
Disfagia, 233, 585
Disfonia, 231
Disfunção(ões)
    arteriais, 578
    sexual, 585
Dismetria, 161
Dissecção
    arterial, 477
    carotídea, 247
Dissinergia, 162
    tronco-membros, 162
Distonia(s), 137, 929
    aguda, 498
    associada com tremor distônico, 138
    cervical, 138, 932
    classificação, 929
    combinadas, 933
    de mãos ou pés, 898
    de Segawa, 933
    fenomenologia, 931
    fisiopatologia, 931
    focais, 138, 929
    formas clínicas, 932
    generalizadas, 930
    isoladas
       de início precoce, 932
       e segmentares do adulto, 932
    multifocais, 929
    ocupacionais ou tarefa-específicas, 933
    oromandibular, 933
    responsiva à levodopa, 933
    segmentares, 929
    tratamento, 934
       farmacológico oral, 935, 936
Distribuição dos dermátomos, 153
Distrofia(s)
    de Duchenne, 108
    fácio-escápulo-umeral, 1274, 1276
    miotônica, 1274
       de Steinert, 108, 1276
    muscular(es), 1271, 1272
       congênitas, 1277
       de cinturas, 1272
       de Emery-Dreifuss, 1272, 1276
    óculo-faríngea, 1276
Distrofinopatias, 1271
Distúrbio(s)
    alimentar relacionado ao sono, 1362
    da marcha, 1073
    de circulação liquórica, 679
    do movimento, 129, 495, 865
    do ritmo circadiano, 1361
    do sono
       classificação dos, 1354
       e cefaleia crônica diária, 688
    dos movimentos, 1447
    gastrointestinal recorrente, 629
    neurocognitivos associados ao HIV, 1098
    visuais corticais, 64
Doença(s)
    associada ao anticorpo MOG-IgG, 810
    autoimunes, 922
       e meningite crônica, 1110
    cerebrovascular(es), 279
       isquêmica, 365, 425
    com corpos de Lewy, 1075
    da vaca louca, 1067
    de Albers-Schonberg, 248
    de Alexander de início no adulto, 956
    de Alzheimer, 36, 977, 1075
       apresentação amnéstica da, 983
       definição biológica da, 994
       diagnóstico, 987
       epidemiologia, 977
       exames de neuroimagem, 989
       fase de demência
          grave, 984
          leve, 984
          moderada, 984
       fisiopatologia, 978
       manifestações clínicas, 983
       neuropsicologia, 985
       tratamento, 996
          dos sintomas cognitivos, 997
          dos sintomas comportamentais e psicológicos, 999
    de Bassen-Kornzweig, 1312
    de Behçet, 246, 853
    de Biswanger, 237
    de Charcot-Marie-Tooth, 1240
    de Creutzfeld-Jakob, 139, 336, 922
       esporádica, 1061
       genético, 1066
       variante da, 1067
    de Devic, 805
    de Fabry, 1249
    de Gerstmann-Straüssler-Scheinker, 1066
    de grandes vasos, 1046
    de Huntington, 136
    de Kennedy, 1167
    de Lyme, 246
    de Machado-Joseph, 954, 1300
    de McArdle, 1283
    de Ménière, 228
    de Niemann-Pick tipo C, 1317

de Parkinson, 1075
    critérios diagnósticos para, 875
    de início precoce diagnóstico diferencial da, 872
    diagnóstico, 867, 868
    dor e, 1416
    estratégias de tratamento na, 884
    tratamento, 879
        cirúrgico da, 885
        de sintomas não motores da, 886
    tremor de repouso na, 916
de pequenos vasos, 1047
de Pompe, 1283
de Schilder, 802
de Steinert, 1274
de Whipple, 139
de Wilson, 901
desmielinizantes, 279
do espectro
    síndrome da pessoa rígida, 826
    neuromielite óptica, 540
do nervo periférico, 248
do neurônio motor, 93, 1161, 1167
do plexo
    braquial, 1256
    lombossacral, 1261
dos ossos de mármore, 248
inflamatórias, 246
    sistêmicas, manifestações neurológicas de, 851
neurológicas relacionadas a anticorpos
    antineuronais, 819
neuromusculares, 1159
    e infecção pelo HIV, 1100
priônicas, 1061
    formas
        adquiridas das, 1067
        esporádicas das, 1061
        genéticas das, 1065, 1066
    iatrogênica, 1067
    notificação compulsória, 1068
    tratamento, 1068
relacionada
    à IgG4, 247, 856
    ao anti-IGLON5, 829
tecido conjuntivo, 246
Dolicoectasia vertebrobasilar, 247
Dopaminérgicas, 501
Doppler
    de artérias carótidas e vertebrais, 552
    transcraniano, 357
Dor, 147, 1413
    abordagem translacional da, 1416
    aguda, 1415
    avaliação e tratamento do paciente com, 1415
    central, 585
    crônica, 1415
        epidemiologia da, 1416
    definições e conceitos fundamentais, 1415
    doença de Parkinson e, 1416

    mista, 1423
    neuropática, 1419
    nociceptiva, 1417
    nociplástica, 1422
    pós-acidente vascular cerebral encefálico, 1416
    vias sensitivas e, 143
    visceral, 1419
Dorsiflexão do pé, 103
Drenagem lombar externa, 1081
Drogas
    modificadoras de doença, 775, 780, 785
    Z, 1356
DTI (*diffusion tensor imaging*), 296
DWI (*diffusion-weighted imaging*), 293

E

Edema
    cerebelar, 413
    cerebral, 413
    vasogênico, 1383
Eletroencefalograma, 317
    exame ideal, 318
    indicações do exame, 320
    na doença de Creutzfeldt-Jakob, 336
    na encefalopatia tóxica por cefepime, 336
    na epilepsia, 747
    na panencefalite esclerosante subaguda, 337
    nas ataxias, 960
    nas encefalites virais, 1125
    nas infecções do sistema nervoso central, 337
    normal do adulto, 320
    nos tumores cerebrais, 341
    pressão intracraniana e, 436
    técnica de registro, 317
Eletromiografia com agulha, 344
Eletroneuromiografia, 343
    nas ataxias, 960
    nas radiculopatias, 1255
    nos distúrbios de junção, 1174
Emaranhados neurofibrilares, 978
Embolia cardioaórtica, 552
Embolização, 610
Emergências
    crise epiléptica na, 453
    em distúrbios do movimento, 495
    neurovasculares, 425
    vertigem na, 483
Empatia, 34
Encefalite(s)
    agudas, 337
    anti-3-alfa-neurexina, 829
    anti-DPPX, 827
    antirreceptor
        de dopamina, 830
        GABAa, 828
        NMDA, 822

associada ao antirreceptor metabotrópico 5 do
    glutamato, 826
autoimunes, 819
    características clínicas gerais, 821
    tratamento das, 832
límbica, 823
virais, 1123, 1129
Encefalomielite
    disseminada aguda, 795
        classificações do, 798
        não monofásico, 797
    paraneoplásica, 830
Encefalomiopatia mitocondrial com acidose láctica e episódios de AVC, 1288
Encefalopatia(s)
    autoimunes, 339
    difusas ou multifocais, 388
    do desenvolvimento, 728
    epiléptica, 710, 728
        e do desenvolvimento, 728
    espongiforme bovina, 1067
    tóxica por cefepime, 336
Endarterectomia, 561
Entacapone, 880
Enterovírus, 1128
Enxaqueca, 480, 625
    complicações da, 629
    crônica, 636
    diagnóstico, 626
    epidemiologia, 625
    fase
        de recuperação, 628
        prodrômica, 627
    fatores precipitantes ou desencadeadores, 628
    fisiopatologia da, 631
    genética da, 630
    hemiplégica, 630
    menstrual, 630
    quadro clínico, 627
    tratamento, 633
        da crise, 633
        profilático, 635
    vestibular, 630
Ependimoma, 1405
Epigastralgia ascendente, 706
Epilepsia, 454, 695, 697, 708
    aspectos biopsicossociais, 763
    ausência
        da infância, 716, 717
        juvenil, 716, 719
    classificação, 707
    de crises, 697
    com crises tônico-clônicas isoladas, 716, 723
    comorbidades, 710
    da infância, 727
        definição, 727, 728
        diagnóstico, 728
        epidemiologia, 727

faixa etária
    lactente, 733
    neonatal, 731
    pré-escolar, escolar e adolescentes, 733
definição de, 698
do córtex posterior, 743
do lobo
    frontal, 743
    temporal, 740
etiologias, 710
focal(is), 739
    autolimitadas, 709
    da infância, 734
    classificação, 739
    definições, 739
    diagnóstico, 746
    epidemiologia, 739
    etiologia, 744
    exames de neuroimagem funcionais, 747
    lesional, 759
    não lesional temporal e extratemporal, 760
    quadro clínico, 740
    tratamento, 747
generalizadas
    idiopáticas, 709
    primárias, 715, 716
idiopáticas generalizadas, 736, 737
mioclônica juvenil, 716, 720
neonatais graves, 732
neuroimunologia, 765
refratária tratamento da, 758
relacionada ao tumor cerebral, 1380
tratamento, 751
    cirúrgico, 759
    das comorbidades e das condições biopsicossociais, 761
    medicamentoso, 751
        interações medicamentosas, 754
Episódios
    curtos de vertigem, 490
    isquêmicos transitórios, 549
    transitórios de arresponsividade, 1010
Epítopos conformacionais, 831
Equilíbrio, 9, 165
    dinâmico, 166
    estático, 166
Ergotamínicos, 634
Escala(s)
    ASPECTS, 406, 422
    de coma de Glasgow, 379
    de graduação de força muscular do Medical Research Concil (MRC), 94
    de Rankin modificada, 406, 423
    do NIHSS, 406, 416
    FOUR, 380
Escalonamento, 776
Escápula, 99
Esclerose

concêntrica de Baló, 803
lateral amiotrófica, 1161
   clássica, 1167
   cuidados paliativos neurológicos, 1433
   diagnóstico, 1163
   diagnósticos diferenciais, 1164
   efeitos degenerativos, 1162
   familiar, 1168
   fisiopatologia, 1162
   forma bulbar, 1168
lateral primária, 1167
múltipla, 279, 540
   apresentação clínica e critérios diagnósticos, 767
   critérios de McDonald 2017, 768
   evolução dos critérios diagnósticos, 767
   formas clínicas, 772
   tratamento, 775
      do surto, 784
      resposta ao, 783
   variante de Marburg da, 802
tuberosa, 1370
Escore
   ABCD2, 486
   da hemorragia intracerebral, 430
   de recordação tardia espontânea, 40
Escotoma, 175
Escrita e espiral de Arquimedes, 161
Espasmo epiléptico, 705
Espasticidade, 585
Espectro da neuromielite óptica, 805
   diagnóstico, 809
   epidemiologia, 806
   etiopatogenia, 807
   manifestações clínicas e radiológicas, 807
   prognóstico, 815
   tratamento, 812
Espectroscopia, 1375
   por ressonância magnética, 297, 1079
Espinocerebelo, 158, 160
Espiroquetas, 1109
Esquistossomose cerebral
   abordagem diagnóstica, 1144
   diagnóstico
      diferencial, 1145
      laboratorial, 1143
      radiológico, 1143
   manifestações clínicas, 1142
   prognóstico, 1145
   tratamento, 1145
Estado(s)
   confusional agudo, 373, 394
   consciência mínima, 393
   crônicos de alteração da consciência, 392
   d'arte do exame neurológico, 5
   de deferentação, 398
   de mal
      enxaquecoso, 629
      epiléptico, 341, 453, 460, 462
      convulsivo, 463
      mioclônico, 467
      não convulsivo, 467
   mínimo de consciência, 374
   vegetativo, 373, 393
Estenose foraminal, 248
Estereoagnosia, 149, 150
Estimativa não invasiva da PPE, 361
Estimulação
   cerebral profunda, 886
   cortical responsiva, 760
   repetitiva, 1175
   talâmica profunda, 760
Estimulador vagal, 760
Estudo
   da condução nervosa, 344
   de vasos intracranianos e cervicais, 552
Estupor, 373
Esvaziamento vesical, 276
Eversão do tornozelo, 103
Exame(s)
   cognitivo, 7, 23
      de Addenbrooke, 26
      do Grupo de Neurologia Cognitiva e do Comportamento (GNCC) do Hospital das Clínicas da FMUSP, 69
   da força muscular, 93
   da motricidade
      cervical, 94
      dos membros inferiores, 102
      dos membros superiores, 99
   da sensibilidade térmico-dolorosa da face, 202
   de leitura, 46
   de repetição, 46
   de seguimento ocular, 189
   do glossofaríngeo isolado, 232
   do líquido cefalorraquidiano, 307
      abscesso cerebral, 1116
      aspectos anatômicos e fisiológicos, 307
      ataxias e, 961
      complicações, 314
      contraindicações, 307
      demência frontotemporal variante comportamental, 1028
      doença de Alzheimer, 994
      hidrocefalia de pressão normal, 1079
      indicações, 307, 447
      meningites crônicas, 1107
      sistematização da análise do LCR, 311
   do reflexo vestíbulo-ocular, 218
   do tônus, 106
   do tremor
      de ação, 909
      de repouso, 909
   físico geral e neurológico (HINTS), 487
   neurológico
      de um paciente com queixa de vertigem, 214
      do paciente em coma, 378

pressão intracraniana e, 436
sensitivo
   ambiente, 146
   atenção a sinais indiretos, 147
   comunicação no, 146
   estratégia de avaliação, 146
   momento adequado, 146
Extensão
   de dígitos (*digit span*) na ordem inversa, 30
   do cotovelo, 100
   do joelho, 102
   do punho, 101
   do quadril, 102
   plantar, 103

F

Faces de Ekeman, 34
Fácies miastênica, 1181
Fadiga, 1381
Fala, 892, 1447
   espontânea, 43
Falência autonômica pura, 899
Fármacos ototóxicos, 227
Fasciculações, 93
Fascículo
   arqueado, 41
   longitudinal medial, 184
Fase(s)
   final de vida, 1434
   hemodinâmicas encefálicas após traumatismo cranioencefálico grave, 363
Fenitoína, 465
Fenobarbital, 465
Fenômeno
   de "ponta de língua", 43
   de congelamento, 133
   de extinção, 58
   de rebote, 162
   de transbordamento, 138
Fentanil, 441
Fibra(s)
   do sistema auditivo, 224
   periféricas classificação das, 143
Figura
   complexa de Rey-Osterrieth, 60
   do roubo de biscoitos, 44
Fingolimode, 777, 779, 780, 786
Fisiologia do sono, 1349
Fístula(s)
   arteriovenosas, 544, 545
   carotídeo-cavernosa, 241
Fixação ocular, 193
Flacidez, 106
Flail arm e *flail leg*, 1167
Flexão
   do cotovelo, 100
   do joelho, 102

do polegar, 102
do punho, 100
do quadril, 102
plantar, 103
Flexibilidade mental, 31
Fluência verbal, 32
   fonêmica, 32
   semântica, 32
Flutter ocular, 215
Flutuação cognitiva, 1008
Fluxo
   óptico, 188
   sanguíneo cerebral, 433
Formação de "novas memórias", 36
Fotoestimulação intermitente, 319
Fraqueza muscular, 90, 350, 1444
Freezing da marcha, 133
Fumarato de dimetila, 779, 781, 788
Funções
   executivas, 7, 28
   visuoespaciais, 8, 56
   visuoperceptivas, 8, 61
Fundoscopia, 175
Fungos, 246, 1109
Furosemida, 680
Fusos musculares, 86

G

Gabapentina, 654
GALOP, 1205
Gangliocitoma, 1402
Ganglioglioma, 1402
Ganglionopatia, 1210
   associada ao HIV, 1215
   neuronopatia, 1222
   sensitiva, 152, 1236
Ganho de peso, 1381
Gegenhalten, 108
Giros para-hipocampal e fusiforme adjacente, 65
Glatirâmer, 779
Glicocorticoides, 649
Glicogenoses, 1281, 1285
Glioblastoma, 1407
Glioma
   com centro necrótico de abscesso cerebral, 1376
   de lesões inflamatória, 1377
   de linfoma, 1377
   de metástase solitária, 1376
Glomus jugular, 244
Grafestesia, 150
Grandes infartos, 1048
Granulomatose
   com poliangiite, 246, 1219
   de Wegener, 246, 1219
   eosinofílica com poliangeíte, 1219
Gravidez e síndromes miastênicas, 1187

H

Habilidades de comunicação, 1430
Haloperidol, 500
Hanseníase, 1211
Hematomas
    cerebelares, 429
    supratentoriais, 428
Hemi-hipoestesia
    contralateral, 255
    pura, 265
Hemianopsia(s), 176
    homônima, 255
Hemibalismo, 136
Hemicoreia-hemibalismo, 137
Hemicrania
    contínua, 687
    paroxística, 650, 651
        crônica, 651, 687
        episódica, 651
Hemidistonias, 930
Heminegligência, 60, 585
Hemiparesia
    atáxica, 255
    completa proporcionada contralateral, 255
    pura, 265
Hemiparesia-hemi-hipoestesia, 265
Hemiparesia-hemiataxia, 265
Hemisférios cerebelares, 157, 159
Hemorragia(s)
    cerebrais, 1051
    de tronco, 430
    intracerebral, 427
    intracraniana sintomática, 413
    intraparenquimatosa, 589, 1047
    ocular, 601
    subaracnoide, 362, 476, 599
        características clínicas, 600
        complicações, 605
        diagnóstico, 602
        epidemiologia, 599
        fase de
            basoespasmo, 362
            hiperemia, 362
            oliguemia, 362
        fatores de risco, 600
        tratamento cirúrgico, 610
Hemoventrículo, 430
Herniação
    central, 388, 391
    cerebelar, 390
    lateral, 388
    subfalcina, 388
    tonsilar, 390
    transtentorial
        ascendente, 390
        central, 391
    uncal, 388, 391

Herpes *simplex* (HSV-1/2), 1124
Hidrocefalia, 413, 450, 606, 608
    de pressão normal, 278, 1071
        diagnóstico diferencial, 1075
        epidemiologia, 1071
        fisiopatologia, 1072
        investigação e exames complementares, 1075
        manifestações clínicas, 1072
        neuroimagem, 1075
        prognóstico, 1083
        tratamento, 1082
Hiperacusia, 227
Hiperalgesia, 150
Hiperatividade muscular, 353
Hipercinesias, 129
Hipermagnesemia, 516
Hiperostose, 248, 1392
Hiperreflexia, 115
Hipersensibilidade a neurolépticos, 1010
Hipersonia, 1010
Hipertensão
    arterial sistêmica, 589
        tratamento da, 596
    intracraniana, 364, 433, 435
        diagnóstico, 677
        diagnósticos diferenciais, 678
        fisiopatologia, 676
        idiopática, 675
            epidemiologia, 675
        quadro clínico, 676
        sem dilatação ventricular, 450
        tratamento, 440, 679
Hipertonia, 91, 107
    elástica, 107
Hiperventilação neurogênica central, 381
Hipoacusia psicogência, 229
Hipoalgesia, 150
Hipocinesias, 134
Hipofosfatemia, 516
Hiponatremia, 606, 608, 1381
Hipopalestesia, 150
Hipoperfusão global, 1052
Hiposmia, 1010
Hipostesia, 150
Hipotensão liquórica espontânea, 475, 478
Hipotireoidismo, 228
Hipotonia, 106, 162
Homúnculo de Penfield, 88
Hormônio
    adrenocorticotrófico, 1399
    de crescimento, 1399
    tireotrófico, 1399

I

ICH score, 430
II nervo craniano (II NC), 171
III nervo craniano, 384

Imagens de tensores de difusão, 296
Implante de células-tronco, 886
Imunoglobulina, 519, 527, 1186
Imunomoduladores injetáveis, 785
Imunoterapia na síndrome de Guillain-Barré, 518
Incontinência
    fecal, 585
    urinária, 278, 279, 585, 1073
Índex-nariz, 160
Índice(s)
    de apneia voluntária, 361
    de Lingegaard, 609
    hemodinâmicos encefálicos, 359, 360
Indução, 776
Infarto(s)
    cerebelar, 426
    cerebrais, 450
    da artéria cerebral média, 425
    de AICA, 247
    enxaquecoso, 629
    estratégicos, 1048
    talâmicos
        dorsais, 270
        paramedianos, 270
        postero-laterais, 270
Infecção(ões), 245
    do sistema nervoso central, 337
    pelo HIV, manifestações neurológicas na, 1097
Inibidores
    da COMT, 881
    da monoaminoxidase B, 883
    seletivos de recaptação de serotonina, 1090
        e noradrenalina, 1090
Insônia, 1355
    fatal familiar, 1066
Instabilidade postural, 870, 1073
Instrumentos de avaliação global da cognição, 24
Insuficiência(s)
    hepática e renal e medicações antiepilépticas, 758
    renal crônica, 1229
    ventilatória na síndrome de Guillain-Barré, 517
Intoxicação
    crônica por chumbo, 1235
    por arsênico inorgânico, 1235
    por mercúrio, 1237
    por vitamina B6, 1232
Inversão do pé, 103
Isotermoagnosia, 150
Isquemia retiniana, 529

J

Jamais vu, 706
Janelas
    orbitárias, 358
    submandibulares, 358
    suboccipitais, 358
    temporais, 358

Joelho basicamente apresenta dois movimentos, 102
Julgamento, 33

K

Kuru, 1067

L

Lacosamida, 465
Lamotrigina, 654
Leitura e escrita, 46
Lemnisco medial, 144
Lesão(ões)
    arteriais, 578
    com efeito de massa, 679
    cortical na esclerose múltipla, 770
    das radiações ópticas, 176
    de substância branca e lacunas, 1049
    de tronco encefálico, 401
    desmielinizantes atípicas, 800
    desmielinizantes atípicas diagnóstico diferencial, 795
    do(s) nervo(s)
        abducente, 184
        ciático, 1267
        motores oculares, 183
        oculomotor, 183, 197
        troclear, 183
    infratentorial na esclerose múltipla, 770
    justacortical na esclerose múltipla, 770
    medular na esclerose múltipla, 770
    nervosas localizadas, 346
    no núcleo de Edinger-Westphal, 197
    occipital bilateral, 189
    operculares bilaterais, 237
    parenquimatosas, 852
    parietais e frontais, 188
    periventricular na esclerose múltipla, 770
    temporo-parietal, 189
    vestibulares periféricas, 188
Letargia, 373
Leucodistrofia(s), 1331, 1343
    avaliação neurorradiológica, 1335
    caracterização genética, 1336
    história familiar, 1335
    manifestações clínicas, 1333
Leucoencefalopatia(s)
    adquiridas comuns, 1332
    genética, 1332
Levetiracetam, 943
Levodopa, 880, 935, 936
    + inibidor periférico da dopa-descarboxilase, 880
Lidocaína, 653
Linfoma primário do sistema nervoso central, 1408
Linfomatose meníngea, 245
Língua
    em tridente, 1181
    trisulcada de Wilson, 1181

Linguagem, 7, 41, 892
Lioresal®, 937
Lipidoses, 1285
    com comprometimento muscular, 1286
Líquido
    cefalorraquidiano, 605
    cerebrospinal, 961
Liquor cefalorraquidiano, 798, 1116
Lítio, 649
Lobo flóculo nodular, 157, 158
Localização neurológica das alterações sensitivas, 151
Lúpus eritematoso sistêmico, 540, 858, 922, 1221
Lysteria monocytogenes, 446

M

Manifestações neurológicas na infecção pelo HIV, 1097
Manitol, 442
Manobra(s)
    de Babinski, 162
    de Barré, 104
    de deficitárias, 104
    de Dix-Hallpike, 218, 219, 491
    de Epley, 492
    de Jendrassik, 115, 120
    de Mingazzini, 104
    de Noika-Froment, 107, 133
    de oposição, 93
        dos membros inferiores, 97
        dos membros superiores, 95
    de posicionamento lateral, 218, 491
    de Raimiste, 104
    de Semont, 493
    de Valsalva, 213
    de velocidade, 105
    deficitárias, 103
Mão alienígena, 66
Marcha, 9, 133, 165, 166
    anserina, 169
    apráxica, 1073
    ceifante, 168
    de Babinski-Weill, 166
    de Fukuda, 168
    de soldado prussiano, 168
    ebriosa, 168
    em estrela, 166
    em pequenos passos (*petits pars*), 171
    em tesoura, 169
    escarvante, 168
    magnética, 169, 1073
    miopática, 168
    parkinsoniana, 169
    patológicas, 168
    talonante, 169
Medicações/medicamentos
    antiepilépticas
        gestação, 756
        idosos, 758

        insuficiências hepática e renal e, 758
        mulher em idade fértil, 756
        puerpério, 757
        reações alérgicas e idiossincráticas a, 758
    anticolinérgicos, 935
    dopaminérgicos, 935
    gabaérgicos, 937
    para regulação do sono em alterações neuropsiquiátricas, 1092
Medula espinhal, 153
Membra timpânica, 227
Memória, 7, 34
    de procedimento, 41
    de trabalho, 30
    episódica, 34
        verbal, 39
        visual, 39
    imediata, 38
    incidental, 38
    operacional, 30
    priming, 41
    semântica, 39, 40
    tardia, 38
Meningioma, 1392
Meningismo, 601
Meningites, 337
    aguda, 445
        bacteriana, 448
        viral, 448
    assépticas, 448
    bacterianas, 449
        complicações agudas, 450
    crônicas, 1105
        abordagem prática sem diagnóstico, 1111
        definição, 1105
        doenças autoimunes e, 1110
        exame(s)
            de liquor, 1107
            laboratoriais, 1106
        história e exame clínico, 1105
        investigação complementar, 1106
        neuroimagem, 1106
        neoplásica, 1110
    neoplásica, 245
Meningoencefalites agudas, 1129
Meralgia parestésica, 1266
Métodos
    de imagem em neurologia, 285
    de medicina nuclear, 302
Metotrexato, 814
Miastenia *gravis*, 514, 1175
Micobactérias, 1108
Micofenolato mofetila, 814
Microangiopatia grave, 1332
Midazolam, 441, 466
Mielopatias, 279
    compressivas, 537
    conceito, 537

infecciosas, 542
inflamatórias, 539
não neoplásicas, 539
neoplásicas, 539
no pronto-socorro, 537
traumáticas, 539
vasculares, 544
Mielorradiculopatia
  abordagem diagnóstica, 1143
  diagnóstico
    diferencial, 1145
    laboratorial, 1142
    radiológico, 1143
  manifestações clínicas, 1142
  prognóstico, 1145
  tratamento, 1145
Migrânea crônica, 687
Miniexame do estado mental, 26, 27, 77
Mioclonia-distonia, 933
Mioclonias, 138, 139, 705, 895, 941
  aguda, 501
  classificação, 941
  corticais, 139
  diagnóstico, 942
  oculares verticais, 386
  palatina, 227
  palpebrais, 706
  tratamento, 943
Miopatias
  associada à síndrome da linfocitose infiltrativa difusa, 1102
  causada pelo AZT, 1102
  congênitas, 1271
    estruturais, 1278
  distais, 1277
  do doente crítico, 513
  inflamatórias, 1102, 1281, 1289
  metabólicas, 1281
  miofibrilares, 1277
  mitocondriais, 1285, 1287
  necrotizante imunomediada, 1290
  nemalínica, 1102
Miorritmia, 139
Miosite com corpúsculos de inclusão, 1102
Mirabegron, 281
Mitgehen, 108
Mitoxantrona, 780
Modalidades
  sensitivas, 141
  sensoriais secundárias, 145, 149
Monitorização
  contínua da pressão intracraniana, 1082
  não invasiva da pressão intracraniana por Doppler transcraniano, 436
Monobalismo, 136
Mononeuropatia, 151
  múltipla, 349, 1209, 1215, 1236
Morte encefálica, 341, 366, 374, 398

Motoneurônios espinhais, 86
  alfa, 86, 113
  gama, 113
Motricidade, 85, 381
  automática, 85
  do nervo
    facial, 207
    trigêmeo, 203
  involuntária, 8, 85
  ocular, 179
    extrínseca, 384
  passiva, 8, 85
  voluntária, 8, 85
Movimentação passiva dos membros, 106
Movimentos
  alternados rápidos, 161
  anormais, 8, 129
  conjugados alternantes periódicos do olhar, 386
  da cintura escapular, 99
  das mãos e dos dedos, 101
  distônicos, 137
  do cotovelo e do antebraço, 100
  do joelho, 102
  do ombro e do braço, 100
  do polegar, 101
  do punho, 100
  do quadril e da cintura pélvica, 102
  do tornozelo e do pé, 103
  dos artelhos, 103
  involuntários, 1447
  oculares em pingue-pongue, 386
Múltiplos infartos, 1048
Músculo(s)
  esternocleidomastóideo, 234
  extrínsecos da mão, 101
  interósseos
    dorsais, 101
    palmares, 101
  lumbricais, 101
Mutismo, 163
  acinético, 398

N

Narcolepsia, 1360
Natalizumabe, 777, 780, 789
Náuseas e vômitos, 677, 1373
Neocerebelo, 158
Neoplasias
  benignas e malignas do sistema nervoso central, 1391
  do sistema nervoso central, 1369
    apresentação clínica, 1371
    classificação da OMS e graduação dos tumores do SNC, 1370
    complicações clínicas, 1380
    diagnóstico, 1371
    diagnósticos diferenciais, 1376

    epidemiologia, 1369
    fatores de risco, 1370
    planejamento do tratamento, 1378
    quimioterapia, 1387
    radioterapia, 1386
    resposta terapêutica, 1379
    sobrevida e fatores prognósticos, 1371
    tratamento, 1385
  no ângulo pontocerebelar, 228
  secundárias do sistema nervoso central, 1409
Nervo(s)
  acessório, 233
  ciático, 1267
  coclear, 223
  cranianos, 10
    complicações cirúrgicas e, 248
  cutâneo lateral da coxa, 1266
  espinal acessório, 234
  facial, 201, 204
    patologias do, 209
  fibular, 1267
  glossofaríngeo, 229
  hipoglosso, 235, 236
  mediano, 1263
  motores oculares, 179
  óptico, 171, 173
  periféricos dos membros
    inferiores, 99
    superiores, 97
  radial, 1265
  tibial, 1268
  trigêmeo, 201
    patologias do, 203
  ulnar, 1264
  vago, 229
  vestibular, 211
Neuralgia(s)
  amiotrófica, 1257
  cranianas, 657
  do glossofaríngeo, 658, 664
  do intermédio, 658, 667
  do trigêmeo, 203, 658
  occipital, 658, 669
Neurinoma do acústico, 1395
Neurite óptica, 526
  isquêmica posterior, 528
Neuro-oncologia, 1367
Neuroanatomia
  da cognição e do comportamento, 15
  da consciência, 374
  das vias sensitivas, 143
  do cerebelo, 157
  do sistema motor, 85
  funcional dos núcleos da base, 129
Neurocisticercose, 1149
  conceito, 1149
  diagnóstico, 1150
    laboratorial, 1152

    radiológico, 1152
  diagnósticos diferenciais, 1156
  epidemiologia, 1149
  etiologia, 1149
  manifestações clínicas, 1151
  patogenia, 1150
  prognóstico, 1157
  tratamento, 1156
Neurocitoma central, 1402
Neuroesquistossomose, 1141
  conceito, 1141
  epidemiologia, 1141
  patogenia, 1141
Neuroestimulação, 690
  invasiva, 690
  não invasiva, 690
  tipo 1, 1370
  tipo 2, 1370
Neurofisiologia, 320
  das ataxias, 960
  das vias sensitivas, 141
Neuroftalmologia no pronto-socorro, 523
Neurogenética, 1293
Neuroimagem
  abcesso cerebral, 1116
  meningites crônicas, 1106
  neoplasias do sistema nervoso central, 1374
Neuroinfectologia, 1095
Neurolépticos, 635, 1000
Neurologia
  cognitiva e do comportamento, 967
  de emergência, 371
  vascular, 547
Neuronopatia sensitiva, 1222
Neuropatia(s), 93
  alcóolica, 1234
  associada a(os)
    doença de Lyme-símile brasileira, 1216
    doenças sistêmicas, 1226
    herpes varicela zoster, 1215
    insuficiência renal crônica, 1229
    intoxicação por metais pesados, 1235
    vírus das hepatites B e C, 1216
  atribuída a
    medicamentos, 1234
    quimioterápicos, 1235
  autonômica, 1236
    cardíaca, 1228
    relacionada ao HIV, 1215
  axonal
    motora aguda, 511
    sensitivo motora aguda, 510
  carenciais, 1225, 1230
  craniana, 1236
  de fibras finas, 1236
  diabética, 1226
  do nervo
    fibular na cabeça da fíbula, 1268

interósseo posterior, 1266
radial no sulco espiral, 1266
ulnar no
cotovelo, 1264
punho, 1265
focais, 1262
hereditárias, 1239
com envolvimento
do sistema nervoso periférico e central, 1246
exclusivo do sistema nervoso periférico, 1240
sistêmico ou de outros órgãos, 1246
com susceptibilidade a paralisia por pressão, 1245
infecciosas, 1209, 1211
inflamatórias, 1209
vasculitícas, 1217
metabólicas, 1225
motora
e sensitiva desmielinizante multifocal adquirida, 1201
multifocal, 1164, 1202
nutricionais, 1230
óptica(s), 176
inflamatória, 526
isquêmica, 528
anterior, 528
não arterítica, 528
padrões de apresentação das, 1209
periféricas, 279
relacionada(s)
a ataxias cerebelares, 1246
a paraplegias espásticas hereditárias, 1246
ao tratamento do HIV, 1101
sensitiva e autonômica hereditária, 1243
simétrica desmielinizante distal adquirida, 1198
tóxicas e medicamentosas, 1234
vasculítica, 863
tratamento, 1221
Neuroproteção na doença de Parkinson, 884
Neurorregulação da contração muscular, 85
Neurosarcoidose, 851
Neurossífilis, 245, 1109, 1133
assintomática, 1136
conceito, 1133
formas clínicas de, 1136
meningovascular, 1136
parenquimatosa, 1136
Neurotuberculose, 1108
Niacina, 1234
Nistagmo, 214, 489
de Bruns, 242
de retração-convergência, 386
downbeat, 216
espontâneo, 214
evocado pelo olhar, 215
horizonto-rotatório
espontâneo, 214
inibido pela fixação visual, 215
optocinético, 186

que modifica de direção, 488
torsional, 216
upbeat, 216
vertical, 216
para baixo, 215
para cima, 215
Nível de consciência, 7, 378
Nomeação, 44
Núcleo
do trato espinhal, 201
mesencefálico, 202
motor, 202
principal, 201

O

Obnubilação, 373
Obstrução do LCR, 1374
Oclusões arteriais, 544, 545
Ocrelizumabe, 777, 781, 791
Oftalmoplegia
externa progressiva, 1288
internuclear, 186, 265
Olhar conjugado horizontal, 184
Oligodendroglioma, 1407
Oligodendroglioma anaplásico, 1407
Ombro doloroso, 585
Ondas da pressão intracraniana, 438
Opioides, 635
Oposição do polegar, 102
Opsoclonus, 215
Órgão tendinoso de Golgi, 86
Orientação topográfica, 64
Osteopetrose, 248
Ouvido médio, 227
Oxigenoterapia, 649

P

Padrões
de fraqueza no sistema piramidal, 92
eletrográficos registrados em estado de consciência alterado, 332
respiratórios em pacientes com alteração aguda da consciência, 381
Paleocerebelo, 158
Palestesia, 148
Panencefalite esclerosante subaguda, 337
Pannus reumatoide, 863
Papiledema, 677, 1373
Paquimeningite hipertrófica idiopática, 247
Parada comportamental, 706
Parafasias, 43
Paralisia
bulbar, 237
progressiva, 1168
de nervos cranianos, 601
de padrão periférico, 209

do sono, 1360
facial(is)
centrais, 208
de padrão periférico, 209
flácidas agudas, 513
geral progressiva, 1137
periódicas, 516
psíquica do olhar, 57
supranuclear progressiva, 891, 1075
supranuclear progressiva-parkinsonismo, 892
Paramnésia reduplicativa, 63
Paraparesia espástica sem ataxia, 1307
Paraplegias espásticas hereditárias, 1321
diagnóstico, 1322
diagnóstico diferencial, 1322
fisiopatologia, 1321
Parasitas, 246
Parassonias do sono NREM, 1362
Paratonia
facilitatória, 108
inibitória, 108
Parestesia, 150
Parkinsonismo, 131, 132, 278
agudo, 502
atípico, 871, 889
medicamentoso, 903
na demência com corpos de Lewy, 1010
secundário, 871
vascular, 904, 1075
Parkinsonismo-*plus*, 871
Paroxismos epileptiformes, 327
Patologias
do nervo facial, 209
do nervo trigêmeo, 203
Pelagra, 1234
Pentobarbital, 442
Peptídeo Aβ, 980, 981
Perda
auditiva
de condução, causas de, 227
neurossensorial, 225
agudas, 228
progressiva bilateral, 227
progressiva unilateral, 228
por condução, 225
visual, 523
monocular e transitória, 524
monocular persistente, 525
Perfusão do encéfalo, 294
Pesquisa
de nistagmo, 214
de provocação, 216
do desvio-pronador, 104
PET-CT, 1079
Piomiosite, 1102
Piracetam, 944
Piridoxina, 1232
Piscadela (ou *blinking*) anal, 125

Placas senis, 978
Planejamento, 31
Plaquetopenia, 1381
Plasmaférese
na perda visual, 527
na síndrome de Guillain-Barré, 518
nas síndromes miastênicas, 1186
Plexo
braquial, 1255
lombossacral, 1260
Plexopatia(s), 1255
causas vasculares de, 1262
induzida por radiação, 1259
neoplásica, 1259
traumática, 1257, 1262
POEMS, 1205
Poliangeíte microscópica, 1219
Poliarterite nodosa, 1219
Polimorfismo do códon 129, 1068
Polineurite craniana, 248
Polineuropatia(s), 152, 1209
amiloidótica familiar, 1247
axonal
de predomínio motor e distal, 1236
de predomínio sensitivo e distal, 1236
sensitivo-motora de predomínio distal, 1236
distal simétrica associada ao HIV, 1214
do doente crítico, 513
mista sensitivo-motora de predomínio distal, 1236
múltiplas, 349
sensitivomotora desmielinizante, 1236
Polirradiculoneurite(s)
associado ao CMV, 1215
crônicas, 1193
inflamatória aguda, 507
apresentação clássica, 509
diagnósticos diferenciais, 513
epidemiologia e eventos antecedentes, 508
estudo eletrofisiológico, 512
exames
complementares, 512
de imagem, 513
laboratoriais, 512
fisiopatologia, 508
história, 507
prognóstico, 519
quadro clínico, 509
variantes clínicas, 510
inflamatória desmielinizante associada ao HIV, 1214
Polirradiculoneuropatia, 1209
inflamatória desmielinizante crônica, 1193
motora pura, 1204
sensitiva pura, 1204
Polissonografia completa, 1354
Politerapia com drogas antiepilépticas, 759
Porfiria, 1248
Posição de Barré ou Raimiste, 1445
Postura
de Wernicke-Mann, 107
distônica, 706
tônica assimétrica, 706

Potencial evocado, 436, 960
Pramipexol, 880
Prancha do roubo de biscoitos, 43
Praxias, 8
Pré-frontal ventrolateral, 34
Precisão molecular, 831
Presbiacusia, 227
Pressão
   de perfusão cerebral, 433
   intracraniana, 433
      avaliação funcional do paciente com, 436
      doutrina de Monro-Kellie sobre a dinâmica da, 434
      monitorização invasiva da, 437
      tratamento baseado na etiologia, 439
Príon, 1061
Prionopatia variavelmente sensível à protease, 1064
Projeções talamocorticais, 155
Prolactinoma, 1399
Prolopa®, 936
Pronação do antebraço, 100
Pronto-socorro
   cefaleia no, 471
   mielopatias no, 537
   neuroftalmologia no, 523
Propofol, 441
Propriocepção consciente, 144
Prosopagnosia, 63, 66
Pseudo-Romberg, 166
Pseudoatetose, 137
Pseudo-hipertrofia, 108
Pseudotumor cerebral, 679, 680
Psicofarmacologia em demência, 1087
Psicose, 1088
Pupila(s), 196
   de Argyll-Robertson, 533
   de Marcus Gunn, 176
   e reflexo fotomotor, 383
   mióticas diencefálicas, 383
   pontinas, 383
   tectal, 383
   tônica de Adie, 198, 533
   uncal, 384

Q

Quarto nervo craniano, 531
Queixas cognitivas
   abordagem inicial ao paciente com, 19
   anamnese de pacientes, 20
Questionário de atividades funcionais (QAF) de Pfeffer, 75
Quiasma óptico, 173

R

Raciocínio diagnóstico em neurologia, 3
Radiações ópticas, 173
Radiculopatia, 152, 1251
   C5, 1253
   C6, 1253
   C7, 1253
   C8/T1, 1253
   cervicais, 1252
   L4, 1254
   L5, 1254
   lombossacrais, 1253
   S1, 1255
Radiografias simples, 285
Radioterapia, 249
Raízes que inervam os membros
   inferiores, 98
   superiores, 96
Rasagilina, 880
Reações
   alérgicas e idiossincráticas a drogas antiepilépticas, 758
   hansênicas, 1213
Rede
   central executiva, 19
   de saliência, 19
   dorsal parietofrontal, 18
   límbica, 18
   modo padrão, 18, 19, 36
   perisilviana, 18, 41
   pré-frontal, 18
   ventral occipitotemporal, 18
Reflexo(s), 9, 111
   abdominais profundos, 122
   adutor cruzado, 119
   aquileu, 121
   axiais
      da face, 122
      do tronco, 122
   bicipital, 115
   bulbocavernoso, 125
   córneo-palpebral, 402
   cremastérico, 123
   cubitopronador, 117
   cutaneoplantar, 124
   cutâneos abdominais, 125
   da micção, 276
   de automatismo medular, 127
   de busca ou tateio, 128
   de continência, 276
   de piscamento por ameaça (blinking), 171
   de preensão palmar, 128
   de protrusão labial, 128
   de tosse, 232, 402
   do nervo
      facial, 209
      trigêmeo, 203
   dos adutores da coxa, 119, 120
   dos flexores dos dedos, 118
   dos membros
      inferiores, 119
      superiores, 115

dos pronadores, 117
espinhal simpático, 276
espino-bulbo-espinhal parassimpático, 276
estilorradial, 117
exaltado, 115
extensor muscular, 113
exteroceptivos, 123
fotomotor, 171, 196, 402
glabelar, 122
mandibular, 123
mentoniano, 123
miotáticos, 112
   classificação da intensidade dos, 114
   fisiopatologia dos, 112
   semiologia dos, 113
oculocefálico, 402
oculovestibular, 402
orbicular
   da boca, 123
   dos olhos, 122
palatino, 232
palmar, 123
palmomentoneano, 128
patelar, 119
patológicos, 9, 125
policinéticos, 115
primitivos, 127
profundos, 9, 112
radiopronador, 117
superficial(is), 9, 123
   anal, 125
   do tronco, 125
   dos membros
      inferiores, 124
      superiores, 123
   integrados no cone medular, 125
tendinosos profundos, 1188
tricipital, 117
vestíbulo-ocular, 488
Região pré-frontal dorsomedial, 34
Registro ictal nas epilepsias, 332
Relaxamento muscular, 441
Repetição, 46
Reserpina, 935
Reserva cognitiva, 981
Resolução de problemas, 33
Respiração
   apnêustica, 381
   atáxica, 381
Ressangramento, 606, 607
Ressonância magnética, 289
   convencional, 1374
   de coluna e medula espinal, 299
   de encéfalo, 747
   funcional, 297
Retina, 173
Rigidez, 869
   plástica, 132

Risco aterotrombótico, controle de fatores de, 561
Risperidona, 500
Ritmo
   circadiano irregular, 1362
   de Cheyne-Stokes, 381
   de sono não 24 horas, 1362
   respiratório, 380
Rituximabe, 814
Rivotril®, 936
Rocurônio, 441
Romberg vestibular, 166
Ropinirol, 880
Rotação do pescoço, 99
Roteiro de exame neurológico, 7
   reduzido, 12
Rotigotina, 880

S

Sacada, 190
Salina hipertônica, 442
Sarcoidose, 246, 851, 1221
Saúde óssea, 758
Schwannoma vestibular, 1395
Scwannomatose familiar, 1370
Sedação, 441, 1381
Selegilina, 880
Semiologia da coordenação, 160
Sensibilidade, 9, 141, 1445
   do nervo facial, 209
   do nervo trigêmeo, 202
   vibratória, 148
Sexto nervo craniano, 531
Simultanagnosia, 57
Sinal(is)
   da contração da pálpebra de Cogan, 1180
   da fenda liquórica, 1392
   de "frontalização", 127
   de alarme (red flags), 133
   de Babinski, 91, 125, 126
   de Barré, 104
   de Collier, 195
   de Halmagyi, 218
   de Hannington-Kiff, 119
   de Hoffmann, 118
   de Hoover, 1445
   de Lasègue, 152
   de Marie-Foix, 127
   de Marin-Amat, 208
   de Marinesco-Radovici, 128
   de Negro, 107
   de Pierre-Marie, 119
   de Romberg, 166
   de Trendelenburg, 169
   de Trömner, 118
   de Wartenberg, 106
   de Westphal, 120
   do aumento da ptose, 1180

do lago oftálmico, 1181
do quinto dedo, 106
do sol poente, 195
Síncope, 458
Síndrome(s)
   afásicas, 47
   afetiva cognitiva cerebelar, 398
   anatômicas, 240
   antissintetase, 1290
   bulbar
      dorsolateral, 262
      medial, 262
   cerebelar(es), 163
      global, 164
   clássicas
      de desconexão, 66
      de múltiplos nervos cranianos, 243
   corticobasal, 894, 986
   da "mandíbula caída", 204
   da ACPI, 262
   da artéria
      basilar, 270
      cerebelar
         anterior inferior, 264
         posterior inferior, 262
         superior, 264
      cerebral
         anterior, 256
         média, 257
         posterior, 268
      coroideia anterior, 255
      oftálmica, 252
   da cauda equina, 279
   da circulação anterior, 251
   da junção neuromuscular, 532
   da linha média, 163
   da pessoa rígida, 139
   da unidade motora, 92, 93
   da vasoconstrição cerebral reversível, 478, 843, 845
   das artérias lenticuloestriadas, 258
   das pernas inquietas, 1363
   de Adie, 198
   de Anton, 535
   de Anton-Babinski, 64
   de ápice orbitário, 532
   de área postrema, 809
   de Baggio-Yoshinari, 1216
   de Balint, 56
   de Boucher-Neuhauser, 1316
   de Capgras, 63
   de Charles-Bonnet, 64
   de Churg-Strauss, 1219
   de Cogan, 228
   de Dejerine, 262, 264
   de desconexão, 65
      visuo-verbal, 62
   de disfunção cortical posterior progressiva, 986
   de falsa identificação delirante, 63
   de Foix-Chavany-Marie, 56, 237
   de Frégoli, 63
   de Garcin, 243
   de Gerstmann, 46, 47, 52
   de Gordon-Holmes, 1316
   de Gorlin, 1370
   de Guillain-Barré, 248, 507
      apresentação clássica, 509
      diagnósticos diferenciais, 513
      epidemiologia e eventos antecedentes, 508
      estudo eletrofisiológico, 512
      exames
         complementares, 512
         de imagem, 513
         laboratoriais, 512
      fisiopatologia, 508
      história, 507
      imunoterapia na, 518
      insuficiência ventilatória na, 517
      plasmaférese na, 518
      prognóstico, 519
      quadro clínico, 509
      variante(s)
         clínicas, 510
         oculofaríngea, 248
   de heminegligência, 58
   de Horner, 197, 198
   de intermetamorfose, 63
   de Kearns-Sayre, 1287
   de Lambert-Eaton, 1187
   de Lance-Adams, 943
   de Lewis-Sumner, 1201
   de Li-Fraumeni, 1370
   de locked-in, 379, 398
   de Lynch, 1370
   de Melkersson-Rosenthal, 210
   de Millard-Glubler, 265
   de Miller Fisher, 195, 248, 511
   de Morvan, 825
   de múltiplos nervos cranianos, 239
   de nervos cranianos, 530
   de nervos cranianos inferiores, 242
   de Ofélia, 826
   de Parinaud, 195, 533
   de Parsonage-Turner, 1257
   de Pisa, 898
   de Ramsay-Hunt, 209
   de Richardson, 891
   de Riley-Day, 1243
   de seio cavernoso, 531
   de Shy-Drager, 897
   de Sjögren, 540, 860, 1221
   de Susac, 228
   de Tolosa-Hunt, 241
   de Turcot, 1370
   de von Hippel-Lindau, 1370
   de Wallenberg, 193, 262, 264
   de Willis-Ekbom, 1363

demencial da demência com corpos de Lewy, 1008
do ângulo pontocerebelar, 242
do ápice
  orbitário, 241
  petroso (gradenigo), 243
do cativeiro, 398
do desfiladeiro torácico, 1258
do interósseo anterior, 1264
do pronador redondo, 1264
do ramo
  inferior artéria cerebral média, 259
  superior artéria cerebral média, 258
do seio cavernoso, 240
do tremor-ataxia associada ao X frágil, 956
do tronco da artéria cerebral média, 260
do túnel
  do carpo, 1263
  do tarso, 1268
dolorosa(s), 1417
  miofascial, 1417
epilépticas, 697, 709
  conceito de, 715
  de início
    entre período lactente e escolar, 735
    entre período pré-escolar e escolar, 735
    no lactente, 733
frontal-comportamental espacial, 896
hemisférica, 163
miastênicas, 1173
motoras, 90
neurodegenerativa complexa/multissistêmica, 1315
neuroléptica maligna, 495
neurológicas paraneoplásicas, 819
neurovascular aguda, 405
opercular frontal, 56
opsoclônus-mioclônus, 830
paratrigeminal de Raeder (oculossimpática paratrigeminal), 244
parkinsoniana
  caracterização da, 869
  identificação da causa da, 870
piramidal, 90
pseudobulbar, 237
serotoninérgica, 497
vasculares, 251
  da circulação anterior, 252
  mesencefálicas clássicas, 267
  pontinas clássicas, 265, 266
  talâmicas, 268
vestibulocerebelar, 163
Sinreflexia, 115
Sintomas
  "não motores", 1434
  neuropsiquiátricos, 1381
    relacionados a demência, 1087
  psicológicos e comportamentais das demências, 1087
Sinucleopatias, 896

Sistema(s)
  ativador reticular ascendente, 374
  corticoespinhal, 87
  límbico, 15
  motor
    ocular, 186
    somático, 85
    suprassegmentar, 87
  nervoso
    central diagnóstico histopatológico em, 1143
    periférico, 151
  piramidal, 87, 88, 92
  temporolímbico, 34
Soluções hiperosmolares, 442
Sonambulismo, 1362
Sono, 321, 1347
  REM, 1350
Sonolência, 321
SPECT, 1079
Spoke wheel sign, 1392
Square-wave-jerks, 215
Status migranosus, 629
Subependimoma, 1405
Substância cinzenta periaquedutal ventrolateral, 274
Succinilcolina, 441
Sufentanil, 441
Sulco triplo, 1181
Supinação do antebraço, 100
Supressão, 327
  metabólica, 442
Surdez
  pura para palavras, 66, 229
  verbal pura, 229

T

Tabes dorsalis, 1138
Tail dural, 1392
Tálamo, 154
Tálio, 1237
Tap teste, 314, 1080
Tato, 144, 147
Taupatias, 891
Temperatura, 147
  vias sensitivas e, 143
Terapia
  antirretroviral de alta eficácia, 1097
  antituberculosa, 1111
  artificiais de manutenção da vida, 1432
  de recanalização (ou reperfusão), 411
  hormonal, 761
Terceiro nervo craniano, 530
Teriflunomida, 779, 780, 787
Termoanestesia, 150
Termo-hipostesia, 150
Terror noturno, 1362
Teste(s)
  da apneia, 402

de Barany, 162
de cobertura ocular, 182
de cópia de desenhos, 60
de disdiadocinesia oral, 43
de estimulação repetitiva, 352
de Hirschberg, 180
de memória, 37
   da bateria breve de rastreio cognitivo, 39
de Mingazzini das pálpebras, 1180
de nome e endereço do CDR (Clinical Dementia Rating), 40
de nomeação
   a beira-do-leito, 45
   de Boston, 44
de reatividade BHI, 361
de resistência à infusão lombar (TI-LCR), 1081
de Rinne, 226
de Schwabach, 226
de Simpson, 1180
de Weber, 226
do desenho do relógio, 32
do edrofônio, 1179
do empurrão, 133
do gelo, 1180
do pêndulo de Wartenberg, 106
do puxar (pull test), 133
do rebote de Stewart-Holmes, 161
do rechaço de Stewart-Holmes, 161
genético para ataxias, 962
neuropsicológicos, 24
padronizados para avaliação de memórias declarativas, 39
para avaliação da atenção e de funções executivas, 30
para detecção de anticorpos contra antígenos de superfície neuronal ou sinápticos, 831
timed up and go (TUG), 168
utilizados na avaliação neuropsicológica dos pacientes hiv, 1100
Tetrabenazina, 935, 937
Tiamina, 1231
Timectomia, 1186
Tiopental, 442
Tiques, 140
Tomografia
   computadorizada, 286
      de crânio sem contraste, 603
      por emissão de fóton único, 302
      por emissão de pósitrons, 304
Tônus muscular, 106, 162
Topiramato, 650, 654
Topoagnosia, 150
Torcicolo
   espasmódico, 138
   paroxístico benigno, 629
Torpor, 373
Toxicidade da levodopa, 885
Toxina botulínica, 281, 938, 944

Transformação maligna em gliomas de baixo grau, 1378
Transmissão neuromuscular, 1173
Transtorno(s)
   comportamental do sono REM, 1010, 1362
   conversivo, 155, 1441, 1442
   da cognição social e do comportamento, 33
   de ansiedade e epilepsia, 762
   do sono, 1349
   hipercinéticos, 134
   hipocinéticos, 131
   na programação motora da articulação dos fonemas, 43
   neurológico funcional, 1441
      avaliação neurológica, 1443
      diagnóstico, 1443
      diagnóstico diferencial, 1448
      epidemiologia, 1441
      etiologia, 1442
      prognóstico, 1449
      quadro clínico, 1441
      tratamento, 1449
Tratamento de sintomas neuropsiquiátricos em demência, 1087
Trato(s)
   corticoespinhal, 88
      anterior, 89
      lateral, 89
   motores somáticos descendentes, 89
   óptico, 173
   reticuloespinhal, 88
      bulbar (lateral), 89
      pontio (medial), 89
   rubroespinhal, 89
   tectoespinhal, 88, 89
   vestibuloespinhal, 88
      lateral, 89
      medial, 89
Trauma, 248
Traumatismo
   cranioencefálico, 363, 440
      fase de hiperemia, 364
      fase de oliguemia, 364
      fase de vasoespasmo, 364
      facial múltiplo, 401
Tremor, 135, 907
   associado à neuropatia periférica, 915
   avaliação do paciente com, 908
   cerebelar, 912
   cinético, 135
   classificação, 907
   de ação, 135, 910
      induzido por drogas, 910
   de Holmes, 135, 915
   de intenção, 161
   de repouso, 135, 869, 916
      fármaco-induzido, 917
      na doença de Parkinson, 916
   definição, 907

diagnóstico diferencial, 910
distônico, 136, 138, 914
e neoplasias do sistema nervoso central, 1382
essencial, 870, 911
fisiológico, 135
   de amplitude exacerbada, 910
investigação diagnóstica dos, 917
ortostático, 136, 914
palatal, 915
parkinsoniano, 132
psicogênico, 914
rubral, 135
tarefa específica e postura específica, 914
Tríade de Hakim, 1073
Trihexifenidila, 935, 936
Triptanos, 634, 649
Trofismo muscular, 108
Trombectomia, 573
Tromboembolismo
   arterial, 1384
   venoso, 1383
Trombólise endovenosa, 406
   no acidente vascular cerebral isquêmico, 573
Trombose venosa
   cerebral, 477, 613
      conceito, 613
      conduta na fase aguda, 615
         em casos graves, 617
      diagnóstico, 614
      epidemiologia, 613
      investigação, 615
      prevenção de recorrência, 616
      prognóstico, 617
      quadro clínico, 614
   do seio cavernoso, 241
Tronco encefálico, 154
Tuberculose, 245
Tumor(es)
   astrocíticos, 1406
   cerebrais, 341, 1369
      primários malignos, 1405
   do clivus, 243
   do osso temporal, 245
   ependimários, 1405
   não funcionante, 1400
   neuroepitelial disembrioplásico, 1401
   neurogliais, 1401
   oligodendrogliais, 1407
   primários benignos, 1391
   produtor
      de ACTH, 1399
      de GH, 1399
      de prolactina, 1399
      de TSH, 1399

U

Ultrassonografia, 301

do nervo óptico, 437
Unidade motora, 85

V

Valium, 936
Varfarina, 562
Varicela-zoster, 1127
Vasculite
   crioglobulinêmica, 1220
   granulomatosa, 838
   isolada de nervo periférico, 1220
   linfocítica, 838
   necrotizante com necrose fibrinoide da parede
      associado a processo inflamatório agudo, 838
   primária cerebral, 838, 1219
   primária do sistema nervoso central, 837, 839, 843
      classificação, 838
      quadro clínico, 837
   secundárias, 1221
Vasospasmo, 606, 609
Ventilação, 1434
Verapamil, 649
Vergência, 195
Vérmis cerebelar, 157, 159
Vertigem, 211
   avaliação do paciente, 484
   episódio único e prolongado, 486
   migranosa, 630
   na emergência, 483
   paroxística benigna, 629
   posicional paroxística benigna, 490
   rotatória, 212
Vestibulocerebelo, 160
Via(s)
   aferentes e eferentes, 159
   anterolateral, 144
   auditiva, 224
   colinérgicas do núcleo basal de Meynert, 1007
   colunas posteriores, 144
   de acometimento do SNC pela doença metastática, 1409
   dopaminérgicas
      frontoestriatais, 1007
      mesolímbicas, 1007
      nigroestriatais, 1006
   espinocervicotalâmica, 144
   noradrenérgicas do locus coeruleus, 1007
   serotoninérgicas do núcleo dorsal e mediano da rafe, 1007
   supranucleares, 186
   visuais, 171
      anatomia e fisiologia das, 171
      neuroanatomia das, 173
      semiologia das, 172
Videoeletroencefalograma, 747
Vigília, 320, 1350
Vírus, 246

da imunodeficiência humana, 1214
Visão, 1446
  de cores, 63
  dupla, 179
Vitamina
  B3, 1234
  E, 1233

W

WEBINO (*wall-eyed bilateral internuclear ophtalmoplegia*), 186, 533
Word finding, 43

X

Xantomatose cerebrotendínea, 1323
Xenazine®, 937

Z

Zolpidem, 1356
Zonas
  autônomas de vários nervos, 152
  de inervação dos principais nervos sensitivos, 152
  epileptogênica, 705
  sintomatogênica, 705
Zopiclona, 1356
Zumbido, 227
  objetivo, 227
  subjetivo, 227